中药大辞典

ZHONGYAO DACIDIAN

主编：苗明三　孙玉信　王晓田

山西出版传媒集团
山西科学技术出版社

编委名单

作者简介

　　苗明三，男，中药学博士，中原学者，现为河南中医药大学二级教授，国务院特殊津贴专家、河南省优秀专家，中国药理学会理事、中国实验动物学会理事。中华中医药学会中药实验药理专业委员会、中药毒理与安全性评价专业委员会、中药调剂与合理用药专业委员会副主任，河南省药理学会副理事长兼秘书长。为中文核心期刊《中国实验方剂学杂志》的编委会副主任，《中草药》《中国中药杂志》《中药新药与临床药理》等的编委。入选教育部优秀人才支持计划。主持和参与完成 20 余项国家及省部级课题，获国家科技进步一等奖 1 项、省部级科技进步一等奖 1 项、省部级科技进步二等奖 6 项，研制中药新药 10 余项，产生较好效益。主编出版专著 30 余部，发表核心期刊论文 300 余篇。CNKI、万方及维普数据库提示为行业前 10 名高频率被引用作者。

前　　言

　　中药是中医用以防病、治病的主要手段，数千年的中药应用，积累了大量的临床经验和效验方。对中药的现代研究，也积累了大量的中药化学、药理、毒理等信息。相关大型中药现代研究的参考书已有多部，但缺少高度概括现代中药研究成果，突出中药临床应用的中药实用著作。如何综合反映现代中药研究成果，又能突出中药临床实用，是每位从事中医药研究及应用人员所关注的重点。

　　本书精选了 1600 余种常用中药，基本包括了临床应用涉及到的中药，对一些常见草药也进行了整理。全书按来源、别名、性味归经、功能主治、用法用量、炮制、化学成分、药理作用、毒理作用、配伍应用、方剂选用、不良反应及注意事项等内容分别编写。既有中药化学、药理、毒理等现代研究成果的体现，也注重中药经典性味归经、功能主治、炮制、配伍效用的论述，特别是以具体单味中药为主的方剂选用，以期为读者提供治疗常见病的大量简、便、易、廉的验效方。书中既有古方应用，也有临床验方，同时为了减少应用中药时可能发生的不良反应，专门设立了中药的毒理研究、不良反应及注意事项，以供读者临证用药、配方组药时参考。

　　书中个别中药在临床应用不多，个别中药缺少相应的别名、炮制、毒理作用、配伍应用、方剂选用、不良反应等内容，期待再版修订时能够增加缺少的内容。

　　书中方剂选用部分包括古方摘录的内容，该内容出现中药古代用法用量及中医古代术语，为了帮助读者阅读，书中附有编写说明。

本书在参考大量现代研究的同时，也参考了众多古医籍本草，如《普济方》《奇效良方》《御药院方》《宣明论方》《卫生易简方》《新医药资料》《卫生易简方》《秘传经验方》《杂病治例》《仁斋直指方》《医方大成论》《集玄方》《饮片新参》《本草纲目》《新修本草》《本草经集注》《本草纲目拾遗》《证类本草》《汤液本草》《本草衍义》《食疗本草》《滇南本草》等。

全书编写团队多为中医药教授、博士，历时一年余方成《中药大辞典》。本书具有源流并重、收罗宏富、例举方多、资料翔实的特点，重点突出了实用、能用、好用。本书可供临床医生、中医药研究人员临证选药时参阅，也可供在校大学生、中医药初学者和爱好者学习中药之用。

苗明三

2015 年 6 月 10 日

编写说明

单位换算率

一、本书以治疗常见病、多发病为重点，尽可能采用现代医学病名或症状名，并包括部分中医病名，适当参考中西医对疾病的分类方法，按科分类。

二、本书所载常用中药，除处方规定用"生""鲜"以外，均以采用加工炮制品为宜，特别是毒性较大的药物，如乌头、附子、南星、半夏等，必须进行加工炮制，以减少毒性，保证安全。

三、本书方剂中有的需要临时加工的，说明如下：

（1）焙：是将药物置锅内、瓦罐内或瓦片上，用文火加热缓缓烘干，焙时火力宜小，避免将药烘焦。

（2）烧存性（煅存性）：是将植物或动物药加热至焦化呈黑褐色，中心部分尚存留一点深黄色叫作"存性"，千万不能将药烧成白灰，以致失去药效。

（3）煅：如将石膏、硼砂、明矾等药置于锅内或瓦罐中加热，使药物所含结晶水挥发殆尽，呈乳白色，取出研末。

（4）醋淬：如花蕊石置炭火上烧至通红，立即投入醋中，花蕊石即很快裂成小块，醋淬之后，比较容易研成粉末。

四、由于历代度量衡制度的改变和地区的不同，所以药物古今用量差别很大，计量单位的名称亦不一致。古秤（汉制）以铢、分、两、斤计算，即六铢为一分，四分为一两，十六两为一斤。及至宋代，遂为两、钱、分、厘之目，即十厘为一分，十分为一钱，十钱为一两，十六两为一斤。元、明以及清代，沿用宋制，很少变易。故宋、明、清之方，凡言分者，均是厘之分，不同于古之二钱半为一分之分。李时珍的《本草纲目》中说："今古异制，古之一两，今用一钱可也。"现在从其说，汉之一两，可用3g（克）。

古方容量，有斛、斗、升、合、勺之名，均以十进制，即十勺为一合，十合为一升，十升为一斗，十斗为一斛。如何折算重量，宋代《重修政和经史证类备用本草》记载："凡方云半夏一升者，洗毕称五两为正；蜀椒一升者，三两为正；吴茱萸一升者，五两为正。"依据药物质地的轻重，一升为三至九两。至于量散剂尚有刀圭、方寸匕、一字等名称，所谓方寸匕者，即作匕正方一寸，以抄散取不落为度。刀圭，即方寸的十分之一。钱匕者，取以汉五铢钱抄取药末，亦以不落为度。一字，即开元通宝钱币（币上有"开元通宝"四字分列四周）抄取药末填去一字之量。其中一方寸匕药散合五至八分（今用2~3g）；一钱匕药散合三至五分（今用1~2g）。另外，丸剂的大小、数量，有弹丸大、梧桐子大、麻子大等，如1鸡蛋黄=1弹丸=40梧桐子=80粒大豆=160粒小豆=480粒大麻子=1440粒小麻子（古称细麻，即胡麻）。

古今医家对古代方剂用量，虽曾做了很多考证，但至今仍未做出结论。但汉、晋时期的衡量肯定比现在小，且用法亦不相同。仲景之方每剂只作一煎，多数分3次服用，今则每剂作两煎，分2~3次服，所以其用量差别较大。本书对古方仍录其原来的用量，主要是作为理解古方的配伍意义、组方特点以及临证用药配伍比例的参考。在临床应用时，须参考《中药学》和近代各家医案所用剂量，并随地区、气候、年龄、体质及病情需要来决定。

根据国务院的指示，从1979年1月1日起，全国中医处方用药计量的单位一律采用以"克"为单位的公制。兹附十六进制重量与法定计量单位换算率如下：

一斤（16两）=0.5kg（千克）=500g（克）；

一两=31.25g（克）；

一钱=3.125g（克）；

一分=0.3125g（克）；

一厘=0.03125g（克）。

（注：换算时尾数可以舍去）

五、根据国家药品管理条例规定，禁用犀角、虎骨等保护动物材料，现临床应用中多以水牛角代犀角、牛胫骨代虎骨，量宜大。本书大多选录自古代经典医籍，故仍保留犀角、虎骨等中药。

古汉语注释

1. 铫子：一种有柄的小铁锅。
2. 爁：古时的一种炮制方法，包含炙与烧的意思。
3. 熬：即炒。

4. 脬：指猪尿胞。

5. 苦酒：醋。

6. 铫：铁制的平圆、中心稍凸、下有三足的一种铬饼器。

7. 炮：《广韵》释"炮"字："裹物烧也。"是指将药物裹物埋在灰火中炮熟。现代是指高温将药物炮脆，如炮姜、炮甲珠等。

8. 煨：通常是指将药物埋在余烬的炭灰中慢慢煨热。如煨天麻、煨姜。古方还用面裹煨、黄泥裹煨。

9. 铛：古时一种平底铁锅。

10. 泡：通常是指将药物置于热汤，泡去烈性或毒性，如吴茱萸等。

11. 炙：通常是指将药物置于微火中烤至变色或香熟。后来发展有涂抹辅料再炙的，如蜜炙、酥炙、姜汁炙等。

12. 泔：淘米水。

13. 杨柳上大乌壳硬虫：系指蛄螂与独角仙，两者均可入药。

14. 钱匕：古代量药器具。匕，即匙。一钱匕约合五分六厘。

15. 煿：为使火烧物，烤干的意思。包括火烧石煿干、新瓦上煿得通赤等。

16. 一字：称一字者，即以开元通宝钱币（币上有"开元通宝"四字）抄取药末，填去一字之量。

17. 一伏时：泛指一昼夜。

18. 百合病：是指张仲景用百合知母汤等四个方剂治百合病。

19. 浆水：《炮制大法》释之曰："浆酢也，炊粟米熟，投冷水中浸五六日，味酢生白花色类浆，故名。"

20. 腊水：指腊月雪水。《本草衍义》曰："用腊水制药，协理热毒，并可久藏不败不蛀。"

21. 镵钾：即蒸饼。镵（音堆），蒸饼的别称；钾（音甲），饼也。

22. 镒：一镒等于二十两（十六两为一斤）。

23. 欨：《纲目》指作"枝"。

24. 六一泥：即蚯蚓粪。

25. 砂铫：即砂锅。

26. 分：古制一分为二钱半。

27. 升：古代量药器具。凡方云半夏一升者，洗净称五两为正。

28. 半天河水：一名上池水。系指竹篱头水及空树穴中水。

29. 井华水：《儒门事亲》释之曰："将旦首汲曰井华。"即清晨最先汲取的井泉水。

30. 东流水：《本草衍义》曰："东流水取其性顺、疾速通膈下关也。"

31. 㕮咀：系指中药饮片，在无铁器时代，用口将药物咬成豆粒许大，称"㕮咀。"

32. 合：古时容器。十合为一升。

33. 酢浆泊：系指用酢浆科植物酢浆草同置于容器中浸泡。此草清热利湿，凉血散瘀，消肿解毒。

34. 馈水：指蒸饭之水。

35. 脒香：《药性解》作"脐香，乃捕得杀取者"。

36. 酢酒：米醋。

37. 箅：是蒸饭甑底的席垫子，蒸饭甑底有孔，用箅垫之，则米不漏。

目　录

一　画

◆一点红

【来源】 本品为菊科植物一点红的全草。

【别名】 红背叶、叶下红、羊蹄草。

【性味归经】 性凉，味微苦。

【功能主治】 清热解毒，消炎，利尿。用于肠炎、痢疾、尿路感染、上呼吸道感染、结膜炎、口腔溃疡、疮痈。

【用法用量】 15～30g；外用适量，鲜品捣烂敷患处。

【炮制】 去杂质洗净，鲜用或干用。

【化学成分】 含槲皮素、槲皮苷、芸香苷、山柰酚－3－半乳糖苷、熊果酸等，还含克氏千里光碱、三十烷等。

【药理作用】 ①抑菌作用。②对细胞吞噬功能有促进作用。③对记忆获得性障碍有保护作用。

【毒理作用】 含微量氢氰酸、生物碱、酚类。

【方剂选用】

1. 小儿上呼吸道感染、急性扁桃体炎：一点红、古羊藤各等量，每斤煎取浓液500ml。3个月～3岁，每次20～40ml；3岁以上酌增。

2. 大叶性肺炎：一点红、岗梅各30g，十大功劳15～30g。水煎，分2次服，每日1剂。

3. 泌尿系感染、睾丸炎：一点红、狗肝菜各500g，车前草250g。加水1500ml，煎成500ml。每服20ml，每日3次。

4. 麦粒肿：一点红、千里光、野菊花各15g。水煎，分2次服，每日1剂。

5. 疖、蜂窝组织炎、脓肿、乳腺炎、甲沟炎：一点红、穿心莲、白花蛇舌草、鸡骨香、两面针各50g，共研末。高压消毒后，加凡士林至1000g，即成25%的药膏。敷患处，每日1次。

6. 接断趾：一点红、千里光各等量。捣烂，加红糖少许外敷。治疗前首先清创，正确复位，皮肤缝合，小夹板固定，每日换药1次。换药时用25%穿心莲溶液清洗伤口。

7. 小儿上呼吸道感染及支气管肺炎：以一点红注射液（每ml含生药1g）为主，配合其他对症疗法。剂量：6个月以下每天用1～2ml，6个月～1周岁用2～4ml，2～3岁4～6ml，4～6岁6～9ml，7～10岁9～12ml，10岁以上12ml，均分2～3次肌注。

此外，临床上也可用一点红全草煎剂，每剂0.5～30g，分2～3次服，治疗扁桃体炎、咽喉炎等。

8. 乳腺炎、疖肿：用全草加食盐少许捣烂外敷。

9. 外阴湿疹、阴道炎：用全草煎液，局部外洗。

【不良反应及注意事项】 过量使用易导致氢氰酸中毒。

◆一点血

【来源】 本品为秋海棠科秋海棠属植物一点血秋海棠（网脉秋海棠）的根茎。

【别名】 红砖草、石鼓子、威氏秋海棠。

【性味归经】 味甘，苦，性微寒。

【功能主治】 补气养血，散瘀止血。主治：病后虚弱、吐血、咯血、衄血、崩漏、血虚经闭、带下、跌打损伤。

【用法用量】 内服：煎汤，15～30g；绞汁、炖肉或浸酒。外用：适量，鲜品捣敷。

【炮制】 洗净、切片、晒干备用。

【化学成分】 含强心苷、黄酮类、鞣质、甾醇、槲皮苷、皂苷等。

【药理作用】 ①强心苷具有正性肌力作用即加强心肌收缩性。②黄酮类物质可以改善血液循环、降低胆固醇。③抑制炎性生物酶的渗出、促进伤口愈合和止痛。④槲皮苷由于具有强抗组织胺性，可以用于各类过敏症。

【毒理作用】 无毒。强心苷使用过量导致心律失常。

【方剂选用】

1. 虚弱带下：一点血、一朵云。共研末，炖肉服。

2. 女子干病：一点血、玉芙蓉、鹿衔草、蓝布正。炖鸡服。

3. 功能性子宫出血：一点血鲜品120~150g，或干品60~70g。炖鸡服。

4. 红崩白带、女子干病方：一点血15~30g，炖肉或炖鸡服。

5. 外伤出血方：鲜一点血30g，洗净捣烂，取汁兑童便服。药渣外敷患处，用布包扎。

【不良反应及注意事项】 以往用量偏大，中毒发生率接近20%，现用量减少，又常采用逐日给恒量地高辛法，故中毒率明显下降，已低于12%。

1. 毒性作用的表现较常见的有胃肠道反应，厌食、恶心、呕吐、腹泻，应注意与强心苷用量不足、心衰未受控制所致的胃肠道症状相鉴别。后者由胃肠道瘀血所引起。神经系统反应有眩晕、头痛、疲倦、失眠、谵妄等。还有黄视症、绿视症等。最严重的是心毒性反应，可出现各种心律失常，多见的是室性早搏。

2. 毒性作用的防治：先要明确中毒诊断，可根据心电图的变化与临床症状作出初步判断。测定强心苷的血药浓度则有重要意义。地高辛浓度在 3.0ng/ml，洋地黄毒苷在 45ng/ml 以上可确诊为中毒。预防上应注意诱发因素如低血钾、高血钙、低血镁、心肌缺氧等。还应警惕中毒先兆的出现，如一定次数的室性早搏、窦性心律过缓（低于 60 次/分）及色视障碍等。解救上，对速性心律失常者可用钾盐静脉滴注，轻者口服。细胞外 K^+ 可阻止强心苷与 $Na^+ - K^+ - ATP$ 酶的结合，能阻止毒性发展。苯妥英钠能控制室性早搏及心动

过速而不抑制房室传导，它能与强心苷竞争性争夺 $Na^+ - K^+ - ATP$ 酶而有解毒效应。利多卡因也有效，对中毒时的心动过缓或房室阻滞宜用阿托品解救。地高辛抗体的 Fab 片断对强心苷有强大选择性亲和力，能使强心苷自 $Na^+ - K^+ - ATP$ 酶的结合中解离出来，解救致死性中毒有明确效果。它与地高辛的结合物可经肾排泄。每毫克地高辛需用 80mg Fab 片断拮抗。

◆一支箭

【来源】 本品为瓶尔小草科植物尖头瓶尔小草、钝头瓶尔小草、一支箭、狭叶瓶尔小草及心脏叶瓶尔小草的带根全草。

【别名】 青藤。

【性味归经】 味苦，甘，性微寒。归肝经。

【功能主治】 清热解毒，活血散瘀。主治：痈肿疮毒、疥疮身痒、跌打损伤、瘀血肿痛、毒蛇咬伤、烧烫伤、瘀滞腹痛。

【用法用量】 内服：煎汤，15~30g。外用：捣敷。

【炮制】 取原药材，除去杂质及残叶，粗细分开，洗净，润透，切厚片，干燥。

【化学成分】 钝头瓶尔小草根含青藤碱、半胱氨酸和鸟氨酸等。地上部分含丙氨酸、精氨酸、二氨基丁酸、谷氨酸、赖氨酸、丝氨酸、苏氨酸，狭叶瓶尔小草含二脂酰甘油基三甲基高丝氨酸。

【药理作用】 ①镇痛作用。②镇静作用。③抗炎作用。④免疫抑制作用。⑤抗心律失常作用。⑥抗心肌缺血、保护再灌注损伤作用。⑦降压作用。⑧镇咳作用。

【毒理作用】 青藤碱小鼠口服 LD_{50} 为 $580 \pm 51mg/kg$，皮下注射为 $535 \pm 41.9mg/kg$。猫腹腔注射青藤碱的致死量为 75mg/kg。犬和猴分别口服青藤碱 45mg/kg 及 95mg/kg，呈现镇静及轻度胃肠反应，但静脉给药（5~13.5mg/kg）立即出现高度心率衰竭、血压下降、呼吸困难，此种严重反应于 1 小时后恢复。静脉注射或亚急性毒性试验中皆未发现肝肾功能的改变。由于其易致急性耐受，连续用药后，毒性明

显减轻。

【方剂选用】

1. 疥疮身痒：一支箭、蒲公英、鱼鳅串、侧耳根，炖鳝鱼服。

2. 痈肿初起：一支箭、鱼胆草、铧头草、野烟叶，捣烂敷。

3. 乳痈：一支箭、蒲公英各适量，捣烂外敷。

4. 疖疮痈肿：一支箭、熟大黄各4.5g，对经草12g，柴胡6g。水煎服。

5. 毒蛇咬伤、无名肿毒：一支箭鲜品适量，捣烂外敷。

6. 小儿疳积：一支箭、使君子、鸡内金，水煎服。

【不良反应及注意事项】 过量使用会出现血压下降，呼吸困难。

◆一支香

【来源】 本品为菊科兔耳风属植物杏香兔耳风，以全草入药。

【别名】 兔耳风、杏香兔耳风、兔耳一支香、朝天一支香、四叶一支香、扑地金钟。

【性味归经】 味苦、辛，性平。

【功能主治】 清热解毒，消积散结，止咳，止血。主治：上呼吸道感染、肺脓疡、肺结核咯血、黄疸、小儿疳积、消化不良、乳腺炎；外用治中耳炎、毒蛇咬伤。

【用法用量】 内服：煎汤，6～9g。

【炮制】 夏秋采收，洗净，鲜用或晒干备用。

【化学成分】 黄酮类、酚类、倍半萜、三萜等，共10种化合物。

【药理作用】 具有止咳作用，但无明显的祛痰作用。

【方剂选用】

1. 慢性气管炎：煎剂：一支香全草（干）9g，加水浓煎至60ml，每次30ml，日服2次。

2. 湿热下注、白带过多、色黄稠黏之带下病：杏香兔耳风胶囊，口服。每次4～6粒，每日3次。

【不良反应及注意事项】 孕妇禁用。

◆一支蒿

【来源】 本品为菊科植物岩蒿的全草。

【别名】 蜈蚣草、乱头发、蓍草飞天蜈蚣、羽衣草、千条蜈蚣、锯草。

【性味归经】 味辛、微苦，性微温。

【功能主治】 祛风解表，健胃消积，活血散瘀。主治：风寒感冒、食积气滞、脘腹胀痛、跌打瘀肿、风疹、蛇咬伤。

【用法用量】 内服：煎汤，10～15g；或入丸剂。外用：适量，熬膏或泡酒涂敷。

【炮制】 取全草去根，洗净沥干，晒干、切断备用。

【化学成分】 全草含针叶春黄菊酸、顺式-螺缩酮烯醚多炔、反式-螺缩酮烯醚多炔、栀子素丁、β-谷甾醇、棕榈酸、一枝蒿酸、一枝蒿酮酸、异一枝蒿酮酸。地上部分含挥发油。

【药理作用】 本品对金黄色葡萄球菌、大肠杆菌、绿脓杆菌、宋内氏痢疾杆菌、弗氏痢疾杆菌有高度的抑菌作用，其有效成分可能为内酯香豆精类化合物。用相当于人剂量的625倍于小白鼠（腹腔注射）无死亡。10%鲜草醇溶性部分用平板纸片法，对金黄色葡萄球菌、肺炎球菌、大肠杆菌及福氏痢疾杆菌有抑制作用。

【毒理作用】 经动物实验证明，该品毒性低，临床使用较安全。

【方剂选用】

1. 跌打损伤：一枝蒿30g。泡酒涂擦。

2. 重伤、止痛消肿：一枝蒿6g，法半夏9g，生白芷9g。各药研成细末，混合成散剂，温开水送服，每服0.9g。

3. 跌打损伤、风湿疼痛：一枝蒿3g，五香血藤15g，见血飞6g，黑骨头15g，排风藤12g，红牛膝9g。上药泡酒500g，每次服30g。

4. 腹中痞块：蓍草叶、独蒜、穿山甲末、食盐。同以好醋捣成饼，量痞块大小贴之，两炷香时间为度，其痞块化为脓血，从大便出。

5. 头风、年久头风痛：一枝蒿捣绒绞汁，滴耳心。

6. 经闭腹痛：蓍草叶 9 ~ 15g。水煎服。

7. 肿毒：蓍草叶 9 ~15g。水煎服。

8. 风火牙痛：一枝蒿捣绒，揉擦两太阳穴；如痛不止，再取叶含塞于痛处。

9. 毒蛇咬伤：①一枝蒿、山慈姑。捣烂，或晒研末，调淘米水敷伤口。②一枝蒿茎叶一握，捣烂，在患肿上部向下推，直到伤处，敷于伤口周围，并可止血镇痛。

【不良反应及注意事项】孕妇忌服。

◆ 一品红

【来源】本品为大戟科猩猩草，以全草入药。

【别名】叶象花。

【性味归经】味苦、涩，性寒，有毒，归肝经。

【功能主治】调经止血，止咳，接骨，消肿。主治：月经过多、风寒咳嗽、跌打损伤、外伤出血、骨折。

【用法用量】干品 3 ~9g；外用鲜品适量捣烂敷患处，2 ~3 天换药 1 次。

【炮制】鲜用或晒干。

【化学成分】种子含 N – 乙酰氨基半乳糖。

【药理作用】花、叶的热水提取物在体外对结核杆菌（H37）有抑制作用，茎、根无效。

【毒理作用】叶或植物的浆汁有毒，食之可产生呕吐、腹泻、谵妄，毒性成分可能在树脂部分。

【方剂选用】

1. 月经过多、跌打损伤：一品红 6 ~ 9g，水煎服，日服 2 次。

2. 外伤出血、骨折：一品红鲜叶适量，捣烂敷患处，2 ~3 天换药 1 次。

3. 功能性子宫出血：一品红 20g，用水煎服，或用一品红 10g，陈艾炭 10g，旱莲草 30g，水煎服。

4. 跌打肿痛：一品红鲜叶适量，捣烂外敷。

【不良反应及注意事项】服用过量会引起呕吐、腹泻、谵妄。

◆ 一丈红

【来源】本品为锦葵科蜀葵属植物蜀葵，以根、叶、花、种子入药。

【别名】蜀葵花。

【性味归经】味甘，性凉。归肺、大肠、膀胱经。

【功能主治】根：清热，解毒，排脓，利尿。主治：肠炎、痢疾、尿路感染、小便涩痛、子宫颈炎、白带。子：利尿通淋。主治：尿路结石、小便不利、水肿。花：通利大小便，解毒散结。主治：大小便不利、梅核气，并解河豚毒。花、叶：外用治痈肿疮疡、烧烫伤。

【用法用量】根：3 ~18g；子、叶、花均为 3 ~6g；外用适量，花、叶捣烂或煎水洗患处。

【炮制】春秋采根，晒干切片；夏季采花，阴干；花落前采叶；秋季采种子，晒干。

【化学成分】花中含 1 – 对 – 羟基苯基 –2 – 羟基 –3 – （2，4，6）– 三羟基苯基 –1，3 – 丙二酮、二氢山奈酚葡萄糖苷及蜀葵苷。

【药理作用】根可作润滑药，用于黏膜炎症，起保护、缓和刺激的作用。

【方剂选用】

1. 妇人白带下，脐腹冷痛，面色痿黄，日渐虚损：一丈红 150g，阴干，捣细罗为散，每于食前，以温酒调下 6g。如带下色赤，亦用赤花。

2. 关格：一丈红 30g（捣烂），麝香 1.5g。水一大盆，煎服，根亦可用。

3. 疟疾及邪热：蜀葵花白者。阴干，为末服之。

4. 鼻面酒齄：一丈红 1 合，研末，腊月脂调敷，每夜用之。

5. 蝎螫：一丈红、石榴花、艾心等量并取阴干，合捣，和水涂于螫处。

【不良反应及注意事项】孕妇禁用。

◆ 一叶红

【来源】本品为秋海棠科植物紫背天葵的球茎或全株。

【别名】红天葵、红叶、龙虎叶、夜渡红、红水葵、散血子、散血丹、小羚羊。

【性味归经】味甘，性凉。

【功能主治】清热凉血，活血解毒。主治：暑热高烧、肺热咳嗽、咯血、跌打扭伤、瘀血疼痛、疮毒疔癣、水火烫伤。

【用法用量】内服：煎汤，3～9g。外用：捣敷。

【炮制】块茎春夏季挖取、洗净、晒干或鲜用；全株夏秋季采收、洗净、晒干。

【化学成分】叶含花色苷，已分离得到矢车菊素氯化物、矢车菊素葡萄糖苷、矢车菊素芸香糖苷。

【药理作用】①抗氧化作用。②降血糖作用。③保护血管、抗动脉粥样硬化作用。④抗炎作用。⑤抗突变、抗肿瘤作用等。

【方剂选用】

1. 中暑发热、肺热咳嗽、咯血、淋巴结核、血瘀腹痛、扭挫伤、骨折、烧烫伤：一叶红6～9g，煎服；外用适量，鲜品捣烂敷患处。

2. 恶疮疔毒：鲜一叶红捣烂，可外敷。

◆ 一箭球

【来源】本品为莎草科植物单穗水蜈蚣带根茎的全草。

【别名】金钮草、三叶珠、散寒草、水百足、燕含珠、单打槌、三箭、白顶草、火把草、顶珠草、水蜈蚣。

【性味归经】味辛、苦，性平。归肺、肝经。

【功能主治】宣肺止咳，清热解毒，散瘀消肿，杀虫截疟。主治：感冒咳嗽、百日咳、咽喉肿痛、痢疾、毒蛇咬伤、疟疾、跌打损伤、皮肤瘙痒。

【用法用量】内服：煎汤，30～90g。外用：捣敷或煎水洗。

【炮制】洗净，晒干，切碎用。

【化学成分】全草含挥发油、牡荆素等黄酮类物质。

【药理作用】从药用植物分离的牡荆素显示有明显的降压、抗感染和抗痉挛作用。

【毒理作用】具有细胞毒性，孕妇忌服。

【方剂选用】

1. 百日咳、虚咳：一箭球60g，冰糖60g。水煎服。

2. 疟疾：鲜一箭球60～90g。捣烂，发病前2小时，冲酒服。小儿用量酌减，水煎服。

3. 细菌性痢疾：一箭球60～90g。水煎，日服3次。

4. 外伤出血：一箭球适量。捣烂，敷患处。

5. 蛇伤：鲜一箭球，捣烂，敷伤口周围。

6. 跌打损伤：一箭球30～60g，水煎，冲酒少许服。

7. 咽喉肿痛：一箭球30～60g，水煎服。

8. 皮肤瘙痒：一箭球鲜草煎水洗。

9. 疟疾：取一箭球全草连根（晒至半干）2～3两，水煎3～4小时。于疟疾发作前2小时或前1天顿服，连服3天。

10. 乳糜尿：取干一箭球根茎、桂圆各60g，水煎，每天1剂，或代茶饮，连服15天。

11. 菌痢：取一箭球、白粉藤各30g，水煎分2次服（重症可每日2剂）。

12. 小儿百日咳：一箭球鲜全草30～60g，水煎，加糖分2～3次服，每日1剂。

【不良反应及注意事项】孕妇忌服。

◆ 一年蓬

【来源】本品为菊科飞蓬属植物一年蓬的全草。夏秋季采收。

【别名】千层塔、治疟草、野茼。

【性味归经】味甘、苦，性凉。归胃、大肠经。

【功能主治】消食止泻，清热解毒，截疟。主治：消化不良、胃肠炎、齿龈炎、疟疾、毒蛇咬伤。

【用法用量】30～60g；外用适量，鲜品捣汁搽患处；或捣烂外敷。

【炮制】鲜用或晒干。

【化学成分】全草含焦迈康酸、花含槲

皮素、芹菜素－7－葡萄糖醋酸苷、芹菜素。

【药理作用】①降血糖作用。②对金黄色葡萄球菌、志贺氏痢疾杆菌有抑制作用。

【方剂选用】

1. 消化不良：一年蓬 15～18g。水煎服。

2. 肠胃炎：一年蓬 60g，鱼腥草、龙芽草各 30g。水煎，蜜糖调服，早晚各 1 次。

3. 淋巴结炎：一年蓬叶 90～120g，加黄酒 30～60g，水煎服。

4. 血尿：一年蓬鲜全草或根 30g。加蜜糖和水适量煎服，连服 3 天。

5. 疟疾：一年蓬 60g，加水浓煎 300ml，于疟疾发作前 4 小时、2 小时各服 1 次，连服 5～7 天。新鲜一年蓬较干草效果好。其抗疟作用只对红细胞型疟原虫有效。

6. 急性传染性肝炎：一年蓬 60g，煎成 300ml，每天 2 次分服，2 周为 1 疗程，连服 2 疗程以上；或用一年蓬 15g 加水浓煎成膏，加入茵陈粉 7.5g，混匀压成片剂，每天 3 次分服，疗程同上。

◆一把伞

【来源】本品为真藓科植物暖地大叶藓的植物体。

【别名】岩谷伞、茴心草、茴新草、小青药、阿收鸡、太阳针、回心草。

【性味归经】味辛、苦，性平。

【功能主治】养心安神，清肝明目。主治：心悸怔忡、神经衰弱、目赤肿痛、冠心病、高血压等。

【用法用量】内服：煎汤，3～9g。外用：捣敷。

【炮制】晒干或鲜用。

【化学成分】含挥发油、酚类、黄酮类、有机酸、甾体、氨基酸、糖、苷类和萜类。

【药理作用】①抗凝血作用，血液黏度明显下降。②有明显的降压、降血脂作用。

【方剂选用】

1. 精神病、神经衰弱：一把伞 6～9g，辰砂 3g，加酒少许，水煎服。

2. 目赤：一把伞、柏枝果各适量，煎水熏洗眼睛。

3. 高血压：鲜一把伞 6g，水煎服。

4. 冠心痛：将一把伞制成片剂，片剂每次服 2～4 片（每片含生药 1g），每日 3 次。

◆一包金

【来源】本品为莎草科植物刺子莞的全草。

【别名】绣球草、一包刺。

【性味归经】味甘、辛，性平。

【功能主治】利尿通淋，泄热安神。主治：小便赤涩、热淋、肾炎水肿、头昏、齿痛、鼻衄、咽痛、心烦失眠、消渴、梦遗。

【用法用量】内服：煎汤，9～15g。

【炮制】夏、秋采收，割取地上部分，洗净，晒干。

【化学成分】全草含芦竹萜、粘霉酮、无羁萜、β－香树脂醇、羊齿烯醇等三萜类。

【药理作用】①对金黄色葡萄球菌、福氏痢疾杆菌、伤寒杆菌有抑制作用。②具有抗肿瘤作用，全草或根醇浸出液，腹腔注射。

【方剂选用】

1. 尿路感染：一包金、车前草各 30g，土茯苓 9g；或一包金、小蓟草、乌蔹莓各 30g，白茅根 60g。水煎服。

2. 失眠、神经衰弱：鲜一包金 60g，夜交藤 30g，丹参 15g。水煎服。

3. 糖尿病：一包金 60g，鹿茸草 30g。水煎服。

二　画

◆丁癸草

【来源】本品为豆科植物丁癸草的全草。

【别名】人字草、苦地枕、铺地锦、乌蝇翼草、丁贵草、铺地草、金线吊虾蟆、丁癸草、苍蝇翼、沙甘里、一条根、乌龙草、红骨丁地青。

【性味归经】味甘，性凉。归脾、肝经。

【功能主治】清热解表，凉血解毒，除湿利尿。主治：风热感冒、咽痛、目赤、乳痈、疮疡肿毒、毒蛇咬伤、黄疸、泄泻、痢疾、小儿疳积。

【用法用量】内服：15～30g；外用：适量，鲜品捣敷。

【炮制】夏季采收，鲜用或晒干。

【化学成分】全草含黄酮苷、酚类、氨基酸类物质。

【方剂选用】

1. 黄疸（阳黄）：丁癸草（干）15g，生鱼1条。煎水服，每日1次。

2. 中暑或食物所伤引起的腹泻：鲜丁癸草30～60g。洗净切碎，水适量煎服。

3. 下痢：鲜丁癸草15～24g，水适量煎，调蜂蜜服。

4. 小儿疳积：丁癸草9～15g，瘦猪肉60～120g，水炖服。

5. 喉头炎：丁癸草，调醋揉烂，放于口内含服。

6. 大疮、痈疽：丁癸草叶连茎，捣烂敷。

7. 马嘴疔（生于上人中处者）：丁癸草叶，捣烂，加蜜糖少许外敷。

8. 痔疮：丁癸草120g，银花120g，苦楝皮120g。以水煎出味，倒于浴盆内，乘热坐于盆上熏肛门，待水稍凉后，即坐于药水内浸洗，约浸半小时即可，每日1～2次。

9. 竹叶青蛇咬伤：鲜丁癸草120g，捣烂绞汁服，渣外敷。

10. 急性乳腺炎的早期：丁癸草30～60g，鲮鱼1条（约60g重），水煎顿服或2次分服。

◆七叶莲

【来源】本品为五加科鹅掌柴属植物鹅掌藤和密脉鹅掌柴，以茎及叶入药。

【别名】七叶藤、七加皮、汉桃叶、狗脚蹄。

【性味归经】味苦、甘，性温。

【功能主治】止痛散瘀，消肿。主治：跌打损伤、风湿关节痛、胃及十二指肠溃疡疼痛；叶：外用治外伤出血。

【用法用量】茎、叶均用6～18g；外用：鲜叶捣敷。

【炮制】取根或茎叶去泥沙，洗净，晒干备用。

【化学成分】鹅掌藤中含镰叶芹醇，过敏性接触性皮炎的致敏原、植物醇和多孔甾。

【药理作用】①抗惊厥作用，其有效成分为有机酸类。②七叶莲注射液能加强心肌收缩力，剂量加大时可出现传导阻滞，最后心跳停止于收缩期。

【毒理作用】七叶莲注射液小鼠静脉注射的 LD_{50} 为150g（生药）/kg。家兔静脉给药15g（生药）/kg，观察3天未见中毒症状。气血虚弱者、孕妇慎用。

【方剂选用】

1. 风湿关节痛：七叶莲、红龙船花叶、大风艾各适量。共捣烂，用酒炒热后，敷患处，用布包扎。

2. 跌打损伤：七叶莲、酒糟各适量。共捣烂，用芭蕉叶包好煨暖，敷患处。

3. 外伤出血：七叶莲适量。捣烂敷患处。

4. 止痛：干七叶莲制成注射液，每ml

含生药6g, 肌注, 2岁以上每次1ml, 2岁以下每次0.5ml, 必要时重复注射。

5. 消化道疼痛: 以每ml含七叶莲生药1g的注射液, 于中脘穴做穴位注射。七叶莲根穴位注射的止痛效果优于阿托品, 且不会产生像阿托品那样的副作用。

6. 口服煎剂: 每天用七叶莲根、茎、叶干品15~30g, 水煎, 分2次服。

7. 麻醉: 以每ml含七叶莲生药2g的注射液做耳穴注射麻醉, 用于口腔科拔牙、颌骨囊肿切除术、颌骨骨折复位等。

【不良反应及注意事项】孕妇慎服。

◆七叶根 (陆英)

【来源】本品为忍冬科植物陆英的茎叶。

【别名】陆英、蒴藋、走马前、七叶金、排风藤、铁篱笆、臭草、苛草、英雄草、走马箭、排风草、八棱麻、大臭草、七叶麻、马鞭三七、落得打、珍珠连、秧心草、乌鸡腿、小接骨丹、水马桑、水椿皮、七爪阳姜、屎缸杖、掌落根、散血椒、梭草、七叶莲、七叶黄香、攀倒甑。

【性味归经】味甘、微苦, 性平。归肝经。

【功能主治】祛风, 利湿, 舒筋, 活血。主治: 风湿痹痛、腰腿痛、水肿、黄疸、跌打损伤、产后恶漏不尽、风疹瘙痒、丹毒、疮肿。

【用法用量】内服: 煎汤, 9~15g, 鲜品60~120g。外用: 捣敷; 或煎水洗; 或研末调敷。

【炮制】洗净切碎, 晒干或鲜用。

【化学成分】陆英全草含黄酮类、酚类、鞣质、糖类、绿原酸; 种子含氰苷类。

【药理作用】①镇痛作用。②抗肝损伤作用。③活血散瘀、增加磷的吸收、促进骨痂骨化等作用。

【毒理作用】煎剂灌胃, 对小鼠的LD_{50}为820g/kg, 腹腔注射为119g/kg。毒性成分体内半衰期为6.9小时。

【不良反应及注意事项】孕妇禁服。

◆七里明

【来源】本品为菊科植物七里明的全草或根。

【性味归经】味苦、微辛, 性凉。

【功能主治】清热解毒。主治: 咽喉肿痛、胃火牙痛、湿热泄泻、瘰疬结核、毒蛇咬伤。

【用法用量】内服: 煎汤, 15~30g; 或捣烂绞汁。外用: 适量, 捣敷。

【炮制】鲜用或切段晒干。

◆七里香

【来源】本品为马钱科植物醉鱼草的根。

【别名】满山香醉鱼草根。

【性味归经】味酸、辛, 性温, 有小毒。

【功能主治】活血消肿, 解毒止痢。主治: 跌打损伤、痢疾。

【用法用量】内服: 煎汤, 9~15g (鲜者30~60g)。

【炮制】采挖, 晒干。

【化学成分】含有大量的酮类、脂肪酮、烯及烯脂类成分。

【药理作用】能迅速降低病人体温, 抑制病毒。

【方剂选用】

1. 血瘀癥瘕: 七里香、蜀羊泉、莪术、三棱各适量。水煎服。

2. 小儿疳积: 七里香根、爵床各6g, 黄麻叶3g。炖瘦猪肉吃。

3. 流行性腮腺炎: 七里香根6g, 犁头草9g, 金银花藤30g, 木芙蓉杆9g, 狮子草6g。水煎, 每日2次分服。

4. 淋巴结核: 七里香根、夏枯草、猫爪草各15g, 鲜土儿90g。水煎, 每日2次分服。

5. 风湿性关节炎及腰痛: 七里香根15g, 土藿香9g, 白芷18g, 佩兰9g, 木防己30g。水煎, 每日2次分服。

【不良反应及注意事项】孕妇忌服。

◆七里麻

【来源】本品为菊科植物兔儿伞的根或

全草。

【别名】兔儿伞、雨伞菜、帽头菜、兔打伞、雪里伞、水鹅掌、南天扇、贴骨伞、破阳伞。

【性味归经】味辛、苦，性微温，有毒。

【功能主治】祛风除湿，解毒活血，消肿止痛。主治：风湿麻木、肢体疼痛、跌打损伤、月经不调、痛经、痈疽肿毒、瘰疬、痔疮。

【用法用量】内服：煎汤，6～15g；或浸酒。外用：捣敷。

【炮制】秋季采挖，除净泥土后晒干。

【化学成分】根叶含 D-α-松油醇 β-D-吡喃葡萄糖苷-3,4-二当归酸酯。地上部分中含上述化合物及芳樟醇 β-D-O-葡萄糖苷-3,4-二当归酸酯和大牻牛儿烯 D。

【药理作用】①镇痛作用。②抗炎作用。

【方剂选用】

1. 风湿麻木、全身骨痛：兔儿伞 12g，刺五茄根 12g，白龙须 9g，小血藤 9g，木瓜 9g。泡酒 2 斤。每日服 2 次，每次 30～45g。

2. 四肢麻木、腰腿疼痛：兔儿伞根 60g，用白酒 200ml 浸泡后，分 3 次服。

3. 肾虚腰痛：兔儿伞根，泡酒服。

4. 痈疽：兔儿伞全草，捣烂，鸡蛋清调敷。

5. 颈部淋巴结炎：兔儿伞根 6～12g，水煎服。

6. 跌打损伤：兔儿伞全草或根捣烂，加烧酒或 75% 酒精适量，外敷伤处。

7. 毒蛇咬伤：兔儿伞根捣烂，加黄酒适量，外敷伤处。

【不良反应及注意事项】孕妇忌服。反生姜。

◆七节风

【来源】本品为鸭跖草科植物大苞鸭跖草的全草。

【别名】竹叶菜、大苞甲跖草。

【性味归经】味甘，性寒。

【功能主治】利水消肿，清热解毒，凉血止血。主治：水肿、脚气、小便不利、热淋尿血、鼻衄、血崩、痢疾、咽喉肿痛、丹毒、痈肿疮毒、蛇虫咬伤。

【用法用量】内服：煎汤，15～30g，鲜品 30～45g；或捣汁含咽。外用：适量，捣敷。

【炮制】洗净，鲜用或晒干。

◆七麻根

【来源】本品为瑞香科植物南岭荛花的根或根皮。

【别名】毒除根、地棉根、定元根、鱼胆根、地谷根、红赤七、别南根、独薯根。

【性味归经】味苦、辛，性寒，有毒。归肺、肝经。

【功能主治】清热，利尿，解毒，杀虫，破积。主治：肺炎、腮腺炎、水肿鼓胀、瘰疬、疮疡肿毒、跌打损伤。①《生甘草药性备要》：十蒸九晒，治跌打，煲酒服。亦治恶疮，捶蜜敷亦效。②《岭南采药录》：解花柳毒，治恶毒疮和蜜捣敷。以之为末，遇损伤敷之，能止血。③《福建民间草药》：消坚破瘀，利尿逐水。④《陆川本草》：解热，利尿，破积，治瘰疬，跌打，疮毒。④《广西中药志》：杀虫拔毒，治麻风，恶疮，白浊。

【用法用量】内服：煎汤（宜煎 4 小时以上），27～54g。外用：研末调敷。

【炮制】蒸熟，切片，晒干。

【化学成分】根、根皮中含西瑞香素、荛花素、南荛苷、右旋牛蒡苷元、穗罗汉松脂酚、松脂酚、南荛酚即是右旋去甲络石苷元、南荛素、小麦黄素、山柰酚-3-O-β-D-吡喃葡萄糖苷、灰绿曲霉酰胺、5-羟基7,4'-二甲氧基黄酮、β-谷甾醇、7-酮基-β-谷甾醇、豆甾烷-3,7二醇、5-豆甾烯-3β,7a-二醇。

【药理作用】①有利尿作用。②有较强的泻下作用。③对大肠杆菌、绿脓杆菌有抑制作用。

【方剂选用】

1. 肺炎、支气管炎、扁桃体炎：七麻根白皮6g，水煎服。

2. 淋巴结核、哮喘、腮腺炎、百日咳、扁桃体炎：七麻根9～24g，久煎去毒后内服。

3. 瘰疬初起：七麻根第二重皮和红糖捣烂敷患处，并取了哥王根30g，水煎服，日1次。

4. 肝硬化腹水：七麻根第二重皮30g（蒸熟），红枣20粒，红糖30g，共捣为丸，如绿豆大，用开水送服5～7粒，日服1次。本品药性剧烈，服后有呕吐和腹痛、泄泻的副作用。体弱和晚期患者忌用。

5. 股阴疽：鲜七麻根皮，捣烂调酒外敷。

6. 疮疡成脓未溃：七麻根皮适量，捣烂，敷疮4周，留孔排脓。

7. 肿毒：七麻根，十蒸九晒，每服30g或数钱，煎水冲温酒服。

8. 跌打损伤：七麻根皮6g，水煎服；另用鲜根皮捣烂外敷。

9. 拔枪弹及竹刺入肉：七麻根和红糖，捣烂外敷。

10. 蛇、蜈蚣咬伤：七麻根九蒸九晒，每服用15～30g，煎水温服。

11. 肾炎：每人每天用9g，干者用6g（10岁以下减半），加清水600ml煎成200ml，加糖，分3次服。

12. 腰腿痛：用七麻根浓缩溶液做离子导入疗法，治疗腰椎间盘脱出症、风湿痛、坐骨神经痛，均有一定效果。

13. 麻风：取七麻根，每6斤加水6斤，煮6小时，再加水6斤煮6小时，过滤。每次服15ml，日服3次。

14. 风湿性关节炎：用七麻根9g，鸡肉120g，水适量，炖7小时，睡前1次服食，连服3次，对风湿性关节炎有明显效果，或服用煎剂7～30天亦效。

15. 风湿痛：七麻根皮（干）每斤加水3120g，煎煮5小时取滤液，再如上法煎煮，合并2次滤液备用，成人每次30g，日服3次，治疗肌肉关节风湿痛。

【不良反应及注意事项】 孕妇及体质虚寒者忌服。

◆**八角乌**

【来源】 本品为菊科大吴风草属植物大吴风草，以全草入药。

【别名】 活血莲、金杯盂、独脚莲、橐吾、铁冬苋、大马蹄、大马蹄香、马蹄当归、一叶莲。

【性味归经】 味辛、甘、微苦，性凉。

【功能主治】 活血止血，散结消肿。主治：咳嗽咯血、便血、月经不调、跌打损伤、乳腺炎、痈疖肿毒。

【用法用量】 15～30g；外用：鲜品捣敷。

【炮制】 鲜用或晒干。

【化学成分】 叶含挥发油约1%，油中主要成分为己烯醛，具特有臭气，并有较强的抗菌作用。根含千里光酸。

【方剂选用】

咯血、吐血、尿血、便血：八角乌叶7～8片（鲜、干均可），鸡肉或猪瘦肉250g。放在没煮过盐的瓦罐内，加水煮熟，临睡前半小时吃肉喝汤。

◆**八角莲**

【来源】 本品为小檗科植物八角莲、六角莲和川八角莲的根及根茎。

【别名】 八角连、金魁莲、旱八角、叶下花、一把伞、马眼莲、独叶一枝花、八角盘、六角莲、独脚莲、独角莲、八角金盘、山荷叶。

【性味归经】 味苦、辛，性凉，有毒。归肺、肝经。

【功能主治】 化痰散结，祛瘀止痛，清热解毒。主治：咳嗽、咽喉肿痛、瘰疬、瘿瘤、痈肿、疔疮、毒蛇咬伤、跌打损伤、痹证。

【用法用量】 3～9g；外用：捣敷或磨涂，醋调敷患处。

【炮制】 根茎洗净泥沙，晒干，切断备用。亦可鲜用。

【化学成分】 根和根茎含抗癌成分鬼臼毒素和脱氧鬼臼毒素。此外，还分离出黄芪苷、金丝桃苷、槲皮素、山柰酚和谷甾醇。

【药理作用】①兴奋心肌作用。②扩张血管作用。

【毒理作用】全草中含树脂，能引起猫的吐、泻、死亡。

【方剂选用】

1. 肿毒初起：八角莲加红糖或酒糟适量，共捣烂敷贴，日换2次。

2. 疔疮：八角莲6g，蒸酒服；并将须根捣烂敷患处。

3. 瘰疬：八角莲30～60g，黄酒60g。加水适量煎服。

4. 带状疱疹：八角莲根研末，醋调涂患处。

5. 单、双蛾喉痛：八角莲3g，磨汁吞咽。

6. 跌打损伤：八角莲根3～9g，研末，酒送服，每日2次。

7. 毒蛇咬伤：①八角莲9～15g，捣烂，冲酒服，渣敷伤处周围。②八角莲根白酒磨涂患处；亦可内服，每服6g。对神经性毒素反应，可取八角莲根5节，用75%酒精7ml，浸泡7天，取浸出液1～2ml，注入伤口内。

8. 咳痰：八角莲12g，猪肺60～120g，糖适量。煲汤服。

9. 体虚弱、劳伤咳嗽、虚汗盗汗：八角莲9g，蒸鸽子、炖鸡或炖猪肉250g服。

【不良反应及注意事项】孕妇禁服，体质虚弱者慎服。

◆ 八角金盘

【来源】本品为五加科植物八角金盘的叶或根皮。

【别名】手树、金刚纂。

【性味归经】味辛、苦，性温，有小毒。

【功能主治】化痰止咳，疏风除湿，散瘀止痛。主治：咳嗽痰多、风湿痹痛、痛风、跌打损伤。

【用法用量】内服：煎汤，1～3g；外用：捣敷或煎汤熏洗。

【炮制】洗净，鲜用或晒干。

【化学成分】叶包含树皂苷等，成熟果实中含刺囊酸等。

【方剂选用】

叶及根部，治跌打损伤，祛瘀血。

【不良反应及注意事项】孕妇慎服。

◆ 八角枫根

【来源】本品为八角枫科植物八角枫和瓜木的根、须根及根皮。

【别名】白龙须、白金条、白筋条。

【性味归经】味辛、苦，性微温，小毒。归肝、肾、心经。

【功能主治】祛风除湿，舒筋活络，散瘀止痛。主治：风湿痹痛、四肢麻木、跌打损伤。

【用法用量】内服：煎汤，须根1.5～3g，根3～6g（本品有毒，剂量必须严格控制，应从小剂量开始，至病人出现不同程度地软弱无力，疲倦感为度）；或浸酒。外用：煎汤外洗。

【炮制】洗净，晒干。

【化学成分】从八角枫干燥的根、茎、枝条中分离提取得喜树次碱和消旋毒藜碱，其中含有 β－香树脂醇已酸酯，三十烷醇，β－谷甾醇。

【药理作用】①镇痛作用。②避孕作用等。

【毒理作用】八角枫总碱对兔的最小致死量与最小肌松量分别为5.65及2.47mg/kg，两者之比为2.28：1，琥珀酰胆碱则为1.5：1。本品肌松强度虽较后者弱，但安全范围较广。麻醉兔或狗静脉注射八角枫总碱，则可使呼吸短暂兴奋，加大剂量则呼吸停止，在呼吸兴奋时，兔血压下降，狗血压上升，如进行人工呼吸，则引起呼吸停止的剂量对血压及心跳影响不大。猫静脉注射酸性酒精提取液0.1g/kg，血压明显下降，致死量约为4g/kg，中等剂量可引起血尿、肾上腺出血及肌肉震颤等。大剂量可使唾液分泌量增加，故与乙醚合用时必须注意。民间传说认为莱菔子可解救八角枫中毒，但在动物试验中，莱菔子、阿托品、尼可刹米、回苏灵及新斯的明均不能解救八角枫急性中毒的呼吸抑制，此时必须用人工呼吸解救之。兔每天静脉注射八角枫总碱 1.9mg/kg 或口服须根煎剂 10g/kg，共 15 日，对体重、心电图无明显影响，白细胞似有升高；口服酚磺酞组钠潴留率似有升高；酚磺酞排泄量无明显影响。病理解剖静脉注射组肾脏有轻度灶性炎症，余无特殊发现。同属植物印度八角枫的根、茎皮中，含八角枫碱有拟副交感样作用。

亚急性毒性：给兔静脉注射八角枫总生物碱 1.9mg/kg，或用须根煎剂 10g/kg 灌胃给药，连给 15 日，结果灌胃组多数动物用药后 B.S.P. 潴留率升高，对肝功能有一定影响。静脉给药组的动物肾脏轻度灶性炎症，两组动物中均有肝脏轻度脂肪变性，或轻度炎症，或灶性坏死。

【方剂选用】

1. 风湿麻木：白金条泡酒 180g。每次服药酒 15g。

2. 风湿麻木瘫痪：①白金条 6g，红活麻 9g，岩白菜 30g。炖肉吃。②白龙须 3g，野青菜 12g，猪肉 250g，将药切碎炖肉，一次服完（服后 12 小时内麻木出汗，手脚无力属正常现象）。

3. 鹤膝风：白金条节 15g，松节 9g，红、白牛膝各 9g。切细，加烧酒 500g 浸泡。每服药酒 15g，常服。

4. 劳伤腰痛：白金条 6g，牛膝（醋炒）30g，生杜仲 30g。酒、水各 180g，煎服。

5. 半身不遂：白金条 4.5g。蒸鸡吃。

6. 跌打损伤：八角枫干根 6g，算盘子根皮 15g，刺五加 30g。泡酒服。

7. 鼻出血：白金条 6g。水煎服。

8. 心力衰竭：用八角枫干根（包括须根、细根和粗根）500g 切碎，加水 2000ml，文火煎至 1600ml 时过滤去渣，再加入白蜂蜜 15g 同煎至沸（每 10ml 药液约合生药 3.3g），冷贮备用。每次制备药液，均应在 2～3 日内用完。每日 3 次，每次

10～20ml（相当于生药 3.3～6.6g）口服。

9. 慢性风湿性关节炎：八角枫注射液每 2ml 含生药 4g，每次肌注 2～4ml，每日 1～2 次。50% 八角枫糖浆，每次服 20～30ml，日服 2～3 次。八角枫酊剂，用八角枫干根洗净切细，按 1:3 比例，放入白酒中浸泡 20 日，隔日搅拌 1 次，密闭储存，去药渣过滤，取上清液，每次 10ml，日服 2～3 次。

【不良反应及注意事项】 孕妇、小儿及年老体弱的病人均不宜服用。服此药后应忌鱼。本药有剧毒和麻痹作用，服药后，出现麻痹萎软，孕妇忌服。

◆八角茴香

【来源】 本品为木兰科植物八角茴香的干燥成熟果实。秋、冬二季果实由绿变黄时采摘，置沸水中略烫后干燥或直接干燥。

【别名】 舶上茴香、大茴香、舶茴香、八角珠、八角香、八角大茴、八角、原油茴、八月珠、大料、五香八角。

【性味归经】 味辛，性温。归肝、肾、脾、胃经。

【功能主治】 温阳散寒，理气止痛。主治：寒疝腹痛、肾虚腰痛、胃寒呕吐、脘腹冷痛。

【用法用量】 内服煎汤，3～6g；或入丸、散。外用：研末调敷。

【炮制】 筛去泥屑种子，拣去果柄杂质。《本草蒙筌》：盐酒炒用。

【化学成分】 果实主要含黄酮类化合物。

【药理作用】 ①抑菌作用。②升白细胞作用。③具雌激素作用，也可用于祛痰。

【毒理作用】

1. 广西田东县产（统货）和广西南宁市商品（食用二级）八角茴香提取的挥发油，以每 1kg 259mg 剂量灌服健康小鼠，观察 7 天，未见死亡。

2. 小鼠口服 4g/kg，腹腔注射 1.5g/kg。茴香脑的顺式异构体大鼠 0.07g/kg，小鼠 0.095g/kg。反式异物体，大鼠 2.67g/kg，小鼠 1.41g/kg。反式异构体，大鼠腹

腔注射剂量为900mg/kg，顺式异构体，大鼠腹腔注射剂量为93mg/kg。八角茴香成分安粒素（茴香脑anethole）灌胃，对小鼠的LD_{50}为4.0g/kg，腹腔注射为1.5g/kg，其顺式异构体腹腔注射对大鼠的LD_{50}为0.07mg/kg，对小鼠为0.095mg/kg，反式异构体腹腔注射对大鼠的LD_{50}为2.67mg/kg，对小鼠的LD_{50}为1.41mg/kg。

3. 致突变试验：将广西桂林植物研究所植物园（栽培）提供的干果，用水蒸汽蒸馏得挥发油，采用TA98移码突变型菌株及TA100碱基置换型菌株，按规定方法鉴定其遗传特性、自发回变数以及阳性对照化合物的敏感性。菌株采用（1985）鼠伤寒沙门氏菌诱变性试验方法进行纸片点试和渗入法检测受试物。测试物剂量每皿在0.2、2、20、500等剂量范围（ug/皿），而每一剂量均做2次，每次2~3个平行皿。在加与不加S9的条件下分别进行测试。结果八角茴香油未检测到诱变性，S9阳性诊断物2-乙酰氨基芴（2-AAF）出现Rt/Rc≥2，表明有诱变性。取食道癌高发区涉县花椒和市售八角（未定学名），称取0.5g，分别加二甲亚砜1ml，浸泡24小时后灭菌，用沾有浸液的颗粒直接做点试法致突变试验，操作方法和结果判断均按全国Ames试验标准化方法进行，加与不加S9掺入法试验结果八角茴香和花椒对TA98菌呈阳性反应，对TA100作用较弱（±）。

【方剂选用】

1. 小肠气坠：八角茴香、小茴香各9g，乳香少许。水煎服取汗。

2. 疝气偏坠：八角茴香末30g，小茴香末30g。用猪尿胞1个，连尿入二末于内，系定罐内，以酒煮烂，连胞捣丸如梧子大。每服五十丸，白汤下。

3. 腰重刺胀：八角茴香，炒，为末，食前酒服6g。

4. 腰病如刺：八角茴香（炒研）每服6g，食前盐汤下。外以糯米1~2升，炒热，袋盛，拴于痛处。

5. 大小便皆秘、腹胀如鼓、气促：大麻子（炒，去壳）15g，八角茴香7个。上作末，生葱白3~7个，同研煎汤，调五苓散服。

6. 风毒湿气，攻疰成疮，皮肉紫破脓坏，行步无力，皮肉热：八角茴香（炒）、地龙（去土，炒）、川乌头（炮，去皮尖）、乌药（锉）、牵牛（炒）各30g。研杵匀细，酒煮糊为丸，如梧桐子大。每服空心盐汤下十五丸，日2服。

【不良反应及注意事项】阴虚火旺者慎服。《得配本草》：多食损目发疮。《会约医镜》：阳旺及得热则呕者均戒。

◆八月札

【来源】本品为木通科植物木通、三叶木通的成熟果实。

【别名】畜葍子、拿子、桴棪子、覆子、八月楂、木通子、压惊子、八月瓜、预知子、八月炸、八月果、百日瓜、牵藤瓜、冷饭包、拉拉果、野香交、羊开口、腊瓜。

【性味归经】味微苦，性平。归肝、胃、膀胱经。

【功能主治】疏肝和胃，活血止痛，软坚散结，通利小便。主治：肝胃气滞，脘腹、胁肋胀痛，饮食不消，下痢便泄，疝气疼痛，腰痛，经闭痛经，瘿瘤瘰疬，恶性肿瘤。

【用法用量】内服：煎汤，15~30g；或浸酒。

【炮制】洗净，稍浸，闷润至透，切片晒干。或洗净晒干，用时捣碎。

【化学成分】果皮含齐墩果酸-3-鼠李糖基阿拉伯糖苷，还含脂肪油，其中主要含油酸甘油酯、亚麻酸甘油酯及软脂酸甘油酯。

【药理作用】对H_{22}荷瘤鼠血清点抗氧能力，超氧化歧化酶活性和丙二醛含量有影响。

【方剂选用】

1. 淋巴结核：八月札、金樱子、海金沙根各120g，天葵子240g。煎汤，分3天服。

2. 胃肠胀闷：八月札 30g，水煎服。

3. 输尿管结石：取腊瓜、尿珠子各 60g，加水 5 碗，煎成 2 碗，去渣，加糖，分 2 次服。

【不良反应及注意事项】孕妇慎服。

◆八楞木

【来源】本品为菊科植物风毛菊的全草。七月左右割取全草，晒干。

【别名】八棱麻、青竹标、八面风、三棱草。

【性味归经】味辛、苦，性平。

【功能主治】祛风活血。治风湿痹痛、跌打损伤、麻风。

【用法用量】内服：煎汤 9～15g；或浸酒。外用：捣敷；或煎水外洗。

【炮制】洗净，拣去杂草，切成小段，晒干，生用。

【化学成分】地上部分含挥发油，其中主要成分为 β-檀香萜醇，含量为16.843%，还含二氢去木香内酯、十六烷、β-金合欢醛、β-金合欢醇、槲皮素-3-O-β-D-葡萄糖苷、丁香苷、丁香苷甲醚、α和β-香树脂醇棕榈酸酯、羽扇豆醇、羽扇豆醇乙酸酯、羽扇豆醇棕榈酸酯、二十四烷酸、二十五烷、蜡酸。

【方剂选用】

1. 风湿关节痛：八楞木 9～15g，煎水服。

2. 跌打损伤：八楞木 30g，泡酒服。

3. 麻风：八楞木、炒米柴、毛桐各等量，煎水常洗。

【不良反应及注意事项】血虚气弱者忌用。

◆八仙草

【来源】本品为双子叶植物药茜草科植物拉拉藤或粗叶拉拉藤的全草。

【别名】小锯藤、锯子草、小茜草、小飞扬藤、红丝线、细茜草、拉拉藤、小舒筋。

【性味归经】味辛、微苦，性微寒。归少阴、太阴经。

【功能主治】清热解毒，利尿通淋，消肿止痛。主治：痈疽肿毒、乳腺炎、阑尾炎、水肿、感冒发热、痢疾、尿路感染、尿血、牙龈出血、刀伤出血。

【用法用量】内服：煎汤，6～15g；或捣汁饮。外用：捣敷或捣汁滴耳。

【炮制】鲜用或晒干。

【化学成分】八仙草地上部分含生物碱，粗叶拉拉藤地上部分含车叶草苷、维生素C。

【药理作用】①可降低血压而不减慢心率。②抗菌作用。③对急性淋巴细胞型白血病及急性粒细胞型白血病均有疗效。

【方剂选用】

1. 五淋：八仙草 9g，滑石 6g，甘草 3g，双果草 6g。水煎点水酒服。

2. 妇女经闭：八仙草 6g。水煎服。

3. 跌打损伤：鲜八仙草根、马兰根各12g。水酒各半煎服。另以鲜本品全草、酢浆草等分，捣烂外敷。

4. 感冒：鲜八仙草 30g，姜 3 片。捣汁冲开水服。

5. 疔肿初起：鲜八仙草适量，加甜酒捣烂外敷，日换 2 次。

6. 急性阑尾炎：鲜八仙草 90g。煎水内服。

7. 乳癌：鲜八仙草 120g。捣汁和以猪油敷于癌症溃烂处，亦可煎水内服。

8. 牙龈出血：鲜八仙草 60～90g。水煎服。

9. 中耳炎：鲜八仙草，捣汁滴耳。

10. 菌痢：八仙草干品 15～60g 水煎，每日 2 次分服；或制成片剂，每片 0.3g，每次 10 片，日 4 次；或用浸膏片，每片 0.3g，每次 4 片，日 4 次。

11. 肿瘤：新鲜八仙草250g绞汁，加红糖适量冲服，每日 1 剂；或用干品30g洗净切碎，水煎 30～60 分钟，加红糖适量，每日 1 剂，3～6 次分服；或以干品洗净切碎，放铁锅中烙片刻取出，每日 30g，开水冲泡，分次频服。

【不良反应及注意事项】脾胃虚寒者忌服。

◆八面风

【来源】本品为八楞木的别名，为菊科植物风毛菊的全草。

【别名】八棱麻、青竹标、八面风、三棱草。

【性味归经】味苦，辛，性平。

【功能主治】祛风除湿，散瘀止痛。主治：风湿痹痛、跌打损伤。

【用法用量】内服：煎汤，9～18g。外用：煎水洗。

【炮制】洗净，拣去杂草，切成小段，晒干，生用。

【化学成分】地上部分含挥发油。

【方剂选用】

1. 风湿关节痛：青竹标9～15g，煎水服。

2. 跌打损伤：青竹标30g，泡酒服。

3. 麻风：青竹标、炒米柴、毛桐各等量，煎水常洗。

4. 带状疱疹：青竹标蛇酒。

【不良反应及注意事项】血虚气弱者忌用。

◆八爪金龙

【来源】本品为紫金牛科紫金牛属植物，以根及叶入药。夏、秋采集。

【别名】百两金、八爪龙、八爪根、铁雨伞、高八爪、开喉箭。

【性味归经】味苦，性平。

【功能主治】清咽利喉，散瘀消肿。主治：咽喉肿痛、跌打损伤、风湿骨痛。

【用法用量】根、叶均为9～15g。

【炮制】晒干。

【化学成分】根含紫金牛酸、岩白菜内酯、对－羟基代苯二甲酮及生物碱等。

【药理作用】具有明显的抑制甲型流感病毒作用，能显著抑制革兰氏阴性菌和革兰氏阳性菌的生长，对金黄色葡萄球菌、白色念珠菌、绿脓杆菌、枯草杆菌、变形杆菌抑制作用更为明显。具有明显抗炎、镇痛和解热作用。

【方剂选用】

1. 白喉：①鲜八爪金龙根60g。加水1000g，小火煎2小时，滤去渣。分8份，每隔2小时服1次。②鲜八爪金龙0.9g。切碎后含口中慢慢咽汁，每小时换1次。

2. 喉火：八爪金龙适量。切碎，泡淘米水服或含服。

3. 腰痛：八爪金龙根，泡酒服，每天服2次。

4. 跌打损伤：八爪金龙60g。泡酒服。

5. 风火牙痛：八爪金龙少许。切碎，放于痛处，口涎让其流出，随时更换。

【不良反应及注意事项】孕妇慎用。

◆九龙藤

【来源】本品为豆科植物龙须藤的根或茎。

【别名】过岗龙、过江龙、乌藤、九龙根。

【性味归经】味苦，性平，无毒。归肝、肾经。

【功能主治】祛风除湿，行气活血。主治：风湿痹痛、跌打损伤、偏瘫、胃脘痛、疳积、痢疾。

【用法用量】内服：煎汤，9～15g，鲜品用量加倍；或浸酒。

【炮制】砍取茎干或挖出根部，除去杂质、泥土，切片，鲜用或晒干。

【化学成分】根含5，6，7，5′－四甲氧基－3′、龙藤苷、没食子酸等。

【药理作用】九龙藤黄酮可抑制 H_2O_2 引起的乳鼠心肌细胞凋亡，其作用机制可能与抗脂质过氧化、降低 TNF－α、上调 Bcl－2 及下调 Bax 蛋白表达有关。

【方剂选用】

胃、十二指肠溃疡：九龙藤30～60g，两面针6～9g。水煎，每日1剂，分2～3次服。

◆九龙虫

【来源】本品为拟步虫科动物洋虫的全蝎。夏、秋季捕捉。可用筛集法或甜食诱捕法。

【别名】洋虫。

【性味归经】味辛、甘，性温。归肺、胃、大肠经。

【功能主治】温中理气，活血止痛，祛风除湿。主治：心胃急痛、腹胀吐泻、跌打损伤、半身不遂、肢体痿痹、劳伤咳嗽、月经不调、赤白带下。

【用法用量】内服：研末或入丸剂，3~9g。外用：捣敷。

【炮制】收集后用清水洗净，热水烫死，然后晒干或烘干。

【化学成分】含有16种氨基酸，其中苏氨酸、撷氨酸、蛋氨酸、亮氨酸、异亮氨酸、苯丙氨酸、赖氨酸皆为人体必需氨基酸，另含10种人体必需微量元素，如不饱和脂肪酸等。

【药理作用】①延缓大鼠生殖系统的衰老作用。②抗血晕性痴呆作用。③提高小鼠免疫力。

【方剂选用】

1. 五劳七伤：白茯苓9g，九龙虫7个。捣烂。每日空心酒冲服，以复元为止。

2. 痨嗽：牛骨髓9g，核桃肉9g。共为末，入九龙虫7个，再捣为丸，每丸9g。每日五更衔化1丸。

3. 吐血不止，喘息燥热：古墨研浓，贝母0.9g（研末），九龙虫7个。陈酒冲服7次。

4. 哮喘：九龙虫9个。薄荷汤送服。

5. 胃痛心疼：九龙虫7个。木香末冲酒服。

6. 气痛：九龙虫9个。槟榔汤送。

7. 反胃膈食：生姜7片，装布袋内，入粪坑浸七日，取起，清水洗净，埋土中，一层姜，一层土，七日取起，用阴阳瓦焙干为末。每次0.3g，用九龙虫7个，冲酒服3次。

8. 伤食：九龙虫9个。姜汤送服。

9. 鼓胀：九龙虫24个。薄荷、陈皮汤送。

10. 痢疾：白痢用红糖，红痢用白糖，陈酒冲九龙虫7个服。

11. 中风不语：九龙虫24个。薄荷、灯心汤送。

12. 风瘫：九龙虫9个。木香汤送。

13. 急慢惊风：九龙虫9个。薄荷、杏仁汤送。

14. 小便不通：灯心、车前各7根，九龙虫7个。陈酒冲服。

15. 梦遗、白浊、血淋、白带：芡实9g（微炒，研末），白果5枚（去皮、心）。先将药捣烂，再加淫羊藿6g（去边）。广皮6g，韭子9g同煎。用九龙虫7个，酒冲服。

16. 经水不调：香附、陈皮、益母草、当归、元胡索各2.4g。水煎，和酒冲九龙虫7个服之。久远者连服数次。

17. 疟后寒热不调：洋虫7个。疟疾未发之前，冲酒服3次。

18. 无名肿毒：九龙虫16个。陈酒送五更服。

19. 打伤：九龙虫9个。黑枣薄荷汤送。

20. 刀斧伤：九龙虫捣敷。

◆九龙根

【来源】本品为豆科植物红毛羊蹄甲的根。全年均可采挖。

【别名】龙须藤根、九龙藤根。

【性味归经】味甘、苦，性温，无毒。归脾、肝经。

【功能主治】通经，活血。主治：跌打损伤。

【用法用量】内服：煎汤，9~15g；或浸酒。

【炮制】洗净，切片，鲜用或晒干。

【化学成分】根含蒽醌衍生物、萘醌衍生物、萘氢醌衍生物、三萜化合物。

【药理作用】①止血作用。②抗血小板聚集作用。③升高白细胞作用。④镇咳祛痰作用。⑤抗菌、抗癌作用。⑥对尿路结石的形成有抑制作用。⑦对心肌梗死有治疗作用。⑧解痉作用。

【方剂选用】

1. 关节风痛：九龙鲜根30~60g。水煎服。

2. 偏瘫：九龙根30g。黄酒、猪肉共煮熟，吃猪肉喝汤。

3. 小儿疳积：九龙根 9 ~ 15g。水煎服。干九龙根 9g，人字草 6g。水煎当茶饮，或研末同猪肝、鸡肝蒸吃。

4. 心胃气痛：干九龙根 15g。水煎服。

◆ 九里香

【来源】本品为芸香科植物九里香和千里香的干燥叶和带叶嫩枝。全年均可采收，除去老枝，阴干。

【别名】九秋香、九刺丁香、千里香、三里香、千只眼。

【性味归经】味辛、微苦，性温，有小毒。入心、肝、肺三经。

【功能主治】行气止痛，活血散瘀。主治：胃痛、风湿痹痛；外治牙痛、跌打肿痛、虫蛇咬伤。

【用法用量】6 ~ 12g。外用：鲜品适量，捣烂敷患处。

【炮制】除去杂质，切碎。

【化学成分】九里香叶含多种香豆精类化合物；小叶九里香叶含香豆精类化合物。另据报道，小叶九里香还含九里香咔唑碱，橙黄胡椒酸胺乙酸酯，7 - 甲氧基 - 8 - (1' - 甲氧基 - 2' - 羟基 - 3' - 甲基 - △3 - 丁烯基) 香豆精，7 - 甲氧基 - 8 - (2' - 甲氧基 - 3' - 羟基 - 3' - 甲基丁基) 香豆精，7 - 甲氧基 - 8 - (2',3' - 二羟基 - 3' - 甲基丁基)香豆精。

【药理作用】①茎叶煎剂有局部麻醉作用。②终止妊娠作用。③对致病性真菌有特异的抑制作用。

【方剂选用】

1. 湿疹：九里香鲜枝叶，水煎，擦洗患处。

2. 局部麻醉及表面麻醉，胃全切除术：用 12.5% 注射液 150 ~ 200ml（切口浸润），6.25% 注射液 150 ~ 200ml（内脏封闭）；小手术则剂量不等。注射后约 10 ~ 20 分钟即产生麻醉作用，手术时间最长达 3 小时。小手术均不用术前麻醉药，对胃全切除术前一般用苯巴比妥钠 0.1g 或杜冷丁 50 ~ 100mg 肌注，对精神较紧张的患者，术时加用冬眠 1 号半量或全量。用九里香制成表面麻醉剂，涂于咽喉部黏膜表面，做扁桃体挤切术，效果良好。涂药后数分钟即出现麻醉作用，痛觉减退。麻醉时间可维持 10 分钟左右。

【不良反应及注意事项】孕妇忌服。

◆ 九里香根

【来源】本品为芸香科植物九里香的根，秋季采。

【性味归经】味辛、苦，性温。入心、肝、肺三经。

【功能主治】祛风除湿，行气止痛。主治：风湿痹痛、腰痛、跌打损伤、睾丸肿痛、湿疹、疥癣。

【用法用量】内服：煎汤，9 ~ 15g（鲜品 30 ~ 60g）。外用：捣敷或煎水洗。

【炮制】去净泥土，切片，晒干。

【方剂选用】

1. 腰骨酸痛：鲜九里香根 15 ~ 30g，切碎和猪尾骨、水酒炖服。

2. 睾丸肿大：鲜九里香根 30 ~ 90g，和青壳鸭蛋 1 个。水酒炖服。

3. 阴疽：九里香干根 30g。水煎服。

4. 久年痛风：九里香干根 15 ~ 30g。酒水煎服。

5. 跌打损伤：九里香鲜根 30g。酒水煎服。

6. 引产：用九里香干根茎 500g，制成浓缩煎液 120 ~ 250ml。每次用消毒纱布条蘸药液 5 ~ 10ml 塞入宫颈内。操作及消毒按常规进行。

【不良反应及注意事项】①不良反应主要有畏寒、发热、头痛、腰酸、下腹不适等。②阴虚火亢者忌用。

◆ 九节茶

【来源】本品为金粟兰科植物接骨金粟兰的枝叶。夏季采收。

【性味归经】味辛，性平。①《生甘草药性备要》：味辛，性平。②《南宁市药物志》：辛温而苦。

【功能主治】抗菌消炎，祛风除湿，活血止痛。主治：肺炎、急性阑尾炎、急性胃肠炎、菌痢、风湿疼痛、跌打损伤、骨折。①《生甘草药性备要》：煲水饮，退热。②《分类草药性》：治一切跌打损伤，风湿麻木，筋骨疼痛。③《峨嵋药植》：叶，可止呕吐。④《陆川本草》：接骨，破积，止痛。治跌打骨折、损伤肿痛、风湿骨痛、烂疮、毒蛇咬伤。④《湖南药物志》：通经。治产后腹痛。⑥《闽东本草》：健脾，活血，止渴，消肿胀。治产后外感，寒热往来，头身疼痛，口渴，肿胀。

【用法用量】内服：煎汤，6～15g；或浸酒。外用：捣敷或煎水。

【炮制】取枝叶洗净。阴干、切断。本品亦可鲜用。

【化学成分】叶含香豆酮、内酯、黄酮苷、氰苷、挥发油及鞣酸。果实含蹄纹天竺素鼠李葡糖苷。

【药理作用】①抑菌作用。②镇痛作用。③抗癌作用。④抗炎作用。

【毒理作用】治疗剂量对人体肝、肾功能，血压、脉搏无明显影响，小鼠静脉注射半数致死量为7.78g/kg，腹腔注射最大安全量为51.2g/kg，除去鞣质后，静脉注射的毒性大为降低。

【方剂选用】

1. 跌打损伤、骨折、风湿性关节炎：鲜九节茶捣烂，酒炒敷患处，或用根15～30g，浸酒服。

2. 劳伤腰痛：九节茶、四块瓦、退血草各15g，煨酒服。

3. 胃癌：九节茶15g，煨水服。

4. 外伤出血：鲜九节茶叶，捣烂敷患处。

5. 伤口溃烂：九节茶茎、叶适量，煎水外洗。

6. 水火烫伤：九节茶干叶，研末1份，茶油二份调匀，涂抹患处。

7. 预防感冒：用九节茶9g，防风6g，沙氏鹿茸草3g，加白砂糖适量制成糖浆5ml，为一次量。日服1次，连服3天。

【不良反应及注意事项】阴虚火旺者及孕妇忌服。

◆九节菖蒲

【来源】本品为毛茛科植物阿尔泰银莲花的根茎。采收和储藏：栽培5年以上采收，5～6月叶枯倒苗前采挖，除去泥沙，晒干后搓去须根，簸去杂质。

【别名】菊形双瓶梅、太原菖、京菖蒲、陕西菖、节菖蒲、小菖蒲。

【性味归经】味辛，性温。归心、肝、脾经。

【功能主治】化痰开窍，安神，化湿醒脾，解毒。主治：热病神昏、癫痫、气闭耳聋、多梦健忘、胸闷腹胀、食欲不振、风湿痹痛、痈疽、疥癣。

【用法用量】内服：煎汤，1.5～6g；或入丸、散；或鲜品捣汁服。外用：适量，煎水洗；或鲜品捣敷；或研末调敷。

【炮制】拣去杂质，筛去灰屑或用水洗净，晒干。

【化学成分】根茎含棕榈酸、琥珀酸。

【药理作用】①镇静作用。②镇痛作用。

【毒理作用】毒性水煎醇沉淀液的最大安全剂量，小鼠腹腔注射 LD_{50} 为37.09g/kg。

【方剂选用】

1. 小儿急惊风、高热抽搐：①鲜九节菖蒲9g，捣烂滤汁加姜汁数滴，灌服。②九节菖蒲、远志各3g。水煎服。

2. 胸闷、腹胀疼痛：九节菖蒲9g，香附12g，吴茱萸6g。水煎服。

3. 痈疽疮疖：鲜九节菖蒲，捣烂外敷。

【不良反应及注意事项】阴虚阳亢，烦躁多汗，滑精者慎服。

◆九爪龙

【来源】本品为兰科植物九爪龙的全草。春、夏季采收。

【别名】千台楼、心不死、石吊兰、万带兰、卡鲁脚、吊兰。

【性味归经】味甘、淡，性平。归肝、肾经。

【功能主治】清热解毒，祛风除湿，活血祛瘀。主治：疟疾、咽喉肿痛、湿热淋证、风湿痹痛、劳伤腰痛、月经不调、跌打损伤、骨折。

【用法用量】内服：煎汤，9～15g。外用：适量，捣敷。

【炮制】鲜用或晒干。

【化学成分】β-谷甾醇、胡萝卜苷、绿原酸、木犀草素、槲皮素、东莨菪素、落叶松脂醇、α-香树脂醇、山柰酚、单棕榈酸甘油酯、豆甾醇、熊果酸、齐墩果酸。

【药理作用】①抑菌作用。②利尿作用。③抗炎作用。

【方剂选用】

1. 骨折：九爪龙根茎捣烂，外敷骨折处。

2. 接骨草酒：将新鲜九爪龙500g捣烂，加少许乙醇，炒至略带黄色。然后文火煎6～8小时，药汁过滤，配成45%酒精浓度的药酒500ml（1：1浓度）便可使用。也可将接骨草叶量加倍，按上法制成2：1浓度。本方有消肿止痛作用，对皮肤无刺激，且可使患处末梢血管扩张，促进骨痂生长，从而有助于加速骨折的临床愈合。

◆九香虫

【来源】本品为蝽科昆虫九香虫的干燥体。11月至次年3月前捕捉。置适宜容器内，用少许酒将其闷死，取出阴干；或置沸水中烫死，取出，干燥。

【别名】黑兜虫、爪黑蝽、屁板虫。

【性味归经】味咸，性温。归肝、脾、肾经。

【功能主治】理气止痛，温中助阳。主治：胃寒胀痛、肝胃气痛、肾虚阳痿、腰膝酸痛。

【用法用量】内服：煎汤，3～9g；或入丸、散，0.6～1.2g。

【炮制】九香虫：除去杂质。炒九香虫：取净九香虫，清炒法炒至有香气。

【化学成分】含脂肪、蛋白质、甲壳等。脂肪中有硬脂酸、棕榈酸、油酸。其特殊臭味来源于醛、酮成分。还含锰、镁等微量元素。

【药理作用】九香虫在试管内对金黄色葡萄球菌、伤寒杆菌、甲型副伤寒杆菌及福氏痢疾杆菌有较强的抑制作用。元素分析表明，九香虫中抗癌、抑癌元素锰和镁的含量较高，致癌元素镍、铬、砷、镉、铍的含量较低，可能有抗癌作用。

【方剂选用】

1. 利膈间滞气，助肝肾亏损：九香虫30g（半生半熟），车前子12g（微炒），陈皮12g，白术15g，杜仲24g（酥炙）。上为细末，炼蜜丸如梧桐子大。每服4.5g，盐白汤或盐酒送下，空心服，临卧再服1次。

2. 胸脘胁痛：九香虫90g，炙全蝎60g。研末，蜜丸，每丸3g重。每次半丸，日服2次。

【不良反应及注意事项】阴虚阳亢者慎服。

◆九月花

【来源】本品为龙胆科龙胆属植物红花龙胆，以根及全草入药。冬季采收。

【别名】红花龙胆、小龙胆草。

【性味归经】味苦，性寒。

【功能主治】清热利湿，解毒。主治：急性黄疸型肝炎、痢疾、小儿肺炎、支气管炎、支气管哮喘、肺结核、淋巴结结核、小便不利、眼结膜炎；外用治痈疖疮疡、烧烫伤。

【用法用量】内服：煎汤，10～15g。外用：捣敷；制膏外抹。

【炮制】洗净，鲜用或晒干备用。

◆九盏灯

【来源】本品为野牡丹科植物金锦香的全草或根。夏、秋季采挖全草，或去掉地上部分，留根。

【别名】天香炉、大香炉、金锦香。

【性味归经】味辛、淡，性平。归肺、脾、肝、大肠经。

【功能主治】化痰利湿，祛瘀止血，解毒消肿。主治：咳嗽、哮喘、痢疾、泄泻、吐血、咯血、便血、经闭、疳积、风湿骨痛、跌打损伤。

【用法用量】内服：煎汤，9～30g；捣汁，浸酒或研末。外用：研末调敷，煎水洗或漱口。

【炮制】洗净、鲜用或晒干。

【化学成分】本品含金锦香酸、2-呋喃甲酸、熊果酸、琥珀酸等。全草还含酚类成分及氨基酸。

【药理作用】金锦香煎剂用试管稀释法，1:8~1:4对绿脓杆菌、变形杆菌、伤寒杆菌、痢疾杆菌及金黄色葡萄球菌等有抑制作用。

【方剂选用】

1. 赤白痢、泄泻：九盏汀全草15~30g，水煎服。

2. 吐血：鲜九盏灯30g，当归6g。水煎服。

3. 便血、下痢：九盏灯、木槿花。炖服。一方以金锦香30g，冰糖15g，开水适量冲服。

4. 脱肛：九盏灯6~15g，水煎服。

5. 月经不调：金锦香干根30~60g，益母草9g，水煎调酒、糖服。

6. 跌打损伤：鲜九盏灯30g，捣绞汁，泡温酒服。

7. 久伤胸闷痛：九盏灯全草15~30g，酒水煎服。

8. 风寒咳嗽：九盏灯15g，水煎服。

9. 小儿疳积：九盏灯、山地粘。等分为末，每服1.5g，蒸瘦猪肉服。

10. 风火牙痛：九盏灯炖猪肉服。

11. 阿米巴肝脓肿和阿米巴痢疾：取九盏灯30g，生白术15g，红枣5枚，水煎2次分服，每日1剂，以愈为度。

12. 支气管哮喘：取九盏灯全草（包括花、叶、茎、根）干品60g切碎，瘦猪肉120g，加水煎汤每日2次，饭后服。小儿用量减半。

◆ **九头狮子草**

【来源】本品为爵床科植物九头狮子草的全草。夏、秋季采收。

【别名】川白牛膝、九节菖、六角英、化痰青、绿豆青、竹叶青。

【性味归经】味辛、微苦、甘，性凉。

【功能主治】祛风清热，凉肝定惊，散瘀解毒。主治：感冒发热、肺热咳喘、肝热目赤、小儿惊风、咽喉肿痛、痈肿疔毒、乳痈、聤耳、瘰疬、痔疮、蛇虫咬伤、跌打损伤。

【用法用量】内服：煎汤，9~15g；或绞汁饮。外用：捣敷；研末煎液熏洗。

【炮制】鲜用或晒干。

【化学成分】地上部分含3，5-吡啶二酯酰胺、羽扇豆醇、豆甾醇、β-谷甾醇、豆甾醇葡萄糖苷、β-谷甾醇葡萄糖苷和尿囊素。

【药理作用】抗菌作用。本品煎剂在试管内对金黄色葡萄球菌、乙型链球菌、白喉杆菌、炭疽杆菌、大肠杆菌、痢疾杆菌、绿脓杆菌和伤寒杆菌等有不同程度地抗菌作用。

【方剂选用】

1. 肺热咳嗽：鲜九头狮子草30g，加冰糖适量。水煎服。

2. 肺炎：鲜九头狮子草60~90g，捣烂绞汁，调少许食盐服。

3. 虚弱咳嗽：九头狮子草嫩尖7个，蒸少许麦芽糖服。

4. 小儿惊风：九头狮子草6g，白风藤6g，金钩藤6g，防风3g，朱砂0.6g，麝香五厘。将朱砂与麝香置于杯中，另将前四味药熬水，药水混合朱砂、麝香，分3次服完。九头狮草15g，捣绒，兑淘米水服。

5. 小儿吐奶：九头狮子草15g（根叶并用），煎水服。

6. 男子尿结：九头狮子草、木通、淮知母各15g。加酒360g蒸，早、晚各服60g，第2次用250g酒蒸，第3次用180g酒蒸。

7. 咽喉肿痛：鲜九头狮子草60g，水煎，或捣烂绞汁30~60g，调蜜服。

8. 痔疮：九头狮子草60g，槐树60g，折耳根60g。炖猪大肠头，吃5次。

9. 蛇咬伤：鲜九头狮子草、半枝莲、紫花地丁，3种药草加盐卤捣烂，涂敷于咬伤部位。

10. 黑泡疔：九头狮子草茎叶，捣烂，

涂敷。

11. 白带、经漏：九头狮子草 120g，炖猪肉吃。

◆九味一枝蒿

【来源】本品为唇形科植物苞叶筋骨草带根的葵草。4~6 月份盛花期采收。

【别名】地胆草、痢止蒿。

【性味归经】味苦，性寒。入心、肝二经。

【功能主治】清热解毒、凉血止血。主治：感冒、支气管炎、扁桃体炎、胰腺炎、赤白痢疾、外伤出血。

【用法用量】内服：煎汤，9~15g。

【炮制】洗净，捆扎成束，晒干或鲜用。

【化学成分】全草含正烷烃、烯含氧衍生物等。

【药理作用】①治疗上呼吸道感染、扁桃体炎、咽喉炎。②治疗结膜炎。③治疗肾炎水肿。④治疗疖肿。⑤治疗胃肠炎。⑥抗肿瘤。

【方剂选用】

根用于止血消炎，每用 2.4g，相当于40 万单位的青霉素。

◆十大功劳

【来源】本品为小檗科十大功劳属植株阔叶十大功劳及狭叶十大功劳。

【别名】黄天竹、土黄柏、刺黄柏、刺黄芩、木黄连。

【性味归经】味苦，性寒。

【功能主治】叶：滋阴清热。主治：肺结核、感冒。根、茎：清热解毒。主治：细菌性痢疾、急性肠胃炎、传染性肝炎、肺炎、肺结核、支气管炎、咽喉肿痛。外用治眼结膜炎、痈疖肿毒、烧、烫伤。

【用法用量】内服：15~30g；外用适量。

【炮制】秋、冬砍茎秆挖根，晒干或炕干。叶全年可采。

【化学成分】主要含小檗碱。狭叶十大功劳含生物碱：氧基刺檗碱、小檗胺、药根碱、小檗碱、掌叶防己碱、木兰碱。叶含小檗碱、掌叶防己碱、药根碱、四氢药根碱和木兰碱。

【药理作用】①抑菌作用。②狭叶十大功劳中提取的三种生物碱（药根碱、四氢药根碱、掌叶防己碱）在低浓度时（1：10 万）能促进离体肠管的自发运动，高浓度（1：1 万）时导致张力上升，运动抑制，对离体蛙心，药根碱为先抑制后兴奋，掌叶防己碱则为轻度兴奋。给麻醉兔静注此类生物碱，皆可引起短暂或轻度的血压下降。③药根碱、四氢药根碱、掌叶防己碱的硫氰酸盐对小白鼠静注的半数致死量分别为 0.1、0.08、0.098mg/10g。

【毒理作用】

1. 急性毒性：Haginawa 氏报告小鼠口服小檗碱，观察 24 小时，其 LD_{50} 为329mg/kg。亦未见对中枢神经系统产生明显异常的影响。Lewin 氏报告，家兔皮下注射 250mg/kg 小檗碱（相当于欧洲小檗根皮剂量 69mg/kg）时，可见呼吸异常、颤抖甚至抽搐而死。

2. 致突变：诱发酵母菌的基因突变。

3. 终止妊娠：小檗碱可以导致小鼠离体子宫的强收缩。可使妊娠小鼠子宫产生更为强烈的收缩。

【方剂选用】

1. 小儿急性扁桃体炎：十大功劳、朱砂根、岗梅、栀子、淡竹叶、木通、射干、甘草各 9g，生石膏 12g。水煎 2 次，约得100ml，每服 50ml，成人倍量。

2. 支气管炎、肺炎：十大功劳根、虎杖、枇杷叶各 15g。每日 1 剂，水煎分 2次服。

3. 急性黄疸型传染性肝炎：十大功劳根 9~15g，赛葵 15g。每日 1 剂，水煎分 3次服。

4. 眼结膜炎：十大功劳叶 200g，加蒸馏水 1000ml，煮沸，过滤，高压消毒。滴眼，每日数次。

【不良反应及注意事项】人类对小檗碱0.5g 的治疗剂量有较好的耐受性。有报道认为小檗碱服用后，所引起的恶心、呕吐、腹泻等胃肠道反应和轻度的肾脏炎症，其可能与服药剂量过大有关。

◆丁父

【来源】本品为胡椒科植物石南藤的茎叶或全株。

【别名】丁公寄、南藤、搜山虎、风藤。

【性味归经】味辛，性温。归肝、脾、小肠经。

【功能主治】祛风湿，强腰膝，补肾壮阳，止咳平喘，活血止痛。主治：风寒湿痹、腰膝酸痛、阳痿、咳嗽气喘、痛经、跌打肿痛。

【用法用量】内服：煎汤，6～15g；或浸酒酿酒；煮汁，熬膏。外用：鲜品捣敷；热敷；浸酒外搽。

【炮制】用水洗净，浸泡，润透，切段，晒干。

【化学成分】石南藤含海风藤酮、玉兰脂B、N-异丁基癸-反-2-反-4-二烯酰胺、南藤素、山蒟酮C、盖尔格拉文、二氢荜茇明宁碱以及长穗巴豆环氧素。

【药理作用】小鼠腹腔注射绒毛胡椒针剂（50g生药/kg）后20分钟出现显著的镇痛效果（热板法），并持续1个半小时。作用强度不及杜冷丁。用药后小鼠多安静，眼裂缩小，欲困状。

【方剂选用】

1. 风虚，逐冷气，除痹痛，强腰脚：丁父煎汁，同曲米酿酒饮。

2. 热淋茎中痛，或如脓糊住马口：丁父6g，木贼2.4g，甘草3g，八仙草6g。水煎服。

4. 主风血，补衰老，起阳，强腰脚，除痹，变白，逐冷气，排风邪：丁父煮汁服，或浸酒服，冬月用之。

5. 用于止痛：取丁父全株制成注射剂，每ml含生药干品5g，肌注每次2ml。

【不良反应及注意事项】孕妇及阴虚火旺者慎服。

◆丁茄

【来源】本品为茄科属植物丁茄，以根、果或全草入药。

【别名】颠茄、大颠茄、野颠茄、野西红柿、钮茄根、山马铃、刺丁茄、番鬼茄。

【性味归经】味苦、辛，性微温，有毒。

【功能主治】活血散瘀，镇痛麻醉。主治：跌打损伤、风湿腰腿痛、痈疮肿毒、冻疮。

【用法用量】外用适量，鲜品捣敷，或煎水外洗。

【炮制】洗净，鲜用或干用。

【化学成分】全株含龙葵碱，浆果含澳洲茄碱、澳洲茄边碱、刺茄碱。

【药理作用】所含龙葵碱能抑制豚鼠的过敏反应、升高正常大鼠血糖水平、降低糖耐量；静注时可降低动物血压，有镇静、溶血作用，并有某些抗癌活性。动物试验中有抗激素作用，可影响泌乳功能，促使孕鼠流产，故妊娠时不宜使用。

【毒理作用】龙葵碱毒性较大，如发芽的马铃薯中，含量可超过0.02%，食后可刺激胃肠黏膜，大量（200mg）服用可致中毒。龙葵碱无蓄积性，煎煮后可减低毒性。

【方剂选用】

冻疮：丁茄全草适量，煎水熏洗患处。

【不良反应及注意事项】一般只作外用，不可内服。孕妇忌用。

◆丁香

【来源】本品为桃金娘科植物丁香的干燥花蕾。

【性味归经】味辛，性温。归脾、胃、肺、肾经。

【功能主治】温中降逆，补肾助阳。外用杀虫止痛。主治：脾胃虚寒、呃逆呕吐、食少吐泻、心腹冷痛、肾虚阳痿。

【用法用量】内服：1～3g。

【炮制】除去杂质，筛去灰屑。用时捣碎。

【化学成分】花蕾（公丁香）含挥发油（即丁香油）14%～20%，油中含丁香酚78%～95%、乙酰丁香酚约3%及少量的丁香烯、甲基正戊酮、甲基正庚酮、香荚兰醛；此外，尚含齐墩果酸、鞣质、脂肪油及腊。果实（母丁香）含挥发油 2% ~ 9%。

【药理作用】 具有驱虫及抑菌作用。

【配伍效用】

丁香配伍肉桂：丁香温肾助阳；肉桂补命门之火以助阳。二者合用，温肾助阳之功效更强，用于治疗肾阳虚衰之阳痿。

丁香配伍吴茱萸：丁香温胃止呕；吴茱萸温中理气止痛。二者合用，有温中止痛、降逆止呕之功效，用于治疗胃寒之呕吐、腹痛等症。

【方剂选用】

1. 偏头痛：细辛 0.9g，公丁香 3 粒，瓜蒂 7 个，赤小豆 7 粒，冰片 0.2g，麝香 0.1g，共为细末，取黄豆大药末放入患侧鼻腔。

2. 急性胃肠炎：吴茱萸子 30g，丁香 6g，胡椒 30 粒，共研末，每次 1.5g，调适量凡士林敷脐部，每日换药 1 次。一般外敷 1 ~ 2 次可痊愈。

3. 泄泻：丁香 25 粒（约 2g），草果 1 枚（约 4g），打碎，分别炒焦黑存性并研末，白面粉 250g 炒至焦黄，加入糖 200g，乘热在锅内搅匀，成颗粒状，每次 2 ~ 3 匙，小儿酌减。

4. 妊娠呕吐：丁香 15g，半夏 20g，共为细末，以生姜 30g 煎浓汁调成糊状，取适量涂敷脐部，胶布固定。1 日后呕吐渐止，再敷 3 日纳食如常。

5. 小儿泄泻：丁香 30g，荜茇 10g，胡椒、肉桂、吴茱萸各 5g，车前子（炒） 20g，共研末，装瓶备用。用时取药末 100 ~ 300mg，置脐窝内，胶布固定，1 ~ 2 天换药 1 次。

6. 青光眼：芦荟 50g，丁香 50g，黑丑 50g，磁石 100g，共研末，混匀装入空心胶囊内，每日早晚各 3 ~ 5 粒（重 2 ~ 4g），饭后 1 小时服用。

7. 鼻息肉：苦丁香、细辛、苍耳子、辛夷各 6g，僵蚕 9g，共研末，加冰片 0.5g，顽固性鼻息肉可再加硇砂 3g。用时

以本药少许吹撒于鼻息肉处，每日 2 次。对息肉深者用少许脱脂棉蘸药塞放于息肉处，每日 1 次。

8. 久心痛不止：丁香 15g，桂心 30g。捣细，罗为散，每于食前，以热酒调下 3g。

9. 霍乱、呕吐：丁香 14 粒，以酒 5 合，煮取 2 合，顿服之。用水煮之亦佳。

10. 小儿吐逆：丁香、半夏（生用）各 30g。同研为细末，姜汁和丸，如绿豆大。姜汤下 20 ~ 30 丸。

11. 食蟹致伤：丁香末，姜汤服 1.5g。

12. 鼻中息肉：丁香绵裹纳入鼻中。

【不良反应及注意事项】 不宜与郁金同用。

◆**丁香茄**

【来源】 本品为旋花科植物丁香茄的种子。

【别名】 天茄子、天茄。

【性味归经】 性寒，味苦。

【功能主治】 泻下，解蛇毒。主治：大便秘结、毒蛇咬伤。

【用法用量】 内服：煎汤，6 ~ 10g。外用：适量，研末调敷。

【炮制】 秋、冬季果熟时采收，取出种子，除去果壳，晒干。

【化学成分】 含有麦角生物碱。

【药理作用】 ①种子生物碱成分对金黄色葡萄球菌、枯草芽孢杆菌、绿脓杆菌、大肠杆菌等有较强的抗细菌、真菌作用。②有较好的凝血、止血作用。

【方剂选用】

水臌积滞：丁香茄洗净晒干，炒黄研末，同砂糖和匀，沸水调下 30 ~ 150g，空心服。

◆**丁香枝**

【来源】 本品为桃金娘科植物丁香的树枝。

【性味归经】 味辛，性平。归脾、胃经。

【功能主治】 理气散寒，温中止泻。主治：脘腹胀满、恶心、泄泻虚滑、水谷不化。

【用法用量】内服：煎汤，3～9g；或入丸、散。

【炮制】切段，晒干。

【化学成分】对苯二甲酸二甲酯、3－羟基－乌苏烷－12－烯、熊果酸、对羟基苯乙醇、D－甘露醇、丁香苷。

【药理作用】丁香枝水提取物在小鼠酒精性肝损伤的预防方面没有剂量依赖性。

◆丁香油

【来源】本品为桃金娘科植物丁香的干燥花蕾（丁香）经蒸馏所得的挥发油（古代则多为母丁香所榨出之油）。

【性味归经】味甘、辛，性大热。归脾、胃、肾经。

【功能主治】暖胃，温肾。治胃寒胀痛、呃逆、吐泻、痹痛、疝痛、口臭、牙痛。

【用法用量】内服：以少许滴入汤剂中或汤饮。外用：涂擦患处。

【炮制】用食用油加热至20g，倒入丁香，当炸出香味即关火，去渣冷却装瓶即可。

【化学成分】丁香油中含丁香酚78%～95%、乙酰丁香酚约3%及少量的丁香烯、甲基正戊酮、甲基正庚酮、香荚兰醛；此外，尚含齐墩果酸、鞣质、脂肪油及腊。

【药理作用】①抗惊厥作用。②丁香油能有效抑制由花生四烯酸（ARA）、胶原和肾上腺素诱发的血小板聚集，尤其对AA诱发的聚集抑制最强。③丁香醚提取物或水提取物给小鼠灌胃，均可显著延长小鼠痛觉反应潜伏期（热板法）或显著减少醋酸刺激引起的扭体反应次数。

【方剂选用】

1. 胃寒呃逆、呕吐甚者：丁香油，涂擦中脘。

2. 受寒胃痛：丁香油，好酒和服。

3. 暖丹田，除水泻：丁香油涂暖脐膏贴。

4. 散臌痞：丁香油涂脐。

5. 痹痛：丁香油擦痛处。

6. 口臭：丁香油揩牙。

7. 解蟹毒：丁香油1滴，同姜汤服。

8. 虫蛀牙痛（非炎症性牙痛）：丁香油少许，蘸以小棉球，嵌入蛀孔内。

【不良反应及注意事项】未经稀释的丁香油引起神经或组织器官损伤。

◆丁香根

【来源】本品为桃金娘科植物丁香的树根。

【性味归经】味辛，性平，有小毒。归肺经。

【功能主治】散热解毒，主风热肿毒。

【用法用量】外用：煎水熏洗。

【炮制】秋季挖根，洗净，切片，晒干。

【毒理作用】有小毒。

【不良反应及注意事项】只可外用，不能口服。

◆丁公藤

【来源】本品为旋花科植物丁公藤或光叶丁公藤的干燥藤茎。

【别名】包公藤。

【性味归经】味辛，性温，有小毒。归肝、脾、胃经。

【功能主治】祛风除湿，消肿止痛。主治：风湿痹痛、半身不遂、跌打肿痛。

【用法用量】3～6g，用于配制酒剂，内服或外搽。

【炮制】除去杂质，洗净，润透，切片，晒干。

【化学成分】丁公藤茎含东莨菪碱、包公藤甲素即2β－羟基－6β－乙酰氧基去甲莨菪烷、包公藤丙素即2β、6β－二羟基去甲基莨菪烷、包公藤乙素即东莨菪素、东莨菪苷及微量的咖啡酸及绿原酸。光叶丁公藤中含包公藤乙素和东莨菪苷。

【药理作用】①抗炎。②缩瞳。③降低眼内压。④其他：东莨菪素对妊娠大鼠离体子宫及组胺引起的豚鼠回肠收缩均呈抑制作用。

【毒理作用】东莨菪素小鼠静脉注射一次最大耐受量100mg/kg，观察72小时，未见任何毒性反应。包公藤甲素小鼠腹腔注

射的 LD_{50} 为 $8.85 \pm 1.2mg/kg$；$63 - AN$ 的 LD_{50} 为 $6.22mg/kg$。中毒症状表现为副交感神经亢进，大剂量组动物有类似氧化震颤素的中枢性震颤。阿托品和东莨菪碱为特异性解毒剂。家兔静脉注射大剂量（$30\mu g/kg$）$6\beta - AN$，可见心律失常，如窦性心动过缓、房颤、室性早搏、二联律、室颤乃至停搏，动物在 5 分钟内死亡。$0.003\% \sim 0.0045\%$ 浓度的 $6\beta -$ 二羟基去甲基莨菪烷给家兔滴眼，每日 2 次，连续 4 个月，未见眼部及全身表现有任何异常改变。

【方剂选用】

1. 风湿痹痛、半身不遂、跌打肿痛：丁公藤煎汤，$3 \sim 6g$；或丁公藤浸酒。外用：丁公藤浸酒外搽。

2. 风湿骨痛及神经痛：丁公藤制成注射液，每支 2ml，含原生药 6g。每次 $2 \sim 4ml$，每天 $1 \sim 2$ 次，肌注。

【不良反应及注意事项】 丁公藤有毒，如汗出不止，四肢麻痹。按一般中毒原则处理，同时可用甘草、蜂蜜内服解毒和温水洗手。孕妇忌用。

◆人尿

【来源】 本品为人科健康人之小便。

【别名】 溲、小便、人溺、轮回酒、还元汤。

【性味归经】 味咸，性寒。归心、肺、膀胱、肾经。

【功能主治】 滋阴降火，止血散瘀。主治：虚劳咳血、骨蒸发热、吐血、衄血、产后血晕、跌打损伤、血瘀作痛。

【用法用量】 内服：取新鲜者温饮 $1 \sim 2$ 杯，或和汤药内。

【炮制】 取健康小儿的小便，去头尾，用中间一段。一般以 10 岁以下儿童的小便为佳，称为"童便"。

【化学成分】 人尿成分复杂而多变，成分的种类及多少，常受饮食及排尿时间的影响。尿中主要成分有尿素及氯化钠、钾、磷酸等。

【药理作用】 具有止血、调节免疫功能作用。

【方剂选用】

1. 骨蒸发热：三岁童便 5 升，煎取 1 升，以蜜 3 匙和之，每服 2 碗，半日更服。

2. 肺痿，时时寒热，两颊赤，气急：童子小便，每日晚取之，去初、末少许，小便可有五合，取上好甘草，量病人中指节长短截之，炙令热，破作四片，纳小便中，置于闲净处露一宿，明日平旦去甘草，顿服之，每日 1 剂，其童便勿令吃五辛。忌海藻、菘菜、热面。

3. 产后血晕厥、不识人、烦闷：红蓝花 90g（新者佳），无灰清酒半升，童子小便半大升。煮取 1 大盏，去渣，候稍冷服之。

4. 伤胎血结心腹痛：童子小便，日服二升瘥。

5. 打伤瘀血攻心者：童尿煎服 1 升，日 1 服。

6. 少阴病，下利脉微，与白通汤，利不止，厥逆无脉，干呕烦者：葱白 4 茎，干姜30g，附子 1 枚（生，去皮，破八片），人尿五合，猪胆汁一合。上五味，以水 3 升，煮取 1 升，去渣，纳猪胆、童尿，和令相得，分温再服，若无胆，亦可用。

7. 疟疾渴甚：童尿和蜜，煎沸顿服。

8. 妊娠尿治疗银屑病（牛皮癣）：妊娠尿的制备法有二，①自然尿：怀孕 $2 \sim 3$ 个月的健康妇女，充分洗涤外阴，再以 0.1% 新洁尔灭溶液消毒局部，按无菌操作取中段尿液，培养 24 小时无细菌生长即可，贮于冰箱中备用。②消毒尿：取 $2 \sim 8$ 个月健康妇女的妊娠尿，煮沸后析出沉淀物，取上清液，再高压消毒，低温保存。成人每次肌注 $5 \sim 10ml$，每日 1 次，儿童 5ml。经穴注射每穴每次 $0.5 \sim 1ml$，儿童 0.5ml。妊娠尿对带有过敏性质的急性期病变，效果快而显著。自然尿的治愈率比消毒尿高，妊娠第 2 个月左右的尿液效果最强，可能是尿中绒毛膜促性腺激素的含量较高之故。

9. 肺结核病咯血：取 12 岁以下无病男孩或病者本人的新鲜中段尿，加糖矫味，乘热服。每次 150 ~ 300ml，日服 2 次，血止后连服 2 ~ 3 日以巩固疗效。

【不良反应及注意事项】 脾胃虚寒及阳虚无火者禁服。

◆人参

【来源】 本品为五加科植物人参的干燥根。栽培者为"园参"，野生者为"山参"。多于秋季采挖。

【别名】 山参、园参、参叶。

【性味归经】 味甘、微苦，性平。归脾、肺、心经。

【功能主治】 大补元气，复脉固脱，补脾益肺，生津，安神。主治：体虚欲脱、肢冷脉微、脾虚食少、肺虚喘咳、津伤口渴、内热消渴、久病虚羸、惊悸失眠、阳痿宫冷、心力衰竭、心源性休克。

【用法用量】 3 ~ 9g，另煎兑入煎剂服；野山参研末吞服，一次 2g，一日 2 次。

【炮制】 生晒参：润透，切薄片，干燥。生晒山参：用时粉碎或捣碎。白糖参：经水烫，浸糖后干燥。红参：蒸熟后晒干或烘干。

【化学成分】 根中含人参皂苷 0.4%，少量挥发油。人参的地上部分含黄酮类化合物，人称人参黄苷、三叶苷、山柰醇、人参皂苷、β - 谷甾醇及糖类。

【药理作用】 ①抗过敏性休克及强心的作用。②降糖。③加强机体对有害因素的抵抗力。④能促进动物的性腺功能。

【配伍效用】

人参配伍白术：人参补脾益气；白术健脾燥湿。二者相须为用，有补气健脾燥湿之功效，用于治疗脾虚失运之食少纳呆、大便溏泄等症。

人参配伍当归：人参甘温，补气、固脱；当归甘温，补血合用，气血双补，共奏补气固脱、养血活血之功效，用于治疗因出血而气脱之自汗频频、气短脉微；气血两虚之头晕心悸、气短乏力、失眠健忘以及气虚血瘀之胸痛胸闷、心悸、口唇紫黯等症。

人参配伍附子：人参甘温大补元气以固脱；附子辛热回阳而救逆。二者相使为用，有大补元气、回阳固脱之功效，用于治疗重病、久病、失血等所引起元气大亏、阳气暴脱而表现出气急喘促、四肢厥逆、汗出黏冷、呼吸微弱、脉细微欲绝等症。

人参配伍诃子：人参益肺补脾、大补元气；诃子敛肺下气、涩肠固脱。二者合用，共奏补肺敛肺止咳、健脾固脱止泻之功效，用于治疗肺虚久咳久嗽；脾虚久泻久痢以及气虚下陷脱肛等。

人参配伍胡桃肉：人参甘温益补肺气；胡桃肉温涩入肾，既能润肺，又能纳肾气以平喘。二药伍用，有温补肺肾、纳气定喘之功效，用于治疗肺肾虚寒之咳嗽气喘。

人参配伍黄芪：人参善补五脏之气，补气兼能养阴；黄芪善走肌表，补气兼能扶阳。二者相须为用，有补中气、升脾阳之功效，用于治疗中阳不足、气虚下陷之倦怠乏力、食少便溏、久泄久痢、脱肛、子宫脱垂、胃下垂等症。

人参配伍麦冬：人参益气生津；麦冬养阴生津。二者伍用，共奏益气生津之功效，用于治疗热病后期、气阴耗损之神疲气短、口干口渴等症。

人参配伍生石膏：人参益气生津；生石膏清热止渴。二者合用，有清热益气、扶正祛邪之功效，用于治疗热病气阴两伤之身热口渴、气短乏力、汗出、脉大无力者。

人参配伍熟地黄：人参峻补元气，熟地黄补血填精。二者相伍，人参得熟地黄，则助气、化气；熟地黄得人参，则生血、行血。二药相辅相成，共奏补气养血之功效，用于治疗气血两虚之头晕、心慌、气短、乏力、失眠、健忘、月经过多、闭经等症。

【方剂选用】

1. 哮喘：山参 9 ~ 10g，蛤蚧 1 对（去头），水煎服，每日 1 剂，连服 1 ~ 2 天，待症状控制后改研末，每日 6g，分服。

2. 急性呼吸功能不全：红参 25g，麦冬 15g，二味分别单煎当茶饮。并随症加用中药煎服。

3. 心律失常：切新开河参原药 0.5 ~ 1mm 半透明饮片，每日早、晚置 1 片于口中缓慢含化，维持阶段日含 1 片，10 天为 1 疗程。

4. 老年人病窦综合征：红人参 1.5 ~ 3g，每日 1 次或分 2 次放口中逐渐含化咽下，20 ~ 30 天为 1 疗程，一般用药 1 ~ 2 个疗程。

5. 慢性肝病：人参、琥珀末、三七，按 2：1：2 的比例配伍，共研末，每次 3g，日服 3 次。

6. 脱肛：①人参芦头 20 枚，文火焙干研末，分 20 包，早晚空腹，以米汤调服 1 包，小儿酌减，10 天为 1 疗程。②人参芦 1 个研末，开水冲服，每日 1 次，连服 20 天。

7. 宫颈糜烂：人参干膏粉、蛤蚧粉、黄连素、乳香、没药、儿茶、冰片、铅丹按 5：2：0.2：0.2：0.2：0.3：0.1：2 的比例，分别研末过筛，取各药混匀，装入胶囊，每粒重 0.5g。先用 0.1% 新洁尔灭溶液冲洗阴道，然后将药放入阴道穹窿部，每次 2 粒，隔日 1 次，4 次为 1 疗程。严禁口服。

8. 营卫气虚、脏腑怯弱、心腹胀满、全不思食、肠鸣泄泻、呕哕吐逆：人参（去芦）、白术、茯苓（去皮）、甘草（炙）各等量。上为细末，每服 6g，水 1 盏，煎汤口服，不拘时，入盐少许，白汤点亦得。常服温和脾胃，进益饮食，避寒邪瘴雾气。

9. 胃虚冷、中脘气满、不能传化、善饥不能食：人参末 6g，生附子末 1.5g，生姜 0.3g（切碎）。上三味和匀，用水七合，煎至二合，以鸡子一枚取清，打转，空心顿服。

10. 肺虚久咳：人参末 60g，鹿角胶（炙，研）30g。每服 9g，用薄荷、豉汤 1 盏，葱少许，入铫煎 1 ~ 2 沸，倾入盏内，遇咳时，温呷 3 ~ 5 口。

11. 阳虚气喘、自汗盗汗、气短头晕：人参 15g，熟附子 30g。分为 4 帖，每帖以生姜 10 片，流水 2 盏，煎 1 盏，食远温服。

12. 心气虚损、怔忡而自汗者：猪腰子 1 只，用水 2 碗，煮至 1 盏半，将腰子细切，入人参 15g，当归（上去芦、下去细者，取中段）15g。并切，同煎至 2.4g，吃腰子，以汁送下。有吃不尽腰子，同上二味药渣，焙干，为细末，山药糊丸如梧桐子大，每服 30 ~ 50 丸。

13. 心气不定，五脏不足，恍惚振悸，差错谬忘，梦寐惊魇，恐怖不宁，喜怒无时，朝差暮剧，暮差朝剧，或发狂眩：远志（去苗及心）、菖蒲各 60g，人参、白茯苓（去皮）各 90g。上为细末，炼蜜丸如梧桐子大，朱砂为衣。每服 7 丸，加至 20 丸，温米饮下，食后临卧日 3 服。

14. 消渴引饮：人参为末，鸡子清调服 3g，日 3 ~ 4 次服。

15. 消渴引饮无度：人参、栝楼根各等分。生为末，炼蜜为丸，梧桐子大，每服 30 丸，麦冬汤送下。

16. 胸痹心中痞气，气结在胸，胸满，胁下逆抢心：人参、甘草、干姜、白术各 90g。上四味，以水八升，煮取三升，温服一升，日 3 服。

17. 妊娠，酸心吐清水、腹痛不能饮食：人参（去芦）、干姜（炮）各等分。上为末，用生地黄汁，丸如梧子大。每服 50 丸，米汤下，食前服。

【不良反应及注意事项】阴虚骨热和腹胀满者不宜长期单用。不宜与藜芦同用。实证、热证忌服。

◆ 人中白

【来源】本品为人科健康人尿自然沉结的固体物。

【别名】溺白垽、溺垽、白秋霜、秋白霜、粪霜、尿壶垢、尿干子。

【性味归经】味咸，性凉。归肺、心、膀胱经。

【功能主治】清热降火，止血化瘀。主治：肺痿劳热、吐血、衄血、喉痹、牙疳、口舌生疮、诸湿溃烂、水火烫伤。

【用法用量】内服：研末，3～6g。外用：研末吹、掺或调敷。

【炮制】人中白：置清水中漂洗4～7日，经常换水，取出，刮去杂质，日晒夜露15日，每日上下翻动一次，以无臭为度，晒干。煅人中白：取人中白置坩锅内，炭火煅至红色，取出，放凉。飞人中白：取人中白研成细末，再水飞至无声为度。

【化学成分】人尿长时间放置，因尿中酸碱度变化而产生沉淀物。人尿多为酸性，但因其中的尿素受尿素酶作用逐渐分解而生成氨或氢氧化氨，尿的酸性即经过中和而逐生碱性，于是便相应地产生沉淀。在酸性环境沉淀的有尿酸、尿酸盐、硫酸钙、磷酸氢钙，有时尚有数种氨基酸；在碱性环境沉淀的有碳酸钙、磷酸镁铵、磷酸钙、磷酸镁、尿酸铵、草酸钙等。故人尿的沉淀物组成是复杂的，但主要成分是磷酸钙、尿酸钙。飞人中白成分应与人中白相仿；煅人中白主要成分是磷酸钙，可能尚含碳酸钙或石灰。

【方剂选用】

1. 鼻衄经久不止：古绵5寸（烧灰），人中白0.3g。细研为散，每服以新汲水调下6g。

2. 鼻衄，5～7日不止：人中白不限多少，刮在新瓦上，用火逼干，研麝香少许，酒下。

3. 喉痹、喉痛、喉癣、双乳蛾、口疳：人中白（煅）、青果核（煅）、鸡哺退壳（煅）、儿茶、冰片各等分，研末吹喉。

4. 走马牙疳：小便盆内白屑取下，入瓷瓶内，盐泥固济，煅红，研末，入麝香少许贴之。

5. 口舌生疮：溺桶2.1g，枯矾0.9g。研匀，有涎拭去，掺数次。

6. 小儿口疳：人中白（煅）、黄柏（蜜炙焦）为末，等份，入冰片少许，以青皮拭净，掺之。

7. 跌扑损伤闪挫，骨伤极重者：人中白研极细末，每服1.5g，好酒调下。

【不良反应及注意事项】《本草从新》：阳虚无火，食不消，肠不实者忌之。

◆ 人中黄

【来源】本品为甘草末置竹币筒内，于人粪坑中浸渍一定时间后的制成品。

【别名】甘草黄、甘中黄。

【性味归经】味甘、咸，性寒。归心、胃经。

【功能主治】清热凉血，泻火解毒。主治：天行热病、温病发斑、大热烦渴、痘疮血热、丹毒、疮疡。

【用法用量】内服：煎汤（布包），6～10g；或入丸、散。

【炮制】取原药材，除去杂质。饮片形状：呈不规则的小块状，完整者呈圆柱形的段。外表面暗黄色，显粗糙而紧密，有的有灰黄色笔衣膜残留，易剥落。断面可见到甘草纤维，纵横交织，相互凝聚。质紧密略坚硬。具特殊气味。贮干燥容器内，密闭，置通风干燥处，防发霉。

【化学成分】甘草酸盐，甘草苷等。

【方剂选用】

1. 辟瘟：人中黄不拘多少，饭为丸，绿豆大，下15丸。

2. 大热发渴：人中黄兑白糖开水服。

3. 瘟疫热盛：人中黄、黄连、石膏等份，煎服。

4. 呕血吐痰、心烦骨蒸者：人中黄为末，每服9g，茜根汁、竹沥、姜汁和匀服之。

5. 丹毒：人中黄6g，金银花4.5g，丹皮4.5g，生山栀6g。水煎，每日3次分服。

6. 河豚、菌毒及一切恶疮：人中黄、酒大黄，研末，等份。无灰酒服，须臾泻利，毒即随出，虽大渴，不可饮水。

【不良反应及注意事项】非实热性热病者禁用。

◆ 人参叶

【来源】本品为五加科植物人参的干燥叶。秋季采收。

【性味归经】味苦，微甘，性寒。归肺、胃经。

【功能主治】补气，益肺，祛暑，生

津。主治：气虚咳嗽、暑热烦躁、津伤口渴、头目不清、四肢倦乏。

【用法用量】内服，煎汤，3～10g。

【炮制】晾干或烘干。

【化学成分】人参茎叶含三萜类及其皂苷成分。

【药理作用】人参叶中的 RS－Ⅱ样多糖可促进巨噬细胞 Fc 受体表达。

【毒理作用】人参叶毒性很小，狗、猫皆可耐受很高剂量，小鼠皮下注射半数致死量为 16.5mg/kg。

【方剂选用】

阿狄森氏病：用20%乙醇将人参茎叶制成50%的浸剂，日服3次。

【不良反应及注意事项】有小毒，使用时注意剂量。

◆人参芦

【来源】本品为五加科植物人参的根茎。

【别名】参芦、竹节参。

【性味归经】味甘、微苦，性温。归胃、脾、肺经。

【功能主治】升阳举陷。主治：脾虚气陷、久泻、脱肛。

【用法用量】内服：煎汤，3～10g；或入丸、散。

【炮制】9月中、下旬收获参根时，收集参芦，加工成红参芦、糖参芦。

【化学成分】含人参皂苷，还含挥发油，另含铁、铝、钙、钡、铜、锰、磷、锶、钛、锆、镉、铬、镍等无机元素。氨基酸和无机元素的含量均比根中所含的量高。

【药理作用】①镇静和抗惊厥作用。②抗心律失常作用。③延缓衰老作用。

【毒理作用】人参芦的毒性及副作用：毒理研究表明，参芦总皂苷与参根总苷毒性相仿。按5g/kg参芦对小白鼠注射给药产生急性毒性，均不死亡。人参叶不同药用部位总皂苷的溶血作用有明显差异，花最强，芦头次之，主侧根再次。过去，参芦作为涌吐药。现在大量临床实践证明，

服用参芦剂量在 50～100mg 以内，一般不会引起呕吐。

【方剂选用】

1. 呕吐痰沫，虚羸老弱，痰壅，难服藜芦，用此可代。

2. 哮证：用参芦最妙。

◆人参果

【来源】本品原产美洲，属茄科类多年生双子叶草本植物。

【别名】人头七、长寿果、开口箭。

【性味归经】味甘，性温。

【功能主治】强心补肾，生津止渴，补脾健胃，调经活血。主治：神经衰弱、失眠头昏、烦躁口渴、不思饮食。

【用法用量】内服：煎汤，9～12g；或泡黄酒饮。

【炮制】晒干用。

【化学成分】含有糖、氨基酸、有机酸、酚类物质、内酯类化合物、挥发油、三萜皂苷等。

【药理作用】①镇静和抗惊厥作用。②抗心律失常作用。③延缓衰老作用。

【毒理作用】雌、雄小鼠 LD_{50} > 21.5g/kg。

【方剂选用】

人参果中富含丰富微量元素、维生素，可作为保健食品。

◆人参须

【来源】本品为五加科植物人参的细支根及须根。

【性味归经】味甘、苦，性平。入肺经。

【功能主治】益气，生津，止渴。主治：咳嗽吐血、口渴、胃虚呕逆。

【用法用量】内服：煎汤，3～9g。

【化学成分】与人参类似。

【药理作用】对小鼠的肝纤维化有保护作用，且防治骨质疏松，抗肿瘤活性作用。

【方剂选用】

提高人体免疫力，广泛用于保健食品、药品。

◆人血七

【来源】本品为罂粟科植物人血草的带根全草或根。

【别名】野人血草、大人血七、大金盆、野人血。

【性味归经】味苦、涩，性平。归肝经。

【功能主治】活血散瘀，止痛止血。主治：跌打损伤、外伤出血、月经不调、咳血、吐血、鼻衄、尿血、便血、疮疖。

【用法用量】内服：煎汤，3～9g；或浸酒。外用：研末撒；或捣烂敷。

【炮制】去净泥土、杂质，晒干。

【化学成分】全草含有四氢黄连碱、血根碱、白屈菜红碱、黄连碱、别隐品碱、原阿片碱等。

【药理作用】血根碱作为一种卞基异喹啉类生物碱，具有抗菌、抗虫、抗肿瘤，改善肝功能等作用。

【方剂选用】
主要作为杀虫剂的成分。

◆人乳汁

【来源】本品为健康哺乳期妇女的乳汁。取健康产妇乳汁，以乳色洁白而稠者佳。

【别名】奶汁。

【性味归经】味甘、咸，性平。归心、肺、胃经。

【功能主治】补阴养血，润燥止渴。主治：虚劳羸瘦、虚风瘫痪、噎膈、消渴、血虚经闭、大便燥结、目视昏暗。

【用法用量】内服：取新鲜者乘热饮。外用：滴眼。

【炮制】取健康产妇乳汁，鲜用，或以曝晒成粉入药，或蒸焙药品。

【化学成分】每100g人乳汁含水分88g、蛋白质1.5g、脂肪3.7g、碳水化物6.4g、灰分0.3g、钙34mg、磷15mg、铁0.1mg、维生素A250u、硫胺素0.01mg。核黄素0.04mg、烟酸0.1mg。抗坏血酸6mg。人乳汁中还含有以下少量成分：①50多种单支链和多支链脂肪酸，其中多数可能是来自从肠内吸收的肠菌代谢产物；②各种寡糖。人乳汁中的溶菌酶是由129个氨基酸组成的一条肽链，其一级结构与白血病病人尿中的溶菌酶相同。

【药理作用】①有营养作用，增强消化功能。②抑菌，消炎作用。

【方剂选用】

1. 目赤痛多泪：鲜乳汁饮服。

2. 益心气、补脑，治消渴症、风火症：鲜人乳汁饮服。

3. 用于治疗电激光性眼炎：将新鲜人乳直接挤入消毒的器皿或无菌滴眼瓶内，点入两眼外眦部球结膜上。每隔5～15分钟1次，每侧2～3滴，滴后闭眼片刻。一般自觉症状可在3～15分钟减轻或基本消除，他觉症状在8～16小时完全消失。无副作用及不适感。其疗效机理，可能与人乳中所含浓度较高的激素有关。

◆人面子

【来源】本品为漆树科植物人面子的果实。秋季采收果实。

【性味归经】味甘、酸，性凉。归脾、胃、肝经。

【功能主治】食欲不振、热病口渴、醉酒、咽喉肿痛、风毒疮痒。

【用法用量】内服：生食，3～5枚；或煎汤；或果核烧炭，研末。外用：捣敷。

【炮制】晒干，或渍盐。

【化学成分】其主要成分为正十六烷酸、十八烯酸、（E）－9－十八烯酸及（Z，Z）－9，12－十八碳二烯酸。

【方剂选用】

1. 小儿惊痫，目上视，手足搐搦，角弓反张：人面子核烧灰치之。

2. 背痈：人面子数粒，去核，和鲫鱼1条，捣烂敷之。

◆入地龙

【来源】本品为紫金牛科信筒子属植物酸果藤，以根、叶及果实入药。根、叶全年可采，根洗净切片晒干，叶晒干或鲜用；夏季采果。

【别名】酸果藤、酸藤子、酸醋藤、山

盐酸鸡、信筒子。

【性味归经】 根、叶：酸，平。果：甘、酸，平。

【功能主治】 根、叶：祛瘀止痛，消炎，止泻。根用于痢疾、肠炎、消化不良、咽喉肿痛、跌打损伤；叶外用治跌打损伤、皮肤瘙痒。果：强壮，补血。用于闭经、贫血、胃酸缺乏。

【用法用量】 根，15～30g；果，9～15g；鲜叶外用适量，捣敷。

【炮制】 蒸熟晒干。

【化学成分】 皂苷类、苯醌类、苯酚类、香豆素类、黄酮类、甾醇和三萜类等。

【方剂选用】

1. 胃酸缺乏、齿龈出血：鲜入地龙果6～9g。水煎服。

2. 脱斑：入地龙、白芷、白虫、白茯苓、密陀僧、白及、白附子等。共研成细末，临睡前用少许药粉调白鸽蛋，搽于头面，30分钟后洗去，搽营养霜。内服：植物宝（红枣、薏苡仁、花旗参、炼蜜为丸），每日1丸（5g）。

◆入地蜈蚣

【来源】 本品为七指蕨科植物七指蕨的根茎或全草。夏、秋季采挖。

【别名】 蜈蚣草、水蜈蚣。

【性味归经】 味苦、甘，性凉。归肺、肝经。

【功能主治】 清肺化痰，散瘀解毒。主治：痨热咳嗽、咽痛、跌打肿痛、痈疮、毒蛇咬伤。

【用法用量】 内服：煎汤，9～15g。外用：适量，捣敷。

【炮制】 洗净，切段，晒干或鲜用。

【化学成分】 根含豆甾醇、岩蕨甾醇、卫矛醇，还含入地蜈蚣素A、B、C、D。

【毒理作用】

1. 过敏反应：有患者用药后出现瘙痒、皮疹。有一例患者表现为典型的组胺样反应，自觉恶性、欲吐、口唇肿胀，后感鼻部不适，有大量黏性分泌物流出，呼吸困难，随即感到双手肿胀不能握拳；

一例患者颜面及颈部出现黄豆大小丘疹、瘙痒、口腔黏膜有粟粒大小溃疡、咽痛；一例患者表现为腹部及下肢起红疹、瘙痒，病情加重后全身起粟粒状红疹，以下腹部及下肢内侧为甚。

2. 循环、消化系统反应：有患者用药后出现胃痛、心悸、胸闷、气短，经检查发现频发室性早搏、十二指肠溃疡。

3. 神经系统中毒反应：患者眼滴入含蜈蚣、全蝎的散剂后，两腿挛急抽筋、颈部阵发性角弓反张、鼻音重、左耳听力下降、眼开合障碍、喝水时卷舌、呛水，似有舌、舌咽、三叉、对眼、面听等多条神经呈不同程度地病理改变。

4. 溶血性贫血反应：患者服药3天后即感头昏、周身不适、四肢无力、尿呈酱油色；继服4剂后，症状加重，卧床不起。

【不良反应及注意事项】 脾胃虚寒者慎服。

◆刀豆

【来源】 本品为豆科植物刀豆的干燥成熟种子、果壳及根。秋季采收成熟果实，剥取种子，晒干。

【别名】 刀豆子、挟剑豆、大弋豆、大刀豆、关刀豆、刀巴豆、马刀豆。

【性味归经】 味甘，性温。归胃、肾经。

【功能主治】 温中，下气，止呃。主治：虚寒呃逆、呕吐。

【用法用量】 内服：煎汤，9～15g；或烧存性研末。

【炮制】 除去杂质，用时捣碎。

【化学成分】 种子中含蛋白质、淀粉、脂质、纤维素、可溶性糖等，叶中含会香苷和槲皮苷。

【药理作用】 对调节机体免疫功能具有重要作用，改善一些自身免疫性疾病，甚或移植物排斥反应或恶性肿瘤的防治。

【毒理作用】 用金田鼠胚作试验，洋刀豆血球凝集素对用病毒或化学致癌剂处理后而得的变形细胞的毒性，大于对正常细胞的毒性。

【方剂选用】

1. 气滞呃逆、膈闷不舒：刀豆取老而绽者，每服 6~9g，开水下。

2. 肾虚腰痛：刀豆 2 粒，包于猪腰子内，外裹叶，烧熟食。

3. 百日咳：刀豆 10 粒（打碎），甘草 3g。加冰糖适量，水 1 杯半，煎至 1 杯，去渣，频服。

4. 鼻渊：老刀豆，文火焙干为末，酒服 9g。

5. 小儿疝气：刀豆研末，每次 4.5g，开水冲服。

【不良反应及注意事项】胃热盛者慎用。

◆刀豆根

【来源】本品为豆科植物刀豆的根。秋季种子成熟时，采收果实，晒干剥取种子，或先剥取种子然后晒干。

【性味归经】味苦，性温。①《本草撮要》：入手、足阳明经。②《医林纂要》：苦咸。③《分类草药性》：性平，无毒。④《陆川本草》：甘，温。

【功能主治】治头风、风湿腰脊痛、疝气、久痢、经闭、跌打损伤。①《医林纂要》：止肾气攻心心痛。能通冲脉而济水火，交心肾。②《纲目拾遗》：治头风。③《分类草药性》：治跌打损伤，膀胱疝气。④《南宁市药物志》：消炎、行血、通经。治风湿性腰脊痛、经闭、久痢、牙痛；外用治杨梅疮。

【用法用量】内服：煎汤，9~15g。外用：捣敷。

【炮制】拣去碎壳及杂质，洗净，晒干，用时捣碎。

【方剂选用】

1. 头风：刀豆根 15g，酒煎服。

2. 风湿性腰痛：刀豆根 30g，酒水各半煎服。

3. 肾虚腰痛：刀豆根 30g，水煎去渣，将药液与糯米适量炖服，每日 1 次。

4. 跌打损伤：刀豆根、火麻梗各等量。烧灰泡酒，每次服 1 杯，内服外搽。

◆儿茶

【来源】本品为豆科合欢属植物儿茶树的去皮枝、干的干燥煎膏。冬季采收枝、干，除去外皮，砍成大块，加水煎煮，浓缩，干燥。

【性味归经】味苦、涩，性微寒。归肺经。

【功能主治】收湿生肌敛疮。主治：溃疡不敛、湿疹、口疮、跌打伤痛、外伤出血。

【用法用量】1~3g，包煎，多入丸、散服。外用适量。

【炮制】除去杂质，用时打碎。

【化学成分】含儿茶鞣酸 20%~50%、儿茶精 2%~20% 及表儿茶酚、液质、脂肪油、树胶及蜡等。

【药理作用】

1. 儿茶水溶液能抑制家兔十二指肠及小肠的蠕动，能促进盲肠的逆蠕动，且有止泻作用；但对大肠几乎没有作用。

2. 体外有较强的杀死腹水癌细胞作用。

3. 儿茶煎剂对金黄色葡萄球菌、白喉杆菌、变形杆菌、福氏痢疾杆菌及伤寒杆菌均有抑制作用；对于常见治病性皮肤真菌亦有抑制作用。其叶的提取物对金黄色葡萄球菌、大肠杆菌均有抑制作用。

【方剂选用】

1. 肺结核咯血：儿茶 30g，明矾 2.4g，共研末。每次 0.1~0.2g，每日 3 次。中等量咯血（大咯血者不宜采用），每次服 0.2~0.3g，每 4 小时 1 次。

2. 疮疡久不收口、湿疹：儿茶、龙骨各 3g，冰片 0.3g，共研末，敷患处。

3. 口疮糜烂：儿茶 3g，硼砂 1.5g，研末，敷患处。

4. 扁桃体炎：儿茶、柿霜各 9g，冰片 0.6g，枯矾 6g，共研末粉，用甘油调成糊状，擦患处。

5. 宫颈糜烂：儿茶、铜绿、乳香、没药各 15g，轻粉 6g，黄丹 9g，冰片 3g，共研末，用液体石蜡调成膏剂。用消毒干棉球拭净分泌物，将药膏用带线棉球涂塞患处，6小时后牵出，每日1次。

6. 用儿茶配白及、阿胶、三七等制成止血粉。用胃疡散（儿茶、鸡内金、痢特灵）空腹服，日2次，每次25g，治疗胃溃疡、十二指肠溃疡。用儿茶、冰片、明矾各30g，麻油调糊，外涂患处，每周2次。儿茶还可用于治疗肺结核、咯血、小儿口腔溃疡、小儿消化不良、婴幼儿腹泻、溃疡性结肠炎等。

◆卜芥

【来源】本品为天南星科植物尖尾芋的根茎。全年均可采收。挖取根茎，洗净，鲜用或切片晒干。

【别名】独脚莲、观音莲、广东万年青、山芋、老虎耳、小虫芋、虎耳芋、尖尾风。

【性味归经】味辛、微苦，性寒，大毒。归肺经。

【功能主治】清热解毒，散结止痛。主治：流感、钩端螺旋体病、疮疡痈毒初起、瘰疬、蜂窝组织炎、慢性骨髓炎、毒蛇蛟伤、毒蜂蜇伤。

【用法用量】内服：煎汤，3~9g（鲜品30~60g。需炮制，宜煎2小时以上）。外用：捣敷。

【炮制】刮净外表的毛和黑皮，切成丝条。每斤加食盐36~45g拌炒，炒至灰青色、水气干、折断面中间无白心时，去净盐屑即可。

【化学成分】本品含延胡索酸、焦黏酸等。另外，还含有草酸钙和皂毒苷。

【药理作用】抗蛇毒作用：在注射蛇毒前30分钟给1次灌服卜芥水提醇沉淀液100g/kg，对眼镜蛇毒、眼镜王蛇毒和银环蛇毒的中毒有明显保护作用，其保护率分别为85.7%、80%和30%；但对五步蛇毒和蝮蛇中毒无保护作用。研究还发现，氯化钠（NaCl）对眼镜蛇毒也有一定的保护作用。

【毒理作用】生品有大毒，禁内服。内服需经炮制且不可过量。外用宜慎，因本品外敷有致疱作用。中毒症状：皮肤接触汁液发生瘙痒、眼与汁液接触易引起失明。误食茎或叶引起舌喉发痒、肿胀、流涎、肠、胃灼痛、恶心、呕吐、腹泻、出汗、惊厥，严重者出现窒息、心脏麻痹而死亡。

【方剂选用】

1. 慢性骨髓炎、水火烫伤：卜芥根、茎适量，煎汤内服。

2. 钩端螺旋体病：用鲜卜芥块根250g，去皮切片，加食盐少许炒干，加水1000ml，煎成250ml，为1日量，2次分服，或用卜芥干片加工制成浸膏片，每片相当于生药11g，成人每天9~12g，3次分服。儿童酌减，服至痊愈为止。

3. 毒蛇咬伤：用卜芥块根去外皮，切片加少许食盐，共炒黄焙干，研成末，装入胶囊（每粒1.5g），或制成糖衣片（每片0.3g）。成人每日3次，每次3~4片或胶囊1粒。危重病人可半小时服1次，连服8次后改为每小时服1次。以后视病情逐渐延长给药时间，每隔2~4小时服1次，直至症状消失。小儿剂量酌减。

4. 预防稻田皮炎：用卜芥20斤捣烂，与石灰5斤混匀，加水浸过药面，3日后过滤去渣，在下田前用药液涂擦四肢浸水部位。

【不良反应及注意事项】在治疗过程中，仅少数患者有恶心、呕吐、喉头发痒等副作用，如加适量食盐处理和延长煎药时间（2小时以上），可以大大减少毒性和副作用。

1. 《广西实用中草药新选》：服卜芥治疗高热时，如感咽喉瘙痒，说明药不对症，应予停用；服卜芥出现喉痒，心律不齐等中毒症状时，可煎服甘草、土防风、莲须等解毒。

2. 《南方主要有毒植物》：尖尾芋，全株有毒，以茎干最毒。中毒症状：如皮肤接触汁液发生瘙痒；眼与汁液接触引起失明。误食茎或叶引起舌、喉发痒、肿胀、流涎、肠、胃烧痛、恶心、呕吐、腹泻、出汗、惊厥，严重者窒息、心脏麻痹而死。

解毒方法：皮肤中毒可用醋酸或醋洗

涤。误食中毒，服蛋清、面糊，饮大量糖水或静脉滴注葡萄糖或盐水。如腹部剧痛可注射吗啡，如出现惊厥可注射镇静剂，继服溴化钾或吸入乙醚。民间治疗法用醋（黑醋或白醋）加生姜汁少许共煮，内服或含漱。亦可饮冷开水，以饱为度，或用岗梅根半斤，以五碗清水煎成两碗饮服。

三　画

◆三棱

【来源】本品为黑三棱科植物黑三棱的干燥块茎。冬季至次年春采挖，洗净，削去外皮，晒干。

【别名】京三棱、红蒲根、光三棱。

【性味归经】味辛、苦，性平。归肝、脾经。

【功能主治】破血行气，消积止痛。主治：癥瘕痞块、血瘀经闭、食积胀痛。

【用法用量】内服：煎汤，5～10g；或入丸、散。

【炮制】三棱：除去杂质，浸泡，润透，切薄片，干燥。醋三棱：取净三棱片，照醋炙法炒至色变深。每100kg三棱，用醋15kg。

【化学成分】黑三棱，块茎含挥发油，小黑三棱，叶、根含生物碱；地上茎含维生素C。

【炮制研究】三棱：拣净杂质，用水浸泡，捞出润透，切片，晒干。醋三棱：取净三棱置开水锅内浸没，煮至五六成熟时，加醋再煮至八成熟，停止加水，并停止续火，留在锅内焖透，吸尽余汤，捞出，晾至外皮无水分，切片，晒干。麸炒制：取麦麸炒至冒烟时，加入三棱片，炒至黄色，筛去麦麸。每三棱片10kg，用麦麸1kg。酒麸制：麦麸炒热，再经水、酒闷4小时的三棱片，炒至黄色，筛去麦麸。

【药理作用】①收缩肠管作用。②兴奋子宫作用。③活血作用。

【毒理作用】本品水煎剂（4g生药/ml）灌胃给药，NIH小鼠10只，剂量480g生药/kg，连续7天，灌胃后活动减少，静卧不动，2天恢复正常，未见死亡；灌胃给药，观察7天，LD_{50}为233.3±9.9g生药/kg。死亡前出现短暂抽搐、惊跳、呼吸抑制。

【配伍效用】

三棱配伍当归、红花：三棱活血祛瘀、行气止痛；当归活血补血；红花活血祛瘀。三者合用，有活血祛瘀、行气止痛、补血之功效，用于治疗血瘀之闭经、小腹痛甚而拒按者。

三棱配伍青皮、麦芽：三棱消积行气而止痛；青皮散结行气；麦芽消食行气。三药伍用，有消食除积、散结止痛之功效，用于治疗食积气滞之脘腹胀痛、食少纳呆、嗳腐吞酸等。

【方剂选用】

1. 慢性浅表性胃炎：三棱、广木香、丹参、厚朴、白芍各10g，生甘草6g。水煎服，每日1剂，7天为1疗程，每疗程结束后休息2天再进行下1个疗程，共3疗程。若无效改用他方。服药期间禁食生冷、油腻、辛辣刺激之品。

2. 胆系感染：川楝子15g，三棱、莪术各9g，乳香、没药、龙胆草各12g，甘草3g，大黄10g。

3. 中期妊娠蜕膜残留：三棱9g，莪术9g，肉桂3g，五灵脂9g，生大黄6～9g。上药研末装胶囊或水泛为丸。每次8g，日服3次。

4. 癥瘕：三棱（切）30kg，以水150kg，煮取30kg，去渣，更煎取6升，于铜器中重釜煎如稠糖，出，纳密器中，且以酒一盏服一匕，日2服，每服常令酒气相续。

5. 妇人、室女血瘕，月经不通，脐下

坚结大如杯，久而不治，必成血盅：三棱、蓬术各 60g，芫花 15g，青皮（去瓤净）45g。上锉如豆大，用好醋一升，煮干，焙为细末，醋糊为丸，如桐子大，每服 50 丸，食前用淡醋汤下。

6. 产后癥块：三棱 30g（微煨，锉），木香 15g，硇砂 0.9g（细研），芫花 15g（醋拌炒干），巴豆 0.3g（去心、皮，纸裹压去油）。上药，捣罗为末，研入前件硇砂、巴豆令匀，以米醋 2 升，熬令减半，下诸药，慢火熬令稠可为丸，即丸如绿豆大，每服，空心以醋汤下 2 丸。

【不良反应及注意事项】气虚体弱、血枯经闭及孕妇忌服。

◆ 三七

【来源】本品为五加科植物三七的干燥根。秋季花开前采挖，洗净，分开主根、支根及茎基，干燥。支根习称"筋条"，茎基习称"剪口"。

【别名】田七、滇七、参七、汉三七。

【性味归经】味甘、微苦，性温。归肝、胃经。

【功能主治】散瘀止血，消肿定痛。主治：咯血、吐血、衄血、便血、崩漏、外伤出血、胸腹刺痛、跌打肿痛。

【用法用量】3～9g，研末吞服，一次 1～3g，外用适量。

【炮制】三七粉：取三七，洗净，干燥，研末。

【化学成分】三七中含有多种达玛烷型四环三萜皂苷的活性成分。从根中还得到具有活性的三七多糖 A，系一种阿拉伯半乳聚糖。又含铁、铜、锰、锌、镍、钒、钼、氟等无机元素。

【药理作用】①抗炎作用。②抗心率失常作用。③降压、降血糖作用。④止血作用。⑤镇痛、镇静作用。

【毒理作用】毒性五加皂苷与普通皂苷不同，对金鱼毒性极轻。五加皂苷 A 对小鼠静脉注射之最小致死量为 460mg/kg。

1. 三七总皂苷（PNS）小鼠 LD_{50}：小鼠 50 只（体重 19.3±0.5g，各半），分 5 个剂量组，静脉注射 1 次给药，用 Finney 氏机率法找出 LD_{50} 为 447mg/kg，95% 置倍限为 423～471mg/kg。熟三七总皂苷 LD_{50} 为 105.33±58.6mg/kg。

2. 三七人参三醇苷（PTS）急性毒性：小鼠体重 18.5±0.9g，按序贯法求得 PTS-SivLD_{50} 为 3806±143mg/kg，当静脉注射 PTS 达中毒量中，小鼠出现自发活动减少，抑制渐加重，继则呼吸急促，最后由于缺氧而抽搐死亡。

3. 三七人参皂苷 Rb1 的急性毒性：小鼠（体重 18.5±0.5g，各半），每组 10 只，分别腹腔注射不同剂量的 Rb1，按简体机率单位法计算 LD_{50} 及其 95% 可信限为 1054±98.67mg/kg。

4. 三七皂苷 Rb1 组和 Rg 组的急性毒性：小鼠 ipRb 组皂苷 LD_{50} 为 683mg/kg，小鼠 ipRg 组皂苷 LD_{50} 为 866mg/kg。

5. 三七素的神经毒作用：莱享子鸡（体重 30～40g），腹腔注射 L－构型三七素 20mg 后 20～30 分钟之间出现典型的、严重的运动失调等。其症状为不能站立、脑缩进、颈部僵硬及腿伸长肌麻痹。若采用口服或皮下注射，上述神经毒症状在 2～6 小时内出现。当给药剂量增至 30～60mg 或每天给予较低剂量而连续给药，其中某些子鸡死亡或产生慢性中毒。D－构型三七素的子鸡药理实验表明，即使在高剂量下，神经毒作用也很低。三七素的小鼠 LD_{50} 为 1043mg/kg。

6. 三七绒根总皂苷的急性毒性：小鼠腹腔注射三七绒根总皂苷的 LD_{50} 为 1262±119mg/kg（P＝0.95）。

7. 三七散和 10% 三七注射液的急性毒性：小鼠口服参三七散（配成 25% 混悬液）LD_{50} 为 6250mg/kg；小鼠口服 10% 三七注射液 LD_{50} 为 25ml/kg。

【配伍效用】

三七配伍白及：三七止血活血、散瘀止痛；白及收敛止血、消肿生肌。二者合用，有收敛、散瘀、止血之功效，且止血而不留瘀。用于治疗肺胃之咯血、吐血以及外伤出血等症。

三七配伍大黄、血竭：三七活血止血定痛；大黄活血祛瘀；血竭活血消肿。三药伍用，有活血祛瘀、止血定痛之功效，用于治疗跌打损伤之瘀血肿痛。

三七配伍地榆炭、槐花炭：三七化瘀止血；地榆炭、槐花炭凉血止血。三者伍用，有化瘀、凉血、止血之功效，用于治疗便血。

【方剂选用】

1. 高脂血症：生三七粉，每次 0.6g，每日 3 次，饭前服，连服 1~2 个月。

2. 高血压：田七花冲剂，每日冲服 1 包（相当于生药 3g），28 天为 1 疗程。

3. 冠心病：生三七片，每次 1g，日服 3 次，4 周为 1 疗程。

4. 咯血：三七粉，每次 6~9g，日服 2~3 次。

5. 上消化道出血：田七粉，每次 1.5g，每日 3 次口服，每天做大便隐血检查。

6. 尿血：每 4~8 小时口服三七粉 0.9~1.5g。

7. 重症肝炎：参三七注射液，每支 2ml，含参三七生药 1g，常用剂量为 4~10ml，加入 10% 的葡萄糖注射液 250~500ml 内静脉滴注，每日 1 次，2 个月为 1 疗程。

8. 慢性肝炎：生三七粉，每次 1g，每日 3 次，空腹服，1 个月为 1 疗程。

9. 急性坏死性节段性小肠炎：三七研末，每次 1g，每日 3 次，开水送服。

10. 颅脑外伤：田七粉 3g，开水冲服（昏迷者鼻饲），每日 2~3 次。

11. 胸胁迸伤：三七、白芥子、桃仁各 1.5g，共研末为 1 包，每次 1 包，每日 2 次，用温开水或黄酒送服。

12. 退奶：三七粉 4g，食醋 30ml 调服，1 日 3 次，用于退奶。

13. 吐血、衄血：三七 3g，自嚼，米汤送下。

14. 咳血，兼治吐衄，理瘀血及二便下血：花蕊石 9g（煅存性），三七 6g，血余炭 3g（煅存性）。共研末。分 2 次，开水送服。（《医学衷中参西录》化血丹）

15. 大肠下血：三七研末，同淡白酒调 3~6g 服。加 5 分入四物汤亦可。

16. 无名痈肿，疼痛不止：三七磨米醋调涂。已破者，研末干涂。

【不良反应及注意事项】孕妇忌服。大剂量三七粉（35g）易出现毒热上攻、肺失肃降的中毒反应。三七片经母乳排泄引起大疱表皮松解型药疹。三七粉引起过敏、药疹。气血亏虚所致的痛经、月经失调者不宜选用，其表现为经期或经后小腹隐痛喜按。痛经伴月经失调或伴有其他疾病者，应在医师指导下服用。服药后痛经不减轻，或重度痛经者，应到医院诊治。

◆三七草

【来源】本品为菊科植物菊叶三七的根或全草。7~8 月间生长茂盛时采，或随用随采。全国大部分地区有栽培。

【别名】肿消、乳香草、奶草、泽兰、叶下红、散血草、和血丹、天青地红、破血丹、血牡丹、土三七、白田七草、血当归、红背三七、散血丹、血三七、菊三七、水三七、紫背三七、狗头三七。

【性味归经】味甘、微苦，性温。入胃、大肠经，兼入血分。

【功能主治】止血，散瘀，消肿止痛，清热解毒。主治：吐血、衄血、咯血、便血、崩漏、外伤出血、痛经、产后瘀滞腹痛、跌打损伤、风湿痛、疮痈疽疔、虫蛇咬伤。

【用法用量】内服：煎汤，5~15g；或捣汁。外用：鲜品捣敷。

【化学成分】菊三七根茎中含有生物碱、有机酸、鞣质、蛋白质、多糖、色素等成分，并从中分离得双稠吡咯啶型生物碱－菊三七碱。

【药理作用】①镇痛作用。②止血作用。③抗疟作用。④抗炎作用。⑤抗癌作用。⑥局部麻醉作用。⑦还具有明显的镇静、安定、催眠、抗惊厥等抑制中枢神经系统作用。⑧抗凝血作用。

【毒理作用】口服三七草后，经门静脉进入肝脏代谢，肝窦和小静脉的内皮细胞易被损伤，在修复过程中伴随血小板和纤维素沉积、积聚，导致阻塞肝小静脉；同时使凝血功能激活，严重者可引起凝血功能障碍，从而使肝血流循环受阻。菊三七碱注射液对大鼠进行急性毒性实验，腹腔注射 50mg/kg，隔日 1 次，6 次后动物全部死亡，镜检显示肝脏呈广泛急性坏死；在大鼠亚急性实验中肝脏出血、瘀血、变性坏死，并见肝小静脉周围纤维组织增生。菊三七碱剂量与实验持续时间对肝脏病变的程度有显著影响。短期大剂量使用主要引起广泛急性肝坏死，长期小剂量使用除引起肝坏死外，可引起肝小静脉和肝动脉周围组织增生。

【方剂选用】

1. 跌打损伤、经闭、咳血、吐血：三七草全草 15 ～ 30g。水煎或捣汁，冲烧酒服。

2. 衄血：三七草全草 15g。水煎服。

3. 乳痈：三七草全草 15g。水煎服。

4. 无名肿毒：三七草叶，红赤葛根皮。捣绒包敷。

5. 毒虫蜇伤：三七草叶汁液，涂患处。

6. 杨瘌毛入肉作痛：三七草叶，捣烂涂。

7. 急慢惊风：三七草（春夏用叶，秋冬用根）捣汁 1 盅，用水酒浆和匀灌服。

8. 外伤出血：三七草干品，研成细粉，外敷伤口治疗外伤出血，疗效满意。

9. 肺结核大咯血：三七草茎叶鲜品 250g，煎汤内服，次日改为 50g，早、晚各服 1 次，连续 3 天维持治疗，并结合抗结核药应用，可有效控制咯血。

10. 关节扭伤及外伤：可采用菊三七草与大黄混合外敷治疗关节扭伤，也可将菊三七草捣烂后敷患处治疗关节扭伤和外伤，均收到良好效果。

11. 骨折：菊三七根、陆英根皮、黑牵牛根皮、糯米团根等量鲜品，捣烂后加白酒炒热，骨折复位后，将药敷患处，包扎固定即可。

12. 大骨节病：将三七草根用 30% 乙醇浸泡，制成 20% 配剂，或以其煎液配成 25% 糖浆（供儿童用）治疗大骨节病，疗程 30 天。

13. 妇科诸病：可将鲜三七草 20g，加少量黑姜（鲜生姜烧黑），煎服，每日 2 次，每服 2 ～ 3 天，用于血晕、经水过多、血崩、产后恶漏不下、白带、痛经等。

14. 血小板减少性紫癜：三七草（鲜）10 ～ 20g，白茅根 20g，生地黄 35g，藕节（鲜）50g 煎服，10 天为 1 个疗程。

◆三白根

【来源】本品为三白草科植物三白草的根茎。秋季采挖。

【别名】三白草根、塘边藕、地藕、百节藕。

【性味归经】味甘、辛，性寒。归脾、大肠、膀胱经。

【功能主治】利水除湿，清热解毒。主治：脚气、水肿、淋浊、带下、痈肿、流火、疔疮疥癣，亦治风湿热痹。

【用法用量】内服：煎汤，9 ～ 15g（鲜者 30 ～ 90g）；或捣汁。外用：煎水洗或研末滴敷。

【炮制】除去残茎及须根，洗净，鲜用或晒干。

【化学成分】根含氨基酸、有机酸、糖类以及可水解鞣质。

【方剂选用】

1. 脚气胫已满，按之没指者：三白根捣碎，酒饮之。

2. 淋浊、脚气：鲜三白根 30g，水煎服。

3. 热淋：三白根 30g，同米泔水（第二次淘米的水）煎服。

4. 妇人赤白带下：三白根 30g，以精猪肉 60g 煎汤，以汤煎药服。

5. 痈肿：三白根晒干、研末，蜂蜜或鸡蛋白调匀，敷患处，每日换 1 次。

6. 乳痈：鲜三白根 30 ～ 60g，豆腐适量，水煎服，渣捣烂敷患处。

7. 肝癌并有腹水、食水不进：三白根和野芥菜（大蓟）根各 90 ~ 120g，分别煎汤，去渣后，加白糖适量饮服，上午服三白草根，下午服芥菜根。

8. 子宫脱垂：取鲜三白根半斤切碎，加水适量，煮至烂熟时去渣取汁，然后加糯米半斤，煮成糯米饭，当晚餐进食。每天 1 次，10 天为 1 疗程，可连服 2 ~ 3 个疗程。

◆三叶青

【来源】本品为葡萄科崖爬藤属植物三叶青，以块根或全草入药。全年可采，晒干或鲜用。

【别名】金线吊葫芦、丝线吊葫芦、三叶扁藤、石老鼠、小扁藤、石猴子、土经丸。

【性味归经】味微苦，性平。

【功能主治】清热解毒，祛风化痰，活血止痛。主治：白喉、小儿高热惊厥、痢疾、肝炎。外用治毒蛇咬伤、扁桃体炎、淋巴结结核、子宫颈炎、蜂窝织炎、跌打损伤。

【用法用量】内服：煎汤，9 ~ 15g；外用：以酒或水摩擦患处。

【炮制】取原药，除去杂质，洗净，润软，切厚片，干燥；或研成细粉。

【化学成分】含有蒲公英萜酮（Ⅰ）、蒲公英萜醇（Ⅱ）、β-谷甾醇（Ⅲ）和麦角甾醇（Ⅳ）等。

【药理作用】有加强肝脏功能的作用。

【方剂选用】

1. 小儿高热惊厥：三叶青根 3g，钩藤 6g，七叶一枝花根 6g，水煎服。

2. 小儿风热、惊风和疝气痛：三叶青块根 9 ~ 15g，水煎服。

3. 肺炎：三叶青根、瓜子金、枸骨根各 9g，水煎服，每日 1 剂。

4. 肝炎：三叶青根 15g，虎刺根、茜草根各 30g，水煎服，每日 1 剂。

5. 银环蛇咬伤：三叶青全草或块根，加冷水捣烂成浆，内服 15g，外涂擦伤处，此为主药。再用叶上蒸煎水，冷却后外洗，并内服适量，服药后只能饮冷水，不能饮热水。

6. 痈疖疔毒、蜂窝织炎、咽炎、扁桃体炎、淋巴结结核等症：鲜三叶青或水或酒磨成黏糊，涂擦患处，或以纱布蘸药液湿敷，日 3 ~ 4 次。凡属口腔、阴囊等薄嫩皮肤处以水磨较好。

8. 哮喘：三叶青根、贝母、桔梗各 3g，水煎服，每日 1 剂。

9. 跌打损伤：三叶青根 30g，研末，黄酒送服。

10. 外伤出血：三叶青根适量，晒干研末，撒敷包扎。

11. 病毒性脑膜炎：取三叶青干燥块根，成人 15g，儿童 9g，水煎服，每日 1 剂。但停药后易复发，故治愈后须连续再服几帖以巩固疗效。此外，该品也可应用于其他病毒性疾病，如乙型脑炎、病毒性肺炎、黄疸型肝炎等。

12. 急性支气管炎、肺炎、咽喉炎、肠炎、胆道感染及眼睑蜂窝织炎等感染性疾病：取三叶青块根加工制成注射液，每支 2ml，每 1ml 含生药 2g。每次 2 ~ 4ml 肌注，每天 2 ~ 4 次。

◆三叶豆

【来源】本品为豆科杭子梢属植物，以根入药。秋季采收，晒干。分布云南、贵州等地。

【别名】滇南杭子梢、干枝柳、化食草。

【性味归经】性温，味甘。

【功能主治】祛瘀止痛，清热利湿。

【用法用量】15 ~ 25g，外用适量，鲜根捣烂，或加甜酒捣烂敷患处。

【方剂选用】

1. 跌打损伤：三叶豆适量。加甜酒捣绒，敷患处。

2. 刀伤：三叶豆适量。捣绒，敷伤口。

3. 痢疾：三叶豆 15g。煨水服。

◆三叶草

【来源】本品为药豆科植物红车轴草的

花序及带花枝叶。夏季采摘花序或带花嫩枝叶，阴干。我国各地均有栽培或野生。

【别名】红车轴草、红三叶、红菽草、红荷兰翘摇、红花苜蓿、金花菜、红花车子。

【性味归经】味甘、苦，性微寒。归肺经。

【功能主治】清热止咳，散结消肿。主治：感冒、咳喘、硬肿、烧伤。

【用法用量】内服：煎汤，15～30g。外用：适量，捣敷；或制成软膏涂敷。

【化学成分】三叶草含有丰富的黄酮、异黄酮、香豆素、有机酸、挥发油、脂类化合物以及多种氨基酸和微量元素等。

【药理作用】①对血管内皮细胞损伤的保护作用。②抗氧化作用。③抗肿瘤作用。④预防骨质疏松作用。⑤抗炎作用。

◆三叶蛇莓

【来源】本品为蔷薇科植物三叶委陵菜和中华三叶委陵菜的根及全草。夏季采挖带根的全草，洗净，晒干或鲜用。分布于东北、西南、河北、山西、陕西、甘肃、山东、浙江等地。

【别名】地峰子、狼牙委陵菜、铁秤砣、铁钮子、山蜂子、三爪金、播丝草、地蜘蛛、铁枕头、白里金梅、三片风、地风子、三叶蛇子草、蜂子芪、独脚伞、独脚委陵菜、三叶翻白菜、三叶薄扇。

【性味归经】味甘，性温。归肺、大肠、胃、肝经。

【功能主治】清热解毒，敛疮止血，散瘀止痛。主治：咳嗽、痢疾、肠炎、痈肿疔疮、烫伤、口舌生疮、骨髓炎、骨结核、瘰疬、痔疮、毒蛇咬伤、崩漏、月经过多、产后出血、外伤出血、胃痛、牙痛、胸骨痛、腰痛、跌打损伤。

【用法用量】10～15g，水煎服；或研末冲服1～3g；外用：适量，捣烂或研末敷患处。

【药理作用】①镇痛作用。②抗炎、免疫调节作用。③抗氧化作用。

【方剂选用】

1. 外伤出血：三叶蛇莓研末，涂敷患处。

2. 痢疾、腹泻、胃痛：三叶蛇莓研末，每次1.5～3g，开水吞服。

3. 胃、十二指肠溃疡出血：三叶蛇莓研末，每次2g，温开水吞服，每日3～4次，连服2～3日。

4. 腰痛：三叶蛇莓60g，泡酒500ml，每日早、晚各服30ml。

5. 牙痛：三叶蛇莓少许含于患牙处。

6. 痔疮：三叶蛇莓全草，洗净捣烂，开水浸泡，乘热坐熏。

7. 阴道炎：三叶蛇莓60g，十大功劳叶15g，加水3500ml，煎2次，滤取药液浓缩至1800ml，用2/3药液冲洗阴道，余液浸泡消毒纱条，塞入阴道，1～2小时后取出，每日1次，一周为1疗程。

8. 月经过多、产后或流产后出血不止：三叶蛇莓根9～15g，水煎服。每日1剂，或研末每服2～3g，1日服3次。

9. 痈肿、蛇头疔：三叶蛇莓全草加食盐少许捣烂敷患处。

◆三消草

【来源】本品为豆科草本植物白车轴草的全草，夏、秋季花盛期采收全草，晒干。多地栽培，主要分布于东北地区及江苏、云南、贵州等地。

【别名】螃蟹花、金花草、菽草翘摇、白三叶、兰翘摇。

【性味归经】味微甘，性平。归心、脾经。

【功能主治】清热，凉血，宁心。主治：癫痫、痔疮出血、硬结肿块。

【用法用量】内服：煎汤，15～30g。外用：适量，捣敷。

【化学成分】全草含多种三萜皂苷，有车轴草皂苷Ⅰ、Ⅱ、Ⅲ、Ⅳ、Ⅴ的甲酯等，种子含有黄酮。

【药理作用】具有抗氧化作用。

【方剂选用】

1. 癫病（神经失常）：三消草30g，煎水服，并用15g捣烂包患者额上，使病人清醒。

2. 痔疮出血：三消草 30g，酒、水各半煎服。

3. 其他：三消草制成酊剂治妇女病、疝痛、肺结核、感冒。三消草及种子用于治疗肿瘤。

◆三钱草

【来源】本品为荨麻科植物西南冷水花的全草。全草，夏、秋季采集，洗净，鲜用或晒干。根，秋、冬季采挖，洗净，晒干。分布于陕西、甘肃、台湾、湖北、海南、广西、四川、贵州、云南等地。

【别名】石筋草、石稔草、石头花、软枝三股筋、草本三股筋。

【性味归经】味辛、酸，性微温。

【功能主治】舒筋活络，消肿利尿。主治：风寒湿痹、筋骨疼痛、手足麻木、肾炎水肿、尿闭。

【用法用量】内服：煎汤，6~15g，或浸酒。外用：适量捣敷。

【化学成分】α-香树脂醇乙酸酯、亚麻油酸乙酯、怀酸乙酯、槲皮素、十六烷酸。

【药理作用】①抗炎作用。②镇痛作用。

◆三加皮

【来源】本品为五加科植物白簕的根或根皮。9~10月间采挖。

【别名】白簕根、刺三甲、风党筋、刺三加、苦刺头、三甲皮、鸡脚菜、刺五爪、三叶五加、香刺藤、三五加、鹅掌簕。

【性味归经】味苦、辛，性凉。

【功能主治】清热解毒，祛风利湿，活血舒筋。主治：感冒发热、咽痛、头痛、咳嗽胸痛、胃脘疼痛、泄泻、痢疾、胁痛、黄疸、石淋、带下、风湿痹痛、腰腿酸痛、筋骨拘挛麻木、跌打骨折、痄腮、乳痈、疮疡肿毒、蛇虫咬伤。

【用法用量】内服：煎汤，15~30g，大剂量可用至60g；或浸酒。外用：研末调敷、捣敷或煎水洗。

【炮制】鲜用，或趁鲜时剥取根皮，晒干。

【化学成分】三加皮的叶含有蒲公英赛醇及其乙酸酯，以及β-谷甾醇、三十烷醇、三十二烷醇等。从白簕的茎中还分离出脂肪酸：正十五烷酸、棕榈酸、十七烷酸、硬脂酸、花生酸、谷甾醇、豆甾醇及其葡萄糖苷。

【药理作用】①抗氧化作用。②抗炎作用。

【毒理作用】大鼠灌胃 $LD_{50} > 40g/kg$。

【方剂选用】

1. 咳嗽及哮喘：刺三加皮根 15g，倒生根 15g，葵花杆心 15g。水煎服。

2. 胃痛：刺三加皮老根 60g（斩碎），白米 15g。置锅中炒至米转深黄色，加入清水 1 碗，煮至微温，一次慢慢服下。

3. 黄疸：鲜三加皮根 120g，鲜白萝卜 60g，冰糖 15g。水煎服。

4. 风湿关节痛：鲜三加皮根 30~60g。酌加酒水各半炖服。

5. 坐骨神经痛：鲜三加皮根 120g，蛤蟆 4 个（去肠内杂物），酌加清水炖服。

6. 腰痛：三加皮根 500g 切片晒干，炒黄，加红酒 1000ml，浸泡 1 星期。每日 3 次，每次 1 匙饮酒。

7. 骨折：三加皮根皮适量，捣碎，加酒调匀，微炒热，包伤处。

8. 月经困难：三加皮 9g，牛膝 6g。水煎服。

9. 小儿麻痹初期：鲜三加皮根 120g，薏苡仁、赤小豆各 60g。水煎服。

10. 乳痈乳吹：三加皮根 30~60g，酌加红薯烧酒炖服。

11. 湿疹：三加皮根 30g，炖猪肥肉服，另取（白簕）根适量，水煎外洗。

12. 毒蛇或蜈蚣咬伤：鲜三加皮根，洗净，加适量烧酒，捣烂绞汁（或泡酒备用），搽肿处，渣敷伤口周围。重者可服 30~40ml。

13. 咽喉异物：三加皮叶晒干，用开水冲服，成人用量 30g，治疗鱼骨刺入异物感。

【不良反应及注意事项】孕妇慎用。

◆三铃子

【来源】本品为豆科野豌豆属植物歪头菜的根或嫩叶，秋季采收。我国大部分地区有分布。

【别名】草豆、二叶楸、歪头菜、两叶豆苗。

【性味归经】性平，味甘。归肝、脾、肾经。

【功能主治】补虚调肝，理气止痛，清热利尿。主治：虚劳、头晕、水肿等病证。

【用法用量】15～25g，外用适量，捣烂敷患处。

【化学成分】含有大波斯菊苷、芹菜素-7-葡萄糖苷、木犀草素-7-葡萄糖苷等。

【药理作用】①解痉止痛作用。②止咳化痰、平喘作用。③降胆固醇作用。④抗肿瘤作用。

【方剂选用】

1. 劳伤：三铃子根 15g，蒸酒 30g，每日服 3 次。

2. 头晕：三铃子嫩叶 9g。蒸鸡蛋吃。

◆三尖杉

【来源】本品为三尖杉科植物三尖杉的小枝叶。全年可采，干燥。以秋季采收者质量较好，晒干。分布于我国中部及华南地区。

【别名】榧子、血榧、石榧、水柏子、藏杉、桃松、狗尾松、尖松、山榧树、白头杉、崖头杉、岩杉。

【功能主治】种子：驱虫，消积。主治：蛔虫病、钩虫病、食积。

【性味归经】枝、叶：苦、涩、寒，有毒。种子：甘、涩、平。归肝、肺、脾、大肠经。

【用法用量】一般提取其中生物碱，制成注射剂使用。

【化学成分】枝、叶中含有多种生物碱。

【药理作用】①抗肿瘤作用。②抗关节炎作用。③杀虫作用。

【毒理作用】

1. 急性毒性：三尖杉生物碱小鼠腹腔注射的半数致死量为 110mg/kg。混合酯碱小鼠腹腔注射的半数致死量游离碱为 1.81mg/kg，酒石酸盐为 3.03mg/kg，盐酸盐为 2.9mg/kg。因各地树种制剂和混合酯碱比例不一，半数致死量亦存在差异。粗榧碱小鼠腹腔注射半数致死量为 4.07mg/kg。异粗榧碱和脱氧粗榧碱小鼠腹腔注射半数致死量各为 16.1mg/kg 和 16mg/kg。三尖杉碱小鼠腹腔注射半数致死量为 255mg/kg。大鼠和犬单次颈动脉灌注粗榧碱的毒性反应为：大鼠注药 5mg/kg，54% 可耐受，46%于给药后 12 小时内死于呼吸衰竭；犬 0.5mg/kg 为安全剂量，1mg/kg 尚可耐受，1.5mg/kg 和 2mg/kg 致死于重要脏器出血。存活动物未见有迟发的造血器官及肝、肾、心功能异常。

2. 长期毒性：粗榧碱和高粗碱小鼠腹腔注射的亚急性半数致死量分别为每日 2.21±0.24mg/kg，连续 7 天和 1.12mg/kg，连续 7 天，犬致死量分别为每日 0.84mg/kg，连续 5 天和 0.32mg/kg，连续 7 天。

3. 致突变：粗榧碱可诱发仓鼠肺细胞染色体单体断裂畸变47%，还诱发小鼠骨髓细胞核破裂，引起多色性红细胞中带微核的细胞数增多，故认为该药具有明显遗传毒性和潜在致癌性。

【方剂选用】

1. 蛔虫疳泻：三尖杉种仁 15g，使君子仁、大蒜各 30g，水煎，食前空腹服，至粪便中虫卵消失为止。

2. 铁虫疳积：三尖杉种仁，炒熟，日嚼服 30g。

3. 蛲虫、绦虫：三尖杉 15～60g，炒熟。按病情需要酌量嚼服。单用三尖杉即有杀虫消积、润燥滑肠的作用。

4. 产后腹胀：三尖杉枝叶 9g，四面风 9g，岩附子 9g，槟榔 4.5g，山楂 9g，当归 6g，木通 6g，血泡木 6g，水煎服。

5. 慢性粒细胞性白血病：用羟基脲诱

导治疗，使白细胞≤4.0×10^9/L，然后静脉滴注高三尖杉酯碱 2~4mg/（$m^2 \cdot d^{-1}$），连用 7~9 天，每月 1 个疗程。

6. 急性髓细胞白血病：1mg/d 高三尖杉酯碱，25~50mg/d 阿糖胞苷联合 150~300μg/d 粒细胞集落刺激因子即 HAG 方案治疗急性髓细胞白血病。

7. 红斑狼疮：用糖皮质激素联合三尖杉酯碱治疗系统性红斑狼疮。

8. 败毒抗癌：淋巴肉瘤，三尖杉注射剂按每天 0.5mg/kg，分 2 次肌注。1 个疗程 15~20 天，间隔 1 周。若白细胞数量正常可再用第 2 疗程。亦治肺癌、胃癌。白血病，三尖杉酯碱 0.15~0.3mg/kg，溶于 10% 葡萄糖注射液 200~500ml 中，缓缓静脉滴注，每日 1 次。2~10 天为 1 疗程，间歇 7~14 天，一般 1~3 个疗程（以后仍需间歇给予维护剂量）。总剂量可用至 100~300mg。缓解率 86.2%。对急、慢性白血病均有效。

【不良反应及注意事项】三尖杉酯碱有加快心率、出现热反应、消化功能障碍和骨髓抑制等毒性反应，停止后可逐渐恢复。

◆三滴血

【来源】本品为水龙骨科植物金鸡脚的全草或带根全草。全年均可采收，采收后，除去杂质，洗净，鲜用或晒干。分布于我国西南、中南、华东等地。

【别名】金鸡脚、辟瘟草、鸭脚金星草、独脚金鸡、鸭脚珠、鸭脚掌、三叉剑、鸟见飞、金星鸡脚草、鹅掌金星草、鸭脚伸筋、鸭掌香、鸭掌星、鸭胶掌、鸭胶草、双凤尾草、三角枫。

【性味归经】味甘、微苦，性微凉，无毒。

【功能主治】清热解毒，祛风镇惊，利水通淋。主治：外感热病、肺热咳嗽、咽喉肿痛、小儿惊风、痈肿疮毒、蛇虫咬伤、水火烫伤、痢疾、泄泻、小便淋浊。

【用法用量】内服：煎汤，15~30g。大剂量可用至 60g，鲜品加倍。外用：适量，研末撒；或鲜品捣敷。

【化学成分】金鸡脚可能含有皂苷、氨基酸、黄酮、香豆素、挥发油和油脂。

【药理作用】①促进葡萄糖摄取作用。②抗氧化作用。

【方剂选用】

1. 风热感冒：三滴血 90g。水煎服。

2. 小儿惊风：三滴血、虎耳草各 15g。煨水服，每日 3 次。

3. 小儿呕吐或吐乳：三滴血 15g。煨水，和砂仁粉 0.9g，吞服。

4. 扁桃体炎、白喉、咽喉肿痛、吐血、痢疾、中暑腹痛：鲜三滴血 30g。水煎服。

5. 慢性肝炎：三滴血 30g，金荞麦 30g，阴行草 30g，车前草 15g（均鲜品）。水煎服。

6. 小便淋痛：鲜三滴血 60g（干品减半），冰糖 30g。酌加水煎，饭前服，日 2 次。

7. 热毒下血：三滴血、干姜各 60g。为末，每服 3g，新汲水下。

8. 大便出血（粪后血）：三滴血 60~90g。水煎，泡红糖服。日 2 次。

9. 热痢：鲜三滴血 60~90g，车前草 30g。酌加水煎成半碗，饭前服，日 2 次。

10. 细菌性痢疾：金鸡脚 30g。水煎服，或加红糖、鸡蛋同煮服。

11. 痧胀：三滴血晒干为末，取少许。纳鼻中，或煎服亦可。

12. 肿毒疮疡：鲜三滴血 30~60g。酌加水煎成半碗，温服，日服 2 次。

13. 疔肿：三滴血，煎酒服。

14. 蛇咬伤：三滴血 15~30g。甜米酒煎服，以渣涂患处。

◆干姜

【来源】本品为姜科多年生甘草本植物姜的干燥根茎。主产于四川、湖北、广东、广西、福建、贵州等地。均系栽培。冬季采收，除去须根及泥沙，洗净晒干或低温干燥者称为"干姜片"。

【别名】白姜、均姜。

【性味归经】味辛，性热。归脾、胃、心、肺经。

【功效主治】温中散寒，回阳通脉，燥湿消痰，温肺化饮。主治：脘腹冷痛、呕吐、泄泻、亡阳厥逆、寒饮喘咳、寒湿痹痛。

【用法用量】3~9g。

【炮制】干姜：取原药材，除去杂质，略泡，洗净，润透，切厚片或块，干燥，筛去碎屑。炮姜：先将净砂置炒制容器内，用武火加热，翻炒至热透，再加入干姜片或块，不断翻动，炒至鼓起，表面棕褐色，取出，筛去砂，晾凉。姜炭：取干姜片或块，置炒制容器内，用武火加热，炒至表面焦黑色，内部棕褐色，喷淋少许清水，灭尽火星，略炒，取出，晾干，筛去碎屑。

【化学成分】干姜含挥发油 2%~3%，为淡黄色或黄绿色的油状液体，油中主要成分为姜酮，其次为 β-没药烯、α-姜黄烯、β-倍半水芹烯及姜醇；另含 d-茨烯、桉油精、枸橼醛、龙脑等萜类化合物及姜烯等。此外，尚含多种氨基酸。另由鲜姜分离得去氢姜辣醇、去氢姜二酮，对前列腺素的生物合成有抑制作用。干姜含大量姜辣烯酮，少量姜辣醇，微量姜酮；生姜含大量姜辣醇，少量姜辣烯酮，无姜酮。

【药理作用】①干姜的多种成分都有中枢抑制、加强镇静催眠和对抗中枢兴奋药的作用。②干姜的醚提取物和水提取物均有明显的镇痛作用。③干姜浸剂和半夏浸剂联用时对应激性溃疡有抑制作用。④抗炎作用。⑤抗氧化作用。⑥与半夏浸剂同用有利尿作用；姜辣素、姜烯酮有显著的灭螺作用。

【毒理作用】小鼠 1 次灌胃干姜石油醚（30~60℃）提取物观察 7 天的 LD_{50} 为 16.3 ± 2.0ml/kg，小鼠 20 只，灌胃干姜水提取物120g 生药/kg，观察 7 天，见动物死亡。干姜浸剂对小鼠皮下注射给药的 LD_{50} 为 33.5g/kg。

【配伍效用】

干姜配伍白术：干姜辛热，温脾胃、散寒邪；白术甘苦而温，补中益气、健脾燥湿。二者合用，有温中散寒，健脾除湿之功效，用于治疗脾胃虚寒引起的腹痛胀满、食少、呕吐、泄泻等症。

干姜配伍甘草：干姜温脾助阳；甘草补中缓急止痛。二者伍用，有温中散寒、缓急止痛之功效，用于治疗脾胃虚寒之胃脘疼痛、时作时止、喜暖喜按者。

干姜配伍高良姜：二者均为辛热之品，有温中散寒之作用。但干姜长于温脾祛寒止呕；高良姜功擅温胃止痛。相须为用，其温中散寒止痛之功效更著，用于治疗胃寒腹痛、呕吐、泄泻等症。

干姜配伍人参：干姜辛甘大热，温中散寒；人参甘而微温，大补元气。二者合用，干姜得人参则中气畅达、行而不过；人参得干姜则补而能行，补而不滞。共奏补脾胃，温中焦之功效，用于治疗脾胃虚寒之脘腹冷痛、呕吐泄泻等症。

【方剂选用】

1. 急性胃肠炎：干姜、黄芩、黄连、白晒参各等份，晒干，研极细末，每包10g，每次 1 包，开水冲服，日 3 次。

2. 虚寒性胃痛、腹痛：干姜、甘草各15g，水煎服，日 1 剂。

3. 蛔虫性肠梗阻：干姜20g，乌梅、大黄各30g，蜂蜜100g，先将干姜、乌梅用清水 300ml 煎煮 10 分钟，再将大黄、蜂蜜放入煎 2~3 分钟。将药汁少量频服。呕吐剧烈者，可经胃管灌入，每次 50ml，每隔 2 小时 1 次，如 6 小时后情况未见好转，可将药液由肛门灌肠。疼痛剧烈者可给予阿托品皮下注射，中度以上脱水者，可给补液。

4. 肛裂：用炮制成炭的乌梅、干姜与冰片，按5:4:3 的比例研成细末，再按1:5 的比例加入凡士林，搅拌均匀后制成栓剂。将药栓置入裂口中，外覆纱布，压迫局部，隔日换药 1 次。并配合花椒水熏洗患处，每日 1~2 次。

5. 伤寒下之后，复发汗，昼日烦躁不得眠，夜而安静，不呕不渴，无表证，脉沉微，身无大热者：干姜30g，附子 1 枚

（生用，去皮，切八片）。二味以水三升，煮取一升，去渣，顿服。

6. 猝心痛：干姜末，温酒服 3g，须臾，六七服，瘥。

7. 中寒水泻：干姜（炮）研末，饮服 6g。

8. 寒痢青色：干姜切豆大，每饮服六七枚，日三夜一。

9. 脾寒疟疾：干姜、高良姜等份，为末。每服 3g，水一盏，煎至七分服。

10. 妊娠呕吐不止：干姜、人参各 30g，半夏 60g。上三味，末之，以生姜汁糊为丸，如梧子大。每服十丸，日三服。

11. 吐血不止：干姜为末，童子小便调服 3g。

12. 暴赤眼：干姜末，水调，贴脚心。

【不良反应及注意事项】阴虚内热、血热妄行者忌服。孕妇慎服。

◆干漆

【来源】本品为漆树科漆树属植物漆树的树脂经加工后的干燥品。一般收集盛漆器具底留下的漆渣，干燥。

【别名】漆渣、漆底、漆脚、续命筒、黑漆。

【性味归经】味辛，性温，有毒。归肝、脾经。

【功能主治】破瘀血，消积，杀虫。主治：妇女闭经、瘀血癥瘕、虫积腹痛。

【用法用量】内服：入丸、散，2 ~ 4.5g。外用：烧烟熏。内服宜炒或煅后用。

【炮制】取干漆，置火上烧枯；或敲成小块，置锅中炒至焦枯黑烟尽，取出，放凉。取擦净的干漆砸成小块，置煅锅内，上覆一口径较小的锅，上贴白纸，两锅沿的接合处，用黄泥封固，加热煅至白纸呈焦黄色为度。停火焖凉，取出打碎即成。或置锅内炒至烟尽、焦黑存性亦可。

【化学成分】干漆是生漆中的漆酚在虫漆酶的作用下，在空气中氧化生成的黑色树脂状物质。

【药理作用】①解痉作用。②抗肿瘤作用。③抗炎作用。④抗菌作用。⑤降血糖、降血脂作用。⑥抗凝血作用。⑦神经调节作用。

【毒理研究】干漆有强烈漆臭，有较强毒性，易致人发生严重过敏。

【配伍效用】

干漆配伍苏木：二者皆可活血通经，且苏木尚能止痛。相伍为用，其效更显著，用于治疗瘀血经闭、产后瘀血腹痛及跌打损伤诸证。

干漆配伍水蛭、鳖甲：干漆、水蛭均可破血祛瘀；鳖甲软坚散结。三药伍用，有破血祛瘀、软坚散结之功效，用于治疗瘀血之癥瘕积聚。

【方剂选用】

1. 丝虫病：干漆 310g（炒令烟尽为度），地龙 500g，苍术 500g（土炒）。共研末，水泛为丸，如绿豆大。每日早、晚各服 1.5g。

2. 囊虫病：干漆炭、芜荑各 240g，雷丸 120g，朱砂 60g。共为细粉。每次 3g，内服，每日早、晚各服 1 次。

3. 九种心痛及腹胁积聚滞气：干漆 60g。捣碎，炒烟出，细研，醋煮面糊和丸，如梧桐子大，每服 5 ~ 7 丸，热酒下，醋汤亦得，不拘时服。

4. 五劳七伤：干漆、柏子仁、山茱萸、酸枣仁各等份。为末蜜丸，如梧子大。服 2 ~ 7 丸，温酒下，日 2 服。

5. 胞衣不出及恶血不行：干漆（碎，炒令烟）、当归（切，焙）各 30g。上二味捣碎为散。每服 6g，用荆芥酒调下，以下为度。

【不良反应及注意事项】本品破血通经之力较强，故孕妇及体虚、无瘀者均忌用。畏蟹。本品存性峻猛、气味厚浊，临床应尽量少用单方，宜配方备用或入丸、散剂。

◆土瓜

【来源】本品为双子叶植物药旋花科植物土瓜的块根。秋季采挖块根，除去泥土，洗净，切片，鲜用或晒干。分布云南、贵州等地。

【别名】滇土瓜、山土瓜、红土瓜、山

红苔、野红苔、山萝卜。

【性味归经】味甘淡，性平。归肝、脾、肺经。

【功能主治】清热，除湿，止咳，健脾。主治：黄疸、慢性肝炎、肺热咳嗽、乳少、带下、小儿疳积、水火烫伤。

【用法用量】内服：煎汤，12～15g；或生食。外用：适量，捣敷。

【方剂选用】

1. 慢性肝炎：土瓜30g。红糖或蜂蜜饮，水煎服。

2. 膀胱偏坠气疼：土瓜皮，水酒煎汤服。

3. 小儿疳积、疝气：土瓜9g。水煎服。

4. 水火烫伤：鲜土瓜根捣烂外敷患处。

5. 小儿脾弱，症见喜怪不思食，面黄肌瘦，便干，尿黄或米汤尿者：以六君汤加山土瓜煎服，或单用山土瓜15g煮猪脾脏1个，分次喝汤吃肉，多能平肝健脾，增进饮食。

6. 急、慢性咽喉炎：土瓜煎汤服；或土瓜泡水喝。

7. 血管神经性头痛：土瓜、干葛，加入天麻二陈汤中煎服，收效亦捷。

8. 胆囊炎、胆石症：四逆散加土瓜、鸡内金煎服，药后口干消失，大便通畅，肋痛亦解。

◆土荆皮

【来源】本品为松科植物金钱松的干燥根皮或近根树皮。夏季剥取，晒干。产于江苏、安徽、浙江、江西、福建、湖北、湖南。

【别名】罗汉松皮、土槿皮、荆树皮、金钱松皮。

【性味归经】味辛，性温，有毒。归肺、脾经。

【功能主治】杀虫，止痒。治疥癣瘙痒。

【用法用量】外用：适量；浸酒涂擦或研末调敷。

【炮制】洗净，略润，切丝，晒干。

【化学成分】根皮含土荆皮酸等。

【药理作用】①抗真菌作用。②抗肿瘤作用。③抗生育作用。④抗血管生成的作用。

【毒理作用】小鼠静脉或腹腔给药土荆皮乙酸，其 LD_{50} 分别是 423mg/kg 和 316mg/kg。小鼠静脉给药后出现痉挛、头项部强直，5分钟左右痉挛缓解，呈无力迟缓状态，出现张口呼吸等中毒症状。给大鼠灌胃给药，其 LD_{50} 是 130mg/kg，出现腹泻、厌食等中毒症状。

【方剂选用】

1. 癣：土荆皮为末。用好烧酒1斤。浸透。刮破癣。用土槿皮一块。蘸药擦之。每日两三次。

2. 牛皮癣癞：土荆皮一斤勿见火，晒干磨末，以好烧酒十斤，加榆面120g。浸七日为度。不时蘸酒搽。

3. 局限性神经性皮炎：土荆皮30g，蛇床子30g，百部根30g，五倍子24g，密陀僧18g，轻粉6g。共研末备用。先以皂角煎水洗患处，再以醋调药粉呈糊状，涂敷患部，上盖一层油纸，以保持药物潮润，每日换一次，直至痊愈。对病程短、病情不太严重的患者，可用纱布包药糊，日擦数次，取得同样效果。

4. 灰指甲：土槿皮、土大黄、黄精研成粗末，每用30g，放醋内浸泡24小时后，煮沸待温，装塑料袋中套患处，24小时后除去，2天患处不蘸水。4～5天后再如上法用1次，连用3次为1个疗程。随症加减，如在夏季加入凤仙花汁30ml，可加强药物的渗透性，提高疗效，减少复发。

【不良反应及注意事项】本品有毒，只宜外用，其毒性主要是实验动物症状表现，致目前尚缺乏有关成人中毒报道及救治。

◆土荆芥

【来源】本品为藜科藜属植物土荆芥，以全草入药。播种当年8～9月果实成熟时，割取全草，放通风处阴干。分布于华东、中南、西南等地，北方各地常有栽培。

【别名】鹅脚草、红泽兰、天仙草、臭

草、钩虫草、鸭脚草、香藜草、臭蒿、杀虫芥、藜荆芥、臭藜霍、洋蚂蚁草、虎骨香、虱子草、狗咬癀、火油草、痱子草、杀虫草、大本马齿苋。

【性味归经】味辛、苦，性微温，大毒。归脾经。

【功能主治】祛风除湿，杀虫止痒，活血消肿。主治：钩虫病、蛔虫病、蛲虫病、头虱、皮肤湿疹、疥癣、风湿痹痛、经闭、痛经、口舌生疮、咽喉肿痛、跌打损伤、蛇虫咬伤。

【用法用量】内服：煎汤，3～9g，鲜品15～24g，或入丸、散；或提取土荆芥油，成人常用量0.8～1.2ml，口服用量1.5ml。外用：适量，煎水外洗或捣敷。

【炮制】除去杂质及根，切细。

【化学成分】全草含挥发油（土荆芥油）0.4%～1%，以果实中最多，叶次之，茎最少。

【药理作用】①杀虫作用。②抗肿瘤作用。

【毒理作用】该物种为中国植物图谱数据库收录的有毒植物，其毒性为挥发油有毒。其含量以果实最多，故毒性较强，叶次之，茎最弱。主要成分为土荆芥油，油中主要成分为驱蛔素、对聚伞花素及其他萜类物质。驱蛔素为萜烯的过氧化物，在常压下加热或与酸处理易致爆炸，与水共煮，则逐渐分解。超量内服中毒后，可刺激消化道黏膜，对呼吸系统先兴奋后麻痹，严重时对肾脏有损害，并毒害视神经和听神经，同时抑制血管运动中枢及心肌。主要表现为恶心、呕吐、头晕、腹痛、视力障碍、感觉异常、幻觉、黄疸、腰痛、血尿、蛋白尿、管型尿，严重时谵妄、惊厥、瘫痪、血压下降、昏迷、呼吸中枢麻痹而死。如能恢复，可能遗留永久性的听力、视力障碍以及轻度瘫痪、多发性神经炎。

【方剂选用】

1. 钩虫、蛔虫、蛲虫：土荆芥叶、茎、子阴干研末，酌加糖和米糊为丸，如绿豆大，每次用开水送下3g，早晚各1次。

2. 钩虫、蛔虫、绦虫病：土荆芥全草3～6g，水煎服。

3. 头虱：土荆芥捣烂加茶油敷。

4. 脱肛、子宫脱垂：土荆芥鲜草15g。水煎，日服2次。

5. 关节风湿痛：土荆芥鲜根15g。水炖服。

6. 湿疹：土荆芥鲜全草适量。水煎，洗患处。

7. 创伤出血：土荆芥干叶。研末，敷患处。

8. 毒蛇咬伤：土荆芥鲜叶。捣烂，敷患处。

◆土烟草

【来源】本品为茄科植物烟草的叶。常于7月间，当烟叶由深绿变成淡黄，叶尖下垂时，可按叶的成熟先后，分数次采摘。采后晒干或烘干，再经回潮、发酵、干燥后即可。亦可鲜用。我国各地广为栽培，原产南美洲。

【别名】野烟、淡把姑、担不归、金丝烟、相思草、返魂烟、鼻烟、水烟、烟草、贪极草、延合草、穿墙草、金鸡脚下红、烟叶、土烟。

【性味归经】味辛，性温，有毒。

【功能主治】行气止痛，燥湿，消肿，解毒杀虫。主治：食滞饱胀、气结疼痛、关节痹痛、痈疽、疔疮、疥癣、湿疹、毒蛇咬伤、扭挫伤。

【用法用量】内服：煎汤捣汁或点燃吸烟；外用：煎水洗或研末调敷。

【化学成分】含生物碱约1%～9%，以烟碱、毒藜碱、去氢毒藜碱等为主要成分。还包括芸香苷、有机酸（苹果酸、柠檬酸）、脂肪、树脂、无机质。尚含γ-谷甾醇葡萄糖苷、环本波萝烯醇。烟草全株都含烟碱，以叶中含量最多，约占全株含量的64%，其余，根占13%，茎占18%，花占5%。

【药理作用】烟碱有兴奋呼吸系统与循环系统作用。

【毒理作用】烟草中主要成分为烟碱，

占总碱的 93%，普通香烟中含量约 1% ~ 2%。其他成分因含量很少，故无重要意义。急性中毒时死亡快，与氰化物相似。成人致死量约在 50mg，1 支烟卷即含 20 ~ 30mg。但有儿童吞食烟卷数支后仍有得救者，因烟丝中的烟碱吸收较慢，因此先吸收部即可产生剧烈呕吐，而将留下部分吐出。吸烟过多，可产生各种毒性反应。有刺激性，可致慢性咽炎以及其他呼吸道症状。支气管炎的发生率，嗜好者（每天 20 支以上）较不吸烟者高 4 ~ 7 倍。肺癌似与吸烟有关，在胃肠道方面，易得消化失常、神经性胃病、溃疡病及便秘。吸烟与高血压间的关系，尚不能确定，但一般认为易得期外收缩等心律不齐与冠状动脉病等。而闭塞血栓性脉管炎，几乎全部见于重度吸烟者。过量吸烟还可引起头痛、失眠等神经症状。烟碱在黏膜面极易吸收，如置 2 滴于小狗舌面，1 ~ 2 分钟内即可中毒而死。

【方剂选用】

1. 无名肿毒、口疮、委中毒：土烟草鲜叶和红糖捣烂敷之。

2. 背痈：鲜土烟草 9 ~ 15g，酒水煎服；另取鲜叶和鲜海蛏肉捣烂外敷。

3. 横痃：土烟草鲜叶和米饭杵，热敷患部。

4. 金疮：土烟草为末，外用。

5. 毒蛇咬伤：先挤去恶血，用土烟草捣烂敷之；无鲜叶，即烟油、烟灰皆可。

6. 犬咬伤：土烟草鲜叶一握，洗净，捣烂绞汁一汤匙，和红酒炖服。

7. 妇女胞寒，月经不调：土烟草炖服。

8. 乳痈初起：鲜土烟草浸热酒，敷患处。

【不良反应及注意事项】 吸烟有害健康。

◆ 土大黄

【来源】 本品为蓼科酸模属植物土大黄，以根和叶入药。秋季挖根，洗净，切片，晒干或鲜用。叶随用随采。

【别名】 吐血草、箭头草、红筋大黄、铁蒲扇、大晕药、包金莲、癣药。

【性味归经】 味辛、苦，性凉。归肺、脾、大肠经。

【功能主治】 清热解毒，凉血止血，祛瘀消肿，通便，杀虫。主治：肺痨咳血、肺痈、吐血、瘀滞腹痛、跌打损伤、大便秘结、疬腮、痈疮肿毒、烫伤、疥癣、湿疹。

【用法用量】 内服：煎汤，10 ~ 15g。外用：适量、捣敷或磨汁涂。

【化学成分】 土大黄根茎含结合及游离的大黄素、大黄素甲醚、大黄酚衍生物，其总量为 1.14%，其中结合型 0.87%，游离型 0.27%，还含有酸模素及大量鞣质。根中还含 6 − O − 丙二酰基 − β − 甲基 − D − 吡喃葡萄糖苷及阿斯考巴拉酸。

【药理作用】 ①抑菌、消炎作用。②止血作用。③抗肿瘤作用。④心血管保护作用。

【方剂选用】

1. 劳伤吐血：土大黄鲜根连叶 21 ~ 30g，百合 9g，冰糖 30g。水煎服。

2. 咳嗽吐血，跌打受伤吐血：土大黄 15 ~ 21g，和精猪肉切细，做成肉饼，隔水蒸熟食之。

3. 肺痈：土大黄根 30g，捣汁酒煎服 3 次。

4. 腮腺炎：鲜土大黄根、鲜天葵根各适量，酒糟少许，捣烂外敷。

5. 皮炎、湿疹：土大黄适量，煎水洗。

6. 癣癞：土大黄根以石灰水浸 2 小时，用醋磨搽。

7. 肿毒初起：土大黄根叶不拘，15g。捣碎，陈酒煎服。

8. 脚肿烂及小儿清水疮：土大黄根捣烂敷患处。

9. 大便秘结：土大黄根 3 ~ 15g，水煎服。

10. 水火烫伤：土大黄根适量，研末。麻油调敷伤处。

11. 血小板减少性紫癜：用土大黄根和大枣组方治疗血小板减少性紫癜，疗效显著。

12. 单纯性鼻衄：用土大黄泡茶服，效果较好。

13. 膝关节、滑膜炎：用捣烂的鲜土大黄块根贴敷于患者关节。

14. 褥疮：用土大黄鲜叶捣烂涂于褥疮表面。

◆ **土大香**

【来源】本品为八角科植物云南八角的成熟果实或叶，9～11月采摘，除去果柄、枝梗，晒干。分布于四川、贵州、云南等地。

【别名】云南茴香。

【性味】味辛，性热，大毒。

【功能主治】生肌杀虫。主治：疮疡久溃、疥疮。

【用法用量】外用：适量，研末调敷；或煎水洗。不可内服。

【炮制】晒干。

【化学成分】果实中含日本莽草素、莽草酸、2-氧代-6-去氧新日本莽草素，果实中含挥发油约1%，主要成分为柠檬烯。另还含有α-蒎烯、樟烯、α-水芹烯等46种成分。目前是用于制造抗禽流感药物"达菲"的重要原料。

【药理作用】所含莽草酸的抗炎镇痛作用，是抗病毒和抗癌物中间体，具有一定的刺激性。

【毒理作用】果实中含日本莽草素，小鼠腹腔注射的 LD_{50} 为 $0.76 \pm 0.06mg/kg$；果实中含一新的倍半萜内酯，命名为2-氧-6-去氧新日本莽草素，小鼠腹腔注射的 LD_{50} 为 $0.94 \pm 0.07mg/kg$。

【不良反应及注意事项】不可内服。

◆ **土贝母**

【来源】本品为葫芦科植物土贝母的干燥块茎。秋季采挖，洗净，掰开，煮至无白心，取出，晒干。分布于河南、河北、山东、山西、陕西、甘肃、云南等地。

【别名】土贝、大贝母、地苦胆、草贝。

【性味归经】味苦，性微寒。归肺、脾经。

【功能主治】散结，消肿，解毒。主治：乳痈、瘰疬、乳腺炎、颈淋巴结结核、慢性淋巴结炎、肥厚性鼻炎。

【用法用量】内服：煎汤，4.5～9g 或入丸、散。外用：研末调敷或熬膏摊贴。

【化学成分】鳞茎含三萜皂甘：土贝母糖苷 Ⅰ、Ⅱ、Ⅲ、Ⅳ、Ⅴ等。

【药理作用】①抗肿瘤作用。②抗病毒作用。③杀精作用。

【毒理作用】土贝母皂苷的毒性：小鼠腹腔注射给药的 LD_{50} 为 $31.9 \pm 0.234mg/kg$。临床治疗剂量为 $0.04mg/(kg \cdot d)$。亚急性毒性试验用健康家兔 24 只，体重 2～3kg，按每日每 1kg 肌注给剂量 0.08mg，0.8mg，1.2mg 分为 3 组，另设对照组肌注葡萄糖液。连续给 10 天，给药结束后次日处死一半动物，另一半观察 1 周后处死。结果在一般情况下，实验过程中家兔表现及活动未见明显异常，仅高剂量组出现食欲减退，体重略低于对照组。血液及生化检查无显著差异（P > 0.05）。一般药理研究表明，土贝母皂苷注射液（每 1ml 含 1mg），对麻醉犬的呼吸、血压和心率在分别使用 0.08mg/kg、0.8mg/kg 和 8mg/kg 时，静脉注射给药前后均无明显差异（P < 0.05）。

【方剂选用】

1. 乳痈初起：①白芷、土贝母等份，为细末，每服 9g，陈酒热服，护暖取汗即消。重者再一服。如壮实者，每服 15g。②白芷梢、土贝母、天花粉各 9g，乳香（去油）4.5g，共炒研末，白酒浆调搽，再用酒浆调服 9g。

2. 乳岩：阳和汤加土贝母 15g 煎服。

3. 乳岩已破：大贝母、核桃桶、金银花、连翘各 9g。酒、水煎服。

4. 手发背：生甘草、炙甘草各 15g，皂刺 4g，土炒土贝母 16.5g，半夏 4.5g，甲片 7.5g（炒黑），知母 7.5g。加葱、姜、水、酒煎。

5. 疬串不论已破、未破皆治：土贝母

250g，牛皮胶120g（敲碎，牡蛎粉炒成珠，去粉为细末）。水发丸，绿豆大，每日早、晚，用紫背天葵根9g，或用海藻、昆布各钱半，煎汤吞丸9g。

6. 颈淋巴结核未破者：土贝母9g，水煎服，同时用土贝母研末，醋调外敷。

7. 毒蛇咬伤：急饮麻油一碗，免毒攻心，再用土贝母12~15g为末，热酒冲服，再饮尽醉，安卧少时，药力到处，水从伤口喷出，候水尽，将碗内贝母渣敷伤口。

8. 刀割斧砍，夹剪、枪、箭伤：土贝母末敷之，止血收口。

9. 疣病：用土贝母搽剂和土贝母注射液治疗疣病，疗效显著。

10. 乳腺增生：采用乳疾散膏外敷（郁金、王不留行、穿山甲、山慈姑、土贝母），治疗乳腺增生。

◆土知母

【来源】本品为鸢尾科鸢尾属植物鸢尾的根状茎。全年可采，挖出根状茎，除去茎叶及须根，洗净，晒干，切段备用。分布于山西、陕西、甘肃、江苏、安徽、浙江、江西、福建、湖北、湖南、广西等地。

【别名】鸢尾、蓝蝴蝶、蛤蟆七、青蛙七、蜈蚣七、搜山狗、冷水丹、豆豉叶、扁竹叶、燕子花、中搜山虎、鸭屁股。

【性味归经】味辛、苦，性凉，有毒。

【功能主治】清热解毒，祛风利湿，消肿止痛。主治：咽喉肿痛、肝炎、肝肿大、膀胱炎、风湿痛、跌打肿痛、疮疖、皮肤瘙痒。

【用法用量】内服：煎汤，9~15g；外用：适量，鲜茎捣烂外敷，或干品研末敷患处。

【化学成分】叶含大量维生素、鸢尾烯。挥发油含十四酸甲酯，根茎含鸢黄酮新苷A、B等。

【药理作用】①抗炎作用。②镇痛作用。③抗过敏作用。④抗癌作用。⑤祛痰、止咳作用。

【毒理作用】鸢尾根提取物小鼠灌胃的

LD_{50}为39g/kg，也有报道认为大于50g/kg。

【方剂选用】

1. 食积饱胀：土知母3g。研末，用白开水或兑酒吞服。

2. 喉证、食积、血积：土知母根3~9g。水煎服。

3. 水道不通：土知母根（水边生，紫花者为佳）研自然汁一盏服，通即止药。不可服补药。

4. 跌打损伤：鸢尾根3~9g。研末或磨汁，冷水送服，故又名"冷水丹"。

5. 急性肠梗阻：土知母约10g，用刀切成细屑，甜酒约100g，加入开水250ml，连酒带药渣一次服完。

【不良反应及注意事项】药后忌吃甘蔗、酱米斗、芥兰等酸辣食物。心、肺、肝、肾功能不全者禁用。

◆土茯苓

【来源】本品为百合科植物光叶菝葜的干燥根茎。夏、秋二季采挖，除去须根，洗净，干燥；或趁鲜切成薄片，干燥。安徽、江苏、浙江、福建、广东、广西、江西、湖南、湖北、四川、贵州等地。

【别名】刺猪苓、过山龙、硬饭、冷饭团、土苓、过风龙、山牛、山归来等。

【性味归经】味甘、淡，性平。归肝、胃经。

【功能主治】除湿，解毒，通利关节。主治：湿热淋浊、带下、痈肿、瘰疬、疥癣、梅毒及汞中毒所致的肢体拘挛、筋骨疼痛

【用法用量】15~60g。

【炮制】除去杂质；浸泡，洗净，润透，切薄片，干燥。

炮制：用水浸泡，夏季每日换水1次，春、秋每2日换水1次，冬季可3日换水1次，防止发臭，以泡透为度，捞出切片，及时干燥。

【化学成分】根茎含皂苷、鞣质、树脂等。

【药理作用】①抗肿瘤作用。②增强免疫作用。③利尿作用。④镇痛作用。

【配伍效用】

土茯苓配伍萆薢：两药均有淡渗利湿、利关节、祛风湿之功，但土茯苓偏于解毒；萆薢长于利尿。二者配伍，有解毒除湿、通利关节之功效，用于治疗湿毒郁结之关节肿痛、小便浑浊不利等症。

土茯苓配伍金银花：土茯苓清热解毒以除湿；金银花清热解毒以消肿。二者配伍，可增强解毒之效，用于治疗火热毒邪所致之阳性疮疡。

土茯苓配伍薏苡仁：土茯苓解毒祛湿治筋骨挛痛；薏苡仁祛风湿、除痹痛。二者伍用，除湿蠲痹止痛，用于治疗湿热毒邪滞留经络、关节所致的关节疼痛等症。

【方剂选用】

1. 头痛：土茯苓 30 ~ 60g，最大剂量120g。

2. 膝关节积液：以身痛逐瘀汤为基础方，加大土茯苓用量，轻则30g，重则达120 ~ 240g。

3. 急性菌痢：土茯苓（鲜）、车前草（鲜）各90g，穿心莲30g。加水1500ml，煎至1000ml。每服40ml，每日 3 ~ 4 次。

4. 钩端螺旋体病：土茯苓60g，甘草9g，每日1剂，分2次煎服。病情重但体质较好者，土茯苓可加至150g，酌加黄芩、防己、茵陈、泽泻。

5. 梅毒：①土茯苓 60 ~ 240g（必要时可加至250g 以上），苍耳子、白鲜皮各15g，甘草3 ~ 10g，水煎，每日1剂，分3次服，20 天为1疗程。②土茯苓45 ~ 60g，双花15 ~ 21g，生甘草7.5 ~ 10g，文火煎煮3 次，混合浓缩药液100ml，每日1剂，分2次服，2 个月为1疗程。

6. 丹毒：土茯苓、野菊花各30g，冷水浸泡片刻，水煎，分2次服，每日1剂。

7. 银屑病：土茯苓60g，研粗末包煎，每日1剂，分2次服，15 天为1疗程。一般用药 2 个疗程，皮疹减少，鳞屑变薄；3 ~ 4 个疗程后，皮疹开始消退。

8. 淋病：土茯苓25g，双花、板蓝根、车前子各20g，黄柏、木通、萹蓄、泽泻、甘草各 15g，水煎服，每剂服 3 次，每日 2次，12 ~ 18 剂为 1 疗程。

9. 慢性盆腔炎：土茯苓 30g，鸡血藤、忍冬藤、薏苡仁各20g，丹参15g，车前草、益母草各10g，甘草6g。每日 1 剂，分 2 次服。随症加减。另用药渣加白酒炒热外敷下腹部，或用穿石破、细辛、桃仁、皂角刺、三棱、莪术等药研粗末用水拌湿后装入袋内隔水蒸30 分钟，取出敷患处，每日1 次，每次 30 分钟。从月经结束的第 5 天开始，敷 10 天后，停药，连敷 3 个月。

10. 疮疖：土茯苓，为细末，醋调敷。

【不良反应及注意事项】 肝肾阴虚者慎服。

◆土丁桂

【来源】 本品为旋花科土丁桂属植物土丁桂，以全草入药。秋季采集，晒干或鲜用。分布于长江流域以南。

【别名】

毛辣花、银丝草、过饥草、小鹿衔、鹿含草、小本白花草、石南花、泻痢草、银花草、毛将军、白毛草、白毛莲、白毛将、白鸽草。

【性味归经】 味甘、苦，性凉。归肝、脾、肾经。

【功能主治】 清热，利湿，解毒。主治：黄疸、痢疾、淋浊、带下、痈肿、疥疮。

【用法用量】 内服：煎汤，3 ~ 10g（鲜者30 ~ 60g）；或捣汁饮。外用：适量，捣敷或煎水外洗。

【化学成分】 全草含黄酮苷、酚类酸、糖类、三十五烷、三十烷、β - 谷甾醇、甜菜碱心肌。

【药理作用】 水溶性碱小剂量（0.02mg）能削弱在位蛙心的心肌收缩力，减慢心率；大剂量（0.1mg）则使其停于舒张期。

【方剂选用】

1. 黄疸、咳血：鲜土丁桂30g，和红糖煎服。

2. 痢疾：土丁桂 30 ~ 60g，红糖 15g，水煎服，日服 2 次。

3. 梦遗、滑精：土丁桂 60g，银杏 120g，黄酒 60g。加水适量炖服。

4. 淋浊白带：土丁桂 30 ~ 60g，冰糖 15g。水煎服。

5. 遗尿：土丁桂 60g，猪膀胱一个。水煎服。

6. 小儿疳积：鲜土丁桂 15 ~ 30g，或加鸡肝 1 个，水炖服。

7. 疔肿：鲜土丁桂捣烂敷患处。

8. 疥疮：鲜土丁桂 120g，枯矾少许，煎汤洗患处。

9. 蛇咬伤：鲜土丁桂，捣烂绞汁，和酒内服，渣敷患处。

◆土人参

【来源】本品为马齿苋科植物栌兰的根。8 ~ 9 月采，挖出后，洗净，除去细根，晒干或刮去表皮，蒸熟，晒干。分布江苏、安徽、浙江、福建、河南、广东、广西、四川、贵州、云南等地。

【别名】参草、土参、紫人参、瓦坑头、福参、土红参、飞来参、瓦参、锥花、桃参、申时花。

【性味归经】味甘、淡，性平。归脾、肺、肾经。

【功能主治】补气润肺，止咳，调经。主治：气虚乏倦、食少、泄泻、肺痨咯血、眩晕、潮热、盗汗、自汗、月经不调、带下、产妇乳汁不足。

【用法用量】内服：煎汤，30 ~ 60g。外用：适量，捣敷。

【化学成分】土人参的叶和根均含有具抗氧化成分的维生素 C，还有促进类黄酮、绿原酸代谢的可溶性糖。同时含有饱和脂肪酸、不饱和脂肪酸、淀粉、多种氨基酸，并富含人体所需的矿物质。其中含有的不饱和脂肪酸成分以软脂酸、油酸、亚油酸、亚麻酸为主。

【药理作用】①抗氧化作用。②解毒消痈作用。

【毒理作用】土人参根、叶对小鼠无明显毒性，测不出 LD$_{50}$，提示小鼠口服土人参根、叶最大耐受量相当于 60kg 人临床日

用量的 900 倍、810 倍。

【方剂选用】

1. 虚劳咳嗽：土人参、隔山撬、通花根、冰糖。炖鸡服。

2. 多尿症：土人参 60 ~ 90g，金樱根 60g。共煎服，日 2 ~ 3 次。

3. 盗汗、自汗：土人参 60g，猪肚 1 个。炖服。

4. 劳倦乏力：土人参 15 ~ 30g，或加墨鱼 1 只。酒水炖服。

5. 脾虚泄泻：土人参 15 ~ 30g，大枣 15g。水煎服。

6. 乳汁稀少：土人参鲜叶加油炒熟食用。

◆土牛膝

【来源】本品为苋科植物牛膝的野生种及柳叶牛膝、粗毛牛膝的根及根茎。冬春季节或秋季采挖，除去茎叶及须根，洗净，晒干或用硫黄熏后晒干。主要分布于湖北、四川、云南、贵州、江西、安徽、江苏、浙江、福建等地。

【别名】倒扣草、倒扣簕、倒钩草、粗毛牛膝。

【性味归经】味甘、微苦、微酸，性寒。归肝、肾经。

【功能主治】活血祛瘀、泻火解毒、利尿通淋。主治：闭经、跌打损伤、风湿关节痛、痢疾、白喉、咽喉肿痛、疮痈、淋证、水肿。

【用法用量】内服：煎汤，9 ~ 15g，鲜品 30 ~ 60g。外用：适量，捣敷；或捣汁滴耳，或研末吹喉。

【炮制】拣去杂质，洗净，润透切段，晒干。

【化学成分】柳叶牛膝全草含蜕皮甾酮和牛膝甾酮。从柳叶牛膝根提取的总皂苷分离得齐墩果酸。

【药理作用】①抗炎作用。②降糖作用。

【毒理作用】无毒。

【方剂选用】

1. 男女诸淋，小便不通：土牛膝连叶，

以酒煎服数次。血淋尤验。

2. 血滞经闭：鲜土牛膝 30 ~ 60g，或加鲜马鞭草 30g。水煎，调酒服。

3. 风湿性关节痛：鲜土牛膝 18 ~ 30g（干品 12 ~ 18g）和猪脚 1 个（七寸），红酒和水各半煎服。

4. 肝硬化水肿：鲜土牛膝 18 ~ 30g（干品 12 ~ 18g）。水煎，饭前服，日服 2 次。

5. 痢疾：土牛膝 15g，地桃花根 15g，车前草 9g，青荔 9g。水煎，冲蜂蜜服。

6. 白喉：鲜土牛膝 30 ~ 60g，加养阴清肺汤（生地黄、元参、麦冬、川贝母、丹皮、白芍、甘草、薄荷）。水煎服，每日 1 ~ 2 剂；另用朱砂 0.3g，巴豆 1 粒，捣烂，置于膏药上，贴印堂穴，6 ~ 8 小时皮肤起泡后取下。

7. 足腿红肿发亮，其热如火，名流火丹：土牛膝捣烂，和马前子及旧锈铁磨水，豆腐渣调匀，微温敷之。

8. 跌打损伤：土牛膝 9 ~ 15g。水煎，酒调服。

9. 扁桃体炎：土牛膝、百两金根各 12g，冰片 6g。研极细末，吹喉。

10. 急性中耳炎：鲜土牛膝适量，捣汁，滴患耳。

11. 感冒发热、小儿高热：土牛膝（全草）、狗肝菜、刺针草各 30g。水煎服，每日 1 剂（小儿酌减）。

12. 百日咳：土牛膝根、鹅不食草、马兰各 30g，用米酒汁（酒酿）共煮。每日 1 剂，分 3 次服，服时可加糖适量。

13. 流行性腮腺炎：土牛膝适量，捣烂敷患处；另取全草适量，水煎服。

◆土白蔹

【来源】本品为葫芦科马㼎儿属植物马㼎儿或茅瓜属植物茅瓜的干燥块根。全年可采，晒干。分布于广西、海南、江苏、浙江、安徽、江西、福建、河南、云南等省区。越南、印度、马来西亚亦有分布。

【别名】老鼠瓜、山鸡仔、巾熊胆、金丝瓜、老鼠黄瓜、天瓜、狗黄瓜、银丝莲、野黄瓜。

【性味归经】味甘、苦，性寒。归肺、肝、脾经。

【功能主治】清热化痰，利湿，散结消肿。主治：热咳、痢疾、淋病、酒疸、风湿痹痛、喉痹、目赤、湿疹、痈肿。

【用法用量】内服：煎汤，15 ~ 24g；或浸酒。外用，研末调敷或煎水洗。

【化学成分】黏液质和淀粉、酒石酸、龙脑酸、2，4 - 乙基甾醇及其糖苷、脂肪酸和酚性化合物。

【方剂选用】

1. 退暑热：鲜土白蔹清水煎代茶饮，每次 60 ~ 90g。

2. 关节痛风及风痹筋急：土白蔹晒干研末，每次 3g，泡酒服。

3. 痈疽疔疮、冻疮：土白蔹晒干研末，调茶油敷。

4. 痈疮疖肿，咽喉肿痛、结膜炎、淋巴结核：土白蔹根 15 ~ 30g，水煎服。外用鲜根捣烂敷患处。

5. 毒蛇咬伤、蜂窝组织炎、湿疹、疮疖：土白蔹根 15g，煎服。外用鲜叶捣敷或煎水洗。

6. 痔漏：土白蔹鲜块根 30g，酌加猪大肠，水煎服。

7. 感染性炎症：本品根部去粗皮研末，每次 3 ~ 6g（小儿酌减），日服 1 ~ 3 次；或用冷开水调药粉外擦患处，每日 1 ~ 3 次。

◆土当归

【来源】本品为五加科植物食用楤木的根茎及根。秋后采收，洗净切片晒干。分布于河北、河南、安徽、江苏、浙江、江西、湖北、湖南、四川、云南等地。

【别名】九眼独活。

【性味归经】味辛，性温。归肝、肾二经。

【功效主治】祛风除湿，舒筋活络，和血止痛。主治：风湿痹痛、腰膝酸痛、四肢痿痹、腰肌劳损、鹤膝风、手足扭伤肿痛、骨折、头风、头痛、牙痛。

【用法用量】内服：煎汤，6～12g。外用：煎水洗。

【化学成分】根茎、根、全草含氨基酸、蛋白质、多肽、脂肪油、鞣质、香豆素、三萜、甾体、皂苷等成分。

【药理作用】①抗肿瘤作用。②抗炎作用。③镇痛、降温、延长戊巴比妥麻醉期作用。

【毒理作用】无毒。

【方剂选用】

偏头风：土当归 12g，桑寄生 9g，秦艽 6g，防风 6g，竹沥汁 1 杯。水煎服。

◆土党参

【来源】本品为桔梗科金钱豹属植物大花金钱豹或金钱豹的根。以秋、冬采集为好，采后不要立即水洗，以免折断，待根内缩水变软后再洗净蒸熟，晒干。

【别名】奶参、土羊乳、白洋参、对月参、浮萍参、百丈光、人参薯、孩子葛、奶浆根。

【性味归经】味甘，性平。归脾、肺经。

【功能主治】健脾益气，补肺止咳，下乳。主治：虚劳内伤、气虚乏力、心悸多汗、脾虚泄泻、乳稀少、小儿疳积、遗尿、肺虚咳嗽。

【用法用量】内服：煎汤，15～30g；干品 9～15g。外用：鲜品适量。捣烂敷。

【化学成分】主要为多糖及黄酮类化合物。包括党参苷 Ⅰ、丁香苷、5－羟基－4'6，7－三甲氧基黄酮、5－羟基－4'，7－二甲氧基黄酮、蒲公英赛醇乙酸酯、无羁萜酮。

【药理作用】①脑缺血、再灌注损伤的保护作用。②抗缺氧作用。

【毒理作用】无毒。

【方剂选用】

1. 肺虚咳嗽：土党参、百合、尖贝、百部、莲米、甜杏仁。炖五花肉服。

2. 下乳：土党参、黄芪、党参、当归。炖鸡服。

3. 白带（气虚症）：土党参、白背叶根各 15g，海螵蛸 24g，刺苋菜根 30g。水煎服，每日 1 剂。

4. 寒咳：土党参 60～120g，白胡椒、艾叶各 9g，水煎服。

5. 小儿遗尿：土党参 120g，猪瘦肉 120g。水炖，服汤食肉。

6. 脾虚泄泻：土党参 15～30g，大枣 3枚。水煎服。

7. 小儿疳积：土党参 15g，仙茅 15g，猪瘦肉同炖服。

8. 痈疽气虚难溃：土党参 30g，黄花稔 30g，水煎服。

◆土常山

【来源】本品为虎耳草科植物腊莲绣球和伞形绣球的根。夏、秋采集，晒干。立冬至次年立春间，采挖其根，除去茎叶、细根，洗净，鲜用，或擦去栓皮，切段，晒干。分布于陕西、甘肃、安徽、浙江、江西、福建、湖北、湖南、广西、四川、贵州等地。

【别名】大叶土常山、大叶老鼠竹、硬毛绣球、癞疠树、白常山、白花常山。

【性味归经】味辛、酸，性凉。归脾经。

【功能主治】截疟，消食，清热解毒，祛痰散结。主治：瘿瘤、食积腹胀、咽喉肿痛、皮肤癣癞、疮疖肿毒、疟疾。

【用法用量】内服：煎汤，6～12g。外用：适量，捣敷；或研末调敷擦；或煎水洗。

【化学成分】土常山碱甲、乙、丙。

【药理作用】①抗疟作用。②抗阿米巴原虫作用。③抗钩端螺旋体作用。④解热作用。⑤催吐作用。⑥抗病毒作用。⑦抗肿瘤作用。

【毒理作用】小鼠口服土常山碱乙、丙，兔及大鼠静脉注射土常山碱丙均可致腹泻，小鼠甚至便血。犬口服土常山水浸膏或肌注其醇浸膏或皮下注射土常山碱甲可致恶心、呕吐、腹泻及胃肠黏膜充血出血。土常山碱乙主要是刺激胃肠道的迷走及交感神经末梢而反射性地引起呕吐的。

另有报告，重复给小鼠土常山碱丙可引起肝水肿样变性，兔静脉注射土常山碱丙则能升高血糖。

【方剂选用】

1. 山岚瘴疟，寒热往来，或二三日一发：土常山（锉）、厚朴（去粗皮，生姜汁炙熟）各30g，草豆蔻（去皮）、肉豆蔻（去壳）各2枚，乌梅（和核）7枚，槟榔（锉）、甘草（炙）各15g。上七味，粗捣筛，每服6g，水一盏，煎至六分，去渣，候冷，未发前服，如热服即吐。

2. 阳经实疟：土常山（酒炒）、草果（煨）、槟榔、厚朴、青皮、陈皮、甘草等份。水酒各半煎，露之，发日早晨温服。

3. 胸中多痰，头疼不欲食：土常山120g，甘草15g。水七升，煮取三升，内半升蜜，服一升，不吐更服。无蜜亦可。

4. 疟疾：土常山15g，研末，用鸡蛋1~3只，拌和后，煎成淡味蛋饼，在发冷前1小时吃完；或单用土常山叶30g，煎汁服。

◆土黄芪

【来源】本品为桑科植物裂掌榕的根。全年均可采收，洗净，切片，晒干。

【别名】五指牛奶、五指毛桃、土五加皮、五爪龙、南芪。

【性味归经】味甘，性平。

【功能主治】健脾补肺，行气利湿，舒筋活络。主治：脾虚浮肿、食少无力、肺痨咳嗽、盗汗、带下、产后无乳、风湿痹痛、水肿、肝硬化腹水、肝炎、跌打损伤。

【用法用量】内服：煎汤，60~90g。

【炮制】取原药材，除去杂质。产地未切片者，洗净，润透，切厚片，干燥。饮片性状：本品为圆形厚片，皮部狭窄，易撕裂，纤维性；木部宽广，淡黄色。周边灰黄色或棕黄色。质坚硬。气微，味淡。贮干燥容器内，置通风干燥处。

【化学成分】含氨基酸、糖类、甾体、香豆精等。主要成分为补骨脂素。挥发性成分以十六烷酸、油酸、亚油酸及乙酸乙酯为主。

【药理作用】①免疫调节作用。②对呼吸道和胃肠道平滑肌抑制作用。③护肝作用。④抗炎镇痛作用。⑤抗心、脑缺氧缺血作用。

【毒理作用】小鼠1次灌服五指毛桃水煎液的最大耐受量相当于人日用量的370倍，提示五指毛桃水煎液口服毒性极低，有极好的生物安全性。

【方剂选用】

1. 病后虚弱：土黄芪50g，山鸡肉100g，炖服。

2. 气虚浮肿：土黄芪90g，千斤拔30g，水煎服。或土黄芪90g，炖猪脊骨肉。

3. 肾虚腰痛：土黄芪30g，牛大力30g，千斤拔30g，炖猪骨食肉。

4. 小儿虚汗：土黄芪10g，桑叶10g，煮瘦猪肉食。

5. 阳痿：土黄芪30g，阳起石10g，枸杞子30g，浸酒服。

6. 急性黄疸型肝炎、较重的慢性肝炎：穿破石二市斤，土黄芪半市斤，葫芦茶90g，加水浸煮2次，浓缩至1500ml，加白糖300g，入防腐剂，静置，过滤。较重者每天服90ml，分2次服；轻者，每天服45ml，1次服完，以1个月为1疗程。

7. 产后无乳：土黄芪60g，炖猪蹄服。

8. 白带：土黄芪30g，一匹绸60g，水煎服。

◆土三七

【来源】本品为景天科植物费菜、横根费菜的根或全草。春、秋季采挖根部，洗净晒干。全草随用随采，晒干。

【别名】费菜、八仙草、血山草、马三七、白三七、胡椒七、晒不干、吐血草、见血散、活血丹、墙头三七、养心草、回生甘草、九头三七。

【性味归经】味甘、微苦，性温。

【功能主治】止血散瘀、消肿止痛、清热解毒。主治：吐血、衄血、咯血、便血、崩漏、外伤出血、痛经、产后瘀滞腹痛、跌打损伤、风湿痛、疮痈疔疖、虫蛇咬伤。

【用法用量】内服：煎汤，15~30g；

或鲜品绞汁，30~60g；外用：适量，鲜品捣敷；或研末敷。

【化学成分】谷甾醇，熊果酸，横根费菜全草含有杨梅树皮素等。

【药理作用】①提升血小板数量，缩短动物的凝血时间；镇静和降压作用，并能减低苯丙胺的毒性和扩张冠状动脉血管的作用。②抗菌作用。③抗氧化作用。④胃黏膜保护作用。

【毒理作用】土三七中所含吡咯烷生物碱，有些具较强肝毒性。

【方剂选用】

1. 吐血、咳血、鼻衄、牙龈出血、内伤出血：鲜土三七60~90g。水煎或捣汁服，连服数日。

2. 癫病、惊悸、失眠、烦躁惊狂：鲜土三七60~90g，猪心1个（不要剖割，保留内部血液）。置瓦罐中炖熟，去草，当天分2次吃，连吃10~30天。

3. 白带、崩漏：鲜土三七60~90g。水煎服。

4. 跌打损伤：鲜土三七适量。捣烂外敷。

5. 尿血：土三七15g。加红糖饮，水煎服。

6. 蝎子蜇伤：鲜土三七适量。加食盐少许，捣烂敷患处。

7. 防治心脑血管疾病：用鲜土三七100g，水煎加蜂蜜调服治疗高血压，连服一周，血压即可降至正常。对面红耳赤、心烦易怒的高血压患者尤为适宜；治心悸用鲜费菜茎叶、蜂蜜、猪心食疗。隔日1次，连吃六七个，可望获愈。

【不良反应及注意事项】土三七糖浆剂服用见上腹不适，肌注为局部疼痛外，未见其他不良反应。

◆土杜仲

【来源】本品为夹竹桃科植物杜仲藤或毛杜仲藤的茎或根。秋后采收。杜仲藤分布广东、广西、云南等地。毛杜仲藤分布广东、广西、云南、贵州等地。另有夹竹桃科大萼鹿角藤，以茎藤入药。

【别名】藤杜仲、红杜仲、杜仲藤、结衣藤、九中藤、白皮胶藤、小白皮藤、假杜仲、毛杜仲藤、鹤嘴藤、香藤、鸡头藤、大杜仲、金丝杜仲、银丝杜仲。

【性味归经】味苦、微涩，性微温。归肝、肾经。

【功能主治】强筋健骨。主治：风湿骨痛、腰腿酸痛。

【用法用量】内服：煎汤，10~15g；或浸酒。

【化学成分】毛杜仲藤皮含生物碱、酚类、有机酸、糖类。

【毒理研究】本品有小毒，过量服用可出现头晕、呕吐等症状。

【不良反应及注意事项】本品解毒可用甘草60g，水煎服；或用红糖60g，生姜15g，水煎服，不可混作杜仲使用。

◆大枣

【来源】本品为鼠李科枣属植物枣的干燥成熟果实。秋季果实成熟时采收，晒干。其根、树皮亦入药，随时可采。

【别名】枣、红枣、枣子、干枣、美枣、良枣。

【性味归经】味甘，性温。归脾、胃经。

【功能主治】果（大枣）：补中益气，养血安神。用于脾虚食少、乏力便溏、妇人脏躁。树皮可消炎、止血、止泻。用于气管炎、肠炎、痢疾、崩漏；外用治外伤出血。根：行气，活血，调经。用于月经不调、血崩、白带异常。

【用法用量】内服：煎汤，9~15g。

【炮制】除去杂质，洗净，晒干。用时破开或去核。

【化学成分】含有酸类物质如苹果酸、酒石酸、桦木酸等。

【药理作用】①抗肿瘤作用。②镇静作用。③催眠作用。④降血压作用。⑤抗过敏作用。⑥抗炎作用。⑦免疫兴奋。⑧促进造血。

【毒理作用】大枣中的 SpinosaA 和 B作为催眠药用时，发现毒性反应。除了大枣种子的这两种成分有毒性外，其他尚未见毒性方面的报道。

【配伍效用】

大枣配伍阿胶：大枣养血补气；阿胶滋阴、补血止血。二者合用，有养血、补气、止血之功效，用于治疗气血不足之出血证。

大枣配伍浮小麦、甘草：大枣益气养血安神；浮小麦养心阴、安心神；甘草补心脾之气而缓急。三药合用，有益气养心健脾、养血安神之功效，用于治疗忧思过度、心脾两虚所致之心神恍惚、睡眠不安等。

【方剂选用】

1. 单纯性和过敏性紫癜：大枣，每次10枚，每日3次，洗净后内服。

2. 溃疡病：大枣500g，蒸熟去皮去核，鲜生姜120g捣烂取汁，花椒60g研末，红糖250g炒焦，一并纳入生猪肚内，用线缝合放进锅内，文火蒸2小时后取出，装入瓷罐内封口埋入土中，7天后取出，置阴凉处备用。每日饭后半小时服1匙，1日3次，夜间症状明显者，睡前加服1次，7天为1疗程。

3. 银屑病：大枣（成熟晒干）30枚，丹参片9片，每日分3次服食。

4. 内痔出血：大枣90g，硫黄30g，置砂锅内共炒，炒至冒烟起火时继续搅拌，待大枣全部焦酥时即可，凉后碾为细末备用。成人每日3g，分3次在饭前半小时温开水送服，小儿酌减，6天为1疗程。

5. 小儿哮喘：大枣10枚，黄独（黄药子）100g，煎取头、二汁，混合，入冰糖20g，浓缩至150ml，1日内分数次服完，隔日1剂，3剂为1疗程。

6. 脾胃湿寒，饮食减少，常作泄泻，完谷不化：白术120g，干姜60g，鸡内金60g，熟大枣肉半斤。上药四味，白术、鸡内金皆用生者，每味各自碾细、焙熟，再将干姜碾细，共和枣肉，同捣如泥，作小饼，木炭火上炙干，空心时，当点心，细嚼咽之。

7. 反胃吐食：大枣1枚（去核），斑蝥1枚（去头翅）入内煨熟，去斑蝥，空心食之，白汤下。

8. 中风惊恐虚悸，四肢沉重：大枣7枚（去核），青粱、粟米二合。上二味以水三升半，先煮枣取一升半，去渣，投米煮粥食之。

9. 悬饮：芫花（熬）、甘遂、大戟各等份。上三味捣筛，以水300ml，先煮大枣10枚，取160ml，去渣，纳药末，强人服3g，羸人服1.5g，平旦温服之，不下者，明日更加1.5g。得快利之后，糜粥自养。

10. 虚劳烦闷不得眠：大枣20枚，葱白七茎。上二味，以水三升，煮一升，去渣顿服。

11. 诸疮久不瘥：大枣600g，水6升，煮取300ml，数洗取愈。

【不良反应及注意事项】 凡有湿痰、齿病、虫病者，均不宜服。

◆**大黄**

【来源】 本品为蓼科植物掌叶大黄，唐古特大黄或药用大黄的干燥根及根茎。秋末茎叶枯萎或次春发芽前采挖，除去细根，刮去外皮，切瓣或段，绳穿成串干燥或直接干燥。

【别名】 黄良、火参、肤如、将军、蜀大黄、锦纹大黄、牛舌大黄、生军、川军。

【性味归经】 苦，寒。归脾、胃、大肠、肝、心包经。

【功能主治】 泻热通肠，凉血解毒，逐瘀通经，外用敛疮生肌。主治：实热便秘，积滞腹痛，泻痢不爽，湿热黄疸，血热吐衄，目赤，咽肿，肠痈腹痛，痈肿疔疮，瘀血经闭，跌打损伤；外治水火烫伤，上消化道出血。酒大黄善清上焦血分热毒。用于目赤咽肿，齿龈肿痛。熟大黄泻下力缓，泻火解毒。用于火毒疮疡。大黄炭凉血化瘀止血，用于血热有瘀的出血证。

【用法用量】 3～30g，不宜久煎。外用适量，研末调敷患处。

【炮制】 大黄：除去杂质，洗净，润透，切厚片或块，晾干。酒大黄：将大黄片用黄酒喷洒拌匀，微润后放锅内稍炒，取出晾干（每 100 斤用黄酒 10 斤）。大黄炭：将大黄片放锅内，炒至表面焦黑色、内部焦褐色。熟大黄：①将大黄块用黄酒拌匀，放罐内或其他容器内，封严，置于加水的锅中，蒸至酒被吸尽，取出晾干（每 100 斤用黄酒 30～50 斤）。②将大黄切成小方块放罐内或其他容器内，封严，置于加水的锅中蒸透，取出晾干或烘干。

【化学成分】掌叶大黄、大黄及鸡爪大黄的根状茎和根中含有蒽醌类化合物等。

【药理作用】①泻下作用。②利胆、保肝作用。③止血作用。④降血脂作用。⑤活血作用。⑥抗感染作用。⑦解热作用。⑧免疫调节作用。

【配伍效用】

大黄配伍白芷：大黄清热解毒、通便泄热；白芷消痈止痛。二者配伍，有清热解毒、消肿止痛之功效，用于治疗背疽初起、红肿疼痛、大便秘结者。

大黄配伍丹皮：大黄逐瘀通经、凉血解毒；丹皮清热凉血、活血化瘀。二者相使为用，共奏泄热散瘀、凉血解毒之功效，用于治疗肠痈初起、少腹疼痛等症。

大黄配伍当归：大黄活血祛瘀；当归补血活血止痛。二药伍用，有活血祛瘀、消肿止痛之功效，用于治疗跌打损伤、瘀血在内、胀满疼痛者。

大黄配伍附子、细辛：大黄涤荡胃肠积滞；附子、细辛温阳祛寒散结。三者伍用，攻下寓于温阳之中，共奏温阳散寒通便之功效，用于治疗阳衰寒积里实便秘、腹痛、手足厥逆等症。

大黄配伍厚朴：大黄苦寒，攻积导滞、泻热通便；厚朴苦温，燥湿散满、行气除胀。二者伍用，寒温兼施，共奏泻热通便、行气宽中、消胀除满之功效，用于治疗胃热实证之大便秘结、腹痛胀满以及湿热下痢、腹满胀痛、里急后重、便带脓血等症。

大黄配伍黄连、黄芩：大黄清热泻火解毒；黄连、黄芩清热燥湿。三者相伍，有清热燥湿、泻火解毒之功效，用于治疗血热吐衄、内热目赤口疮以及湿热黄疸、湿热痢疾等。

大黄配伍芒硝：大黄苦寒泻下，攻积导滞、逐瘀通经、泻热通肠、凉血解毒；芒硝咸寒软坚，清热泻火、润燥通便。二者伍用，共奏攻积导滞、通便泻热、消胀除满之功效，用于治疗热结便秘、腹满胀痛、壮热神昏、烦躁谵语以及胃肠实热积滞之腹痛痞满、积食不下、大便秘结等。

大黄配伍肉桂：大黄苦寒攻下，泻热导滞、凉血行瘀；肉桂辛热温中，益火温阳、引火归源。二者相伍，寒热兼施，相互制约，相反相成，共奏温阳、泻下、调中之功效，用于治疗寒凝脏腑之便秘、脘腹冷痛，肝郁多怒、胃气上逆之吐血、衄血以及寒热错杂之胃脘疼痛，兼见口舌糜烂、肠鸣便溏者。

大黄配伍枳实：大黄攻积导滞，长于下胃肠结热之有形积滞；枳实下气消痞，功专泄胃肠结气之无形气痞。二者伍用，共奏泻热除积、利气消痞之功效，用于治疗气滞食停之胃脘痞满、腹胀疼痛、大便秘结等症。

【方剂选用】

1. 精神分裂症：生大黄 62g，生石膏 155g，生铁落 31g，青礞石 31g，芒硝 31g，夜交藤 31g，黄芩 24g，黄柏 24g，每剂煎 3 遍，取汁 200ml，每 2 小时服药 1 次，分 6 次温服。见泻不可加用止泻药，可多饮水，4 周为 1 疗程。

2. 内科急性感染性疾病：大黄 15～30g，芒硝 9g，玄参 15g，甘草 6g，水煎服，每次 100ml，4 小时后体温不降者，再服 1 剂，最初 24 小时内可服 3 剂。

3. 肺炎：大黄 1.5g，芒硝 9g，元参 15g，甘草 6g，水煎 200ml，每日服 1～2 剂。

4. 咯血：大黄醇提片，每次 2～4 片，每日服 3 次，同时给予西药抗痨、消炎。治疗支气管扩张咯血、肺结核并发咯血。

5. 高脂血症：①大黄研末，装入胶囊，每粒含生药 0.25g。第一周每次服 1 粒，每日 4 次；以后为每次 2 粒，每日 3 次。1 个月为 1 疗程。②大黄醇提片，每次 1 片，每日 3 次口服。

6. 急性上消化道出血：①大黄粉（或片），每次 3g，每日 2～4 次，温开水吞服。不加其他止血药，单用大黄。②大黄粉、白及粉，按 1：3 比例配伍，研末过筛。胃痛加玄胡索、川楝子各等份，研末过筛。每次 2g，每天 3～4 次，温开水吞服。③生大黄、石花（为胞孔科动物脊突苔虫、瘤苔虫等的骨骼）等量，共研末。分装胶囊，每次 3g，每日 3～4 次，口服。④大黄粉 1.5g，白及粉 3g，温开水调成糊状，口服，每日 2～3 次。治疗胃热型、肝郁型的上消化道出血。⑤大黄糖浆，每次 6ml（含生药 3g）口服，每日 3～4 次。治疗胃癌、胃平滑肌瘤及十二指肠溃疡引起的上消化道出血。⑥大黄粉 5g，沸水冲和至 100～200ml，待水温降至 40℃时作直肠内保留灌肠，每天 2 次。

7. 肝硬化并发上消化道出血：大黄粉 2g，白及粉 10g，以冷开水调成糊状吞服，每日 3～4 次。并配合补液、禁食。

8. 幽门弯曲菌阳性的消化道溃疡：大黄片（每片 0.25g，相当于生药 1g），每次 3～4 片，每日 3 次，饭后口服。

9. 幽门螺旋菌阳性的慢性胃炎和消化道溃疡：精制大黄片，每次 3 片，每日 3 次，饭前服用。

10. 急性胰腺炎：①大黄 30～60g，水煎，1～2 小时口服 1 次。直至腹痛减轻，尿淀粉酶、白细胞总数恢复正常后减量。呕吐或腹痛严重用大黄水煎剂灌肠。②生大黄粉 9～15g，玄明粉 15～30g，开水 200ml，分 3 次冲服，2～4 小时用药 1 次，以泻为度。药后呕吐者停半小时再服。服 1 剂后，3～4 小时无腹泻者，再给 1 剂。③每次用大黄煎剂 30～60g（或冲剂 25g，糖浆 12ml，片剂 10 片），1～2 小时 1 次，每日 5～8 次。口服。严重者加用大黄煎剂灌肠，针灸，或用阿托品、杜冷丁肌注，发热者加抗生素。待症状、体征消失后改用大黄片口服，每次 3 片，每日 2 次。

11. 肝炎：①生大黄 30～50g（儿童减半），煎取 200ml，每天 1 次顿服，以每天大便 4～6 次为宜，1 周为 1 疗程。如大便次数过多，可停药 1～2 天。②生川军（后下）15g，丹参 15g，玄明粉 9g（冲服），枳实 9g，川厚朴 3g，茵陈、金钱草各 30g，水煎服，每周 1～2 剂。③生大黄 50g（儿童 20～30g），水煎取液 200ml 顿服，每日 1 次，6 天为 1 疗程，疗程间隔 1 天。年老体弱者服药 2 天，间隔 1 天。④50% 大黄注射液 40～80ml，加入 10% 葡萄糖 200～300ml 中静脉点滴，每日 1 次，至血清胆红素小于 5mg/L 后停药。治疗急性重型黄疸型肝炎。⑤大黄醇提片（精制大黄片），每次 5 片，每日 3～4 次口服。用药后如仍无大便，可逐渐加大剂量，以每天大便 2～3 次为宜。治疗急性病毒性肝炎。⑥大黄片（每片 0.25g，相当于生药 1g），每次 0.5 片，每日服 3～4 次。治疗婴儿肝炎。

12. 胆囊炎：大黄 20～50g，木香 20g，郁金 20g，黄芩 25g，茵陈 25g，金钱草 50g，水煎服，日 3 次。

13. 胆绞痛：生大黄 10～20g，木香 10g，加开水 300ml，浸泡 10 分钟后频频饮服。

14. 胆道蛔虫：大黄 600g，分为 300g、200g、100g 三次煎服，每天 1 剂，待水沸后放入大黄煎 5 分钟左右即可。

15. 胆结石症：生大黄片，每次 0.6g，每日 3 次口服。

16. 急性肠梗阻：①生大黄研末，成人每次 9g，老人及小孩减半。用开水冲服或胃管注入，每日 2 次。②生大黄 15g 研末，糯米 50g 炒至微黄后研末，两药混合均匀后，加入蜂蜜 100g，调成糊状，成人 1 次顿服，儿童可 1 次顿服或数次分服。

17. 慢性非特异性溃疡性结肠炎：生大黄 15g，吴茱萸 6g，浓煎至 120ml，每次 60～120ml，保留灌肠，每日 1 次，10 天为 1 疗程。

18. 急性出血性坏死性肠炎：①生大黄 24～30g（1 日量，幼儿酌减），每日 2～3

次，水煎服（用水量宜少，沸后不超过10分钟）。②每日用生大黄30g，沸水泡后取汁300ml，少量多次频服。若呕吐明显，可插吸管，先抽吸胃内容物，继而自吸管内注入大黄浸出液30～50ml，每半小时至1小时注入1次，第一次药液用完后，再加水进行第二次浸泡取汁。病情重者，可给予补充水电解质，并酌情禁食。

19. 中毒性肠麻痹：在治疗原发病的基础上，取生大黄用开水50～100ml浸泡，大黄用量分别为：1岁以下5～10g，1～3岁10～15g，4～6岁15～20g，7～10岁20～30g。待水温降至37℃左右时直肠灌注，保留10～20分钟，每日2～3次。

20. 肠道应激综合征：大黄、黄芩、黄柏各30g，加水煎取150ml，作保留灌肠，每晚1次，14日为1疗程，疗程间隔1周。

21. 肠伤寒出血：大黄3份，白及2份，研末。用量分别为：大便隐血用1g，隐血、少量柏油样便用2g，隐血、大量柏油样便用3g。每日3次口服。

22. 膀胱出血：采用1：1大黄浸出液膀胱灌注，每次20ml，每日1次，保留2小时以上。

23. 急、慢性肾功能衰竭、尿毒症：①大黄30g，黄芪30g，红花20g，丹参20g，水煎。成人每次水煎液灌肠100ml，加4%碳酸氢钠20ml（加温至38℃），每日6次，病情好转后可酌情减量。治疗急性肾功能衰竭。②大黄30g，桂枝30g，水煎服。湿热重者用大黄30g保留灌肠，每次100ml（半剂），每天1～2次，10次为1疗程。保留灌肠有困难者，可服用大黄胶囊（每粒0.6g），每次3～5粒，每日2～3次。治疗尿毒症。③生大黄30g，加水200ml，煎沸，保留灌肠，每天2次，5～7天为1疗程。治疗肾功能衰竭。④大黄30～60g，煅牡蛎30g，蒲公英20g，水煎药液，加温水至600～800ml，作保留灌肠，保留时间为20分钟左右，每天灌肠1次，病重者可1日2次，以每天泻便3～4次为宜。治疗慢性肾功能衰竭。⑤大黄25g，炒草果仁

50g，加水250ml，煎至50～60ml，每晚清洁灌肠后插入肛管30cm，缓慢将药液注入，每日1次，5次为1疗程，间隔两天再行第2疗程。治疗慢性肾功能衰竭、氮质血症。⑥大黄、制附子、益母草各15～30g，黄芪30～60g，芒硝10～20g（冲服），水煎2次，早、晚各服1次，10天为1疗程；或两煎混合，浓缩至150ml，保留灌肠，每日1次。治疗尿毒症。⑦大黄30g，莱菔子30g，甘草15g，浓煎200ml，保留灌肠，每日1次。治疗尿毒症。

24. 流行性出血热：大黄（切碎）50g，泡入400～500ml沸水中5～10分钟，滤液冲芒硝15g，顿服。治疗流行性出血热剧烈腹痛。

25. 流行性腮腺炎：生大黄3～4g，研末，加食醋调成糊状，外敷患处，每日1～2次，忌食酸物，高热者对症治疗，均未用抗病毒药。

26. 淋巴结核：大黄粉100g，石灰粉400g，放砂锅中炒至石灰显微红色时，取出放凉，过筛，装瓶备用。用时加香油适量，调成糊状，用纱布条浸药后敷在伤口内。

27. 急性乳腺炎：生大黄、芒硝各等份，研末，加少量凡士林，用开水调匀，摊于纱布上，贴于乳房红肿部位，每日换药3～4次。若伴有恶寒、发热、全身无力症状者，可加服五味消毒饮加减。

28. 酒齄鼻：大黄、硫磺各等份，研末拌匀，取5g，加凉水调成糊状，睡前涂鼻部，次晨洗去，每晚1次，2周为1疗程。

29. 甲沟炎：生大黄，烘干，研末。用时以醋调匀，外敷患处，每日或隔日清洗后更换。

30. 脂溢性皮炎：①大黄、硫黄各等份为末，先用温水洗湿头发，再将药末搓头发上，2～3分钟后用温水洗去药末或再用硫黄香皂洗头1次，并用清水洗去，每隔3～5天用1次。②生大黄100g，冰片20g，食醋250ml，共置密封瓶中浸泡7天，待变成深棕色后应用。先以75%酒精消毒患处，

然后涂本品，每日 3 ~ 4 次。有脂液外溢者先用清热收敛药。

31. 带状疱疹：①生大黄 30g，冰片 5g，蜈蚣 5 条，共研末，香油调搽患处，早晚各 1 次，轻者 3 日愈，重者 5 ~ 6 日愈。②生大黄、黄柏、五倍子、芒硝各等份，共研末，加凡士林适量调膏。用时将药膏外敷患处。③大黄、虎杖、冰片各 15g，浸入 95% 乙醇 300ml 中 24 小时，取澄清液，用药棉蘸药液，涂布于带状疱疹发生处及疼痛存在区域，次数不限，溃烂处禁用。

32. 银屑病：生大黄 9 ~ 15g（后下），熟大黄 6 ~ 20g，制成煎剂。每日 1 剂，早晚 2 次分服。外用：生大黄、熟大黄各 30g，用 30% 酒精 100ml 浸泡 1 周，取汁外搽患处，每日 1 ~ 2 次。搽药后用手在患部摩擦 5 ~ 10 分钟，使局部有微微发热感。

33. 慢性前列腺炎：生大黄 50g，放砂锅内，加水 400ml，煎至 200ml 左右，倒入盆中熏洗会阴部，待药液不烫手时，再用毛巾浸液擦洗会阴部。同时在局部用手指作顺时针按摩，每次 30 分钟，早晚各 1 次。熏洗完毕后，取中极、会阴二穴，外敷以生姜汁调制的熟大黄细末 20g，胶布固定。体强或有热象者，每日可用 3 ~ 6g 大黄水煎 20 分钟后饮服。

34. 龟头包皮炎：大黄、黄柏各 50g，乳香、没药各 10g，冰片、血竭各 5g，儿茶 3g。各药研末，装瓶备用。用时取 5 ~ 10g 为 1 剂。先用 0.9% 的生理盐水或 0.2‰ 的高锰酸钾溶液洗净皮肤黏膜后，用消毒棉签蘸药粉撒患处，1 日数次，如有渗出可反复撒药。待患处结痂有裂纹时，用麻油调药粉成糊状涂患处，1 日 2 ~ 3 次，至干痂脱落痊愈为止。不可强行撕痂。

35. 冻伤：大黄、甘草各 50g，加水 4000ml，煎 30 分钟，滤出药液，待温后浸泡患处 20 分钟，每晚 1 次。

36. 软组织损伤：大黄 100g，茜草根 200g，共研末，布包煮 20 分钟。先洗患处，温后外敷局部，可加热后反复使用。

37. 阑尾脓肿：大黄 200g，烘干研末，加入冰片 10g 搅匀，用米醋调匀，保持一定湿度，再加入面粉少许。外敷于右下腹包块处，外用纱布覆盖，胶布固定，1 ~ 2 日换药 1 次。适当配合青霉素肌注，氯霉素静滴。

38. 外科手术后腹胀：大黄粉 30g，用 300ml 温开水调和后保留灌肠。一般病例 1 次即可，重症病人可酌情增加每日 1 次或 2 次。

39. 瘀阻型闭经：生大黄 120g，用白酒浸泡 1 夜，晒干后研为细末；用长流水、米醋各 25ml 煮沸后加入大黄末，搅拌令稠起大泡，泡破冒青烟色如老酱油为佳，待凉后团如蛋黄大，每丸 15g。每次 1 丸，每日服 2 ~ 3 次。

40. 小儿外感发热：20% 大黄粉水溶液，每次用量婴儿为 15ml，幼儿为 20ml，学龄前幼儿为 25ml，学龄儿为 30ml。采用直肠注入法给药。

41. 小儿消化不良：大黄 250g，大枣（去核）500g，置锅内炒炭存性，共研极细粉，密封瓶装，1 岁以内每次 1g，1 岁每次 2g，2 岁以上每次 3g，均为每日 3 次口服。

42. 急性扁桃体炎：①生大黄 9g（1 日量，重者可用 12g），用沸水泡药，每隔 2 小时泡饮 1 次。不加用其他药物。②生大黄，2 ~ 4 岁每日用 6g，每次用开水 150ml 沏泡；5 岁以上用 9g，每次沏泡 250ml。待其温凉可口时即可饮用，服完两小时后再将原药按上法泡 1 次，用法同前。③生大黄 20g，焙干研末装瓶备用。每次取其 1/3 或 1/4，用食醋或茶水调成糊状，摊于白布或绷带上，贴敷脚心，包扎 8 小时便可（男左，女右），每日 1 次，连续 3 ~ 4 次。治疗小儿急性扁桃体炎。

43. 鼻衄：大黄粉，每次 3g，每日服 4 次。鼻衄时用消毒药棉蘸少量大黄粉于鼻腔用药，6 小时 1 次。

44. 热病狂语及诸黄：川大黄 150g（锉碎，微炒）。捣细罗为散，用腊月雪水五升，煎如膏，每服不计时候，以冷水调半匙服之。

45. 心气不足，吐血衄血：大黄60g，黄连、黄芩各30g。上三味，以水三升，煮取一升，顿服之。

46. 虚劳吐血：生地黄汁100ml，川大黄末1g。上二味，温地黄汁一沸，纳大黄（末）搅之，空腹顿服，每日三，瘥。

47. 大便秘结：大黄60g，牵牛头末15g。上为细末，每服9g。有厥冷，用酒调9g，无厥冷而手足烦热者，蜜汤调下，食后微利为度。

48. 产后恶血冲心，或胎衣不下，腹中血块等：锦纹大黄30g，杵罗为末，用头醋半升，同熬成膏，丸如梧桐子大，用温醋化五丸服之，良久下。

49. 乳痈：川大黄、粉草各30g。上为细末，以好酒熬成膏，置盏中放冷，摊纸上贴痛处，仰面卧至五更。贴时先用温酒调（服）一大匙，明日取下恶物，相度强弱用药，羸弱不宜服。

50. 口疮糜烂：大黄、枯矾等份。为末以擦之，吐涎。

51. 眼暴热痛，眦头肿起：大黄（锉，炒）、枳壳（去瓤，麸炒）、芍药各90g、山栀子仁、黄芩（去黑心）各60g。上五味捣筛，每服15g，水一盏半，煎至2g，去渣，食后临卧服。

【不良反应及注意事项】 凡表证未罢、血虚气弱、脾胃虚寒、无实热、积滞、瘀结以及胎前、产后，均应慎用。孕妇慎用，一旦停药易出现继发性便秘。

◆**大蒜**

【来源】 本品为百合科植物大蒜的鳞茎。在蒜薹采收后20～30天即可采挖蒜头。采收的蒜头，除去残茎及泥土，置通风处至外皮干燥。

【别名】 胡蒜、葫、独蒜、独头蒜。

【性味归经】 味辛，性温。归脾、胃、肺、大肠经。

【功能主治】 温中行滞，解毒，杀虫。主治：脘腹冷痛、痢疾、泄泻、肺痨、百

日咳、感冒、痈疖肿毒、肠痈、癣疮、蛇虫咬伤、钩虫病、蛲虫病、带下阴痒、疟疾、喉痹、水肿。

【用法用量】 内服：煎汤，7.5～15g；生食、煨食或捣泥为丸。外用：捣敷，作栓或切片炙。

【炮制】 除去泥土及须根、阴干备用。

【化学成分】 大蒜功能成分主要分为挥发性化合物和非挥发性化合物两大类，挥发性化合物主要包括硫代亚磺酸酯类及其他脂溶性有机硫化物，非挥发性功能物质主要包括水溶性有机硫化物、类固醇皂苷、皂苷配基、类黄酮类、酚类等。

【药理作用】 ①抗菌作用。②抗衰老作用。③抗肿瘤作用。④降血脂作用和降血糖作用。⑤抗氧化作用。⑥抗感染作用。⑦对炎症及感染性创伤的作用。⑧杀精作用。

【毒理作用】 毒性大蒜局部应用有刺激性，与动物及人的红细胞接触可使之变成棕黑色，高浓度甚至可使红细胞溶解，大蒜挥发性物质可降低家兔血糖，抑制人的胃液分泌，还可引起贫血。较早期的报告认为大蒜水溶醇不溶成分给家兔静脉注射均可使血糖升高，大蒜挥发油也有此作用，但较慢。家兔静脉注射大蒜水溶醇不溶成分或挥发油可使血中红细胞、血红蛋白减少，给予生大蒜亦有相似作用。小鼠皮下及腹腔注射 LD_{50} 量为 12.5g/kg，口服为 15.1g/kg。从大蒜及小蒜中提取出一种结晶成分 CG－A3C，对小鼠、猫、金鱼即使应用大量也无毒性。大蒜油小鼠静脉注射的 LD_{50} 为 134.9mg/kg，天然或合成的大蒜素（三硫二丙烯）小鼠静注的 LD_{50} 为 70mg/kg，口服量为 600mg/kg，灌胃量 120mg/kg。大鼠口服量大蒜素 LD_{50} 为 265.3mg/kg。用雄性白兔进行亚急性毒性试验表明，1、5、10mg/kg 不同剂量对实验动物未见有不良影响，心、脑、肝、肾、肺等病理检验，均无异常发现。小鼠腹腔注射大蒜硫苷 CB（ScordininCB）LD_{50} 为 12.5g/kg，口服量为 15.1g/kg。

【方剂选用】

1. 支气管哮喘：紫皮大蒜 10 ~ 15 头（视年龄、体型而定），捣泥，麝香 1 ~ 1.5g，研成细末。让患者伏卧，以肥皂水、盐水清洁局部皮肤，先将麝香末均匀地撒敷在第 7 胸椎棘突到第 12 胸椎棘突宽 8 分 ~ 1 寸的脊部中线长方形区域内，继将蒜泥覆盖于麝香上，60 ~ 70 分钟后将麝香及蒜泥取下，清洗局部，涂以消毒硼酸软膏，覆以塑料薄膜并以胶布固定。

2. 肺炎：①大蒜糖浆 15 ~ 20ml，每 4 小时服 1 次。②生大蒜 6 ~ 9g，捣碎，冲入沸水 60ml，浸泡 1 小时，去渣，分 3 次口服。

3. 肺结核：每次用紫皮大蒜 1 头约 50g，放于玻璃瓶中，用木棒捣碎后，将蒜泥摊布于瓶壁及瓶底上，在均匀呼吸及深呼吸交替进行中用口吸其挥发气，每日上、下午各 1 次，每次 1 ~ 2 小时。

4. 咯血：新鲜大蒜 1 头，去皮，捣成泥状，取 9g，加硫黄末 6g，肉桂末 3g，研匀后，分涂两块纱布上，敷贴于双侧足底涌泉穴，隔日换 1 次。

5. 阿米巴痢疾：每日口服紫皮大蒜 1 头，连服 7 天；另用 10% 大蒜液 70 ~ 100ml 灌肠，每日 1 次，共 6 次。

6. 急性肾炎：紫皮大蒜 250g，去皮，成熟西瓜 1 个（约 3 ~ 4kg）将皮开一个三角口，将去皮大蒜塞入西瓜内，再以切下的瓜皮盖好，然后削掉西瓜硬皮，放锅内蒸熟，将瓜与大蒜并食，1 日内分次食完，削下的硬皮煎汤作茶饮。

7. 用于利尿：大蒜 120g，芒硝 60g，捣成浆糊状，外敷两侧肾区（局部用油纱布保护，以防灼伤起泡），每日敷 2 ~ 4 小时，3 天为 1 个疗程。

8. 关节炎：将大蒜头（去皮）100g，捣成糊状，李树皮 50g，加水 100ml，煎取 20ml；生姜 10g 捣烂取汁，加蜂蜜 6g 调匀，以上诸药调成糊剂，摊在塑料布上，厚约 0.2cm，外敷关节周围，用绷带包扎固定，待局部有发热、刺痛感 30 ~ 50 分钟，除去敷药，暴露患部即可。

9. 急性乳腺炎：大蒜切分许厚薄片，放肿块上，以蚕豆大艾柱灸之，患者觉灼热难忍时可将蒜片提起或沿皮肤移动后再放回原处。每灸 4 ~ 5 次要换新蒜片。到灸至局部红晕、乳汁自行外溢为 1 疗程。

10. 急性阑尾炎：鲜大蒜头 12 个（剥外皮洗净），芒硝 180g，将 2 药捣成糊状，先在右下腹压痛处用醋涂擦一遍，然后将药敷于压痛处，厚约 1cm，范围要大于病灶，40 ~ 60 分钟去掉敷药，用温开水洗净局部，再将生大黄末用醋调成糊状，敷于原压痛处，6 ~ 8 小时后用水洗去。

11. 阑尾脓肿：右下腹包块穿刺抽脓，以灭滴灵液冲洗，然后取大蒜 50 ~ 100g，芒硝 20 ~ 50g，混合捣烂呈糊状，用 7 ~ 10 层纱布包裹并敷在包块处（患部垫上 1 层油纱布）。抽脓时应尽量 1 次抽完，外敷药每 1 ~ 2 天更换 1 次。病重者可加服大黄牡丹皮汤。

12. 斑秃：取成熟的新鲜红皮蒜，去皮，在消毒的容器中捣烂取汁，加入甘油，蒜汁与甘油按 3:2 或 3:1 的比例拌匀。局部用温水洗涤后外搽本药，每日 2 ~ 3 次。药物配制后不宜放置过久，涂药勿达健康皮肤。兼服汤剂，药用黄芪、当归、桑椹、黄精、白术、白芍各 15g，熟地黄 20g，鸡血藤 25g，黑豆 30 ~ 50g，随症加减。

13. 癣症：川椒（去籽）25g，紫皮大蒜 100g，先将川椒研末，再与大蒜混合，捣成药泥，装入瓶内备用。用温水浸泡、洗净、擦干患处，再以棉签敷上薄薄一层大蒜泥，用棉球反复揉搓，使药物渗入皮肤，每天 1 ~ 2 次，10 天为 1 疗程。

14. 蜈蚣咬伤：独头大蒜 1 枚（新鲜尤佳）剥去蒜衣，切开并以其截面反复擦伤口及其周围 2 ~ 3cm 处 10 ~ 15 分钟，每小时 1 次。

15. 霉菌性感染：大蒜 30 ~ 40g，剥皮洗净，捣成蒜泥，用沸水 3000ml，浸泡 1 ~ 2 小时得大蒜液，每次 100ml，每日 3 次口服，1 周为 1 个疗程。

16. 心腹冷痛：蒜，醋浸至二三年，食数颗。

17. 疰病：独头蒜，于白炭上烧之，为末，每服1g。

18. 脏毒：鹰爪黄连末，用独头蒜一头，煨香烂熟，研和入白制丸，如梧子大。每服三四十丸，陈米饮下。

19. 背疽漫肿无头者（用湿纸贴肿处，但一先干处，乃是疮头）：用大蒜十颗，淡豉半合，乳香3g许。研烂，置疮上，铺艾灸之，痛者灸令不痛，不痛者灸之令痛。

20. 鼻衄不止，服药不应：蒜一枚，去皮，研如泥，作钱大饼子，厚一豆许，左鼻血出，贴左足心，右鼻血出，贴右足心，两鼻俱出，俱贴之。

【不良反应及注意事项】 阴虚火旺者以及目疾、口齿、喉、舌诸患和时行病后均忌食。本品外敷能引起皮肤发红、灼热、起泡，故不可敷之过久。灌肠法不宜用于孕妇。尽管大蒜有很多对人体健康有益的成分，但长期食用大蒜可能会产生一些不良症状。最常见的就是会引起呼吸中毒。空腹大量食用大蒜，可能会产生很多不良反应，如易动火，影响视力，胃肠不适（烧灼感和腹泻）、胀气和肠道菌群失调等副作用；生吃或直接接触新鲜切碎的大蒜会使一些皮肤敏感的人产生接触性皮炎、灼伤、水泡。在大蒜种植或加工过程中长期接触大蒜粉末的工人，甚至有患支气管哮喘的危险。

◆大蓟

【来源】 本品为菊科植物蓟的干燥地上部分或根。夏、秋二季花开时采割地上部分，或秋末挖根，除去杂质，晒干。产于全国大部分地区。

【别名】 马蓟、虎蓟、刺蓟、山牛蒡、鸡项草、鸡脚刺、野红花、茨芥、牛触嘴、鼓椎、鸡姆刺、恶鸡婆、大牛喳口、山萝卜、猪姆刺、六月霜、蚁姆刺、牛口刺、老虎胭、刺萝卜、驴扎嘴、马刺刺、刺秸子、马刺草、牛口舌、老虎刺、草鞋刺、刷把头、土红花、野菜刺、牛不嗅、猪妈菜、牛刺笋菜、笋菜、鸟不扑。

【性味归经】 味甘、苦，性凉。归心、肝经。

【功能主治】 凉血止血，祛瘀消肿。主治：衄血、吐血、尿血、便血、崩漏下血、外伤出血、痈肿疮毒。

【用法用量】 内服：煎汤，5~10g；鲜品可用30~60g。外用：适量，捣敷。用于止血宜炒炭。

【炮制】 大蓟草：洗净，润软，切段，干燥。大蓟根：洗净，润透，切薄片，干燥。大蓟炭：取大蓟段或根片，照炒炭法炒至表面焦黑色。

【化学成分】 主要含有黄酮和黄酮苷类、三萜和甾醇、长链炔（烯）醇类等化学成分。新鲜叶含柳穿鱼苷等。

【药理作用】 ①降压作用。②抗菌作用。③抗肿瘤及增强免疫功能。④凝血止血。

【配伍效用】

大蓟配伍车前草：大蓟清热凉血；车前草清热利湿。二者伍用，有清热利湿、凉血止血之功效，用于治疗湿热所致之血尿等症。

大蓟配伍生地黄：大蓟清热凉血止血；生地黄养阴清热凉血。二者伍用，有养阴清热、凉血止血之功效，用于治疗各种出血证候。

【方剂选用】

1. 肺结核：大蓟根100g，水煎，日1剂，分2次口服。每剂加瘦肉30~60g或猪肺30g同煎更好，连服3个月为1疗程。

2. 血尿：鲜大、小蓟各30g，清水洗净捣烂，挤出汁液，慢火炖开，加糖服下。若用干品，每次各15g，水煎服。轻症1日2次，重症1日3次。止血效果良好。

3. 荨麻疹：鲜大蓟（洗净，去皮，抽心，留中层肉质部分）100g（干品减半），水煎服。服药期间忌腥辣及刺激性食物。

4. 心热吐血、口干：大蓟叶及根，捣烂，绞取汁，每服300ml，频服。

5. 吐血衄血，崩中下血：大蓟1握。

捣烂，绞取汁，服半升。

6. 跌扑损伤，瘀血作痛：大蓟汁，和热酒饮之。

7. 热结血淋：大蓟鲜根 30g。洗净后杵碎，酌加冰糖 15g，和水煎成半碗，温服，日服 2 次。

【不良反应及注意事项】脾胃虚寒而无瘀滞者忌用。

◆大麦

【来源】本品为禾本科植物大麦的颖果。4～5 月果实成熟时采收，晒干。我国各地普遍栽培。

【别名】麰、稞麦、麰麦、牟麦、饭麦、赤膊麦。

【性味归经】味甘，性凉。归脾、肾经。

【功能主治】健脾和胃，宽肠，利水。主治：腹胀、食滞、小便不利。

【用法用量】内服：煎汤，30～60g；或研末。外用：炒研调敷或煎水外洗。

【化学成分】主要为萜类、生物碱类、多糖及苷类、醌及其衍生物、香豆素和木脂素，黄酮类物质挥发油等。

【药理作用】①抗氧化作用。②降血脂活性作用。③降血糖作用。

【方剂选用】

1. 小便淋沥涩痛：大麦 90g，以水二大盏，煎取一盏三分，去渣，入生姜汁半合，蜜半合，相和。食前分为三服，服之。

2. 麦芒入目：煮大麦汁，外洗患眼。

3. 汤火灼伤：大麦炒黑，研末，油调搽之。

◆大戟

【来源】本品为大戟科植物大戟的根。秋季地上部分枯萎后至早春萌芽前，挖掘并切片晒干或烘干。分布于全国除新疆、广东、海南、广西、云南、西藏外的各地区。

【别名】邛巨、红芽大戟、紫大戟、下马仙、京大戟。

【性味归经】味苦、辛，性寒，有毒。归肺、脾、肝、肾、膀胱经。

【功能主治】泻水逐饮，消肿散结。主治：水肿、胸腹积水、痰饮积聚、二便不利、痈肿、瘰疬。

【用法用量】内服：煎汤，0.5～3g；或入丸、散。外用：适量，研末或熬膏敷；或煎水熏洗。

【炮制】大戟：拣去杂质，用水洗净，润透，切段或切片，晒干。醋大戟：取大戟段或片，加醋浸拌，置锅内用文火煮至醋尽，再炒至微干，取出，晒干。（大戟100 斤，用醋 30～50 斤）《雷公炮制论》：采得大戟于槐砧上细锉，与海芋叶拌蒸，从巳至申，去芋叶，晒干用之。《本草纲目》：凡采得大戟以浆水煮软，去骨晒干用，海芋叶麻而有毒，恐不可用也。《本草通玄》：大戟用枣同煮软，去骨，晒干。

【化学成分】根含三萜类成分大戟酮，生物碱，大戟色素体 A、B、C 等。另含树胶、树脂。新鲜叶含维生素 C 110mg%～112mg%。

【药理作用】①致泻作用。②抗菌作用。③利尿作用。

【毒理作用】大戟用 50% 乙醇浸剂给小鼠腹腔注射，LD_{50} 为 30.0±5.5g/kg。大戟煎剂腹腔注射对小鼠的 LD_{50} 为 4.69±0.021g/kg。京大戟醋制后可降低毒性，使药性缓和。

【配伍效用】

大戟配伍广木香：大戟泻水饮、利二便；广木香行气宽中。二者伍用，有逐水行气、消胀除满之功效，用于治疗水湿内停引起的喘息、全身肿满、小便不利等。

【方剂选用】

1. 渗出性胸膜炎：陈大戟、陈甘遂各4.5g，苦葶苈、浙贝母、白芥子、三七各15g，薤白头、紫丹参各 30g，白桔梗 6g。水泛为丸如梧桐子大，晒干。每日服 2 次，每次 3g，1 周为 1 疗程。

2. 急、慢性肾炎：大戟根洗净去粗皮，切片，每 500g 以食盐 10g，加水适量拌匀，吸入后晒干或烘干呈淡黄色，研末装入胶囊。日服 2 次，每次 0.5g，隔日 1 次，空腹温开水送下，6~9 次为 1 疗程。

3. 流行性腮腺炎：红芽大戟、青黛、冰片等量，蟾蜍少量，共研末，与捣烂的去皮去毛仙人掌掺和搅匀。外敷每日 2~3 次。

4. 淋巴结核：大戟、甘遂、白芥子各 15g，朱砂 10g。将上药研末制成黄豆大蜜丸。成人每次服 1~2 丸，每日 3 次，饭后服，小儿酌减。

5. 鹤膝风：大戟、甘遂各 100g。共为细末，蜂蜜调敷双膝，上覆鲜菜叶以保持敷药湿润，每日 2 次，效果甚佳。

6. 慢性咽炎：红芽大戟 3g，放在口内含服，每日 2 次。

7. 水气肿胀：大戟 30g，广木香 15g。为末，五更酒服 4.5g，取下碧水，后以粥补之。忌咸物。

8. 通身肿满喘息，小便涩：大戟（去皮，细切，微炒）60g，干姜（炮）15g。上二味捣罗为散，每服 9g，用生姜汤调下，良久，糯米饮投之，以大小便利为度。

9. 黄疸小水不通：大戟 30g，茵陈 60g。水浸空心服。

10. 颈项腋间痈疽：大戟 90g（浸酒炒，晒干），当归、白术各 60g。共为末，生半夏（姜水炒）为末，打糊丸如梧桐子大。每服 6g，食后白汤下。

11. 忽患胸背、手脚、颈项、腰胯隐痛不可忍，连筋骨牵引灼痛，坐卧不宁，时时走易不定：甘遂（去心）、紫大戟（去皮）、白芥子（真者）各等份。上为末，煮糊丸如梧子大。食后临卧，淡姜汤或熟水下五、七至十丸，如痰猛气实，加数丸不妨。

【不良反应及注意事项】 虚寒阴水及孕妇忌用，体弱者慎用。

◆大青叶

【来源】 本品为十字花科植物菘蓝的干燥叶。夏、秋二季分 2~3 次采收，除去杂质，晒干。

【别名】 蓝腚叶。

【性味归经】 味苦，性寒。归心、胃经。

【功能主治】 清热解毒，凉血消斑。主治：温邪入营、高热神昏、发斑发疹、黄疸、热痢、痄腮、喉痹、丹毒、痈肿。

【用法用量】 内服：煎汤，10~15g，鲜品 30~60g；或捣汁服。外用：捣敷；煎水洗。

【炮制】 除去杂质，略洗，切碎，干燥。

【化学成分】 叶含靛蓝，菘蓝苷 B，靛玉红。还含铁、钛、锰、锌、铜以及钴、镍、硒、铬、砷等无机元素。菘蓝苷水解可变为靛蓝和呋喃木糖甜酸。

【药理作用】 ①抗菌作用。②抗病毒作用。③抗内毒素作用。④抗炎作用。⑤解热作用。⑥增加胆汁分泌的作用。⑦减慢心率，扩张血管，当血管呈收缩状态时，扩张作用尤为明显。

【毒理作用】 急性毒性：用靛玉红（1% 西黄芪胶混悬液）灌胃，剂量为 5g/kg，体积为 1ml，每天 1 次，连续 5 次，观察 1 周，未见动物发生死亡和出现明显毒性反应。

【配伍效用】

大青叶配伍金银花：二者功效相似，相须为用，其清热解毒效力更著，用于治疗热毒引起的疔疮、丹毒、痄腮、喉痹等证。

大青叶配伍射干：大青叶清热解毒，兼能凉血；射干解毒散结而利咽。二者相须为用，有清热解毒、利咽消肿之功效，用于治疗一切咽喉肿痛属热病者。

【方剂选用】

1. 流行性乙型脑炎：①大青叶 30g，水煎取 100ml。1 岁以下 10~20ml/次，1~5 岁 50ml/次，11~13 岁 80ml/次，口服每 4 小时 1 次。一般退热后 2~3 天停药。治疗 51 例，疗效确切。②大青叶与等量石膏同用。大青叶剂量为：2 岁以下 6g；2~6 岁 6~15g；7~14 岁 15~30g；15 岁以上 30~60g。水煎服，如与石膏同用，宜先煎大青叶。一般患者均 4~6 小时服药 1 次，危重病例可 3 小时服药 1 次，并配合冬眠疗法、激素、输液，用抗生素预防感染。③大青叶 500g，加水 3000ml，文火煎至 1600ml（即每 100ml 含生药 30g）。用量：5 岁以下者 50ml，6 小时服药 1 次，6～10 岁者 100ml，每 6 小时 1 次，11 岁以上者 100ml，每 4 小时服 1 次，待体温降至正常后 3 天停药。④大青叶、板蓝根各 30g，金银花、连翘、生地黄、玄参、地龙各 15g，生石膏 60g，知母 9g，甘草 3g。水煎服，昏迷者鼻饲。成人每日 1 剂，小儿每日 1/2～1/3 剂，必要时加倍。

2. 麻疹并发肺炎：大青叶、蒲公英各等份，浓煎口服，每日 3 次，每次每周岁 3～5ml。

3. 百日咳：大青叶 9g，龙胆草 6g，山栀子 3g，知母 5g，白茅根、藕节、竹茹、前胡各 6g，水煎 60ml，每日服 3 次。此为 6 个月～1 岁量。可随年龄大小酌情增减。

4. 感冒：①大青叶煎剂每次 10ml（相当于生药 30g），每日服 3 次，连服 3～5 天。②大青叶、连翘各 12g，牛蒡子、二花各 18g，贯众 15g，荆芥、豆豉、桔梗、杏仁各 9g，薄荷、苏叶、前胡各 6g。轻者日 1 剂，重者日 3 剂，水煎服。体温在 39℃以上者补液。

5. 肺脓疡：大青叶、凤眼草各 30～60g，每日 2 剂，每剂重煎，6 小时服药 1 次；或用大青叶、凤眼草各 1000g 的提取物，加注射用水 2000ml，每 ml 相当于生药 1g，肌注，每次 2～4ml，每日 2～4 次。

6. 钩端螺旋体病：大青叶（爵床科马蓝）成人每次 30～45g，小儿 5 岁以下每岁 3g，6～12 岁 18～24g，12 岁以上 27～30g，水煎服，每日 4～8 次。

7. 急性阑尾炎：每日用大青叶 90g，分 3 次煎服，或用大青叶 30g，配合元胡、木香、香附、赤芍各 9g 煎服，

8. 肛门尖锐湿疣：大青叶 30g，马齿苋、蒲公英、白花蛇舌草、败酱草各 20g，板蓝根 15g，生甘草 10g。加水 3000ml，煎至 1000ml，去渣，于患处先熏后洗，每次

10～15 分钟，每天 2～3 次，7 天为 1 疗程。

9. 子痫：大青叶、大黄、芒硝各 30g，冰片 3g，共为细末，加入适量蜂蜜调匀。外敷患处，纱布固定，每日换药 1 次，3 天为 1 疗程。

10. 小儿上呼吸道感染：大青叶 30g，加水 40ml 煎至 10ml，再加水 30ml 煎至 10ml，两次煎液混合。3 岁以上者每次 6ml，每日 3～6 次。

11. 热盛黄疸：大青叶 60g，茵陈、秦艽各 30g，天花粉 24g。水煎服。

12. 热盛时疟，单热不寒者：大青嫩叶捣汁，和生白酒冲饮。

13. 喉风，喉痹：大青叶捣汁灌之，取效止。

14. 咽喉唇肿，口舌糜烂，口干面热：大青叶、升麻、大黄（锉、炒）各 60g，生干地黄（切、焙）90g。上四味粗捣筛。每服 6g，以水一盏，煎至 2g，去渣，温服，即愈。

【不良反应及注意事项】脾胃虚寒者忌服。大青叶的长期大剂量毒性实验表明大青叶可使肝脏发生肝窦扩张瘀血、肝细胞普遍萎缩和肝细胞肿胀变性的形式变化。

◆**大青盐**

【来源】本品为氯化物类石盐族矿物石盐的结晶体。全年均可采，一般多在 6～8 月进行，自盐湖中取出，晒干。主产于内蒙古、青海、新疆、西藏、四川，其他省区亦有产出。

【别名】戎盐、胡盐、秃登盐、阴土盐、寒盐、冰石、羌盐、青盐、岩盐。

【性味归经】味咸，性寒，无毒。归心、肾、肝、肺、膀胱经。

【功能主治】泻热，凉血，明目，润燥。主治：尿血、吐血、齿舌出血、目赤肿痛、风眼烂弦、牙痛、大便秘结。

【用法用量】内服，煎汤，0.9～1.5g；或入丸、散。外用：适量，研末揩牙；或水化漱口中，洗目。

【炮制】取原药材，除去杂质，用时捣

碎。饮片性状：参见药材鉴别项。贮干燥容器内，置干燥处，防潮，防尘。

【化学成分】主要为氯化钠（NaCl）。此外还夹杂有氯化钾（KCl），氯化镁（$MgCl_2$），氯化钙（$CaCl_2$），硫酸镁（$MgSO_4$），硫酸钙（$CaSO_4$）和铁（Fe）等，其所含杂质多半是机械混入物。

【方剂选用】

1. 遇风赤眼肿痛：大青盐、硇砂、石胆各0.3g。上药用醋浆水一小盏，于瓷器中浸，日中浸之，候其药着于瓷器四畔，干刮取如粟大，夜卧时着两眦，不过三四次。

2. 风眼：大青盐化水点之。

3. 肾脏虚冷，肝膈浮热上冲，两目生翳，黑花久不愈：大青盐30g（明净者生研），苍术30g（米泔浸），木贼30g（小便浸）。上为细末，空心熟水调下3g，如大不见物者不过十服，小可二三服。

4. 风热牙痛：大青盐1斤，槐枝半斤。小四碗，煎汁二碗，煮盐至干，炒研，日用揩牙。

5. 肾虚齿痛：大青盐0.3g，地骨皮30g，细辛15g，生地黄（切，焙）30g。上四味粗捣筛。每服15g，水一盏，煎十余沸，去渣，日三。

6. 咽喉疼痛，水谷不下：大青盐、白矾、硇砂各等分。上为末，吹患处，有痰吐出立效。

7. 舌肿满口：大青盐放铁器上烧红为末，掺之立效。

8. 浸淫疮：大青盐0.6g，大黄4分。上三味捣散，以酒和敷疮上，日三。

9. 痔疮、漏疮：白矾120g，大青盐120g，为末，猪膀胱一个，盛之，阴干。每服15g，空心温水下。

10. 腰疼痛、下脓水：大青盐（一方作食盐）、干姜、杏仁（去尖）、酱瓣各等份。上为末，以锦裹，捣之六七遍，下脓水，腰下疼痛瘥止（一方无酱瓣）。

11. 小便不利：茯苓半斤，白术60g，大青盐弹丸大一枚。上三味，以水五升，

煮取三升，分温再服。

12. 遗尿：大青盐0.9g，甘草15g（炙微赤，锉），蒲黄30g，白矾0.9g（烧令汁尽），龙骨30g，鹿角胶60g（捣碎，炒令黄燥）。上药捣细罗为散。每于食前，煎枣汤调下6g。

13. 干霍：炒大青盐3g，并河水各半盏，调饮，效。

14. 小儿赤痢：大青盐捣汁，每服100ml。

15. 中砒毒，烦燥，心腹疼痛，头眩，欲吐不吐，面青黑，四肢冷：大青盐一握，研末，以井水调下一碗灌之。

16. 婴幼儿腹泻：麦麸500g，大青盐150g，将青盐粒及麦麸倒入热锅中，用铁铲不断翻炒直至变成老黄（火不宜太旺），摸着烫手为止，乘热装入布袋中，系口暴露患儿腹部，用大口罩一具盖脐（防止烫伤），然后将布袋敷在口罩上面（以脐为中心）在腰部打结好每隔1分钟用手探验口罩下面的温度，以能够耐受的温度为宜，待不太热时，重新炒热再敷，每日5~7次，每次约20分钟左右，用药后均使大便次数减少，性状渐稠直至成形。

17. 二便不通：以田螺3枚，捣烂加大青盐10g，成膏后摊开如薄饼状贴脐下4cm处。

18. 虫毒叮咬：取唾液适量，先涂患处，然后再取细大青盐少许撒在唾液上进行搓擦，痒甚可如法反复1~3次，唾液青盐均味咸，功可清热解毒，消肿散结。

19. 肩周炎：药包配方，苍术、羌活、川椒、骨碎补各30g，桂枝、川断、千年健、秦艽、乳香、川芎各40g，川乌、草乌各20g，透骨草50g，将药包用白色棉布缝制，先将大青盐1500g放入铁锅内炒热，再加入以上中药拌炒，将中药炒至微变为度，凉至皮肤能耐受时，装入药包内热熨患肩每日2~3次，每次30~60分钟，连续治疗10日为1疗程。

20. 慢性盆腔炎：中药内服，中药保留灌肠及大青盐热熨综合疗法治疗慢性盆

腔炎。

21. 外阴瘙痒症：中药熏洗用苦参椒液，含苦参、花椒、大青盐，早晚水熏洗患处，5 天为 1 疗程，西医治疗应用抗组织胺类药物。

22. 肾阴不足型牙痛：熟地黄 24g，山茱萸、山药各 12g，茯苓、泽泻、丹皮、黄柏各 9g，知母 15g，大青盐 3g，根据病症加减每日 1 剂，每剂煎服 2 次，3 天 1 疗程，确有疗效。

23. 慢性非特异性溃疡性结肠炎：配方由艾叶、荜澄茄、小茴香、吴茱萸、细辛、公丁香、川椒、干姜、防风、香附、大青盐组成。

【不良反应及注意事项】 水肿者禁服。

◆**大青根**

【来源】 本品为双子叶植物药马鞭草科植物路边青的根。全年采挖。分布安徽、江苏、浙江、福建、台湾、广东、广西、江西、湖南、贵州、云南等地。

【别名】 淡婆婆、山漆、地骨皮、假青根、臭根、野地骨、土地骨皮、路边青、大叶地骨皮、臭婆根、土骨皮、鸡屎菜、鬼灯火、牛耳青、绿豆青、臭大青、大百解、青草心、山尾花。

【性味归经】 味苦，性寒。归心、肝经。

【功能主治】 清热，解毒，凉血。主治：乙脑、流脑、感冒高热、腮腺炎、血热发斑、麻疹肺炎、黄疸型肝炎、热痢、风湿热痹、头痛、咽喉肿痛、风火牙痛、睾丸炎。

【用法用量】 内服：煎汤，10 ~ 15g；鲜品 30 ~ 60g。

【炮制】 洗净，切片晒干。

【化学成分】 大青根全株含异戊烯聚合物、半乳糖醇、鞣质、豆甾醇、叶含正三十醇、正 - 二十五烷、γ - 谷甾醇、山大青苷、3′ - 甲氧基蓟黄素等。

【药理作用】 ①抗病毒作用。②抗菌作用。③降压作用。④利尿、抗炎作用。

【方剂选用】

1. 乙脑、流脑、感冒发热、腮腺炎：大青根 60g。水煎服，每日 2 剂。

2. 热痢：大青根 9 ~ 15g。水煎服。

3. 偏头痛：大青根 30 ~ 60g。酌加水煎，饭前服。

4. 偏正头痛、高血压头痛：大青根、牡丹根各 30g，鸡蛋 2 个。水煎，吃蛋和汤。

5. 高热、头痛等症：大青根 15 ~ 30g，生石膏 45 ~ 60g。水煎服。

6. 风湿性关节痛：大青根 30 ~ 60g，猪脚 2 只。酌加酒、水各半炖服。

7. 肠风下血：大青根、苦参。水煎服。

8. 顽固性鼻衄：大青根、山茅、藕汁。同煎服。

9. 麻疹以后之烦乱、咳嗽痰多：大青根 30g，淡竹叶（有小块根者）15g，桑叶 6g，栀子 15g。煎汁代茶。

10. 黄疸：大青根 30 ~ 60g，猪肝 60g，百草霜（农村烧茅柴的锅底烟灰）9g。加水同煎服。

11. 胃火齿痛：大青根 30 ~ 60g。水煎去渣取汤，以汤同鸭蛋两个煮服。

12. 流行性乙型脑炎：大青根 3 ~ 30g（根据年龄而定），水煎服。每隔 4 小时服 1 次。

13. 预防流行性脑脊髓膜炎：大青根 3 斤，白茅根、马兰、金银花藤、芦根、贯众各半斤，加水 30 斤，煎成 25 斤，为 50 人量。每人每日服煎剂半斤，分 3 次服。

14. 上呼吸道感染：大青根叶、贯众各 1 斤，混合，加水 5000ml，煎成 2000ml。每次服 100ml，首次量加倍，每日 3 ~ 4 次。

15. 头痛：鲜路边青根 90 ~ 120g，油豆腐 60g，加水酒适量，放于有盖的碗中，隔水炖，喝酒吃豆腐。每日 1 剂，分 2 次服。

16. 酒糟鼻：大青根、金银花藤各 12g，辛夷 5g，水煎服，每日 1 剂。

17. 麻疹并发肺炎：大青根叶、地锦草（或金银花）、野菊花、海金沙各 15g，水煎服，每日 1 剂。

18. 高热、头痛等症: 大青根 15 ~ 30g, 生石膏 45 ~ 60g。水煎服。

19. 风湿性关节痛: 大青根 30 ~ 60g, 猪脚一只。酌加酒、水各半炖服。

20. 黄疸: 大青根 30、60g, 猪肝 60g, 百草霜(农村烧茅柴的锅底烟灰)9g。加水同煎服。

◆大力王

【来源】 本品为爵床科植物驳骨丹的茎叶或全株。夏、秋季采收。分布于台湾、广东、海南、广西、云南等地。

【别名】 驳骨丹、接骨草、四季花、小还魂、百节芒、小驳骨、小接骨草、驳骨消、驳骨草、骨碎草、长生木、尖尾峰、细骨风。

【性味归经】 味辛、苦,性平。归肝、肾、肺经。

【功能主治】 祛风湿,散瘀血,续筋骨。主治: 风湿痹痛、月经不调、产后腹痛、跌打肿痛、骨折。

【用法用量】 内服: 煎汤, 15 ~ 30g; 或研末; 或泡酒。外用: 适量, 鲜品捣敷; 或研末调敷, 或煎汤熏洗。

【炮制】 洗净,切段,晒干或鲜用。

【化学成分】 黄酮类、三萜类、木脂素类、挥发油类、环烯醚萜类、甾体类及苷类成分。叶含 β - 谷甾醇根含生物碱爵床脂素和挥发油。

【药理作用】 ①抗炎止痛作用。②保肝、抗氧化作用。③免疫抑制作用。

【毒理作用】 服煎剂或醇提物(1 ~ 28g/kg),可使大鼠体温升高;剂量加大(10 ~ 20g/kg)则使体温降低,剧烈泻下,终致死亡。

【方剂选用】

1. 骨折、无名肿毒: 大力王鲜草捣烂或干草研末,用酒、醋调敷患处。

2. 跌打扭伤、风湿性关节炎: 大力王 15 ~ 30g(鲜者 30 ~ 60g)。水煎服。

3. 促进骨折愈合: 加减大力王方明显促进骨折愈合。

◆大风消

【来源】 本品为黄杨科植物野扇花的根。全年均可采挖。分布于西南及陕西、甘肃、湖北、湖南、广西等地。

【别名】 清香桂、叶上花、万年青、黑杆草、铁铃胆、观音柴、断虫草、棉草木、铁角兰、花子藤、木远志。

【性味归经】 味辛、苦,性平。归肝、胃经。

【功能主治】 行气活血,祛风止痛。主治: 胃脘疼痛、风寒湿痹、跌打损伤。

【用法用量】 内服: 煎汤, 9 ~ 15g, 鲜品 30 ~ 60g; 或研末, 0.9 ~ 1.5g。

【炮制】 洗净,鲜用或晒干。

【化学成分】 甾体生物碱类成分。

【药理作用】 ①抗溃疡作用。②抗肿瘤作用。③胆碱脂酶抑制作用。④对胃肠道平滑肌有明显兴奋作用。⑤促进胃肠蠕动可能是甾体生物碱类活性成分。

【方剂选用】

1. 胃痛、跌打损伤: 大风消 9 ~ 15g, 水煎服; 或研末服, 每次 1.5g, 日服 3 次。

2. 旧伤发作: 鲜大风消、大活血各 30g, 茜草、徐长卿各 15g。水酒煎服。

3. 水肿: 大风消、黄花、远志各 30g。水煎服。

4. 慢性萎缩性胃炎: 黄芪 30g, 肉桂、吴茱萸、枳壳、片姜黄、川芎、红花、丹参、莪术、大风消各 10g, 每日 1 剂, 水煎早、晚分服, 连服 2 ~ 6 个月(1 ~ 3 个疗程)。除临时性对症处理外(制酸、止痛等), 不加服其他药物。本品对控制症状较好, 多数患者服药后各种症状减轻、消失。

◆大风子

【来源】 本品为大风子科大风子属植物大风子和海南大风子,以种子入药。10 ~ 12 月, 当树上部分果实的果皮裂开时, 即可全部采收, 摊放至果肉软化, 去皮, 将种子洗净, 晒干。

【别名】 大枫子、麻风子、驱虫大风子。

【性味归经】 味辛,性热,有毒。归

肝、脾、肾经。

【功能主治】祛风燥湿，攻毒杀虫。主治：麻风、杨梅疮、疥癣、痤疮。

【用法用量】外用：适量，捣敷；或煅存性研末调敷。内服：入丸、散，一次量0.3~1g。

【炮制】大风子：拣净杂质，筛去灰土，用时捣碎，或除去果皮，取净仁。大风子霜：取大风子净仁，碾如泥，或碾碎蒸透，用吸油纸多层包裹，压榨，去尽油，研末过筛。

【化学成分】大风子种子含D-果糖、D-葡萄糖、D-蔗糖、乙基-β-D-呋喃果糖苷、异叶大风子腈苷、表-异叶大风子腈苷、环戊烯基甘氨酸及环戊烯脂肪酸。

【药理作用】①种子中所含大风子油早已用于治疗麻风病，但因毒性大，疗效不显著，现较少用。②抗菌作用。

【毒理作用】肌注大风子油产生严重刺激及疼痛，容易发生坏死，大风子酸乙酯引起者要轻得多。口服大风子油可引起呕吐，继续应用则可逐渐耐受。大风子酸乙酯则较易耐受。家兔和狗皮下及静脉注射大风子酸钠或其乙酯，则可产生溶血性贫血、肾炎、蛋白尿、血尿。

【方剂选用】

1. 大风眉目遍身秽烂者：大风子肉30两，防风、川芎各300g，蝉壳、羌活、细辛、首乌、独活、苦参、当归、牛膝、全蝎、黄芪、薄荷各60g，白芷、狗脊、牛黄、血竭各15g。为末，米糊丸，桐子大，每服十五丸，茶下，空心服，日进3次。

2. 大风疮裂：大风子烧存性，和麻油、轻粉研涂，仍以壳煎汤洗之。又治杨梅恶疮。

3. 一切疮疥脓肿等症：大枫子肉、白矾（枯）各60g，轻粉30g，为末。将柏油180g和匀涂之。

4. 癣疥各疮：大枫子肉9g，土硫黄6g，枯矾3g，明雄黄6g。共为末，灯油调搽。

5. 手背皲裂：大风子捣泥涂之。

6. 荨麻疹：大风子30g，大蒜15g，捣烂，加水100ml，煮沸约5分钟，涂搽患部。多数外搽1次即见效。

7. 酒渣鼻：大风子肉、胡桃肉、水银、茶叶各等份。先将茶叶与水银研合，大风子肉与胡桃肉研碎，然后将4药混合研末，用麻油拌成糊状外用。

8. 手癣：大风子31g（捣），木鳖子31g（捣），地骨皮31g，皂角刺31g，将以上四味药放入容器中，用陈醋浸泡，以醋能淹没手背为度，48小时后，即可使用。使用过程中消耗的醋液可随时添加。使用时，将手洗净，擦干，放入药液中浸泡，每次30~60分钟，洗毕，直接用毛巾将手上的醋液擦干即可，每天浸洗1~2次，15天为1疗程。轻者1疗程可痊愈，重者2~3疗程可痊愈。

【不良反应及注意事项】用后亦有产生头晕、头痛、胸痛、周身不适、发热、疲弱、失眠、食欲不振、腹痛及全身发热感。还能刺激肾脏，产生蛋白尿及管型尿。《本草求原》：大风子，须用纹银煎三日夜，去其浮油，以杀其毒，否则燥痰而伤血。多服必致失明。《南方主要有毒植物》：大风子及其油脂有毒。中毒症状：恶心，呕吐，胸腹痛，严重的可出现溶血、肾炎、肝脂肪变性等。解救方法：洗胃，导泻，服活性炭。对症治疗：胸腹痛可用镇痛剂；如有溶血，可口服硫酸亚铁及注射复方卡古地铁，必要时输血。

◆大风子油

【来源】本品为大风子科植物大风子或海南大风子种仁的脂肪油。将种子洗净，干燥后，打碎，取出种仁，用冷压法压油。

【别名】大枫油、大楓油。

【性味归经】味辛，性热，有毒。归肺、脾经。

【功能主治】祛风燥湿，攻毒，杀虫。主治：麻风、疥癣。可治疗梅毒、风湿痛、牛皮癣及其他皮肤炎症。

【用法用量】外用：适量，涂擦。内服：入丸剂。

【炮制】凡取大风子油法，用子三斤，去壳及黄油者，研极烂，瓷器盛之，封口，入滚汤中，盖锅密封，勿令透气，文武火煎至黑色如膏，名大风子油。

【化学成分】主要含有脂肪酸成分大风子油酸，次大风子酸等。

【毒理作用】本品有毒，内服伤血损目，且易引起呕吐。

【方剂选用】

诸癞大风疾：苦参90g，大枫子油30g。将苦参为细末，入大枫子油及少酒糊为丸，如梧桐子大。每服五十丸，无时，用温酒送下。仍将苦参煎汤，热洗之为佳。

【不良反应及注意事项】本品有毒，内服伤血损目，且易引起呕吐、不可轻用。

◆大叶藜

【来源】本品为藜科藜属植物杂配藜的地上部分。6~8月割取带花、果全草，鲜用或切碎晒干备用。分布于东北、华北、西北、西南及江苏、浙江、山东等地。

【别名】血见愁、杂灰菜、八角灰菜、大叶灰菜、光藜、刺穗藜。

【性味】味甘，性平。

【功能主治】调经止血，解毒消肿。主治：月经不调、崩漏、吐血、衄血、咯血、尿血、血痢、便血、疮疡肿毒。

【用法用量】内服：煎服，3~9g，或熬膏。外用：适量，捣敷。

【化学成分】含槲皮素等。

【方剂选用】

1. 月经不调：①鲜大叶藜60g，水煎服。②大叶藜全草。熬膏，每次服3~6g，早、晚服。

2. 崩漏：大叶藜、蒲黄炭各9g，藕节炭15g，水煎服。

3. 吐血、衄血：大叶藜、白茅根各30g，水煎服。

4. 血淋：鲜大叶藜30g，蒲黄炭、小蓟、木通各9g，水煎服。

5. 疮痈肿毒、蛇虫咬伤：鲜大叶藜适量，捣烂外敷。

◆大叶紫珠

【来源】本品为双子叶植物药马鞭草科植物大叶紫珠的根或叶。根，全年可采；叶，夏、秋采收晒干或鲜用，分布于广东、广西、福建、贵州、云南等地。

【别名】白骨风、大风叶、蜘蛛、白背木、细朴木、止血草、赶风柴、岩贼子叶、白饭木、紫珠草。

【性味归经】味辛、苦，性平。归心、肺经。

【功能主治】散瘀止血，消肿止痛。主治：咯血、衄血、吐血、便血、创伤出血、跌打肿痛、风湿痹痛。

【用法用量】内服：煎汤，15~30g。外用：适量，捣敷；研末撒。

【炮制】洗净，切片晒干。

【化学成分】叶含谷甾醇、木犀草素、芹菜素、木犀草素-7-O-葡萄糖醛酸苷等。根、地上部位及叶中均含有两种四环双萜：大叶紫珠萜酮和大叶紫珠萜酮单乙酸酯。

【药理作用】①抗炎镇痛作用。②止血作用。

【方剂选用】

1. 便血、呕血、胃热炽盛者：常以熟大黄、三七片、黄连、白及、大叶紫珠、童便。

2. 消化道出血：大叶紫珠叶60~100g，水煎服，日1剂。

3. 风湿性关节炎、肌肉风湿：大叶紫珠根、钩藤根、香花崖豆藤、一条根、桑根、半枫荷、猪骨头各适量，水酒煎服。

4. 肺痈：大叶紫珠根适量，水煎常服。

5. 外科痈毒：大叶紫珠根、风箱树、黄牛茶根、岗梅根各适量，水煎服。

6. 急性传染性肝炎：大叶紫珠根30g，鸡骨草、田基黄各15g，水煎服。

7. 甲状腺肿大：大叶紫珠根60g，三桠苦15g，水煎服。

8. 皮肤风湿浮肿：大叶紫珠叶、生艾、香附、地胆草各适量，水煎，冲酒外洗。

9. 外伤出血：大叶紫珠叶、九节、一

点红各等量，烘干，研末，加压敷患处。

◆**大叶细辛**

【来源】本品为马兜铃科植物金耳环和长茎金耳环的全草。夏、秋季连根采挖。分布于江西、广东、广西等地。

【别名】金耳环、土细辛、大叶山茨菇、一块瓦、龙须草、马蹄细辛、小犁头。

【性味归经】味辛、苦，性温，小毒。归肺、肝、脾、胃经。

【功能主治】温经散寒，祛痰止咳，散瘀消肿，行气止痛。主治：风寒咳嗽、风寒感冒、慢性支气管炎、哮喘、慢性胃炎、风寒痹痛、龋齿痛、跌打损伤、毒蛇咬伤。

【用法用量】内服：煎汤，1.5～3g；或入丸、散。外用：适量，鲜草捣敷；干全草研末吹鼻；或撒；酒调搽。

【炮制】去泥土，阴干。

【化学成分】主要成分含挥发油，油中含丁香油酚甲醚、黄樟醚、β-蒎烯细辛醚、细辛酮等。

【药理作用】①止咳祛痰作用。②镇痛抗炎作用。

【方剂选用】

治龋齿痛：大叶细辛根研末，填塞龋齿内。

【不良反应及注意事项】孕妇忌服。多服会引起呕吐，又服药期间忌食糖及玉蜀黍，大量服用会导致肝脏出血，孕妇禁用。

◆**大叶龙胆草**

【来源】本品为双子叶植物药茜草科植物牛白藤的茎叶。全年可采。分布于广东、广西、云南。

【别名】毛鸡屎藤、脓见消、癍痧藤、牛白藤、土加藤甜茶、接骨丹、排骨连、凉茶藤、山甘草、脚白藤、半路哮、白束、大号山甘草、白藤草、土五加皮、涂藤头。

【性味归经】味甘、淡，性凉。归肺、肝、肾经。

【功能主治】清热解毒。主治：中暑、高热、肠炎、皮肤湿疹、带状疱疹、疮痈肿毒。

【用法用量】内服：煎汤，10～30g。

外用：适量，捣烂外敷。

【化学成分】谷甾醇、莨菪亭、羽扇豆醇、表白桦脂酸、熊果酸、齐墩果酸和咖啡酸等。挥发油类成分主要为不饱和脂肪醇桐、醛及酯类等。

【药理作用】抗炎镇痛作用：牛白藤水提取物、醇提取物均具有抗炎镇痛作用，同剂量之间比较以醇提取物活性较强；牛白藤石油醚乙酸乙酯萃取物能明显减轻二甲苯诱导的小鼠耳肿胀程度，抑制热刺激和醋酸引起的小鼠疼痛反应。

【方剂选用】

1. 防治中暑，感冒咳嗽：大叶龙胆草叶制凉茶。

3. 胃肠炎：大叶龙胆草全株15～30g。水煎服。

4. 腰腿痛：大叶龙胆草根、藤干品15～30g，水煎服。

5. 骨折：大叶龙胆草全草、土牛膝、刺麻嗓管皮、苎麻、铜锤草，共捣敷。

6. 皮肤湿疹、瘙痒、带状疱疹：大叶龙胆草鲜叶煎水外洗。

7. 急性痛风性关节炎：采用大叶龙胆草合四妙汤方，药选牛白藤30g，苍术、薏苡仁、川牛膝各15g，黄柏10g，土茯苓、王不留行各20g，制半夏12g，细辛、甘草各3g。每日1剂，分2次煎服。

8. 急性传染性肝炎：大叶龙胆草45g，鸡骨草15g，田基黄30g，板蓝根19g，葫芦茶15g，水煎，每日1剂。

◆**大叶半枝莲**

【来源】本品为唇形科植物韩信草的全草。春、夏季采收。分布于陕西、江苏、安徽、浙江、江西、福建、台湾、河南、湖南、广东、广西、四川、贵州、云南等地。

【别名】大力草、耳挖草、金茶匙、大韩信草、顺经草、调羹草、红叶犁头尖、印度黄芩、笑药草、虎咬癀、向天盏、半枝莲、合耳花、龙游香草、钩头线。

【性味归经】味辛、苦。归心、肝、肺经。

【功能主治】清热解毒，活血止痛，止血消肿。主治：痈肿疔毒，肺痈，肠痈，瘰疬，毒蛇咬伤，肺热咳喘，牙痛，喉痹，咽痛，筋骨疼痛，吐血，咯血，便血，跌打损伤，创伤出血，皮肤瘙痒。

【用法用量】内服：煎汤，10~15g；或捣汁，鲜品 30~60g；或浸酒。外用：适量，捣敷；或煎汤洗。

【炮制】洗净，鲜用或晒干。

【化学成分】根含黄酮类成分：高分黄芩苷，半枝莲种素，半枝莲素，汉黄芩素，山姜素，小豆蔻查耳酮等，地上部分含白杨素，芹菜素，木犀草素，高山黄芩素，此外还含 5 种查耳酮，还含酚性成分，氨基酸，有机酸。

【方剂选用】

1. 跌打损伤，吐血：鲜大叶半枝莲 60g。捣，绞汁，炖酒服。

2. 吐血、咯血：鲜大叶半枝莲 30g。捣，绞汁，调冰糖炖服。

3. 劳郁积伤，胸胁闷痛：大叶半枝莲 30g。水煎服。或全草半斤。酒一斤，浸三天。每次 30g，每日 2 次。

4. 痈疽，无名肿毒：鲜大叶半枝莲捣烂，敷患处。

5. 一切咽喉诸症：鲜大叶半枝莲 30~60g。捣，绞汁，调蜜服。

6. 牙痛：大叶半枝莲、入地金牛各 6g。水煎服。

7. 白浊、白带：大叶半枝莲 30g。水煎或加猪小肠同煎服。

8. 毒蛇咬伤：鲜大叶半枝莲 60g。捣烂绞衬冲冷开水服，渣敷患处。

【不良反应及注意事项】孕妇慎用。

◆ 大叶青木香

【来源】本品为马兜铃科植物川南马兜铃的块根。全年均可采。挖起块根，除去地上部分及泥土。分布于湖北、四川南部及贵州北部

【别名】宜宾防己、川防己、南瓜叶广木香、葛藤香。

【性味】苦，微寒。

【功能主治】行气止痛，排脓解毒。主治：气滞脘腹胀痛，风湿关节痛，骨关节结核，毒蛇咬伤。

【用法用量】内服：煎汤，3~6g；或研末。外用：适量，研末，以酒调敷。

【炮制】洗净，晒干，或用无烟小火烘干。

【化学成分】川南马兜铃根茎含木兰花碱和马兜铃酸 A。马兜铃总酸含量为 0.08%。

【药理作用】川南马兜铃毒性低，有较好的利尿、抗炎、镇痛作用与增强巨噬细胞吞噬功能，与广防己作用相似。

【毒理作用】马兜铃酸是一种含硝基酚类有机酸，可以导致严重的肾脏损伤，临床报道多见大剂量短期或者小剂量长期服用下导致肾脏急性或者慢性损伤，最终发展为肾衰竭。急性马兜铃酸肾病病人临床主要表现为少尿或非少尿型急性肾衰竭，可伴有肾性糖尿，常有肾外表现，如恶心、呕吐、贫血、血小板减少、肝功能损害及神经系统功能异常如听力障碍，震颤等。慢性马兜铃酸肾病有多年间断小量服用含马兜铃酸药物的历史，病变隐袭发展，主要是慢性肾小管间质肾病的表现。肾性糖尿病及轻度蛋白尿、血尿、低比重尿、贫血出血较早，呈轻中度，一半以上病人有轻至中度高血压，肾功能呈进行性损害。雌雄大鼠口服马兜铃酸的 LD_{50} 分别为 183.9mg/kg 和 203.4mg/kg；静脉注射分别为 74.0mg/kg 和 82.5mg/kg。雌、雄小鼠口服马兜铃酸的 LD_{50} 分别为 106.1mg/kg 和 55.9mg/kg；静脉注射分别为 70.1mg/kg 和 38.4mg/kg。

【方剂选用】

1. 骨结核片：大叶青木香 320g，青木香 160g，穿山甲（砂烫）8g，沉香 16g，黄芪 100g。除黄芪外，其余四味粉碎成细粉；黄芪加水煎煮 3 次，滤过，合并滤液，浓缩成相对密度 1:1 的清膏；加入细粉和淀粉糊适量，混匀，制粒，干燥，压制成 1000 片。本品为浅褐色片，色香，味涩、

微辛辣。功能行气止痛，解毒排脓。用于疤骨流痰（骨关节结核病，慢性骨髓炎）。口服，成人，每次6片；小儿2岁以下，每次1片；2~9岁，每次2片；10~14岁，每次4片；宜用白酒送服；3个月为1个疗程，一般可服1~3个疗程。注意服药时，若出现恶心呕吐，并无妨碍；服药期间忌食糖；重感冒者暂停服。

2. 骨、关节结核，慢性骨髓炎：大叶青木香90g，青藤香45g，黄芪7.5g，甲株（穿山甲珠）7.5g，共研末，制成水泛丸或片剂。每片0.5g，成人每晚1次，每服3g，白酒送下，儿童可酌减。外用黄明膏（醋6斤，透明牛皮胶10两，红丹，铅粉各60g。先将麸醋煮沸，渐加牛皮胶溶化，离火稍冷，加红丹和铅粉，搅拌，文火再熬至沸，置冷水浴中退火即成）。用时微热溶化后，拌匀，浸纱布块敷贴在脓窦或创口上，不要塞入创口内，外用干纱布包扎。

3. 毒蛇咬伤：外敷药：南木香（即大叶青木香），小叶青木香全草用冷开水捣烂敷伤口周围肿处。

◆大丁草

【来源】本品为菊科大丁草属植物大丁草，以全草入药。夏、秋季采收。分布于我国大部。

【别名】烧金草、豹子药、苦马菜、米汤菜、鸡毛蒿、白小米菜、踏地香、龙根草、翻白叶、小火草、臁草。

【性味】味苦，性寒。

【功能主治】清热利湿，解毒消肿。主治：肺热咳嗽、湿热泻痢、热淋、风湿关节痛、痈疖肿毒、臁疮、虫蛇咬伤、烧烫伤、外伤出血。

【用法用量】内服：煎汤，5~30g；或泡酒。外用：适量，捣敷。

【炮制】洗净，鲜用或晒干。

【化学成分】包括香豆素、苯乙酮、吡喃、萜类、黄酮、甾醇、有机酸等。

【药理作用】①抗菌作用。②保护肾脏作用。

【毒理作用】大丁草给小鼠腹腔注射200~500mg/kg，3天内无死亡，给家兔静注20mg/kg，每日2次，7天后血液、肝肾功能未见异常。

【方剂选用】

1. 风湿麻痹：大丁草30g。泡酒服。

2. 咳喘：大丁草6g。煎水服，红糖作引。

3. 疔疮：大丁草根适量，捣绒敷患处。并治动物咬伤。

4. 外伤出血：大丁草研末，撒伤处，有止血消炎的效果。

◆大接骨草

【来源】本品为爵床科植物黑叶爵床的茎叶或根。全年可采。分布于广东、广西、云南等地。

【别名】鸭仔花、逼迫树、大还魂、大驳节、救命王、大驳骨、鸭公青、十月青、大叶驳骨草、黑叶接骨草。

【性味】味辛、苦，性平。

【功能主治】活血止痛，化瘀接骨，祛风除湿，消肿解毒。主治：跌打伤肿、骨折、劳伤腰痛、风湿痹痛、胃气痛、肺痛、乳痈、无名肿毒、外伤红肿。

【用法用量】内服：煎汤，9~15g；或泡酒。外用：适量，捣敷；或研末撒。

【炮制】洗净鲜用或晒干。

【方剂选用】

1. 跌打：大接骨草、透骨消、泽兰、血见愁、金牛草。同煎服。

2. 乳痈：大接骨草、同黄糖、酒捣敷。

【不良反应及注意事项】孕妇内服慎用。

◆大皂荚

【来源】本品为豆科植物皂荚的果实和不育果实。前者称皂荚，后者称猪牙皂。栽培5~6年后即结果，秋季果实成熟变黑时采摘，晒干。分布于东北、华北、华东、华南以及四川、贵州等地。

【别名】鸡栖子、皂角、皂荚、长皂荚、悬刀、长皂角、大皂角、乌犀。

【性味归经】味辛、咸，性温，有毒。

归肺、大肠经。

【功能主治】祛痰止咳，开窍通闭，杀虫散结。主治：痰咳喘满、中风口噤、痰涎壅盛、神昏不语、癫痫、喉痹、二便不通、痈肿疥癣。

【用法用量】内服：1～3g，多入丸、散。外用：适量，研末搐鼻；或煎水洗，或研末掺或调敷；或熬膏涂；或烧烟熏。

【炮制】拣去杂质，洗净，晒干。用时捣碎。

【化学成分】荚果含三萜皂式：皂荚苷、皂荚苷元、皂荚皂苷。尚含醋酸、二十九烷、正二十七烷、豆甾醇、谷甾醇、鞣质等。

【药理作用】①祛痰作用。②抗菌作用。

【毒理作用】对鱼类的毒性很强，高等动物对它一般很少吸收，故主要为对局部黏膜的刺激作用，使局部组织液分泌增加等。但如服用剂量过大或胃肠黏膜有损伤或注射给药，均可产生全身毒性，血细胞溶解；特别是影响中枢神经系统，先痉挛，后麻痹，呼吸中枢麻痹即导致死亡。国内曾报告有服皂荚煎剂（200g 加老醋 1 杯）中毒死亡者。大量皂荚中所含之皂苷不仅刺激胃肠黏膜，10 分钟后即呕吐，以后有腹泻；而且腐蚀胃黏膜，发生吸收性中毒。

【方剂选用】

1. 头风头痛，暴发欲死：大皂荚 1 挺（去皮、弦、于）。切碎，蜜水拌微炒，研为极细末。每用一二厘吹入鼻内，取嚏；再用 0.3g，以当归、川芎各 3g，煎汤调下。

2. 便毒痈疽：皂角（一尺以上者）1 条，法醋煮烂，研成膏，敷之。

3. 风癣疥癞或皮肤麻木，死肌，风痹顽皮等证：大皂荚 20 条（去皮、子、弦）。切碎，水十五碗，熬成稠膏。每日用少许搽患处；再以十茶匙枸杞子汤调服。

4. 蛔虫性肠梗阻：取大皂角 3～9g，研极细末和蜂蜜混合，加开水适量，频频口服（呕吐也坚持服），于 1～2 小时服完。同时配合肌注冬眠灵、阿托品、爱茂尔、

针刺足三里、内关、天枢等。

5. 耵聍栓塞：取大皂荚 30g，掰成 1 寸长的小段，加水 4000ml，文火煎取 2000ml，过滤，加防腐剂。用于滴耳，每次 2～3 滴。

6. 慢性气管炎：皂荚粉与女贞子、千里光等配制成片剂，可用于治疗慢性气管炎。

【不良反应及注意事项】孕妇忌服。

◆大腹皮

【来源】本品为棕榈科植物槟榔的干燥果皮。冬季至次春采收未成熟的果实，煮后干燥，纵剖两瓣，剥取果皮，习称"大腹皮"；春末至秋初采收成熟果实，煮后干燥，剥取果皮，打松，晒干，习称"大腹毛"。主产广东、海南、云南、台湾等地，广西、福建亦产。

【别名】槟榔皮、槟榔壳、大腹毛、茯毛、槟榔衣、大腹绒。

【性味归经】味辛，性微温。归脾、胃、大肠、小肠经。

【功能主治】下气宽中，行水消肿。主治：湿阻气滞、脘腹胀闷、大便不爽、水肿胀满、脚气浮肿、小便不利。

【用法用量】内服：煎汤，5～10g；或入丸、散。外用：适量，煎水洗；或研末调敷。

【炮制】大腹皮：除去杂质，洗净，切段，干燥。大腹毛：除去杂质，洗净，干燥。

【化学成分】少量槟榔碱含儿茶素。挥发性成分主要包括为萘（54.93%）、二丁基羟基甲苯（7.21%）、3，4－二甲氧基甲苯（4.74%）等。

【药理作用】①促胃动力作用。②对胃电节律失常具有调节作用。

【方剂选用】

1. 脚气，肿满腹胀，大小便秘涩：大腹 30g（锉），槟榔 30g，木香 15g，木通 60g（锉），郁李仁 30g（汤浸去皮，微炒），桑根白皮 60g（锉），牵牛子 60g（微炒）。上药捣筛为散。每服 12g，以水一中

盏，入生姜半分，葱白二七寸，煎至六分，去渣。不计时候，温服，以利为度。

2. 男子妇人脾气停滞、风湿客搏、脾经受湿、气不流行、致头面虚浮、四肢肿满、心腹膨胀、上气喘急、腹胁如鼓、绕脐胀闷、有妨饮食、上攻下疰、来去不定、举动喘乏：五加皮、地骨皮、生姜皮、大腹皮、茯苓皮各等份。上为粗末。每服9g，水一盏半，煎至2.4g，去渣，稍热服之，不拘时候。切忌服食生冷、油腻、坚硬等物。

3. 漏疮恶秽：大腹皮煎汤洗之。

4. 癌性腹腔积液：益气利水汤（含大腹皮）内服，同时配合辛香走串、行气消胀中药外敷。

5. 各型腹水：大腹皮可治脘腹胀满而大便不爽，常配厚朴、陈皮、麦芽、茵陈等，效果如加减正气散，还可治疗肌肤中之水气浮肿者即轻症水肿，常和茯苓皮、生姜皮等合用，方如五皮散，采用活血利水汤（含大腹皮）治疗腹水。

【不良反应及注意事项】气虚体弱者慎用。

◆大飞扬草

【来源】本品为大戟科植物飞扬草的带根全草。夏、秋采集。分布于江西、福建、台湾、湖南、广西、广东、四川、云南等地。

【别名】飞扬草、神仙对座草、节节花、大号乳仔草、蚝刈草、猫仔癀、大乳草、木本奶草、金花草、蜻蜓草、白乳草、过路蜈蚣、蚂蚁草、天泡草、奶子草、九歪草、假奶子草、癣药草、毛飞扬、红骨大本乳子草、催乳草、大奶浆草。

【性味归经】味辛、酸，性凉，小毒。归肺、肝经。

【功能主治】清热解毒，利湿止痒。主治：细菌性痢疾、阿米巴痢疾、肠炎、肠道滴虫、消化不良、支气管炎、肾盂、肾炎；外用治湿疹、皮炎、皮肤瘙痒。

【用法用量】6~9g，鲜品30~60g；外用适量：煎水洗或捣敷。

【炮制】洗净、晒干。

【化学成分】全草含无羁萜，β-香树脂醇，三十一烷，β-谷甾醇，蒲公英赛醇，蒲公英赛酮，菠菜甾醇，豆甾醇，蒲桃醇，树皮素，鼠李素-3-鼠李糖苷。三十烷醇，三十一烷醇，没食子酸，槲皮苷，杨梅苷，3，4-二-O-没食子酸奎宁酯，2，4，6-三-O-没食子酸-D-葡萄糖及1，2，3，4，6-五-O-没食子酸-β-D-葡萄糖。

【药理作用】①消炎、退热、抗疟原虫作用。②止痛、镇静作用。③抗肿瘤作用。④止泻作用。

【毒理作用】大飞扬草的6个不同提取部位对大鼠有潜在的毒性，水提取物对小鼠睾丸及附属器官有害。

【方剂选用】

1. 赤白痢疾：大飞扬草15~24g。赤痢加白糖，白痢加红糖，用开水炖服。

2. 小便不通、尿血：鲜大飞扬草30~60g。酌加水煎服，日服2次。

3. 疔疮：大飞扬草鲜叶1握，加食盐、乌糖各少许，捣烂外敷。

4. 肺痈：鲜大飞扬全草1握，捣烂，绞汁50~100ml，开水冲服。

5. 乳痈：大飞扬全草60g和豆腐120g炖服；另取鲜草一握，加食盐少许，捣烂加热水外敷。

6. 小儿烂头疮，黄水浸淫，染生耳痛者：飞扬草一握，酌加水煎，洗涤。

7. 小儿疳积：大飞扬草30g，猪肝120g。炖服。

8. 带状疱疹：鲜大飞扬全草捣烂取汁，加雄黄末1.5g调匀，涂抹患处。

9. 脚癣：鲜大飞扬草90g，加75%酒精500ml，浸泡3~5天，取浸液外擦。

10. 水痘、疱疹、皮疹、湿疹：板蓝根15g，大飞扬草30g，地胆头30g，银花草30g，水煎。

11. 红臀：鲜大飞扬草和小飞扬草各50g，500ml水煎至100ml，先洗净患处，再用药液浸洗，日2次。

12. 慢性气管炎：用大飞扬草加水120g，桔梗 9g，加水煮沸 2 小时，滤汁再煎，将两次药液合并过滤浓缩到 60ml，每服 20ml，每日 3 次，10 天为 1 疗程，连服 2 个疗程。

【不良反应及注意事项】体弱者慎用。脾胃虚寒者忌用。反甘草。

◆大头陈

【来源】本品为玄参科植物球花毛麝香的带花全草。10 月开花时采收，切段晒干或鲜用。分布于广东、广西、云南。

【别名】千捶草、乌头风、土夏枯草、地松茶、石棘、假薄荷、黑头草、神曲草。

【性味】味辛、微苦，性平。

【功能主治】疏风解表，化湿除滞。主治：感冒头痛、发热、腹痛泄泻、消化不良。

【用法用量】内服：煎汤，15 ～ 30g，鲜品倍量。外用：鲜品适量，捣敷。

【化学成分】全草含挥发油，主要成分为 α 和 β - 蒎烯，柠檬烯，芳樟醇，对聚伞花素和小茴香酮、氨基酸糖类。

【药理作用】①抗菌作用。②抗腹泻、抗炎和镇静等作用。

【毒理作用】大头陈提取物 LD_{50} 为 81.47g/kg（95% 可置信限为 54.61 ～ 121.55g/kg）。大头陈对小鼠具有明显的毒性作用。根据实验现象（小鼠灌胃一段时间后表现出精神萎靡，步态不稳，静卧不动的抑制状态，而临近死亡的 2 ～ 3 分钟里小鼠又表现出震颤，强直，惊厥的兴奋状态），初步推测大头陈可能具有神经毒性和中枢抑制作用。大头陈小鼠灌胃给药 LD_{50} 为 81.47g/kg。

【方剂选用】

1. 感冒，咳嗽，发热头痛，消化不良，腹胀腹泻：大头陈 15 ～30g。水煎服。

2. 皮炎：大头陈鲜品，捣烂敷患处。

◆大浮萍

【来源】本品为天南星科植物大藻的全草。夏季采收。长江流域以南各地有栽培，福建、台湾、广东、海南、广西、云南有野生。

【别名】水浮莲、天浮萍、水浮萍、大浦藻、浮藻、浮萍、连花藻、水白菜、草包草、水鞭蓉、翻萍、大番萍、水荷莲、肥猪草、红萍苴。

【性味归经】味辛，性寒。归肺、脾、肝经。

【功能主治】疏风透疹，利尿除湿，凉血活血。主治：风热感冒、麻疹不透、荨麻疹、血热瘙痒、汗斑、湿疹、水肿、小便不利、风湿痹痛、臁疮、丹毒、无名肿毒、跌打肿痛。

【用法用量】内服：煎汤，9 ～15g。外用：适量，捣敷，或煎水熏洗。

【炮制】除去须根，洗净，鲜用或晒干。

【化学成分】含芹菜素糖苷和光牡荆素类型的二碳链黄酮苷，矢车菊素 - 3 - 葡萄糖苷，蛋白质，β - 胡萝卜素和多酚类化合物等。

【方剂选用】

1. 血热身痒：大浮萍 125g，银花藤 125g，地稔 120g，过塘蛇 125g，土荆芥 120g，樟木叶 90g（均鲜用）。煎水洗。

2. 跌打肿胀：鲜大浮萍，酌加冰糖捣烂，加热外敷。

3. 荨麻疹：大浮萍、胡麻、皂刺、白蒺藜、海桐皮各 9 ～ 15g。水煎服。

4. 湿疮：大浮萍 90g。焙干为末，炼蜜为丸服。

5. 水臌：大浮萍、糖各 120g，清水 3 碗，煎成一碗，分 2 次服，服后大量排尿，肿胀便消，忌食盐。

6. 汗瘢：鲜大浮萍 1 ～ 3 个，加水煎煮，涂患处，每日 2 次，可使皮肤恢复正常色泽。

【不良反应及注意事项】孕妇忌用，非实热、实邪者禁用，根有微毒，内服应去根。

◆大蛇药

【来源】本品为五加科植物幌伞枫的根、树皮或叶。秋、冬季挖取根部或剥取树皮；叶全年均可采，多鲜用。分布于广东、海南、广西、云南等地。

【别名】五加通、阿婆伞、火雷木、凉伞木。

【性味】味苦，性凉。

【功能主治】凉血解毒，消肿止痛。主治：感冒发热、中暑头痛、痈疖肿毒、瘰疬、风湿痹痛、跌打损伤、毒蛇咬伤。

【用法用量】内服：煎汤，15～30g。外用：适量，捣敷或煎汤洗。

【炮制】洗净，切片，鲜用或晒干。

【化学成分】根含齐墩果酸，胡萝卜苷，白千层酸等。

【药理作用】大蛇药提取物可用作血小板凝集抑制剂、组胺释放抑制剂、消炎剂、活性氧清除剂、抗氧剂和皮肤外用剂的活性成分。防治接触性皮炎、牛皮癣、皮肤粗糙、炎症、局部缺血、心肌梗死、动脉硬化、癌转移、哮喘、支气管哮喘、过敏性鼻炎和风疹，以及因活性氧引起的皮肤衰老（如皱纹和弹性降低）。20名24～25岁健康女性使用含该提取物的洗液2个月，显示良好的抗衰老作用，如改善了皮肤弹性，使皮肤光滑等。

◆大田基黄

【来源】本品为报春花科植物红根草的全草或根。4～8月采收。分布于华东、中南、西南各地。

【别名】红丝毛根、假辣蓼、泥鳅菜、星宿菜、红气根、红七草、金鸡脚、百煎草、娃霓草、黄鳅草、红头绳、血丝草、红灯心、红筋仔、麻雀利、珍珠菜、红筋草、地木回、拔血红、红香子、红梗草、田岸柴、定经草、水柯、红根仔、矮荷子、矮桃草、散血草、红杆草、红根排草、黄鳝草。

【性味】味苦、辛，性凉。

【功能主治】清热利湿，凉血活血，解毒消肿。主治：黄疸、泻痢、目赤、吐血、血淋、白带、崩漏、痛经、闭经、咽喉肿痛、痈肿疮毒、流火、瘰疬、跌打、蛇虫咬伤。

【用法用量】内服：煎汤，15～30g；或代茶饮。外用：适量，鲜品捣敷或煎水洗。

【炮制】鲜用或晒干。

【化学成分】全草含撷贝素、紫金牛醌、三十烷醇等。

【药理作用】①抗炎作用。②降压作用。

【方剂选用】

1. 跌打伤肿痛：大田基黄根15～21g，水酒煎服；另用鲜全草同葱白切碎捣烂，加酒酿糟再捣匀，敷伤处，每日换1次。

2. 妇人经闭：大田基黄根60～90g，红糖30g。酌加黄酒和水各半，煎成半碗，饭前服，每日2次。

3. 目赤肿痛：大田基黄根15～21g，水煎服。另用30g煎水熏洗。

4. 蛇咬伤：鲜大田基黄全草捣烂绞汁，酌加米酒服，渣涂伤口。

5. 细菌性痢疾：大田基黄30g，鱼腥草、凤尾草各21g，水煎服，每日2剂。

6. 跌打损伤疼痛：大田基黄鲜全草90～150g，捣烂外敷伤处。

7. 急性扁桃体炎：鲜大田基黄100g或干草50g，加500ml水煎煮，水煎液250ml，每天口服2次。治疗急性扁桃体炎，临床症状消失较快，无抗生素治疗的副作用。

◆大豆黄卷

【来源】本品为豆科植物大豆的种子发芽后晒干而成。秋季采收，脱壳后放阴凉干燥处，备用。全国各地广泛栽培。

【别名】大豆卷、大豆蘗、黄卷、卷蘗、黄卷皮、豆蘗、豆黄卷、菽蘗。

【性味归经】味甘，性平。归脾、肝、胃经。

【功能主治】清热透表，除湿利气。主治：湿温初起、暑湿发热、食滞脘痞、湿痹、筋挛、骨节烦疼、水肿胀满、小便不利。

【用法用量】内服：煎汤，6～15g；或捣汁；或入散剂。

【炮制】大豆黄卷：取黑大豆洗净，浸

泡至外皮微皱，捞出，置竹箩内，上盖湿蒲包，每日淋水 1～2 次，促使发芽；至芽长 1cm 时，取出摊在内，先置有风处吹至半干（防止脱壳），再行晒干即成。制大豆黄卷：取大豆黄卷置锅内，加入用淡竹叶、灯芯草煎成的药汁共煮，至药汁吸尽后，取出晒干（每大豆黄卷 100 斤，用淡竹叶600g，灯芯草 300g）。

【化学成分】含天门冬酰胺、胆碱、黄嘌呤及次黄嘌呤，另含钙、钾、硅等。此外，含有丰富的蛋白质、脂肪、碳水化合物，以及甘氨酸、亮氨酸、异亮氨酸等。

【药理作用】①抑菌作用。②抗病毒作用。

【方剂选用】

1. 水病，通身肿满，喘急，大小便涩：大豆黄卷（醋拌炒干），大黄（微煨去皮）各 30g。捣罗为散。每服 6g，临睡前，煎葱、橘皮汤调下，频饮以利大肠为度。

2. 头风，湿痹，筋挛膝痛，胃中积热，大便结涩：大豆黄卷（炒）一升，酥 15g。为末，食前温水服一匙，日 2 服。

3. 周痹，五脏留滞，胃中结聚，益气出毒，润皮毛，补肾气：大豆黄卷一斤。炒香熟，为末。每服 1.5g，温酒调下，空心，加至 3g，日 3 服。

4. 小儿撮口及发噤：以初生时豆芽，烂研，以乳汁调予儿吃，或生研绞取汁，少量服用。

5. 宫颈癌：大豆黄卷水焯后，加少许食盐，泼油，早晚 2 次食用。

【不良反应及注意事项】无湿热者忌用。

◆万寿菊

【来源】本品为菊科万寿菊属植物万寿菊，以花和根入药。秋冬采花。

【别名】蜂窝菊、金盏菊、臭菊花、臭芙蓉、芙蓉花、金菊、黄菊、红花、柏花、里苦艾、金花菊、金鸡菊。

【性味】味苦，性凉。

【功能主治】清热解毒，止咳。主治：风热感冒、咳嗽、百日咳、痢疾、腮腺炎、乳痈、疖肿、牙痛、口腔炎、目赤肿痛。

【用法用量】内服：煎汤，9～15g；或研末。外用：适量，研末醋调敷或鲜品捣敷。

【炮制】鲜用或晒干用。

【化学成分】本品含万寿菊素、槲皮万寿菊素、万寿菊苷、槲皮万寿菊苷等。

【药理作用】①抑菌作用。②抗肿瘤作用。

【方剂选用】

1. 百日咳：万寿菊 15 朵。煎水兑红糖服。

2. 气管炎：鲜万寿菊 30g，水朝阳 9g，紫菀 6g。水煎服。

3. 腮腺炎、乳腺炎：万寿菊、重楼、银花适量研末，酸醋调匀外敷患部。

4. 牙痛、目痛：万寿菊 15g。水煎服。

◆万寿果（番木瓜）

【来源】本品为番木瓜科植物番木瓜的果实。夏、秋季采收成熟果实。福建、台湾、广东、海南、广西、云南等地有栽培。为南方水果之一。

【别名】石瓜、蓬生果、乳瓜、番瓜、木瓜、木瓜、木冬瓜、万寿匏、奶匏。

【性味】味甘，性平。

【功能主治】消食下乳，除湿通络，解毒驱虫。主治：消化不良，胃、十二指肠溃疡疼痛，乳汁稀少，风湿痹痛，肢体麻木，湿疹，烂疮，肠道寄生虫病。

【用法用量】内服：煎汤，9～15g，或鲜品适量生食。外用：取汁涂或研末撒。

【炮制】鲜用或切片晒干。

【化学成分】番木瓜碱、木瓜蛋白酶、凝乳酶、异硫氰酸苄酯、番木瓜苷、糖类、果胶、酒石酸、苹果酸、多种维生素。旱金莲苷，加氨处理。

【药理作用】①抗肿瘤作用。②抗菌和抗寄生虫作用。③抗凝作用。④降压作用。⑤堕胎作用。⑥对心脏有抑制作用。

【毒理作用】番木瓜碱对中枢神经有麻痹作用，对小鼠及兔于中毒末期引起呼吸麻痹与心脏障碍。

【方剂选用】

1. 远年烂脚：万寿果60g，土薏30g，猪脚1条。共煲服。

2. 椎间盘突出：万寿果注射剂注射到髓核溶解蛋白质。

◆万年青

【来源】本品为百合科植物万年青的根及根茎。全年均可采，挖取根及根茎，洗净，去须根，鲜用或切片晒干。分布于山东、江苏、浙江、江西、湖北、湖南、广西、四川、贵州等地，各地常有盆栽。

【别名】千年润、万年青根、冬不凋草、开口剑、斩蛇剑、白河车、牛尾七、冲天七、竹根七、铁扁担、青龙胆、九节莲、野郁蕉、状元红、白重楼、铁棕榈、万年肥、包谷七、诸总管、搜山虎。

【性味归经】味苦、微甘，性寒，有小毒。归肺、心经。

【功能主治】清热解毒，强心利尿，凉血止血。主治：咽喉肿痛、白喉、疮疡肿毒、蛇虫咬伤、心力衰竭、水肿鼓胀、咯血、吐血、崩漏。

【用法用量】内服：煎汤，3～9g，鲜品可用至30g，或浸酒；或捣汁。外用：适量，鲜品捣敷，或捣汁涂；或塞鼻；或煎水熏洗。

【炮制】《履巉岩本草》：晒干，为末。《纲目拾遗》：切碎，打烂，绞汁。《德生堂经验方》：磨涂。现行，取原药材，除去杂质，洗净，润透，切厚片，干燥。

【化学成分】万年青根茎含强心苷类、类脂、谷甾醇、脂肪酸等。

【药理作用】①可以增强心肌收缩力。②对血压的影响：麻醉猫静注万年青提取液（含生药0.5%）13.5ml可使血压轻度升高，19ml出现心率不规则时有血压下降，29ml引起心跳停止则血压骤降。③催吐作用。⑤抗菌作用。

【毒理作用】静脉注射最小致死量，猫每公斤体重0.091mg，家兔每公斤为0.29mg，以1/3的最小致死量注射于猫的皮下，6小时发生剧烈呕吐，并有较大蓄积作用。

【方剂选用】

1. 白喉：①万年青醋露：万年青根状茎40g，切碎，加醋100ml，浸泡48小时，去渣取汁，用于白喉心肌炎，第1天按每公斤体重70mg计算，次日服首日量的2/3，第3天起则服用首日量的1/2，共服5天。②万年青根状茎9g，捣汁内服。用于治疗白喉引起的喉梗阻，取汁频频吞服。凡重症患者同时配用抗毒素、抗菌素和激素。

2. 心力衰竭：万年青成人量每日鲜草18～36g，水煎2次使成90ml，分3次服，1疗程7～10天，控制心力衰竭达饱和量；小儿每公斤体重1.5～3g为饱和量，按每日6小时服1次。每日维持量约为饱和量1/15；如心衰未控制，则用4～7日维持量后，继续用第2疗程的饱和量，以此类推。对肺源性心脏病合并全心衰竭者效果较好。

【不良反应及注意事项】孕妇禁用。本品服用过量会出现恶心呕吐、头痛、腹痛、腹泻、四肢麻木、肢端发冷，严重时出现心律失常、心脏传导阻滞、谵妄、昏迷，甚至死亡毒副作用。

◆万里香

【来源】本品为杜鹃花科植物滇白珠的全株或根。全年均可采。分布于陕西及长江流域以南各地。

【别名】透骨草、满山香、煤炭子、炭果、透骨香、九里香、芳香草、满天香、透骨消、小透骨草、九木香、鸡骨香。

【性味归经】味辛，性温。归肺、肝、肾经。

【功能主治】祛风除湿，散寒止痛，活血通络，化痰止咳。主治：风湿痹痛、胃寒疼痛、跌打损伤、咳嗽多痰。

【用法用量】内服：煎汤，9～15g，鲜品30g；或浸酒。外用：茎、叶适量，煎洗；或鲜叶捣敷。

【炮制】根切片，全株切碎，晒干。

【化学成分】含挥发油、槲斗皮素－3－O－β－D 葡萄糖醛酸苷、龙胆酸甲酯白珠树苷滇白珠秦 A，滇白珠素。

【药理作用】①镇痛作用。②抗炎作用。③抗菌及抗病毒作用。④祛痰作用。⑤抗氧化作用。

【毒理作用】滇白珠浸膏无明显急毒反应，小鼠口服滇白珠 LD_{50} 为（756.27 ± 27.54）g 生药/kg、大鼠口服 40 天。用推荐临床用药量 93 倍，连续给药时间为临床用药期 4 倍。未见动物生理状态异常，各项血液学、血液生化及组织病理学亦未见异常改变。对血象、肝功能个别指标有所变化均属正常范围，未见明显毒性反应。

【方剂选用】

1. 风湿关节疼痛：万里香 30g。煎水服。

2. 慢性气管炎：用万里香珠糖浆、胶囊、浸膏片、滴丸等不同剂型，治疗慢性气管炎疗效确切。

◆ 小檗

【来源】本品为小檗科植物华西小檗等多种同属植物的根和茎、枝。春、秋季采挖，洗净晒干。分布于甘肃、湖北、四川和云南。

【别名】子檗、山石榴、三棵针、大山黄刺。

【性味归经】味苦，性寒。归肺、肝、脾经。

【功能主治】清热燥湿，泻火解毒。主治：湿热泄泻、痢疾、口舌生疮、咽痛喉痹、目赤肿痛、痈肿疮疖。

【用法用量】内服：煎汤，3～9g；或研末。外用：适量，煎水滴眼；或洗患处。

【炮制】晒干，生用。

【化学成分】日本小檗根茎的木质部含小檗碱、氧化爵床碱、药根碱、木兰花碱、小檗胺碱、氧化小檗碱、掌叶防己碱、非洲防己碱。根皮和茎也含小檗碱。

【药理作用】①引起子宫肌收缩，加快心率，增加心肌收缩，降低血压。②降低胆囊张力，减少收缩次数，减轻疼痛及炎症现象，改善胆汁流量。③扩张血管，降低血压，注药侧下肢的血管扩张，全身血压也有显著下降。④此碱具有利胆作用，强度较小檗碱为弱，但较持久。40μg/ml 能抑制小鼠腹水癌细胞的氧摄取。⑤氧化爵床碱对肾上腺素引起的血压上升及肾血管收缩有阻断作用。

【方剂选用】

1. 湿热痹痛：鲜小檗根 15～30g，猪皮肉适量，水炖服。

2. 瘰疬：鲜小檗根 15～30g，水煎或调酒服。

3. 燥热唇舌破烂：小檗干树皮切薄片，浸清水中，每次取一片含口中。

4. 疮疖肿痛：小檗，水煎服，并作局部湿敷。

5. 乳痈：鲜小檗根 15～30g，猪瘦肉适量，水酒煎服。

6. 慢性气管炎：细叶小檗全草煎制成膏后压片，每片重 0.23g，相当于生药10g。每次 5 片，日服 2 次，10 天为 1 疗程，连续服 3 个疗程。每疗程间隔 5～7 天。

7. 痢疾、肠炎：用细叶小檗根提取的小檗碱（粗制品）制成胶囊，每粒含 0.2g。每次 1 粒，日服 3 次，首次倍量，小儿减半。

◆ 小草

【来源】本品为远志科植物细叶远志和西伯利亚远志的全草。春、夏季采收全草，鲜用或晒干。细叶远志分布于东北、华北、山东、江苏、安徽和江西等地。西伯利亚远志分布于我国大部分地区。

【别名】细草、青小草。

【性味归经】味辛、苦，性平。归心、肾经。

【功能主治】祛痰，安神，消痈。主治：咳嗽痰多、虚烦、惊恐、梦遗失精、胸痹心痛、痈肿疮疡。

【用法用量】内服：煎汤 3～10g；或入丸、散。外用：适量，捣敷。

【炮制】拣净杂质，喷水闷润，切段，晒干。

【方剂选用】

胸痹心痛，逆气，膈中不下：小草、

桂心、蜀椒（去汗）、干姜、细辛各 0.9g，附子（炮）0.6g。六物合捣下筛，蜜丸，先食米汁，每日三次，每次三丸，不知稍增，以知为度。禁猪肉、冷水、生葱菜。

◆小麦

【来源】本品为禾本科植物小麦的种子或其面粉。成熟时采收。全国各地均有栽培。

【性味归经】味甘，性凉。归心、脾、肾经。

【功能主治】养心，益肾，除热，止渴。主治：脏躁、烦热、消渴、泄利、痈肿、外伤出血、烫伤。

【用法用量】内服：小麦煎汤，50～100g；或煮粥；或小麦面炒黄温水调服。外用：适量小麦炒黑研末调敷；或小麦面干撒或炒黄调敷。

【炮制】脱粒晒干，或机成面粉。

【化学成分】种子含淀粉53%～70%，蛋白质约11%，糖类2%～7%，糊精2%～10%，脂肪约1.6%，粗纤维约2%。脂肪主要为油酸、亚油酸、棕榈酸、硬脂酸的甘油酯。尚含少量谷甾醇、卵磷脂、尿囊素、精氨酸、淀粉酶、麦芽糖酶、蛋白酶及微量维生素 B 等。麦胚含植物凝集素。

【药理作用】①镇痛作用。②抗病毒作用。③治疗各种疱疹。

【不良反应及注意事项】小麦畏汉椒、萝菔。

◆小蓟

【来源】本品为菊科植物刺儿菜的全草或根。夏、秋二季花开时采割，除去杂质，晒干。

【别名】猫蓟、青刺蓟、千针草、刺蓟菜、刺儿菜、青青菜、姜姜菜、枪刀菜、野红花、刺角菜、木刺艾、刺杆菜、刺刺芽、刺杀草、荠荠毛、小恶鸡婆、刺萝卜、小蓟姆、刺儿草、牛戳刺、刺尖头草、小刺盖。

【性味与归经】味甘、苦，性凉。归心、肝经。

【功能与主治】凉血止血，散瘀解毒消痈。主治：衄血、吐血、尿血、血淋、便血、崩漏、外伤出血、痈肿疮毒。

【用法用量】内服：煎汤，5～10g；鲜品可用 30～60g，或捣汁。外用：适量，捣敷。

【炮制】除去杂质，洗净，稍润，切段，干燥。

【化学成分】带花全草含芸香苷，原儿茶酸、绿原酸、咖啡酸、氯化钾。刺槐苷、刺槐素、酪胺、蒲公英甾醇、φ-蒲公英甾醇乙酸酯、三十烷醇、β-谷甾醇、豆甾醇。

【药理作用】①止血作用。②抗菌作用。③双向调节血压作用。④镇静作用。⑤抗氧化作用。

【毒理作用】大鼠每天给煎剂 80g/kg 灌胃，连续 2 周，并无明显毒性，肝、肾组织检查无特殊病理变化。

【配伍效用】

小蓟配伍白茅根：小蓟清热凉血；白茅根清热凉血利尿。二者伍用，共奏清热凉血利尿之功效，用于治疗湿热所致之血淋。

小蓟配伍大蓟：二药均有凉血止血消痈之功效，相伍为用，其功效更著，用于治疗血热出血及热毒疮疡诸症。

小蓟配伍生地黄、蒲黄：小蓟清热凉血止血；生地黄养阴清热凉血；蒲黄凉血止血、活血消瘀。三药伍用，有清热凉血止血之功效，用于治疗血淋、月经过多，证属热邪所致者。

【方剂选用】

1. 预防菌痢：小蓟全草，洗净晒干，制成每 100ml 相当于生药 50g 的汤剂，成人每次 50ml，小儿酌减，隔日 1 剂，共服 3 次。

2. 疮疡：鲜小蓟叶，先后经 0.1% 高锰酸钾溶液及 0.5% 食盐水冲洗数次后，压榨取汁，静置 1 小时，倒去上层清液，取深绿色沉淀液体 20ml，如白凡士林 80g 调成药膏。

3. 麻风性鼻衄：小蓟全草洗净捣碎，用纱布滤出液体，放锅内煎熬蒸发其水分，冷却后加入适量防腐剂，装瓶备用。用时以棉球蘸药液塞在鼻中隔的糜烂面或溃疡面的出血点上，每天更换 3~4 次。

4. 心热吐血、口干：生藕汁、生牛蒡汁、生地黄汁、小蓟根汁各 40ml，白蜜 1 匙。上药相和，搅令匀，不计时候，细细呷之。

5. 舌上出血，兼治大衄：小蓟 1 握，研，绞取汁，以酒半盏调服。如无生汁，只捣干者为末，冷水调下 9g。

6. 崩中下血：小蓟茎、叶（洗，切）研汁 125ml，入生地黄汁 125ml，白术 15g，煎减半，温服。

7. 妊娠堕胎后出血不止：小蓟根叶（锉碎）、益母草（去根，切碎）各 150g。以水 3 大碗，煮 2 味烂熟去渣至一大碗，将药于铜器中煎至 125ml，分作 2 服，日内服尽。

8. 妇人阴痒：小蓟煎汤，日洗 3 次。

【不良反应及注意事项】大剂量服用小蓟可出现身热、头昏、怠倦、呕吐、腹痛，或失眠、尿频、荨麻疹等，一般在 1~2 周内消失，严重者停药后自愈。脾胃虚寒而无瘀滞者忌服。

◆ 小叶莲

【来源】本品为小檗科植物鬼臼的干燥成熟果实。秋季果实成熟时采摘，除去杂质，干燥。主产于西藏、四川、陕西、甘肃、青海等地。

【别名】鸡素苔、铜筷子、桃耳七。

【性味】味甘，性平；有小毒。

【功能与主治】调经活血。主治：血瘀经闭、难产、死胎、胎盘不下。

【用法用量】3~9g，多入丸、散剂。

【炮制】酒炒：小叶莲能增强活血调经，并能降低酸涩感，尤宜于妇女血瘀诸症的治疗。生用：秋季果实成熟时采收果实，除去果柄等杂质，切片，晒干；根则7~8 月份采收，切片，晒干即可。酒炙（藏族）：取小叶莲果实片 500g，置锅中炒热，加藏白酒 100g，炒干至微黄，起锅晾干备用。

【化学成分】鬼臼毒素、去甲基鬼臼毒素、锡金鬼臼毒素、去甲去氧鬼臼毒素、去氧鬼臼毒素、山荷叶素。槲皮素、飞燕草素等。

【药理作用】①抗肿瘤作用。②止泻作用。③抑菌作用。

【毒理作用】小鼠腹腔注射鬼臼毒素的 LD_{50} 为 30~35mg/kg，但鬼臼毒素、α-和 β-盾叶鬼臼素和 $4'$-去甲基鬼臼毒素的葡萄糖甙，其 LD_{50} 均在 200mg/kg 以上。上述 4 种成分加上鬼臼毒素及它们的葡萄糖甙注入大鼠和豚鼠腹腔，检查其对骨髓、淋巴系统、白细胞、小肠上皮和精子生成作用，发现它们的葡萄糖甙阻止这些器官有丝分裂的毒性作用较贰元小。但大剂量亦可产生腹泻、呕吐和唾液分泌过多。大鼠、豚鼠和犬耐受较好。猫注射氯丙嗪后对上述反应有一些保护作用。

【方剂选用】

慢性支气管炎：小叶莲根粉用量为 1.5~3g，治疗慢性支气管炎疗效确切。

【不良反应及注意事项】表现为恶心、呕吐，呼吸困难，神志不清，严重腹泻，肠黏膜充血，水肿等酒化系统毒性。忌生冷和酸味食物。

◆ 小叶青

【来源】本品为兰科植物大斑叶兰、小斑叶兰、大花斑兰或绒叶斑兰的全草。夏、秋季采收，洗净。大斑叶兰分布于长江以南各地及西藏；小斑叶兰广布于全国各地；大花斑兰分布于陕西、湖北、湖南、广东、四川、云南等地；绒叶斑兰分布浙江、台湾、湖北、湖南、广东等地。

【别名】银线盆、九层盖、野洋参、小将军、麻叶青、蕲蛇药、金边莲、银耳环、尖叶山蝴蝶、竹叶小青、肺角草、滴水珠、斑叶兰。

【性味】味甘、辛，性平。

【功能主治】润肺止咳、补肾益气、行气活血、消肿解毒。主治：肺痨咳嗽、气管炎、头晕乏力、神经衰弱、阳痿、跌打损伤、骨节疼痛、咽喉肿痛、乳痈、疮疖、瘰疬毒蛇咬伤。

【用法用量】 内服：煎汤，9～15g；或捣汁，或浸酒。外用适量，捣敷。

【炮制】 鲜用或晒干。

【化学成分】 斑叶兰总黄酮。

【药理作用】 小鼠耳郭抗炎作用。

【方剂选用】

1. 肺病咳嗽：小叶青15g，炖肉吃。

2. 气管炎：鲜斑叶兰3～6g，水煎服。

3. 骨节疼痛，不红不肿者：小叶青捣烂，用酒炒热，外包痛处（小儿用淘米水代酒），每日一换。

4. 毒蛇咬伤、痈肿疔疮：鲜小叶青捣烂外敷。

【不良反应及注意事项】 忌酸、冷食物。

◆**小叶枇杷**

【来源】 本品为杜鹃花科植物烈香杜鹃的叶及嫩枝。6～8月采其叶及嫩枝，将枝除去粗皮切段，切段的枝和叶分别用纸遮盖晒干。分布于甘肃、青海、四川北部、西藏。

【别名】 白香柴、黄花杜鹃。

【性味】 味辛、苦，性微温。

【功能主治】 祛痰，止咳，平喘。主治：咳嗽、气喘、痰多。

【用法用量】 内服：煎汤，15～30g；或研末，每次1～5g。

【炮制】 去粗皮切段，晒干。

【化学成分】 叶含酚类物质，有机酸、黄酮、三萜、苷类、鞣质，还原糖和挥发油（2.1%～2.5%）等。

【药理作用】 ①祛痰、平喘及镇咳作用。②抗菌作用。

【毒理作用】 家兔口服小叶枇杷146g/kg，对血压、呼吸及心搏无明显影响。1小时后再给同剂量则使血压明显下降，心搏变弱，呼吸变浅。家兔及犬腹腔注射槲皮素－棉花皮素混合物，如剂量超过80mg/kg，可使血压下降，呼吸及心搏均减弱。犬灌服槲皮素－棉花皮素混合物0.48g/kg，连续10～20天，未见毒性反应；灌服小叶枇杷2.8g/kg，连续30天，除有明显肠道反应外，血象、肝、肾功能无明显变化；灌服挥发油0.06g/kg，连续30天，结果与小叶枇杷相似，但无明显胃肠道反应。槲皮素－棉花皮素混合物、槲皮素、小叶枇杷、总挥发油给小鼠口服半数致死量分别为15.81±1.173、4.386±0.5595、18.7±0.826、2.5±0.198g/kg；槲皮素－棉花皮素混合物腹脏注射时为0.4089±0.0217g/kg。毒性：对小鼠灌服致死量50为12.49±0.97g/kg，腹腔注射的致死量50为0.4±0.04g/kg。

【方剂选用】

1. 老年慢性气管炎：小叶枇杷12g，蒲公英9g，黄芪9g，红花15g。水煎服，每日3次，饭后半小时温服。

2. 冠心病：取小叶枇杷的嫩枝鲜叶，经蒸馏提取挥发性植物油，制成丸剂，每丸含黄花杜鹃油0.1ml。每次2丸，每日3次，30天为1疗程。

◆**小飞蓬**

【来源】 本品为菊科植物小蓬草的全草。春、夏季采收。分布于东北地区及内蒙古、山西、陕西、山东、浙江、江西、福建、台湾、河南、湖北、广西、四川、及云南等地。

【别名】 祁州一枝蒿、蜿舌草、竹叶艾、鱼胆草、苦蒿、破布艾、臭艾、小山艾。

【性味】 味微苦、辛，性凉。

【功能主治】 清热利湿，散瘀消肿。主治：痢疾、肠炎、肝炎、胆囊炎、跌打损伤、风湿骨痛、疮疖肿痛、外伤出血、牛皮癣。

【用法用量】 内服：煎汤，15～30g。外用：适量，鲜品捣敷。

【炮制】 鲜用或切段晒干。

【化学成分】 主要含有吡喃酮类、三萜类、黄酮类、鞘脂类、咖啡酰类、生物碱类、甾醇类、挥发油等化学成分。

【药理作用】①抗炎、抗菌作用。②降压作用。

【方剂选用】

1. 化脓性感染：用小飞蓬5份、白及1份。小飞蓬鲜品与白及捣烂外敷；干品研末调贴敷。每天换药1次。

2. 细菌性痢疾，肠炎：小飞蓬颗粒，每服1包（9g），每日3次。

3. 牛皮癣：小飞蓬鲜叶适量，揉软擦患处，每天1～2次。对脓疱型宜先煎水洗患处，待好转后改用鲜叶擦（或洗擦结合）。对厚痂型亦宜先煎水洗，待痂皮软化剥去后才用鲜叶擦。如见血露点，仍可继续擦。牛皮癣消失后仍坚持擦一段时间，以巩固疗效。

◆ 小飞扬草

【来源】本品为大戟科植物千根草的干燥全草。夏、秋季采集。主产于广东、海南、广西、云南、贵州等地。

【别名】飞扬草、痢子草、乳汁草、痢疾草、细叶飞扬草、小乳汁草、节节花、千根草。

【性味归经】味酸、涩，性凉。归脾、胃经。

【功能主治】清热利湿，解毒止痒。主治：湿热痢疾、湿疹、皮肤瘙痒、乳痈、痔疮、飞扬疮、天疱疮。

【用法用量】内服：煎汤，15～30g（鲜者30～60g）；或捣汁煎。外用：捣敷或煎水洗。

【炮制】取原药材，除去杂质，切段，筛去灰屑。

【化学成分】千根草全草的醋酸乙酯部位分离得到：木犀草素、芹菜素、槲皮素、山奈酚、没食子酸乙酯、对香豆酸、原儿茶酸、没食子酸、咖啡酸、3，4-开环-8βH-羊齿-4（23），9（11）-二烯-3-羧酸、3，4-开环-齐墩果-4（23），18（19）-二烯-3-羧酸、二十三烷醇、β-谷甾醇。

【药理作用】①抗氧化作用。②抗病毒作用。③降血糖作用。④镇痛作用。

【毒理作用】2.94g/ml飞扬草水提取物0.04ml/g给药，昆明种小鼠每24小时灌胃1次，观察14天，小鼠无死亡，无明显中毒反应，测得其最大受试药物量为117.6g生药/kg。

【方剂选用】

1. 疟疾：生小飞扬草120g，水煎，冲红砂糖适量，在发作前2小时服。

2. 痢疾：小飞扬草30g，老茶叶15g。煎水，冲蜜糖服。

3. 菌痢、肠炎：小飞扬草3～15g。水煎服。

4. 小儿急惊风：小飞扬草60g，洗净捣烂，合米泔水搅匀，去渣煎沸，冲蜜糖服。

5. 皮肤瘙痒、皮炎、湿疹、痔疮出血：小飞扬草鲜品适量煎水洗患处。

6. 乳痈：小飞扬草和白糖捣烂敷患处，有消炎退肿之效。

7. 缠腰火丹：小飞扬草1撮，蒜草1握。捣烂，调冷开水涂患处。

8. 小儿红臀：鲜大飞扬草和小飞扬草各50g，500ml水煎至100ml，先洗净患处；再用药液浸洗，日2次。

9. 细菌性痢疾、急性肠炎：取鲜小飞扬草60g，二碗水煎成大半碗，一次内服。

◆ 小血藤

【来源】本品为五味子科植物铁箍散的茎藤或根。10～11月采收。分布于陕西、甘肃、湖北、湖南、四川、云南、贵州等地。

【别名】钻骨风、八仙草、钻石风、五香血藤、滑藤、爬岩香、满山香、香血藤、天青地红、血糊藤、钻岩尖、香巴戟、土巴戟、川巴戟、秤蛇根、老蛇斑、野五味子。

【性味】味辛，性温。

【功能主治】祛风活血，解毒消肿，止血。主治：风湿麻木、筋骨疼痛、跌打损伤、月经不调、胃痛、腹胀、痈肿疮毒、劳伤吐血。

【用法用量】内服：煎汤，10～15g；

或浸酒。外用：适量，捣敷或煎水洗。

【炮制】晒干或鲜用。

【化学成分】根和茎中含表恩施辛，恩施辛，异五味子酸，脱氧五味子素，β-谷甾醇，硬脂酸。

【药理作用】从铁箍散的茎和根中分得的表恩施辛在体外于 $10\mu g/ml$ 浓度时对白血痛 P-388 的抑制率为 72.9%。此外，铁箍散还能降低小鼠血清丙氨酸转氨酶含量。

【方剂选用】

1. 风湿筋骨疼痛、跌打损伤：小血藤根，泡酒内服。

2. 气滞腹胀：小血藤，水煎点酒服。

3. 骨折：小血藤根、叶，捣烂外敷。

4. 疮疖、乳痈红肿及刀伤出血：小血藤叶，捣烂敷。

【不良反应及注意事项】根茎，反甘草。

◆小风藤

【来源】本品为胡椒科植物巴岩香的茎、叶或全株。全株全年可采。茎、叶夏秋采集，分别晒干。分布于湖北、湖南、广东与四川等地。

【别名】南藤、爬岩香、巴岩香、湖北胡椒、丁父、丁公寄、丁公藤、蓝藤、满天香、石南藤、石楠藤。

【性味归经】味辛，性温。归肺、脾经。

【功能主治】祛风湿，强腰膝，止痛，止咳。主治：风湿痹痛、扭挫伤、腰膝无力、痛经、风寒气喘。

【用法用量】6~10g。外用适量。

【炮制】晒干。

【化学成分】海风藤酮、玉兰酯、南藤素、山药酮、胡椒及挥发油等成分。

【不良反应及注意事项】阴虚火旺者慎服。

◆小青藤

【来源】本品为防己科植物木防己的茎。

【别名】青藤香、马药罗、小一支箭、过山龙、股藤、家同藤、野牵牛、毛风藤、石板藤、老鼠藤、风藤、小股藤、牛串子。

【性味】味苦，性平。

【功能主治】祛风除湿，调气止痛，利水消肿。主治：风湿痹痛、跌打损伤、胃痛、腹痛、水肿、淋证。

【用法用量】内服：煎汤，9~15g。外用：适量，煎水洗。

【化学成分】木防己茎含木防己碱及木防己碱。叶含木防己里定碱和异波尔定碱。

◆小通草

【来源】本品为旌节花科植物喜马拉雅旌节花、中国旌节花或山茱萸科植物青荚叶的干燥茎髓。秋季割取茎，截成段，趁鲜取出髓部，理直，晒干。主要分布于陕西、甘肃、江西、湖北、广西、云南、贵州、湖南等地。

【别名】小通花、鱼泡通、喜马拉雅旌节花、通草树、通条树。

【性味归经】味甘、淡，性寒。归肺、胃经。

【功能主治】清热，利尿，下乳。主治：小便不利、淋证、乳汁不下。

【用法用量】内服：煎汤，3~6g。

【炮制】除去杂质，切段，晒干。

【化学成分】多糖类成分和多种氨基酸及铁、钠、锰、锌等多种无机元素。

【药理作用】中国旌节花的茎髓具有抗菌作用，对金黄葡萄球菌、溶血性链球菌、肺炎球菌、绿脓杆菌、福氏痢疾杆菌、大肠杆菌等有抑制作用；小通草多糖可降低小鼠血清和肝脏中 LPO 含量。

【方剂选用】

1. 小便黄赤：小通草 6g，木通 4.5g，车前子 9g（布包）。煎服。

2. 热病烦躁、小便不利：小通草 6g，栀子、生地黄、淡竹叶、知母、黄芩各 9g。煎服。

3. 急性尿道炎：小通草 6g，地肤子、车前子（布包）各 15g。煎服。

4. 小便不利：小通草 15g。车前仁 15g，水菖蒲 15g，火酒草 3g，生石膏 3g

煎服。

5. 淋病、小便不利：滑石 30g，甘草 6g，小通草 9g。小煎服。

6. 产后乳汁不通：小通草 6g，王不留行 9g，黄蜀葵根 12g。煎水当茶饮。如因血虚乳汁多，加猪蹄 1 对，炖烂去药渣，吃肉喝汤。

7. 乳少：黄芪 30g，当归 15g，小通草 9g。水煎。

8. 闭经：小通草、川牛膝各 9～15g，水煎服。

【不良反应及注意事项】 气虚无湿热患者及孕妇慎服。

◆ 小接筋草

【来源】 本品为石松科植物石杉的全草。全年均可采收全草或孢子，阴干或鲜用。分布于吉林、陕西、云南、四川、新疆等地。

【别名】 龙胡子、岩石松、卷柏状石松、小杉兰。

【性味归经】 味微苦，性凉，平归心经。

【功能主治】 止血，续筋，祛风除湿，消肿止痛。主治：外伤出血、跌打损伤、风湿痹痛、荨麻疹。

【用法用量】 内服：煎汤，3～6g；或浸酒。外用：适量，研末捣敷。

【炮制】 阴干，生用。

【化学成分】 全草含多种生物碱，石松碱、尖叶石松碱、石松灵碱、伪卷柏石松碱、β-玉柏碱、卷柏石松碱、石松岩定碱、6β-羟基石杉碱 A，卷柏石松素、香草酸及阿魏酸。

【方剂选用】

荨麻疹：小适量，煎水洗患处。

◆ 小龙胆草

【来源】 本品为龙胆科植物红花龙胆的根及全草。夏、秋季采收，洗净，鲜用或晒干。分布于陕西、甘肃、河南、湖北、广西等地。

【别名】 青鱼腥草、雪里梅、小内消、细龙胆、凤凰花、小雪里梅、寒风草、小青鱼胆、小酒药花根、星秀花、血龙胆、青鱼胆、疗药、小龙胆、傍雪开、龙胆草、目草、穿山七。

【性味归经】 味苦，性寒。归心、肺、胃、大肠经。

【功能主治】 清热利湿，凉血解毒。主治：肺热咳喘、痨嗽痰血、黄疸、痢疾、便血、小便不利、产褥热、小儿惊风、疳积、疮疡肿毒、烧烫伤、蛇咬伤。

【用法用量】 内服：煎汤，10～15g。外用：适量，捣敷；或膏外涂。

【炮制】 鲜用或晒干。

【化学成分】 全草含正三十一烷，正三十二烷酸乙酯，正三十二烷酸，β-谷甾醇；另含有当药苦苷，金吉苷，当药苷，8-表金吉苷，红花龙胆种苷 A，齐墩果酸。

◆ 小白及

【来源】 本品为兰科植物小白及的假鳞茎，秋、冬采挖，洗净。产于陕西（洋县、宁陕、汉中、镇坪）、甘肃、江西、台湾、广西、四川、贵州、云南、西藏。

【别名】 台湾白及。

【性味】 味辛，性温。

【功能主治】 温中消食，散寒止痛，活血，止咳平喘。主治：胃寒冷痛、噎膈吐逆、腹痛泄泻、消化不良、风湿关节冷痛、跌打损伤、风寒咳喘。

【用法用量】 3～9g，水煎服，外用适量。

【炮制】 切片晒或蒸透晒。

【化学成分】 种子含油 0.6%，其中含 0.5% 棕榈酸和一种酚类物质，油的低温馏出部分含 1,8-桉叶素 7%，高温馏出部分含 30%。

【方剂选用】

1. 慢性支气管炎：小白及，生用，晒干研末，加蜜调服，早晚各 1 次，每次 9g。

2. 肺热咳痰带血：小白及 9g，白芍 9g，麦冬 9g，枇杷叶 9g，藕节 9g，水煎服。

3. 肺结核：①小白及 12g，天门冬 9g，麦冬9g，黄精9g，桔梗9g，仙茅9g，共研末，放入猪肺内蒸吃，每个吃3天。②小白及30g，百部30g，龟板18g，蛤蚧1对，研末，炼蜜为丸，每服9g，日服2次。③小白及30g，野百合15g，贝母9g，马兜铃9g，制南星6g，制半夏6g，天冬9g，干姜3g，水煎服。④小白及、鱼腥草，等量研末备用。猪油蜂蜜各一斤，装罐埋地下15日。取出后用药液送服药粉9g，日服1次。

4. 刀伤出血：小白及、石花，研末，撒伤口。

◆小木通

【来源】本品为毛茛科植物毛蕊铁线莲的茎藤和根。秋季采收。分布于陕西、甘肃、安徽、浙江、江西、福建、湖南、广东、广西、四川、贵州、云南。

【别名】丝瓜花。

【性味归经】味甘、淡、辛，性寒。归心、小肠经。

【功能主治】舒筋活络，清热利尿。主治：风湿关节疼痛、跌打损伤、水肿、热淋、小便不利、痈疡肿毒。

【用法用量】内服：煎汤，15～30g。外用：适量，煎汤重洗；或捣烂塞鼻。

【炮制】切段，晒干或鲜用。

【方剂选用】

1. 筋骨疼痛，四肢麻木：毛蕊铁线莲藤15g，大血藤15g，熊柳60g，木防己15g，石蕨6g，水煎服。

2. 腹胀：毛蕊铁线莲根30g，石菖蒲15g，陈皮15g，仙鹤草15g，水煎服。

3. 无名肿毒：毛蕊铁线莲全草，煎水洗患处。

4. 眼起星翳：鲜毛蕊铁线莲根，捣烂塞鼻孔，左目塞右，右目塞左。

【不良反应及注意事项】孕妇慎服。

◆小红参

【来源】本品为双子叶植物药茜草科植物云南茜草的根。秋、冬季采挖，洗净，晒干。分布于云南。

【别名】滇紫参、小活血、小红药。

【性味归经】味甘，性温。归肝经。

【功能主治】活血舒筋，祛瘀生新，调养气血。主治：风湿疼痛、跌打损伤、月经不调、经闭、带下、产后关节痛、肺痨咳血、头晕失眠、贫血。

【用法用量】内服：煎汤，10～30g。

【炮制】生用，晒干。

【化学成分】含有蒽醌类、乔木萜烷型三萜、环己肽类、香豆素类、木脂素类、芳香酸类、甾醇类等。

【药理作用】主要有抗癌作用、细胞毒性、对T淋巴细胞的作用、抑制一氧化氮的产生。

【方剂选用】

1. 头昏头晕：小红参、青洋参、大黑药等份研末，蒸鸡蛋兑红糖、猪油吃。

2. 失眠：小红参，红糖，水煎服。

3. 肺结核：小红参、小白及各1斤。研末和蜂蜜90g蒸食。每日3次，2天服完。

4. 内伤吐血，痰中带血：小红参、叶下花各6g。研末，开水送服或水煎服，红糖为引。

5. 经闭、月经不调、带下、产后关节痛：小红参90g，煮猪排骨（淡盐）吃。

6. 风湿、跌打损伤疼痛：小红参，水煎或泡酒服。

7. 咯血、吐血、月经不调、腹水：小红参9～15g，煎服。

8. 肾炎：小红参15g，水线草9g，煎服。

9. 颜面神经麻痹：小红参、女金芦、泽兰各150g，泡酒2500g。浸渍半月后服，每次20～40ml，日服1次。

◆小驳骨

【来源】本品为爵床科植物小驳骨的干燥地上部分。全年均可采收，除去杂质，晒干。分布于台湾、福建、广西、云南。

【别名】小接骨、驳骨草、驳骨丹、裹篱樵。

【性味归经】味辛，性温。归肝、肾经。

【功能主治】祛瘀止痛，续筋接骨。主

治：跌打损伤、筋伤骨折、风湿骨痛、血瘀经闭、产后腹痛。

【用法用量】9～15g，外用适量。

【炮制】除去杂质，切段。

【化学成分】生物碱类，挥发油类，和黄酮类化合物等。

【药理作用】①抗炎止痛作用。②保肝抗氧化作用。③免疫抑制作用。④抗血管生成作用。⑤抗人获得性免疫缺陷病毒（HIV）作用。

【毒理作用】小驳骨根煎剂或醇提取物可使大鼠体温升高，剂量过大则使体温降低，剧烈泻下，终致死亡。

◆女贞叶

【来源】本品为木犀科植物女贞的叶。全年均可采。分布于陕西、甘肃及长江以南各地。

【别名】冬青叶、土金刚叶、爆竹叶。

【性味】味苦，性凉。

【功能主治】清热明目，解毒散瘀，消肿止咳。主治：头目昏痛、风热赤眼、口舌生疮、牙龈肿痛、疮肿溃烂、水火烫伤、肺热咳嗽。

【用法用量】内服：煎汤，9～15g。外用：捣汁含漱，熬膏涂点眼。

【炮制】鲜用或晒干。

【化学成分】女贞叶含齐墩果酸，对-羟基苯乙醇，大波斯菊苷，木（木犀）草素-7-葡萄糖苷，丁香苷，熊果酸等。

【药理作用】抗菌作用。

【方剂选用】

1. 赤眼：以新女贞叶1000g，冬青叶5斗，捣自然汁，浸砖数日，令透取出，掘地坑架砖于内，四下空，覆之日久，候砖上粉霜起，取霜，点眼大妙。

2. 风热赤眼：雅州黄连60g，女贞叶120g。水浸3日夜，熬成膏，点眼。

3. 火烫伤：女贞叶、酸枣树皮、金樱子树皮。麻油熬成膏，搽患处。

4. 口腔炎、牙周炎：女贞鲜叶捣汁含漱。

5. 烧伤和放射性损伤：女贞叶250g入麻油1000g中煎，待叶枯后去叶，加黄蜡（冬天75g，夏天90g）熔化收膏。外敷损伤处，每日1次。

6. 急性菌痢：取新鲜女贞叶制成200%浓度煎液。每次口服20～30ml，每日3次，疗程1周。同时加用阿托品口服止痛。

◆女贞子

【来源】本品为木犀科植物女贞的干燥成熟果实。冬季果实成熟时采收，除去枝叶，稍蒸或置沸水中略烫后，干燥，或直接干燥。

【别名】女贞实、冬青子、白蜡树子、鼠梓子。

【性味与归经】味甘、苦，性凉。归肝、肾经。

【功能与主治】滋补肝肾，明目乌发。主治：肝肾阴虚、眩晕耳鸣、腰膝酸软、须发早白、目暗不明、内热消渴、骨蒸潮热。

【用法用量】内服：煎汤，6～15g；或入丸剂。外用：适量，敷膏点眼。清虚热宜生用，补肝肾宜熟用。

【炮制】女贞子：拣去杂质，洗净，晒干。酒女贞子：取净女贞子100斤，加黄酒20斤拌匀，置罐内或适宜容器内，密闭，坐水锅中，隔水炖至酒吸尽，取出，干燥。

【化学成分】果实含齐墩果酸，乙酰齐墩果酸，熊果酸，乙酸熊果酸，对-羟基苯乙醇，3，4-二羟基苯乙醇，外消旋-圣草素，右旋-花旗松素，槲皮素，女贞苷，10-羟基女贞苷，女贞子苷等。

【药理作用】①降血脂及抑制动脉粥样硬化的形成。②增强体液免疫。③抗炎作用。④耐缺氧作用。⑤抗癌作用。⑥抗菌作用。⑦抗衰老作用。⑧对染色体损伤的保护作用。⑨升高白细胞作用。⑩保肝降酶作用。⑪降血糖作用。⑫对内分泌系统具有双向调节作用。

【毒理作用】女贞子对动物毒性很小，兔1次服新鲜成熟果实75g，无中毒现象。

【配伍效用】

女贞子配伍墨旱莲：女贞子甘苦性平、补肝肾、强腰膝、清热明目、乌须黑发；墨旱莲甘酸性寒，凉血止血、补肾益阴、乌须黑发。二者皆入肝、肾经，相伍为用，共奏补肝益肾、强壮筋骨、凉血止血、乌须黑发之功效，用于治疗肝肾不足之头晕目眩、失眠健忘、须发早白、目暗不明、腰膝酸软以及阴虚火旺、迫血妄行引起之鼻衄、齿衄、咯血、吐血、尿血、便血、崩漏等出血症状。

女贞子配伍沙苑子：女贞子滋补肝肾而明目；沙苑子益阴补阳而明目。二者合用，有滋肝补肾明目之功效，用于治疗肝肾不足之头晕耳鸣、视物昏花等。

女贞子配伍熟地黄：女贞子滋阴补肾；熟地黄养血滋阴。二者合用，有滋肝补肾养阴之功效，用于治疗肝肾阴血不足之头晕头痛、腰膝酸软等。

【方剂选用】

1. 急性病毒性肝炎：生栀子20g，女贞子、莱菔子各15g，川楝子6g，茯苓、郁金、木瓜、大黄（后下）各10g，木通9g，板蓝根、白茅根各18g。小儿剂量酌减。随症加减，水煎服。

2. 崩漏：女贞子15g，生地黄、元参、乌贼骨各15～30g，麦冬、生白芍、地骨皮、茜草各12～15g，阿胶10g，旱莲草30g。随症加减，水煎服。

3. 热病后耳聋耳鸣：女贞子20g，麦冬、生地黄、白芍各15g。阴虚阳亢加牡蛎、珍珠母各15g；气虚加太子参15g。水煎分2次服，每日1剂。

4. 复发性口腔溃疡：黄芪、女贞子、党参、薏苡仁各30g，白术15g，当归、陈皮、茯苓各12g，枸杞、炙甘草各10g。随症加减，水煎服，每日1剂，7日为1疗程。用药期间忌食辛辣之物。

5. 神经衰弱：女贞子、桑椹子各15～30g。水煎服。或女贞子二斤，浸米酒二斤，每天酌量服。

6. 强腰膝，壮筋骨，补肾阴，乌须发：

女贞子（冬至日采，不拘多少，阴干，蜜酒拌蒸，过一夜，粗袋擦去皮，晒干为末，瓦瓶收贮，或先熬干，旱莲膏旋配用），旱莲草（夏至日采，不拘多少），捣汁熬膏，和前药为丸，临卧酒服。

【不良反应及注意事项】临床应用本品，可有口干、头晕、轻微腹痛、腹泻等不良反应，停药后可自行消失。脾胃虚寒，泄泻及阳虚者忌服。

◆**女贞皮**

【来源】本品为木犀科植物女贞的树皮。全年或秋、冬季剥取，除去杂质。分布于陕西、甘肃及长江以南各地。

【别名】女贞树皮。

【性味】味微苦，性凉。

【功能主治】强筋健骨。主治：腰膝酸痛、两脚无力、水火烫伤。

【用法用量】内服：煎汤，30～60g；或浸酒。外用：适量，研末调敷；或熬膏涂。

【炮制】切片，晒干。

【化学成分】含丁香苷。

【药理作用】①抗疟作用。②退热作用。

【方剂选用】

1. 烫伤：女贞树皮研末，茶油调外敷。

2. 慢性气管炎：取女贞树皮120g（干品60g）切碎，水煎3～4小时去渣，加糖，分3次服，10天为1疗程，连服2疗程。也可用女贞枝叶180g（干品90g）；或女贞树皮180g，枇杷叶30g组成复方；制法、用法、疗程均同前。

◆**女儿红根**

【来源】本品为鼠李科植物云南勾儿茶的根。9～10月采挖。分布于陕西、甘肃、四川、云南、贵州和西藏东部。

【别名】鸭公青、青龙草、女儿茶、女儿红茶、鸭公头、鸭公子、泛银子、黄鳝藤、勾儿茶。

【性味归经】味微苦，性凉。归大肠、肝经。

【功能主治】清热利湿，活血解毒。主治：热淋、黄疸、痢疾、带下、崩漏、跌打损伤、风湿疼痛、痈肿疮毒。

【用法用量】内服：煎汤，15～60g；或炖肉。

【炮制】洗净，切片晒干。

【方剂选用】

1. 赤白痢疾：女儿红根、六合草、马齿苋、茶叶各适量。煎汤服。

2. 热淋：女儿红根、木通、车前仁、石韦根各适量。煎服。

3. 黄疸：女儿红根15g，满天星12g，黄栀子9g，龙胆草6g。煎水服，每日2次。

4. 病后虚或干血痨：女儿红根30g，炖肉吃。

5. 退高热：女儿红根30g，煎水服。

◆女儿红叶

【来源】本品为鼠李科植物云南勾儿茶的叶。9～10月采挖。分布于陕西、甘肃、四川、贵州、云南和西藏东部。

【别名】鸭公头叶、鸭公叶。

【性味归经】味苦，性凉。归肝经。

【功效与主治】止血，解毒。主治：吐血、痈疽疔疮。

【用法用量】内服：煎汤，6～15g。外用：适量，捣烂敷。

【炮制】洗净，切片晒干。

【方剂选用】

痈疽疔疮：捣烂敷。

◆川芎

【来源】本品为伞形科植物川芎的干燥根茎。夏季当茎上的节盘显著突出，并略带紫色时采挖。

【别名】山鞠穷、香果、胡䓖、雀脑芎、京芎、贯芎、抚芎、台芎、西芎。

【性味归经】味辛，性温。归肝、胆、心包经。

【功能主治】活血行气，祛风止痛。主治：胸痹心痛、胸胁刺痛、跌打肿痛、月经不调、经闭痛经、癥瘕腹痛、头痛、风湿痹痛。

【用法用量】3～10g。外用：适量，研末敷；或煎汤漱口。

【炮制】除去泥沙，晒后烘干，再去须根。

【化学成分】含川芎嗪（即四甲基吡嗪），阿魏酸黑麦草碱或含川哚及蔗糖等。

【药理作用】①镇静作用。②镇痛作用。③减慢心率作用。④扩张冠状动脉，增加冠脉流量，改善心肌缺氧状况。⑤降压作用。⑥对哮喘的发作有防治作用。⑦防治肺气肿的作用。⑧对已聚集的血小板有解聚作用。⑨对冠状动脉成形术后再狭窄有潜在的防治作用。⑩抑制子宫的收缩作用。⑪改善听力作用。⑫抗放射作用。⑬抗菌作用。⑭抗癌作用。

【毒理作用】所含阿魏酸钠小鼠静注 LD_{50} 为 $1258 \pm 75mg/kg$。腹腔注射为 $1520mg/kg$，口服为 $3155mg/kg$。亚急性毒性试验观察48只狗，26只小鼠，肝功能和心电图均无不良影响，病理组织学检查未见异常。川芎水溶性粗制剂对小鼠腹腔注射、肌注的 LD_{50} 分别为 66.86 和 66.42g/kg。川芎嗪静注 LD_{50} 为 239mg/kg。小鼠每日口服芎嗪 10mg/kg，连服 4 周。动物体重、血象、肝、肾功能及病理组织学检查均未见明显异常。

【配伍效用】

川芎配伍白芍：川芎辛温，偏于升散，活血行气而止痛；白芍苦酸，偏于收敛，养血敛阴而缓急止痛。二药相伍，有活血养血、行气止痛之功效，用于治疗阴血虚而夹瘀之胸胁胀痛、痛经、闭经、月经不调以及产后腹痛、恶漏不下之症。

川芎配伍桂枝：川芎辛温香窜，有活血祛风、行气止痛之功，为血中之气药；桂枝辛温通阳，有温经散寒、祛风通络之效。二者均走而不守，相伍为用，有祛风寒、温经脉、利关节、止痹痛之功效，用于治疗外感风寒湿邪所致之肢体疼痛；胸阳闭阻、脉络不通之胸痹；寒凝经脉之痛经等症。

川芎配伍香附：川芎辛散温通，行气开郁、活血止痛，能行血中之气；香附疏肝理气、调经止痛，兼能活血，为气中血药。二者伍用，气血并调，有疏肝解郁理气、活血化瘀止痛之功效，用于治疗肝郁气滞血瘀所致之头痛、胁痛、痛经、月经不调、产后腹痛等症。

川芎配伍细辛：川芎辛温香窜，走而不守，可上行巅顶，下达血海，外彻皮毛，旁通四肢，其活血行气、散风止痛之功较强，既治头项两侧痛，亦治风湿痹痛；细辛辛温，外散风寒，内化寒饮，上疏头风，下通肾气，功善通耳鼻之窍、散寒止痛，既治风寒偏正头痛，亦治风寒湿痹痛。二者合用，其祛风散寒、除湿止痛之功效更显著，用于治疗头痛、鼻塞、流涕、恶寒、发热等证属外感风寒所致者以及风寒湿之痹痛。

川芎配伍益母草、桃仁：川芎活血止痛；益母草、桃仁活血祛瘀。三者伍用，有活血祛瘀止痛之功效，用于治疗产后瘀阻腹痛或瘀血之痛经、月经不调。

【方剂选用】

1. 骨质增生及非细菌性炎症：川芎末加醋及少许凡士林调匀，外敷局部，隔日换药 1 次。

2. 闪腰岔气：川芎、木香各等量，共研末和匀，6g/次，2 次/天，黄酒或白开水冲服。

3. 扁平疣：红花 5g，赤芍、川芎、桃仁各 9g，当归、生地黄各 12g，地龙干 15g，炮山甲、桔梗各 6g。水煎服，每日 1 剂，连服 10 剂。

4. 风热头痛：川芎 3g，茶叶 6g。水一盏，煎 1.5g，食前热服。

5. 妊娠腹中痛（胞阻）：川芎 60g，阿胶 60g，甘草 60g，艾叶 90g，当归 90g，芍药 120g，干地黄 180g。上七味以水 1000ml，清酒 600ml 合煮，取 600ml，去渣，纳胶令消尽，温服 200ml，日 3 服，不瘥，更作。

6. 产后血晕：当归 30g，川芎 15g，荆芥穗（炒黑）6g。水煎服。

7. 小儿脑热，好闭目，太阳痛或目赤肿：川芎、薄荷、朴硝各 6g，为末，以少许吹鼻中。

【不良反应及注意事项】

1. 不良反应。

（1）皮肤过敏反应：患者因心绞痛而使用脉通 300mg 加川芎嗪 80mg 静滴，用药 4 天后全身出现猩红热样皮疹，以前胸和后背为主。停用川芎嗪，皮疹渐消退。1 个月后因心绞痛频发，再次加用脉通 300mg 静滴，1 次/天，连用 4 天，无皮疹，再次试用川芎嗪 80mg 静滴，心绞痛有改善，但又出现猩红热样皮疹，仍以前胸和后背为主，皮疹压之退色，全身皮肤瘙痒，故停用川芎嗪，改用赛庚定皮疹渐消退。

（2）过敏性休克：患者因高血压发脑梗死曾 2 次静滴川芎嗪注射液，都突然出现畏寒、寒战、胸闷、呼吸急促、四肢发冷，血压降低，脉搏细弱而快。考虑为过敏性休克，立即给予抗过敏、抗休克处理。症状逐渐缓解直至消失。

（3）迟缓过敏反应：患者因原发性肾病综合征，治疗时辅以低分子右旋糖酐 500ml 加川芎嗪 160mg 静滴抗凝处理。用此药的第 7 天，输液约 20 分钟，患者颜面及颈部出现充血水肿，颈部有压迫感，呼吸困难，全身皮肤出现斑丘疹、瘙痒，考虑为川芎嗪过敏，立即停用川芎嗪，给予氧气吸入，用 5% 葡萄糖 20ml 加地塞米松 10mg 静脉推注，约 15 分钟后，患者上述症状逐渐消失。次日，停用川芎嗪，其他用药未变，未再出现上述反应。

（4）血管神经性水肿：5 例肾病综合征患者从未用川芎嗪及川芎，因均有血液高凝状态，均于住院后用 5% 葡萄糖 150ml 加川芎嗪 160mg 静滴，于输液开始后 4～5 小时患者先后迅速出现颜面及颈部充血、水肿、颈部压迫感伴声嘶，3 例轻度呼吸困难，考虑为川芎嗪致局部血管神经性水肿，立即停用川芎嗪，并用 5% 葡萄糖 20ml 加地塞米松 10mg 静脉缓慢推注，于推注 0.5～1 小时，5 例患者的上述症状逐渐消失。3 例患者次日用川芎嗪仍出现相同反应，同样处理有效。在其他用药未变情况下，停用川芎嗪以后，5 例患者均未出现上述反应。

(5) 哮喘：患者因左下肢疼痛、干性坏疽，绍予川芎嗪静滴，滴液过程中患者出现胸闷、气喘、双肺哮鸣音，伴咳嗽、咳痰、端坐呼吸，心电图示窦性心动过速。因失去手术机会转入急诊科抢救，经静脉应用氨茶碱、地塞米松、青霉素、5% NaHCO$_3$ 等药物。2 天后患者脑闷、喘憋、心悸等症状消失，血压、心电图均正常。5 天后再次给予川芎嗪 200mg 静脉推注，5 分钟后患者感胸闷、气促，继之出现哮鸣音伴呼气性呼吸困难，唇颊、指端明显发绀，躁动不安。血压下降，心电图示频发房早，心肌缺血。立即停用川芎嗪，抢救无效，48 小时后死亡。

(6) 严重低血压：患者因心绞痛发作，即给予消心痛 5mg 舌下含服，静脉滴注 5% 葡萄糖 250ml 加盐酸川芎嗪 80mg，输液约 10 分钟，患者全身大汗、嗜睡，血压测不到，心率 120 次/分钟，心音低钝，心电图示窦性心动过速，ST－T 间期无变化。

即停止输液，静脉滴注多巴胺，0.5 小时后血压回至 16/9kPa，维持静脉滴注 6 小时后症状消失，血压恢复到 18/10kPa。怀疑是含服消心痛所致，故停用消心痛。次日再次静脉滴注川芎嗪，不到 1 分钟即出现上述类似症状，血压测不到，立即停用川芎嗪，改用多巴胺升压，2 小时后症状消失。

(7) 短暂性脑缺血：患者因多发性腔隙性脑梗塞，头晕、语言含糊不清、肢软无力半个月，给予 10% 葡萄糖 250ml 加盐酸川芎嗪注射液 80mg 静滴。静脉滴注 2 天后，头晕减轻，语言含糊不清、肢体无力症状明显好转。第 3 天静滴 15 分钟后，患者突感头晕、胸闷，口吐白沫，左头面部麻木，左肢体疼痛，不能移动。急查，血压 11/8kPa，心率 60 次/分钟，心音低钝，左侧肢体腱反射（+），其他病理反射未引出。诊断为急性短暂性脑缺血发作。停输上述液体，立即让患者平卧。改用 10% 葡

萄糖 250ml 加参麦注射液 30ml，静滴 10 分钟后，患者左侧肢体痛减轻，可以移动。1 小时后头晕、胸闷消失，肢体活动自如。后改用脉络宁静滴 10 天，患者语言正常，肢体活动自如。

(8) 剧烈头痛：患者因患高血压 II 期，脑供血不足，每日用 0.9% 生理盐水 250ml 加盐酸川芎 160mg 静滴，1 次/天，输到第 4 天，患者开始感到头痛剧烈难忍，为解除疼痛，自服去疼片未见好转，到第 8 天来院就诊，要求换药。查体：血压 16.6/11.3kPa，除感头痛外，其他未见异常。遂改用维脑路通注射液继续静滴，症状逐渐缓解，头痛减轻，逐渐好转。

(9) 严重胃肠道反应：患者因胸闷、气短，考虑心肌缺血，予川芎嗪 80mg 加入生理盐水 250ml 静滴，1 次/天，滴速 20 滴/分钟，第 1 天用药后 2 小时出现恶心、呕吐 5 次，均为胃内容物，非喷射状，无呕血，腹泻 3 次，均为黄色稀便，无里急后重，无脓血。查腹部无异常。曾考虑为急性胃肠炎。大便常规无异常，血常规正常，无发热。予解痉、止吐和补液治疗后，症状缓解。第 2 天静滴川芎嗪后再次出现呕吐、腹泻，故考虑为药物反应所致，遂停用川芎嗪，住院期间未再出现胃肠道症状。

(10) 其他反应：患者因脑血栓形成，用川芎嗪 120mg 加 5% 葡萄糖 250ml 静滴，20 分钟后出现胸闷、心慌、恶心、面色苍白、呼吸急促、寒战等症状。排除其他原因引起的反应，确定为川芎嗪过敏反应。汤守成报道，患者患脑动脉硬化，用川芎嗪 80mg 加 10% 葡萄糖 250ml 静滴，滴入 200ml 时，患者感全身畏寒、轻微颤抖。查体温正常，经对症处理，30 分钟患者症状缓解，午休后发现前胸部、腹部及双大腿内侧出现毛细血管扩张，呈网状，紫色，稍痒，未作进一步处理，1 周后逐渐恢复正常。

2. 注意事项：阴虚火旺，上盛下虚及气虚之人忌服。

◆川党参

【来源】本品为桔梗科植物川党参的干燥根。秋季采挖，洗净，晒干。

【别名】天宁党参、巫山党参、单枝党参。

【性味】味甘，性平。归脾、肺经。

【功能主治】补中益气，健脾益肺。主治：脾肺虚弱、气短心悸、食少便溏、虚喘咳嗽、内热消渴。

【用法用量】内服：煎汤，6～15g；或熬膏；入丸、散。

【炮制】除去杂质，洗净，润透，切厚片，干燥。

【化学成分】含多糖、酚类、甾醇、挥发油、黄芩素葡萄糖苷、皂苷及微量生物碱。

◆川乌

【来源】本品为毛茛科植物乌头（栽培品）的母根。6月下旬至7月上旬采挖，除去地上部分茎叶，摘下子根（附子），取母根（川乌头），去净须根、泥沙，晒干。分布于辽宁南部、陕西、甘肃、山东、江苏、安徽、浙江、江西、河南、湖北、湖南、广东北部、广西、贵州、云南。主要栽培于四川。

【别名】乌喙、奚毒、即子、鸡毒、毒公、耿子、乌头。

【性味归经】味辛、苦，性热，大毒。归心、肝、脾、肾经。

【功能主治】祛风除湿，温经散寒止痛。主治：风寒湿痹、关节疼痛、肢体麻木、半身不遂、头风头痛、心腹冷痛、寒疝作痛、跌打瘀痛、阴疽肿毒，并可用于麻醉止痛。

【用法用量】内服：煎汤，3～9g；或研末，1～2g；或入丸、散。内服须炮制后用；入汤剂需先煎1～2小时，以减低其毒性。外用：适量，研末撒或调敷。

【炮制】生川乌：拣去杂质，洗净灰屑，晒干。制川乌：取净川乌，用凉水浸漂，每日换水2～3次，漂至口尝仅稍留麻辣感时取出，同甘草、黑豆加水共煎煮，至川乌熟透，内无白心为度，除去甘草、黑豆，晒晾，闷润后切片，晒干（每川乌100斤，用甘草5斤，黑豆10斤）。

现代对于川乌的炮制有了一些新的方法，其中包括干烘法、湿烘法、清水制、高温高压制等。干烘法是将生品川乌在100℃的高温下干烘3～10小时。湿烘法是将浸润后的生品川乌烘制3～10小时用90℃的温度。清水制法是取干净的川乌用清水浸至润透（一般36～48小时，每天换水1～2次），浸至内无干心为度取出，置锅内加清水高出药面，加盖，加热，连续煮沸4～5小时后，以拣个头大而质坚者切开，内无白心，口尝无麻舌感，取出，切片，片厚1.5～3mm，晒干或烘干，筛去灰屑即得。高温高压制法系将生川乌置高压罐内，以110～115℃的温度，每厘米21.5kg的气压炮制40分钟即可。

【化学成分】块根（母根）含乌头碱，次乌头碱，中乌头碱，塔拉胺等。

【药理作用】①房颤、室颤。②强心作用。③降压作用。④消炎作用。⑤镇痛作用可与洋金花协同。⑥其他作用：乌头碱可抑制呼吸中枢，使呼吸变慢；对局部皮肤黏膜的感觉神经末梢先兴奋、瘙痒、烧灼感，继以麻痹、知觉丧失；并可反射性引起唾液分泌亢进，使发热及正常动物体温降低。

【毒理作用】乌头毒性极强，因品种、采集时间、炮制、煎煮时间等不同，毒性差别很大，炮制过程中生物碱含量可损失81.3%，不同地区附片毒性测定可相差8倍之多，其总生物碱含量与其毒性强度间无平行关系，而与乙酰基含量有较大关系。疲劳、出血、饥饿的动物毒性可减弱，交感神经系统机能亢进者易中毒。中毒量可使犬心动过速、室性纤维颤动、扑动。它对心脏的作用，部分由于迷走神经的影响，更主要的是其直接对心肌的作用。动物实验证明，熟附片中毒时的心电图改变与乌头碱相似，大量阿托品对熟附片中毒之兔、豚鼠的心电图有改善作用，但不能防止动物死亡，但有报告对乌头中毒之小鼠可降低死亡率，使乌头碱某些毒性症状延迟出现。临床应用大剂量阿托品抢救乌头中毒，可以减轻症状，使心电图恢复正常。利多卡因可显著降低动物因乌头中毒的死亡率。干姜、甘草与熟附片同煮，可使后者毒性大为降低，并降低动物（兔、小鼠）死亡率或延长死亡时间。此外金银花、绿豆、犀角亦可解毒。乌头碱在离体心房所引起的纤维颤动，普鲁卡因、抗组织胺药、奎宁丁、心得安等均能抑制。

【方剂选用】

1. 颈椎病：生川乌、生草乌各10g，川牛膝15g，双花20g，生甘草12g，60°白酒500ml。将药置白酒内浸泡1周，分成30份，每次1份，每晚睡前1次内服，30次为1疗程。服1～3个疗程。

2. 肩周炎：川乌、草乌、樟脑各90g，研末，装瓶备用。视疼痛部位大小取药末适量，用醋调成糊状，均匀敷于压痛点，厚约0.5cm，外裹纱布，用热水袋热敷30分钟，每日1次，一般3次即可显效。

3. 骨质增生：制川乌、制草乌各等份，蜂蜜调匀，外敷患处，配合内服中药。

4. 缓解晚期癌痛：制川乌15g，蜂蜜30g，分2次服用，亦可一次煎2～3日量，存冰箱中备用。

5. 心痛彻背，背痛彻心：川乌0.3g（炮），赤石脂0.6g，干姜0.3g，附子0.3g，蜀椒0.6g。上五味，末之，蜜丸如梧桐子大。先食服1丸，日3丸，不效，稍加服。

6. 风寒湿痹、麻木不仁：川乌（生，去皮尖为末）。用香熟白米粥半碗，药末12g，同米用慢火熬熟，稀薄，不要稠，下姜汁一茶脚许，蜜三大匙，搅匀，空腹啜之，温为佳，如是湿痹，更入薏苡仁末6g，增米作一中碗服。

7. 风寒湿痹、挛痛不能步握：五灵脂、川乌（炮去皮脐）、苍术（薄切酒浸，干）各60g，自然铜（烧熟）30g。上为细末，水糊为丸，如梧桐子大，每服7丸，温酒下，渐加丸数；服至病除。

8. 风痹、荣卫不行、四肢疼痛：川乌头60g（去皮切碎，以大豆同炒，候豆汁出即住），干蝎15g（微炒）。上药，捣罗为末，以酽醋一中盏，熬成膏，可丸，即丸如绿豆大，每服以温酒下7丸。

9. 脚气疼痛，不可屈伸：麻黄、芍药、黄芪各90g，甘草90g（炙），川乌5枚（细切，以蜜400ml，煎取200ml，即出乌头）。上五味细切四味，以水600ml煮取200ml，去渣，内蜜煎中，更煎之，服140ml，不知，尽服之。

10. 冷气下泻：木香15g，川乌（生，去皮）30g。上为细末，醋糊丸如梧桐子大，陈皮、醋汤下30～50丸。

11. 久赤白痢及泻水：川乌2枚，一枚豆煮，一枚生用为末。上以黑豆半合，入水同煎，黑豆熟为度，与豆同研烂，丸如绿豆大。每服，以黄连汤下5丸。

12. 久生疥癣：川乌7枚（生用），捣碎，以水三大盏，煎至一大盏，去渣，温水洗之。

13. 牙痛：川乌0.3g（生用），附子0.3g（生用）。上药，捣罗为末，用面糊和丸，如小豆大。以绵裹丸，于痛处咬之，以瘥为度。

【不良反应及注意事项】 中毒：乌头碱中毒一般在服药后10分钟～3小时内出现症状，表现为唇舌辛辣、灼热，口腔周围有麻木感，头昏欲倒，不能站立，继而发痒麻木，从指尖逐渐蔓延至四肢及全身，痛觉减弱或消失，重则肢体发硬肌肉强直，不能屈伸，烦躁不安、头晕、头痛、耳鸣、复视等。具体表现为以下几个方面症状：①心血管系统症状：有心慌、气短、心动缓慢、心律失常、多源或频繁的早搏、二联律、房室传导阻滞、心室纤颤、窦性心律失常等，严重的心律失常可致心功能不全，或出现阿-斯综合征而死亡。②心电图表现：窦性心动过速或过缓，室性或室上性早搏，房室传导阻滞，低电压及S-T段改变，T波变平等。③消化系统症状：

有恶心、呕吐、腹痛、腹泻、肠鸣音亢进、流涎等。阴虚阳盛，热证疼痛及孕妇禁服。反半夏、栝楼、天花粉、川贝母、浙贝母、白蔹、白及。酒浸、酒煎服，易可中毒，应慎服。

◆川楝子

【来源】本品为楝科植物川楝的干燥成熟果实。冬季果实，成熟时采收，除去杂质，干燥。分布于甘肃、河南、湖北、湖南、广西、四川、贵州、云南等地。

【别名】楝实、练实、金铃子、仁枣、苦楝子、楝子、石茱萸、楝树果、川楝子树、川楝实。

【性味与归经】味苦，性寒，有小毒。归肝、小肠、膀胱经。

【功能与主治】疏肝泄热，行气止痛，杀虫。主治：肝郁化火，胸胁、脘腹胀痛，疝气疼痛，虫积腹痛。

【用法用量】5～10g。外用适量，研末调涂。

【炮制】川楝子：除去杂质。用时捣碎。炒川楝子：取净川楝子，切厚片或碾碎，照清炒法炒至表面焦黄色。

【化学成分】果实含驱蛔有效成分川楝素，以及多种苦味的三萜成分，苦楝子酮、脂苦楝子醇、21－O－乙酰川楝子三醇、21－O－甲基川楝子五醇。

【药理作用】①驱虫作用。②抗肉毒中毒的作用。③抗菌作用。④阻断神经肌肉接头间的传递功能。⑤抑制呼吸中枢。⑥兴奋平滑肌作用。⑦杀精作用。

【毒理作用】小鼠腹腔注射、静脉注射、皮下注射、口服给予川楝素的半数致死量分别为 13.8±1.2、14.6±0.9、14.3±1.5 和 244.2±44.0mg/kg。静脉注射和皮下注射的化疗指数分别为 4.2 和 4.5。大鼠皮下注射和家兔静脉注射的半数致死量分别为 9.8mg/kg 和 4.2mg/kg。小鼠的累积性毒性：半数致死量为 18.7mg/kg，累积系数 K=1.13。猴的亚急性毒性试验表明，变化最明显的是 SGPT，其次是肌无力。SGPT 升高的最低剂量是 0.0025m/kg×4，

比猴静脉注射治疗的显效剂量（0.5m/kg×4）小 6 倍。川楝素在肝脏的含量比其他组织高，肝脏病理形态学的变化，也比其他脏器明显。

同属植物苦楝有毒，曾有小孩食入而中毒致死的报告。中毒症状为恶心、呕吐、下泻、呼吸困难及心悸等。犬口服后很易引起呕吐。牛、马亦可中毒；而猪则最敏感，服 200g 半小时即中毒，2～3 小时即可死亡；主要症状为中枢抑制、昏迷，解剖时除见有胃、小肠的炎症及扩张外，尚有肝、肾组织充血，脂肪变性，肺中有多量血液，显著紫绀等。成熟核果的毒性较未成熟者大。毒性成分可能是毒性蛋白。

1. 肝毒性：楝素具有明显的肝毒性。熊彦红研究给大鼠口服川楝子，生药/kg、127.5g 生药/kg 剂量组大鼠血清 ALT 水平与正常组比较差异有统计学意义（P<0.01）。

2. 生殖毒性：小鼠腹腔注射川楝素，结果干扰素－γ和肿瘤坏死因子－α明显增加，同时川楝素给药组子宫内膜中 CD_4^+ 和 CD_8^+ T 淋巴细胞也增加，表明川楝素诱导小鼠妊娠失败与大量免疫细胞侵入子宫有密切关系，说明川楝素具有明显的生殖毒性。

【配伍效用】

川楝子配伍使君子、槟榔：川楝子行气、止痛、杀虫；使君子杀虫消积；槟榔导滞杀虫。三药伍用，共奏杀虫行气导滞之功，用于治疗虫积而有腹痛者。

川楝子配伍香附：二者皆入肝经，有理气止痛之功。但川楝子苦寒泄热；香附辛甘性平，擅疏肝理气。相伍为用，共奏舒肝解郁、行气止痛之功效，用于治疗肝郁气滞之胸胁胀闷不抒、善太息、乳房痛以及月经不调等。

川楝子配伍小茴香：川楝子苦寒，疏肝泄热、解郁止痛；小茴香辛温芳香，理气止痛、温肾散寒、和胃调中。二者合用，寒热兼施，共奏疏肝解郁、温肾散寒、理气止痛之功效，用于治疗寒疝睾丸坠痛、

妇女经行腹胀、小腹冷痛者。

【方剂选用】

1. 胆系感染、胆石症：川楝子、川芎、木香、冰片各 30g，穿山甲 80g，莪术、皂刺各 60g。上药研末，装瓶备用。用时取药粉 0.8g 填于神阙穴内，薄棉团覆盖，5×5cm² 胶布固定。每 3 天换药 1 次，10 次为 1 疗程。

2. 胆道蛔虫病：川楝子、乌梅肉各 40g，川椒、黄连各 20g，生大黄 10g。上药研末，装胶囊，每粒 0.5mg，成人每次服 10～20 粒，日 3 次，儿童酌减。

3. 急性乳腺炎：苦楝子连皮和仁，捣碎晒干，炒微黄，研末。每次用 9g，红糖 60g，用黄酒或开水 100～200ml 冲服，每日 1～2 次，连服 2～5 次。

4. 秃疮：川楝子焙焦研末，拌熟猪油等份。涂擦患处，每 2 日换洗 1 次。

5. 睾丸痛：川楝子 12g，肉桂末（分吞）9g，生黄芪 15～30g，橘核、苍术各 15g，大枣 30g。水煎服，日 1 剂。

6. 输卵管阻塞性不孕症：川楝子 9g，枳壳、青皮、陈皮各 6g，徐长卿 12g。水煎服，日 1 剂（经期停用）。配合灌肠药：忍冬藤 30g，马鞭草 15g，皂角刺 12g，甘草 9g。水煎取汁 100ml，于月经干净后 3 日开始灌肠，日 1 次，每月 10 天。

7. 热厥心痛，或发或止，久不愈者：川楝子、玄胡索各 30g。上为细末，每服 2～9g，酒调下，温汤亦得。

8. 寒疝以及偏坠，小肠疝痛：川楝子 9g，小茴香 1.5g，木香 3g，淡吴茱萸 3g。长流水煎服。

9. 肾消膏淋，病在下焦：川楝子、茴香等份。为末，每温酒服 3g。

10. 小儿五疳：川楝子肉、川芎等份。为末，猪胆汁丸。米汤下。

【不良反应及注意事项】本品有毒，内服宜慎。不宜久服，以免蓄积中毒。对开放性骨折不宜用作外敷，以防大量吸收中毒。苦楝子毒性大、副作用多，不宜将其代川楝子使用。①亚急性毒性：实验显示，猴亚急性中毒最明显的表现 SGPT 升高，其次是肌无力。人体解剖发现，各剂量组的动物均有不同程度地内脏瘀血。显微镜检发现，猴小血管内膜面有棕黄色颗粒疏松沉积，且剂量越大沉积越多。肝细胞胀、胞浆疏松，可见吞噬小体；脑血管扩张血，部分血管内皮细胞肿胀，胶质细胞和小血管周围间隙显增加。另外有实验证明川楝素的毒性作用之一为肌无力。临床中虽未见到相关报道，但在使用时需注意患者肌力情况。②中毒较轻时，可见头晕、头痛、思睡、恶心呕吐、腹痛等，严重时会出现呼吸中枢麻痹、中毒性肝炎、内脏出血、精神失常等症状。川楝子临床应用一般无严重反应，但有些地方以苦楝子代用或用量过大引起中毒则较多见。本品主要毒性成分是川楝素、苦楝萜酮内酯等。川楝子对胃肠道有刺激作用，对肝脏有损害，会阻断神经肌肉接头的正常传递功能，还会造成急性循环衰竭和中枢性呼吸衰竭而死亡。脾胃虚寒者忌服。

◆千层塔

【来源】本品为石松科蛇足石杉的全草，夏末、秋初采收全草，去泥土，晒干。7～8 月间采收孢子，干燥。分布东北、长江流域、浙江、福建、广东、广西、四川、贵州和云南等地。

【别名】蛇交子、毛青杠、虱子草、生扯拢、蛇足草、千金榨、矮杉树、万年杉、铁板草、千金虫、刘果奴、矮罗汉、狗牙菜、金不换、金锁匙、横纹草、充天松、打不死、矮松、跌打损伤草、杀蛆药、山芝、直立石松。

【性味归经】味辛、甘、微苦，性凉，小毒。归肺、大肠、肝、肾经。

【功能主治】清热解毒，燥湿敛疮，止血定痛散瘀，消肿。主治：肺炎、肺痈、劳伤吐血、痔疮便血、白带、跌打损伤、肿毒、水湿鼓胀、溃疡久不收口、水火烫伤。

【用法用量】9～15g；研末，每次 1～1.5g，每日 2～3 次。外用：适量，研末撒或鲜品捣敷。

【炮制】晒干。

【化学成分】千层塔植物体中含有的主要化学成分是三萜和生物碱类化合物。三萜类成分有千层塔尼醇、16－氧千层塔三醇、千层塔萜二醇、21－氧千层塔萜烯三醇和千层塔三醇等。生物碱成分有千层塔宁碱、石松宁碱和Hup－A等。

【药理作用】①对胆碱酯酶具有较强的抑制作用。②保护神经细胞和抗细胞凋亡。③抗氧化作用。

【方剂选用】

1. 肺炎、肺脓肿等吐血：千层塔30g，山莓果实15g，水杨柳6g。水煎，每日2次分服。

2. 肺痈吐脓血：千层塔鲜叶30g，捣烂绞汁，蜂蜜调服，每日1～2次。

3. 劳伤咳血、胸闷：千层塔鲜全草30g，水煎服。

4. 劳伤吐血及痔疮大便出血：千层塔60～120g，炖肉服。

5. 水湿鼓胀：千层塔18～21g，加醉鱼草根等量，再加前胡、紫苏、老姜（煨，去皮）各3～15g。水煎，早、晚空腹各服1次。

6. 产后腹内有包块：千层塔、无娘藤、梨根、板栗根、红花各30g。用一色黄毛母鸡，置药于母鸡腹内，炖服。服药前应先祛风寒外感，可以连服2～3个月。

7. 白带：千层塔15～30g，蛇莓15g，茅莓根15g。水煎服。

8. 无名肿毒：千层塔1把，水煎成膏，适量外敷。

9. 烫、火伤破皮：千层塔焙干为细末，调青油涂上，或先涂青油后撒上药粉亦可，每日换药2次。

10. 创口久不愈合：千层塔2500g，煎汁浓缩成膏约250g，加硼砂9g，熬熔外用。

11. 跌打扭伤肿痛：鲜千层塔和酒糟、红糖，捣烂加热外敷。

12. 阴虱：千层塔鲜叶，煎水洗。

【不良反应及注意事项】本品有毒，中毒时可出现头昏、恶心、呕吐等症状，内服不宜过量。孕妇禁用。

◆千金子

【来源】本品为大戟科植物续随子的干燥成熟种子。夏、秋二季果实成熟时采收，除去杂质，干燥。分布于黑龙江、吉林、辽宁、河北、山西、江苏、浙江、福建、台湾、河南、湖南、广西、四川、贵州、云南等地。

【别名】千两金、菩萨豆、续随子、拒冬实、联步、拒冬子、滩板救、看园老、百药解、千金药解、小巴豆。

【性味归经】味辛，性温，有毒。归肝、肾、大肠经。

【功能主治】泻下逐水，破血消癥，外用疗癣蚀疣。主治：二便不通、水肿、痰饮、积滞胀满、血瘀经闭、外治顽癣、赘疣。

【用法用量】1～2g，去壳，去油，多入丸、散服。外用：适量，捣烂敷患处。

【炮制】除去杂质，筛去泥沙，洗净，捞出，干燥，用时打碎。

分别将千金子经生制、炒制、酒制、冷霜、热霜、蒸霜共6种不同炮制方法炮制后，测定主要毒性成分，脂肪油在各炮制品中的含量。结果生制脂肪油含量最高，蒸霜脂肪油含量最低，与其他制法差异有显著统计学意义（P＜0.01），三种霜制脂肪油含量均明显低于非霜制法，差异有显著统计学意义（P＜0.01）。霜制法中，冷霜脂肪油含量最高，与热霜、蒸霜差异均有显著统计学意义（P＜0.01）。制霜法是中药毒性千金子有效减毒炮制方法，蒸霜减毒效果最好，冷霜、热霜均可取得药性与毒性的平衡。

【化学成分】种子含脂肪油48％～50％，油中含多种脂肪酸，主要有油酸89.2％，棕榈酸5.5％，亚油酸0.4％，亚麻酸0.3％等。

【药理作用】①抗菌作用。②泻下作用。③抗肿瘤作用。④镇静催眠作用。⑤

抗炎、镇痛作用。⑥利尿作用。

【配伍效用】

千金子配伍大黄：千金子味辛性温，入肺、胃、膀胱经，功擅逐水消肿；大黄味苦性寒，入胃、大肠、肝经，长于攻积导滞、泻热通肠。二者伍用，共奏泻热通便、逐水消肿之功效，用于治疗阳水肿胀、二便不利。

【方剂选用】

1. 晚期血吸虫病腹水：新鲜千金子去壳捣泥装胶囊，视腹围大小决定用量。腹围较大者，每次6～9g，早晨空腹服，5天1次。药后30分钟有头晕、恶心或呕吐，继而有肠鸣腹泻，随之腹水渐退，腹围缩小。

2. 毒蛇咬伤：千金子20～30粒，极量40粒。小儿按年龄酌减，最小量用10粒。将药捣烂，用米泔水调服，效果显著。

3. 风湿痹痛、跌打损伤：千金子2～3粒，去壳杵碎，放在胶布上，贴于患处，每天换药1次，2～3次为1疗程。治疗万余人，效果满意。

4. 水气：千金子30g，去壳研，以纸裹，用物压出油，重研末，分作7服。每治一人，只可1服，丈夫生饼子酒下，妇人荆芥汤下。凡五更服之，至晚自止，后以厚朴汤补之，频吃益善。

5. 阳水肿胀：续随子（炒，去油）50g，大黄30g。为末，酒、水丸绿豆大。每服以白汤送下50丸，以去陈疾。

6. 黑子、去疣赘：续随子熟时破之，以涂其上，便落。

【不良反应及注意事项】中气不足，大便溏泄者及孕妇忌服。当服量过大，会出现剧烈呕吐、腹痛、腹泻、头痛、头晕、烦躁不安、体温升高、出汗、心慌、血压下降等不良反应。严重者可出现呼吸、循环系统衰竭。

◆千金藤

【来源】本品为防己科植物千金藤的根或茎叶。7～8月采收茎叶，晒干；9～10月挖根，洗净晒干。分布于江苏、安微、浙江、江西、福建、台湾、河南、湖北、湖南、四川等地。

【别名】金线钓乌龟、公老鼠藤、野桃草、爆竹消、朝天药膏、合钹草、金丝荷叶、天膏药。

【性味归经】味苦，辛，性寒。归肺、脾、大肠经。

【功能主治】清热解毒，祛风止痛，利水消肿。主治：咽喉肿痛、痈肿疮疖、毒蛇咬伤、风湿痹痛、胃痛、脚气水肿。

【用法用量】9～15g；研末，每次1～1.5g，每日2～3次。外用：适量，研末撒或鲜品捣敷。

【炮制】晒干。

【化学成分】千金藤茎、根含千金藤碱，次表千金藤碱，间千金藤碱，原千金藤碱，原间千金藤碱，千金藤比斯碱等。果实含原千金藤那布任碱。

【药理作用】从千金藤中提取得的季胺型生物碱轮环藤酚碱有松弛横纹肌的作用。它与从千金藤中提取得的另一种生物碱和千金藤碱均有阻断神经节作用。同时两者皆可降压，皆能抑制实验动物胃的收缩，对结扎幽门的大鼠所引起的胃液及酸的分泌有轻度抑制作用。

【方剂选用】

1. 瘴疟：千金藤根15～30g，水煎服。

2. 痢疾：千金藤根15g，水煎服。

3. 风湿性关节炎、偏瘫：先用千金藤根15g，水煎服，连服7天。然后用千金藤根30g，烧酒500g，浸7天，每晚睡前服一小杯，连服10天。

4. 疝气腹痛：千金藤根，刮去青皮，晒干，一半炒至黄色，另一半生用，研末，每服3g，开水送服。

5. 腹痛：千金藤根15～30g，水煎服。

6. 湿热淋浊：千金藤鲜根30g，水煎服。

7. 脚气肿胀：千金藤根15g，三白草根15g，五加皮15g，水煎服。

8. 咽喉肿痛：千金藤鲜根15～30g，水煎服。

9. 肿毒：千金藤叶捣烂敷患处。

10. 痈肿疔毒：千金藤根研末，每次1~6g，开水送服。

11. 多发性疖肿：千金藤全草30g，或加当归、野艾各15g，水煎服。

12. 毒蛇咬伤：千金藤干根0.9~1.5g，研末，开水冲服，另取鲜根捣烂外敷。

13. 子宫脱垂：千金藤根适量煎汤熏蒸，每天1次。另取金樱子根60g，水煎服。

◆千屈菜

【来源】本品为千屈菜科植物千屈菜的全草。秋季采收全草。分布于全国各地。

【别名】对叶莲、鸡骨草、大钓鱼竿、乌鸡腿、对牙草、铁菱角、败毒草、蜈蚣草、水槟榔、水柳、马鞭草、棉包根、哮喘药。

【性味归经】味苦，性寒。归大肠、肝经。

【功能主治】清热解毒，收敛止血。主治：痢疾、泄泻、便血、血崩、疮疡溃烂、吐血、衄血、外伤出血。

【用法用量】内服：煎汤，10~30g。外用：适量，研末敷；或捣敷；或煎水洗。

【炮制】洗净，切碎，鲜用或晒干。

【化学成分】全草含千屈菜苷、鞣质。灰分中钠为钾的一倍，并含多量铁，胆碱0.026%。鞣质主要为没食子酸鞣质，其含量为：根8.5%，茎10.5%，叶12%，花13.7%，种子亦含大量鞣质。花含黄酮类化合物牡荆素、荭草素、锦葵花苷、矢车菊素半乳糖苷、没食子酸、并没食子酸和少量绿原酸。

【药理作用】①抗菌作用。②降压作用。③抗炎作用。④解痉作用。⑤止血作用。

【方剂选用】

1. 痢疾：千屈菜9~15g，水煎服。

2. 溃疡：千屈菜叶、向日葵盘，晒干，研末，先用蜂蜜搽患处，再用药末敷患处。

◆千里光

【来源】本品为菊科植物千里光的全草。全年均可采收，除去杂质，阴干。

【别名】千里及、千里急、眼明草、九里光、金钗草、九里明、黄花草、九岭光、一扫光、九龙光、千里明、百花草、九龙明、黄花母、七里光、黄花枝草、粗糠花、野菊花、天青红、白苏杆、箭草、青龙梗、木莲草、软藤黄花草、光明草、千家药。

【性味与归经】味苦，性寒。归肺、肝经。

【功能与主治】清热解毒，明目，利湿。主治：痈肿疮疖，感冒发热，目赤肿痛，泄泻痢疾，皮肤湿疹。

【用法用量】15~30g。外用适量，煎水熏洗。

【炮制】除去杂质，喷淋清水，稍润，切短段，干燥，筛去灰屑。

【化学成分】全草含大量的毛茛黄素、菊黄质，及少量的β-胡萝卜素。还含千里光宁碱，千里光菲灵碱及氢酯，对-羟基苯乙酸，香草酸，水杨酸，焦粘酸。此外还含挥发油，黄酮苷，鞣质等成分。花中含类胡萝卜素。

【药理作用】①抗菌作用。②抗钩端螺旋体作用。③抗滴虫作用。④保肝作用。⑤抗氧化及自由基清除活性作用。⑥HIV抑制作用。

【毒理作用】毒性较低，小鼠1次用药或连续用药6日，未见活动异常；小鼠口服片剂（20g/kg/日）共5日，兔（30g/kg/日）共3日，切片观察，除心、肝、肾略有病变外，其他脏器无异常发现。毒性：煎剂小鼠1次灌胃80g/kg，观察4~6日动物活动、食欲正常；每次给小鼠灌胃20g/kg，1日2次，连续6日，动物无异常变化；每日给小鼠灌服20g/kg，连续5日后病理切片检查：部分小鼠肝细胞有轻度水肿、细胞增大、胞浆出现粗颗粒、肾小管上皮细胞水肿，无明显其他变化；按上述剂量给兔灌服1周后，白细胞计数在正常范围内；煎剂小鼠腹腔注射的LD_{50}为23±

2. 7g/kg。

【方剂选用】

1. 各种炎症性疾病：千里光水煎浸膏片（每片重 0.35g），口服，每次 3 片，每日服 4 次，小儿酌减。

2. 漆疮：千里光、朴硝、大黄、生山楂各 60g，每日 2 剂，煎水 3000ml，外洗或湿敷患处，每次 15 分钟。

3. 急性结膜炎：千里光鲜品全草，按 1∶1，或干品按 1∶4 的比例配急性成眼药水点眼，每 2 小时 1 次。

4. 急性睑缘炎：千里光半干全草 50g，煎水熏洗眼部，然后再洗患眼，每日 2 次。

5. 痈疽疮毒：鲜千里光 30g，水煎服；另用鲜千里光适量，水煎外洗；再用鲜千里光适量，捣烂外敷。

6. 干湿癣疮、湿疹日久不愈者：千里光，水煎二次，过滤，再将两次煎成的汤汁混合，文火浓缩成膏，用时稍加开水或麻油，稀释成稀糊状，涂搽患处，一日 2 次。婴儿胎癣勿用。

7. 风火眼痛：千里光 60g，煎水熏洗。

【不良反应及注意事项】 中寒泄泻者勿服。

1. 对消化系统的影响：临床中口服千里光煎剂有少数病人会出现恶心、呕吐、食欲减退、便次增多等消化道不良反应，一般于停药后这些不良反应会随之消失。

2. 过敏反应：千里光注射液可引起过敏性药疹，表现为皮肤瘙痒、丘疹等。

◆**千日红**

【来源】 本品为苋科植物千日红的花序或全草。夏、秋采摘花序或拔取全株。全国大部分地区均有栽培。原产热带美洲。

【别名】 百日红、千金红、百日白、千日白、千年红、吕宋菊、滚水花、沸水菊、长生花、蜻蜓红、千日娇、球形鸡。

【性味归经】 味甘、微咸，性平。归肺、肝经。

【功能主治】 止咳平喘，清肝明目，解毒。主治：咳嗽、哮喘、百日咳、小儿夜啼、目赤肿痛、肝热头晕、头痛、痢疾、疮疖。

【用法用量】 内服：煎汤，花 3~9g；全草 15~30g。外用：适量，捣敷；或煎水洗。

【炮制】 鲜用或晒干。

【化学成分】 全草含葡萄糖苷。叶中提取得到千日红醇，花中含千日红苷，异千日红苷及苋菜红苷和甜菜苷。

【药理作用】 能抑制支气管平滑肌痉挛，有良好的解痉、止咳、祛痰作用。

【方剂选用】

1. 小儿惊痫：千日红花 10 朵，蚱蜢 7 个。酌加开水炖服。

2. 气喘：千日红花头 10 个。煎水，冲少量黄酒服，连服 3 次。

3. 白痢：千日红花序 10 个。煎水，冲入黄酒少量服。

4. 慢性气管炎：用千日红全草制成 100% 和 200% 两种注射液，肌注每日 1 次 2ml，10 天为 1 疗程，每疗程间隔 5 天。

◆**千年健**

【来源】 本品为天南星科植物千年健的干燥根茎。春、秋二季采挖，洗净，除去外皮，晒干。分布于广东、海南、广西、云南等地。

【别名】 一包针、千颗针、千年见、丝棱线。

【性味归经】 味苦、辛，性温。归肝、肾经。

【功能主治】 祛风湿，健筋骨，活血止痛。主治：风寒湿痹、腰膝冷痛、下肢拘挛麻木。

【用法用量】 内服：煎汤，45~9g；或浸酒。外用：适量，研末，调敷。

【炮制】 除去杂质，洗净，润透，切片，晒干。

【化学成分】 千年健含约 0.69% 的挥发油，其中含量最高的为芳樟醇。

【药理作用】 ①镇痛、抗炎作用。②抑菌作用。

【方剂选用】

1. 风湿骨痛：香茅筋骨草、千年健、

大血藤、舒筋草各适量，煎服。

2. 局部肿痛，千年健制成药酒，具有抗炎、消肿、止痛等作用。

【不良反应及注意事项】阴虚内热者慎用。

◆山药

【来源】本品为薯蓣科植物薯蓣的干燥根茎。冬季茎叶枯萎后采挖，切去根头，洗净，除去外皮及须根，用硫黄熏后，干燥；也有选择肥大顺直的干燥山药，置清水中，浸至无干心，焖透，用硫黄熏后，切齐两端，用木板搓成圆柱状，晒干，打光，习称"光山药"。

【别名】薯蓣、土薯、山薯蓣、怀山药、淮山、白山药。

【性味归经】味甘，性平。归脾、肺、肾经。

【功能主治】补脾养胃，生津益肺，补肾涩精。主治：脾虚食少、久泻不止、肺虚喘咳、肾虚遗精、带下、尿频、虚热消渴。麸炒山药补脾健胃，主治：脾虚食少、泄泻便溏、白带过多。

【用法用量】15～30g。

【炮制】山药：除去杂质，分开大小个，泡润至透，切厚片，干燥。麸炒山药：取净山药片，照麸炒法炒至黄色。炒山药：将山药片放锅内，炒至淡黄色，取出晾凉。

【化学成分】山药块茎含薯蓣皂苷元0.012%，多巴胺，盐酸山药碱。同属植物日本薯蓣块茎含三萜皂苷，尿囊素，胆碱，17种氨基酸及无机化合物。又含降血糖活性的日本薯蓣多糖A、B、C、D、E、F。

【药理作用】①改善消化功能。②降血糖，降血脂作用。③延缓衰老作用。④抗肿瘤、抗突变作用。⑤肾缺血再灌注损伤的保护作用。⑥其他：山药中的尿囊素具有抗刺激、麻醉镇痛、消炎、抑菌等作用，还能修复上皮组织，促进皮肤溃疡面和伤口愈合。山药中所含的山药素皮内注射，对豚鼠有局部麻醉作用。

【配伍效用】

山药配伍白术：炒山药补气养阴止泻；白术苦温，补气健脾、燥湿止泻。二者合用，有补脾燥湿止泻之功效，用于治疗脾虚湿盛之泄泻。

山药配伍党参：山药补脾益阴；党参补气生津。二药伍用，有补脾益气、生津止渴之功效，用于治疗脾胃虚弱之食少口渴、体倦乏力等症。

山药配伍茯苓：山药补脾气、益胃阴而止泻；茯苓渗湿健脾而止泻。二者合用，为平补缓利之剂，既补益脾胃，又不伤阴留湿，用于治疗久病脾胃气阴不足所致之不思饮食、倦怠乏力、腹泻、带下等症。

山药配伍芡实：山药补脾益气；芡实涩带固精，补脾祛湿。二者伍用，有补脾益气、收敛止带之功效，用于治疗脾虚湿盛之带下色白量多者。

山药配伍天花粉：山药益气养阴；天花粉清热、生津。二者合用，有益气生津、清热养阴之功效，用于治疗热病伤津之口渴干呕、食少，或消渴证。

【方剂选用】

1. 流行性出血热：山药30g，熟地黄30g，益智仁15g，桑螵蛸15g，乌药10g，水煎300ml，分2次服，每日1剂。

2. 肺结核高热：山药120g（1日量），水煎频服。

3. 带下：山药30g，芡实30g，盐水炒黄柏6g，车前子3g，白果10g，服药期间忌鱼腥、腌菜等生冷食物，注意外阴卫生。

4. 婴幼儿泄泻：①生山药500g，白糖30～50g。先将山药研成细末，过细萝，取山药粉50g左右，置搪瓷缸内，适量凉水调匀，放火上加热，时时搅拌，待煮两三沸即成稀糊状，加少许白糖，每次4～6羹匙，日服4～5次。婴儿可适当调稀，频频饮之。②山药研碎过筛成细末，临用时加冷水煮成糊状口服。1岁以内每次5～10g，1～2岁每次11～15g，2～3岁每次16～20g。

5. 婴幼儿单纯性消化不良：山药10g，车前子4g，6个月以下小儿减半，2岁以上量加1/3，脱水者配用一味薯蓣补液饮：山药30g，白糖或葡萄糖10g，食盐0.5g，用清水600ml煎山药，剩下约500ml滤出，加入白糖和食盐混匀溶解，频服。

6. 小儿积滞：炒山药5～10g，炒扁豆、炒白术、鸡内金各3～5g，随症加减，凡伤食、积滞、疳积等症有纳食呆滞、夜寝不宁、多汗倦怠、便溏或干，反复外感、贫血等症均可服用。

7. 小儿遗尿症：炒山药120g（研末备用），每日早、晚各服1次，每次6g，开水送服，若遗尿较重者加孩儿参30g，焙干研末与淮山药调匀服用。

8. 溃疡性口腔炎：山药20g，冰糖30g，制成煎剂（两次煎液混匀后分两份）。每日1剂，分早、晚两次服，连服2～3天。

9. 脾胃虚弱，不思进饮食：山药、白术各30g，人参1g。上三味，捣罗为细末，煮白面糊为丸，如小豆大，每服30丸，空心食前温水饮下。

10. 下焦虚冷，小便频数，瘦损无力：山药于沙盆内研末，入铫中，以酒一大匙，熬令香，旋添酒一盏，搅令匀，空心饮之，每旦一服。

11. 诸风眩晕，益精髓，壮脾胃：山药粉，同曲米酿酒；或同山茱萸、五味子、人参诸药浸酒煮饮。

12. 小便多，滑数不禁：白茯苓（去黑皮），干山药（去皮，白矾水内湛过，慢火焙干用之）。上二味，各等份，为细末，稀米饮调服。

【不良反应及注意事项】补阴宜生用，健脾止泻宜炒黄用。本品养阴能助湿，故湿盛中满或有积滞、实邪者忌服。

◆山柰

【来源】本品为姜科植物山柰的干燥根茎。冬季采挖，洗净，除去须根，切片，晒干。分布于福建、台湾、广东、海南、广西、云南等地。

【别名】三藾、沙姜、山辣。

【性味归经】味辛，性温。归胃经。

【功能主治】行气温中，消食，止痛。主治：胸膈胀满、脘腹冷痛、饮食不消。

【用法用量】内服：煎汤，6～9g，或入丸、散。外用：适量捣敷，研末调敷，或搐鼻。

【炮制】拣去杂质，筛去灰屑。

【化学成分】山柰挥发油主要由萜类、烃类、酯类和芳香族化合物构成。相对含量大于1%的化学成分主要有对甲氧基肉桂酸乙酯、肉桂酸乙酯、正十四烷等成分。又含黄酮类成分：山柰酚、山柰素。还含维生素P。

【药理作用】①杀线虫活性及抗氧化作用。②抗肿瘤作用。③镇痛及抗炎作用。④抑菌作用。

【毒理作用】急性毒性试验经口服用5g/kg的山柰乙醇提取物，对照组及试验组均无死亡率也无明显的体质、器官畸变。亚急性毒性试验显示每天以25、50或100mg/kg的剂量经口服用，连续饲喂28天，对照组及试验组均无明显的体质、器官畸变。

【方剂选用】

1. 心腹冷痛：山柰、丁香、当归、甘草等份。为末，醋糊丸，梧桐子大。每服30丸，酒下。

2. 一切牙痛：山柰子6g（用面裹煨热），麝香1.5g。为细末，每用三字，口嗽温水，随牙痛处一边鼻内搐之，嗽水吐去，便可。

3. 风虫牙痛：肥皂1个，去穰，内入山柰、甘松各1g，花椒、盐不拘多少，以塞肥皂满为度，用面包，炼红，取研为末，每日擦牙。

4. 感冒食滞，胸腹胀满，腹痛泄泻：山柰15g，山苍子根6g，南五味子根9g，乌药4.5g，陈茶叶3g。研末，每次15g，开水泡或煎数沸后取汁服。

5. 胃脘痛：山柰6g为主方，若纳少苔厚加神曲、谷芽、麦芽；吐酸泛酸，加浙贝母、煅瓦楞子；腹痛者，加芍药、甘草；胃热，口苦，舌质红加蒲公英、芦根；嗳气较甚加沉香曲、旋覆花，亦加佛手片、绿萼梅。每日1剂。

【不良反应及注意事项】阴虚血亏，胃有郁热者忌服。

◆山楂

【来源】本品为蔷薇科植物山里红或山楂的干燥成熟果实。秋季果实成熟时采收，切片，干燥。山里红分布于华北及山东、江苏、安徽、河南等地。山楂分布于东北及内蒙古、河北、山西、陕西、山东、江苏、浙江等地。

【别名】杭、羊枕、赤爪实、棠棣子、赤枣子、山里红果、酸枣、鼻涕团、柿楂子、山里果子、茅楂、猴楂、映山红果、海红、酸梅子、山梨、酸查；野山楂又名：小叶山楂、山果子。

【性味归经】味酸、甘，性微温。归脾、胃、肝经。

【功能主治】消食健胃，行气散瘀。主治：肉食积滞、胃脘胀满、泻痢腹痛、瘀血经闭、产后瘀阻、心腹刺痛、疝气疼痛、高脂血症。焦山楂消食导滞作用增强。主治：肉食积滞、泻痢不爽。

【用法用量】9～12g。

【炮制】净山楂：除去杂质及脱落的核。炒山楂：取净山楂，清炒法炒至色变深。临床上常见的炮制类型包括山楂炭、焦山楂、生山楂、炒山楂等。而这些炮制品也因不同的炮制方法产生不同疗效。

【化学成分】含表儿茶精、槲皮素、金丝桃苷、绿原酸、山楂酸、柠檬酸、苦杏仁苷等。

【药理作用】①促进消化作用。②抗心室颤动、心房颤动和阵发性心律失常等作用。③降压作用。③降脂作用。④抗氧化作用。⑤免疫增强作用。⑥抗菌作用。⑦防癌作用。⑧收缩子宫、促进子宫复原、止痛作用。

【毒理作用】急性毒性试验：100%山楂注射液（水提醇沉品），对小鼠静注的LD_{50}为1.042ml/kg。效率为87%，对心绞痛有效率为77%。

【配伍效用】

山楂配伍川芎、当归：山楂散瘀、行气；川芎活血行气；当归活血补血。三者配伍，有补血活血、行气散瘀之功效，用于治疗产后瘀阻腹痛、恶漏不尽之症。

山楂配伍麦芽：山楂酸甘微温，消食化积、散瘀行滞，善消肉食油腻之积；麦芽甘温，消食和中，长于消麦面之积。二者伍用，共奏消积、行滞、和中之功效，用于治疗饮食不节之积食不化、嗳腐吞酸、腹痛胀满、呕吐泄泻等症。

【方剂选用】

1. 冠心病、心绞痛：山楂30g，葛根15g，明矾1.2g，制成糖衣片，上量分3次饭后口服，4周为1疗程。

2. 高血压：山楂糖浆（每ml含生药干品0.65g），每次20ml，每日3次，饭后服，1月为1疗程。

3. 血清胆固醇过高症：生山楂45g，葛根15g，制首乌30g，珍珠粉0.6g。制成片剂，每次5片，日服3次，1月为1疗程。

4. 细菌性痢疾、肠炎：焦山楂120g，水煎服，每日1剂，用于菌痢；加白扁豆花30g，水煎服，每日1剂，用于肠炎。

5. 黄疸：山楂肉开水浸泡代茶饮，开始1～2天内，日服量为100g，第3天起减半，每日冲泡2次。

6. 肝炎：山楂粉，每次3g，日服3次，10天为1疗程。

7. 呃逆症：生山楂汁，成人每次15ml，日服2次。

8. 肾盂、肾炎：山楂90g，为1日量，水煎，分3次服，连服7日。

9. 克山病：山楂、五味子，以4：1的比例配伍，粉碎后加糖及适量的赋形剂，制成片剂，每片重0.5g，每次5片，日服3次，2个月为1疗程。

10. 瘢痕：山楂粉用黄酒调糊外敷。

11. 闭经：生山楂30～45g，刘寄奴12g，鸡内金5～9g。为基本方，辨证加味，水煎服，每日1剂。

12. 痛经：山楂（去核）50g，制成散剂，每日1剂，分2次服。经前一日开始，连服 2 剂为 1 疗程。服时加红糖少许，用温开水送下。

13. 人工流产术后并发腹痛：山楂肉 30g，川芎 5g，当归 9g，鸡血藤 12g，益母草 12g，水煎服，每日 1 剂。可在原方的基础上适当加味。

14. 声带息肉：焦山楂 24~30g，水煎 2 次，取汁 1500ml，凉后慢慢服完，每日 1 剂，并让声带充分休息。

15. 食肉不消：山楂肉 120g，水煮食之，并饮其汁。

16. 诸滞腹痛：山楂一味煎汤饮。

17. 痢疾赤白相兼：山楂肉不拘多少，炒研为末，每服 3~6g，红痢蜜拌；白痢红、白糖拌；红白相兼，蜜砂糖各半拌匀，白汤调，空心下。

【不良反应及注意事项】

(1) 不良反应：①口服山楂及其制品可导致山楂结石症及肠梗阻，表现为心窝部隐痛不适，饭后胀满，或上腹部阵发性绞痛，恶心呕吐，剑突下压痛。有的病例上腹可触及活动性包块。钡餐透视、B 超或胃镜证实为山楂结石症。②对血糖的影响：山楂含糖量较高，25% 的糖分含量使其跨入"高糖"水果层。因此，对糖尿病患者而言，大量进食山楂并不合适。在临床工作中曾碰到有糖尿病患者为求降脂，一味大量进食山楂，导致血糖出现大幅度波动的情况。

(2) 注意事项：①山楂不能空腹吃，因为含有大量的有机酸、果酸、山楂酸、枸橼酸等，空腹食用，会使胃酸猛增，对胃黏膜造成不良刺激，使胃胀满、泛酸，若在空腹时食用会增强饥饿感并加重原有的胃痛。②少吃生山楂。生山楂中所含的鞣酸与胃酸结合容易形成胃石，很难消化掉。如果胃石长时间消化不掉就会引起胃溃疡、胃出血甚至胃穿孔。因此，应尽量少吃生的山楂，尤其是胃肠功能弱的人更应该谨慎。医生建议，最好将山楂煮熟后再吃。③忌胃酸过多、消化性溃疡和龋齿者、消化不良者、心血管疾病患者、癌症

患者、肠炎患者及服用滋补药品期间忌服用。脾胃虚弱者慎服。孕妇不宜服用。

◆ 山楂叶

【来源】本品为蔷薇科植物山里红或山楂的干燥叶。夏、秋二季采收，晾干。

【性味归经】味酸，性平。归肝经。

【功能主治】活血化瘀，理气通脉，化浊降脂。主治：气滞血瘀、胸痹心痛、胸闷憋气、心悸健忘、眩晕耳鸣、高脂血症。

【用法用量】内服：煎汤，3~10g；或泡茶饮。

【炮制】晾干，生用。

【化学成分】山里红叶主要含黄酮类槲皮素、金丝桃苷、牡荆素、山楂素以及咖啡酸、原儿茶酸、熊果酸等。

【药理作用】①对心、脑血管系统的作用。②降血压、降血糖、降血脂作用。③耐缺氧作用。④利尿作用。⑤抗氧化作用。⑥抗炎作用。

【毒理作用】

1. 急性毒性试验：按 7.7mg/kg，3.8mg/kg，1.9mg/kg 给小鼠灌喂山楂叶总黄酮，血清丙氨酸转氨酶 (ALT) 与对照组无明显差异，心、肝、脾、肺、肾、脑、肠未见中毒性病理改变。

2. 三致实验：山楂叶总黄酮 50mg/kg，200mg/kg，2000mg/kg 每日给妊娠大白鼠灌胃 1 次，每 20 天检查，未见其对受精母鼠及其受孕率、活胎率有不良影响。750mg/kg，1500mg/kg，3000mg/kg 灌喂小鼠，每日 1 次，连续 5 天，沙门菌/哺乳动物做核实验均在正常范围内，并且畸变细胞率（骨髓细胞染色体畸变）与阴性对照组之间无明显差异。

【方剂选用】

冠心病、心绞痛：①山楂叶总黄酮制成的心安胶囊治疗。②山楂叶制成的山楂黄酮片治疗。

◆ 山豆根

【来源】本品为豆科植物越南槐的干燥根及根茎。秋季采挖。

【别名】广豆根。

【炮制】 除去残茎及杂质，浸泡，洗净，润透，切厚片，晒干。

【性味归经】 味苦，性寒，有毒。归肺、胃经。

【功能主治】 清热解毒，消肿利咽。主治：火毒蕴结、咽喉肿痛、齿龈肿痛。

【用法用量】 3～6g。

【炮制】 除去杂质，洗净，干燥。

【化学成分】 生物碱、黄酮、多糖等成分。生物碱是主要活性成分，包括苦参碱、氧化苦参碱、N－甲基金雀花碱、臭豆碱、金雀花碱、氧化槐果碱、槐胺、槐醇等。

【药理作用】 ①抗肿瘤作用。②抗心律失常、强心作用。③保肝作用。④抗炎作用。⑤抑菌作用。

【毒理作用】 山豆根中苦参碱有烟碱样作用，能使胆碱能自主呼吸系统兴奋，中枢神经系统麻痹，从而出现头昏呕吐、出汗、惊厥等症状；金雀花碱能反射性兴奋呼吸中枢和血管运动中枢，使呼吸急促，心跳加快，血压升高。山豆根的毒性反应以胃肠道反应为主，以神经毒性反应的损害最常见。

【配伍效用】

山豆根配伍射干、板蓝根：三药皆有清热解毒之功，为利咽要药。相伍为用，其解毒利咽之效更著，用于治疗肺胃热毒所致之咽喉肿痛。

【方剂选用】

1. 心律失常：山豆根 40g，龟板胶 20g，桂枝、五味子各 12g，随症加减。水煎服，每日 1 剂。

2. 慢性活动性肝炎：山豆根注射液每次 2ml（含苦参碱 35mg）肌注，每日 1～2 次，2 个月为 1 疗程。

3. 钩端螺旋体病：山豆根 15g，大青叶 60g，生甘草 15g，加 4 倍量的水浸渍半天，煎两次，滤液合并，1 日 4 次分服。

4. 银屑病：复方青龙衣注射液（每 ml 含山豆根、青龙衣生药各 1g），每次 5ml，每日 2 次肌注；小于 15 岁者，每日 3ml，一次肌注。30 天为 1 疗程，疗程间隔 5～

7 天。

5. 跖疣：山豆根、板蓝根各 60g。加水 3000ml 煮沸 10 分钟，待稍凉浸泡足部半小时，每日 1 次。对疣体较大且疼痛显著者可加艾灸，每次 10 分钟。

6. 宫颈糜烂：将山豆根（品种未详）研成细粉，高压消毒。先以 0.1% 新洁尔灭消毒宫颈，后用棉签蘸山豆根粉涂宫颈糜烂处，1～3 天 1 次，10 次为 1 疗程。

7. 扁桃体炎：①山豆根、鬼针草等量制成片剂，每片 0.5g，每次 2～4 片，每日服 3 次。②山豆根、芦根、板蓝根、生地黄、连翘各 10g，黄芩、栀子各 8g，玄参 15g，大黄（后下）、薄荷、竹叶、甘草各 5g。水煎服，每日 1 剂。

8. 膀胱肿瘤：山豆根浸膏片（每片相当于生药 1.5g），每次 4 片，每日服 3 次。或用广豆根注射液 4ml（每 ml 含生药 2g）肌注，每日 2 次；喜树碱 10～15ml 加生理盐水 20～30ml，每周 3 次。或 15～20mg 加生理盐水 30～40ml 稀释，每周 2 次，膀胱灌注，注后经常改变体位，保留 2～4 小时以上，25 次为 1 疗程。

9. 恶性葡萄胎：①全身用药：以山豆根总碱或甲碱 200～400mg，或山豆根乙碱 50～125mg，加入 5% 葡萄糖 500ml 中静脉点滴，4～6 小时滴完，每日 1 次，10 天为 1 疗程，间隔 7 天行第 2 疗程；少数病人采用山豆根甲碱肌注，每次 200mg，每日 2～3 次，疗程同前。②局部用药：适用于阴道转移者，用山豆根总碱 10ml，或甲碱 200～400mg，或乙碱 25～50mg，从肿瘤基底部做放射状注射，每日或隔日 1 次，至转移结节干枯脱落或吸收消失

10. 赤白痢：山豆根，捣末蜜丸。空心，煎水下 20 丸，日 3 服。

11. 疮癣：山豆根，捣末，腊月猪脂调涂。

12. 头风，头上白屑：山豆根，捣末，油调涂。

13. 齿痛：山豆根一片，含于痛处。

14. 喉风急证，牙关紧闭，水谷不下：

山豆根、白药等份。水煎噙之，咽下。

15. 喉中发痈：用山豆根，磨醋噙之，坠涎即愈，势重不能言者，频以鸡翎扫入喉中，引涎出。

【不良反应及注意事项】 脾胃虚寒泄泻者忌服。引起毒副反应的主要原因是用药量过大。八岁儿童服用超量山豆根出现神志不清、大小便失禁、脑缺血等症。山豆根治疗乙型肝炎导致 3 例临床中毒也是大剂量服用。超剂量服用山豆根致中毒、伴持久性意识障碍 1 例。

◆山茱萸

【来源】 本品为山茱萸科植物山茱萸的干燥成熟果肉。秋末冬初果皮变红时采收果实，用文火烘或置沸水中略烫后，及时除去果核，干燥。分布于山西、陕西、甘肃、山东、安徽、江西、河南、湖南。四川有引种栽培。

【别名】 山黄肉、药枣、枣皮、蜀酸枣、肉枣、薯枣、鸡足、黄肉、天木籽、山芋肉、实枣儿。

【性味归经】 味酸、涩，性微温。归肝、肾经。

【功能主治】 补益肝肾，涩精固脱。主治：眩晕耳鸣、腰膝酸痛、阳痿遗精、遗尿尿频、崩漏带下、大汗虚脱。内热消渴。

【用法用量】 内服：煎汤，6~12g；或入丸、散。

【炮制】 山黄肉：除去杂质和残留果核。酒黄肉：取净山黄肉，用黄酒拌匀，放罐内或其他容器内，封严，放在加水的锅中，蒸至酒被吸尽，取出晾干（每100斤用黄酒20斤）。蒸山黄：将拣净去核的山黄肉，放罐内或笼屉等容器封严，放加水的锅中，蒸至外面呈黑色时，取出晾干。生品中没食子酸溶出量明显低于炮制品，炮制辅料对溶出及煎出量影响不大。认为炮制（蒸）与煎煮均可使山茱萸鞣质水解，各样品没食子酸测的量无明显差异。

【化学成分】 山茱萸果肉含鞣质成分等脂肪酸和铁、铝、铜、锌、硼、磷等21种元素。果肉及核中均含多种氨基酸。

【药理作用】 ①抗菌作用。②降血糖作用。③免疫促进作用。④抗心律失常作用。⑤抗氧化及抗衰老作用。⑥利尿和降压作用。

【毒理作用】 果肉及果核水煎剂作急性毒性实验，结果两者毒性都很低，果肉 LD_{50} 为 53.55g（生药）/kg，果核 LD_{50} 为 90.8g（生药）/kg。

【配伍效用】

山茱萸配伍补骨脂、当归、麝香：山茱萸、补骨脂补肾壮阳；当归养血滋阴；麝香通行经脉，畅行气血。四药伍用，有壮阳补肾、起阴振痿之功效，用于治疗肾阳不足之阳痿不举或举而不坚、遗精滑泻等症。

山茱萸配伍牡蛎：山茱萸酸涩微温，入肝、肾经，长于补益肝肾，收敛固涩；牡蛎咸涩性凉，入肝、肾经，功擅敛阴潜阳、止汗涩精。二者合用，有敛阴止汗、收涩固脱之功效，用于治疗气阴不足之自汗、盗汗；肝肾不足之遗精滑泄、崩漏带下等症。

山茱萸配伍桑螵蛸、覆盆子、益智仁、沙苑子：山茱萸补益肝肾，收敛固涩；桑螵蛸补肾助阳、固精缩尿；覆盆子益肾固精缩尿；益智仁暖肾固精缩尿；沙苑子补肾固精缩尿。诸药伍用，有补肾固精、缩尿止遗之功效，用于治疗肾虚膀胱失约，或精关不固所致之小便频数、失禁、遗尿、遗精滑泄等症。

【方剂选用】

1. 肩关节周围炎：山茱萸（去核）35g，水煎2次分服，每日1剂，症状好转后可减量至10~15g，煎汤或代茶泡服。加减：掣痛引臂者加乳香10g，薏苡仁30g；关节局部游走性剧痛，加蜈蚣1条，地龙10g，白花蛇10g；关节拘挛较重，活动恢复迟缓者，山茱萸加至30g以上，或再加赤芍12g，红花10g，桃仁10g。

2. 男性不育症：熟地黄30g，山黄肉、山药各20g，茯苓、丹皮、泽泻、菟丝子、覆盆子、五味子各15g，仙灵脾、金樱子各

10g。日 1 剂。忌房事 1 个月。

3. 复发性口腔溃疡：干山茱萸 400g，碾碎成末，陈醋 200ml 备用。每晚睡前取山茱萸粉 10g，用陈醋调成糊状，分别置于 2 块 3cm×3cm 的干净纱布中央，敷于双足涌泉穴，次晨揭开洗净，10 日为 1 疗程，连敷 4 个疗程，疗程间隔 10 天。

5. 五种腰痛，下焦风冷，腰脚无力：牛膝 30g（去苗），山茱萸 30g，桂心 1g，上药捣细罗为散，每于食前，以温酒调下 6g。

6. 脚气上入少腹不仁：干地黄 240g，山茱萸、薯蓣各 120g，泽泻、茯苓、牡丹皮各 90g，桂枝、附子（炮）各 30g。上八味，末之，炼蜜和丸梧桐子大，酒下十五丸，日再服。

【不良反应及注意事项】凡命门火炽，强阳不痿，素有湿热，小便淋涩者忌服。

◆山香圆叶
【来源】本品为省沽油科植物山香圆的干燥叶。夏、秋二季叶茂盛时采收，除去杂质，晒干。

【别名】两指剑、千打锤、七寸钉、千锤打、大驳骨、小熊胆木。

【性味与归经】味苦，性寒。归肺、肝经。

【功能与主治】清热解毒，利咽消肿，活血止痛。主治：乳蛾喉痹、咽喉肿痛、疮疡肿毒、跌打伤痛。

【用法用量】15～30g，外用适量。

【炮制】除去杂质，喷淋清水，稍润，切丝，干燥。

【化学成分】三萜类化合物、黄酮类化合物和酚酸类化合物：金丝桃苷、槲皮素 -3-O-洋槐糖苷、野漆、树苷和女贞苷等。

【药理作用】①抗菌作用。②抗炎作用。③增强免疫功能作用。④镇痛作用。

【方剂选用】

1. 泄泻、痢疾：山香圆叶 30～60g，水煎服。

2. 妇女血崩：山香圆叶 120g，桂圆 30g，水煎服。

3. 外伤肿痛：鲜山香圆叶和酒捣烂，烘热敷患处。

4. 产褥热：山香圆叶、白英各 9g，梵天花 15g，羊耳菊、蛇莓各 6g。用酒、水各半煎，加红糖 30g 冲服。

5. 风湿腰痛，产后伤风：山香圆叶 30～90g。水煎调酒服。

6. 偏头痛：山香圆叶、鸡儿肠、金银花根、单叶铁线莲各 15g，黄酒煎服。

7. 关节或肌肉风痛：山香圆叶 90g，煎服。

8. 跌打损伤、筋骨痛：山香圆叶 15g，水煎服。

9. 急性扁桃体炎、咽炎：山香圆叶片治疗急性扁桃体炎疗效很好，无毒副作用。

◆山蒿
【来源】本品为菊科山蒿的全草。夏、秋季采收。分布于东北、内蒙古、河北、山西、甘肃。

【别名】岩蒿。

【性味】味苦、辛，性平。

【功能主治】清热燥湿，杀虫排脓。主治：偏头痛、咽喉肿痛、风湿。

【用法用量】中药 3～9g，入丸、散剂。

【炮制】除去杂质，切段，晒干或熬膏。

【不良反应及注意事项】年老、体弱、孕妇忌服。

◆山莓
【来源】本品为蔷薇科植物山莓的根和叶。秋季挖根。自春至秋可采叶，洗净，切碎晒干。分布于华东、中南、西南大部。

【别名】三月泡、五月泡、刺葫芦、吊杆泡、薅秧泡、黄莓、大麦泡、猪母泡、高脚泡。

【性味归经】根味苦、涩，性平。叶味苦，性凉。

【功能主治】根：活血、止血，祛风利湿。主治：吐血、便血、肠炎、痢疾、风湿关节痛、跌打损伤、月经不调、白带、叶：消肿解毒。外用治痈疖肿毒。

【用法用量】根 15 ~ 30g；叶外用适量，鲜品捣烂敷患处。

【炮制】洗净，切片晒干。

【化学成分】根含酚性成分及皂苷。山莓叶中主要含有多糖及其苷类、鞣质、黄酮类、酚类、强心苷、有机酸以及香豆素、甾体、萜类等成分。

【药理作用】①抑菌作用。②抗腹泻作用。③免疫调节作用。

【方剂选用】

1. 风湿痹证关节肿痛：山莓、万年茶根各 20g，水煎服。

2. 黄疸、胁痛：山莓 30g，加红糖适量，水煎服。

3. 黄水疮：山莓适量，研末，香油调搽。

◆山姜

【来源】本品为姜科植物山姜的根茎。3 ~ 4 月采挖。分布湖北、四川、浙江、福建、台湾、广东、广西、贵州、湖南等地。

【别名】和山姜、九姜连、姜叶、淫羊霍、九龙盘、姜七、高良姜、鸡爪莲。

【性味归经】味辛，性温。入肺、胃经。

【功能主治】温中，散寒，祛风，活血。主治：脘腹冷痛、肺寒咳嗽、风湿痹痛、跌打损伤、月经不调、劳伤吐血、跌损瘀滞、月经不调。

【用法用量】内服：煎汤，3 ~ 6g，或浸酒。外用：适量，捣敷，或捣烂调酒搽，可煎水洗。

【炮制】洗净，晒干。

【化学成分】根茎含 9 - 羟基山姜内酯、二氢沉香呋喃、山姜烯酮、山姜萜醇、广藿香奥醇、汉山姜过氧萜酮、异汉山姜过氧萜醇、小茴香醇、桃金娘醇、桃金娘醛等。

【药理作用】①抑制作用。②抗溃疡作用。③抗菌作用。

【毒理作用】小鼠灌服山姜 25g/kg（最大容积）1 次，观察 3 天均未见小鼠中毒症状和死亡。大鼠每日灌胃山姜热浸液 1.62g/kg，连续 30 天，结果各组间体重增加。肝、肾功能均在正常范围，病理检查无特殊异常。

【方剂选用】

1. 劳伤吐血：山姜（童便泡七日，取出阴干用）9g，一口血 9g，山高粱 9g。泡酒 250g，每服 30g。

2. 虚弱咳嗽：①山姜 9g，大鹅儿肠 9g。炖肉吃。②九姜连粉 30g，核桃仁 30g。加蜂蜜 60g，混匀蒸熟，制成龙眼大的丸子，含化吞服。

3. 久咳：山姜根（石灰水泡一天，用淘米水和清水洗净，蒸热，晒干）6g，白芷 6g，追风伞 6g。泡酒 500g，每服 30g。

4. 脘腹冷痛：山姜 15g，大牛王刺、隔山消各 10g，水煎服。

5. 风湿痹痛：山姜 10g，金钩连根 15g，刺三甲 10g，水煎服。

6. 肺寒咳喘：山姜 15g，蛇倒退、矮地茶、岩白菜各 10g，水煎服。

◆山楂核

【来源】本品为蔷薇科植物山里红、野山楂等的种子。秋季果实成熟时采收果实，剥取核仁，或收集山楂切片时脱落的核，洗净，晒干。山里红分布于华北及山东、江苏、安徽、河南等地。

【性味归经】味苦，性平。归胃、肝经。

【功能主治】消食，散结，催生。主治：食积不化、疝气、睾丸偏坠、难产。

【用法用量】内服：煎汤，3 ~ 10g；或研末。

【炮制】取原药材，除去杂质，洗净，干燥。

【化学成分】①山楂核含熊果酸、齐墩果酸、胡罗卜苷、豆甾醇、香草醛、琥珀酸、延胡索酸、金丝桃苷、槲皮素。②北山楂核中的脂溶性成分有 29 种，其中以 3 - 甲基己烷和庚烷为主要成分。

【方剂选用】

1. 胃积坚久，嘈杂吞酸，胁间积块作

痛：山楂核 15g（炒黄，研），沙蒺藜 15g（焙），鸡内金 15g（焙黄），共为细末。每服 3g，白滚水送下。忌生冷。

2. 难产：山楂核 7 粒，百草霜为衣，酒吞下。

3. 阴肾癫肿：橄榄核、荔枝核、山楂核等份。烧存性，研末，每服 6g，空心服，茴香汤调下。

◆山楂根

【来源】本品为蔷薇科植物山里红或野山楂的根。春、秋季采收。山里红分布于华北及山东、江苏、安徽、河南等地。

【性味归经】味甘，性平，无毒。归胃、肝经。

【功能主治】消积和胃，止血，祛风，消肿。主治：食积、痢疾、反胃、风湿痹痛、咯血、痔漏、水肿。

【用法用量】内服：煎汤，10 ~ 15g。外用：适量，煎汤熏洗。

【炮制】鲜用或晒干。

【方剂选用】

1. 消化不良，小儿食积：山楂根、果各 12g，车前草 9g。水煎服。

2. 关节痛：山楂根、紫藤根、活血龙、桂枝、络石藤、忍冬藤各 9 ~ 15g。煎汁冲酒服。

3. 肺结核咯血：山楂根 30 ~ 60g，水煎汁，再用白茅花 9 ~ 15g，烧灰，以药汁冲服。

4. 细菌性痢疾：山楂根 15g，小果蔷薇根 15g。水煎，分 2 次服，每日 1 剂。

◆山稔子

【来源】本品为桃金娘科植物桃金娘的果实。秋季采取成熟的果实。分布于广东、广西、台湾、福建、云南、贵州、湖南等地。

【别名】豆稔干。

【性味】味甘、涩，性平。

【功能主治】养血，止血，涩肠，固精。主治：血虚、吐血、鼻衄、便血、痢疾、脱肛、耳鸣、遗精、血崩、带下。

【用法用量】内服：煎汤，6 ~ 15g（鲜者 30 ~ 60g）；或浸酒。外用：烧存性研末调敷。

【炮制】晒干。

【化学成分】含黄酮苷、酚类、氨基酸、有机酸、糖类物质。

【方剂选用】

1. 孕妇贫血，病后体虚，神经衰弱：山稔子干果 9 ~ 15g。水煎服。

2. 劳伤咳血：山稔子干果浸入尿二星期，晒干，新瓦上煅存性，研末。每次 9g，日 2 次，以童便冲服。

3. 便血：山稔子干 15g。水二碗，煎至 8 分服，日 1 次，连服数次。

4. 痢疾：山稔子 30 ~ 60g。洗净，和水适量煎，临服时再加入蜂蜜。

5. 脱肛：山稔子 60 ~ 90g。煮猪肚肠服。

6. 血崩、吐血、刀伤出血：山稔子晒干，炒黑如炭，研末备用。每服 15 ~ 30g，以开水冲服。外伤可作外敷用。

7. 烫伤：山稔子干，煅存性，研末和茶油抹患处，日 1 次。

【不良反应及注意事项】大便秘结者忌服。

◆山稔根

【来源】本品为桃金娘科植物桃金娘的根。全年可采。

【别名】岗稔根、当梨根、刀莲头、多年片、哆呢根、多年头、哆啤子根、哆唉头。

【性味】味辛、甘，性平。

【功能主治】理气止痛，利湿止泻，散瘀止血，益肾养血。主治：脘腹疼痛、消化不良、呕吐泻痢、胁痛、癥瘕、痞块、崩漏、劳伤出血、跌打伤痛、风湿痹痛、血虚体弱、肾虚腰痛、膝软、尿频、白浊、浮肿、疝气、瘰疬、痔疮、水火烫伤。

【用法用量】内服：煎汤，15 ~ 60g；或酒水各半煎，或炖肉。外用：适量，烧存性研末敷涂。

【炮制】洗净，切段，鲜用或晒干。

【化学成分】根含酚类物质、鞣质。

◆山稔叶

【来源】本品为桃金娘科植物桃金娘的叶。全年均可采。

【性味归经】味甘，性平。

【功能主治】利湿止泻，生肌止血。主治：泄泻、痢疾、黄疸、关节痛、胃痛、疳积、崩漏、乳痛、疮肿、痔疮、疥癣、烫伤、外伤出血、毒蛇咬伤。

【用法用量】内服：煎汤，10～20g。外用：适量，煎水洗；或捣敷。

【炮制】鲜用或晒干。

【化学成分】含21αH－22（29）－何帕烯－3β，30－二醇，3β－羟基－21αH－22（29）何帕烯－30－醛，白桦脂酸，熊果酸，阿立菲妥酸，羽扇豆醇，β香树脂醇，β－香树脂酮醇。

◆山羊角

【来源】本品为牛科动物青羊的干燥角。捕得后，锯取羊角，干燥。

【性味归经】味咸，性寒。归心、肝经。

【功能主治】清热，镇惊，散瘀止痛。主治：小儿发热惊痫、头痛、产后腹痛、痛经。

【用法用量】内服：煎汤，30～50g；或磨汤；或烧焦研末，3～6g。外用：0.6～0.9g，研末吹耳中。

【炮制】取原药材用温水浸泡（或用布包后蒸热）至能除去骨塞时，取出，除去骨塞，乘热纵向切或刨成极薄片，或顺纹刮成细丝，或锉成细末，晾干。

【药理作用】①解热作用。②镇静作用。③抗惊厥作用。④镇痛作用。⑤有轻度降压作用。⑥抗病毒作用。

【方剂选用】

1. 瘀血所致产后腹痛、痛经、瘀血肿痛：山羊角0.3g磨粉，酒送服。

2. 小儿惊痫：山羊角烧焦研末，每次服1.5g，日服2次。

◆山羊血

【来源】本品为牛科动物青羊的血。分布于东北及华北大部。

【别名】青羊血。

【性味归经】味咸、甘，性温。归心、肝经。

【功能主治】活血散瘀，止痛接骨。主治：跌打损伤、骨折、筋骨疼痛、吐血、衄血、呕血、咯血、便血、尿血、崩漏下血、月经不调、难产、痈肿疮疖。

【用法用量】内服：鲜血，酒调，30～50ml；干血，研末酒调，每次1～2g，每日3～6g，或入丸剂。

【炮制】取鲜山羊血盛在平底器皿中晒干，节成小块或将血灌入羊肠内，用绳扎成3～4cm长的小节，晒干后取出。

【化学成分】含多种蛋白质。蛋白质主要是血红蛋白，其次是血清蛋白、血清球蛋白和少量的纤维蛋白质，并含有少量的脂类、胆甾醇、葡萄糖以及无机盐等。

【方剂选用】

1. 跌打损伤：山羊血3g，三七9g。为末。黑糖15g，童便20ml，酒一碗，调匀饮之，不必大醉。

2. 活血散瘀，续筋接骨：山羊血、脆蛇、三七适量。共为末，冲酒服。

3. 软组织损伤：山羊血、卫矛皮、赤芍、铁棒七适量。研末，冲酒服。

4. 吐血：山羊血，临卧时每服0.9g。

5. 急心痛：山羊血0.3g。烧酒化下。

【不良反应及注意事项】阴虚血热者慎服。

◆山海棠

【来源】本品为秋海棠科植物云南秋海棠的根、全草或果实。秋季采收全草和果实；根全年均可采。分布于广西、四川、贵州、云南等地。

【别名】大麻酸汤杆、野海棠、水八角、金蝉脱壳、红耗儿、酸苹果、腰包花、化血丹。

【性味】味微苦、酸、涩，性微温。

【功能主治】活血调经，行气止痛。主治：月经不调、痛经、白带过多、胃痛、小儿疫气、跌打损伤。

【用法用量】内服：煎汤，3～9g。外

用：适量，鲜品捣敷。

【炮制】晒干或鲜用。

【方剂选用】

1. 胃酸、胃痛：山海棠全草 3～9g。酸菜水煨服。

2. 月经不调，白带过多，妊娠浮肿：山海棠全草 3～9g。水煎服。

3. 更年期月经紊乱，吐血：山海棠根 3～9g。水煎服。

4. 月经不调，痛经，跌打损伤：山海棠根 9～15g。水煎服，日服 2 次。

5. 小儿吐泻：山海棠根 0.9g。焙黄，水煎服。

6. 小儿白尿、疝气：山海棠果 1.5g。水煎服。

7. 小儿口腔炎：山海棠根适量，榨汁涂患处，日涂 4～6 次。

8. 骨折：山海棠根 3～6g，水煎服；外用鲜品捣烂敷骨折处。

【不良反应及注意事项】孕妇及月经过多者慎用。

◆山海螺

【来源】本品为桔梗科植物羊乳的根。7～8 月采挖，洗净，鲜用或切片晒干。分布于东北、华北、华东和中南各地。

【别名】白河车、牛附子、乳夫人、奶树、四叶参、白蟒肉、山胡萝卜、土党参、奶参、乳薯、通乳草、奶奶产头、老奶头、野菜产砂、奶葫芦、奶党、羊乳参、白马肉、牛奶参、角参、洋参、哈蜡党、狗头党、狗参、狗头参。

【性味归经】味甘、辛，性平。归脾、肺经。

【功能主治】益气养阴，解毒消肿，排脓通乳。主治：神疲乏力、头晕头痛、肺痈、乳痈、疮疖肿毒、喉蛾、瘰疬、产后乳少、白带、毒蛇咬伤。

【用法用量】内服：煎汤，15～60g；鲜品 45～120g。外用：鲜品适量，捣敷。

【炮制】取原药材，除去杂质，洗净润透，切厚片，晒干或烘干。

【化学成分】含有生物碱类成分、甾萜类化合物、黄酮类物质、挥发油成分、多种氨基酸、多糖、微量元素及其他。

【药理作用】①对红细胞及血红蛋白有明显的增加作用，对白细胞则有明显的降低作用。②抗疲劳作用。③升压作用。④升高血糖的作用。⑤镇静作用。⑥抗惊厥作用。⑦镇痛作用。⑧抗肿瘤作用。⑨抗氧化作用。⑩抗菌作用。⑪止咳作用（氨水喷雾引咳法），但无祛痰（小鼠酚红法）及平喘（豚鼠组织胺喷雾法）作用。

【毒理作用】小鼠腹腔注射煎剂 1g/kg，一般情况正常，增至 3g/kg 时，则 2 小时后全部死亡。豚鼠腹腔注射煎剂 0.1g/kg，未见异常，增至 0.5g/kg，2 日后死亡。

【方剂选用】

1. 乳蛾、肠痈、肺痈：山海螺、蒲公英各 15g。煎服。

2. 乳发：山海螺加猪前蹄烧食。

3. 阴虚头痛，妇人白带：山海螺 45g，用猪瘦肉 120g 炖汤，以汤煎药服。

4. 毒蛇咬伤：鲜山海螺 120g，切碎，水煎服，每天 2 次；另用龙胆草根加水捣烂外敷。

【不良反应及注意事项】外感初起，无汗者慎用。

◆山银花

【来源】本品为忍冬科植物灰毡毛忍冬、红腺忍冬、华南忍冬或黄褐毛忍冬的干燥花蕾或带初开的花。夏初花开放前采收，干燥。分布于广东、广西、海南等地。

【别名】山花、南银花、山金银花、土忍冬、土银花。

【性味归经】味甘，性寒。归肺、心、胃经。

【功能与主治】清热解毒，疏散风热。主治：痈肿疔疮、喉痹、丹毒、热毒血痢、风热感冒、温热发病。

【用法用量】内服：煎汤，10～20g；或入丸、散。治血痢及便血多炒炭用。外用：适量，鲜品捣敷。也可煎汤含漱。

【炮制】山银花取原药，除去叶等杂质。筛去灰屑。

炒山银花：取山银花，炒至表面微具焦斑时，取出，摊晾。

山银花炭：取山银花，炒至浓烟上冒，表面焦黑色时，微喷水，灭尽火星，取出，晾干。

【化学成分】主要含芦丁，槲皮素，木犀草素 - 7 - O - β - D - 半乳糖苷、忍冬苷、绿原酸、β - 谷甾醇及正三十四烷。

【药理作用】①抗炎退热。②抗氧化作用。③保护肝脏作用。④抗肿瘤作用。⑤免疫调节和抗过敏作用。⑥抗动脉粥样硬化作用。

【不良反应及注意事项】脾胃虚寒及气虚疮疡脓清者忌服。

◆山茶花

【来源】本品为山茶科植物山茶的花。4～5月花朵盛开期分批采收。在干燥过程中，要少翻动，避免破碎或散瓣。

【别名】红茶花、曼阳罗树、宝珠山茶、红茶花、宝珠花、一捻红、耐冬。

【性味归经】味甘、苦、辛、涩，性凉。归肝、肺经。

【功能主治】凉血止血，散瘀，消肿。主治：吐血、衄血、咳血、便血、痔血、赤血痢、血淋、血崩、带下、烫伤、跌打损伤。

【用法用量】内服：煎汤，5～10g；研末。外用：研末麻油调敷。

【炮制】晒干。

【化学成分】含三萜类、山茶酮二醇、山茶苷、花白苷、花色苷、可可豆碱、香树脂醇、羽扇豆醇、儿茶精、原儿茶酸、没食子酸等。

【药理作用】山茶苷予大鼠或小鼠口服1～3个月，可抑制移植性软组织肿瘤的生长，并抑制9，10 - 二甲基1，2 - 苯骈蒽引起的成人横纹肌细胞瘤的形成。

【方剂选用】

1. 吐血咳嗽：①山茶花，瓦上焙黑色，调红砂糖，日服不拘多少。②山茶花10朵，红花15g，白及30g，红枣120g。水煎一碗服之，渣再服，红枣不拘时服。

2. 赤痢：山茶花，阴干为末，加白糖拌匀，饭锅上蒸三四次服。

3. 痔疮出血：山茶花，研末冲服。

4. 乳头开裂欲坠、疼痛异常：宝珠山茶，焙研为末，用麻油调搽。

◆山杜仲

【来源】本品为卫矛科植物疏花杜仲的根及树皮。冬季采收，切片，晒干。分布于江西、湖南、广西、贵州、云南。

【别名】飞天驳。

【性味归经】味甘、辛，性微温。归肝、肾、脾经。

【功能主治】祛风湿，强筋骨，活血解毒，利水。主治：风湿痹痛、腰膝酸软、跌打骨折、疮疡肿毒、慢性肝炎、慢性肾炎、水肿。

【用法用量】内服：煎汤，9～20g；或浸酒。外用：适量，捣敷；或研末调敷或浸酒搽。

【方剂选用】

1. 腰膝酸痛：山杜仲30～36g，水煎服，或加猪尾骨，同炖服。

2. 慢性肾炎水肿：山杜仲12g，土牛膝、车前草各15g，加酒适量，炖服。

◆山合欢

【来源】本品为豆科植物山合欢的树皮及花。我国大部均有。

【功能主治】安神，活血，消肿。主治：失眠、溃疡、痈肿、折伤疼痛。

【用法用量】3～9g。

【化学成分】树皮含木脂体糖苷、金合欢酸内酯、剑叶莎酸内酯及合欢三萜内酯等。

【药理作用】药理研究显示有：①镇静作用。②抗早孕作用。③抗肿瘤作用。

【毒理作用】花有催眠作用。小鼠腹腔注射茎皮乙醇或水的提取物1000mg/kg，出现活动减少、翻正反射消失、惊厥死亡。

【方剂选用】

1. 精神失常：山合欢、旋覆花根、蓖麻根各20g，水煎服。

2. 风湿肿痛：山合欢、透骨香、红禾

麻、水麻柳各 30g，水煎服。

3. 骨折伤筋：山合欢、玉枇杷、血当归、四块瓦各适量，捣烂外敷。

【不良反应及注意事项】阴虚津伤者慎用。

◆**山漆树**

【来源】本品为漆树科植物小漆树的根、叶。夏、秋季采挖根；叶随采随用，鲜用。分布于贵州、四川、云南等地。

【别名】铁象杆、野漆树。

【性味归经】味辛、苦，性温。归膀胱、脾经。

【功能主治】祛风湿，解毒消肿止痛。主治：风湿痹痛、疮疡肿痛。

【用法用量】内服：根煎汤，6～10g；或浸酒。外用：适量，叶捣敷；根煎汤熏洗。

【炮制】洗净，切片晒干。

【方剂选用】

1. 风湿：山漆树根 30g，浸酒服；并用适量煎水熏洗患处。

2. 无名肿毒：山漆树叶适量，捣敷患处。

◆**山木通**

【来源】本品为毛茛科植物山木通的根、茎、叶。四季可采。分布于江苏、安徽、浙江、江西、福建、河南、湖北、四川、贵州、云南。

【别名】搜山虎、千金拔、冲倒山、万年藤、大木通。

【性味归经】味辛、苦，性温。归肝、膀胱经。

【功能主治】祛风活血，利尿通淋。主治：关节肿痛、跌打损伤、小便不利、乳汁不通。

【用法用量】内服：煎汤，15～30g，鲜品可用至60g。外用：适量，鲜品捣敷。

【炮制】鲜用或晒干。

【方剂选用】

1. 风湿性腰痛：山木通根 15g（研末），猪腰子 1 对，剖开刮去白膜，药末放猪腰子内，菜叶包裹，煨熟服。忌盐。

2. 走马牙疳：山木通鲜根适量。捣烂，

捏成蚕豆大，敷前额中央部，每日 1 次。

3. 跌打损伤：山木通茎叶（鲜）60g，茜草根 15g。水酒煎服，每日 1 剂。

4. 各种骨梗喉：山木通根、砂糖、白酒各 30g。水煎服。

◆**山樱桃**

【来源】本品为蔷薇科植物山樱桃的果实。6～9月果实成熟时采摘。分布于东北、陕西、宁夏、甘肃、青海、山东、四川、云南、西藏等地。

【别名】朱桃、麦樱、牛桃、英桃、婴桃、英豆、李桃、奈桃、梅桃、山婴桃、毛樱桃、野樱桃、山豆子。

【性味归经】味辛、甘，性平，无毒。归脾、肾经。

【功能主治】健脾，益气，固精。主治：食积泻痢、便秘、脚气、遗精滑泄。

【用法用量】内服：煎汤，100～300g。

【炮制】生用。

【化学成分】叶含槲皮苷，木材含右旋儿茶精、毛樱桃苷。另有苦杏仁苷。

【方剂选用】

1. 咽喉肿痛：山樱桃 15g，水煎慢饮。

2. 脾虚食滞：山樱桃、土党参各 10g，水煎服。

3. 牙齿松动：山樱桃 20～30g，炖肉吃。

◆**山扁豆**

【来源】本品为豆科植物含羞草决明的全株。夏、秋季采收全草。分布于江苏、安徽、浙江、江西、福建、台湾、湖北、湖南、广东、广西、四川、贵州、云南等地。

【别名】梦草、挞地沙、细杠木、砂子草、细密梳、细柑木、蛇谷草、野通草、地柏草、水皂角、黄瓜香、茫喜、蛇药、假牛柑、疳草、下通草、鱼骨折、红霜石、苦麦草。

【性味归经】味甘、苦，性平，无毒。归肝、肾、脾、胃经。

【功能主治】清热解毒，健脾利湿，通便。主治：黄疸、暑热吐泻、小儿疳积、水肿、小便不利、习惯性便秘、疔疮痈肿、毒蛇咬伤。

【用法用量】 内服：煎汤，9～18g。外用：研末，调敷。

【炮制】 扎成把，晒干。

【化学成分】 地上部分含正-三十一烷，茎叶含大黄酚。

【药理作用】 全草有泻下作用。

【方剂选用】

1. 黄疸：山扁豆60g，地星宿15g，煨水服。

2. 暑热吐泻：山扁豆30g，水煎服。

3. 水肿和淋症：水皂角、萹蓄各30g，煨水服。

4. 小儿疳积：山扁豆、水杨梅、菜油各15g，红牛膝6g，蒸一只小母鸡吃。

5. 夜盲：山扁豆60g，菊花9g，炖1对猪蹄吃。

6. 肩疮：山扁豆叶、水冬瓜叶各适量，捣绒，外敷患处。

7. 疔疮：山扁豆鲜叶适量，捣烂，加盐少许，拌和外敷。

8. 痈肿：山扁豆叶，研末，用蜂蜜或鸡蛋白调敷。

9. 肺痈（吐臭痰）：山扁豆鲜全草120g，用瘦猪肉120g煮汤，以汤煎药服。

10. 漆疮：山扁豆全草适量，煎水洗。

◆**山莲藕**

【来源】 本品为豆科植物美丽崖豆藤的根。夏、秋间采挖。分布于广东、广西等地。

【别名】 牛大力、大力牛、大口唇、扮山虎、扒山虎、坡莲藕、地藕、血藤、大莲藕、大力薯、倒吊金钟。

【性味归经】 味甘，性平。入肺、肾二经。

【功能主治】 润肺滋肾，清热止咳。主治：肺虚咳嗽。

【用法用量】 内服：煎汤，30～60g；或浸酒。

【炮制】 晒干。

【化学成分】 含生物碱，香豆素类、三萜类化合物，植物甾醇，多糖类及微量元素 Ca、Mg、Fe、Zn 等元素。

【药理作用】 ①保肝、祛痰、镇咳和平喘作用。②抗氧化、抗炎作用。③抗肿瘤、调节免疫系统。④抗疲劳、抗应激作用。

【毒理作用】 山莲藕水提取物 MTD > 1000g/kg，醇提取物 MTD > 1700g/kg。以人拟用日剂量为1g/kg来计算，水提取物的最大耐受量相当于人拟单日剂量的110倍，而醇提取物的最大耐受量相当于人拟单日剂量的186倍。水提取物组给药组对小鼠体质无影响；醇提取物给药组的小鼠体质增加量均小于空白对照组。

◆**山梗菜**

【来源】 本品为桔梗种植物山梗菜的根或带根全草。

【别名】 水苋菜、苦菜、节节花、大种半边莲、水折菜、天竹七、对节白、水杨柳。

【性味归经】 味辛，性平，小毒。归肺、肾经。

【功能主治】 祛痰止咳，利尿消肿，清热解毒。主治：感冒发热、咳嗽痰喘、肝硬化腹水、痈疽疔毒、蛇犬咬伤、蜂蜇。

【用法用量】 内服：煎汤，10～15g，鲜品15～30g，或捣汁饮。外用：鲜品适量，捣烂敷。

【炮制】 洗净，鲜用或晒干。

【化学成分】 山梗菜全草含山梗菜碱等多种生物碱，另含山梗菜聚糖、熊果酸、二十九烷、三十烷酸。

【药理作用】 ①利尿作用。②镇静和降低体温作用。③兴奋呼吸肌作用。④扩张支气管作用。⑤降压作用。⑥利胆作用。⑦抗蛇毒作用。⑧抗溃疡作用。⑨致泻作用。⑩抑菌作用。⑪凝血作用。⑫抗癌作用。

【毒理作用】

1. 小鼠静脉注射浸剂半数致死量为 6.10±0.26g/kg，全山梗菜素为 18.7±2.0mg/kg，折合生药为 9.35±1.0g/kg。大鼠浸剂灌胃半数致死量为 75.1±13.1g/kg，腹腔注射 0.1～1.0g/kg，每日1次，连续3

个月，体重、尿沉渣及尿蛋白的检查均无异常；用药组粪便较稀，表示有一定致泻作用，病理切片检查部分用药后，小鼠肾脏有轻度水肿外未发现明显器质性病变。

2. 山梗菜煎剂小鼠静脉注射的 LD_{50} 为 $6.10 \pm 0.26g$（生药）/kg。死前有呼吸兴奋、狂躁不安等现象，继之发生抽搐，一般在 5 分钟内死亡。山梗菜浸剂大鼠灌胃的 LD_{50} 为 $95.1 \pm 13.1g$（生药）/kg。大鼠每日腹腔注射浸剂 0.1、0.3 和 1.0g（生药）/kg，连续 3 日，体重、尿沉渣及尿蛋白检查均无异常发现。

【方剂选用】

1. 寒哮气喘及疟疾：山梗菜、雄黄各 6g。捣泥，碗内覆之，待青色，以饭丸如梧桐子大。每服 9 丸，空心盐汤下。

2. 毒蛇咬伤：山梗菜浸烧酒搽之。鲜山梗菜 60g，捣烂绞汁，加甜酒 30g 调服，服后盖被入睡，出微汗。毒重的每天服 2 次。并用捣烂的鲜山梗菜敷于伤口周围。

3. 疔疮，一切阳性肿毒：鲜山梗菜适量，加食盐数粒同捣烂，敷患处，有黄水渗出，渐愈。

4. 乳腺炎：鲜山梗菜适量，捣烂敷患处。

5. 无名肿毒：山梗菜叶捣烂加酒敷患处。

6. 喉蛾：鲜山梗菜如鸡蛋大 1 团，放在瓷碗内，加好烧酒 90g，同捣极烂，绞取药汁，分 3 次口含，每次含约 10 ~ 20 分钟吐出。

7. 时行赤眼或起星翳：①鲜山梗菜，洗净，揉碎作一小丸，塞入鼻腔，患左眼塞右鼻，患右眼塞左鼻。3 ~ 4 小时换 1 次。②鲜山梗菜适量，捣烂，敷眼皮上，用纱布盖护，每日换药 2 次。

8. 跌打扭伤肿痛：山梗菜 1 斤，清水 3 斤，煎剩一斤半过滤，将渣加水三斤再煎成一半，然后将两次滤液混合在一起，用慢火熬成一斤，装瓶备用。用时以药棉放在药液中浸透，取出贴于患处。

9. 黄疸、水肿、小便不利：山梗菜 30g，白茅根 30g。水煎，分 2 次用白糖调服。

10. 单腹鼓胀：山梗菜、金钱草各 9g，大黄 12g，枳实 18g。水煎，连服 5 天，每天 1 剂；以后加重山梗菜、金钱草二味，将原方去大黄，加神曲、麦芽、砂仁，连服 10 天；最后将此方做成小丸，每服 15g，连服半个月。在治疗中少食盐。

11. 湿热泄泻：山梗菜 30g，水煎服。

12. 痢疾：生山梗菜 60g，水煎和黄糖服。

13. 盲肠炎：山梗菜 240g，加料酒适量，捣烂水煎，每日 5 次分服，渣再和入米酒少许，外敷患处。

14. 急性中耳炎：山梗菜擂烂绞汁，和酒少许滴耳。

15. 晚期血吸虫病腹水、肾炎水肿：山梗菜 30 ~ 60g，煎服。

16. 眩晕：山梗菜 30g，配墨旱莲、白芷、车前草、女贞子、紫花地丁煎服。

17. 蛇咬伤：取山梗菜每日 30 ~ 48g，文火慢煎半小时，分 3 次内服。另用山梗菜捣烂外敷，每日更换 2 次。

【不良反应及注意事项】 口服可引起呕吐，中毒者死亡例较少。

◆**山猫儿**

【来源】 本品为百合科植物山菅的根茎或全草。根茎全年可采。分布浙江、江西、福建、广东、海南、广西等地。

【别名】 碟碟草、老鼠砒、家鼠草、铰剪王、山交剪、天蒜、较剪草、山大箭兰、假射干、蛇王修。

【性味】 味辛，性温，有毒。

【功能主治】 拔毒消肿，散瘀止痛。主治：瘰疬、痈疽疮癣、跌打损伤。

【用法用量】 外用：适量，捣敷或研末醋调敷。

【炮制】 洗净，鲜用。

【化学成分】 根含酸模素，2，2 - 二羟基 - 3，5，6 - 三甲基苯甲酸甲酯 2，4 - 二羟基 - 3，6 - 二甲基苯甲酸甲酯，2，4 - 二羟基 - 6 - 甲基苯甲酸甲酯即苔色酸甲酯 2，4 - 二羟基 - 6 - 甲氧基 - 3 - 甲基苯乙酮，

5，7－二羟基－2，6，8－三甲基色酮，5，7－二羟基－2，8－二甲基色酮。

【毒理作用】过量可致中毒，中毒急救可按一般原则处理，早期洗胃，继则可导泻。呃逆可用阿托品和非那根，呼吸困难可用呼吸中枢兴奋剂可拉明、洛贝林等对症治疗。广州民间草药医用新鲜鸭血或羊血灌服直至呕吐，以将毒物吐出。

【不良反应及注意事项】全草有毒，家畜中毒可致死。人误食其果，可引起膈肌痉挛呈呃逆状，甚至呼吸困难而死。

◆山慈姑

【来源】本品为兰科植物杜鹃兰、独蒜兰或云南独蒜兰的干燥假鳞茎。前者习称"毛慈姑"，后二者习称"冰球子"。夏、秋二季采挖，除去地上部分及泥沙，分开大小置沸水锅中蒸煮至透心，干燥。

【别名】金灯花、鹿蹄草、山茨菇、慈姑、毛慈姑、泥冰子、人头七、太白及、水球子、泥宾子、采配兰。

【性味与归经】味甘、微辛，性凉。归肝、脾经。

【功能与主治】清热解毒，化痰散结。主治：痈肿疔毒、瘰疬痰核、蛇虫咬伤、淋巴结结核。

【用法用量】3～9g，外用适量。

【炮制】除去杂质，水浸约1小时，润透，切薄片，干燥或洗净干燥，用时捣碎。

【化学成分】杜鹃兰含菲类，简单芳香化合物及其苷类、糖类等；独蒜兰含二菲类，联苄类化合物等。

【药理作用】①抗肿瘤作用。②抑制毛细血管生成的作用。③促进外周血细胞回升及增强骨髓造血功能的作用。④降压作用。⑤毒覃碱M3受体阻断作用。⑥抗菌作用。⑦对酪氨酸酶具有激活作用，可抑制细胞分裂，并有抗辐射、降糖、镇痉等作用。

【毒理作用】主要含秋水仙碱。内服吸收后，秋水仙碱在体内氧化成二秋水仙碱，侵犯消化道、泌尿系统，可产生明显的刺激症状，造成严重的电解质紊乱。抑制神经系统，使中枢神经麻痹，触觉不敏感，降低体温。抑制呼吸中枢，引起呼吸运动障碍，增强对拟交感神经药物的反应。收缩血管和通过血管运动中枢的兴奋作用，引起血压升高。兴奋神经元，改变神经肌肉的功能。一定剂量的秋水仙碱可抑制正常的细胞分裂，抑制骨髓造血。

【配伍效用】

山慈姑配伍三棱：山慈姑解毒散结；三棱破血祛瘀。二者相伍，有解毒破血、散结祛瘀之功效，用于治疗热毒血瘀所致的癥瘕。

【方剂选用】

1. 肝硬化：复方山慈姑片，每片含山慈姑粉0.1g，土鳖虫0.1g，穿山甲0.1g，蝼蛄0.6g。每次5片，每日服3次，3个月为1疗程。

2. 痛风：山慈姑提取物秋水仙碱，发作时口服1mg，以后每2小时口服0.5mg，直至症状得到控制，24小时内总剂量不超过6mg。可作为治疗痛风的首选药物。

3. 脓性指头炎：鲜山慈姑25g，洗净捣烂后用米醋3ml调匀外敷，每日换药1次。

4. 痈疽恶疮，虫兽所伤，时行瘟疫，山岚瘴气，喉闭喉风，久病劳瘵，解菌蕈菰子、砒石毒药，死牛、马、河豚鱼毒：文蛤（捶破，洗，焙干，末）90g，山慈姑（去皮净，末）60g，麝香（另研）0.9g，千金子（去壳，研，去油取霜）30g，红牙大戟（去芦，焙干，末）45g。用糯米煮浓饮为丸，分为40粒。每服1粒，用井花水或薄荷汤磨服，利一二次，用粥止之。

5. 痈疽疔肿、恶疮及黄疸：山慈姑（连根）、苍耳子等份。捣烂，以好酒一盏，滤汁温服。或干之为末，每服9g。

【不良反应及注意事项】正虚体弱者慎服。主要是毒性反应，临床表现为：中毒后与急性砷中毒所见相同，有流涎、咽喉烧灼感、恶心、频繁呕吐、剧烈腹痛、腹泻、消化道出血、便血、脱水、休克、烦躁不安、昏迷、少尿、血尿，严重时可致急性肾小管坏死。神经系统表现为眩晕、疲乏、全身肌肉及关节疼痛，并可出现上升性麻痹导致呼吸衰竭而死亡，肌肉明显松弛，瞳孔散大，血压升高，脉快而弱，可出现心力衰竭和发绀等。

◆山大黄

【来源】本品为蓼科植物波叶大黄的根及根茎。秋季采挖。分布于东北、华北等地。

【别名】唐大黄、台黄、土大黄、峪黄、籽黄、北大黄、大黄、格西古讷、野大黄、酸酸草、黄古卵子、苦大黄、华北大黄、祁黄、庄黄。

【性味归经】味苦，性寒。归胃、大肠经。

【功能主治】清热解毒，凉血行瘀。主治：湿热黄疸、痢疾、经闭腹痛、吐血、衄血、跌打瘀痛、痈肿疔毒、口舌糜烂、烧烫伤。

【用法用量】内服：煎汤，3～10g；或研末。外用：适量，研末撒；或调敷。

【炮制】切片，晒干。

【化学成分】含总蒽醌1.11%，其中以大黄素，大黄酚为苷元的结合型蒽醌1.05%，游离型为0.06%，还含食用大黄苷及大量鞣质。

【药理作用】①抗氧化作用。②抗血小板聚集作用。

【方剂选用】
口疮糜烂：山大黄3g，枯矾3g，共研末，擦患处。

【不良反应及注意事项】体虚及胎前、产后忌用。

◆山甘草

【来源】本品为茜草科植物毛玉叶金花的茎叶。夏季采收。分布于福建、广东、广西、云南、四川、贵州等地。

【别名】白蝴蝶、白茶、凉茶藤、白头公、凉藤、黄蜂藤、生肌藤、粘雀藤、土甘草、水藤根、假忍冬藤、蝴蝶藤。

【性味归经】味甘、微苦，性凉。入膀胱、肺、大肠经。

【功能主治】解表，消暑，利湿，解毒，活血。主治：感冒，中暑，发热，咳嗽，咽喉肿痛，暑湿泄泻，痢疾，疮疡脓肿，跌打，蛇咬伤。

【用法用量】内服：煎服，10～30g（鲜品30～60g）；或捣汁。外用：适量，捣敷。

【炮制】晒干。

【化学成分】叶含酚类、氨基酸、有机酸、糖类、豆甾醇、β-谷甾醇。茎含豆甾醇、β-谷甾醇和三萜化合物阿江榄仁酸。

【药理作用】①抗早孕作用。②降血脂作用。

【方剂选用】

1. 急性胃肠炎：鲜山甘草茎、叶30～60g。水煎服。

2. 暑湿腹泻：山甘草花60g，大叶桉树18g。水煎，日分3次服。

3. 伏暑下痢：山甘草30～60g。水煎服。

4. 湿热小便不利：山甘草花30g，银花藤60g，车前草30g。水煎服。

5. 恶疮肿毒：山甘草捣烂敷患处。

6. 食物中毒：鲜山甘草叶，绞汁灌服。

7. 断肠草、砒霜、磷化锌中毒：山甘草鲜叶90～120g捣汁，调鸡蛋白3～5个，大蓟根粉、天门冬粉各1.5g，先探吐后灌服，每15分钟服1次。口渴者多饮绿豆汤。应用本品治解断肠草等中毒时，宜严密观察病情，必要时配合其他中西医抢救方法。

8. 感冒发热、中暑：山甘草单味煎汤服，或加牡荆叶、薄荷等同用，可增加清热解暑之功。

◆山胡椒

【来源】本品为樟科植物山胡椒的果实。秋季果熟时采取。分布于山东、安徽、浙江、江西、福建、台湾、河南、湖南、广东、广西、四川、云南等地。

【别名】山花椒、山龙苍、雪公尖、野胡椒、香叶子、楂子红、臭樟子。

【性味归经】味辛，性温。归肺、

胃经。

【功能主治】温中散寒，行气止痛，平喘。主治：脘腹冷痛、胸满痞闷、哮喘。

【用法用量】内服：煎汤，3～15g。

【化学成分】果实含挥发油，主要成分为罗勒烯约占77.99%，此外还含α-蒎烯、樟烯、壬醛、癸醛、1，8-桉叶素、柠檬醛、对-聚伞花素、黄樟醚、龙脑、乙酸龙脑酯、γ-广蕾香烯等成分。

【药理作用】①抗病原微生物作用。②抗菌作用。

【方剂选用】

1. 中风不语：山胡椒干果、黄荆子各3g。共捣碎，开水泡服。

2. 气喘：山胡椒果实60g，猪肺1付。加黄酒，原味或加糖炖服。1～2次吃完。

◆**山芝麻**

【来源】本品为梧桐科植物山芝麻的根或全株。全株全年可采。分布于江西、福建、台湾、湖南、广东、海南、广西、云南等地。

【别名】岗油麻、岗脂麻、田油麻、仙桃草、野芝麻、狗屎树、假芝麻、山麻、假油麻、芝麻头、牛釜尾、山野麻、白头公、油麻甲、野麻甲、假麻甲、苦麻、山脂麻、被油麻、坡片公。

【性味归经】味苦，性凉，有小毒。归胃经。

【功能主治】清热解毒，止咳。主治：感冒发热、肺热咳嗽、咽喉肿痛、麻疹、痄腮、肠炎、痢疾、痈肿、瘰疬、毒蛇咬伤。

【用法用量】内服：煎汤，9～15g，鲜品30～60g。外用：适量，鲜品捣敷。

【炮制】洗净，切段，晒干。

【化学成分】根含β-谷甾醇、白桦脂酸、齐墩果酸、山芝麻酸甲酯、山芝麻宁酸甲酯、山芝麻宁酸及山芝麻酸内酯，根皮含倍半萜醌类化合物曼家酮E、F、H。

【药理作用】①对金黄色葡萄球菌有杀灭作用。②对绿脓杆菌有抑制作用。③有降低丙氨酸氨基转移酶的作用。

【方剂选用】

1. 外感痧气、阳黄、热疟：山芝麻、古羊藤根、两面针等份。共磨粉。每服3g，开水送下，日服2～3次。

2. 痢疾：鲜山芝麻30g。酌加水煎。日服2次。

3. 风湿痛：山芝麻根60g，黄酒120g。酌加水煎服。

4. 风毒流注：鲜山芝麻30～60g。洗净切碎，鸭蛋1枚，水煎服。

5. 痈疽肿毒：鲜山芝麻叶。捣敷。

6. 痄腮：山芝麻叶60～90g。捣敷患处。

7. 睾丸炎：鲜山芝麻21～24g。酌加酒、水各半，炖服。

8. 肺痨咳嗽：鲜山芝麻根3～15g。洗净切片，加冰糖适量，水煎服。

9. 骨结核病：山芝麻根30g，配小雄鸡1只（去肠内杂物），酌加清水炖熟，分2～3次服。

10. 淋巴结核：山芝麻根60g。酌加酒水各半，炖服。

11. 毒蛇咬伤：山芝麻根60～90g。用酒煎饮；另搽擦患处。

12. 漏管：山芝麻根60g，羊肉250g。酌加开水炖服。

13. 肠炎腹泻：山芝麻根15～30g。水煎服。

14. 湿疹：山芝麻根研末，米酒调涂患处。

15. 乳痈：山芝麻鲜根30g。酒水煎服。另用鲜根捣烂外敷。

16. 蛇头疔：山芝麻鲜叶和红糖捣烂敷患处。

17. 高血压：以山芝麻根30g制作煎剂或流浸膏冲服，一般每日1剂，分2次服。服药期间心、肾、血液等未见严重毒性表现，仅少数出现腹泻、腹痛、头痛、恶心、呕吐、多汗、眼皮震颤、四肢麻木等副作用，但不影响治疗的效果。

18. 痔疮：取山芝麻根8斤，芭蕉叶（烧灰存性）1斤，石灰乳（即浓石灰液）

1斤，制成澄清透明注射液供局部注射。注射方法：肛门常规消毒，普鲁卡因局麻，用止血弯钳固定痔根部，然后从痔顶缓慢注入药液0.3～0.6ml，待痔核变灰黑色后约15分钟，去钳，用新洁尔灭冲洗，塞入凡士林纱布，覆盖固定。

【不良反应及注意事项】内服不宜过量，以免引起头晕、恶心呕吐、腹泻等副作用。虚寒体质者及孕妇禁服。

◆广枣

【来源】本品为漆树科植物南酸枣的干燥成熟果实。

【性味】味甘、酸，性平。

【功能主治】行气活血，养心安神。主治：气滞血瘀、胸痹作痛、心悸气短、心神不安。

【用法用量】1.5～2.5g。

【炮制】晒干，切片。

【化学成分】没食子酸、原儿茶酸、胡萝卜甾醇、旱谷甾醇、水杨酸、鞣花酸、槲皮素、柚皮素、山柰酚－7－O－葡萄糖苷、邻苯二甲酸二（2－乙基己基）酯、多种氨基酸、无机元素硅、钙、钾、钠等。

【药理作用】①对心肌的保护作用。②抗心律失常作用。③扩张冠状血管作用。④降低血压和减慢心率作用。

【方剂选用】

1. 胸闷疼痛、心悸气短、心神不安、失眠健忘：广枣450g，肉豆蔻75g，丁香75g，木香75g，枫香脂75g，沉香75g，牛心粉75g。以上七味，粉碎成细粉，过筛，混匀。每100g粉末加炼蜜80～100g制成大蜜丸，另取朱砂粉末包衣，即得。口服，一次1丸，一日1～2次。每丸重6g。贮藏密封。

2. 心肺火盛、胸闷不舒、胸胁闷痛、心悸气短：沉香180g，广枣180g，檀香90g，红花90g，肉豆蔻60g，天竺黄60g，北沙参60g。以上七味，粉碎成细粉，过筛，混匀，即得。口服，一次3g，一日1～2次。每袋装15g。贮藏密闭，防潮。

3. 冠心病、心绞痛：复方广枣胶囊主要由广枣、苦参、诃子三味蒙药组成。

◆广防己

【来源】本品为马兜铃科植物广防己的干燥根。秋、冬二季采挖，洗净，切段，粗根纵切两瓣，晒干。

【别名】滇防己、木防己、百解头。

【性味归经】味苦、辛，性寒。归膀胱、肺经。

【功能主治】祛风止痛，清热利水。主治：湿热身痛、风湿痹痛、下肢水肿、小便不利。

【用法用量】内服：煎汤，3～9g。

【炮制】除去杂质及粗皮，稍浸，洗净，润透，切厚片，干燥。

【化学成分】含木兰碱，马兜铃内酰胺，马兜铃酸A、B、C，尿囊素及β－谷甾醇等。

【毒理作用】未见广防己对肝有实质性损伤。

◆广金钱草

【来源】本品为豆科植物广金钱草的干燥地上部分。夏、秋二季采割，除去杂质，晒干。

【别名】落地金钱、铜钱草、马蹄香、假花生。

【性味归经】味甘、淡，性凉。归肝、肾、膀胱经。

【功能主治】清热除湿，利尿通淋。主治：热淋、砂淋、石淋、小便涩痛、水肿尿少、黄疸尿赤、尿路结石。

【用法用量】15～30g。

【炮制】除去杂质，切段，晒干。

【化学成分】全草含生物碱、黄酮苷、酚类、鞣质。

【药理作用】①排石作用。②利尿作用。③抗炎作用。④利胆作用。⑤对细胞免疫有抑制作用。⑥对血小板聚集也有一定的抑制作用。

【方剂选用】

1. 膀胱结石：广金钱草60g，海金沙15g。水煎服。

2. 肾结石：广金钱草18g，小茴香

4.5g，大茴香 4.5g，锦纹大黄 15g（后下），萹蓄 30g。净水三碗，煎至一碗服。并多饮黄豆卷汤，助肾结石加速排出。

3. 黄疸：广金钱草 60g，水煎服。

4. 小儿疳积：广金钱草适量，煮瘦猪肉食。

5. 口腔炎及喉头炎：广金钱草 15 ~ 30g。煎水冲蜂蜜服。

6. 血尿：①广金钱草 120g，水煎服，每日 1 剂。②广金钱草、生茅根各 30g，水煎服，每日 1 剂。

7. 小便不利：广金钱草 30g，水煎服，每日 1 剂。

8. 久积风气酸痛：广金钱草 30g，水煎，加酒饮服，每日 1 剂。

9. 泌尿系感染：广金钱草 24g，车前草、海金沙、金银花各 15g，水煎服。每日 1 剂。

10. 泌尿系结石：广金钱草、石韦、穿破石、冬葵子各 18g，萹蓄、海金沙各 12g，瞿麦、泽泻、茯苓各 9g，木通 5g；腰痛加牛膝，体虚加党参。每日 1 剂，水煎服。

【不良反应及注意事项】孕妇忌服。

◆飞仙藤

【来源】本品为萝藦种植物西南杠柳的根或全株。

【别名】铁散沙、铁骨头、牛尾蕨、山筋线、山杨柳、青蛇胆、小青蛇。

【性味】味甘、辛，性温，有小毒。

【功能主治】通经络，祛风湿，活血，消炎。主治：跌打损伤、风湿关节痛、月经不调、口腔炎、乳腺炎。

【用法用量】内服：煎汤 3 ~ 6g，或浸酒。外用：煎水洗或研末调敷。

【炮制】鲜用，晒干。

【化学成分】根茎含强心苷衍生物：杠柳毒苷、萝藦苷元、8 - 羟基萝藦苷元和滇杠柳苷 I。还含熊果酸、胡萝卜苷、北五加皮苷 E。

【药理作用】具有强心作用。

【毒理作用】滇杠柳苷 I 平均致死量为 5.9 ± 1.0mg/kg，较毒毛旋花子苷 G 低。

【不良反应及注意事项】肝炎、消化道溃疡患者忌服，一月量不宜超过 9g，服用过量出现抽搐，甚至死亡。

◆飞龙掌血

【来源】本品为芸香科植物飞龙掌血的根或叶。夏、秋采叶；根全年可采。

【别名】见血飞、大救驾、三百棒、下山虎、簕钩、黄大金根。

【性味归经】味辛、微苦，性温。

【功能主治】散瘀止血，祛风除湿，消肿解毒。根皮：跌打损伤，风湿性关节炎，肋间神经痛，胃痛，月经不调，痛经，闭经；外用治骨折，外伤出血。叶：外用治痈疖肿毒，毒蛇咬伤。

【用法用量】内服：煎汤，9 ~ 15g，或浸酒或入散剂。外用：适量，鲜品捣敷，干品研末撒或调敷。

【炮制】洗净晒干备用。

【化学成分】根含白屈菜红碱、二氢白屈菜红碱等。

【药理作用】①抑制流感病毒作用。②抗炎镇痛作用。③止血作用。④抑菌作用。⑤抗氧化活性。⑥保护心肌的作用。

【方剂选用】

1. 吐血、衄血：飞龙掌血 9g，红白二丸 3g，白茅根 15g。共研末，童便为引，水煎服。

2. 风湿肿痛、外伤疼痛、肋间神经痛：飞龙掌血干根皮 4 ~ 18g，水煎服，亦可浸酒服。

3. 崩漏：飞龙掌血、陈艾各 9g，陈棕炭、百草霜各 12g。水煎服，白糖为引。

4. 经闭、胃痛：飞龙掌血 3 ~ 15g，水煎服。

5. 跌打损伤：飞龙掌血 9g，月月红根 6g，牛膝 9g。共研末用酒引。如头部损伤，加羌活 6g，藁本 6g。

6. 刀伤出血，伤口疼痛：飞龙掌血 6g，冰片 1.5g。研成细末，混合外敷。

7. 慢性腿脚疼痛：采用 1 : 1 飞龙掌血注射液（每支 2ml），每次 1 ~ 2 支，每日 1 次，肌注或穴位注射。

【不良反应及注意事项】孕妇禁用。

◆马勃

【来源】本品为灰包科真菌脱皮马勃、大马勃或紫色马勃的干燥子实体。夏、秋二季子实体成熟时及时采收，除去泥沙，干燥。

【别名】灰包、马粪包。

【性味归经】味辛，性平。归肺经。

【功能主治】清肺利咽，止血。主治：风热郁肺咽痛、咳嗽、音哑；外治鼻衄、创伤出血。

【用法用量】内服：煎汤，1.5～3g；或入丸、散。外用：研末撒，调敷；或作吹药。

【炮制】除去杂质，剪成小块。

【化学成分】紫色秃马勃子实体含马勃菌酸。大秃马勃子实体含α-淀粉酶及多种氢基酸。头状秃马勃子实体含马勃菌酸。网纹马勃子实体含网纹马勃酸，蛋白质31.7%，黑色素，类脂，脂肪酸，芳香酸。梨形马勃子实体含马勃菌酸，马勃菌酸甲酯，苯甲酸。

【药理作用】①止血作用。②抗菌作用。

【配伍效用】

马勃配伍薄荷、牛蒡子、板蓝根：马勃能散肺经风热而利咽止痛；薄荷、牛蒡子能疏散风热利咽；板蓝根长于解毒利咽。诸药伍用，有疏散风热、利咽消肿止痛之功效，用于治疗肺经风热所致之咽喉肿痛。

马勃配伍青黛：马勃味辛性平，清热解毒、宣肺利咽，功擅宣散；青黛味苦性寒，清热解毒、凉血止血，长于清热。二者合用，共奏清热解毒、利咽消肿止痛之功效，用于治疗因热邪火毒所致的咽喉肿痛。

【方剂选用】

1. 冻疮：马勃适量。先将患处用温水浸泡发红，拭干，按疮面大小敷上马勃，包扎，约3～4天即愈。如疮面已有溃破，可先涂磺胺噻唑软膏，再服马勃。

2. 乳头皲裂：制乳香、煨乌梅、制马勃各15g，汉三七6g，浙贝母12g，蜈蚣3条。共研末面，备用。先用生理盐水洗净患处，再用消毒棉签将药扑于患处，每日2～3次，每次用药面约1g。

3. 久嗽：马勃不以多少，细末，炼蜜为丸，如梧桐子大，每服20丸，汤送下。

4. 妊娠吐衄不止：马勃末，浓米汤饮服1.5g。

5. 声失不出：马勃、马牙硝等份，研末，砂糖和丸如芡子大，噙之。

【不良反应及注意事项】风寒劳嗽失音者忌用。临床和实验均表明：马勃对口腔出血性疾患有明显止血功能，不亚于淀粉海绵或明胶海绵。但其不能被组织所吸收，因此不能作为组织内留存止血或死腔填塞之用。在用药过程中，偶有身热、头晕、倦怠、呕吐、腹痛、失眠、尿频及皮肤过敏等，一般在1～2周内可消失，严重者停药后即可愈。

◆马宝

【来源】本品为马科动物马胃肠道结石。

【别名】马结石。

【性味归经】味甘、咸、微苦，性凉，小毒。归心、肝经。

【功能主治】镇惊化痰，清热解毒。主治：惊痫癫狂、痰热神昏、吐血衄血、痰热咳嗽、恶疮肿毒。

【用法用量】内服：研末，0.6～1.5g。

【化学成分】马胃肠中的结石含磷酸镁、碳酸钙、碳酸镁等。

【药理作用】马宝对治疗神经性失眠、癔病、痉挛性咳嗽等症有较好的效果，并能解毒，治痘疮危症。

【方剂选用】

1. 小儿惊痫：马宝6g，牛黄1.5g。共研末，每次0.3g，日服2次。2岁以下小儿酌减。

2. 肺结核：马宝6g，百部6g，白及12g。共研末，每次1.5～3g，日服3次。

◆马钱子

【来源】本品为马钱科植物马钱的干燥

成熟种子。冬季采收成熟果实，取出种子，晒干。

【别名】 番木鳖、苦实、马前、牛根、大方八。

【性味归经】 味苦，性温，有大毒。归肝、脾经。

【功能主治】 通络止痛，散结消肿。主治：风湿顽痹、麻木瘫痪、跌扑损伤、痈疽肿痛、小儿麻痹后遗症、类风湿性关节痛。

【用法用量】 0.3 ~ 0.6g，炮制后入丸、散用。

【炮制】 马钱子粉：取沙子，置锅内炒热，加入拣净的马钱子，炒至呈深黄色并鼓起，取出，筛去沙子，刮去毛，研末。油马钱子：取拣净的马钱子，加水煮沸，取出，再用水浸泡，捞出，刮去皮毛，微晾，切成薄片。另取麻油少许，置锅内烧热，加入马钱子片，炒至微黄色，取出，放凉。

四制马钱子：马钱子经四制后，降低药物毒性。方法：马钱子 200g，生甘草 200g，生牵牛子 300g，生麻黄 200g，将四种药物置煎药容器中加冷水浸泡 20 分钟，加热煮沸 40 分钟，沥去药汁，60℃以下干燥备用。

【化学成分】 含番木鳖碱、马钱子碱、α - 及 β - 可鲁勃、番木鳖次碱、马钱子新碱、依卡精、番木鳖苷等。

【药理作用】 ①对整个中枢神经系统都有兴奋作用。②可刺激味觉感受器反射性增加胃液分泌，促进消化功能和食欲。③镇咳和祛痰作用。④抗菌作用。⑤抗肿瘤作用。⑥对感觉神经末梢有麻痹作用。

【毒理作用】 毒性：对小鼠皮下注射的半数致死量，士的宁为 0.47mg/kg 及 0.85mg/kg，4 - 羟基士的宁为 0.556mg/kg；马钱子碱给狗静脉注射的致死量为 8mg/kg。

番木鳖碱、马钱子碱和马钱子仁对小鼠灌胃的急性半数致死量分别为 3.27mg/kg、233mg/kg 和 234.5mg/kg；小鼠腹腔注射的急性半数致死量分别为 1.53、69 和 77.76mg/kg。成人 1 次服 5 ~ 10mg 的番木鳖碱可致中毒，30mg 可致死亡。曾报道用马钱子治疗白喉，总剂量达 50.54mg 时引起中毒；并有服马钱子 7 粒中毒致死的病例报告。死亡原因为强直性惊厥反复发作造成呼吸衰竭及窒息死亡。

【方剂选用】

1. 中风偏瘫：制马钱子 300g，水蛭、白花蛇、川芎、蜈蚣各 30g，共研末粉装胶囊，每粒含药粉约 0.3g，于每晚睡前口服 1 ~ 5 粒，服后卧床休息，切忌下床走动。

2. 癫痫：马钱子 120g，全蝎、广地龙、石菖蒲、制半夏、僵蚕、乳香、没药、生甘草各 40g，生绿豆 60g，制成马蝎散，每日用量为：3 岁以下 0.5g；4 ~ 7 岁 0.7 ~ 1.2g；8 ~ 15 岁 1.2 ~ 1.8g；16 岁以上 1.8 ~ 2.4g，最大剂量不超过 3g。每晚睡前半小时以黄酒冲服，小儿用温开水冲服。亦可装胶囊服。45 天为 1 疗程。开始同时服抗癫痫西药，逐渐减量，至第 4 疗程停服西药。

3. 关节炎：①马钱子和麻黄等量，二药同煎煮后弃去麻黄，取马钱子，沙炒或油炙，研末即成风痛散。首次 0.6 ~ 0.9g，渐增至 1.5 ~ 1.8g，每晚用黄酒一匙或温开水送服，以出现轻微头晕反应为适宜之治疗量。②生马钱子 30g，白花蛇 2 条，蜈蚣、乌梢蛇、土鳖虫、地龙各 50g，赤芍 100g，生甘草 60g，制成蜜丸 300 丸，每丸含生马钱子 0.1g。成人初服每日 2 次，每次 2 丸，如无中毒反应，每次再加 1 丸，最多每日不超过 12 丸，饭后吞服，服至全身肌肉轻微抽动为最佳治疗量。

4. 腰腿痛：马钱子 700g，全蝎、地龙各 70g，鹿角胶 50g，甘草 30g，朱砂 10g，制成胶囊，每粒 0.5g，每晚睡前糖开水送服 2 粒，20 天为 1 个疗程，若无效可加服 1 粒，一般 1 ~ 3 个疗程可愈。

5. 坐骨神经痛：马钱子 45g，制乳香、没药、麻黄、肉桂、全蝎各 30g，研末装胶囊，每粒重 0.25g，每次 2 ~ 4 粒，日服 2

次，3 周为 1 个疗程。

6. 癃闭：番木鳖子去毛，文火煨至鼓起为度，研末，每次吞服 0.6g，每日 2 次。

7. 不射精症：制马钱子 0.3g，蜈蚣 0.5g，冰片 0.1g，共研末，于每晚睡前 1.5 小时吞服。

8. 面神经麻痹：①马钱子适量，置清水中浸泡 24 小时后捞出，沿纵轴切成厚约 1mm 的薄片，将其间隔 0.5cm 排列粘附于橡皮膏上，然后贴于患侧面颊。7 日换药 1 次。②将丰满的马钱子在治疗前一天浸泡在少许温水中，用时取出马钱子，用小刀横切成两瓣，然后把切面贴于太阳穴和下关穴上，再用胶布将药全部覆盖固定，隔日换药 1 次。换药 3 ~ 4 次后患侧眼裂闭合好转时，加贴颊车穴；太阳穴和下关穴则改为隔日交替贴药。

9. 眶上神经痛：生马钱子 0.9g，置麻油灯上烧成灰，与蝉衣 9g，共为细末，以黄酒 120g 一次冲服。

10. 三叉神经痛：生马钱子 30g，川乌、草乌、乳香、没药各 15g，共研末，以香油、清凉油各适量调成膏，贴患侧太阳、下关、颊车及阿是穴，每次 1 ~ 2 穴，2 天换 1 次。

11. 重症肌无力：炙马钱子粉装胶囊，每粒装 0.2g，每次 1 粒，每日 3 次，饭后开水送下。每隔 2 ~ 4 日增服 1 粒，逐渐加至 7 粒止。如不足 7 粒而自觉面部有一过性肌肉抽动或跳动时，不可再加。原服新斯的明等药者，随肌力逐步增强，可减少用量，直至停药。同时据证而配服相应中药。

12. 带状疱疹：生马钱子去皮，以普通食醋磨成糊状，用毛笔或洁净鸡毛、鹅毛蘸药糊涂擦患部，待药糊自然干燥。

13. 银屑病：马钱子 35g，用香油炸鼓起来，轧成细末，核桃仁 12 个炒焦轧细，朱砂 6g，三味药拌匀，然后加入水银 35g（先加适量香油），混匀做成鸡蛋黄大小的药丸 15 个。患者肚脐清洗后，取药丸 1 个放入脐内固定，24 小时后更换新药丸。用

过的药丸可用之外擦皮损处。

14. 手足癣：生马钱子适量，放入香油锅中，炸至鼓起，切开呈黄色时即可，滤渣后用其药油。先将手足洗净，将药油涂于患处，边搓边用火烤，隔日 1 次，5 次为 1 个疗程。禁忌药液入口中。

15. 慢性下肢溃疡：生马钱子 20g，铅丹 30g，麻油 150ml，黄蜡适量制成马钱子膏，涂于疮面，3 日更换 1 次。

16. 格林 – 巴利综合征：马钱子（麻油酥制）10g，地龙（烙干）40g，甘草（焙干）50g，研末，混匀。日服 2g，连服 5 日。然后，年龄小于 18 岁者日服 4g，大于 18 岁者日服 6 ~ 8g。均分 2 次于早晚饭后 1 小时冲服，10 日为 1 疗程，疗程间隔 3 ~ 5 日。

17. 喉痹作痛：番木鳖、青木香、山豆根等份。为末吹。

18. 痈疽初起、跌扑内伤、风痹疼痛：番木鳖（入砂锅内，黄土拌炒焦黄为度，石臼中捣磨，筛去炒毛，拣净末）、山芝麻（去壳，酒炒）、乳香末各 15g，穿山甲（黄土炒脆）30g。共研末。每服 3g，酒下，不可多服，服后避风，否则令人战栗不止，每服 1.5g。

【不良反应及注意事项】 孕妇及体虚者忌服。气血虚弱、脾胃不实者，慎勿用之。马钱子毒性大，内服必须炮制。如服过量中毒，出现颈项僵硬，瞳孔散大，呼吸急促与困难，甚至抽搐，角弓反张等症状。

中毒的解救：

（1）立即给乙醚吸入做轻度麻醉，或用中、短时或超短时作用的巴比妥类药物，如戊巴比妥钠 0.1 ~ 0.3g、环己巴比妥钠 0.2g 或硫喷妥钠 0.2g 做静脉注射，以制止惊厥。亦可用 10% 水合氯醛 20ml 保留灌肠。禁用吗啡，因其能引起惊厥。

（2）吞服的毒物在数分钟内未完全吸收时，可于麻醉情况下，用 1：2000 高锰酸钾溶液洗胃。吞服过久或已发生惊厥者，不应洗胃。

（3）置暗室，防止冷刺激，减少诱发

惊厥的因素。

◆ **马蛇子**

【来源】本品为蜥蜴科动物丽斑麻蜥的全体。夏、秋季捕捉，捏死，以铁丝穿头。

【别名】麻蛇子、马舌子、丽纹麻蜥、蜥蜴。

【性味】味咸，性寒。

【功能主治】化痰散结，利尿。主治：癫痫、小便不利、气滞郁结；外用治淋巴结结核、疮毒。

【用法用量】1.5～3g（或1个）焙干研末服。外用：适量，焙干研末，香油调敷。

【炮制】晒干或烘干。

【方剂选用】

1. 淋巴结结核：马蛇子1个（焙干研末），鸡蛋3个。一端开小孔，将马蛇子末分三份，分别装入蛋内，用纸封固，放炭火上烧焦，研末，香油调敷患处。

2. 小便不通：马蛇子3个，蝼蛄7个（去头）。捣成泥状，水煎，日服2次。

3. 慢性气管炎：以马蛇子焙干存性，研末装胶囊内服，每次0.6～0.9g，每日1次。副作用：有口干舌燥等反应。

◆ **马鞭草**

【来源】本品为马鞭草科植物马鞭草的干燥地上部分。6～8月花开时采割。

【别名】凤颈草、铁马鞭、狗牙草、鹤膝风、土荆芥、退血草。

【性味归经】味苦，性凉。归肝、脾经。

【功能主治】活血散瘀，截疟解毒，利水消肿。主治：癥瘕积聚、经闭痛经、疟疾、喉痹、痈肿、水肿、热淋。

【用法用量】内服：煎汤，15～30g（鲜者捣汁30～60g）；或入丸、散。外用：捣敷或煎水洗。

【炮制】除去杂质，晒干。

【化学成分】全草含马鞭草苷、戟叶马鞭草苷、羽扇豆醇、β-谷甾醇等。叶中含马鞭草新苷、腺苷、β-胡萝卜素。根和茎中含水苏糖。本品按干燥品计算，含熊果酸不少于0.36%。

【药理作用】①抗肿瘤作用。②增强子宫平滑肌兴奋。③消炎止痛作用。④抗早孕作用。⑤抗微生物活性。⑥镇咳作用。

【毒理作用】其毒性很低，不溶血，有拟副交感作用。

【方剂选用】

1. 伤风感冒、流感：鲜马鞭草45g，羌活15g，青蒿30g。上药煎汤二小碗，一日2次分服，连服2～3天。咽痛加鲜桔梗15g。

2. 大腹水病：鼠尾草、马鞭草各10斤。水一石，煮取10000ml，去渣更煎，以粉和为丸服，如大豆大2丸加至4～5丸。禁肥肉，勿食生冷。

3. 鼓胀烦渴，身干黑瘦：马鞭草细锉，曝干，勿见火。以酒或水同煮，至味出，去渣，温服。

4. 痢疾：马鞭草60g，土牛膝15g。将两药洗净，水煎服。每天1剂，一般服2～5剂。

5. 破腹中恶血、杀虫：马鞭草，生捣，水煮去渣，煎如饴，空心酒服一匙。

6. 妇人月水滞涩不通，结成癥块，腹胁胀大欲死：马鞭草根苗五斤，细锉，以水10000ml，煎至2000ml，去渣，别于净器中熬成煎。每于食前，以温酒调下半匙。

7. 妇人疝痛：马鞭草30g，酒煎滚服，以汤浴身，取汗甚妙。

8. 酒积下血：马鞭草灰12g，白芷灰3g。蒸饼丸如梧桐子大。每米饮下50丸。

9. 疟，无问新久者：马鞭草汁100ml，酒60ml，分3服。

10. 乳痈肿痛：马鞭草1握，酒1碗，生姜1块。擂汁服，渣敷之。

11. 疳疮：马鞭草煎水洗之。

12. 牙周炎、牙髓炎、牙槽脓肿：马鞭草30g，切碎晒干备用，水煎服，每日1剂。

13. 喉痹，深肿连颊，吐气数者（马喉痹）：马鞭草根1握，截去两头，捣取汁服。

14. 咽喉肿痛：鲜马鞭草茎叶捣汁，加人乳适量，调匀含咽。

15. 黄疸：马鞭草鲜根（或全草）60g，水煎调和糖服。肝肿痛者加山楂根少许或山楂9g。

16. 白喉：取干马鞭草（全草）30g，煎成300ml左右。剂量：成人每次150ml，日服2次，连服3～5日。儿童8～14岁每次100ml，每日2次，连服3～5日；8岁以下每次50ml，每日3～4次，连服3～5日。

17. 防治传染性肝炎：①预防：用马鞭草18g，甘草3g，加水150ml，煎2小时，制成药液40ml，为成人1次剂量，饭前服，每日3次，连服4日。②治疗：取马鞭草1斤制成煎液800ml，成人40～50ml，小儿20～30ml，均日服3次；或用100%注射液，每次肌注2～5ml，每日2次。

18. 流行性感冒：马鞭草30g，青蒿、羌活各15g，煎服。每天1剂，分2次服；或研末加面粉做成茶剂冲服。

19. 丝虫病：以马鞭草为主，配合苏叶、青蒿，治疗血检阳性但无明显体征的丝虫病。用法：马鞭草0.6～30g，苏叶15g，青蒿4～15g，加水煮沸浓缩至50～80ml。每日1剂，分早、晚2次空腹服下。1～10岁和11～15岁的儿童，剂量约为成人总量的1/3和2/3，连服10天为1疗程。服药后无严重副反应，仅有少数患者出现恶心、头昏、头痛、呕吐和腹痛等，可自行恢复。

【不良反应及注意事项】 孕妇慎服，病人素有湿热、血热证，脾阴虚而胃气弱者勿服。

◆马兰草

【来源】 本品为菊科植物蟛蜞菊的全草。

【别名】 黄花蟛蜞草、黄龙墨菜、黄花龙舌草、田黄菊、海地菊。

【性味】 味微苦、甘，性凉。

【功能主治】 清热解毒，凉血散瘀。主治：感冒发热、咽喉炎、扁桃体炎、泪腺炎、白喉、百日咳、气管炎、肺炎、肺结核咯血、鼻衄、尿血、传染性肝炎、痢疾、痔疮、疮痈肿痛。

【用法用量】 内服：煎汤，15～30g，鲜品30～60g。外用：适量，捣敷或捣汁含漱。

【炮制】 鲜用或晒干，醋制。

【化学成分】 蟛蜞菊含三十烷酸、二十四烷酸、豆甾醇、豆甾醇葡萄糖苷、左旋－贝壳杉烯酸。

【药理作用】 ①抗肿瘤作用。②抑菌作用。

【方剂选用】

1. 预防白喉：①鲜蟛蜞菊15～30g。水煎服，连服3天。②鲜蟛蜞菊捣烂绞汁，加相当于药液1/4的醋，喷咽或漱口，日1～2次，连用3天。

2. 白喉：鲜蟛蜞菊60g，甘草6g，通草1.5g。水煎服，日1～4剂。另用鲜蟛蜞菊捣烂绞汁，加相当于药量1/4的醋，用棉签蘸药液涂抹伪膜，日2～3次。

3. 感冒：马兰草20g，岩功丰10g，紫苏10g，土黄参10g，生姜3g，水煎服，每日3次，每次50ml。

4. 红白痢疾：对湿热下注的痢疾，马兰草15g，必合草10g，马鞭草10g，雄黄连10g，云木香10g，石木耳10g，紫苏6g，木通10g，寒湿加干姜6g，水煎服，日3次，每次50ml。

5. 胃溃疡：马兰草12g，地榆20g，木根皮10g，香血藤10g，白及10g，鸡蛋壳1个。水煎服，日3次，每次30ml。

6. 急性胃痛：马兰草20g，柏树果10g。水煎服，日3次，每次30ml，效佳。

7. 绞肠痧痛：马兰草全草细嚼，咽汁。

8. 结膜炎：马兰草鲜根90g，车前草30g，野菊花30g。水煎服，日3次，每次50ml。注：上3味药均为鲜品。

9. 急性睾丸炎：马兰草鲜根90g，荔枝10枚。水煎服，日3次，每次20ml。

10. 吐血：马兰草根30g，白茅根尖7个，杉尖7个，松尖7个，忍冬藤尖7个，均用鲜品，冷水煎沸，口服，日3次，每次 30ml。

11. 泌尿系统急症：马兰草根 30g，鱼腥草根 30g。水煎服，日 3 次，每次 50ml，男女均可。

12. 跌打损伤：马兰草根、活血莲、隔山消、见肿消、栀子、伸筋草，上药适量，共捣烂加桐油 5 滴外敷伤处，每 3 日换药 1 次，7 天治愈，重伤加内服药。

◆马齿苋

【来源】本品为马齿苋科植物马齿苋的干燥地上部分。夏、秋二季采收，除去残根及杂质，洗净，略蒸或烫后晒干。

【别名】马齿菜、马苋菜、猪母菜、瓜仁菜、瓜子菜、长寿菜、马蛇子菜。

【性味归经】味酸，性寒。归大肠、肝经。

【功能主治】清热解毒，凉血止血。主治：热毒血痢、痈肿疔疮、湿疹、丹毒、蛇虫咬伤、便血、痔血、崩漏下血。

【用法用量】9 ~ 15g，鲜用：30 ~ 90g。外用：适量鲜品捣烂，敷患处。

【炮制】除去杂质，洗净，稍润，切段，晒干。

【化学成分】全草含大量去甲肾上腺素和多量钾盐（包括硝酸钾、氯化钾、硫酸钾和其他钾盐）。还含多巴、多巴胺、甜菜素、异甜菜素、甜菜式等。

【药理作用】①抗菌作用。②扩张支气管作用。③马齿苋水提取物有独特的使离体和在体骨骼肌舒张的特性，将此水提取物局部用于脊髓损伤所致的骨骼肌强直有效。④对子宫有双向调节作用；一为抑制作用，系马齿苋中的有机成分。⑤对心血管系统的作用：20% 水煎剂 0.2ml 对离体蛙心有抑制作用。⑥促溃疡愈合作用。⑦其他作用：马齿苋提取物可改善脂质代谢的紊乱。

【配伍效用】

马齿苋配伍黄芩、黄连：马齿苋清热解毒、凉血止血，黄芩、黄连清热燥湿、泻火解毒。三药伍用，有解毒凉血、燥湿止痢之功效，可用于治疗湿热下痢及下痢脓血、里急后重等症。

【方剂选用】

1. 百日咳：马齿苋 200 ~ 300g，水煎 2 次，浓缩为 100 ~ 150ml，1 日 2 次，口服，5 日为 1 疗程。

2. 肺结核：马齿苋 3kg，加 7 倍水，煮沸 2 ~ 3 小时压汁；余残渣再加水 3 倍，同样煮沸，取汁。两次汁液混合浓缩至 3000ml，每次服 50ml，每日早晚各 1 次。

3. 急性胃肠炎：鲜马齿苋 3000g，洗净切碎，用水 6000ml，煎至 3000ml 过滤；鲜地锦草 2500g，洗净捣烂，加水 5000ml，煎取 2500ml，过滤；鲜大飞杨 1500g，用水 3000ml，煎取 1500ml，过滤。将上 3 种药液混合均匀，再加 6% 的颠茄酊 540ml，然后加适量的防腐剂即可。每次 130ml，每日服 3 次，饭前 1 小时服用。

4. 菌痢：①马齿苋（鲜）500g，制成 1000ml 煎剂，绝大部分用口服法，亦有少数配合灌肠。口服煎剂每次用量视病情轻重 20 ~ 50ml 不等，每日 4 次，连续服用，直至症状消失，大便恢复正常后 2 ~ 3 日再停药。②马齿苋、铁苋菜各等量，制成每 ml 含生药各 1g 的注射液，肌注，每次 2ml，每日 2 ~ 3 次，儿童用量酌减，3 天为 1 疗程。失水严重者适当补液。③马齿苋 30g，白木槿花 15g，水煎成汤，加糖少许当茶饮，连服 5 ~ 7 日。

5. 急性泌尿系统感染：马齿苋 100 ~ 120g，蒲公英、车前子各 30g，白茅根 15g，水煎服，每日 1 剂。

6. 急性阑尾炎：马齿苋、蒲公英各 100g，水煎，分上、下午 2 次服。

7. 小腿慢性溃疡：清洗创面，用保存 2 年以上的老南瓜子 50 ~ 150g，捣烂呈泥状，敷于溃疡周围皮肤 1 圈，厚约 0.5cm，再将鲜马齿苋 200 ~ 300g，捣烂呈泥状，敷于溃疡面上，厚约 0.5cm。每天换药 1 次。

8. 化脓性皮肤病：鲜马齿苋、鲜灯笼草各适量，洗净捣烂，用纱布绞汁，装瓶备用。用时以棉签或毛笔蘸药水涂患处，每日不拘次数。

9. 白癜风：鲜马齿苋适量，洗净捣烂，用纱布绞取汁液，每100ml液汁中加入硼酸2g。使用时用棉签蘸药汁少许涂患处，每日早、晚各1次，配合患部日光浴。6个月为1疗程。

10. 扁平疣：马齿苋60g，紫草、败酱草、大青叶各15g。每日1剂，水煎分2次服，2周为1疗程。

11. 带状疱疹：马齿苋适量，洗净。切碎，捣烂成糊状，涂敷于患处，每日换药2次。

12. 钩虫病：①新鲜马齿苋90g，加水2碗，慢火煎，去渣加白醋、白糖各15g，每晚睡前，连服2碗，小儿用量酌减。服药后7～10天粪检。②干马齿苋12.5kg（相当于鲜品75kg），加水50kg，反复煎数次，过滤去渣浓缩，加防腐剂，制成25%煎剂备用。成人每次200ml，每日1次，加食醋30g，睡前空腹服，连服2晚为1疗程，间隔10～14天行第2疗程。小儿酌减。

13. 崩漏：马齿苋、生地黄榆、旱莲草、益母草各30g，三七粉3g。水煎服，每日1剂，重者1日2剂。血热、血瘀型用上方即可；气虚型用上方加黄芪30g，白术15g；肾虚加川断15g，阿胶10g（烊化）。

14. 血痢：马齿苋2大握（切），粳米3合。上以水和马齿苋煮粥，不着盐醋，空腹淡食。

15. 痈久不瘥：马齿苋捣汁，煎以敷之。

16. 翻花疮：马齿苋250g烧为灰，细研，以猪脂调敷之。

17. 肛门肿痛：马齿苋叶、三叶酸草等份。煎汤熏洗，每日2次有效。

18. 小儿白秃：马齿苋煎膏涂之。

19. 小儿火丹，热如火，绕腰即损：杵马齿苋敷之，每日2次。

20. 蜈蚣咬伤：马齿苋汁涂之。

【不良反应及注意事项】凡脾胃虚寒、肠滑作泄者勿用；不得与鳖甲同服。

◆马兜铃

【来源】本品为马兜铃科植物北马兜铃或马兜铃的干燥成熟果实。秋季果实由绿变黄时采收，干燥。

【别名】马兜零、马兜苓、兜铃、水马香果、葫芦罐、臭铃铛、蛇参果。

【性味归经】味苦，性微寒。归肺、大肠经。

【功能主治】清肺降气，止咳平喘，清肠消痔。主治：肺热喘咳、痰中带血、肠热痔血、痔疮肿痛。

【用法用量】内服：煎汤3～9g。

【炮制】马兜铃：除去杂质，筛去灰屑，搓碎。蜜马兜铃：取净马兜铃，照蜜炙法炒至不黏手。

【化学成分】果实及种子含马兜铃酸、马兜铃次酸、木兰碱、青木香酸等。

【药理作用】①止咳作用。②平喘作用。③祛痰作用。④抗炎作用。

【毒理作用】急性毒性试验马兜铃半数致死量为22.02g/kg。

【方剂选用】

1. 梅核气：马兜铃9g，水煎服。

2. 心痛：大马兜铃1个，灯上烧存性，为末，温酒服。

3. 肺气喘嗽：马兜铃60g，甘草30g（炙）。二味为末，每服3g，水1盏，煎6分，温呷，或以药末含咽津亦得。

4. 小儿肺虚，气粗喘促：阿胶45g（麸炒），鼠粘子（炒香）、甘草（炙）各6g，马兜铃15g（焙），杏仁7个（去皮尖），糯米30g（炒）。上为末，每服1～6g，水1盏煎，食后温服。

【不良反应及注意事项】虚寒咳嗽及脾弱便溏者慎服。服用马兜铃30～90g可引起中毒反应，所含木兰花碱，对神经节有阻断作用，并具有箭毒样作用。临床表现为恶心、心烦、呕吐、头晕、气短等症状，严重者可出现出血性下痢、知觉麻痹、嗜睡、瞳孔散大、呼吸困难，有肾炎而引起蛋白尿及血尿。用蜜制马兜铃可免此弊；较严重者，需对症处理，可洗胃、服浓茶、或鞣质等。肌内注射维生素 B_1，日 2 次，每次 20mg，静脉注射 25% 葡萄糖液或静脉滴注生理盐水 1000 ~ 1500ml。出现麻痹或呼吸困难时，可用苯甲酸钠、咖啡因、尼可刹米、樟脑磺酸钠等肌内注射。

马兜铃中马兜铃酸类成分分 Ⅰ 型和 Ⅱ 型两种，在几种实验研究中发现有致突变作用，如将这两种成分混合后，对大鼠有更高的致癌性，本品对肾脏有毒性作用，可通过母亲的乳汁影响婴儿，可能造成幼儿肾病。

◆马尾连

【来源】 本品为毛茛科植物金丝马尾连、昭通唐松草、高原唐松草、多叶唐松草、贝加尔唐松草、长柱贝加尔唐松草、黄唐松草、粘唐松草等的根及根茎。

【别名】 马尾黄连。

【性味归经】 味苦，性寒。归心、肝、大肠经。

【功能主治】 清热燥湿，泻火解毒。主治：湿热泻痢、黄疸、疮疡肿毒、目赤肿痛、感冒发热、癌肿。

【用法用量】 3 ~ 9g。外用：适量，煎水洗患处。

【化学成分】 本品含唐松草碱、小檗胺、小檗碱、掌叶防己碱、药根碱等。其地上部分含生物碱、黄酮皂苷、强心苷、维生素 C 等。

【药理作用】 ①本品水煎剂对白喉杆菌、金黄色葡萄球菌、变形杆菌、福式痢疾杆菌均有抑制作用，所含非替定碱有降压作用。②本品有乙酰胆碱样作用。③有利胆、抗肿瘤、升高白细胞、解热、利尿、镇静等作用。④马尾连乙醇提取物对二甲苯所致小鼠耳肿胀具有消炎作用。

【方剂选用】

1. 小儿伤风发热及麻疹初起：马尾连、蝉蜕、菊花、大力子、防风、薄荷、甘草适量，煎汤服。

2. 痢疾、肠炎：马尾连 27g，木香 9g。共为细末。每次 1 ~ 6g，日 3 服。

3. 湿热呕吐：马尾连 4.5g，吴茱萸

1.2g，煎服。

4. 热病烦渴：马尾连、焦山栀各 9g，煎服。

5. 口舌生疮、结膜炎、扁桃体炎：马尾黄连 9g，黄芩 6g，刺黄柏 9g，栀子 9g，牛蒡子 6g，连翘 15g，甘草 6g。水煎服。

6. 红肿疮痈：马尾连 6g，水煎服及研末外撒或制成软膏外用。

7. 渗出性皮炎：马尾连适量，焙干研末，撒患处。或与松花粉各等份同用。如撒后患处干燥起裂，可用香油调敷。

8. 脚癣：马尾连 15g，黄柏 30g，新鲜猪胆汁 1 盏，冰片 0.9g。先将马尾黄连、黄柏水煎成糊状，去渣，再下猪胆汁，微火煎 1 ~ 2 分钟，离火，待温加冰片搅匀，每晚搽患处。

【不良反应及注意事项】 脾胃虚寒者慎服。

◆马蹄树

【来源】 本品为观音座莲科植物福建观音座莲的根茎。全年均可采收。

【别名】 牛蹄劳、地莲花、马蹄香、马蹄跗子、观音座莲、观音莲、马蹄莲、马蹄风、山羊蹄。

【性味归经】 味苦，性寒。归心、肺经。

【功能主治】 清热凉血，祛瘀止血，镇痛安神。主治：疰腮、痈肿疮毒、毒蛇咬伤、跌打肿痛、外伤出血、崩漏、乳痈、风湿痹痛、产后腹痛、心烦失眠。

【用法用量】 内服：煎汤，10 ~ 30g，鲜品 30 ~ 60g，研末，每次 3g，每日 9g 或磨酒。外用：适量，鲜品捣烂敷，或干品磨汁涂或研末撒敷。

【炮制】 洗净，去须根，切片，晒干或鲜用。

【方剂选用】

1. 心烦不安：马蹄树水煎，冲朱砂服。

2. 蛇咬伤：马蹄树捣烂外敷。

3. 疔：马蹄树捣烂外敷。

4. 功能性子宫出血：马蹄树研末，用温开水冲服 3g，每日 3 次。

5. 创伤出血：马蹄树研末，撒患处，包扎。

◆卫矛

【来源】本品为卫矛科植物卫矛的具翅状物的枝条或翅状物附属物。全年采根，夏、秋采带翅的枝及叶，晒干。

【别名】鬼箭羽、麻药、八树、篦梳风。

【性味归经】味苦，性寒。归肝经。

【功能主治】行血通经，散瘀止痛。主治：月经不调、产后瘀血腹痛、跌打损伤肿痛。

【用法用量】3~9g。

【炮制】拣去杂质，用水浸透，捞出，切段，晒干。

【化学成分】叶含无羁萜醇、无羁萜、槲皮素、卫矛醇。种子油中含饱和脂肪酸（20%）、油酸、亚油酸、亚麻酸、乙酸和苯甲酸等。

【药理作用】①降血糖作用。②降血压作用，此外能增加冠状动脉血流量；并能收缩豚鼠肠管。

【方剂选用】

1. 产后败血不散，儿枕块硬，及新产乘虚，风寒内搏，恶漏不快，脐腹坚胀（痛）：红蓝花、卫矛（去中心木）、当归（去苗，炒）各30g。上为粗散。每服9g，酒一大盏，煎至2g，去渣，粥食前温服。

2. 产后血晕：当归30g，卫矛60g。上二味，粗捣筛。每服9g，酒一盏，煎至1.8g，去渣温服。

3. 恶疰心痛，或肩背痛无常处：卫矛、桃仁（汤浸，去皮、尖，麸炒微黄）、赤芍、鬼臼（去须）、陈橘皮（汤浸，去白瓤，焙）、当归（锉，微炒）、桂心、柴胡（去苗）、朱砂（细研）各30g，川大黄60g（锉，研，微炒）。上药，捣细罗为散，入朱砂，研令匀。每服，不计时候，以温酒调下3g。

4. 疗乳无汁：卫矛150g，水1200ml，煮取800ml，去渣。服160ml，日3服。亦可烧灰作末，水服2.7ml，日3服。

5. 疟疾：卫矛、鲮鲤甲（烧存性）各0.3g。上2味，捣罗为细散。每服0.4g，搐在鼻中，临发时用。

◆尸儿七

【来源】本品为百合科植物延龄草或白花延龄草的根茎。夏、秋采挖。

【别名】芋儿七、玉儿七、佛手七、头顶一颗珠、黄花三七、鱼儿七、狮儿七。

【性味归经】味甘、辛，性温。入肺、脾、胃三经。

【功能主治】祛风，舒肝，活血，止血。主治：高血压、头昏头痛、跌打骨折、腰腿疼痛、外伤出血。

【用法用量】内服：煎汤6~9g，研末冲服3g。外用：研末撒。

【炮制】剪去茎叶及须根，洗净，晒干。

【化学成分】含延龄草苷和延龄草二葡萄糖苷，分别为薯蓣皂苷元的葡萄糖苷和二葡萄糖苷。还含昆虫变态甾体杯苋甾酮和蜕皮甾酮。

【药理作用】降压作用。

【方剂选用】

1. 神经性头痛、高血压、头昏：尸儿七3~5株。水煎服或研末同鸡蛋、白糖炖服。

2. 刀伤出血、局部溃烂：尸儿七，研末外敷。

3. 腰痛、劳伤：尸儿七3g。研末，凉开水冲服。或配合独活12g，羌活6g，青木香2.4g。水煎服。

4. 骨折：尸儿七9g，铁棒锤3g，见血飞根皮9g，地仙桃6g，芋麻根及头发炭少许。共捣烂备用，以头发炭平铺在伤处，上盖纸一层，纸上涂抹已捣好的药；药上再盖一层纸，然后以布包扎，每日换药1次。

【不良反应及注意事项】反枇杷芋、金背枇杷叶及猪油。

四　画

◆五味子

【来源】本品为木兰科植物五味子或华中五味子的干燥成熟果实。前者习称"北五味子"，后者习称"南五味子"。秋季果实成熟时采摘，晒干或蒸后晒干，除去果梗及杂质。

【别名】山花椒、五梅子。

【性味归经】味酸、甘，性温。归肺、心、肾经。

【功能主治】收敛固涩，益气生津，补肾宁心。主治：久嗽虚喘、梦遗滑精、遗尿尿频、久泻不止、自汗、盗汗、津伤口渴、脉虚气短、内热消渴、心悸失眠。

【用法用量】煎服 3～6g；研末服，1～3g。

【炮制】五味子：除去杂质。用时捣碎。醋五味子：取净五味子，照醋蒸法蒸至黑色。用时捣碎。表面乌黑色，油润，稍有光泽。果肉柔软，有黏性。种子表面棕红色，有光泽。

酒蒸五味子：蒸制时间对五味子质量有显著的影响。最佳酒蒸工艺为取五味子 100kg，加入 20% 酒，拌匀闷润 1 小时，蒸制 4 小时，干燥即得。

2. 醋蒸五味子：最佳醋蒸工艺为取五味子 100kg，加入 20% 醋，拌匀闷润 1.5 小时，蒸制 5 小时，干燥即得。

3. 高压醋蒸五味子：最佳醋蒸工艺为取五味子 100g，加入 25% 醋，拌匀闷润 1 小时，115℃高压蒸制 1 小时，干燥即得。

【化学成分】含五味子素、脱氧五味子素、新一味子素、五味子醇、五味子酯等。

【药理作用】①对肝脏的保护作用。②抗过敏作用。③有呼吸兴奋作用，可以使呼吸加深、加快，并能对抗吗啡的呼吸抑制作用，酊剂亦有同样效果。④延缓衰老作用。

【毒理作用】①急性毒性：取 18～22g

小白鼠 70 只，雌雄各半，每组 10 只，一次性灌胃五味子液 15g/kg，观察 72 小时，各组动物反应良好，食欲正常，无一动物死亡，提示上述五味子水溶液无明显的毒副作用。②五味子挥发油的急性毒性：小鼠 40 只，随机分组，每组 10 只，五味子挥发油灌胃给药，观察 3 日。给药后，小鼠活动减少，步态蹒跚，呈抑制状态，呼吸困难致死。死亡集中于给药后 24～36 小时，按简化机率单位法计算，五味子挥发油灌胃的半数致死量为 8.75±2.41g/kg。

【配伍效用】

五味子配伍人参、麦冬：五味子固肺、生津、敛汗；人参大补元气，固脱生津而安神；麦冬养阴润肺、益胃生津。三者伍用，有益气生津、敛阴止汗之功效，用于治疗热伤气阴，症见体倦乏力、气短懒言、口渴多汗、口燥咽干、脉象虚弱，或久咳伤肺、气阴两伤之干咳气短、自汗者。

五味子配伍夜交藤：五味子宁心安神；夜交藤养心安神。二者合用，有补心安神之功效，用于治疗心血亏虚、心神失养之心悸失眠、怔忡健忘等症。

五味子配伍罂粟壳：五味子敛肺滋肾、止咳平喘；罂粟壳敛肺止咳。二者伍用，有敛肺止咳平喘之功效，用于治疗肺虚久咳、干咳无痰或少痰、脉虚数等症。

【方剂选用】

1. 重度哮喘：五味子 30～50g，地龙 9～12g，鱼腥草 30～80g。先用水浸泡 2～4 小时，用文火煎 15～20 分钟，水煎 2 次，余药液约 250ml，于下午 4 时、8 时分服。

2. 盗汗、自汗：五味子、五倍子各 100g，共研末，过筛，加入 70% 酒精适量，调成糊状（不可太稀），装瓶封存或临用时调配。取药糊如鸽蛋大放在 5cm² ～6cm² 大小的塑料薄膜或不透水蜡纸上，贴在肚脐正中，盖以纱布，胶布固定，24 小时换药

1 次。

3. 神经衰弱：五味子 40g，浸入 50% 的酒精 20ml 中，每日振荡 1 次，10 天后过滤，残渣再泡 1 次，两次药液合并，再加等量蒸馏水即可服用。成人每次 2.5ml，日服 3 次，1 个疗程总量不超过 100ml。

4. 病毒性肝炎：五味子、白僵蚕各 100g，蝉衣 50g，共研末，每次 10g，日服 2 次，30 日为 1 疗程。谷丙转氨酶恢复正常后，改为每晚服 10g，服用 2～3 个疗程。

5. 消渴：五味子 20g，放入 250ml 醋中，浸泡 12 小时后取出，在适量面粉中拌匀，再放入锅内，微火加热焙焦，入瓶备用。口服，3～5 粒/次，3～4 次/日。小儿酌减。

6. 潜在型克山病：取五味子 750g 加水 2L，煮沸，待凉后用以浸泡切碎的鲜红松枝 4kg，每日搅拌数次，1 周后过滤，滤液 2L 加糖精 10g，分装入瓶，每次内服 25～50ml，日服 2～3 次，连服 15 天。

7. 肺经感寒，咳嗽不已：白茯苓 120g，甘草 90g，干姜 90g，细辛 90g，五味子 75g。上为细末。每服 6g，水一盏，煎至 2g，去渣，温服，不拘时候。

8. 痰嗽并喘：五味子、白矾等份。为末。每服 9g，以生猪肺炙熟，蘸末细嚼，白汤下。

9. 梦遗虚脱：五味子 500g，洗净，水浸一宿，以手按去核，再用温水将核洗去余味，用布滤过，置砂锅内，入冬蜜二斤，慢火熬之，除砂锅斤两外，煮至二斤成膏为度。待数日后，略去火性，每服 1～2 匙，空心白滚汤调服。

10. 肾泻：五味子 60g（拣），吴茱萸 15g（细粒绿色者）。上二味同炒熟香为度，细末。每服 6g，陈米汤饮下。

11. 白浊及肾虚，两腰及背脊穿痛：五味子 30g，炒赤为末，用醋糊为丸，醋汤送下 30 丸。泻，用艾汤吞下。

12. 疮疡溃烂，皮肉欲脱者：五味子炒焦，研末，敷之，可保全如故。

【不良反应及注意事项】外有表邪，内有实热，或咳嗽初起、痧疹初发者忌服。有报告认为，溃疡病人，运动过度、癫痫发作、颅内压升高、精神兴奋及动脉压显著升高者禁用。口服生药 13～18g 以上可有打嗝、反酸、胃烧灼感、肠鸣、困倦等，偶有过敏反应。中毒反应表现为：发热、头痛、乏力、口干舌燥、有异味感、恶心、呕吐、荨麻疹等。

救治：静脉注射 10% 葡萄糖酸钙 10ml。口服维生素 B、C 及抗组胺类药物。皮肤反应可外用肤轻松软膏或炉甘石洗剂。

凡表邪未解，内有实热，咳嗽初起，麻疹初期，均不宜用。

◆五味草

【来源】本品为罂粟科植物五味草的全草。夏季采收。

【别名】金钩如意草、水金钩如意、紫茧。

【性味归经】味苦，性微寒。归肝、肺经。

【功能主治】祛风，清热，止痛，清肝明目。主治：风热感冒、肺热咳嗽、肺痨咳血、肝炎、风湿关节筋骨疼痛、牙痛、目赤、翳障。

【用法用量】内服：煎汤 9～15g。

【炮制】洗净，晒干。

【化学成分】含乙酰紫堇醇灵碱、左旋的紫堇醇灵碱、比枯枯灵碱。紫堇文碱、原阿片碱和刻叶紫堇胺盐酸盐、还含较多量的 10－二十九烷醇和硝酸钾。

【药理作用】保肝作用。

◆五色梅

【来源】本品为马鞭草科植物马缨丹的花。全年均可采，鲜用或晒干。

【别名】马缨丹、红彩花、头晕花、如意花。

【性味归经】味苦、微甘，性凉，有毒。归大肠经。

【功能主治】清热，止血。主治：肺痨咯血、腹痛吐泻、湿疹、阴痒。

【用法用量】内服：煎汤 15～30g，或捣汁冲酒。外用：捣敷或煎水洗。

【炮制】净制：除去杂质，鲜品即可入药。切制：取净剂后的嫩枝，切段。也可将干品淋水稍润，切段，晒干，筛去灰屑，即可入药。

【化学成分】带花的全草含脂类，其脂肪酸组成有肉豆蔻酸、棕榈酸、花生酸、油酸、亚油酸等。

【毒理作用】毒性：乙醇提取物对大鼠毒性最大，由叶分离出来的马缨丹烯能降低对大鼠肝、肾切片的氧耗量。给乳牛或小牛犊按6g/kg剂量口服植物叶粉末可引起动物SGOT及血清胆红素含量升高，尸体解剖表明对肝脏有损害，胃、肠也有炎症。

【方剂选用】

1. 筋伤：五色梅鲜叶捣碎，擦患处，然后以渣敷之。

2. 皮炎、湿疹瘙痒：五色梅新鲜枝叶，煎水外洗。

3. 跌打扭伤：五色梅鲜叶，捣烂外敷。

4. 感冒风热：五色梅花叶30g，山芝麻15g。水煎，日2次服。

【不良反应及注意事项】孕妇忌服。

◆ 五色梅根

【来源】本品为马鞭草科植物马缨丹的根。挖取根部。全年均可采，鲜用或晒干。

【性味归经】味苦，性寒。归膀胱、肝、肾经。

【功能主治】清热泻火，解毒散结。主治：感冒发热、伤暑头痛、胃火牙痛、咽喉炎、疟腮、风湿痹痛、瘰疬痰核。

【用法用量】内服：煎汤15～30g，鲜品加倍。外用：适量，煎水含漱。

【炮制】晒干或鲜用。

【化学成分】根含水苏糖、毛蕊花糖、筋骨草糖、毛蕊花四糖、黄花夹竹桃臭蚁苷甲、黄花夹竹桃臭蚁苷乙、都桷子苷、8－表马钱子苷等。

【药理作用】①抗炎作用。②镇痛作用。③增强免疫功能作用。

【毒理作用】对小鼠有轻度毒性。

【方剂选用】

1. 手脚痛风：鲜五色梅根9～18g（干品酌减），青壳鸭蛋1枚。和水酒（各半）适量，炖1小时服。

2. 风火牙痛：五色梅根30g，石膏30g。煎水含漱，咽下少许。

3. 流感、感冒、腮腺炎、高热不退：五色梅干根30～60g，或鲜根60～120g，水煎服。

4. 暑天头痛：五色梅鲜根30～60g，捣烂煎水服。

【不良反应及注意事项】胃实邪盛者不宜用。

◆ 五龙根

【来源】本品为桑科植物掌叶榕的根或根皮。8月后采收。

【别名】五爪龙、九龙根、掌叶榕、丫枫小树、火龙叶、熊掌草、佛掌榕、牛奶子、三龙爪。

【性味归经】味甘、微苦，性平。

【功能主治】祛风湿，壮筋骨，祛瘀，消肿。主治：风湿痿痹、劳伤、浮肿、跌打损伤、妇人经闭、白带、乳少。

【用法用量】内服：煎汤，15～30g，或浸酒。外用：煎水洗。

【药理作用】①抑菌作用。②镇咳作用。

【方剂选用】

1. 风湿痛：五龙根60g，猪蹄（七寸）半斤，黄酒60g。加水适量，煎取半碗，分2次服。

2. 劳力过度：五龙根30g，墨鱼1只。酌加黄酒60g，煎服。

3. 经闭、产后瘀血腹痛：五龙根30～60g。酒水煎服。

4. 睾丸肿大：鲜五龙根60～120g。水煎服。

5. 白带：五龙根60g。水煎服。

6. 瘰疬：五龙根60～90g。水煎服。

◆ 五倍子

【来源】本品为漆树科植物盐肤木、青麸杨或红麸杨叶上的虫瘿，主要由五倍子蚜寄生而形成。秋季采摘。按外形不同，分为"肚倍"和"角倍"。

【别名】百虫仓、百药煎、棓子。

【性味归经】味酸、涩，性寒。归肺、大肠、肾经。

【功能主治】敛肺降火，涩肠止泻，敛汗止血，收湿敛疮。主治：肺虚久咳、肺热痰嗽、久泻久痢、盗汗、消渴、便血痔血、外伤出血、痈肿疮毒、皮肤溃烂。

【用法用量】煎服 3 ~ 9g；入丸、散服，每次 1 ~ 1.5g。外用：适量，研末外敷或煎汤熏洗。

【炮制】敲开，除去杂质。置沸水中略煮或蒸至表面呈灰色，杀死蚜虫，取出，干燥。

【化学成分】盐肤木的瘿主要含五倍子鞣质。

【药理作用】①止泻作用。②抗菌作用。③解毒。

【毒理作用】小鼠腹腔注射100%五倍子煎剂 0.25ml，均于 12 小时内死亡，减少为 1/10 量时则未见异常。豚鼠口服煎剂 20g/kg，未见异常，皮下注射后，局部发生腐烂、坏死，动物表现不安，行动迟钝，萎靡，食欲差，呼吸急促，24 小时后死亡。鞣酸进入机体后几乎全被分解为棓酸与焦棓酸，极大量则可引起灶性肝细胞坏死。

五倍子鞣质按 1.875mg/kg 剂量给 94 只小鼠皮下注射，3 天内死亡 72 只。豚鼠口服煎剂 20g/kg 未见异常，而改用皮下注射后，局部发生腐烂、坏死，动物表现不安于 24 小时后死亡。

【配伍效用】

五倍子配伍茯苓、龙骨：五倍子固精止遗；茯苓宁心安神，健脾利湿；龙骨涩精止遗、镇心安神。三者伍用，有涩精止遗、安神定志之功效，用于治疗虚劳、遗精滑泻、心神不安诸症。

五倍子配伍牡蛎、五味子：五倍子收敛止汗；牡蛎收敛潜阳；五味子生津敛汗。三者伍用，有收敛止汗、潜阳生津之功效，用于治疗阴虚盗汗、多汗、阳气浮越者。

五倍子配伍五味子：五倍子敛肺降火、敛汗止汗、固精涩肠；五味子敛肺益肾、敛汗止汗、生津止渴。二药伍用，共奏敛肺止咳、止泻固脱之功效，用于治疗肺肾两虚之久咳、气喘、自汗、盗汗；脾肾两虚之久泻久痢；肾虚不摄之遗精滑泄、带下、崩漏等症。

【方剂选用】

1. 白喉：五倍子 10 份，冰片 3 份，研末，喷咽部，每日 3 ~ 4 次。

2. 肺结核盗汗：五倍子 5 份，辰砂 1 份，研末，水调糊状，睡前敷脐，次晨揭去，连用 2 夜。

3. 肿瘤病盗汗：五倍子 2 ~ 3g，研末敷脐中，外贴伤湿止痛膏固定，24 小时换药 1 次，连用 2 次。

4. 上消化道出血：五倍子 16g，水煎后过滤，浓缩后加甘油 3ml，在内窥镜直视下，将塑管通过活检钳孔插入消化道内，对准出血灶喷 2ml。

5. 糖尿病：五倍子 500g，龙骨 62g，茯苓 124g，研末，水或蜜丸。每次 3 ~ 6g，日服 3 次，治疗期为 3 个月。

6. 早泄：五倍子煎汤熏蒸浸泡阴茎龟头，每晚 1 次，15 ~ 20 天为 1 疗程。

7. 单纯性甲状腺肿：五倍子放入砂锅内炒黄，冷却研末，睡前用米醋调成糊状，敷于患处，次晨洗去，7 次为 1 疗程。

8. 灼伤：五倍子 9g，生炉甘石 9g，蜂蜜 18 ~ 24g，制成膏剂，外涂局部，1 ~ 2 天换药 1 次。

9. 冻疮：五倍子 9g，荆芥 15g，煎汁洗浸患部。

10. 外伤：五倍子 500g（用量视敷药范围大小而定），放铁锅内炒至深黄色，再研成极细末，放入有盖的药罐内，加适量的醋和蜜（各等量），调成糊状备用。敷时面积要大于伤痛面积，敷药厚度要均匀，不必用纱布包扎，一般 5 天左右换药 1 次。

11. 痈肿：五倍子 250g，研末，另外取蜂蜜 250g，文火煎，将五倍子末倒入蜂蜜中，搅匀，以不焦糊为度，取出晾干，研面。用时加适量米醋调成膏，涂敷患处，每日或隔日换药 1 次。

12. 带状疱疹：①五倍子、生黄柏、伸筋草、生半夏、面粉各等份，食醋调成糊，敷于患处，外贴白麻纸，每日或隔日换药 1 次。②雄黄 64g，五倍子 70g，枯矾 50g，共研末，加香油适量调匀外涂。

13. 传染性软疣：五倍子 5 份，乌梅、枯矾、大黄各 1 份，雄黄 2 份，研末，用适量醋调成软膏敷患处。

14. 脂溢性皮炎：五倍子、杏仁等份，白酒浸 3 天，外涂，每日 3 ～ 5 次。

15. 脓疱疮：细辛 100g，五倍子 200g，冰片 2.5g，前二药共研末加入后者研匀备用。先用苦参熬汁洗净患处，将药末敷满疮面即可，每日换药 1 次。

16. 皮肤溃疡：先用生理盐水洗净溃疡面，外围皮肤以 0.1% 新洁尔灭溶液消毒，再将蜈蚣、五倍子各等份，研极细末制成的散剂撒在溃疡面上。

17. 脚癣：①五倍子 15g，枯矾 10g，冰片 9g，碾成粉剂，加香油调成糊剂。用时将疮面用温开水和无菌盐水清洗干净，外涂药糊，消毒纱布包扎，2 ～ 3 天换药 1 次。②炒五倍子、黄丹各等份，研末外敷。③五倍子、枯矾等份，研末，于睡前洗脚后撒患处，隔日 1 次。

18. 痔疮：①五倍子 500g，拣净捣碎，浸泡于 1000ml52.5% 的乙醇中，密封存放 1 ～ 2 个月，过滤后煮沸消毒备用。局麻状态下注入适量药液于痔核内，使之成紫褐色为度。②五倍子、朴硝、荆芥、防风、明矾、乌梅、穿心莲各 30g，加水 1200ml，煎至 600ml 备用。取 200ml 于盆内，加热水 800ml，熏蒸患部，待水温合适后坐浴片刻，日 3 次。③当归 100g，防风 50g，五倍子 30g。加水煎煮，过滤备用。热熏片刻后坐浴，日 1 剂，日熏浴 3 ～ 4 次。

19. 宫颈糜烂：①五倍子洗净晒干磨成粉状，与枯矾粉、甘油按 1 ∶ 1 ∶ 2 的比例混合，制成软膏，灭菌消毒后备用。常规冲洗阴道后，拭净宫颈分泌物，按照糜烂面将软膏捏成相应的大小，敷于糜烂面，用带线之阴道栓子填塞，12 ～ 24 小时后拉出栓子，1 周后复查。②五倍子 8g，黄柏 8g，炒蒲黄 3g，正冰片 1.5g，共研末，制成黄倍散，先用 1% 绵茵陈煎剂冲洗阴道并拭干，将药末喷洒于宫颈口糜烂处，如果阴道较松者，再放入栓子，保留 24 小时，隔日冲洗 1 次，10 天为 1 疗程，治疗期间禁房事。③五倍子、重楼，洗净晒干，碾成细末，与甘油按 1 ∶ 1 ∶ 2 的比例调成软膏，消毒备用。洁净宫颈及阴道分泌物，根据糜烂面大小将软膏适量敷于单层纱布上，制成阴道栓子，放置于糜烂面 24 小时取出，3 天复诊后再重新放置。经期及经前禁用，上药期间禁房事。

20. 小儿鞘膜积液：五倍子、枯矾各 10g，每日 1 剂，加水 300ml，水煎 30 分钟，待温度适宜时把睾丸浸入药液内 20 ～ 30 分钟，每日 2 ～ 3 次。

21. 小儿夜啼：朱砂 0.5g，五倍子 1.5g，研末捏成饼，敷于脐中，外敷纱布，胶布固定，每晚更换 1 次。

22. 小儿脓耳：五倍子、枯矾等份，加冰片制成倍枯散。先用 3% 双氧水清洗耳道，用消毒棉签拭净耳内分泌物，取倍枯散适量吹入耳中。

23. 口疮：①五倍子 3 份，枯矾 2 份，白糖 2g，研末，用 1.5 ～ 3g 香油调敷患处，每日 2 ～ 3 次。②五倍子、青黛各等份，共研末，加入少量冰片，混合，取药粉撒于溃疡面上，每日 4 ～ 8 次。③五倍子 9g，川连 3g，共研末面，过 200 目筛。取适量药末置杯中，清水过药面，并加白酒 1 ～ 2 滴，然后将药杯置锅内隔水炖 10 ～ 15 分钟即成。④五倍子 15g，青黛、月石各 10g，冰片、枯矾各 2.5g，珍珠粉 1.5g。各药研末，混匀备用。直接吹撒口腔患处。

24. 盗汗：五倍子末、荞麦面等分。水和作饼，煨熟。夜卧待饥时，干吃二三个，勿饮茶水。

25. 自汗盗汗：五倍子研末，油调填脐中，缚定。

26. 泻痢不止：五倍子 30g。半生半烧，为末，糊丸梧桐子大。每服 30 丸，红痢烧酒下，白痢水酒下，水泄米汤下。

27. 脱肛不收：五倍子末 9g，入白矾一块，水一碗，煎汤洗之。

28. 消渴饮水：五倍子为末，水服 1g，日 2 服。

29. 虚劳遗浊：五倍子 250g，白茯苓 120g，龙骨 60g。为末，水糊丸，梧桐子大。每服 70 丸，食前用盐汤送下，日 3 服。

30. 小便尿血：五倍子末，盐梅捣和丸，梧桐子大，每空心酒服 50 丸。

31. 一切肿毒：五倍子、大黄、黄柏各 30g。锉，共捣罗为散，新汲水调如糊，日三五度，涂敷患处。

32. 头疮热疮，风湿诸毒：五倍子、白芷等份。研末掺之，脓水即干。如干者，以清油调涂。

【不良反应及注意事项】外感风寒或肺有实热之咳嗽及积滞未清之泻痢者忌服。

五倍子含有大量鞣质，不宜与酶制品同服，以免影响疗效。

◆五加皮

【来源】本品为五加科植物细柱五加的干燥根皮。夏、秋二季采挖根部，洗净，剥取根皮，晒干。

【别名】刺拐棒、一百针、五加参、刺五旱、刺五加、南五加皮。

【性味归经】味辛、苦，性温。归肝、肾经。

【功能主治】祛风湿，补肝肾，强筋骨。主治：风湿痹痛、筋骨痿软、小儿行迟、体虚乏力、水肿、脚气。

【用法用量】煎服，4.5～9g，或酒浸、入丸、散服。

【炮制】除去杂质，洗净，润透，切厚片，晒干。

【化学成分】根皮含丁香苷、刺五加苷 B1、右旋芝麻素等。

【药理作用】①抗炎作用。②对免疫功能的抑制作用。③镇静、镇痛作用。④抗镉致突变作用及抗应激作用。⑤促进核酸合成。⑥促进未成年人性器官的发育，使睾丸、前列腺、精囊腺的重量增加。

【毒理作用】①急性毒性结果：血象、肝、肾功能及主要内脏的形态学检查及动物体重等均没有发现明显的异常，南五加萜酸小鼠半数致死量静脉注射为 200mg ± 18mg/kg。南五加总皂苷给小鼠灌胃 20g/kg，1 小时后小鼠活动减少，于给药后 2 小时，小鼠活动正常，观察 48 小时无异常。②毒性：刺五加总苷对小鼠的半数致死量为 4.75g/kg。100% 煎剂用平板纸片法，对金黄色葡萄球菌、绿脓杆菌有抑制作用。

【配伍效用】

五加皮配伍杜仲：五加皮祛风湿、强筋骨，功擅祛风散寒除湿；杜仲补肝肾、壮腰脊，长于温补肝肾。二者配伍，扶正与祛邪共施，共奏补肝肾、祛风湿、强筋骨之功效，用于治疗肝肾不足、风湿邪侵之腰膝酸痛、关节不利、下肢痿软无力等症。

五加皮配伍龟板：五加皮补肝肾、强筋骨；滋阴潜阳、补肾健骨。二者伍用，有补益肝肾、强壮筋骨之功效，用于治疗小儿先天不足之行迟、齿迟及肝肾不足、筋骨不健引起的腰膝酸痛、步履乏力等症。

【方剂选用】

1. 骨折：五加皮、地骨皮各 30g，另取小鸡 1 只，将肉捣烂与药粉混匀。骨折复位后敷药，小夹板固定，1 周后去药。

2. 一切风湿痿痹：五加皮，洗刮去骨，煎汁和曲米酿成液，饮之；或切碎袋盛，浸酒煮饮，或加当归、牛膝、地榆诸药。

3. 腰痛：五加皮、杜仲（炒）。上药等份，为末，酒糊丸，如梧桐子大。每服 30 丸，温酒下。

4. 鹤膝风：五加皮 240g，当归 150g，牛膝 120g，无灰酒 2000ml。煮三炷香，日 2 服，以醺为度。

5. 虚劳：五加皮、枸杞根皮各一斗。上二味细切，以水一石五斗，煮取汁 14000ml，分取 8000ml，浸曲 2000ml，余 6000ml 拌饭，下米多少，如常酿法，熟压取服之，不拘服。

【不良反应及注意事项】阴虚火旺者慎服。

◆五谷虫

【来源】本品为丽蝇科动物大头金蝇及其近缘动物的幼虫或蛹壳。7～9月间收集，装入布袋，在流水中反复漂洗，使虫体内容物排除尽净，然后晒干。

【别名】蛆、谷虫、水仙子。

【性味归经】味咸、甘，性寒。归脾、胃经。

【功能主治】健脾消积，清热除疳。主治：疳积发热、食积泻痢、疳疮、疳眼、走马牙疳。

【用法用量】内服：研末，3～5g，或入丸剂。外用：适量，研末敷或调敷。

【炮制】取原药材，除杂质，筛去屑。拣净杂质，簸净泥土，用文火炒至微黄色。

【化学成分】含生物碱、油脂、蛋白质及氨基酸。

【药理作用】①平喘作用。②解痉作用。

【毒理作用】五谷虫的毒性小，按36g/kg（相当于人的450倍）给小鼠灌胃，无任何毒性反应，观察3天无死亡。

【方剂选用】

1. 一切疳疾：①六月取五谷虫（蛆），淘净，入竹筒中封之，待干研末。每服3～6g，入麝香，米饮服之。②蛆蜕，米泔逐日换浸5日，再以清水换浸3日，晒焙为末，入黄连末等份，每15g加入麝香1.5g份，以猪胆汁和丸，黍米大。每服30～40丸，米饮下。

2. 热痢吐食，因服热药而致者：五谷虫（蛆），流水漂净，晒干为末。每服3g，米饮下。

3. 唇疔：五谷虫（研末），香油调敷。

【不良反应及注意事项】脾胃虚寒无积滞者勿用。

◆天冬

【来源】本品为百合科植物天门冬的干燥块根。秋、冬二季采挖，洗净，除去茎基和须根，置沸水中煮或蒸至透心，乘热除去外皮，洗净，干燥。

【别名】天门冬、明天冬、天冬草、倪铃、丝冬、赶条蛇、多仔婆。

【性味归经】味甘、苦，性寒。归肺、肾经。

【功能主治】养阴润燥，清肺生津。主治：肺燥干咳、顿咳痰黏、咽干口渴、肠燥便秘。

【用法用量】6～12g。

【炮制】除去杂质，迅速洗净，切薄片，干燥。

【化学成分】含多种螺旋甾苷类化合物天冬苷－Ⅳ～Ⅶ；天冬酰胺、瓜氨酸、丝氨酸等近20种氨基酸，以及低聚糖Ⅰ～Ⅶ；并含有5-甲氧基-甲基糠醛。

【药理作用】①抗氧化、延缓衰老作用。②抗肿瘤作用。③抑菌抗炎作用。④降糖作用。⑤镇咳、祛痰作用。

◆天麻

【来源】本品为兰科植物天麻的干燥块茎。春季4～5月间采挖为"春麻"，立冬前9～10月间采挖的为"冬麻"，质量较好。挖起后趁鲜洗去泥土，用清水或白矾水略泡，刮去外皮，水煮或蒸透心，切片，摊开于晾干。

【别名】赤箭、木浦、明天麻、定风草根、白龙皮。

【性味归经】味甘，性平。归肝经。

【功能主治】平肝息风止痉。主治：头痛眩晕、肢体麻木、小儿惊风、癫痫抽搐、破伤风。

【用法用量】内服：煎汤，3～10g；研末，每次1～1.5g；也可以入丸、散。

【炮制】天麻：拣去杂质，大小分档，用水浸泡至七成透，捞出，稍晾，再润至内外湿度均匀，切片，晒干。炒天麻：先用文火将锅烧热，随即将片倒入，炒至微黄色为度。煨天麻：将天麻片平铺于喷过水的表芯纸上，置锅内，用文火烧至纸色焦黄，不断将药片翻动至两面老黄色为度。

结合饮片外观、色泽、片型、耗用工时

及有效成分含量，提出天麻的软化工艺以洗净后润 5 小时，长压 100℃蒸 8 分钟为好，适合于大规模生产。经过研究认为烘法炮制天麻的损耗率是润法的 1/4，天麻中各有效成分在烘软时（70℃左右）不会受到影响，且具有加工时间短的优点，值得推广。

【化学成分】天麻中含量较高的主要成分是天麻苷，另含天麻醚苷、对 - 羟基苯甲基醇、对羟基苯甲基醛、4 - 羟苄基甲醚、4 -（4′-羟苄氧基）苄基甲醚等。

【药理作用】①镇静催眠作用。②抗惊厥作用。③镇痛作用。④益智、改善记忆作用。⑤改善动脉顺应性，对心血管系统起到很好的保护作用。⑥保护神经细胞作用。⑦抗炎作用。⑧抗衰老作用。⑨降血压作用。⑩抗眩晕作用。⑪免疫增强作用。⑫抑菌作用。

【毒理作用】小鼠腹腔注射天麻浸膏，半数致死量为 51.4~61.4g/kg。家兔每天注射天麻稀醇浸剂 0.25g/kg，可见疲乏少动，食欲大减，体重下降，甚至死亡。如腹腔注射煎剂 12g/kg，则有疲乏、反应迟钝、共济失调、拒食、心跳加快。

【配伍效用】

天麻配伍半夏、白术：天麻息肝风、平肝阳而止头眩；半夏燥湿化痰、降逆止呕。二者合用，为治疗风痰眩晕头痛之要药。白术健脾燥湿，与天麻、半夏配伍，共奏祛湿化痰、息风止眩之功效，用于治疗风痰上扰之眩晕头痛、胸闷呕恶、舌苔白腻、脉弦滑者。

天麻配伍羚羊角：天麻息风止痉、平肝潜阳；羚羊角清泄肝热、息风止痉。二者共用，其清肝泄热、息风止痉之功效更著，用于治疗肝经热盛动风之痉厥抽搐等症。

天麻配伍人参、白术：天麻息风止痉；人参、白术补气健脾。三者伍用，有健脾息风之功效，用于治疗脾虚之慢惊风。

【方剂选用】

1. 眩晕：天麻 18g，姜半夏 9g，白术、陈皮各 12g，甘草 6g，水煎服，每日 1 剂。

2. 头痛：天麻 80g，党参 40g，三七 30g，玉凡七 30g，研末，每次 2g，每日 3 次，或取其原方 1/4 量水煎服，每 2 日 1 剂，分 2 次服，也可随症加味。

3. 耳源性眩晕症：泽泻 40g，天麻 15g，丹参、磁石、白术、代赭石各 30g，每日 1 剂。可随症加减。治疗期间，低盐饮食，禁油腻、辛辣刺激物。

4. 面神经麻痹：白附子、胆南星、羌活、防风、天麻、白芷各 15g，气虚加黄芪 50g，风痰阻络重者加全蝎、僵蚕各 15g，水煎服。

5. 口眼歪斜：法夏、白术、天麻、茯苓、化橘红、羌活、白芥子、红花、全蝎、蜈蚣各 50g，甘草 25g。上药烘干共研末，每次 10g，每日 2 次，热酒冲服，20 天为 1 疗程。

6. 偏正头痛，首风攻注，眼目肿疼昏暗，头目眩晕，起坐不能：天麻 45g，附子（炮制，去皮、脐）30g，半夏（汤洗七遍，去滑）30g，荆芥穗 15g，木香 15g，桂枝（去粗皮）0.3g，川芎 15g。上七味，捣罗为末，入乳香匀和，滴水为丸如梧桐子大。每服 5 丸，渐加至 10 丸，茶清下，日三。

7. 中风手足不遂，筋骨疼痛，行步艰难，腰膝沉重：天麻 60g，地榆 30g，没药 0.9g（研），玄参、乌头（炮制，去皮、脐）各 30g，麝香 0.3g（研）。上六味，除麝香、没药细末外，同捣罗为末，与研药拌匀，炼蜜和丸如梧桐子大。每服 20 丸，温酒下，空心晚食前服。

8. 风湿脚气，筋骨疼痛，皮肤不仁：天麻（生用）150g，麻黄（去根、节）300g，草乌头（炮，去皮）、藿香叶、半夏（炮黄色）、白面（炒）各 150g。上六味，捣罗为细末，滴水丸如鸡头大，丹砂为衣。每服 1 丸，茶酒嚼下，日 3 服，不拘时。

9. 妇人风痹，手足不遂：天麻（切）、牛膝、附子、杜仲各 60g。上药细锉，以生绢袋盛，用好酒 3000ml，浸经 7 日，每服温饮下一小盏。

10. 小儿风痰搐搦、急慢惊风、风痫

天麻 120g（酒洗，炒），胆星 90g，僵蚕 60g（俱炒），天竺黄 30g，明雄黄 15g。俱研末，总和匀，半夏曲 60g，为末，打糊丸如弹子大。用薄荷、生姜泡浓汤，调化一丸，或二三丸。

【不良反应及注意事项】 使御风草根，勿使天麻，二者若同用，即令人有肠结之患。①天麻出现的常见不良反应有：头晕、恶心、胸闷、皮肤丘疹伴瘙痒等，个别会出现面部或全身浮肿，甚至脱发现象。不仅单用天麻会发生这类反应，有的人服含天麻的汤剂如半夏白术天麻汤等，中成药如天麻丸、天麻蜜环菌糖衣片后，同样会出现对天麻过敏的症状。②天麻有一定毒副作用，天麻中毒剂量是 40g 以上，中毒潜伏期是 1～6 小时。使用单味天麻或天麻制剂时，如出现头晕、胸闷气促、恶心呕吐、心跳及呼吸加快、皮肤瘙痒等症时，应立即停药，症状严重者应及时到医院诊治。③天麻中毒解救的方法为：早期催吐，洗胃；出现过敏性反应及肾功能衰竭时，可对症治疗。

◆天仙藤

【来源】 本品为马兜铃科植物马兜铃或北马兜铃的干燥地上部分。秋季采割，除去杂质，晒干。

【别名】 都淋藤、三百两银、兜铃苗、马兜铃藤、青木香藤、香藤。

【性味归经】 味苦，性温。归肝、脾、肾经。

【功能主治】 行气活血，利水消肿。主治：脘腹刺痛、关节痹痛、妊娠水肿。

【用法用量】 内服：煎汤，6～10g。外用：适量，煎水洗或捣烂敷。

【炮制】 拣去杂质，洗净泥土，闷润，切段晒干。

【化学成分】 天仙藤含马兜酸 D，木兰花碱和 β-谷甾醇。

【药理作用】 ①抑菌作用。②抗癌作用。

【方剂选用】

1. 产后腹痛不止及一切血瘀腹痛：天仙藤 150g。炒焦，为细末。每服 6g。腹痛，炒生姜、小便和酒调下；化血瘀，温酒调服。

2. 疝气作痛：天仙藤 30g，好酒一碗，煮至半碗服之。

3. 癥瘕积聚及奔豚疝气：天仙藤 30g（炒），乳香、没药、玄胡索（醋炒）、吴茱萸、干姜各 6g，小茴香 15g。共为末，每服 9g，好酒调服。

4. 妇人有水气而成胎，以致两腿足浮肿：天仙藤（洗，略炒）、香附子（炒），陈皮、甘草、乌药（软白者、辣者，良）各 1.5g。为末，每服 15g，生姜、木瓜、苏叶各 3 片，水煎，日 3 服。

5. 痰注臂痛：天仙藤、羌活、白术、白芷各 9g；片姜黄 18g，半夏（制）15g。上锉，每服 9g，姜 5 片煎服。

6. 乳腺炎：鲜天仙藤适量。揉软外敷，每日换药 1 次。

7. 毒蛇毒虫咬伤、痔疮肿痛：天仙藤鲜品捣烂敷患处。

【不良反应及注意事项】 本药含马兜铃酸，其毒性、不良反应见马兜铃。

◆天仙子

【来源】 本品为茄科植物莨菪的干燥成熟种子。夏、秋二季果皮变黄色时，采摘果实，曝晒，打下种子，筛去果皮、枝梗。

【别名】 莨菪子、山烟、牙痛子、熏牙子。

【性味归经】 味苦、辛，性温，有大毒。归心、胃、肝经。

【功能主治】 解痉止痛，安神定喘。主治：胃痉挛、喘咳、癫狂。

【用法用量】 内服：煎汤，0.6～1.2g，散剂，0.06～0.6g。外用：适量，研末调敷，煎水洗或烧烟熏。

【炮制】 《雷公炮制论》："修事 10 两，以头醋一镒，煮尽醋为度，却用黄牛乳汁浸一宿，至明，看乳汁黑，即是莨菪子，晒干别捣重筛用。"醋天仙子的最佳工艺是每 100 kg 天仙子加 40 kg 米醋，闷润 2 小时，微波低火干燥 4 分钟。

【化学成分】含莨菪碱、阿托品、东莨菪碱、1-东莨菪碱、脂肪油等。

【药理作用】①升心率，降血压作用。②阿托品对腺体分泌有抑制作用，对活动过强或痉挛状态下的平滑肌有明显的弛缓作用。③其他作用：阿托品具有散瞳，升高眼压及调节麻痹的作用，保护胃黏膜作用，钙拮抗作用，对肾功能衰竭保护作用，另对脊髓损伤也有治疗作用。

【毒理作用】阿托品作用范围很广，利用其一种作用治疗时，其他作用即成为不需要的副作用，5～10mg即能产生显著的中毒症状，最低致死量则为0.08～0.13g，相差十几倍。东莨菪碱对成人的最小致死量约为100mg，幼儿约为10mg。阿托品5～10mg即可产生中毒症状，最低致死量则为0.08～0.13g。

【方剂选用】

1. 五癫，反侧羊鸣，目翻吐沫，不知痛处：猪卵1具（阴干百日），莨菪子3升，牛黄2.4g（研），鲤鱼胆1.5g，桂心3g（研）。上五味，切，以清酒200ml，渍莨菪子，曝令干，尽酒止，乃捣令下筛。酒服1g，日再，当如醉，不知稍增，以知为度。忌生葱等。

2. 风痹厥痛：天仙子9g（炒），大草乌头、甘草15g，五灵脂30g，为末，糊丸，梧桐子大，以螺青为衣。每服10丸，男子菖蒲酒下，女子芫花汤下。

3. 积冷疝癖，不思饮食，四肢羸困：莨菪0.9g（水淘去浮者），大枣49枚。上药，以水三升相和，煮水尽，即取枣去皮核。每于食前吃一枚，粥饮下亦得，觉热即止。

4. 年久呷嗽：莨菪子、木香、熏黄等份。为末，以羊脂涂青纸上，撒末于上，卷作筒，烧烟熏吸之。

5. 水泻日久：青州干枣10枚，去核，入莨菪子填满，扎定，烧存性。每粟米饮服3g。

6. 赤白痢，脐腹疼痛，肠滑后重：大黄15g，莨菪子30g。上捣罗为散，每服3g，米饮调下，食前服。

7. 治石痈坚如石，不作脓者：醋和莨菪子末，敷头上。

8. 恶疮似癞者：烧莨菪子末敷之。

9. 跌打损伤，腹中有瘀血：莨菪子末敷疮上。

【不良反应及注意事项】中毒后有口干、吞咽困难、声音嘶哑、皮肤和黏膜干燥潮红、头痛、发热、心动过速、瞳孔散大、视力模糊、排尿困难，严重者可致谵妄、狂躁、眩晕、共济失调，或表现反应迟钝、精神衰退、昏睡等症状，最后可因血压下降、呼吸衰竭死亡。

◆天葵子

【来源】本品为毛茛科植物天葵的干燥块根。夏初采挖，洗净，干燥，除去须根。

【别名】紫背天葵子、天葵根、散血珠。

【性味归经】味甘、苦，性寒。归肝、胃经。

【功能主治】清热解毒，消肿散结。主治：痈肿疔疮、乳痈、瘰疬、毒蛇咬伤。

【用法用量】内服：煅，3～9g；研末或浸酒。外用：捣敷或捣汁点服。

【炮制】清水洗净，切片，晒干。

【化学成分】从天葵子中分离出唐松草酚定、对羟基苯乙醇、正丁基-α-D-呋喃果糖苷、正丁基-β-D一吡喃果糖苷、果糖、β-谷甾醇等。

【药理作用】①抗肿瘤作用。②抑菌作用。

【方剂选用】

1. 痈疽肿毒：鲜天葵根适量，捣烂外敷。

2. 瘰疬、乳癌：天葵根1.5g，象贝6～9g，煅牡蛎9～12g，甘草3g。同煎服数次。

3. 蛇咬伤：天葵子6g。捣烂敷，每日一换。

4. 虚咳，化痰：天葵子9g。炖肉吃。

5. 胃热气痛：天葵子6g。捣烂，开水吞服。

6. 癫痫：天葵子 5 ~ 7 颗（约 3g）。研成细末，发病前用烧酒吞服，连用 3 ~ 5 剂。

7. 小儿哮喘：天葵子 30g，用盐水浸泡一夜，研末。每次服 1.5g，姜开水吞服。

8. 小儿惊风：天葵子 1.5g 研末，开水吞服。

9. 外痔：天葵子适量，桐油搽患处。如有漏管，用 15g 捣绒，外敷患处。

10. 骨折：天葵子、桑白皮、水冬瓜皮、玉枇杷各 30g，捣绒，正骨后包患处；再用本品 30g，泡酒一斤，每次服药酒 15g。

11. 眼翳：天葵子根 5 个。捣取汁，和人乳点眼。

12. 急性乳腺炎：口服单味天葵子鲜根，不用其他任何药物。

13. 乳痈：取天葵子洗净，捣烂，用消毒全棉纱布包裹，以能塞进鼻孔为宜。左乳患病，塞右鼻孔；右乳患病，塞左鼻孔。每 5 ~ 6 小时换药 1 次。一般 24 小时见效，3 ~ 4 天痊愈。病情严重者，可将天葵子和少量食盐同时捣烂，再用全棉纱布包裹塞鼻孔的同时，并对患乳进行热敷，用吸乳器吸去乳汁。4 ~ 5 天则愈。

14. 小儿上呼吸道感染：用 100% 天葵子注射液 2 ~ 4ml 肌注，每日 1 ~ 2 次。体温在 39.5℃ 以上者，适当加用其他退热药物。

15. 痈肿：取天葵子适量，洗净捣碎，加入适量蜂蜜调成糊膏（宜现配现用）。先用温盐水冲洗患处，拭干后再敷上药膏。敷药范围应较炎症范围稍大，厚约 1 ~ 2 厘米。每日敷药 2 ~ 3 次，严重者夜间亦须敷药。一般经 2 ~ 3 次后，局部疼痛大减，炎症局限化；2 ~ 3 天后患者全身症状大减或消失。

【不良反应及注意事项】脾虚便溏和小便清利者忌用。

◆ 天花粉

【来源】本品为葫芦科植物栝楼或双边栝楼的干燥根。秋、冬二季采挖，洗净，除去外皮，切段或纵剖成瓣，干燥。

【别名】栝楼根、蒌根、白药、天瓜粉、花粉、屎瓜根、栝蒌粉、蒌粉。

【性味归经】味甘、微苦，性微寒。归肺、胃经。

【功能主治】清热生津，消肿排脓。主治：热病烦渴、肺热燥咳、内热消渴、疮疡肿毒。

【用法用量】内服：煎汤，10 ~ 15g；或入丸、散。外用：适量，研末，水或醋调敷。用注射剂须作皮试。

【炮制】略泡，润透，切厚片，干燥。

【化学成分】从鲜根汁中分离出天花粉蛋白。多种氨基酸，栝楼根多糖 A、B、C、D、E；根茎含具有抗癌和免疫活性的多糖。

【药理作用】①致流产和抗早孕作用。②抗癌作用。③增加机体免疫功能。④抗菌及抗病毒作用。⑤抗艾滋病病毒。

【毒理作用】小鼠半数致死量测定天花粉 2.26mg/只，天花粉蛋白粗制剂 0.6mg/只，透析天花粉蛋白 0.29mg/只，结晶天花粉蛋白 0.236mg/只。

【配伍效用】

天花粉配伍贝母：天花粉清热养阴；贝母清热化痰。二者伍用，有清热生津化痰之功，可用以治疗肺热伤阴、炼液成痰而出现的发热、咳吐黄痰等症。

天花粉配伍桔梗、桑叶：天花粉清热生津；桔梗宣肺祛痰；桑叶解表除热。三者伍用，有解表清热生津、宣肺祛痰之功，可用以治疗风热袭肺引起的发热口渴、咽喉疼痛、咳痰黄稠等症。

【方剂选用】

1. 糖尿病：①天花粉、生山药各 30g，生黄芪 25g，知母、生鸡内金、粉葛根各 15g，五味子 12g。随症加减，水煎服。②天花粉、葛根、黄芪、山药各 30g，人参、知母、鸡内金、五味子各 10g。加水 600ml，文火煎至 300ml，每次 150ml，每日 2 次温服，60 天为 1 疗程。

2. 流行性腮腺炎：天花粉、绿豆各等

量，共研末，加入冷开水调成糊状，外搽患处，每天 3～4 次。

3. 宫颈炎：天花粉、野菊花各 60g，加水 1500ml，文火煎至 500ml，冷却过滤，入呋喃西林粉 0.5g，冰片 1.5g，及 95% 酒精 10ml，混合均匀密封。另用消毒纱布包裹脱脂棉，丝线扎口成直径 1.5cm，长 3cm 的圆柱形棉团。取 60 个棉团放药液中浸泡 24 小时即可使用。先常规消毒阴道，取棉团 1 个塞于宫颈口，将丝线头用胶布固定于阴道外，24 小时更换 1 次，7 天为 1 疗程，疗程间歇 3 天。一般用 1～2 个疗程，重病例可用 5 个疗程。

4. 小儿惊风：栝楼根 15g，桂枝 8g，白芍 12g，炙甘草、生姜各 6g，大枣 5 枚，水煎服，每日 1 剂。治疗小儿抽搐（呈慢惊风表现）。

5. 牙龈出血：天花粉 15g，白茅根 30g，生石膏 45g。生石膏先煎 30 分钟，然后加入白茅根、天花粉煎取 450ml，含漱，每日 4～6 次，每日 1 剂。一般 2～6 天牙龈出血即可明显减少或痊愈。

6. 虚热咳嗽：天花粉 30g，人参 9g。研末，每服 3g，米汤下。

7. 消渴，除肠胃热实：栝楼根、生姜各 150g，生麦门冬（用汁）、芦根（切）各 2 升，茅根（切）3 升。上五味细切，以水一斗，煮取三升，分三服。

8. 百合病渴：栝楼根、牡蛎（熬）等份。为散，饮服方寸匕。

9. 痈未溃：栝楼根、赤小豆等份。为末，醋调涂之。

10. 黑疸：栝楼根 1 斤，捣汁 6 合，顿服，随有黄水从小便出，如不出，再服。

【不良反应及注意事项】脾胃虚寒、大便滑泄者忌服。痰饮色白清稀者、汗下之后亡液作渴者、阴虚火动津液不能上承作渴者勿服。

不良反应潜伏期 6～8 小时，早期出现发热、头痛、恶心、呕吐、腹痛、腹泻、咽痛、关节酸痛、精神萎靡、心率加快等，也有皮疹、胸闷、哮喘、血管神经性水肿、红斑、白细胞总数增高、肝脾肿大症状发生，甚至发生过敏性休克。天花粉注射液注射后通常在 6～8 小时出现发热、头痛、咽喉痛、关节酸痛、颈项活动不利等副作用，局部出现疼痛及红斑；少数发生皮疹、恶心、呕吐；个别出现荨麻疹、血管神经性水肿、胸闷、气急、腹胀、肝脾肿大、甚至过敏性休克等。反应重者须及时抢救，以免造成不良后果；一般轻度反应可在 2～3 天后自行消失，用异丙嗪处理后能减轻。

◆ 天竺黄

【来源】本品为禾本科植物青皮竹或华思劳竹等竿内的分泌液干燥后的块状物。秋、冬二季采收。

【别名】天竹黄、竹黄。

【性味归经】味甘，性寒。归心、肝经。

【功能主治】清热豁痰，凉心定惊。主治：热病神昏、中风痰迷、小儿痰热惊痫、抽搐、夜啼。

【用法用量】3～9g，常入丸、散剂。

【化学成分】本品含甘露醇、硬脂酸、竹红菌甲素、竹红菌乙素，还含头孢素和硬脂酸乙酯及氢氧化钾、硅质等。

【药理作用】①竹红菌乙素具有明显的镇痛抗炎作用，提高痛阈，用于消炎镇痛。②抑制革兰氏阳性菌的作用。竹红菌甲素对革兰氏阳性菌有很好的抑制作用，对培养的人癌细胞和小鼠移植性实体肿瘤有明显的光动力治疗作用。

【方剂选用】

1. 银屑病：以天竺黄为主要成分的竹黄颗粒。

2. 妇女外阴白色病变和肥厚性瘢痕：从竹红菌中分离的竹红菌甲素制成软膏，在光照下涂于患处。

◆ 天南星

【来源】本品为天南星科植物天南星、异叶天南星或东北天南星的干燥块茎。秋、冬二季茎叶枯萎时采挖，除去须根及外皮，干燥。

【别名】南星、白南星、山苞米。

【性味归经】 味甘，性寒。归心、肝经。

【功能主治】 燥湿化痰，祛风止痉，散结消肿；外用消肿止痛。主治：顽痰咳嗽、风痰眩晕、中风痰壅、口眼歪斜、半身不遂、癫痫惊风、破伤风；生用外治痈肿，蛇虫蛟伤。

【用法用量】 内服：煎汤，3～9g；或入丸、散。外用：适量，以生品研末调敷。燥湿化痰、祛风止痉宜制用，散结消肿宜生用。

【炮制】 生天南星：除去杂质，洗净，干燥。制天南星（姜南星）：取净天南星，按大小分别用水浸泡，每日换水2～3次，如起白沫时，换水后加白矾（每100kg天南星，加白矾2kg），泡一日后，再进行换水，切开，口尝微有麻舌感时取出。将生姜片、白矾置锅内加适量水煮沸后，倒入天南星共煮至无干心时取出，除去姜片，晾至4～6成干，切薄片，干燥。每100kg天南星，用生姜、白矾各12.5kg。

炮制工艺研究：东北南星生品100kg，清水漂8天（每天换水2～3次），加入到适量水煮沸的生姜片和白矾溶液中（每100kg生品用生姜12.5kg，白矾6kg）煮2小时，取出，晾至4～6成干，切薄片晾干。

【化学成分】 含β-谷甾醇-D-葡萄糖苷及多种氨基酸，无机微量元素。东北天南星含植物凝集素。

【药理作用】 ①抗惊厥作用。②镇静、镇痛作用。③祛痰作用。④抗肿瘤作用。⑤抗氧化作用。

【毒理作用】 小鼠腹腔注射天南星水浸液半数致死量为13.5g/kg。①天南星不同炮制法对饮片毒性的影响：天南星生品、白矾浸制片、热压片和药典法炮制品对黏膜的刺激性，急性和亚急性毒性进行了比较研究。实验结果表明，炮制能够使其毒性降低或消除，不同南星制品分别灌胃小鼠50g/kg，不引起死亡，生片和饮片汤剂150g/kg灌胃小鼠亦未见毒性反应，且对大鼠生长及肝功能无不利影响。在小鼠亚毒性试验中热压片呈现一定的毒性反应，可能与炮制品中白矾存留量有关。②天南星不同炮制品毒性：水煎剂150g/kg灌胃大、小鼠急性和亚急性试验未见毒性反应。天南星醇浸膏给小鼠皮下注射后可使动物因惊厥而死亡。

【配伍效用】

天南星配伍半夏、天麻：天南星燥湿化痰、祛风止痉；半夏燥湿化痰，与天南星伍用，其燥湿化痰之功更著；天麻息风止痉，与天南星相伍，其祛风之力更强。三药合用，有祛风止痉、燥湿化痰之功效，用于治疗风痰壅盛、闭塞清阳之头痛眩晕、胸腹满闷、中风神昏、口眼歪斜、舌强语謇等症。

天南星配伍防风：天南星苦辛性温，燥湿化痰、祛风定惊、消肿散结，性善开泄；防风味辛甘性温，祛风解痉、胜湿止痛。二者合用，防风既能制天南星之毒，又能助天南星解痉，其祛风解痉之功效显著，用于治疗破伤风之颈项强直、角弓反张、牙关紧闭、口噤不开、四肢抽搐等症。

天南星配伍黄芩、栝楼：天南星燥湿化痰；黄芩清热泻火；栝楼清肺润燥宽胸。三药伍用，有清热润肺化痰的功效，用于治疗肺热的咳嗽、咯痰黄稠等。

【方剂选用】

1. 百日咳：胆南星6g，炙麻黄、炙甘草各3g，炙百部15g，硼砂1.5g。水煎服，每日1剂。

2. 肾癌晚期疼痛：生南星20g，冰片、雄黄各3g，麝香0.3g，共研末，酒、醋各半调成糊状，外敷于腰区肿块区，干则易之，能使疼痛缓解或消失。

3. 急性乳腺炎：生天南星1g，葱白1根，共捣烂为葱星丸，用药棉包裹并浸冷开水后塞入患乳对侧鼻孔，每日2次，2日为1疗程。

4. 腮腺炎：生南星研末，在食醋中浸泡5天后备用。用时以药棉蘸取此药液外涂患处，每日3～4次。治疗6例，当天退烧，平均3～4天肿胀渐消而愈。

5. 带状疱疹：南星、半边莲、白芷各12g，半夏9g，雄黄6g，冰片3g，共研末，以白酒调成稀糊状，破溃者用茶油调之，外涂患处，每日3～4次。

6. 肋软骨炎：生南星、生川乌、生甘草乌、生半夏各50g，共研末，分成6～8份，取1份加少许面粉用温开水调成糊状，每晚临睡前外敷患处，次晨揭下。

7. 足跟痛：生南星、生半夏、生甘草乌各等份，研末过筛混匀成三生散，将凡士林薄摊于敷料上，再以三生散1.5～1.8g均匀地撒其上，贴敷患处，或撒于黑膏药上也可。3天换药1次。

8. 小儿多涎症：制南星30g、生蒲黄12g，共研末，府醋（保宁醋）适量调成饼，包涌泉穴，男左女右，12小时更换。

9. 麦粒肿：天南星、生地黄各等份，共研末蜜调，外敷同侧太阳穴。

10. 卒中昏不知人，口眼歪斜，半身不遂，咽喉作声，痰气上壅，无问外感风寒，内伤喜怒，或六脉沉伏，或指下浮盛，并宜服之。兼治痰厥气逆及气虚眩晕：南星（生用）30g，木香0.3g，川乌（生，去皮）、附子（生，去皮）各15g。上细切，每服15g，水二大盏，姜15片，煎至2.4g，去渣，温服，不拘时候。

11. 诸风口噤：天南星（炮，锉），大人9g，小儿三字，生姜五片，苏叶3g。水煎减半，入雄猪胆汁少许，温服。

12. 破伤风：①天南星、防风各30g。上二味，捣罗为末，先用童子小便洗疮口，后以此药末酒调贴之。②白芷、南星、白附子、天麻、羌活、防风各30g。研末调敷伤处。如破伤风初起，角弓反张，牙关紧急，每用9g，热童便调服。

13. 身面疣子：醋调南星末涂之。

14. 头面及皮肤生瘤，大者如拳，小者如栗，或软或硬，不疼不痒，不可辄用针灸：生天南星1枚（洗，切。如无生者，以干者为末），滴醋研末如膏，将小针刺病处，令气透，将膏摊贴纸上如瘤大贴之，

觉痒即易，日三、五上。

15. 小儿走马疳，蚀透损骨：天南星大者1枚，雄黄皂子大。上二味，先用天南星当心剜作坑子，次安雄黄一块在内，用大麦面裹合，炭火内烧令烟尽，取出候冷，入麝香一字同研为细末。先以新棉揾血，然后于疮上掺药，一日三次。

16. 喉痹：白僵蚕、天南星（并生用）等份。为末，以生姜自然汁调一字许，用笔管灌于喉中，仍咬干姜皂子大，引涎出。

【不良反应及注意事项】阴虚燥痰及孕妇忌服。嚼生天南星块茎数口发生中毒，口腔黏膜轻度糜烂（其中1例并见黏膜部分坏死脱落），咽喉干燥，有烧灼感，舌体肿大（其中1例并有口唇明显水肿）。大量流涎、口舌麻木、味觉丧失、言语不清、声音嘶哑、张口困难。复方南星止痛膏而致局部皮肤发红发痒，起小水泡的病人。应用生姜涂擦患处，发现该法可以很快缓解皮肤损害。

◆天文草

【来源】本品为菊科植物金钮扣的全草。春、夏季采收。

【别名】山天文草、散血草、雨伞草、金纽扣、大黄花、黄花苦草、苦草、过海龙、山骨皮、黑节关。

【性味】味辛、苦，性微温，小毒。

【功能主治】止咳平喘，解毒利湿，消肿止痛。主治：感冒、咳嗽、哮喘、百日咳、肺结核、痢疾、肠炎、疮疖肿毒、风湿性关节炎、牙痛、跌打损伤、毒蛇咬伤。

【用法用量】内服：煎汤3～9g，研末服0.6～0.9g，或泡酒。外用：捣敷。

【炮制】鲜用或切段晒干。

【化学成分】地上部分含棕榈酸，硬脂酸，三十四烷酸，谷甾醇等。另外还含多种氨基酸。

【方剂选用】

1. 慢性气管炎：取天文草干草制成糖浆，每10ml含生药3g。每次30ml，每日2次饭后服，10天为1疗程。

2. 局部麻醉：天文草全草制成50%注

射液，在手术切口部位逐层浸润麻醉，3～8分钟后即可施行手术，术中有时需追加剂量，以维持镇痛效果。对腹部手术（如胃手术）用100～150ml，加1：1000肾上腺素0.25ml；中小手术（如疝修补术）用60～80ml，加肾上腺素0.15ml。术前用药：大、中手术可在术前半小时肌注苯巴比妥钠0.1g或非那根30～50mg；术前15分钟或术中静脉注射杜冷丁50mg。用于外科、妇产科、五官科手术，如胃次全切除、疝修补、鞘膜翻转、阑尾切除、甲状腺瘤切除、卵巢囊肿切除、剖腹产、痔结扎、脓肿切开引流等。手术前后对肝、肾及血象检查，未发现异常，仅极个别有全身皮肤过敏、血压稍降及术后伤口周围发现干性坏死。

◆ 天灯笼

【来源】本品为茄科植物挂金灯及酸浆的全草。夏秋季采收，鲜用或晒干。

【别名】金灯、挂金灯、灯笼果、红姑娘、泡泡。

【性味归经】味酸、甘，性寒。归肺、肾经。

【功能主治】清肺利咽，化痰利水。主治：肺热痰咳，咽喉肿痛，骨蒸劳热，小便淋涩，天泡湿疮。

【用法用量】5～9g，外用：适量，捣敷患处。

【炮制】晒干。

【化学成分】果实含枸橼酸，种子含酸浆甾醇A、B，β-谷甾醇，胆甾醇，24-甲基胆甾醇，24-乙基胆甾醇等。

【药理作用】①抗菌作用。②抗肿瘤作用。③降血脂作用。④镇痛作用。

【方剂选用】

1. 喉炎：天灯笼研末3g，加冰片0.3g，吹喉部。

2. 尿结石：天灯笼15g，龙胆3g，草药（红茯苓）9g，香樟根3g，生车前草15g。煎水服。

3. 天泡湿疮：天灯笼铃儿生捣敷之，亦可为末，油调敷。

4. 指尖痛：天灯笼套在指上患处。

◆ 元宝草

【来源】本品为藤黄科植物元宝草的全草。夏、秋季采收。

【别名】合掌草、上天梯、收子草、帆船草、对经草、叶抱枝、对月草、对月莲、大叶对口莲、穿心草。

【性味归经】味苦、辛，性寒。归肝、脾经。

【功能主治】凉血止血，清热解毒，活血调经，祛风通络。主治：吐血、咯血、衄血、血淋、月经不调、痛经、白带、跌打损伤、风湿痹痛、腰腿痛；外用还可治头癣、口疮、目翳。

【用法用量】内服：煎汤9～15g（鲜者30～60g）。外用：捣敷。

【炮制】洗净，晒干或鲜用。

【化学成分】含金丝桃素，二十八烷醇、三十烷酸、豆甾醇、苯甲酸和1-羟基-7-甲氧基咕吨酮等。

【药理作用】抗抑郁作用。

【不良反应及注意事项】无瘀滞者忌服，孕妇慎服。

◆ 无花果

【来源】本品为桑科植物无花果的果实。7～10月果实呈绿色时，分批采摘；或拾取落地的未成熟果实，鲜果用开水烫后，晒干或烘干。

【别名】文先果、奶浆果、树地瓜、映日果、明目果、蜜果。

【性味归经】味甘，性凉。归肺、胃、大肠经。

【功能主治】清热生津，健脾开胃，解毒消肿。主治：咽喉肿痛、燥咳声嘶、乳汁稀少、肠热便秘、食欲不振、消化不良、泄泻痢疾、痈肿、癣疾。

【用法用量】果、叶15～30g。根、叶外用适量，煎水熏洗患处。

【炮制】焯水量为5倍，焯时间5分钟，切开，保留果皮、种子、果柄，80℃烘干。

【化学成分】含枸橼酸、延胡索酸、琥

珀酸、丙二酸、脯氨酸、草酸、苹果酸、莽草酸、奎尼酸、生物碱、苷类、糖类、无花果朊酶等。

【药理作用】①抗肿瘤作用。②抗菌作用。③降低血糖和血脂的作用。

【方剂选用】

1. 咽喉刺痛：无花果鲜果晒干，研末，吹喉。

2. 肺热声嘶：无花果15g，水煎调冰糖服。

3. 痔疮，脱肛，大便秘结：鲜无花果生吃或干果10个，猪大肠一段，水煎服。

4. 久泻不止：无花果5～7枚，水煎服。

5. 发乳：无花果60g，树地瓜根60g，金针花根120～180g，奶浆藤60g。炖猪前蹄服。

6. 白癜风：无花果叶注射液治疗白癜风。

7. 痔疮：无花果叶煎汤，于睡前30分钟熏洗肛门，7天为1个疗程。

8. 小儿腹泻：将无花果叶3～5片放盆内加半盆水，置炉上烧开10分钟，将盆端下，先用热气熏两脚心，待药液降温后洗两脚心，熏洗约15分钟即可。

◆无根藤

【来源】本品为樟科植物无根藤的全草。全年可采，洗净，切段，晒干或阴干备用，亦可鲜用。注：禁采寄生在大茶药、马桑、鱼藤、羊角扭、夹竹桃等有毒植物上的，防止误用中毒。

【别名】无头藤、无娘藤、金瓜藤、罗网藤、无根草。

【性味归经】味微苦、甘，性凉，小毒。归肝、肺、肾、膀胱经。

【功能主治】清热利湿，凉血解毒。主治：感冒发热、热淋、石淋、湿热黄疸、泄泻、痢疾、咯血、衄血、风火赤眼、跌打损伤、外伤出血、疮疡溃烂、水火烫伤、疥疮癣癫。

【用法用量】9～15g。外用：适量，鲜品捣烂外敷，或煎水洗。

【炮制】净制，除去杂质。切制，除去杂质，洗净，凉干，切段备用。

【化学成分】含生物碱无根藤碱和无根藤定。

【药理作用】①抗肿瘤作用。②抑制作用。③有一定生命延长作用。

【毒理作用】所含生物碱可致惊厥，大量可致死。

【方剂选用】

1. 小儿肝热，肌肤消瘦，手足心热，精神萎靡：无根藤每日60g，酌加水，煎取半碗，分2次服。

2. 小儿黄疸：鲜无根藤15～30g，豆干两块同炖服。

3. 痢疾：鲜无根藤30g，水煎服。

4. 习惯性鼻出血：鲜无根草15～30g，猪赤肉数量不拘，水酒各半炖服。

5. 血淋：鲜无根藤90～120g（干的15g）。水煎调乌糖服。

6. 梦遗早泄：无根藤60g，雄猪脊髓120g，加黄酒60g煎服。

7. 阴囊肿大：鲜无根草24～30g，青壳鸭蛋1只。水适量炖服。

8. 咯血、衄血、黄疸、便秘、急性结膜炎：无根藤15～30g，水煎服。

9. 跌打损伤，外伤出血：鲜无根藤捣烂，敷患处。

10. 皮肤湿疹，疮疡溃烂：无根藤煎水，洗患处。

11. 水火烫伤：无根藤焙干研末，油调涂患处。

◆无患子

【来源】本品为无患子科植物无患子的种子。秋季采摘成熟果实，除去果肉和果皮，取种子晒干。

【别名】油患子、苦患子、洗手果、木患、木患树、肥皂树、肥珠子、洗衫子、黄同子、同浪子。

【性味归经】味苦、辛，性寒，小毒。归心、肺经。

【功能主治】清热，祛痰，消积，杀虫。主治：喉痹肿痛、肺热咳喘、音哑、食滞、疳积、蛔虫腹痛、滴虫性阴道炎、癣疾、肿毒。

【用法用量】内服：煎汤，3～6g，研末或煨食。外用：研末吹喉，擦牙，或煎汤洗，熬膏涂。

【炮制】除去果肉、杂质，取种子晒干。

【化学成分】种仁含蛋白质 31.87%，灰分 5.19%，总非纤维碳水化合物 14.86%，戊聚糖 2.21%，淀粉 11.94%，粗纤维 14.14%。此外，尚检出脂肪酸，山萮酸及二十四烷酸。种子含脂肪油 43.18% 及糖脂。

【药理作用】①降血压作用。②抗非酒精性脂肪肝。

【毒理作用】无患子皂苷有溶血作用。给家兔静脉注射，其致死量为 0.03～0.04g/kg，死因为呼吸麻痹。无患子是一种具有两重性的药物，无患子皂苷具有疗效同时具有一定毒性。急性毒性实验结果显示，当无患子醇提取物剂量≥1000mg/kg 时，实验动物（小鼠）在两周内开始出现不同程度中毒反应，甚至死亡，推测皂苷类成分导致肝毒性损伤机制与机体氧化应激诱导脂质过氧化、组织内巯基损耗而造成肝组织损伤有关。

【方剂选用】

1. 双单鹅喉：无患子 9g，凤尾草 9g，煎服。

2. 鹅喉：无患子 6g，元明粉 4.5g，梅片 1.8g，研极细末吹喉。严重者加麝香 0.3g。

3. 哮喘：无患子煅灰，开水冲服，小儿每次 1.8g，成人每次 6g，每日 1 次，连服数天。

4. 虫积食滞：无患子 5～7 粒，煨熟吃，每日 1 次，可连服数日。

5. 厚皮癣：无患子酌量，用好醋煎沸，乘热搽洗患处。

6. 牙齿肿痛：无患子 30g，大黄、香附各 30g，青盐 15g，泥固煅研，日用擦牙。

7. 滴虫性阴道炎：取洗净去皮的无患子 1 斤，加水 1000ml 煎成浓液。每次取 50～100ml 加温开水 1000ml 稀释，按常规灌洗阴道，每日 1 次，7～10 天为 1 疗程。同时配合清热化湿的中药内服。

【不良反应及注意事项】服无患子，如有中毒，则其症状为恶心、呕吐。解救方法：洗胃，内服蛋清或面糊及活性炭等；注射 25%～50% 葡萄糖液，经上述处理后仍频繁呕吐时，可注射阿托品对症治疗。

◆ 无患子皮

【来源】本品为无患子科植物无患子的果皮。秋季果实成熟时，剥取果肉。

【别名】木患子肉皮、无患子英、木患子皮。

【性味归经】味苦，性平，有小毒。归心、肝、脾经。

【功能主治】清热化痰，止痛，消积。主治：喉痹肿痛、心胃气痛、疝气疼痛、风湿痛、虫积、食滞、肿毒。

【用法用量】内服：煎汤，6～9g，捣汁或研末。外用：捣涂或煎水洗。

【炮制】晒干。

【化学成分】果皮含皂苷约 24.2%，无患子倍半萜苷 Ⅰa、Ⅰb、Ⅱa、Ⅱb，姜香苷，抗坏血酸，糖类，类黄酮及鞣质等。其中皂苷有无患子属皂苷 A、B、C 及 E，无患子皂苷 E1、G、X、Y1 及 Y2 等，上述皂苷的苷元均为无患子皂苷元亦即常春藤皂苷元。

【药理作用】①降压及降血脂。②抗菌作用。③溶血作用。

【毒理作用】本品总皂苷对小鼠的半数致死量，灌胃为 1625mg/kg。

【方剂选用】

1. 风痰：子皮 1 个，研烂，开水冲服。

2. 喉痹，开咽窍：无患子子皮及肉，捣汁和白汤服。

3. 喉毒肿痛：无患子皮 60g，用蜜糖 120g，浸半个月后用。每日含两三次，每次含咽半只。

4. 心胃气痛、瘕气、虫痛、食积腹痛、小便涩痛：子皮 7 个，各纳食盐少许，烧存性，研末，开水泡服。小儿酌减。

◆云母

【来源】本品为硅酸盐类矿物白云母。采得后洗净泥土，除去杂石。

【别名】云珠、云华、云英、云液、云砂、云粉石、千层玻。

【性味归经】味甘，性温。归心、肝、肺、脾、膀胱经。

【功能主治】纳气坠痰，止血敛疮。主治：虚喘、眩晕、惊悸、癫痫、寒疟、久痢、金创出血、痈疽疮毒。

【用法用量】内服：煎汤，9～15g，或入丸、散。外用：研末撒或调敷。

【炮制】云母：洗净泥土，拣净杂质，捣碎。煅云母：取净云母装入砂罐内，置无烟炉中，烧至红透，取出放凉。盐汤煮云母，亦可为粉。又云，云母一斤，盐一斗渍之，铜器中蒸一日，臼中捣成粉。又云，云母一斤，白盐一升同捣细，入重布袋中，沃令盐味尽，悬高处风吹，自然成粉。

【化学成分】主要含铝钾的硅酸盐 $[KAl_2(AlSi_3O_{10})(OH)_2]$，其中三氧化二铝 (Al_2O_3) 38.5%，二氧化硅 (SiO_2) 45.2%，氧化钾 (K_2O) 11.8%，水 (H_2O) 4.5%。此外，还含有钠、镁、铁、锂等，并含有微量的氟、钛、钡、锰、铬等成分。

【药理作用】①胃黏膜保护作用。②肠黏膜保护作用。

【方剂选用】

1. 风癫：云母，服6g，取瘥。

2. 痰饮头痛，往来寒热：云母粉60g，常山30g。上二味捣筛为散。热汤服2.7ml，吐之止；吐不尽，更服。

3. 疟多寒：蜀漆（洗去腥），云母（烧二日夜）、龙骨等份。上三味，杵为散，未发前以浆水1.5g。

4. 小儿赤白痢及水痢：云母粉半大两，研作粉煮白粥调，空腹食之。

5. 带下：云母粉服6g，三五服。

6. 妇人难产，经日不生：云母粉15g，温酒调服。

7. 金疮、一切恶疮：云母粉涂之。

8. 痔病：云母服6g，慎房室、血食油腻。

【不良反应及注意事项】阴虚火炎者，慎勿误勿。

◆云芝

【来源】本品为多孔菌科真菌彩绒革盖菌的子实体。全年均可采收，除去杂质。

【别名】杂色云芝、黄云芝、灰芝、彩云革兰菌、红见手。

【性味归经】味甘、淡，性微寒。归肝、脾、肺经。

【功能主治】健脾利湿，止咳平喘，清热解毒，抗肿瘤。主治：慢性活动性肝炎、肝硬变、慢性支气管炎、小儿痉挛性支气管炎、咽喉肿痛、多种肿瘤、类风湿性关节炎、白血病。

【用法用量】内服：煎汤，15～30g，宜煎24小时以上，或制成片剂，冲剂注射剂使用。

【炮制】晒干。

【化学成分】彩绒革盖菌培养物的菌丝中分得糖蛋白，相对分子质量5000～300000。

【药理作用】①提高机体免疫功能。②抗肿瘤作用。③抗动脉粥样硬化作用。④对中枢神经系统的作用。⑤降血糖作用。⑥PSK具有防止氧化损伤和抗伤害作用。

【毒理作用】云芝多糖肽（PSP）小鼠腹腔半数致死量为300.36mg/kg，口服最大耐受量为20g/kg，尚未见小鼠死亡，说明其最小致死量 MLD > 20g/kg。大鼠口服云芝多糖（PSK）1.5g/kg（为临床剂量的130倍），连续60天，20只大鼠无一死亡，表明口服用药无长期毒性反应。实验表明云芝多糖（PSK）为一毒性很低的物质，也无致突变作用。

◆云实根

【来源】本品为豆科植物云实的根或根皮。全年均可采收，挖取根部。

【别名】牛王茨根、阎王刺根。

【性味归经】味苦、辛，性平，无毒。

归肺、肾经。

【功能主治】祛风除湿，解毒消肿。主治：感冒发热、咳嗽、咽喉肿痛、牙痛、风湿痹痛、肝炎、痢疾、淋证、痈疽肿毒、皮肤瘙痒、毒蛇咬伤。

【用法用量】内服：煎汤，15～25g，或捣汁。外用：捣敷。

【炮制】洗净，切片或剥取根皮。

【化学成分】根皮含鞣质。茎皮含鞣质5.23%。

【方剂选用】

1. 一般感冒，头眩，全身酸痛：云实根9g，五匹风9g（体虚时，加兰布正3g）。加水2碗，煎汁一饭碗，一次服用。

2. 凉寒头痛，肢体筋骨作痛：云实根30g，或加火葱头数枚，酒煨服。

3. 毒蛇咬伤：云实根30g，竹叶椒叶30g，娃儿藤根30g。白酒1斤，浸3～5天。每次服15～30g；另用云实根皮、犁头草、半边莲各适量（均鲜），捣烂外敷。

4. 阴疮、鱼口便毒：云实根皮（鲜）适量，白酒少许；捣烂外敷，每日换药两次。

◆木瓜

【来源】本品为蔷薇科植物贴梗海棠的干燥近成熟果实。夏、秋二季果实绿黄时采收，置沸水中烫至外皮灰白色，对半纵剖，晒干。

【别名】贴梗海棠、铁脚梨、皱皮木瓜、宣木瓜。

【性味归经】味酸，性温。归肝、脾经。

【功能主治】平肝舒筋，和胃化湿。主治：湿痹拘挛、腰膝关节、酸重疼痛、吐泻转筋、脚气水肿。

【用法用量】内服：煎汤，6～12g；或入丸、散，浸酒。外用：煎汤熏洗。

【炮制】洗净，润透或蒸透后切薄片，晒干。酒制木瓜炮制工艺：取木瓜片用黄酒拌匀闷润15～20分钟，置炒锅内，在100℃（药材表面温度）炒制10分钟为酒制木瓜。

【化学成分】含苹果酸、酒石酸、枸橼酸、皂苷及黄酮类，鲜果含过氧化氢酶，种子含氢氰酸。

【药理作用】①保肝作用。②抗菌作用。③抗癌作用。

【毒理作用】用体重18～25g小鼠25只，每1ml含0.5g生药的木瓜注射液进行尾静脉注射，每次0.2ml，分别以3小时、8小时、20小时进行毒性试验，结果均未见动物死亡。

【配伍效用】

木瓜配伍木香：木瓜味酸性温，去湿舒筋活络；木香辛苦性温，芳香化湿、和胃健脾。二者伍用，共奏调理气机、舒筋活络、止呕止痢之功效，用于治疗暑湿之呕吐、泄泻、腹痛、转筋等症。

木瓜配伍乳香、没药：木瓜舒筋活络；乳香、没药活血止痛。三者伍用，有舒筋活血、通络止痛之功效，用于治疗风湿痹阻经络、血脉不利引起的筋急项强、疼痛不可转侧等症。

木瓜配伍吴茱萸：二者皆入肝经，但木瓜味酸性温，化湿和中、舒筋活络；吴茱萸苦辛性温，温中散寒、行气止痛、降逆止呕。相伍为用，有温中和胃止呕、舒筋缓急止痛之功效，用于治疗寒湿困脾、运化失健引起的呕吐、腹痛、泄泻以及寒湿脚气、小腿转筋、筋脉拘挛、下肢萎软无力等症。

木瓜配伍薏苡仁：木瓜味酸性温，入肝、脾经，有舒筋活络、化湿和胃之功；薏苡仁甘淡微寒，长于健脾利湿、舒筋除痹，二者伍用，共奏除湿健脾、舒筋活络之功效，用于治疗暑湿吐泻、腹痛转筋；风湿痹痛、筋脉拘挛、脚气水肿等证因湿阻经络所致者。

【方剂选用】

1. 病毒性肝炎：木瓜冲剂（每包含生药5g）每次1包，日服3次。

2. 菌痢：木瓜片（每片0.5g，相当于生药1.13g），成人每次5片，日服3次。5～7天为1疗程。

3. 术后肠粘连：木瓜 50g，牛膝 50g，共浸入白酒 500ml 中，7 天后过滤，每晚睡前饮 1 次（饮量视个人酒量而定）。

4. 脚癣：木瓜、甘草各 30g，水煎去渣，待温后洗脚 5～10 分钟，每日 1 剂。

5. 小儿泌尿系感染：生木瓜（大者）1 枚，切片浸酒 1 周，每次约合生药 9g，水煎服，每日 1 剂，煎服 2 次。

6. 吐泻转筋：①木瓜 1 枚（大者，四破），陈仓米 1 合。上件药，以水二大盏，煎至一盏半，去渣，时时温 20ml 服之。②木瓜汁一盏，木香末 3g。上二味，以热酒调下，不拘时。③木瓜干 30g，吴茱萸 15g（汤七次），茴香 0.3g，甘草（炙）3g。上锉为散，每服四大钱，水一盏半，姜三片，紫苏十叶，煎 2.1g，去渣，食前服。

7. 赤白痢：木瓜、车前子、罂粟壳各等份。上为细末，每服 6g，米饮调下。

8. 脚膝筋急痛：煮木瓜令烂，研作浆粥样，用裹膝处，冷即易，一宿三、五度，热裹便差。煮木瓜时，入一半酒同煮之。

9. 筋急项强，不可转侧：宣州木瓜 2 个（取盖去穰），没药 60g（研），乳香 30g（研）。上二味纳木瓜中，用盖子合了，竹签定之，饭上蒸三、四次，烂，研成膏子，每服三、五匙，地黄酒化下（生地黄汁半盏，无灰上酝二盏和之，用 8 分一盏，热暖化膏）。

10. 干脚气，痛不可忍者：干木瓜 1 个，明矾 30g，煎水，乘热熏洗。

11. 湿脚气，上攻心胸，壅闷痰逆：木瓜 30g（干者），陈橘皮 30g（汤浸，去白瓤，焙），人参 30g（去芦头），桂心 15g，丁香 15g，槟榔 60g。上件药，捣罗为末，炼蜜和捣三、二百杵，丸如梧桐子大，每服不计时候，以生姜汤下 30 丸。

【不良反应及注意事项】下部腰膝无力，由于精血真阴不足者不宜用。其味酸涩，伤食脾胃未虚，积滞多者不宜用……久服损齿及骨。

◆木耳

【来源】本品为木耳科真菌木耳、毛木耳及皱木耳的子实体。夏、秋季采收。

【别名】黑木耳。

【性味归经】味甘，性平。归肺、胃、肝、脾、肾、大肠经。

【功能主治】补气养血，润肺止咳，止血，降压，抗癌。主治：气虚血亏、肺虚久咳、咳血、衄血、血痢、痔疮出血、妇女崩漏、高血压、眼底出血、子宫颈癌、阴道癌、跌打伤痛。

【用法用量】内服：煎汤 12～30g，或研末服。

【炮制】晒干。

【化学成分】含木耳多糖。从子实体分离的一个多糖，相对分子质量为 155000，由 L-岩藻糖，L-阿拉伯糖，D-木糖，D-甘露糖，D-葡萄糖，葡萄糖醛酸。菌丝体含外多糖。还含麦角甾醇，原维生素 D2，黑刺菌素等。

【药理作用】①抗凝血作用。②抗血小板聚集作用。③抗血栓形成作用。④升白细胞作用。⑤对免疫功能的促进作用。⑥降血脂及抗动脉粥样硬化的作用。⑦延缓衰老作用。⑧抗辐射及抗炎作用。⑨抗溃疡作用。⑩降血糖作用。⑪抗生育作用。⑪抗癌、抗突变作用。⑪抗菌作用。

【毒理作用】黑木耳多糖小鼠腹腔注射的 LD_{50} 为 789.60±92.19mg/kg。

【方剂选用】

1. 新久泄痢：干木耳 30g（炒），鹿角胶 7.5g（炒）。为末，每服 9g，温酒调下，日二。

2. 血痢日夜不止，腹中疞痛，心神麻闷：干木耳 30g，水二大盏，煮木耳令熟，先以盐、醋食木耳尽，后服其汁，日二服。

3. 崩中漏下：木耳半斤，炒见烟，为末。每服 6g，头发灰 1g，共 7g，好酒调服出汗。

4. 眼流冷泪：木耳 30g（烧存性），木贼 30g。为末。每服 6g。以清米泔煎服。

5. 一切牙痛：木耳、荆芥等份。煎汤漱之，痛止为度。

【不良反应及注意事项】大便不实

者忌。

◆木贼

【来源】本品为木贼科植物木贼的干燥地上部分。夏、秋二季采割，除去杂质，晒干或阴干。

【别名】锉草、笔头草、笔筒草、节骨草。

【性味归经】味甘、苦，性平。归肺、肝经。

【功能主治】散风热，退目翳。主治：风热目赤、迎风流泪、目生云翳。

【用法用量】内服：汤，3~10g；或入丸、散。

【炮制】除去枯茎及残根，喷淋清水，稍润，切段，干燥。

【化学成分】地上部分含挥发油，其中有机酸为琥珀酸，延胡索酸，戊二酸甲酸等。又含黄酮苷类：山奈酸-3，7-双葡萄糖苷等。另含生物碱：犬问荆碱，及微量烟碱、香草醛，对羟基苯甲醛，葡萄糖，果糖，及磷、硅、鞣质、皂苷等。

【药理作用】①降压作用。②保护血管内皮细胞。③抗氧化作用。④改善大鼠脂肪性肝损伤。⑤镇静、抗惊厥作用。

【毒理作用】其LD_{50}量（mg/kg），小鼠腹腔注射为946，大鼠灌胃为3000。毒性表现为共济失调，肌肉强直及四肢发冷。血液分析表明维生素B缺乏，用大剂量维生素B治疗可恢复正常。

【方剂选用】

1. 病毒性肝炎：木贼30g，板蓝根、茵陈各15g（如用鲜品均加倍量），水煎浓缩至100ml，成人每次50ml，5岁以下每次20ml，6~10岁每次30ml，11~16岁每次40ml，均为每日2次，口服。

2. 扁平疣：①木贼、香附、乌梅各30g，水煎2次，取药液浸泡或湿敷于皮损处，每日2~3次，每次20~30分钟，治疗多例寻常疣、扁平疣患者，均于3~5天内治愈。②洗擦药：木贼、生香附、生薏苡仁、大青叶、石榴皮各等份，煎液去渣，每次1剂，随煎随用。点涂药：雄黄、轻

粉、黄升、枯矾各等份，冰片适量，食醋调膏，装瓶备用。用洗擦药液乘热熏洗病灶部位，待温度适宜，将病灶部位浸入药液用纱布洗擦，每日1次，每次20分钟，擦破后的疣体，仅行熏洗、浸浴；洗擦后，已破疣体敷以点涂药，胶布盖贴。

3. 尖锐湿疣：木贼、板蓝根、苦参、生香附、露蜂房各250g。共置容器内，加水500ml，文火煎1小时，去渣过滤，剩下药液约200ml，兑入陈醋500ml，分装每瓶50ml，密闭避光保存。用干棉签将尖锐湿疣及周围正常组织擦干，用0.1%新洁尔灭溶液消毒，然后用棉签蘸药液涂患处，每日3~5次，2周为1疗程。

4. 急性卡他性结膜炎：木贼45g，鲜野菊花30g，威灵仙30g，车前草45g，满天星60g，六月雪45g，海金沙45g，水煎，每日1剂，早、晚各服1次，重症可煎水熏、洗眼部。

5. 目昏多泪：木贼（去节）、苍术（泔浸）各30g。为末，每服6g，茶调下，或蜜丸亦可。

6. 血痢不止：木贼15g，水煎温服。一日一服。

7. 胎动不安：木贼（去节）、川芎等份。为末，每服9g，水一盏，入金银花3g煎服。

8. 月水不断：木贼（炒）9g，水一盏煎2.1g，温服。每日1服。

【不良反应及注意事项】气血虚者慎服。

◆木通

【来源】本品为木通科植物木通、三叶木通或白木通的藤茎。藤茎在移植后5~6年开始结果，在秋季割取部分老藤，晒干或烘干。

【别名】通草、附支、丁翁、丁父、王翁、万年、万年藤。

【性味归经】味苦，性寒。归心、脾、肾、小肠、膀胱经。

【功能主治】清热利尿，活血通脉。主治：小便短赤、淋浊、水肿、胸中烦热、

咽喉疼痛、口舌生疮、风湿痹痛、乳汁不通、经闭、痛经。

【用法用量】内服：煎汤 3~6g，或入丸、散。

【炮制】用水稍浸泡，闷润至透，切片，晾干。

【化学成分】木通藤茎含白桦脂醇，齐墩果酸，常春藤皂苷元，木通皂苷 Sta、Stb、Stc、Std、Stg1、Stg2、Sth、Stj、Stk。此外，尚含豆甾醇，β-谷甾醇，胡萝卜苷，肌醇，蔗糖及钾盐。

【药理作用】①利尿作用。②抗菌作用。③抑制作用。

【毒理作用】对离体兔耳血管有收缩作用，口服毒性很小，注射给药则有一定毒性。

【配伍效用】

木通配伍车前子：木通苦寒入心，善导心与小肠之火下行，以泻热利湿；车前子偏于清泻膀胱之湿热，利水通淋。二者相须为用，可增强清热利水通淋之效，用于治疗湿热蕴结下焦之小便短少、淋沥涩痛等症。

木通配伍防己：木通通血脉、利湿热；防己祛风湿、止痹痛。二者相须为用，有清热利湿、通脉止痛之功效，用于治疗着痹、痛痹之关节肿痛、屈伸不利者。

木通配伍黄芪、当归：木通通血脉、下乳汁；黄芪益气补虚；当归补血活血。三药配伍，有补气养血、通脉下乳之功效，用于治疗产后气虚血少、乳汁生化无源而引起的乳汁稀少症。

【方剂选用】

1. 痹症：木通 50~75g，水煎 50~100ml，每次 25~30ml，日服 2~3 次。

2. 急性泌尿系感染：

木通 12g，生地黄 30g，甘草 6g，竹叶 15g，琥珀 10g。先将前 4 味药水煎至 1 碗，过滤去渣，洗净药锅后，将药液倒入药锅内，加琥珀烊化，内服，每日 1 剂，12 天为 1 疗程。停服任何西药。多喝水，忌茶、辛辣之物。

3. 带状疱疹：木通、生地黄各 15g，竹叶 10g，甘草 6g，细辛 3g，银花、连翘各 60g。疱疹大而浆液多者重用木通，位于胁肋加柴胡 6g，位于下肢加牛膝 6g。水煎分 2 次服，日 1 剂。

4. 淋病：木通、黄芩、车前子各 20g，龙胆草、当归、柴胡、泽泻、栀子各 15g，生地黄 25g，甘草 5g。

5. 小儿滴虫性肠炎：木通 15g，苦参 25g，加水 200ml，文火煎煮，浓缩至 15~20ml，为 1 次用量，每晚保留灌肠 1 次。

6. 过敏性鼻炎：木通、柴胡、当归、泽泻、黄芩、地龙各 12g，龙胆草、栀子各 9g，生地黄 20g，车前子 15g（包煎），茯苓 30g，白蔻仁 10g，甘草 3g。头痛眩晕、口苦目赤加菊花 12g，夏枯草 30g；小便黄赤、苔腻加黄柏 12g，滑石 18g。每日 1 剂，水煎分 2 次服。

7. 涌水、肠鸣腹大：木通（锉）90g，桑根白皮（锉，炒）、石韦（去毛）、赤茯苓（去黑皮）、防己、泽泻各 45g，大腹（炮）4 枚。上七味，粗捣筛，每服 9g，水一盏半，煎一盏，去渣，食前温服，如人行五里再服。

8. 产后乳汁不下：木通、钟乳各 30g，漏芦（去芦头）60g，栝楼根、甘草各 30g。上五味，捣锉如麻豆大，每服 9g，水一盏半，黍米一撮同煎，候米熟去渣，温服，不拘时。

9. 小儿心热（小肠有火，便赤淋痛，面赤狂躁，口糜舌疮，咬牙口渴）：生地黄、甘草（生）、木通各等份。上同为末，每服 9g，水一盏，入竹叶同煎至 1.5g，食后温服。

【不良反应及注意事项】内无湿热、津亏、气弱、精滑、溲频及孕妇忌服。

◆木棉花

【来源】本品为木棉科植物木棉的花。春末采收。

【别名】木棉、斑枝花、琼枝。

【性味归经】味甘、淡，性凉。归脾、肝、大肠经。

【功能主治】清热，利湿，解毒，止血。主治：泄泻、痢疾、咳血、吐血、血崩、金疮出血、疮毒、湿疹。

【用法用量】内服：煎汤，10～15g；或研末服。

【炮制】阴干。

【化学成分】花萼含水分85.66%，蛋白质1.38%，碳水化合物11.95%，灰分1.09%，总醚抽出物0.44%，不挥发的醚抽出物0.18%。种子含蛋白质9.3%和多种氨基酸。

【药理作用】对小鼠免疫性肝损伤的保护作用：与模型对照组相比，木棉花总黄酮（TFG）能降低血清ALT、AST、LDH活性；降低肝微粒体NO含量和MDA含量；增加肝组织SOD、GSHPX活性和GSH含量；能明显改善肝组织病理损伤程度。木棉花总黄酮对小鼠免疫性肝损伤具有保护作用，其机制可能与其抗氧自由基、抑制脂质过氧化作用有关。

◆木棉根

【来源】本品为木棉科植物木棉的根或根皮。全年均可采，以秋、冬季采者质佳。挖根，洗净，鲜用或切片；或剥取根皮。

【性味归经】味微苦，性凉。归脾、胃经。

【功能主治】祛风除湿，清热解毒，散结止痛。主治：风湿痹痛、胃痛、赤痢、产后浮肿、瘰疬、跌打扭伤。

【用法用量】内服：煎汤15～30g。外用：适量，浸酒搽或捣敷。

【炮制】晒干。

【化学成分】根含鞣质、木棉胶、豆甾醇、α-菠甾醇、齐墩果酸、羽扇豆醇、羽扇豆-20（29）-烯-3-酮、（24R）-5α-豆甾-3，6-二酮和胆甾-4-烯-3，6-二酮等化合物。根皮含羽扇豆醇。

【药理作用】具有抗肿瘤作用。

◆木槿子

【来源】本品为锦葵科植物木槿的果实。9～10月果实现黄绿色时采收。

【别名】朝天子、川槿子。

【性味归经】味甘，性寒。归肺、心、肝经。

【功能主治】清肺化痰，止头痛，解毒。主治：痰喘咳嗽，支气管炎，偏正头痛，黄水疮，湿疹。

【用法用量】内服：煎汤9～15g。外用：适量，煎水熏洗。

【炮制】晒干。

【化学成分】种子油含锦葵酸，胖大海酸，十四碳三烯酸，十六碳三烯酸，十六碳一烯酸，硬脂酸，α-β-δ-生育酚，β-谷甾醇，菜油甾醇，α-、β-胡萝卜素等。

【药理作用】具有抑制作用。

◆木槿皮

【来源】本品为锦葵科植物木槿的茎皮或根皮。茎皮于4～5月剥取，晒干。根皮于秋末挖取根，剥取根皮，晒干。

【别名】川槿皮。

【性味归经】味甘，苦，性微寒。归大肠、肝、心、肺、胃、脾经。

【功能主治】清热利湿，杀虫止痒。主治：湿热泻痢、肠风泻血、脱肛、痔疮、赤白带下、阴道滴虫、皮肤疥癣、阴囊湿疹。

【用法用量】内服；煎汤3～9g。外用：适量。

【炮制】洗净稍浸，润透，切段，晒干。

【化学成分】茎皮含辛二酸，白桦脂醇，古柯三醇，壬二酸；又含脂肪酸包括肉豆蔻酸，棕榈酸，月桂酸；另含铁屎米酮。根皮含鞣质，黏液质。

【药理作用】具有抑制作用。

【方剂选用】

1. 大肠脱肛：木槿皮或叶煎汤熏洗，后以白矾、五倍末敷之。

2. 赤白带下：木槿根皮60g，切，以白酒一碗半，煎一碗，空心服之。

3. 头面钱癣：木槿树皮为末，醋调，重汤炖如胶，敷之。

4. 牛皮癣：木槿皮 30g，半夏 15g，大枫子仁 15 个。上锉片，河、井水各一碗，浸露七宿，取加轻粉 3g，任水中，以秃笔蘸涂疮上，覆以青衣，夏月治尤妙。但忌浴数日，水有臭涎更效。

5. 牛皮癣癞：木槿皮 1 斤，勿见火，晒燥磨末，以好烧酒十斤，加榆面 120g，浸七日为度，不时蘸酒搽擦。二、三十年者，搽一年断根。如无川槿，土槿亦可代之。

6. 癣疮：木槿皮煎，入肥皂浸水，频频擦之；或以槿皮浸汁磨雄黄（擦之）。

7. 慢性气管炎：取鲜木槿条 120g 洗净，切断，水煎 2 次，将滤液合并浓缩成 100ml。每日 2 次分服，连服 10 天为 1 疗程。

8. 头癣：可用木槿皮根 3g，洗净，泡白酒（60 度以上高粱酒）110ml，浸泡 2 ～ 3 日，取药液搽患部，每日 2 ～ 3 次，直至痊愈。

【不良反应及注意事项】①本品苦寒，脾肾虚弱者慎用。②无湿热者不宜服。

◆木槿花

【来源】本品为锦葵科植物木槿的花。夏、秋季选晴天早晨，花半开时采摘。

【别名】篱障花、清明篱、白饭花、鸡肉花、猪油花。

【性味归经】味甘、苦，性凉。归脾、肺、肝经。

【功能主治】清热利湿，凉血解毒。主治：肠风泻血，赤白下痢，痔疮出血，肺热咳嗽、咳血，白带，疮疖痈肿，烫伤。

【用法用量】内服：煎汤 3 ～ 9g，鲜者 30 ～ 60g。外用：适量，研末或鲜品捣烂调敷。

【炮制】晒干或鲜用。

【化学成分】花含胡萝卜素类色素：叶黄素 - 5，6 - 环氧化物，隐黄质，菊黄素，花药黄质等。花瓣含花旗松素 - 3 - O - β - D - 吡喃葡萄糖苷，蜀葵苷元 - 7 - β - D - 吡喃葡萄糖苷等。花蕾含 β - 胡萝卜素，叶黄素，隐黄质，菊黄质，花药黄质，木槿黏液质 SF。

【药理作用】①除自由基、抗氧化能力。②抑菌能力。③促（抗）凝血作用。④其他作用：花粉有致敏作用。

【方剂选用】

1. 下痢噤口：木槿花去蒂，阴干为末，先煎面饼 2 个，蘸末食之。

2. 赤白痢：木槿花 30g（小儿减半），水煎，兑白蜜 3 分服。赤痢用红花，白痢用白花，忌酸冷。

3. 吐血、下血、赤白痢疾：木槿花 9 ～ 13 朵。酌加开水和冰糖炖半小时，饭前服，日服 2 次。

4. 风痰壅逆：木槿花晒干，焙研，每服 1 ～ 2 匙，空心沸汤下，白花尤良。

5. 反胃：木槿花，阴干为末，陈米汤调送 3 ～ 5 口；不转，再将米饮调服。

6. 妇人白带：木槿花 6g，为末，人乳拌，饭上蒸熟食之。

7. 疮疖肿：木槿花（鲜）适量，甜酒少许，捣烂外敷。

8. 细菌性痢疾：木槿花洗净晒干，研末备用。每次 2g，小儿酌减，每隔 2 小时服 1 次，3 ～ 5 天为 1 疗程。

◆木芙蓉叶

【来源】本品为锦葵科植物木芙蓉的叶片，夏、秋二季，剪下叶片。

【别名】拒霜叶、芙蓉花叶、铁箍散。

【性味归经】味辛，性平。归肺、肝经。

【功能主治】凉血，解毒，消肿，止痛。主治：痈疽脓肿、缠身蛇丹、烫伤、目赤肿痛、跌打损伤。

【用法用量】外用：研末调敷或捣敷。

【炮制】晒干。须经常复晒，存放干燥通风处。

【化学成分】叶中含二十四烷酸、β - 谷甾醇、胡萝卜苷、水杨酸、大黄素、芸香苷、山柰酚 - 3 - O - β - 芸香糖苷等成分。

【药理作用】①抗病毒作用。②抑菌作用。③对肾缺血再灌注损伤的保护作用。

【毒理作用】MFR 叶有效组分进行致突变试验（Ames 试验）最高剂量为 5 000 微克/皿，最低剂量为 0.5 微克/皿；无论 S9 存在与否，均无致突变作用。小鼠灌胃 MFR 叶有效组分，剂量相当于生药 312.4 g/kg，为动物有效剂量的 150 倍，未见毒性反应。MFR 叶有效组分是低毒、安全的中药制剂，可以进一步开发用于临床。

【方剂选用】

1. 阳疮肿疡，根脚散漫：五倍子 30g（微炒），生大黄 12g，秋木芙蓉叶 18g。醋一盅入勺内熬滚，投药末搅匀，敷患上留顶，以纸盖之，干则以醋扫之。一方加寒食面 15g。阴疽以及皮色不变、脓肿无头者，不可敷。

2. 阳疮红焮，收根束毒：木芙蓉叶（秋采）18g，榆面 60g，生大黄 15g，皮硝 30g。研末，葱汁、童便调敷留顶，不特收束根脚，初起敷之可消。

3. 痈疽肿毒：重阳前取木芙蓉叶（研末），端午前取苍耳（烧存性，研末）等份，蜜水调涂四围，其毒自不走散。

4. 缠身蛇丹（带状疱疹）：木芙蓉鲜叶，阴干研末，调米浆涂抹患处。

5. 汤火灼疮：油调芙蓉末敷。

6. 赤眼肿痛：木芙蓉叶末，水和，贴太阳穴。

7. 小儿患锁喉：芙蓉叶捣汁，和鸡蛋煎成小块，贴囟门及肚脐。

8. 久咳羸弱：木芙蓉叶为末，以鱼鲊蘸食。

9. 偏坠作痛：木芙蓉叶、黄柏各 6g。为末，以木鳖子仁 1 个，磨醋调涂阴囊。

10. 小儿惊风肚痛及急惊风：木芙蓉嫩叶，捣烂，和入鸡蛋煎熟作饼，贴儿脐上，冷则随换。

11. 局部化脓性感染：取木芙蓉叶、花晒干，研末过筛，加凡士林调制成 1：4 软膏，外敷患处（已溃者敷四周）；亦可制成纱条用作疮口引流。每日或隔日换药 1 次。治疗疖、痈、蜂窝织炎、乳腺炎、深部脓肿等外科感染，早期能消肿、止痛、促进

吸收，中晚期可加速局限破溃排脓。应用过程中未发现有中毒、局部皮炎或其他并发症。

12. 烫伤：用木芙蓉叶 250g（鲜叶加倍），加凡士林 500g，文火煎熬至叶枯焦，过滤去渣，摊于消毒敷料上，或制成芙蓉叶膏纱布外敷，每日换药 1 次。

13. 流行性腮腺炎：取木芙蓉叶晒干粉碎，过 80 号筛，将细粉用鸡蛋清调匀，涂于油纸上，贴于患处，外用纱布覆盖固定。每日换药 2 次，直至肿消。

◆木芙蓉花

【来源】本品为锦葵科植物木芙蓉的花。10 月采摘初开放的花朵。

【别名】芙蓉花、地芙蓉花、拒霜花、七星花、水芙蓉、霜降花。

【性味归经】味辛，性平。入肺、肝经。

【功能主治】清热，凉血，消肿，解毒。主治：痈肿、疔疮、烫伤、肺热咳嗽、吐血、崩漏、白带。

【用法用量】内服：煎汤 6～12g。外用：研末调敷或捣敷。

【炮制】晒干或鲜用。

【化学成分】花含黄酮苷和花色苷。前者有异槲皮苷、金丝桃苷、芸香苷（Rutin）、槲皮素－4－葡萄糖苷和槲皮黄苷；后者的含量随花的颜色变化而不同：早晨花呈淡黄时不含花色苷，中午（淡红色）和傍晚（粉红色）含花色苷矢车菊素 3，5－二葡萄糖苷、矢车菊素 3－芸香糖苷－5－葡萄糖苷，傍晚的含量为中午的 3 倍。

【药理作用】花的水煎剂对溶血性链球菌有较强的抑制作用。其叶的水煎剂则对金黄色葡萄球菌有抑制作用。

【方剂选用】

1. 吐血、子宫出血、火眼、疮肿、肺痈：木芙蓉花 9～12g，煎服。

2. 痈疽肿毒：木芙蓉花、叶，丹皮适量。煎水洗。

3. 蛇头疔、天蛇毒：鲜木芙蓉花 60g，冬蜜 15g。捣烂敷，日换 2～3 次。

4. 水烫伤：木芙蓉花晒干，研末，麻油调搽。

5. 痔疮不愈：木芙蓉花研末敷。

6. 虚痨咳嗽：木芙蓉花60～120g，鹿衔草30g，黄糖60g，炖猪心肺服；无糖时加盐亦可。

7. 经血不止：木芙蓉花、莲蓬壳等份。为末，每用米次下6g。

8. 疖肿，蜂窝组织炎：用芙蓉花制成20%软膏外敷。

◆木蝴蝶

【来源】本品为紫葳科植物木蝴蝶的干燥成熟种子。秋、冬二季采收成熟果实，曝晒至果实开裂，取出种子。

【别名】千张纸、兜铃、磊刀树、玉蝴蝶、云故纸、白干层、满天飞、纸肉。

【性味归经】味苦、甘，性凉。归肺、肝、胃经。

【功能主治】清肺利咽，疏肝和胃。用于肺热咳嗽，喉痹，音哑，肝胃气痛。

【用法用量】内服：煎汤6～9g，研末1.5～3g。外用：适量。

【炮制】晒干。

【化学成分】种子含脂肪油20%，其中油酸占80.4%。又含苯甲酸、白杨素、木蝴蝶苷A、B，黄芩苷元、特士苷等。叶含黄芩苷元、高山黄芩素、高山黄芩苷。

【药理作用】①对新生血管的抑制作用。②抗菌抗炎作用。③抗氧化作用。

【毒理作用】急性毒性实验结果显示，木蝴蝶水提取物对小鼠安全无毒，其毒性小，最大耐受量为150g/kg体重。

【方剂选用】

1. 急性气管炎、百日咳等：木蝴蝶3g，安南子9g，桔梗4.5g，甘草3g，桑白皮9g，款冬花9g。水煎，加冰糖90g，溶化于药液，制成糖浆，一日数回，频频服之。

2. 肝气痛：木蝴蝶20～30张，铜铫上焙燥研末，好酒调服。

3. 咽喉源性咳嗽：采用止嗽散加减，紫菀、百部、荆芥、桔梗、陈皮、白前、岗梅根、木蝴蝶等。

4. 咽痒咳嗽：采用拇指按揉双侧孔最穴各5分钟，同时嘱患者吞咽口水，为巩固疗效，嘱患者自行购买木蝴蝶6g，雪梨一只劈开成小块状，去心留皮，加水4碗，煮沸，加入适量蜂蜜，慢咽吞服，一日多次服用。次日患者咽喉干痒、咳嗽全无。

◆木鳖子

【来源】本品为葫芦科植物木鳖的干燥成熟种子。冬季采收成熟果实，剖开，晒至半干，除去果肉，取出种子，干燥。

【别名】藤桐、木别子、漏苓子。

【性味归经】味苦、微甘，性凉，有毒。归肝、脾、胃经。

【功能主治】散结消肿，攻毒疗疮。主治：疮疡肿毒、乳痈、瘰疬、痔漏、干癣、秃疮。

【用法用量】内服：煎汤0.6～1.2g，多入丸、散。外用：适量，研末调醋敷磨汁涂或水重洗。

【炮制】木鳖子：去壳取仁，捣碎。木鳖子霜：取净木鳖子仁，炒热，研末，用纸包裹，加压去油。制霜炮制后木鳖子中齐墩果酸含量为0.528 mg/g，高于生品0.247 mg/g；炮制后木鳖子中总皂苷的含量有所增加。制霜炮制提高了木鳖子中齐墩果酸的含量，对木鳖子中总皂苷的含量有一定影响。

【化学成分】种子含木鳖子皂苷 I 及 II，它们分别是棉根皂苷元和皂皮酸的3-O-β-D-吡喃半乳糖基（1→2）-β-D-吡喃葡萄糖基（1→3）-［β-D-吡喃木糖基（1→4）］-α-L-吡喃鼠李糖基（1→2）-β-D-吡喃岩藻糖苷。

【药理作用】①降血压作用。②抗肿瘤作用。

【毒理作用】小鼠静脉注射木鳖子皂苷半数致死量为32.35mg/kg，腹腔注射则为37.34mg/kg。木鳖子毒性较大，无论动脉或静脉给药，动物均于数天内死亡，小鼠静脉注射的半数致死量为32.35mg/kg，腹腔注射则为37.34mg/kg。

【方剂选用】

1. 一切诸毒，红肿赤晕不消者：木鳖子（去壳）60g，草乌15g，小粉120g，半夏60g。上四味于铁铫内，慢火炒焦，黑色为度，研末，以新汲水调敷，一日一次，自外向里涂之，须留疮顶，令出毒气。

2. 疮疡、疔毒初起、瘰疬、臁疮、小儿鳝拱头：木鳖子（去壳）5个，白嫩松香（拣净）120g，铜绿研末3g，乳香、没药各6g，蓖麻子（去壳）21g，巴豆肉五粒，杏仁（去皮）3g。上八味合一处，石臼内捣三千余下，即成膏；取起，浸凉水中。用时随疮大小，用手搓成薄片，贴疮上，用绢盖之。

3. 两耳猝肿热痛：木鳖子仁30g（研如膏），赤小豆15g，川大黄末15g。上药同研令匀，水，生油旋调涂之。

4. 瘰疬发歇无已，脓血淋沥：木鳖仁2个，厚纸拭去油，研碎，以乌鸡子调和，磁盏盛之，甑内蒸热。每日食后服一次，服半月。

5. 痔疮：荆芥、木鳖子、朴硝各等分。上煎汤，入于瓶内，熏后，汤温洗之。

6. 小儿丹瘤：木鳖子新者去壳，研如泥，淡醋调敷之，一日三、五次。

7. 倒睫拳毛，风痒，亦烂：木鳖子仁捶烂，以丝帛包作条，左患塞右鼻，右患塞左鼻；次服蝉蜕药为妙。

8. 阴疝偏坠痛甚：木鳖子1个磨醋，调黄檗、芙蓉末敷之。

9. 脚气肿痛，肾脏风气，攻注下部疮痒：甘遂15g，木鳖子仁四个。为末，猪腰子一个，去皮膜，切片，同药12g，掺在内，湿纸包煨熟，空心食之，米次下。服后便伸两足，大便行后，吃白粥二、三日。

10. 脚气肿痛：木鳖子仁，每个作两边麸炒过，切片再炒，去油尽为度，每两入厚桂15g，为末，热酒服6g，令醉得汗。

11. 痞癖：木鳖子（去壳），独蒜各1.5g，雄黄1.5g。上杵为膏，入醋少许，蜡纸贴患处。

12. 疟母：木鳖子、穿山甲（炮）等份。为末，每服9g，空心温酒下。

13. 经络受风寒邪气，筋脉牵连，皮肤疼痛，结聚成核，拘挛麻痹：木鳖子30g（去皮，锉如小豆大），用清油60g，浸一宿，然后慢火熬及一半以来，取出木鳖子，下黄醋3g，相搅匀，等醋化为度，绢滤去渣；乳香3g（别研末，等木鳖子油与腊相次欲凝，急投在油内，不住手搅匀）。上以磁器收，每用少许，擦肌肉皮肤疼痛聚硬处，不住手，以极热为度。

14. 跌打损伤，瘀血不散疼痛：木鳖子（去壳研）15g，桂（去粗皮）0.9g，芸台子（酒浸研）2合，丁香50粒。上四味，将丁香、桂为末，与研者二味和匀，次用生姜汁煮米粥摊纸上，将药末量多少掺入粥内，看冷热裹之，一日一换。

15. 小儿疳疾：木鳖子仁、使君子仁等份。捣泥，米饮丸芥子大，每服1.5g，米饮下，一日二服。

16. 疳病目蒙不见物：木鳖子仁6g，胡黄连3g。为末，米糊丸龙眼大，入鸡子内蒸熟，连鸡子食之。

17. 小儿久痢，肠滑脱肛：沉香6g，枳壳15g（麸炒去瓤），五灵脂15g（微炒），木鳖子（连壳）15g（去壳用）。上件前三味为细末，次入木鳖子同研末，醋煮面糊为丸，如黍米大。三岁儿每服30丸，醋调茶清送下，乳食前。

18. 外用治疗牛皮癣、干癣、秃疮等：将木鳖子去外壳，蘸醋在粗瓷器上（如碗底）磨取药汁，临睡前用棉花或毛笔蘸涂患处，每日或隔日1次。涂药前患处先用盐水洗净；癣病蔓及周身者可分期分片治疗。一般3g木鳖子仁约需10ml醋研磨，其药汁可涂3×2厘米癣面5～7处。

【不良反应及注意事项】木鳖子水及乙醇浸出液均有较大毒性，其皂苷有溶血作用。其中毒表现为：恶心，呕吐，头痛，头晕，腹痛，腹泻，四肢乏力，便血，烦躁不安，意识障碍，休克等。中毒轻者，可用1：5000高锰酸钾溶液或0.5%活性炭洗胃，服蛋清，灌肠，硫酸镁导泻等方法解毒。

◆木防己

【来源】本品为防己科植物木防己和毛木防己的根。春、秋两季采挖，以秋季采收质量较好，挖取根部，除去茎、叶、芦头，洗净，晒干。

【别名】广防己、青藤根、青藤香、钻骨龙、金锁匙。

【性味归经】味苦、辛，性寒。归膀胱、肾、脾、肺经。

【功能主治】祛风除湿，通经活络，解毒消肿。主治：风湿痹痛、水肿、小便淋痛、闭经、跌打损伤、咽喉肿痛、疮疡肿毒、湿疹、毒蛇咬伤。

【用法用量】内服：煎汤 5 ~ 10g。外用：适量，煎水熏洗，捣敷或磨浓汁涂敷。

【炮制】除去杂质，水浸半日，洗净，取出分档，润透，切厚片，晒干。

【化学成分】木防己含木防己碱、异木防己碱、木兰花碱、木防己胺、去甲毛木防己碱、毛木防己碱、表千金藤碱、木防己宾碱。叶含衡州乌药里定碱。

【药理作用】①镇痛作用。②解热作用。③抗炎作用。④肌肉松弛作用。⑤降压作用。⑥抗心律失常作用。⑦抑制血小板聚集作用。⑧阻断交感神经节传递作用。⑨其他作用：木防己总碱对去甲肾上腺素诱发的兔主动脉条收缩有明显拮抗作用。木防己碱小剂量兴奋兔小肠、子宫；大剂量使之麻醉。木防己碱可使蛙的瞳孔缩小，蛙、小鼠、兔的呼吸麻痹。

【毒理作用】盐酸木防己碱小鼠腹腔注射的 LD_{50} 为 52mg/kg，大鼠为 162mg/kg，给药后出现不同程度腹部刺激症状，随后安静，闭眼垂头。碘化二甲基木防己碱小鼠口服的 LD_{50} 为 522.0mg/kg，静脉注射为 2.23mg/kg、1.68mg/kg。亚急性毒性试验表明碘化二甲基木防己碱不引起心肝肾明显病理变化。

【方剂选用】

1. 单纯性收缩压升高：木防己 9g，石膏 12g，桂枝 6g，人参 12g。每 6 天为 1 个疗程。

2. 急性痛风性关节炎：加减木防己汤治疗急性痛风性关节炎。

【不良反应及注意事项】阴虚、无湿热者及孕妇慎服。

◆太子参

【来源】本品为石竹科植物孩儿参的干燥块根。夏季茎叶大部分枯萎时采挖，洗净，除去须根，置沸水中略烫后晒干或直接晒干。

【别名】孩儿参、童参。

【性味归经】味甘、微苦，性平。归脾、肺经。

【功能主治】益气健脾，生津润肺。主治：脾虚体倦、食欲不振、病后虚弱、气阴不足、自汗口渴、肺燥干咳。

【用法用量】煎服，9 ~ 30g。

【炮制】净制：拣去杂质，摘除残留须根，筛去泥屑。切制：取原药材，加水浸 15 分钟（夏季不浸，只洗 1 次即可）。润透，切 1.5mm 厚的片，晒干。土制：取太子参，加土炒至黄色，取出，筛去土。米制：取太子参，加米炒至有小黑点，取出，筛去米。每太子参 100kg，用米 18kg。

【化学成分】太子参块根中含有棕榈酸、亚油酸，另含糖、氨基酸、微量元素和太子参环肽（heterophyllin）A 及 B 等。

【药理作用】①适应原样作用，即能增强机体对各种有害刺激的防御能力。②增强人体内的物质代谢。③对淋巴细胞有明显刺激作用。

【方剂选用】

自汗：太子参 9g，浮小麦 15g，水煎服。

【不良反应及注意事项】表虚邪盛者不宜用。

◆太白参

【来源】本品为玄参科植物大卫马先蒿、美观马先蒿、邓氏马先蒿的根。秋季采收。

【别名】太白洋参、黑洋参、煤参、黑参、黑白参、太白阳参。

【性味】味甘、微苦，性温，有小毒。

【功能主治】滋阴补肾，益气健脾。主治：脾肾两虚、骨蒸潮热、关节疼痛、不思饮食。

【用法用量】内服：煎汤，9～15g（大剂量30～60g）。

【炮制】晒干。

【药理作用】①氧化损伤的保护作用。②增强身体机能的作用。③有较好的滋阴作用。

【方剂选用】

1. 体虚头晕：太白参，党参各15g，细辛3g。水煎服。

2. 骨蒸潮热、周身关节疼痛：太白参30～60g，炖猪肉或猪蹄，分数次食。

◆车前子

【来源】本品为车前科植物车前或平车前的干燥成熟种子。夏、秋二季种子成熟时采收果穗，晒干，搓出种子，除去杂质。

【别名】车前仁、牛舌菜、牛么草子。

【性味归经】味甘，性微寒。归肝、肾、肺、小肠经。

【功能主治】清热利尿，渗湿通淋，明目，祛痰。主治：水肿胀满、热淋涩痛、暑湿泄泻、目赤肿痛、痰热咳嗽。

【用法用量】煎服，9～15g。宜包煎。

【炮制】盐车前子：取净车前子，照盐水炙法炒至起爆裂声时，喷洒盐水，炒干。本品表面黑褐色或黄棕色。气微香，味微咸。

【化学成分】含多量黏液质、桃叶珊瑚苷，并含车前子酸、胆碱、腺嘌呤、琥珀酸、树脂等。

【药理作用】①利尿作用。②促进关节囊滑膜结缔组织增生，使松弛的关节囊恢复原有的紧张度。③祛痰、镇咳作用。④抗菌作用。⑤抗炎作用。

【配伍效用】

车前子配伍白茅根：车前子甘寒，清热利水通淋；白茅根凉血止血、清热利尿。二者伍用，有利水通淋、凉血止血之功效，用于治疗水湿内停之小便不利、下肢水肿以及尿少、尿痛、血尿等证。

车前子配伍白术：车前子利水而止泻；白术健脾益气而燥湿。二者合用，有健脾止泻之功效，用于治疗脾虚泄泻、小便短少者。

车前子配伍苍术：车前子清利湿热；苍术苦温燥湿。二者伍用，有健脾燥湿之功效，用于治疗因湿邪所致的妇女带下或泄泻。

车前子配伍海金沙：车前子清利湿热；海金沙通淋排石。二药合用，可增强清热利湿之功效，用于治疗湿热蕴结膀胱所引起的小便淋涩疼痛或湿热所致之结石。

车前子配伍熟地黄：车前子泄肝热而明目；熟地黄补益肝肾。二药合用，有补益肝肾、泄热明目之功效，用于治疗肝肾阴虚引起的目暗翳障、视物不清、视力下降、小便短少等证。

【方剂选用】

1. 百日咳：车前子30g，煎浓汁去渣，加蜂蜜30g，和匀，1日分3～4次服。

2. 细菌性痢疾：炒车前子2份，焦山楂1份，共研末，每日3次，每次10g，温开水送服。服药期间，忌油腻及生冷食物。

3. 腹泻：生山药90g，生车前子36g，生薏仁45g，生芡实30g，上药共研末，成人每次30～60g，5岁以下小儿每次10～15g，共煮为稠粥状，加糖适量调味，日服3次，如患者饮食较好，可酌情增加每次药量或口服次数。

4. 胃与十二指肠溃疡病及胃炎：炒车前子研末，饭前服4.5g，每日3次，服药期间禁食辛辣等有刺激性的食物。

5. 上消化道出血：大黄120g，车前子30g，水煎200ml，分4～6次服，每4～6小时服1次，首次量加倍。

6. 运动员特发性血尿：车前子15g（包），水煎加糖代茶饮，服20剂后，尿检查复常，再服20剂，观察2年未复发。

7. 胎位不正：车前子9g，烘干研末水冲服，1周后复查，若未成功，隔1周可再服1次，最多服3次，如无效即为失败。

8. 小儿消化不良：车前子炒焦研末口服，4个月~2周岁者，每次0.5~1g，日服3~4次。

9. 流行性出血性结膜炎：车前子（草）50g，薄荷叶10g，为1剂量，分2次煎汤500~600ml，待药汤凉后用消毒纱布蘸药液洗患眼，洗时拨开上下眼睑，使药物进入球结膜，每日1剂，每日洗3~5次。

10. 小便赤涩、癃闭不通、热淋血淋：车前子、瞿麦、萹蓄、滑石、山栀子仁、甘草（炙）、木通、大黄（面裹煨，去面，切，焙）各500g。上为散。每服6g，水1盏，入灯心煎至2g，食后临卧去渣温服。

11. 小便热淋不通：车前子30g，川黄柏15g，白芍6g，甘草3g。水煎徐徐服。

12. 小便血淋作痛：车前子晒干为末，每服6g，车前叶煎汤下。

13. 阴痒痛：车前子以水600ml，煮3沸，去渣洗痒痛处。

14. 风热目暗涩痛：车前子、黄连各30g。为末，食后温酒服3g，日2服。

15. 久患内障：车前子、干地黄、麦门冬等分。为末，蜜丸如梧桐子大。服之。

16. 肝肾俱虚、眼常昏暗：菟丝子150g（酒浸5日，曝干别捣为末），车前子30g，熟干地黄90g。上药捣罗为末，炼蜜和捣，丸如梧桐子大。每于空心以温酒下30丸，晚食前再服。

【不良反应及注意事项】车前子性寒而滑利，专攻而无补，过量久用，有损阳伤津之弊。故凡虚、实寒证、肾虚遗滑及内无湿热者皆应忌用。凡内伤劳倦，阳气下陷者，慎服。

◆ **车前草**

【来源】本品为车前科植物车前或平车前的干燥全草。夏季采挖，除去泥沙，晒干。

【别名】车轮菜、猪肚菜、车轱辘菜。

【性味归经】味甘，性寒。归肝、肾、肺、小肠经。

【功能主治】清热利尿，祛痰，凉血，外用解毒。主治：水肿尿少、热淋涩痛、暑湿泻痢、痰热咳嗽、吐血衄血、痈肿疮毒。

【用法用量】内服：10~20g，鲜品加倍。外用：适量。

【炮制】除去杂质，洗净，切段，晒干。

【化学成分】全草含熊果酸，正三十一烷，β-谷甾醇，豆甾醇，β-谷醇棕榈酸酯，豆甾醇棕榈酸酯等。地上部分含车前黄酮苷，去鼠李糖异洋丁香酚苷，洋丁香酚苷，大车前苷，去鼠李糖异洋丁香酚，洋丁香酚苷，大车前苷，7-羟基大车前苷。

【药理作用】①利尿作用。②镇咳、平喘、祛痰作用。③抗病原微生物作用。④抗炎作用。⑤车前黄酮苷小剂量能使家兔心跳变慢，振幅加大，血压升高，大剂量可引起心脏麻痹，血压降低。

【毒理作用】车前草煎剂小鼠静脉给药的半数致死量为7.9g/kg。车前果胶水溶液小鼠腹腔注射的半数致死量为1.7g/kg；大鼠每日口服2g/kg及3g/kg，连续28天，狗每日口服3g/kg及5g/kg，连续3星期，均未见明显异常。

【配伍效用】

车前草配伍车前子：车前草味甘性寒，利水、清热、渗湿，功擅利无形之湿热，并能凉血止血；车前子味甘性寒，利水通淋、止泻、清肝明目，长于行有形之水液。二者合用，共奏清热渗湿、利水通淋之功效，用于治疗小便短少、排尿困难、癃闭、小便色红、甚或尿血以及石淋等证。

车前草配伍旱莲草：车前草清热利水渗湿、凉血止血；旱莲草凉血止血、补肾益阴。二者合用，共奏滋阴清热、利水通淋、凉血止血之功效，用于治疗尿急、尿频、尿痛、小便不利以及血淋、石淋、砂淋等证。

【方剂选用】

1. 流行性腮腺炎：车前草30~60g（干品15~30g），水煎2次，首次加水300ml，煎至150ml；第二次加水200ml，煎至 100ml，两次药液混合，分 2 次，每次加白酒 5ml 同服。病情重者可酌加药量。

2. 急性黄疸型肝炎：车前草煎剂，每日 60g。

3. 细菌性痢疾：用 100% 鲜车前草叶煎剂，每日服 60～120ml，多可至 200ml，每日 3 次或 4 小时 1 次，连续服 7～10 日。

4. 慢性支气管炎：车前草浸膏片（每片 0.5g），每次 2 片，日服 3 次（每日量相当于生药 30g）。

5. 急性肾小球肾炎：车前草（带种籽）15g，玉米须（柱头）15g，墨旱莲 15g，小青草 15g，每日 1 剂，水煎服，5～7 天为 1 疗程。可根据尿化验情况加减药量。

6. 遗尿症：车前草、当归各 60g，麻黄 10g。浓煎至 200ml。14 岁以下服 100ml，15 岁以上服 200ml，每晚睡前 1 小时服，7 日为 1 疗程。

7. 乳糜尿：车前草 30g，萹蓄 30g，鲜山枣树根 150g，每日 1 剂，水煎至 1500ml，分 3 次服，每次服药时先饮啤酒 150ml（略加温），略停片刻后，再服上药。

8. 外伤性出血：先消毒伤口，再取车前草叶数张，漂洗干净捣烂，或两手搓揉，将药涂敷伤口，用手指轻压 2～3 分钟，出血即止，再用纱布包扎好。

9. 泄泻：车前草 12g，铁马鞭 6g，共捣烂，冲凉水服。

19. 热痢：车前草叶捣绞取汁一盏，入蜜一合，同煎 1～2 沸，分温 2 服。

11. 小便不通：车前子草 1 斤，水三升，煎取一升半，分 3 服。

12. 尿血：车前草捣绞，取汁五合，空腹服之。

13. 金疮出血不止：捣车前汁敷之。

14. 衄血：车前叶生研，水解饮之。

15. 目赤肿痛：车前草自然汁，调朴硝末，卧时涂眼胞上，次早洗去。

【不良反应及注意事项】虚滑精气不固之泄精者禁用。车前草是利尿药物，易引起低钾和其他电解质异常，故车前草不能长期服用。

◆ 瓦松

【来源】本品为景天科植物瓦松、晚红瓦松、钝叶瓦松及黄花瓦松的全草。夏、秋采收。

【别名】瓦花、瓦塔、狗指甲。

【性味归经】味酸、苦，性凉，有毒。归肝、肺经。

【功能主治】凉血止血，清热解毒，收湿敛疮。主治：吐血、鼻衄、便血、血痢、热淋、月经不调、疔疮痈肿、痔疮、湿疹、烫伤、肺炎、肝炎、宫颈糜烂、乳糜尿。

【用法用量】内服：煎汤 5～10g，捣汁或入丸剂。

【炮制】用开水泡后晒干或鲜用。

【化学成分】瓦松全草含槲皮素，槲皮素 - 3 - 葡萄糖苷，山柰酚，山柰酚 - 7 - 鼠李糖苷，山柰酚 - 3 - 葡萄糖苷 - 7 - 鼠李糖苷及草酸等。

【药理作用】①强心作用。②抗炎、镇痛作用。

【毒理作用】小鼠腹腔注射流浸膏 50～100g 生药/kg 可以致死，豚鼠腹腔注射 50g 生药/kg 亦引起死亡。家兔静脉注射 20g 生药/kg，可引起跌倒、呼吸加快、战栗，但半小时后即能立起而逐渐恢复。每日用流浸膏滴兔眼 1 个月，对眼无损害，未引起结膜炎，亦不影响瞳孔大小。

【方剂选用】

1. 吐血：瓦松，炖猪杀口内服。

2. 鼻衄：鲜瓦松 500g。洗净，阴干，捣烂，用纱布绞取汁，加砂糖 15g 拌匀，倾入瓷盘内，晒干成块。每次服 2g，每日 2 次，温开水送服。忌辛辣刺激食物和热开水。

3. 热毒酒积，肠风血痢：瓦松 240g（捣汁，和酒一半），白芍 15g，炮姜末 15g。煎减半，空心饮。

4. 急性无黄疸型传染性肝炎：瓦松 60g，麦芽 30g，垂柳嫩枝 9g。水煎服。

5. 疟疾：鲜瓦花 15g，烧酒 30g，隔水炖汁，于早晨空腹时服。连服 1～3 剂。

6. 小儿惊风：瓦松 15~18g，水煎服。

7. 小便沙淋：瓦松煎浓汤，乘热熏洗少腹。

8. 火淋，白浊：瓦松熬水兑白糖服。

9. 湿疹：瓦松（晒干），烧灰研末，合茶油调抹，止痛止痒。

10. 灸疮，恶疮久不敛：瓦松（阴干），为末，先以槐枝、葱白汤洗，后掺之。

11. 疮疡疔疖：瓦松适量，加食盐少许，共捣烂，遍敷患部，日换两次。

12. 唇裂生疮：瓦松、生姜。入盐少许捣涂。

13. 肾性皮肤瘙痒：瓦松煎水外洗患者皮肤。

【不良反应及注意事项】 脾胃虚寒者忌用。

◆瓦草

【来源】 本品为石竹科植物瓦草的根，秋季采收根。

【别名】 白前、滇白前、金柴胡、大牛膝、九大牛、青骨藤。

【性味归经】 味苦、辛，性凉。归肺、肾经。

【功能主治】 镇痛，清热，利尿，化痰。主治：跌打损伤、风湿疼痛、胃脘痛、热淋、肺热咳嗽、外伤出血、疮疖肿毒。

【用法用量】 内服：煎汤 9~15g，研末 1.5~3g。外用：适量。

【炮制】 鲜用或晒干。

【化学成分】 瓦草中含 sinocrassuloside Ⅵ、sinocrassuloside Ⅶ、齐墩果酸、β-谷甾醇、油酸-α-单甘油酯、胡萝卜苷、香草酸和对羟基桂皮酸。

【药理作用】 抗肿瘤作用：瓦草三萜皂苷类化合物对肿瘤细胞的生长抑制作用，诱导 HeLa 细胞凋亡的作用，诱导 HeLa 细胞周期阻滞作用及机制，瓦草中双糖链三萜皂苷类化合物具有广谱抗肿瘤活性。三萜皂苷类化合物可通过上调 P16 蛋白及下调 cyclinD1 蛋白表达，使 Rb 磷酸化水平降低，转录因子 E2F1 活性缺乏，HeLa 细胞阻滞于 G1 期，从而抑制细胞增殖。

【方剂选用】 止痛：取青骨藤根制成片剂，每片 0.5g，每次 2~4 片，痛时口服。临床用于各种疼痛 32 例，一般 15 分钟开始痛减，半小时痛止。维持时间最短 5 小时，长达 20 小时。

◆瓦楞子

【来源】 本品为蚶科动物魁蚶、泥蚶及毛蚶的贝壳。瓦楞子全年采收。在浅海度沙中拾取或从网笼中取出，洗净，入沸水煮熟去其肉，晒干即可。

【别名】 蛤壳、瓦屋子、血蛤。

【性味归经】 味甘、咸，性平。归肝、脾、胃经。

【功能主治】 消痰化瘀，软坚散结，制酸止痛。主治：瘰疬、瘿瘤、癥瘕痞块、顽痰久咳、胃痛吐酸、牙疳、外伤出血、冻疮及水火烫伤。

【用法用量】 煎服，10~15g，宜打碎先煎。研末服，每次 1~3g。生用消痰散结，煅用制酸止痛。

【炮制】

1. 瓦楞子：《圣惠方》：细研。《品汇精要》：洗去土，研末如粉。现行，取原药材，用水洗净，捞出，干燥，碾碎。生品用于散瘀消痰。

2. 煅瓦楞子：《串雅补》：煅。《医醇剩义》：煅研。现行，取净瓦楞子置适宜容器内，于无烟的炉火中，煅至酥脆，取出放凉，碾碎。煅瓦楞子用于制酸止痛。

3. 醋瓦楞子：《本草拾遗》：壳烧，以米醋三度淬后，乾坤令坏。《日华子》：凡用，取陈久者炭火煅赤，米醋淬三度，出火毒，研末。《丹溪心法》：煅，醋煮一昼夜。现行，取净瓦楞子置适宜容器内，于无烟的炉火中煅至酥脆，取出倒入醋内，使醋淬均匀，晾干，研成细粉。每瓦楞子 100kg，用醋 30kg。

4. 盐瓦楞子：取净瓦楞子置适宜容器内，于无烟的炉火中，煅至酥脆，取出，倒入盐水内淬均匀。瓦楞子每 100kg，用食盐 1.2kg。

饮片性状：瓦楞子呈粗粉或细粉状，灰白色。较大碎块显有瓦楞线，无臭，味淡。煅瓦楞子形如瓦楞子，青灰色或深灰色，无臭无味。醋瓦楞子形如煅瓦楞子，略有醋气。盐瓦楞子形如煅瓦楞子，略带咸味。

炮制温度研究证明瓦楞子宜在700℃～750℃为最佳煅制工艺。

【化学成分】贝壳含大量的碳酸钙，少量磷酸钙量在93%以上（按碳酸计算）；尚含少量镁、铁、硅酸盐、硫酸盐和氯化物及有机质。

【方剂选用】

1. 胃痛吐酸水，噫气，甚则吐血者：瓦楞子（醋煅七次）270g，乌贼骨180g，广陈皮90g（炒），研极细末，每日3次，每次服6g，食后开水送下。

2. 一切气血癥瘕，次能消痰：瓦楞子烧，以醋淬三度，埋令坏，醋膏丸。

3. 临经阵痛血不行，按之硬满，属实痛者：瓦楞子（煅红色，醋淬七次）、香附、桃仁、丹皮、川芎、川大黄、当归、红花。酒糊丸。

4. 胃及十二指肠溃疡：瓦楞子150g（煅），甘草30g，共研末，每次10g，每日3次，饭前服。或每次20g，于节律性疼痛发作前20分钟服药。

5. 小面积烧伤：清创后用瓦楞子膏包扎。

【不良反应及注意事项】无瘀血痰积者勿用。

◆ 见血清

【来源】本品为兰科植物脉羊耳兰的全草。夏、秋季采收。

【别名】见血莲、矮胖儿、肉螃蟹、铁爬树。

【性味归经】味苦、涩，性凉。归肺、肾经。

【功能主治】凉血止血，清热解毒。主治：胃热吐血、肺热咯血、肠风下血、崩漏、手术出血、创伤出血、疮疡肿毒、毒蛇咬伤、跌打损伤。

【用法用量】内服：煎汤9～15g，鲜品30～60g或研末每次9g。

【炮制】鲜用或切段晒干。

【化学成分】含脉羊耳兰碱。

【药理作用】具有止血作用，血清醇提取部位具有止血功效。

【毒理作用】大鼠每天腹腔注射上述制剂1ml，前10天体重逐日增加，后10天体重稍减轻，未有死亡。肌注1ml后2天解剖，局部肌肉呈微红色。

【方剂选用】

1. 肺病吐血：见血清6～12g。作煎剂或泡酒饮。

2. 小儿惊风：见血清21～24g。水煎服。

3. 疖肿：见血清捣烂外敷。

4. 蝮蛇咬伤：见血清4株，水煎；冲滴水珠（研末）3g，顿服。另选用金银花、野菊花、苦荬菜、青木香、羊乳、三叶青等三四味各9～15g，水煎服，每天1～2剂。外用滴水珠、七叶一枝花、大黄等研末，醋调搽肿处。

5. 外伤止血：取见血清全草切碎烘干，用水煮沸3次，每次沸腾30分钟，合并煎煮液、浓缩、离心，取上清液调成1：1浓度的溶液，经活性炭处理和高压灭菌后备用。临用时以消毒纱布或棉球蘸药液置于伤口或手术切口，稍加压迫。曾用于胃全切除，剖腹探查，包皮环切，肿瘤切除，阑尾切除，宫颈息肉切除，胆总管开引流，疝、肠、子宫修补，剖腹产及绝育，各种外伤，拔牙，拔甲，鼻出血，囊肿切除等手术计38例。止血最短时间45秒，个别长达3分30秒，平均为2分钟左右。全部手术的皮肤、肌层和部分脏器切口的中小血管和广泛性渗血，均未用止血钳和结扎，也不必清创即缝合，术后未发现粘连以及其他不良反应。

◆ 见血封喉

【来源】本品为桑科植物见血封喉的乳汁和种子。夏季采收果实。

【别名】弩箭子、毒箭木、木药材。

【性味】味苦，性温，有大毒。

【功能主治】鲜树汁：强心，催吐，泻下，麻醉。外用治淋巴结结核。种子：解热。主治：痢疾。

【用法用量】适量。

【炮制】剥取种子晒干；或割取乳汁干燥。

【化学成分】乳汁含 α - 见血封喉苷、β - 见血封喉苷、马来毒箭木苷等。种子含有加拿大麻苷、加拿大麻醇苷、毒毛旋花子阿洛糖苷、杠柳阿洛糖苷等。

【药理作用】①强心作用。②抗氧化作用。③有较强的抑制细胞毒活性作用。

【毒理作用】见血封喉乳汁的乙醇提取物对蛙淋巴囊注射半数致死量为 0.8mg/kg，中等剂量可使犬产生恶心呕吐，大剂量则加速其心率及产生心室纤维性颤动。

见血封喉水、醇提取物均未引起小鼠死亡（80g 生药量/kg），但腹腔给药后显示明显毒性，小鼠在 1～3 小时内发生死亡；树脂醇洗脱物的 LD_{50} 为（15.13 ± 1.60）g/kg。结果显示，见血封喉树叶经口服给药，小鼠不发生急性中毒反应。

【不良反应及注意事项】有剧毒，使用宜慎。

◆牛黄

【来源】本品为牛科动物牛干燥的胆结石。宰牛时，如发现有牛黄，即滤去胆汁，将牛黄取出，除去外部薄膜，阴干。

【别名】丑宝、犀黄。

【性味归经】味甘，性凉。归心、肝经。

【功能主治】清心，豁痰，开窍，凉肝，息风，解毒。主治：热病神昏、中风痰迷、惊痫抽搐、癫痫发狂、咽喉肿痛、口舌生疮、痈肿疔疮。

【用法用量】入丸、散剂，每次0.15～0.35g。外用：适量，研末敷患处。

【炮制】净制：将牛黄取出，除净外部薄膜。研末：先裹以灯心草或通草丝，外面再包以白布或毛边纸，置阴凉处阴干，

干燥时，切忌风吹、日晒、火烘，以防破裂或变色。研为极细粉末，即可入药。

【化学成分】天然牛黄中含有胆红素、胆汁酸（包括胆酸）等多种氨基酸及两种酸性肽类成分：平滑肌收缩物质 SMC - S2 和 SMC - F。天然牛黄中的胆红素分为游离胆红素、结合胆红素和共价胆红素 3 种。

【药理作用】①镇静及催眠作用。②抗惊厥作用。③解热镇痛作用。④对缺氧心肌具有良好的保护作用。⑤扩张血管的作用。⑥抗炎作用。

【毒理作用】小鼠口服牛黄代用品 0.6g/kg，每天 1 次，连续 6 天，体重、饮食、大小便、活动均无异常，给药 12 天以上，则体重较对照组明显减轻。如服以上剂量的 10～30 倍，则多有腹泻，有的呈昏迷状态而死亡；牛黄则很少腹泻，死亡率也较低。小鼠服牛黄或胆酸钙2g/kg，1 周内没有死亡。高血压大鼠，每天服牛黄100mg/kg，共 15 周，脑、肺、心、肝、肾、肾上腺、脾、精囊等脏器肉眼所见无病变。胆汁口服时无毒，但如静脉注射，则产生严重的神经系统及心脏的抑制，并发生溶血。主要是其中所含的胆酸所引起。静脉注射胆盐引起显著血压下降并伴有心率减慢。离体心脏灌流时，胆盐也使心率减慢、收缩幅度降低，并可引起心律不齐甚至心室颤动。注射胆汁并可引起胃肠道活动增加。小量胆盐可使骨骼肌活动增加，搐搦、痉挛，大量则抑制。上述作用可能是由于抑制胆碱酯酶所致。

天然牛黄 15g/kg 灌胃给药后，多数小鼠活动明显减少，蜷伏于鼠笼，继续观察7天，未见任何毒性作用。天然牛黄、人工种植牛黄腹腔注射对小鼠的半数致死量分别为 675.77 ±152.05mg/kg、403.27 ±44.04mg/kg。

小鼠腹腔注射胆酸的半数致死量为 1.52g/kg，去氧胆酸为 1.06g/kg，小鼠静脉注射去氧胆酸的半数致死量为 0.15g/kg。小鼠一次腹腔注射天然牛黄或胆酸钙2g/kg，观察 1 周未见死亡。每日腹腔注射天然牛黄 0.6g/kg，连续 6 天，未见体重减轻和其

他症状。高血压大鼠每日腹腔注射天然牛黄 0.1g/kg，共 15 周，未见各重要器官发生病理变化。上述实验表明，天然牛黄毒性很低。培植牛黄腹腔注射给药的小鼠半数致死量为 403.27±44.04mg/kg。小鼠 30 只，先饥饿 8 小时（禁食不禁水），随机分 3 组，分别灌胃 15% 天然牛黄、10% 与 15% 培植牛黄，给药容量为 50ml/kg，4 小时后重复给药 1 次。给药后，多数动物活动明显减少，倦伏。约 3 小时后渐恢复正常，继续观察 7 天，未见毒性反应和死亡，饮食正常，皮毛光滑，行为活动均正常。

【配伍效用】

牛黄配伍黄连：牛黄清热解毒而泻肝火；黄连清热解毒而泻心火。二者伍用，则泻火解毒之功效更著，用于治疗温热病之壮热、神昏、烦躁等症。

牛黄配伍羚羊角：牛黄清肝息风、豁痰开窍；羚羊角平肝息风、清热镇惊。二者相须为用，清肝息风之功效更著，用于治疗痰热惊搐、神志昏迷等。

牛黄配伍珍珠：牛黄清热解毒；珍珠解毒生肌。二者伍用，外敷解毒生肌、消肿敛疮，用于治疗咽喉肿痛腐烂、口舌生疮、溃疡不敛等；内服皆能清心镇肝息风，用于治疗痰火扰心、惊悸癫痫等症。

【方剂选用】

1. 中风：用安宫牛黄丸改制成栓剂，由肛门置入直肠，每次 1 枚，每日 1～2 次。

2. 冠心病：由牛黄、熊胆、麝香、珍珠等组成活心丸，1 丸/次，2 次/日，口服。2 周为 1 疗程。

3. 急性胰腺炎：清开灵注射液（含牛黄）40～60ml，加入 5% 葡萄糖氯化钠注射液、10% 葡萄糖各 500ml，静脉点滴。

4. 脓皮病：用牛黄、乳香、没药、麝香依法制成牛黄醒消丸，3g/次，2 次/日，口服。

5. 带状疱疹：用牛黄解毒丸加生理盐水混合外搽。

6. 小儿高热：珍珠层粉、人工牛黄各等份，共研末粉。6 个月以下患儿每次 1/3g，半岁至 1 岁每次 1/2g，1～2 岁每次 1g，3～4 岁每次 1.5g，4～6 岁每次 2g，6 岁以上每次 3g，每日 3 次，开水冲服。

7. 小儿惊风：以牛黄、麝香为主组成牛黄千金散。0.3g/次，用灯芯草、薄荷、金银花煎汤冲服。凡症见痉挛抽搐、牙关紧闭，或口出涎沫、神昏惊叫、角弓反张者，只要灌进 1 帖，即获良效。

8. 新生儿丹毒：牛黄 0.3g，绿豆 0.5g，生甘草 1.5g，二花 3g。共为细末，分为 7 包。每日 1 包，分 2 次服，7 天服完。亦可取糖水调和，置奶瓶内让患儿吮吸。上药为新生儿常用量。

9. 副鼻窦炎：安宫牛黄丸内服，每次半丸，4～6 小时服 1 次，症状锐减后改为每日 2 次。同时用丸少许，取纱布或药棉薄薄包裹，塞入患侧鼻孔。5～7 天为 1 疗程，一般用药 1～2 个疗程。

10. 慢性咽喉溃疡：牛黄 1.6g，麝香 1.3g，冰片 3g。共研末。用时取药粉少许，用细管吹入喉中，每日 2～3 次。

11. 乳岩、横痃、瘰疬、痰核、流注、肺痈、小肠痈：牛黄 0.9g，麝香 4.5g，乳香、没药（各去油）各 30g。各研极细末，黄米饭 30g，捣烂为丸，忌火烘，晒干。陈酒送下 9g，患生上部，临卧服，下部空心服。

12. 胎毒疮疖及一切疮疡：牛黄 9g，甘草、金银花各 30g，草紫河车 15g。上为末，炼蜜丸，量儿服。

13. 中风痰厥、不省人事，小儿急慢惊风：牛黄 0.3g，辰砂 1.95g，白牵牛（头末）0.6g。共研为末，作一服，小儿减半。痰厥温香油下；急慢惊风，黄酒入蜜少许送下。

14. 初生胎热或身体黄者：牛黄豆大。入蜜调膏，乳汁化开，时时滴儿口中。形色不实者，勿多服。

15. 小儿胎风热、撮口发噤：牛黄（研）0.3g，淡竹沥 10ml。每服牛黄 0.4g，用淡竹沥调下，1～2 岁儿服之；3～4 岁每服 1.5g，每日 3 服。量儿大小，以意加减。

16. 伤寒咽喉痛、心中烦躁、舌上生疮：牛黄（研）、朴硝（研）、甘草（炙、锉）各 30g，升麻、山栀子（去皮）、芍药各 15g。捣研为细散，再同研令匀。每服 3g，食后煎姜、蜜汤，放冷调下。

【不良反应及注意事项】过敏反应，牛黄解毒片致药疹。非实热证及孕妇慎用。

◆牛膝

【来源】本品为苋科植物牛膝的干燥根。冬季茎叶枯萎时采挖，除去须根及泥沙，捆成小把，晒至干皱后，将顶端切齐，晒干。

【别名】百倍、牛茎。

【性味归经】味苦、酸，性平。归肝、肾经。

【功能主治】补肝肾，强筋骨，逐瘀通经，引血下行。主治：腰膝酸痛、筋骨无力、经闭癥瘕、肝阳眩晕。

【用法用量】内服：煎汤，5～12g；或入丸、散。补肝肾、强筋骨，当酒制用，余皆宜生用。

【炮制】酒牛膝：取净牛膝段，放锅内炒热，喷洒黄酒，炒至微干，取出放凉（每 100 斤用黄酒 10 斤）。

1. 最佳酒制条件为加入 20% 的黄酒、120℃烘制 1 小时。

2. 牛膝酒炙工艺：温度范围控制在 110℃～140℃最佳。酒炙牛膝最佳工艺为在 110℃～140℃，每 100g 牛膝加黄酒 10g，闷润 4 小时后，炒至净干。

3. 最佳盐炙工艺：饮片加 2% 饮片量盐的盐水润透，150℃炒制 15 分钟。

4. 盐牛膝炮制工艺：食盐 2g/100g，闷润 4 小时，150℃～180℃炒至净干。

5. 盐炙怀牛膝的最佳炮制工艺为：取厚度为 5～10mm 的怀牛膝饮片，加 3% 的盐量在 100℃以下烘制 20 分钟。

【化学成分】根含皂苷，并含脱皮甾酮和牛膝甾酮。

【药理作用】①抗炎镇痛作用。②降血压作用。③抗生育作用。④其他作用：促蜕皮甾酮能改善肝功能，降低血浆胆固醇作用，牛膝煎液或醇提取液有轻度利尿及缩短桑蚕龄期的作用。

【毒理作用】促蜕皮甾酮小鼠腹腔注射的半数致死量为 6.4g/kg，牛膝甾酮为 7.8g/kg，灌胃时二者均 >9g/kg。上述样品煎剂按 60g/kg/每日 1 次，连续 30 天，动物（小鼠）血象，肾功能，主要内脏及体重、活动等与正常对照组比较，均未发生异常。

【配伍效用】

牛膝配伍苍术、黄柏：牛膝补肝肾、强筋骨、利湿；苍术燥湿健脾；黄柏善清下焦湿热。三者伍用，共奏清热燥湿、健脾利湿而强筋骨之功效，用于治疗湿热下注所致之痿证。

牛膝配伍钩藤：牛膝味苦酸性平，入肝、肾经，功善活血祛瘀、引血下行、补肝益肾、强健筋骨；钩藤味甘性凉，入肝、心经，清热平肝、息风定惊。二者合用，有清热平肝、活血息风之功效，用于治疗肝阳上亢之头晕目眩、头胀头痛、肢体麻木等症。

牛膝配伍麝香：牛膝活血祛瘀，且引血下行；麝香活血催产。二者相须为用，用于堕胎引产。

【方剂选用】

1. 麻疹合并喉炎：牛膝 20g，甘草 10g，加水 150ml，煎至 60ml 备用。每次 4～6ml，每日 1 次。

2. 冠心病：丹参、牛膝各 20g，全栝楼 15g，桃仁、红花、赤芍各 12g，三七 1.5g（分冲），薤白 6g，元胡 3g（冲）。痰湿型加二陈汤，气阴两虚型加生脉散，胸闷明显者加降香，胁痛者加郁金。水煎服，每日 1 剂，10 天为 1 疗程。

3. 偏头痛：川芎 30g，牛膝 60g，茺蔚子、钩藤各 15g，制香附、菊花各 10g，桂枝、生甘草各 6g，随症加减，水煎服。

4. 尿道结石：牛膝 30g，乳香 10g，水煎服。病情轻者每日 1～2 剂，严重者 6 小时 1 剂。

5. 肾、输尿管结石：金钱草 30g、海金沙、川牛膝各 12g、飞滑石 20g、车前子、萹蓄、木通、炮山甲、川楝子各 9g、甘草梢 6g，为基本方，随症加减。

6. 足跟痛：丹参 100g、牛膝 12g、甘草 10g，加水 800ml，煎至 300ml，每次 150ml，早、晚各服 1 次。

7. 痢下先赤后白：牛膝 90g。捣碎，以酒 200ml，渍经 1 宿，每服饮 2 杯，日 3 服。

8. 金疮痛：生牛膝捣敷疮上。

9. 湿热下注，两脚麻木，或如火烙之热：苍术 180g（米泔浸 3 宿，细切，焙干）、黄柏 120g（切片，酒拌略炒）、川牛膝（去芦）60g。上为细末，面糊为丸，如桐子大。每服 50 ~ 70 丸，空心姜盐汤下，忌鱼腥、荞麦、热面、煎炒等物。

10. 暴癥，腹中有物如石，痛如刺，昼夜啼呼：牛膝 500g，以酒 2000ml，渍，密封，于热炭火中温令味出，服 100ml 至 200ml，量力服之。

11. 小便不利，茎中痛欲死，兼治妇人血结腹坚痛：牛膝根并叶，不以多少，酒煮饮之。

12. 取胎：用牛膝 30g，真麝香 3g，捣匀，溶蜡搓成长条，插入阴户，即能堕胎。

13. 口中及舌上生疮：牛膝酒渍含漱之，无酒者空含亦佳。

【不良反应及注意事项】凡中气下陷，脾虚泄泻，下元不固，梦遗失精，月经过多及孕妇均忌服。

◆牛胆

【来源】本品为牛科动物黄牛或水牛的胆或胆汁。从宰牛场收集，取得后挂起阴干或自胆管处剪开，将胆汁倾入容器内，密封冷藏，或加热使之干燥。

【别名】牛、水牛。

【性味归经】味苦，性寒。归肝、胆、肺经。

【功能主治】清肝明目，利胆通肠，解毒消肿。主治：风热目疾、心腹热渴、黄疸、咳嗽痰多、小儿惊风、便秘、痈肿、痔疮。

【用法用量】内服：研末 0.3 ~ 0.9g，或入丸、散剂。

【化学成分】黄牛的胆汁除水分外，主要含胆酸钠盐、胆色素、粘蛋白体及少量脂肪、无机盐等。

【药理作用】①镇咳作用。②舒张平滑肌的作用。③抑制心脏作用。④抗白血病作用。⑤抑菌作用：对常见的甲型链球菌、肺炎球菌及结核杆菌等均有抑制作用。

【方剂选用】

1. 镇肝明目：腊月枯牛胆中盛黑豆 100 粒，100 天后开取，食后、夜间吞 14 粒。

2. 明目清心，乌须发，补养下元，生髓，祛风湿，壮精神：何首乌、白茯苓、槐角子各 60g，生地黄、当归各 30g。上共为末，装入黑牛胆内，连汁挂在背阴处，至 9 日取出，研为末，温酒调服 6g 或 9g，百日见效。

3. 谷疸，食毕即头眩，心怫郁不安而发黄，因大饥后大食，胃气冲熏所致：苦参 90g，龙胆 30g，牛胆 1 枚（干者）。为末，炼蜜和丸，如梧桐子大。每服以生麦门冬汁下 10 丸，日 3 ~ 4 服。

4. 肝胆病性黄疸及慢性便秘：牛胆汁干燥粉末，为丸剂，或装入胶囊中，每日 3 次，每次 0.9g，开水送服。

5. 金疮：牛胆，纳石灰于内，悬通风处百日，敷。

6. 百日咳：取新鲜牛胆汁蒸干研末，然后将牛胆粉 240g，淀粉 240g，白糖 520g，混合成为粉剂。2 岁以下每日 0.5 ~ 1g，2 ~ 5 岁 1 ~ 1.5g，5 岁以上 1.5 ~ 2g，分 2 ~ 3 次服。

【不良反应及注意事项】脾胃虚寒者忌之，因病非风热者不宜用。

◆牛筋草

【来源】本品为禾本科植物牛筋草的根或全草。8 ~ 9 月采挖，去或不去茎叶，洗净，鲜用或晒干。

【别名】千金草、干干踏、千人拔、牛顿草、鸭脚草。

【性味】味甘，淡，性凉。

【功能主治】清热利湿，凉血解毒。主治：伤暑发热、小儿惊风、乙脑、流脑、黄疸、淋证、小便不利、痢疾、便血、疮疡肿痛、跌打损伤。

【用法用量】内服：煎汤 9 ~ 15g，鲜品 30 ~ 90g。

【炮制】除去杂质，洗净。切断、晒干，即可入药。

【化学成分】茎叶含异荭草素，木犀草素 – 7 – O – 芸香糖苷，小麦黄素等。

【药理作用】①利尿作用。②祛痰作用。③止泻作用。

【方剂选用】

1. 高热，抽筋神昏：鲜牛筋草 120g，水 3 碗，炖一碗，食盐少许，20 小时内服尽。

2. 脱力黄，劳力伤，治瘵：牛筋草连根洗去泥，乌骨雌鸡腹内蒸熟，去草食鸡。

3. 湿热黄疸：鲜牛筋草 60g，山芝麻 30g，水煎服。

4. 下痢：牛筋草 30 ~ 60g，煎汤调乌糖服，每日 2 次。

5. 小儿热结，小腹胀满，小便不利：鲜牛筋草根 60g，酌加适量水煎成一碗，分 3 次，饭前服。

6. 伤暑发热：鲜牛筋草 60g，水煎服。

7. 淋浊：鲜牛筋草 60g，水煎服。

8. 腰部挫闪疼痛：牛筋草、丝瓜络各 30g，炖酒服。

9. 疝气：鲜牛筋草根 120g，荔枝干 14 个，酌加黄酒和水各半，炖一小时，饭前服，每日 2 次。

10. 乳痈初起，红肿热痛：牛筋草头 30g，蒲公英头 30g，煮鸡蛋一个服。并将草渣轻揉患处。

11. 预防乙型脑炎：鲜牛筋草 60 ~ 120g，水煎代茶。

12. 防治流行性乙型脑炎：用鲜草每日 30g，1 次煎服，连服 3 天；间隔 10 天，再服 3 天；或每天 60 ~ 120g，1 次煎服，连服 3 ~ 5 天。

◆牛筋果

【来源】本品为苦木科植物牛筋果的根。全年均可采。

【别名】弓刺、连江籁。

【性味归经】味苦，性寒。归肺、肝经。

【功能主治】清热截疟。主治：疟疾。

【用法用量】内服：煎汤，10 ~ 15g，鲜品加倍。

【炮制】洗净切片，鲜用或晒干。

【化学成分】从牛筋果果实中分离出 caryolane – 1，9β – diol、没食子酸、4 – O – 乙基没食子酸、丁香酸乙酯、原儿茶酸、豆甾醇、β – 胡萝卜苷、β – 谷甾醇等。

【药理作用】具有氧化作用。

◆牛蒡子

【来源】本品为菊科植物牛蒡的干燥成熟果实。秋季果实成熟时采收果序，晒干，打下果实，除去杂质，再晒干。

【别名】大力子、鼠粘子、恶实。

【性味归经】味辛、苦，性寒。归肺、胃经。

【功能主治】疏散风热，宣肺透疹，解毒利咽。主治：风热感冒、咳嗽痰多、麻疹、风疹、咽喉肿痛、痄腮丹毒、痈肿疮毒。

【用法用量】煎服，6 ~ 12g。炒用可使其寒性及滑肠之性略减。

【炮制】牛蒡子：除去杂质，洗净，干燥。用时捣碎。炒牛蒡子：取净牛蒡子，照清炒法炒至略鼓起、微有香气。用时捣碎。

1. 最佳固态发酵炮制条件为：0.5g 牛蒡子粉、3g 麸皮、2g 甘蔗渣、0.3g 蛋白胨和 10ml Mandels 营养液，固液比 1：3.6g/ml，初始 pH5.6，30℃发酵 7 天。

2. 酒制牛蒡子的最佳炮制工艺：黄酒用量 10%，闷润时间，微波强度 80%，微波时间 3 分钟。

3. 炒牛蒡子炮制最佳工艺：加热至

300℃清炒4~5分钟。

【化学成分】含牛蒡苷、牛蒡酚A和B、脂肪油等。

【用法用量】内服：煎汤，3~10g；或入丸、散。入煎剂宜打碎，炒用寒性略减。

【药理作用】①抗肿瘤作用。②降糖、降脂作用。③抗菌、抗病毒作用。④对脑缺血再灌注的保护作用。⑤镇咳、祛痰作用。

【配伍效用】

牛蒡子配伍桔梗：牛蒡子有疏散风热，清肺利咽之功；桔梗有宣肺开音利咽之能。二者配伍，共奏疏风解表利咽之效，可用于治疗风热或热毒壅盛所引起的咽喉肿痛。

牛蒡子配伍桔梗、贝母：牛蒡子疏散风热，清肺利咽；桔梗宣肺祛痰止咳；贝母化痰止咳。三者伍用，有解表清热，化痰止咳嗽之功效，可治疗外感风热或肺热之咳嗽、痰黄而咳之不爽者。

牛蒡子配伍金银花、连翘：牛蒡子散风清热，消肿利咽；金银花、连翘宣散风热，清热解毒。三者配伍应用，有疏散风热，解肌利咽之功效，可治疗外感风热或温病初起之发热、微恶风寒、头痛、口渴、咳嗽、咽痛等症。

【方剂选用】

1. 原发性蛛网膜下腔出血：牛蒡子30g，陈皮、茯苓、合欢、佩兰、菖蒲各15g，半夏、竹茹各10g，天竺黄（研面冲）、甘草各5g，随症加减。水煎服，每日1剂，配合西药脱水、降颅压、止血及对症治疗，30天为1疗程。

2. 小儿上感发热：牛蒡子、黄芩、柴胡各10g，葛根12g，石膏30g，皂角刺、连翘、二花各15g，随症加减。咳嗽加前胡、射干；便秘加大黄、栝楼仁；便溏稀加桔梗、藿香。

3. 慢性咽炎：牛蒡子、桔梗各10g，赤芍、山豆根、草河车各15g，甘草3g。随症加减。水煎服。

4. 头痛连睛，并目昏涩不明：牛蒡子、苍耳子、甘菊花各9g。水煎服。

5. 痰厥头痛：旋覆花30g，牛蒡子30g（微炒）。上药捣细罗为散，不计时候，以腊面茶清调下3g。

6. 风壅涎唾多，咽膈不利：牛蒡子（微炒）、荆芥穗各30g，甘草（炙）15g。并为末，食后夜卧，汤点6g服，当缓取效。

7. 头面风热，或颈项痰毒，风热牙痛：牛蒡子、薄荷、荆芥、山栀、丹皮、石斛、元参、夏枯草，各适量水煎服。

8. 风龋牙痛：牛蒡子（炒），煎水含漱吐之。

9. 皮肤风热，遍身生瘾疹：牛蒡子、浮萍等份。以薄荷汤调下6g，每日2服。

【不良反应及注意事项】牛蒡子能滑肠，气虚便溏者忌用。《本草经疏》：痘疮家惟宜于血热便秘之证，若气虚色白大便自利或泄泻者，慎勿服。瘀疹不忌泄泻，故用之无妨。痈疽已溃，非便秘不宜服。吴树忠报导服用牛蒡子过敏反应1例。本品性寒，滑肠通便，气虚便溏者慎用。

◆牛蒡根

【来源】本品为菊科植物牛蒡的根。10月间采挖2年以上的根。

【别名】恶实根、鼠粘根、牛菜。

【性味归经】味苦、微甘，性凉。归肺、心经。

【功能主治】散风热，消毒肿。主治：风热感冒、头痛、咳嗽、热毒而肿、咽喉肿痛、风湿痹痛、癥瘕积块、痈疖恶疮、痔疮脱肛。

【用法用量】内服：煎汤9~15g，或捣汁。

【炮制】洗净，晒干。

【化学成分】含愈创木内酯类化合物：牛蒡种噻吩-α，牛蒡种噻吩-b。又含硫炔类化合物，牛蒡酮a、b，牛蒡醇a、b，牛蒡醛、牛蒡酸b、c等。根中的挥发性成分有：去氢木香内酯，去氢二氢木香内酯，3-辛烯酸等。还含多种挥发性有机酸，α、β-香树酯醇，羽扇豆醇等。

【药理作用】①促生长作用。②抑制肿

瘤生长。③抗菌及抗真菌作用。

【方剂选用】

1. 热攻心，烦躁恍惚：牛蒡根捣汁200ml，食后分为3服。

2. 头面忽肿，热毒风内攻，或手足头面赤肿，触即痛：牛蒡根洗净烂研，酒煎成膏，摊在纸上，贴肿毒，仍热酒调下，一服肿止痛减。

3. 反花疮，并治积年诸疮：牛蒡根热捣，和腊月猪脂封上。

4. 喉中热肿：牛蒡根（切）200ml，以水1000ml，煮取600ml，分3～4次温服。忌蒜、面。

5. 头晕痛：牛蒡子根120g，老人头（酒洗）30g，熬水服。

6. 热毒牙痛，齿龈肿痛不可忍：牛蒡根500g，捣汁，入盐花3g，银器中熬成膏，每用涂齿龈上，重者不过二、三度。

7. 痔疮：牛蒡子根、漏芦根、嫩猪大肠服。

8. 瘰：牛蒡根汤洗，细切除皮者50g，以水600ml，煮取300ml，分温3服。

9. 耳猝肿：牛蒡根净洗细切，捣绞取汁200ml，于银锅中熬成膏，涂于肿上。

10. 虚弱脚软无力：牛蒡子根炖鸡、炖肉服。

◆牛尾菜

【来源】 本品为百合科植物牛尾菜的根及根茎。夏、秋季采挖。

【别名】 牛尾蕨、土春根、牛尾结、马尾伸筋、七层楼。

【性味归经】 味甘、苦，性平。归肝、肺经。

【功能主治】 祛风湿，通经络，祛痰止咳。主治：风湿痹证、劳伤腰痛、跌打损伤、咳嗽气喘。

【用法用量】 内服：煎汤9～15g，大量可用至30～60g，浸酒或炖肉。

【炮制】 洗净，晾干。

【化学成分】 根茎、根含新替告皂苷元 $-3-O-\alpha-L-$ 吡喃鼠李糖基 $-(1\to6)$ $-\beta-D-$ 吡喃葡萄糖苷等。

【方剂选用】

1. 气虚浮肿：牛尾菜、毛蜡烛、地洋参各9g，水高粱根6g，葵花秆心3g。绿豆为引，炖肉吃。

2. 关节痛：牛尾菜15g，路边荆30g，老鼠刺30g，豨莶草15g。水煎服。

3. 肾虚咳嗽：牛尾菜、饿蚂蟥根、大火草根、土枸杞根各9g，扑地棕根3g，蒸鸡吃。

4. 咳血：牛尾菜、大山羊、岩百合、观音草各9g，一朵云6g。煨水服。

5. 头痛头晕：牛尾菜60g，娃儿藤根15g，鸡蛋2个。水煎，服汤食蛋。

◆牛角藤

【来源】 本品为萝藦科植物古钩藤的根。夏、秋季采挖。

【别名】 牛架牛、牛奶藤、大暗消、大叶百叶藤、白浆藤。

【性味】 味微苦，性寒，有毒。

【功能主治】 舒筋活络，消肿解毒，利尿。主治：跌打骨折、痈疮、疥癣、腰痛、腹痛、水肿。

【用法用量】 内服：研末，0.15～0.3g；或浸酒。

【炮制】 洗净，切片，晒干或鲜用。

【化学成分】 根含白叶藤苷。

【药理作用】 ①增强心肌收缩力，减慢心率作用。②降血压作用。

【毒理作用】 最小致死量（鸽法）2.914±0.37mg/kg，与侧金盏花苷2.829±0.023mg/kg接近。24小时后测定其平均蓄积率（鸽）为32.5%，较洋地黄毒苷蓄积性低，但较毒毛旋花子苷G高。

【方剂选用】

跌打损伤、骨折、腰痛、腹痛：牛角藤根研末，每服0.3g；或每用6g，泡酒5斤，每次5ml，日服3次。

◆毛茛

【来源】 本品为毛茛科植物毛茛的全草及根。一般栽培10个月左右，即在夏末秋初7～8月采收全草及根。

【别名】 鱼疔草、鸭脚板、野芹菜、山辣椒、老虎脚爪草、毛芹菜、起泡菜。

【性味归经】味辛，性温，有毒。归肝、胆、心、胃经。

【功能主治】退黄，定喘，截疟，镇痛，消翳。主治：黄疸、哮喘、疟疾、偏头痛、牙痛、鹤膝风、风湿关节痛、目生翳膜、瘰疬、痈疮肿毒。

【用法用量】内服：适量。外用：捣敷或煎水洗。

【炮制】洗净，阴干。鲜用可随采随用。

【化学成分】全草含原白头翁素及其二聚物白头翁。

【药理作用】①杀菌作用。②抗组胺作用。③抗癌作用。④提高耐缺氧和学习记忆能力。

【方剂选用】

1. 黄疸：鲜毛茛捣烂，团成丸（如黄豆大），缚臂上，夜即起泡，用针刺破，放出黄水。

2. 偏头痛：毛茛鲜根，和食盐少许杵烂，敷于患侧太阳穴。敷法：将铜钱一个（或用厚纸剪成钱形亦可），隔住好肉，然后将药放在钱孔上，外以布条扎护，约敷一小时左右，待起泡，即须取去，不可久敷，以免发生大水泡。

3. 鹤膝风：鲜毛茛根杵烂，如黄豆大一团，敷于膝眼（膝盖下两边有窝陷处），待发生水泡，以消毒针刺破，放出黄水，再以清洁纱布覆之。

4. 牙痛：按照外治偏头痛的方法，敷于经渠穴，右边牙痛敷左手，左边牙痛敷右手。又可以毛茛少许，含牙痛处。

5. 眼生翳膜：毛茛鲜根揉碎，纱布包裹，塞鼻孔内，左眼塞右鼻，右眼塞左鼻。

6. 火眼、红眼睛：毛茛1~2棵。取根加食盐十余粒，捣烂敷于手上内关穴。敷时先垫一铜钱，病右眼敷左手，病左眼敷右手，敷后用布包妥，待感灼痛起泡则去掉。水泡勿弄破，以消毒纱布覆盖。

7. 传染性肝炎：①预防：将毛茛捣如泥状，取0.5g左右敷于列缺穴。敷药前先在穴位上放置有小孔的纱布1块，小孔对准穴位，敷药后盖1张不吸水纸，外用绷带包好。经24~48小时后局部出现疱疹，可涂以龙胆紫，3~4天即自行吸收；如在敷药后8小时左右皮肤出现红赤色时，将药去掉亦可。②治疗：取鲜毛茛茎根洗净捣糊，每次用10~20g敷于列缺穴，或敷于胳下或臂部。数小时至24小时后观察，如已发泡即除去毛茛，用消毒纱布包扎。水泡过大可用针刺破或用注射器吸出液体。一般只敷1次。

8. 慢性血吸虫病：将毛茛研末压片（每片含生药0.8g），日服3次，每次10片，儿童酌减，20天为1疗程；或制成浸膏片（每片含生药0.96g），日服3次，每次6片，15天为1疗程。

9. 风湿性关节痛、关节扭伤等：取毛茛全草60~120g，洗净切碎，捣烂外敷。敷贴部位视病情而定：风湿性坐骨神经痛可取环跳、风市、委中、承山、昆仑等穴，每次1~3个穴交替使用；风湿性关节痛、关节扭伤、跌打损伤以及局限性肌纤维组织炎，则敷于局部。敷贴范围约1个铜元大小。一般敷约1~4小时，局部有烧灼感时即取下；烧灼感多发生在30~60分钟内。用药后1~2日局部红肿疼痛；2日后发生水泡，疼痛加剧，应将水泡挑破，涂龙胆紫。

10. 胃痛：取毛茛洗净捣烂，加少许红糖调匀，置于有凹陷的橡皮瓶塞（如青霉素瓶塞）内，翻转贴在胃俞、肾俞2穴（或加育门、梁丘、阿是穴），局部有蚁行感即弃去。如发泡，不必刺破，任其自行吸收。偶有感染，可用消毒敷料保护。

【不良反应及注意事项】一般不作内服。

◆毛诃子

【来源】本品为藏族习用药材，为使君子科植物毗黎勒的干燥成熟果实。冬季果实成熟时采收，除去杂质。

【别名】帕肉拉。

【性味】味甘、涩，性平。

【功能主治】清热解毒，收敛养血，调和诸药。主治：各种热症、泻痢、黄水病、肝胆病、病后虚弱。

【用法用量】3~9g，多入丸、散服。

【炮制】晒干。

【化学成分】果实的乙醇提取物中，含β-谷甾醇，没食子酸，鞣花酸，没食子酸乙酯，诃子酸及糖类物质。另从毛诃子中分离得一种强心的甾体皂苷成分。

【药理作用】对胆汁分泌的影响：毛诃子乙醇提取物给狗注射，能使狗胆汁分泌增加，胆汁内总固体含量明显增加。

【毒理作用】小鼠口服醇提取物的 LD_{50} 为 4.25mg/kg。

【方剂选用】

1. 迎风流泪，视物模糊：取适量毛诃子，研成粉末，过罗，涂于眼部。

2. 肛门脱出：取适量毛诃子，用水煎汤，待凉后外洗肛门。

3. 胃虚纳差，异常黑胆质和胆液质过盛，气滞头痛：取适量毛诃子，研成细粉，用开水冲服。

4. 痔疮胀痛：取适量毛诃子，研成粉末，用凉开水制成敷剂敷于患处。

5. 慢性腹泻：取适量毛诃子，炒黄，研成细粉，用开水冲服。

◆毛冬青

【来源】本品为冬青科植物毛冬青的根。夏、秋采收，洗净，切片，晒干。

【别名】乌尾丁、山熊胆、喉毒苏、茶叶冬青、毛披树、酸味木。

【性味归经】味苦、涩，性寒。归肺、肝、大肠经。

【功能主治】清热解毒，活血通络。主治：风热感冒、肺热喘咳、咽痛、乳蛾、牙龈肿痛、胸痹心痛、中风偏瘫、血栓闭塞性脉管炎、丹毒、烧烫伤、痈疽、中心性视网膜炎。

【用法用量】内服：煎汤，10~30g。外用：适量，煎汁涂或浸泡。

【炮制】净制：除去杂质，洗净，即得净冬青。切制：取净冬青用水润透，切段，晒干，筛去灰屑。

【化学成分】根含 3，4-二羟基苯乙酮，氢醌，东莨菪素，马栗树皮素，高香草酸和秃毛冬青素 I。近年又从根中分出三萜类化合物。

【药理作用】①对心血管的影响。②对脂质代谢的影响。③抗菌作用。④镇咳、祛痰作用。

【毒理作用】毛冬青黄酮苷的毒性很低，小白鼠静脉注射半数致死量为 920mg/kg，家兔以 1g/kg（临床用量的 2500 倍）静脉注射后，虽产生了中毒症状，但仍活着；猴、家兔的慢性毒性实验（用量超过人的 4 倍，经过 3 个月）中，血液、肝、肾、甲状腺功能及实质器官的组织未见明显变化，亦无毒性反应。狗口服毛冬青水煎剂 2~4g/kg，连续 12 天，血小板、凝血时间、凝血酶元均无任何改变，亦未见出血及其他毒性反应。

毛冬青黄酮苷 1g/kg 静脉注射，可兔呼吸困难、紫绀、倒伏在地，1 小时后逐渐恢复，3 天后复原，小鼠静脉注射的半数致死量为 920mg/kg。

【方剂选用】

1. 肺热喘咳：毛冬青根 15g。水煎，冲白糖适量，分 3 次服。

2. 感冒，扁桃体炎，痢疾：毛冬青根 15~30g。水煎服。

3. 血栓闭塞性脉管炎：毛冬青根 90g，煨猪脚一只服食，每日 1 次；另取毛冬青根 90g，煎水浸泡伤口，每日 1~2 次，浸泡后外敷生肌膏（硼酸粉 6725g，氧化锌 16g，黄丹 2.17g，梅片 2.5g，石炭酸 3ml，凡士林 375g）。

4. 刀枪伤及跌打肿痛：毛冬青根适量。水煎，待冷，每日涂 3~6 次。

5. 冠状动脉粥样硬化性心脏病：毛冬青单味药对心绞痛有较好疗效。

6. 脑血栓：每日用毛冬青 60~90g 服，并酌情加用毛冬青针剂。

7. 烧伤：毛冬青 500g，水煎 2 次，滤液混合浓缩成50%煎液，制成油纱布备用。每日或隔日换药，以保持油纱布湿润为度。高烧时另给煎液内服，每次20~40ml，每日2~3次。

8. 葡萄膜炎：采用毛冬青电游子透入法，每天1~2次，10天为1疗程，合并毛冬青肌注，每天1~2次，每次2ml（相当于生药8g）；同时用1%阿托品点眼扩瞳。

【不良反应及注意事项】本品略有小毒，不宜大量久服。

◆毛蕊花
【来源】本品为玄参科植物毛蕊花的全草。夏、秋采集。

【别名】一柱香、大毛叶、海绵蒲、牛耳草、毒鱼草、龟与煎。

【性味归经】味辛、苦，性凉，小毒。

【功能主治】清热解毒，止血散瘀。主治：肺炎、慢性阑尾炎、疮毒、跌打损伤、创伤出血。

【用法用量】内服，煎服，10~15g。外用：适量，研末或鲜品捣敷。

【炮制】鲜用或阴干。

【化学成分】全草含棉子糖，水苏糖。根含桃吉珊瑚苷，还含水苏糖、庚糖、辛糖、壬糖等。叶含鱼藤酮和香豆素。果实灰分，含铝、钠、钾、镁、果产另含硬脂酸、棕榈酸、油酸、亚油酸及β-谷甾醇。

【药理作用】降压作用。

【方剂选用】

1. 慢性阑尾炎：毛蕊花30g，水煎服，红糖为引。

2. 疮毒：毛蕊花9g，水煎服，红糖、白酒为引。

3. 刀枪伤，跌打损伤：毛蕊花研末，酒调成糊状，敷患处。

◆毛麝香
【来源】本品为玄参科植物毛麝香的全草。夏、秋采收。

【别名】麝香草、凉草、五凉草、酒子草、毛老虎、饼草。

【性味】味辛，性温。

【功能主治】祛风湿，消肿毒，行气

血，止痛痒。主治：风湿骨痛、小儿麻痹、气滞腹痛、疮疖肿毒、皮肤湿疹、跌打伤痛、蛇虫咬伤。

【用法用量】内服：煎汤，9~15g，外用：适量。

【炮制】切段晒干鲜用。

【化学成分】全草含精油0.30%-0.40%，内有：α-侧柏烯、α-蒎烯、香桧烯等成分。毛麝香新鲜叶含有大量挥发油成分，其中的主要化学成分为柠檬烯（24.40%）、桉树醇（19.82%）、葑酮（19.36%）、红没药烯（8.24%）、α-蒎烯（6.98%）、γ-松油烯（6.87%）。

【方剂选用】

1. 哮喘：毛麝香净叶切丝，配洋金花卷烟吸。

2. 臊鼠咬伤：毛麝香，煎水洗，或捣敷，再和苦楝树、远志各60g，煎水饮之，另以甘蔗煎水洗之。

3. 劳损所致关节、肌肉疼痛：毛麝香含黄酮苷、酚类物质、氨基酸和挥发油，临床实践证明，毛麝香具有较好的消炎止痛功效，常用剂量为10~16g，水煎服。

◆升麻
【来源】本品为毛茛科植物大三叶升麻、兴安升麻或升麻的干燥根茎。秋季采挖，除去泥沙，晒至须根干时，燎去或除去须根，晒干。

【别名】莽牛卡架、龙眼根、窟窿牙根。

【性味归经】味辛、微甘，性微寒。归肺、脾、胃、大肠经。

【功能主治】发表透疹，清热解毒，升举阳气。主治：风热头痛、齿痛、口疮、咽喉肿痛、麻疹不透、阳毒发斑、脱肛、子宫脱垂。

【用法用量】煎服3~9g。发表透疹、清热解毒宜生用；升阳举陷宜用炙。

【炮制】拣去杂质，略泡洗净，捞出，润透，切片，晒干。蜜制：取炼蜜用适量开水稀释后，加入升麻片，拌匀，焖透，置锅内，用文火加热，炒至不粘手时，取出放凉，每升麻100kg，用炼蜜25kg。取升麻片置锅内，用武火加热，炒至表面焦黑色，内部棕褐色，喷淋清水少许，灭尽火星，取出晒干。炒制：取升麻片，用文火炒至微焦或焦黄。麸制：先将锅烧热，加入麦麸与升麻片，炒至微黄色，筛去麦麸，每升麻10kg，用麦麸1.5kg。

升麻最佳蜜炙工艺为：炼蜜加等体积的水，加入净升麻片，拌匀，闷润30分钟，置锅内，180℃（锅底温度）炒炙25分钟。

【化学成分】兴安升麻根茎含阿魏酸，异阿魏酸，咖啡酸，还含有升麻苷，升麻新醇木糖苷，乙酰升麻新醇木糖苷，24-乙酰基水合升麻新醇木糖苷，兴安升麻新鲜根茎中不含升麻环氧醇木糖苷，25-O-乙酰及25-O-甲基升麻醇木糖苷。

【药理作用】①抗菌作用。②抗炎作用。③降压、抑制心肌、减慢心率的作用。④子宫收缩作用。⑤解热作用。⑥镇痛作用。⑦升高白细胞，抑制血小板的聚集及释放。

【毒理作用】人应用大剂量后出现头痛、震颤、四肢强直性收缩、阴茎异常勃起；升麻碱使皮肤充血，乃至形成溃疡；内服则引起胃肠炎，严重时可发生呼吸困难、谵妄等。小鼠灌胃、大鼠灌胃，异阿魏酸的半数致死量分别为8.1g/kg及7.9g/kg。

【配伍效用】

升麻配伍大青叶：大青叶苦寒，既走气分，又入血分，长于清热泻火解毒、凉血消斑，辅以清热解毒之升麻，则共奏清热凉血消斑之功，用于治疗温病发斑。

升麻配伍党参、黄芪：升麻升阳举陷，参、芪益气健脾。三者合用，有益气健脾、升阳举陷之功效，用于治疗中气下陷之气短、倦怠、便溏、乏力、内脏下垂、脱肛等症。

升麻配伍葛根：升麻辛散以发表透疹，寒凉以清热解毒；葛根轻扬发散，既解肌退热，又透发麻疹。二者均为甘辛轻清之品，相须为用，则辛能达表，轻可去实，升散透达，解肌透疹之功效更著，用于治疗麻疹初起，头痛发热；或麻疹透发不畅者。

升麻配伍金银花、连翘：三者均有清热解毒之功，但前二者尚可解表散热，后者兼能散结。诸药共用，其清热解毒、散结之功效更著，用于治疗热毒疮疡。

升麻配伍牛蒡子、桔梗：升麻既能发表，又能泄热解毒；牛蒡子疏散风热，清肺利咽喉；桔梗宣肺利咽。三者伍用，有疏风清热、利咽止痛之效，可用于治疗风热上壅之咽喉肿痛。

升麻配伍石膏、黄连：升麻升散清泄，能透泄肺胃热毒；石膏、黄连皆善清阳明胃热。三药合用，其清泻胃火之功效更著，用于治疗胃有积热，郁结不解之牙龈肿痛、口舌生疮、口腔糜烂、乳蛾喉痹等症。

升麻配伍生地黄：升麻升阳、发表、清热解毒；生地黄滋阴养血、凉血止血。二者合用，升麻能引生地黄入肺胃，以清肺胃之积热，其清热、凉血、止血功效更著，用于治疗肺胃热盛迫血妄行所致的各种血证以及胃热上攻之头痛、牙痛等。

【方剂选用】

1. 血管性头痛：制升麻、漂苍术、广陈皮各6~10g，炙甘草3g，薄荷叶5g，鲜荷叶1大张（无鲜品者则用干品10g代之，亦可缺，但疗效稍逊）。先以冷水渍前4味药15分钟左右，再加入薄荷及鲜荷叶碎片（罐口宜用鲜荷叶覆盖，以防药气外散影响疗效；用干荷叶者可用草纸盖罐）。置武火上煮沸后改文火煎3~5分钟取汁，1剂2煎，2次药液和匀，候温分2~3次服下，每日1剂。

2. 胃下垂：①升麻、黄芪各20g，云苓、麦芽、党参各15g，山楂12g，鸡内金、白术、枳实、三棱、莪术、川芎、柴胡各10g，红花9g。水煎，每日1剂。随症加减。②升麻、枳壳各15g。水煎，分2次服，日1剂。随症加减。3个月为1疗程。

3. 带状疱疹：升麻30~50g，煎浓汁用纱布浸药汁湿敷患部治疗带状疱疹，3～5天可愈。

4. 脱肛：党参30g、升麻10g、甘草6g，加水400ml，煎至200ml，过滤取汁，再加水300ml，煎至150ml，2次药汁混合，早晚2次分服。小儿用量酌减。结合熏洗法（芒硝30g、甘草10g。加水2000～3000ml，加热煮沸5分钟，倾于盆内，待温，坐浴洗肛部，每日早晚各1次）。

5. 急性化脓性扁桃体炎：升麻10g，玄参、连翘、丹皮各9g，生甘草4.5g。体温超过39℃以上加生石膏30g，喉痛剧烈加射干10g。以上药水煎沸后加入大黄12g，再煎10分钟，待凉后服，每剂头2煎混合分2次服完，另外用生大黄10g，沸水100～150ml浸泡2小时，然后频频含服。

6. 牙龈肿痛：升麻、大黄、银花各20g，黄连、黄芩、竹叶、生甘草各10g（弱者方中药量酌减）。上六味放暖瓶内，加热开水1500ml，加盖1小时后即可服用。饭后服400～500ml，每日3次。第二天再加热开水1200ml，服法如上。一般2剂即愈，不愈者，更服1剂。龋齿者加蜂房20g，阴虚者另服六味地黄丸。

7. 牙痛：升麻、葛根、防风、薄荷、甘草各10g，细辛3g，偏热者加石膏，偏火者加知母、玄参。

8. 伤寒、温疫、风热壮热、头痛、肢体痛、疮疹已发未发：干葛（锉细）、升麻、芍药、甘草（锉，炙）各等份。上同为粗末，每服12g，水一盏半，煎至一盏，量大小与之，温服无时。

9. 肺痈吐脓血、作臭气、胸乳间皆痛：川升麻、桔梗（炒）、薏苡仁、地榆、子芩（刮去皮）、牡丹皮、白芍各15g，甘草0.9g。上锉粗末，每服30g，水300ml，煎至100ml，去渣，日二三服。

10. 猝毒肿起、急痛：升麻苦酒磨敷上良。

11. 痈疽始作、坚硬、皮色紫赤、恶寒壮热，一二日未成脓者：升麻、连翘、大黄（锉，炒）、生地黄（切，焙）、木香各30g，白蔹、玄参各0.9g。上七味，粗捣筛。每服15g，水二盏，煎至一盏，入芒硝末1.5g，去渣，空心温服，取利为度，未利再服。

12. 产后恶物不尽，或经一月、半岁、一岁：升麻90g。以清酒1000ml，煮取400ml，去渣，分再服。

13. 咽喉闭塞，津液不通：川升麻15g，马蔺子0.3g，白矾0.3g，马牙消0.3g，玄参0.3g。上药，捣罗为末，炼蜜和丸如川楝子大。用薄绵裹，常含1丸咽津。

14. 口热生疮：升麻19.5g，黄连11.7g。上二味研末，绵裹含，咽汁。

【不良反应及注意事项】 升举阳气多用炙升麻。麻疹已透，阴虚火旺，以及阴虚阳亢者，均当忌用。

◆升药

【来源】 本品学名为粗制氧化汞。本品为水银、白矾与火硝的加工品。加工后碗边的红色物质为"红升"，碗中央的黄色物质为"黄升"。

【别名】 升丹、三仙丹、红升丹、黄升丹。

【性味归经】 味辛，性热。有大毒。归肺、脾经。

【功能主治】 拔毒排脓，除腐生新。外治：疗疮痈疽、对口发背等症。

【用法用量】 外用适量。本品只供外用，不能内服，且不用纯品，而多配煅石膏外用。用时，研极细粉末，干掺或调敷，或以药捻沾药粉使用。

【炮制】 原料为水银、硝石、白矾各60g。先将硝石、白矾研末拌匀，置铁锅中，用文火加热至完全熔化，放冷，使凝结。然后将水银洒于表面，用瓷碗覆盖碗上，碗与锅交接处用桑皮纸条封固，四周用泥密封至接近碗底，碗底上放白米数粒。将锅移置火上加热，先用文火，后用武火，至白米变成黄色时，再用文火继续炼至米变焦色。去火，放冷，除去泥沙，将碗取下。碗内周围的红色升华物为"红升";碗中央的黄色升华物为"黄升";锅底剩下的块状物即"升药底"。用刀铲下后,宜密封避光贮存。

【化学成分】 红升、黄升主要含氧化汞,另含硝酸汞,Hg(NO$_3$)$_2$ 等。

【方剂选用】

1. 顽固性窦道:用长纤维的棉纸,根据需要搓成不同粗细、长短的纸条,以白及粉浆或稀面糊浸湿,随后粘上含量不同的升丹药粉,搓滚均匀,阴干后即可,避光贮存备用。治疗时,先清除窦道口的痂盖、脓液、炎性肉芽及坏死组织,将药条顺窦道纵轴插入,直至窦道底部,每天换药 1 次。治疗分四个阶段进行:第一阶段,可触及明显硬索或结块的,用纯丹药条;第二阶段,硬结或索条软化缩小后,用含升丹半量的五五丹药条(升丹 50%,煅飞石膏 50%)插入;第三阶段,硬索或结块完全消失,用含升丹 10% 的九一丹药条(升丹 10%,煅飞石膏 90%)插入;第四阶段,分泌物很少,多次找不到异物,窦口向内收缩凹陷,即停止用药。

2. 一切痛疽并发背,烂脚恶疮:煅石膏 120g,漂净冬丹 15g,上好黄升丹 6g。共为细末,和匀掺患处,即生肌长肉,且不藏毒。

【不良反应及注意事项】 本品有大毒,外用亦不可过量或持续使用。外疡腐肉已去或脓水已尽者,不宜用。

◆长春花

【来源】 本品为夹竹桃科植物长春花、黄长春花的全草。

【别名】 日日新、雁来红、四时春、三万花。

【性味归经】 味苦,性寒,有毒。归肝、肾经。

【功能主治】 解毒抗癌,清热平肝。主治:多种癌症、高血压、痈肿疮毒、烫伤。

【用法用量】 内服:煎汤,5~10g;或将提取物制成注射剂静脉注射。外用:适量,捣敷;或研末调敷。

【炮制】 当年 9 月下旬至 10 月上旬采收,选晴天收割地上部分,先切除植株基部木质化硬茎,再切成长 6cm 的小段,晒干。

【化学成分】 从长春花中已经分离得到的吲哚类生物碱有 70 余种,如长春碱,长春新碱,洛柯定碱,洛柯辛碱,去乙酰朵尼定碱,长春花碱等。

【药理作用】 ①抗肿瘤作用。②降压作用。③降血糖作用。④利尿作用。⑤镇静作用。

【毒理作用】 毒性:长春新碱给猴静脉注射 2mg/kg 引起体重下降,白细胞、血小板降低,四肢无力,肌肉麻痹;剂量 4.0mg/kg 时,猴在 30 小时内死亡。长春碱的主要毒性为抑制骨髓功能;长春新碱对神经系统、胃肠道的毒性较突出,如感觉异常、膝反射消失、肌无力、神经痛、脱发及腹绞痛、肠梗阻等。

【方剂选用】

何杰金氏病:用硫酸长春碱治疗何杰金氏病。副作用:部分病例有肌痛或麻感,食欲减退,恶心呕吐等。用药剂量一般小于每公斤体重 0.6mg。有些病例在用维持量时或停药后 2~3 周又趋复发。本品对恶性淋巴瘤疗效显著,疗效快,不需近期重复注射,副作用不大。

◆长春七

【来源】 本品为伞形科植物岩风、条风和灰毛岩风的根。

【别名】 长虫七、石长春、长虫子。

【性味】 味辛、甘,性温。

【功能主治】 发表散寒,祛风除湿,消肿止痛。主治:风寒感冒、头痛、牙痛、风湿痹痛、筋骨麻木、跌打伤肿。

【用法用量】 内服:煎汤 6~9g,或浸酒。外用:适量,捣敷;或研末调敷。

【炮制】 夏、秋季采挖,除去地上部分,洗净,切片,晒干。

【化学成分】 根和叶中均含有香豆精类物质。果实中含香柑内酯,花椒毒素,橙花叔醇,甜没药萜醇,桉叶醇等烃类化合物和种脂肪酸。

【药理作用】①镇痛作用。②镇静作用。③抗炎作用。

【方剂选用】

1. 风寒感冒：长春七9g，防风6g，水煎服。

2. 风湿疼痛：长春七、橡木根皮各9g，钮子七6g，水煎服。

3. 跌打损伤，瘀血内停：长春七9g，金牛七0.09g，童便二盅为引，水煎放凉服。每3小时服2小盅。

4. 牙痛：长春七一小片，咬痛牙处含化。

◆长白瑞香

【来源】本品为瑞香科植物长白瑞香的根及茎。

【别名】辣根草。

【性味】味辛，性温。归心、肝、肺经。

【功能主治】温经通脉，活血止痛。主治：冠心病、心绞痛、血栓闭塞性脉管炎、关节炎、冻疮。

【用法用量】内服：煎汤9~12g。

【炮制】秋季采挖，洗净，切段，晒干。

【化学成分】长白瑞香含瑞香素。

【药理作用】①镇静、镇痛作用。②抗炎作用。③扩张冠状动脉，增加冠脉流量，改善心肌代谢，减少耗氧量。④瑞香素亦具有抗凝血、降血脂和兴奋垂体一肾上腺皮质系统等作用。⑤对Ⅱ型蛋白激酶A有较高的特异性抑制作用。

【毒理作用】瑞香素腹腔注射的半数致死量为429mg/kg。

【方剂选用】

冠心病、心绞痛：单味长白瑞香治疗冠心病心绞痛。

◆凤仙

【来源】本品为凤仙花科植物凤仙的全草。夏、秋采收。

【别名】小桃红、夹竹桃、染指甲草、透骨草、凤仙草、水指甲。

【性味】味苦，性温。

【功能主治】祛风，活血，消肿，止痛。主治：关节风湿痛、跌打损伤、瘰疬痈疽、疔疮。

【用法用量】内服：煎汤9~15g（鲜品30~60g）。外用：捣敷或煎水熏洗。

【炮制】晒干或鲜用。

【方剂选用】

1. 关节风湿痛：鲜凤仙30g，水煎调酒服。

2. 风气痛：凤仙叶煎汤洗之。

3. 跌打损伤：凤仙捣汁1杯，黄酒冲服。

4. 瘰疬、发背、一切痈肿：鲜凤仙草捣烂敷患处。或用鲜凤仙全株连根洗净，捣烂，放铜锅内，加水煮汁2次，过滤，将两次药汁，合并再熬，浓缩成膏，涂纸上，贴患处，一日一换。

5. 指甲炎肿痛（俗称换指甲）：鲜凤仙叶一握。洗净后加些红糖，共捣烂，敷患处，日换二次。

6. 受湿后脚面肿：凤仙连根带叶，共捣细，加砂糖和匀，敷肿处。

7. 蛇咬伤：鲜凤仙150g。捣烂绞汁服，渣外敷。

◆凤仙花

【来源】本品为凤仙花科植物凤仙花的花。夏、秋季开花时采收，鲜用或阴烘干。

【别名】金凤花、灯盏花、指甲花。

【性味】味甘、苦，性微温。

【功能主治】祛风除湿，活血止痛，解毒杀虫。主治：风湿肢体痿废、腰胁疼痛、妇女闭腹痛、产后瘀血未尽、跌打损伤、骨折、痈疽疮毒、毒蛇咬伤、白带、鹅掌风、灰指甲。

【用法用量】内服：煎汤，1.5~3g（鲜者3~9g）研末或浸酒。外用：捣汁滴耳。

【炮制】拣去杂质，筛去灰屑，备用。

【化学成分】花含各种花色苷，由此分得矢车菊素、飞燕草素、蹄纹天竺素、锦葵花素。又含山奈酚、槲皮素，以及一种奈醌成分。

【药理作用】①对癣菌作用。②对细菌抑制作用。

【方剂选用】

1. 风湿卧床不起：凤仙花、柏子仁、朴硝、木瓜，煎汤洗浴，每日 2～3 次。内服独活寄生汤。

2. 腰胁引痛不可忍者：凤仙花，研饼，晒干，为末，空腹每酒服 9g。

3. 跌扣伤损筋骨，并血脉不行：凤仙花 90g，当归尾 60g，浸酒饮。

4. 骨折疼痛异常（不能动手术）：干凤仙花 3g（鲜者 9g），泡酒，内服 1 小时后，患处麻木，便可接骨。

5. 百日咳，呕血，咯血：鲜凤仙花 7～15 朵，水煎服，或加冰糖少许炖服更佳。

6. 白带：凤仙花 15g（或根 30g），墨鱼 30g，水煎服，每日 1 剂。

7. 急、慢性甲沟炎：取鲜凤仙花 100g 捣烂，将药泥包敷患者指甲周及甲盖上，每隔 12 小时换药 1 次。

◆凤仙根

【来源】本品为凤仙花科植物凤仙花的根。秋季采挖根部。

【别名】金凤花根。

【性味】味苦、辛，性平。

【功能主治】活血止痛，利湿消肿。主治：跌打肿痛、风湿骨痛、白带、水肿。

【用法用量】内服：煎汤 6～15g，或研末 3～6g，或浸酒。外用：适量，捣敷。

【炮制】洗净，鲜用或晒干。

【化学成分】根含矢车菊素苷。

【方剂选用】

1. 跌扑伤，红肿紫瘀，溃烂：凤仙根、茎捣敷。

2. 跌打损伤：凤仙根适量，晒干研末，每次 9～15g，水酒冲服，每日 1 剂。

3. 骨鲠喉：金凤根，嚼烂噙下，骨自下，便用温水灌漱，免损齿，鸡骨尤效。

4. 水肿：鲜凤仙根每次 4～5 个，炖猪肉吃，3～4 次显效。

【不良反应及注意事项】此寒滑走散之品，其性快便捷烈，又不宜多服久服，恐损脾胃，泄元气也。

◆凤眼果

【来源】本品为梧桐科植物苹婆的种子。果实成熟时采收，剥取种子。

【别名】频姿果、九层皮、罗晃子、潘安果、七姐果、富贵子。

【性味归经】味甘，性平。归胃、大肠、小肠经。

【功能主治】和胃消食，解毒杀虫。主治：翻胃吐食、虫积腹痛、疝痛、小儿烂头疮。

【用法用量】内服：6～8 枚，或研末为散。外用：适量。

【炮制】晒干备用。

【方剂选用】

1. 腹中蛔虫上攻，心下大痛欲死，面有白斑：凤眼果、牵牛子各 7 枚，水煎服。

2. 翻胃吐食，食下即出，或朝食暮吐，暮食朝吐：凤眼果 7 枚，煅存性，每日酒调下 1g，服完为度。

3. 疝痛：凤眼果 7 个，酒煎服。

【不良反应及注意事项】脾虚便泄者禁服。

◆凤眼草

【来源】本品为苦木科植物臭椿的果实。8～9 月果熟时采收，除去果柄，晒干。

【别名】臭椿子、春铃子、凤眼子。

【性味】味苦、涩，性凉。

【功能主治】清热燥湿，止痢，止血。主治：痢疾、白浊、带下、便血、尿血、崩漏。

【用法用量】内服：3～9g，或研末。外用：适量，煎水洗。

【炮制】①净制：除去杂质，切碎片。②炒制：取净凤眼草，放入锅内，炒至黑色，研末用。

【化学成分】树皮含臭椿苦酮，臭椿苦内酯，11－乙酰臭椿苦内酯，苦木素，新苦木素等。根皮中含臭椿苦内酯、11－乙酰臭椿苦内酯、臭椿双内酯，丁香酸，香草酸等。种子含油约35%及2，6－二甲氧基酸，臭椿苦酮，臭椿内酯，楂杷壬酮，苦木素等。叶含异槲皮苷，维生素C等。

【药理作用】①抗菌作用。②灭阴道滴虫作用。

【方剂选用】

1. 肠风泻血：凤眼草，一半生用，一半烧存性，捣罗为散，每服3g，温米饮调下，不拘时候。

2. 白带、尿道炎：凤眼草60g，炒黄研面，每服6g，白开水送服。

3. 洗头明目：凤眼草，烧灰淋水洗头，加椿皮灰尤佳。

4. 慢性气管炎：取凤眼草生药干燥压粉与等量蜜，制成丸剂，每丸重6g。每次3g，日服3次，10天为1疗程。

◆凤尾草

【来源】本品为凤尾蕨科植物凤尾草的全草或根。全年可采。

【别名】鸡脚草、金鸡尾、井口边草、井边凤尾、井栏兰草。

【性味归经】味淡、微苦，性寒。归大肠、心、肝经。

【功能主治】清热利湿，凉血止血，消肿解毒。主治：痢疾、泄泻、淋浊、带下、黄疸、疔疮肿毒、喉痹乳蛾、淋巴结核、腮腺炎、乳腺炎、高热抽搐、蛇虫咬伤、吐血、衄血、尿血、便血、外伤出血。

【用法用量】15～30g。外用：适量，鲜全草捣烂敷患处。

【炮制】净制：除去杂质、洗净。炮制：取净原材料，鲜用或晒干。采集加工：四季可采，洗净备用。

【化学成分】地上部分含蕨素B、C、F、O、S，蕨素C－3－O－葡萄糖苷，2β，15α－二羟基－对映－16－贝壳杉－烯等。

【药理作用】①抑菌作用：对金黄色葡萄球菌，大肠杆菌，痢疾杆菌，结核杆菌均有抑制作用。②抗肿瘤作用：对小鼠肉瘤S180有抑制作用。

【方剂选用】

1. 热性赤痢：凤尾草5份，铁线蕨1份，海金沙藤1份。炒黑，水煎服。

2. 痢疾：鲜凤尾草60～90g。水煎或捣汁服，每日3剂。

3. 白带及五淋白浊：凤尾草6～9g，加车前草、白鸡冠花各9g，萹蓄草、米仁根、贯众各15g。同煎服。

4. 崩漏：凤尾草30g，切碎，用水酒各半煎服。

5. 肺热咳嗽：鲜凤尾草30g。洗净，煎汤调蜜服，日服2次。

6. 羊毛疔：鲜凤尾草30g，捣汁服；或晒干磨粉，每服9g，温开水调服。有寒者加姜汁服。

7. 水火烫伤：凤尾草，焙干研末，麻油调敷。

8. 急性菌痢：成人每日取全草25～30g（最多可用60g小儿酌减），加水200～250ml，煎至约100ml，加糖分3次服。口服同时，加用煎剂作保留灌肠亦可。

9. 传染性肝炎：取鲜草制成100%煎液，服时加糖。成人每日100～150ml，分2～3次服，连服1星期。

10. 伤寒：取细叶凤尾草（干品），成人每日120g（小儿酌减），加水2500ml，煎成750ml，首次服150ml，后每隔2小时服60ml。

11. 胆道疾患：取凤尾草90g，加糖煎服。

◆凤冠草

【来源】本品为凤尾蕨科植物剑叶凤尾蕨的根茎或全草。全年均可采收全草或根茎。

【别名】凤凰草、三叉草、小凤尾、山凤尾、凤尾草。

【性味归经】味苦、微涩，性微寒，有小毒。归肝、大肠、膀胱经。

【功能主治】清热，利湿，凉血止血，解毒消肿。主治：痢疾、泄泻、疟疾、黄疸、淋病、白带、咽喉肿痛、痄腮、痈疽、瘰疬、崩漏、痔疮出血、外伤出血、跌打肿痛、疥疮、湿疹。

【用法用量】内服：15～30g，大剂量

可用至 60 ~ 120g。外用：适量。

【炮制】洗净，鲜用或晒干。

【化学成分】全草含黄酮苷、酚类、氨基酸、有机酸。

【药理作用】抑菌作用。

【方剂选用】

各型细菌性痢疾（不包括暴发型）：用凤冠草干品去根茎，切碎。加 15 倍水煮沸 1 小时，过滤，残渣再加 10 倍水煮沸半小时，过滤。两次滤液合并，加热浓缩至每 ml 含 0.5g 生药的浓度（即 60ml 相当 30g 生药），加防腐剂备用。剂量：成人日服 60 ~ 120ml，1 次或分次服，7 天为 1 个疗程。可同时用等量药液行保留灌肠，每日 1 次。

◆凤梨草

【来源】本品为马鞭草科植物过江藤的全草。栽种当年 9 ~ 10 月采收。以后每年采收 2 次，第 1 次在 6 ~ 7 月，第 2 次在 9 ~ 10 月。采收后，拣去杂草洗净。

【别名】苦舌草、凤梨草、旺梨草、雷公锤草。

【性味归经】味微苦，性凉。归肺、心、小肠经。

【功能主治】清热，解毒。主治：咽喉肿痛、牙疳、泄泻、痢疾、痈疽疮毒、带状疱疹、湿疹、疥癣。

【用法用量】内服：鲜品 30 ~ 60g，或捣汁。外用：适量，水煎洗。

【炮制】鲜用或晒干。

【化学成分】过江藤含醌醇葡萄糖苷，木苷。花含 6 - 羟基木犀草素，尼泊尔黄酮素，巴达薇甘菊素等。

【方剂选用】

1. 咽喉红肿或单双喉蛾：鲜蓬莱草每次 30g，捣汁内服，症重者次日再服。

2. 牙疳：凤梨草 60g，鸭蛋 1 个，水炖服。

3. 带状疱疹：鲜凤梨草捣烂取汁，调些雄黄末敷患处。

4. 痢疾：鲜凤梨草 120g。水煎服；或捣烂绞汁，调糖或蜜温服。

◆乌药

【来源】本品为樟科植物乌药的干燥块根。全年均可采挖，除去细根，洗净，趁鲜切片，晒干，或直接晒干。

【别名】天台乌药、铜钱柴。

【性味归经】味辛，性温。归肺、脾、肾、膀胱经。

【功能主治】顺气止痛，温肾散寒。主治：胸腹胀痛、气逆喘急、膀胱虚冷、遗尿尿频、疝气、痛经。

【用法用量】煎服，3 ~ 9g。

【炮制】除去杂质；未切片者，除去细根，大小分开，浸透，切薄片，干燥。

醋制乌药炮制工艺：每 100g 乌药加醋 20g，闷润 90 分钟后，60℃烘烤 2 小时。

【化学成分】根茎含钓樟醇、倍半萜成分（钓樟环氧内酯、钓樟内酯、异钓樟内酯、新钓樟内酯等）。尚含新木姜子碱。

【药理作用】

①挥发油的兴奋作用：内服时，有兴奋大脑皮质的作用。②抑菌作用。③对胃肠平滑肌的双向作用，增加消化液的分泌。④止血作用。⑤其他作用：用乌药长期喂大鼠，可使体重增加，并对小鼠肉瘤 S180 有抑制作用。

【配伍效用】

乌药配伍沉香：乌药温肾散寒、行气止痛；沉香醒脾开胃、祛湿化浊、行气止痛。二药合用，走气分、达下焦，有醒脾散寒、行气止痛之功效，用于治疗肝郁脾虚之胸闷、腹胀、气短、乏力、呕吐等症。

乌药配伍当归：乌药辛开温通，行气解郁、散寒止痛，偏走气分；当归辛散温运，养血活血、调经止痛，偏走血分。二者伍用，共奏行气活血、散寒温经止痛之功效，用于治疗寒凝气滞血瘀之痛经、产后腹痛以及寒疝等症。

乌药配伍木香：乌药行气止痛散寒，长于温散下焦寒湿；木香行气止痛，功擅行脾胃气滞。两药相须为用，其散寒、行气、止痛之功效更著，用于治疗寒凝气滞所致之脘腹胀痛以及胃肠神经官能症属气滞不通者。

乌药配伍薤白：乌药行气止痛散寒；薤白通阳散结行气。二者伍用，有行气通阳、止痛散寒之功效，用于治疗阴寒痰浊凝滞所致之胸痹而症见胸闷、疼痛者。

乌药配伍益智仁：乌药温肾散寒；益智仁补肾缩尿。二者伍用，有温补肾阳、散寒缩尿之功效，用于治疗肾阳虚衰之尿频、遗尿等。

【方剂选用】

1. 粘连性肠梗阻：乌药、川楝子、当归、炒莱菔子各12g，厚朴、元胡、赤芍、枳壳各9g，大黄15g（后下），芒硝6g（冲）。水煎服。

2. 多种疼痛：天台乌药、木香、小茴香（炒）、青皮（去白）、良姜（炒）各15g，槟榔（锉）2个，川楝子10个，巴豆70个（先将巴豆微打破，同川楝子用麸炒，候黑色，去巴豆及麸不用），共研末。每服3g，温酒送服；疼甚者，炒生姜挤汁和热酒下亦得。

3. 前列腺增生症：乌药、党参、山药、车前子各15g，黄芪20g，桔梗5g，茯苓、泽泻、丹皮各10g。水煎服。

4. 关节扭伤：栀子2份，乌药、桃枝心、樟树枝心各1份，晒干，研末，以50%酒精调成糊状，再加适量面粉，混合搅匀后摊在塑料布中，厚约0.3cm，敷于患处。

5. 胀满痞塞，七情忧思所致：天台乌药、香附、沉香、砂仁、橘红、半夏，为末。每服6g，灯心汤调。

6. 泻血，血痢：乌药不以多少，炭火烧存性，捣罗为末，陈粟米饭和丸，如梧桐子大。每服30丸，米饮下。

【不良反应及注意事项】气虚、阴虚内热者忌服。孕妇及体虚者慎服。

◆乌梅

【来源】本品为蔷薇科植物梅的干燥近成熟果实。夏季果实近成熟采收，低温烘干后闷至色变黑。

【别名】酸梅、干枝梅、梅实。

【性味归经】味酸、涩，性平。归肝、脾、肺、大肠经。

【功能主治】敛肺，涩肠，生津，安蛔。主治：肺虚久咳，久痢滑肠，虚热消渴，蛔厥呕吐腹痛，胆道蛔虫症。

【用法用量】煎服，3～10g，大剂量可用至30g。外用：适量，捣烂或炒炭研末外敷。止泻止血宜炒炭用。

【炮制】乌梅肉：取净乌梅，水润使软或蒸软，去核。乌梅炭：取净乌梅，照炒炭法炒至皮肉鼓起。

1. 净制：拣净杂质，筛去灰屑，洗净，晒干。

2. 乌梅肉：取净乌梅微淋清水湿润，使肉绵软，略晾，敲碎，剥取净肉即成。或置蒸笼内蒸至极烂，放箩内揉擦，去核，取肉，晒干。

3. 乌梅炭：取净乌梅用武火炒至皮肉鼓起，出现焦枯斑点为度，喷水焙干，取出放凉。

4. 醋制：取净乌梅或乌梅肉，用醋拌匀，闷润至醋被吸尽时，置适宜的容器内密闭，隔水或用蒸气加热2～4小时，取出干燥。

5. 蒸制：取乌梅放入瓶内盖紧，置开水锅中蒸至上气后，停火间5小时，取出晒干。

【化学成分】果实含枸橼酸，苹果酸，草酸，琥珀酸和延胡索酸总酸量约4%～5.5%，前两种有机酸的含量较多。乌梅仁含苦杏仁苷约0.5%，而梅仁含约4.3%。另有报道乌梅中还含苦味酸和超氧化物歧化酶。

【药理作用】①兴奋和刺激蛔虫后退作用。②抗病原生物作用。③免疫功能增强作用。

【配伍效用】

乌梅配伍豆豉：乌梅生津止渴；豆豉清热除烦、透发胸中郁热。二者伍用，有除烦止渴之功效，用于治疗虚热消渴、心胸烦闷、懊恢不安等症。

乌梅配伍甘草：乌梅酸平，敛肺、生

津、涩肠；甘草甘平，和中、缓急、润肺。二者伍用，既有酸甘化阴、生津止渴之功；又有敛肺止咳、涩肠止泻之效。用于治疗热盛伤津、气阴两虚之烦渴引饮、气短乏力以及脾胃虚弱之食少、便溏，甚至久泻不已、脱肛等症。

乌梅配伍诃子、罂粟壳、肉豆蔻：乌梅、诃子均能涩肠止泻；罂粟壳涩肠止痢；肉豆蔻温中行气、涩肠止泻。四药伍用，共奏涩肠止泻、温中行气之功效，用于治疗久泻不止、滑脱不禁、纯虚无邪之症。

乌梅配伍麦冬：乌梅敛肺、生津、涩肠固脱；麦冬养阴润燥、清热生津。二者合用，共奏养阴润燥、生津止渴、涩肠固脱之功效，用于治疗肺胃火盛，或久泻久痢引起之津伤口渴等症。

【方剂选用】

1. 细菌性痢疾：乌梅（去核）研成细末，小儿按每次每公斤体重 0.1g，成人每次 5g，每 6 小时服 1 次。

2. 乙型肝炎：乌梅 15～30g，虎杖根 30g，水煎加糖适量口服，每日 1 剂，2 周为 1 疗程。

3. 慢性胆囊炎：以乌梅 5g，片姜黄 9g 为主，配伍茵陈 15g，焦山栀 10g，制川军 9g，鸡内金 9g，佛手 9g，枳实 9g，滑石粉 30g，甘草 3g，水煎服。

4. 慢性结肠炎：乌梅 15g，加 1500ml，煎至 1000ml，加适量糖，每日 1 剂，当茶饮，25 天为 1 个疗程。

5. 胆道蛔虫症：干乌梅 500g，用曲醋 1000ml 浸泡 24 小时，即成乌梅醋，每次 10～20ml，日服 3 次，儿童酌减。

6. 钩虫病：乌梅 15～30g，加水 500ml，煎成 120ml，早晨空腹一次服完；二煎在午餐前 1 次服下，或用乌梅去核，文火焙干研末，水泛为丸，每服 3～6g，每日 3 次，饭前服。

7. 白癜风：①新鲜乌梅 50g 加酒精浸泡 1～2 周，过滤去渣，再加二甲基亚砜适量即成乌梅酊，搽擦患处，每日 3～4 次，每次 3～5 分钟。②乌梅 60%，补骨脂 30%，毛姜 10%，放入 80%～85% 的酒精（药物与酒精按 1:3 配制）内浸泡 2 周后，过滤去渣即成消斑酊，用棉花或纱布蘸液涂擦患处，每日数次，每次 1～5 分钟。

8. 皮肤划痕症：乌梅 15g，公丁香 3g，白芍 12g，地骨皮 30g，痒甚者加徐长卿 30g，夜交藤 30g，水煎服，每日 1 剂。

9. 小儿腹泻：①乌梅 1000g，山楂 1000g，洗净后加水 4000ml，浸泡 1 小时，煎 1.5～2 小时，倒出药液，再加水 2000ml 煎煮，连续 3 次过滤后，合并三次滤液，再煎浓缩至 1000ml，加防腐剂和糖，每次 5ml，日服 3～4 次。

②乌梅、罂粟壳、法半夏、山药各 3g，水煎服，每日 1 剂，3 个月以内的患儿 3 日服 2 剂，药内可加适量红糖。

10. 各种息肉：乌梅 1500g（酒醋浸泡一宿，以浸透乌梅为度，去核，焙焦存性），僵蚕 500g（米拌炒微黄为度），人指甲 15g（用碱水或皂水洗净，晒干，再和滑石粉入锅内同炒至指甲黄色鼓起为度，取出筛去滑石粉，放凉，碾粉用）或用炮穿山甲 30g 代替，象牙屑 30g，共为细末，炼蜜为丸，每丸重 9g，装入瓷坛内，若霉变者，不可服用。每次 1 丸，日服 3 次，白开水送下，儿童酌减。忌辛辣烟酒。

11. 久咳不已：乌梅肉（微炒）、罂粟壳（去筋膜，蜜炒）等份，为末。每服 6g，睡时蜜汤调下。

12. 消渴，止烦闷：乌梅肉 60g（微炒）为末。每服 6g，水 2 盏，煎取一盏，去渣，入豉 200 粒，煎至半盏，去渣，临卧时服。

13. 久痢不止，肠垢已出：乌梅肉 20g，水 150～300ml，煎 6 分，食前，分 2 服。

14. 便痢脓血：乌梅 30g，去核，烧过为末。每服 6g，米饮下。

15. 大便下血不止：乌梅 90g（烧存性），为末，用好醋打米糊丸，如梧桐子大。每服 70 丸，空心米饮下。

16. 尿血：乌梅烧存性，研末，醋糊丸，梧根子大。每服 40 丸，酒下。

17. 伤寒蛔厥及久痢：乌梅 300 枚，细辛 180g，干姜 300g，黄连 480g，当归 120g，附子 180g（炮，去皮），蜀椒 120g（出汗），桂枝（去皮）180g，人参 180g，黄柏 180g。上十味，异捣筛，合治之，以苦酒渍乌梅一宿，去核，蒸之五斗米下，饭熟捣成泥，和药令相得，内臼中，与蜜杵二千下，丸如梧桐子大。先食饮服 10 丸，日 3 服，稍加至 20 丸。禁生冷滑物臭食等。

18. 一切疮肉出：乌梅烧为灰，杵末敷上，恶肉立尽。

19. 小儿头疮，积年不差：乌梅肉，烧灰细研，以生油调涂之。

【不良反应及注意事项】有实邪者及胃酸过多者忌服。外有表邪或内有实热积滞者均不宜服。

◆乌骨鸡

【来源】本品为雉科动物乌骨鸡去羽毛及内脏的全体。宰杀后去羽毛及内脏，取肉及骨骼鲜用。亦可冻存、酒浸贮存，或烘干磨粉备用。

【别名】乌鸡、武公鸡、羊毛鸡、绒毛鸡、松毛鸡、黑脚鸡、丛冠鸡、穿裤鸡。

【性味归经】味甘，性平。归肝、肾、肺经。

【功能主治】补肝肾，益气血，退虚热。主治：虚劳羸瘦、骨蒸劳热、消渴、遗精、久泻、久痢、崩中、带下。

【用法用量】内服：煮食，适量，或入丸、散。

【炮制】将乌骨鸡宰杀后浸入开水中，除去毛及内脏。

【化学成分】含铜、锌、锰等元素，还含胡萝卜素、乌鸡黑素等。

【药理作用】乌鸡骨可增强机体免疫功能。

【方剂选用】

1. 噤口痢因涩药太过伤胃，闻食口闭，四肢逆冷：乌骨鸡 1 只（去毛、肠），用茴香、良姜、红豆、陈皮、白姜、花椒、盐，同煮熟烂。以鸡令患者嗅之，使闻香气，如欲食，令饮食汁内，使胃气开。亦可治久痢。

2. 脾虚滑泄：乌骨母鸡 1 只（治净）。用豆蔻 30g，草果 2 枚，烧存性，掺入鸡腹内，扎定煮熟。空腹食之。

3. 妇人虚劳血气，赤白带下：当归、黄芪各 180g，生、熟地黄、香附子各 120g，茯苓 90g，人参、官桂、地骨皮各 60g。上药用（雄）乌骨鸡一只，笼住，将黄芪末和炒面丸鸡头大喂鸡服，生胮，吊死，肠肚洗净，捋毛椎碎骨，入前药鸡腹内，用酒、醋各一瓶，煮一宿，取骨焙枯，研，共为细末，用汁打糊丸如梧桐子大。每服 50 丸，盐汤下。

4. 赤白带下及遗精白浊，下元虚惫者：白果、莲肉、江米各 15g，胡椒 3g，为末。乌骨鸡一只，如常治净，装入鸡腹煮熟。空心食之。

5. 久疽中朽骨：乌骨鸡胫骨，以信砒实之，盐泥固济，火煅通红，地上出火毒，用骨研末，饭丸如粟米大。以纸皮拈送入窍内，外以拔毒膏药封之。

【不良反应及注意事项】凡实证，邪毒未清者不宜服。

◆乌骨藤

【来源】本品为番荔枝科植物白叶瓜馥木的根。秋季采收。

【别名】确络风、牛耳风、火索藤、大叶酒饼藤。

【性味归经】味辛、涩。性温，归肝经。

【功能主治】祛风湿，通经活血，止血。主治：风湿痹痛、月经不调、跌打损伤、骨折、外伤出血。

【用法用量】内服：煎汤 10~20g，亦泡服。外用：适量。

【化学成分】根皮含白叶瓜馥木碱，白叶瓜馥木碱 N－氧化物，鹅掌楸碱，芒籽宁等。茎木含离生木瓣树胺，克列班宁，氧代克列班宁，鹅掌楸碱，芒籽宁，N－去甲基芒籽宁，N－甲基芒籽宁阳离子，羟基木番荔枝碱。

【方剂选用】

劳伤、风湿：乌骨藤21g，见血飞、铁筷子、五香血藤各15g，入500ml白酒中浸沾，日服3次，每次15ml。

◆乌梢蛇

【来源】本品为游蛇科动物乌梢蛇的干燥体。多于夏、秋二季捕捉，剖开蛇腹或先剥去蛇皮留头尾，除去内脏，盘成圆盘状，干燥。

【别名】乌蛇、乌风蛇。

【性味归经】味甘，性平。归肝经。

【功能主治】祛风，通络，止痉。主治：风湿顽痹、麻木拘挛、中风口眼歪斜、半身不遂、抽搐痉挛、破伤风、麻风疥癣、瘰疬恶疮。

【用法用量】煎服，9～12g；研末，每次2～3g；或入丸剂、酒浸服。外用：适量。

【炮制】乌梢蛇肉：去头及鳞片后，用黄酒焖透，除去皮骨，干燥。酒（炙）乌梢蛇：取净乌梢蛇段，照酒炙法炒干。每100kg乌梢蛇，用黄酒20kg。

【化学成分】本品含赖氨酸、亮氨酸、谷氨酸、丙氨酸、胱氨酸等17种氨基酸，并含果糖－1，6－二磷酸酶，原肌球蛋白等。

【药理作用】①抗炎作用。②镇静作用。③镇痛作用。④抗蛇毒作用。

【方剂选用】

1. 中风：黄芪60g，党参、赤芍、桃仁各12g，当归、川芎、红花、地龙、乌梢蛇各10g，丹参30g，胆南星6g，川牛膝15g，水煎两次取500ml，分2次温服，每日1剂。

2. 痹症：乌梢蛇、麻黄、白芍、甘草、桃仁、川乌、草乌、地龙各15g，黄芪20g，桂枝25g，红花、细辛各10g。随症加减，水煎服。

3. 坐骨神经痛：乌梢蛇、川芎各10～15g，白芍（赤芍）、熟地黄、穿山甲各15～20g，当归15～25g，蜈蚣2～3条。痛痹加附子10～15g，肉桂10～25g；行痹加

独活、秦艽各15～20g，防风10～15g；着痹加茯苓15～25g，薏苡仁15～20g，苍术10～15g。

4. 面神经麻痹：乌梢蛇、制白附子、香白芷、三棱、莪术、僵蚕、炮穿山甲片10g，石见穿、板蓝根、生黄芪各30g，蜈蚣末、全蝎末各3g（均分冲）。水煎服，日服2次。

5. 慢性荨麻疹：黄芪、党参各30g，茯苓、补骨脂、当归、生地黄、丹参各12g，苦参、徐长卿各24g，防风、白鲜皮、乌梢蛇各15g，生甘草5g，水煎服，2周为1疗程。

6. 疥疮：乌梢蛇15g，桃仁、红花、赤芍、当归、川芎、生地黄各10g，蒲公英30g，僵蚕10g，薏苡仁40g。水煎服。热加二花、黄芩；湿重加苍术、茯苓；痒甚加蝉蜕、地肤子、白鲜皮；局部溃烂以三黄拔毒散外敷。

7. 湿热型银屑病：乌梢蛇肉、鸡血藤、白茅根、茜草根、生槐花、白鲜皮、土茯苓各30g，大黄（后下）9～12g，丹草、生薏苡仁、地肤子各15g，泽泻9g，木通、川连各6g，水煎，每日1剂。头部皮损者加全蝎、蜈蚣；皮损色鲜红者加生石膏、龙胆草、黄芩、栀子。

8. 银屑病性关节炎：乌梢蛇、蕲蛇各100g，干地龙、全蝎、僵蚕各50g，共研末，每次5g，日服2次。辅以活血化瘀、舒筋通络、通利大便之药：荆三棱、防风、蓬莪术、王不留行各12g，徐长卿、海风藤、千年健、延胡索各9g，自然铜20g（先煎）、生大黄4.5g，（后下），紫贝齿30g（先煎），随症加减。水煎早、晚分服，每日1剂，45天为1疗程。

9. 跖痛症：乌梢蛇20g，川乌、川芎、五加皮各15g，石南藤、白芷、伸筋草各30g，桃仁、巴戟天各12g，全蝎、仙茅各10g。寒邪偏重者加附片、桂枝各10g；转筋加木瓜15g，甘草40g；伴麻木加熟地黄、何首乌各15g，当归12g；胀痛加薏苡仁40g，延胡索12g，泽泻15g；口渴加知

母 10g，天花粉 12g，水煎服，每日 1 剂，2 周为 1 疗程。

10. 风痹，手足缓弱，不能伸举：乌梢蛇 90g（酒浸，炙微黄，去皮骨），天南星 30g（炮裂），干蝎 30g（微炒），白附子 30g（炮裂），羌活 30 ~ 60g，白僵蚕 30g（微炒），麻黄 60g（去根节），防风 0.9g（去芦头），桂心 30g。上药，捣细罗为末，炼蜜和捣三、二百杵，丸如梧桐子大。每服，不计时候，以热豆淋酒下 10 丸。

11. 干疥瘙痒久不瘥：黄芪 60g（锉），乌梢蛇 120g（酒浸，去皮骨，炙令黄），川乌头 90g（炮裂去皮脐），附子 60g（炮裂去皮脐），茵芋 60g，石南 30g，秦艽 60g（去苗）。上七味，捣罗为末，炼蜜和捣三、二百杵，丸如梧桐子大。每服三十丸，食后以荆芥汤下，以瘥为度。

【不良反应及注意事项】血虚生风者忌用。

◆乌榄根

【来源】本品为橄榄科植物乌榄的根。全年均可采挖。

【性味归经】味淡、涩，性平。归肺经。

【功能主治】止血，祛风湿，舒筋络。主治：内伤吐血、风湿痹痛、腰腿疼痛、手足麻木。

【用法用量】内服：煎汤 15 ~ 30g。

【炮制】洗净，鲜用或晒干。

【方剂选用】

1. 一切肿毒、发背、乳痈、便毒、恶疮初起者：乌榄根 1 握，生姜 1 块。捣烂，入好酒 150 ~ 300ml，绞汁热服，取汗，以渣敷之。用大蒜代姜亦可。

2. 项下热肿，俗名虾蟆瘟：乌榄根捣敷之。

3. 风湿关节疼痛：乌榄根 30g，泡酒服。

4. 接骨及消肿：乌榄根洗净泥沙，剔去硬结的新鲜根 500g，糯米饭半碗，千捶成膏敷患处。或在秋冬时采根洗净切片晒干，研成粉末，密封，用时以白酒调成糊状敷于患处。一般敷药 12 ~ 24 小时，如局部感灼热应立即换药，否则容易发泡。治疗关节炎时，一般敷 3 ~ 7 天即可。

◆巴豆

【来源】本品为大戟科植物巴豆的干燥成熟果实，根及叶亦供药用。秋季果实成熟时采收，堆置 2 ~ 3 天，摊开，干燥。根、叶全年可采，根切片，叶晒干备用。

【别名】双眼仑、大叶双眼龙、江子、猛子树、八面力、芝子。

【性味归经】种子：味辛，性热，有大毒。根、叶：味辛，性温，有毒。种子：归胃、大肠经。

【功能主治】种子：泻下祛积，逐水消肿。主治：寒积停滞、胸腹胀满；外用蚀疮、恶疮疥癣、疣痣、白喉、疟疾、肠梗阻。根：温中散寒，祛风活络。主治：风湿性关节炎、跌打肿痛、毒蛇咬伤。叶：外用治冻疮，并可杀孑孓、蝇蛆。

【用法用量】种子：0.5 ~ 1 分。内服去种皮，榨去油，配入丸、散剂；外用适量，研末涂患处，或捣烂以纱布包擦患处。根：1 ~ 3 钱。叶以用适量，煎水洗患处。

【炮制】生巴豆：去皮取净仁。巴豆仁：拣净杂质，用黏稠的米汤或面汤浸拌，置日光下曝晒或烘裂，搓去皮，簸取净仁。巴豆霜：取净巴豆仁，碾碎，用多层吸油纸包裹，加热微炕，压榨去油，每隔 2 天取出复研和换纸 1 次，如上法压榨六、七次至油尽为度，取出，碾细，过筛。

【化学成分】含巴豆油，其中有油酸、亚油酸、巴豆油酸、顺芷酸等的甘油酯；尚含巴豆苷。

【药理作用】①对皮肤黏膜的刺激作用。②能剧烈刺激肠壁，引起强烈蠕动而致峻泻。巴豆油酸给动物灌胃可促进肠蠕动，使肠黏膜出血，甚至引起肠坏疽。兔实验表明，巴豆水剂能增加胆汁和胰液的分泌。③巴豆油能通过对化学感受器的作用，反射性升高血压。④抗病原生物作用。⑤镇痛作用。⑥抗肿瘤及促肿瘤发生作用。⑦巴豆有杀灭钉螺的作用，以种仁效力最强，内壳次之，外壳则无效。巴豆的丙酮提取物对金鱼毒性很大，巴豆盐水浸出液可用于清除家鱼塘内的野鱼（放养家鱼之前）。家兔静脉注射巴豆水剂可使胆汁及胰液分泌增加，对有输尿管瘘缩的兔并无利尿作用，对离体兔子宫有轻度抑制作用。巴豆油能使大鼠与皮肤局部释放组织胺及引起肾上腺皮质激素分泌增加，巴豆毒蛋白能抑制蛋白质的合成。

【毒理作用】毒性：以巴豆液喂饲小鼠、兔、山羊、鸭、鹅等动物皆无反应；黄牛食之过量，则易发生腹泻、食欲不振及疲乏等，但不致中毒死亡。对青蛙亦属无害，但对鱼、虾、田螺及蚯蚓等，则有毒杀作用。小鼠皮肤长期与巴豆油接触，可致乳头状瘤及癌。长期与巴豆种子提取物、巴豆树脂接触，可促使二甲基苯骈蒽引起乳头状瘤及癌。所含巴豆毒蛋白系原浆毒，能溶解红细胞，并使局部细胞坏死，引起发红、起泡和炎症。

【配伍效用】

巴豆配伍绛矾：巴豆逐水消肿；绛矾燥湿利小便。二者配伍，有消水除满之功效，用于治疗晚期血吸虫病腹水症。

巴豆配伍杏仁：巴豆逐水消肿；杏仁宣肺降气。二者伍用，有宣肺逐水消肿之功效，用于治疗水鼓腹大、动摇有水声者。

【方剂选用】

1. 支气管哮喘：巴豆去油，用鲜姜汁调成糊状，做成枣核大小的栓剂，中间留一小孔，外裹一层薄棉。用时视病情轻重，塞入一侧或双侧后鼻腔内，每日1次，每次置放1～2小时，7次为1疗程。

2. 肠梗阻：巴豆去壳，用草纸包好，打碎去净油质，用龙眼肉或荔枝肉包吞，每次0.5～1g。或巴豆皮0.5g，烟叶适量。共捻碎卷烟2支，成人每次1支，一般50分钟左右即可排气或排便，腹胀缓解。若未见效，1小时后再吸1支。或巴豆霜，装胶囊内（每粒胶囊150～300mg），成人每次口服1～2粒，小儿酌减，必要时3～4

小时重复应用。

3. 术后肠麻痹或肠胀气：巴豆或其壳5～15g，清洗后加水500ml，文火煎煮至产生蒸气时让患者吸入蒸气。也可将500ml巴豆液蒸煮浓缩至50ml，放入雾化吸入器中让患者吸入。每次使用时可加入糜蛋白酶1mg，及对患者较为敏感的抗生素。视病情每日吸入1～3次，每次5～10分钟。一般下腹部手术后次日即可使用。上腹部手术可于术后2～3天使用。

4. 慢性腹泻：巴豆炒炭至手捻无油腻感为度，加硫黄粉装入胶囊。一日量为巴豆炭0.62g，硫黄粉1.24g，分2次饭后服。或巴豆炭6g，蜂蜜蜡6g，制成小丸约80丸，每丸重0.15g（内含巴豆0.075g），成人每服4丸，每日3次，空腹服。

5. 胆绞痛：巴豆仁切碎装胶囊，每次100mg，小儿酌减，每3～4小时用药1次，至畅泻为度，每24小时不超过400mg。

6. 关节炎：大巴豆1～2粒去壳，磨碎溶于30g白酒中，稍加热，反复搓擦患处，以皮肤感觉微热为宜，药后半小时，出现红色丘疹或水泡，并感瘙痒疼痛，可用生姜片轻轻擦拭，以缓解瘙痒痛感。

7. 骨髓炎、骨结核和多发性脓肿：巴豆（去壳取仁）60g，猪脚一对，小孩及体弱者减半。用法：将巴豆仁用纱布包好，同猪脚置大瓦钵内，加水3000ml，炖至猪脚熟烂，浓缩至800ml，去巴豆仁和骨，不加盐，1日2次空腹服。如未愈，隔每一周再服1剂，可连服10～20剂。

8. 结核病：巴豆去壳、去皮，保留整仁不碎。把黄蜡化开，用针尖将巴豆扎上，在已熔开的黄蜡中蘸一下，取出旋转冷却，使黄蜡将巴豆全部包住，不留缺损。每日早饭前吞服7粒，病重者可早、晚各服7粒。

9. 蜂窝组织炎：巴豆霜直接撒于溃疡面，一般隔日1次，重者1小时换药1次，药后患处有热辣感，2小时后逐渐消失。

10. 乳腺炎：巴豆仁120g，放入已熔化黄蜡120g的锅中炸成深黄色（约6～7

分钟），滤出黄蜡液（有毒）弃之，在竹筛上散开巴豆仁，待其上之黄蜡凝后收起备用，每次5粒，每日服3次（必须囫囵吞下），温开水冲服，1个月为1疗程，停药10天再服第2疗程。

11. 疥癣：巴豆仁末30g，香油5g，酸醋10ml，搅拌成糊状，每次2~3g放在双手掌心内，深吸药气3次，随后将药涂于双侧膝部，并以手掌揉擦至双膝皮肤潮红、发热，每晚临睡前用药1次，5~7次为1疗程。

12. 神经性皮炎：巴豆30g（去壳），雄黄3g。将巴豆研成豆渣状，雄黄研成粉末，两药混合经乳钵研匀后，用3~4层纱布包裹后涂搽患处，每日2次，每次1~2分钟，至痒感减轻，局部起水泡为止，患处覆盖无菌纱布，以防感染，待水泡吸收，患处皮肤脱落即愈，3天为1疗程，疗程间隔7~10天。可反复用至痒感消失、皮损消退为止。

13. 急性阑尾炎：巴豆、朱砂各0.5~1.5g，研末混匀，置膏药上，贴于阑尾穴，外用绷带固定。24~36小时检查所贴部位，皮肤应发红或起小水泡。若无此现象可更换新药。

14. 小儿腹泻：黄蜡、巴豆各30g，将二药捣如泥，作饼如铜钱大，贴敷脐部，以手按紧，用敷料胶布封固，再用热水袋早晚各热敷脐部30分钟，温度以舒适为宜，每天1次，3次为1疗程。

15. 面神经麻痹：①去壳巴豆4~8粒，投入50度白酒250g中，置火上煮沸后，将白酒盛小口瓶内，乘热熏健侧劳宫穴（即左病右取，右病左取）20分钟左右，每日1次，10次为1疗程。②大巴豆3枚去壳，大斑蝥3只去足翅，鲜生姜6g去皮，捣如泥，均匀摊在4cm×5cm的6~8层纱布上，药膏面积2.5cm×2cm，以患侧下关穴为中心，外敷固定，3~4小时后取掉，可出现水泡，按无菌操作法沿水泡下缘抽出液体，观察2~3周，若不愈，可重复治疗1~2次。

16. 慢性鼻窦炎：巴豆（去壳）100g，黄蜡180g，先将黄蜡加热熔化，再加入去壳的巴豆，文火煮15分钟左右，将巴豆捞出晾干，以巴豆不崩不裂，有薄薄一层黄蜡为宜，成人每次服5粒，以后逐渐增至每次20粒，每日服3次。小儿、老人酌减。

17. 鹅口疮：巴豆1g，西瓜子仁0.5g，共研后加少许香油调匀，揉成小团，敷贴于印堂穴，15秒钟后取下，每日1次，一般连用2次。

18. 牙痛：巴豆1粒，大蒜1枚，共捣为膏，取膏少许用棉花包裹塞于痛牙同侧耳中，8小时换药1次，一般3~5分钟即止痛，连用2~3次可愈。

19. 龋齿：川椒6g，研末过筛，巴豆1粒去壳捣烂，上药以饭和为丸，如油菜子大，晾干，每一蛀孔用棉裹1丸置入，每日2次。

20. 白喉：巴豆去壳研末，与朱砂各取0.5g，置于普通膏药中心，贴于患者两眉之间，8小时后除去，可见局部出现红斑，继之出现水泡，涂以1%龙胆紫，每日后即干枯自愈，每例只贴1次。并加用青霉素20~40万单位肌注，0.5~1万单位随蒸气吸入，每日2次至伪膜消失。

21. 寒癖宿食，久饮不消，便秘：巴豆仁1升，清酒5升。煮三日三夜，研，令大熟，合酒微火煎之，丸如胡豆大，每服1丸，水下，欲吐者服2丸。

22. 腹大动摇水声，皮肤黑，名曰水臌：巴豆丸10枚（去皮心），杏仁60枚（去皮尖）。并熬令黄，捣和之，服如小豆大1枚，以水下为度，勿饮酒。

23. 夏月水泻不止：大巴豆1粒（去壳）。上以针刺定，灯上烧存性，研末，化蜡和作1丸，水下，食前服。

24. 小儿下痢赤白：巴豆（煨熟，去油）3g，百草霜6g（研末），飞罗面煮糊丸，黍米大，量人用之。赤用甘草汤，白用米汤，赤白用姜汤下。

25. 小儿痰喘：巴豆1粒，杵烂，绵裹

塞鼻，痰即自下。

26. 一切恶疮：巴豆30粒，麻油煎黑，去豆，以油调雄黄、轻粉末，频涂取效。

【不良反应及注意事项】本品具有强烈的毒性，其含巴豆毒蛋白及巴豆油。巴豆毒蛋白是一种细胞原浆毒，能溶解红细胞，并使局部细胞坏死；巴豆油系一种峻泻剂，对胃肠道黏膜具有强烈的刺激和腐蚀作用，可引起恶心、呕吐与腹痛，重则发生出血性胃肠炎，大便内可带血和黏膜。对肾亦有刺激作用。皮肤接触巴豆油后，能引起急性皮炎。中毒表现：症状为咽喉肿痛、呕吐、肠绞痛、腹泻，甚则腐蚀肠壁，出现霍乱样、米汤样大便，头痛、眩晕、皮肤冷湿、脱水，呼吸或循环衰竭而死亡。外用巴豆霜可产生接触性皮炎，局部烧灼成脓疱状红疹，水泡等症状。救治：早期可洗胃；服蛋清及活性炭；静脉滴注葡萄糖盐水；给予微温的流汁饮料；腹剧痛可注射吗啡阿托品；如面色青紫可给氧，注射呼吸兴奋剂；出现休克可闻稀氨水，针刺疗法等对症治疗。

孕妇及体弱者忌服。不宜与牵牛子同用。

◆巴戟天

【来源】本品为茜草科植物巴戟天的干燥根。全年均可采挖，洗净，除去须根，晒至六、七成干，轻轻捶扁，晒干。

【别名】鸡肠风、鸡眼藤、三角藤。

【性味归经】味甘、辛，性微温。归肾、肝经。

【功能主治】补肾阳，强筋骨，祛风湿。主治：阳痿遗精、宫冷不孕、月经不调、少腹冷痛、风湿痹痛、筋骨痿软。

【用法用量】煎服，3~9g。

【炮制】巴戟肉：取净巴戟天，照蒸法蒸透，乘热除去木心，切段，干燥。盐巴戟天：取净巴戟天，照盐蒸法蒸透，乘热除去木心，切段，干燥。制巴戟天：取甘草，捣碎，加水煎汤，去渣，加入净巴戟天拌匀，照煮法煮透，乘热除去木心，切段，干燥。每100kg巴戟天，用甘草6kg。

【化学成分】根含蒽醌类成分：甲基异茜草素，甲基异茜草素-1-甲醚，大黄素甲醚，2-羟基甲基蒽醌等，还含环烯醚萜成分：水晶兰苷，四乙酰车叶草苷。又含葡萄糖，甘露糖，β-谷甾醇，棕榈酸等。根皮含锌、锰、铁、铬等23种元素。

【药理作用】

①增加体重及抗疲劳作用。②抑制小鼠胸腺萎缩，增加血中白细胞数作用。③降压作用。④抗炎作用。

【毒理作用】巴戟天水煎液用药浓度250g/kg体重时，未见动物死亡，对大肠杆菌SOS应答系统无明显影响。

【配伍效用】

巴戟天配伍杜仲：巴戟天助肾阳、祛风湿；杜仲补肝肾、强筋骨。二者相须为用，有补肾气、祛风湿、强筋骨之功效，用于治疗肾虚腰腿疼痛或痿软无力等症。

巴戟天配伍肉苁蓉：巴戟天辛甘而温，温肾助阳、祛风除湿；肉苁蓉甘咸而温，质润性柔，补肾壮阳、润燥益精、润肠通便。二者合用，其温肾壮阳之功效更著，用于治疗肾阳虚衰之阳痿、不育、腰膝冷痛以及阳虚便秘。

巴戟天配伍山茱萸：巴戟天补肾助火；山茱萸益肝肾而固精。二者伍用，有助肾阳、固下元之功效，用于治疗肾阳不足、下元虚衰之阳痿、遗精、女子虚寒带下等症。

巴戟天配伍菟丝子：巴戟天壮肾阳、暖胞宫；菟丝子补肝肾而固精。二者合用，有壮肾固精之功效，用于治疗肾阳虚之阳痿、遗精、小腹冷痛、崩漏带下。

【方剂选用】

1. 老年性痴呆：山茱萸、茯苓、杜仲各20g，山药、枸杞、石菖蒲各30g，熟地黄、牛膝、肉苁蓉、巴戟天、五味子、大枣各15g，小茴香、远志各10g，干姜6g。水煎服，日1剂，3周为1疗程。

2. 女性更年期综合征：仙茅、仙灵脾、巴戟天、杜仲各10g，肉苁蓉20g，生熟地黄各10g。根据其主证可随症加减。

3. 子宫发育不良：熟地黄、白术、当归、枸杞子、炒杜仲各 15g，巴戟肉、肉苁蓉、山萸肉、炒韭子、仙茅各 12g，淫羊藿、肉桂各 10g，蛇床子、制附片各 6g。可随症加味。水煎温服，日 1 剂。连服两月后，改为每月服 6～9 剂，6 个月为 1 疗程（经期停服）。

4. 风冷腰胯疼痛，行步不得：巴戟天 45g，牛膝 90g（去苗），羌活 45g，桂心 45g，五加皮 45g，杜仲 60g（去粗皮，炙微黄，锉），干姜 45g（炮裂，锉）。上药捣罗为末，炼蜜和捣二三百杵，丸如梧桐子大。每于食前，以温酒饮下 30 丸。

5. 小便不禁：益智仁、巴戟天（去心，二味以青盐、酒煮），桑螵蛸、菟丝子（酒蒸）各等份。为细末，酒煮糊为丸，如梧桐子大。每服 20 丸，食前用盐酒或盐汤送下。

6. 妇人子宫久冷，月脉不调，或多或少，赤白带下：巴戟 90g，良姜 180g，紫金藤 480g，青盐 60g，肉桂（去粗皮）、吴茱萸各 120g。上为末，酒糊为丸。每服 20 丸，暖盐酒送下，盐汤亦得。日午、夜卧各一服。

【不良反应及注意事项】火旺泄精，阴虚水乏，小便不利，口舌干燥，四者禁用。

◆双参

【来源】本品为川续断科植物大花双参的根。秋季采挖。

【别名】山苦参、子母参、合合参、童子参、萝卜参、羊蹄参、青阳参、合包参。

【性味】味甘、微苦，性平。

【功能主治】益肾，活血调经。主治：肾虚腰痛、遗精、阳痿、月经不调、不孕、闭经。

【用法用量】内服：煎汤，15～30g。

【炮制】洗净，鲜用或晒干。

【化学成分】根含环烯醚萜苷 A，甲基马钱子苷，马钱子苷酸，当药苷，胡萝卜苷；含三萜皂苷：大花双参皂苷 A、B、C。

【药理作用】①抗应激作用：采用常压耐缺氧、耐高温、耐低温、游泳实验，抗应激作用，观察双参对小鼠抗应激作用的影响。结果显示不同剂量的双参均具有明显的抗应激作用。②降血糖作用：双参具有降低试验性糖尿病小鼠血糖的作用，而这种作用可能是由清除自由基及抗脂质过氧化过程实现的。

【方剂选用】

肝炎：双参 30g，蒸猪肝服。

◆双肾子

【来源】本品为兰科植物鹅毛玉凤花的块茎。秋季采挖。

【别名】天鹅蛋、玉凤花根、对对参、双黄参、对人参、腰子七。

【性味归经】味甘、苦，性平。归肺、肾经。

【功能主治】补肾益肺，利湿，解毒。主治：肾虚腰痛、阳痿、肺痨咳嗽、水肿、白带过多、疝气、痈肿疔毒、蛇虫咬伤。

【用法用量】内服：9～30g，或磨汁，或浸酒。外用：适量。

【炮制】洗净，晒干或鲜用。

【方剂选用】

1. 疝气：双肾子 15～30g。水煎服；亦可加小猪睾丸 2 个，煎服。

2. 尿路感染：双肾子叶和茎 15g。水煎服。

3. 虚劳咳嗽：双肾子根配其他药，水煎服；红糖为引。

4. 痈疽疔毒：鲜双肾子根适量甜酒糟少许，捣烂外敷。

5. 毒蛇咬伤：双肾子根，磨水内服；另用鲜根适量，捣烂外敷。

◆双肾藤

【来源】本品为豆科植物鄂羊蹄甲的根或茎叶。野生的秋季挖根，栽培的于栽培 3～4 年后，秋季挖根，晒干；茎叶夏秋采收。

【别名】马蹄、羊蹄藤、羊蹄甲、猪腰藤、马鞍藤、夜关门。

【性味归经】味苦、涩，性平，无毒。归肾、大肠经。

【功能主治】收敛固涩，解毒除湿。主

治：咳嗽咯血、吐血、便血、遗尿、尿频、白带、子宫脱垂、痢疾、痹痛、疝气、睾丸肿痛、湿疹、疮疖肿痛。

【用法用量】内服：10～30g，大剂量可用至60g。外用：适量。

【炮制】鲜用或晒干。

【化学成分】根含香橙素，二氢槲皮素，5，7-二羟基色原酮等。

【药理作用】种子中有特异性的抗N的植物血球凝集素。

【方剂选用】

1. 防治菌痢：双肾藤根（切片）30～60g。水煎服，每天1剂，分2次服。

2. 膀胱疝气：双肾藤、荔枝核、橘核、小茴香、吴茱萸根各适量。炖猪小肚吃。

3. 睾丸肿痛：双肾藤、鸡肾草、木辈子、双肾草、茴香根、气桃子各适量。共炖猪肉吃。

◆水蛭

【来源】本品为水蛭科动物蚂蟥、水蛭或柳叶蚂蟥的干燥体。夏、秋二季捕捉，用沸水烫死，晒干或低温干燥。

【别名】蚂蟥、马蟥、肉钻子。

【性味归经】味咸、苦，性平，有小毒。归肝经。

【功能主治】破血，逐瘀，通经。主治：癥瘕痞块、血瘀经闭、跌打损伤。

【用法用量】煎服，1.5～3g；研末服，0.3～0.5g。以入丸、散或研末服为宜。或以鲜活者放于瘀肿局部吸血消瘀。

【炮制】水蛭：洗净，切段，干燥。烫水蛭：取净水蛭段，照烫法用滑石粉烫至微鼓起。水蛭切段烘箱60℃，1小时烘干至酥脆，取出喷洒适量黄酒，为较科学的炮制方法。

【化学成分】日本医蛭和宽体金线蛭含17种氨基酸，水蛭主要含蛋白质、肝素、抗凝血酶，新鲜水蛭唾液中含水蛭素。含人体必需常量元素和28种微量元素。

【药理作用】①抗凝血和抗血栓形成作用。②降低血脂作用。③终止妊娠作用。④增强心缩力作用。

【毒理作用】

1. 静脉注射或皮下注射纯水蛭素，没有明显的副作用，对血压、心率和呼吸速率都没有影响，无过敏反应，在血浆中也未发现水蛭素的抗原。在4周内，每天给动物水蛭素1mg/kg，与对照组甘露醇相比，水蛭素不影响动物的一般行为，对肝肾无影响。不影响血小板计数和功能，不影响白细胞计数和分化作用，对红细胞系统也无影响。未发现出血现象，无抗体形成，未见病理组织学的变化。静脉注射的 $LD_{50} > 50mg/kg$。

2. 皮下注射给予小鼠的 LD_{50} 为 15.24±2.04g/kg，而有效量（终止妊娠在75%以上）1.25g/kg，是 LD_{50} 的1/2，表明安全范围较大。

【配伍效用】

水蛭配伍芒硝、大黄：水蛭破血逐瘀；芒硝清热泻火软坚；大黄逐瘀通经、泻火解毒。三药合用，有清热泻火、活血软坚之功效，用于治疗热壅血滞之肿毒未化脓者。

水蛭配伍三七末、麝香：水蛭破血逐瘀；三七化瘀止血定痛；麝香活血散结止痛。三药伍用，有散结逐瘀、止血定痛之功效，用于治疗跌打损伤之肿胀疼痛。

水蛭配伍桃仁：二者均有破血逐瘀之功，相须为用，其效更显著，用于治疗瘀血所致之闭经、癥瘕，跌打损伤之肿胀疼痛等。

【方剂选用】

1. 脑出血：水蛭粉，每次3g，1天3次，口服1个月。

2. 血管性头痛：水蛭、白芷、藁本、红花各10g，赤芍、川芎各30g，细辛10g，白附子5g。水煎2次分服，每日1剂。头痛消失后继续服用4剂以上，以巩固疗效。

3. 冠心病：水蛭片（每片含生药0.75g），每次2～4片，每天3次，口服。持续服药20～60天。

4. 肺心病：水蛭粉，每次1g，每日3次，口服。

5. 高脂血症：水蛭粉 3 ~ 5g，每晚开水冲服。30 天为 1 疗程。治疗 25 例，总有效率为 91%。胆固醇平均下降 23.24mg%，三酰甘油平均下降 144.52mg%，β – 脂蛋白平均下降 173.3mg%。

6. 下肢静脉栓塞：生水蛭 4 份，地龙 1 份，共研末备用。每次 3 ~ 5g，每日 3 次，饭后温开水送服。

7. 血栓性静脉炎：水蛭、虻虫、连翘、甘草各 6g，蒲公英、金银花、当归尾各 15g，桃仁 12g，生黄芪 30g。水煎服，每日 1 剂。

8. 急性尿潴留：水蛭 9g，虻虫 6g，大黄 15g，桃仁 12g。随症加味，水煎服，每日 1 剂。

9. 痛经：水蛭 10g，虻虫、大黄各 6g，桃仁 12g，泽兰、丹各 15g，红花、䗪虫、降香、牛膝各 9g。水煎服，每日 1 剂。

10. 卵巢囊肿：生水蛭粉每次 3g，早晚用黄酒冲服。

11. 闭经：水蛭、当归、白芍各 10g，生地黄 12g，川芎 5g。水煎服，每日 1 剂。

12. 急性卡他性结膜炎：活水蛭 3 条，生蜂蜜 6ml。置水蛭于蜂蜜中 6 小时后，将浸液倒入清洁瓶内备用。每日滴眼 1 次，每次 1 ~ 2 滴。

13. 角膜翳、白内障、玻璃体混浊：活水蛭（去腹中垢质）2.5 ~ 3 份，纯蜂蜜 1 份。置水蛭于蜂蜜中 6 ~ 8 小时后滤得棕色透明液，外用点眼，每日 3 ~ 4 次，每次 1 ~ 2 滴。

14. 金疮、跌打损伤及从高坠下、木石所压，内脏瘀血，心腹疼痛，大小便不通，气绝欲死：红蛭（用石灰慢火炒令焦黄色）15g，大黄 60g，黑牵牛 60g。上各为细末，每服 9g，用热酒调下，如人行四、五里，再用热酒调牵牛末 6g 催之，须脏腑转下恶血，成块或成片，恶血尽自愈。

15. 妇人经水不利下，亦治男子膀胱满急有瘀血者：水蛭 30 个（熬）、虻虫 30 个（去翅、足，熬）、桃仁 20 个（去皮、尖）、大黄 90g（酒浸）。上四味为末，以水 1000ml，煮取 600ml，去渣，温服 200ml。

16. 月经不行，或产后恶漏，脐腹作痛：熟地黄 120g，虻虫（去头、翅，炒）、水蛭（糯米同炒黄，去糯米）、桃仁（去皮、尖）各 50 枚。上为末，蜜丸，梧桐子大。每服 5 ~ 7 丸，空心温酒下。

17. 漏下去血不止：水蛭治下筛，酒服 3g 许，日二，恶血消即愈。

【不良反应及注意事项】体弱血虚，无瘀血停聚及孕妇忌服。

◆水芹

【来源】本品为伞形科植物水芹的全草。

【别名】水芹菜。

【性味归经】味辛、甘，性凉。归肺、肝、膀胱经。

【功能主治】清热解毒，利尿，止血。主治：感冒、暴热烦渴、吐泻、浮肿、小便不利、淋痛、尿血、便血、吐血、衄血、崩漏、经多、目赤、咽痛、喉肿、口疮、牙疳、乳痈、痈疽、瘰疬、疔腮、带状疱疹、痔疮、跌打伤肿。

【用法用量】内服：30 ~ 60g 或捣汁。外用：适量，捣成膏或捣汁涂。

【炮制】晾干或鲜用。

【化学成分】翅叶中含缬氨酸，另含 5 – AMP、ADP、ATP、CDP、GDP，5 – UMP、UDP、及 UDP – D – 葡萄糖，UDP – D – 半乳糖，UDP – D – 木糖，UDP – D – 阿拉伯糖的结合物。

【药理作用】①保肝退黄作用。②抗心律失常作用。③降血脂作用。④抗过敏作用。

【方剂选用】

1. 小儿发热，月余不凉：水芹菜、大麦芽、车前子，水煎服。

2. 小便淋痛：水芹菜根，去叶捣汁，井水和服。

3. 小便不利：水芹 9g，水煎服。

4. 小儿霍乱吐痢：水芹叶细切，煮熟汁饮。

5. 痄腮：水芹捣烂，加茶油敷患处。

【不良反应及注意事项】脾胃虚寒者，慎绞汁服。

◆水苏

【来源】本品为唇形科植物水苏、华水苏或毛水苏的全草或根。

【别名】芥蒩、鸡苏、香苏、芥苴、劳蒩、野紫苏、龙脑薄荷。

【性味归经】味辛，性凉。归肺、胃经。

【功能主治】清热解毒，止咳利咽，止血消肿。主治：感冒、痧症、肺痿、肺痈、头风目眩、咽痛、失间、吐血、咯血、衄血、崩漏、痢疾、淋证、跌扑肿痛。

【用法用量】内服：9～15g。外用：适量煎汤或研末撒，或捣敷。

【炮制】净制：除去杂质。炮制：洗净鲜用或晒干。

【药理作用】①促进胆汁分泌。②使妊娠期、妊娠后期、分娩后的子宫收缩加强，张力上升，对未成熟的子宫影响较少；对兔、猫动情期影响较明显。

【方剂选用】

1. 风热头痛，热结上焦，致生风气痰厥头痛：水苏叶150g，皂荚（炙，去皮、子）90g，芫花（醋炒焦）30g。为末，炼蜜丸梧桐子大。每服20丸，食后荆芥汤下。

2. 吐血及下血，并妇人漏下：水苏茎叶煎取汁饮之。

3. 血淋不绝：水苏1握，竹叶1握，石膏2.4g（碎），生地黄1升（切），蜀葵子1.2g（末、汤成下）。以水1200ml，煮取400ml，去渣，和葵子末，分温2服，如人行四、五里久，进1服。

4. 暑月目昏多眵泪：生水苏叶捣烂，生绢绞汁点之。

5. 蛇虺螫伤：水苏叶研末，酒服并涂之。

【不良反应及注意事项】走散真气，虚者宜慎。

◆水苋菜

【来源】本品为千屈菜科植物水苋菜的全草。

【别名】水马桑、水豆瓣、肉矮陀。

【性味归经】味苦，涩，性微寒。归肝、肾经。

【功能主治】散瘀止血，除湿解毒。主治：跌打损伤、内外伤出血、骨折、风湿痹痛、蛇咬伤、痈疮肿毒、疥癣。

【用法用量】15～30g，外用：适量，鲜品捣烂敷患处。

【炮制】晾干或鲜用。

【化学成分】果实中含三十一烷，三十二烷醇，1，30－三十烷二醇和β－谷甾醇－β－D－葡萄糖苷，叶中除含上述三种成分外，还含有并没食子酸和槲皮素。根中含白桦脂酸和羽扇豆醇。

【方剂选用】

1. 水撒病：水苋菜30g，石菖蒲15g。煎水服。

2. 火淋：水苋菜，醪糟煎服。

3. 乳痈：水苋菜、侧耳根、鲜薄荷。捣绒外敷。

4. 咳嗽：水苋菜15g煎水服。

5. 水毒疮（手脚发热）：水苋菜煎水洗。

6. 月经不调，痛经：水苋菜、茜草、益母草，煎汤服。

◆水飞蓟

【来源】本品为菊科植物水飞蓟的瘦果。夏、秋季采收。

【别名】西马利灵、水飞雉、奶蓟、老鼠筋。

【性味】味苦，性凉。

【功能主治】清热利湿，疏肝利胆。主治：慢性肝炎、肝硬化脂肪肝、胆石症、胆管炎。

【用法用量】内服：6～15g，或制成冲剂、胶囊、丸剂。

【炮制】晒干。

【化学成分】本品果中含二氢山柰酚，水飞蓟素，3－羟基水飞蓟莫林，次水飞蓟素等。

【药理作用】①有保肝和治疗肝病的作用。②能对抗肝脏中毒，并有抗 X – 光射线的作用。

【毒理作用】长期服用无不良反应。

【方剂选用】

1. 肝炎：用水飞蓟宾（水飞蓟素、奶蓟素、西利马灵）治疗肝炎，口服每次70～140mg，每日 3 次，至少服 5～6 周，症状改善后，给予维持量，每次 35～70mg，每日 3 次。用糖衣丸（每粒 35mg）亦可。

2. 酒精性肝病：应用水飞蓟宾胶囊治疗酒精性肝病患。

◆水牛角

【来源】本品为牛科动物水牛的角。取角后，水煮，除去角塞，干燥。

【别名】牛角尖、沙牛角。

【性味归经】味苦，性寒。归心、肝经。

【功能主治】清热解毒，凉血，定惊。主治：温病高热、神昏谵语、发斑发疹、吐血衄血、惊风、癫狂。

【用法用量】镑片或粗粉煎服，15～30g，宜先煎 3 小时以上。水牛角浓缩粉冲服，每次 1.5～3g，每日 2 次。

【炮制】牛角片：劈开，用热水浸泡，捞出，镑片，晒干。

【化学成分】水牛角含胆甾醇，强心成分，肽类，角纤维；以及多种氨基酸。

【药理作用】①强心作用。②静脉注射黄牛角煎剂可使凝血时间缩短，血小板数增加。③镇静与抗惊厥作用。

【毒理作用】水牛角浓缩粉按正常人用量的 25～250 倍量给小鼠灌胃，观察 72 小时，均无急性中毒或死亡，可见其毒性很低。从临床应用结果来看，也证实水牛角确实无毒，也无明显的副作用。

【方剂选用】

1. 喉痹肿塞欲死者：水牛角，烧，刮取灰，细筛，和酒服枣许大，水调亦得。又小儿饮乳不快觉似喉痹者，亦取此灰涂乳上，咽下。

2. 石淋，破血：水牛角烧灰，酒服，日 5 服。

3. 血上逆心，烦闷刺痛：水牛角，烧末，酒服。

4. 赤秃发落：水牛角、羊角（烧灰）等分。猪脂调涂。

5. 蜂螫人：水牛角烧灰，苦酒和，涂之。

6. 难治性特发性血小板减少性紫癜：采用水牛角粉治疗，疗程 1～6 年。

7. 慢性肾炎：口服复方水牛角方。组成：水牛角、赤小豆、丹参、益母草、地龙干、甘草，3 个月为 1 疗程。

【不良反应及注意事项】脾胃虚寒者忌用。

◆水龙骨

【来源】本品为水龙骨科植物水龙骨的根茎。

【别名】石蚕、石豇豆、青石莲、青龙骨。

【性味归经】味苦，性凉。归肝、肺经。

【功能主治】清热利湿，活血通络。主治：小便淋浊、泄泻、风湿痹痛、跌打损伤。

【用法用量】内服 15～30g。

【炮制】采得后除去须根及叶片，切段，晒干。

【化学成分】水龙骨根茎中含多种类型的三萜化合物。

【药理作用】抗肝癌作用：制备水龙骨含药血清，用 MTT 法观察细胞增殖情况。结果显示，水龙骨含药血清在体外对人肝癌细胞株 HepG2、SMMC – 7721 均有抑制作用，对 HepG2 的最高抑制率为 87.4%，对 SMMC – 7721 的最高抑制率为 85.9%，抑制肝癌细胞的效果优于含 5 – 氟尿嘧啶血清。

【方剂选用】

1. 病后骨节疼痛：新鲜水龙骨 1 把，熬水，兑烧酒少许洗身上（由上至下）数次。

2. 风火眼，红肿疼痛：水龙骨 60g，加冰糖，水煎，每日早晚饭前各服一次。

3. 荨麻疹：鲜水龙骨根茎 60 ~ 120g，红枣 10 个。水煎服。另取全草一斤煎水，乘热洗浴。

4. 咳嗽：骟鸡尾、爬地香、岩莴苣、水龙骨、石玉簪等的根及生姜各 3g，煎水服；或将药包在鸡或猪肉内，同时炖熟，每晚睡醒后吃一小碗，分 3 ~ 4 次吃完。

5. 急性关节炎：水龙骨根 120g，冰糖少许，水煎服。

6. 肺炎、上呼吸道感染、扁桃体炎、腮腺炎以及局部感染、脓疮等症：从水龙骨中提取水萝卜总脂（收率为 1%），再加工制成每 2ml 含总脂 15mg 的注射剂，每次 2 ~ 4ml，日 2 ~ 6 次，肌注。有的连用 2 天，炎症即消退。

◆水田七

【来源】本品为蒟蒻薯科植物裂果薯的块茎。

【别名】水狗仔、水虾公、屈头鸡、黑冬叶、水萝卜、水槟榔。

【性味】味甘、苦，性凉，有小毒。

【功能主治】清热解毒，止咳祛痰，理气止痛，散瘀止血。主治：感冒发热、痰热咳嗽、百日咳、脘腹胀痛、泻痢腹痛、消化不良、小儿疳积、肝炎、咽喉肿痛、牙痛、痄腮、瘰疬、疮肿、水火烫伤、带状疱疹、跌打损伤、外伤出血。

【用法用量】内服：9 ~ 15g，或研末，每次 1 ~ 2g。外用：适量。

【炮制】晒干备用。

【化学成分】根茎含甾体苦味成分箭根薯酮内酯 A、B、C、D、E、F，另含裂果薯皂苷 A、B 和豆甾醇 3 - O - β - D - 吡喃葡萄糖苷。

【不良反应及注意事项】孕妇忌用。本品有毒，服用过量易致吐泻，严重者会引起大量出血。

◆水仙根

【来源】本品为石蒜科植物水仙的鳞茎。

【别名】水仙球根、水仙头。

【性味归经】味苦、微辛，性寒，有毒。归心、肺经。

【功能主治】清热解毒，散结消肿。主治：痈疽肿毒、乳痈、瘰疬、痄腮、鱼骨梗喉。

【用法用量】外用：捣敷或捣汁涂。

【炮制】五月初收根，以童尿浸一宿，晒干，悬火暖处。

【化学成分】鳞茎含水仙葡配甘露聚糖、石蒜碱、多花水仙碱、淀粉、鳞及蛋白质。

【药理作用】①坠胎作用。②抗肿瘤作用。③抗病毒作用。

【毒理作用】粗浸剂灌胃能使鸽呕吐，狗每天肌注 16mg/kg，共 10 天，第 1、2 天均有呕吐，以后即能耐受，中间死亡 1 只，另 2 只停药后观察 1 个多月未见异常，中毒症状为活动减少，食欲及体重明显下降，1 及 4mg/kg 者则无明显表现。用药狗末梢血液中白细胞总数均有明显增加，且能维持较长时间，而一般抗肿瘤药多使白细胞数降低。小鼠腹腔注射总生物碱半数致死量为 182mg/kg，亚急性试验（每天腹腔注射 1 次，共 10 天），大鼠为 23mg/kg，小鼠为 59mg/kg。

【方剂选用】

流行性腮腺炎：取水仙根 1 个（以个大、内心充实者为佳），捣成泥状，将利巴韦林 8 片、阿莫西林胶囊 3 粒共同研末，倒入水仙泥中，搅拌均匀，敷在腮腺肿胀处，剪一块比敷药面积略大的食品保鲜膜覆盖后，再用纱布及胶布固定。每天早晚各换药一次，直至痊愈。

【不良反应及注意事项】阴虚及痈疮已溃禁用，本品有毒不宜内服。

◆水菖蒲

【来源】本品为天南星科植物菖蒲的根茎。

【别名】泥菖、水蒌、水宿、茎蒲、白蒻、溪荪、土菖蒲。

【性味归经】味辛、苦，性温。归心、

肝、胃经。

【功能主治】 化痰开窍，除湿健胃，杀虫止痒。主治：痰厥昏迷、中风、癫痫、惊悸健忘、耳鸣耳聋、食积腹痛、痢疾泄泻、风湿疼痛、湿疹、疥疮。

【用法用量】 内服：3～6g，或入丸、散。外用：适量，煎水或研末调敷。

【炮制】 取原药材，除去杂质，洗净，用清水浸泡2～4小时捞出闷润至透，切片，晒干或烘干，筛去灰屑。

【化学成分】 根茎、根、叶均含挥发油，鲜根茎的挥发油中，主成分为：顺式甲基异丁香油酚，菖蒲大牻牛儿酮，异菖蒲烯二醇，菖蒲混烯；还含少量的芳樟醇，樟脑，龙脑，α-松油醇等。

【药理作用】 ①抗心律失常。②平喘、镇咳祛痰作用。③对平滑肌的解痉作用。④抗菌作用。⑤抗性腺作用。

【毒理作用】 大鼠妊娠第6日起灌胃α-细辛脑20.6mg/kg/天或61.7mg/kg/天，连续10天，胎鼠外观、身长、体重、内脏及骨骼均未发现异常。但剂量增至185.2mg/kg/天，给药7天，体重增长受到明显抑制，大鼠不孕率和胚胎吸收率增加，提示对孕鼠有一定毒性。α-细辛脑对鼠伤寒沙门菌TA98有致突变作用，大鼠灌胃α-细辛脑使骨髓染色体畸变率显著上升，但小鼠骨髓微核试验阴性。β-细辛脑对鼠伤寒沙门菌有致突变作用，也可引起人类淋巴细胞染色体畸变。含β-细辛脑为主的水菖蒲挥发油可引起大鼠十二指肠恶性肿瘤。1971年美国食品和药物管理局宣布β-细辛脑具致癌性。大鼠腹腔注射AC-E的半数致死量为221mg/kg，小鼠腹腔注射α-细辛脑半数致死量为332.5mg/kg，豚鼠腹腔注射AC-E 0.1ml/kg/天，每星期6次，连续6星期，未见明显中毒症状。另有报道小鼠腹腔注射α-细辛脑LD_{50}为310mg/kg，胃肠给药时半数致死量为417.6mg/kg。

【方剂选用】

1. 汗痰热惊厥，神识不清者：水菖蒲可与川连、天竺黄、石决明、钩藤等配伍，以息风豁痰，清心开窍；如痰火上扰，心神不宁，惊悸健忘，则与远志、茯神、龙骨等宁心安神药配伍。

2. 癫痫猝发：可与全蝎、白附子、天南星等定痫祛痰药同用。水菖蒲还具芳香化浊，行气健胃之功，故也用于湿浊中阻之胃脘痛，胸腹痞闷，食少，苔腻等症，常与藿香、豆蔻、陈皮等配用，有行气除壅，宽中醒胃的功效。

3. 急性菌痢及肠炎：水菖蒲单味研末装入胶囊服，有较好的疗效。

4. 慢性气管炎咳嗽痰多：水菖蒲单味煎服或研末服。

◆水蜈蚣

【来源】 本品为莎草科植物水蜈蚣带根茎的全草。

【别名】 金钮草、三荚草、散寒草、球子草、疟疾草、斜草。

【性味归经】 味辛、微苦、甘，性平。归肺、肝经。

【功能主治】 疏风解毒，清热利湿，活血解毒。主治：感冒发热头痛、急性支气管炎、百日咳、疟疾、黄疸、痢疾、乳糜尿、疮疡肿毒、皮肤瘙痒、毒蛇咬伤、风湿性关节炎、跌打损伤。

【用法用量】 内服：15～30g，鲜品30～60g，或捣汁，或浸酒。外用：适量，捣敷。

【炮制】 5～9月采收，洗净，鲜用或晒干。

【化学成分】 全草含挥发油，牡荆素等黄酮类。

【方剂选用】

1. 时疫发热：水蜈蚣、威灵仙，水煎服。

2. 赤白痢疾：鲜水蜈蚣全草30～45g，酌加开水和冰糖15g，炖1小时服。

3. 疮疡肿毒：水蜈蚣全草、芭蕉根。捣烂，敷患处。

4. 跌打伤ণ：水蜈蚣500g。捣烂，酒120g冲。滤取酒60g内服，渣炒热外敷痛处。

5. 疟疾：水蜈蚣 30g，水煎，于疟发前 4 ~ 8 小时服或取水蜈蚣全草连根（晒至半干）60 ~ 90g，水煎 3 ~ 4 小时。于疟疾发作前 2 小时或前 1 天顿服，连服 3 天。

6. 小儿口腔炎：水蜈蚣根茎 30g，水煎，冲蜂蜜服。

7. 乳糜尿：取干水蜈蚣根茎、桂圆各 60g，水煎服，每天 1 剂，或代茶，连服 15 天。

8. 菌痢：取水蜈蚣、白粉藤（即独角乌桕）各 30g，水煎分 2 次服（重症可每日 2 剂）。

9. 慢性气管炎：取水蜈蚣 1 斤，香叶树根、叶各半斤，加水 1000ml 蒸馏，取中段蒸馏液 500ml，日服 3 次，每次 20ml，10 天为 1 疗程。本药具有一定的镇咳、平喘、祛痰作用，疗效多在服药后 2 ~ 4 天出现，副作用轻微。但远期疗效欠佳，停药后易复发。有将剂量增至每次 30ml，以 20 天为 1 疗程，有效率显著提高。

◆水红花子

【来源】本品为蓼科植物红蓼的干燥成熟果实。秋季果实成熟时割取果穗，晒干，打下果实，除去杂质。

【别名】东方蓼、天蓼、狗尾巴花、狼尾巴花。

【性味归经】味咸，性微寒。归肝、胃经。

【功能主治】散血消癥，消积止痛。主治：癥瘕痞块。瘿瘤肿痛、食积不消、胃脘胀痛。

【用法用量】15 ~ 30g，外用：适量，熬膏敷患处。

【炮制】水红花子应炮制后入药为好，但不同炮制方法的爆花率各有不同，有研究采用了不同炮制方法对水红花子的爆花率进行了比较，证实在缓慢加热至高温高压下爆花率较高。

【化学成分】荭草种子含淀粉 41.51%。

【药理作用】①抗肿瘤作用。②抑菌作用。③利尿作用。④抗氧化作用。⑤对免疫性肝损伤小鼠肝功能的影响。

【毒理作用】水红花子的急性毒性试验 LD_{50} 为 93.37 ± 13.9g/kg，毒性甚小。

【方剂选用】

1. 腹中痞积：水红花子一碗，以水三碗，用文武火熬成膏，量痞大小摊贴，仍以酒调膏服。忌荤腥油腻。

2. 慢性肝炎，肝硬化腹水：水红花子 15g，大腹皮 12g，黑丑 9g，水煎服。

3. 脾肿大，肚子胀：水红花子 1 斤，水煎熬膏。每次一汤匙，每日 2 次，黄酒或开水送服。并用水红花子膏摊布上，外贴患部，每天换药一次。

4. 瘰疬，破者亦治：水荭子不以多少，微炒一半，余一半生用，同为末，好酒调 6g，日三服，食后夜卧各一服。

【不良反应及注意事项】凡血分无瘀滞及脾胃虚寒者忌服。

◆丹参

【来源】本品为唇形科植物丹参的根及根茎。春栽春播于当年采收；秋栽秋播于第 2 年 10 ~ 11 月地上部枯萎或翌年春季萌发前将全株挖出，除去残茎叶，摊晒，使极软化，抖去泥沙（忌用水洗），运回晒至 5 ~ 6 成干。把根扞拔，再晒 8 ~ 9 成干，又扞一次，把须根全部扞断晒干。

【别名】赤参、紫丹参、红根、血参根。

【性味归经】味苦，性微寒。归心、心包、肝经。

【功能主治】活血祛瘀，调经止痛，养血安神，凉血消痈；外用解毒敛疮。主治：妇女月经不调、痛经、经闭、产后瘀滞腹痛、心腹疼痛、癥瘕积聚、热痹肿痛、跌打损伤、热入营血、烦躁不安、心烦失眠、痈疮肿毒。

【用法用量】煎服，5 ~ 15g，活血化瘀宜酒炙用。

【炮制】拣净杂质，除去根茎，洗净，捞出，润透后切片，晾干。炒丹参：取丹参片放入锅内，以文火炒至微有焦斑为度，取出，放凉。《品汇精要》：去芦，锉碎用。

【化学成分】丹参的化学成分为脂溶性和水溶性两部分，前者为丹参酮类，主要有丹参酮Ⅰ、丹参酮ⅡA、丹参酮ⅡB、隐丹参酮、羟基丹参酮、丹参羟基酯、二氢丹参酮Ⅰ以及异丹参酮Ⅰ、异丹参酮Ⅱ、异隐丹参酮、二氢异丹参酮；后者主要为酚酸类，包括丹参素、原儿茶醛和丹参酸甲、乙、丙。

【药理作用】①扩张血管及抗血栓形成的作用。②对心肌的保护作用。③对内皮细胞的保护作用。④防治心肌梗死作用。⑤抗心律失常作用。⑥改善微循环作用。⑦抗肿瘤作用。⑧保护肝脏作用。⑨抗菌消炎作用。⑩保护呼吸系统作用。

【毒理作用】丹参煎剂给小鼠腹腔注射43g/kg，48小时1次腹腔注射内未见动物死亡，而64g/kg组10只动物死亡2只。丹参水提醇溶部分，小鼠1次腹腔注射的半数致死量为80.5±3.1g生药/kg，丹参或复方丹参注射液，小鼠腹腔注射的半数致死量分别为136.7±3.8g/kg和61.5g±5.3/1g。（以生药含量计）；家兔每日腹腔注射丹参注射液2.4g/kg或复方丹参注射液3g/kg，连续14日，未见中毒性反应，动物血象、肝肾功能和体重等均无异常改变，实质性脏器除明显充血外，未见特殊变化。另外，小鼠每日灌胃2%丹参酮混悬溶液0.5ml，连续14日，大鼠每日灌胃2.5ml，连续10日，亦未见毒性。

【配伍效用】

丹参配伍丹皮：丹参味苦微寒，活血祛瘀、凉血消痈、养血安神；丹皮苦辛性凉，清热凉血、和血消瘀。丹参功擅活血化瘀、祛瘀生新；丹皮长于凉血散瘀，除阴分伏火。二者伍用，共奏清热凉血、活血祛瘀之功效，用于治疗热入营血之斑疹热毒、吐血、衄血、下血、皮下瘀斑；热壅血瘀之经闭、痛经、月经不调、腹中包块以及阴虚发热、低热不退、夜热早凉等症。

丹参配伍三七　丹参活血化瘀、凉血消痈止痛，化瘀而不伤正；三七止血散瘀、消肿定痛。二者伍用，共奏活血化瘀、通络消肿止痛之功效，用于治疗心腹疼痛、胸痹、癥瘕等因血瘀所致者以及跌打损伤之肿胀疼痛。

丹参配伍生地黄、黄连：丹参安神除烦而凉血；生地黄清热养阴而生津；黄连清心除烦。三者伍用，共奏清热除烦安神、养阴生津之功效，用于治疗阴虚生热之手足心热、口渴、心烦失眠等症。

丹参配伍五味子：丹参安神除烦而凉血；五味子宁心安神而生津。二者伍用，有安神除烦、凉血生津之功效，用于治疗心经有热所致之心烦失眠等。

丹参配伍香附：丹参活血祛瘀、凉血消痈、止痛、养血安神；香附疏肝理气、调经止痛。二者伍用，有疏肝解郁、活血通络、调经止痛之功效，用于治疗肝郁不舒、气滞血瘀之胸胁疼痛、月经不调、痛经等。

【方剂选用】

1. 脑血管病：丹参、川芎、红花、赤芍、降香按2∶1∶1∶1∶1的比例配伍，制成注射液，每支5ml（含生药10g），每次5~10ml，溶于5%~10%的葡萄糖注射液250ml中，静脉滴注，每日1次，10次为1疗程。

2. 高脂血症：丹参45kg，山楂22.5kg，草决明42.5kg，粉碎，水煎3次，浓缩成膏，放冷至60℃，入草决明粉2.5kg制片，每片含浸膏0.25g，相当于生药2.9g，每次2~4片，日服3次，4周为1疗程，可连用3个疗程。

3. 传染性肝炎：丹参9g，当归9g，桃仁9g，郁金9g，每日1剂，水煎分2次服。1~2个月为1疗程。

4. 肝脾肿大：丹参30~50g，当归15~30g，川芎9~15g，柴胡9~15g，青皮9~12g，炒三棱9~15g，莪术9~15g，水煎2次，浓缩至300ml，晚上空腹服1次，15天为1疗程。

5. 肾炎：丹参20~30g，当归15~

20g，川芎 15~20g，益母草 30g，赤芍15~
20g，水煎服，每日 1 剂。

6. 外伤性颅内血肿：丹参 15g，麝香
0.06g，川芎 6g，血竭 6g，赤芍 9g，桃仁
9g，红花 9g，乳香 9g，没药 9g，三棱 9g，
莪术 9g，香附 9g，土鳖虫 9g，麝香、血竭
另包冲服，其他药物水煎，每日 1 剂，分
3~4 次口服。

7. 外伤性胸胁痛：丹参 20g，当归尾、
大黄各 15g，乳香、没药各 10g，三七末
（冲服）3g。水煎 2 次，分早、中、晚 3 次
服。加减：右胸胁痛加青皮 10g，左胸胁痛
加丝瓜络 10g，身体壮实者加三棱、莪术、
桃仁、红花各 10g，年老体弱者改当归尾为
全当归。

8. 心腹诸痛，属半虚半实者：丹参
30g，白檀香、砂仁各 4.5g。水煎服。

9. 妇人经脉不调，或前或后，或多或
少，产前胎不安，产后恶血不下并治之，
兼治冷热劳，腰脊痛，骨节烦疼：丹参
（去芦）不以多少，为末。每服 6g，酒调
下，经脉不调食前，冷热劳无时。

10. 妊娠胎堕，下血不止：丹参 360g，
细切，以清酒五升，煮取三升，温服一升，
日三。

11. 妇人乳肿痛：丹参、芍药各 60g，
白芷 30g。上三味，以苦酒渍一夜，猪脂六
合，微火煎三上下，膏成敷之。

12. 小儿汗出中风，身体拘急，壮热苦
啼：丹参 15g，鼠粪三七枚（微炒）。上
药，捣细罗为散。每服，以浆水调下 1.5g，
量儿大小，加减服之。

【不良反应及注意事项】药物不良反应
发生的时间长短不一致，有些用药 5~10
分钟后即发生，有些药后几小时发生，有
些反复多次用药后发生。但较严重的 ADR
（如过敏性休克、死亡等）发生较迅速，一
般用药 5~100 分钟即发生。反藜芦。孕
妇慎用。无瘀血者慎服。

◆开口箭
【来源】本品为百合科植物开口箭及剑
叶开口箭的根茎。全年均可采收。

【别名】牛尾七、岩七、竹根七。

【性味】味苦、辛，性寒，有毒。

【功能主治】清热解毒，祛风除湿，散
瘀止痛。主治：白喉、咽喉肿痛、风湿痹
痛、跌打损伤、胃痛、痈肿疮毒、毒蛇咬
伤、狂犬咬伤。

【用法用量】内服：煎服，1.5~3g；
研末，0.6~0.9g。外用：适量，捣敷。

【炮制】除去叶及须根，洗净，鲜用或
切片晒干。

【化学成分】同属植物橙花开口箭 Tu-
pistra aurantiaca Wall. ex Bak. 根含螺甾烷皂
苷元：3-表罗斯考皂苷元，3-表-新罗
斯考皂苷元，25（27）-螺甾烯四醇 A~
C 等。

【药理作用】①抗炎作用。②抗菌作
用。③抗肿瘤作用。④抗内毒素作用。⑤
免疫调节作用。⑥祛痰作用。

【不良反应及注意事项】本品有毒，用
至 9g 曾有中毒报告，故用量不可过大。中
毒时可见头痛、眩晕、恶心、呕吐等症状，
需立即停药，及时抢救。

◆止血藤
【来源】本品为葡萄科植物乌蔹莓的全
草或根。夏、秋季割取藤茎或挖出根部。

【别名】乌蔹莓、五爪龙、五爪龙草、
乌蔹草、五叶藤。

【性味归经】味苦、酸，性寒。归心、
肝、胃经。

【功能主治】清热利湿，解毒消肿。主
治：热毒痈肿、疔疮、丹毒、咽喉肿痛、
蛇虫咬伤、水火烫伤、风湿痹痛、黄疸、
泻痢、白浊、尿血。

【用法用量】内服：煎汤，15~30g；
浸酒或捣汁饮。外用：适量，捣敷。

【炮制】除去杂质，洗净，切段，晒干
或鲜用。

【化学成分】全草含挥发油 0.005%，
内有：樟脑，香桧烯，β-波旁烯，别香橙
烯，β-榄烯，γ-和 δ-荜澄茄烯等。根
中预试含生物碱、鞣质、淀粉、树胶、黏
液质等。果皮中含乌蔹色苷即是飞燕草素

－3－对香豆酰槐糖苷－5－单葡萄糖苷。

【药理作用】①抗菌作用。②抗病毒作用。③抗炎作用。④促血栓形成作用。

【毒理作用】乌蔹莓水煎醇沉液及醇提液腹腔注射对小鼠的半数致死量分别为51.12g/kg及102.8g/kg。

【方剂选用】

1. 发背、臀痈、便毒：止血藤全草水煎二次过滤，将两次煎汁合并一处，再隔水煎浓缩成膏，涂纱布上，贴敷患处，每日换一次。

2. 无名肿毒：止血藤叶捣烂，炒热，用醋泼过，敷患处。

3. 臁疮：鲜止血藤叶，捣烂敷患处，宽布条扎护，每日换一次。或晒研末，每药末30g，同生猪脂90g，捣成膏，将膏摊纸上，贴敷患处。

4. 喉痹：马兰菊、止血藤、车前草各1握。上三物，杵汁，徐徐饮之。

5. 肺痨咳血：止血藤根9～12g，煎服。或加侧柏、地榆、青石蛋各9g，同煎服。

6. 风湿关节疼痛：止血藤根30g，泡酒服。

7. 小便尿血：止血藤阴干为末，每服6g，白汤下。

8. 白浊，利小便：止血藤根捣汁饮。

9. 毒蛇咬伤，眼前发黑，视物不清：鲜止血藤全草捣烂绞取汁60g，米酒冲服。外用鲜全草捣烂敷伤处。

10. 蜂蜇伤：止血藤鲜叶，煎水洗。

11. 跌打损伤：止血藤捣汁，和童尿热酒服之，取汗。

12. 跌打接骨：止血藤根晒干，研末，用开水调红糖包患处。

13. 项下热肿（俗名蛤蟆瘟）：用止血藤捣烂敷涂。

14. 乳痈、恶疮初起：用止血藤的藤或根1把，生姜1块。一起捣烂，加好酒一碗，绞取汁，热服令发汗，同时以药渣敷患处。方中的生姜，用大蒜代亦可。

【不良反应及注意事项】孕妇慎用。

◆化橘红

【来源】本品为芸香科植物化州柚或柚的未成熟或近成熟的干燥外层果皮。前者习称"毛橘红"，后者习称"光七爪""光五爪"。

【别名】化州桔红、毛橘红、光七爪、光五爪。

【性味归经】味辛、苦，性温。归肺、脾经。

【功能主治】散寒，燥湿，利气，消痰。主治：风寒咳嗽，喉痒痰多，食积伤酒，呕恶痞闷。

【用法用量】内服：煎汤，3～10g。

【炮制】拣去杂质，刷净，用时擘碎。蜜制：取蜂蜜文火炼老，加水适量，再将橘红碎块倒入，拌匀，炒至微黄色时，出锅，摊开晾凉，每100kg橘红，加入蜂蜜18.75kg。

【化学成分】柚的外果皮含挥发油，主成分为柠檬醛，牻牛儿醇，芳樟醇，邻氨基苯甲酸甲酯等。又含蛋白质，脂肪，糖类，胡萝卜素，维生素B_1、B_2、C，烟酸，钙，磷。

【药理作用】①抗炎作用。②抗氧化作用。③细胞保护作用。④具有降低血小板聚集，增快血流等作用。

【毒理作用】柚皮苷毒性很小，以1%含量的柚皮苷食物喂饲大鼠200日，未见毒性反应。

【方剂选用】

1. 痰饮为患，或呕吐恶心，或头眩心悸，或中不快，或发为寒热，或因食生冷，脾胃不和：半夏（汤洗七次）、橘红各150g；白茯苓90g，甘草（炙）45g。

2. 痰喘：化橘红、半夏各15g，川贝9g。共研末，每服6g，开水送下。

3. 支气管炎：过江龙30g，化橘红15g，杏仁9g，水煎服。

【不良反应及注意事项】气虚及阴虚有燥痰者不宜服。

◆月季花

【来源】本品为蔷薇科植物月季花的

花。夏、秋季选晴天采收半开放的花朵，及时摊开晾干，或用微火烘干。

【别名】日日春、日日草、时钟花。

【性味归经】味甘，性温，无毒。归肝、肾经。

【功能主治】活血调经，解毒消肿。主治：月经不调、痛经、闭经、跌打损伤、瘀血肿痛、瘰疬、痈肿、烫伤。

【用法用量】煎服，2～5g，不宜久煎。亦可泡服，或研末服。外用：适量。

【炮制】净制：取原材料，除去杂质。炮制：取净制材料晾干，或微火烘干即可。

【化学成分】花含挥发油，其成分与玫瑰油相似，大部分为萜醇类化合物，主要为牻牛儿醇、橙花醇、香茅醇及其葡萄糖苷。另含没食子酸、槲皮苷、鞣质、色素等。

【药理作用】①抗氧化作用。②抗真菌作用。③增强机体免疫机能。④抑制肿瘤作用。

【方剂选用】

1. 月经不调：鲜月季花每次10g，开水泡服，连服数次。

2. 肺虚咳嗽咯血：月季花合冰糖炖服。

3. 筋骨疼痛，脚膝肿痛，跌打损伤：月季花瓣干研末，每服3g，酒冲服。

4. 产后阴挺：月季花30g炖红酒服。

5. 隐性冠心病：用鲜月季花30g，洗净加冰糖或蜂蜜，沸水冲泡，加盖，待水温稍降即频频饮服，可续冲3遍，上下午各1料，每日总冲水量约800～1000ml。

6. 无名肿痛：用黄酒冲服干月季花粉，同时可将月季花嫩叶捣烂敷患处。

7. 缓解经期腹痛：用月季花根50g，鸡冠花5g，益母草9g，煎水炖蛋吃可缓解经期腹痛。

【不良反应及注意事项】用量不宜过大，多服久服可引起腹痛及便溏腹泻，孕妇慎服。

◆火麻仁

【来源】本品为桑科植物大麻的干燥成熟果实。秋季果实成熟时采收，除去杂质，晒干。

【别名】大麻仁、麻仁、麻子。

【性味归经】味甘，性平。归脾、胃、大肠经。

【功能主治】润肠通便。主治：血虚津亏、肠燥便秘。

【用法用量】煎服，10～15g，打碎入煎。

【炮制】火麻仁：除去杂质及果皮。炒火麻仁：取净火麻仁，照清炒法炒至微黄色、有香气。

【化学成分】种子含胡芦巴碱，L－右旋异亮氨酸三甲铵乙内酯。含脂肪油约30%，其中亚油酸59.7%～62.9%、亚麻酸14.7%～17.4%、油酸8.4%～14.8%，还含玉蜀黍嘌呤。

【药理作用】①降压作用。②致泻作用。③火麻仁有明显阻止大鼠血清胆固醇升高的作用。④抗疲劳、免疫调节作用。⑤抗氧化作用。

【毒理作用】食一定数量之火麻仁（炒熟者），可发生中毒。大多在食火麻仁后1～2小时内发病，最长12小时，中毒程度之轻重与进食量的多少成正比。临床症状表现为恶心、呕吐、腹泻、四肢发麻、烦躁不安、精神错乱、手舞足蹈、脉搏增速、瞳孔散大、昏睡以致昏迷。解救方法：经洗胃、补液及一般对症治疗，均在1～2天内症状先后消失而愈，无1例死亡。

火麻仁油未显示有遗传毒性作用及亚慢性毒性。火麻仁油的急性毒性、遗传毒性和亚慢性毒性，采用急性毒性试验、小鼠骨髓细胞微核试验、Ames试验、小鼠精子畸形试验和大鼠90d喂养试验对火麻仁油的安全性进行评价，结果显示，火麻仁油对雌雄性大、小鼠经口LD_{50}均大于每公斤体重21.5g，属无毒类。3项致突变实验均未显示出致突变性，大鼠90d喂养实验各项结果均未见明显毒性，未观察到有害作用剂量水平为每公斤体重10.0g。

【配伍效用】

火麻仁配伍当归、熟地黄、杏仁：火

麻仁润肠通便；当归、熟地黄养血滋阴润燥；杏仁降气润肠。四药伍用，有滋阴养血、润肠通便之功效，用于治疗年老津枯、病后津伤或产后血虚所引起的肠燥便秘。

火麻仁配伍栝楼仁：二者均入胃与大肠经，有润燥滑肠之功。但火麻仁兼入脾经，有补益作用，治疗因脾虚不能为胃行其津液之便秘较佳；栝楼仁兼入肺经，治疗肺燥及大肠滞涩之便秘为宜。二者合用，可增强润肠通便之功效，用于治疗肠燥胃热、津液不足之大便秘结。

火麻仁配伍苏子：火麻仁润燥滑肠，并有一定的滋养补虚作用，适用于大肠津虚便秘；苏子下气降逆、利膈宽肠。二者伍用，其养血润燥、降气通便之功效更著，用于治疗产后、病后体弱以及老年血虚之肠燥便秘。

【方剂选用】

1. 期前收缩：炙甘草 15g，人参 6g（党参 20g），生地黄 30g，火麻仁、桂枝、麦冬、生姜、阿胶（烊）各 9g，大枣 6 枚。除阿胶外其余药加水煎取汁，加入清酒 10ml，另将阿胶略加开水炖化，分 3 次入药，汁搅匀服，1 剂 3 次，1 天服完。也可随症加减。

2. 单纯性肥胖："消胖灵"每次 1 ~ 2 袋，每日服 3 次，药物组成为：决明子 30g，泽泻、郁李仁各 15g，火麻仁、山楂各 10g。"减肥茶"每次 10g，每日 1 ~ 3 次，开水冲服。药物组成为：番泻叶、桃仁、猪苓、枳壳、黄芪各 10g。30 天为 1 疗程。

3. 大便不通：火麻仁，以米杂为粥食之。

4. 大渴，每日食数斗，小便赤涩：火麻子约 15g，水 600ml，煮 3 ~ 4 沸，取汁饮之。

5. 风水腹大，脐腰重痛，不可转动：火麻仁半升，碎，水研滤取汁，米二合，以火麻仁汁煮作稀粥，着葱、椒、姜、豉，空心食之。

6. 五淋，小便赤少，茎中疼痛：火麻仁 1 升，杵研，滤取汁二升，和米三合，煮粥，着葱、椒及熟煮，空心服之。

7. 妇人月水不利，或至两三月、半年、一年不通者：桃仁 2 升，火麻仁 2 升，合捣，酒一斗，渍一宿，服一升，每日三次。

8. 小儿头面疮疥：火麻仁 5 升末之，以水和绞取汁，与蜜和敷之。

9. 小儿赤白痢，体弱不堪，困重者：火麻仁一合，炒令香熟，末服 3g，蜜、浆水和服。

【不良反应及注意事项】火麻仁食入量大，可引起中毒，80 ~ 120g 为火麻仁的中毒剂量。症状为恶心、呕吐、腹泻、四肢麻木、烦躁不安、精神错乱、昏迷、瞳孔散大等，多在食用后 1 ~ 2 小时内发病，如服用后感觉不适，应尽快就医。另外，孕妇、习惯性流产或脾胃虚弱的人，禁用火麻仁及含有火麻仁的药物。

◆孔石莼

【来源】本品为石莼科植物孔石莼的藻体。冬、春二季采收。

【别名】石被、纸菜、海莴苣、海白菜、绿菜。

【性味归经】味甘、咸，性寒、平，无毒。归肾经。

【功能主治】利水消肿，软坚化痰，清热解毒。主治：水肿、颈淋巴结肿大、瘿瘤、高血压、喉炎、疮疖、急、慢性肠胃炎、疝疾。

【用法用量】内服：15 ~ 30g。外用：适量捣敷。

【炮制】晾干或鲜用。

【化学成分】藻体含硫酸多糖，蛋白质、戊聚糖，又含氨基酸，乙酸、丙酸、丁酸、缬草酸，以及肉豆蔻酸、棕榈酸、亚麻酸等脂肪酸，另含挥发性成分：葛缕酮、糠醛、苯甲醛、丙醛、柠檬醛等。

【药理作用】①凝血作用。②降血脂活性。③调节免疫功能。

【不良反应及注意事项】孕妇及脾胃虚寒，内有湿滞者慎服。

◆王不留行

【来源】本品为石竹科植物麦蓝菜的种子。秋播的于第2年4~5月收获。当种子大多数变黄褐色，少数已经变黑时，将地上部分割回，放阴凉通风处，后熟7天左右，待种子变黑时，晒干，脱粒，去杂质，再晒干。

【别名】留行子、奶米、王牡牛、大喜牛。

【性味归经】味苦，性平。归肝、胃经。

【功能主治】活血通经，下乳消痈。主治：妇女经行腹痛、经闭、乳汁不通、乳痈、痈肿。

【用法用量】内服：煎汤，4.5~9g；或入丸、散。外用：研末调敷。

【炮制】簸净杂质，置锅内，用文火炒至爆开白花六、七成时取出，放凉。

1. 王不留行炮制方法：在中小型铁锅中炒制时，以每次投药量250~500g，用文武火（中火）加热，温度控制在120~130℃，炒制5~7分钟，其爆花率可达95%以上。

用远红外辐射加热，机械自动平铺输送爆花工艺是代替老工艺的有效方法。王不留行在200~220V（电压预热至）120~130℃的电炒锅或武火到中火预热至80~130℃的铁锅中，以每次100g左右，最多不超过200g，炒出者质量最好。

【化学成分】种子含棉根皂苷元衍生的多糖苷，王不留行黄酮苷，异肥皂草苷等黄酮苷。

【药理作用】①抗氧化作用。②抗早孕作用。③血管平滑肌舒张作用。④抑制血管形成作用。

【毒理作用】王不留行提取物对小鼠的最小致毒量为100mg/kg，最小致死量为1500 mg/kg；毒性表现：低剂量组（200mg/kg）给药后1天凝血时间缩短，其余指标与对照组相比无显著差异，高剂量组（1000mg/kg）小鼠自主活动减少，体重增长率明显下降，给药后1天血液凝固时间缩短，主要器官形态学明显改变，心脏SOD活性降低，MDA含量升高，血清BUN含量升高，其余指标未见明显改变。王不留行提取物高剂量（1000mg/kg）对小鼠的血液凝固、心和肾脏有一定的毒性作用。

【配伍效用】王不留行配伍穿山甲：王不留行、穿山甲皆可活血下乳。但王不留行长于通利血脉、逐瘀开窍；穿山甲功擅活血通经、消肿软坚。二药伍用，共奏活血祛瘀、通络下乳之功效。用于治疗血瘀气滞之乳汁不通、乳房痞块以及闭经、痛经等。

【方剂选用】

1. 带状疱疹：生王不留行适量，焙干研末后用香油调成糊状，涂于患处，每日2~3次，如疱疹已溃者，可将药末直接撒在溃破处。治疗13例，一般用药10~20分钟疼痛明显减轻，1~2天疱疹干缩，3~5天脱屑痊愈。

2. 急性乳腺炎：蒲公英50g，王不留行25g，水煎2次服，每日1剂。

3. 缺乳症：王不留行15g，穿山甲15g，文火煎，每日1剂，日服3次。辅以清炖猪蹄（可加冰糖或少许盐），每晚临睡前吃肉喝汤。如血虚者，应再加服四物汤养血。

4. 诸淋及小便常不利，阴中痛，日数十度起，此皆劳损虚热所致：石韦（去毛）、滑石、瞿麦、王不留行、葵子各60g。捣筛为散。每服2g，日三服之。

5. 乳痈初起：王不留行30g，蒲公英、栝楼仁各15g，当归梢9g。酒煎服。

6. 疔肿初起：王不留行子为末，蟾酥丸黍米大。每服1丸，酒下。汗出即愈。

7. 妇人因气，奶汁绝少：瞿麦穗、麦门冬（去心）、王不留行、紧龙骨、穿山甲（炮黄）各等分。上五味为末，每服3g，热酒调下；后食猪蹄羹少许，投药，用木梳左右乳上梳三十来梳，一日三服，食前服，三次羹汤投，三次梳乳。

8. 难产逆生，胎死腹中：王不留行、酸浆草（死胎烧用）、茺蔚子、白蒺藜

（去刺）、五灵脂（行血俱生用）各等份为散。每服9g，取利。山水一盏半，入白花刘寄奴子一撮，同煎温服。

【不良反应及注意事项】孕妇忌服。有报道内服王不留行煎剂致光敏性皮炎1例，临床表现为日光下引起面部、眼睛及双手明显水肿性皮炎，经对症处理后恢复。

五 画

◆代赭石

【来源】本品为氧化物类矿物刚玉族赤铁矿，主要含三氧化二铁。采挖后，除去杂石。

【别名】赭石。

【性味归经】味苦，性寒。归肝、心、肺、胃经。

【功能主治】平肝潜阳，重镇降逆，凉血止血。主治：眩晕耳鸣、呕吐、噫气、呃逆、喘息、吐血、衄血、崩漏下血。

【用法用量】煎服，10～30g。亦打碎先煎。入丸、散，每1～3g。外用：适量，降逆、平肝亦生用，止血宜煅用。

【炮制】赭石：除去杂质，砸碎。

煅赭石：取净赭石，砸成碎块，照煅淬法煅至红透，醋淬，碾成粗粉。每100kg赭石，用醋30kg。

【化学成分】本品含三氧化二铁，正品钉头赭石含10%以上，并含镉、钴、铬、铜等多种微量元素。

【药理作用】本品对肠管有兴奋作用，可使肠蠕动亢进；所含铁能促进红细胞、血红蛋白新生；对神经系统有镇静作用。

【毒理作用】本品含有对人体有害的铅、钾、钛。

【方剂选用】

1. 伤寒发汗，若吐，若下，解后，心下痞梗，噫气不除者：旋覆花90g，人参60g，生姜150g，代赭石30g，甘草90g（炙），半夏半升（洗），大枣12枚（擘），上七味，以水2000ml，煮取1200ml，去渣，再煎取600ml，温服400ml，日3服。

2. 宿食结于肠间，不能下行，大便多日不通，其证或因饮食过度，或因恣食生冷，或因呕吐既久，胃气冲气皆上逆不下降：生代赭石60g（轧细），朴硝15g，干姜6g，甘遂4.5g（轧细，药汁冲服），热多者去干姜，寒多者酌加干姜数钱，呕多者可先用赭石30g，干姜1.5g煎服，以止其呕吐，呕吐止后再按原方煎汤，送甘遂末服之。

3. 逆气上冲奔逼，息道滞塞不通：代赭石（打碎）90g，陈皮60g，桃仁、桂、吴茱萸各15g，加姜，水煎。

4. 诸呀呷有声、卧睡不得：代赭石不拘多少，为极细末，米醋调，时时进1～2服。

5. 急慢惊风，吊眼撮口，搐搦不定：代赭石，火烧醋淬10次，细研水飞，日干，每服3g或1.5g，白汤调下。连进3服，见脚胫上有赤斑，即是惊气已出，病当安也，无斑点者不可治。

6. 吐血、衄血：代赭石30g（火煅，米醋淬，尽醋200ml），捣罗为面，每服3g，白汤下。

7. 肠风血痢久不愈：代赭石60g（火烧醋淬2次），柿饼1个（煮烂），捣为丸，梧桐子大，早服6g，白汤下。

8. 崩中淋沥不止：代赭石研为细末，醋汤调服。

9. 妊娠胎堕，下血不止：地黄汁和代赭石末，服2g。

10. 牙宣：代赭石、荆芥，同为细末，揩齿上，以荆芥汤漱。

11. 喉痹肿痛：代赭石煮汁饮。

12. 赤眼肿闭：代赭石0.6g，石膏0.3g，为末，新汲水调敷眼头尾及太阳穴。

13. 一切疼痛：代赭石、虢丹、牛皮胶

等分，为末，好酒一碗冲之，澄清服，以渣敷之，干再上。

14. 诸丹热毒：代赭石、青黛各 6g，滑石、荆芥各 3g，为末，每服 4.5g，蜜水调下，伤外敷之。

【不良反应及注意事项】 孕妇慎用。因含微量砷，故不宜长期服用。

◆玉竹

【来源】 本品为百合科植物玉竹的干燥根茎。秋季采挖，除去须根，洗净，晒至柔软后，反复揉搓、晾晒至无硬心，晒干；或蒸透后，揉至半透明，晒干。

【别名】 葳蕤、萎蕤。

【性味归经】 味甘，性微寒。归肺、胃经。

【功能主治】 养阴润燥，生津止渴。主治：肺胃阴伤、燥热咳嗽、咽干口渴、内热消渴。

【用法用量】 内服：煎汤，6~12g。

【炮制】 除去杂质，洗净，润透，切厚片或段，干燥。

【化学成分】 根状茎含玉竹黏多糖。还含黄精螺甾醇等甾族化合物。

【药理作用】 ①短暂降压作用。②强心作用。③扩张血管、降血脂作用。④增强免疫作用。

【毒理作用】 100% 玉竹注射液小鼠静脉注射的 LD_{50} 为 112.5g/kg。兔 1 次灌服玉竹茎叶煎剂或玉竹根茎浸膏 10g/kg 或静脉注射玉竹茎叶煎剂 10g/kg，观察 1 周，一般活动正常，无死亡。玉竹根茎浸膏 1 次静脉注射，3 只兔，2 只 1 天内死亡。认为非玉竹之毒性，而与制剂不纯有关。

【配伍效用】

玉竹配伍沙参：二者均有养阴润燥之功，且沙参尚能清肺。相伍为用，有养阴润燥清肺之功效，用于治疗阴虚痨嗽、胃阴不足之舌干口渴等症。

玉竹配伍山药：玉竹养阴润燥益胃；山药补脾胃之气，且养脾胃之阴。二者合用，有益气生津之功效，用于治疗内热消渴、纳呆等症。

玉竹配伍薏苡仁：玉竹养阴润燥；薏苡仁祛湿排脓。二者合用，有养阴排脓之功效，用于治疗肺结核之干咳痰稠或肺痈等。

【方剂选用】

1. 充血性心力衰竭：玉竹 15g，水煎服，每日 1 剂，停用洋地黄制剂，仅配用氨茶碱及氢氯噻嗪。

2. 皮肤黄褐斑：玉竹 30g，菊花、僵蚕、蚕蛹各 15g，薄荷 12g。症轻者当茶泡饮，症重者煎服。

3. 发热口干，小便涩：玉竹 150g。煮汁饮之。

4. 秋燥伤胃阴：玉竹 9g，麦冬 9g，沙参 6g，生甘草 3g。水五杯，煮取二杯，分二次服。

5. 阳明温病，下后汗出，当复其阴：沙参 9g，麦门冬 15g，冰糖 3g，细生地黄 15g，玉竹 4.5g，（炒香）。水 5 杯，煮取 2 杯，分 2 次服，渣再煮 1 杯服。

6. 阴虚体感冒风温及冬温咳嗽，咽干痰结：生玉竹 6~9g，生葱白 2~3 枚，桔梗 3~5g，东白薇 2~3g，淡豆豉 3~12g，苏薄荷 3~5g，炙甘草 1.5g，红枣 2 枚。煎服。

7. 猝小便淋涩痛：芭蕉根 120g（切），玉竹 30g（锉）。上药，以水二大盏，煎至一盏三分，去渣，入滑石末 9g，搅令匀。食前分为 3 服，服之。

8. 眼见黑花，赤痛昏暗：玉竹（焙）120g。为粗末，每服 3g，水一盏，入薄荷二叶，生姜 3g，蜜少许，同煎至 2g，去渣，食后临卧服。

【不良反应及注意事项】 脾胃虚弱有痰湿气滞者忌服。

◆玉簪叶

【来源】 本品为百合科植物玉簪花的叶或全草。夏、秋季采收，洗净，鲜用或晾干。生于阴湿地区，我国各地均有栽培。

【别名】 白玉簪叶、白鹤花叶、玉簪花叶、玉泡花叶、白鹤草。

【性味】 味甘、辛，性寒，有毒。

【功能主治】清热解毒，散结消肿。主治：乳痈、痈肿疮疡、瘰疬、毒蛇咬伤。

【用法用量】内服：煎汤，鲜用 3 ~ 9g；或捣汁和酒服。外用：捣敷或捣汁滴耳。

【炮制】采摘鲜叶或晒干用。

【化学成分】香豆精类、三萜类、多糖、氨基酸。

【药理作用】抗肿瘤作用。

【毒理作用】同玉簪花、玉簪根。

【方剂选用】

1. 乳腺炎：玉簪全草 30g，菠菜 60g，煎服。

2. 乳痈，疮毒，蛇咬：玉簪鲜草洗净，捣烂外敷。

3. 耳内流脓：玉簪鲜草洗净，捣汁滴耳。

4. 顽固性溃疡：鲜玉簪叶，洗净后用米汤或开水泡软，贴患处，日换 2 ~ 3 次。

◆玉簪根

【来源】本品为百合科植物玉簪的根茎，秋季采挖，除去茎叶、须根，洗净，鲜用或切片；晾干。生于阴湿地区。我国各地均有栽培。

【别名】玉簪花根。

【性味归经】味苦、辛，性寒，有小毒。归胃、肺、肝经。

【功能主治】清热解毒，下骨鲠。主治：痈肿疮疡、乳痈瘰疬、咽喉肿痛、骨鲠。

【用法用量】内服：煎汤 9 ~ 15g，鲜品倍量，捣汁。外用：适量，捣敷。

【炮制】除去茎叶、须根，洗净，鲜用或切片；晾干。

【化学成分】香豆精类、三萜类、多糖、氨基酸。

【药理作用】抗肿瘤作用，对艾氏腹水癌细胞具有高度抗肿瘤活性。

【毒理作用】玉簪全株有毒，可损伤牙齿而致牙齿脱落。

【方剂选用】

1. 消骨鲠：玉簪根捣汁，疗诸骨鲠。

2. 崩漏，白带：玉簪根 60g，炖肉吃；或配三白草各 15 ~ 30g，炖肉吃。

3. 刮骨取牙：玉簪根（干者）3g，白矾 0.9g，白硇 2.1g，蓬砂 0.6g，威灵仙 0.9g，草乌头 0.5g。为末，以少许点疼处，即自落也。

【不良反应及注意事项】①《品汇精要》：凡服勿犯牙齿。②《药性切用》：最能损齿去牙。

◆玉簪花

【来源】本品为百合科植物玉簪的花。在 7 ~ 8 月份花似开非开时采摘，晒干。生于阴湿地区，我国各地均有栽培。

【别名】内消花、白鹤花、白鹤仙等。

【性味】味微苦、甘，性凉，小毒。

【功能主治】清热解毒，利水，通经。主治：咽喉肿痛、疮痈肿痛、小便不利、经闭。

【用法用量】内服：煎汤 3 ~ 6g。外用：捣敷。

【炮制】鲜用或晾干。

【化学成分】甾体皂苷、生物碱、黄酮类、香豆素、糖类、氨基酸、多肽、蛋白质、油脂及挥发油、鞣质和醌类。

【药理作用】抗肿瘤作用。

【毒理作用】玉簪全株有毒，可损伤牙齿而致牙齿脱落。

【方剂选用】

1. 乳痈初起：玉簪花根擂酒服，以渣敷之。

2. 下鱼骨哽：玉簪花根，山里红果根。同捣自然汁，以竹筒灌入喉中，其骨自下，不可着牙齿。

3. 小便不通：玉簪花、蛇蜕各 6g，丁香 3g，共为末每服 3g，酒调送下。

4. 烧伤：取玉簪花 500g，用香油 2000g 浸泡 2 个月，取油备用。用时先清创，吸出水泡内容，后用消毒棉球蘸药外涂，每 1 ~ 2 日 1 次。热天暴露患处，冷天用浸药的纱布包敷患处。

◆玉龙鞭

【来源】本品为马鞭草科植物假马鞭的

全草及根。

【别名】大种马鞭草、大兰草、倒扣藤、牛鞭草、狮鞭草、万能草、玉郎鞭、铁索草、假马鞭、倒困蛇。

【性味归经】味甘、微苦，性寒。归心、肝、肾经。

【功能主治】清热利湿，解毒消肿。主治：热淋、石淋、白浊、白带、风湿骨痛、急性结膜炎、咽喉炎、牙龈炎、胆囊炎、痈疖、痔疮、跌打肿痛。

【用法用量】内服：煎汤 15～30g（鲜品 30～60g）。外用：适量，捣烂外敷。

【炮制】全年均可采，鲜用或全草切段，根切片晒干。

【化学成分】全草含多种高级烷烃、α－菠菜甾醇、饱和脂肪酮、饱和脂肪羧酸和不饱和羟基羧酸。叶含胆碱，环烯醚萜及 6－羟基木犀草醇－7－葡萄糖醛酸苷等黄酮类化合物。

【药理作用】①兴奋肠平滑肌。②兴奋心脏。

【毒理作用】小鼠腹腔注射上述两种制剂 0.1g 生药/只，24 小时内可引起死亡。

【方剂选用】

1. 眼热红肿：玉龙鞭叶 30g，假芥蓝 30g，五带藤 15g，冰片少许，共捣烂，敷患处。

2. 跌打肿痛：玉龙鞭、白花草、石仙桃各适量，共捣烂敷患处。

◆玉米须

【来源】本品为禾本科植物玉蜀黍的花柱和柱头。

【别名】玉米缨、棒子毛、苞米须。

【性味归经】味甘、淡，性平。归膀胱、肝、胆经。

【功能主治】利水消肿，利湿退黄。主治：水肿、小便淋沥、黄疸、胆囊炎、胆结石、高血压、糖尿病、乳汁不通。

【用法用量】内服：煎汤，30～60g，鲜者加倍。

【炮制】将原药除去杂质、衣壳（总苞片）及灰屑，晒干或烘干即得。

【化学成分】本品含脂肪油 2.5%、挥发油 0.12%、树胶样物质 3.8%、树脂 2.7%、苦味糖苷 1.15%、皂苷 3.18%、生物碱 0.05%。

【药理作用】①利尿作用。②对循环系统的作用。③降糖作用。④利胆作用。⑤止血作用。

【毒理作用】毒性甲的毒性很小，对兔的致死量约为 250mg/kg（静脉注射），利尿有效剂量约为 1.5mg/kg，故安全范围较大，在此剂量时对心脏、血压、呼吸、末梢血管、肠肌等几无作用。

【方剂选用】

1. 水肿：玉米须 60g，煎水服，忌食盐。

2. 肝炎黄疸：玉米须、金钱草、满天星、郁金、茵陈各适量，煎服。

3. 糖尿病：玉米须 30g，各适量煎服。

4. 原发性高血压：玉米须、西瓜皮、香蕉各适量，煎服。

5. 慢性肾炎：取干燥玉米须 50g，加温水 600ml，用文火煎煮 20～30 分钟，约得 300～400ml 药液，过滤后内服，每日 1 次或分次服完。

6. 肾病综合征：每次用干玉米须 60g，洗净煎服。每日早晚两次。同时服氯化钾 1g，每日 3 次。

◆玉芙蓉

【来源】本品为仙人掌科植物仙人掌的肉质茎中流出的浆汁凝结物。4～8 月，当仙人掌汁液充盈时，选择生长茂盛的仙人掌树，割破外皮，使其浆液外溢，待凝结后收集，捏成团状，风干或晒干。生于沿海沙滩的空旷处，向阳干燥的山坡、石上、路旁或村庄。或生于河谷地区，常栽培于村庄、园边。分布于西南、华南地区及浙江、江西、福建、广西、四川、贵州、云南等地。

【别名】仙巴掌、霸王树、火焰、火掌、仙人掌。

【性味归经】味甘，性寒。归心、肝、大肠三经。

【功能主治】清热凉血，养心安神。主治：痔血、便血、疔肿、烫伤、怔忡、小儿急惊风。

【用法用量】内服：煎汤，3~9g；或入丸、散。外用：捣敷。

【炮制】4~8月，当仙人掌汁液充盈时，选择生长茂盛的仙人掌树，割破外皮，使其浆液外溢，待凝结后收集，捏成团状，风干或晒干。

【方剂选用】

1. 疔肿：玉芙蓉、蒲公英各适量，煎服。

2. 小儿急惊风：玉芙蓉捣绒，敷脐部。

3. 妇女干血痨：玉芙蓉、一点血、鹿衔草、蓝布政各 30g，蒸鸡子服（不放盐）。

【不良反应及注意事项】阳虚、寒症及小儿慢惊均忌用。

◆功劳木

【来源】本品为小檗科植物阔叶十大功劳、细叶十大功劳的茎或茎皮。6月采果实，晒干，去净杂质，晒至足干为度。生于山坡灌丛、路边。也有栽培于庭园，分布于浙江、广西等地。

【别名】土黄柏、黄柏、黄天竹。

【性味归经】味苦，性寒。归大肠、肾、肺经。

【功能主治】清热，燥湿，解毒。主治：肺热咳嗽、黄疸、泄泻、痢疾、目赤肿痛、疮疡、湿疹、烫伤。

【用法用量】内服：煎汤 5~10g。外用：适量，煎水洗；或研末调敷。

【炮制】截断，晒干。

【化学成分】①细叶十大功劳含尖刺碱，药根碱，小檗碱，掌叶防己碱及木兰花碱。②华南十大功劳茎含异粉防己碱，小檗碱，掌叶防己碱，药根碱，小檗胺及木兰花碱，黄连碱。

【药理作用】①抑菌作用。②提高肠平滑肌张力。

【毒理作用】细叶十大功劳中的 3 种生物碱（药根碱硫氰酸盐、四氢药根碱–N–甲基硫氰酸盐、掌叶防己碱硫氰酸盐）对小鼠静脉注射的 LD_{50} 分别为 0.1，0.08，0.098mg/10g。

【不良反应及注意事项】体质虚寒者忌用。

◆功劳叶

【来源】本品为冬青科植物枸骨的叶，8~10月采叶，拣去细枝，晒干。生于山坡、谷地、溪边杂木林或灌丛中，多产于我国甘肃、陕西、江苏等地。

【别名】枸骨叶、猫儿刺、枸骨刺、八角茶。

【性味归经】味苦，性凉。归肝、肾经。

【功能主治】清虚热，益肝肾，祛风湿。主治：阴虚劳热、咳嗽咯血、头晕目眩、腰膝酸软、风湿痹痛、白癜风。

【用法用量】内服：煎汤 9~15g。外用：适量，捣汁或熬膏涂敷。

【炮制】取原药材，除去杂质，洗净，稍闷，切丝，干燥。

【化学成分】主要含有咖啡碱，羽扇豆醇，熊果酸，胡萝卜苷，地榆糖苷Ⅰ和Ⅱ等。

【药理作用】①增加冠脉流量与强心作用。②避孕及抗生育作用。

【毒理作用】枸骨叶的毒性低，用成人临床用量约 60 倍（每日 50g/kg），连续 5 天，给小鼠灌胃，未见毒性反应。

【方剂选用】

鼻咽癌：十大功劳叶 30g，夏枯草、鲜石榴皮各 20g，甘草 5g，每日 1 剂。

【不良反应及注意事项】脾胃虚寒及肾阳不足者慎服。

◆功劳子

【来源】本品为小檗科植物阔叶十大功劳、细叶十大功劳或华南十大功劳的果实。6月采摘果序，晒干，搓下果实，去净杂质，晒至足干为度。生于山坡灌丛、路边。也有栽培于庭园。分布于江苏、浙江、江西、福建、湖北、湖南、广东等地。

【性味归经】味苦，性凉。归脾、肾、

膀胱经。

【功能主治】清虚热，补肾，燥湿。主治：骨蒸潮热、腰膝酸软、头晕耳鸣、湿热腹泻、带下、淋浊。

【用法用量】内服：煎汤 6 ~ 9g，或泡茶。

【炮制】采摘果序，晒干，搓下果实，去净杂质，晒至足干为度。

【化学成分】华南十大功劳果实含大量的异汉防己碱和小檗胺，以种子含量最高（2.333% 和 0.666% ）。

◆功劳根

【来源】本品为冬青科植物枸骨的根皮，全年可采，洗净，切片，晒干。生于山坡、谷地、溪边、杂木林或灌丛中。分布于甘肃、陕西、江苏、安徽、浙江、江西、河南、湖北、湖南、广东、广西、四川等地。

【别名】枸骨根。

【性味】味苦，性凉。

【功能主治】补肝益肾，疏风清热。腰膝痿弱、关节疼痛、头风、赤眼、牙痛、荨麻疹。

【用法用量】内服：煎汤 6 ~ 15g。鲜品 15 ~ 60g。外用：适量，煎水洗。

【炮制】洗净，切片，晒干。

【方剂选用】

1. 劳动伤腰：功劳根 30 ~ 45g，乌贼干 2 个，酌加酒、水各半炖服。

2. 关节炎痛：功劳根 30 ~ 60g，猪蹄一只。酌加酒、水各半，炖 3 小时服。

3. 痄腮：功劳根，七蒸七晒，每次 30g，水煎服。

4. 臁疮溃烂：功劳根 120g，煎汤洗涤，日 1 ~ 2 次。

5. 头风：功劳根 30g，煎服。

6. 赤眼：功劳根 15g，车前草 15 ~ 30g，煎服。

7. 牙痛：功劳根 15g，煎服。

8. 百日咳：枸骨根 9 ~ 15g，煎服。

◆甘松

【来源】本品为败酱科植物甘松或匙叶甘松的干燥根及根茎。春、秋二季采挖，除去泥沙及杂质，晒干或阴干。生于海拔 3000 ~ 4500m 的高山草原地带或疏林中。分布于甘肃、内蒙古、青海、四川、贵州、云南西北部、西藏等地。

【别名】甘香松、香松。

【性味归经】味辛、甘，性温。归脾、胃经。

【功能主治】理气止痛，醒脾健胃。外用祛湿消肿。主治：脘腹胀满、食欲不振、呕吐、外治牙痛、脚肿。

【用法用量】内服：煎汤 3 ~ 6g。外用：适量，泡汤漱口，煎汤洗脚或研末敷患处。

【炮制】除净杂质，抢水速洗，捞出，切段，晾干。

【化学成分】甘松根和根茎含多种倍半萜类成分，缬草萜酮，甘松新酮等，以及环烯醚萜化合物甘松二酯。还含三萜成分：齐墩果酸，熊果酸等。宽叶甘松根和根茎含多种倍半萜类成分：宽叶甘松酸，白菖烯等，又含呋喃香豆精类成分：白芷素，宽叶甘松醇，山芹醇等，其他成分：异戊酸，正二十六烷，正二十六醇等。

【药理作用】①中枢镇静作用。②抗心律失常作用。③舒张减弱心脏收缩力和加快心率，并有一定抗肾上腺和扩末梢血管的作用。④舒张平滑肌的作用。⑤提高耐缺氧作用。⑥宽叶甘松挥发油有微弱的抗菌、驱风及解痉作用，对皮肤、黏膜无局部刺激性。

【方剂选用】

1. 各种肠胃疼痛：甘松香、木香、厚朴各适量。煎服。

2. 湿脚气，收湿拔毒：甘松、荷叶心、藁本各适量。三味煎汤，洗之。

3. 神经性胃痛：甘松、香附、沉香各适量。煎服。

4. 肾虚齿痛：甘松、硫黄各等份。为细末，百沸汤泡，漱口。

5. 癔病，神经衰弱，肠胃痉挛等：甘松 18g，广皮 5g。水 500ml，浸于沸水内 3

小时（每半小时内煮沸一次）。分 12 次服，日服 6 次。

6. 痰眩：半夏曲、天南星各 60g，甘松 30g，陈橘皮 45g。上为细末，水煮面和为丸，如梧桐子大。每服 20 丸，生姜汤下，食后。

7. 小儿哮喘：麻黄、苦杏仁、地龙、钩藤、僵蚕、甘松组成的小儿麻藤定喘方。治疗方法：雾化。

【不良反应及注意事项】 气虚血热者忌服甘松。

◆甘草

【来源】 本品为豆科植物甘草、胀果甘草或光果甘草的干燥根。春、秋二季采挖，除去须根，晒干。生于干燥草原或向阳山坡。分布于东北、华北及陕西、甘肃、青海、新疆、山东等地区。

【别名】 国老、粉甘草、甘草梢、甘草节。

【性味归经】 味甘，性平。归心、肺、脾、胃经。

【功能主治】 补脾益气，清热解毒，祛痰止咳，缓急止痛，调和诸药。主治：脾胃虚弱、倦怠乏力、心悸气短、咳嗽痰多、脘腹、四肢挛急疼痛、痈肿疮毒、缓解药物毒性、烈性。

【用法用量】 煎服 1.5～9g。生用药性微凉，可清热解毒，蜜炙药性微温，并可增强补益心脾之气和润肺止咳作用。

【炮制】 除去杂质，洗净，润，切厚片，干燥。炙甘草：将甘草片加入炼熟的蜂蜜与少许开水，拌匀后稍闷，放锅内炒至深黄色和不粘手时，取出晾凉（每 50kg 用炼熟蜂蜜 12.5～15kg）。

【化学成分】 根和根茎主要含三萜皂苷。其中主要的是甘草甜素，又含黄酮素类化合物：甘草苷元、甘草苷等，还含香豆精类化合物：甘草香豆精、甘草酚等，又含生物碱：5，6，7，8－四氢－4－甲基喹啉等，还含甘草苯并呋喃、β－谷甾醇等，另含甘草葡聚糖 GBW。

【药理作用】 ①抗肿瘤作用。②抗病毒、抗炎作用。③预防哮喘的发作，还减少了运用激素的不良反应。④治疗慢性乙型肝炎。

【毒理作用】

1. 甘草毒性甚低，但如长期服用，能引起水肿和血压升高。甘草水浸膏小鼠 LD_{50} 静脉注射为 $1.9432 \pm 0.467g/kg$，腹腔注射为 $6.8466g/kg$，皮下注射为 $7.8192g/kg$。甘草浸膏小鼠皮下注射的 LD_{100} 为 $3.6g/kg$，死因为呼吸麻痹，甘草甜素皮下注射最低致死量为 $1g/kg$，甘草次酸小鼠皮下注射的 LD_{50} 为 $308mg/kg$，小鼠腹腔注射 LD_{50} 为 $760mg/kg$。甘草次酸给小鼠 1 次腹腔注射的 LD_{50} 为 $101mg/kg$。

2. 用甘草水煎剂给豚鼠连续灌胃 6 周，每日用量 2g/kg，观察其慢性毒性。结果给药组动物体重比对照组略有增加，但未出现浮肿；实验期间无死亡，脏器重量检查仅肾上腺重量稍有降低，为长期给药由于甘草的肾上腺皮质激素样作用所致。甘草次酸可抑制豚鼠甲状腺功能，有降低基础代谢的趋势。

【配伍效用】

甘草配伍蜂蜜：甘草炙用，温中补虚、缓急止痛；蜂蜜甘润，补中缓急。二者相须为用，其补中缓急之功效更著，用于治疗中虚脘腹时时作痛者。

甘草配伍桔梗：甘草生用，清热润肺、泻火解毒利咽；桔梗开宣肺气、利咽祛痰排脓。二者合用，共奏宣肺润肺、解毒利咽、祛痰排脓之功效，用于治疗热毒上攻之咽痛、喉痹；肺失宣降之咳嗽吐痰以及肺痈之胸满胁痛、吐脓腥臭。

甘草配伍绿豆：甘草甘平，清热解毒、益气补虚、调和药性、解百药毒；绿豆甘寒，消暑、利水、清热解毒，亦为解毒之良药。二者伍用，其解毒之功效更著，用于治疗多种药物中毒、鱼蟹等食物中毒以及暑热烦渴等症。

甘草配伍蒲公英：甘草生用，解疮毒；蒲公英苦寒清热解毒。二者合用，其清热解毒之功效更著，用于治疗外科疮疡肿胀疼痛属阳证者。

甘草配伍人参：甘草甘平益气力缓；人参甘温大补元气。二者合用，其益气之功效更著，用于治疗脾胃虚弱之食少乏力、大便溏泄等。

炙甘草配伍生地黄：炙甘草甘温益心气、通血脉；生地黄甘润、滋阴养血、通血脉。二者相使为用，有益气、养阴血、通血脉之功效，用于治疗心气、心血不足之心悸、气短、舌淡少苔、脉结代等症。

【方剂选用】

1. 肺结核：生甘草18g，煎至150ml，分3次口服，每日1剂。

2. 防治疟疾：甘草、甘遂各等份，研末混合，用时取0.5~1.0g，用棉花包裹成环状，放置脐窝中，外用胶布固定，四周贴紧，每次贴药1~2天，若在发作前3小时贴药，当天即可控制发作。

3. 低血压：甘草、五味子各6~12g，茯苓15g，每日1剂，分2次煎服或泡茶饮。

4. 心律不齐：生甘草、炙甘草、泽泻各30g，水煎早晚2次分服，每日1剂，有不定时烦躁、自汗、失眠、自觉寒热无常者，先服桂枝加龙骨牡蛎汤，再服本方。

5. 血小板减少性紫癜：甘草25~30g，水煎分3次服，每日1剂。

6. 非特异性溃疡性结肠炎：生甘草，每日30g，水煎分2次服，20天为1疗程。同时以硫糖铝粉加5%淀粉糊或适量阿拉伯胶，制成20%乳胶剂，于睡前排便后保留灌肠，每次40ml，每日1次。

7. 尿崩症：甘草粉，每次5g，日服4次。

8. 慢性前列腺炎合并阳痿：生甘草研粗末，按每包20g分装，每日20~40g开水泡饮，10天为1疗程，一般用药1~3疗程。配合提肛运动（将臀部及大腿夹紧，深吸气的同时肛门向上提收，屏气，再呼气，全身放松），每日练2~3次，每次20~30下。

9. 急性感染性多发性神经根炎：甘草30g，板蓝根30g，蒲公英15g，连翘15g，黄连5~10g，小于5岁者甘草用20g，水煎服。

10. 手足癣：甘草若干，切成1cm小段，以90%的乙醇为溶剂，制成30%浓度的甘草酊。将脚洗净后用棉球在患处充分涂擦，每日2次。

11. 皮肤皲裂：甘草50g，放入75%乙醇中200ml中浸泡24小时后去药渣，再加甘油200ml备用。用时先将患处洗净，再涂本药。

12. 手部脱屑发痒症：生甘草、白蒺藜各100g，浸于75%乙醇300ml内7天，过滤备用。外用：每日2~3次，一般3~7天即愈。

13. 冻伤：甘草、芫花各9g，加水2000ml，煎后浴洗冻伤部位，每日3次。

14. 食物中毒：生甘草9~15g，水煎，2小时内分3~4次服。有发热者，加黄连粉1g冲服；重症者甘草用至30g，浓煎成300ml，每隔3~4小时由胃管注入100ml（相当于生药10g）；并酌情洗胃、补液等。

15. 防治产后脑垂体前叶机能减退症：生甘草15~30g，人参6g，畏寒甚者加附子10g（先煎），文火煎3次，每日1剂，2~6个月为1疗程，若出现血压偏高、水肿等不良反应，甘草即减为半量，或再加茯苓、杜仲、五味子各10g，并酌情给予少量输血等。

16. 婴幼儿便秘：生甘草2~3g，加10~15ml沸水泡服，每日1次，一般服7~15日即可。

17. 慢性咽炎：生甘草10g，开水浸泡代茶饮，禁食鱼、辣、糖等物，轻者服1~2个月，重者服3~5个月。

18. 荣卫气虚，脏腑怯弱，心腹胀满，全不思食，肠鸣泄泻，呕哕吐逆：人参（去芦）、茯苓（去皮）、甘草（炙）、白术各等份。上为细末，每服6g，水一盏，煎至2g，通口服，不拘时。入盐少许，白汤点亦得。

19. 肺痿吐涎沫而不咳者：甘草120g

（炙）、干姜 60g（炮）。上药细切，以水600ml，煮取 300ml，去渣，分温再服。

20. **热嗽**：甘草 60g，猪胆汁浸 5 宿，漉出炙香，捣罗为末，炼蜜和丸，如绿豆大，食后薄荷汤下 15 丸。

21. **伤寒脉结代，心动悸**：生甘草（炙）120g，生姜（切）90g，人参 60g，生地黄 1 斤，桂枝（去皮）90g，阿胶 60g，麦门冬（去心）125g，麻仁 50g，大枣（擘）30 枚。右 9 味，以清酒 1400ml，水1600ml，先煮 8 味，取 600ml，去渣，内胶烊消尽，温服 200ml，日 3 服。

22. **少阴病二、三日，咽痛，与甘草汤不差者**：桔梗 30g，甘草 60g。上二味，以水 600ml，煮取 200ml，去渣，温分再服。

23. **妇人脏躁，喜悲伤，欲哭，数欠伸**：甘草 90g，小麦 1 升，大枣 10 枚。上 3味，以水 120ml，取 600ml，温分 3 服。亦补脾气。

【不良反应及注意事项】①湿盛胀满，浮肿者不宜用。②反大戟、芫花、甘遂、海藻。③久服较大剂量的生甘草，可引起浮肿。④不可与鲤鱼同食，同食会中毒。

◆甘遂

【来源】本品为大戟科植物甘遂的块根。春季开花前或秋季枯苗后挖掘根部，除去泥土，将根放入竹筐内，置流水河渠内，筐内放些碎瓦块或煤碴，用木棒搅拌，洗净外皮，晒干。或用硫黄熏后再晒干。多生于草坡、农田地埂、路旁等处。分布于河北、山西、陕西、甘肃、河南、四川等地。

【别名】甘遂根、甘藁、肿手花。

【性味归经】味苦，性寒，有毒。归脾、肺、肾、膀胱、大肠、小肠经。

【功能主治】泻水逐饮，破积通便。主治：水肿、腹水、留饮结胸、癫痫、喘咳、大小便不通。

【用法用量】入丸、散，每次 0.5～1g。外用：适量，生用。内服：醋制用，以减低毒性。

【炮制】①甘遂：拣去杂质，用水漂净，捞出，晒干。②醋甘遂：取净甘遂，用醋拌匀，置锅内用文火炒至微干，取出晾干，（每甘遂 50kg，用醋 15～25kg）。③煮甘遂：取净甘遂与豆腐同放铜锅内，加水煮透，取出，除去豆腐，晒至八成干，切碎晒干。（每甘遂 50kg，用豆腐 50kg）。④煨甘遂：取净甘遂置锅内，加入麦麸同炒至焦黄色，取出，筛去麸皮。（每甘遂50kg，用麦麸 15～20kg）。⑤土制：先将细土炒热，加入甘遂用微火炒至膨胀发黄时，筛去黄土即得。

【化学成分】根含三萜类，γ-大戟醇，大戟醇，甘遂酸等，尚含棕榈酸，枸橼酸等。

【药理作用】①泻下作用。②利尿作用。③引产作用。④抗早孕作用。⑤中期妊娠的中止作用。⑥甘遂对家兔中期妊娠的影响：甘遂提取液对家兔中期妊娠有明显的中止作用。⑦镇痛作用。⑧其他作用：生甘遂小量能使离体蛙心收缩力增强，但不改变其频率，大量则抑制。

【毒理作用】

1. 甘遂峻泻，有毒。可引起呕吐、腹痛，呼吸困难、血压下降等毒副反应。按10mg/kg 剂量连续给小鼠静脉注射一周后，尸检发现心、肝、肾有一定中毒性的组织学改变。对注射甘遂浸出物后的家兔进行病理检查，发现横纹肌明显肿胀，间质明显水肿。家兔耳静脉注射 0.6ml（含生药30mg）和 1ml（含生药 50mg），注射第 2、3 天，家兔活动、进食量较差，3 天恢复，观察 1 月均无死亡，动物心、肝、肾等未见病理学改变。

2. 甘遂对小鼠的 LD_{50} 为 346.1 ± 28.4mg/kg。

3. 甘遂萜酯 A 对小鼠的 LD_{50} 为 30mg/kg。

【配伍效用】

甘遂配伍牵牛子：甘遂泻水逐饮；牵牛子逐水消肿。二者合用，可加强逐水消肿之功效，用于治疗水肿腹满、二便不利等。

【方剂选用】

1. 百日咳：甘遂、巴戟天各 4g，面粉 20g，制成甘遂散。每次用量分别为：4 个月～1 岁者 0.5g，1～3 岁者 1g，3～6 岁者 1.5g，6～10 岁者 2g。白开水送服，每天 3 次。

2. 哮喘：白芥子、元胡各 21g，细辛、甘遂各 12g，共研末，分 3 次使用，用姜汁调成膏状，平摊在 6 块方圆 1 寸的油纸上，贴在肺俞、心俞、膈俞。

3. 肺炎：甘遂、大戟、芫花各等量，以醋煮沸后晾干，研成细粉，视年龄及身体状况服用 0.5～2g，每日 1 次，用大枣 10 枚煎汤 50ml 冲服。配合一般对症处理及支持疗法。

4. 结核性胸膜炎：甘遂 3g，大黄、芒硝各 9g，水煎服。

5. 腹水：甘遂（面煨）、大戟、黄芪（醋炒黄）等份研末，大枣 6 枚煮熟取肉与上药和匀，做成 6 丸，每日早晨空腹服 2 丸，以大枣煎汤送服。治疗肝硬化腹水严重、顽固难消、体质尚好、无出血倾向者。

6. 急腹症：生甘遂末 0.9g，生大黄末 0.6g，芒硝 0.3g。用 20ml 沸水冲化。上药为 1 次量，待温口服或自胃管注入，2 小时后再用 1 次，以后 4～6 小时 1 次（只限用 4 次）。

7. 寒冷性多形性红斑：甘遂、甘草各 9g，加水 1500～2000ml 煮沸 10 分钟后，对患部先熏后洗各 10～15 分钟，每日 1 次，连续 2 周。

8. 小便不通：甘遂末 10g，面粉适量，麝香少许（亦可用冰片代），加温开水调成糊状，外敷中极穴处（脐下四寸），方圆约 2 寸，一般 30 分钟即见小便通利，无效可继续用热敷。

9. 尿潴留：煨甘遂研末，用时以 3～6g 酒调成糊，外敷神阙穴，盖上软薄膜并用纱布扎紧，保持 4～6 小时，无效更换一料，可连用 3 次。同时用甘草 10g 煎汤顿服。甘遂用量视情况由少到多试用。

10. 小儿睾丸鞘膜积液：甘遂、枳壳、赤芍、昆布各 10g，甘草 5g，水煎，每日 1 剂，分 2 次服。

11. 水肿腹满：牵牛子 15g（生用），甘遂（微炒）3g。上二味粗捣筛，分作 2 服。每服，水一盏，煎至五分，放温细呷，不计时。

12. 治卒身面浮肿，上气喘息：甘遂 15g（煨令微黄），蒜瓣 15g（煨熟，研），黑豆 15g（炒熟）。上药除蒜外，捣罗为末，用蒜并枣肉和丸，如梧桐子大。每服以木通汤下 10 丸，每日 2 服。

13. 风痰迷心癫痫，及妇人心风血邪：甘遂 6g，研末，以猪心取三管血，和药入猪心内，缚定，纸裹煨熟，取末，入辰砂末 3g，分作 4 丸。每服 1 丸，将心煎汤调下，大便下恶物为效，不下再服。

14. 二便不通：甘遂末以生面糊调，敷脐中及丹田内，仍艾灸三壮，饮甘草汤，以通为度。

15. 脚气肿痛，肾脏风气，攻注下部疮痒：甘遂 15g，木鳖子四个。为末，猪腰子一个，去皮膜，切片，用药 12g，掺在内，湿纸包，煨熟，空心食之，米饮下，服后须伸两足，大便行后，吃白粥二、三日为妙。

【不良反应及注意事项】 气虚、阴伤、脾胃衰弱者及孕妇忌服；不宜与甘草同用。

◆ **节骨风**

【来源】 本品为报春花科植物三叶排草的全株，全年可采，生于山坡潮湿的杂草及灌木丛中。分布云南、广西等地。

【别名】 三张叶、三支叶、解毒草、三块瓦、八角金龙。

【性味】 味辛、苦，性温。

【功能主治】 疏风通络、平肝、祛风除湿、舒筋活血。主治：风湿腰痛、高血压。

【用法用量】 内服：煎汤，3～9g（鲜者 15～30g）。

【炮制】 阴干或鲜用。

【方剂选用】

1. 黄疸型肝炎：节骨风全株 15～30g，红糖为引，水煎服。

2. 风湿腰痛：节骨风全株 30 ~ 60g，泡酒 1 斤；三日后，每日早、晚各服 1 次，每次 5 ~ 10ml。

3. 高血压头昏：鲜节骨风全株 15 ~ 30g，煎水频饮。

◆艾片

【来源】 本品为菊科植物艾纳香的新鲜叶经提取加工制成的结晶，白色半透明片状、块状或颗粒状结晶，质稍硬而脆，手捻不易碎。主产广东、广西、贵州等地。

【别名】 艾脑香、艾粉、结片。

【性味归经】 味辛、苦，性微寒。归心、脾、肺经。

【功能主治】 开窍醒神，清热止痛。主治：热病神昏、惊厥、中风痰厥、气郁暴厥、中恶昏迷、目赤、口疮、咽喉肿痛、耳道流脓。

【用法用量】 0.15 ~ 0.3g，入丸、散用。外用：研末点敷患处。

【炮制】 9 ~ 10 月间，采取艾纳香叶，入蒸器中加热使之升华，升华所得的结晶为灰白色之粉状物，即称"艾粉"。经压榨去油，炼成块状结晶，再劈削成颗粒或片状，即为艾片。

【化学成分】 左旋龙脑。

【药理作用】 ①抗菌作用。②止痛作用。

【毒理作用】 右旋龙脑兔口服的 LD_{50} 为 2.0g/kg。

【方剂选用】

1. 瘟热，炽热，证热：艾片、天竹黄各 5g，檀香或查干泵嘎 5g，加白糖 20g。制成散剂。每次 1.5 ~ 3g，每日 1 ~ 2 次，温开水送服。

2. 炽热，胸胁刺痛：艾片、天竹黄、牛黄、檀香、红花、胡黄连、地格达各等量，加 4 倍白糖，制成散剂，每次 1.5 ~ 2g，每日 1 ~ 2 次，温开水送服。

【不良反应及注意事项】 孕妇慎用。

◆艾叶

【来源】 本品为菊科植物艾的叶，培育当年 9 月，第 2 年 6 月花未开时割取地上部分，摘取叶片嫩梢，晒干。生于荒地林缘。分布于全国大部分地区。

【别名】 艾蒿、灸草、五月艾。

【性味归经】 味辛、苦，性温。归肝、脾、肾经。

【功能主治】 温经止血，散寒止痛；外用祛湿止痒。主治：吐血、衄血、便血、崩漏、妊娠下血、月经不调、痛经、胎动不安、心腹冷痛、泄泻久痢、霍乱转筋、带下、湿疹、疥癣、痔疮、痈疡。

【用法用量】 煎服 3 ~ 10 个。外用：适量，温经止血宜炒炭用，余生用。

【炮制】 艾叶：拣去杂质，去梗，筛去灰屑。艾绒：取晒干净艾叶碾碎成绒，拣去硬茎及叶柄，筛去灰屑。艾炭：取净艾叶置锅内用武火炒至七成变黑色，用醋喷洒，拌匀后过铁丝筛，未透者重炒，取出，晾凉，防止复燃，三日后贮存。（每 100 斤艾叶，用醋 15 斤）。

【化学成分】 艾叶含挥发油 0.45% ~ 1.00%，2 - 甲基丁醇、2 - 己烯醛等，黄酮类成分，三萜类成分，其他成分：β - 谷甾醇，豆甾醇，棕榈酸乙酯等以及镍、钴、铝、铬、硒等元素。

【药理作用】 ①抗菌作用。②抗真菌作用。③平喘作用。④利胆作用。⑤抑制血小板聚集作用。⑥止血作用。⑦抗过敏作用。

【毒理作用】 含毒性皂苷、萜类，对肝脏有明显毒副作用。艾叶油小鼠灌胃 LD_{50} 为 2.47ml/kg，腹腔注射为 1.12ml/kg。艾叶所含挥发油对皮肤有轻度刺激作用，引起发热潮红，口服能刺激肠道分泌，口服干艾叶 3 ~ 5g 可增进食欲，但大剂量可引起胃肠道急性炎症，产生大量恶心呕吐，若大量吸收后可引起中枢神经系统过度兴奋，出现谵妄、惊厥及肝损害等。由于神经反射性的变化，以及血管壁本身受损，可招致子宫充血、出血，妊娠时甚至流产。

【配伍效用】

艾叶配伍当归、熟地黄：艾叶温经止血散寒；当归补血；熟地黄养血补精。三者为伍，有补血养血、温经止血散寒之功效，用于治疗胞宫寒冷所致之月经不调、冲任不固之崩漏等。

艾叶配伍黄芪、党参：艾叶温经止血；黄芪、党参补脾益气。三药伍用，有益气补脾、温经止血之功效，用于治疗气不摄血之崩漏等症。

艾叶配伍香附：艾叶温经散寒止血；香附疏肝理气止痛。二者伍用，有疏肝理气、散寒止痛之功效，用于治疗肝郁挟寒之月经不调、心腹疼痛及男子少腹、睾丸冷痛等。

艾叶配伍棕榈炭：艾叶温经散寒止血；棕榈炭收敛止血。二者伍用，有温经散寒、收敛止血之功效，用于治疗出血、崩漏证属虚寒者。

【方剂选用】

1. 慢性气管炎：艾叶60g（干品），红糖15g，加水煎成100ml，分3～4次口服，1周为1个疗程。

2. 急性菌痢：用20%艾叶煎剂，日服4次，每次40ml。

3. 急性阿米巴痢疾：艾灸大肠俞（双）、关元、神阙、足三里（双）。

4. 间日疟：艾叶（干品）15～30g，切碎，用文火煎2小时左右，过滤，加糖，于发作前2小时顿服，连服2天。

5. 冻疮：艾叶、细辛、当归、生姜、花椒各60g，桂枝、苏木各100g，樟脑30g，辣椒6枚。将上药置75%酒精（或白酒）3000ml内浸泡7天，备用。使用时用棉签蘸药液反复涂擦患处，日3次。

6. 寻常疣：鲜艾叶擦拭局部，每日数次，至疣自行脱落为止。

7. 阴囊瘙痒证（绣球风）：艾叶、千里光各30g，加水浓煎后，温洗患处10～15分钟，每日1次，10次为1疗程。治疗期间避免局部搔抓和用肥皂、热水擦洗。

8. 闭经：艾叶30g，肉桂、小茴香、川芎各12g，乌药15g。共研末。先将食盐250g置锅内炒热，再倒入药末，混匀炒热，用布包好热熨于小腹部。每次20分钟，早晚各1次。1剂药可连用4次。对于寒性闭经一般1剂即可见效。也可用于寒性痛经。

9. 小儿阴缩：艾叶100g，放锅内炒热，再用白酒、水各25g，拌炒至艾叶湿润、不灼手为度。敷会阴、阴囊及少腹近耻骨部，疼痛和拘急剧烈者，加针刺三阴交（强刺不留针），阴缩可在15～30分钟复常。

10. 小儿腹泻：艾叶5g，生姜2g。随症加减。水煎服，日1剂。

11. 猝心痛：艾叶1.5kg，以水600ml，煮取200ml，去渣，顿服之。若为客气所中者，当吐出虫物。

12. 脾胃冷痛：艾叶6g，煎汤服。

13. 气痢腹痛，睡卧不安：艾叶（炒）、陈橘皮（汤浸去白，焙）等份。上二味捣罗为末，酒煮烂饭和丸，如梧桐子大。每服20丸，空心。

14. 湿冷下痢脓血，腹痛，妇人下血：干艾叶120g（炒焦存性），川白姜30g（炮）。上为末，醋煮面糊丸，如梧桐子大。每服30丸，温米饮下。

15. 粪后下血：艾叶、生姜。煎浓汁，服三合。

16. 盗汗不止：艾叶6g，白茯神9g，乌梅3个。水一盏，煎2.4g，临卧温服。

17. 痈疽不合，疮口冷滞：艾叶煎汤洗后，白胶熏之。

18. 妇人白带淋沥：艾叶（杵如绵，扬去尘末并梗，酒煮一周时）180g，白术、苍术各90g（俱米泔水浸，晒干炒），当归身（酒炒）60g，砂仁30g。共为末，每早服9g，白汤调下。

19. 鼻血不止：艾叶灰吹之，亦可以艾叶煎服。

【不良反应及注意事项】 阴虚血热者慎用艾叶。苦酒、香附为之使。阴虚火旺，血燥生热，及宿有失血病者为禁。

◆石韦

【来源】 本品为水龙骨科植物石韦、庐山石韦、西南石韦、华北石韦和有柄韦等的全草。年均可采收，洗净，晒干。多生于高海拔的林中树干或溪边石上。我国多地分布。

【别名】石皮、石兰、石剑。

【性味归经】味苦、甘，性寒。归肺、膀胱经。

【功能主治】利水通淋，清肺止咳，凉血止血。主治：淋病、水肿、小便不利、痰热咳喘、咯血、吐血、衄血、崩漏、外伤出血。

【用法用量】内服：煎汤6～12g。

【炮制】拣净杂质，洗去泥沙，刷净茸毛，切段晒干。

【化学成分】石韦全草含里白烯，芒果苷，异芒果苷，绿原酸等，叶中分离得到：山柰酚，槲皮素，异槲皮素等，庐山石韦全草含里白烯，芒果苷，香草酸等，华北石韦全草和有柄石韦全草均含绿原酸。

【药理作用】①镇咳、祛痰、平喘作用。②抗菌作用。③抗病原微生物作用。

【毒理作用】

1. 小鼠灌服各种提取物，半数致死量（g/kg）如下：101为90；410为48；411为17。

2. 小鼠灌胃有柄石韦的各种提取液其LD_{50}为17～90g/kg，异芒果苷为4.65g/kg。

【配伍效用】

石韦配伍生蒲黄：石韦清热通淋而凉血止血；生蒲黄活血散瘀，且能止血利尿。二者伍用，有利尿通淋、散瘀止血之功效，用于治疗血淋、小便涩痛等。

石韦配伍小蓟、白茅根：石韦清热通淋，兼能止血；小蓟、白茅根凉血止血，兼能利尿。三药伍用，有利尿止血的功效，用于治疗热结膀胱、灼伤血络之血淋或尿血。

【方剂选用】

1. 支气管哮喘：石韦全草，4～9岁15g，10～15岁30g，16岁以上45g，每30g加水1000ml，煎成300ml，加冰糖30g，分3次服，4小时服药1次，3天为1疗程。

2. 水肿：石韦、土茯苓各40g，蒲公英30g，地丁、通草各20g，生蒲黄、五灵脂（炒）各15g，甘草10g。加水800ml，煎至300ml，早、晚各服150ml。忌盐。

3. 尿路结石：石韦、滑石各15g，冬葵子、车前子各12g，潼木通、粉萆薢、牛膝梢各9g，甘草梢、泽泻各5g，金钱草30g。水煎服。服药4剂即有结石排出，继服7剂症状改善，再用原方加减，服4剂后症状消失，基本治愈。

4. 术后汗出：石韦20～30g，黄芪30～40g。浓煎取汁100～150ml，日1剂，分2次服。

5. 过敏性皮炎：鲜石韦叶250g，洗净，加水1500ml，煎至1000ml，热洗患处，每次15分钟，每日3次，用于接触花木杂草所引起的过敏性皮炎，一般2～4天可愈。

6. 咳嗽：石韦（去毛）、槟榔（锉）等份，上二味，罗为细散，生姜汤调下6g。

7. 血淋：石韦、当归、蒲黄、芍药等份，上四味治下筛，酒服2.7g，日3服。

8. 崩中漏下：石韦为末，每服9g，温酒服。

【不良反应及注意事项】阴虚及无湿热者忌服。

◆石斛

【来源】本品为兰科植物金钗石斛、鼓槌石斛或流苏石斛的栽培品及其同属植物近似种的新鲜或干燥茎。全年可采收，鲜用者除去根和泥沙；干用者采收后，除去杂质，用开水略烫或烘软，再边搓边烘晒，至叶鞘搓净，干燥。

【别名】林兰、禁生、杜兰。

【性味归经】味甘，性微寒。归胃、肾经。

【功能主治】生津益胃，滋阴清热，润肺益肾，明目强腰。主治：热病伤津、口干烦渴、胃阴不足、胃痛干呕、肺燥干咳、虚热不退、阴伤目暗、腰膝软弱。

【用法用量】煎服，6～12g。鲜品可用15～30g。

【炮制】①干石斛：取干燥的石斛，用水泡约至八成透，闷润，除去残根及黑枝，切段，撞去薄膜，晒干。②鲜石斛：临用时剪下，搓去膜质叶鞘，洗净，剪段。

【化学成分】金钗石斛含石斛碱、石斛胺、石斛次碱、石斛星碱、石斛因碱、6－羟石斛星碱，尚含黏液质、淀粉。细茎石斛含石斛碱、石斛胺及 N－甲基石斛碱（季铵盐）。罗河石斛含石斛宁碱。

【药理作用】①解热作用。②其他作用：石斛碱有抑制呼吸的作用，大剂量可致惊厥，安密妥钠可以对抗解毒；而对离体豚鼠子宫可使之收缩。

【毒理作用】对血压和呼吸也有抑制作用，中毒剂量可引起惊厥。

【配伍效用】

石斛配伍枸杞子：二药皆可补肾阴而明目。且枸杞子尚能补肝阴。二者伍用，共奏补肝肾之阴、明目之功效，用于治疗肝肾不足所致之目暗、视物昏花、视力减退等症。

石斛配伍麦冬：二者均有益胃生津之功。相须为用，其效更著，用于治疗胃阴不足之胃脘灼痛、口渴食少之症。

【方剂选用】

1. 萎缩性胃炎：石斛、麦冬各30g，生地黄、玉竹、天花粉各20g，乌梅、山楂、白芍各15g，甘草5g，三七粉2g（冲服）。胃热盛者加石膏、蒲公英各15g；胃胀、气滞者加枳实、厚朴各10g；胃脘刺痛者加蒲黄、五灵脂各15g；大便干燥者加麻仁、郁李仁各15g。每日1剂，水煎400ml，分两次早晚分服，3个月为1疗程。

2. 夏季杂病：北沙参、生黄芪各15g，石斛、党参、焦山楂各12g，焦白术、陈皮、麦冬、泽泻各10g，五味子6g，炒黄连、生甘草各3g，西瓜翠衣30g。随症加减，每日1剂，煎2次，取液400ml，分2次温服。3岁以下小儿用量减半。5日为1疗程。

3. 温热有汗，风热化火，热病伤津，温疟舌苔变黑：鲜石斛9g，连翘（去心）9g，天花粉6g，鲜生地黄12g，麦冬（去心）12g，参叶2.4g。水煎服。

4. 眼目昼视精明，暮夜昏暗，视不见物，名曰雀目：石斛、仙灵脾各30g，苍术（米泔浸，切，焙）15g。上三味，捣罗为散，每服9g，空心米饮调服，日再。

【不良反应及注意事项】本品能敛邪，使邪不外达，所以温热病不宜早用本品；其又能助湿，如湿温尚未化燥者忌服。惟胃肾有虚热者宜之，虚而无火者忌用。温热病早期阴未伤者、湿温病未化燥者、脾胃虚寒者均禁服。

◆石膏

【来源】本品为硫酸盐类石膏族矿物石膏。一般于冬季采挖，挖出后，去净泥土及杂石。常产于海湾盐湖和内陆湖泊形成的沉积岩中。产湖北、安徽、河南、山东、四川、湖南、广西、广东、云南、新疆等地。

【别名】细石、细理石、软石膏。

【性味归经】味辛、甘，性寒，无毒。归肺、胃经。

【功能主治】解肌清热，除烦止渴。主治：热病壮热不退、心烦神昏、谵语发狂、口渴咽干、肺热喘急、中暑自汗、胃火头痛、胃火牙痛、热毒壅盛、发斑发疹、口舌生疮、痈疽疮疡、溃不收口、汤火烫伤。

【用法用量】生石膏：煎服15～60g，宜先煎。煅石膏：适量外用，研末撒敷患处。

【炮制】生石膏：去净杂石，洗净泥土，打碎成小块。煅石膏：取净石膏块，置坩埚内，在无烟炉火中煅至酥松状，取出，放凉，碾碎。

【化学成分】主要成分为含水硫酸钙（$CaSO_4 \cdot 2H_2O$）。

【药理作用】①解热作用。②解毒、镇痉、消炎作用。③使 T 淋巴细胞数增加，淋转率也增高，并使腹腔巨噬细胞吞噬功能加强。④收敛作用。⑤抗病毒作用。

【配伍效用】

石膏配伍半夏：石膏辛甘大寒，能泄肺胃实热；半夏辛温，可燥湿化痰、降逆止呕。二药合用，共奏清热泄火、燥湿化痰、降逆止呕的功效，用于治疗痰热壅肺的咳嗽气喘、痰黄黏稠以及胃热湿阻、胃气上逆之胃脘痞闷、恶心呕吐等症。

石膏配伍黄连：石膏辛甘大寒，能清解肺胃气分之实热，并能除烦止渴；黄连大苦大寒，可泻心胃肝胆实火，兼能清心除烦。二者伍用，其清热泻火除烦之功效更著，用于治疗心火炽盛之烦热神昏、心烦不寐；胃火炽盛之牙龈肿痛、口疮等症。

石膏配伍升麻：石膏辛甘大寒，外解肌肤邪热，内清阳明之火，系清解气分实热的要药；升麻辛甘微寒，轻清升散，能外散肌表风热、透疹解毒，内泄阳明胃热。石膏得升麻之引，能上行头面清阳明经之火；升麻得石膏之助，则透疹解毒之效更强。二者伍用，共奏清热泄火、解肌透疹之功效，用于治疗胃火上炎之头痛、牙痛、面颊肿胀以及皮肤斑疹隐隐因温热病之热伤血络所致者。

石膏配伍熟地黄、牛膝：石膏清泻胃火，熟地黄补肾滋阴，牛膝补肾水并引热下行。三者合用，标本兼顾，有清胃火、滋肾阴、引热下行之功效，可用以治疗胃热及胃阴不足、虚火上炎之齿痛、牙龈出血、口腔溃疡及烦热口渴、头痛等症。

石膏配伍犀角、玄参：石膏清热泻火，除烦止渴；犀角清热凉血；玄参清热生津，且能助石膏以清热，助犀角以凉血。三者伍用，共奏清热凉血之功，可治疗气血两虚之高热口渴、斑疹隐隐、鼻衄等症。

石膏配伍细辛：石膏辛甘大寒，清泄阳明胃热；细辛气味香窜，通络止痛。二者伍用，细辛之温可被生石膏之寒凉所制；石膏得细辛之升浮，又可上行清头面之热。共奏清热泻火、通络止痛之功效，用于治疗风热上攻之头风、头痛以及胃火炽盛之牙痛、牙龈肿痛、口舌生疮等症。

石膏配伍栀子：石膏辛寒，清热泻火、解肌除烦，可清解脾胃伏火；栀子苦寒，能清上彻下，双解表里之热，兼能清心除烦。二药合用，可双清心脾之郁热伏火，用于治疗脾胃伏火、口疮口臭、烦渴易饥以及温热病之壮热面赤、烦渴引饮者。

石膏配伍知母：石膏甘寒，清热泻火、除烦止渴；知母苦寒，清热泻火、滋阴润燥。二者相须为用，有清热泻火、养阴生津之功效，用于治疗伤寒阳明气分热盛或温病邪在气分之壮热汗出、烦躁口渴、脉洪大有力以及消渴病之口渴、多饮、多食等症。

石膏配伍竹叶：石膏清肺胃气分之实热；竹叶甘淡微寒，清心与小肠之热兼除烦。二者伍用，其清热除烦之功效更著，用于治疗心胃热盛之口舌生疮、口腔糜烂、牙龈肿痛、小便短赤；温热病后期余热未清之身热、心烦等症。

【方剂选用】

1. 流行性感冒：石膏（1岁以上用200g，1岁以下用100g）捣烂，加水500ml煎至50ml左右，共煎4次，每次煎煮时间不得少于1小时。药液可以加糖。

2. 退热：石膏120g，麻黄、桂枝各3g，此为1日量，研末水煎，多次分服。

3. 慢性溃疡性结肠炎：生石膏100g，云南白药2g，2%奴佛卡因20ml。加温开水250ml，搅匀，患处灌注给药，7～10日为1疗程，疗程间隔4日。

4. 急性肠炎：生石膏、寒水石、滑石各30g。水煎2次，将两次药液混合后澄清，分数次饮服。症状轻者24小时服1剂，腹泻口渴严重者24小时可服2～3剂。

5. 酒齇鼻：生石膏、生石灰各等份研末，用烧酒调成糊状外敷。每日1次，一般连用3次。局部皮肤损伤者禁用。

6. 烧伤：石膏30g，地榆炭15g，乳香10g，獾油90g，鸡子清30g。前3味药研末过罗，与后2味药调匀，涂敷患处。

7. 扭挫伤：生石膏粉150g、新鲜白萝卜50g，共捣烂，调成糊状，外敷患处12～24小时，必要时重复给药。

8. 小儿肺门淋巴结结核：生石膏10份、粉甘草3份、朱砂1份，共研末，装瓶备用。3～6岁每次服2g，7～9岁服3g，10～13岁服4g，13岁以上服4.5g，每天

3次。

9. 小儿口疮：生石膏 30g，竹叶、山栀、大青叶、银花各 9g，川连、甘草、薄荷各 4.5g，水煎，每日服 1 剂，5 剂为 1 疗程。

10. 顽固性口腔溃疡：生石膏 30g（先煎），山栀子 15g，甘草、藿香、防风各 12g，黄连、玄参、麦冬、生地黄、大黄各 10g。水煎服，每日 3～4 次。

11. 牙痛：生石膏 45g，细辛 4.5g，水煎服。

12. 温病初得，其脉浮而有力，身体壮热，并感冒初起，身不恶寒而心中发热者：生石膏 60g（轧细），生粳米 75g。上二味，用水三大碗，煎至米烂熟，约可得清汁两大碗，乘热尽量饮之，使周身皆汗出，病无不愈者，若阳明腑热已实，不必乘热顿饮之，徐徐温饮下，以消其热可也。

13. 热嗽喘甚者，久不愈：石膏 60g，甘草 15g（炙）、上为末、每服 9g，新汲水调下，或生姜汁、蜜调下。

14. 痰热而喘，痰涌如泉：寒水石、石膏各等份，上为细末、煎人参汤，调下 9g，食后服。

15. 乳痈：石膏不以多少，煅通赤，取于地上，碗覆出火毒，细研。每服 9g，温酒下，添酒尽醉，睡觉再进 1 服。

16. 诸金刃所伤，血出不止：石膏、槟榔、黄连（去须）各 30g，黄柏 15g。上为细末，随多少掺敷疮上，血定，便入水不妨。

17. 汤火烂疮：石膏捣末以敷之。

18. 小儿伤热吐泻黄瘦：寒水石、石膏各 15g，甘草（生）3g。上同为末。每服 1.5～3g，食后，温汤调下。

【不良反应及注意事项】脾胃虚寒及血虚、阴虚发热者忌服。

◆石花

【来源】本品为梅衣科植物石梅衣的地衣体。夏、秋季采挖，去泥土、杂石，洗净，晒干。生树干上或岩石表面的腐殖质上。分布于黑龙江、吉林、辽宁、山西、陕西、山东、浙江、江西、湖南、四川、云南、西藏等地。

【别名】乳花、地衣等。

【性味归经】味甘，性平。归肝、肾经。

【功能主治】补肾益肾，明目，止血，利湿解毒。主治：视物模糊、腰膝疼痛、吐血、崩漏黄疸、疮癣。

【用法用量】9～15g；外用：适量，煎水洗患处。

【炮制】晒干生用。

【化学成分】地衣体含有藻纹苔酸。

【药理作用】黑茶渍素对鱼有毒。牛皮叶所含之酸性成分，味苦而有强烈的收敛性。

【方剂选用】

1. 吐血、红崩：石花、红茶花、艳山红，碾成细粉，兑开水服或煮捞槽服，每次 9g。

2. 男子小便痛，转成白浊：石花干粉 9g，煎水煮捞槽服。

3. 妇女小便痛，转成白带：石花干粉 9g，煎水，兑米饮汤冲蛋花服。

4. 肾虚腰膝冷痛：石花 9g，补骨脂 12g，杜仲 15g，牛膝 12g，枸杞 12g，水煎服。

5. 肾虚牙痛：石花 15g，猪肉 120g，共煮食。

6. 风湿腰痛：石花 120g，白酒 2 斤，浸七日后饮酒，每晚 2 盅。

◆石枣

【来源】本品为药兰科植物石豆兰的全草。夏、秋采收，除去泥土及杂质，阴干。生于悬崖阴湿处，也附生于树干上。分布陕西、浙江、福建、四川等地。

【别名】石豆、岩豆、金枣、石米。

【性味】味甘、辛，性凉。

【功能主治】祛风除湿，消肿止痛，凉血活血。主治：高热惊风、风湿痹痛、四肢麻木、关节肿痛、痈肿、咽痛、跌打损伤。

【用法用量】内服：15～30g，煎汤，

或浸酒。外用：研末调敷。

【炮制】除去泥土及杂质，阴干。

【方剂选用】

1. 小儿惊风，角弓反张：鲜石枣 30g，水煎服。

2. 风热咽痛，实火头痛：鲜石枣 30 ~ 60g，水煎服。

3. 关节肿痛：鲜石枣 60 ~ 120g，金银花藤 30g，猪蹄 1 个，黄酒 120g，水炖服。

4. 乳痈：鲜石枣捣烂敷患处，另用鲜全草 60g，烧酒 30 ~ 60g，隔汤炖，分 2 次服。

5. 劳伤：石枣 30 ~ 60g，泡入 500g 白酒中，每早、晚各服药酒 1 ~ 2 酒盅；或石枣、石豇豆各 15g，泡酒服。

6. 刀伤：石枣适量，研末，开水调敷伤处。

◆石参

【来源】本品为苦苣苔科植物紫花苣苔的全草。夏、秋季采收。生于海拔 650 ~ 2600m 的潮湿林中树上或山坡岩石上。分布于四川、贵州、云南等地。

【别名】猫尾射、布狗尾、石豇豆、岩参。

【性味】味苦，性平。

【功能主治】清热解毒，消肿止痛。主治：湿热泻痢、肺热咳喘、跌打肿痛、流行性感冒、流行性乙型脑炎。

【用法用量】内服：煎汤，9 ~ 15g。外用：适量，捣敷。

【炮制】鲜用或晒干。

【化学成分】黄酮苷。

【药理作用】①抗氧化作用。②调节胰岛素的分泌，降低甘油三酯和游离脂肪酸。对损伤的胰岛细胞有一定修复作用。

◆石莲

【来源】本品为兰科植物节茎石仙桃的全草。夏、秋季采收，鲜用或切段晒干。生长在海拔 800 米的沟边岩石上。产泮龙土墙院、冯家沟。

【别名】石蚌腿、石蚌接骨丹、石楞腿、石上仙桃。

【性味】味甘、淡，性凉。

【功能主治】滋阴益气，散瘀消肿。主治：肺虚咳嗽、子宫脱垂、头晕、头痛、遗精、白带、痈疮肿毒、跌打损伤、骨折筋伤等。

【用法用量】煎汤 30 ~ 50g；外用：适量，捣敷。

【炮制】鲜用或切段晒干。

【化学成分】含黄菲素，异黄菲灵，异氧代黄菲灵，D - 葡萄糖，鼠李糖，D - 木糖，果糖，L - 阿拉伯糖，棉子糖。

◆石蒜

【来源】本品为石蒜科植物石蒜的鳞茎。秋季挖出鳞茎，选大者洗净晒干入药，小者做种。野生品四季均可采挖，鲜用或洗净晒干备用。原产日本和中国长江流域，长江流域及西南各省有野生，上海园林中有栽培。目前广泛分布于东亚各地。

【别名】乌蒜、老鸦蒜、蒜头草、龙爪花。

【性味】味辛、甘，性温。有毒。

【功能主治】消肿，杀虫，祛痰催吐，解毒散结。主治：喉风、单双乳蛾、咽喉肿痛、痰涎壅塞、食物中毒、胸腹积水、恶疮肿毒、痰核瘰疬、痔漏、跌打损伤、风湿关节痛、顽癣、水火烫伤、蛇咬伤。

【用法用量】内服：煎汤，1.5 ~ 3g。外用：捣敷或煎水熏洗。

【炮制】净制：将采挖之鳞茎，去掉泥沙，洗净，晾干入药。

【化学成分】鳞茎含果糖，葡萄糖，蔗糖，伪石蒜碱等，又含对 - 羟基苯乙酸，对 - 去甲基石蒜胺等，鳞茎含抗肿瘤化合物水仙克拉辛，石蒜碱等。

【药理作用】①能加强横纹肌收缩，使动物离体与在位肠管兴奋，抑制心血管系统及缩小瞳孔等。②降压作用。③降糖作用。④抗癌作用。⑤抗病毒作用。⑥杀虫作用。⑦抗心律不齐作用。⑧利尿作用。

【毒理作用】

1. 犬口服或注射石蒜碱，均可引起呕

吐：作用比依米丁强而不及阿朴吗啡，催吐作用为中枢性。氯丙嗪及利血平对它有止吐作用。二氢石蒜碱亦可引起呕吐，但较石蒜碱轻得多。石蒜总生物碱有用作祛痰剂者（有催吐作用的药物小量时可用作祛痰）。石蒜伦碱则不引起呕吐。家兔口服或注射石蒜碱可引起不同程度地腹泻。犬皮下注射 30mg/kg 时引起呕吐、腹泻、衰竭，最后死亡。持续给予大鼠石蒜碱，则体重减轻、出血、牙齿及骨发育障碍，肝、肾、肾上腺、睾丸及卵巢等脏器抗坏血酸含量降低，并能抑制肝脏酪氨酸氧化酶及尿酸酶的活性，如同时给予抗坏血酸则不出现上述变化；石蒜碱对动物及植物均能抑制抗坏血酸的合成；对大鼠，石蒜碱能对抗三氯叔丁醇引起的抗坏血酸合成的增加。但在急性试验中，抗坏血酸反而增加石蒜碱引起小鼠死亡率。连续给予石蒜碱的大鼠，还可引起外周血液中红细胞及白细胞数降低，后者更加显著，主要是中性细胞的减少。也能抑制幼年大鼠生殖细胞的分裂，使睾丸、卵巢重量减轻，雄性成熟大鼠则不受影响。由上可见，石蒜碱在消化道不易吸收而石蒜胺碱则较易吸收。

2. 石蒜所含各种生物碱对小鼠半数致死量（mg/kg）：石蒜碱 123（静脉注射）、117（腹腔注射）、112.2（腹腔注射，室温 25℃）、130（腹腔注射，室温 15℃）、42（皮下）、145（皮下）、344（口服，室温 25℃）、230（口服）、171（口服）；石蒜伦碱 270（皮下）；石蒜胺碱 112（皮下）、103（腹腔）、131（口服）、16.65（静脉）；盐酸石蒜碱 130（腹腔注射）、334（灌胃）、50（静脉注射）；盐酸二氢石蒜碱 220（静脉注射）、482（腹腔注射）；伪石蒜碱 110（腹腔注射）；加兰他敏 0.958（静脉）；加兰他敏氢溴酸盐 14（皮下注射）、17（灌胃）。

【方剂选用】

1. 双单蛾：石蒜捣汁，生白酒调服，呕吐而愈。

2. 痰火气急：石蒜根，洗，焙干为末，糖调，酒下 3g。

3. 食物中毒，痰涎壅塞：鲜石蒜1.5~3g，煎服催吐。

4. 水肿：鲜石蒜 8 个，蓖麻子（去皮）70~80 粒。共捣烂罨涌泉穴一昼夜，如未愈，再罨一次。

5. 疔疮肿毒：石蒜适量捣烂敷患处。

6. 便毒诸疮：石蒜捣烂涂之。若毒太盛者，以生白酒煎服，得微汗愈。

7. 对口初起：石蒜捣烂，隔纸贴之，干则频换。

8. 洗痔漏：石蒜、鬼莲蓬，捣碎，不拘多少，好酒煎，置瓶内先熏，待半日汤温，倾出洗之，3 次。

9. 产肠脱下：石蒜一把，以水三碗，煎一碗半，去渣熏洗。

10. 小儿惊风，一叫而绝：用麻线把手心脚心缠住，又在肋下缠一圈，然后以灯火照灼手足心。同时，用石蒜（晒干）、车前子，等份为末，水调匀贴手心。再在手足心、肩膀、眉心、鼻心等处以灯火照灼，可使病儿复苏。

【不良反应及注意事项】

1. 体虚，无实邪及孕妇禁服；皮肤破损者禁敷。

2. 石蒜碱有强力催吐作用，故有用石蒜治食物中毒者，催吐用 3~15g。除此之外，一般不作内服。

3. 石蒜碱接触皮肤后即红肿发痒，进入呼吸道会引起鼻出血，操作时应注意。如内服中毒，症状为：流涎、呕吐、下泻、舌硬直、惊厥、手脚发冷、脉弱、休克，甚至呼吸中枢麻痹而死亡。急救方法：早期可洗胃，用浓茶或 1~2% 鞣酸，高锰酸钾亦可；导泻，饮稀醋酸、糖水及淡盐水或静脉滴注葡萄糖盐水。对症治疗：有痉挛用解痉剂；休克嗅氨水，保温；针刺"人中""合谷"穴位及注射苯甲酸钠咖啡因或尼可刹米。该物种为中国植物图谱数据库收录的有毒植物，其毒性为全株有毒，花毒性较大，其次是鳞茎。食鳞茎后常引起恶心、呕吐、头晕、水泻，泻出物混杂有白色腥臭粘液，舌硬直、心动过缓、手足发冷、烦躁、惊厥、血压下降、虚脱，多死于呼吸麻痹。花食入后常发生语言障碍，严重者死亡。鳞茎含粗淀粉约 20%，用水反复洗涤可除去淀粉中的有毒生物碱。

◆石蕊

【来源】本品为石蕊科植物鹿蕊的枝状体。全年均可采收，采后去杂质，洗净，晒干。多生于岩石表面的细土层上，且多在高山带。分布于东北及内蒙古、陕西、福建、台湾、湖北、四川、贵州、云南、西藏等地。

【别名】石濡、石芥、云茶、蒙顶茶。

【性味归经】味甘、涩，性凉。归心、肝经。

【功能主治】清热，润燥，凉肝，化痰，利湿。主治：烦热不安、咽燥痰结、目昏翳障、热淋、黄疸。

【用法用量】内服：沸水泡 9 ~ 15g，或入丸、散。

【炮制】采后去杂质，洗净晒干。

【化学成分】含黑茶渍素，反丁烯二酸原冰岛衣酸酯。

【方剂选用】

1. 心热烦闷：石蕊花 15g，莲子 15 枚，煎汤泡服。

2. 脾热口疮：石蕊花 9g，川黄连 1.5g，煎汤泡服。

3. 肺热咽喉有痰：石蕊花、麦冬（去心）、黄芩各 9g，煎汤泡服。

4. 肝热眼目昏障：石蕊花 9g，木贼、薄荷各 6g，煎汤泡服。

5. 肾热小便淋闭，及湿热五疸诸疾：石蕊花 15g，车前子、木通各 9g，煎汤泡服。

6. 咳血，吐血：石蕊花 30 ~ 60g，煨水服。

7. 风湿痛：石蕊花 30g，煨水服。

8. 刀伤：石蕊花研末，外敷伤处。

【不良反应及注意事项】《纲目》：不可煎饮，止宜咀嚼及浸汤啜，清凉有味。

◆石莼

【来源】本品为石莼科植物石莼、孔石莼、裂片石莼的藻体。冬、春二季采收。生长在海湾内，中潮带及低潮带的岩石上或石沼中。产广东、福建等地。

【别名】石被、纸菜、海莴苣。

【性味归经】味甘、咸，性寒、平，无毒。归肾经。

【功能主治】利水消肿，软坚化痰，清热解毒。主治：水肿、颈淋巴结肿大、瘿瘤、高血压、喉炎、疮疖、急、慢性肠胃炎、痧疾。

【用法用量】内服：煎汤，15 ~ 30g。外用：适量，捣敷。

【炮制】阴干或鲜用。

【化学成分】含水分 11.5g，蛋白质 3.6g，粗纤维 6.69g，还含有维生素、有机酸、矿物质、麦角固醇等成分。

【药理作用】石莼提取物对番木瓜蛋白酶处理过的人红细胞有凝血作用。

【不良反应及注意事项】孕妇及脾胃虚寒，内有湿滞者慎服。

◆石茶

【来源】本品为苦苣苔科植物东南长蒴苣苔的全草。春季采收。生于山谷林下或山坡石上或石崖上。分布于江西、福建、湖南等地。

【别名】石麻婆子草、石芥菜。

【性味归经】味苦、辛，性凉。

【功能主治】散风热解毒。主治：外感风热、鼻塞流涕、喷嚏、咳嗽。

【用法用量】内服：煎汤 6 ~ 9g。

【炮制】晒干。

◆石竹

【来源】本品为多年生甘草本植物。石竹因其茎具节，膨大似竹，故名。分布于俄罗斯、朝鲜以及中国大陆的北方、南方等地，生长于海拔 10 米至 2700 米的地区，多生长在草原及山坡草地，全草或根入药。

【别名】洛阳花、中国石竹、中国沼竹、石竹子花、石菊、绣竹、常夏、日暮草、瞿麦草、笔屑花、石柱英。

【性味归经】味苦，性寒。归心、小肠经。

【功能主治】利尿通淋，破血通经。主治：尿路感染、热淋、尿血、妇女经闭、疮毒、湿疹。

【用法用量】水煎，9~15g。外用：煎汤外洗。

【炮制】除去杂质，干燥。

【化学成分】全草含皂苷、挥发油，油中主要为丁香酚、苯乙醇、苯甲酸苄酯、水杨酸苄酯、水杨酸甲酯。

【药理作用】①利尿作用。②兴奋肠管作用。③降血压作用。④抗菌作用。⑤抗血吸虫、溶血作用。⑥镇痛作用。

【配伍效用】

石竹配萹蓄、海金沙：治热淋、血淋、石淋、淋沥涩痛。

石竹配滑石：治热淋、血淋、石淋、淋沥涩痛。

【方剂选用】

1. 血瘀闭经：石竹、丹参、赤芍、赤母草各等份。

2. 湿疹瘙痒：单味煎汤外洗。

【不良反应及注意事项】孕妇慎用。

◆石笋

【来源】本品为兰科植物笋兰的全草。采收和储藏：全年均可采。生于海拔1500~2300m的阔叶林下岩石或沟边。

【别名】风兰、岩角、石竹子、接骨丹、通兰、岩笋、岩竹。

【性味】味甘，性平。归肺、胃、肾经。

【功能主治】止咳平喘，活血祛瘀，接骨。主治：肺热喘咳、肺炎、气管炎、胃及十二指肠溃疡、胃脘痛、跌打损伤、骨折，对治疗鼻炎有一定作用。

【用法用量】内服：煎汤，9~15g。外用：适量，研末调敷或鲜品捣敷。

【炮制】鲜用或开水烫后晒干。

【药理作用】抗菌消炎。有小毒。

【方剂选用】

1. 咳喘：石笋（全草）30g，煨水服。

2. 骨折：鲜石笋加酒适量捣绒，炒热加入鸡蛋清调匀外敷。

3. 跌打损伤：石笋9~15g，水煎服或泡酒服；另以鲜石笋捣烂敷患处。

◆石榴皮

【来源】本品为石榴科植物石榴的果皮。秋季果实厚熟，顶端开裂时采摘，除去种子及隔瓤，切瓣晒干，或微火烘干。生于向阳山坡或栽培于庭园等处。我国大部分地区均有分布。

【别名】榴壳、安石榴酸实壳、酸石榴皮。

【性味归经】味酸、涩，性温，小毒。归大肠经。

【功能主治】涩肠止泻，止血，驱虫，痢疾，肠风下血，崩漏，带下。主治：鼻衄、中耳炎、创伤出血、月经不调、红崩白带、牙痛、吐血、久泻、久痢、便血、脱肛、滑精、崩漏、带下、虫积腹痛、疥癣。

【用法用量】煎服，3~10g。入汤剂用，入丸、散多炒用，止血多炒炭用。

【炮制】石榴皮：除去杂质，洗净，切块，干燥。石榴皮炭：取石榴皮块，照炒炭法炒至表面黑黄色、内部棕褐色。

【化学成分】果皮含鞣质10.4%，蜡0.8%，树脂肪4.5%，甘露醇1.8%等，果皮、茎皮、树皮均含生物碱。

【药理作用】①驱虫作用。②抗菌作用。③抗真菌作用。④抗病毒作用。⑤抗凝血作用。

【毒理作用】生物碱部分是石榴根皮的主要毒性成分，较原生药的毒性强25倍，动物中毒后多死于呼吸抑制；对骨骼肌有藜芦碱，或箭毒样作用。

【方剂选用】

1. 急性细菌性痢疾：干石榴皮30g，加水200~300ml，煎至30~50ml，一次服，每日1剂；或将煎剂浓缩烘干，制成0.5g的片剂，每次4片，日服4次。连服7~10日为1疗程。

2. 溃疡性结肠炎：石榴皮30~40g，

青霉素 160~240 万单位，链霉素 1.0g。取清水 500ml 浸泡石榴皮 30 分钟，然后文火煎至 100~150ml，过滤去渣，待药液降温至 30℃左右时，再与事先稀释好的青、链霉素混匀备用。每晚睡前保留灌肠 1 次。

3. 肛管直肠脱垂：石榴皮 90g，五倍子 30g，明矾 15g，文火煎熬，乘热熏洗，同时将脱出部分轻轻托回，早晚各 1 次。

4. 烧伤：石榴皮 500g，加水 500ml，文火煎至 250ml，滤后置瓶中备用（若夏天使用，可少加防腐剂）。根据疮面大小，将 1cm² 的纱布块用药液浸湿，一块一块贴于患处，直至痊愈，纱布块自行脱落。

5. 臁疮：石榴皮、五倍子、枯矾、儿茶各 30g，鸡内金、青黛各 20g，冰片 5g。将五倍子、石榴皮、鸡内金焙黄，研极细末，枯矾、儿茶、冰片亦研成粉，再加入青黛，各药混匀，过筛，高压消毒即成。用 0.1% 新洁尔灭溶液洗净患处，清除坏死组织后，将药粉适量均匀撒于疮面，继以凡士林纱布覆盖，再用纱布敷料包扎固定。每日早晚各换药 1 次，以愈为度。

6. 足癣感染：石榴皮、黄柏各 20g，孩儿茶、鲜马齿苋各 35g，土茯苓、蛇床子各 30g，枯矾 15g。上药加水 2000ml，煮沸 15 分钟，浸泡患足后拭干，用无菌纱布包敷，5 剂为 1 疗程。

7. 蛲虫病：石榴皮（红色者佳）30g，轧粗末，加水 500ml，煮开后加食醋 15ml，适温，熏洗肛门，每晚睡前 1 次。

8. 化脓性中耳炎：干石榴皮 30g，冰片 2g。先将石榴皮放在瓦或炉上烤焦，晾令，捣碎并入冰片，共研末粉，储瓶密封备用。使用前，用双氧水把耳内脓液及分泌物洗净，用棉签擦干，再用一细纸筒取上药粉少许，吹入耳内，日 1 次或隔日 1 次。

9. 久痢不瘥：陈石榴皮焙干，为细末，米汤调下 9~12g。

10. 粪前有血，令人面黄：酢石榴皮，炙研末，每服 6g，用茄子枝煎汤服。

11. 疔肿恶毒：以针刺四畔，榴皮着疮上，以周围四畔灸之，以痛为度，仍用榴末敷上，急裹，经宿，连根自出也。

12. 脱肛：石榴皮、陈壁土，加白矾少许，浓煎熏洗，再加五倍子炒研敷脱上之。

13. 妊身暴下不止，腹痛：安石榴皮 60g，当归 90g，阿胶 60g（炙），熟艾如鸡子大 2 枚，上四物以水 1800ml，煮取 400ml，分 3 服。

【不良反应及注意事项】泻痢初起忌服。能恋膈成痰，痢积未尽者，服之太早，反为害也。石榴皮碱中毒时，能引起发热、头晕、视物模糊、蚁走感、恶心、呕吐，甚至可招致弱视、腓肠肌痉挛、全身搐搦而虚脱。解决方法：给服通用解毒散或碘酊 1ml，加水至 100ml，洗胃，给与泻盐。抽搐可用巴比妥类，头痛可用阿司匹林，对症治疗。泻痢初起忌服。

◆ **石榴叶**

【来源】本品为石榴科植物石榴的叶。夏、秋季采收。

【性味】味酸、涩，性温。

【功能主治】收敛止泻，解毒杀虫。主治：泄泻、痘风疮、癫疮、跌打损伤。

【用法用量】外用：15~30g，水煎洗。

【炮制】洗净生用或晒干。

【化学成分】叶含熊果酸，白桦脂酸，β-谷甾醇，甘露醇。叶能从胆甾醇合成娠烯醇酮。栽培吕种的叶中不同程度地含无机元素氮、钾、钙、镁。

【药理作用】① 增强大鼠胃蛋白酶活性，促进胆汁分泌，并可以加强大鼠小肠蠕动，能显著抑制大鼠胃液分泌和总酸排出量。显著降低大鼠胃溃疡发生率，并减少胃溃疡面积和降低胃溃疡程度。② 降脂作用。③ 抑菌作用。④ 石榴叶提取物有抑菌杀虫活性。

◆ **石榴子**

【来源】本品为安石榴科植物安石榴的干燥种子。秋季果实成熟后除去果皮，晒干。产于我国大部地区。

【性味归经】味酸、甘，性温、润。归肾、大肠经。

【功能主治】滋阴平肝补肾，明目。主治：寒症、胃寒症及一切胃病。

【用法用量】5~12g。

【炮制】去皮晒干。

【化学成分】含糖量高达11%~14%，果酸0.4%~1.0%，含水分79%，蛋白质、脂肪各占0.6%，维生素C的含量是苹果和梨的2~3倍，尤以磷的含量最为突出，每百克达145mg，在水果中名列前茅。还含有碳水化合物、铁、钙等矿物质。

【药理作用】①抗菌作用。②止泻作用。③抗氧化作用。

【方剂选用】

1. 口腔发炎：石榴子榨汁，加白糖或冰糖，制成糖冰糖，用以含漱或内服。

2. 尿血、鼻衄：酸石榴皮水煎，加红糖适量服用。

◆石榴花

【来源】本品为石榴科植物石榴的花。5月开花时采收。

【别名】榴花、酸石榴花。

【性味归经】味酸、涩，性平。归脾、肾经。

【功能主治】凉血，止血。主治：衄血、吐血、外伤出血、月经不调、红崩白带、中耳炎。

【用法用量】内服：煎汤，6~9g（鲜品15~30g）。外用：研末吹鼻，或入丸、散剂。

【炮制】鲜用或烘干。

【化学成分】酚类、三萜类和黄酮类。

【药理作用】①降低血糖，调节血脂。②对α-葡萄糖苷酶有明显竞争抑制作用，而对α-淀粉酶无抑制作用。③抑制病毒的作用。

【方剂选用】

1. 鼻衄不止：石榴花0.3g，黄蜀葵花3g，上二味，捣罗为散，每服3g，水一盏，煎至六分，不拘时候温服。

2. 鼻血：石榴花适量，研末，每次用0.3g，吹入鼻孔。

3. 九窍出血：石榴花，揉塞之。

4. 金疮刀斧伤破血流：石灰1升，石榴花250g，捣末，取少许敷上。

5. 肺痈：石榴花、牛膝各6g，银花藤15g，百部9g，白及、冰糖各30g，煨水服。

6. 中耳炎：石榴花，瓦上焙干，加冰片少许，研末，吹耳内。

7. 化脓性中耳炎：石榴花（焙干）3g，枯矾3g，冰片1g，蚯蚓（活）2条，香油50ml，将前3味共研为细末，用活蚯蚓与香油研烂，共调和后装瓶备用，用棉签清洗外耳道后，将石榴花滴耳油滴入耳内1~2滴后，用棉花塞住，每日2次，3天为1疗程。

◆石仙桃

【来源】本品为兰科植物石仙桃的假鳞茎或全草。秋季采收。多年生甘草本。根茎肥厚，匍匐而短。假鳞茎卵形或圆形。生于山林下岩石上或附生于他树上。

【别名】石山莲、石橄榄、果上叶、千年矮、麦斛、小扣子兰、大吊兰、浮石斛、上石仙桃、川甲草、马榴根、上石蒜、麦斛兰、石黄肉、箍兰、上树蛤蟆、石川盘、石上莲、石穿盘。

【性味归经】味甘、微苦，性凉。归肺、肾经。

【功能主治】养阴，清肺，利湿，消瘀，化痰止咳。主治：眩晕、头痛、咳嗽、吐血、梦遗、痢疾、白带、疳积、内伤咳嗽、小儿热积。

【用法用量】内服：煎汤，15~30g，鲜品加倍。外用：适量，鲜品捣敷。

【炮制】鲜用，或以开水烫过晒干用。

【药理作用】麻醉作用。

【方剂选用】

1. 肺结核咯血，慢性咳嗽：石仙桃鲜品30~60g或干品6~9g，水煎服。

2. 咽喉肿痛：石仙桃干品15~30g，水煎服，日服2次。

3. 胃及十二指肠溃疡：石仙桃全草15~30g，水煎服。

4. 外伤出血：石仙桃干粉外敷；或鲜

品捣敷。

5. 小儿疳积：石仙桃 9 ~ 15g 钱，水煎服。

6. 热痹，腰酸痛：石仙桃鲜假鳞茎 60 ~ 120g，酒水煎服。

7. 热淋：石仙桃鲜全草 30 ~ 60g，水煎服。

8. 梦遗：石仙桃鲜假鳞茎 30g，金丝草鲜全草 15g。水煎服。

9. 跌打损伤：石仙桃鲜品捣烂，加酒外敷。

10. 心气痛：石仙桃适量，水煎，冲酒服。

11. 风火牙痛：石仙桃适量，水煎，冲酒服。

12. 眩晕、头痛：取鸡蛋 1 只，用针刺 10 余孔，置罐内，上盖石仙桃全草 60g，加水炖半小时。饭后 1 小时服汤吃蛋，每日 1 剂。

◆石吊兰

【来源】本品为苦苣苔科植物石吊兰的全草。8 ~ 9 月采收。生于海拔 300 ~ 2000m 的丘陵、山地林中或阴处石岩上或树上。多分布于我国南方等地。

【别名】黑乌骨、石豇豆、石泽兰。

【性味】味苦、辛，性平。

【功能主治】祛风除湿，化痰止咳，祛瘀通经。主治：风湿痹痛、咳喘痰多、月经不调、痛经、跌打损伤。

【用法用量】内服：煎汤 9 ~ 15g；或浸酒服。外用：适量，捣敷；或煎水外洗。

【炮制】鲜用或晒干。

【化学成分】全草含石吊兰素，即内华达素。

【药理作用】①体外抑制结核菌，而且石吊兰素（岩豆素）②有抗菌、抗病毒作用。

【方剂选用】

1. 腰、四肢痛：石吊兰、杜仲各 9g，水煎服。

2. 热咳：石吊兰、青鱼胆草、岩白菜各 15g，水煎服。

3. 跌打损伤：石吊兰 15g，水煎，兑酒服；外用捣烂敷伤处。

4. 颈淋巴结核：石吊兰片剂主要用于单纯性见有热象的颈淋巴结核患者，每次 4 片，3 次/天；复方石吊兰冲剂主要用于兼有寒象的颈淋巴结核患者，每次 1 袋，3 次/天。3 个月为 1 个疗程。

【不良反应及注意事项】孕妇忌服。

◆石决明

【来源】本品为鲍科动物杂色鲍、皱纹盘鲍、耳鲍、羊鲍等的贝壳。一般在夏、秋季进行采捕，将捕捉的鲜鲍除肉，取贝洗净，晒干。多生产于沿海地带。

【别名】珍珠母、九孔螺、千里光、鲍鱼皮、金蛤蜊皮。

【性味归经】味咸，性寒。归肝、肾经。

【功能主治】平肝清热，明目去翳。主治：头痛眩晕、目赤翳障、视物昏花、青盲雀目。生石决明，平肝潜阳，清热明目功力较强，善治肝火上炎所致目赤肿痛，头目眩晕；煅石决明，减寒凉之性，加强收涩之功，多能平肝敛肝，用于骨蒸劳热，青盲内障，外伤出血；盐石决明增咸寒滋阴之力，长于补肝益肾，滋阴清热。

【用法用量】内服：煎汤，3 ~ 15g；应打碎先煎。平肝，清肝宜生用。外用：点眼宜煅用水飞。

【炮制】捕得后，将肉剥除，取壳，洗净，除去杂质，晒干。石决明：洗净晾干，敲成碎块；煅石决明：取刷净的石决明，置无烟的炉火上或坩埚内煅烧，内服的煅至灰白色，外用的煅至白色，取出放凉，碾碎；盐石决明：将石决明煅至微红，取出，喷淋盐水，碾碎。（每石决明 50kg，用盐 1.25kg 加适量开水化开澄清）

【化学成分】主要含碳酸钙。亦含有机质和少量的镁、铁、硅酸盐、硫酸盐、磷酸盐、氯化物和极微量的碘，煅烧后碳酸盐分解，产生氧化钙，有机质则被破坏。

【药理作用】①清热、镇静、降血压、拟交感神经的作用。②抗感染作用。

【配伍效用】

石决明配伍生地黄、白芍：石决明平肝潜阳；生地黄滋阴养血；白芍养血柔肝。三药伍用，有补益肝肾、滋阴潜阳之功效，用于治疗肝肾阴虚、肝阳上亢之头痛、眩晕等。

石决明配伍熟地黄、山茱萸：石决明清肝除热明目；熟地黄、山茱萸滋补肝肾之阴。三者合用，有滋补肝肾明目之功效，用于治疗肝肾阴虚之视物昏花等症。

石决明配伍夏枯草、菊花：石决明平肝潜阳、清肝明目；夏枯草清泻肝火；菊花清肝明目。三者合用，共奏平肝潜阳、清肝明目之功效，用于治疗肝火亢盛、肝阳上亢之头目眩晕及肝火上炎之目赤肿痛。

【方剂选用】

1. 血管性头痛：川芎 20g，生白芍 25g，白芷 15g，全蝎末 2g，钩藤 30g，石决明 50g，香附 6g。每日 1 剂，水煎分 2 次服。重症每日 1.5 剂，分 3 次服，每隔 8 小时 1 次。可随症加减。

2. 角膜炎翳陷难敛：生黄芪 30～50g，当归 10g，金银花、乌贼骨各 20g，甘草 5g，红花、蝉蜕、蛇蜕各 8g，赤石脂 15g，石决明 25g。随症加减，每日 1 剂，水煎 2 次分温服。

3. 鼻渊：谷精草、石决明、草决明各 30g，木贼草、钩藤（后下）、山栀、白芷、蔓荆子、菊花、甘草各 10g，桑叶 20g。每日 1 剂，水煎，早晚 2 次分服。9 剂为 1 疗程。

4. 风毒气攻入头，眼昏暗及头目不利：石决明、羌活（去芦头）、草决明、菊花各 30g，甘草（炙锉）15g。上 5 味，捣罗为散，每服 6g，水 150～300ml，煎至六分，和渣，食后临卧温服。

5. 眼生丁翳，根脚极厚，经久不差：石决明 0.9g（捣碎细研，水飞过），乌贼鱼骨 15g，龙脑 3g，珍珠末 0.9g，琥珀 0.9g。同研令细，每以铜箸取如大豆大，日三度点之。

6. 青盲雀目：石决明 30g（烧过存性），苍术 90g（去皮）为末，每服 9g，以猪肝披开，入药末在内扎定，砂罐煮熟，以气熏目，待冷食肝饮汁。

7. 眼生外障：石决明（火煅）、薄荷叶各 30g，蒺藜子（炒去刺）、荆芥穗 60g，人参 15g（蜜炙）。上于地上出火毒，研为末。食后，砂糖冷水调服。

8. 外伤出血：石决明适量，煅制成疏松细粉，过筛。将伤口洗净，撒上药粉，紧紧压迫即可。

【不良反应及注意事项】 脾胃虚寒者慎服，消化不良、胃酸缺乏者禁服。多服令人寒中。

◆石菖蒲

【来源】 本品为天南星科植物石菖蒲的干燥根茎。秋、冬二季采挖，除去须根及泥沙，晒干。生于海拔 20～2600m 的密林下湿地或溪涧旁石上。分于黄河流域以南各地。

【别名】 菖蒲叶、山菖蒲、水剑草等。

【性味归经】 味辛、苦，性温。归心、胃经。

【功能主治】 化湿开胃，开窍豁痰，醒神益智。主治：脘痞不饥、噤口下痢、神昏癫痫、健忘耳聋。

【用法用量】 煎服 3～9g，鲜品加倍。

【炮制】 除去杂质，洗净，润透，切厚片，晒干。

【化学成分】 石菖蒲根茎含挥发油，内有 α-、β- 及 γ- 细辛脑，欧细辛脑，顺式甲基异丁香油酚，榄香脂素，细辛醛等。

【药理作用】 ①镇静作用。②抗惊厥作用。③石菖蒲挥发油对小鼠有较强的降温作用。④抗癫痫作用。⑤改善消化机能、平喘、镇咳等作用。⑥抗真菌作用。

【毒理作用】

1. 大鼠腹腔注射菖蒲挥发油的 LD_{50} 为 221mg/kg，给药后先呈阵挛性惊厥，而后出现强直性惊厥、死亡。石菖蒲挥发油灌胃对小鼠的 LD_{50} 为 4.706ml/kg；腹腔注射的 LD_{50} 为 0.23±0.02ml/kg。挥发油小鼠皮下注射的 LD_{50} 为 0.157ml/kg，中毒动物表现为间歇性抽搐，数小时至 10 余小时后动物死亡强直性惊厥，说明石菖蒲挥发油中毒主要是兴奋脊髓。

2. α-细辛醚按寇氏法测定得小白鼠腹腔注射 LD_{50} 为 338.5±9mg/kg，用药后出现肌肉松弛，呼吸频率减慢，身躯拉长等症状，16～24 小时内死亡，24 小时内不死亡者则存活。点样试验和掺入平板法试验一致证实 α-细辛醚为诱变阳性物质，能引起鼠伤寒沙门氏菌突变种 TA100，TA98 的致突作用。

3. 石菖蒲水煎剂小鼠腹腔注射的 LD_{50} 为 53g/kg，38g/kg 时出现中毒症状，表现为呼吸困难，阵挛性抽搐。

【配伍效用】

石菖蒲配伍蝉蜕：石菖蒲芳香辟浊、化痰湿、启闭开窍醒神；蝉蜕质轻升散、散风热、宣肺利咽。二者相伍，其启闭开窍醒神之功效更著，用于治疗邪干清窍、气机闭阻之头晕、耳鸣、耳聋等。

石菖蒲配伍人参、茯苓：石菖蒲醒神健脑；人参补益心气；茯苓健脾养心安神。三者合用，有补心气、安心神之功效，用于治疗心气不足之心悸失眠、多梦健忘等症。

石菖蒲配伍郁金：石菖蒲辛温，豁痰开窍、醒神健脑，功擅开窍；郁金苦辛性凉，清心开窍、活血止痛、行气解郁，长于解郁。二者合用，共奏豁痰除湿、解郁清心、开窍醒神之功效，用于治疗湿温病热入心包或痰浊蒙蔽清窍所致之神志昏乱、谵语；气郁、血郁、痰郁所致之心悸、胸闷、健忘以及抑郁性精神病、脑震荡后遗症、癫痫、癔病等。

【方剂选用】

1. 癫痫大发作：石菖蒲煎剂，每 30ml 含生药干品 9g，每次 10ml，日服 3 次，30 天为 1 疗程。可连续服用。如连续服用 24 个疗程（2 年）未有癫痫发作，可停药观察。

2. 精神分裂症：石菖蒲、郁金各 10g，大黄 60g，百合、合欢花各 30g，远志、生牡蛎各 15g。水煎服，日 1 剂。

3. 乳糜尿：菖蒲、薏苡仁、山药、扁豆、芡实、萆薢各等份研末，每次 15g，冲服。以血尿为主者加地榆 5g。

4. 耳鸣：石菖蒲 60g，生甘草 10g。水煎分 2 次服，日 1 剂。治疗 26 例，皆愈。

5. 梅核气：石菖蒲、佛手、半夏、苏梗、陈皮各 10g，川朴、远志、枳壳各 12g，威灵仙 15g，水煎，分 2 次服，日 1 剂。

6. 温热、湿温、冬温之邪，窜入心包，神昏谵语，或不语，舌苔焦黑，或笑或痉：连翘 9g（去心），犀角 3g，川贝母 9g（去心），鲜石菖蒲 3g。加牛黄至宝丹一颗，以蜡壳化冲。

7. 心气不定，五脏不足，甚者忧愁悲伤不乐，忽忽喜忘，朝瘥暮剧，暮瘥朝发，狂眩：石菖蒲、远志各 60g，茯苓、人参各 90g。上四味末之，蜜丸，饮服如梧桐子大 7 丸，日三。

8. 好忘：远志、人参各 1.2g，茯苓 60g，石菖蒲 30g。上四味治下筛，饮服 2.7ml，日三。

9. 风冷痹，身体俱痛：石菖蒲（锉）、生地黄（去土，切）、枸杞根（去心）各 120g，乌头（炮裂，去皮脐，锉）60g，生商陆根（去土，切）120g，生姜（切薄片）240g。上六味，以清酒 600ml 渍一宿，曝干，复纳酒中，以酒尽为度，曝干，捣筛为细散。每服，空心温酒服 3g，日再服。

10. 霍乱吐泻不止：石菖蒲（切焙）、高良姜、青橘皮（去白，焙）各 30g，白术、甘草（炙）各 15g。上五味捣为粗末，每服 9g，以水一盏，煎十数沸，倾出，放温顿服。

11. 噤口恶痢，粒米不入者：石菖蒲 30g，川黄连、甘草、五谷虫各 9g。为末，蜜汤调送少许。

12. 痈肿发背：石菖蒲捣贴，若疮干，捣末，以水调涂之。

13. 赤白带下：石菖蒲、破故纸，等份。炒为末，每服 6g，更以菖蒲浸酒调服，日一服。

14. 耳聋：石菖蒲根 1 寸，巴豆 1 粒（去皮心）。二物合捣，筛，分作 7 丸，绵裹，卧即塞，夜易之。

【不良反应及注意事项】阴虚阳亢，汗多、精滑者慎服。

◆石韦根

【来源】本品为水龙骨科植物石韦等多种同属植物的根茎。

【性味归经】味甘，性寒。入肝、脾经。

【功能主治】通淋，消胀，除劳热，止血。主治淋病、胸膈气胀、虚劳蒸热、吐血、创伤出血。

【用法用量】内服：煎汤 5 ~ 9g。外用：研末撒。

【炮制】洗净，晒干。

【方剂选用】

1. 手颤：石韦根茎煎汤，当茶水频服。

2. 刀伤出血：石韦根阴干，研末，撒伤口。

◆石见穿

【来源】本品为唇形科植物华鼠尾草的全草。开花期采割全草，鲜用或晒干。生于山坡、路旁及田野草丛中，分布于江苏、安徽、江西、湖北、湖南、广东、广西、四川、云南等地。

【别名】紫参、五凤花、小丹参、月下红。

【性味归经】味辛、苦，性微寒。归肝、脾经。

【功能主治】活血化瘀，清热利湿，散结消肿。主治：月经不调、痛经、经闭、崩漏、便血、湿热黄疸、热毒血痢、淋痛、带下、风湿骨痛、瘰疬、疮肿、乳痈、带状疱疹、麻风、跌打伤肿。

【用法用量】15 ~ 30g。外用：适量，鲜品捣烂敷患处。

【炮制】开花期采割全草，鲜用或晒干。

【化学成分】全草含异丹参酚酸 C，丹参酚酸 B、D，紫草酚酸，迷迭香酸，咖啡酸，原儿茶醛，乳酸，齐墩果酸。此外还含甾醇，三萜成分，氨基酸。根含水苏糖。

【药理作用】①抗肿瘤作用。②抗氧化作用。③保肝作用。

【方剂选用】

1. 急、慢性肝炎：石见穿 60g，或加糯米稻草 30g，水煎 2 次，煎液合并加红糖 15g，两次分服（儿童减半）。

2. 赤白带下：石见穿 60g，水煎服。每日 1 剂，连服 5 ~ 7 天。

◆石花菜

【来源】本品为石花菜科植物石花菜、细毛石花菜、大石花菜等的藻体。生于中潮带盖有沙的岩石上。我国沿海均有分布。

【别名】琼枝、牛毛石花、石花草。

【性味归经】味甘、咸，性寒、滑，无毒。归肝、肺经。

【功能主治】清热解毒，化瘀散结，缓下，驱蛔。主治：肠炎腹泻、肾盂肾炎、瘿瘤、肿瘤、痔疮出血、慢性便秘、蛔虫症。

【用法用量】内服：煎汤，15 ~ 30g。

【炮制】晒干或鲜用。

【化学成分】含琼脂糖，琼脂胶，牛磺酸，N，N-二甲基牛磺酸，24-亚甲基甾醇，胆碱，维生素 B_2，及抗病毒多糖。

【药理作用】①降脂作用。②抑菌活性和抗氧化活性。③抗肿瘤作用。

【不良反应及注意事项】脾肾虚寒者慎服。孕妇也不宜多食。

◆石防风

【来源】本品为伞形科植物石防风的根，多年生甘草本，秋季采挖根。生于山坡草地、林下、林缘及山地草丛中，分布于东北及内蒙古、河北、山东。

【别名】珊瑚菜、山葵。

【性味归经】味苦、辛，性微寒。归肺、肝经。

【功能主治】散风清热，降气祛痰。主治：感冒咳嗽、支气管炎咳喘、妊娠咳嗽。

【用法用量】煎汤，3 ~ 9g。

【炮制】洗净晒干。

【化学成分】根中含异环氧布特雷辛

果实中含β-谷甾醇，豆甾醇，紫花前胡素，伞形花内酯，德尔妥因。

【药理作用】 ①减肥作用。②利尿作用。

【方剂选用】

1. 感冒，咳嗽，气喘：石防风、苦杏仁各9g，紫苏子、桔梗各6g，水煎服。

2. 孕妇咳嗽：石防风、当归各9g，水煎服。

◆石豇豆

【来源】 本品为水龙骨科瓦韦属植物高山瓦韦的全草。夏、秋采收。附生于海拔2000~3000m 的高山林下枯树干上或岩石缝中。分布于陕西、甘肃、湖北、四川、云南等地。

【别名】 石小豆。

【性味归经】 味淡、微涩，性平。归脾、肝经。

【功能主治】 祛风除湿，健脾消疳，利尿通淋，止血。主治：风湿疼痛、劳伤腰痛、小儿疳积、淋浊、白带、崩漏、鼻衄。

【用法用量】 6~15g。

【炮制】 阴干。

【方剂选用】

1. 淋症，风湿痛：石豇豆30g，水煎服。

2. 小儿疳积：石豇豆30g，研末，加面500g，蒸馍食。

3. 崩漏，白带：石豇豆、三白草各12g，太白花、金丝带、红三七各9g，柴胡6g。水煎服，甜酒为引。

◆石钱草

【来源】 本品为水龙骨科植物抱石莲的全草。全年均可采收，清除泥沙，洗净，晒干，亦可鲜用。附生于海拔200~1700m 的山坡阴湿林中树干或石上。分布于华东、中南、西南及陕西等地。

【别名】 鱼鳖草、瓜子菜、鱼鳖金星。

【性味归经】 味苦，性平。归肝、胃、膀胱经。

【功能主治】 清热解毒，利水通淋，消瘀，止血。主治：小儿高热、疳腮、风火

牙痛、痞块、鼓胀、淋浊、咯血、吐血、衄血、便血、尿血、崩漏、外伤出血、疔疮痈肿、瘰疬、跌打损伤、高血压、鼻炎、气管炎。

【用法用量】 内服：煎汤，15~30g。外用：适量，捣敷。

【炮制】 清除泥沙，洗净，晒干，亦可鲜用

【化学成分】 全草含黄酮、生物碱、甾醇、氨基酸、糖等。

【药理作用】 对金黄色葡萄球菌、绿脓杆菌、大肠杆菌、白色葡萄球菌等有抑制作用。小鼠试验对眼镜蛇毒有一定抵抗作用。

【方剂选用】

1. 咳嗽吐血，瘰疬：石钱草9g，水煎服。

2. 燥热便血、尿血：鲜石钱草60~90g，水煎服。

3. 疔疮、痈肿：石钱草6~12g，水煎服。

4. 乳岩：石钱草9g，用酒煎服。

5. 胆囊炎：鲜石钱草60g，豆腐120g，水炖服。

6. 鼓胀：石钱草、仙鹤草各15g，神仙对坐草、野芥菜各6g，煎服。

◆石莴苣

【来源】 本品为苦苣苔科植物半蒴苣苔的全草。夏、秋季采收。多生长在丘陵和山地林下或沟边阴处，生长于我国四川、贵州、湖北等。

【别名】 半蒴苣苔、岩莴苣、山白菜、天目降龙草。

【性味】 味微苦，性平。

【功能主治】 清暑热，利湿，解毒。主治：中暑、麻疹、咽喉痛、黄疸、烧烫伤。

【用法用量】 内服：煎汤，9~15g。外用：适量，鲜品捣敷。

【炮制】 鲜用或晒干。

◆石萝藤

【来源】 本品为鼠李科植物牛儿藤的

根、茎。全年可采。生于路旁、沟边灌木丛中向阳处。分布四川、云南、陕西、湖北等地。

【别名】大鸭公藤。

【性味】味苦、辛，性凉。

【功能主治】解表，清热。根：主治：胸腹胀痛、红白痢疾、跌打损伤、筋骨痛。茎：主治：红崩白带、月经不调。

【用法用量】内服：煎汤，9~15g（大剂量 15~30g）。

【炮制】晒干。

◆石龙芮子

【来源】本品为毛茛科植物石龙芮的果实。夏季采收。生于平原湿地或河沟边。分布于全国各地。

【别名】鲁果能、地椹、天豆、石能、芮子。

【性味归经】味苦，性平。归心经。

【功能主治】和胃，益肾，明目，祛风湿。主治：心腹烦满、肾虚遗精、阳痿阴冷，不育无子，风寒湿痹。

【用法用量】内服：3~9g，煎汤。

【炮制】除去杂质，晒干备用。

【化学成分】果实含毛茛苷，原白头翁素，白头翁素，胆碱，不饱和甾醇类，没食子酚型鞣质及黄酮类化合物。

【不良反应及注意事项】《本草经集注》：大戟为之使。畏蛇蜕、吴茱萸。

◆龙胆

【来源】本品为龙胆科植物龙胆、条叶龙胆、三花龙胆和滇龙胆的根和根茎。春、秋季采挖，以秋季 10 月中、下旬采挖质量较好，选大的除去茎叶，洗净，干燥。小的可做种根用。生于灌木丛中、林间空地或草甸子中。分布黑龙江，吉林，辽宁等地。

【别名】陵游、草龙胆、龙胆草、苦龙胆草。

【性味归经】味苦，性寒。归肝、胆经。

【功能主治】清热燥湿，泻肝定惊。主治：湿热黄疸、小便淋痛、阴肿阴痒、湿热带下、肝胆实火之头胀头痛、目赤肿痛、耳聋耳肿、胁痛口苦、热病惊风抽搐。

【用法用量】内服：煎汤，3~6g，或入丸、散。外用：研末捣敷。

【炮制】采挖后，除去茎叶，洗净，晒干。

【化学成分】

1. 龙胆：根含裂环烯醚萜苷类苦味成分：龙胆苦苷，当药苦苷，当药苷，苦龙胆酯苷，痕量苦当药酯苷；苦苷总含量可高达 7.33%，而龙胆苦苷含量可达 6.34%。生物碱：龙胆碱即秦艽碱甲 0.05%，龙胆黄碱。

2. 条叶龙胆：根含裂环烯醚萜苷类苦味成分：龙胆苦苷，当药苦苷，当药苷，苦龙胆酯苷，痕量苦当药酯苷；苦苷总含量可达 4.35%，而龙胆苦苷含量为 4.15%。

3. 三花龙胆：根含裂环烯酸萜类成分：龙胆苦苷，当药苦苷，当药苷，痕量苦当药酯苷；苦苷总含量为 3.95%，而龙胆苦苷含量为 3.66%。还含三花龙胆苷。

4. 滇龙胆：根含裂环烯醚萜苷类苦味成分：龙服苦苷，当药苦苷，当药苷，痕量苦龙胆酯苷，痕量苦当药酯苷；苦苷总含量 5.10%，龙胆苦苷含量 5.01%。地上部分含龙胆碱，秦艽碱乙，秦艽碱丙，β-谷甾醇。

【药理作用】①促进胃液分泌和使游离酸增加。②利胆和保肝作用。③利尿作用。④抗菌作用。⑤具有镇痛和镇静作用。对肠及子宫平滑肌有解痉作用。

【毒理作用】龙胆碱小鼠灌胃的 LD_{50} 为 460mg/kg，皮下注射大于 500mg/kg，静脉注射为 250~300mg/kg。另有报道龙胆碱小鼠灌胃 LD_{50} 为 1.3g/kg。

【方剂选用】

1. 伤寒发狂：龙胆为末，入鸡子清、白蜜化凉水服 6g。

2. 肝胆经实火湿热，胁痛耳聋，胆溢口苦，筋痿，阴汗，阴肿，阴痛，白浊溲血：龙胆草（酒炒）、黄芩（炒）、栀子

（酒炒）、泽泻、木通、车前子、当归（酒洗）、生地黄（酒炒）、柴胡、甘草（生用各适量），水煎服。

3. 雀盲夜不见物：龙胆草 30g，黄连 30g。二味为细末，食后用热羊肝蘸药末服。

4. 暑行目涩：生龙胆（捣汁）20ml，黄连（浸汁）1 匙，和点之。

5. 眼中漏脓：龙胆草、当归等份，为末，每服 6g，温水下。

6. 谷疸，食毕头旋，心怫郁不安而发黄，由失饥大食，胃气冲熏所致：苦参 90g，龙胆 1 合，牛胆丸如梧桐子，以生麦汁 5 丸，日 3 服。

7. 咽喉肿痛：龙胆草 1 把，捣汁，泔嗽服之。

8. 猝下血不止：龙胆 1 握。切，以水 1000ml 煮取 500ml，分为 5 服，如不差更服。

9. 伤寒汗后，盗汗不止，或妇人小儿一切盗汗，并宜服之：龙胆不以多少，焙干，为细末，每服一大钱，猪胆汁 90g，点入温酒少许，调服，空心临卧。

10. 肾囊风瘙痒或破，流水（又名绣球风）：龙胆草、经霜桃叶、蜂房、藜芦、千张纸，共捣细末，芝麻油调搽。

【不良反应及注意事项】脾胃虚弱作泄及无湿热实火者忌服，勿空腹服用。

◆龙齿

【来源】本品为古代哺乳动物如象类、犀牛类、三趾马等的牙齿的化石。生川谷及岩水岸上穴中死龙处。分布于内蒙古、山西、陕西、甘肃、青海、河南、四川等地。

【别名】青龙齿、白龙齿。

【性味归经】味涩、甘，性凉。归心、肝经。

【功能主治】镇惊安神，清热除烦。主治：惊痫、癫狂、心悸怔忡、失眠多梦、身热心烦。

【用法用量】内服：煎汤，10～15g，打碎先煎；或入丸、散。外用：适量，研末撒或调敷。

【炮制】除去泥土，敲去牙床。

1. 龙齿：刷净泥土，打碎。

2. 煅龙齿：取刷净的龙齿，在无烟的炉火上或入坩埚内煅红透，取出，放凉。用时碾碎。或火煅两淬，研末，水飞，晒干。

3. 《纲目》：修治同龙骨，或云以酥炙。

4. 盐淬龙齿：取净龙齿，置适宜容器内，用武火加热煅红透，取出，立即喷洒食盐水，冷后研碎。每净龙齿 100kg，用食盐 12.5kg。

【化学成分】主要成分均为碳酸钙、磷酸钙。

【方剂选用】

1. 小儿惊热如火，亦治温壮：龙齿为末。调服。

2. 因惊成痫，狂言妄语：龙齿（研）、铁粉（研）、凝水石（研）各 30g，茯神（去木）45g。上四味，捣研罗为末，炼蜜丸如梧桐子大。每服 20 丸，温米饮下。

3. 小儿天钓，手脚掣动，眼目不定，有时笑啼或嗔怒，爪甲皆青：龙齿 15g（细研），钩藤、白茯苓各 15g，蝉壳 2～7 枚（微炒），黄丹、甘草（炙微赤，锉）、铁粉（细研）、朱砂（细研）、川大黄（锉碎，微炒）各 0.3g。上药捣罗为末，入研匀。每服 3g，以水一小盏，煎至六分，量儿大小，分减温服。

4. 夜惊症：生龙齿 20g（先煎），蝉蜕 18g，钩藤 30g（后入），麦门冬 24g，生地黄 18g，连翘 15g，竹叶 6g，桑螵蛸 24g，桔梗 9g，甘草 6g，6 剂，水煎服，每日 1 剂。10 天后复诊，夜惊发作次数大减，每次发作持续时间缩短，舌仍红赤，苔薄黄，脉细数。上方去连翘，加茯神 15g，水煎服。

5. 防治子痫：牡蛎 30g，龙齿 18g，杜仲 15g，石决明 30g（先煎），制女贞子、生白芍各 12g，夏枯草、桑寄生各 15g，茯苓、泽泻各 12g。水肿加车前草、赤小豆、猪苓；蛋白尿加米仁根、淮山药、益母草；夹痰加竹沥半夏、制胆星、石菖蒲、旋覆花。1天1剂，水煎取汁，1天2次，口服。

【不良反应及注意事项】 ①《本草经集注》：得人参、牛黄良。畏石膏。②《雷公炮制药性解》：畏干漆、蜀椒、理石。

◆龙骨

【来源】 本品为古代哺乳动物如象类、犀牛类、三趾马等的骨骼的化石。分布于河南、河北、山西、内蒙古、青海、云南等地。挖出后，除去泥土及杂质。五花龙骨质酥脆，出土后，露置空气中极易破碎，常用毛边纸粘贴。

【别名】 陆虎遗生、那伽骨、生龙骨、煅龙骨。

【性味归经】 性甘、涩，性平，无毒。归心、肝、肾、大肠经。

【功能主治】 重镇安神，镇惊安神，敛汗固精，止血涩肠，生肌敛疮。主治：惊痫癫狂、怔忡健忘、失眠多梦、自汗盗汗、遗精淋浊、吐衄便血、崩漏带下、泻痢脱肛、溃疡久不收口。

【用法用量】 煎汤15~30g，宜先煎。外用：适量，平肝潜阳多生用，收敛固涩宜煅用。

【炮制】 龙骨：刷净泥土，打碎。煅龙骨：取刷净的龙骨，在无烟的炉火上或坩埚内煅红透，取出，放凉，碾碎。

【化学成分】 主要为碳酸钙、磷酸钙，亦含铁、钾、钠、氯、硫酸根等。

【药理作用】 ①镇静、催眠、抗惊厥作用。②缩短凝血时间作用。

【配伍效用】

龙骨配伍黄芪、白术：龙骨收敛止血；黄芪、白术补气健脾。三药伍用，有补气健脾摄血之功效，用于治疗脾气虚弱、不能统血之月经过多、血稀色淡、心悸气短等症。

龙骨配伍牡蛎：二者均有敛阴潜阳、镇惊安神、收敛固涩之功。但龙骨甘涩性平，主入心、肝经，功擅镇惊安神、收敛止脱，益阴之中能潜上越之浮阳；牡蛎咸涩性凉，入肝、肾经，长于益阴退热、化痰软坚，益阴之中能摄下陷之沉阳。二药伍用，调和阴阳，其镇惊、敛阴、潜阳、固涩、止血、止带之效更著，用于治疗阴虚阳亢之烦躁不安、心悸怔忡、头晕耳鸣、健忘失眠；心肾亏虚、肺肾不足之咳痰喘促、汗多厥脱以及久泻久痢、遗精淋浊、崩漏带下等症。

龙骨配伍牛黄、胆南星：龙骨重镇安神；牛黄清心解毒、豁痰开窍；胆南星清热化痰定惊。三药共用，有清热化痰、安神定惊之功效，用于治疗痰热内扰之惊痫癫狂之症。

龙骨配伍牛膝、白芍、代赭石：龙骨平肝潜阳；牛膝补益肝肾、引血下行；白芍滋阴养血柔肝；代赭石平肝镇逆。四者合用，有补肝益肾、滋阴潜阳之功效，用于治疗肝肾阴虚、肝阳偏亢之头目眩晕、面红目赤、烦躁易怒等症。

龙骨配伍酸枣仁、茯苓：龙骨重镇安神；酸枣仁养心安神；茯苓补脾安神。三者合用，有健脾养心、镇静安神之功效，用于治疗心脾两虚、血不养心之心悸怔忡、失眠多梦等症。

龙骨配伍沙苑子、芡实：龙骨收敛固涩；沙苑子、芡实补肾涩精。三药共用，既可补肾精之不足，亦可涩精液之外泄，用于治疗肾虚遗精滑泄。

【方剂选用】

1. 尿崩症：生龙骨、生牡蛎、枸杞、菟丝子、川黄柏各9g，砂仁、炙甘草各3g，北沙参15g，炒杜仲12g。水煎服。

2. 烫伤：龙骨、生石膏、大黄、儿茶各等份，共研极细末，用冷茶水调成稀糊状，敷患处，用纱布盖好（面部可不盖），隔日换药1次，疗效较好。

3. 化脓性疾病：冰片、生龙骨、当归各20g，朱砂25g，煅石膏40g，煅炉甘石200g，共研末，涂薄层于创面，胶布固定，2~3天换1次。

4. 大人、小儿一切癫狂，惊搐，风痫，

神志不宁：龙骨 30g（火煅，研极细末），犀角、丹砂、琥珀、天竺黄各 15g（均研极细末），钩藤、怀生地黄、茯苓各 45g（均微炒燥，为极细末），苏合香 9g，牛黄 6g（均用酒溶化）。共十味，总和一处，用胆南星 24g，研末，竹沥一碗，打糊为丸，如梧桐子大。大人服 10 丸，小儿服 2～3 丸，用生姜汤调灌。

5. 好忘：龙骨、虎骨、远志各等份。上三味，治下筛。食后服 2.7ml，日二。

6. 心虚盗汗：龙骨 15g（火煅），茯苓 30g，人参 18g，莲肉 90g（俱微炒），共研为末，麦门冬（去心）120g，酒煮，捣烂成膏为丸梧桐子大，每早、晚各服 9g，白汤下。

7. 久痢休息不止者：龙骨 120g。打碎，水 1000ml，煮取 500ml，分 5 次，冷饮，仍以米饮和丸。每服 10 丸。

8. 失精家少腹弦急，阴头寒，目眩，发落，脉极虚芤迟，为清谷，亡血失精，脉得诸芤动微紧，男子失精，女子梦交：桂枝、芍药、生姜各 90g，甘草 60g，大枣 12 枚，龙骨、牡蛎各 90g，上七味，以水 1400ml，煮取 600ml，分温 3 服。

9. 血崩不止：龙骨（煅）、当归、香附（炒）各 30g，棕毛灰 15g，上为细末。每服 12g，空心，米饮调下。忌油腻、鸡、鱼。

10. 两耳湿烂，久不收敛：龙骨、赤石脂（俱火煅）、海螵蛸（水煮过）各 9g。共研末，先用绵纸条拭干脓水，后吹药末。

【不良反应及注意事项】有湿热、实邪者忌服。

◆龙葵

【来源】本品为茄科植物龙葵的全草。

【别名】龙葵、苦菜、苦葵、天茄子、黑天天、黑茄子、野葡萄。

【性味】味苦，性寒。

【功能主治】清热解毒，活血消肿。主治：疔疮、痈肿、丹毒、跌打扭伤、慢性气管炎、肾炎水肿。

【用法用量】内服：煎汤，15～30g。外用：适量，捣敷或煎水洗。

【炮制】净制：除去杂质，老梗及残留根。泡水洗净，晒干。切段；晒干或烘干筛去杂质。

【化学成分】龙葵地上部分含澳洲茄碱，澳洲茄边碱，β-澳洲茄边碱。橙色果实中含 α-胡萝卜素，果实中还含有植物凝集素，澳洲茄胺，N-甲基澳洲茄胺等。

【药理作用】①强心利尿。②降压作用。③提高体内自然杀伤细胞活性。④抑菌作用。

【毒理作用】龙葵碱作用类似皂苷，能溶解血细胞。过量中毒可引起头痛、腹痛、呕吐、腹泻、瞳孔散大、心跳先快后慢、精神错乱，甚至昏迷。曾有报告小孩食未成熟的龙葵果实而致死亡（与发芽马铃薯中毒相同）。澳洲茄碱作用似龙葵碱，亦能溶血，毒性较大。

【方剂选用】

1. 疔肿：龙葵，揩碎，酒服。

2. 痈无头：捣龙葵敷之。

3. 一切发背痈疽恶疮：虾蟇全个，同龙葵藤叶捣敷。

4. 天庖湿疮：龙葵苗叶捣敷之。

5. 吐血不上：人参 0.3g，龙葵苗 15g。上二味，捣罗为散。每服 6g，新水调下，不拘时。

6. 慢性气管炎：龙葵全草（干）30g，桔梗 9g，甘草 3g，为一日量。制成糖衣片，每日 3 次分服，10 天为 1 疗程，每疗程间隔 5～7 天。此外，亦有用龙葵果制成酊剂，日服 3 次，每次 10～20ml，10 日为 1 疗程。治疗 52 例，103 个疗程后近期控制 47 例。

7. 癌病：鲜龙葵全草 60g（干品 30g），鲜半枝莲 120g（干品 60g），紫草 15g，每日 2 次煎服。治疗恶性葡萄胎、子宫绒毛膜癌、卵巢癌肿、肝癌等。以单味龙葵 60～90g 煎服，还治纤维肉瘤。

8. 止痒：龙葵全草（除根）鲜品 60g（干品 30g），加水 800ml，煎 15～20 分钟。每日 1 剂，上、下午两次分服。按皮肤病的病程长短，服药 7 ~ 25 天不等。

◆龙珠

【来源】本品为茄科植物龙珠的全草或根、果实。7 ~ 8 月采收全草；秋季果熟时采收果实或挖取根部。生长于山谷、山旁或山坡密林中。分布于浙江、江西、福建、台湾、广东、广西、贵州和云南等地。

【别名】赤珠、龙珠根、红珠草、类笼球草、野靛青。

【性味】味苦，性寒。

【功能主治】清热解毒，利小便。主治：小便淋痛、痢疾、疔疮。

【用法用量】内服：煎汤，30 ~ 60g。外用：适量，捣敷。

【炮制】鲜用或晒干。

【化学成分】从新鲜果产中分得龙珠苷A、B。

【方剂选用】

1. 小便淋痛：龙珠全草 30 ~ 60g，洗净，酌加水煎，日服三次。

2. 疔疮炎肿：龙珠叶一握（果实亦可用），和冬蜜捣烂涂患处，日换二次。

【不良反应及注意事项】不与葱、薤同啖。

◆龙眼肉

【来源】本品为无患子科植物龙眼的假种皮。夏、秋二季采收成熟果实，干燥，除去壳、核，晒至干爽不黏。果实应在充分成熟后采收。我国西南部至东南部栽培很广，以福建、台湾最盛，广东次之，多栽培于堤岸和园圃，广东、广西南部及云南亦见野生或半野生于疏林中。

【别名】龙眼、桂圆、圆眼。

【性味归经】性甘，性温。归心、脾经。

【功能主治】补益心脾，养血安神。主治：气血不足、心悸怔忡、健忘失眠、血虚萎黄。

【用法用量】煎服，10 ~ 25g，大剂量30 ~ 60g。

【炮制】烘干或晒干，剥去果皮，取其假种皮。或将果实入开水中煮 10 分钟，捞

出摊放，使水分散失，再烤一昼夜，然后剥取假种皮晒干。

【化学成分】干果肉含可溶性部分79.77%，不溶性物质 19.39%，灰分3.36%。尚含蛋白质 5.6% 和脂肪杂质及残留的核壳。

【药理作用】①抑菌作用。②镇静作用。③健胃作用。

【配伍效用】

龙眼肉配伍柏子仁：龙眼肉补心脾、益气血；柏子仁养心血、安心神。二者合用，有养心安神之功效，用于治疗气血不足、心神失养之心悸、怔忡、心烦意乱、失眠等症。

龙眼肉配伍枸杞子：龙眼肉补益心脾、滋养营血；枸杞子滋补肝肾、兼益肾阳。二者均为甘平滋补之品，相伍为用，共奏养血安神、滋阴壮阳之功效，用于治疗年老体弱、阴血不足之头晕目眩、心悸怔忡、失眠健忘、体倦乏力、腰膝酸软等症。

龙眼肉配伍酸枣仁：龙眼肉补心脾而安神；酸枣仁养肝血而安神。二药伍用，有养血安神之功效，用于治疗肝血不足、心神失养之虚烦少寐等症。

【方剂选用】

1. 心律失常：当归、桑枝、党参、龙眼肉各100g，丹参、炒枣仁各150g，川芎、红花、远志、茯苓、龙骨、地龙、菟丝子、夜交藤、石决明、刺猬皮各50g，朱砂10g。上药共制为片剂，每片含生药1g，每次服3g，每天 3 次，每人用药观察四周。

2. 慢性血小板减少性紫癜：熟地黄30g，鹿角胶24g，肉桂、麻黄、姜炭各3g，龟板胶、阿胶、人参、白术各15g，龙眼肉、旱莲草各30g，炙甘草6g。水煎服，每日 1 剂，1 个月为 1 疗程。

3. 崩漏：白术、茯神、黄芪、龙眼肉、酸枣仁各 10g，党参、木香、炙甘草、当归、远志各9g。酌情加减。

4. 思虑过度，劳伤心脾，健忘怔忡：白术、茯苓（去木）、黄芪（去芦）、龙眼肉、酸枣仁（炒，去壳）各30g，人参、

木香（不见火）各15g，甘草（炙）7.5g。上细切，每服12g，水一盏半，生姜5片，枣1枚，煎至2g，去渣温服，不拘时候。

【不良反应及注意事项】内有痰火及湿滞停饮者忌服。内有痰火及湿滞停饮者忌服。甘温而润，恐有滞气，如胃热有痰有火者、肺受风热、咳嗽有痰有血者，又非所宜。

◆龙眼核

【来源】本品为无患子科植物龙眼的种子。我国西南部至东南部栽培很广，以福建、台湾最盛，广东次之，多栽培于堤岸和园圃，广东、广西南部及云南亦见野生或半野生于疏林中。

【别名】圆眼核、桂圆核仁。

【性味归经】味苦、涩，性平。归肝、脾、膀胱经。

【功能主治】行气散结，止血，燥湿。主治：疝气、瘰疬、创伤出血、腋臭、疥癣、湿疮。

【用法用量】内服：煎汤，3~9g，或研末。外用：适量，煅存性研末调敷。

【炮制】果实成熟后，剥除果皮、假种皮，留取种仁，鲜用或晒干备用。

【化学成分】种子含三种氨基酸：2-氨基-4-甲基-5-己炔酸（，2-氨基-4-羟甲基-5-己炔酸和2-氨基-4-羟基-6-庚炔酸。种子油中含二氢苹婆酸。

【药理作用】对葡萄糖苷酶有抑制作用。

【方剂选用】

1. 刀刃跌打诸伤，止血定痛：龙眼核研敷。

2. 疝气偏坠，小肠气痛：荔枝核（炒）、龙眼核（炒），小茴香（炒）各等份，为细末，空心服3g，用升麻3g，水酒熏，送下。

3. 一切疮疖：龙眼核煅存性，麻油调敷。

4. 癣：龙眼核，去外黑壳，用内核，米醋磨涂。

5. 脑漏：龙眼核，入铜炉内烧烟起，将筒熏入患鼻孔内。

6. 小便不通：龙眼核，去外黑壳，打碎，水煎服。如通后欲脱者，以圆肉汤饮之。

7. 足指痒烂：龙眼核烧灰掺之。

◆龙须藤

【来源】本品为防己科植物铁藤的根或叶。根，全年可采，除去须根。叶，春、夏季采。生于林中，常攀援于乔木上，分布于海南、广西部及云南西南部至东南部等地。

【别名】轮环藤、牵藤暗消。

【性味归经】味苦，性寒。归肺经。

【功能主治】清热解毒，利水通淋，祛风止痛。主治：咽喉肿痛、白喉、热淋、石淋、牙痛、胃痛、风湿痹痛、痈肿疮毒、毒蛇咬伤。

【用法用量】15~30g。

【炮制】洗净，切段，鲜用或晒干。

【化学成分】铁藤的根含异谷树碱，左旋箭毒碱，小檗胺，轮环藤酚碱及木兰花碱。

【药理作用】①抗血小板聚集作用。②肌松作用。③抗感染的作用。④抗炎镇痛作用。⑤抗氧化作用、免疫调节作用等。

【毒理作用】腹腔注射氯甲消旋箭毒或右旋箭毒小鼠的 LD_{50} 分别为1.08mg/kg和1.9mg/kg，大鼠的 LD_{50} 分别为0.69mg/kg和1.21mg/kg。治疗指数分别为2.8和3.2（小鼠），1.9和4.3（大鼠）。家兔静脉累积给药未见心电图异常及心、肺、肝、肾的病理变化。怀孕大鼠大剂量给药可出现呼吸抑制，胎仔重量明显减轻，但对胎仔数及胎仔骨骼成均无影响。

【方剂选用】

1. 胃肠道疾病：龙须藤15g，砂仁6g，生姜6g或龙须藤9g，甘草6g，阔叶十大功劳茎6g，水煎，1剂/天，分2次服。

2. 急、慢性腰腿痛：龙须藤、薏米各30g，穿破石根、千斤拔各15g，水煎服。

3. 痢疾：龙须藤30g，山芝麻60g，漆大姑15g，鸭蛋1个，水煎，分2次服。

4. 急、慢性腰腿痛：龙须藤、鸡骨香、黑老虎根各15g，乌药10g，水煎冲酒服。

5. 骨突然刺痛：龙须藤根、茎适量，炖酒内服少许再用药汁外搽患处。

6. 白带：龙须藤、白背叶根各30g，萆薢12g，水煎服。

◆龙须草

【来源】本品为灯心草科植物拟灯心草的全草。9～10月间，割取地上部分，晒干。

【别名】灯芯草，秧草，虎须草，水灯芯，灯草，水葱，野席草。

【性味归经】味甘、淡，性平。入脾、膀胱二经。

【功能主治】利尿通淋，泄热安神。主治：小便赤涩、热淋、肾炎水肿、头昏、齿痛、鼻衄、咽痛、心烦失眠、消渴、梦遗。

【用法用量】煎服，1～3g。外用：适量。

【炮制】取出茎髓，剪段，晒干，生用或制用。

【化学成分】全草含芦竹萜、粘霉酮、无羁萜、β－香树脂醇、羊齿烯醇等三萜类。

【药理作用】有降低血糖和升高胰岛素水平作用。

◆龙舌草

【来源】本品为水鳖科植物水车前的全草。夏、秋采收。生于浅水边及池沼中，分布于东北及河北、江苏、安徽、浙江、江西、南等地。

【别名】龙舌、水白菜、水莴苣。

【性味归经】味甘、淡，性微寒。

【功能主治】清热化痰，解毒利尿。主治：肺热咳喘、咯痰黄稠、水肿、小便不利、痈肿、水火烫伤。

【用法用量】15～30g。外用：适量，鲜品捣烂敷患处。

【炮制】晒干或鲜用。

【药理作用】①抑菌作用，龙舌草的水煎浸膏对人体病灶分离培养的结核杆菌有较强的抑制或杀灭作用。②治疗颈淋巴结结核。

【方剂选用】

1. 哮喘：龙舌草、水高粱、倒触伞各15g，煎水服。

2. 肺结核：龙舌草30g，子母莲15g，炖肉吃。

3. 咳血：龙舌草30g，煨水服。

4. 热咳浮肿：龙舌草15g，百部12g，煎水服。

5. 便秘：龙舌草15g，五皮风、木通各9g，煨水服。

6. 水肿：龙舌草、石菖蒲、通花根各15g，煎水服。

7. 子宫脱出：龙舌草捣绒，调菜油敷患处。

8. 肝炎：龙舌草30g，鸡蛋1个，水煎服。

9. 水火烫伤：龙舌草9g，冰片3g，研末，加麻油调和，外搽伤处。

10. 乳痈肿毒：龙舌草、忍冬藤，研烂，蜜和敷之。

◆龙脷叶

【来源】本品为大戟科守植物龙脷叶的叶。全年可采，或夏秋采集。多为栽培或生于山谷、山坡湿润肥沃的丛林中，分布于广东、广西等地。

【别名】龙舌叶、龙味叶、牛耳叶。

【性味归经】味甘，性平。归肺经。

【功能主治】清热润肺，化痰止咳。主治：肺热咳喘痰多、口干、便秘。

【用法用量】6～15g。

【炮制】晒干。

【药理作用】龙脷叶50%乙醇提取物的正丁醇部位对六种试验菌株明显抑制：对金黄色葡萄球菌、金黄色葡萄球菌耐药株和大肠杆菌的MIC为15.60mg·ml^{-1}；对铜绿假单胞菌、伤寒沙门氏菌和乙型副伤寒沙门氏菌的MIC为7.81mg·ml^{-1}。

【方剂选用】

1. 痰火咳嗽：龙脷叶和猪肉煎汤服之。

2. 急性支气管炎，上呼吸道炎，支气

管哮喘：龙脷叶 6～12g（鲜用 9～30g），水煎服。

◆龙涎香

【来源】本品为抹香鲸科动物抹香鲸的肠内异物如乌贼口器和其他食物残渣等刺激肠道而成的分泌物，捕杀后，收集肠内分泌物，经干燥后即成蜡状的硬块。刚从动物体内取出时有恶臭，但到一定时间却了出一种特殊的土香气。其肠中分泌物也能排出体外，漂浮于海面，可从海面上捞取。生活于世界各大洋中喜活动于热带、亚热带的温肯海洋中，我国分布于黄海、东海、南海、尤以台湾海域为最多。

【别名】龙漦、龙腹香、抹香鲸。

【性味归经】味甘、酸、涩，性温。归心、肝、肺、肾经。

【功能主治】化痰平喘，行气散结，利水通淋。主治：喘咳气逆、胸闷气结、癥瘕积聚、心腹疼痛、神昏、淋证。

【用法用量】0.3～0.9g，研末。

【炮制】即收集其肠中分泌物（龙涎香），经干燥后即成蜡状的硬块。

【化学成分】抹香鲸的分泌物约含 25% 的龙涎香醇以及二氢 - γ - 紫罗壮酮，α - 龙涎香八氢萘醇龙涎香醛，8，13 - 环氧 - 14，15，16 - 三去甲半日花烷 - 13 - 醇 8，13 - 环氧 - 12，- 13 - 二去氢 - 14，15，16 - 三去甲半日花烷等。还含粪甾醇、表粪甾醇、胆甾醇和钙镁、磷、铜、镓、锌、铝、锰、锶、铌、铬、镧、镍、钛、钨等。

【药理作用】①中枢神经系统兴奋作用，大量则表现抑制。②强心作用。③降压作用。

◆龙骨风

【来源】本品为桫椤科植物桫椤的茎。全年均可采收，削去坚硬的外皮，晒干。生于海拔 100～1000m 的溪边林下草丛中或阔叶林下。分布于西南及福建、台湾、广东、广西、西藏等地。

【别名】飞天蟫蟷、大贯众。

【性味归经】味微苦，性平。归肾、胃、肺经。

【功能主治】祛风除湿，活血通络，止咳平喘，清热解毒，杀虫。主治：风湿痹痛、肾虚腰痛、跌打损伤、小肠气痛、风火牙痛、咳嗽、哮喘、疥癣、蛔虫病、蛲虫病及预防流感。

【用法用量】内服：煎汤，15～30g，或炖肉。外用：适量，煎水洗，或取鲜汁涂搽。

【炮制】削去坚硬的外皮，晒干。

【化学成分】含桫椤黄酮 A，环鸡片甾烯醇，环木菠萝甾醇等。

【方剂选用】

1. 慢性气管炎：龙骨风 30g，五指毛桃 45g，胡颓子叶 15g，山白芷（羊耳菊）9g，鱼腥草 24g，加水煮沸 4 小时过滤，滤液浓缩成浸膏状；加乙醇使含醇量达 80%，静置过夜，过滤，滤液回收乙醇并浓缩成浸膏状，加淀粉，制成颗粒，60℃烘干，过筛，分装，每包 6g。功能清热止咳。每次 3g，每日 2 次，20 天为 1 个疗程。

2. 中风：龙骨风（桫椤）、槐米、莲子芯、木爪、寄生（油桐树寄生）三钱三、天南星、蜈蚣、酸筒梗（虎杖）、半夏、白附子、七叶莲、通草、钩藤，水煎服日 3 次 7 日 1 疗程。

◆北豆根

【来源】本品为防己科植物蝙蝠葛干燥的根茎。春、秋采挖，除去须泥土，洗净，晒干。春、秋二季采挖，除去须根及泥沙，干燥。生于山坡林缘、灌丛中、田边、路旁及石砾滩地，或攀援于岩石上。分布于东北、华北、华东及陕西、宁夏、甘肃、山东等地。

【别名】黄条香、黄根、汉防己、防己藤。

【性味归经】味苦，性寒，有小毒。归肺、胃、大肠经。

【功能主治】清热解毒，祛风止痛。主治：咽喉肿痛、肠炎痢疾、风湿痹痛。

【用法用量】煎服 3～9g。

【炮制】除去杂质，洗净，润透，切厚

片，干燥。

【化学成分】含山豆根碱，6－去甲山豆根碱，木兰花碱蝙蝠葛碱、蝙蝠葛任碱、蝙蝠葛诺林碱等。

【药理作用】①抗肿瘤作用。②降压作用。③抗溃疡作用。

【毒理作用】蝙蝠葛碱小鼠静脉注射的 LD_{50} 为 $69 \pm 4mg/kg$，灌胃给药的 LD_{50} 为 $1170 \pm 130mg/kg$。蝙蝠葛酚性碱对受孕大鼠分别胃内 40、80、$200mg/kg$ 染毒，显示 $80 \sim 200mg/kg$ 可引起仔鼠生长发育和某些行为功能的改变。

【不良反应及注意事项】脾胃虚寒者不宜使用。

◆北沙参

【来源】本品为伞形科植物珊瑚菜的根。春参（二年生参）在第 3 年 7 月收，秋参（1 年生参）在第 2 年 9 月收，以秋参为好，刨出根，去须根，洗净，用开水烫后，剥去外皮，晒干或烘干。生于海岸沙地、沙滩，或栽培于肥沃疏松的砂质壤土，分布于辽宁、河北、山东、江苏、浙江、福建、台湾、广东等地。

【别名】真北沙参、海沙参、根条参。

【性味归经】味甘，性凉。归肺、胃经。

【功能主治】养阴清肺，益胃生津。主治：肺燥干咳、虚痨嗽血、胃阴不足、津伤口干。

【用法用量】煎服 $4.5 \sim 9g$。

【炮制】除去地上茎及须根，洗净泥土，放开水中烫后剥去外皮，晒干或烘干或拣去杂质，除去茎基，用水略洗，捞出，稍润，切段，晒干。

【化学成分】根、根茎含多种香豆精类化合物：补骨脂素，香柑内酯，花椒毒素，异欧前胡内酯等。

【药理作用】①免疫抑制作用。②解热镇痛作用。③升压作用，增强呼吸作用。

【方剂选用】

1. 阴虚火热，咳嗽无痰，骨蒸劳热，肌皮枯燥，口苦烦渴等证：北沙参、麦门

冬、知母、川贝母、怀熟地黄、鳖甲、地骨皮各 120g，或作丸、或作膏，每早服9g，白汤下。

2. 一切阴虚火热，似虚似实，逆气不降，消气不升，烦渴咳嗽，胀满不食：北沙参 15g，水煎服。

3. 缓慢性心律失常：北沙参与附子、桂枝、当归各适量。

4. 中风病：北沙参与黄芪、水蛭、三七各适量同用。

【不良反应及注意事项】风寒作嗽及肺胃虚寒者忌服。不宜与藜芦同用，应加注意。

◆四季青

【来源】本品为冬青科植物冬青的叶。秋、冬季采摘，鲜用或晒干。以根皮、叶及种子入药。常生长于疏林中。分布于我国长江以南各地。

【别名】冬青叶、四季青叶、一口血。

【性味】味苦、涩，性凉。

【功能主治】清热解毒，外用敛疮生肌，活血止血。主治：肺热咳嗽、咽喉肿痛、痢疾、腹泻、胆道感染、尿路感染、冠心病心绞痛、烧烫伤、热毒痈肿、下肢溃疡、麻风溃疡、湿疹、冻疮、皲裂、血栓闭塞性脉管炎、外伤出血。

【用法用量】煎服 $15 \sim 30g$。外用：适量。

【炮制】取原药材，除去残枝、枯叶及杂质，略润，切成丝，干燥，筛去灰屑。饮片性状：为大小、长短不一的丝状，革质。上表面光滑有光泽，灰绿色或暗褐色，下表面色较浅，主脉微隆。气微清香，味苦、微涩。贮干燥容器内，置阴凉干燥处。

【化学成分】四季青叶中主要成分为冬青三萜苷 A，泰国树脂酸和冬青三萜苷 B 甲酯。此外，还含原儿茶酸，原儿茶醛，熊果酸，鞣质，黄酮苷和糖类等。

【药理作用】①抗菌作用。②治疗实验性烫伤作用。③扩张冠脉作用较强。④抗炎作用。⑤抗肿瘤作用。

【毒理作用】四季青煎剂小鼠灌服的半

数致死量为 233.2 ± 11.56g（生药）/kg，相当于成人 1 天量 [1.2g（生药）/kg] 的 94 倍，表明该药的急性毒性较小，四季青煎剂每日 10g（生药）/kg，给家兔灌服 14 天后，对家兔肝功能有一定损害，即停药 2 星期后 ALT 比给药前增高，病检见肝组织有损害，但较轻微，对肾功能无明显影响。四季青 [2g（生药）/ml] 与四季青素 100mg（原儿茶酸）/ml] 均制成注射液，给家兔分别静脉注射，在连续给药 1 星期后与停药 1 星期后，分别检查各项生理生化指标，均无统计学上的显著差异。病检对照组与给药组无明显差别。

【方剂选用】

1. 水火烫伤，湿疹，疮疡：单用四季青制成搽剂外涂患处；亦可用四季青干叶研末，麻油调敷，或用四季青鲜叶捣烂，外敷患处。

2. 肺热咳嗽，咽喉肿痛，热淋，泻痢：单用四季青即效。

3. 外伤出血：单用四季青鲜叶捣敷伤口；也可用干四季青叶研末，撒敷在伤口，外加包扎。

4. 感冒发热，肺热咳嗽，咽喉肿痛，小便淋沥涩痛及痢疾、腹泻病症：可单用四季青 30g，煎服；也可配合蒲公英、乌蔹莓、鸭跖草等同用。

5. 热疖痈肿初起：可用四季青鲜叶适量，洗净，加食盐少许，同捣烂，外敷患处。

6. 下肢溃烂及水火烫伤：可用四季青干叶研成细粉，用麻油调涂患处。

7. 烧伤：四季青配绿茶叶，文火煎至浓缩成粘胶状，直接涂敷创面，随干随涂，以创面不痛为度，治一度或二度烧伤。

【不良反应及注意事项】 四季青煎剂内服可引起轻度恶心和食欲减退，注射液肌注局部可致疼痛，静滴可致疼痛乃至发生静脉炎，四季青涂布于早期烧伤创面也可有持续 5 ~ 10 分钟的一过性疼痛，其注射静滴能引起黄疸，也系鞣质损伤肝脏所致。内服或静滴四季青还可致过敏、皮疹等。

◆四叶参

【来源】 本品为桔梗科植物四叶参的根。野生品秋季白露采挖；栽培品于播种第二年秋季采挖，除去须根和根头，洗净，切段，晒干。

【别名】 奶参、羊乳、乳头薯。

【性味】 性温，味甘。

【功能主治】 补血通乳，清热解毒，消肿排脓。主治：病后体虚、乳汁不足、痈肿疮毒、乳腺炎。

【用法用量】 15 ~ 60g。

【炮制】 春、秋季采挖，除去须根，纵切晒干；或蒸后切片晒干。

【化学成分】 含合欢酸、齐墩果酸、环阿屯醇、α - 菠甾醇等。

【药理作用】 ①对红细胞及血红蛋白有明显的增加作用，对白细胞则有明显的降低作用。②抗疲劳作用。③可使血压下降，呼吸兴奋，并能消除肾上腺素的升压作用。④有明显升高血糖的作用。⑤其他作用：小鼠腹腔注射煎剂有止咳作用（氨水喷雾引咳法），在试管内对肺炎球菌、甲型链球菌及流感杆菌有一定的抑制作用。煎剂给兔皮下注射，能增加兔的红细胞数和血红素值，对白细胞则有降低作用；每只小鼠灌胃 0.25g，有增进其活动和兴奋呼吸的作用。

【毒理作用】 小鼠腹腔注射煎剂 1g/kg，一般情况正常，增至 3g/kg 时，则 2 小时后全部死亡。豚鼠腹腔注射煎剂 0.1g/kg，未见异常，增至 0.5g/kg，2 日后死亡。

【方剂选用】

1. 肺痈：四叶参 45g，忍冬叶 45g。水煎服；或四叶参 120g，白毛藤梢叶（包）120g。水煎服。

2. 乳蛾，肠痈，肺痈：四叶参、蒲公英各 15g。煎服。

3. 发乳：四叶参加猪前蹄烧食。

4. 阴虚头痛，妇人白带：四叶参 45g，用猪瘦肉 120g 炖汤，以汤煎药服。

5. 毒蛇咬伤：鲜四叶参根 120g，切碎，水煎服，一天2次；另用龙胆草根加水捣烂外敷。

6. 支气管炎：服四叶参的清肺汤，疗效确定。

◆**四叶草**

【来源】本品为茜草科植物四叶葎或细四叶葎的全草。夏季花期采收，晒干或鲜用。生于郊野路边、旱地旁、水沟边及林下阴湿处。我国广布，以长江流域中下游和华北我较常见。

【别名】米拉拉藤、冷水丹、风车草、四方草。

【性味归经】味甘、苦，性平。归肝、脾经。

【功能主治】清热，利尿，解毒，消肿。主治：尿路感染、癌肿、赤白带下、痢疾、痈肿、跌打损伤、咳血、妇女赤白带下、小儿疳积、痈肿疔毒、毒蛇咬伤。

【用法用量】每次用量15~25g。外用：适量，加冰片少许，捣烂外敷。

【炮制】全草切碎晒干。

【化学成分】紫苜蓿含皂苷。花中挥发成分有：芳樟醇、月桂烯、柠檬烯。种子含高水苏碱、水苏碱、唾液酸。南苜蓿含胡萝卜素。

【方剂选用】

1. 尿路感染，赤白带下：鲜四叶草30g，煎服。

2. 痢疾：四叶草15~30g，水煎服，红糖为引，每日1剂。

3. 咳血：鲜四叶草6g，洗净捣烂，冷开水送服。

4. 跌打损伤：四叶草30g，水煎，水酒对服，每日1剂。

5. 蛇头疔：鲜四叶草适量，捣烂外敷。

◆**四叶细辛**

【来源】本品为金粟兰科植物多穗金粟兰的根及全草。春、夏、秋采采收。生于山谷林下阴湿地或草丛中。分布于甘肃、安徽、江苏、江西、福建等地。

【别名】四叶对、四块瓦、大四块瓦。

【性味归经】味苦、辛，性微温，小毒。归肝、肾经。

【功能主治】活血散瘀，解毒消肿。主治：跌打损伤、骨折、痈疖肿毒、毒蛇咬伤、皮肤瘙痒。

【用法用量】煎服1~3g，散剂每次服0.5~1g。

【炮制】拣去杂质，洗净，冬春季用温水抢洗，夏秋季用冷水抢洗，捞入筐内，滤干水粉，当时切片3分长、晒干。炙法辛：每斤药片，用蜜120g炼开，炒至深黄色，取出摊冷，以疏散不粘手为佳。

【化学成分】含黄酮苷、酚类、氨基酸、糖类。

【毒理作用】服用中草药四叶细辛（四叶对），共服用约10g，出现低血糖昏迷，高钾血症等。

【方剂选用】

1. 跌打损伤：四叶细辛根适量，加鲜韭菜根适量，捣敷。

2. 骨折：鲜四叶细辛根适量，捣敷用杉皮或黄柏皮包扎固定。

3. 蛇伤，无名肿毒：鲜四叶细辛根适量，甜酒少许，捣敷。

4. 皮肤瘙痒：四叶细辛适量，水煎浓汁，熏洗患处，每日1次。

【不良反应及注意事项】中毒反应：头痛、呕吐、胸闷、呼吸急促、躁动不安、颈项强直、毛发竖立、口渴、脉速、体温及血压升高、瞳孔散大、面色潮红、肌肉震颤、全身紧张，如治疗不及时可迅速转入痉挛状态、意识不清、牙关紧闭、角弓反张、四肢抽搐、眼球突出、神志昏迷、最后死于呼吸麻痹。

◆**代赭石**

【来源】本品为为氧化物类矿物赤铁矿的矿石。主产于河北、山西。山东、河南、湖南、广东、四川等地亦产。

【别名】须丸、赤土、丁头代赭、赭、血师、紫竹、赫石、土朱、铁朱、红石头、赤赭石、钉头赭石。

【性味归经】味苦、甘，性平、寒，无毒。归肝、胃、心经。

【功能主治】 平肝潜阳，重镇降逆，凉血止血。主治：头痛、眩晕、心悸、癫狂、惊痫、呕吐、噫气、呃逆、噎膈、咳嗽、气喘、吐血、鼻衄、崩漏、便血、尿血。

【用法用量】 内服：煎汤 10~30g，宜打碎先煎，入丸、散，每次 1~3g。外用：适量，除逆、平肝宜生用，止血宜煅用。

【炮制】 代赭石：除去杂质，砸碎，过筛。煅赭石：取刷净的代赭石，砸碎，入坩埚内，在无烟的炉火上煅红透，取出，立即倾入醋盆中淬酥，捣碎，再煅淬一次，取出，晒干，碾成粗末。（每代赭石 100 斤，用醋两次共 50~60 斤）

【化学成分】 主要含三氧化二铁（Fe_2O_3），其中铁 70%，氧 30%，并含有硅、铝、钛、镁、锰、钙、铅、砷等杂质。

【药理作用】 可使肠蠕动亢进，对离体豚鼠小肠也有明显兴奋作用。对离体蛙心，大量时抑制。

【毒理作用】 代赭石给小鼠每日服 2g，到第 7 天时，100% 死亡。死前动作迟钝，肌肉无力及间发性痉挛，最后共济失调或瘫痪，呼吸缓慢而死亡．家兔每日服 5g，多在第 12 天死亡，个别在第 14 天死亡．中毒症状与小鼠相似，死后解剖见肺及肠黏膜充血，肝表面有部分坏死。

【配伍效用】

代赭石配伍白芍、龟板：代赭石平肝潜阳；白芍、龟板滋补肝肾之阴。三药合用，有滋阴潜阳之功效，用于治疗肝肾阴虚、肝阳上亢之头目眩晕。

代赭石配伍人参、山茱萸：代赭石降逆平喘；人参大补元气；山茱萸补益肝肾、收敛固脱。三药同用，有益气补肾、镇逆定喘之功效，用于治疗肺肾两虚之气喘等症。

代赭石配伍葶苈子：代赭石平肝泄肺降逆；葶苈子祛痰平喘、下气行水。二者伍用，其降逆化痰平喘之功效更著，用于治疗肝阳上亢、肺失肃降之头晕、呃逆、咳痰、气喘等症。

代赭石配伍夏枯草、石决明：代赭石平肝镇逆；夏枯草清泻肝火；石决明清肝火、平肝阳。三者伍用，有清肝火、平肝阳之功效，用于治疗肝火亢盛、肝阳上亢之头胀、头痛、眩晕等。

代赭石配伍旋覆花、半夏、人参：代赭石重镇降逆，平胃中冲逆之气；旋覆花降逆消痰；半夏化痰散痞、降逆止呕；人参益气补虚。四药合用，有益气和胃、降逆化痰之功效，用于治疗胃气虚弱、痰浊内阻、胃失和降之胃脘痞闷、嗳气呃逆、或食入即吐、苔白滑者。

【方剂选用】

1. 便秘：代赭石、芦荟等量研末，加适量面粉、白酒打糊为丸，每服 6g（可酌情增减），日服 2 次，白开水送服。

2. 经行吐衄：代赭石细末 18g，煎汤送下大黄末 3g，肉桂末 3g，每日 1 剂，早晚分服。

3. 妊娠呕吐：代赭石 60g（碎）先煎，姜半夏 10g，砂仁 6g，重者以生姜汁送服。

4. 青年早老性脱发：代赭石研末，早、晚各服 3g。治疗 5 例，用药 2~3 个月，有中止脱发的效果。

5. 内耳眩晕症：生代赭石 45g，法半夏 18g，车前草 18g，夏枯草 18g，水煎分 2 次服，每日 1 剂。或配成糖浆每次 20ml，1 日 3 次内服。

6. 伤寒发汗，若吐、若下，解后，心下痞硬，噫气不除者：旋覆花 90g，人参 60g，生姜 150g，代赭石 30g，甘草 90g（炙），半夏半升（洗），大枣 12 枚（擘）。上七味，以水 2000ml，煮取 1200ml，去渣，再煎取 600ml，温服 400ml，日 3 服。

7. 宿食结于肠间，不能下行，大便多日不通。其证或因饮食过度，或因恣食生冷，或因寒火凝结，或因呕吐既久，胃气冲气皆上逆不下降：代赭石 60g（轧细），朴硝 15g，干姜 6g，甘遂 4.5g（轧细，药汁冲服）。热多者去干姜，寒多者酌加干姜数钱。呕多者，可先用赭石 30g，干姜 1.5g 煎服，以止其呕吐。呕吐止后再按原方煎汤，送甘遂末服之。

8. 肠风血痢久不愈：代赭石60g（火烧、醋淬二次），柿饼1个（煮烂）。捣为丸，梧桐子大。每早服6g，白汤下。

9. 急慢惊风，吊眼撮口，搐搦不定：代赭石，火烧醋淬十次，细研水飞，日干。每服3g或1.5g，白汤调下，连进三服。见脚胫上有赤斑，即是惊气已出，病当安也。无斑点者不可治。

10. 赤眼肿闭：代赭石0.6g，石膏0.3g。为末，新汲水调敷眼头尾及太阳穴。

【不良反应及注意事项】不良反应：超量服用后可出现头痛、头晕、鼻出血、恶心、呕吐、腹痛、腹泻、呕吐物和大便带血、皮肤、喉部与肺部出血、心悸、心前区不适、四肢疼痛与麻痹、眩晕、精神错乱、瞳孔散大、呼吸困难、发绀、血压降低、心血管虚脱、尿闭、抽搐、黄疸、肝脏损害等症状。常死于休克。

中毒救治：（1）中毒后立即催吐，迅速用1%～2%碳酸氢钠洗胃，再用硫酸钠导泻，而后大量服牛奶、蛋清，再服次碳酸铋，保护胃黏膜。

（2）应用络合剂：①肌内注射去铁敏，首次1g，以后用0.5g，每4小时1次，病人出现休克时可按前剂量静滴。连续3天。小儿按20mg/kg体重，肌内注射，休克时按40mg/kg体重，静滴，初期6小时重复，以后12小时按20mg/kg体重静滴。②依地酸钙钠1g，静滴、静脉或肌内注射，3～4小时为1疗程，停药后3～4天重复应用，直到铁的血浆水平正常为止。③促排灵，每日0.5～2g溶于250ml氯化钠中，静滴。④静注1%美蓝溶液，防治高铁血红蛋白形成。

（3）其他对症治疗：必要时输血、给氧，给抗生素及抗休克药物。应用B族维生素及维生素C、E、K等保护肝脏。

孕妇慎服。

◆仙鹤草

【来源】本品为蔷薇科植物龙芽草的地上部分。夏、秋间，在枝叶茂盛未开花时，割取全草，除净泥土，晒干。生于溪边、路旁、草地、灌丛、林缘及疏林下，我国大部分地区均有分布。

【别名】鹤草芽、龙芽草、施州龙牙草、瓜香草。

【性味归经】味苦、涩，性平。归肺、脾、肝经。

【功能主治】收敛止血，止痢，杀虫。主治咯血、吐血、尿血、便血、赤白痢疾、崩漏带下、劳伤脱力、痈肿、跌打、创伤出血。

【用法用量】15～15g，煎汤。外用：适量，用鲜草捣敷或煎浓汁及热膏涂局部。

【炮制】除去残根及杂质，洗净，稍润，切段，干燥。

【化学成分】全草含仙鹤草素、仙鹤草内酯、鞣质、甾醇、有机酸等。

【药理作用】①杀虫作用。②杀精子作用。③抗肿瘤作用。④止血作用。⑤抗炎作用。⑥抗菌及抗病毒作用。⑦导泻作用。

【毒理作用】

1. 鹤草酚灌胃对小鼠的 LD_{50} 为 $435 \pm 88mg/kg$。

2. 鹤草酚与食油同服可增加毒性，故服用鹤草酚时，不能与油同用。

3. 鹤草酚的毒性症状主要表现在胃肠道及神经系统反应，应用较大剂量时可使家犬双目失明，病理观察也证明了上述损害，但猕猴口服大剂量鹤草酚，除产生肠胃道反应并未发现视力障碍。

【方剂选用】

1. 肺痨咯血：鲜仙鹤草30g（干者，18g），白糖30g。将仙鹤草捣烂，加冷开水搅拌，榨取液汁，再加入白糖，一次服用。

2. 吐血：仙鹤草、鹿衔草、麦瓶草，熬水服。

3. 鼻血及大便下血：仙鹤草、蒲黄、茅草根、大蓟适量。煎服。

4. 赤白痢及咯血、吐血：仙鹤草9～18g，水煎服。

5. 妇人月经或前或后，有时腰痛、发热、气胀之症：仙鹤草6g，杭芍9g，川芎4.5g，香附3g，红花0.6g，水煎，点酒服。

如经血紫黑，加苏木、黄芩；腹痛加延胡索、小茴香。

6. 赤白带或兼白浊：仙鹤草9g，马鞭梢根3g，黑锁梅根6g。点水酒服。

7. 贫血衰弱，精力痿顿（脱力劳伤）：仙鹤草30g，红枣10个，水煎，一日数回分服。

8. 小儿疰夏：仙鹤草15g，红枣7粒，水煎服。

9. 小儿疳积：仙鹤草15～21g，去根及茎上粗皮，合猪肝90～120g，加水同煮至肝熟，去渣，饮汤食肝。

10. 疟疾，每日发作，胸腹饱胀：仙鹤草9g，研成细末，于发疟前用烧酒吞服，连用3剂。

11. 过敏性紫癜：仙鹤草90g，生龟版30g，枸杞根、地榆炭各60g。水煎服。

12. 痈疽结毒：鲜仙鹤草120g，地瓜酒半斤，冲开水，炖，饭后服，初起者服三、四剂能化解，若已成脓，连服十余剂，能消炎止痛。

13. 乳痈，初起者消，成脓者溃，且能令脓出不多：仙鹤草30g，白酒半壶，煎至半碗，饱后服。

14. 跌伤红肿作痛：仙鹤草、小血藤、白花草（酒炒，外伤破皮者不用酒炒），捣绒外敷，并泡酒内服。

15. 蛇咬伤：鲜仙鹤草叶，洗净，捣烂贴伤处。

16. 滴虫性阴道炎：用仙鹤草的茎叶，制成200%的浓缩煎液。用时先用阴道窥器扩张阴道，以洁尔灭棉球全面彻底洗擦阴道壁，然后将饱蘸仙鹤草液的棉球均匀地涂抹整个阴道壁。再塞以饱蘸仙鹤草液的特制带线大棉栓，放置3～4小时后，嘱患者自行取出。每日1次，7次为1疗程。

【不良反应及注意事项】 非出血不止者不用。

◆ 仙茅

【来源】 本品为仙茅科植物仙茅的根茎，仙茅移栽后生长2年，在10月倒苗后至春季末发芽前采挖。把根茎全部挖起，抖净泥土，除尽残叶及须根晒干。生于海拔1600m以下的林下草地或荒坡上，分布江苏、浙江、江西、福建、台湾、湖南、广东、广西、四川、贵州、云南等地。

【别名】 独茅根、茅爪子、婆罗门参。

【性味归经】 味辛，性温，有毒。归肾、肝经。

【功能主治】 温肾阳壮，祛除寒湿。主治：阳痿精冷、小便失禁、脘腹冷痛、腰膝酸痛、筋骨软弱、下肢拘挛、更年期综合征。

【用法用量】 煎服5～15g，或酒浸服，亦入丸、散。

【炮制】 酒仙茅：取净仙茅用黄酒拌匀，润透后，置锅内微炒至干，取出，晾干。（每仙茅100kg，用黄酒10－20kg）《雷公炮制论》：凡采得（仙茅）后，用清水洗令净，刮上皮，于槐砧上用铜刀切豆许大，却用生稀布袋盛，于乌豆水中浸一宿，取出，用酒湿拌了蒸，从巳至亥，取出曝干。《海药本草》：仙茅，用时竹刀切，糯米泔浸。

【化学成分】 根茎含仙茅苷A、B，地衣二醇葡萄糖苷，地衣二醇－3－木糖葡萄糖苷等，还含含氮化合物：石蒜碱，N－乙酰基－N－羟基－2－氨基甲酸甲酯，又含环木菠萝烯醇，β－谷甾醇，豆甾醇以及多种长链脂肪族化合物：3－甲氧基－5－乙酰基－31－三十三碳烯，21－羟基四十烷－20－酮等。

【药理作用】 ①增强免疫功能。②镇静、催眠、镇痛、解热作用。③雄性激素样作用。④耐缺氧作用。⑤抗高温作用。⑥抗炎作用。⑦抗菌作用。⑧抗肿瘤作用。⑨扩张冠脉、强心作用。⑩拟雌激素样作用。

【毒理作用】 给小鼠1次灌胃最大容量的仙茅醇浸剂150g生药/kg，7天内无一死亡，说明仙茅的毒性很低。

【配伍效用】 仙茅配伍杜仲：二者皆有温补肾阳之功效，但杜仲又能强筋骨。相伍为用，有壮阳益精、强健筋骨之功效，用于治疗肾虚之阳痿、遗精、腰膝酸软无力等。

仙茅配伍枸杞子：仙茅温补肾阳；枸杞子滋补肝肾之阴。二药伍用，有滋阴壮阳之功效，用于治疗肾虚之阳痿、遗精。

仙茅配伍细辛：仙茅温肾逐寒湿；细辛散风寒而止痛。二者合用，有温肾散寒、祛风除湿止痛之功效，用于治疗寒湿腰膝冷痛等症。

仙茅配伍仙灵脾：仙茅辛热性猛，为温补肾阳峻剂，功能补肾阳而兴阳道、除寒湿而暖腰膝；仙灵脾辛甘而温，补肾助阳、祛风湿、强筋骨。二者合用，共奏温肾壮阳、祛风散寒除湿之功效，用于治疗肾阳虚衰之阳痿、男女不育、四肢不温、腰膝冷痛，或寒湿痹痛以及更年期综合征、更年期高血压、闭经等症。

【方剂选用】

1. 男性不育症：仙茅、熟地黄各60g，山药、巴戟天、枸杞各45g，山茱萸、茯苓、怀牛膝、肉苁蓉、楮实、小茴香、远志、五味子各30g，石菖蒲15g。上药用大枣100枚加生姜30g煮，去皮核，炼蜜为丸如梧桐子大，淡盐汤下，每日早、晚各服10g，服完一料后检查精液常规，若连服三料仍无效者停药，属无效。

2. 硬皮病：仙茅、仙灵脾、鬼箭羽、茯苓、熟地黄各15g，丹参、黄芪各30g，川芎、红花、威灵仙、丝瓜络各10g，上药为基本方。局限性硬皮病，重用活血通络药如鸡血藤、桑枝，软坚药如夏枯草、贝母；系统性硬皮病应加温肾壮阳药如制附片、肉桂、鹿角霜。

3. 壮筋骨，益精神，明目：仙茅1kg（糯米泔浸五日，去赤水，夏月浸三日，铜刀刮锉，阴干，取250g），苍术1kg（米泔浸五日，刮皮，焙干，取250g），枸杞子1斤，车前子360g，白茯苓（去皮）、茴香（炒）、柏子仁（去壳）各240g，生地黄（焙）、熟地黄（焙）各120g。为末，酒煮糊丸，如梧桐子大。每服50丸，食前温酒下，日2服。

【不良反应及注意事项】 ①凡阴虚火旺者忌服。②《雷公炮制论》：勿犯铁，斑人须鬓。③《本草经疏》：凡一概阴虚发热、咳嗽、吐血、衄血、齿血、溺血、血淋、遗精白浊、梦交、肾虚腰痛、脚膝无力、虚火上炎、口干咽痛、失志阳痿、水涸精竭、不能孕育、老人孤阳无阴、遗溺失精、血虚不能养筋、以致偏枯痿痹、胃家邪热不能杀谷、胃家虚火嘈杂易饥、三消五疸、阴虚内热外寒、阳厥火极似水等证，法并禁用。

◆仙人掌

【来源】 本品为仙人掌科植物仙人掌及绿仙人掌的根及茎，四季可采。生于沿海沙滩的空旷处，向阳干燥的山坡、石上、路旁或村庄和河谷地区，常栽培于村庄、园边。分布于西南、华南及浙江、江西、福建、广西、四川、贵州、云南等地。

【别名】 仙巴掌、观音掌、霸王果、凤尾簕、龙舌、平虑草、老鸦舌。

【性味归经】 味苦，性寒。归心、肺、胃三经。

【功能主治】 行气活血，清热解毒，凉血止血，清肺止咳。主治：胃痛、痞块、痢疾、喉痛、肺热咳嗽、肺痨咯血、吐血、痔血、疮疡疔疖、乳痈、痒腮、癣疾、蛇虫咬伤、烫伤、冻伤。

【用法用量】 内服：10~30g，煎汤，鲜者30~60g，研末或浸酒。外用：鲜品适量，去刺捣烂敷患处。

【炮制】 鲜用或切片晒干。

【化学成分】 绿仙人掌生药浆分析含果胶多糖和胶渗出物。从全草分离提取得无羁萜酮，无羁萜-3α-醇，蒲公英赛酮和蒲公英赛醇。

【药理作用】 ①抑制细菌的作用。②仙人掌中所含墨斯卡灵有致幻作用。

7 **【方剂选用】**

1. 久患胃痛：仙人掌根30~60g，配猪肚炖服。

2. 胃痛：仙人掌研末，每次3g，开水吞服；或用仙人掌30g，切细，和牛肉60g

炒吃。

3. 癥块腹痛：鲜仙人掌 90g，去外面刺针，切细，炖肉服。外用仙人掌捣烂，和甜酒炒热，包患处。

4. 急性菌痢：鲜仙人掌 30 ~ 60g，水煎服。

5. 肠痔泻血：仙人掌与甘草浸酒服。

6. 支气管哮喘：仙人掌茎，去皮和棘刺，蘸蜂蜜适量熬服。每日一次，每次服药为本人手掌之 1/2 大小。症状消失即可停药。

7. 心悸失眠：仙人掌 60g，捣绒取汁，冲白糖开水服。

8. 透掌疔（即脚掌心生疔）：仙人掌鲜全草适量，麦粉适量，共捣敷患处。

9. 沿乳痈初起结核，疼痛红肿：仙人掌焙热熨之。此法亦治牛程蹇（即石硬）。

10. 腮腺炎，乳腺炎，疮疖痈肿：仙人掌鲜品去刺，捣烂外敷。

11. 湿疹，黄水疮：仙人掌茎适量。烘干研末，外敷患处。

12. 小儿白秃疮：仙人掌焙干为末，香油调涂。

13. 火伤：仙人掌，用刀刮去外皮，捣烂后贴伤处，并用消毒过的布包好。

14. 蛇虫咬伤：仙人掌全草，捣汁搽患处。

15. 冻伤：仙人掌去刺捣成糊状，敷于患处，纱布包扎，5 天后去敷料。第一、二度冻伤一次可痊愈，三度冻伤（已溃烂者不适用）敷药 3 天后换药 1 次，1 星期也可痊愈。

16. 早期急性乳腺炎、腮腺炎：仙人掌 2 块去刺捣烂，加入 95% 酒精 50ml 调匀，外敷局部，每日 2 次，或将仙人掌捣烂取汁，加面粉适量调敷患处，治疗乳腺炎效果亦好。

17. 胃、十二指肠溃疡：仙人掌有止血和保护创面的作用，故适用于溃疡病出血者。用法：将鲜仙人掌去刺洗净，切片晒干研末。每次 1g，日服 2 次。对胃酸不高的患者，可于每斤仙人掌粉中加入鸡内金

粉 30 ~ 60g；胃酸偏高的再加入乌贼骨粉 60 ~ 90g，混合。剂量服法同上，21 天为 1 疗程。

【不良反应及注意事项】①忌铁器。②《岭南杂记》：其汁入目，使人失明。③《闽东本草》：虚寒者忌用。④野生的和供观赏的仙人掌含有一定量的毒素和麻醉剂，不可随便食用。

◆仙人球

【来源】本品为仙人掌科植物仙人球的茎。全年可采。生于阳光充足的砂质壤土，耐旱，不耐寒。全国各地均有零星栽培，南方多栽于庭园，假山或花盆中，北方多栽培于温室。

【别名】番鬼杨桃、翅翅球、雪球。

【性味归经】味苦，性平。归肺、胃经。

【功能主治】清热止咳，凉血解毒，消肿止痛。主治：肺热咳嗽、痰中带血、衄血、吐血、胃溃疡、痈肿、烫伤、蛇虫咬伤。

【用法用量】内服：煎汤，9 ~ 30g。外用：适量，鲜品捣敷，或捣汁涂搽。

【炮制】洗净，去皮、刺，鲜用。

【方剂选用】

1. 水火烫伤，蛇虫咬伤：仙人球全草，捣汁涂。

2. 手掌生疮毒：仙人球全草，捣烂敷。

3. 胃痛：仙人球（剥去外皮）90g，水煎服，每日 1 ~ 2 次。

◆白及

【来源】本品为兰科植物白及的干燥块茎。栽种 3 ~ 4 年后的 9 ~ 10 月采挖，将根茎浸水中约 1 小时左右，洗净泥土，除支须根，经蒸煮至内面无白心时取出，晒或炕至表面干硬不粘时，用硫黄熏 1 夜后，晒干或炕干，然后撞去残须，使表面成光洁淡黄白色，筛去杂质。生于山野、山谷较潮湿处，分布华东、中南、西南及河北、山西、陕西、甘肃、台湾等地。

【别名】甘根、连及草、白根。

【性味归经】味苦、甘、涩，性微寒。

归肺、胃经。

【功能主治】收敛止血，消肿生肌。主治：咯血、吐血、衄血、便血、外伤出血、痈疮肿毒、烫灼伤、手足皲裂、肛裂。

【用法用量】煎服 6～15g；研末吞服 3～6g。外用：适量。

【炮制】除去残茎、须根，洗净泥土，经蒸煮至内面无白心，然后撞去粗皮，再晒干或烘干或拣去杂质，用水浸泡，捞出，晾至湿度适宜，切片，干燥。

【化学成分】新鲜块茎含水分 14.6%、淀粉 30.48%、葡萄糖 1.5%。又含挥发油、黏液质。根含白及甘露聚糖。

【药理作用】①止血作用。②保护胃黏膜。③抗菌、抗真菌作用。④抗癌及防癌作用。

【方剂选用】

1. 肺痿：白及、阿胶、款冬、紫苑等份。水煎服。

2. 肺痿肺烂：猪肺 1 具，白及 30g，将猪肺挑去血筋血膜，洗净，同白及入瓦罐，加酒煮热，食肺饮汤，或稍用盐亦可。或将肺蘸白及末食更好。

3. 咯血：白及 30g，枇杷叶（去毛，蜜炙）、藕节各 15g。上为细末，另以阿胶 15g，锉如豆大，蛤粉炒成珠，生地黄自然汁调之，火上炖化，入前药为丸如龙眼大。每服 1 丸，嚼化。

4. 肺热吐血不止：白及研末，每服 6g，白汤下。

5. 疔疮肿毒：白及末 1.5g，以水澄之，去水，摊于厚纸上贴之。

6. 一切疮疖痈疽：白及、芙蓉叶、大黄、黄柏、五倍子适量。上为末，用水调搽四周。

7. 发背搭手：白及 15g（炙，末），广胶 30g（烊化）。和匀，敷患处，空一头出气，以白蜜皮贴之。

8. 瘰疬脓汁不干：白及、贝母、净黄连各 15g，轻粉 30 帖。前三味，锉焙为末，仍以轻粉乳钵内同杵匀，抄 3～6g，滴油调擦患处，用时先以槲皮散煮水候温，洗净拭干，方涂药。

9. 跌打骨折：酒调白及末 6g 服。

10. 水火烫伤灼：白及末，抽调敷。

11. 手足皲裂：白及末，水调塞之，勿犯水。

12. 妇人子藏挺出：乌头（炮）、白及各 1.2g。上二味捣散，取 1g，以绵裹内阴中，令入三寸，腹内热即止。日一度著，明晨仍须更著，以止为度。

13. 鼻渊：白及，末，酒糊丸。每服 9g，黄酒下，半月愈。

14. 产后伤妇，小便淋沥不止：白及、粉防己、桑螵蛸等份，入猪脬内，煮烂食之。

15. 心气疼痛：白及、石榴皮各 3g。为末，炼蜜丸黄豆大，每服 3 丸，艾醋汤下。

16. 百日咳：白及粉内服，剂量为 1 岁以内 0.1～0.15g/公斤体重，1 岁以上 0.2～0.25g/公斤体重。

17. 支气管扩张：成人每次服白及粉 2～4g，每日 3 次，3 个月为 1 疗程。21 例患者经 1～2 疗程，痰量显著减少，咳嗽减轻，咯血得到控制。

18. 矽肺：每次服白及片 5 片（每片含原药 1 分），每日 3 次。

19. 胃、十二指肠溃疡出血：成人服白及粉每次 3～6g，每日 3～4 次。

20. 结接性瘘管：用白及粉局部外敷，根据分泌物多少每日敷药 1 次或隔日 1 次，分泌物减少后可改为每周 1 次或 2 次。通常敷药 15 次左右即渐趋愈合。药粉须送入瘘管深部并塞满，如瘘管口狭小可先行扩创，清除腐败物。

【不良反应及注意事项】外感及内热壅盛者禁服。反乌头。《本草经集注》：紫石英为之使。恶理石。畏李核，杏仁。《蜀本草》：反乌头。《本草经疏》：痈疽已溃，不宜过苦寒药服。

◆白术

【来源】本品为菊科植物白术的干燥根茎。冬季下部叶枯黄、上部叶变脆时采挖，除去泥沙，烘干或晒干，再除去须根。原野生于山区、丘陵地带，野生种产地已绝迹。现各地多有栽培，以浙江栽培的数量最大。

【别名】于术、冬术、浙术、种术。

【性味归经】味苦、甘，性温。归脾、胃经。

【功能主治】健脾益气，燥湿利水，止汗，安胎。主治：脾虚食少、腹胀泄泻、痰饮眩悸、水肿、自汗、胎动不安。土白术健脾，和胃，安胎。主治：脾虚食少、泄泻便溏、胎动不安。

【用法用量】煎服 6～12g。炒用可增强补气，健脾止泻作用。

【炮制】土白术：取白术片，用伏龙肝细粉炒至表面挂有土色，筛去多余的土。每 100kg 白术片，用伏龙肝细粉 20kg。炒白术：将蜜炙麸皮撒入热锅内，待冒烟时加入白术片，炒至焦黄色、逸出焦香气，取出，筛去蜜炙麸皮。每 100kg 白术片，用蜜炙麸皮 10kg。

【化学成分】根茎含挥发油。另含东莨菪素，果糖，菊糖，具免疫活性的甘露聚糖 AM－3，以及多种氨基酸。

【药理作用】①利尿作用。②降血糖作用。③强壮作用。④抗凝血作用。⑤血管扩张作用。⑥抗肿瘤作用。⑦抗菌作用。⑧促进造血功能。⑨促进蛋白质合成。⑩对呼吸有短暂的兴奋作用，对家兔、肠鼠、大鼠和小鼠的子宫平滑肌有明显抑制作用，对小鼠因四氧化碳引起的肝损伤有保护作用。白术乙酸乙酯提取物，大白鼠十二指肠给药，可明显增加胆汁分泌。挥发油有镇静作用。

【毒理作用】

1. 小鼠腹腔注射煎剂半数致死量为 13.3±0.7g/kg。麻醉狗静脉注射煎剂 0.25g/kg，多数血压急剧下降，平均降低至原水平的 52.8%，3～4 小时内未见恢复。

2. 大鼠每日灌服煎剂 0.5g/kg，共 1～2 月，未见任何明显的毒性反应。但在用药 14 天后，有中等度白细胞减少，主要是淋巴细胞减少；服药 2 月，有轻度贫血，脑、心肌及肝组织无任何变化。某些动物个别肾小管上皮细胞有轻度颗粒变性，肾小球则无任何改变。

【配伍效用】

白术配伍白芍：白术甘苦温燥，入脾经，功能健脾燥湿以助运化，兼能补气安胎；白芍酸寒柔润，入肝经，长于柔肝养阴以藏血，并能缓急止痛。二药相使为用，共奏调肝和脾、补气养血安胎之功效，用于治疗脾虚肝旺之腹痛腹泻、脘闷胁胀、食欲不振；肝郁脾虚之胸胁郁闷不舒、善太息、经行乳房胀痛、月经不调以及气血不足之面色萎黄、胎动不安等症。

白术配伍苍术：白术甘温，益气健脾、燥湿和中，功擅健脾，补多于散；苍术苦温，燥湿化浊，升阳散郁，长于燥湿，散多于补。二者伍用，其燥湿健脾之功效更著，用于治疗寒湿内停之带下清稀、色白量多；脾胃不健、湿邪中阻之食欲不振、纳差呕吐、胸脘满闷以及湿邪下注、水走肠间之腹胀、肠鸣、泄泻等症。

白术配伍陈皮：白术健脾燥湿、益气固表；陈皮理气调中、燥湿化痰。二者伍用，共奏健脾燥湿、理气化痰之功效，用于治疗脾虚、湿阻、气滞之脘腹胀满、恶心呕吐以及妊娠恶阻、胎动不安等症。

白术配伍大腹皮：白术甘苦性温，补中益气、燥湿健脾，功擅补中而利水；大腹皮辛温，行气消胀、利水消肿。二者伍用，有健脾燥湿、行气开壅、利水消肿之功效，用于治疗脾虚失运、湿阻气滞之胃脘胀满、食少倦怠、腹满水肿等症。

白术配伍防风：白术健脾燥湿和中，固表止汗；防风祛风散邪、舒肝散郁理脾。二者合用，共奏舒肝健脾和中、益卫固表御风之功效，用于治疗肝木侮脾之腹痛、腹泻以及卫气虚弱易于外感之自汗、恶风等。

白术配伍茯苓：白术苦甘性温，补脾益气、燥湿和中，功擅健脾燥湿；茯苓甘平、利水渗湿、健脾和中、宁心安神，长于利水渗湿。二者伍用，其健脾燥湿之功效更著，用于治疗脾虚湿困之头晕目眩、胸满腹胀、四肢倦怠、口淡不渴、便溏泄泻以及水肿、小便不利，或妇女带下清稀。

【方剂选用】

1. 防治美尼尔综合征：白术 20g，制附片 1.5g，炙甘草 10g，生姜 6g，大枣 2 枚，适当加减。

2. 肝病：白术，治肝硬化腹水用 30～60g，治迁延性肝炎用 30g，治原发性肝癌用 60～100g。苔腻或薄，有脾虚湿阻指征者用焦白术，舌光红少津或光剥，是真阴亏损之征，宜用生白术。并随症选方加减配用相应药物，疗效甚好。

3. 便秘：白术 60g，生地黄 30g，升麻 3g，水煎服，每日 1 剂。

4. 慢性腰痛：白术 30g，炙山甲 6g，加入白酒 100ml（以能浸没药材为度），加盖，加热煮沸后微弱火力，保持微沸半小时，将药液倾出。药渣依上法重煎 1 次，两次煎液兑合，分早晚两次服，每天 1 剂，连服 2～3 剂。

5. 妊娠剧吐：炒白术 15g，橘红、当归、炒香附、厚朴、竹茹、白参、沙参、石斛、生姜各 10g，生甘草、砂仁各 5g，水煎服，每日 1 剂。

6. 小儿腹泻：白术 20g，鸡内金 12g，炒黄。研末过筛，苹果 1 个，连皮置瓦片上用武火煨烂后去皮核，取果肉 50g 捣烂，与上药混合成糊状，每服 15g，每日 4 次。

7. 小儿流涎症：生白术 10g，切碎，放小碗中加水适量，蒸汁，或再加食糖少许，分次灌服。

8. 伤寒八、九日，风湿相搏，身体疼烦，不能自转侧，不呕不渴，脉浮虚而涩，大便坚，小便自利者：白术 60g，附子 1 枚半（炮去皮）、甘草 30g（炙），生姜 45g（切），大枣 6 枚。上 5 味，以水 600ml，煮取 200ml 去渣，分温 3 服，一服觉身痹半日许，再服。3 服都尽，其人如冒状，勿怪，即是术、附并走皮中，逐水气未得除

故耳。

9. 中湿，口噤，不知人：白术 15g，酒三盏。煎一盏，顿服；不能饮酒，以水代之。日三，夜一。

10. 虚弱枯瘦，食而不化：于术（酒浸，九蒸九晒）500g，菟丝子（酒煮吐丝，晒干）500g。共为末，蜜丸，梧桐子大。每服 6～9g。

11. 痞满，消食强胃：枳实（麸炒黄色）30g，白术 60g。上为极细末，荷叶裹烧饭为丸，如绿豆一倍大。每服 50 丸，白汤下，不拘时候，加减服之。

12. 脾虚胀满：白术 60g，橘皮 120g。为末，酒糊丸，梧桐子大。每食前木香汤送下 30 丸。

13. 脾虚泄泻：白术 30g，芍药 15g（冬月不用芍药，加肉豆蔻，泄者炒）。上为末，粥丸。

14. 湿泻暑泻：白术、车前子等份，炒为末，白汤下 6～9g。

15. 肠风痔漏、脱肛泻血、面色萎黄，积年久不瘥：白术 500g（糯米泔浸三日，细研锉，炒焦为末），干地黄 250g（净洗，用碗盛于甑上蒸烂细研）。上相和，如硬，滴酒少许，众手丸梧桐子大，焙干。每服 15 丸，空心粥饮下，加至 20 丸。

16. 自汗不止：白术末，饮服 2.7ml，日二服。

17. 盗汗：白术 120g，分作四份，一份用黄芪同炒，一份用石斛同炒，一份用牡蛎同炒，一份用麸皮同炒。上各微炒黄色，去余药，只用白术，研末。每服 6g，粟米汤调下，尽 120g。

18. 小儿久患泄泻，脾虚不进饮食，或食讫仍前泻下，米谷不化：白术 0.3g（米泔浸一时，切，焙干），半夏 4.5g（浸洗七次），丁香 1.5g（炒）。上为细末，生姜自然汁糊丸，黍米大。每半岁儿 3 丸，三五岁儿 5～7 丸，淡生姜汤下，早晚各一。

19. 产后呕逆不食：白术 15g，姜 18g。水煎，徐徐温服。

【不良反应及注意事项】 燥湿利水宜生

用，补气健脾宜炒用，健脾止泻宜炒焦用。本品燥湿伤阴，故只适用于中焦有湿之证。如属阴虚内热或津液亏耗燥渴及气滞胀闷者忌服。①忌桃、李、菘菜、雀肉、青鱼。②《药品化义》：凡郁结气滞，胀闷积聚，吼喘壅塞，胃痛由火，痈疽多脓，黑瘦人气实作胀，皆宜忌用。

◆白芍

【来源】 本品为毛茛科植物芍药的干燥根。夏、秋二季采挖，洗净，除去头尾及细根，置沸水中煮后除去外皮或去皮后再煮，晒干。生于山坡、山谷的灌木丛或草丛中。分布黑龙江、吉林、辽宁、河北、河南、山东、山西、陕西、内蒙古等地，全国各地均有栽培。

【别名】 金芍药、白芍。

【性味归经】 味苦、酸，性微寒。归肝、脾经。

【功能主治】 平肝止痛，养血调经，敛阴止汗。主治：头痛眩晕、胁痛、腹痛、四肢挛痛、血虚萎黄、月经不调、自汗、盗汗。

【用法用量】 煎服6~15g，大剂量15~30g。

【炮制】 炒白芍：取净白芍片，锅内炒至微黄色。

白芍：取净白芍片，用黄酒喷洒均匀，稍润后放锅内炒至微黄色。（每100个用黄酒10斤）

【化学成分】 根含芍药苷、牡丹酚、芍药花苷等。另四川产者含一种酸性物质，对金黄色葡萄球菌有抑制作用。花含黄芪苷、山柰酚3，7-二葡萄糖苷，多量没食子鞣质（10%以上）、除虫菊素0.13%、13-甲基十四烷酸、β-谷甾醇、廿五碳烷等。叶含鞣质。

【药理作用】 ①镇痛、镇静作用。②解痉作用。③抗炎、抗溃疡作用。④对细胞免疫和体液免疫均有增强作用。⑤白芍和芍药苷有扩张血管，增加器官血流量的作用。⑥芍药苷在体外或静脉注射，对ADP诱导的大鼠血小板聚集有抑制作用，苯甲酰芍药苷也有抑制血小板聚集的作用。⑦抗菌作用。⑧保肝和解毒作用。⑨抗诱变与抗肿瘤作用。

【毒理作用】 急性毒性：芍药的甲醇提取物6g/kg腹腔注射，大鼠和小鼠自发运动抑制、竖毛、下痢、呼吸抑制后大鼠半数死亡，小鼠在2日内全部死亡。灌胃给药未见异常。芍药苷小鼠静脉注射的LD_{50}为3.53g/kg，腹腔注射为9.53g/kg，灌胃不死。白芍总苷小鼠和大鼠腹腔注射的LD_{50}分别为125mg/kg和301mg/kg。另报道小鼠静脉和腹腔注射的LD_{50}分别为159mg/kg和230mG/kg，灌胃>2500mg/kg，无明显中毒症状，也无死亡。亚急性毒性：给大鼠灌胃芍药甲醇提取物每日1.5g/kg和3.0g/kg，连续21日。低剂量组可见尿蛋白升高。高剂量组体重明显减轻，血液中红细胞、血红蛋白、血细胞比容均显著下降，平均红细胞体积和红细胞分布幅有显著增加，提示可能为巨幼红细胞性贫血，两剂量组脾脏均肿大，其增重与剂量有关，可见脾窦扩张和充血。肺重量也显著增加。长期毒性：白芍总苷50mg/kg，1000mg/kg和2000mg/kg给大鼠灌胃，每日1次，连续90日，除血小板数升高外，未见明显异常。致突变试验：经鼠伤寒沙门菌Ames试验，中国仓鼠肺细胞染色体畸变试验和ICR小鼠骨髓微核试验表明白芍总苷无致突变活性。

【配伍效用】

白芍配伍柴胡：白芍养血柔肝止痛，清解虚热；柴胡疏肝解郁理气，和解退热。二者合用，一散一敛，一补一泻，共奏养血柔肝、解郁止痛之功效，用于治疗肝郁血虚之头晕、目眩、胸胁苦满、两肋胀痛、乳房胀痛、月经不调等症。

白芍配伍甘草：白芍酸寒，养血敛阴，柔肝止痛；甘草甘平，补中益气、缓急和中。二者伍用，酸甘化阴，共奏调和肝脾、养血益阴、缓急止痛之功效，用于治疗阴血亏虚、血行不畅之脘腹挛急作痛、手足拘挛、头晕头痛、痛经等症。

白芍配伍枸杞子：白芍酸苦微寒，入肝、脾经，养血柔肝、缓中止痛、敛阴止汗；枸杞子甘平，入肝、肾、肺经。滋肾润肺，补肝明目。二者合用，肝肾同补，滋水涵木，共奏养血滋阴、柔肝平肝之功效，用于治疗头晕目眩、心悸怔忡、两目干涩、视物不清，妇女更年期综合征以及崩漏、月经过多等证属肝肾阴虚所致者。

白芍配伍石决明：白芍平抑肝阳而敛阴；石决明平肝潜阳。二者合用，有平肝潜阳养阴之功效，用于治疗阴虚阳亢之头晕目眩、筋脉挛急等症。

白芍配伍熟地黄：白芍养血敛阴；熟地黄滋阴补血。二者合用，可加强其补血滋阴之功效，用于治疗精血亏虚之头晕目眩、心悸怔忡、月经不调、月经后期、闭经等症。

【方剂选用】

1. 百日咳：生白芍，夏枯草各150g，洗净，水煎2次，得煎液500ml，浓缩至100ml，另取白果仁、川贝各150g，压成细粉，与上浓缩液混合拌匀，干燥后再压成细粉，装胶囊。2岁以内每次0.5g，2～3岁每次1g，3岁以上每次1.5g，日服3次。

2. 哮喘：白芍30g，甘草15g，共为细末。每次以30g加开水100～150ml（或再煮沸3～5分钟），澄清温服。

3. 病毒性肝炎：白芍21g，甘草14g，制成颗粒冲剂100g。成人每次30g，日服2次；不满12岁者减半。急性黄疸型肝炎45天为1疗程，急性乙型无黄疸型肝炎60天为1疗程，慢性肝炎3～6个月为1疗程。

4. 胃及十二指肠溃疡：白芍200g，甘草150g，冰片15g，白胡椒20g，共研末，5g/次，每日3次，饭前30分钟口服，连服2个月后复查。

5. 肠道激惹综合征：白芍30～40g，陈皮、炒白术各10g，防风、生甘草各6g。每日腹泻4次以上者，加石榴皮、乌梅；便秘者，加炒莱菔子、郁李仁；腹胀甚者，加炒枳壳；脾气虚者，加党参；阴寒甚者，加干姜、吴茱萸；湿热甚者，加川连、茯苓。

6. 习惯性便秘：生白芍24～40g，生甘草10～15g，水煎服，一般2～4剂即可见效。气虚加生白术24～32g，阴寒凝滞加附子10～15g，阴亏血燥加阿胶9～15g，血虚偏寒加当归9～15g，兼气滞者加麦芽10g，血压高系肝旺者去甘草加代赭石20～30g，血压高而偏于湿盛者去甘草加半夏、陈皮。

7. 肌肉性痉挛综合征：杭白芍30～60g，炙甘草10～15g，水煎分3次服，每日1剂。上肢肌痛加桂枝、伸筋草；下肢肌痛加续断、牛膝；肩背颈项肌痛加葛根、川芎；胸胁肌痛加柴胡、桔梗；腹部肌痛加佛手、白术。

8. 肌强直综合征：白芍40g，甘草12g，木瓜、牛膝各25g，僵蚕12g，水煎服，每日1剂。

9. 腓肠肌痉挛：生白芍24g，炙甘草12g，生龙骨30g，水煎服。

10. 不安腿综合征：白芍15g，甘草15g，加水3杯，煎至1杯，分2次服，日暮1次，两小时后再服1次。

11. 三叉神经痛：白芍50g，炙甘草30g，酸枣仁20g，木瓜10g，水煎服，日1剂。

12. 面肌抽搐：白芍45g，炙甘草10g，水煎服，分2次服，每日1剂，连服2个月。

13. 骨质增生：白芍30～60g，木瓜12g，鸡血藤15g，威灵仙15g，水煎分服，每日1剂。

14. 痛经：气滞血瘀型用炒白芍60g，炙甘草30g；寒凝血滞型重用炒白芍90g，加肉桂10g，炙甘草30g，水煎服，每日1剂。

15. 下痢便脓血，里急后重，下血调气：芍药30g，当归15g，黄连15g，槟榔、木香6g，甘草6g（炒），大黄9g，黄芩15g，官桂7.5g。上细切，每服15g，水二盏，煎至一盏，食后温服。

16. 妇女赤白下，年月深久不差者：白芍3大两，干姜半大两。细锉，熬令黄，捣下筛。空肚，和饮汁服6g，日再。

17. 妇人怀妊腹中痛：当归90g，芍药1斤，茯苓120g，白术120g，泽泻、川芎各250g（一作90g）。上六味，杵为散。取方寸匕，酒和，日三服。

18. 产后血气攻心腹痛：芍药60g，桂（去粗皮）、甘草（炙）各30g。上三味，粗捣筛，每服9g，水一盏，煎2.1g，去渣，温服，不拘时候。

【不良反应及注意事项】虚寒腹痛泄泻者慎服。反藜芦。

◆白芷

【来源】本品为伞型科植物白芷或杭白芷的干燥根。夏、秋间叶黄时采挖，除去须根及泥沙，晒干或低温干燥。栽培于江苏、安徽、浙江、江西、湖北、湖南、四川等地。

【别名】薛、芷、芳香、苻蓠、泽芬。

【性味归经】味辛，性温。归胃、大肠、肺经。

【功能主治】散风除湿，通窍止痛，消肿排脓。主治：感冒头痛、眉棱骨痛、鼻塞、鼻渊、牙痛、白带、疮疡肿痛。

【用法用量】煎服3~9g。外用：适量。

【炮制】除去杂质，分开大小个，略浸，润透，切厚片，干燥。

【化学成分】根含香豆精类：欧前胡内酯，异欧前胡内酯，香豆精葡萄糖苷类等，另含腺苷。

【药理作用】①抗炎作用。②解热镇痛作用。③解痉作用。④降血压的作用。⑤抗菌作用。⑥抗癌作用。⑦抗辐射作用。

【毒理作用】

1. 白芷煎剂灌胃对小鼠的LD_{50}为42.88g/kg；醚提物灌胃小鼠的LD_{50}为53.82g/kg；杭白芷小鼠灌胃煎剂的LD_{50}为41.97g/kg；大鼠肌注花椒毒素的LD_{50}为160mg/kg，欧前胡素乙为335mg/kg，香柑内酯为945mg/kg。

2. 欧前胡素乙每日给幼大鼠每75g体重2.5mg，60天未见对鼠生长有明显影响，

但可引起肝损害等。小量白芷毒素对动物延髓血管运动中枢、呼吸中枢、迷走神经及脊髓等都有兴奋作用，能引起血压上升、脉搏变慢、呼吸加深、呕吐等，大量可产生强迫性间歇性惊厥，继之全身麻痹。

【配伍效用】

白芷配伍石膏：白芷辛温芳香，上达通窍，入肺胃二经，有祛风除湿、消肿止痛之功，系治疗风寒外袭所致头面诸证之要药；石膏辛甘大寒，亦入肺胃二经，其外能解肌肤之热，内能清肺胃之火，为清泄肺胃气分实热之要药。相伍为用，白芷之性温可被石膏之大寒所制；石膏沉降，得白芷则引经上行。二药共奏祛风清热、消肿止痛之功效，用于治疗风热感冒之前额痛、眉棱骨痛以及牙龈肿痛、面颊肿胀因风热入于阳明，循经上攻所致者。

白芷配伍苍术、海螵蛸：白芷燥湿止带，苍术燥湿健脾散寒，海螵蛸固涩止带。三者合用，共奏散寒燥湿止带之功效，用于治疗寒湿带下。

白芷配伍黄柏、车前子：白芷燥湿止带，黄柏清热燥湿，车前子清利湿热。三者伍用，白芷之性温热，但可被黄柏、车前子寒凉之性所监制，共奏清热燥湿止带之功效，用于治疗湿热带下。

白芷配伍金银花、当归、穿山甲：白芷消肿排脓；金银花清热解毒，善治热毒疮疡；当归活血祛瘀止痛；穿山甲既透经络，又溃坚排脓，与白芷伍用，排脓之力更胜。四者相伍，共奏清热解毒、散瘀止痛、排脓消肿之功效，用于治疗疮疡肿毒、肿疡、溃疡皆可。

白芷配伍羌活、川芎：白芷辛香升散，祛风除湿止痛，善治阳明经头痛（眉棱骨、额骨痛）；羌活苦辛性温，发表散寒、除湿止痛，善治太阳经头痛（后脑、前额痛）；川芎辛温芳香，活血行气、祛风止痛，性善走散，为血中之气药，善治少阳经头痛（头项两侧痛）。三药合用，其疏风散寒止痛之功效更著，用于治疗风寒之邪引起的各个部位的头痛。

白芷配伍羌活、防风：白芷散寒止痛，羌活祛风散寒胜湿止痛，防风祛风胜湿止痛。三者合用，有发汗解表、祛风散寒、胜湿止痛的功效，用于治疗外感风寒湿邪引起的恶寒发热、无汗头痛、肢体骨节酸痛者。

【方剂选用】

1. 头痛：白芷18g，制川芎、制草乌、全蝎各6g，白僵蚕10g，生甘草5g。研末，每次3~5g，每日3次，温开水送服，7天为1疗程。

2. 面瘫：①白芷、番木鳖各等份，再配以1/10的冰片，研末，取0.3~0.6g撒于直径约2cm左右的胶布或伤湿止痛膏上，贴于患侧下关穴。②牛蒡子30~40g，煎沸1小时后加入白芷6~10g，同煎3次，每次30分钟，煎取药液600ml，每次内服200ml，每日3次，直至痊愈。治疗20例，皆愈，治愈天数15~30天，平均服药25剂。可根据病情，剂量由小逐渐加大。

3. 胃脘痛：①白芷30~60g，甘草15~30g。水煎服，每日1剂。②白芷、白芍、白及各10~30g，白豆蔻6~12g。随症加减，水煎服，每日1剂。

4. 白癜风：白芷30g，补骨脂、沙参、防风各15g。制成糖浆（白癜1号）口服，外用15%白芷酊。

5. 银屑病：川白芷冲剂（每克相当于生药5.6g），体重50kg以下者服20g，50~60kg者服25g，60~80kg者服30g。服后2小时照黑光，照光前配合外用川白芷酊（川白芷粉置密闭容器中，用75%乙醇制成含量为30%的酊剂，浸泡1周，即得，供外用）。

6. 鼻窦炎：①白芷、黄芩各30~60g，水煎早晚分服，每日1剂，鼻塞流涕者加苍耳子9~12g；兼后头痛者加葛根20~30g，舌质红绛者加赤芍15~30g；舌质紫暗或有瘀斑瘀点者加川芎9~15g。②白芷、金银花、川芎、薄荷、辛夷、黄芩各15g，用开水冲泡，取其热气熏鼻，一般熏10分钟左右，每天2次，7天为1疗程。

7. 面黯：桃花250g，白芷30g，白酒1000ml。三者共浸，1个月取用。早晚各饮酒1盅，并以药酒少量擦两手掌，至发热后揉擦面部患处。

8. 鼻息肉：白芷20g，川芎、防风、细辛各20g，辛夷、苍耳子、石膏各30g，牙皂、羌活、苏叶、荆芥各10g。共研末，每次10g，每日服3次，21天为1疗程。

9. 角膜火焰性烧伤：白芷和紫草、白蜡、忍冬藤、冰片及香油（麻油）配制成白芷油滴眼，每次1滴，每日4次。

10. 鼻渊：辛夷、防风、白芷各2.4g，苍耳子3.6g，川芎1.5g，北细辛2.1g，甘草0.9g。白水煎，连服四剂。忌牛肉。

11. 眉框痛，属风热与痰者：黄芩（酒浸炒）、白芷。上为末，茶清调6g。

12. 大便风秘：香白芷炒为末，每服6g，米饮入蜜少许，连进二服。

13. 肠风：香白芷为细末，米饮调下。

14. 带下，肠有败脓，淋露不已，腥秽殊甚，脐腹冷痛，须此排脓：白芷30g，单叶红蜀葵根60g，芍药根（白者）、白矾15g（矾烧枯，别研）。为末，同以蜡丸如梧桐子大，空肚及饭前，米饮下10丸或15丸，待脓尽，仍别以他药补之。

15. 肿毒热痛：醋调白芷末敷之。

【不良反应及注意事项】阴虚火旺之证不宜。

◆ 白矾

【来源】本品为硫酸盐类矿物明矾石经加工提炼制成。采得后，打碎，用水溶解，收集溶液，蒸发浓缩，放冷后即析出结晶。常为碱性长石受低温硫酸盐溶液的作用变质而成，多产于火山岩中。分布于甘肃、河北、安徽、福建、山西、湖北、浙江等地。

【别名】明矾，矾石。

【性味归经】味酸、涩，性寒。归肺、脾、肝、大肠经。

【功能主治】外用解毒杀虫，燥湿止痒；内服止血止泻，祛除风痰。主治：湿疹、疥癣、聤耳流脓；内服用于久泻不止、便血、崩漏、癫痫发狂。

【用法用量】内服：0.6～1.5g，入丸、散服。外用：适量，研末撒布，调敷或化水洗患处。

【炮制】白矾：除去杂质。用时捣碎。枯矾：取净白矾，照明煅法煅至松脆。

【化学成分】主要含含水硫酸铝钾[$KAl(SO_4)_2 \cdot 12H_2O$]。

【药理作用】①抗菌作用。②抗阴道滴虫作用。③凝固蛋白作用。④利胆作用。⑤局部刺激作用。⑥其他作用：明矾具有收敛作用，内服刺激性很大，故除了用于铅绞痛外，一般均外用，可以止汗、硬化皮肤（特别足部）；尚可用于白带过多、溃疡（浓度为1%～5%）。如用于结合膜则需作成白蛋白结合剂。此外，可用于止血，以明矾棒或粉剂直接放于出血点，如鼻衄时可用棉球浸饱和的明矾溶液塞于鼻孔。

【方剂选用】

1. 癫狂因忧郁而得，痰涎阻塞包络心窍者：白矾90g，川郁金21g。二药共为末，糊丸梧桐子大。每服50～60丸，温汤下。

2. 风痰痫病：生白矾30g，细茶15g，为末，炼蜜丸如梧桐子大。一岁10丸，茶汤下。大人50丸，久服痰自大便中出。

3. 中风痰厥，四肢不收，气闭膈塞者：白矾30g，牙皂角15g。为末，每服3g，温水调下，吐痰为度。

4. 初中风失音不语，昏冒不知人，先宜吐风痰，令省觉：白矾60g（生用），生姜30g（连皮擦碎，水400ml，煮取140ml）。上二味，先细研白矾为末，入浓煎生姜汤研滤。分3服，旋旋灌，须臾吐出痰毒，眼开风退，方可救治。若气衰力弱，不宜用猛性药吐之，设吐得痰毒，别增疾。

5. 慢性胃炎，胃及十二指肠溃疡：白矾9份，淀粉1份。用冷水做丸，如黄豆粒大小。每日服3次，每次6～9g。

6. 肺壅热，止喘嗽，化痰涎，利胸膈，定烦渴：白矾（枯）、熟干地黄（焙）、玄参、知母（焙）、贝母（炒）、诃黎勒皮各

30g。上六味，捣罗为末，面糊和丸如梧桐子大。每服15～20丸，煎生姜、枣汤下，食后临卧时服。

7. 喉痹、乳蛾、喉风：白矾60g，胆矾15g。上研为极细，吹患处。

8. 急喉闭：白矾9g，巴豆3个（去壳，作六瓣）。上将矾于铫内，慢火熬化为水，置巴豆其内，候干去巴豆，取矾研为末，每用少许，吹入喉中。

9. 黄肿水肿：白矾60g，青矾30g，白面半斤。三味同炒令赤色，醋煮米糊丸，枣汤下30丸。

10. 妇人经闭不利，藏坚癖不止，中有干血，下白物：白矾0.9g（烧），杏仁0.3g。上二味，末之，炼蜜和丸枣核大，内藏中，剧者再内之。

11. 白矾（熬）、牡蛎（熬）各90g，上二味，捣筛为散，酒服2g。

12. 肠炎：白矾研末，装入胶囊。每天服二次，每次两个胶囊，温开水送下。

13. 婴孩小儿伏暑泄泻：白矾（净瓦盆合定，用火煅过）240g，为极细末，煮醋面和丸，如黍米大，用木瓜煎汤，食后服。

14. 老人久泻不止：诃黎勒0.9g（煨，用皮），白矾30g（烧灰）。上药，捣细罗为散。每服不计时候，以粥饮调下6g。

15. 休息痢久不止，日渐黄瘦：白矾120g（烧令汁尽），硫黄60g，消石30g。上药同研，于铫子内，火上溶成汁，候冷，研令极细，用软饭和丸如小豆大。每于食前，以粥饮下10丸。

16. 蛔虫病、蛲虫病：白矾1.5g，红葱3寸，花椒21粒。每日一剂，煎服2次。

17. 心气疼痛：醋一盏，加生白矾一小块，如皂子大，同煎至2g，温服。

18. 反胃呕吐：枯白矾90g，蒸饼丸梧桐子大。每空心米饮服15丸。

19. 鼻血不止：枯矾末吹之。

20. 齿龈间津液、血出不止：白矾30g（烧），水600ml，煮取200ml，先拭血，乃

含之。已后不用，朽人牙根。

21. 小儿重舌舌强：白矾 15g，桂心 0.3g。上药，捣罗为末。每用少许，干敷舌下，日三上。

22. 小儿鹅口并噤：白矾 0.3g（烧灰），朱砂末 0.3g。上药，和研极细。敷儿舌上，日三上，以乱发洗舌上垢，频令净。

23. 急、慢性化脓性中耳炎：枯矾 6g，冰片 1.2g，五倍子 1.5g。共研末。将外耳道脓性分泌物用棉棒擦干后，吹入上药，一日 3 次。

24. 目翳及胬肉：矾石上白者，纳如黍米大于翳上及胬肉上，即令泪出，以绵拭之，令得恶汁尽，日一，其疾逐恶汁尽，日日渐自薄。好上上矾石，无过绛矾色明净者，慎如疗眼常法。

25. 赤目风肿：甘草水磨白矾敷眼胞上效，或用枯矾频擦眉心。

26. 烂弦风眼：白矾（煅）30g，铜青 9g，研末，汤泡澄清，点洗。

27. 一切疮痈恶毒（先服此丸护膜托里，使毒不攻心），或为毒虫蛇犬所伤：黄蜡 60g，白矾 30g。先将蜡溶化，候少冷，入矾和匀，为丸。酒下，每服 10 丸、20 丸，渐加至 100 丸则有力。疮愈后服之亦佳。加雄黄名雄矾丸，治蛇、犬、虫咬毒。

28. 疔肿恶疮：白矾（生用）、黄丹各等份。上各另研，临用时各抄少许和匀，三棱针刺疮见血，待血尽上药，膏药盖之。

29. 瘰疬已取下：五倍子 30g，白矾 15g。上二味，为末。每用 6g，沸汤一碗，调匀令洗，汤温即止，每淋洗了，用软帛裹干，用生肌药掺于疮口上。

30. 刀斧金疮：白矾、黄丹等份。为末敷之。

31. 小儿脐中汁出不止兼赤肿：白矾烧灰，细研敷之。

32. 黄水疮：枯白矾、熟松香、黄丹。三味等份，研极细，真芝麻油调涂患处。

33. 疥：白矾（烧灰）30g，硫黄 30g（细研），胡粉 30g，黄连 30g，雌黄 30g（细研），蛇床子 0.9g。上药，捣细罗为散，都研令匀，以猪膏和如稀面糊，每以盐浆水洗，拭干涂之。

34. 烧伤：白矾、五倍子等量，芝麻油适量。将明矾、五倍子研成细末，麻油调成糊状。涂患处。

35. 鼻中患肉，不闻香臭：枯矾末，以面脂和，绵裹著鼻中，数日息肉随药消落。

36. 鼻痔臭不可近，痛不可摇：白矾（煅枯）6g，硇砂 1.5g。共为细末，每用少许点上。

37. 腋下狐臭：白矾绢袋盛之，常粉腋下。

38. 妇人阴痒脱：白矾，熬，末之。每日空腹酒和服 2.7ml，日三服。

39. 内痔：白矾制成 15% 或 18% 注射液注入痔核，对各期内痔及混合痔合并黏膜脱垂，均有效果；且疗程短，副作用少。

40. 慢性中耳炎：10% 白矾液滴耳，每日 1 次。

41. 头癣：白矾 325g 煅枯研末，嫩松香 90g，猪板油 125g；将松香研末包入板油内，以松树木柴点燃，使松香板油溶化，滴入容器内，冷却后加入枯矾调匀。涂于患处。隔日将痂揭去涂药 1 次，连续 3～4 次即愈。用时切不可洗，否则影响疗效。

42. 慢性细菌性痢疾：10% 白矾溶液每次 15ml，日服 4 次，10 天为 1 疗程。

43. 肺结核咯血：白矾 0.240g，儿茶 30g，研末混合，置有色瓶中备用。每次 0.1～0.2g（最多可用 0.5～1g），装入胶囊，日服 3～4 次，大咯血每 3 小时 1 次，连续服至咯血停止，再续服 2～3 天。

44. 狂躁型精神病：白矾、冰糖各 120g，加水 600ml，浓煎成 200ml。空腹时 1 次顿服 100～200ml。患者服药后均出现不同程度地呕吐，呕吐物为黏稠状液体；两例于呕吐后出现水样腹泻。经短时间吐泻即自止，随后便呈现出困倦状态而安静入睡。

45. 癫痫：白矾研末，每日早、晚各 1 次，每次 3～4.5g。一般发病 1、2 个月者服药 20 天，半年者服药 1 个月，1 年以上者服药1~3个月。

【不良反应及注意事项】阴虚胃弱，无湿热者忌服，且不宜久服和多服，及泄痢日久，由于脾胃气虚；妇人白沃，由于中气下陷；营血不足以到寒热者，不宜用。

◆白前

【来源】本品为萝藦科植物柳叶白前或芫花叶白前的干燥根茎及根。秋季采挖，洗净，晒干。生长于溪滩、江边砂碛处，以至半浸于水中，分布于江苏、江苏、安徽、浙江、江西、福建、湖北、湖南、广东、广西、贵州等地。

【别名】鹅管白前、竹叶白前。

【性味归经】味辛、苦，性微温。归肺经。

【功能主治】降气，消痰，止咳。主治：肺气壅实、咳嗽痰多、胸满喘急。

【用法用量】煎服3~10g，或入丸、散。

【炮制】白前：除去杂质，洗净，润透，切段，干燥。蜜白前：取净白前，照蜜炙法炒至不粘手。

【化学成分】①柳叶白前根茎中含有β-谷甾醇，高级脂肪酸和华北白前醇。②芫花叶白前根中含有白前皂苷A，B，C，D等。

【药理作用】①祛痰作用。②抗血栓作用。③抗溃疡作用。④抗炎作用。

【配伍效用】

白前配伍百部：白前泄肺降气、下痰止嗽，为肺家咳嗽要药，善治肺气壅实有痰；百部润肺化痰止咳。二者伍用，润降相合，其化痰止咳之功效更著，用于治疗外感咳嗽日久不已、胸闷气喘、痰多不爽以及肺痨咳嗽等。

白前配伍前胡：白前泄肺降气、下痰止嗽，功擅降气；前胡宣散风热、下气消痰，长于宣散。二药相伍为用，可调整肺之宣发肃降功能，共奏清热宣肺、降气消痰之功效，用于治疗肺失宣降、气机不畅之咳嗽初起、肺气上逆、咯痰不爽、胸膈满闷等症。

白前配伍桑白皮、地骨皮：白前祛痰止咳降气；桑白皮清肺消痰平喘；地骨皮清泻肺热而平喘。三者合用，有清肺祛痰、止咳平喘之功效，用于治疗咳喘痰黄属肺热者。

白前配伍紫菀、半夏：白前化痰止咳降气；紫菀止咳化痰平喘；半夏燥湿化痰。三者合用，有温肺化痰、止咳平喘之功效，用于治疗咳嗽气喘、痰多色白者。

【方剂选用】

1. 小儿肺炎：青黛3~4g，白果、桑白皮、车前子、寒水石各9g，苏子3~6g，白前、天竺黄各6~9g。肺炎早期或中期出现身热无汗，加炙麻黄2~3g；高热不退，加生石膏9~15g；咳重，加款冬花4~6g；喘重，加炙麻黄3g，喘剧再加莱菔子6g，全栝楼6~9g；口渴、尿少，加芦根9g。

2. 久嗽兼唾血：白前90g，桑白皮、桔梗各60g，甘草30g（炙）。上四味切，以水400ml，煮取100ml，空腹顿服。若重者，十数剂。忌猪肉、海藻、菘菜。

3. 跌打胁痛：白前15g，香附9g，青皮3g。水煎服。

【不良反应及注意事项】凡咳逆上气，咳嗽气逆，由于气虚气不归元，而不由于肺气因邪客壅实者，禁用。

◆白蔹

【来源】本品为葡萄科植物白蔹的干燥块根。春、秋二季采挖，除去泥沙及细根，切成纵瓣或斜片，晒干。生于山地、荒坡及灌木林中，也有栽培，分布于华北、东北、华东、中南及陕西、宁夏、四川等地。

【别名】山地瓜、野红薯、山葡萄秧、白根、五爪藤。

【性味归经】味苦，性微寒。归心、胃经。

【功能主治】清热解毒，消痈散结；外用敛疮生肌。主治：痈疽发背、疔疮、瘰疬、水火烫伤。

【用法用量】煎服4.5~9g。外用：适量，煎汤外洗或研成极细粉末敷于患处。

【炮制】除去杂质，洗净，润透，切厚

片，晒干。

【化学成分】块根含黏液质和淀粉，酒石酸，β－谷甾醇，延胡索酸，胡萝卜苷。叶含没食子酸，1，2，6－三－O－没食子酰基－β－D－吡喃葡萄糖苷等。

【药理作用】①肝脏保护作用。②镇痛作用。③抗癌作用。

【配伍效用】

白蔹配伍连翘：二者均可清热解毒，相伍为用，可加强清热解毒散结之功效，用于治疗热毒引起的阳证疮疡诸症。

【方剂选用】

1. 细菌性痢疾：白蔹块根晒干或焙干，研末，装入胶囊，每粒 0.3g，每次 6 粒，每日服 3 次。急性菌痢 3 天为 1 疗程，慢性菌痢 5 天为 1 疗程。

2. 化脓性皮肤病：白蔹块根 90g（用量根据炎症面积加减），去皮研末，以沸水搅拌成团后，加 75%～95% 酒精调成稠糊状，外敷患处，每日 1 次，至愈。

3. 手足皲裂：白蔹、白及各 30g，大黄 50g（焙黄）研末，冰片 3g，研极细粉，和匀过筛，加蜂蜜调成稠糊状。将患处洗净拭干后涂敷药膏，每日 3～5 次，以愈为度。

4. 吐血、衄血不止：白蔹 90g，阿胶 60g（炙令燥）。上二味，粗捣筛，每服 6g，酒水共一盏，入生地黄汁 40ml，同煎至 2g，去渣，食后温服。如无地黄汁，入生地黄 1 分同煎亦得。

5. 痈肿：白蔹 0.6g，藜芦 0.3g。为末，酒和如泥，贴上，每日 3g。

6. 瘰疬生于颈腋，结肿寒热：白蔹、甘草、玄参、木香、赤芍、川大黄各 15g。上药捣细罗为散，以醋调为膏，贴于患上，干即易之。

7. 皮肤中热痱、瘰疬：白蔹、黄连各 60g，生胡粉 30g。上捣筛，容脂调和敷之。

8. 白癜风，遍身斑点瘙痒：白蔹 90g，天雄 90g（炮裂去皮脐），商陆 30g，黄芩 60g，干姜 60g（炮裂、锉），踯躅花 30g（酒拌炒令干）。上药捣罗为细散，每于食前，以温酒调下 6g。

【不良反应及注意事项】不宜与乌头类药材同用。脾胃虚寒及无实火者忌服。

◆白薇

【来源】本品为萝藦科植物白薇或蔓生白薇的根及根茎。春、秋二季采挖，洗净，干燥。主产山东、辽宁、安徽。此外，湖北、江苏、浙江、福建、甘肃、河北、陕西等地亦产。

【别名】白马尾。

【性味归经】味苦、咸，性寒。归胃、肝、肾经。

【功能主治】清热凉血，利尿通淋，解毒疗疮。主治：温邪伤营发热、阴虚发热、骨蒸劳热、产后血虚发热、热淋、血淋、痈疽肿毒。

【用法用量】煎服 4.5～9g。

【炮制】除去杂质，洗净，润透，切段、干燥。

【化学成分】含白薇素、强心苷、挥发油。

【毒理作用】白薇提取物腹腔注射的量为 26.7/kg。

【配伍效用】

白薇配伍刺蒺藜：白薇凉血益阴、退热除蒸；刺蒺藜散风明目、疏肝解郁、下气行血。二者合用，有清热平肝、凉血行血、疏风明目之功效，用于治疗肝经风热上扰以及血虚肝旺、肝阳上亢之头痛、头昏、头晕、头胀、目眩、失眠、多梦等症。

白薇配伍地骨皮：二者皆清热凉血，入血分退热除蒸。但白薇走阳明经，泄胃热透邪外出；地骨皮走太阴经，清肺热除热于内。二者伍用，清里透表并用，共奏凉血除蒸之功效，用于治疗潮热、骨蒸、午后发热等因营阴不足而致者。

【方剂选用】

1. 半身不遂：白薇 15g，泽兰 10g，穿山甲 6g，水煎服。

2. 血管抑制性晕厥：白薇 30g，党参 15g，当归 15g，炙甘草 6g，水煎服。

3. 郁冒血厥，居常无苦，忽然如死，

身不动，默默不知人，目闭不能开，口噤不能语，又或似有知，而恶闻人声，或但如眩冒，移时乃癌：白薇 30g，当归 30g，人参 15g。上为散，每服 15g，水二盏，煎至一盏，去渣，温服。

4. 肺实鼻塞，不知香臭：百部 60g，款冬花、贝母（去心）、白薇各 30g。上为散，每服 3g，米饮调下。

5. 金疮血不止：白薇末贴之。

6. 妇人乳中虚，烦乱呕逆：生竹茹、石膏各 0.6g，桂枝 0.3g，甘草 2.1g，白薇 0.3g。上五味末之，枣肉和丸弹子大。以饮服 1 丸，每日三夜二服。有热者倍白薇，烦喘者加柏实 0.3g。

7. 妇人遗尿，不知出时：白薇、芍药各 30g。上二味，治下筛。酒服 2.7ml，每日三。

【不良反应及注意事项】血分无热、中寒便滑、阳气外越者慎用。脾胃虚寒、食少便溏者不宜服用。

◆白果

【来源】本品为银杏科植物银杏（白果树、公孙树）的干燥成熟种子。秋季种子成熟时采收，除去肉质外种皮，洗净，稍蒸或略煮后，烘干。生于海拔 500 ~ 1000m 的酸性土壤，排水良好地带的天然林中。分布于北自沈阳，南达广州，东起华东，西南至贵州、云南都有栽培。

【别名】白果仁。

【性味归经】味甘、苦、涩，性平，有毒。归肺经。

【功能主治】敛肺定喘，止带浊，缩小便；外用：杀虫、润肤。主治：痰多喘咳、带下白浊、遗尿尿频。

【用法用量】煎服 5 ~ 10g，捣碎。

【炮制】白果仁：取白果，除去杂质及硬壳，用时捣碎。炒白果仁：取净白果仁，炒至有香气，用时捣碎。

【化学成分】种子含少量氰苷、赤霉素和动力精样物质。内胚乳中还分离出两种核糖核酸酶。外种皮含有毒成分白果酸、氢化白果酸、氢化白果亚酸等。花粉含多

种氨基酸、谷氨酰胺、天门冬素、蛋白质、柠檬酸、蔗糖等。雄花含棉子糖可达鲜重的 4%。

【药理作用】①抗菌作用。②祛痰作用。③降压作用。④对离体兔肠有麻痹作用，使离体子宫收缩。白果种仁含无氮的中性成分，给小鼠皮下注射 6mg/13g，半小时后可致惊厥，延髓麻痹，随即呼吸、心跳停止而死。⑤所含物质能镇咳并致中毒。白果肉尚有收敛作用。

【毒理作用】白果仁中提得一种中性结晶成分，对小白鼠有致惊厥作用，后来实验未能证实含有此种物质，对动物大量饲以白果，亦未获得任何特殊的中毒现象。有谓外种皮中含有引起皮炎的银杏毒，与斑蝥素类似。非洲人榨果汁后，往往引起皮肤刺激症状如脱皮、触痛，口服产生强烈胃肠道刺激。给小鼠饲以大量白果粉或每日给豚鼠灌胃白果肉粗提物酸性成分 150 ~ 200mg/kg，共 60 天，又出现食欲不振、体重减轻，不等程度的肝损害、肾小球肾炎，甚至死亡。白果酸有溶血作用，白果仁所含的中性成分，小鼠皮下注射 6mg/kg 又引起惊厥和死亡。

【配伍效用】

白果配伍麻黄：白果甘苦涩而性平，敛肺定喘祛痰；麻黄辛苦而温，宣肺平喘。二者伍用，麻黄得白果，宣肺而不耗散肺气；白果得麻黄，敛肺而不使肺气壅滞。肺气宣降有度、气机调畅，其平喘止咳之功效更强，用于治疗喘咳日久不愈因素体气虚、痰浊壅肺者。

【方剂选用】

1. 慢性喘息性气管炎：白果、白及、川贝各 50g。研末分 40 份，每日晨起用沸水冲鸡蛋及药粉 1 份，空腹服，40 天为 1 疗程。可治疗急性支气管炎迁延数月未愈或慢性支气管炎，以证属久咳肺虚，无明显热象者，疗效显著。

2. 美尼尔综合征：白果 30g（有恶心呕吐者加干姜 6g），共研末，分 4 等份，每次 1 份，温开水送服。早、晚各服 1 次。

一般服 4~8 次即愈。

3. 神经性头痛：带壳白果 60g，捣裂，加水 500ml，文火煎至 300ml，分早晚两次服，上药可连煎 3 次，服 3 日。

4. 痤疮：白果去外壳，切平面，每晚睡前用温水洗患部（不用香皂等）后，再用白果仁频搓面部，边搓边削去用过部分。次晨洗脸。

5. 尿石病：白果根 120g，等量冰糖煎服，每周 4~5 剂。并发尿路感染者同时用八正散加白花蛇舌草，并按医嘱配合饮水和运动。

6. 乳糜尿：白果仁 10 枚，射干 12g，桔梗、川朴各 10g，菖蒲、白及各 15g，萆薢 30g，甘草 5g。随症加减。水煎早晚分服，每日 1 剂。10 天为 1 疗程。

7. 崩漏：白果 10 粒，鸡冠花 60g，水煎，分早晚两次服。兼有气虚者加黄芪 12g，党参、白术各 9g。

8. 带下病：白果 10g，炒山药、芡实各 30g，黄柏 6g（盐水炒），车前子 3g。每日 1 剂。酌情加减或内服外洗结合应用。

9. 头面癣疮：生白果仁切断，频擦取效。

10. 下部疳疮：生白果，杵，涂之。

11. 乳痈溃烂：白果半斤，以 120g 研酒服之，以 120g 研敷之。

12. 赤白带下，下元虚惫：白果、莲肉、江米各 15g，为末，用乌骨鸡一只，去肠盛药煮烂，空心食之。

【不良反应及注意事项】①有实邪者忌服。②生食或炒食过量可致中毒，小儿误服中毒尤为常见。

◆白果叶

【来源】本品为为银杏科植物银杏的叶片。秋季采，除去杂质，洗净，晒干或鲜用。生于海拔 500~1000m 的酸性土壤、排水良好地带的天然林中。北自沈阳，南达广州，东起华东，西南至贵州、云南都有栽培。

【别名】银杏叶。

【性味归经】味苦、甘、涩，性平，小毒。归心、肺、脾经。

【功能主治】活血养心，敛肺涩肠。主治：胸痹心痛、喘咳痰嗽、泄泻痢疾、白带。

【用法用量】煎服 5~10g，或制成片剂、注射剂。

【炮制】除去杂质，洗净，晒干或鲜用。

【化学成分】叶含黄酮类化合物，属于黄酮类及其苷的成分有山柰酚、木犀草素、杨梅树皮素、槲皮素等。

【药理作用】

①改善心脑血灌注。②平滑肌解痉用。③降脂降压作用。

【毒理作用】叶提取物 0.5~1ml/kg（1ml 相当 0.5g 生药）给家兔静脉注射连续 10 天，对血象、肝、肾功能及病理检查均无改变，用比人用量大 10~40 倍的药物，给狗连续静脉注射 1 周，出现流涎、恶心、呕吐、腹泻、食欲减退等现象；组织切片检查，小肠黏膜分泌亢进，麻醉狗、兔肠蠕动增加，注射局部血管变硬。黄酮醇对血象、凝血系统无影响，但更高剂量可妨碍血液凝固。

【方剂选用】

1. 血清胆固醇过高症：白果叶提取主要成分黄酮，制成糖衣片，每片含黄酮 1.14mg，每次 4 片，每日 3 次。

2. 泻痢：（白果）叶为末，和面作饼，煨熟食之。

3. 小儿肠炎：白果叶 3~9g。煎水擦洗患儿脚心、手心、心口（巨阙穴周围）严重者擦洗头顶，每日 2 次。

4. 雀斑：白果叶，捣烂，搽，甚妙。

5. 灰指甲：（白果）叶，煎水洗。

6. 鸡眼：鲜（白果）叶 10 片，捣烂，包帖患处，两日后呈豆腐状，用小刀将硬丁剔出。

7. 漆疮肿痒：白果杏叶、忍冬藤，煎水洗，或单用银杏叶煎洗。

8. 冠状动脉硬化性心脏病：白果叶、川芎、红花各 15g，制成片剂，每日 3 次分服。

【不良反应及注意事项】有实邪者忌用。

◆ **白果根**

【来源】本品为银杏种植物银杏的根或根皮。9~10月采。生于海拔500~1000m的酸性土壤，排水良好的地带的天然林中，分布于北自沈阳，南达广州，东起华东，西南至贵州、云南都有栽培。

【别名】银杏根。

【性味】味甘，性温，无毒。益气所虚。

【功能主治】主遗精、遗尿、夜频多、白带，石淋。

【用法用量】内服：煎汤15~60g。

【炮制】阴干。

【化学成分】根皮含白果苦内酯C、M、A、B。

【方剂选用】

遗精：白果根60g，何首乌（鲜）60g，左转藤60g，糯米半斤，盛猪小肚子内，加冰糖炖服。

【不良反应及注意事项】有实邪者禁服。

◆ **白木耳**

【来源】本品为银耳科植物银耳的子实体。4~9月间采收。以5月与8月为盛产期。当耳片开齐停止生长时，应及时采收，清水漂洗3次后，及时晒干或烘干。宜冷藏或贮藏于阴凉干燥处。分布于西南及陕西、江苏、安徽、浙江、江西、福建、台湾、湖北、湖南、广东、海南、广西等地。

【别名】银耳、雪耳、银耳子。

【性味】味甘、淡，性平，无毒。归肺、胃、肾经。

【功能主治】滋补生津，润肺养胃。主治：虚劳咳嗽、痰中带血、津少口渴、病后体虚、气短乏力。

【用法用量】内服：煎汤，3~9g。

【炮制】采时宜在早、晚或阴雨天，用竹刀将银耳刮入竹笼中；淘净，拣去杂质，晒干或烘干。

【化学成分】含蛋白质约10%，碳水化物约65%，无机盐约4%，维生素B等。

◆ **白木通**

【来源】本品为木通科植物白木通或三叶木通、木通的木质茎。9月采收，截取茎部，刮去外皮，阴干。野生于山坡荒地半阴处。产四川、湖北、湖南、广西等地。

【别名】八月瓜藤、地海参。

【性味归经】味淡、苦，性寒。归心、肺、小肠、膀胱经。

【功能主治】清热利尿，通经下乳。主治：水肿、淋病、小便不通、关节痹痛、经闭乳少。

【用法用量】煎服3~6g。

【炮制】未切片者，略泡，润透，切薄片，晒干。

【化学成分】茎含豆甾醇等。根含皂苷，水解得齐墩果酸及葡萄糖、鼠李糖。

【药理作用】①利尿作用。②抗菌作用。③有某些抑制作用。④镇痛作用。

【不良反应及注意事项】本品有毒，不宜用量过大，也不宜久服，肾功能不全者及孕妇忌服，内无湿热者，儿童与年老体弱者慎用。

◆ **白木香**

【来源】本品为为瑞香科沉香属植物土沉香，以含树脂的心材入药。产于广西、云贵、越南等高山地带。

【别名】香材，土沉香，牙香树，女儿香。

【性味归经】味辛、苦，性微温。归脾、胃、大肠、胆、三焦经。

【功能主治】降气，调中，暖肾，止痛。主治：胸腹胀痛、呕吐呃逆、气逆喘促。

【用法用量】煎服1.5~6g。生用行气力强，煨用行气力缓而实肠止泻，用于泄泻腹痛。

【炮制】选择树干直径30厘米以上的小树，用刀在树干上顺砍数刀，伤口深3~4厘米，为菌类所感染，数年后，在伤口处如有黑色沉淀物就是中药的"沉香"。取下沉香晒干后，用刀挖去粘附在其上面的白色木片即成。

【化学成分】含挥发油及树脂。

◆白石笋

【来源】本品为姜科植物闭鞘姜的根茎。全年可采，但以秋季为佳。根茎挖出后，去净须根、茎叶、泥沙，晒干或切片晒干。原产地为热带亚洲，分布于我国台湾、广东、广西、云南等地，东南亚及南亚地区也有分布。

【别名】广商陆、水蕉花、樟柳头、山冬笋、象甘蔗。

【性味】味辛，性寒，有小毒。

【功能主治】利水消肿，解毒止痒。主治：百日咳、肾炎水肿、尿路感染、肝硬化腹水、小便不利；外用治荨麻疹、疮疖肿毒、中耳炎。

【用法用量】6～15g。外用：适量，煎水洗或鲜品捣烂敷患处。

【炮制】洗净切片，蒸熟晒干。

【化学成分】干根茎含总皂苷元3.86%，从中得薯蓣皂苷元2.12%。尚有替告皂苷元、多种皂苷和β－谷甾醇葡萄糖苷。

【药理作用】抗炎作用。

【不良反应及注意事项】①孕妇及体虚者忌服。②根头新鲜时有毒，食量过多引起头晕、呕吐、剧烈腹泻等。可给冷粥服，或用甘草6～15g，水煎服。

◆白石英

【来源】本品为氧化物类矿物石英的矿石。采得后，拣选纯白的石英。完整的晶体产于岩石晶洞中，块状的常产于热液矿脉中；也是花岗岩、片麻岩、砂岩等各种岩石的重要组成部分。产江苏、广东、湖北、河北、福建、陕西等地。

【别名】石英、煅白石英。

【性味归经】味甘、辛，性温，无毒。归肺、肾、心经。

【功能主治】温肺肾，安心神，利小便。主治：肺寒咳喘、阳痿、消渴、心神不安、惊悸善忘、小便不利、黄疸、石水、

风寒湿痹。

【用法用量】煎汤9～15g，或入丸、散。

【炮制】白石英：洗净，晒干，砸碎。煅白石英：取净白石英砸碎，入坩埚内，置无烟的炉火中煅红，取出，放凉，研末。亦有醋煅者，将白石英置坩埚内，在无烟的炉火中煅至红透，倾入醋中淬酥，取出再煅淬一次，晾干。（每白石英100kg，用醋20kg）《医学入门》：白石英，火煅醋淬七次，水飞用。

【化学成分】主要含二氧化硅（SiO_2），其中硅约占53.3%，氧约占46.7%；尚含微量铝、铁、钠、钾等。

【方剂选用】

1. 形寒饮冷，肺气冲逆，作咳作喘，或为哮呛，或为冷怯：白石英60g，日煎防饮，一月平复。

2. 肺虚少气，补虚羸，益肺，止嗽，进饮食：白石英0.3g（杵细者，绵裹）、五味子、白茯苓、附子、人参各1.5g，甘草一字。上为粗末，用水五大盏，银石器中煮石英至三盏，投药再煎至一盏半，去渣，分二服，空心晚食前或鸡鸣拂旦服。

3. 肾脏阳气衰微，津源不能上济于华池，频作渴者：白石英120g，煎汤饮。或加枸杞子60g同煎。

4. 心脏不安，惊悸善忘，上膈风热化痰：白石英30g，朱砂30g。同研为散。每服1.5g，食后夜卧，金、银汤调下。

5. 五劳七伤，羸瘦，体热心烦，小便不利，夜多恍惚：白石英150g（炼成粉者），干地黄60g，白茯苓60g，人参90g（去芦头），天门冬150g（去心，焙），地骨皮60g。上药捣罗为末，入石英粉研匀，炼蜜和捣五，七百杵，丸如梧桐子大。每服，不计时候，煎黄芪汤下30丸。

6. 腹坚胀满，世号石水：白石英300g，明净者。捶如大豆大，以瓷瓶盛，用好酒4000ml浸，以泥重封瓶口，以马粪及糠火烧之，长令酒小沸，从卯至午即住火。日可三度，暖一中盏次之。如不饮酒，

即随性少饮之。其白石英，可更一度烧用。

7. 风虚冷痹，诸阳不足，及肾虚耳聋，益精保神：①白石英90g，坩埚内火煅酒淬三次，入瓶中密封，勿泄气。每早温服一盏，以少饭压之。②磁石（火煅醋淬五次）、白石英各150g。绢袋盛，浸入一升酒中五、六日。温服，将尽更添酒。

◆白苏子

【来源】本品为唇形科植物白苏的果实。夏、秋采叶，置通风处阴干，或连嫩茎采取。野生于路旁，亦有栽培者。自河北至长江流域及南方各地均有分布。产江苏、河北、山东、湖北、四川、贵州、云南等地

【别名】荏子，玉苏子。

【性味归经】味辛，性温，无毒。归肺、脾、大肠经。

【功能主治】下气，消痰，润肺，宽肠。主治：咳逆、痰喘、气滞便秘。

【用法用量】煎服5~10g。

【炮制】切成小段，晒干。

【化学成分】种子油含左旋紫苏醛，白苏烯酮，松茸醇和左旋芳樟醇。种子中的脂肪油，主为甘油三亚油酸酯和甘油三棕榈酸酯，此外，种子中还含α－亚麻酸。

【药理作用】①调血脂作用。②对肿瘤抑制作用。③抗血栓作用。

【不良反应及注意事项】久虚咳嗽，脾虚便滑者不宜。

◆白苏叶

【来源】本品为唇形科植物白苏的叶片，夏、秋采叶。夏、秋季采收，置通风处阴干。连嫩茎采收，切成小段，晾干。

【别名】荏叶。

【性味归经】味辛，性温。归肺、脾经。

【功能主治】疏风宣肺，理气消食，解鱼蟹毒。主治：感冒风寒，咳嗽气喘，脘腹胀闷，食积不化，吐泻，冷痢，鱼蟹毒，男子阴肿，肢气肿毒，蛇虫咬伤。

【用法用量】煎服5~9g，不宜久煎。

【炮制】置通风处阴干，或连嫩茎采取，切成小段，晒干。

【化学成分】含紫苏醛，紫苏酮，香薷酮，左旋柠檬烯等。

【药理作用】①延长戊巴比妥钠睡眠时间作用。②轻泻作用。③抑菌作用。

【毒理作用】紫苏酮小鼠口服的LD_{50}为78.9mg/kg，腹腔注射的LD_{50}为13.6mg/kg。另有报道紫苏酮给小鼠腹腔注射，雄性小鼠LD_{50}为6mg/kg，雌性小鼠为2.5mg/kg。给母牛静脉注射约30mg的紫苏酮10小时后可引起呼吸系统症状，3d后死亡。19mg/kg剂量给绵绵羊静注，也会有呼吸系统不良反应，但5d后有所恢复。紫苏酮给绵羊灌服40mg/kg，仍可存活。小鼠腹腔注射10mg/kg，24小时内死亡，并可见广泛肺水肿和腹腔渗出物。15mg/kg、20mg/kg、25mg/kg的紫苏酮给在体羊肺血液灌流，可增加肺微血管渗透作用，使肺血管外分泌物增多，出现严重肺水肿。

【方剂选用】

1. 冷痢：白苏茎叶3~15g，红糖少许，酌加开水炖服。

2. 蛔虫：白苏叶，研末，每次用3g（小儿酌减），调白糖6g，用开水送下，每日早晚和饭前各服一次。

3. 男子阴肿：白苏叶生捣和醋封之。

4. 蚯蚓人：以白苏叶烂杵，猪脂和，薄敷上。

◆白花丹

【来源】本品为白花丹科植物白花丹的全草及根，全年可采。多生于气候炎热的地区，常见于阴湿的沟边或村边路旁的旷地。分布广东、广西、台湾、福建、四川、云南等地。

【别名】山坡苓、假茉莉、总管、千里及、鸟面马。

【性味归经】味辛、苦、涩，性温，有毒。归肺、脾、肝经。

【功能主治】祛风，散瘀，解毒，杀虫。主治：风湿关节疼痛、血瘀经闭、跌打损伤、肿毒恶疮、疥癣。

【用法用量】根：9~15g（久煎3~4

小时以上）孕妇忌服，叶外用适量，捣烂敷患处，一般外敷不宜超过 30 分钟，局部有灼热感即除去。

【炮制】切段晒干或鲜用。

【化学成分】根的氯仿抽提物中可得矶松素 3 - 氯矶松素和 3，3′ - 双矶松素；根中又含蛋白酶、蔗糖酶、葡萄糖、果糖。

【药理作用】①中枢神经系统有兴奋作用，大量则由兴奋转入麻痹。②对呼吸、血压有轻度抑制。③降压乃由于末梢血管扩张及直接抑制心脏所致。④对离体蛙心有直接麻痹作用，心跳停于扩张期。⑤对离体小肠及子宫，小量兴奋，中量先兴奋后麻痹，大量则一开始即呈麻痹作用。⑥抗菌作用。

【毒理作用】中毒剂量时可致呼吸抑制、血压下降及心搏停止。

【方剂选用】

1. 风湿关节疼痛，腰腿扭伤：白花丹根 1.5g 至 3g，水煎服或泡酒，每次 5ml，日服 2 次。

2. 血瘀经闭：白花丹干根 30g；或加瘦猪肉 60g，水煎服。

3. 跌打损伤：白花丹鲜叶一握捣烂，酌加热红酒，摩擦伤口周围。

4. 跌打扭伤，蛇咬伤，恶疮：白花丹鲜叶 3 ~ 4 片，与其他药配合捣烂外敷，一般敷 15 ~ 30 分钟除去，以免局部起泡。

5. 肛周脓肿，急性淋巴腺炎，乳腺炎，蜂窝织炎，疖肿：鲜白花丹适量捣烂，用双层纱布包好，敷于患处至痊愈。

6. 脾脏肿大：白花丹根浸酒服。重症并取叶和糯米捣烂，制成汤丸大，蒸熟，晚间睡醒服 1 丸。

7. 疟疾：白花丹鲜叶 7 ~ 8 片，揉烂，于疟疾未发前两小时缚在手脉上。

8. 脚底硬结疼痛（胼胝）：白花丹鲜叶一握，稀饭一撮，食盐少许，捣烂涂贴，日换一次。

9. 厚皮癣：白花丹茎叶捣烂擦。

10. 瘰疬未溃：白花丹鲜根 15 ~ 30g，酌加猪瘦肉，水炖服。

11. 液体外渗：白花丹乙醇液外涂静脉输液所致的液体外渗。

12. 体、股癣：取新鲜白花丹叶 80%酒精浸取液，治疗体、股癣。

13. 蛇咬伤疾：白花丹以根、叶入药治疗毒蛇咬伤，常以鲜叶或配合鬼针草、鸭跖草捣烂敷于患处，能散瘀消肿。

【不良反应及注意事项】孕妇忌服。

◆ 白花菜

【来源】本品为白花菜科植物白花菜的全草，夏季采收全草。生于低海拔地区田野、荒地，分布河北、河南、安徽、江苏、广西、台湾、云南、贵州、广东等地。

【别名】羊角菜、屡析草、臭花菜、臭豆角、猪屎草、五梅草、白花仔草。

【性味归经】味辛、甘，性平。归肝、脾经。

【功能主治】祛风散寒、活血止痛、解毒消肿。主治：风湿痹痛、跌打损伤、疟疾、痢疾、白带、痔疮。

【用法用量】内服：煎汤 9 ~ 15g。外用：煎水洗或捣敷。

【炮制】鲜用或晒干。

【化学成分】含辛味挥发油，与大蒜油、芥子油相似。

【药理作用】叶有抗刺激作用。

【毒理作用】白花菜一次食用多量，或少量多次食用后易引起中毒。曾有 6 例食用白花菜后 12 小时左右，先后发生头晕、恶心、呕吐、多汗、视物模糊、四肢麻木等。其中 3 例病情较重，发现瞳孔散大、对光反应迟钝；腹微隆起，肠鸣音减弱。经常规处理，3 天后恢复。

【方剂选用】

1. 男子下消，女人白带：白花菜嫩叶 15g，洗净，切碎，和猪小肠或冰糖，水适量炖服。

2. 痔疮：白花菜洗净，水酌量，煎数沸，洗患处。

【不良反应及注意事项】多食动风气，滞脏腑，令人胃中闷满，伤脾。

◆白花蛇舌草

【来源】本品为茜草科植物白花蛇舌草的全草。夏、秋采收，晒干或鲜用。生于山坡、路边、溪畔草丛中。分布云南、广东、广西、福建、浙江、江苏、安徽等地。

【别名】蛇舌草、蛇舌癀、蛇针草、蛇总管、二叶葎、白花十字草、尖刀草、甲猛草、龙舌草、蛇脷草。

【性味归经】味甘、淡，性凉。入胃、大肠、小肠经。

【功能主治】清热解毒，利尿消肿，活血止痛。主治：肠痈（阑尾炎）、疮疖肿毒、湿热黄疸、小便不利等症；外用治疮疖痈肿、毒蛇咬伤。

【用法用量】煎服 15 ~ 60g。外用：适量。

【炮制】除去杂质，洗净，切段，干燥。

【化学成分】全草中含豆甾醇、熊果酸、齐墩果酸、β - 谷甾醇、β - 谷甾醇 - D - 葡萄糖苷、对香豆酸等。

【药理作用】①抗肿瘤作用。②免疫调节作用。③抗氧化、抗炎及抗菌作用。④抗脑缺血作用。

【毒理作用】浸膏半数致死量，小鼠腹腔注射为104g生药/kg。

【方剂选用】

1. 胆道疾患：白花蛇舌草、茵陈、金钱草各30g，水煎服，每日1剂。

2. 阑尾炎：鲜白花蛇舌草30g（干品15g），水煎服，每日2次。小儿酌减。症状较重者可增至60 ~ 90g。个别腹胀严重者加用水针或新针治疗，中毒症状较重者兼用补液并禁食。

3. 毒蛇咬伤：白花蛇舌草15g，白酒250g，煮沸3 ~ 5分钟，去渣，以2/3口服（1日分2 ~ 3次服完），1/3外敷伤口，敷药时先吸出伤口毒血，清洗消毒后用消毒棉垫覆盖包扎，然后用药酒浇湿敷料（以保持湿润为度）。若不能饮酒者，可用清水煎煮，沸后再加入适量白酒。

4. 痢疾、尿道炎：白花蛇舌草30g。水煎服。

5. 毒蛇咬伤：或用鲜白花蛇舌草 30 ~ 60g。捣烂绞汁或水煎服，渣敷伤口。

【不良反应及注意事项】孕妇慎用。阴疽及脾胃虚寒者忌用。

◆白豆蔻

【来源】本品为姜科植物白蔻和爪哇白豆蔻的成熟果实。按产地不同分为"原豆蔻"和"印度尼西亚白蔻"。当果实成熟时，剪下果穗，晒干或烤干。生于气候温暖、潮湿、富含腐殖质的林下，我国广东、云南有栽培。原产泰国、越南、柬埔寨等国。

【别名】多骨，壳蔻，白蔻。

【性味归经】味辛，性温。归脾、肺、胃经。

【功能主治】化湿行气，温中止呕，开胃消食。主治：湿阻气滞、脾胃不和、脘腹胀满、不思饮食、湿温初起、胸闷不饥、胃寒呕吐、食积不消。

【用法用量】煎服 3 ~ 6g，入汤剂宜后下。

【炮制】拣净杂质，筛去皮屑，打碎，或剥去果壳，取仁打碎用。

【化学成分】果实含挥发油，其中有 α - 龙脑、α - 樟脑、葎草烯及其环氧化物，1, 8 - 桉叶素、α - 及 δ - 拍帕烯、α 及 β - 蒎烯，石竹烯、月桂烯、桃金娘醛、葛缕酮、松油烯 - 4 - 醇、香松烯等。

【药理作用】①抑菌作用。②平喘作用。③具芳香健胃、驱风作用。

【毒理作用】本品挥发油中所含的 α - 萜品醇，小鼠口服的 LD_{50} 为 12.08ml/kg。

【配伍效用】

白豆蔻配伍陈皮、半夏：白豆蔻温中化湿；陈皮理气健脾；半夏燥湿化痰止呕。三药合用有理气健脾、化湿和胃之功效，用于治疗脾胃虚弱、湿浊中阻之胸腹满闷、泛恶纳呆、呕吐泄泻等。

白豆蔻配伍厚朴：白豆蔻辛散，温中化湿；厚朴苦降，行气除胀满。二者合用，有理气除胀、开胃化湿之功效，用于治疗脾胃寒湿气滞之脘腹胀满、呕吐不欲食之症。

白豆蔻配伍藿香：白豆蔻化湿行气，温中止呕；藿香芳香化浊止呕。二者合用，可加强温中化湿止呕之力，用于治疗寒湿内阻之呕吐、纳差、胃脘痞满等症。

【方剂选用】

1. 发热：白豆蔻仁、射干、藿香、菖蒲、川贝母各10g，黄芩、连翘各12g，木通、薄荷各9g，滑石15g，茵陈20g，水煎服。若热重于湿，加重滑石、连翘剂量，再加大青叶15g；若湿重于热，加重滑石、藿香剂量，再加羌活10g或苍术10g；头身困痛加羌活10g；口苦加黄连9g；口渴加天花粉10g。

2. 急性卡他性中耳炎：白豆蔻仁、厚朴、通草各6g，杏仁、竹叶、半夏各10g，滑石、薏苡仁各20g，水煎服。

3. 胃口寒作吐及作痛者：白豆蔻仁9g，为末，酒送下。

4. 脾胃气不和，止脾泄泻痢：白豆蔻60g（用仁，一半生一半熟），枳壳半斤（去瓤，以浆水煮软，麸炒令香止），肉桂60g（去皮），橘皮60g（去瓤，炒，切细），诃子60g（去核，半生半熟），当归60g（洗）。上六味，杵为末，每服3g，水一中盏，姜、枣同煎至2g，稍温服。如要丸，用好枣，浆水煮，去皮核，细研，为丸如梧桐子大。以姜擘破，炒令黑色，入水煎汤，下15丸。

5. 小儿吐乳属胃寒者：白豆蔻仁14个，缩砂仁14个，生甘草6g，炙甘草6g。为末，常掺入儿口中。

【不良反应及注意事项】阴虚血燥而无寒湿者忌服。

白蔻仁，辛热燥烈，流行三焦，凡呕吐不因于寒及阳虚者，皆不得入。如火升作呕，因热腹痛气虚诸症，法咸忌用。

◆白豆蔻壳

【来源】本品为为姜科植物白豆蔻的果壳。10～12月果实呈黄绿色尚未开裂时采收，除去残留的果柄，晒干。

【性味归经】味辛，性温。归肺、脾、胃经。

【功能主治】行气，暖胃，消食，宽中。主治：气滞、食滞、胸闷、腹胀、噫气、噎膈、吐逆、反胃、疟疾。

【用法用量】煎服3～5g。

【炮制】拣净杂质，筛去皮屑，打碎，或剥去果壳，取仁打碎用。

【化学成分】果实含挥发油，其中有d－龙脑、d－樟脑、葎草烯及其环氧化物、1，8－桉叶素等。

【药理作用】①抑菌作用。②平喘作用。③具芳香健胃、驱风作用。④抑制作用。

【毒理作用】本品挥发油中所含的 α－萜品醇，小鼠口服的 LD_{50} 为12.08ml/kg。

◆白叶藤

【来源】本品为萝藦科植物白叶藤的全草。夏、秋季采收。生于丘陵山地灌林丛中，分布于台湾、广东、海南、广西、贵州、云南等地。

【别名】铁边、蜈蚣草、篱尾蛇、藤羊角扭。

【性味】味甘，性凉，小毒。

【功能主治】清热解毒，止血，散瘀止痛。主治：肺热咳血、肺痨咯血、胃出血、痈肿、疮毒、跌打刀伤、蛇虫咬伤。

【用法用量】内服煎汤，鲜品9～15g。外用：鲜品捣烂外敷。

【炮制】鲜用或晒干。

【不良反应及注意事项】服用本品过量，能产生腹痛等副作用。

◆白牛膝

【来源】本品为为石竹科植物狗筋蔓的根或全草。夏末秋初采挖，除去茎叶，洗净晒干。分布于广西、四川、贵州、云南、西藏。

【别名】太极草、狗夺子、藤牛膝、短瓣石竹、狗京蔓、土牛膝、抽筋草、扣仁荡、生烟叶、松筋藤。

【性味归经】味甘、苦，性平。归肝、脾经。

【功能主治】活血化瘀，通淋泄浊，解毒消肿。主治：血瘀痛经、经闭、倒经、癥瘕结块、热淋、血淋、白浊、白带、痹痛入络、经脉拘挛、跌打损伤、痈肿疮毒、乳蛾、白喉。

【用法用量】煎服 6～15g。

【化学成分】根含多种低聚糖都是蔗糖的半乳糖苷，有剪秋罗糖、异剪秋罗糖和棉子糖；此外，还含蔗糖。种子含少量剪秋罗糖和异剪秋罗糖的衍生糖类。

【药理作用】①蛋白质同化作用。②抗生育作用。③流浸膏对未孕猫的子宫有弛缓作用。但对已孕子宫则有强力的收缩作用。

【毒理作用】小鼠的 LD_{50} 为 309.21g/kg，LD_{50} 的 95% 可信限为 309.14～309.28g/kg，按毒性分级标准，土牛膝为无毒类物。病理切片显示，大剂量给药后小鼠肝、脾组织均有一定程度的瘀血。土牛膝毒性较小，大剂量给药对小鼠心脏有一定影响。

【方剂选用】

1. 肝家虚热，或筋热发烧，午后怯冷，夜间作烧，四肢酸软，饮食无味，虚汗不止：白牛膝6g，地骨皮6g，水煎，点童便水酒服。

2. 妇人肝肾虚损，任督亏伤，不能孕育，以及白带淋沥：白牛膝9g，小公鸡1只（去肠）。将药入鸡内，亦可入盐，煨烂，空心服之，每月经行后服一次，或单煎，点水酒亦可。

◆白头翁

【来源】本品为毛茛科植物白头翁的干燥根。春、秋二季采挖，除去泥沙，干燥。生于平原或低山山坡草地，林缘或干旱多石的坡地等地，分布于东北、华北及陕西、内蒙古、甘肃、山东、江苏、安徽、河南、湖北、四川等地。

【别名】毛姑朵花、老婆子花、老公花。

【性味归经】味苦，性寒。归胃、大肠经。

【功能主治】清热解毒，凉血止痢。主治：热毒血痢，阴痒带下，阿米巴痢。

【用法用量】煎服 9～15g，鲜品 15～30g。外用：适量。

【炮制】除去杂质，洗净，润透，切薄片，干燥。

【化学成分】白头翁根含白头翁皂苷A、B、C、D，白头翁皂苷 A_3、B_4，皂苷1、2及白头翁素、原白头翁素、胡萝卜素等。鲜白头翁根含威灵仙表二糖皂苷（CP3a），威灵仙二糖皂苷（CP2），皂苷Ⅱ及皂苷Ⅲ。

【药理作用】①抗阿米巴原虫。②抗阴道滴虫。③抗菌作用。④抗病毒作用。⑤镇静、镇痛及抗痉挛作用。

【毒理作用】白头翁煎剂及其皂苷的毒性很低，对大鼠几无毒，皂苷的溶血指数为1：666，与纯皂苷相比，其溶血强度仅及后者的1/100。对金鱼的毒性，最多只及后者的1/400。

【配伍效用】白头翁配伍黄连、黄柏、秦皮：白头翁清血分热毒，黄连清湿热、厚肠胃，黄柏泻下焦湿热。黄连、黄柏伍用，燥湿之力更强，亦可助白头翁清热解毒；秦皮解毒收涩止痢。四药共用，有清热解毒、凉血止痢的功效，用于治疗热痢而见腹痛、里急后重、肛门灼热、泻下脓血、赤多白少、舌红苔黄、脉弦数者。

【方剂选用】

1. 原虫性痢疾：白头翁根茎 15～30g，水煎分3次服，7天为1疗程。病情较重者另用 30～50g，煎成 100ml 药液作保留灌肠。

2. 细菌性痢疾：白头翁5g，明矾40g，蛋黄油2g，大豆3g。上药共制成解毒胶囊，每粒含生药 0.5g，每日服3次，每次成人4～6粒，小儿酌减。

3. 消化性溃疡：生白头翁210g，生黄芪105g，蜂蜜280g。先将前二药洗净并浸泡24小时，然后用文火浓煎2次去渣取上清液，另将蜂蜜煮沸去浮沫加入药液中浓缩制成糖浆 500ml，装瓶备用。20ml/次，每日 3 次，饭前热开水冲服，用药 3 个月。

4. 瘰疬：白头翁 30g，水煎 4 次，去渣取汁，混合后加红糖适量，分 2 次温服，每日 1 剂。连服 30 天。

5. 神经性皮炎：白头翁鲜叶，轻揉使之渗出液汁后展开贴皮损处，其上覆盖两层纱布，用手轻轻加压，约 5 分钟有灼热痒感，即可除去药、布。病重者可先用热水洗，使苔癣部分变软再敷药。按皮损大小敷药，一次敷贴不超过 80cm²。如系多处损害，可在第 1 次敷药 4 天后，再行第 2 次敷贴。

6. 功能性子宫出血：白头翁 60g，地榆炭 30g，水浓煎，加红糖 60g，分 2 次服完。

7. 耐青霉素淋菌性阴道炎：白头翁 20g，黄连 6g，黄柏、秦皮、车前子各 15g，甘草 10g，随症加减。水煎服，每日 1 剂，7 天为 1 疗程。

8. 热痢下重：白头翁 60g，黄连、黄柏、秦皮各 90g。上四味，以水 1400ml，煮取 400ml，去渣。温服 200ml，不愈更服。

9. 瘰疬延生，身发寒热：白头翁 60g，当归尾、牡丹皮、半夏各 30g。炒为末，每服 9g，白汤调下。

10. 冷劳泄痢及妇人产后带下：白头翁（去芦头）15g，艾叶 60g（微炒）。上二味为末，用米醋 200ml，入药一半，先熬成膏，入余药末，和丸梧桐子大。每服 30 丸，空心食前，米饮下。

11. 小儿热毒下痢如鱼脑：白头翁 15g，黄连 75g（去须，微炒）。酸石榴皮 30g（微炙，锉）。上件药，捣粗罗为散，每服 3g，以水一小盏，煎至 1.5g，去渣。不计时候，量儿大小，加减服之。

【不良反应及注意事项】 虚寒泻痢忌服。

◆白附子

【来源】 本品为天南星科植物独角莲的干燥块茎。秋季采挖除去须根及外皮，晒干。生于阴湿的林下、山涧、水沟及庄稼地，分布于北纬 42 度以南、包括西藏南部在内的广大地区。此外，吉林、辽宁、江苏、湖北等地有栽培。

【别名】 禹白附子、独角莲、独脚莲、牛奶白附。

【性味归经】 味辛，性温，有毒。归胃、肝经。

【功能主治】 祛风痰，定惊，解毒散结止痛。主治：中风痰壅、口眼歪斜、语言涩謇、痰厥头痛、偏正头痛、喉痹咽痛、破伤风；外治瘰疬痰核、毒蛇咬伤。

【用法用量】 内服：煎汤 3～6g，研末服 0.5～1g，一般炮制后用。外用：适量，生品捣烂，熬膏或研末以酒调敷患处。

【炮制】 生白附子：除去杂质。制白附子：取净白附子，分开大小个，浸泡，每日换水 2～3 次，数日后如起黏沫，换水后加白矾（每白附子 100kg，用白矾 2kg），泡一日后再进行换水，至口尝微有麻舌感为度，取出。将生姜片、白矾粉置锅内加适量水，煮沸后，倒入白附子共煮至无干心，捞出，除去生姜片，晾至六至七成干，切厚片，干燥。每白附子 100kg，用生姜、白矾各 12.5kg。本品为类圆形或椭圆形厚片，周边淡棕色，切面黄色，角质。味淡，微有麻舌感。

【化学成分】 块茎含 β-谷甾醇，β-谷甾醇-D-葡萄糖苷，内消旋肌醇，胆碱等，并含白附子凝集素。

【药理作用】 ①镇静作用。②抗炎作用。③祛痰作用。④抗破伤风作用。

【毒理作用】 生品冷浸液腹腔注射 15g/（kg·d），相当于成人用量 125 倍，可引起半数以上的小鼠死亡。

【方剂选用】

1. 类风湿关节炎：应用化痰通络散（白附子 3kg，白芷、制南星、防风、独活各 0.25g 等药组成，每次 0.25～0.5g，每日 3 次）。

2. 面神经炎：方用天麻、防风、白芷、白附子、天南星、红花各 10g，僵蚕、地龙各 9g，赤芍 20g。水煎服，早、晚各服药 1

次 250ml，连服 6 剂，症状明显好转，又予原方再服 10 剂而痊愈。

【不良反应及注意事项】孕妇慎用。生品内服宜慎。临床有报告口服内含禹白附40g 的中药汤剂而见中毒 1 例，其不良反应为咽喉干涩、恶心呕吐、口唇及四肢发麻，故临床用药应注意药量和配伍关系，适当配伍干姜有助于减少其毒副作用。

◆ 白茅根

【来源】本品为禾本科植物白茅的干燥根茎。春、秋二季采挖，洗净，晒干，除去须根及膜质叶鞘，捆成小把。生于路旁向阳干草地或山坡上，分布于东北、华北、华东、中南、西南及陕西、甘肃等地。

【别名】丝茅草、茅草、白茅草、茅草根。

【性味归经】味甘，性寒。归肺、胃、膀胱经。

【功能主治】凉血止血，清热利尿。主治：血热吐血、衄血、尿血、热病烦渴、黄疸、水肿、热淋涩痛、急性肾炎水肿。

【用法用量】煎服 15~30g，鲜品加倍，以鲜品为佳，可捣汁服。多生用，止血亦可炒炭用。

【炮制】白茅根：洗净，微润，切段，干燥，除去碎屑。茅根炭：取净白茅根段，照炒炭法炒至焦褐色。

【化学成分】根茎含芦竹素，印白茅素，薏苡素等；还含甾醇类：豆甾醇、β-谷甾醇，菜油甾醇等；糖类：多量蔗糖，葡萄糖及少量果糖，木糖；简单酸类：枸橼酸、草酸和苹果酸。

【药理作用】①利尿作用。②止血作用。③抗菌作用。④所含薏苡素对骨骼肌的收缩及代谢有抑制作用。⑤镇静、解热镇痛等作用。

【毒理作用】家兔灌服煎剂 25g/kg，36小时后活动受抑制，运动迟缓，呼吸增快，但很快恢复。静脉注射 10~15g/kg，则出现呼吸增快，运动受抑制。1 小时后逐渐恢复，剂量增加至 25g/kg，6 小时后死亡。

【配伍效用】

白茅根配伍芦根：二者均为甘寒凉润之品，功能清肺胃之热。但白茅根甘寒清热，走血分可凉血生津，善清血分之热；入膀胱利水导热下行，利水而不伤阴。芦根甘寒生津，走气分清肺胃之热，长于清气分之热；生津止渴，生津而不恋邪。二者合用，可两清气血之热，其清热利尿、生津止咳之功效更著，用于治疗外感或内伤发热、不明原因之低热；肺胃阴伤之咽干口渴、咳嗽气逆以及小便不利、血尿、尿频等。

白茅根配伍藕节：白茅根凉血止血、清热利尿；藕节收敛、止血、化瘀。二者生用相伍，则有凉血止血之功；二者炒炭入药合用，则有收敛止血之效。可用于治疗多种出血证。

【方剂选用】

1. 流行性出血热：白茅根 150g，丹参20g，芦根 30g，黄柏 10g，佩兰 15g，丹皮10g，随症加减，水煎服，每日 1~3 剂频服。

2. 急性肾盂肾炎：柴胡 12g，黄芩15g，蒲公英、红藤、车前草、白茅根各30g。临床可随症加减。每日 1 剂，水煎分3 次口服。高热者前方加紫花地丁、青蒿、野菊花，每日 2 剂，水煎分 4~6 次口服，15 天为 1 个疗程。

3. 小儿急性肾炎：干白茅根 250g（1剂量），加水 500ml，缓火煎一沸，移置炉边静置 10 分钟，弃渣，温热内服。每日 1剂，分 2~3 次服。连服至水肿消失，尿蛋白、红细胞、管型阴转为止。

4. 吐血不止：白茅根 1 握。水煎服之。

5. 胃反，食即吐出，上气：芦根、茅根各 60g。细切，以 800ml，煮取 400ml，顿服之，得下，良。

6. 小便热淋：白茅根 800ml，水3000ml，煮取 1000ml，适冷暖饮之，日3 服。

7. 小便出血：白茅根 1 把。切，以水一大盏，煎至 1.5g，去渣，温温频服。

8. 劳伤溺血：白茅根、干姜等份。入

蜜一匙，水2盏，煎1盏，日1服。

9. 卒大腹水病：白茅根1大把，小豆3升，水600ml，煮干，去茅根食豆，水随小便下。

10. 黄疸、谷疸、酒疸、女疸、劳疸、黄汗：生白茅根1把，细切，以猪肉500g，合作羹，尽啜食之。

11. 血热鼻衄：白茅根汁20ml，饮之。

12. 鼻衄不止：白茅根为末，米泔水服6g。

【不良反应及注意事项】脾胃虚寒，溲多不渴者忌服。

◆ 白屈菜

【来源】本品为罂粟科植物白屈菜的全草。花盛期采收，割取地上部分，晒干或鲜用。生于山谷湿润地、水沟边、绿林草地或草丛中、住宅附近。分布于东北、华北、西北及江苏、江西、四川等地。

【别名】地黄连、牛金花、土黄连、八步紧。

【性味归经】味苦，性凉，有毒。归肺、心、肾经。

【功能主治】镇痛，止咳，利尿，解毒。主治：胃痛、腹痛、肠炎、痢疾、慢性支气管炎、百日咳、咳嗽、黄疸、水肿、腹水、疥癣疮肿、蛇虫咬伤。

【用法用量】3～9g。外用：适量，研末调膏或捣烂敷患处。

【炮制】晒干或鲜用。

【化学成分】地上部分含白屈菜碱，原阿片碱，消旋金罂粟碱等生物碱，还含白屈菜醇。茎叶还含胆碱，甲胺，组胺等。白屈菜全草粗粉中还分离出消旋四氢黄连碱，6-甲氧基二氢血根碱，生物碱。白屈菜根茎生物碱含量最高，白屈菜乳汁含血根碱，白屈菜红碱等生物碱，还含酚类化合物及白屈菜酸。

【药理作用】①抑制各种平滑肌，有解痉作用。②镇痛及催眠作用。③抗肿瘤作用。④可使心跳略慢、血压下降，并有利胆作用。⑤兴奋心脏、升高血压、扩张冠状血管等。

【毒理作用】原阿片碱对小鼠静脉注射的 LD_{50} 为 36.5mg/kg；隐品碱性对豚鼠皮下注射的最小致死量为 190mg/kg；血根碱对小鼠静脉注射的 LD_{50} 为 19.4mg/kg。

【方剂选用】

1. 水肿黄疸：白屈菜、蒲公英、商陆、臭草根、茵陈适量，水煎服。

2. 肠胃疼痛：白屈菜、丁香、乌贼骨、浙贝母、胆南星、冬瓜仁，水煎服。

3. 顽癣：鲜白屈菜用50%的酒精浸泡，擦患处。

4. 疮肿：鲜白屈菜捣烂敷患处。

5. 胃痛，泻痢腹痛，咳嗽：白屈菜1.5～6g，水煎服。

6. 稻田皮炎，毒虫咬伤，疥癣：白屈菜捣烂外敷或制成浸膏涂患处。

7. 百日咳：白屈菜全草制成100%糖浆，小儿6个月以内每次5～8ml，6个月至1岁8～10ml，1～3岁10～15ml，3～6岁15～29ml，6岁以上20～30ml，每日3次，饭前服。单纯型连服8天，混合型12天。

8. 慢性气管炎：白屈菜全株500g，生甘草30g，加水共煎3次，药液混合再浓缩使每100ml约含生药12g，每日3次，每次30ml。亦可制成浸膏片（每片含浸膏0.5g），每服4片，每日3次。疗效与煎剂相似。成熟之白屈菜效果似较好，反之则差，且易产生副作用。

9. 青年扁平疣：新鲜白屈菜草榨汁，以棉球蘸汁擦患处，每日3次，每次5～15分钟，痊愈为止。用药后半数有不同程度地刺激症状，如疼痛、瘙痒等。

10. 用作镇痛解痉剂：白屈菜、地榆量，制成干浸膏粉，日服3次，每次1～2g。对于胃肠平滑肌痉挛引起的疼痛，有缓解作用。

◆ 白鲜皮

【来源】本品为芸香科植物白鲜的根皮。春、秋二季采挖根部，除去泥沙及粗皮，剥取根皮，干燥。生于山地灌木丛中及森林下，山坡阳坡，分布于东北、华北、华东及陕西、甘肃、河南、四川、贵州、新疆，以伊犁、阿尔泰等地区。

【别名】八股牛、山牡丹、羊鲜草。

【性味归经】味苦，性寒。归脾、胃、膀胱经。

【功能主治】清热燥湿，祛风解毒。主治：湿热疮毒、黄水淋沥、湿疹、风疹、疥癣疮癞、风湿热痹、黄疸尿赤。

【用法用量】煎服 5 ~ 10g。外用：适量。

【炮制】除去杂质，洗净，稍润，切厚片，干燥。

【化学成分】①白鲜地上部分含补骨脂素，花椒毒素，东莨菪素，槲皮素，异槲皮素，根含白鲜碱，γ-崖椒碱，前茴芋碱，茴芋碱等。②狭叶白鲜根皮中含有秦皮酮，黄柏酮，柠檬苦素，柠檬苦素地奥酚及白鲜二醇。

【药理作用】①抗菌作用。②对离体蛙心有兴奋作用，对离体兔耳血管有明显的收缩作用。③抗心律失常作用，④抗癌作用。⑤解热、促凝作用。

【毒理作用】对小鼠的 LD_{50} 白鲜碱、花椒碱、茴芋碱相近腹腔注射为 150 ~ 250mg/kg；胡芦巴碱对大鼠皮下注射的 LD_{50} 为 5.0g/kg。

【方剂选用】

1. 胃与十二指肠溃疡病：白鲜皮粉，每服5g，口服2次。

2. 滴虫性肠炎：白鲜皮、苦参、秦皮、蛇床子、生百部、炒白术、茯苓各12g，党参、黄芪各15g，砂仁3g，木香6g，苦楝根皮10g，为成人剂量，儿童酌减，水煎，早晚空腹服，5天为1疗程。

3. 面癣：白鲜皮20g，苦参、大黄各30g，川椒、地肤子、黄柏各15g，黄连10g，将上药加水300ml，煎煮15 ~ 20分钟，滤出药液，待温后浸洗患处，每次15 ~ 20分钟，每日2次，每天1剂，10天为1疗程。

4. 手足皲裂：白鲜皮、地骨皮、苦参、甘草各30g，加水2000 ~ 3000ml，煎至

1000 ~ 1500ml 药液，乘热滤出，先熏洗患处，待温度适宜时浸泡30分钟，每日1剂，每天熏洗2次，7日1疗程。平时患处外涂甘草油（甘草100g，酒精200ml，甘油200ml，先将甘草粉碎过80目筛，浸泡在酒精内24小时后，滤除甘草，于浸液中加入甘油混匀备用）。

5. 阴道炎：白鲜皮、蛇床子、百部、苦参、鹤虱、蒲公英、紫花地丁、黄柏各30g，川椒15g，枯矾10g。将上药浓煎成500ml 药液作为阴道冲洗液，每日1次，6次为1疗程。重度滴虫性阴道炎者，可配合使用阴道塞入灭滴灵药片，效果更佳。

6. 痛黄：白鲜皮、茵陈蒿各等份。水二盅煎服，每日2服。

7. 鼠瘘已有核，脓血出者：白鲜皮，煮服200ml。

8. 产后中风，虚人不可服他药者：白鲜皮90g，以水600ml，煮取200ml，分服，耐酒者可酒、水等合煮之。

【不良反应及注意事项】虚寒证忌服。

◆ 白药子

【来源】本品为防己科植物金线吊乌龟的块根。全年可采，秋末冬初采收为好，除去须根，洗净，切片晒干备用。生长于肥沃湿润的草丛、山坡路旁阴处或灌木林中，亦生于石灰质石山上，分布于江苏、安徽、浙江、江西、福建、台湾、湖南、广东、广西、贵州等地。

【别名】白药、白药根、山乌龟。

【性味归经】味苦、辛，性凉，小毒。归脾、肺、肾三经。

【功能主治】清热解毒，祛风止痛，凉血止血。主治：咽喉肿痛、热毒痈肿、风湿痹痛、腹痛、泻痢、吐血、衄血、外伤出血。

【用法用量】内服：煎汤9 ~ 15g，或入丸、散。外用：适量，捣敷或研末敷。

【炮制】用水浸泡，捞出，焖透，切片，晒干。

【化学成分】金线吊乌龟块根含左旋异紫堇定，头花千金藤碱，异粉防己碱，小

檗胺，轮环藤宁碱等。

【药理作用】①抑菌作用。②对酒精中毒的解毒作用。③对破伤风、白喉、肉毒杆菌的外毒素及河豚毒素对小鼠或豚鼠的致死作用保护作用。④抗过敏性休克。⑤小剂量时能促进蟾蜍网状内皮细胞的功能，大剂量则抑制。⑥抑制毛细血管通透性，有镇痛和解热作用，并能降低其血中尿酸含量。⑦对抗组胺和乙酰胆碱对大鼠离体回肠的收缩作用。

【毒理作用】大鼠腹腔注射和灌胃的镇痛解热 LD$_{50}$ 分别为 2.7g/kg 和 6.4g/kg。异粉防已碱二甲碘化物有松弛横纹肌作用，对兔的垂头剂量为 1.39mg/kg，对兔的致死量为 1.77mg/kg。

【方剂选用】

1. 流行性腮腺炎等：白药子用醋磨汁，涂于患处。治疗腮腺炎、淋巴腺炎及"无名肿毒"。

2. 神经性皮炎：取鲜白药子捣烂，用纱布包好，做成与患部大小相等的薄饼状，于每晚睡前敷用，次晨去掉。

3. 诸疮痛肿不散：生白药子根，捣烂敷贴，干则易之。无鲜生者，用末水调涂之亦可。

4. 安胎：白药子 30g，白芷 15g。上为细末，每服 6g，紫苏汤调下；或胎热心烦闷，入砂糖少许煎。

5. 汗血衄血：白药子 75g，生地黄汁 60ml，生藕汁 20ml，生姜汁少许。上四味，捣白药为末，先煎三物汁令沸，每以半盏入热水 20ml，白药末 6g，搅匀，食后温饮之。

6. 咽喉肿痛：白药子 30g（捣罗为末），龙脑 0.3g。同研令匀，炼蜜和丸，芡子大，常含 1 丸咽津。

7. 诸骨鲠咽：白药子锉细，煎米醋细细咽下，在上即吐出，在下即下出。

【不良反应及注意事项】①《本草经疏》：凡病虽有血热吐衄等证，若脾胃素弱，易于作泄者勿服。②《饮片新参》：阴虚内热者忌用。

◆白首乌

【来源】本品为萝藦科植物牛皮消和戟叶牛皮消的块根。早春幼苗萌发前或 11 月采收，以早春采收最好。采收时，不要损伤块根。生于山林间，常缠绕其他植物而上升。生于海拔 3500m 以下的山坡岩石缝中、灌丛中或路旁、墙边、河流及水沟边潮湿地，分布华东、中南及河北、陕西、甘肃、台湾、四川、贵州、云南等地。山东、江苏有栽培。

【别名】隔山消、白何乌、白何首乌、隔山撬。

【性味归经】味苦，性平。归肝、肾、脾胃经。

【功能主治】补肝肾，强筋骨，益精血，健脾消食，解毒疗疮。主治：腰膝酸软、阳痿遗精、头晕耳鸣、心悸失眠、食欲不振、小儿疳积、产后乳汁稀少、疮痈肿痛、毒蛇咬伤。

【用法用量】煎服 10~30g。

【炮制】挖出块根后洗净泥土，除去残茎和须根，晒干或切片晒干。

【化学成分】①牛皮消：块根中含较高的磷脂成分和 c21 甾体酯苷，白首乌二苯酮，人体所需的全部氨基酸，丰富的维生素和无机元素。②戟叶牛皮消：根含羟基苯乙酮为苷元的苷类成分。

【药理作用】①对环磷酰胺引起的小鼠脾抗体分泌细胞减少，牛血清白蛋白引起的迟发型超敏反应的降低，胸腺、脾脏的减重均有对抗作用。②抗臭氧损伤：证明白首乌有抗自由基损伤及抗衰老作用。

【方剂选用】

1. 食积饱胀：白首乌 3g，打成粉末，温开水吞服，每天 1 次。

2. 多年老胃病：白首乌 30g，鸡矢藤 15g，炖猪肉服。

3. 急性胃肠炎：白首乌鲜品 6~9g，水煎服，日 3 次。

4. 乳少：白首乌 15g，炖肉吃。

5. 胃气痛，年入未愈：白首乌 6g，万年养 3g。打成细粉，每天 3 次，每次用开水吞3g。

6. 小儿疳疾，隔食，并能开胃健脾：白首乌、苦荞头、鸡屎藤、马蹄草、鱼鳅串、侧耳根适量。研末，加石柑子叶、鸡内金适量，蒸鸡子服。

7. 食疟：白首乌（细末）1.5g，地牯牛3个（去头、脚，焙焦，研末），混合，用米汤送下。

◆白瑞香

【来源】本品为瑞香科植物瑞香的根及茎皮入药。全省各地均有分布；生于海拔1500~2400米的荒坡、疏林下。四川、湖南、广东、广西、贵州有分布。喜马拉雅地区的克什米尔、尼泊尔、不丹、锡金、印度等地也有分布。

【别名】小构皮。

【性味】味甘、淡、微辛，性微温。有小毒。

【功能主治】祛风除湿，调经止痛。主治：风湿麻木、筋骨疼痛、跌打损伤、癫痫、月经不调、痛经、经期手脚冷痛。

【用法用量】根3~6g。

【炮制】晒干。

【化学成分】全草含白瑞香素-7-葡萄糖苷2~4%，白瑞香素-8-葡萄糖苷。此类成分主要含在地上部分。本品尚含多量伞形花内酯。

【药理作用】①抗凝作用。②促尿酸排泄。③皮肤刺激。

【毒理作用】小鼠腹腔注射根皮的氯仿提取物100mg/kg，出现翻正反射消失、瘫痪，最后死亡，腹腔注射石油醚提取物100mg/kg，2/3小鼠死亡。

【不良反应及注意事项】该物种为中国植物图谱数据库收录的有毒植物。

内服可引起呕吐、便血等，吸收中毒可引起体温升高，兴奋、脉速，呼吸困难，最后死于虚脱。外用为强烈的发泡剂。

◆白僵蚕

【来源】本品为蚕蛾科昆虫家蚕蛾的幼虫感染白僵菌而僵死的干燥全虫。过去收集的僵蚕，均为自然病死者。近年来进行人工接种培养，方法是：在蚕4次蜕皮后，将白僵菌用温水或冷水调成菌液，用喷雾器均匀地喷到蚕体上，以蚕体见湿为度。接种后15~20分钟第14次给桑，以后每隔5~6小时给桑1次。饲养室的温度以24℃~26℃，湿度90%为宜，避免通风，接种后，蚕陆续发病死亡，要及时拣出，另行摊放，保持同样温度，待其充分发僵变白后，置于通风处风干或弱光下晒干。我国大部地区，均有饲养，分布很广。

【别名】僵蚕、天虫、僵虫、白僵虫。

【性味归经】味辛、咸，性平。归肝、肺、胃经。

【功能主治】祛风止痉，化痰散结，解毒利咽。主治：惊痫抽搐、中风口㖞眼斜、偏正头痛、咽喉肿痛、瘰疬、疔腮、风疹、疮毒。

【用法用量】煎服5~9g，研末吞服，每次1~1.5g，散风热宜生用，其他多制用。

【炮制】白僵蚕：拣去丝毛，洗净灰土，晒干。炒僵蚕：用麸皮撒于热锅中，候烟冒起，倒入僵蚕，炒至黄色，取出筛去麸皮，放凉。（每僵蚕100斤，用麸皮10斤）

【化学成分】白僵蚕含蛋白质、草酸铵，并含赖氨酸、亮氨酸、天冬氨酸等17种氨基酸，镁、钙、锌等28种元素，以及变态活性融激素、促脱皮甾酮和一种色素3-羟基犬尿素，6-N-羟乙基腺嘌呤。白僵菌菌体含软白僵菌素，白僵菌黄色素，在培养中氮源顶替竭时，这种色素迅速积累。还含多种环缩醇酸肽类成分，脂肪酸酰胺成分，类脂成分，脂酶，蛋白酶和甲壳质酶。

【药理作用】①抗惊厥作用。②催眠作用。③拟有雄激素样作用。

【毒理作用】用体重18~22g小鼠，雌雄各半，分为5组，每组10只，以不同剂量的僵蛹水剂灌胃，观察24小时内各组动物死亡数，按Miller及Trainter法求出其半数致死量为44.5±1.4g/kg。剂量在35g/kg

时开始出现毒性症状，表现为活动逐渐减少，伏地不动，部分动物出现紫绀，10只动物中有一只死亡。

【配伍效用】

僵蚕配伍薄荷、桔梗：僵蚕祛风化痰止痛；薄荷散风热、利咽喉；桔梗宣肺利咽。三者合用，有疏风散热、利咽止痛之功效，用于治疗风热上攻之咽喉肿痛等。

僵蚕配伍刺蒺藜：僵蚕辛咸性平，祛风解痉、化痰散结；刺蒺藜苦辛性温，平肝降逆、散风明目。二者合用，共奏平肝解郁、息风止痉、通络止痛之功，用于治疗肝阳上亢之头痛、头晕、目眩；神经性头痛、三叉神经痛以及各种内伤头痛等。

僵蚕配伍地龙：僵蚕辛咸性平，祛风解痉、化痰散结；地龙味咸性寒，清热平肝息风、通络止痛。二者合用，有息风止痉、通络止痛之功效，用于治疗风痰阻络之顽固性头痛、神经性头痛；中风之半身不遂以及高热狂躁、惊风抽搐等症。

僵蚕配伍全蝎、胆南星：僵蚕息风止痉、泄热化痰；全蝎息风镇痉；胆南星清热化痰定惊。三药合用，有清热化痰、息风止痉之功效，用于治疗小儿痰热急惊。

僵蚕配伍人参、白术、全蝎：人参、白术补气健脾；僵蚕、全蝎息风止痉。四药共用，有益气健脾、息风止痉之功效，用于治疗小儿脾虚慢惊者。

僵蚕配伍桑叶、木贼：僵蚕祛风泄热止痛；桑叶、木贼疏散肝经风热而明目。三者伍用，有祛风止痛、清热明目之功效，用于治疗肝经风热所致之头痛目赤等。

【方剂选用】

1. 支气管炎：炙白僵蚕12g，蝉衣、大黄各8g，姜黄5g，苏子、紫菀各10g。每日1剂，煎汁600ml，分2次服。病情重者，每日2剂，煎汁1000ml，分4次服。随症加减。

2. 三叉神经痛：白僵蚕200g，全蝎150g，白附子100g，川芎200g，白芷200g，分别研末拌匀，每次2g，每日服2次。10天为1疗程。

3. 高脂血症：白僵蚕末，每次3g，每天服3次，2个月为1疗程。

4. 血吸虫病：乌梅炭、炙白僵蚕各60g，共研末，调入250ml蜂蜜中，每次15ml，日服2次。

5. 多发性疖肿：白僵蚕研末，每次10g，日服2次，若有恶心呕吐者，可装胶囊使用。

6. 乳腺炎：白僵蚕15g，研成细末，用陈醋调匀，涂敷患处，1日数次。另以金银花、蒲公英各60g，分次煎服，或以沸水泡之代茶饮。

7. 头风：白僵蚕（去丝、嘴）、良姜等份。为细末，每服1.5g，白梅茶清调下，临发时服。

8. 瘰疬：白僵蚕，研末，水服1.5g，日3服。

9. 瘾疹：白僵蚕120g，蝉蜕60g，大黄240g，姜黄18g。共研末，绢罗筛过，瓷瓶存贮，每服6g，以黄酒120g，蜂蜜15g，调服，服后取微汗，避风一、二日。孕妇忌服。

10. 小儿惊风：白僵蚕、蝎梢等份，天雄尖、附子尖共3g（微炮过），为细末，每服1.5~3g，以生姜温水调，灌之。

11. 喉闭牙关不开者：白僵蚕，微炒为末，生姜自然汁调下3g。

【不良反应及注意事项】 ①《药性论》：恶桑螵蛸、桔梗、茯苓、茯神、草薢。②《本草经疏》：凡中风口噤，小儿惊痫夜啼，由于心虚神魂不宁，血虚经络劲急所致，而无外邪为病者忌之。女子崩中，产后余痛，非风寒客人者，亦不宜用。③《本草新编》多服则小腹冷痛，令人遗溺，以其性下行而成寒也。

◆瓜子金

【来源】本品根和为远志科远志属植物瓜子金的全草。秋季采集全草，洗净，晒干。生长于海拔800~2100m的山坡或田畔上，分布于东北、华北、西北、华东、中南、西南和台湾等地。

【别名】丁蒿、苦远志、金锁匙、神砂草、地藤草、远志草、山黄连、瓜子草、小金盆、鸡拍翅。

【性味归经】味苦、微辛，性平。归肺、胃、心经。

【功能主治】祛痰止咳，散瘀止血，宁心安神，解毒消肿。主治：咳嗽痰多、跌打损伤、风湿痹痛、吐血、便血、心悸、失眠、咽喉肿痛、痈肿疮疡、毒蛇咬伤。

【用法用量】6～15g，鲜用30～60g。或浸酒。外用：适量，捣敷或研末调敷。

【炮制】采集全草，洗净，晒干。

【化学成分】根含三萜皂苷，树脂，脂肪油，远志醇及四乙酸酯。地上部分含瓜子金皂苷甲、乙、丙、丁与瓜子金皂苷I－XIX。

叶含山奈酚－3－0－6－0－（3－羟基－3－甲基－戊二酰基）葡萄糖苷，紫云英苷等。

【药理作用】溶血作用。

【方剂选用】

1. 疟疾：瓜子金（鲜）18～30g。酒煎，于疟发前2小时服。

2. 痰咳：瓜子金根60g，酌加水煎，顿服。

3. 百日咳：瓜子金15g。煎水兑蜂糖吃。

4. 小儿惊风：瓜子金6g，佛顶珠3g，煎水服。

5. 小儿感冒：瓜子金3g，蓝布正15g，射干1.5g，煎水服。

6. 头痛：瓜子金15g，青鱼胆12g，蓝布正9g，水龙角15g，煎水服。

7. 吐血：瓜子金15g，煎水服。

8. 妇女月经不调，或前或后：瓜子金4.5～4.9g，加白糖60g，捣烂绞汁，经后3天服之。

9. 产后风：瓜子金晒干研末，每次5g，泡温酒服。

10. 急性扁桃体炎：瓜子金15g，白花蛇舌草15g，车前6g。水煎服，每日1剂。

11. 跌打损伤，疔疮痈疽：瓜子金晒干，研末，每天3次，每次6g，用黄酒送

服。另取药粉适量，用黄酒调匀，敷患处。

12. 刀伤，接骨：瓜子金研末或捣绒，敷刀伤处。骨折时，瓜子金30g捣绒，拌酒糟外包患处。

13. 脱皮癞：瓜子金、旱莲草、车前草各等份，煎水内服；外用红色的杠板归煎水洗。

14. 毒蛇咬伤：鲜瓜子金30～60g。切碎捣烂，加泉水擂汁服，并以渣外敷于肿处。

15. 关节炎：瓜子金根60～90g。酌加水煎，日服1～2次。

16. 血栓炎，皮肤现紫块，一身痛：瓜子金根捶绒，兑淘米水服。

17. 骨髓炎、骨关节结核、多发性脓肿：瓜子金干草半斤，加酒2500g，蒸制成药酒，日服2次，每次15～30g；亦可服药片，每次5片，或流浸膏每次20ml，每日3次（儿童及经期妇女酌减）。

18. 毒蛇咬伤：新鲜瓜子金30g捣烂，外敷于咬伤处，每日换药1次。

19. 小儿疳积：瓜子金30g，猪肝60g，蒸热去药渣，食肝及汁，连服3剂。

20. 失眠症：瓜子金全草干品50g或鲜品100g，用砂锅武火煎煮2次，药液过滤合并，文火浓缩再过滤，加单糖浆适量使成60ml，临睡前顿服。

◆冬瓜皮

【来源】本品为葫芦科植物冬瓜的外层果皮。食用冬瓜时，收集削下的外果皮，晒干。全国大部地区均产。

【别名】白瓜皮、白冬瓜皮。

【性味归经】味甘，性微寒。归肺经、脾经、小肠经。

【功能主治】清热利水，消肿。主治：水肿、小便不利、泄泻、疮肿。

【用法用量】内服：煎服，15～30g。

【炮制】除去杂质，洗净，切块或宽丝，晒干。

【化学成分】冬瓜皮含挥发性成分：三萜类化合物，胆甾醇衍生物，另含维生素B_1、B_2、C，烟酸，胡萝卜素，葡萄糖以及

无机元素等。

【药理作用】具有利尿作用。

【方剂选用】

1. 肾脏炎，小便不利，全身浮肿：冬瓜皮18g、西瓜皮18g、白茅根18g、玉蜀黍蕊12g、赤豆90g，水煎，一日3次分服。

2. 损伤腰痛：冬瓜皮烧研，酒服3g。

3. 跌打伤损：干冬瓜皮30g，真牛皮胶30g（锉），入锅内炒存性，研末，每服15g，好酒热服，仍饮酒一瓯，厚盖取微汗。

4. 咳嗽：冬瓜皮15g（要经霜者），蜂蜜少许，水煎服。

5. 巨大荨麻疹：冬瓜皮水煎，当茶喝。

6. 水肿：麻黄、桂枝、白术、独活、冬瓜皮、茯苓，加白茅根12g、防风12g，3剂水煎服，服药3天，药后汗微出，身困肢肿大减，小便利，脉浮缓，药已中病，继进3剂，再服3剂浮肿已退，脉舌如常，故继用原方去葶苈子、麻黄，加党参12g、甘草6g。

◆冬瓜子

【来源】本品为葫芦科植物冬瓜的种子。食用冬瓜时，收集成熟种子，洗净，晒干。全国大部地区均产。以四川、浙江、江苏、河南、河北、安徽等地，产量较大。

【别名】白瓜子、瓜子、瓜瓣、冬瓜仁、瓜犀。

【性味归经】味甘，性微寒。归肺、大肠经。

【功能主治】清肺化痰，消痈排脓，利湿。主治：痰热咳嗽、肺痈、肠痈、白浊、带下、脚气、水肿、淋证。

【用法用量】10～15g。

【炮制】拣净杂质，用时捣碎；或用文火微炒至黄白色。置干燥处，防虫蛀及鼠咬。

【化学成分】冬瓜子含油14%，其中酰甘油的含量在72%～96%之间，所含主要脂肪酸，又含脂类、甾醇类化合物、三萜类化合物。去脂肪后的种子中含蛋白酶活力的组分以及硒、铬等无机元素。

【药理作用】①免疫促进作用。②对胰蛋白酶的抑制作用。

【方剂选用】

1. 咳有微热，烦满，胸中甲错，是为肺痈：苇茎（切，二升，以水4000ml煮取1000ml去渣），薏苡仁半升，桃仁30枚，冬瓜子25g。上四味细切，内苇汁中煮取400ml，服200ml，当吐如脓。

2. 肠痈脓未成，少腹肿痞，按之即痛，如淋，小便自调，时时发热，自汗出，复恶寒，其脉迟紧者：大黄120g，牡丹皮30g，桃仁50个，冬瓜子10g，芒硝42g。上五味，以水1200ml，煮取200ml，去渣，加芒硝；再煎沸，顿服之。有脓当下，如无脓当下血。

3. 男子白浊，女子白带：陈冬瓜仁炒为末。每空心米饮服15g。

4. 消渴不止，小便多：干冬瓜子、麦门冬、黄连各60g。水煎饮之。

5. 男子五劳七伤，明目：冬瓜子7升，绢袋盛，搅沸汤中3遍，曝干；以酢1000ml浸一宿，曝干；治下筛。酒服2.7ml，日3服之。

6. 肺热咳嗽：冬瓜子35g，鱼腥草25～30g（后下，约煎3～4分钟），赤芍12g，桔梗9～12g，芦根15～20g，加水煎成300ml，每天分2次温服。忌食辛热煎炸之物，忌酒。

◆冬葵子

【来源】本品为锦葵科植物野葵和冬葵的果实。春季种子成熟时采收。生于平原、山野等处，我国各地均有分布。

【别名】葵子、葵菜子。

【性味归经】味甘，性寒。归大小肠、肝、肺、胃、膀胱经。

【功能主治】利水，滑肠，下乳。主治：二便不通、淋病、水肿、妇女乳汁不行、乳房肿痛。

【用法用量】煎服3～9g。

【炮制】拣净杂质，生用。

【化学成分】种子含中性多糖，酸性糖及肽聚糖。

【方剂选用】

1. 猝关格，大小便不通，支满欲死：冬葵子 400ml，水 800ml，煮取 200ml，顿服。内猪脂如鸡子 1 丸则弥佳。

2. 大便不通十日至一月者：冬葵子末入乳汁等份，和服。

3. 血淋及虚劳尿血：冬葵子 200ml，水 600ml，取汁，日 3 服。

4. 妊娠患子淋：冬葵子 200ml，以水 500ml，煮取 400ml，分再服。

5. 产后淋沥不通：冬葵子 1 合，朴硝 2.4g。水 400ml，煎 160ml，下消服之。

6. 妊娠有水气，身重，小便不利，洒淅恶寒，起即头眩：冬葵子 500g，茯苓 90g。上二味，杵为散，饮服 1g，日 3 服，小便利则愈。

7. 难产，若生未得者：冬葵子 1 合，捣破，以 400ml，煮取 200ml；已下，只可 100ml，去渣，顿服之。

8. 胎死腹中：冬葵子 200ml，阿胶 150g。上二味，以水 1000ml，煮取 400ml，顿服之。未出再煮服。

9. 胎死腹中，若母病欲下：牛膝 90g，冬葵子 200ml。上二味，以水 1400ml，煮取 600ml，分三服。

10. 乳妇气脉壅塞，乳汁不行，及经络凝滞，奶房胀痛，留蓄作痛毒：冬葵子（炒香）、缩砂仁等份。为末，热酒服 6g。

11. 血痢、产痢：冬葵子为末，每服 6g，入腊茶 3g，沸汤调服，日三。

12. 痎疟邪热：冬葵子阴干为末，酒服 6g。

13. 盗汗：冬葵子 9g，水煎兑白糖服。

14. 面上疱疮：冬葵子、柏子仁、茯苓、瓜瓣各 30g。为末，食后酒服 1g，日三服。

【不良反应及注意事项】①脾虚肠滑者忌服，孕妇慎服。②有报道，冬葵子过量服用引起中毒，用量加大到 50g 后，患者出现视物重影、兴奋不安、幻觉及谵语。

◆冬凌草

【来源】本品为唇形科植物碎米桠的全草。秋季采收，洗净，晒干。生于山坡、灌木丛、林地及路边向阳处，分布于河北、山西、陕西、甘肃、安徽、浙江、江西、河南、湖北、湖南、广西、四川、贵州。

【别名】山香草、破血丹、雪花草、野藿香。

【性味归经】味苦、甘，性微寒。

【功能主治】清热解毒，活血止痛。主治：咽喉肿痛、感冒头痛、气管炎、慢性肝炎、风湿关节痛、蛇虫咬伤。

【用法用量】煎服 30～60g，或泡酒。

【炮制】洗净，晒干。

【化学成分】茎叶含挥发油 0.05%，主要为 α-蒎烯，β-蒎烯，柠檬烯等。叶含冬凌草甲素，冬凌草乙素，α-香树脂醇，卢氏冬凌草甲素，鲁山冬凌草甲素，熊果酸，信阳冬凌草乙素，鲁山冬凌草乙、丙、丁素，贵州冬凌草素，β-谷甾醇，β-谷甾醇-D-葡萄糖苷等。

【药理作用】①直接抗癌作用。②冬凌草甲素、乙素与化疗药物联合使用，可使化疗药物的药效明显提高。可抑制大鼠食道上皮细胞增生，阻止癌前病变发展为癌。③抑菌作用。

【方剂选用】

1. 癌症：采用冬凌草制剂治疗。

2. 咽喉肿痛：冬凌草适量，煎服。

◆冬青子

【来源】本品为冬青科植物冬青的果实。冬季果实成熟时采摘晒干。常生长于疏林中，分布于我国长江以南各地。

【别名】冬青实、冻青树子。

【性味归经】味甘、苦，性凉。归肝、肾经。

【功能主治】补肝肾，祛风湿，止血敛疮。主治：须发早白、风湿痹痛、消化性溃疡出血、痔疮、溃疡不敛。

【用法用量】内服：煎汤 4.5～9g，或浸酒。

【炮制】采摘果实，晒干。

【方剂选用】

痔疮：冬至日取冬青子，盐、酒浸一

夜，九蒸九晒，瓶收。每日空心酒吞 70 粒，卧时再服。

◆冬虫夏草

【来源】本品为麦角菌科真菌冬虫夏草菌的子座及其寄主蝙蝠蛾科昆虫蝙蝠蛾等的幼虫体（菌核）的复合体。夏至前后，当积雪尚未溶化时入山采集，此时子座多露于雪面，过迟则积雪溶化，杂草生长，不易找寻，且土中的虫体枯萎，不合药用。挖起后，在虫体潮湿未干时，除去外层的泥土及膜皮，晒干。或再用黄酒喷之使软，整理平直，每 7 ~ 8 条用红线扎成小把，用微火烘干。生于虫草蝙蝠蛾等的幼虫体上，常见于海拔 4000m 以上的高山上，尤多见于具有积雪、排水良好的高寒草甸，分布于甘肃、青海、湖北、四川、云南、西藏。

【别名】夏草冬虫、虫草、冬虫草。

【性味归经】味甘，性温，香。归肺、肾经。

【功能主治】保肺气，实腠理，补肾益精。主治：肺虚咳喘、痨嗽痰血、自汗、盗汗、肾亏阳痿、遗精、腰膝酸痛。

【用法用量】煎服 5 ~ 15g，也可入丸、散。

【炮制】挖出后，在虫体潮湿未干时，除去外层泥土及膜皮，晒干，成黄酒喷使漱，整理平直，微火烘干生用。

【化学成分】冬虫夏草含粗蛋白 25.32%，脂肪 8.4%，虫草酸，维生素，烟酸，胆甾醇软脂酸酯及水溶性多糖，还含多种微量元素，预试含生物碱。从虫体除分得大量氨基酸和甘露醇外，还分得次黄嘌呤，鸟嘌呤，腺嘌呤和腺苷。

【药理作用】①对免疫器官有增重作用。②对单核－巨噬细胞系统有兴奋作用。③对体液免疫有兴奋作用。④免疫功能有抑制作用。⑤对自然杀伤细胞（NK）活性有增强作用。⑥抗惊厥作用。⑦减少流涎的分泌。⑧降低正常动物体温。⑨抗心律失常作用。⑩促进造血功能。⑪抗炎作用。⑫抗菌作用。⑬抗肿瘤作用。⑭扩张支气管作用，祛痰、平喘作用。⑮雄激素样作用。⑯延缓衰老作用。

【毒理作用】

1. 毒性小鼠腹腔注射水浸剂 30 ~ 50g/kg 者全部死亡，5g/kg 者未有死亡。中毒症状为安静、呼吸变深而慢，随之发生痉挛，呼吸抑制而死。小剂量引起不同程度镇静、以至睡眠，可维持数小时。本品浸剂毒性低，小鼠腹腔注射 5g（生存）/kg 时，仅部分死亡；30 ~ 50g/kg 时，全部死亡。

2. 中毒症状是先抑制后兴奋，随后因痉挛和呼吸抑制而死亡。本品浸剂经静脉注射或皮下注射，对兔及小鼠均呈抑制作用，大剂量使呼吸和脉搏增速，最终因痉挛而死，但加热煮沸后，不论浸剂或醇提取物均无毒性。小鼠皮下注射虫草多糖 50、100mg/kg，对照组注同量生理盐水，共注射 14 次，停药第 2 天称体重，大剂量组重增加 11.5%，小剂量组增加 13.6%，对照组增加 9.8%，未见其他不良反应，可见虫草多糖毒性较小。虫草小鼠腹腔注射 LD_{50} 为 $23.7 \pm 0.37g/kg$，腹腔注射为 $38.01 \pm 5.18g/kg$；人工发酵培养的青海虫草菌小鼠腹腔注射 LD_{50} 为 $17.88 \pm 1.74g/kg$，皮下注射为 $17.11 \pm 1.36g/kg$。取 18 ~ 19g 小鼠，每组 10 只，灌胃虫草及人工发酵培养的青海虫草菌生药粉悬浮液 10g/kg，每日 1 次，连续 5 天，观察 10 天，小鼠活动正常，无死亡。人工发酵虫草菌小鼠静脉注射的 LD_{50} 为 $24.5 \pm 2.2g/kg$，腹腔注射为 $35.2 \pm 1.2g/kg$。静脉注射 80g/kg，无 1 只死亡。人工发酵虫草菌丝体的 Ames 试验和微核试验均为阴性。

【方剂选用】

1. 阻塞性肺气肿：人参、冬虫夏草各 10g，蛤蚧（去头足烘干）1 对，共研末胶囊。每次 0.5 ~ 1.5g，每日 2 ~ 3 次，口服。

2. 性功能低下：虫草菌胶囊（每粒含生药 0.33g），每次 3 粒，每日 3 次，20 天为 1 疗程，连服 2 疗程。

3. 恶性肿瘤：将冬虫夏草制成胶囊，每次 1.5g，日服 3 次，2 个月为 1 疗程。或冬虫夏草 10g，寸冬 15g，石斛 15g，生地黄 15g，泡水当茶饮。

4. 慢性肾功能衰竭：冬虫夏草 4.5 ~ 6g，煎汤连渣服。或冬虫夏草 2g，吞服，每天 3 次，30 天为 1 疗程。

5. 耳鸣：冬虫夏草制成冲剂服用，日 3 次，每次 6g（生药），1 周为 1 个疗程，可连用 4 周。

6. 病后虚损：冬虫夏草 3 ~ 5 枚，老雄鸭 1 只，去肚杂，将鸭头劈开，纳药于中，仍以线扎好，酱油酒如常蒸烂食之。

【不良反应及注意事项】有表邪者慎用。

◆玄参

【来源】本品为玄参科植物玄参的根。栽种 1 年，在 10 ~ 11 月当茎叶枯萎时收获。挖起全株，摘下块根晒或炕到半干时，堆积盖草压实，经反复堆晒待块根内部变黑，再晒（炕）至全干。喜生于湿润土壤中，坡林下，南方各地均有栽培。

【别名】重台、正马、玄台、鹿肠、鬼藏。

【性味归经】味甘、苦、咸，性微寒。归肺、胃、肾经。

【功能主治】清热凉血，滋阴降火，解毒散结。主治：温热病热入营血、身热烦渴、舌绛、发斑、骨蒸痨嗽、虚烦不寐、津伤便秘、目涩昏花、咽喉肿痛、瘰疬痰核、痈疽疮毒。

【用法用量】煎服 9 ~ 15g。

【炮制】拣净杂质，除去芦头，洗净润透，切片，晾干。或洗净略泡，置笼屉内蒸透，取出晾 6 ~ 7 成干，闷润至内外均呈黑色，切片，再晾干。《雷公炮制论》：凡采得玄参后，须用蒲草重重相隔，入甑蒸两伏时后出，晒干，拣去蒲草用之。

【化学成分】根含环烯醚萜类化合物：哈帕苷，玄参苷，桃叶珊瑚苷，6 - O - 甲基梓醇等。

【药理作用】①可引起血压下降，对肾性高血压犬的降压作用较健康犬更为明显。②对心肌缺血有保护作用、还能增强小鼠耐缺氧能力，对麻醉猫有一定降压作用。玄参还能增加离体兔耳灌流量，对氯化钾和肾上腺素所致兔主动脉血管痉挛有一定的缓解作用。③有镇静、抗惊作用。④抗菌作用。对多种致病性及非致病性真菌具有抑制作用。浸膏对家兔有轻微的降血糖作用。

【毒理作用】分得的总黄酮苷元毒性低，小鼠急性 LD_{50} 灌胃为 555mg/kg，腹腔注射为 323mg/kg。

【配伍效用】

玄参配伍牛蒡子、薄荷：玄参解毒散结而滋阴；牛蒡子辛凉解表而利咽通便；薄荷疏散风热而利咽喉。三者相伍，有疏风解表、解毒散结、润肠利咽之功效，用于治疗风热感冒之发热无汗、咽痛口渴、大便秘结者。

玄参配伍牡蛎、贝母：玄参苦咸性寒，泻火解毒、清热凉血、养阴生津、软坚散结；牡蛎味咸性寒，敛阴潜阳、化痰软坚；贝母苦甘性凉，清热润肺、消痰散结。三者合用，共奏清热泻火解毒、凉血养阴生津、化痰软坚散结之功效，并能兼顾肝肾之阴、清降虚火。用于治疗阴虚火旺、灼津为痰、痰热互结之瘿瘤、瘰疬、痰核等。

玄参配伍射干、黄药子：玄参清热散结、凉血解毒；射干清热解毒、祛痰利咽；黄药子凉血降火、消瘿解毒。三药伍用，有清热解毒、凉血利咽之功效，用于治疗热毒壅结之咽喉肿痛者。

玄参配伍升麻：玄参苦咸性寒入血分，清热凉血解毒、养阴生津软坚；升麻辛甘微寒，轻清升散，疏风清热、透疹解毒、升脾胃清阳。二者相使为用，共奏清热解毒、滋阴凉血之功效，用于治疗热毒炽盛之发斑以及热病伤津之口渴、咽喉肿痛、口腔糜烂等证。

玄参配伍生地黄、麦冬：玄参味咸性寒，滋阴降火、软坚散结；生地黄甘苦而寒，清热凉血、养阴生津；麦冬甘苦微寒，养阴生津、润肺清心、除烦止渴。三者合用，有清热养阴、生津止渴、润燥通便之功效，用于治疗素体阴虚而又热郁伤津或津液不足所致之虚劳烦热、咽干口燥、口渴多饮、舌红少苔以及大便秘结、数日不下、当下而又不能用下法者。

【方剂选用】

1. 血栓闭塞性脉管炎：用以玄参为首味药的"四妙勇安汤"加减治疗，疗效明显。

2. 带状疱疹：野菊花、大青叶、马齿苋各30g，金银花、紫草各15g，玄参、赤芍、川楝子各10g，番泻叶、生甘草各3g。水煎，头煎内服，二煎以毛笔蘸涂患处，内服1日2次，外涂不计次数。

3. 乳腺增生病：玄参、浙贝、白术各12g，柴胡10g，白芍、云苓、生牡蛎、鹿角霜各15g，薄荷、甘草各6g。随症加减。

4. 三焦积热：玄参、黄连、大黄各30g。为末，炼蜜丸梧桐子大。每服30～40丸，白汤下。小儿丸粟米大。

5. 瘰疬初起：玄参（蒸）、牡蛎（醋煅，研）、贝母（去心，蒸）各120g。共为末，炼蜜为丸。每服9g，开水下，每日2服。

6. 伤寒上焦虚、毒气热壅塞、咽喉连舌肿痛：玄参、射干、黄药子各30g。上药捣筛为末，每服15g，以水一大盏，煎至五分，去渣，不拘时温服。

7. 急喉痹风，不拘大人小儿：玄参、鼠黏子（半生半炒）各30g。为末，新汲水服一盏。

【不良反应及注意事项】脾胃有湿及脾虚便溏者忌服。

◆ **玄明粉**

【来源】本品为芒硝经风化的干燥品。天然无水芒硝产于含硫酸钠卤水的盐湖中，与芒硝、泻利盐、白钠镁矾、钙芒硝、石膏、泡碱、石盐等共生。

【别名】白龙粉，风化硝。

【性味归经】味苦、咸，性寒。归胃、大肠经。

【功能主治】泻热通便，润燥软坚，清火消肿。主治：实热积滞、大便不通、目赤肿痛、咽肿口疮、痈疽肿毒。

【用法用量】3～9g，冲入药汁或开水溶化后服，外用适量。

【炮制】

1. 将芒硝放入平底盆内或用纸包裹，露置通风干燥处，令其风化，使水分消失，成为白色粉末即得。风化时气温不宜高于32℃，否则会使芒硝液化。此法所得玄明粉，常因风化不完全而残留一部分水分。又法：将芒硝放入磁盆（忌用铁锅）内，再将盆放在水锅上加热，使结晶熔化，然后水分逐渐散失，而留存白色粉末。水分消失较上法彻底。

【化学成分】主要成分为无水硫酸钠。是朴硝脱水制成，由于产地及提炼方法不同，所含夹杂物亦异，常见为硫酸钙、硫酸铁、硫酸钾。

【药理作用】①泻下作用。②抗炎、消肿、止痛作用。③促进肠蠕动的作用。④可作为利尿剂治疗无尿症和尿毒症。

【方剂选用】

1. 伤寒发狂：玄明粉6g，朱砂3g。末之，令水服。

2. 大便不通：玄明粉15g，每服6g，将冷茶磨木香入药，顿服。

3. 热厥气痛：玄明粉9g，热童尿调下。

4. 咽喉口齿新久肿痛，及久嗽痰火咽哑作痛：冰片1.5g，朱砂1.8g，玄明粉、硼砂各15g，共研极细末。吹搽患上，甚者日搽5～6次。

5. 鼻衄不止：玄明粉，临卧冷熟水调下6g。

6. 臂痛不能举手，或左右时复转移，由伏痰在内，脉沉细者：茯苓30g，枳壳（麸炒）15g，半夏60g，玄明粉硝0.3g。上四味为细末，生姜自然汁煮和为丸，如梧桐子大，每服30丸，生姜汤下。

【不良反应及注意事项】孕妇禁用。

◆玄麻根

【来源】本品为荨麻科植物糯米团的带根全草。全年均可采收，鲜用或晒干。生于溪谷林下阴湿处，山麓水沟边，分布于陕西、江苏、安徽、浙江、福建、河南、湖南、广东、广西、四川、贵州、云南、西藏等地。

【别名】糯米藤、捆仙绳、糯米菜、糯米草、米浆藤、生扯拢。

【性味】味甘、微苦，性凉。

【功能主治】清热解毒，健脾消积，利湿消肿，散瘀止血。主治：乳痈、肿毒、痢疾、消化不良、食积腹痛、疳积、带下、水肿、小便不利、痛经、跌打损伤、咳血、吐血、外伤出血。

【用法用量】煎服 10～30g。

【炮制】鲜用或晒干。

【化学成分】木栓酮，表木栓醇，β-香树素，α-香树素，羽扇豆醇等。

【药理作用】抗氧化作用。

【方剂选用】

1. 湿热白带：鲜玄麻根全草 30～60g，水煎服。

2. 小儿积食胀满：玄麻根根 30g，煨水服。

3. 血管神经性水肿：玄麻根鲜根，加食盐捣烂外敷局部，4～6 小时换药 1 次。

4. 痈疮脓肿：玄麻根适量捣烂，初起者加食盐少许调敷；已成脓者加黄糖调敷。

5. 下肢慢性溃疡：玄麻根、三角泡、桉树叶各适量。捣烂敷患处。

6. 对口疮：鲜玄麻根叶捣烂敷患处。

7. 痢疾，痛经：玄麻根 6～9g，水煎服。

8. 急性黄疸性肝炎，小儿脾虚久泻，妇女白带，产后催乳：玄麻根单品 40～90g。

◆兰花参

【来源】本品为桔梗科植物蓝花参的根或全草。夏、秋季采收，洗净，鲜用或晒干。生于低海拔的田边、路边和荒地中，有时生于山坡或沟边，分布于长江流域以南各地。

【别名】土参、细叶沙参、金线吊葫芦、娃儿草、乳浆草、拐棍参、罐罐草、蛇须草。

【性味归经】味甘、微苦，性平。归脾、肺经。

【功能主治】益气健脾，止咳祛痰，止血。主治：虚损劳伤、自汗、盗汗、小儿疳积、妇女白带、感冒、咳嗽、衄血、疟疾、瘰疬。

【用法用量】内服：煎汤 6～15g（鲜者 30～60g），外用：捣烂敷。

【炮制】全草晒干。

【化学成分】蓝花参根中含三萜化合物：羽扇烯酮，另外含甾醇，β-谷甾醇，β-谷甾醇苷等。

【方剂选用】

1. 产后失血过多，虚损劳伤，烦热，自汗，盗汗，妇人白带：兰花参 15g，嫩母鸡 1 只，去肠，入参于内，水煮烂服之。惟弱极者，同牙猪精肉炖用亦可。

2. 肺痨：兰花参、野鸡泡。水煎服。

3. 伤风咳嗽：兰花参根水煎服。

4. 小儿惊风：兰花参全草 12g。开水炖服。

5. 痢疾初起：鲜兰花参 60g，水煎服。

6. 虚火牙痛：兰花参全草 15g，鸡蛋 1 个，冰糖 15g。加水适量炖服。

7. 过敏性紫癜：口服中药荆花消紫合剂（荆芥、金银花、茜草、紫草、红土瓜、芥菜、兰花参、生甘草等）加减治疗，疗效明显。

◆兰香草

【来源】本品为双子叶植物马鞭草科植物兰香草的全草或带根全草。夏、秋季采收。生于较干旱的山坡、林边或路旁，分布于江苏、安徽、浙江、江西、福建、湖北、湖南、广东、广西等地。

【别名】石将军、紫罗球、婆绒花、石母草。

【性味】味辛，性温。

【功能主治】疏风解表，祛寒除湿，散

瘀止痛。主治：风寒感冒、头痛、咳嗽、脘腹冷痛、伤食吐泻、寒瘀痛经、产后瘀滞腹痛、风寒湿痹、跌打瘀肿、服疝不消、湿疹、虫蛇咬伤。

【用法用量】内服：煎汤，10～15g；或浸酒。外用：适量，捣烂敷；或绞汁涂；或煎水熏洗。

【炮制】洗净，切段晒干或鲜用。

【化学成分】全草含有一种抗菌有效成分兰香草素钠，另含挥发油类化合物。

【药理作用】①抗菌作用。②止咳作用。③抑菌作用。

【毒理作用】30 只小鼠皮下注射兰素钠 4.0、4.5 或 5.0g/kg，观察 3 天，死亡 1 只，余无异常；静脉注射 2.5、2.25、2.0 或 1.75g/kg，每组 5 只，死亡率分别为 4/5、3/5、3/5 及 0/5，中毒症状为无力，呼吸困难，死于呼吸麻痹。家兔静脉注射兰素钠 1.0 或 0.5g/kg 未见异常，给药后排出的尿液体外试验有抗菌作用。

【方剂选用】

1. 感冒发热，风湿骨痛：兰香草 9～15g，水煎服。

2. 跌打肿痛：鲜兰香草捣敷患处。

3. 湿疹，皮肤瘙痒：鲜兰香草捣汁外涂或煎水洗患处。

4. 崩漏，白带，月经不调：兰香草根 6～9g，煎汤服。

5. 感冒头痛，咽喉痛：兰香草 15g，白英 9g。水煎服。

6. 疔肿：鲜兰香草捣烂敷患处。

7. 气滞胃痛：兰香草全草 30g，水煎服。

8. 产后瘀痛，跌打：兰香草、黑老虎。煎汤或浸酒服。

9. 百日咳：取兰香草煎服。每日量：1～3 岁 30g，3～5 岁 45g，5 岁以上递增。

10. 慢性气管炎：取兰香草 30g，毛冬青 60g，水煎 2 次，浓缩成膏，加适量赋形剂后再制成颗粒为 1 日量，分 2 次开水冲服，连服 10 天。

11. 肾盂肾炎：用 25%兰香草素钠进行肌注，每次 4ml，每日 4 次。

【不良反应及注意事项】中毒后出现恶心、呕吐、腹痛、腹泻、胃部不适、头痛、头昏、全身无力、呼吸困难，严重时死于呼吸麻痹。

1. 中毒后立即催吐、洗胃、导泻，静脉输液，对症治疗，必要时给氧、人工呼吸。

2. 中药治疗：①甘草 15g，绿豆 15g，水煎服。②党参 15g，麦冬 10g，五味子 10g，连服 3～4 剂。

◆半夏

【来源】本品为天南星科植物半夏的块茎。7～9 月间采挖，洗净泥土，除去外皮，晒干或烘干。野生于山坡、溪边阴湿的草丛中或林下。我国大部分地区有分布。

【别名】有三叶半夏、三叶老、三步跳、麻玉果、燕子尾。

【性味归经】味辛，性温，有毒。归脾、胃、肺经。

【功能主治】燥湿化痰，降逆止呕，消痞散结；外用消肿止痛。主治：咳喘痰多、呕吐反胃、胸脘痞满、头痛眩晕、夜卧不安、瘿瘤痰核、痈疽肿毒。

【用法用量】煎服 3～10g，一般宜过用。炮制品中有姜半夏、法半夏等。外用：适量。

【炮制】

1. 生半夏：拣去杂质，筛去灰屑。

2. 法半夏：取净半夏，用凉水浸漂，避免日晒，根据其产地质量及其颗粒大小，斟酌调整浸泡日数。泡至 10 日后，如起白沫时，每半夏 100kg 加白矾 2kg，泡 1 日后再进行换水，至口尝稍有麻辣感为度，取出略晾。另取甘草碾成粗块，加水煎汤，用甘草汤泡石灰块，再加水混合，除去石灰渣，倒入半夏缸中浸泡，每日搅拌，使其颜色均匀，至黄色已浸透，内无白心为度。捞出，阴干。（每半夏 100kg，用白矾 2kg，甘草 16kg，石灰块 20kg）

3. 姜半夏：取拣净的半夏，照上述半夏项下的方法浸泡至口尝稍有麻辣感后，另取生姜切片煎汤，加白矾与半夏共煮透，取出，晾至六成干，闷润后切片，晾干。（每半夏100kg，用生姜25kg，白矾12kg，夏季用14kg）

4. 清半夏：取拣净的半夏，照上述法半夏项下的方法浸泡至口尝稍有麻辣感后，加白矾与水共煮透，取出，晾至六成干，闷润后切片，晾干。（每半夏100kg，用白矾12kg，夏季用14kg）

【化学成分】块茎含挥发油、少量脂肪（其脂肪酸约34%为固体酸、66%为液体酸）、淀粉、烟碱、黏液质、天门冬氨酸、谷氨酸、精氨酸、β-氨基丁酸等氨基酸、β-谷甾醇、胆碱、β-谷甾醇-β-D-葡萄糖苷、3，4-二羟基苯甲醛，又含药理作用与毒芹碱及烟碱相似的生物碱、类似原白头翁素刺激皮肤的物质。嫩芽含尿黑酸及其苷。

【药理作用】①镇咳作用。②抑制腺体分泌的作用。③镇吐和催吐作用。④抗生育作用。⑤对胰蛋白酶的抑制作用。⑥降压作用。⑦凝血作用。⑧促细胞分裂作用。

【毒理作用】

1. 浸膏：给小鼠腹腔注射LD_{50}量为13.142g/kg。家兔灌服0.5g/只/日，连服40日，一般情况良好，体重增加；剂量加倍，多数兔有腹泻，半数兔于20日内死亡。小鼠口服各种制剂的混悬液，以死亡为指标，则生半夏毒性最大，次为漂半夏，再次为生姜浸半夏和蒸半夏，白矾半夏最小。前四种给鸽灌胃均能引起呕吐，喂给豚鼠能使其声音嘶哑或失声，白矾半夏则无此副作用。经白矾处理似能解除半夏的毒性。半夏催吐成分不溶或难溶于水，加热可破坏。半夏水溶成分内加入醋酸铅后沉淀的物质中，含有引起蛙及小鼠骨骼肌痉挛的物质，用碱性醋酸铅生成的沉淀中，含有使蛙瞳孔散大的物质，滤液中则含有使蛙产生中枢性及箭毒样肌麻痹的物质。

2. 毒性：半夏蛋白质皮下注射对小鼠的LD_{50}为175mg/kg。生半夏及漂、姜浸和蒸半夏混悬剂及生半夏煎剂无上述反应；对小鼠急性毒性以生半夏混悬剂毒性最大，漂、姜浸及蒸制毒性依次降低，矾浸及煎剂毒性最低，因此，半夏的止吐、镇咳成分可溶于热水，而刺激咽喉失音及呕吐等毒性成分难于溶于水，不能因蒸、漂或姜浸破坏，但可被矾浸解除其毒性。生半夏粉（混悬液）0.5g/kg灌胃，连续3天，可促进小鼠胃肠运动，抑制大鼠胃液PGE2的分泌，抑制胃蛋白质酶活性，对胃黏膜损伤较大，而姜矾半夏和姜煮半夏抑制小鼠胃肠运动，对大鼠胃液PGE2的含量及胃蛋白酶活性无明显影响，说明两种姜制半夏的方法可消除生半夏对胃肠黏膜的损作用。生半夏、姜半夏、法半夏10g/kg腹腔注射，连续10天，对小鼠胚胎有毒性，并有致畸作用。

3. 生半夏浸膏：小鼠1次腹腔注射的LD_{50}为325mg（生药）/kg。生半夏混悬液灌胃给药的LD_{50}为42.7±1.27g/kg。制半夏混悬液（制半夏按中国药典1985年版方法）灌胃给药，每3小时1次，共5次。总剂量80g/kg，观察1周，对小鼠未见任何毒性反应。与同剂量的生半夏组比较，说明炮制用的白矾对生半夏有解毒作用。生半夏汤剂和制半夏汤剂灌胃给于小鼠，每次0.8ml/只，每隔3小时1次，连续给药5次。总剂量为100g/kg。观察1周，未见任何毒性反应，表明生半夏制成汤剂后比生半夏混悬液的毒性已大大降低。亚急性毒性和蓄积毒性试验：小鼠100只，均分5组。对照组灌胃常水。生半夏9g/kg（=1/5LD_{50}）组：灌胃30%生半夏混悬液。生半夏4.5g，/kg（-1/10LD_{50}）组：灌胃5%生半夏混悬液。生半夏2.25g/kg（-1/20LD_{50}：灌胃7.5%生半夏混悬液。制半夏9g/kg组：灌胃30%制半夏混悬液。每天给药1次，连续3周。结果：制半夏对小鼠体重无影响；而生半夏各组均有显著地抑制小鼠体重增长的作用，随时间和剂量的增加而作用更为显著。制半夏组未见毒性反应，而生半夏各组均有死亡。肝、肾功能虽然与对照组无明显差异，但肾指数

（肾重/体重）显然地高于对照组。提示生半夏较长时间给药后引起肾脏代偿性的增大。生半夏长时间给药所引起的中毒靶器官主要是肝肠和肾脏。病理检查，各给药组和对照组比较，均未见明显的病理形态学的改变。

4. 半夏对大白鼠妊娠和胚胎的毒性试验表明：生半夏粉 9g/kg 灌胃，对妊娠母鼠和胚胎均有非常显著的毒性，而相同剂量的制半夏粉与对照组无显著的差异，但制半夏汤剂 30g/kg（相当于临床常用量的150 倍）能引起孕鼠阴道出血，胚胎早期死亡数增加，胎儿体重显著降低。生半夏汤剂 30g/kg 对大鼠妊娠和胚胎的毒性与制半夏汤剂无差异，说明对妊娠和胚胎产生毒性的成分不因炮制而降低。姜半夏 30g/kg 剂量，可诱发孕小鼠骨髓细胞姐妹染色体交换（SCE）轻微升高，15g/kg 和 9g/kg 剂量无影响，说明高剂量（相当临床剂量100 倍）对 DNA 可能有一定损伤作用。而3 个剂量对胎鼠肝细胞的 SCE 率均无影响，说明胎盘对姜半夏可能有屏障作用。

【配伍效用】

半夏配伍海藻、昆布：半夏化痰散结；海藻化痰软坚散结；昆布除热散结。三者伍用，有化痰软坚散结之功效，用于治疗瘿瘤痰核。

半夏配伍厚朴：二者均有燥湿化痰、降逆消痞之功。但半夏功擅化痰散结降逆消痞；厚朴长于下气除胀散满。二者伍用，共奏燥湿化痰、行气降逆散结之功，用于治疗痰郁交阻于咽喉而引起的咽中如有异物，吐之不出，咽之不下之梅核气；痰气互结之胸满咳喘、脘腹胀闷、呃逆呕吐等症。

半夏配伍黄连、竹茹：半夏燥湿化痰、降逆止呕；黄连清泻胃热、止呕降逆；竹茹消痰开郁、清热止呕。三药伍用，有燥湿健脾、清热和胃、降逆止呕之功效，用于治疗胃热呕吐、呃逆；妊娠呕吐以及痰热壅盛、肺气不利之咳嗽痰多者。

半夏配伍黄芩：半夏辛温，入脾经，燥湿化痰、和胃止呕、消痞散结；黄芩苦寒，入肺经，清热燥湿、泻火解毒、止血安胎。二者合用，肺脾同治，有清热燥湿化痰、和胃降逆止呕之功效，用于治疗痰热壅肺、肺气上逆之咳嗽痰多黄稠；痰热互结、胃失和降之胸膈痞满、恶心呕吐、食欲不振等症。

半夏配伍硫黄：半夏味辛性温，和胃降逆、燥湿化痰、消痞散结；硫黄味酸性热，补命门真火、疏利大肠、通腑气、利大便。二者伍用，共奏温肾逐寒、和胃行滞、通阳泄浊之功效，用于治疗老年人虚寒便秘；或寒湿久泻。

半夏配伍人参、白蜜：半夏降逆止呕；人参大补元气，健脾益胃；白蜜补中缓急。三药伍用，有益脾胃、止呕逆之功效，用于治疗胃虚呕吐。

半夏配伍天竺黄：半夏辛苦性温，燥湿化痰、降逆止呕；天竺黄甘寒，清热豁痰、凉心定惊。二者伍用，共奏清热化痰、祛风定惊之功效，用于治疗痰湿中阻之胸闷、咳嗽、痰多；痰涎壅盛之中风不语；或小儿高热之惊风、惊痫抽搐等症。

半夏配伍细辛、干姜：半夏燥湿化痰；细辛、干姜温肺化饮。三药伍用，有温肺化饮祛痰之功效，用于寒饮犯肺所致之咳嗽喘息、吐痰清稀等。

【方剂选用】

1. 喘息型支气管炎：半夏、桔梗、五味子、桂枝各 9g，生麻黄、细辛各 3g，生石膏 30g，水煎服。

2. 冠心病：生半夏、生南星等份，碾成细末，水泛为丸，每次服用 3.5g，每日 3 次。

3. 病毒性心肌炎：半夏 18g，生姜 24g，茯苓 12g，水煎服，每日 1 剂。

4. 室上性心动过速：生半夏、生石菖蒲等份研末，用时取少许吹患者鼻腔，取嚏 3~8 次。

5. 严重失眠：清半夏 12g，秫米 60g（即小黄米）。胸膈胃脘满闷，舌红苔黄腻者加鲜莱菔子 120g。上药水煎，以米熟为度，取汁 200ml，轻者日 1 剂，睡前服；重者日 3 剂，早中晚各服 1 剂。

6. 呕吐：生半夏、生姜各 9g。水煎 2 次分服。用于胃大部切除术后等不同原因引起的呕吐，疗效显著。

7. 眶上神经痛：半夏、白芷各 10g，水煎服。

8. 痔疮：生半夏、白矾、麻柳树叶各 20g，加水 200ml，置容器内煮沸后，用药液熏洗患处。

9. 急性乳腺炎：鲜半夏洗净除去外皮，塞入患乳同侧或对侧鼻孔内，每次 1～2 小时，每日 1 次。

10. 扁平疣：生半夏、斑蝥各等份，共研末，用 10% 稀盐酸调成糊状备用。先在疣处进行消毒，然后用消毒过的小梅花针刺打疣的顶端，待微微出血，将药涂于顶端，涂后稍有烧灼感，继而干燥结痂，一周后可脱痂痊愈。

11. 颈部淋巴结炎：生半夏 50g，烤干后研末备用。用时取生半夏粉 3 份，与面粉 1 份混合，再加陈醋半匙及温开水调匀，每晚 1 次敷患处，次晨取下，5～7 次为 1 疗程。

12. 斑秃：酒浸半夏液（醇酒 500ml，半夏 60g，浸 1 夜），涂擦患处，每日早晚各 1 次，配合内服防风通圣散。

13. 鸡眼：先用手术刀削去患部角化组织，使呈一凹面，然后以生半夏末敷于局部，外贴胶布，5～7 天后，鸡眼坏死脱落。

14. 妊娠呕吐：半夏 30g，用清水淘洗数遍至无味为度，置清洁无药味的砂锅内，文火煎者 45 分钟，去渣取清汤 100ml，调入已研好的山药细末 30g，煎 3～4 沸，成粥糊状，再调入白砂糖适量，稍冷后频频食之，每次量由小渐增，每日 1 剂。烦躁、口干、舌红以鲜芦根 60g，加入半夏内共煎；呕吐清水，喜热饮，舌质淡，属脾胃虚寒者加砂仁 6g，研末与山药共入汤煎煮。

15. 宫颈糜烂：生半夏研末过筛，装瓶备用。先将宫颈糜烂面分泌物擦净，用带线棉球蘸生半夏粉适量，紧贴宫颈糜烂面，

线头露阴道外，24 小时后自行取出，每周上药 1～2 次，8 次为 1 疗程。上药时如药粉撒在阴道壁上，应立即用生理盐水棉球擦净，否则会产生烧灼感甚至引起水泡。

16. 面肌痉挛：生半夏 12g，生薏苡仁 30g，水煎分 2 次服，连服 2 个月。

17. 美尼尔综合征：泽泻 60～120g，法半夏 18～30g，白术 10g，钩藤 10g。水煎 2 次取汁 400ml，分 3 次服，每日 1 剂。

18. 慢性咽炎：制半夏（砸碎）500g，加食醋 2500ml，浸泡 24 小时后，加热三、四沸，捞出半夏加苯甲醇，过滤，分装备用。每次 10ml（加白开水适量），日服 2～3 次。

19. 突发性音哑：制半夏 15g，加水 400ml，煎 20 分钟去渣，加苦酒（醋）20ml，待半冷时再加鸡蛋清 2 个，搅匀，徐徐含咽，每日 1 剂。

20. 食道炎：法半夏、山楂、淡豆豉各 10g，黄连 5g，全栝楼 30g。水煎服，每日 1 剂。

21. 湿痰、咳嗽脉缓、面黄、肢体沉重、嗜卧不收、腹胀而食不消化：南星、半夏（俱汤洗）各 30g，白术 45g。上为细末，糊为丸，如梧桐子大。每服 50～70 丸，生姜汤下。

22. 湿痰喘急，止心痛：半夏不拘多少，香油炒，为末，粥丸梧桐子大。每服 30～50 丸，姜汤下。

23. 心下有支饮（呕家本渴，渴者为欲解，今反不渴）：半夏 500g，生姜 250g。上二味，以水 140ml，煮取 300ml，分温再服。

24. 猝呕吐，心下痞，膈间有水，眩悸者：半夏 1 升，生姜半斤，茯苓 90g。上三味，以水 1400ml，煮取 300ml，分温再服。

25. 痰厥：半夏 240g，防风 120g，甘草 60g。同为细末，分作 40 服，每服用水一大盏半，姜二十片，煎至 2g，去渣温服，不计时候。

26. 胃反呕吐者：半夏 2 升（洗完用），人参 90g，白蜜 1 升。上三味，以水

一斗二升，和蜜扬之 240 遍，煮药取二升半，温服一升，余分再服。

27. 神经性呕吐和妊娠呕吐：生半夏9g，旋覆花 9g，别直参 1.5～3g，代赭石9g，生姜汁一匙。有热性症状者加竹茹9g，有寒性症状者加吴茱萸 3g。

28. 妊娠呕吐不止：干姜、人参各30g，半夏60g。上三味，末之，以生姜汁糊为丸，如梧桐子大。饮服 10 丸，日三服。

29. 小儿痰热，咳嗽惊悸：半夏、南星等份，为末，牛胆汁，入胆内和，悬风处待干，蒸饼丸，绿豆大。每服 3～5 丸，姜汤下。

30. 小儿惊风：生半夏3g，皂角1.5g。为末，吹少许入鼻。

31. 痰结，咽喉不利，语音不出：半夏（洗）15g，草乌 0.4g（炒），桂 0.4g（炙）。上同为末，生姜汁浸蒸饼为丸，如鸡头大，每服 1 丸，至夜含化。

【不良反应及注意事项】阴虚燥咳、津伤口渴、血证及燥痰者禁服，孕妇慎服。半夏使用不当可引起中毒，表现为口舌咽喉痒痛麻木，声音嘶哑，言语不清，流涎，味觉消失，恶心呕吐，胸闷，腹痛腹泻严重者可出现喉头痉挛，呼吸困难，四肢麻痹，血压下降，肝肾功能损害等，最后可因呼吸中枢麻痹而死亡。

◆半夏曲

【来源】本品为半夏加面粉、姜汁等制成的曲剂。

【性味归经】味辛、甘，性温。归肺、脾、大肠三经。

【功能主治】止咳化痰，平喘降逆，和胃止呕，消痞散结。主治：风寒咳嗽、喘息气急、湿痰冷饮、胸脘满闷、久咳不愈、顽痰不化。

【用法用量】内服：煎汤（纱布包煎）6～9g。

【炮制】取生半夏、法半夏各半，研成粉末。500g用生姜洗净捣碎绞汁，同面粉120g，和温开水调成稀糊，倒入半夏粉内

揉搓成团，发酵后，以木制模型压成小块，晾干。取漂过的半夏，研末。500g用面粉120g，生姜 60g，洗净打汁拌入面粉内，加些温开水调成糊浆，再与半夏粉充分拌和，压约三分厚，切为小块，晒至半干，放入锅内烘至黄色为度。均宜置干燥处，防霉。《纲目》：半夏研末，以姜汁、白矾汤和作饼，楮叶包置篮中，待生黄衣，晒干用，谓之半夏曲。

【药理作用】

1. 增强药效：发酵制曲增加了健脾消食或者其他组方药物的功能。

2. 降低毒性：具有降逆止呕，和中化痰的功能。

3. 产生新的活性成分：半夏曲由于含有酵素，除有去湿化痰、降逆止呕作用外，还有健脾温胃的功能。

◆半边钱

【来源】本品为豆科植物铺地蝙蝠草的全株。夏、秋季采收，洗净，鲜用或晒干。生于空旷向阳的草地上。生于空旷向阳的草地上，分布于福建、广东、海南、广西等地。

【别名】罗藟草、钱凿草、土豆草、纱帽草、蝴蝶草、马蹄金、马蹄香。

【性味归经】味苦、辛，性寒，无毒。肺，心，肾，膀胱经。

【功能主治】利水通淋，散瘀止血，清热解毒。主治：小便不利、石淋、水肿、白带、跌打损伤、吐血、咯血、血崩、目赤肿痛、乳痈、毒蛇咬伤。

【用法用量】全草 15～30g，鲜根 30～60g，水煎服。外用：适量，捣敷，或煎水洗。

【炮制】洗净鲜用或晒干。

【方剂选用】

1. 小便不通：鲜半边钱 60～90g（小儿减半）。清水煎，代茶服。

2. 吐血、咳血：半边钱鲜根45g，水煎服。

3. 跌打损伤：鲜半边钱叶，捣烂敷患处。

4. 毒蛇咬伤：鲜半边钱叶 60g。水煎服。另以鲜叶捣敷患处。

5. 疥癣：鲜半边钱，水煎外洗。

6. 慢性肾炎：半边钱鲜根 30 ~ 60g，水煎服。

7. 急、慢性肾小球肾炎：取半边钱茎叶文火焙干，研末，每次 3g 和鸡蛋、白糖混匀，炒熟服，早晚各 1 次。连服 7 天，重症连服 2 周；小便检查正常后改为隔日 1 剂，连服 1 ~ 2 个月，以巩固疗效。治疗期间忌食辣、盐。严重尿毒症及酸中毒者，应先处理，纠正后再用本法治疗。

【不良反应及注意事项】孕妇慎用。

◆ 半边莲

【来源】本品为桔梗科植物半边莲的带根全草。多于夏季采收，带根拔起，洗净，晒干或阴干。产于华东、华南、西南、中南各地。

【别名】急解索、蛇利草、细米草、蛇舌草、鱼尾花、半边菊、半边旗。

【性味归经】味甘，性平。归心、肺、小肠经。

【功能主治】清热解毒，利水消肿。主治：毒蛇咬伤、痈肿疔疮、扁桃体炎、湿疹、足癣、跌打损伤、湿热黄疸、阑尾炎、肠炎、肾炎、肝硬化腹水及多种癌症。

【用法用量】内服煎汤干品 10 ~ 15g，鲜 30 ~ 60g。外用：适量。

【炮制】除去杂质，洗净，切段，晒干。

【化学成分】全草含生物碱，异山梗菜酮碱、黄酮苷、皂苷等，又有报道含菊糖，对 - 羟基苯甲酸，延胡索酸和琥珀酸。根茎含半边莲果聚糖。

【药理作用】①抗癌作用。②对内皮细胞的调节作用。③镇痛、抗炎作用。④抗氧化、抗菌及抑制 α - 葡萄糖苷酶作用。

【毒理作用】

1. 小鼠静脉注射浸剂半数致死量为 6.10 ± 0.26g/kg，全半边莲素为 18.7 ± 2.0mg/kg，折合生药为 9.35 ± 1.0g/kg。大鼠浸剂灌胃半数致死量为 75.1 ± 13.1g/kg，

腹腔注射 0.1 ~ 1.0g/kg，每日 1 次，连续 3 个月，体重、尿沉渣及尿蛋白的检查均无异常；用药组粪较稀，表示有一定致泻作用，病理切片除部分用药鼠肾脏有轻度浊肿外未发现明显器质性病变。

2. 半边莲煎剂小鼠静脉注射的 LD_{50} 为 6.10 ± 0.26g（生药）/kg。死前有呼吸兴奋，狂躁不安等现象，继之发生抽搐，一般在 5 分钟内死亡。半边莲浸剂大鼠灌胃的 LD_{50} 为 95.1 ± 13.1g（生药）/kg。大鼠每日腹腔注射浸剂 0.1、0.3 和 1.0g（生药）/kg，连续 3 分钟，体重、尿沉渣及尿蛋白检查均无异常发现。

3. 病理检查，除部分大鼠肾脏有轻度浊肿外，未见显著器质性变化。

【方剂选用】

1. 百日咳：鲜半边莲、鲜鹅不食草各 120g，水煎 2 次，每次 30 分钟，浓缩至 300ml。3 岁以下 15ml/次，3 岁以上 20ml/次，口服，1 日 3 次。5 天为 1 疗程。

2. 蛇咬伤：①半边莲每日 30 ~ 48g，文火慢煎半小时，分 3 次内服。另取半边莲捣烂外敷，每日更换 2 次。②鲜半边莲 30 ~ 120g，水煎，分 3 次服。同时以鲜半边莲捣碎外敷，每日 2 次。

3. 婴儿湿疹：半边莲、白英、金银花、红枣、葛根水煎代茶饮。

4. 黄疸，水肿，小便不利：半边莲 30g，白茅根 30g。水煎，分 2 次用白糖调服。

5. 乳腺炎：鲜半边莲适量，捣烂敷患处。

6. 疔疮，一切阳性肿毒：鲜半边莲适量，加食盐数粒同捣烂，敷患处，有黄水渗出，渐愈。

【不良反应及注意事项】虚症忌服，水肿忌用。

◆ 半枝莲

【来源】本品为唇形科植物半枝莲的全草。种子繁殖的，从第 2 年起，每年的 5 月、7 月、9 月都可收获一次。分株繁殖的，在当年 9 月收获第 1 次，以后每年可

收获 3 次。用刀齐地取全株，拣除杂草，捆成小把，晒干或阴干，生于溪沟边、田边或湿润草地上。分布于河北、陕西南部、河南、湖北、湖南等地。

【别名】狭叶韩信草、通经草、紫连草、并头草、牙刷草。

【性味归经】味辛、苦，性寒。归肺、肝、肾经。

【功能主治】清热解毒，散瘀止血，利尿消肿。主治：热毒痈肿、咽喉疼痛、肺痈、肠痈、瘰疬、毒蛇咬伤、跌打损伤、吐血、衄血、血淋、水肿、腹水及癌症。

【用法用量】内服：煎汤 15 ~ 30g（鲜品 30 ~ 60g），或捣汁。外用：捣敷。

【炮制】除去杂质，洗净，切段。

【化学成分】全草含红花素，异红花素等。另据报道，从地上部分分离得到汉黄芩素，半枝莲素，半枝莲种素，柚皮素，芹菜素等。

【药理作用】①抗癌作用。②护肝作用。③抗氧化、抑菌和抗病毒作用。

【方剂选用】

1. 吐血、咯血：鲜半枝莲 30 ~ 60g，捣烂绞汁，调蜜少许，炖热温服，日 2 次。

2. 热性血痢：半枝莲 60g，煎服。

3. 痢疾：鲜半枝莲 90 ~ 150g，捣烂绞汁服；或干全草 30g，水煎服。

4. 胃气痛：干半枝莲 30g，和猪肚或鸡 1 只（去头及脚尖，内脏），水、酒各半炖热，分 2 ~ 3 次服。

5. 肺脓疡：半枝莲、鱼腥草各 30g，水煎服。

6. 蛇头疔、淋巴腺炎：鲜半枝莲 30 ~ 60g，调食盐少许，捣烂外敷。

7. 背痈：鲜半枝莲根捣烂外敷。要留出白头，一天敷 2 次。另取全草 30g，水煎服，服 4 ~ 5 次即可排脓。排脓后，用根捣汁滴入孔内，并用纱布包扎，一天换 2 次。

8. 跌打损伤：半枝莲捣烂，同酒糟煮热，外敷。

9. 一切毒蛇咬伤：鲜半枝莲，洗净捣烂，绞汁，调黄酒少许温服，渣敷患处。

10. 毒蛇咬伤：鲜半枝莲、观音草各 30 ~ 60g，鲜半边莲、鲜一包针各 120 ~ 240g，水煎服。另取上述鲜草洗净后加食盐少许，捣烂取汁外敷。

11. 淋巴结核：半枝莲 60g，水煎服。或半枝莲、水龙骨各 30g，加瘦猪肉适量，煮熟，吃肉喝汤。

12. 癌症：半枝莲、蛇葡萄根各 30g，藤梨根 120g，水杨梅根 60g，白茅根、凤尾草、半边莲各 15g。水煎服。

13. 癌瘤：取半枝莲 30g，水煎两次，上、下午分服，或代茶。另有用半枝莲、白英各 30g，水煎服，每日 1 剂。

【不良反应及注意事项】血虚者不宜，孕妇慎服。

◆ 对节参

【来源】本品为双子叶植物萝藦科植物昆明杯冠藤的根。秋、冬采。洗净，切片，晒干或鲜用。生于山坡草地、村边和路旁、灌木丛或山谷等处，分布于西南、广西等地。

【别名】断节参、青洋参。

【性味归经】味甘、微苦，性温。归肝、肾经。

【功能主治】补肝肾，强筋骨。主治：肾虚腰痛、足膝无力、跌打损伤、骨折、狂犬咬伤。

【用法用量】内服：煎汤，干品 25 ~ 100g 或浸酒。外用：鲜品适量，捣敷。

【炮制】晾干，酒制。

【化学成分】从昆明杯冠藤根中粗苷酸水解中分离得到：去酰基萝藦苷元、喙牛奶菜碱、青洋参苷元、喙牛奶菜碱、青洋参苷元、萝藦胺、牛皮消。

【方剂选用】

1. 肾虚腰痛，病后体虚，营养不良：对节参 30 ~ 60g，炖肉吃。

2. 跌打损伤，骨折：对节参 15 ~ 30g，泡酒服；外用鲜品捣敷。

◆ 对叶草

【来源】本品为萝藦科植物华北白前的

全草。夏、秋采收。分布宁夏。生于山坡、杂木林及灌丛间、干河床、河岸沙地,主产于甘肃、青海、新疆、内蒙古等地。

【别名】牛心朴、牛心秋、瓢柴、侧花徐长卿。

【性味归经】味苦,性温,有毒。入肝经。

【功能主治】活血,止痛,消炎,调经,健脾行水。主治:月经不调、乳少、小儿疳积、虚浮。

【用法用量】不宜内服,多用9g,煎浓水,热敷或熏洗患处。

【炮制】晒干切段。

【方剂选用】

1. 各种关节疼痛:对叶草带根全草9g,煎浓水,用毛巾热敷或熏患处。

2. 牙痛:对叶草带根全草9g,煎水含漱,不可咽下,以免中毒。

3. 秃疮:对叶草根,水煎,外洗患处。

【不良反应及注意事项】本品有毒,不宜内服。

◆丝瓜络

【来源】本品为葫芦科植物丝瓜的干燥成熟果实的维管束。夏、秋二季果实成熟、果皮变黄、内部干枯时采摘,除去外皮及果肉,洗净,晒干,除去种子。丝瓜络全国各地均产,以浙江、江苏所产质量为好,主产于广东。

【别名】丝瓜网、天罗线、丝瓜瓤。

【性味归经】性平,味甘。归肺、胃、肝经。

【功能主治】祛风,通络,活血。主治:痹痛拘挛、胸胁胀痛、乳汁不通。

【用法用量】煎服4.5～9g。外用:适量。

【炮制】丝瓜络:洗净晒干,切段。炒丝瓜络:取切成小段的丝瓜络,用麸皮拌炒至黄色为度,丝瓜络取出,筛去麸皮。丝瓜络炭:取切成小段的丝瓜络,盛锅内(装满为度),上覆同样大小的锅一只,两锅结合处以黄泥封严,然后用微火烧煅约4～5小时停火(一般用白纸贴在上面锅底上,纸呈焦黄色时为煅透),候冷取出。

【化学成分】丝瓜络含木聚糖及纤维素,可能还含甘露聚糖、半乳聚糖及木质素等。

【药理作用】①所含齐墩果时酸对大鼠肝脏由四氯化碳引起的急性损伤有治疗作用,能减轻肝细胞浆空心变性、疏松变性、肝细胞坏死及小叶变性反应。②所含齐墩果叶酸有强心利尿作用以及抑制S180瘤株的生长。

【毒理作用】所含齐墩果叶酸口服120mg/kg未见明显的毒性及副反应。动物灌胃临床剂量的100倍,连服10天,镜检,脑、心、肝等11种器官未见明显损害,表明毒性低,食用安全。

【方剂选用】

1. 改善面部黄褐斑:柴胡、白术、白芍、薄荷、丝瓜络等中药组成消斑汤。

2. 慢性咽喉炎:经霜老丝瓜蒸熟后加白糖慢慢咽下。

3. 椎动脉型颈椎病:丝瓜络配合皂角、大黄、青礞石等中药组成通瘀清眩汤和清开灵注射液。

4. 乳腺增生、急性乳腺炎:丝瓜络可疏通乳腺管,治疗产后乳汁不通,乳房硬结,将丝瓜络炒炭后与低度白酒同服,或与其他中药结合使用,如蒲公英、橘核仁、栝楼、路路通等,效果更加快速明显。

5. 风湿性关节炎:丝瓜络配伍当归、制马钱子、制川乌、土茯苓等中药。

6. 脂肪肝:参苓白术散中,丝瓜络配伍党参、白术等中药,可疏肝健脾,治疗脂肪肝。

◆丝瓜藤

【来源】本品为葫芦科植物丝瓜的藤。夏、秋两季采收,洗净,鲜用或晒干。

【性味归经】味苦,性微寒。归心、脾、肾经。

【功能主治】舒筋活血,止咳化痰,解毒杀虫。主治:腰膝酸痛、肢体麻木、月经不调、咳嗽痰多、鼻炎、牙宣、龋齿。

【用法用量】内服:煎汤30～60g,或

烧存性,研末。外用:煨存性,研末调敷。

【炮制】洗净晒干,切段。

【化学成分】①丝瓜藤含人参皂苷 - Re、Rg,丝瓜苷 A、B、C、D、E、F、G、H、I。②奥丝瓜藤含奥丝瓜苷 A、B、C、D、E、F、G。

【药理作用】①止咳祛痰作用。②抗菌作用。③增加呼吸道排泌酚红的作用。④镇咳、平喘作用。

【毒理作用】

1. 大鼠口服丝瓜藤煎剂 10g/kg/日,共 14 天,对体重、体温、心电图及肝、肾、心、肺等均无明显影响。

2. 犬口服 5g/kg,肝功能未见异常。

【方剂选用】

1. 鼻中时时流臭黄水,甚至脑亦时痛:丝瓜藤近根三五寸许,烧存性为细末,酒调服之。

2. 牙宣齿痛:丝瓜藤阴干,临时火煅存性,研搽。

3. 慢性气管炎:取丝瓜藤(干)60~240g,切碎浸泡后煮 1 小时以上滤过,药渣加水再煎,两次煎液合并浓缩至 100~150ml,加糖适量。每次 50~100ml,日服 2~3 次,10 天为 1 疗程。

4. 萎缩性鼻炎、慢性副鼻窦炎:用丝瓜根及近根 3~5 尺之藤煎服,每次 9g,日服 1 次;或用根藤约 30g(以新鲜者为佳),与瘦猪肉煎汤服。5 次为 1 疗程。

◆生姜

【来源】本品为姜科植物姜的新鲜根茎。10~12 月茎叶枯黄时采收。挖起根茎,去掉茎叶、须根。我国中部、东南部至西南部各省广为栽培。

【别名】鲜生姜、鲜姜、姜根、百辣云、勾装指、因地辛、炎凉小子、蜜炙姜。

【性味归经】味辛,性温。归肺、胃、脾经。

【功能主治】散寒解表,降逆止呕,化痰止咳。主治:风寒感冒、恶寒发热、头痛鼻塞、呕吐、痰饮喘咳、胀满、泄泻。

【用法用量】内服:煎汤 5~9g,或入丸、散。外用:适量,捣敷,搽患处或炒热熨。

【炮制】①生姜:拣去杂质,洗净泥土,用时切片。②鲜姜粉:取鲜生姜,洗净,捣烂,压榨取汁,静置,分取沉淀的粉质,晒干,或低温干燥。③煨姜:取净生姜,用纸六七层包裹,水中浸透,置火灰中煨至纸色焦黄,去纸用。

【化学成分】生姜的化学成分可分为挥发油、辛辣成分、二苯基庚烷三类。

【药理作用】①对消化道有轻度刺激作用,可使肠张力、节律及蠕动增加,有时继之以降低,可用于因胀气或其他原因引起的肠绞痛。②对血管运动中枢及呼吸中枢有兴奋作用,对心脏也有直接兴奋作用。③抗菌及抗原虫作用。

【毒理作用】对青蛙蛙皮下、家兔静脉注射大量姜油酮能引起中枢运动麻痹,对家兔有时能降血压。

【配伍效用】

生姜配伍半夏:生姜温中止呕,能制半夏之毒;半夏辛温性燥,善燥湿化痰,降逆止呕。二者配伍,能增强温中散寒和胃,化痰降逆止呕之功,可治疗胃寒或痰饮内停所致之呕吐。

生姜配伍黄连、竹茹:生姜味辛性微温,为止呕良药;黄连苦寒清泻胃火;竹茹性微寒而善清胃热而止呕吐。三者配伍后,寒多热少,仍不失寒凉之性和清热止呕之功,治疗胃热呕吐效佳。

生姜配伍杏仁、苏叶:生姜辛温解表,温肺止咳;杏仁宣肺降气,止咳平喘;苏叶发散,风寒解表。三者同用,共奏发表散寒,化痰止咳之功,可治疗外感风寒,咳嗽痰多之症。

【方剂选用】

1. 急性细菌性痢疾:鲜生姜45g,红糖30g,共捣为糊状,每日 3 次分服,7 天为 1 疗程。

2. 胃炎及溃疡病:鲜生姜 250g,红糖、菜油各 500g,制成油膏。早晚各 1 匙,空腹开水冲服。

3. 腹腔炎症：生姜、芋头各等量，共捣为糊状，摊在纱布上，敷于患处，范围以大于病灶的范围2cm为宜，腹腔炎症可敷于相应部位的腹壁前。

4. 蛔虫性肠梗阻：鲜生姜汁1份，蜂蜜2份。成人每次20ml，小儿酌减，每1~2小时1次，病情重者适当增量至症状和体征消失为止。

5. 胆道蛔虫症：生姜150~200g（洗净去皮取汁），生蜂蜜60~100g。二者混匀，一次顿服，小儿酌减

6. 遗尿：生姜30g捣泥，炮附子6g，补骨脂12g，共为末，合为膏，填入脐中，无菌纱布覆盖固定。

7. 风湿痛、腰腿痛：用鲜生姜制成5%~10%注射液，行痛点或反应结节注射，也可配合远端或近端穴位注射，关节部位则在关节囊周围注射。每日或隔日1次，每点注入0.5~2ml，3~5次为1疗程，一般可连续注射20~30次。注射后局部常有胀、麻及灼热感，甚至疼痛加剧，约1~2天疼痛减轻或消失。

8. 脂溢性皮炎：鲜生姜250g，捣碎取汁。10%盐水洗净患处后用棉签蘸姜汁反复涂搓，至姜汁用完。每周1次，一般2~3次即愈。

9. 急性炎症：仙人掌20g，生姜10g。洗净后去刺去皮，共捣为泥状。将药泥均匀地摊在塑料薄膜或凡士林布块上，外加敷料，贴敷于炎症部位，用宽胶布沿周边固定，使其保持湿润状态。每日换药1次。

10. 男子不育症：生姜50g，当归45g，瘦羊肉120g，以水2000ml，煎成500~750ml的药液，分4次服，每日服1剂。

11. 腰部扭伤：生姜汁加入适量大黄粉，调成软膏状平摊外敷扭伤处，覆盖油纸，纱布固定，12~24小时未愈者可再敷。

12. 眉棱角痛：鲜生姜30~50g，生半夏30~60g（1剂量）。用沸水泡后频频服用，或用武火煎半小时后频频服用。

13. 灼伤：鲜生姜去杂质，洗净擦干，捣烂，取汁，用消毒药棉蘸姜汁涂患部或用姜汁纱布湿敷患处。

14. 晕车：取新鲜生姜切片，临上车前敷贴在内关穴（男左女右）上，再用胶布、绷带或手巾包扎。

15. 咳嗽：白蜜500g，生姜1kg（取汁）。上二味，共煎熬，令姜汁尽，唯有蜜在，收膏。且服如枣大，含1丸，每日3服。禁一切杂食。

16. 冷痰嗽：生姜60g，饴糖30g，水3碗，煎至半碗，温和徐徐饮。

17. 中气昏厥，亦有痰闭者：生姜15g，半夏、陈皮、木香各4.5g，生甘草3g。水煎，临服时加童便一盏。

18. 呕吐，百药不瘥：生姜30g，切如绿豆大，以醋浆140ml，于银器煎取80ml，空腹和渣旋呷之。

19. 诸疮痔漏，久不结痂：生姜连皮切大片，涂白矾末，炙焦研末，贴之勿动。

20. 赤白癜风：生姜频擦之良。

21. 跌打损伤：姜汁和酒调生面贴之。

【不良反应及注意事项】 阴虚内热及实热证者忌服。

◆ **布渣叶**

【来源】 本品为椴树科植物破布树的干燥叶，生于丘陵山地灌丛中，分布于福建、广东、广西、贵州等地，国外的越南、老挝也有。

【别名】 蓑衣子、破布叶、麻布叶。

【性味归经】 味酸，性凉。归脾、胃经。

【功能主治】 清热消滞，利湿退黄，化痰。主治：感冒、中暑、食欲不振、消化不良、湿热食滞之脘腹痛、食少泄泻、湿热黄疸。

【用法用量】 15~30g。

【炮制】 除去枝梗和杂质，阴干或晒干。

【化学成分】 异鼠李素、山奈酚、异香草酸、对香豆酸、阿魏酸等。

【药理作用】 ①降脂、减少胆固醇的吸收。②防止皮肤的老化。

【方剂选用】

1. 外感风寒，湿滞胃肠所致的头痛头

胀，微恶寒无热，腹胀隐痛，便稀，伴疲乏，纳差，舌淡苔白腻，脉浮缓：用藿香正气丸加减（藿香、紫苏、白芷、法半夏、大腹皮、茯苓各 10g，川厚朴 12g，陈皮 5g，布渣叶 15g，防风 8g），午晚餐后各服 1 剂，次日上午再服 1 剂，症消而愈。

2. 饮食不洁，宿食内停，阻滞肠胃所致的上腹饱胀隐痛，作呕嗳气，便烂腐臭，便后胀减，纳差，舌淡红苔厚腻，脉弦滑：用保和丸加减（神曲 10g，布渣叶 12g，鸡内金、山楂、莱菔子各 8g，茯苓、连翘、川厚朴、陈皮各 6g），连用 4 剂痊愈。

3. 黄疸（热重于湿）：用茵陈蒿汤加味（茵陈 30g，金钱草 25g，板蓝根、布渣叶各 20g，溪黄草、虎杖各 15g，栀子、大黄、枳实各 10g），连服 5 剂。

◆ 平贝母

【来源】本品为百合科植物平贝母的鳞茎。鳞茎繁殖 1~2 年收获，种子繁殖 5~6 年收获。5 月下旬或 6 月上旬采收，将鳞茎挖出，除去泥土及须根，晒干或烘干。生于林中肥沃土壤中，分布于我国东北地区。

【别名】坪贝、贝母、平贝。

【性味归经】味苦、辛，性微寒。归肺经。

【功能主治】清热润肺，化痰止咳。主治：肺热燥咳、干咳少痰、阴虚痨嗽、咯痰带血、瘰疬、乳痈。

【用法用量】煎服 3~10g，研末服 1~2g。

【炮制】除去杂质，用时捣碎。

【化学成分】鳞茎含西贝母碱 -3β- D -葡萄糖苷、贝母辛碱、西贝母碱、平贝碱甲、平贝碱乙、平贝碱丙及平贝碱苷。茎、叶含贝母辛碱、平贝碱甲、平贝定苷等。花含贝母辛碱、去氢浙贝母碱、及贝母属碱 A。全草含平贝七环碱、平贝七环酮碱、平贝七环碱甲醚、平贝七环酮碱甲醚、平贝酮、黑龙江贝宁。

【药理作用】①化痰、平喘、镇咳作用。②抗溃疡作用。③抗血小板聚集作用。④其他作用：平贝母浸膏对实验性动物具有中枢抑制作用。平贝母总生物碱、平贝碱甲均有明显的祛痰和降血压作用。

【毒理作用】平贝母总碱给小鼠静注的 LD$_{50}$ 为 84.2mg/kg；腹腔注射的 LD$_{50}$ 为 148.4mg/kg。亚急性毒性试验表明，每只小鼠分别皮下注射平贝母总碱 0.3mg、0.15mg，每日 1 次，连续 3 周，对血象、肝功、肾功以及心、肝、脾、肾均无影响。

【不良反应及注意事项】反乌头。

◆ 田基黄

【来源】本品为藤黄科植物地耳草的全草。春、夏季开花时采收全草，晒干或鲜用。生于田野较湿润处。广布于长江流域及其以南各地。

【别名】地耳草、斑鸠窝、雀舌草、蛇查口。

【性味归经】性甘、苦，性凉。归肺、肝、胃经。

【功能主治】清热利湿，解毒，散瘀消肿。主治：湿热黄疸、泄泻、痢疾、肠痈、痈疖肿毒、乳蛾、口疮、目赤肿痛、毒蛇咬伤、跌打损伤。

【用法用量】内服：煎汤 15~30g，鲜品 30~60g，大剂量可用至 90~120g，或捣汁。外用：适量，捣烂外敷，或煎水洗。

【炮制】全草晒干或鲜用。

【化学成分】含黄酮类、内酯（香豆精）、鞣质、蒽醌、氨基酸、酚类。

【药理作用】①利尿作用。②镇静和降低体温的作用。③呼吸兴奋作用，心率减慢，血压升高；大剂量时则心率加快，血压明显下降，终至心脏麻痹。④利胆作用。⑤抗蛇毒作用。⑥抗溃疡作用。⑦轻泻作用。⑧抑菌作用。

【方剂选用】

1. 寒躭气喘及疟疾寒热：田基黄、雄黄各 6g。捣泥，碗内覆之，待青色，以饭丸如梧桐子大。每服 9 丸，空心盐汤下。

2. 毒蛇咬伤：鲜田基黄 30~60g，捣烂绞汁，加甜酒 30g 调服，服后盖被入睡，以便出微汗。毒重的一天服两次。并用捣烂的鲜田基黄敷于伤口周围。

3. 疔疮、一切阳性肿毒：鲜田基黄适

量，加食盐数粒同捣烂，敷患处，有黄水渗出，渐愈。

4. 乳腺炎：鲜田基黄适量，捣烂敷患处。

5. 无名肿毒：田基黄叶捣烂加酒敷患处。

6. 喉蛾：鲜田基黄如鸡蛋大一团，放在瓷碗内，加好烧酒90g，同擂极烂，绞取药汁，分三次口含，每次含约 10～20 分钟吐出。

7. 时行赤眼或起星翳：鲜田基黄，洗净，揉碎作一小丸，塞入鼻腔，患左眼塞右鼻，患右眼塞左鼻。3～4 小时换 1 次。或鲜田基黄适量，捣烂，敷眼皮上，用纱布盖护，一日换药 2 次。

8. 跌打扭伤肿痛：田基黄500g，清水1.5kg，煎剩750g过滤，将渣加水 1.5kg 再煎成一半，然后将两次滤液混合在一起，用慢火浓缩成500g，装瓶备用。用时以药棉放在药液中浸透，取出贴于患处。

9. 黄疸、水肿、小便不利：田基黄30g，白茅根30g。水煎，分2次用白糖调服。

10. 单腹鼓胀：田基黄、金钱草各9g，大黄12g，枳实18g。水煎，连服 5 天，每天 1 剂；以后加重田基黄、金钱草二味，将原方去大黄，加神曲、麦芽、砂仁，连服 10 天；最后将此方做成小丸，每服15g，连服半个月。在治疗中少食盐。

11. 湿热泄泻：田基黄30g，水煎服。

12. 痢疾：生田基黄60g，水煎和黄糖服。

13. 盲肠炎：田基黄240g，加双料酒适量，捣烂水煎，一日 5 次分服，渣再和入米酒少许，外敷患处。

14. 急性中耳炎：田基黄擂烂绞汁，和酒少许滴耳。

15. 晚期血吸虫病腹水、肾炎水肿：田基黄 30～60g，煎服。

16. 蛇咬伤：取田基黄每日 30～48g，文火慢煎半小时，分 3 次内服。另用田基黄捣烂外敷，每日更换 2 次。

17. 糜烂型手足癣及亚急性湿疹：采用

8% 田基黄煎剂湿敷，或用 40% 田基黄煎剂外搽，见效迅速。

◆头发七

【来源】 本品为松萝科植物亚洲树发、双色树发、树发、沟树发的地衣体。全年可采，去净杂质，晒干。寄生于高山松树等枯木上。分布陕西、四川等地。

【别名】 黑丝草、人头七、黑丝带。

【性味归经】 味淡，性平。归肝、肾、膀胱经。

【功能主治】 滋肾养肝，涩精止汗，利水消肿，收湿敛疮。主治：肾虚体弱、头目眩晕、心悸、遗精、盗汗、淋症、水肿、黄水疮。

【用法用量】 煎服 9～15g。外用：适量，研末敷患处。

【炮制】 去杂质，晒干。

【化学成分】 亚洲树发的地衣丝状体含松萝酸，沟树发的地衣丝状体含绿树发酸、赤星衣酸乙酯、瑞藏酸、赤星衣酸。

【药理作用】 对羟自由基有消除作用。

【方剂选用】

1. 头晕目眩：头发七、瑞苓草、羌活、藁本各9g，石花15g，水煎服。

2. 淋病：头发七15g，八月瓜12g，茱苓草9g，水煎服，黄酒为引。

3. 黄水疮：头发七、雄黄、白矾各适量，研成细粉，撒布患处。

4. 遗精，滑精：头发七9g，焙干研为细末，每日 3 次，温开水送服。

5. 夜睡盗汗：头发七12g，黄芪、浮小麦、生牡蛎各15g，水煎分 3 次服。

6. 水肿、小便短少：头发七15g，薏苡仁30g，车前子12g，水煎分 3 次服，每日 1 剂，连服 7 剂为宜。

7. 肾虚精亏：羊角参15g，头发七10g，葛仙米 15g，盘龙参10g，托盘果10g，黄脚鸡15g，水煎服。

8. 淋症：八角莲5g，旱莲草30g，苦竹叶10g，十大功劳20g，白紫草10g，双肾参5g，头发七10g，水煎服。

9. 头晕、四肢酸痛：头发七15g，秦

芃、羌活各 10g，槲寄生 20g，水煎服。

10. 心悸不安：头发七 10g，独角金 3g，炖猪心服。

11. 遗精：头发七、莲子、芡实、黄连须各 10g，猪肾 1 对炖服。

12. 肾虚腰酸：头发七 10g，补骨脂 6g，桑根 15g，猪肾 1 对炖服。

13. 盗汗：头发七、土党参各 10g，红枣 15g，水煎服。

六 画

◆刘寄奴

【来源】本品为菊科植物奇蒿的全草。生态环境：野生于山坡、树林下。

【别名】奇蒿、千粒米、化食丹。

【性味归经】味苦，性温。归心、肝、脾经。

【功能主治】破血通经，敛疮消肿。主治：经闭癥瘕、产后瘀血、跌打损伤、金疮出血、水火烫伤、痈肿。用量 5 ~ 10g。外用适量，捣敷或研末撒。孕妇不宜服。

【用法用量】煎服，3 ~ 10g。外用：适量，研末撒或调敷，亦可鲜品捣烂外敷。

【炮制】将刘寄奴原植物采集后，除去杂质（其他杂草等），洗净后闷润约 2 ~ 4 小时，进行切制、烘干。

【化学成分】含奇蒿黄酮、香豆精、5，7 - 二羟基 - 6，3，4 - 三甲氧基黄酮、小麦黄素、脱肠草素、东莨菪素等。

【药理作用】①利胆作用。②抗菌作用。

【方剂选用】

1. 急性传染性肝炎：刘寄奴全草（干品）500g，洗净切碎，水煎 2 次，每次 1 小时，合并药液，浓缩至 500ml。加适量防腐剂。成人日服 2 次，每次 50 ~ 100ml，儿童酌减。

2. 丝虫病象皮肿：刘寄奴新鲜根 120g，煎服。10 ~ 15 天为 1 疗程，总量为 120 ~ 180g。

3. 烧伤：刘寄奴全草 40g，冰片 1g。分别研末后混合，加入香油 60ml（用干热灭菌处理），调成稀糊状外用。

4. 脚癣：刘寄奴、艾叶、蒜各 120g，加水 2500ml，浸泡后煮沸 5 ~ 10 分钟，取药液浸洗脚，每日 1 次，6 次为 1 疗程。每剂药可用 2 ~ 3 次。

5. 痔疮：刘寄奴、荆芥各 12g，蝉蜕 3g。上药加水 3000ml，浸泡 2 小时，煎煮至沸半小时后去渣取药液，盛入盆中，先熏 3 ~ 5 分钟，再坐浴 30 分钟。每日 2 次，第二次用时再加热。一般 3 日 1 剂，夏天每日 1 剂。

6. 崩漏：刘寄奴、贯众炭、大蓟、小蓟各 15g，杭芍、续断各 12g，藕节 3 枚。水煎分服。

7. 血气胀满：刘寄奴穗实为末。每服 9g，煎酒服。

8. 赤白下痢：刘寄奴、乌梅、白姜等份。水煎服，赤加梅，白加姜。

9. 大小便血：刘寄奴为末，茶调，空心服 6g。

10. 水火烫伤：刘寄奴为末，先以糯米浆，用鸡翎扫伤处，后掺药末在上，并不痛，亦无痕。大凡伤处，急用盐末掺之，护肉不坏，然后药敷之。

11. 被打伤破，腹中有瘀血：刘寄奴、延胡索、骨碎补各 30g。上三味细切，以水 400ml，煎取 140ml，复内酒及小便各 20ml，热温顿服。

12. 产后百病血运：刘寄奴、甘草。上二味等份，锉如麻豆大。每服 15g，先以水二盏，入药煎至一盏，再入酒一盏，再煎至一盏，去渣，温服。

【不良反应及注意事项】气血虚弱，脾虚作泄者忌服。

◆老虎兰

【来源】本品为兰科根植物扇脉杓兰的根和带根全草入药。四季可采，洗净晒干或用米泔水漂后，晒干，用酒炒后用。分布于陕西、四川、湖北等地。

【别名】半边莲、阴阳扇、肾叶兰、扇子七、扇子还阳、半边扇、对叶扇、铁骨伞、荷叶七、扇子草、半边伞、二郎伞。

【性味】味辛，性平，有毒。归肺、肝、肾经。

【功能主治】理气活血，截疟，解毒。主治：劳伤腰痛、跌打损伤、风湿痹痛、月经不调、间日疟、无名肿毒、毒蛇咬伤、皮肤瘙痒。

【用法用量】内服煎汤 3～6g，或研末 0.9～1.5g。外用：适量，捣烂，醋调，或煎水洗，或泡酒擦。

【炮制】四季可采，洗净晒干或用米泔水漂后，晒干，用酒炒后用。

【化学成分】β-谷甾醇，对羟基苄基甲基醚，对羟基苄基乙基醚，山药素。

【药理作用】抗癌作用。

【方剂选用】

1. 皮肤瘙痒症：老虎兰全草煎水洗。

2. 无名肿毒：老虎兰全草捣烂，用醋调敷患处。

3. 间日疟：老虎兰根 2g，研末，发疟前 1 小时冷开水送下。

【不良反应及注意事项】内服本品后，半日内禁忌热酒、热饭。

◆老虎须

【来源】本品为蛛丝草科蒟蒻薯属植物长须果的根状茎入药。全年可采，洗净切片，鲜用或晒干。

【别名】箭根薯、蒟蒻薯、山大黄、老虎须。

【性味归经】味苦、辛，性凉。有小毒。

【功能主治】清热解毒，理气止痛。主治：肠炎、痢疾、消化不良、肝炎、胃及十二指肠溃疡、流行性感冒、咽喉肿痛、扁桃体炎、肺炎、疟疾、疮疡肿毒、烧烫伤。

【用法用量】9～15g，外用鲜品，适量捣烂敷患处，或干品研末外敷。

【炮制】全年可采，洗净切片，鲜或晒干。

【化学成分】箭根薯 A、箭根薯内酯 C。

【药理作用】①抗炎作用。②镇痛作用。

【药理作用】抗炎作用。

【方剂选用】关节炎均有抵制作用。

【不良反应及注意事项】本品全株有毒，中毒轻者出现腹泻、呕吐，严重者则肠黏膜脱落，引起大量出血。

◆老鹳草

【来源】本品为一年生甘草本植物牻牛儿苗、老鹳草或野老鹳草的干燥地上部分。夏、秋二季果实成熟时采割，捆成把，晒干。

【别名】五叶草、老宫草、五瓣花、老贯草、天罡草、五叶联。

【性味归经】味辛、苦，性平。归肝、肾、脾经。

【功能主治】祛风湿，通经络，止泻痢。主治：风湿痹痛、麻木拘挛、筋骨酸痛、泄泻痢疾。

【用法用量】内服：煎汤，9～15g；或浸酒，或熬膏。外用：适量，捣烂加酒炒热外敷或制成软膏涂敷。

【炮制】除去残根及杂质，略洗，切段，干燥。

【化学成分】牻牛儿苗全草含挥发油，油中主要成分为牻牛儿醇，又含槲皮素及其他色素。老鹳草全草含老鹳草鞣质 2.2%，干叶含老鹳草鞣质 9.5%，金丝桃苷 0.21%。

【药理作用】①抗病毒、抗菌作用。②收敛和止血作用。③镇咳作用。④抗氧化作用。⑤降血糖作用。⑥抑制排卵。⑦抗肿瘤作用。⑧抗炎作用。

【毒理作用】老鹳草中所含香叶醇对大鼠口服 LD_{50} 为 4.8g/kg，兔静注 LD_{50} 为 50mg/kg。醇沉煎剂腹腔注射，对小鼠的

LD_{50} 为 99.02±7.66g/kg。小鼠口服 1 天内的最大耐受量不低于250g/kg，相当于临床用药量的 270 倍以上，说明毒性很低，口服安全性大。香叶醇小剂量能抑制大鼠的自发活动。大鼠口服，能抑制胃肠运动，对大肠运动影响不大，接近致死量时有泻下作用。

【方剂选用】

1. 跌打损伤：老鹳草可活血舒筋通络，常捣烂加酒炒热外敷，或配当归、红花等煎服，以增强活血消肿之功。

2. 泄泻、痢疾：老鹳草清热利湿，可单味煎服，或配凤尾草同用。

3. 湿热瘀滞肝胆之胁肋疼痛：老鹳草与柴胡、郁金等疏肝活血利胆之品同用。

4. 妇人经行，预染风寒，寒邪闭塞子宫，令人月经参差，前后日期不定，经行发热，肚腹膨胀，腰胁作痛，不能受胎：老鹳草15g，川芎6g，大蓟6g，白芷6g。水酒一小杯，和水煎服。晚间服后忌风。

5. 疮毒初起：鲜老鹳草适量，捣汁或浓煎取汁，涂擦患处。

6. 蛇虫咬伤：老鹳草鲜品，雄黄末少许，捣烂外敷伤口周围。

7. 疱疹性角膜炎：老鹳草制成20%眼药水，每小时滴眼 1 次，同时用1%阿托品散瞳。

8. 肠道感染：老鹳草制成100%煎剂，每次40ml，日服 2 ~ 3 次；或用老鹳草60 ~ 90g，每日煎服 1 剂。

9. 慢性乙型肝炎：老鹳草口服液，每次10ml，每天 2 次。

10. 带状疱疹：老鹳草软膏适量直接涂在皮损的表面，每天 1 次（水泡破裂或继发感染者不用此法），同时使用单磷酸阿糖腺苷静脉注射，每次 5 ~ 10mg/kg，每天 1 次。

11. 风湿性关节炎：老鹳草120g，放入白酒1000g中浸泡 5 ~ 7 天，过滤，每次服 1 小盅（约15g），每日 2 次；或以老鹳草 15 ~ 30g，水煎服。

12. 乳腺增生症：老鹳草 30 ~ 60g，每日 1 剂，冲服或煎服，日服 2 ~ 3 次。

13. 腰扭伤：老鹳草根30g，苏木 15g，煎汤，血余炭9g冲服，每日 1 剂，每日服 2 次。

14. 肌肤麻木，坐骨神经痛：老鹳草适量，清水煎成浓汁，去渣过滤，加糖收膏。每服 9 ~ 15g，每日 2 次，温开水兑服。

15. 咽喉肿痛：老鹳草 15 ~ 30g，煎汤漱口。

【不良反应及注意事项】少数患者服用老鹳草煎剂后出现轻度缓泻，1 ~ 2 天后好转，不需停药。老鹳草与可的松合用治疗疱疹性角膜炎会使溃疡愈合迟缓，不利于角膜上皮细胞的修复，故仅用老鹳草眼药水点眼为宜。

◆老鼠草

【来源】本品为鼠李科植物铁包金及光枝勾儿茶的茎藤或根。

【别名】铁包金、狗脚利、提云草、小桃花、老鼠耳、乌金藤。

【性味归经】味苦、微涩，性平。归心、肺经。

【功能主治】消肿解毒，止血镇痛，祛风除湿。主治：痈疽疔毒、咳嗽咯血、消化道出血、跌打损伤、烫伤、风湿骨痛、风火牙痛。

【用法用量】内服：煎汤，15 ~ 30g；鲜品 30 ~ 60g。外用：适量，捣敷。

【炮制】除去杂质，切碎，鲜用或切片晒干。

【化学成分】老鼠草地上部分含槲皮素，芸香苷和 β - 谷甾醇。

【药理作用】①抗炎作用。②镇痛作用。③对肿瘤的抑制作用。④抗肝损伤作用。

【毒理作用】以老鼠草为主要成分的复方铁庄胶囊浸膏对小鼠灌胃无明显急性毒性反应。大鼠连续灌胃 6 个月，在较大剂量时可能引起轻度红细胞破坏，停药后可消失，无其他明显的慢性毒性反应呼吸延缓毒性反应。

【方剂选用】

1. 肺痨久咳：老鼠草180g，川破石18g，甘草9g。共煎服。

2. 鼠疣（鼠痣）：老鼠草水煎，常洗。

3. 青蛇咬伤：老鼠草捣烂，调米粉敷贴伤口。

4. 肺结核，肺燥咳嗽，内伤咳血，肝炎：老鼠草干品30~60g。水煎服。

5. 跌打损伤，蛇咬伤：老鼠草浸酒外擦。

6. 关节风湿痛，流火（丝虫病淋巴管炎）：老鼠草60~90g。水煎加黄酒冲服。

7. 胃脘痛：老鼠草30g，苏铁干花15g。水煎服。

8. 荨麻疹：老鼠草30g。水煎服。

9. 背痈：鲜老鼠草30g。水炖服；另取鲜叶捣烂敷患处。

10. 风毒流注，睾丸肿痛：老鼠草30~60g。水煎或加黄酒冲服。

11. 水火烫伤：老鼠草适量，捣烂，调茶油外敷患处。

12. 小儿胃纳呆滞：用老鼠草全草（干）加水煎服，6岁以上每日60g，3~6岁每日1.180g，3岁以下每日30g。连服3~5天。有蛔虫者给予驱蛔药物。

13. 精神病：取老鼠草240g，木槿60g，水煎3次，合并滤液，用文火浓缩成250g，加白糖30g；分3次用甜酒糟作引冲服。

14. 慢性气管炎：取老鼠草茎叶60g，制成糖浆100ml，分3次服。连服15日为1疗程。

15. 疔疮：老鼠草30g，捣烂，加盐花少许，敷患处，并用白菊60g，甘草5g，煎服。

16. 睾丸脓肿：老鼠草15~30g，鸭蛋1只，水、酒各半煎服。

17. 外痔：老鼠耳鲜草头30g，洗净，切片，猪尾口头1节，水适量炖服。

18. 关节风湿痛：老鼠草60~90g，水煎加黄酒冲服。

19. 糖尿病：老鼠草根60g，地耳草

30g，炖冰糖服。

【不良反应及注意事项】 少数患者服用老鼠草糖浆后出现上腹不适或口干，均可自然消失。

◆ **地龙**

【来源】 本品为巨蚓科动物参环毛蚓、通俗环毛蚓、威廉环毛蚓或栉盲环毛蚓的干燥体。前一种习称"广地龙"，后三种习称"沪地龙"。广地龙春季至秋季捕捉，沪地龙夏季捕捉，及时剖开腹部，除去内脏及泥沙，洗净，晒干或低温干燥。分布于江苏、浙江、湖北及上海、天津等地。

【别名】 蚯蚓、蛐蟮、曲虫、土蟺、赤虫。

【性味归经】 味咸，性寒。归肝、脾、膀胱经。

【功能主治】 清热止痉，平肝息风，通经活络，平喘利尿，外用疗疮。主治：热病发热狂躁、惊痫抽搐、肝阳头痛、中风偏瘫、风湿痹痛、肺热喘咳、小便不通。

【用法用量】 煎服4.5~9g，鲜品10~20g，研末吞服，每次1~2g。外用：适量。

【炮制】 除去杂质，洗净，切段，干燥。

【化学成分】 蚯蚓的成分比较复杂，各种蚯蚓均含蚯蚓解热碱、蚯蚓素、蚯蚓毒素等，蚯蚓亦含黄嘌呤、腺嘌呤、鸟嘌呤、胆碱，尚含多种氨基酸。

蚯蚓的脂类部分中含硬脂酸、棕榈酸、高度不饱和脂肪酸、磷脂、胆甾醇等。蚯蚓的黄细胞组织中含碳水化合物、脂类、蛋白质及色素；所含碱性氨基酸有组氨酸、精氨酸、赖氨酸；其黄色素可能是核黄素或其相似物质。

【药理作用】 ①溶栓和抗凝作用。②抗心律失常作用。③降血压作用。④治疗缺血性脑卒中（中风）。⑤抗惊厥和镇静作用。⑥解热作用。⑦抗癌作用。⑧平喘作用。⑨抗凝血时间的作用。

【毒理作用】 广地龙热浸剂给小鼠静注LD_{50}为3.85g/kg，腹腔注射LD_{50}为95~115gl/kg，给大鼠灌胃0.1gl/（kg·d），连

续 45 天未发现毒性反应。小鼠腹腔注射广地龙注射液，LD_{50} 为 40.7g/kg。从广地龙 1000g 提得淡黄色结晶 2g，给小鼠为注 LD_{50}。为 38.7mg/kg。按动物急性死亡率法估测参坏毛蚓毒性组分的药动学参数，其在体内属一级动力学消除，呈一室模型，为 31.2 分钟，仅为抗凝血酶成分消除半衰期的 22.3%，因毒性组分半衰期短，所以地龙多次连续给药不易造成蓄积中毒，比较安全。

【配伍效用】

地龙配伍黄芪、当归：地龙通经活络；黄芪补气以助血行；当归活血祛瘀。三药伍用，有补气、活血、通络之功效，用于治疗中风后遗症之半身不遂、口眼歪斜等症。

地龙配伍桑白皮、黄芩地龙清肺平喘；桑白皮泄肺平喘；黄芩清肺泄热。三药合用，共奏清热平喘之功效，用于治疗肺热咳喘。

【方剂选用】

1. 乙脑后遗症：鲜地龙 10~15 条，洗净后放小碗内，上盖白糖 20g，置约 2 小时，去掉残余部分，再加适量凉开水为 1 日量，日服 2 次，并配合大定风珠汤内服。

2. 中风：地龙 20g，赤芍 15g，红花 15g，生地黄 20g，没药 10g，水煎服。每日 1 剂，配合针剂。

3. 癫痫：干地龙 3~6g，水煎服，每日 1 次；或将地龙与黄豆同煮后吃豆粒，也可佐以调味品食用。

4. 三叉神经痛：地龙 30g，黄芪 30g，当归 30g，细辛 15g，川芎 30g，研末炼蜜为丸，每丸含生药 6g，每次 1 丸，每日 3 次，温开水送服。

5. 湿疹：鲜地龙 60g，白糖 30g，浸液内服、外擦治疗本病，每日外搽 4~5 次，内服 1~2 次。

6. 带状疱疹：鲜地龙 20g，鲜韭菜根 30g，捣烂加少量香油和匀，每日外涂患处 2 次。

7. 小儿惊风：鲜地龙 10~20 条，剖腹洗净，置锅中炒至微黄，即加清水半碗入锅煮之，略煮 2~3 沸，去蚯蚓取汁，另冲入童便少许，频频灌服，至呕吐痰汁为止，如灌后逾时未吐，可用羽毛探吐。用于风邪热痰闭塞型惊风，疗效满意。

8. 鹅口疮：活地龙 10~15 条，用清水洗净后放入杯中，撒上白糖 50g，然后用镊子轻轻搅拌，使其与白糖溶化在一起呈黄色黏液，将此液涂布于疮面上，范围较疮面略大，3~5 分钟后用盐水擦去，每日 3~4 次。

9. 风头痛及产后头痛：地龙（去土、炒）、半夏（生姜汁捣作饼，令焙干，再捣为末）、赤茯苓（去黑皮）各 15g。上三味，捣罗为散，每服 1.5g，生姜、荆芥汤调下。

10. 阳毒结胸，按之极痛，或通而复结，喘促，大躁狂乱：地龙四条，洗净，研如泥，入生姜汁少许，蜜一匙，薄荷汁少许，新汲水调服。若热炽者，加片脑少许，即与揉心下，片时自然汗出而解，不效再服一次。

11. 瘰疬溃烂流串者：荆芥根下段煎汤，温洗良久，看疮破紫黑处，以针刺出血，再洗三、四次，用地龙一把，炭火上烧红为末，每一匙入乳香、没药、轻粉各 2g，穿山甲 9 片（炙为末），油调敷之。

12. 小儿急慢惊风：白颈地龙，不拘多少，去泥焙干，为末，加朱砂等份，糊为丸，金箔为衣，如绿豆大。每服 1 丸，白汤下。

13. 风赤眼：地龙 10 条炙干，捣细罗为散，夜临卧时，以冷茶调下 6g，服之。

14. 喉痹：地龙 1 条，细研，用白梅去核，以皮裹之，重着薄绵再裹，含咽津。

15. 耳聋气闭：地龙、川芎各两半。为末，每服 6g，麦门冬汤下，服后低头伏睡，一夜一服，三夜，效。

【不良反应及注意事项】伤寒非阳明实热狂躁者不宜用，温病无壮热及脾胃素弱者不宜用，黄疸缘大劳，腹胀属脾肾虚，阴虚成劳瘵者。

①胃呆纳少者不宜多用。②阳气虚损、脾胃虚弱、肾虚喘促、血虚不能濡养筋脉者不宜使用。③畏葱、盐。④伤寒非阳明实热狂躁者不宜用，温病无壮热及脾胃素弱者不宜用，黄疸缘大劳，腹胀属脾肾虚，阴虚成劳瘵者，咸在所忌。⑤常规剂量毒性小，过量使用可出现头痛、头昏、血压先升后降、腹痛、呼吸困难、消化道出血。⑥过敏反应：肌注地龙针剂可出现过敏反应，表现为口唇发麻、皮疹、脸色苍白、大汗、呼吸困难、血压下降。

◆地浆

【来源】本品为为新掘黄土加水搅混或煎煮后澄取的上清液。黄土广泛分布于西北、华北地区及东北南部；其他地区或有土层其矿物组分与此类似，但胶结物、可溶成分不同于黄土。

【别名】土浆、地浆水、土泉。

【性味归经】味甘，性寒。归肝、肺经。

【功能主治】清热，解毒，和中。主治：中暑烦渴、伤食吐泻、脘腹胀痛、痢疾、食物中毒。

【用法用量】内服：煮沸饮，或代水煎药。

【炮制】掘黄土地作坎，深约二尺许，灌水，搅混，待其沉淀，取上面清液，即为地浆水。

【方剂选用】

1. 热渴心闷：服地浆一盏。

2. 干霍乱病：不吐不利，胀痛欲死：地浆三五盏，服。大忌米汤。

3. 黄鲿鱼毒：食此鱼，犯荆芥，能害人：服地浆解之。

4. 食生肉中毒：掘地深三尺，取土600ml，以水1000ml，煎五沸，清之，（服）200ml。

5. 中野芋毒：土浆饮之。

6. 蜀椒中毒：误食之，戟人咽喉，气病砍绝，或吐下白沫，身体痹冷，急治之：地浆次之。

7. 服药过剂闷乱者：地浆饮之。

◆地黄

【来源】本品为玄参科植物地黄的新鲜或干燥块根。秋季采挖，除去芦头、须根及泥沙，鲜用；或将地黄缓缓烘焙至约八成干。前者习称"鲜地黄"，后者习称"生地黄"。生海拔50～1100cm的沙质土壤、荒坡、路边、耐贫瘠、干旱；国内外均有栽培。我国主产地河南、辽宁、河北、山东、浙江。朝鲜、日本也有。

【别名】生地黄、野地黄、酒壶花、山烟根。

【性味归经】鲜地黄：味甘、苦，性寒。生地黄：味甘，性寒。熟地：味甘，性微温。归心、肝、肾经。

【功能主治】鲜地黄：清热生津，凉血，止血。主治：热病伤阴，舌绛烦渴，发斑发疹，吐血，衄血，咽喉肿痛。生地黄：清热凉血，养阴，生津。主治：热病舌绛烦渴，阴虚内热，骨蒸劳热，内热消渴，吐血，衄血，发斑发疹。熟地黄：补血养阴，填精益髓，炒炭止血。主治：血虚诸证，肝肾阴虚诸证，崩漏等血虚出血证。

【用法用量】煎服，10～30g。

【炮制】干地黄：用水稍泡，洗净泥沙杂质，捞出闷润，切片晒干或烘干。生地黄炭：取洗净的干地黄，置煅锅内装八成满，上面覆盖一锅，两锅接缝处用黄泥封固，上压重物，用文武火煅至贴在盖锅底上的白纸显焦黄色为度，挡住火门，待凉后，取出；或将干地黄置锅内直接炒炭亦可。

【化学成分】地黄根茎中含有 β - 谷甾醇、甘露醇及少量豆甾醇、微量的菜油甾醇等，环烯醚萜、单萜和苷类。亦含有机酸类。尚含有水苏糖、葡萄糖、蔗糖及维生素 A 类物质。鲜地黄中含有20多种氨基酸和微量元素。

【药理作用】①降血糖作用。②镇静作用。③利尿作用。④补血作用。⑤抗骨质疏松作用。⑥免疫兴奋作用。⑦促进造血作用。⑧抗炎作用。

【毒理作用】地黄煎剂灌胃能显著降低大白鼠肾上腺生素的含量。

【方剂选用】

1. 中风四肢拘挛：干地黄、甘草、麻黄各30g，细切，用酒600ml，水1400ml，煎至800ml，去渣，分作八服，不拘时，日进二服。

2. 妊娠堕胎后血出不止少腹满痛：生干地黄（焙）、当归（焙切）、川芎（去芦头）各60g，阿胶（炙令燥）、艾叶各15g。上五味，粗捣筛，每服9g，水一盏，煎至2g，去渣温服，空心服之，晚后再服。

3. 吐血经日：生地黄汁200ml，川大黄30g（锉碎，微炒末）。上药相和煎至100ml，分为二服温食后服。

4. 虚劳吐血不止：生干地黄30g，黄芩30g，白芍30g，阿胶60g（捣碎炒令黄燥），当归30g，伏龙肝60g，上药捣细罗为散，每服不计时候，以糯米粥饮调下6g。

5. 阳乘于阴所致吐血、衄血：生荷叶、生艾叶、生柏叶、生地黄各等份，上研，丸鸡子大。每服1丸，水煎服。

6. 诸疮不合生肌：生干地黄3合，白及、白敛、甘草（生锉）各15g，白芷1g，猪脂250g（炼），上六味除脂外，捣罗为末，入脂内熬成膏，候冷，日三四次，上涂之。

7. 补虚除热，痈疖痔疾：生地黄随多少，三捣三压，取汁令尽，铜器中汤上煮，勿盖，令泄气，得减半，出之，布绞去粗碎结浊秽渣，更煎之令如饧，酒服如弹丸许，日三服。

8. 冲任气虚，经血虚损，月水不断，绵绵不止：生干地黄（焙）60g，黄芩（去黑心）、当归（切焙）、柏叶各1g，艾叶半0.5g。上五味，粗捣筛，每服9g，水一盏，煎至2g，去渣，加入蒲黄3g，空心食前服。

9. 化脓性中耳炎：将鲜生地黄洗净，拭干，削去外皮之毛根及坑凹部分，再用盐水充分洗净，擦干后切成薄片，放入消毒过的研钵内，捣成糊状，以4层消毒纱布包紧挤榨取汁过滤。每斤鲜生地黄约取汁50ml。每100ml药汁加入冰片末1g，使成1%的混悬液。用时先以双氧水清洗耳道，用消毒棉花拭干，然后滴入药液2～3滴，再在外耳道塞一小棉球。每日或隔日1次。

【不良反应及注意事项】脾胃有湿邪及阳虚者忌服。

◆地榆

【来源】本品为蔷薇科植物地榆或长叶地榆的干燥根。后者习称"绵地榆"。春季将发芽时或秋季植株枯萎后采挖，除去须根，洗净，干燥，或趁鲜切片，干燥。生长于山地的灌木丛、草原、山坡或田岸边。全国大部地区均有分布。主产于江苏、安徽、河南、河北、浙江等地。此外，甘肃、江西、陕西、内蒙古、湖南、湖北、吉林、辽宁等地亦产。

【别名】黄瓜香、玉札、山枣子。

【性味归经】味苦、酸、涩，性微寒。入肝、大肠经。

【功能主治】凉血止血，清热解毒，敛疮。主治：吐血、衄血、血痢、崩漏、肠风、痔漏、痈肿、湿疹、金疮、烧伤。

【用法用量】煎服，10～15g。外用：适量。

【炮制】拣去杂质，用水洗净，稍浸泡，润透，切成厚片，晒干。地榆炭：取地榆片置锅内炒至外衣变为黑色，内部老黄色，喷洒清水。取出，晒干。

【化学成分】根含鞣质约17%，三萜皂苷2.5～4.0%。茎叶含槲皮素和山柰酚的苷，熊果酸等三萜类物质。叶含维生素C。花含矢车菊苷、矢车菊双苷压作用。

【药理作用】①止血作用。②抗炎作用。③促进伤口愈合。④抗菌作用。⑤镇吐作用。

【毒理作用】大鼠每天灌服水提取物（1：3）20ml/kg，共10天，未有明显中毒症状，但在给药第5天第10天、作肝穿刺检查，发现脂肪浸润的细胞数较对照组有所增加。

【配伍效用】

地榆配伍大黄、冰片：地榆清热解毒敛疮；大黄泻火解毒；冰片清热止痛。三药伍用，有清热泻火解毒、敛疮止痛之功效，外用治疗水火烫伤。

地榆配伍槐角：地榆清热凉血止血；槐角清热凉血润肠。二者合用，有清热凉血润肠之功效，用于治疗痔漏便血属血热者。

地榆配伍黄柏：地榆清热凉血解毒；黄柏泻火解毒燥湿。二者伍用，有清热泻火解毒、燥湿敛疮之功效，用于治疗湿疹、皮肤溃烂、痢疾等证属湿热者。

地榆配伍仙鹤草：地榆清热凉血；仙鹤草收敛止血。二者合用，共奏清热凉血、收敛止血之功效，用于治疗崩漏证属血热者。

【方剂选用】

1. 上消化道出血：地榆 50g，黄连 10g，加水 500ml，煎至 100ml，频服，每次 1~2 匙，每日 2 剂。

2. 菌痢：地榆 50g，仙鹤草 30g，女贞子 30g，加水煎成 100ml，再加适量糖浆，每日 1 剂，分 2 次服，第 1 天剂量加倍。

3. 肠伤寒：地榆 30g，白花蛇舌草 15g，加水 3 碗，煎至 50ml，内服，4 岁以下减半。每日 2~3 次，待体温下降后改为每天服 1 次。

4. 膀胱肿瘤：地榆炭 100g，加食醋 500ml，煎至 300ml，分次服完，每次服量不限，每日 1 剂。

5. 皮肤病：地榆炙黄，研末过筛，以凡士林配成 30% 的药膏，外敷患处。敷药前视皮损的情况先以油类擦洗或以 1:2000 高锰酸钾溶液湿敷。

6. 烧烫伤：地榆炭 70g，黄连 25g，冰片 5g，芝麻油适量，调糊状局部外涂。

7. 崩漏：地榆炭、白头翁各 60g，水煎后去渣，加入红糖 60g，分 2 次口服。

8. 宫颈糜烂：生地黄榆 60g，生槐花 60g，明矾 10g，龙骨 20g，制成丸剂。

9. 血痢不止：地榆 60g，甘草（炙、锉）15g。上二味粗捣筛。每服 15g，以水 1 盏，煎取 2g，去渣，温服，日二夜一。

10. 便血：地榆 120g，炙甘草 90g。每末 15g，水 2 盏，入砂仁末 3g，煎盏半，分 2 服。

11. 面疮赤肿疼痛：地榆 240g（细锉），水 2000ml，煮之 1000ml，去渣，适寒温洗之。

12. 妇人漏下赤色不止，令人黄瘦虚渴：地榆 60g（细锉），以醋 200ml，煮十余沸，去渣，食前稍热服 20ml。亦治呕血。

【不良反应与注意事项】

虚寒者忌服。地榆含鞣质，不宜与酶制剂（如胃蛋白酶、胰酶、薄荷酶、蛋白酶、淀粉酶、多酶等）同服，以免降低疗效。对于大面积烧伤病人，不宜使用地榆制剂外涂以防鞣质被大量吸收而引起毒性肝炎。

久服地榆及其制剂，应注意补充维生素 B_1，以免出现消化不良、食欲不振、多发性神经炎、神经机能障碍等症状。

◆地肤子

【来源】

本品为藜科植物地肤的成熟果实。秋季割取全草，晒干，打下果实，除去杂质，备用。生于荒野、田边、路旁，栽培于庭园。几乎遍布全国。

【别名】

地葵地麦、落帚子、独扫子、竹帚子、千头子、帚菜子、铁扫把子、扫帚子。

【性味归经】

味辛、苦，性寒。归肾、膀胱经。

【功能主治】

清热利湿，祛风止痒，利尿通淋。外用：杀虫止痒。主治：小便不利、淋浊、带下、血痢、风疹、湿疹、疥癣、皮肤瘙痒、疮毒。

【用法用量】

煎服，9~15g。外用：适量。

【炮制】

割取全草，晒干，打下果实，除去杂质。

【化学成分】

果实主要含三萜及其苷，已分离得到齐墩果酸。

【药理作用】

①抑菌作用。②抗过敏作用。

【毒理作用】

水提取物有抑制单核巨噬

细胞的吞噬功能及迟发型超敏反应的作用。

【方剂选用】

1. 阳虚气弱, 小便不利: 野台参 12g, 威灵仙钱半, 寸麦冬 18g (带心), 地肤子 3g。煎服。

2. 阴虚血亏, 小便不利: 怀熟地黄 30g, 生龟板 15g (捣碎), 生杭芍 15g, 地肤子 3g。煎服。

3. 妊娠患淋, 小便数, 手足疼烦: 地肤子 360g, 初以水 800ml, 煎取 500ml, 分温 3 服。

4. 久血痢, 日夜不止: 地肤子 30g, 地榆 0.9g (锉), 黄芩 0.9g。上药捣罗为散。每服, 不计时候, 以粥饮调下 6g。

5. 目痛因有热瞑者: 取地肤子白汁注目中。

6. 雀目: 地肤子 150g, 决明子 1 升。上二味捣筛, 米饮和丸。每食后, 以饮服 20~30 丸。

7. 肝虚目昏: 地肤子 1 斤 (阴干, 捣罗为末), 生地黄 5 斤 (净汤捣, 绞取汁)。上药相拌, 日中曝干, 捣细罗为散。每服, 空心以温酒调下 6g, 夜临卧, 以温水调再服之。

8. 胁痛, 积年久痛, 有时发动: 六、七月取地肤子, 阴干, 为末。服 1g, 日五、六服。

9. 跳跃举重, 猝得阴㿉: 白术 1.5g, 地肤子 3g, 桂心 0.9g。上三物, 捣末。服 0.5g, 日三。

10. 疝气: 地肤子炒香, 研末, 每服 3g, 酒下。

11. 痔疾: 地肤子不拘多少, 新瓦上焙干, 捣罗为散。每服 9g, 用陈粟米饮调下, 日三。

12. 吹乳: 地肤子为末。每服 9g, 热酒冲服, 出汗愈。

13. 雷头风肿: 地肤子, 同生姜研烂, 热酒冲服, 取汗愈。

14. 肢体疣目: 地肤子, 白矾等份。煎汤频洗。

15. 痈: 地肤子、莱菔子各 30g。文火煎水, 乘热洗患处, 每日 2 次, 每次 10~15 分钟。

16. 风热赤眼: 有地肤子一升 (焙), 生地黄 250g, 取汁, 共用饼, 晒干, 研末。每服 9g, 空心服, 酒送下。

17. 目痛、眯目: 用地肤子榨汁点眼。

18. 雷头风: 用地肤子同生姜研烂, 热酒冲服汗出即愈。

19. 疝气: 用地肤子炒后研末。每服 3g, 酒送下。

20. 血痢不止: 用地肤子 150g, 地榆、黄芩各 30g, 共研为末。每服一匙, 温水调下。

21. 小便不通: 用地肤草榨汁服, 或用地肤草 1 把, 加水煎服。

22. 眼睛受伤陷下, 弩肉突出: 用地肤叶 (洗去土) 60g, 捣烂榨汁, 每取少许点眼。冬季无鲜叶, 取干叶煮成浓汁亦可。

23. 阴道炎: 苦参、蛇床子、地肤子各 30g 煎汤冲洗。

24. 过敏性紫癜: 水牛角 30g, 生地 12g, 丹皮 12g, 赤芍 12g, 紫草 12g, 玄参 15g, 丹参 15g, 川芎 10g, 桑枝 15g, 牛膝 10g, 地肤子 10g, 徐长卿 10g 加减, 日 1 剂, 水煎服, 早晚分服, 10 天为 1 个疗程。

25. 女阴湿疹: 自制燥湿止痒洗剂 (地肤子、苦参、黄柏、苍术等) 熏洗外阴。

【不良反应及注意事项】本品苦寒, 故脾虚寒者慎服。

◆地骨皮

【来源】本品为茄科植物枸杞或宁夏枸杞的干燥根皮。春初或秋后采挖根部, 洗净, 剥取根皮, 晒干。全国大部分地区有栽种。

【别名】杞根、地骨、地辅、地节。

【性味归经】味甘, 性寒。归肺、肝、肾经。

【功能主治】凉血除蒸, 清肺降火, 生津止渴。主治: 阴虚潮热、骨蒸盗汗、肺热咳嗽、咯血、衄血、内热消渴。

【用法用量】煎服, 9~15g。

【炮制】拣去杂质及木心，略洗，晒干，切段。

【化学成分】根皮含桂皮酸和多量酚类物质、甜菜碱。根中尚含抑制硫胺素活性的物质，地骨皮中尚分离得 β - 谷甾醇、亚油酸、亚麻酸等。

【药理作用】①降压作用。②降血糖作用。③解热作用。

【毒理作用】地骨皮毒性较小，煎剂给小鼠腹腔注射半数致死量为 12.83 ± 1.9g/kg，酊剂给药 1 次或每天 1 次，连续 7 天，半数致死量分别为 4.7g/kg 和 4.1g/kg，说明在体内无明显蓄积性。煎剂给家兔灌胃 80g/kg 或腹腔注射 60g/kg，仅见其倦伏不动，3～4 小时后恢复。犬灌胃 120g/kg 或腹腔注射 30g/kg，均很快出现呕吐，四肢无力，倦伏，2～3 天后才完全恢复。煎剂小鼠腹腔注射的 LD_{50} 为 12.8g/kg。酊剂小鼠腹腔注射的 LD_{50} 为 4.7g/kg。

【配伍效用】

地骨皮配伍白茅根：地骨皮、白茅根均能清热凉血，相伍为用，功效更强，用于治疗血热妄行的出血诸证。

地骨皮配伍桑白皮：地骨皮清肺泻火，除阴分伏热、补阴退蒸，长于清血分之邪；桑白皮泻肺平喘、降气利水消肿，功擅清气分之邪。二者配伍，气血双清，共奏清肺泻热、止咳平喘之功效，用于治疗肺热咳喘、心烦口渴、痰稠咳吐不利诸证；风温咳嗽、午后发热或低热不退者。对于肺气不降引起的颜面浮肿，亦有清肺热、导火气、消水肿的良好效果。

【方剂选用】

1. 疟疾：取鲜地骨皮 30g，茶叶 3g，水煎后于发作前 2～3 小时顿服。

2. 原发性高血压：地骨皮 60g，加水 3 碗，煎至 1 碗，煎好后加少量白糖或加猪肉煎服，隔日 1 剂。

3. 糖尿病：地骨皮 50g（1 日量），加水 1000ml，慢火煎至 500ml，代茶频饮，并适量配用维生素类。

4. 疮面久不愈合：新鲜地骨皮，洗净后捣烂敷患处，直径 1cm 的疮面用 2g，每日 1 次。换药 2～3 次后，坏死组织即可全部脱落。继续按外科常规换药，直径为 2～3cm 的疮面半月可愈。

5. 鸡眼：地骨皮 6g，红花 3g，共研末，加适量麻油和少许面粉，调成糊状，密封备用。先将患部老皮剥掉，然后把药摊敷患处，用纱布包扎，2 日换药 1 次。

6. 过敏性皮肤病：地骨皮 30g，乌梅 15g，公丁香 3g，白芍 12g，痒甚加徐长卿、夜交藤各 30g。水煎服，每日 1 剂。治疗皮肤划痕症。

7. 牙髓炎疼痛：地骨皮 30g，加水 500ml，煎至 50ml，过滤后以小棉球蘸药液填入已清洁之窝洞内即可。

8. 牙龈出血、口干或口臭、龈内肿痛、齿衄：大黄炭 90g，地骨皮 150g，加水 1000ml，浸泡 2 小时，煎 15 分钟，取药液，再加水 500ml，煎 10 分钟。两煎并发过滤，共得滤液约 600ml，加食醋 200ml，混匀。每日 40～50ml，分 3～5 次含漱。

9. 虚劳口中苦渴，骨节烦热或寒：地骨皮（切）5 升，麦门冬 2 升，小麦 2 升。上三味，以水 4000ml，煮麦熟，药成去渣，每服一升，每日再。

10. 骨蒸肌热，解一切虚烦躁，生津液：地骨皮（洗，去心）、防风各 30g，甘草（炙）0.3g。细末，每服 6g，水一盏，生姜 9g，竹叶 7 片，煎服。

11. 吐血、下血：地骨皮、枸杞子，为散，煎服。

12. 血淋：地骨皮，酒煎服。若新地骨皮加水捣汁，每盏入酒少许，空心温服更妙。

13. 消渴唇干口燥：地骨皮根 5 升（锉皮），石膏 1 升，小麦 3 升。上三味切，以水煮，熟汤成，去渣，适寒温饮之。

14. 时行目暴肿痒痛：地骨皮（切）3 斤。以水 20000ml，煮取 600ml，绞去渣，更纳盐 60g，煎取 200ml，洗目。

15. 耳聋，脓水不止：地骨皮 15g，五倍子 0.3g。共捣为细末，每用少许，掺入耳中。

16. 风虫牙痛：地骨皮煎醋漱之。用水煎饮亦可。

17. 痔疾：地骨皮、地龙（捣）。枸杞根旋取新者，刮去浮赤皮，只取第二重薄白皮，曝干捣罗为末，每称30g，加入地龙末3g，和匀，先以热药汁洗患处，用药干掺，每日可用三次。

18. 妇人阴肿或生疮：地骨皮根煎水频洗。

【不良反应与注意事项】外感风寒发热及脾胃虚寒者忌服。

◆地瓜根

【来源】 本品为桑科植物地瓜的根。夏、秋季间采挖全株，除去地上部分，洗净，晒干或鲜用。生于低山区的疏林、山坡、沟边或旷野草丛中。分布于西南及陕西、湖北、湖南、广西、西藏等地。

【别名】牛奶根。

【性味归经】味苦、涩，性凉。归脾、肾经。

【功能主治】清热利湿，消肿止痛。主治：泄泻、痢疾、黄肿、风湿痹痛、遗精、白带、瘰疬、痔疮、牙痛、跌打伤痛。

【用法用量】内服：煎服，30～60g。

【炮制】洗净，晒干或鲜用。

【化学成分】4－豆甾烯－3－酮、佛手内酯、β－香树脂醇、香豆酸甲酯、咖啡酸甲酯。

【药理作用】①抗菌作用。②抗肿瘤作用。

【方剂选用】

1. 腹泻、红痢：地瓜根、红六合草、臭椿根各60g。煎水内服。

2. 久年不治的水积黄肿病：地瓜根60g，麦斗草60g，佛顶珠60g。炖猪心、肺兑糖服。

3. 内外痔疮：鲜地瓜根500g，苦参60g，爬墙果60g。炖猪大肠头服。

◆地瓜藤

【来源】 本品为桑科植物地瓜的茎、叶。9～10月采收，晒干。生于低山区的疏林、山坡或田边、路旁。分布湖南、湖北、贵州、四川、云南等地。

【别名】地石榴、过江龙、土瓜、野地瓜、地蜈蚣、牛马藤、过石龙、地枇杷、过山龙、铺地蜈蚣、牛托鼻、鸠草、冬枇杷、青风月、风藤、拦路虎、地木耳、野地瓜藤、霜坡虎、爬地牛奶、钻地龙、遍地金、地板藤、母猪地瓜、匐地蜈蚣、万年扒。

【性味归经】味苦，性寒。

【功能主治】清热利湿，活血通络，解毒消肿。主治：肺热咳嗽、痢疾、水肿、黄疸、小儿消化不良、风湿疼痛、经闭、带下、跌打损伤、痔疮出血、无名肿毒。

【用法用量】内服：煎汤，15～30g。外用：适量，捣敷，或煎水洗。

【炮制】洗净晒干。

【化学成分】4－豆甾烯－3－酮、佛手内酯、香树脂醇、β－谷甾醇。

【药理作用】①松弛平滑肌作用。②提高机体免疫力。

【方剂选用】

1. 痢疾：地瓜藤（鲜）120g，炒焦，黄糖炙，煎水服。

2. 咳嗽吐血，阴虚发热：地瓜藤15～24g，水煎服。

3. 无名肿毒，水火烫伤：地瓜藤捣烂，麻油调搽患处。

4. 地瓜疮：地瓜藤，生用1握，捣烂，敷于疮上，留头，随干随换。若已溃烂者，并以棉花树根皮，焙干为细末，撒于疮口上。

5. 小儿消化不良：新鲜地瓜藤全株（茎、叶）或根茎1500g，加水10000ml，文火煎3小时，煎成3000ml。

◆地锦草

【来源】本品为大戟科植物地锦或斑地锦的干燥全草。夏、秋二季采收，除去杂质，晒干。生于田野路旁及庭院间。全国各地均有分布。

【别名】奶浆草、铺地锦、铺地红、血见愁、卧蛋草、雀儿卧蛋、小虫儿卧蛋。

【性味归经】味辛，性平。归肝、大肠经。

【功能主治】清热解毒，活血，止血，利湿，通乳。主治：菌痢、肠炎、咳血、吐血、便血、崩漏、外伤出血、湿热黄疸、乳汁不通、痈肿疔疮、跌打肿痛。

【用法用量】煎服，9~20g，鲜品30~60g。外用：适量。

【炮制】除去杂质，晒干。

【化学成分】全草含黄酮类（槲皮素等）、没食子酸、内消旋肌醇。叶含鞣质12.89%。

【药理作用】①抗病原微生物作用。②解毒作用。③止血作用。

【毒理作用】地锦草水煎浓缩乙醇提取液给家兔灌胃（20g生药/kg）观察1周，或给大鼠灌胃（15g生药/kg）每日2次，连续16天，停药后观察1周，均未发现任何异常现象。本品毒性小。地锦草片（水煎醇提物）给家兔灌胃20g/kg1次，观察1周或给大鼠灌胃15g/kg，1日2次，连续16天，停药后观察1周上述动物均未见有何异常表现。

【方剂选用】

1. 咯血：地锦草每次9~12g水煎服，早晚各1次。治疗各型肺结核咯血18例，取得一定疗效。

2. 痢疾、胃肠炎：①地锦草干品250g，加水1500ml，煎至1000ml，滤出，再加水1000ml，煎至500ml，将两次煎液混合后，浓缩为1000ml，再加复方樟脑酊20ml。每次100ml，每日服3次。②鲜地锦全草120g，或干品60g，加水3碗，煎至1碗，顿服。③将地锦草制成1:1的溶液，每次30~50ml，内服。④地锦草鲜品150~200g或干品30~50g，水煎，每日1剂，分3次服。⑤地锦片（每片0.35g，含生药2.5g），每次4片，每日服3次。⑥地锦草75~100g（重症加倍），煎汤加蜜或加白糖少许矫味，每日1剂，分3次服，或频煎代茶多饮，7日为1疗程，治疗期间忌用他药。

3. 钩虫尾蚴钻入皮肤所致皮炎：鲜地锦草捣烂外敷患处，干燥后即换，每日数次。

4. 血痢不止：地锦草晒研，每服6g，空心米饮下。

5. 妇女血崩：草血竭嫩者蒸熟，以油、盐、姜腌食之，饮酒一二杯送下，或阴干为末，姜、酒调服。

6. 金疮出血不止：地锦草研烂涂之。

7. 带状疱疹：鲜地锦草捣烂，加醋搅匀，取汁涂患处。

【不良反应及注意事项】非血热为病，而胃气薄弱者，又当斟酌行之。

◆地枫皮

【来源】本品为木兰科八角茴香属植物地枫皮的干燥树皮。春、秋二季剥取，晒干或低温干燥。主要分布于生于海拔200~500m石灰岩山地的山顶或石山疏林下，分布于广西西南部地区。

【别名】追地风、钻地风、南宁地枫皮、地风。

【性味归经】味微辛、涩，性温，有小毒。归膀胱、肾经。

【功能主治】祛风除湿，行气止痛。主治风湿痹痛，腰肌劳损。

【用法用量】内服：煎汤6~9g。外用：适量，研末酒调敷。

【炮制】除去杂质，洗净，打碎，晒干。

【化学成分】含挥发油0.30%~0.71%，内有：α-和β-蒎烯、樟烯，1,8-桉叶素等28个成分。

【药理作用】①抗炎作用。②镇痛作用。

【毒理作用】地枫皮及其同属植物均有一定毒性。应该引起临床应用时的高度重视，在大剂量使用地枫皮时应权衡利弊。

【不良反应及注意事项】本品有小毒，不宜大量使用。

◆地草果

【来源】本品为堇菜科植物地草果的全草。5~6月间果实成熟时采收全草，洗净，晒干。生于田间、荒地、山坡草丛、林缘或灌丛中，分布于全国大部分地区。

【别名】金盘银盏、拔疔草、犁嘴菜、铧头菜、紫花地丁、剪刀菜、犁头草。

【性味归经】味苦、辛，性寒。归心、肝经。

【功能主治】清热解毒，凉血消肿。主治：疔疮肿毒、痈疽发背、丹毒、毒蛇咬伤。

【用法用量】煎服，15～30g。外用：鲜品适量，捣烂敷患处。

【炮制】除去杂质，洗净，切碎，干燥。

【化学成分】含苷类，黄酮类，棕榈酸，反式对羟基桂皮酸，丁二酸，二十四酰对羟基苯乙胺，饱和酸、不饱和酸，醇类及烃。

【药理作用】①抗菌作用。②抗病毒作用。③解热、消炎、消肿等作用。

【毒理作用】实验证明，其提取液对内毒素有直接摧毁作用。

【方剂选用】

1. 暴赤火眼，风热肿痛，羞明怕日，翳遮等症：地草果3g，川芎3g，广木贼1.5g，蝉蜕3g（去头、足），黄芩3g，白蒺藜3g（去刺，捣汁），白菊花3g，栀子仁3g，羊肝500g。水煎服。

2. 妇人乳结不通，或小儿吹乳，或自身压着，头痛，怕冷，发热，口渴，体困，胸颤胀硬，痛如针刺：地草果6g，川芎4.5g，青皮1.5g，白芷3g，花粉3g，柴胡3g，金银花3g，甘草节1.5g。点水酒服。

【不良反应及注意事项】肝实者可用，肝虚者忌之。体质虚寒者忌服。

◆ 地骷髅

【来源】本品为十字花科植物莱菔的老根，经晒干而成。在种子成熟后，连根拔起，剪除地上部分，取根用水洗净后晒干，贮干燥处。原产我国，全国各地均有栽培，且有丰富的栽培品种。

【别名】仙人骨、老萝卜头、老人头、地枯萝、气萝卜、枯萝卜、空莱菔。

【性味归经】味甘、辛，性平。归肺、肾经。

【功能主治】行气消积，化痰，解渴，利水消肿。主治：咳嗽痰多、食积气滞、腹胀痞满、痢疾、消渴、脚气、水肿。

【用法用量】内服：煎汤，10～30g；或入丸、散。外用：煎水洗。

【炮制】水洗，稍润，顶头切成2.5厘米长的小段，晒干。

【化学成分】黄酮类、内酯。

【药理作用】抗炎作用。

【方剂选用】

1. 痞块及气痞、食痞：陈年木瓜1个，地骷髅120g。煎汁，时常服一小盏。

2. 黄疸变为鼓胀气喘，反胃，胸膈饱闷，中脘疼痛，并小儿疳积结热，噤口痢疾，结胸伤寒，伤力黄肿，并脱力黄各症：人中白（以露天不见粪者方佳，火煅醋淬七次）30g，神曲、白卜子、地骷髅各15g，砂仁6g（以上俱炒），陈香橼1个。共为末，蜜丸梧桐子大。每服三、五、七丸，或灯草汤下，或酒下。

【不良反应及注意事项】凡体弱气虚之人忌食。服用人参、西洋参者忌食。常人也切忌多食久食，以免耗伤正气。

◆ 地鳖虫

【来源】本品为鳖蠊科昆虫地鳖或冀地鳖的雌虫干燥体。捕捉后，置沸水中烫死，晒干或烘干。喜生于阴湿处及墙角松土中，全国各地均有分布。

【别名】土元、地乌龟、土鳖虫。

【性味归经】味咸，性寒，有小毒。归肝经。

【功能主治】破瘀血，续筋骨。主治：筋骨折伤、瘀血经闭、癥瘕痞块。

【用法用量】煎服，10～30g，研末服，1～1.5g，黄酒送服。外用：适量。

【炮制】夏季捕捉，置沸水中烫死，晒干；或先用清水洗净，再用盐水煮后晒干或微火烘干。

【化学成分】含挥发油和氨基酸。还含有二氯苯和二甲基二硫醚等其他中药少见的成分。

【药理作用】①抗凝血作用。②调脂作用。③促进骨拆愈合。

【毒理作用】提取物可抑制血小板聚集和黏附，减少聚集数，可抑制 D – 半乳糖所致的肝损害而有保肝作用。

【方剂选用】

1. 折伤，接骨：土鳖虫焙存性，为末，每服 10 ~ 15g。

2. 瘰疬疮肿：干地鳖末、麝香各研少许。上二味，研匀。干掺或贴，随干湿治之。

3. 犬咬伤：地鳖虫 7 个（去足，炒），生大黄 15g，桃仁 7 粒（去皮，尖）。白蜜 15g，黄酒一碗，煎至七分服。

4. 瘰疬：鲜地鳖虫、陈瓦花（在屋上隔年者佳，瓦上煅存性）。同捣烂。用膏药贴上，未溃即消，已溃即敛。

5. 高血压：用地鳖虫、水蛭等量研末装胶囊，每粒含生药 0.25g，每次服 4 粒，每日 3 次。此外，临床上单用地鳖虫或地鳖虫为主的复方用于治疗冠心病、骨折、急性腰扭伤、坐骨神经痛、劳伤性胸痛以及晚期肿瘤等。

【不良反应及注意事项】年老体弱及月经期者慎服地鳖虫，孕妇禁服土鳖虫。

◆**地红参**

【来源】本品为玄参科植物羊膜草的全草。夏、秋季采收，切段晒干或鲜用。

【别名】鞭打绣球、红顶珠、地草果、红豆草、头顶一颗珠、地胡椒、连钱草、活血丹、四季草、小铜锤、金钱草、月月换叶、区茹程丹。

【性味归经】味微甘、淡，性温。归心、肝经。

【功能主治】祛风除湿，清热解毒，活血止痛。主治：风湿痹痛、经闭腹痛、瘰疬、疮肿湿毒、咽痛、齿龈肿痛、跌打损伤。

【用法用量】内服：煎汤 9 ~ 15g。外用：煎汤含漱或捣敷。

【炮制】洗净，鲜用或晒干。

【化学成分】全草含鞭打绣球苷 C，鞭打绣球苷 B，鞭打绣球苷 A，肉桂酸等。

【药理作用】①抗氧化作用。②抗肿瘤作用。③抗炎。

【方剂选用】

1. 小腹隐痛：地红参 9g，煨水服。

2. 咳血：地红参 30g，煨水服。

3. 风湿，跌打损伤，经闭，淋巴结结核，砂淋，疮疡：地红参 9 ~ 30g，水煎服。

4. 风湿腰痛，破伤风：地红参 15 ~ 30g，泡酒服。

5. 神经衰弱：地红参 15 ~ 30g，研末，蒸鸡蛋吃。

6. 经闭，月经不调：地红参 9g，白酒为引，煎服。

7. 黄水疮，疮疡：地红参捣烂敷患处。

8. 口腔炎：地红参加红糖捣烂，口含 15 分钟。

9. 关节扭伤：地红参全草不拘多少，洗净。切碎，放入锅中炒，边炒边加入一些童便（烧酒亦可），乘热包敷患处，1 日 1 剂。地红参一般常用鲜品，如用干品，先放在童便或烧酒中浸泡使之变软，连同小便或烧酒再炒。此方治疗单纯扭伤疗效显著，一般用药一至二剂均能获效。对于扭伤骨折，经复位后应用，也有一定效果。

◆**耳叶七**

【来源】本品为百合科植物紫玉簪的全草或根入药。全草四季可采，一般鲜用；根秋后采挖，洗净鲜用或晒干。

【别名】紫玉簪、紫鹤、紫萼、鸡骨丹、化骨莲。

【性味归经】味甘、苦，性平。归肺、肾经。

【功能主治】滋阴补肾，和血止血，清热解毒。主治：遗精、吐血、气肿、白带过多、咽喉红肿、妇女虚弱、崩漏、带下。

【用法用量】内服：煎汤，9 ~ 15g。

【炮制】鲜用。根秋后采挖，洗净鲜用或晒干。

【化学成分】全草含山奈酚 –7 – O – β – D – 葡萄糖苷、3 – O – 葡萄糖豆甾醇苷，以及其他黄酮、豆甾醇苷、胡萝卜苷类等成分。

【药理作用】刺激中性白细胞样细胞的活性：从耳叶七甲醇提取物中分离得到的活性物质F-吉托皂苷可显著活化中性白细胞样细胞的活性。

【毒理作用】根的水提取物对艾氏腹水癌细胞具有高度抗肿瘤活性，醇浸膏0.25g/kg口服或腹腔注射，连续6天，对小鼠白血病L615有抑制作用，抑制率为28.5%。

【方剂选用】

1. 骨鲠：取耳叶七根捣汁，以苇筒吹入喉内有效。

2. 妇女虚弱，红白崩带：耳叶七30～60g，鸡蛋（去壳）1个，水煎服。

3. 顽固性溃疡：鲜紫耳叶七叶洗净，用米汤或开水泡软，敷贴患处，日敷3次。

【不良反应及注意事项】忌生冷食物，多食可损伤牙齿而致牙齿脱落。

◆芋头

【来源】本品为天南星科植物芋的根茎。秋季采挖，去净须根及地上部分，洗净，鲜用或晒干。

【别名】蹲鸱、芋魁、芋根、土芝、芋奶、芋艿。

【性味归经】味甘、辛，性平。归胃经。

【功能主治】健脾补虚，散结解毒。主治：脾胃虚弱、纳少乏力、消渴、瘰疬、腹中癖块、肿毒、赘疣、鸡眼、疥癣、水火烫伤。

【用法用量】内服：煎汤，60～120g；或入丸、散。外用：适量，捣敷或醋磨涂。

【炮制】洗净，鲜用或晒干。

【化学成分】根茎含蛋白质1.75～2.3%，淀粉69.6～73.7%，灰分1.17～1.68%，脂类0.47%～0.68%，钙0.059%～0.169%，磷0.113%～0.274%，铁0.0042%～0.0050%。另含多糖。

【药理作用】免疫调节作用。

【毒理作用】急性毒性实验表明，小鼠每日灌服芋头精粉10.8g/kg，连续给药7天无死亡，长期毒性实验表明，大鼠按25、250、500mg/kg·d，灌服芋头精粉3个月未见死亡，各组动物各项指标未见异常。

【方剂选用】

1. 瘰疬不论已溃未溃：芋头（拣大者）不拘多少。切片，晒干，研末，用陈海蜇漂淡。大荸荠煎汤泛丸，如梧桐子大。每服9g，陈海蜇皮、荸荠煎汤送下。

2. 癖气：生芋头500g，压破、酒渍14日，空腹饮一杯。

3. 诸疮因风致肿：烧芋头灰，温汤和之，厚三分，敷疮上。干即易，不过五度。

4. 头上软疖：芋头捣敷，即干。

5. 牛皮癣：芋头、生大蒜。共捣烂，敷患处。

6. 筋骨痛，无名肿毒，蛇头指，蛇伤：芋头磨麻油搽，未破者用醋磨涂患处。

7. 便血日久：芋头根12g，水煎服，白痢兑白糖，红痢兑红糖。

8. 减轻口腔放疗反应：芋头（海芋）煎剂口服治疗放射性口腔炎。

9. 疔痈：芋头1个，大蒜4瓣，去皮，共捣烂。用纱布包裹敷在患处，每日敷2次，早晚各1次。每次敷贴时间不可过长，局部有发热感时即可去掉，避免时间过长引起敷贴部位红肿。一般连用3～4天即可治愈。

10. 鸡眼：取芋头适量，洗净切片备用。先用热水泡脚，擦干，将切成片的芋头摩擦患部，每日3次，每次10分钟。注意勿擦及健康皮肤。

【不良反应及注意事项】有患者接触生芋头后发生急性荨麻疹。

救治：轻者肌内注射氯苯那敏10mg即可恢复，严重者立即输氧，静脉滴注10%葡萄糖注射液100ml，加入地塞米松15mg、10%葡萄糖酸钙20ml、止血芳酸0.3g、维生素C 3g，肌内注射氯苯那敏10mg。

◆芋头花

【来源】本品为天南星科植物芋的花序。花开时采收，鲜用或晒干。

【别名】芋苗花。

【性味归经】味辛，性平，有毒。归胃、大肠经。

【功能主治】理气止痛，散瘀止血。主治：气滞胃痛、噎膈、吐血、子宫脱垂、小儿脱肛、内外痔、鹤膝风。

【用法用量】内服：煎汤，15～30g。外用：适量，捣敷。

【炮制】鲜用或晒干。

【化学成分】花主要含黄酮类成分，还含有草酸钙针晶。

【药理作用】①保护牙齿作用。②增强免疫功能。

【方剂选用】

1. 吐血：芋头花 15～30g，炖腊肉或猪肉服。

2. 子宫脱垂，小儿脱肛，痔核脱出：鲜芋头花 3～6 朵，炖陈腊肉服。

3. 鹤膝风：芋头花、生姜、葱白、灰面。共捣烂，酒炒，包患处。

【不良反应及注意事项】有患者因进食蒸芋头花较多，感全身疲乏无力、口唇及四肢麻木，有蚁爬感、心悸、胸闷、气喘、呼吸困难。

救治：用 25% 葡萄糖注射液 40ml、利多卡因 100ml 静脉推注。注药过程中室性早搏可逐渐减少，每分钟约 2～3 次。30 分钟后室性早搏消失。胸闷、心悸、呼吸困难等症状明显缓解。继续静脉滴 10% 葡萄糖注射液 1000ml，维生素 C 1.5g，即可缓解。

◆ 芋头草

【来源】本品为天南星科植物犁头尖的块茎或全草。夏季采挖，洗净，晒干或鲜用。

【别名】犁头尖、小野芋、犁头草、土半夏、大叶半夏、三角夏、老鼠尾。

【性味归经】味苦、辛，性温，有毒。归肝、脾经。

【功能主治】解毒消肿，散瘀止血。主治：痈疽疔疮、无名肿毒、瘰疬、血管瘤、毒蛇咬伤、蜂蜇伤、跌打损伤、外伤出血。

【用法用量】外用：适量，捣敷，或磨涂，或研末撒。

【炮制】洗净，鲜用或晒干。

【化学成分】块茎含生物碱和甾醇。

【药理作用】对慢性骨髓炎的影响：芋头草敷料可使慢性骨髓炎兔子骨质病灶稳定，局部肉芽组织生长良好，骨质破坏逐渐恢复。说明芋头草既能起到局部消炎杀菌作用，又能促进局部创面修复，从而提高慢性骨髓炎的疗效。

【毒理作用】小鼠腹腔注射芋头草的氯仿提取物 1g/kg，出现肌肉张力增加，活动减少，呼吸困难及神经系统症状。200 目细粉 20% 西南犁头尖块茎粉混悬液滴兔眼 0.1ml，保留 2 分钟后用生理盐水冲洗，1 小时后出现红肿、小水泡，表明对眼结膜有刺激性，但在 1～2 天后能恢复。

【方剂选用】

1. 鱼口便毒：芋头草，捶烂醋煮敷之，冷则又换。

2. 痈疽肿毒：芋头草适量研末，加雄黄少许，研末，加醋捣成糊状，外敷。或用鲜块茎与生酒糟捣烂，炒热外敷。

3. 跌打损伤：鲜芋头草块茎，去外皮，切一片包盐菜叶或桂圆服下。鲜芋头草适量，加黄酒少许，捣烂敷患处。

4. 瘰疬：芋头草适量，生盐少许，共捣烂，敷患处。

5. 蛇头疔：芋头草鲜块茎，调雄黄少许捣烂，敷患处。

6. 外伤出血：芋头草适量，捣烂，敷伤处。

7. 蛇咬伤：鲜芋头草，洗净，捣烂敷。

8. 面颈生癣：芋头草适量，用醋磨涂患处。

9. 胼胝：鲜芋头草块茎，捣烂敷之。

10. 淋巴结结核：芋头草鲜全草适量，配醋、糯米饭各少许，共捣烂敷患处，日换 2 次。

11. 血管瘤：鲜芋头草块茎用米酒或烧酒磨汁，外涂，每日 3～4 次。

12. 化脓性关节炎：芋头草鲜品 30～100g。证属病后余毒，气血两虚者，加用黄芪 20 ~ 50g，加水两碗半，煎取汁大半碗，分 2 次温服，每日 1 剂。

【不良反应及注意事项】人服后会引起口腔黏膜起泡，舌、喉麻辣、头晕、呕吐等。

救治：可立即含漱及内服生姜汁和米醋，或服蛋清、面糊和大量糖水或静滴葡萄糖盐水，腹部剧痛可注射吗啡，出现惊厥可注射镇静剂，继服溴化钾或吸入乙醚。

◆芋儿七

【来源】本品为百合科植物延龄草或白花延龄草的根茎。夏、秋采挖，剪去茎叶及须根，洗净，晒干。

【别名】狮儿七、黄花三七、五儿七、头顶一颗珠。

【性味归经】味甘、辛，性温。归心、肝、胃经。

【功能主治】祛风，舒肝，活血，止血。主治：高血压、头昏头痛、跌打骨折、腰腿疼痛、外伤出血。

【用法用量】内服：煎汤，6 ~ 9g；研末服，1.5 ~ 3g。外用：适量，鲜品捣敷患处，或研末撒敷。

【炮制】洗净，晒干或鲜用。

【化学成分】芋儿七含甾体皂苷、延龄草苷和延龄草二葡萄糖苷，分别为薯蓣皂苷元的葡萄糖苷和二葡萄糖苷。还含昆虫变态甾体杯苋甾酮和蜕皮甾酮。

【药理作用】①降压作用。②抗炎、镇痛、凝血作用。③诱导结肠癌细胞凋亡的作用。④对脂多糖刺激的小胶质细胞炎症抑制作用。

【毒理作用】芋儿七有溶血作用，人血实验的溶血指数为 1：12500，其溶血作用可被胆固醇所取消，急性毒性实验显示，其醇提物腹腔注射时最大耐受量为小鼠 0.39kg，灌胃给药为 9g/kg，经胆固醇处理后，腹腔注射最小致死量为小鼠 3g/kg，灌胃最大耐受量为 15g/kg，大鼠慢性毒性实验未发现醇提物对肝、肾、心、脑、肺等有明确的病理损伤作用。

【方剂选用】

1. 风湿引起的腰腿疼痛：芋儿七可与独活、羌活、青木香等祛风胜湿、止痛药同用。治劳损腰痛，则可配补肝肾、强筋骨之桑寄生、杜仲等。

2. 跌打损伤：以芋儿七研末，用黄酒送服。

3. 痈肿：除内服外，还可用鲜品捣烂外敷。

4. 神经性头痛，高血压头昏：芋儿七 3 ~ 5 颗。水煎服或研末和鸡蛋、白糖炖服。

5. 刀伤出血，局部溃烂：芋儿七，研末外敷。

6. 腰痛，劳伤：芋儿七 3g。研末，凉开水冲服。或芋儿七 9g，独活 12g，羌活 6g，青木香 2.4g。水煎服。

7. 骨折：芋儿七 9g，铁棒锤 3g，见血飞根皮 9g，地仙桃 6g，芋麻根及头发炭各少许。共捣烂备用，以头发炭平铺在伤处，上盖纸一层，纸上涂抹已捣好的药；药再盖一层纸，然后以布包扎，每日换药一次。

【不良反应及注意事项】本品有小毒，反枇杷及猪油，不可同用。

◆芒硝

【来源】本品为硫酸盐类矿物芒硝族芒硝，经加工精制而成的结晶体。主治：含含水硫酸钠（$Na_2SO_4 \cdot 10H_2O$）。

【别名】芒消、盆消、马牙硝、英硝。

【性味归经】味咸、苦，性寒。归胃、大肠经。

【功能主治】泻下通便，润燥软坚，清火消肿；外用解毒消肿。主治：实热积滞、腹满胀痛、大便燥结、肠痈肿痛、外治乳痈、痔疮肿痛。

【用法用量】6 ~ 12g，一般不入煎剂，待汤剂煎得后，溶入汤液中服用。外用：适量。

【炮制】取天然产芒硝加水溶解，放置，使杂质沉淀，过滤，滤液加热浓缩，故冷后即析出结晶，取出晾干。如结晶不纯，可重复处理，至得洁净的芒硝结晶可。芒硝的炮制原理是根据药物在不同温度下，在水中溶解度不同的性质，以除去杂质，使药物精制。芒硝的结晶最佳温度为2℃～4℃，温度超过34℃，溶解度减少。故芒硝的最佳炮制工艺为芒硝100g，加水208ml，34℃水溶恒温，饱和溶液减压抽滤，除去杂质，母液在2℃～4℃时结晶。

【化学成分】主要含硫酸钠。此外，常夹杂种种物质如食盐、硫酸钙、硫酸镁等等。芒硝在大气中容易失去水分，故表面常呈白粉状；此种风化的芒硝，其硫酸钠含量可超过44.1%。

【药理作用】①吸湿蓄冷作用。②抑菌抗炎作用。③泻下消肿作用。④碱化尿液、化石、溶石作用。

【毒理作用】芒硝煎液腹腔注射小鼠LD_{50}为6.738g/kg，给药1小时后死亡，动物表现肾缺血现象。

【配伍效用】

芒硝配伍大黄、甘草：芒硝咸寒，润燥软坚，通利大便；大黄泄热去实，推陈出新；炙甘草甘缓和中。三药伍用，有泻阳明燥热结实而不伤胃气之功效，用于治疗阳明燥热结实、大便燥坚、痞满不甚者。

芒硝配伍大黄、甘遂：芒硝配伍大黄涤荡胃肠、润燥软坚、泄热；甘遂攻逐水饮、泄热散结。三药伍用，有泻热逐水之功效，用于治疗水热互结，心下、少腹硬满疼痛而不可近者，大便秘结之大结胸证。

芒硝配伍栝楼：芒硝咸寒，清热通便、润燥软坚；栝楼甘寒，润肺化痰、散结滑肠。二药相伍为用，共奏清热润燥、通便泻下之功效，用于治疗习惯性便秘以及各种原因引起的大便秘结。

【方剂选用】

1. 一般外科感染：芒硝、冰片，按10:1的比例混匀研末备用。适用于一般外科感染未成脓或表皮未溃破者。按病变范围大小，将本品适量均匀撒在纱布中央约0.5cm厚，将纱布四边折褶包好，贴敷患处后固定，2～3天换药1次。

2. 乳腺炎：芒硝30g，平铺于两层纱布的夹层中（中央稍厚），缝合四周后覆盖

患处，绷带固定，每日2次。

3. 婴幼儿湿疹：芒硝50g，大黄、苦参、乌梅各30g。每日1剂，水煎500ml，滤液湿敷患处，每日2次。

4. 痔疮：芒硝150g，明矾15g，打碎置盆内，开水2000ml冲化后，坐盆上熏蒸肛门，待水温渐降，先洗涤患处，再坐浴，直至水凉为止。每日2～3次。

5. 骨伤肿胀：芒硝1～3kg，捣碎后平铺于两层纱布中间，约1cm厚，四周缝合，敷于皮肤上，外用绷带固定。8～12小时更换1次，治疗骨折及软组织撕裂伤而致肢体重度肿胀。

6. 大骨节病：芒硝，成人每次2～4g，每日服2次。

7. 退乳：芒硝200g（炎热季节用300g），用纱布包裹，分置于两侧乳房上，用胸带固定，24小时（天热12小时）后取下。如1次不效，可继敷1～2次。

8. 倒经：芒硝、生甘草各40～90g。文火煎60～90分钟，顿服。每遇倒经投此方，屡有效验。

9. 伤寒六、七日，结胸热实，脉沉而紧，心下痛，按之石硬者：大黄180g（去皮），芒硝1升，甘遂3g。上三味，以水六升，先煮大黄，取二升，去渣，纳芒硝，煮30g沸，纳甘遂末，温服一升，得快利，止后服。

10. 大小便不通，胀满欲死：芒硝90g，纸裹三、四重，炭火烧之，令内一升汤中尽服，当先饮汤一升，已吐出，乃服之。

11. 漆疮：芒硝150g，汤浸以洗之。

12. 小儿鹅口：细研芒硝于舌上掺之，每日三五度。

【不良反应及注意事项】芒硝入汤剂冲服，成人用量为3～12g，过量服用易发生中毒。中毒的潜伏期1～2小时。中毒后表现为：恶心，呕吐，腹痛如绞，腹泻剧烈，严重者引起脱水、虚脱。脾胃虚寒及孕妇忌服。芒硝含钠离子较多，故水肿者慎用。

◆杜果

【来源】本品为漆树科植物杜果的果实，夏季采摘果实，鲜用或晒干。

【别名】忙果、庵罗果、香盖、望果、蜜望。

【性味归经】味甘、酸，性微寒。归胃、脾、膀胱、肾经。

【功能主治】益胃，生津，止呕，止咳。主治：口渴、呕吐、食少、咳嗽、食欲不振、睾丸炎、坏血病。

【用法用量】内服：适量，作食品。

【炮制】鲜用或晒干。

【化学成分】果实含杜果酮酸、异杜果醇酸、阿波酮酸、阿波醇酸等三萜酸；多酚类化合物。

【药理作用】②降血糖作用。②抗肿瘤作用。③抗氧化作用。④抗炎作用。⑤免疫调节作用。

【毒理作用】杜果给药30、60、120分钟后对小鼠的一般行为和自主活动均无明显影响；杜果苷25g/kg、5.0g/kg剂量给药后，对麻醉猫的呼吸流量和频率、血压、心率、心电图均无明显影响。小鼠灌胃给药的LD_{50}为133.3g/kg。

【方剂选用】

1. 温饱疾，主妇人经脉不通，丈夫营卫中血脉不行。久食，令人不饥；杜果叶可作汤，疗渴疾。

2. 止呕晕：杜果适量。

3. 多发性疣：杜果肉1~2枚，分1~2次服，并取果皮擦患处。

【不良反应及注意事项】由于患者的特殊体质，会对杜果的树汁液、树叶、树干、杜果皮过敏。对于初次接触杜果的人，皮疹可能在六天后才会出现，对于反复接触的患者而言，则可能数个小时就会出现。

救治：杜果性皮炎的早期治疗一般是用3%硼酸溶液冷湿敷患处，每天2~3次，晚上可以用"尤卓尔"或"肤轻松"软膏涂在患处表面，同时也可以在医生的指导下口服一些抗过敏的药物，如扑尔敏、赛庚啶等。如果患者局部症状较重，出现大的水疱，也可以在医生指导下用一些皮质性激素药物治疗。另外，在用各种药物治疗的同时，患者要用清凉水洗脸，切忌用热水、肥皂洗脸止痒，更不能在面部使用各种化妆品、唇膏，以免加重病情。芒果性皮炎一般病程为1~2周，曾经患过芒果性皮炎的人，以后不能再吃芒果，否则，不仅容易复发芒果性皮炎，而且病情会一次比一次加重和难治。

◆亚麻

【来源】本品为亚麻科植物亚麻的根、茎、叶。

【别名】鸦麻、胡麻、山脂麻、胡脂麻、胡麻饭。

【性味归经】味辛、甘，性平。归肝、胃、大肠经。

【功能主治】平肝，活血。主治：肝风头痛、跌打损伤、痈肿疔疮。

【用法用量】内服：煎汤，根，15~30g。外用：适量，捣烂敷，或研末敷。

【炮制】根：洗净，切片，晒干。叶：鲜用或晒干。

【化学成分】叶、茎含黄酮苷：荭草素，异荭草素，牡荆素，异牡荆素，光牡荆素Ⅰ、Ⅱ，6-C-木糖基-8-C-葡萄糖基芹菜素，6，8-二-C-葡萄糖基芹菜素。

【药理作用】①轻泻作用。②降脂作用。

【毒理作用】大鼠、小鼠口服LD_{50}均大于12.0g/kg。喂养实验表明大鼠蓄积系数大于5，Ames实验未见致突变性，骨髓微核实验，小鼠精子畸形实验均未见致突变性。

【方剂选用】

1. 跌打损伤：亚麻根加香附或细辛，同捣烂外敷。

2. 刀伤出血：鲜亚麻叶捣烂或叶研末，加少许冰片外敷。

◆亚麻子

【来源】本品为亚麻科植物亚麻的干燥成熟种子。秋季果实成熟时采收植株，晒干，打下种子，除去杂质，再晒干。

【别名】胡麻子、壁虱胡麻、亚麻仁、大胡麻、胡麻仁。

【性味归经】味甘，性平。归肺、肝、大肠经。

【功能主治】润燥通便，养血祛风。主治：肠燥便秘、皮肤干燥、瘙痒、脱发。

【用法用量】内服：煎汤，5~10g；或入丸、散。外用：适量，榨油涂。

【炮制】除去杂质，生用捣碎或炒研。

【化学成分】种子含脂肪油约30%~40%，油中主要成分为亚油酸、亚麻酸、油酸、肉豆蔻酸、棕榈酸，并含牻牛儿基牻牛儿醇，多种甾类及三萜类化合物，胆甾醇、菜油甾醇、豆甾醇、谷甾醇、△6-燕麦甾醇、环木菠萝烯醇、24-亚甲基环木菠萝烷醇及二十烷醇的阿魏酸酯，此外尚含亚麻苦苷及黏液质。

【药理作用】①抗乳腺肿瘤。②抗结肠癌。③抗黑色素瘤。④抗骨髓瘤。⑤免疫抑制作用。⑥降血糖作用。⑦降血脂和防止动脉粥样硬化作用。⑧促进骨骼生长。

【毒理作用】N-谷酰胺脯氨酸是维生素B_6的阻滞剂，能抑制雏鸡的生长。对成年鸡的LD_{50}为2mg，但如果同时给鸡注射维生素B_6，则能抵消这种毒性。将N-谷酰胺脯氨酸水解，产生L-谷氨酸和一种有毒的化合物1-氨基-D-脯氨酸，这种物质对一周龄鸡的LD_{50}为0.5mg。

【方剂选用】

1. 大风疾，遍身瘾疹瘙痒：亚麻子、牛蒡子、枸杞子、蔓荆子各15g（一处同炒，令烟出为度），苦参15g，栝楼根、防风（去芦）各15g，白蒺藜15g。上八味，同杵为末，每45g药末，入轻粉6g，一处拌匀。每服3g生末，调茶下，空心、日午、临卧各一服。服药后5~7日间，先于齿牙缝内，出臭黄涎，浑身疼痛，次后，便利下脓血，此是病根。

2. 老人皮肤干燥，起鳞屑：亚麻子、当归各90g，柴草30g，做成蜜丸。每服9g，开水送服，每日2次。

3. 过敏性皮炎，皮肤瘙痒：亚麻子、白鲜皮、地骨皮各60g，做蜜丸。每服9g，开水送服，每日2次。

4. 疮疡湿疹：亚麻子15g，白鲜皮12g，地肤子15g，苦参15g。水煎，熏洗患处。

5. 老年或病后体虚便秘：亚麻子、当归、桑椹子各等份，白蜜制丸，每服9g，每日3次。

6. 产后大便不通：亚麻子、苏子各等分，合研，开水调服，每服9g，每日2次。

7. 脂溢性脱发：亚麻子、鲜柳枝各30g，煎服。

8. 水火烫伤：亚麻子（高温消毒）涂患处。

9. 咳嗽气喘：亚麻子、文旦皮适量，煎服。

10. 高血压，血管硬化，胆固醇增高：亚麻子9~12g，水煎去渣，1日2次分服，15天为1疗程。

【不良反应及注意事项】大便滑泄者禁服，孕妇慎服。

◆亚乎奴

【来源】本品为傣族习用药材。为防己科植物锡生藤的干燥全株。春、夏二季采挖，除去泥沙，晒干。

【别名】亚乎鲁、金丝荷叶、鼠耳草、亚红龙。

【性味归经】味甘、苦，性温。归肝、脾经。

【功能主治】消肿止痛，止血，生肌。主治：外伤肿痛、创伤出血。

【用法用量】内服：煎汤，9~15g。外用：适量，鲜品捣敷；或干粉外敷；或用酒或蛋清调敷。

【炮制】除去泥土，晒干。

【化学成分】全草含多种生物碱，其中锡生藤碱是一种较好的肌肉松弛剂；根含海牙亭碱、海牙替定碱、海牙替宁碱、氯化锡生藤酚灵等。

【药理作用】①肌松作用。②强心作用。③降压作用。④抗癌作用。

【毒理作用】从云南西双版纳州及河口县产的亚乎奴中提出的亚乎奴碱，其物理常数与海牙亭碱相同。用家兔交叉垂头实验，亚乎奴碱的垂头剂量为 $0.1254 \pm 0.0124mg/kg$，与筒箭毒碱 $0.1397 \pm 0.0143mg/kg$ 近似。用小鼠铁丝网跌落实验，亚乎奴碱的半数有效量为 $0.161 \pm 0.0124mg/kg$，而筒箭毒碱为 $0.251 \pm 0.0175mg/kg$。从大鼠及豚鼠的胫前肌标本实验中，亚乎奴碱的神经肌肉阻滞作用较筒箭毒碱强，而持续时间则较短，作用在神经肌肉交接部位，属"非去极化"或"竞争"型。亚乎奴碱的治疗指数（ED_{50}/LD_{50}）为 $2.77mg$，而筒箭毒碱为 $1.7mg$，前者安全范围较后者大。

【方剂选用】

1. 跌打损伤，创伤出血：亚乎奴、红花、川芎、当归等份。

2. 腰痛、风湿痛：偏寒湿者，配独活、制附片、杜仲、桑寄生、桂枝等同用；偏湿热者，可配黄柏、牛膝、虎杖、忍冬藤、桑枝，以清热祛湿，通络止痛。

【不良反应及注意事项】肌肉松弛持续时间与使用傣肌松（亚乎奴碱的盐）的剂量及麻醉剂的剂量有密切关系，如静注 $0.3mg/kg$ 在不同麻醉剂下肌松持续约 10～40 分钟。在乙醚麻醉下 40～60 分钟内重复给药有蓄积作用。随用傣肌松剂量加大，对呼吸肌有麻痹作用，但呼吸短于、轻于氯化筒箭毒碱，其作用是可逆的，未见有长时间呼吸停止或支气管痉挛等过敏现象发生。

◆过山虎

【来源】本品为为鸢尾科植物蝴蝶花的全草。全年可采，鲜用或洗净晒干。

【别名】蝴蝶花、凫翳、铁扁担、燕子花、蓝花铰剪、豆豉草。

【性味归经】味苦，性寒，有小毒。归肝、胃经。

【功能主治】消肿止痛，清热解毒。主治：肝炎、肝肿大、肝区痛、胃痛、咽喉肿痛、便血。

【用法用量】内服：煎汤，6～15g。

【炮制】取根茎除去须根，洗净，放入子母火中烧半小时，刮去皮毛，切片晒干。

【化学成分】地上部分含异黄酮类化合物：蝴蝶花素 A、B，鸢尾黄酮新苷 A、B，鸢尾苷元，尼泊尔鸢尾黄酮，7-O-甲基香豌豆苷元，库门鸢尾素甲基醚，尼鸢尾黄素甲基醚，刺柏苷元 B，5，7-二-O-乙酰基-6，2′，3′，4′，5′-五甲氧基异酮，5，7-二-O-乙酰基-6，2′，3′，6′-四甲氧基异黄酮。

【药理作用】全草制剂内服使支气管腺体分泌增加，黏液稀释而便于排出，可治呼吸道炎症。叶有缓泻作用，能促进尿 CT^- 排泄，可减少葡萄糖转运，轻微减少蔗糖的水解速率及所产生的己糖和水的吸收。

【方剂选用】

①食积胃痛、腹胀便秘、风湿筋骨疼痛。②坐骨神经痛、目痛、牙痛、头痛：过山虎煎汤内服，3～6g，或配蜂蜜服。

【不良反应及注意事项】脾虚便溏者忌服。

◆过山参

【来源】本品为西番莲科植物蒴莲的根。全年可采，洗净切段，晒干。

【别名】蒴莲、软屑青藤、云龙党、土党参、软骨风。

【性味归经】味甘、微苦，性凉。归肝、胃、肾经。

【功能主治】祛风通络，益气升提。主治：胃脘痛、风湿痹痛、子宫脱垂。

【用法用量】内服：煎汤，15～30g。

【炮制】洗去泥土，晒干。

【化学成分】含有鞣质、糖类、生物碱类等成分。

【方剂选用】

健脾胃，补肝肾：单味过山参煎汤内服，每次用量 15～30g。

【不良反应及注意事项】孕妇忌服。

◆过树龙

【来源】本品为鳞目游蛇科灰鼠蛇，除

去内脏的全体。

【别名】黄肚龙、过树榕、上竹龙、灰前蛇。

【性味归经】味甘、咸，性平。归肝、肾经。

【功能主治】祛风止痛，舒筋活络。主治：风湿痹证、腰腿酸痛、肢体麻木、半身不遂、小儿麻痹症。

【用法用量】内服：煎汤，3~10g；或浸酒饮。

【炮制】除去内脏，擦净血迹，鲜用或烘干。

【化学成分】灰鼠蛇肉含蛋白、脂肪、多种氨基酸，蜕皮含骨胶原，脑含促卵泡激素。灰鼠蛇还含有具有降压作用的甲状腺提取物。

【药理作用】①能增强机体免疫功能。②能解痉平喘。③抗炎。④降低血糖，显著提高自由基代谢酶的活性及 GSH 含量，显著降低 LPO 含量，有一定的抗衰老作用，作用随用药时间延长而增强。

【方剂选用】风湿关节痛、麻痹、瘫痪：煎过树龙3~10g，煎汤；或与吹风蛇、银环蛇同浸制"三蛇酒"，每日服30g。

【不良反应及注意事项】孕妇及肝肾功能较差者忌服，严重胃病者用湿开水稀释后，饭后服用。少数人服用后，病情有加重现象，主要表现为关节、肌肉酸痛、皮肤发痒发红、口干、眼不适，这是服用本品后，疏通经络，透骨排毒的一种自然反应，一般情况下应坚持服用。个别发生严重反应的表现为全身肿胀。停用后饮大量开水，即可改善。

◆过路黄

【来源】本品为报春花科植物小过路黄的全草。夏、秋采集，鲜用或晒干。

【别名】风寒草、临时救、胡氏排草、红头绳、黄花珠。

【性味归经】味微辛、苦，性温。归肺、胃经。

【功能主治】祛风散寒，止咳化痰，消积解毒。主治：风寒头痛、咽喉肿痛、咳嗽多痰、小儿疳积、腹泻、蛇咬伤。

【用法用量】内服：煎汤，9~15g；或浸酒。

【炮制】齐地面割下，择净杂草，晒干。

【化学成分】全草含杨梅树皮素，杨梅树皮苷，槲皮素，桂柳素，豆甾醇，仙客来 D - 3 - O - β - D - 吡喃木糖基 - （1→2） - β - D - 吡喃葡糖基 - （1→4） - ［D - 吡喃葡糖基 - （1→2）］ - α - L - 吡喃阿拉伯糖苷和珍珠菜苷等。

【药理作用】①免疫调节作用。②保护脑微血管内皮细胞。③抗肿瘤作用。④神经保护作用。

【方剂选用】

1. 小儿惊风、咽喉肿痛、咳嗽痰多：过路黄全草9~30g，水煎服。

2. 月经不调，痛经：过路黄同鸡肉煲服。

3. 痈肿溃疡：过路黄、钩藤适量，煎水洗。

4. 骨疳：过路黄和海米水捣汁服，并加铁马鞭捣烂外敷。

5. 皮肤瘙痒：过路黄叶、蛇床子各30g，小荨麻15g，苦参50g，煎水洗。

【不良反应及注意事项】有少数病人外用过路黄会引起接触性皮炎和过敏反应。

◆西瓜

【来源】本品为葫芦科植物西瓜的果瓤。夏季采收成熟果实，一般鲜用。

【别名】寒瓜、天生白虎汤。

【性味归经】味甘，性寒。归心、胃、膀胱经。

【功能主治】清热除烦，解暑生津，利尿。主治：暑热烦渴、热盛津伤、小便不利、喉痹、口疮。

【用法用量】内服：取汁饮，适量；或作水果食。

【炮制】采收成熟果实，一般鲜用。

【化学成分】西瓜含瓜氨酸，α - 氨基 - β - （1 - 咪唑基）丙酸，丙氨酸，α -

氨基丁酸，R－氨基丁酸，谷氨酸，精氨酸，磷酸，苹果酸，乙二醇，甜菜碱，腺嘌呤，果糖，葡萄糖，蔗糖，维生素 A、B_2、及 γ－及 R－胡萝卜素，番茄烃，六氢番茄烃以及锂盐为主的盐类等。又含挥发性成分，内有乙醛。

【药理作用】①抗氧化作用。②抗癌作用。③利尿作用。

【方剂选用】

1. 阳明热甚，舌燥烦渴者，或神情昏冒、不寐、语言懒出者：红瓤西瓜剖开，取汁一碗，徐徐饮之。

2. 夏、秋腹泻，烦躁不安：西瓜、大蒜，将西瓜切开十分之三，放入大蒜7瓣，用草纸包7~9层，再用黄泥全包封，用空竹筒放入瓜内出气，木炭火烧干，研末，开水吞服。

3. 烫伤：将七至十一月间熟透的大西瓜，去瓜子，取瓤连汁密闭在干净玻璃瓶内，放置 3~4 个月，待产生似酸梅汤气味，过滤应用。先将烫伤部用冷等渗盐水或冷开水洗净，再将脱脂棉花在澄清的西瓜液中浸湿，敷于患处。每天换数次，一般一、二度烫伤，一周可愈，三度者二周可愈。

4. 防治心血管病：西瓜汁中所含的糖、蛋白质和微量的盐，能降低血脂软化血管，对心血管病有一定的疗效。

5. 热性哮喘：西瓜汁加白糖服用，一般连续 1 周为 1 疗程。

6. 高血压：西瓜汁100g，日饮服3次，或用经风干的西瓜皮30g，草决明15g，水煎代茶饮。

7. 目病：西瓜切片曝乾，日日服之，遂愈。

8. 口疮：用西瓜浆徐徐饮之。

【不良反应及注意事项】中寒湿盛者禁服，大便滑泄病后，产后忌服。

◆**西瓜皮**

【来源】本品为葫芦科植物西瓜的外层果皮。夏季收集西瓜皮，削去内层柔软部分，洗净，晒干。也有将外面青皮削去，仅取其中间部分者。

【别名】西瓜青、西瓜翠衣、西瓜翠。

【性味归经】味甘、淡，性凉。归心、胃、膀胱经。

【功能主治】清热，解渴，利尿。主治：暑热烦渴、小便短少、水肿、口舌生疮。

【用法用量】内服：煎汤，9~30g；或焙干研末。外用：适量，烧存性，研末撒。

【炮制】取原药材，除去杂质，洗净，切段，干燥，筛去灰屑。

【化学成分】鲜翠衣含总糖（mg/kg）12755.6，可滴定酸 1214.11，蛋白质 3383.6，氮 541.2，鞣质 297，锂 413.6，钠 50.6，钙 3.3，铁 0.2，磷 3.3，锌 0.04，硼 0.04，总提取物约 2%。还含氨基酸：天冬氨酸、苏氨酸、丝氨酸、谷氨酸、甘氨酸、丙氨酸、半胱氨酸、缬氨酸、蛋氨酸、异亮氨酸、赖氨酸、组氨酸、精氨酸、脯氨酸，以谷氨酸和赖氨酸含量较高。

【药理作用】①降血糖作用。②退热、抗菌、抗病毒、抗炎消肿作用。③局部止血功用，能够治疗腰痛、红痱、溃疡等疾病。

【方剂选用】

1. 肾炎，水肿：西瓜皮（须用连髓之厚皮，晒干者入药为佳，若中药店习用之"西瓜翠衣"则无效；干者39g，白茅根鲜者60g。水煎，一日三次分服。

2. 闪挫腰疼，不能屈伸者：西瓜皮为片，阴干为细末，以盐酒调，空心服。

3. 牙痛：经霜西瓜皮烧灰，敷患处牙缝内。

4. 红痱：采用西瓜皮外搽治疗红痱138 例，取得了满意疗效。先用温水洗净患处，擦干。取大小适当的西瓜皮一块，以其内侧面紧贴患处，反复推擦15 分钟，每5 分钟用刀去除其内侧面约1~2mm，1 天2 次，3 天为 1 个疗程。一般 1 个疗程治愈，最长 2 个疗程。

5. 腰痛：用西瓜皮、青皮各30g，阴干研磨成面，用黄酒调，空腹服15g，每日

2 次。

6. 体表溃疡：将西瓜表皮用刀削去，然后去瓤，隔陶瓦置炉上文火烤干，研面，过 120 目筛，装瓶备用。使用时，先将疮面清创处理后，将本散剂均匀撒于疮面上，厚度为 0.5mm，外用消毒纱布包扎，如为下肢溃疡可用弹力绷带加压包扎，每日换药 1 次，10 天为 1 个疗程。

7. 肝硬化腹水：先用西瓜制西瓜黑霜。取西瓜 1 个，切开蒂部，挖去瓜瓤，装满大蒜瓣，盖蒂封泥，于中火煨 1 天，取出焦黑的瓜皮研为细末，即为西瓜黑霜。西瓜黑霜的服法是，每次 3 ~ 5g，温开水送服，日服 2 次。

8. 黄疸：用西瓜皮 50g，赤豆、白茅根各 50g，水煎服，日饮 3 次。

9. 肾炎浮肿：西瓜皮、冬瓜皮各 30g，水煮后饮。

10. 复发性口疮：西瓜皮适量，烧焦为末，覆盖在疮面上。

11. 糖尿病：西瓜皮、冬瓜皮各 15g，花粉 12g，共研成细末，用水煎服。

【不良反应及注意事项】有患者自用鲜西瓜皮捣烂敷面，次日出现面部肿胀、发痒、丘疹。诊为接触性皮炎。中寒湿盛者忌用。

救治：口服赛庚啶，维生素 C，同时内服中药清热解毒，凉血，祛风止痒之剂，局部涂搽 1 号皮炎霜，3 ~ 7 天即可恢复。

◆西瓜霜

【来源】本品为葫芦科植物西瓜的成熟新鲜果实与皮硝经加工制成。

【别名】西瓜硝。

【性味归经】味咸，性寒。归肺、胃、大肠经。

【功能主治】清热泻火，消肿止痛。主治：咽喉肿痛、喉痹、口疮。

【用法用量】内服：0.5 ~ 1.5g，开水或汤药冲。外用：入散剂。适量。

【炮制】1. 选取尚未熟透的西瓜，取皮切成小块，每 5000g 加皮硝 7500g，拌匀，装入黄沙缸内，缸底先铺一层瓜皮作

垫，待拌硝的瓜皮装满后，上面再用一层瓜皮铺没，将缸盖好，置通风处。数天后，黄沙缸的外面，即有白色粉霜不断析出，将霜轻轻扫下，至霜析尽为止。扫下的白霜，拣去沙屑，即成纯净的西瓜霜。

2. 选重约 3000 ~ 3500g 的西瓜一个，在瓜蒂处切开，挖去部分肉瓤，用皮硝 500g（或更多些））装满瓜内，然后将切下的瓜皮盖上，用竹钉钉牢，悬挂于阴凉通风处，约 10 余天后，瓜皮外面即不断析出白霜，将霜陆续扫下即可。制得的西瓜霜，宜存放石灰缸或密闭于瓷瓶中，置阴凉、干燥处，防潮，防热。

【药理作用】①对口腔溃疡的改善作用。②抗菌作用。③抗炎作用。④局部止痛作用。

【毒理作用】给大鼠连续灌服桂林西瓜霜 15 天，对内脏器官，如心、肝、肺、脾、肾均未见明显毒性作用，给豚鼠西瓜霜喷雾吸入，对肺部未见明显损害作用。急性毒性实验表明，小鼠灌胃 LD_{50} 为 1.3 ± 0.12g/kg。

【方剂选用】

1. 一切喉证，肿痛白腐，退炎消肿：西瓜霜 15g，西月石 15g，飞朱砂六分，僵蚕 1.5g，冰片 1.5g。研极细末，吹患处。阴虚白喉者忌用。

2. 白喉：西瓜霜 60g，人中白 3g（煅），辰砂 6g，雄精 0.6g，冰片 3g。共研末，如非白喉，减去雄精。

【不良反应及注意事项】有患者首次应用西瓜霜润喉片后 5 分钟，感有一股冰冷奇异的怪味，含完一片后，患者恶心难忍、呕吐直至吐出胃内食物，1 小时后，症状自行缓解并恢复正常，再未继续服此药。一月后，患者因口腔溃疡自行服用西瓜霜润喉片，结果又出现上述症状。

◆西红花

【来源】本品为鸢尾科植物番红花的干燥柱头。

【别名】番红花、藏红花、泊夫蓝、撒法郎、番栀子蕊。

【性味归经】味甘，性平。归心、肝经。

【功能主治】活血化瘀，凉血解毒，解郁安神。主治：经闭癥瘕、产后瘀阻、温毒发斑、忧郁痞闷、惊悸发狂。

【用法用量】内服：煎汤，1～3g；冲泡或浸酒炖。

【炮制】取原药材，除去杂质。

【化学成分】含西红花苷－1、2、3、4、西红花苦苷、西红花酸二甲酯、α－西红花酸、西红花醛、挥发油等。

【药理作用】①抗抑郁作用。②抗焦虑作用。③对强迫症具有治疗作用。④减轻脑缺血再灌注损伤。⑤改善学习记忆障碍。⑥减轻心肌缺血再灌注损伤。⑦降低血糖作用。⑧降血脂作用。⑨抗炎镇痛作用。⑩其他作用：西红花具有降血压、抗菌、抗癌、抗氧化、美白、抗肺纤维化、抗肾纤维化等作用。

【毒理作用】番红花药粉小鼠口服的LD_{50}为20.7g/kg。死亡前动物萎靡不振、活动呆滞、行动困难。煎剂小鼠腹腔注射的最小致死量至最大致死量为1.2～2.2g/kg。小鼠饲料中混入2%番红花药粉饲喂1个月以上，开始出现体重减轻等毒性现象，剂量再增加则出现死亡。长期给药小鼠眼部有黄色分泌物。

【方剂选用】

1. 各种痞结：西红花每服一朵，冲汤下。忌食油荤、盐，宜食淡粥。

2. 伤寒发狂，惊怖恍惚：西红花0.6g。水一盏，浸一宿，服之。

3. 吐血（不论虚实、何经所吐之血）：西红花1朵，无灰酒1盏。将花入酒内，隔汤顿出汁服之。

4. 肾炎：人参5g，西红花3g，每日1剂煎服，疗程3个月。

【不良反应及注意事项】有患者长时间服用西红花后出现肝功能异常的不良反应。出现此种不良反应需停服西红花，并对症治疗

◆ 西青果

【来源】本品为使君子科植物诃子的干燥幼果。

【别名】藏青果、西藏青果。

【性味归经】味苦、酸、涩，性平。归肺、大肠经。

【功能主治】清热生津，解毒。主治：阴虚白喉。

【用法用量】内服：煎汤，1.5～3g；或含服。

【炮制】晒干、研末、备用。

【化学成分】含甲酚、麝香草酚、维生素C、柠檬烯、对－聚伞花素、莰烯、橙花醇、龙牛儿醇、S－杜松烯、B－石竹烯、α－烯、橄榄醇。

【药理作用】①抑制α－葡萄糖苷酶活性。②降血糖作用。③祛痰作用。

【方剂选用】

1. 咽喉肿痛：西青果2～3枚，以冷开水磨汁慢慢咽下，或捣碎泡汤服。

2. 肺炎，喉炎，扁桃体炎：西青果配薄荷、蛇莓、白芍、甘草、丹皮、川贝各适量，水煎服。

3. 急性肠炎：西青果配老鹳草、香青（菊科香青属植物），水煎服。

4. 细菌性痢疾：取西青果干品100g，加水300ml，文火煎3小时，压渣过滤约得100ml。成人15～20ml，10～15岁10～15ml，5～10岁5～10ml，日服3～4次，连服3～4天。如粪便仍未改善、培养阳性者，则兼施保留灌肠。亦可将其制成浸膏，成人日服3次，每次6～12g（干浸膏0.6g等于原生药1g），小儿酌减。

【不良反应及注意事项】风火喉痛及中寒者忌用。

◆ 西河柳

【来源】本品为柽柳科植物柽柳的干燥细嫩枝叶。夏季花未开时采收，阴干。

【别名】柽柳、河柳、殷树、赤树柳、春柳、观音柳。

【性味归经】味甘、辛，性平。归心、肺、胃经。

【功能主治】发表透疹，祛风除湿。主治：麻疹不透、风湿痹痛。

【用法用量】内服：煎汤，3~6g；或入散剂。外用：适量，煎汤擦洗。

【炮制】除去老枝及杂质，洗净，稍润，切段，干燥。本品呈圆柱形的段。表面灰绿色或红褐色，叶片常脱落而残留突起的叶基。切面黄白色，中心有髓。气微，味淡。

【化学成分】含树脂、槲皮素-甲醚、鞣质、水杨苷。

【药理作用】①保肝作用。②抗炎、抗菌、镇痛作用。③抗肿瘤活性。

【毒理作用】西河柳煎液浓度1g生药/ml，以0.5ml/10g最大容许量灌胃，给药后观察7天。7天内小鼠无死亡，外观行为无异常。按体重折算，此给药量已超过人用量500倍。

【方剂选用】

1. 瘄疹发不出，喘嗽，烦闷，躁乱：西河柳煎汤，去渣，半温，用芫荽蘸水擦之，但勿洗头面。乳母及儿，伤以西河柳煎服。

2. 麻疹伏而过期不出：西河柳为末。以茅根煎汤下9~12g，白水下亦可。

3. 斑疹麻痧不出，或因风而闭者：西河柳叶、樱桃核，煎汤外洗。

4. 一切风，不问远近：西河柳叶半斤（细锉，如无，枝叶可亦），荆芥半斤（细锉）。以水五升，煮取二升，滤去渣，澄清。白蜜五合，竹沥五合，上相和，以新瓷瓶盛，用油单子盖紧张系于釜中，以重汤煮，勿令入水，从初五更煮至日出后即佳。每服一小盏，日3服。

5. 痞：用西河柳煎汤，露一宿，至五更饮数次，痞自消。

6. 酒病：西河柳，不以多少，晒干为细末。每服3g，用酒调下。

7. 麻疹发热：西河柳、浮萍、芫荽等中药煮沸，用毛巾浸药液温敷患儿额面、四肢等部位，既可退热又可透疹。

8. 肾炎：西河柳30g，水煎二分，空

腹温服，15天为1疗程，连续1~4疗程。服药期间未见明显副作用。

9. 感冒，发热，头痛：西河柳、薄荷各9g，荆芥6g，绿豆衣9g，生姜3g，水煎服。

10. 风湿痹痛：西河柳、虎杖根、鸡血藤各30g，水煎服。

【不良反应及注意事项】麻疹已透及体虚多汗者禁服。

◆西洋参

【来源】本品为五加科植物西洋参的干燥根。均系栽培品，秋季采挖，洗净，晒干或低温干燥。

【别名】洋参、西参、花旗参、广东人参。

【性味归经】味甘、微苦，性凉。归心、肺、肾经。

【功能主治】补气养阴，清热生津。主治：气虚阴亏、虚热烦倦、咳喘痰血、内热消渴、口燥咽干。

【用法用量】内服：煎汤（另煎汁和服），3~6g，或入丸、散。

【炮制】去芦，润透，切薄片，干燥或用时捣碎。

【炮制研究】西洋参的洗润最佳工艺为洗润3小时，喷水间隔30分钟，喷水量为药材质量的4倍，额定微波频率2450MHz软化50秒。

【化学成分】根茎含人参皂苷 R_0、Rb_1、Rb_2、Rc、Rd、Re、Rg_1 以及假人参皂苷 F_1，尚含精氨酸、天冬氨酸等18种氨基酸；又含挥发油、树脂等。

【药理作用】①抗心肌缺血再灌注损伤的作用。②抑制血管痉挛。③抗动脉粥样硬化。④改善学习记忆功能障碍。⑤对肝损伤的保护作用。⑥止呕作用。⑦对内分泌系统性腺的作用。⑧降血糖作用。⑨抑制胰脂肪酶活性。⑩溶血作用。⑪升高白细胞作用。⑫促进造血。⑬抗肿瘤的作用。⑭抗氧化、抗衰老。⑮抗缺氧。

【毒理作用】西洋参总皂苷作一次性经口急性毒性实验，雌鼠 LD_{50} 为5.84（4.30~

7.94）g/kg，雄鼠 LD_{50} 为 5.01（3.44～7.3）g/kg。西洋参茎叶中提取的总皂苷腹腔注射给药和灌胃给药 LD_{50} 分别为 2.6mg/kg 和 1061mg/kg；长期毒性实验表明，动物体重、脏器重量、WBC、Hcmo 各组间无显著差异，GPT、ZTT 及 TTT 均在正常值范围，动物脏器经病理组织学检查属基本正常。

【不良反应及注意事项】 有人服西洋参后，会出现畏寒、体温下降、食欲不振、腹痛腹泻；也有的会发生痛经和经期延迟，以及过敏反应，上下肢呈现散在性大小不等的水泡，瘙痒异常，停药后，水泡可自行吸收消退。有实邪者忌服。

◆百合

【来源】 本品为百合科植物卷丹、百合或细叶百合的干燥肉质鳞叶。秋季采挖，洗净，剥取鳞叶，置沸水中略烫，干燥。

【别名】 重迈、中庭、摩罗、百合蒜、蒜脑薯。

【性味归经】 味甘，性寒。归心、肺经。

【功能主治】 养阴润肺，清心安神。主治：阴虚燥咳、痨嗽咳血、虚烦惊悸、失眠多梦、精神恍惚。

【用法用量】 内服：煎汤，6～12g；或入丸、散；亦可蒸食，煮粥。外用：适量，捣敷。

【炮制】 百合：除去杂质。蜜百合：取净百合，照蜜炙法炒至不粘手。每 100kg 百合，用炼蜜 5kg。目前常用的百合的炮制方法包括烫片法和蜜炙法。烫片时间的长短对百合药材的外形质量比对内在品质的影响更大。烫片时，应更多关注百合的外形质量，烫片 11～13 分钟为宜；干燥时，宜采用晒干法。蜜炙法能增强百合润肺止咳的功效，用蜜量与各地规范不尽相同。

【化学成分】 百合鳞茎含秋水仙碱等多种生物碱及淀粉、蛋白质、脂肪等。麝香百合的花药含有多种类胡萝卜素，其中大部分是顺花药黄质酯，占 91.7%～94%。卷丹的花药含水分 2.68%，灰分 4.17%，蛋白质 21.29%，脂肪 12.43%，淀粉 3.61%，还原糖 11.47%，并含 β – 胡萝卜素等。

【药理作用】 ①抗疲劳作用。②抗肿瘤作用。③抗氧化作用。④降血糖作用。⑤免疫调节作用。⑥抑菌作用。⑦镇静及应激损伤作用。⑧抗抑郁作用。⑨镇咳祛痰作用。⑩抗过敏作用。

【毒理作用】 大鼠皮下注射野百合碱的 LD_{50} 为 134±11.6mg/kg，动物表现为全身出血，肝脏明显水肿充血。大鼠（30mg/kg/7 天）、狗（18mg/kg/10 天）亚急性毒性实验表明，肝、肾功能无明显影响，白细胞与血小板轻度下降。给犬大剂量注射 62.5mg/kg，10 天后改为 122.518mg/kg，则出现的细胞总数及血小板降低，肝、肺损害较严重。大鼠高剂量（80mg/kg/d）亚急性毒性实验表明，转氨酶呈进行升高，白蛋白结合能力下降，肝脏储铜量升高，腹水病鼠的门静脉压升高，抑制肝细胞的有丝分裂，并使肝脏中出现巨细胞。

【配伍效用】

百合配伍麦冬：二药均能润肺生津清热，且百合能止咳。相伍为用，有清热生津、润肺止咳之功效，用于治疗热病伤肺之燥咳，或久病痨瘵咳嗽等。

百合配伍生地黄：百合养肺阴而清热安神；生地黄养心阴而清血热。二者合用，有补阴清热、凉血安神之功效，用于治疗阴虚热扰之虚烦不寐。

百合配伍五味子：百合滋阴润肺止咳；五味子味酸敛阴生津。二者合用，有敛气阴而滋阴润肺止咳之功效，用于治疗久咳不愈证属气阴伤者。

百合配伍知母：百合甘苦性平，入心、肺经，润肺止咳、清心安神，功擅补阴；知母味苦性寒，入肺、胃、肾经，清热泻火、滋阴润燥，长于泻火。二者相伍为用，更增强其补阴清热之作用，共奏润肺清热、宁心安神之功效。用于治疗阴津不足或病后期、余热未清之心烦不安、精神恍惚、口渴、失眠等症。

【方剂选用】

1. 神经衰弱：百合 30g，白芍 12g，白薇 12g，白芷 12g，水煎服。

2. 失眠症：百合 30g，生地黄 30g，夜交藤 30~60g，丹参 30~90g，五味子 15g，水煎，午睡及晚睡前 1 小时分服，每日 1 剂。

3. 鼻衄：百合、玄参各 15g，明党参 10g，甘草 5g。水煎服，日 1 剂，连服 3~6 剂。

4. 咳嗽不已，或痰中有血：款冬花、百合（焙、蒸）等份。上为细末，炼蜜为丸，如龙眼大。每服 1 丸，食后临卧细嚼，姜汤咽下，噙化尤佳。

5. 肺病吐血：新百合捣汁，和水饮之，亦可煮食。

6. 背心前胸幕间热，咳嗽咽痛，咯血，恶寒，手大拇指循白肉际间上肩背至胸前如火烁：熟地黄、生地黄、归身各 9g，白芍、生甘草各 3g，桔梗、元参各 2.4g，贝母、麦冬、百合各 4.5g。如咳嗽，日一二服，加五味子 20 粒。

7. 肺脏壅热烦闷：新百合 120g，用蜜半盏，拌和百合，蒸令软，时时含如枣大，咽津。

8. 百合病发汗后者：百合 7 枚（擘），知母 90g（切）。上先以水洗百合，渍一宿，当白沫出，去其水，更以泉水 400ml，煎取 200ml，去渣；别以泉水 400ml 煎知母，取 200ml，去渣后，合和煎取 300ml，分温再服。

9. 百合病吐之后者：百合 7 枚（擘），鸡子黄 1 枚。上先以水洗百合，渍一宿，当白沫出，去其水，更以泉水 400ml，煎取 100ml，去渣，内鸡子黄，搅匀，煎 1.5g，温服。

10. 百合病下之后者：百合 7 枚（擘），滑石 90g（碎，绵裹），代赭石如弹丸大 1 枚（碎，绵裹）。上先以水洗百合，渍一宿，当白沫出，去其水，更以泉水 400ml，煎取 200ml，去渣；别以泉水 400ml 煎滑石、代赭取 100ml，去渣后，合和重

复，取 300ml，分温服。

11. 百合病不经吐下发汗，病形如初者：百合 7 枚（擘），生地黄汁 200ml。上以水洗百合，渍一宿，当白沫出，去其水，更以泉水 400ml，煎取 200ml，去渣，内地黄汁煎取 300ml，分温再服，中病勿更服，大便当如漆。

12. 百合病变发热者：百合 30g（炙），滑石 90g。上为散，饮服 1g，日三服，当微利者止服，热则除。

12. 耳聋、耳痛：干百合为末，温水服 6g，日二服。

【不良反应及注意事项】秋水仙碱有骨髓抑制、胃肠道症状如恶心、呕吐、食欲减退、腹泻、便秘等，有的可产生肠麻痹、四肢酸痛。注射液局部刺激性较大，露血管外，可引起局部坏死。少数患者有脱发、心电图改变。风寒咳嗽及中寒便溏者禁服百合。

◆ 百部

【来源】本品为百部科植物直立百部、蔓生百部或对叶百部的干燥块根。春、秋二季采挖，除去须根，洗净，置沸水中略烫或蒸至无白心，取出，晒干。

【别名】百部根、白并、玉箫、箭杆、嗽药、百条根、野天门冬、九丛根。

【性味归经】味甘、苦，性微温。归肺经。

【功能主治】润肺下气止咳，杀虫灭虱。主治：新久咳嗽、肺痨咳嗽、顿咳；外用于头虱、体虱、蛲虫病、阴痒。蜜百部润肺止咳。主治：阴虚痨嗽。

【用法用量】内服：煎汤，3~9g。外用：适量，煎水洗；或研末外敷；或浸酒涂擦。

【炮制】百部：除去杂质，洗净，润透，切厚片，干燥。蜜百部：取百部片，照蜜炙法炒至不粘手。每 100kg 百部，用炼蜜 12.5kg。本品形同百部片，表面棕黄色或褐棕色，略带焦斑，稍有黏性，味甜。

【化学成分】块根含多种生物碱。①蔓生百部：根含百部碱、百部定碱、异百部

定碱、原百部碱、百部宁碱、华百部碱等。②直立百部：根含百部碱、原百部碱、百部定碱、异百部定碱、对叶百部碱、霍多林碱、直立百部碱。③对叶百部：根含百部碱、对叶百部碱、异对叶百部碱、斯替宁碱、次对叶百部碱、氧化对叶百部碱。尚含糖 2.32%，脂类 0.84%，蛋白质 9.25%，灰分 12.1%，以及乙酸、甲酸、苹果酸、琥珀酸、草酸等。

【药理作用】 ①止咳作用。②祛痰作用。③抗菌作用。④杀虫作用。⑤抗流感病毒作用。

【毒理作用】

1. 百部碱服用过多可减低呼吸中枢兴奋性，继而导致呼吸中枢麻痹。体外实验表明，百部醇浸剂在 1:100～1:1600 浓度时对 H37RV 人型结核抑菌有抑制作用，在 1:80 浓度 10 分钟内可将其杀死。

2. 百部煎剂对多种细菌及皮肤真菌亦有一定的抑制作用。

3. 能降低亚洲甲型流感病毒对小鼠的致病力。对已感染的小鼠也有治疗作用。

4. 用鸡胚培养的新城病毒实验，表明百部能延长鸡胚寿命 36 小时。置鼠蛲虫于 50% 百部药液内，经 11 小时已有少数死亡，20 小时全部死亡。

【配伍效用】

百部配伍人参、白术：百部润肺止咳；人参、白术健脾益气。三药伍用，有润肺止咳、益气健脾之功效，用于治疗咳嗽因虚寒所致者。

炙百部配伍生姜汁：炙百部润肺止咳；生姜汁温肺止咳。二者伍用，有温肺润肺止咳之功效，用于治疗咳嗽因猝感寒邪所致者。

【方剂选用】

1. 肺结核：百部 18g，黄芩、丹参、桃仁各 9g，煎成 60ml，每次服 20ml，每日 3 次。

2. 百日咳：百部 250g，煎制成糖浆 800ml。2 岁以上每次 10～15ml，2 岁以下每次 2～5ml，日服 3 次，1 周为 1 疗程。

3. 慢性气管炎：百部 20g，水煎 2 次，合并药液约 60ml，每次 20ml，日服 3 次。

4. 蛲虫病：生百部 30g，加入 55% 乙醇 150ml 中浸泡 3 天后收集药液备用。用棉球蘸药液擦肛门周围皱襞，每晚 1 次，7 天为 1 疗程。

5. 阴囊湿疹：百部、黑面神（鲜品）各 60g，苦参 30g，加水 1000ml，煮沸 2 分钟，去渣待冷后洗患处，每日 1～2 次。

6. 酒渣鼻：百部洗净，泡于 95% 乙醇中（比例为 1:2），一般泡 5～7 天后即可搽用。每日搽 2～3 次，1 月为 1 疗程。

7. 疥疮：全身用百部酊（百部 100g，白酒 500g，浸泡 2～3 天）擦洗，每天 2 次，同时给予抗组胺、镇静药等，并严格消毒换衣。

8. 阴道滴虫病：生百部、野菊花各 15g，黄柏、土槿皮各 12g，韭菜 20 根，加水 100ml，煮沸去渣，熏洗阴部，每日 1 次，2～3 次见效。

9. 寒邪侵于皮毛，连及于肺，令人咳：桔梗 4.5g，甘草（炙）1.5g，白前 4.5g，橘红 3g，百部 4.5g，紫菀 4.5g。水煎服。

10. 咳嗽：生姜汁，百部汁合煎，服 40ml。

11. 久嗽不已，咳吐痰涎，重亡津液，渐成肺痿，下午发热，鼻塞项强，胸胁胀满，卧则偏左其嗽少止，偏右嗽必连发，甚则喘急，病必危殆：百部、薏苡仁、百合、麦门冬各 9g，桑白皮、白茯苓、沙参、黄花、地骨皮各 4.5g。水煎服。

12. 三十年嗽：百部根 10000g，捣取汁，煎如饴，服一方匕，日三服。

【不良反应及注意事项】 百部制剂口服后有胸部灼热感，口鼻咽喉发干，出现胸闷气急，但较少见。服用过量，可引起呼吸中枢麻痹。并有胆绞痛的报道。热嗽，水亏火炎者禁用。

◆百草霜

【来源】 本品为稻草、麦秸、杂草燃烧后附于锅底或烟囱内的黑色烟灰。

【别名】 月下灰、灶突墨、釜下墨、灶突中尘、釜脐墨、釜月中墨、铛墨、灶额上墨、釜底墨、锅底黑、铛底煤、灶额墨、釜煤、釜焰、锅底灰、灶烟煤、灶煤、锅烟子。

【性味归经】味苦、辛，性温。归肝、肺、胃经。

【功能主治】止血，消积，清毒散火。主治：吐血、衄血、便血、血崩、带下、食积、痢疾、黄疸、咽喉肿痛、口舌生疮、臁疮、白秃头疮、外伤出血。

【用法用量】内服：煎汤，3~9g；或入丸、散，1~3g。外用：适量，研末撒，或调敷。

【炮制】从烧柴草的锅底或烟囱内刮取，用细筛筛去杂质，置瓶中用。

【化学成分】主要含碳粒。

【药理作用】①抗菌作用。②止血作用。③止泻作用。

【方剂选用】

1. 吐血，及伤酒食醉饱，低头掬损肺脏，吐血汗血，口鼻妄行，但声未失者：①百草霜末，糯米汤服6g。②百草霜15g，槐花末60g。每服6g，茅根汤下。

2. 衄血不止：百草霜末吹之。

3. 齿缝出血：百草霜末掺之。

4. 血虚内热，血不归源而崩：陈槐花30g，百草霜15g，为末。每服3~6g，烧红秤锤淬酒下。

5. 妇人崩血大脱：百草霜、炮姜（末）各9g，用人参9g煎汤饮。

6. 妇人白带：百草霜30g，香金墨15g。研末，每服9g，猪肝一叶，切开入药于内，纸裹煨熟，细嚼，温酒送之。

7. 猝下血不止：百草霜1升，黄连150g，地榆90g。上三味，捣筛为散，粥饮服方寸匕，日三服，重者夜一。

8. 血痢，不问远近：黄连30g（去须，微炒），百草霜60g，木香15g。上件药，捣细罗为散，每于食前，以粥饮调下6g。

9. 一切痢下初起：百草霜9g，金墨3g，半夏2g，巴豆（煮）14粒（研匀），黄蜡9g。同香油化开，和成剂，量大小，

每服3~5丸，或40~50丸，姜汤下。

10. 小儿食积痞膨：百草霜9g，巴豆霜0.3g。研匀，以飞罗面打糊为丸，如绿豆大，每服1丸，白汤化下。

11. 咽喉无故肿闭：百草霜、白硼砂各6g。研末，吹入喉中。

12. 口舌生疮：百草霜6g，甘草3g，肉桂1.5g。为末，频频搽之。

13. 咯血：百草霜冲服，每次1.5~3g，每日3~4次。

14. 急性扁桃体炎：百草霜于碗中，稍加研末，打入土鸡蛋1个，加白糖适量，用筷子搅拌成糊状，再倒入沸水，冲调成黑色的鸡蛋糊，候温，顿服，每天1次。

15. 咽喉肿痛：百草霜50g，八角金龙30g，将二药混合研极细粉末，过100~200目筛备用。用时将干粉少许吹入喉头，一般3次见效，有效率达98%以上。或用百草霜15g，鸡蛋1个，蜂糖60g，胡椒粉0.3g，调匀冲开水灌服。

16. 咳嗽气喘：百草霜100g，生鸡蛋2个，将百草霜干粉用小竹筒吹入病牛喉部，然后将生鸡蛋灌服，一般两次见效。

17. 肠炎泄泻：百草霜30~60g，红糖50~100g，开水冲服。

18. 湿疹：百草霜50g，陈石灰50g，伏龙肝50g，共研末，使用时用桐油和香油调匀外涂患处，1天1次。对下肢湿疹尤佳。

【不良反应及注意事项】阴虚内热、咳嗽肺损、无瘀滞者忌用，若皮肤表面有疮痈，不宜使用百草霜外涂，易留下印迹。

◆百蕊草

【来源】本品为檀香科植物百蕊草或其变种长梗百蕊草的全草。春、夏季拔取全草，去净泥土，晒干。

【别名】百乳草、地石榴、草檀、积药草。

【性味归经】味辛、微苦，性寒。归脾、肾经。

【功能主治】清热，利湿，解毒。主治：风热感冒、中暑、肺痈、乳蛾、淋巴

结结核、乳痈、疔肿、淋证、黄疸、腰痛、遗精。

【用法用量】内服：煎汤，9～30g；研末或浸酒。外用：适量，研末调敷。

【炮制】拔取全草，去净泥土，晒干。

【化学成分】全草含 3，5，7，4' – 四羟基黄酮 – 3 – 葡萄糖 – 鼠李糖苷、紫云英苷、山奈酚，以及生物碱、甾醇、酚类、挥发油、D – 甘露醇。

【药理作用】①对肾脏的保护作用。②抗菌作用和抗病毒作用。③抗肿瘤作用。④抗炎和镇痛作用。⑤镇咳作用。

【毒理作用】小鼠静脉注射百蕊草片提取物的 LD_{50} 为 400mg/kg，腹腔注射的 LD_{50} 为 1734mg/kg，皮下注射 LD_{50} 为 5600mg/kg，大鼠静脉注射为 319mg/kg。

【方剂选用】

1. 肾虚腰痛头晕：百蕊草 30g，泡酒服。

2. 急性乳腺炎：百蕊草 15～20 株，煎水 300ml，以米酒一杯送服。

3. 各种急性炎症：百蕊草全草（干品）煎服。春、夏采集者，每日 15～60g；秋季采集者，每日 60～90g（小儿酌减）。

【不良反应及注意事项】较常见的为胃肠道刺激症状；少数病人可见肝脏损害而出现黄疸，有肝病或与异烟肼合用时较易发生。过敏反应如皮疹、药热、血小板和白细胞减少等多见于间歇疗法，出现过敏反应时应停药。对动物有致畸胎作用。妊娠早期的妇女和肝功能不良者慎用。

◆百味参

【来源】本品为百合科植物穗花粉条儿菜的全草。

【别名】虎须草、绵毛肺筋草、白花痢疾草、盗汗草、夏生甘草、母复生、偏竹参。

【性味归经】味辛、微苦，性温。归肺、肝经。

【功能主治】补虚敛汗，止血。主治：体虚多汗、盗汗、神经衰弱、吐血、便血。

【用法用量】内服：煎汤，15～30g；

或炒炭存性，研末。

【炮制】采收后洗净晒干。

【化学成分】含有黄酮类成分，还含有有机酸，生物碱等成分。

【药理作用】具有升血护髓、促进免疫的药理作用。

【方剂选用】

1. 体虚出虚汗：百味参根 15～30g，水煎汤，内服。

2. 吐血下血：百味参全草烧灰存性研末，内服。

【不良反应及注意事项】孕妇慎用。

◆扫帚草

【来源】本品为白花丹科植物二色补血草的根或全草。春、秋、冬季采挖，洗净，晒干。

【别名】二色补血草、蝎子花菜、野菠菜、虼蚤花、血见愁。

【性味归经】味甘、微苦，性微温。归脾、肝、膀胱经。

【功能主治】益气血，散瘀止血。主治：病后体弱、胃脘痛、消化不良、妇女月经不调、崩漏、带下、尿血、痔血。

【用法用量】内服：煎汤，15～30g。

【炮制】采挖后，洗净，晒干。

【化学成分】全草含 β – 谷甾醇、豆甾烷 – 3，6 – 二酮、豆甾 – 4 – 烯 – 3，6 – 二酮，6β – 羟基 – 豆甾 – 4 – 烯 – 3 – 酮、麦角甾 – 4，6，8（14），22 – 四烯 – 3 – 酮、麦角甾 – 5 – 烯 – 3 – 醇、麦角甾 – 5，7，22 – 三烯 – 3β – 醇、5α，8α – 过氧化麦角甾 – 6，22 – 二烯 – 3β – 醇、杨梅苷、邻苯二甲酸二异丁酯等。

【药理作用】①抗氧化能力。②促凝血作用。③兴奋子宫平滑肌作用。④抑菌作用。

【毒理作用】扫帚草煎剂给小鼠 1 次灌服的 LD_{50} 为 58.37±10.77g（生药）/kg。给予较大剂量后，小鼠活动度降低，呼吸、心跳变快，有时大便变稀，小鼠死前多会全身抽畜。中毒死亡多发生于给药后 2 小时内。

【方剂选用】

1. 功能性子宫出血、宫颈癌、肾盂肾炎、尿血：扫帚草15~60g，水煎服。

2. 各类出血疾病：扫帚草根，每剂30g，每日早晚2次水煎服，5天为1疗程，治疗宫血、月经过多、子宫肌瘤等在出血期间或下次月经来潮前2~3天服用。扫帚草片剂，每次3~4片，每日3次，连服5天为1疗程，在出血前或出血期间服用，重病患者可连服2~3疗程。

3. 胃癌：扫帚草、薏苡仁、菱角各30g，水煎服。

4. 月经不调：扫帚草30g，水煎服。

【不良反应及注意事项】 孕妇慎用，血瘀者禁用。

◆**扫帚菜**

【来源】 本品为藜科植物地肤的嫩茎叶。春夏季割取全草，晒干，除去杂质，备用。

【别名】 扫帚苗、地肤苗。

【性味归经】 味苦，性寒。归肾、膀胱经。

【功能主治】 清热解毒，利尿通淋。主治：赤白痢、泄泻、热淋、目赤、雀盲、皮肤风热赤肿。

【用法用量】 内服：煎汤，30~90g。外用：适量，煎水洗；或捣汁涂。

【炮制】 洗净，晒干或鲜用。

【化学成分】 扫帚菜每100g嫩茎叶含水分79g，蛋白质5.2g，脂肪0.8g，碳水化合物8g，胡萝卜素5.72mg，维生素B_1 0.15mg，维生素B_2 0.31mg，尼克酸1.6mg，维生素C 39mg。

【药理作用】 ①抑制真菌作用。②抑制免疫系统。

【毒理作用】 牛长期食用扫帚菜后，会出现慢性草酸中毒。

【方剂选用】

1. 淋：扫帚菜30g，以水400ml煎之。亦可长期服。

2. 小便数多，或热痛酸楚，手足烦疼：扫帚菜90g，以水800ml，煮取500ml，分3次服。

3. 眼为物所伤，或肉胬：扫帚菜150g，净洗，捣绞取汁，瓷盒中盛，以铜箸频点目中。冬月以干者，煮汁点之。

4. 强壮，利尿，明目，溶解尿酸，扫帚菜煎服，适用于尿酸过多的疾病，如尿路结石，疽后皮肤瘙痒症，尿酸性痛风等，并可用于夜盲症。其嫩苗亦有利尿消炎，清热明目作用。

【不良反应及注意事项】 有少数病人服用后有恶心、呕吐、上腹部不适等症状，未见其他不良反应。

◆**光慈姑**

【来源】 本品为百合科植物老鸦瓣及伊犁郁金香的鳞茎。春、秋、冬均可采收。挖取鳞茎，洗净，除去须根及外皮，晒干或鲜用。

【别名】 老鸦头、棉花包、毛地梨、光菇、山蛋。

【性味归经】 味甘、辛，性寒，有小毒。

【功能主治】 清热解毒，散结消肿。主治：咽喉肿痛、瘰疬结核、瘀滞疼痛、痈疖肿毒、蛇虫咬伤。

【用法用量】 内服：煎汤，3~6g。外用：适量，研末醋捣敷；或捣汁涂。

【炮制】 挖取鳞茎，洗净，除去须根及外皮，晒干或鲜用。

【化学成分】 含秋水仙碱等多种生物碱及淀粉。

【药理作用】 ①抗肿瘤作用。②抗痛风作用。

【毒理作用】 秋水仙碱给小鼠腹腔注射1次，其半数致死量为2.6~2.8mg/kg，静脉注射的半数致死量2.7~3.03mg/kg。秋水仙酰胺给小鼠腹腔注射的LD_{50}为61.77mg/kg，静脉注射的LD_{50}为30.59mg/kg。

【方剂选用】

1. 咽喉肿痛：光慈姑15g，水煎服。

2. 无名肿毒：光慈姑适量，捣敷。

3. 脸上起小疔疮：光慈姑适量，磨

汁搽。

4. 食道管贲门癌梗阻：光慈姑 200g，硼砂 80g，硇砂、三七各 20g，冰片 30g，沉香 50g 等制备治膈散，4 次/日，每次 10g，10 天为 1 疗程。

5. 乳腺癌：光慈姑 6g，蒲公英 15g，白蔹休 9g，水煎服，药渣捣敷患处。

【不良反应及注意事项】 秋水仙碱毒性很大，但毒性发生较慢，往往在用药 3~6 小时后才发生，有恶心、呕吐、腹泻、衰竭、虚脱及呼吸麻痹，继续应用可能产生粒性白细胞缺乏症和再生障碍性贫血等严重后果。误服或超量服用后，应立即用 5% 碳酸氢钠溶液洗胃。用 5% 鞣酸蛋白保留灌肠，静脉输液，加入大量的维生素 C，促进毒素排出，并可减轻毛细血管损伤。

◆光皮木瓜

【来源】 本品为蔷薇科植物光皮木瓜的果实。10~11 月将成熟果实摘下，纵剖为 2 或 4 块，内表面向外晒干。

【别名】 木瓜海棠、光皮木瓜、木瓜花、木梨、木李、榠楂、文冠果、文官果。

【性味归经】 味酸、涩，性平。归肺、胃、大肠经。

【功能主治】 和胃舒筋，祛风湿，消痰止咳。主治：吐泻转筋、风湿痹痛、咳嗽痰多、泄泻、痢疾、跌打伤痛、脚气水肿。

【用法用量】 内服：煎汤，3~10g。外用：适量，浸油梳头。

【炮制】 醋木瓜片：每 50kg 光皮木瓜片，用米醋 6.25kg，喷淋，拌匀，稍闷，文火炒干，放凉。

【化学成分】 含苹果酸、果胶酸、酒石酸、皂苷、黄酮等；种子含氢氰酸。

【药理作用】 ①抗氧化作用。②降血脂作用。③抗肿瘤作用。④抗炎作用。⑤对肝脏的保护作用。⑥抑菌作用。⑦对牛凝血酶引起的人血纤维蛋白酶凝聚时间有显著延长作用。

【毒理作用】 毒理作用研究显示光皮木瓜对小鼠无胚胎毒性和致畸毒性。

【方剂选用】

1. 寒湿吐泻：光皮木瓜、苏梗各 9g，生姜 6g，水煎服。

2. 风湿麻木：光皮木瓜 60g，以白酒 500g，浸泡 7 天，每日 1 小盅，每日 2 次。

3. 风痰入络：光皮木瓜鲜果 30g，水煎，冲红糖、黄酒，早晚饭前各服 1 次。

4. 肺痨咳嗽：光皮木瓜 45g，四叶一枝香 15g，甘草 6g，水煎服。

5. 跌打损伤：光皮木瓜 30g，五加根 30g，大活血丹 30g，威灵仙 15g，研末，每服 15g，水酒兑服。

6. 扭伤：鲜光皮木瓜烤热敷患处，每日 3 次。

7. 急性细菌性痢疾：以光皮木瓜粉制成木瓜片（0.25g/片，相当生药 1.13g）。

【不良反应及注意事项】 多食伤齿。

◆当归

【来源】 本品为伞形科植物当归的干燥根。秋末采挖，除去须根及泥沙，待水分稍蒸发后，捆成小把，上棚，用烟火慢慢熏干。

【别名】 干归、马尾当归、秦归、马归、云归、西当归、岷当归。

【性味归经】 味甘、辛，性温。归肝、心、脾经。

【功能主治】 补血活血，调经止痛，润肠通便。主治：血虚萎黄、眩晕心悸、月经不调、经闭痛经、虚寒腹痛、肠燥便秘、风湿痹痛、跌打损伤、痈疽疮疡。酒当归活血通经。主治：经闭痛经、风湿痹痛、跌打损伤。

【用法用量】 内服：煎汤，6~12g；或入丸、散；或浸酒；或熬膏。

【炮制】 当归：除去杂质，洗净，润透，切薄片，晒干或低温干燥。酒当归：取净当归片，照酒炙法炒干。

【化学成分】 主要含有挥发油，主要成分有：亚丁基苯酞、邻羧基苯正戊酮及 2，4-二氢酞酐。

【药理作用】 ①有双向调节作用。②调节子宫平滑肌收缩，解除痉挛。③抗心律失常作用。④降血脂及抗实验性动脉粥样硬化作用。⑤抑制血小板聚集作用。⑥抗血栓作用。⑦抗炎作用。⑧挥发油有镇静、催眠、镇痛、麻醉等作用。⑨抗菌作用。⑩平喘作用。⑪对肾脏有一定保护作用。⑫抗氧化和清除自由基的作用。

【毒理作用】 小鼠的最大致死量根流浸膏为 30～90g/kg，当归干叶流浸膏为100g/kg，静脉注射当归注射液的的 LD_{50} 为80g/kg，急性中毒小鼠匍伏不动，呼吸抑制，最后抽搐死亡，静脉注射阿魏酸钠的 LD_{50} 为 1.71g/kg。

【配伍效用】

当归配伍白芍：当归补血活血而止痛；白芍补血敛阴而柔肝止痛。二者相须为用，有敛阴补血、活血柔肝止痛之功效，用于治疗血虚诸症及肝血虚、血脉不和所致之胸胁隐痛、腹中挛急作痛、痛经及头晕耳鸣等。

当归配伍川芎：当归甘辛苦温，质润而腻，养血调经、活血止痛，功擅养血；川芎辛温而燥，活血行气、祛风止痛，长于行气。二者合用，川芎得当归，祛瘀而不耗伤气血；当归得川芎，养血而不壅滞。共奏养血调经、活血行气、散瘀止痛之功效，用于治疗头痛、痛经、闭经、月经不调以及妇人胎前产后诸证因血虚血瘀所致者。

当归配伍肉苁蓉：当归养血润燥、滑肠通便；肉苁蓉补阳益阴，润肠通便。二者合用，共奏温润通便之功效，用于治疗精血虚弱、津枯肠燥之便秘，老年人、体虚者、产后津液不足者，用之尤宜。

当归配伍桑寄生：当归补血养血活血；桑寄生补益肝肾而安胎。二药合用，有补肝益肾、养血安胎之功效，用于治疗肝肾不足、精血虚损而胎元失固之胎动不安以及肝肾不足之月经后期、闭经、不孕等症。

当归配伍熟地黄：当归补血活血；熟地黄滋阴精而养血。二者均为补血要药，相须为用，有补血滋阴之功效，用于治疗血虚阴亏之眩晕、心悸、失眠、咳喘日久不愈以及妇女月经不调、崩漏等症。

当归配伍桃仁：当归补血和血；桃仁活血破瘀。二者伍用，祛瘀不伤正，补血不留瘀，其活血化瘀之效更著，并有润肠通便之功，用于治疗血瘀血虚之痛经、闭经、月经不调以及血虚肠燥之大便秘结。

【方剂选用】

1. 脑血栓：当归30g，鸡血藤30g，桃仁 10g，红花 10g，赤芍 15g，川芎 15g，穿山甲10g，水煎服，每日1剂。

2. 偏头痛：当归注射液于内关穴位内注射，每穴 1ml。急性期每日1次，缓解期隔日1次。

3. 上消化道出血：当归生药烘干研末，每次4.5g，每日3次吞服。

4. 胃炎及胃、十二指肠溃疡：当归15～30g，贝母 10g，苦参 6～15g，加水1500ml，煎至500ml，每日1剂，分3次饭前服。郁火伤阴者用川贝母，肝肾郁热者用大贝母，痛势急迫者合芍药甘草汤，兼气滞者加九香虫、甘松。

5. 习惯性便秘：当归、莱菔子各20g，加6倍量水煎煮2小时，共煮2次，沉淀后过滤去渣，入蜂蜜200g混匀煮沸即成。每日200ml，分2次服，3～5日后即可出现明显效果，大便通畅后改为每日30～50ml，10日为1疗程。

6. 遗尿：当归60g，车前草30g，炙麻黄 10g，水煎至 200ml，小于 14 岁者100ml，大于14岁者200ml，睡前1小时服，7日为1疗程。

7. 急性肠梗阻：当归50g，木香、莱菔子各15g，用于气滞型；上方加赤芍10g，大黄 15g，木香减至 10g，用于瘀结型；当归 50g，党参、大黄各15g，干姜1.5g，甘草10g，用于虚寒型。水煎服，每日1剂，辅以手法按摩。

8. 带状疱疹：当归粉，每次 0.5～1g，每4～6小时吞服1次。

9. 痛经：当归、白芍、川芎、茯苓、白术、泽泻，按1：5.6：2.7：1.3：1.3：2.7 的比例配伍，研末，混合装胶囊，每粒胶囊装药粉0.4g。

10. 斑秃：当归、柏子仁各 500g，共研末，炼蜜为丸如豆粒大，每日 3 次，每次饭后服 9g。

11. 肌热燥热，困渴引饮，目赤面红，昼夜不息，其脉洪大而虚，重按全无：黄芪 30g，当归（酒洗）6g。上药作一服，水二盏，煎至一盏，去渣，温服，空心食前。

12. 盗汗：当归、生地黄、熟地黄、黄柏、黄芩、黄连各等份，黄芪加一倍。上为粗末，每服 15g，水二盏，煎至一盏，食前服，小儿减半服之。

13. 大便不通：当归、白芷等份为末，每服 6g，米汤下。

14. 血痢里急后重，肠中疼痛：当归 0.9g（锉，微炒），黄连 30g（去须，微炒），龙骨 60g。上三味，捣罗为细散，每服 6g，粥饮调下，不拘时候，日二。

15. 白虎风，疼痛不止：当归 30g，桂心 30g，地龙 30g（微炒），白僵蚕 30g（微炒），威灵仙 30g，漏芦 30g，川芎 30g，白芷 30g。上药，捣细罗为散，每服，不计时候，以热酒调下 6g。

16. 附骨疽及一切恶疮：当归 15g，甘草 30g，山栀子 12 枚，木鳖子 1 枚（去皮）。上为细末，每服 9g，冷酒调服。

17. 水火烫伤，疼痛甚者：白蜡 30g，麻油 120g，当归 45g（生锉）。先将油煎当归令焦黑，滤去渣，次入蜡，候消，相次急搅之，放冷入磁盒中收，以故帛子涂贴。

18. 室女月水不通：当归（切，焙）30g，干漆（炒烟出）、川芎各 15g。上三味捣罗为末，炼蜜和丸如梧桐子大。每服 20 丸，温酒下。

19. 血崩：当归 30g，龙骨 60g（炒赤），香附子 9g（炒），棕毛灰 15g。上为末，米饮调 12g，空心服。

20. 妇人带下五色，腹痛，羸瘦，食少：当归 30g（锉，微炒），鳖甲 30g（涂醋炙微黄），川大黄 30g（锉碎，微炒），白术 0.9g，胡椒 15g，诃黎勒皮、槟榔、枳壳各 0.9g（麸炒微黄去瓤），荜茇 15g。上

件药捣罗为末，炼蜜和捣三二百杵，丸如梧桐子大，每于食前以温酒下 30 丸。

21. 妊娠小便难，饮食如故：当归、贝母、苦参各 120g。3 味研末，炼蜜丸如小豆大，饮服 3 丸，加至 3 丸。

22. 妊娠胎动不安，腰腹疼痛：当归 15g（锉），葱白 0.3g（细切）。上二味，先以水三盏，煎至二盏，入好酒一盏，更煎数沸，去渣，分作三服。

23. 产后败血不散，结聚成块（俗呼儿枕），疼痛发歇不可忍：当归 30g（锉，微炒），鬼箭羽 30g，红蓝花 30g。上药捣筛为散，每服 9g，以酒一中盏，煎至六分，去渣，不计时候温服。

【不良反应及注意事项】湿阻中满及大便溏泄者慎服。肠胃薄弱，泄泻溏薄及一切脾胃病恶食、不思食及食不消，并禁用之，即在产后胎前亦不得入。

◆ 回头草

【来源】本品为蓼科植物草血竭的根茎。秋季采挖，去净茎、叶、泥沙，晒干。又名草血竭。

【别名】草血竭、土血竭、迂头鸡、一口血、蛇疙瘩、拳参、血三七、拱腰老。

【性味归经】味苦、辛，性微温。归胃、大肠经。

【功能主治】散瘀止血，下气消积，消毒，利湿。主治：癥瘕积聚、跌打损伤、外伤出血、吐血、咯血、衄血、经闭、崩漏、慢性胃炎、胃及十二指肠溃疡、食停滞、痢疾、肠炎、水肿、疮毒、虫蛇咬伤、水火烫伤。

【用法用量】内服：煎汤，10～15g；研末，1.5～3g，或浸酒。外用：适量，研末调敷。

【炮制】除去杂质及残存须根，洗净，润透，切片晒干。

【化学成分】草血竭根茎含混合性鞣质。

【药理作用】①抗炎、镇痛作用。②收敛止泻作用。③抗肿瘤作用。④抗流感病毒作用。

【方剂选用】

1. 男女痞块疼痛，癥瘕积聚：回头草焙为末。每服 3g，沙糖热酒服。气盛者，加槟榔、台乌。

2. 寒湿气浮肿：回头草 9g，茴香根 9g，草果子 6g。共为末，同鳅鱼煮吃 3 ~ 4 次。

3. 菌痢：回头草干粉 3 ~ 4.5g，吞服，一日 3 次。

4. 外伤出血：回头草研末外涂伤口。

5. 功能性子宫出血：用回头草治疗青春期功能性子宫出血，疗效明显。

6. 痛经：用回头草治疗痛经。

【不良反应及注意事项】有患者服用草血竭水煎剂后出现皮肤过敏现象，应立即停药，避免以后再服。有药疹可服甘草绿豆汤及抗过敏药物治疗。

◆肉桂

【来源】本品为樟科植物肉桂的干燥树皮。多于秋季剥取，阴干。

【别名】菌桂、牡桂、大桂、筒桂、辣桂、玉桂。

【性味归经】味辛、甘，性大热。归肾、脾、心、肝经。

【功能主治】补火助阳，引火归元，散寒止痛，温通经脉。主治：阳痿宫冷、腰膝冷痛、肾虚作喘、虚阳上浮、眩晕目赤、心腹冷痛、虚寒吐泻、寒疝腹痛、痛经经闭。

【用法用量】内服：煎汤，1 ~ 5g；不宜久煎。研末，0.5 ~ 1.5g；或入丸剂。外用：适量，研末，调敷；浸酒，涂擦。

【炮制】拣净杂质，刮去粗皮，用时打碎；或刮去粗皮，用温开水浸润片刻，切片，晾干。捣碎，磨粉，成品称肉桂粉。

【化学成分】皮含挥发油（称桂皮油）1% ~ 2%，主要成分为桂皮醛 75% ~ 90%，并含少量乙酸桂皮酯、乙酸苯丙酯等。本品不含丁香油酚。尚含黏液质、鞣质等。

【药理作用】①抗氧化作用。②抗糖尿病作用。③抗肿瘤作用。④抗微生物作用。⑤抗血小板聚集作用。⑥抗哮喘作用。⑦

抑制子宫收缩。

【毒理作用】少量桂皮醛引起小鼠运动抑制，眼睑下垂，大量则引起强烈痉挛，运动失调，耳血管扩张，呼吸促迫，翻正反射消失，死亡。外观表现镇静，但对声音及触觉刺激反应仍敏感。对小鼠半数致死量，静脉注射为 132mg/kg，腹腔注射为 610mg/kg，口服为 2225mg/kg。桂皮油 6 ~ 18g 可致狗死亡，死后见胃肠道黏膜发炎与腐蚀现象。肉桂煎剂小鼠静脉注射的 LD_{50} 为 18.48 ± 1.80g/kg。小剂量的桂皮醛使动物抑制；大量则引起强烈痉挛，运动失调，呼吸急迫，最终麻痹而死。

【配伍效用】

肉桂配伍黄连：肉桂辛甘性热，入肾、脾、膀胱经，补元阳、暖脾胃、除积冷、通血脉，功擅温补肾阳；黄连味苦性寒，入心、肝、胃、大肠经，清热燥湿、泻火解毒，长于清泻心火。二者伍用，寒热兼施，共奏泻南补北、交通心肾之功效，用于治疗心肾不交之心悸怔忡、失眠多梦、烦躁不安、遗精等症。

肉桂配伍黄芪、当归：肉桂温经通脉、散寒止痛；黄芪补气、托毒、生肌；当归补血、活血。三者合用，有温补气血、托疮生肌之功效，用于治疗气血不足、寒邪凝滞之疮疡溃烂、日久不敛属阴证者。

肉桂配伍熟地黄：肉桂甘热，温阳通脉，培补下元之阳；熟地黄甘润，滋阴养血，培补下元之阴。二者合用，有滋阴助阳、养血通脉，培补下元阴阳之功效，用于治疗下元虚损、肾气虚衰而引起之小便不利、四肢发冷、腰膝酸软、男子阳痿、遗精，女子宫寒不孕。

【方剂选用】

1. 支气管哮喘：肉桂粉 1g，加入无水酒精 10ml，静置 10 小时后取上清液 0.15 ~ 0.3ml，加 2% 普鲁卡因至 2ml，混匀，注入两侧肺俞穴，每穴 1ml。

2. 冻疮：Ⅰ号山桂膏（山莨菪碱 400mg，肉桂 3g，樟脑 2g，研极细粉，加凡士林 9g，调匀备用。）和Ⅱ号山桂膏

（Ⅰ号山桂膏100g，加土霉素25万单位研末，调匀备用，）外用。

3. 狭窄性腱鞘炎：肉桂、公丁香各等份，研末，鲜生姜洗净切成薄片，中间用针刺6~7个小孔备用。先在患部痛点上撒药粉少许，然后放上姜片。用艾柱在姜片上点燃灸之。

4. 腰腿痛：肉桂粉5g，1次服，每日2次，3周为1疗程。

5. 小儿泄泻：丁香5~10g，肉桂4~6g，木香5~10g，研末置纱布袋内，用绷带缚小儿脐上1夜，一般1~3次即可见效。

6. 小儿流涎：肉桂10g（2次量）研成细末，醋调至糊饼状，每晚临睡前将药均匀摊于两块纱布上，分别贴敷于两侧涌泉穴，胶布固定，次晨取下。

7. 九种心痛，烦闷：桂心15g。末，以酒一盏，煎至半盏，去渣，稍热服。

8. 冷气攻心腹痛，多呕，不欲饮食：桂心30g，高良姜30g（锉），当归30g（锉，微炒），草豆蔻45g（去皮），厚朴60g〔去粗皮，涂生姜汁（炒）令香熟〕，人参30g（去芦头）。上件药，捣筛为散，每服9g，以水一中盏，煎至1.8g，去渣，不计时候，稍热服。

9. 鹤膝风，贴骨疽及一切阴疽：熟地黄30g，肉桂3g（去粗皮，研末），麻黄1.5g，鹿角胶9g，白芥子6g，姜炭1.5g，生甘草3g。煎服。

10. 打打伤破，腹中有瘀血：桂心、当归各60g，蒲黄1升。上三味，治下筛。以酒服1g，日三，夜一。

11. 产后腹中痛：桂（末），温酒服1g，日三。

12. 产后余寒，下痢便脓血赤白，日数十行，腹痛时时下血：桂心、生甘草各60g，白蜜200ml，干姜60g，当归90g，赤石脂300g（绵裹），附子30g（炮，去皮，破）。上7味，以水1200ml，煮取600ml，纳蜜，再沸，分3服。

13. 小儿下痢赤白，腹痛不可食：桂心、黄连各等份。上为末，白糊丸小豆大30丸，米汤送下。

14. 虚寒阴火之喉痛、喉痹：肉桂、干姜、甘草各1.5g。各研极细末，滚水冲焯，将碗顿于滚水内，再焯，慢以咽下。但先以鹅毛蘸桐油，入喉卷痰，痰出服药更效。

【不良反应及注意事项】肉桂为辛热药，本草有"小毒"之记载，用量不宜过大。曾有报道，顿服肉桂末36g后，发生头晕、眼花、眼胀、眼涩、咳嗽、尿少、干渴、脉数大等毒性反应，经换服寒凉药后1~2周才逐渐消除。阴虚火旺忌服，孕妇慎服。若体热血妄行者，切宜禁忌。畏石脂。

◆肉苁蓉

【来源】本品为列当科植物肉苁蓉或管花肉苁蓉的干燥带鳞叶的肉质茎。春季苗刚出土时或秋季冻土之前采挖，除去茎尖。切段，晒干。

【别名】肉松蓉、黑司令、纵蓉、地精、马足、马芝、寸芸。

【性味归经】味甘、咸，性温。归肾、大肠经。

【功能主治】补肾阳，益精血，润肠通便。主治：肾阳不足、精血亏虚、阳痿不孕、腰膝酸软、筋骨无力、肠燥便秘。

【用法用量】内服：煎汤，6~10g；或入丸、散，或浸酒。

【炮制】肉苁蓉片：除去杂质，洗净，润透，切厚片，干燥。肉苁蓉片呈不规则形的厚片。表面棕褐色或灰棕色。有的可见肉质鳞叶。切面有淡棕色或棕黄色点状维管束，排列成波状环纹。气微，味甜、微苦。酒苁蓉：取净肉苁蓉片，照酒炖或酒蒸法炖或蒸至酒吸尽。酒苁蓉形如肉苁蓉片。表面黑棕色，切面点状维管束，排列成波状环纹。质柔润。略有酒香气，味甜、微苦。

【化学成分】肉质茎含肉苁蓉苷A、B、C、H，洋丁香酚苷，2－乙酰基洋丁香酚，海胆苷七种苯乙醇苷成分，还含鹅掌楸苷，

8-表马钱子苷酸，胡萝卜苷，甜菜碱，β-谷甾醇，甘露醇，N，N-二甲基甘氨酸甲酯和苯丙氨酸，缬氨酸，亮氨酸，异亮氨酸，赖氨酸，苏氨酸等十五种氨基酸及琥珀酸，三十烷醇，多糖类。

【药理作用】 ①抗疲劳作用。②增强记忆力作用。③免疫调节作用。④补肾助阳和通便作用。⑤抗衰老作用。⑥肉苁蓉还具有抗肿瘤作用和对抗β淀粉样蛋白神经毒性作用。拟激素样作用。

【毒理作用】 急性毒性实验结果表明肉苁蓉对雌、雄小鼠急性经口最大耐受量（MTD）>20g/kg体重，其剂量大于人体推荐量的600倍，说明受试物属于无毒级物质；遗传毒性实验的结果未显示出致突变性；90天喂养实验表明，动物的身体、脏器的生长发育及血液生化指标等均无明显不良影响。

【配伍效用】

肉苁蓉配伍杜仲：肉苁蓉补肾益精血；杜仲炒用，补肝肾强筋骨。二者合用，有补肾强腰之功效，用于治疗肾虚之腰痛、酸软无力等。

肉苁蓉配伍火麻仁：肉苁蓉补肾、益精、润肠、通便；火麻仁润燥、滑肠、通便。二者合用，可加强其润畅通便之功效，用于治疗老年人气血虚衰之津枯便秘。

肉苁蓉配伍锁阳：二者皆有补肾助阳、润肠通便之功效，相伍为用，则其补肾阳、益精血、润肠通便之功效更著，用于治疗肾虚之阳痿、宫寒不孕、腰膝冷痛，或精血不足之大便燥结。

肉苁蓉配伍山茱萸、补骨脂：肉苁蓉补阳益精；山茱萸补肝肾而固精；补骨脂补肾火、固下元。三者合用，有补肾阳、固肾精之功效，用于治疗肾亏之阳痿、早泄、腰膝酸软无力等症。

肉苁蓉配伍菟丝子：肉苁蓉补肾阳、养精血；菟丝子补肝肾、益精髓、固精缩尿。二者伍用，共奏温阳益精之功效，用于治疗肾虚之阳痿、腰膝冷痛等症。

【方剂选用】

1. 神经根型颈椎病：当归、熟地黄各15g，杞子、肉苁蓉、白芍各12g，川芎、柴胡、甘草各6g，枳壳、木瓜、防风、羌活各9g，葛根24g，水煎服，每日1剂，随症加减。

2. 下部虚损，腹内疼痛，不喜饮食，平卧：肉苁蓉1000g，酒浸3日，细切，焙干，捣罗为末，分一半，醇酒煮作膏，和一半入白中，捣丸如梧桐子大。每服20丸，加至30丸，温酒或米饮下，空心食前。

3. 虚损，暖下元，益精髓，利腰膝：肉苁蓉（酒浸一宿，刮去皱皮，炙干）、蛇床子、远志（去心）、五味子、防风（去芦头）、附子（炮裂，去皮、脐）、菟丝子（酒浸三日，曝干，别捣为末）、巴戟、杜仲（去粗皮，炙微黄，锉）各30g。上药捣罗为末，炼蜜和丸如梧桐子大。每日空心，以温酒下20丸，盐汤下亦得，渐加至40丸为度。

【不良反应及注意事项】 相火偏旺，大便滑泄、实热便结者，禁服。

◆**肉豆蔻**

【来源】 本品为肉豆蔻科植物肉豆蔻的干燥种仁。

【别名】 迦拘勒、豆蔻、肉果、顶头肉、玉果。

【性味归经】 味辛，性温。归脾、胃、大肠经。

【功能主治】 温中行气，涩肠止泻。主治：脾胃虚寒、久泻不止、脘腹胀痛、食少呕吐。

【用法用量】 内服：煎汤，3~10g；或入丸、散。

【炮制】 肉豆蔻：除去杂质，洗净，干燥。麸煨肉豆蔻：取净肉豆蔻，加入麸皮，麸煨温度150℃~160℃，约15分钟，至麸皮呈焦黄色，肉豆蔻呈棕褐色，表面有裂隙时取出，筛去麸皮，放凉。用时捣碎。每100kg肉豆蔻，用麸皮40kg。本品形如肉豆蔻，表面为棕褐色，有裂隙。气香，味辛。

【化学成分】 含挥发油 2~9%，包括 d－莰烯及 α－蒎烯等。其脂肪中，肉豆蔻酸含量达 70%~80%，并含有毒物质肉豆蔻醚。

【药理作用】 ①麻醉作用。②抑菌作用。③抗肿瘤作用。④抗炎镇痛作用。⑤镇静催眠作用。⑥抗菌作用。⑦芳香健胃和祛风作用。

【毒理作用】 肉豆蔻醚对猫的 LD_{50} 为 0.5~1.0ml/kg，皮下注射 0.12ml 可引起广泛的肝脏变性。猫服肉豆蔻粉 1.9g/kg 可引起半昏睡状态，并于 24 小时内死亡。

【配伍效用】

肉豆蔻配伍补骨脂、吴茱萸、五味子：肉豆蔻温脾暖胃、涩肠止泻；补骨脂温肾壮阳、暖脾止泻；吴茱萸温中散寒、下气止痛；五味子敛肺滋肾、涩精止泻。四药伍用，有温肾暖脾、涩肠止泻、下气止痛之功效，用于治疗脾肾阳虚之虚冷泄泻、日久不愈、不思饮食；肾阳虚衰之五更泄泻、肠鸣腹痛；或腰酸肢冷、神疲乏力等证属脾肾阳虚者。

肉豆蔻配伍党参、白术、肉桂：肉豆蔻温中行气、涩肠止泻；党参、白术益气健脾；肉桂温暖脾肾。四药伍用，有健脾燥湿、温中行气、涩肠止泻之功效，用于治疗脾胃虚寒、湿浊中阻之久泻不止、腹痛喜暖喜按者。

肉豆蔻配伍木香、姜半夏：肉豆蔻温中行气；木香行气散寒止痛；姜半夏和胃降逆止呕。三者配伍，有温中行气、和胃止呕之功效，用于治疗脾胃虚寒、气机阻滞之食少呕吐、胃脘疼痛等症。

【方剂选用】

1. 溃疡性结肠炎：煨肉豆蔻、白术、诃子各 12g，人参、木香、当归各 10g，肉桂、炙甘草各 6g，白芍、罂粟壳各 15g，水煎服，每日 1 剂。湿盛者加云茯苓、薏苡仁；气虚下陷者加黄芪、升麻；寒甚者加附子、炮姜；兼热者加黄连、大黄；食滞者加焦山楂、槟榔；腹痛者加元胡，重

用芍药；便血多者加地榆炭、汉三七；五更泻加吴茱萸、补骨脂；邪盛酌减诃子、罂粟壳等收敛固涩药。

2. 小儿泄泻：补骨脂、煨诃子、炒白术、党参、陈皮各 9g，肉豆蔻、吴茱萸、炙米壳各 6g，薏苡仁、炒扁豆各 15g。大便有黏液者加肉桂 6g。水煎 100ml，分 3~4 次服，每日 1 剂，此为 1~3 岁小儿用量。

3. 水湿胀如鼓，不食者，病可下：肉豆蔻、槟榔、轻粉各 0.3g，黑牵牛 45g（取头末）。上为末，面糊为丸，如绿豆大。每服 10 丸至 20 丸，煎连翘汤下，食后，日三服。

4. 水泻无度、肠鸣腹痛：肉豆蔻（去壳，为末）30g，生姜汁 40ml，白面 60g。上三味，将姜汁和面作饼子，裹肉豆蔻末煨令黄熟，研为细散。每服 6g，空心米饮调下，日午再服。

【不良反应及注意事项】 本品温中固涩，故湿热泻痢者忌用。大肠素有火热及中暑热泄暴注，肠风下血，胃火齿痛及湿热积滞方盛，滞下初起，皆不宜服。该品用量不宜过大，过量可引起中毒，出现神昏、瞳孔散大及惊厥。人服肉豆蔻粉 7.5g，可引起眩晕，甚至谵语、昏睡，大量可致死亡。肉豆蔻醚和榄香脂素对正常人有致幻作用。

◆年年松

【来源】 本品为蹄盖蕨科植物双盖蕨的全草。全年均可采收，洗净，鲜用或晒干。

【别名】 梳篦叶、金鸡尾、大克蕨、山花蕨。

【性味归经】 味微苦，性寒。归肝经。

【功能主治】 清热利湿，凉血解毒。主治：湿热黄疸、蛇咬伤、外伤出血、痛经。

【用法用量】 内服：煎汤，15~30g。外用：适量，鲜品捣敷；或晒干研末调敷。

【炮制】 洗净，鲜用或晒干。

【化学成分】 含有罗汉松甾酮 A、B 和 D。

【药理作用】 ①抗病毒作用。②抗肿瘤作用。

【方剂选用】

1. 黄疸：年年松、虎杖各 15g，茜草 12g，煎服。

2. 蛇咬伤：年年松 30g，半边莲 15g。煎服，并取适量捣敷患处。

3. 黄疸，妇女痛经及腰痛，外伤出血，蛇咬伤：年年松 15~30g 煎汤。外用：适量，年年松鲜品捣敷，或晒干研末调敷。

【不良反应及注意事项】 少数患者服用后有胃部不适症状。

◆**年景花**

【来源】 本品为报春花科植物藏报春的全草。冬、春季采收，鲜用或晒干。

【别名】 藏报春、人虎耳草。

【性味归经】 味苦，性凉。归肺经、肝经。

【功能主治】 清热解毒。主治：疮疖、皮疹。

【用法用量】 内服：煎汤，9~15g。外用：适量，鲜品捣敷，或煎水洗。

【炮制】 采收后鲜用或晒干。

【化学成分】 含鞣质及黄酮类成分。

【药理作用】 ①抗菌、抗炎作用。②止血作用。

◆**朱砂**

【来源】 本品为硫化物类矿物辰砂族辰砂，主要含硫化汞（HgS）。采挖后，选取纯净者，用磁铁吸净含铁的杂质，再用水淘去杂石和泥沙。

【别名】 丹粟、朱丹、赤丹、丹砂、真朱、汞沙、光明砂、辰砂。

【性味归经】 味甘，性微寒，有毒。归心经。

【功能主治】 清心镇惊，安神，明目，解毒。主治：心悸易惊、失眠多梦、癫痫发狂、小儿惊风、视物昏花、口疮、喉痹、疮疡肿毒。

【用法用量】 内服：研末，0.1~0.5g；或入丸剂；或拌染他药（如茯苓、茯神、灯芯等）同煎。外用：适量。

【炮制】 朱砂粉：取朱砂，用磁铁吸去铁屑，或照水飞法水飞，晾干或 40℃ 以下干燥。

【化学成分】 朱砂主要成分为硫化汞，含汞量 85.41%，但常混有雄黄、磷灰石、沥青等杂质。

【药理作用】 ①镇心安神，抗惊厥作用。②抗心律失常作用。③对脑损伤的保护作用。④抑菌作用。

【毒理作用】 小鼠静脉注射朱砂煎剂，LD_{50} 为 12g/kg，动物中毒表现为少动、反应迟钝、肾缺血、肝脏肿大。亚急性实验结果显示，小鼠经口给朱砂 9.5g/kg，连续给药 10~30 天，经病理组织学检查发现心、肝、肾等脏器均出现不同程度地病理学改变。

【配伍效用】

朱砂配伍胆南星、天竺黄：朱砂重镇安神；胆南星、天竺黄清热化痰、除烦定惊。三者合用，有清热化痰、安神定惊之功效，用于治疗痰热内扰之惊痫抽搐等症。

朱砂配伍琥珀：二者均有镇惊安神之功。但朱砂清心火而安神；琥珀镇心平肝而安神，兼活血祛瘀。二药相伍为用，其镇静、镇惊、安神之效更著，用于治疗心神不宁、难眠易醒、寐而不安、乱梦纷纭等症。

朱砂配伍黄连、生地黄：朱砂重镇安神，清心泻火；黄连苦寒、清心泻火，助朱砂清心安神；生地黄滋阴养血。三者合用，有镇心安神、泻火养阴之功效，用于治疗心火偏亢、阴血不足之心烦神乱、失眠多梦、惊悸怔忡、舌红、脉细数者。

朱砂配伍牛黄、黄芩、黄连：朱砂清泻心热、重镇安神；牛黄清心解毒、豁痰开窍；黄芩、黄连清热泻火，助牛黄清心解毒。四药伍用，有清热解毒、开窍安神之功效，用于治疗热入心包、高热烦躁、失眠、神昏谵语等症。

朱砂配伍人参、黄芪：朱砂重镇安神；人参、黄芪补益心气。三者伍用，有补心气、安心神之功效，用于治疗心气不足之虚烦失眠等症。

朱砂配伍熟地黄、当归、酸枣仁：朱

砂镇静安神；熟地黄、当归滋阴养血；酸枣仁养心安神。四药伍用，有滋阴养血安神之功效，用于治疗阴虚血少之心烦、不眠、心悸怔忡等。

【方剂选用】

1. 神经性呕吐：朱砂（水飞另研）30g，法半夏15g，丁香、生甘草各6g，冰片（另研）0.6g。上药制成散剂，每次内服3g，每日2次。用于神经性呕吐属实热证者，效果良好。

2. 盗汗：朱砂粉1份，五倍子粉5份，混匀装瓶备用。成人每次2~3g，用温开水调成糊团状，每晚睡前敷脐窝内，用纱布覆盖固定，次晨取下，连敷2~3次，小儿用量酌减。

3. 慢性精神分裂症：朱砂9g，琥珀9g，代赭石9g，郁金12g，明矾9g，金礞石9g，薄荷9g，菖蒲9g。共为细末，或水泛为丸。每次6~12g，每日1~2次，或酌情增减（但不宜连续长期服）。

4. 癫痫：朱砂、煅磁石各30g，白矾240g。上药共研细，装胶囊服用。每次3g，饭前服。90天为1疗程，前30天日服3次，中间30天早、晚各服1次，后30天日服1次。

5. 婴幼儿腹泻：朱砂0.5g，甘草1g，滑石6g，共研末，按每岁0.5g/次，日服3次，可同服消乳散，有脱水者，可静脉补液。

6. 婴儿湿疹：朱砂3g，黄连、黄柏各5g。共研末，加入凡士林适量调和为膏，每日2~3次，涂敷患处。

7. 口腔炎：朱砂、黄丹、白矾各等份，共研末，调匀，外涂患处。

8. 风邪诸痫，狂言妄走，精神恍惚，思虑迷乱，乍歌乍哭，饮食失常，疾发扑地，口吐白沫，目噤戴眼，年岁深远者：朱砂（光明者，研）30g，酸枣仁（微炒，研），乳香（光莹者，研）各15g。上三味合研令匀，先令病人尽量饮酒沉醉，次取药15g，酒一盏，调下，于静室中安睡，勿令惊动。

9. 心神昏乱，惊悸怔忡，寝寐不安：朱砂、黄连各15g，当归6g，生地黄9g，甘草6g。上为细末，酒泡蒸饼，丸如麻子大，朱砂为衣。每服30丸，卧时津液下。

10. 诸般吐血：朱砂（研飞），蛤粉。上二味等份，研末合和令匀，每服6g，温酒调下。

11. 产后颠狂，败血及邪气入心：朱砂3~6g。研末飞过，用饮儿乳汁三、四茶匙调湿，以紫项地龙一条，入药滚三滚，刮净，去地龙，入无灰酒一盏，分作三四次服。

12. 喉咽肿痛，咽物妨闷：朱砂0.3g（研，水飞），芒硝45g（研）。上二味再同研匀，每用0.4g，时时吹入喉中。

13. 明目：优质砂30g，神曲120g，磁石60g。上三味末之，炼蜜为丸，如梧桐子大。饮服3丸，日三，不禁，常服益眼力。

【不良反应及注意事项】 不宜久服、多服，以免引起汞中毒。肝肾功能异常者慎用。

朱砂主要化学成分是有毒性的硫化汞。中毒表现为：初起恶心呕吐，咽喉肿痛，腹痛腹泻，严重者里急后重及脓血便，甚至消化道穿孔，发生全身性水肿，少尿，心电图出现T波低平，血压下降，心律紊乱。

救治：口服中毒者，给予2%碳酸氢钠溶液或温开水洗胃，或用5%甲醛、次硫酸钠溶液洗胃。

应用对抗剂磷酸钠加醋酸钠。

应用解毒剂二巯基丙磺酸钠、二巯基丁二酸钠、二巯基丙醇等；有肝肾损害者巯基解毒药会加重损害，要慎用。

出现高血钾时，静脉缓慢注入10%葡萄糖酸钙50ml，然后静脉注射5%碳酸氢钠200ml。

出现酸中毒时，给予1/6分子量乳酸钠100ml，或5%碳酸氢钠200ml，静脉滴入。

若有心力衰竭，应强心利尿治疗。

若有口腔炎，可用0.25%高锰酸钾或

3%过氧化氢溶液含漱或冲洗，每日 2 ~ 3 次。

中药可用土茯苓 60g，煎服，或用甘草、防风各 15g，煎服。

给予牛奶、鸡蛋清等，禁食盐。

◆朱砂根

【来源】本品为紫金牛科植物朱砂根的干燥根。秋、冬二季采挖，洗净，晒干。

【别名】柴金牛、凤凰肠、老鼠尾、平地木、石青子、铁伞、散血丹。

【性味归经】味微苦、辛，性平。归肺、肝经。

【功能主治】解毒消肿，活血止痛，祛风除湿。主治：咽喉肿痛、风湿痹痛、跌打损伤。

【用法用量】内服：煎汤，3 ~ 9g。外用：适量，捣敷。

【炮制】除去杂质，洗净，润透，切段，干燥。

【化学成分】含三萜皂苷。

【药理作用】①止咳祛痰作用。②抗肿瘤作用。③降血压和抑制血小板凝聚作用。④保护肝脏作用。⑤抗菌、抗病毒作用。⑥抗氧化作用。⑦抗生育作用。

【毒理作用】急性毒性实验表明，百两金皂苷 A 对昆明种小鼠的 LD_{50} 为 1.44g/kg，属低毒化合物。亚急性毒性实验中，连续灌胃 4 周造成了大鼠轻微肝损伤，肝细胞轻度嗜酸性变，细胞固缩，连接松散，预示百两金皂苷 A 对肝脏可能有一定影响。

【方剂选用】

1. 咽喉肿痛：朱砂根 9 ~ 15g。水煎服。或用朱砂根全草 6g，射干 3g，甘草 3g。水煎服。

2. 风湿骨节痛：朱砂根 15g，木通 60g，虎骨 9g，鸡骨香 9g，大血藤 12g，桑寄生 9g。浸酒 500ml，每服 15 ~ 30g，日 2 次。

3. 上呼吸道感染，扁桃体炎，白喉，丹毒，淋巴结炎，能抗菌消炎退热：朱砂根 3 ~ 15g，煎服；或研末蜜丸，每次 6 ~ 9g，一天 2 次。

4. 流火（丝虫病引起的淋巴管炎）：朱砂根干根 30 ~ 60g。水煎，调酒服。

5. 肺病及劳伤吐血：朱砂根 9 ~ 15g，同猪肺炖服。先吃汤，后去药吃肺，连吃三肺为 1 疗程。

6. 跌打损伤，关节风痛：朱砂根 9 ~ 15g。水煎或冲黄酒服。

7. 妇女白带，痛经：朱砂根 9 ~ 15g。水煎或加白糖、黄酒冲服。

8. 毒蛇咬伤：朱砂根鲜者 60g。水服；另用盐肤木叶或树皮、乌桕叶适量，煎汤清洗伤口，用朱砂根皮捣烂，敷创口周围。

9. 急性咽喉炎：用朱砂根制成 10% 水煎液，每服 30ml，每天 3 次；或用朱砂根打细粉，装胶囊吞服，每天 3 次，每次 1g；用朱砂根打细粉制，蜜丸，日服 3 次，每次 1 丸（含药粉 1g）。

10. 牙痛：朱砂根、长春节、银柴胡各 6g，细辛 3g，水煎服。

11. 睾丸炎：朱砂根 30 ~ 60g，荔枝核 14 枚，酒水煎服。

【不良反应及注意事项】服药后少数恶心、呕吐、胃区痛等副作用，停药后即可恢复。

◆朱砂七

【来源】本品为蓼科物毛脉蓼的块根。春秋采挖，除去须根，洗净，切片晒干备用。

【别名】红苏子、赤药、黄药子、朱砂莲、猴白七、血三七、毛葫芦。

【性味归经】味苦、微涩，性凉，有小毒。归肝经。

【功能主治】清热解毒，止痛，止血，调经。主治：扁桃体炎、胃炎、肠炎、痢疾、尿路感染、吐血、衄血、便血、功能性子宫出血、月经不调；外用治跌打损伤、外伤出血。

【用法用量】内服：煎汤，3 ~ 5g，研末，1 ~ 2g。外用：适量，研末敷。

【炮制】①蜜朱砂七：取朱砂七片，照蜜炙法炒至不粘手。②醋朱砂七：取净朱砂七,照醋炙法炒干,或照醋煮法煮至醋吸尽,切厚片或用时捣碎。

【化学成分】含大黄素等结合性蒽醌 1.61%、朱砂莲甲素 1.34%、朱砂莲乙素 0.28%、土大黄苷及鞣质,尚还有大黄素葡萄糖苷,大黄酚和大黄酸。块茎主要含缩合性鞣质及苷类,已分离得到酚性糖苷如 3,4 二羟基苯乙醇葡萄糖苷。

【药理作用】①抗 II 型单纯疱疹病毒。②抑制 HL-60 细胞增殖和诱导凋亡。③对 α-葡萄糖苷酶的抑制作用。④抗炎作用。⑤抗氧化作用。⑥抗甲型流感病毒的作用。

【毒理作用】小鼠皮下注射煎剂,半数致死量为 68.8 ± 9.1 g/kg。醇浸剂对离体蟾蜍心脏有抑制作用。

【方剂选用】

1. 抗菌消炎:将朱砂七抽提物及单离成分大黄素制成注射液,临床上用于治疗呼吸道炎症、消化道炎症,取得了良好效果。

2. 菌痢:朱砂七及其制剂用于胃肠道细菌性痢疾有很好的效果,较氯霉素、合霉素安全有效。

3. 肝炎:朱砂七煎汤治疗肝病,尤对乙型病毒性肝炎配伍其他中草药疗效显著。

4. 胃肠道炎症:朱砂七及其制剂用于肠炎和急、慢性、浅表性胃炎有独特的临床作用。

5. 泌尿系统的感染:用朱砂七粗提总蒽醌口服,证明可选择性应用于不同病毒细菌引起的泌尿系统炎症。

6. 肿瘤及癌侵袭转移:朱砂七及配伍其他草药可用于肿瘤及癌侵袭及转移。

【不良反应及注意事项】服药后少数病人有腹胀、恶心、呕吐、手麻等反应,用量过大还有头晕反应。轻者不需停药,会自行消失,也不需作特殊处理。反应严重者应停服。孕妇慎用。

◆竹茹

【来源】本品为禾本科植物青秆竹、大头典竹或淡竹的茎秆的干燥中间层。全年均可采制,取新鲜茎,除去外皮,将稍带绿色的中间层刮成丝条,或削成薄片,捆扎成束,阴干。前者称"散竹茹",后者称"齐竹茹"。

【别名】竹皮、淡皮竹茹、青竹茹、麻巴、竹二青。

【性味归经】味甘,性微寒。归肺、胃、心、胆经。

【功能主治】清热化痰,除烦,止呕。主治:痰热咳嗽、胆火挟痰、惊悸不宁、心烦失眠、中风痰迷、舌强不语、胃热呕吐、妊娠恶阻、胎动不安。

【用法用量】内服:煎汤,5~10 g;或入丸、散。外用:适量,熬膏贴。

【炮制】净制:除去杂质。切制:除去杂质切揉成小团,将竹茹中的碎末,过粗筛,收集粗粉。姜汁炒:取净竹茹,加姜汁拌匀,置锅内用文火炒至黄色,取出,晾干。每斤竹茹用生姜 90 g。姜汁焙:取净竹茹,加姜汁拌匀,稍闷,压平,置锅内,用文火加热,炒焙至两面显黄色焦斑,取出,晾干。每竹茹 100 kg,用生姜 10 kg 或干姜 3 kg。炒制:先将锅烧热,放入麦麸,炒至冒烟,加入竹茹翻炒至黄色,筛去麦麸即可。每竹茹 10 kg,用麦麸 2 kg。砂制:取竹茹抖去灰渣,加飞朱砂细粉 1% 兑水适量搅匀后,喷晒竹茹,至染成均匀红色,晒干。

【化学成分】淡竹的竹茹含有对 cAMP 磷酸二酯酶抑制作用的成分:2,5-二甲氧基-对-羟基苯甲醛,丁香醛,松柏醛。另含对苯二甲酸 2'-羟乙基甲酯。

【药理作用】①增加尿中氯化物的作用。②增高血糖的作用。③抗菌作用。

【毒理作用】急性毒性实验表明竹茹提取物(EZR200)的大、小鼠经口 LD_{50} 均大于 10 g/kg 体重,属实际无毒类。致突变实验表明,其无致突变性。大鼠 30 天喂养实验显示各实验组大鼠各项体征和指标与正常对照组相比差异无显著性。

【配伍效用】

竹茹配伍栝楼、黄芩:竹茹、栝楼皆清热化痰,且栝楼又行气宽胸;黄芩清肺热。三药伍用，有清热化痰、行气宽胸之功效，用于治疗肺热引起的高热胸闷、咳嗽痰黄者。

竹茹配伍石斛：竹茹味甘微寒，清胃热、泄胆火、降逆止呕；石斛甘淡性凉、养胃阴、清虚热、生津止咳。二者伍用，清、补兼施，共奏清热养阴、和中调胃、降逆止呕之功效，用于治疗阴虚胃热之呕吐、不食、或干呕、烦渴以及妊娠呕吐。

【方剂选用】

1. 眩晕症：茯苓 30g，白术、党参各 12g，桂枝、竹茹、半夏、陈皮、天麻各 9g，川附片、砂仁、甘草各 6g，生姜 3 片，大枣 7 枚。随症加减。

2. 神经官能症：竹茹、炒枳实、陈皮、姜半夏、茯苓各 10g，甘草 6g，生姜 3 片，大枣 3 枚。日 1 剂，水煎，分 2 次服。

3. 胃脘痛：黄连 3~9g，半夏、陈皮、茯苓、姜竹茹、枳壳各 10g，炙甘草 6g。每日 1 剂，水煎早晚分服。

4. 胆汁返流性胃炎：苏叶、黄连各 6g，党参、茯苓各 10g，半夏、姜竹茹、郁金、香附各 9g，白芍 12g，吴茱萸、甘草各 3g。如胃寒明显者加良姜；兼见少阳证加柴胡；胃阴不足加麦冬、石斛；郁热甚者加蒲公英；腑实者加大黄；血瘀加丹参饮。

5. 大病后，虚烦不得眠：半夏（汤洗七次）、竹茹、枳实（麸炒，去穰）各 60g，陈皮 90g，甘草 30g（炙），茯苓 45g。上为锉散，每服四大钱，水一盏半，姜 15g，枣 1 枚，煎 2.1g，去渣，食前服。

6. 伤暑烦渴不止：竹茹 1 合（新竹者），甘草 0.3g（锉），乌梅两枚（锤破）。上三味，同用水一盏半，煎取 2.4g，去渣放温，时时细呷。

7. 黄泡热疮：真麻油 60g，青木香 60g，青竹茹一小团，杏仁 20 粒（去皮、尖）。上药入麻油内，慢火煎令杏仁黄色，去渣，入松脂（研）15g，熬成膏，每用少许擦疮上。

8. 妊娠恶阻呕吐，不下食：青竹茹、橘皮各 11.7g，茯苓、生姜各 30g，半夏 30 铢。上五味以水 1200ml，煮取 500ml，分 3 服，不瘥，频作。

9. 妇人乳中虚，烦乱呕逆，安中益气：生竹茹、石膏各 0.6g，桂枝 0.3g，甘草 2.1g，白薇 0.3g。上五味，末之，枣肉和丸弹子大。以饮服 1 丸，日三夜二服。有热者倍白薇，烦喘者加柏实 0.3g。

10. 产后虚烦，头痛短气欲绝，心中闷乱不解：生淡竹茹 1 升，麦门冬 5 合，甘草 30g，小麦 5 合，生姜 90g，大枣 14 枚。上六味以水 2000ml，煮竹茹、小麦，取八升，去渣，乃纳诸药，煮取 200ml，去渣，分 2 服，羸人分作 3 服。

11. 齿龈间血出不止：生竹茹 60g，醋煮含之。

【不良反应及注意事项】胃寒呕吐及感寒挟食作呕者忌用。

◆ **竹沥**

【来源】本品为禾本科植物淡竹的茎经火烤后所流出的液汁。

【别名】竹汁、淡竹沥、竹油。

【性味归经】味甘、苦，性寒。归心、肝、肺经。

【功能主治】清热，化痰，清心定惊，利窍。主治：中风痰迷、肺热痰壅、惊风、癫痫、热病痰多、壮热烦渴、子烦、破伤风。

【用法用量】内服：冲服，30~60g；或入丸剂，或熬膏。外用：适量，调敷或点眼。

【炮制】最佳工艺条件为：浸泡 60 分钟，70% 乙醇回流提取 2 次，溶媒用量分别为 10BV、7BV，提取时间分别为 2 小时、1.5 小时。

【化学成分】淡竹等鲜竹沥水溶性部分含天冬氨酸、蛋氨酸、丝氨酸、脯氨酸等十三种氨基酸；旱竹等竹沥中尚含胱氨酸、苯甲酸、水杨酸等。

【药理作用】①镇咳作用。②祛痰作用。③抗惊厥作用。④镇静安神作用。⑤

平喘作用。

【毒理作用】鲜竹沥以 2 倍浓缩液灌胃，每次 50ml/kg，24 小时内给药 4 次（总计给药量为 400ml/kg），小鼠无异常反应。

【方剂选用】

1. 中风口噤不知人：淡竹沥 200ml 服。

2. 风痹四肢不收，心神恍惚，不知人，不能言：竹沥 400ml，生葛汁 200ml，生姜汁 60ml。上 3 味相和温饮，分 3 服，平旦、日晡、夜各 1 服。

3. 猝消渴，小便多：作竹沥恣饮数日愈。

4. 产后身或强直，口噤面青，手足强反张：饮竹沥 1 ~ 2 升。

5. 子烦：茯苓 90g，竹沥 200ml，水 800ml，合竹沥煎取 400ml，分 3 服，不瘥重作，亦时时服竹沥。

6. 小儿惊风天吊，四肢抽搐：竹沥一盏，加生姜汁 3 匙，胆星末 1.5g，牛黄 0.06g，调服。

7. 小儿口噤，体热：竹沥 40ml，暖之，分 3 ~ 4 服。

8. 乙脑、流脑高热，呕吐：竹沥代茶饮。

9. 金疮中风，口噤欲死：竹沥 100ml，微微暖服之。

10. 小儿大人咳逆短气，胸中吸吸，咳出涕唾，嗽出臭脓涕黏：淡竹沥 20ml 服之，日三、五服，大人 200ml。

11. 小儿吻疮：竹沥和黄连、黄柏、黄丹，敷之。

12. 小儿赤目：淡竹沥点之，或入人乳。

13. 小儿重舌：竹沥渍黄柏，时时点之。

【不良反应及注意事项】有患者因感冒咳嗽服用鲜竹沥口服液后出现急性全身过敏反应，表现为头昏、眼花、胸闷、心慌气短、呕吐等症状，继而出现面唇青紫、全身皮肤潮红、瘙痒。

救治：应立即给予吸氧，静脉滴注 5% 葡萄糖注射液 500ml，加氨茶碱注射液 500mg，醋酸地塞米松注射液 20mg 等抗过敏治疗。

◆竹叶防风

【来源】本品为伞形科植物竹叶防风的根。春、秋均可采挖，洗净，晒干。

【别名】川防风、毛前胡、西风、土藁木、防风。

【性味归经】味甘、辛，性温。归肝、脾、膀胱经。

【功能主治】解表，祛风，胜湿。主治：感冒、风寒湿痹、痈肿疮疡、破伤风。

【用法用量】内服：煎汤，3 ~ 9g；或入丸、散。外用：适量，研末或捣敷。

【炮制】除去残茎，用水浸泡，捞出，润透后切片，晒干。

【化学成分】根含香柑内酯、异茴芹素、芹菜、哥伦比亚内酯、5 - 甲氧基补骨脂素、补骨脂素、乙酰伞形花内酯和 β - 谷甾醇等。

【药理作用】①对 DNA 拓扑异构酶 Ⅱ 的抑制作用。②其他作用：竹叶防风在镇痛、抗炎、解热、非特异性免疫及抗过敏等方面的作用与正品防风相似；镇静作用还优于正品防风，且安全可靠。

【方剂选用】

1. 风寒感冒：竹叶防风、防风、芫荽各 15g，橘叶 10 片，水煎服。

2. 头痛：竹叶防风、川芎各 15g，小风药 3g，煎水服。

3. 腹寒痛：竹叶防风、小青藤、毛头寒药等份。研末，每次 3g，温酒送下。

4. 风湿性关节炎：竹叶防风、秦艽、桂枝、海风藤、鸡血藤各 9g，水煎服。

5. 破伤风：竹叶防风、南星、白芷、天麻、羌活、白附子各等量为末，每次 9g，日 3 次，热酒调服。另以药末酒调敷伤。

6. 目赤肿痛：竹叶防风、桑叶、菊花、栀子各 9g，水煎服。

7. 神经性皮炎：竹叶防风、苍术、白鲜皮、黄柏各 30g，多在布袋内蒸热，乘热外敷，每次 1 小时，每日 1 次。

8. 风疹: 防风、荆芥各 9g, 蝉蜕 6g, 水煎服。

【不良反应及注意事项】虚热、体虚多汗者禁服。

◆ 竹节参

【来源】本品为五加科植物竹节参的干燥根茎。秋季采挖, 除去主根和外皮, 干燥。

【别名】土参、土精、血参、竹节三七、甜七、竹根七、竹节人参、罗汉三七。

【性味归经】味甘、微苦, 性温。归肝、脾、肺经。

【功能主治】散瘀止血, 消肿止痛, 祛痰止咳, 补虚强壮。主治: 痨嗽咯血、跌打损伤、咳嗽痰多、病后虚弱。

【用法用量】内服: 煎汤, 5 ~ 100g; 或泡酒; 或入丸、散。外用: 适量, 研末干掺或调敷。

【炮制】取原药材, 除去杂质, 洗净, 润透, 切成厚片, 干燥, 筛去灰屑。

【化学成分】根茎含竹节人参皂苷Ⅲ、Ⅳ、Ⅴ等。

【药理作用】①镇静、镇痛作用。②改善学习记忆功能。③抗肥胖作用。④抗消化性溃疡。⑤护肝作用。⑥对心肌缺血再灌注损伤的保护。⑦促纤维蛋白溶解作用。⑧对心脏的保护作用。⑨免疫增强作用。⑩抗炎作用。⑪抗疲劳作用。⑫抗肿瘤作用。

【毒理作用】竹节人参 40g（生药）/kg 灌胃, 小鼠出现短时安静, 活动减少, 食欲略减。竹节参提取物对大鼠给药的基本安全剂量为生药 3.2g/kg。

【方剂选用】

1. 解酒: 竹节参, 有醉酒者, 嚼少许, 立时即解。

2. 病后虚弱: 竹节参 15g, 炖肉吃或水煎服。或用竹节参块根 3 ~9g, 用油炸后炖鸡肉或猪瘦肉服。

3. 虚劳: 竹节参 9g, 党参 9g, 当归 6g。水煎服。

4. 脾胃虚弱, 食欲不振: 竹节参、土炒白术各 9g, 酒炒蒲公英根 9g。水煎, 分 3 次于饭前半小时服。

5. 头晕: 竹节参、天麻各 30g, 辣子七 15g, 共研末。每用 9g, 蒸鸡蛋 1 个, 每晨吃 1 次。

6. 虚劳咳嗽: 竹节参 15g。煎水当茶饮。

7. 肺痨咳血: 竹节参、阿胶、化橘红、百部各 9g, 白茅根 15g, 贝母 6g, 水煎服。

8. 吐血: 竹节参 9g, 麦冬 6g, 丝毛根 9g, 水煎服。

9. 鼻血: 竹节参 3g, 黄栀子（炒）6g, 水煎服。

10. 倒经, 功能性子宫出血: 竹节参研末, 每次 1.5 ~3g, 水煎服。

11. 跌打损伤: 竹节参 15g, 捣烂, 温酒冲服, 或磨酒外搽。也可用竹节参、算盘七、麻布七、徐长卿各 9g, 八厘麻 6g, 泡酒服, 并用鲜茎叶捣烂外敷。

12. 腰痛: 竹节参 9g, 黄茅根 6g, 桑树根 9g。水煎兑黄酒服, 日服 3 次。

13. 全身筋骨痛: 竹节参 30g, 细辛 3g。水煎, 酌加酒冲服。

【不良反应及注意事项】孕妇忌服, 无虚无瘀者不宜服。

◆ 竹节草

【来源】本品为鸭跖草科植物竹筋草的全草。夏秋采集, 鲜用或晒干。

【别名】竹节菜、翠蝴蝶、翠娥眉、倭青草、鸭跖草、竹蒿草。

【性味归经】味淡, 性寒。归膀胱经。

【功能主治】清热解毒, 利尿消肿, 止血。主治: 急性咽喉炎、痢疾、疮疖、小便不利; 外用治外伤出血。

【用法用量】内服: 煎汤, 10 ~ 12g, 鲜品 30 ~60g。外用: 适量, 捣敷; 或研末撒。

【炮制】洗净, 鲜用或晒干。

【化学成分】地上部分含迷迭香酸, 没食子酸, 龙胆酸 5 - O - (6' - O -没食子酰基) - β - D - 吡喃葡萄糖苷, 咖啡酸, 对香豆酸, 咖啡酸乙酯等。全草含黄酮苷、木脂素苷、神经酰胺、多巴胺衍生物、三萜、甾体类成分。

【药理作用】 ①利尿作用。②抗菌作用。③驱虫作用。

【毒理作用】 浸剂（10%～20%）或水煎剂（1：40）猫、兔灌服的最小致死量为20ml/kg，说明其毒性很小。

【方剂选用】

1. 疮疖：根茎捣烂，敷疮疖。竹节草10～20g煎汤内服，或鲜竹节草30～60g。外用：竹节草适量，捣敷；或研末撒。

2. 小便不利：竹节草、车前草各60g，水煎当茶饮。

3. 引产：竹节草茎除去叶片，剥去外皮，用75%乙醇消毒后，放入子宫颈内24小时，塞上纱布以防药物脱出。用量按怀孕多少个月就用多少条，每条长约5cm。

【不良反应及注意事项】 在常规剂量内水煎服无不适反应，长期水煎服也无明显副作用。

◆竹节果

【来源】 本品为藤黄科植物木竹子和岭南山竹子的果实。冬季果熟时采，鲜用。

【别名】 木竹子、竹橘、山橘子、山枇杷、大力王、木竹果、黄牙果。

【性味归经】 味甘，性凉。归脾经。

【功能主治】 清热，生津。主治：胃热津伤、呕吐、口渴、肺热气逆、咳嗽不止。

【用法用量】 内服：生食，适量。外用：适量，捣敷。

【炮制】 果实成熟时采摘，一般鲜用。

【化学成分】 竹节果含双黄酮苷，黄双黄酮，藤黄双黄酮。还含芹菜素。

【药理作用】 ①抗菌作用。②抗病毒作用。

【方剂选用】

1. 烧伤，烫伤，湿疹，口腔炎，牙周炎，痈疮溃烂：竹节果或树皮粉末撒患处。

2. 铁砂入肉不出：鲜竹节果捣烂敷患处。

【不良反应及注意事项】 本品性凉，体寒者不宜多食。

◆竹节三七

【来源】 本品为五加科植物大叶三七的呈竹鞭状的根茎。9～10月挖取根茎，除去须根，洗净泥土，晒干或炕干。

【别名】 珠参、钮子七、扣子七、竹鞭三七、疙瘩七、珠儿参。

【性味归经】 味甘、苦，性温。归肝、脾经。

【功能主治】 止咳，化痰，散瘀，活血。主治：咳嗽多痰、劳伤吐血、跌打损伤、痈肿、外伤出血。

【用法用量】 内服：煎汤，3～15g；或入丸、散。外用：适量，研末干掺或调涂，或浸泡擦，或鲜品捣敷。

【炮制】 取原药材，除去残留须根及杂质，洗净，润透，切薄片，干燥，筛去灰屑。

【化学成分】 根茎含皂苷约5%，其中有竹节皂苷Ⅳ等，苷元是齐墩果酸等。

【药理作用】 ①抗氧化、抗炎作用。②镇痛作用。③免疫调节作用。

【毒理作用】 1%竹节三七皂苷对兔球结膜无明显刺激作用，有轻度溶血活性，溶血指数为1：400，小鼠皮下注射竹节三七皂苷600mg/kg，1200mg/kg，无异常反应，仅活动减少，3天内无死亡。

【方剂选用】

1. 跌打损伤：竹节三七根3g，金不换根3g。洗净，捣烂，温酒冲服。

2. 劳伤，气滞血凝，周身疼痛，吐衄：用竹节三节煎汤服，破瘀血，通骨节。

3. 齿痛：竹节三七切片含之。

4. 气管炎、支气管炎：竹节三七适量研末，每次服3g。

5. 咳血，外伤出血：竹节三七9g，煎服。或1.5～3g，研末吞服。

6. 吐血，鼻出血，便血，子宫出血：竹节三七研末，每服1.5g，每日2次。

7. 红崩：竹节三七3g，白三七3g，地榆9g，水煎服。

8. 外伤出血：竹节三七根捣烂外敷。

9. 跌打损伤，腰腿痛：竹节三七15g，包酒 500g 内服，每次服 10ml，每日 3 次。

10. 劳伤腰痛：竹节三七 15g，土鳖虫 5g，泡酒服。

11. 胁肋胃痛：竹节三七 9g，水煎服。

12. 痈肿疮疡，跌打瘀痛：竹节三七适量，用陈醋磨浓汁外涂；也可同时取竹节三七 9g，水酒各半煎服。

13. 小儿惊风：竹节三七 9g，研末，每次 0.3g，每日 3 次，温开水冲服。

14. 身体虚弱：竹节三七根 9g，水煎服；也可用竹节三七适量，炖肉服。

【不良反应及注意事项】孕妇禁服。胃虚者不宜多用。血脱无瘀及脏寒者忌服。

◆竹节海棠

【来源】本品为秋海棠科植物竹节秋海棠的全草。夏、秋季采收，切段晒干或鲜用。

【别名】竹节秋海棠。

【性味归经】味苦，性平。归肝经。

【功能主治】散瘀，利水，解毒。主治：跌打损伤、半身不遂、小便不利、水肿、咽喉肿痛、疮疖、毒蛇咬伤。

【用法用量】内服：煎汤，15 ~ 30g；捣汁或浸酒。

【炮制】切段，晒干或鲜用。

【化学成分】全草含草酸。

【药理作用】①抗菌、抗病毒作用。②消肿止痛作用。③解热作用。④利尿作用。

【方剂选用】

1. 感冒和消肿止痛功效，可全草入药，竹节海棠外用可治疗跌打肿痛、疮疖，也可用作退热利尿药服用。

2. 跌打损伤、内服：竹节海棠煎汤，15 ~ 30g；捣汁或浸酒。

【不良反应及注意事项】偶会引起皮肤瘙痒、呕吐、腹泻、咽喉肿痛、呼吸困难等症状。

◆竹灵芝

【来源】本品为仙茅科植物大叶仙茅的根茎。夏、秋季采挖，除去叶，洗净，切片晒干。

【别名】大地棕根。

【性味归经】味辛、微苦，性温。归肾、肺、肝经。

【功能主治】补肾壮阳，祛风除湿，活血调经。主治：肾虚咳喘、阳痿遗精、白浊带下、腰膝酸软、风湿痹痛、宫冷不孕、月经不调、崩漏、子宫脱垂、跌打损伤。

【用法用量】内服：煎汤，6 ~ 9g；或入丸、散。外用：适量，研末调敷。

【炮制】除去叶，洗净，切片晒干。

【化学成分】根茎含 2，4 - 二氯 - 5 - 甲氧基 - 3 - 甲基苯酚、仙茅木酚素、4 - 乙氧基 - 3 - 羟基甲基苯酚、大叶仙茅醛等。

【药理作用】抑制心率失常。

【方剂选用】

1. 虚劳咳嗽：竹灵芝、白鲜皮、沙参。炖鸡服。

2. 男子年久不愈的白浊：竹灵芝、百花草、白鲜皮、鸡冠花、土洋参、三白根、棕树根。炖猪蹄服。

3. 妇女月经不调：竹灵芝、黄花根、女贞子、女儿红、益母草子、对叶草、红枣、金樱子适量。炖鸡服。

4. 慢性气管炎：竹灵芝根茎制成蜜丸或片剂口服。蜜丸每丸重 9g（其中含蜜 4.5g），日 3 次，每次 1 ~ 2 丸；片剂每片 0.5g，日 3 次，每次 8 片。均 10 日为 1 疗程。

【不良反应及注意事项】少数在服用后 1 ~ 2 天有轻微头昏或轻度下肢酸软；有胃溃疡者，服用后有轻度疼痛，均不影响治疗。

◆竹根七

【来源】本品为百合科植物竹根七的根茎。秋、冬季采收，洗净，蒸后，晒干。

【别名】玉竹、阿青果、牛尾七。

【性味归经】味甘、辛，性平。归肺经、肝经。

【功能主治】养阴清肺，活血祛瘀。主治：阴虚肺燥、咳嗽咽干、产后虚劳、妇女干痨、跌打损伤、骨折。

【用法用量】内服：煎汤，9 ~ 15g。外用：适量，捣敷。

【炮制】洗净，蒸后，晒干。

【化学成分】含 β - 胡萝卜苷、2 - (25R) - 螺甾 - 3β - 醇、(25R) - 5β - 螺甾 - 3β - 醇、槲皮素、槲皮素 - 3 - O - β - D - 吡喃葡萄糖苷、木犀草素、芦丁、β - 谷甾醇、白桦脂酸、水杨酸、香草酸、胡萝卜苷、腺嘌呤核苷等。

【药理作用】①对生长的抑制作用。②抗菌作用。

【方剂选用】

1. 跌打骨折：竹根七适量，捣烂敷患处。

2. 骨蒸劳热，腰腿疼痛：竹根七、长春七、朱砂七各15g，牛膝、木瓜各9g，芋儿七、伸筋草各6g，夏枯草30g，白酒500g。泡酒服。每次一酒盅。

3. 虚劳咳嗽：竹根七炖猪心肺服。

4. 蛇、犬伤：竹根七鲜根茎或叶捣敷。

【不良反应及注意事项】孕妇禁用。

◆**伏龙肝**

【来源】本品为久经柴草熏烧的灶底中心的土块。在拆修柴火灶（或烧柴的窑）时，将烧结的土块取下，用刀削去焦黑部分及杂质即得。

【别名】灶中黄土、釜下土、灶中土、灶心土。

【性味归经】味辛，性温。归脾、胃、肝经。

【功能主治】温中止血，止呕，止泻。主治：呕吐反胃、腹痛泄泻、吐血、衄血、便血、尿血、妇女妊娠恶阻、崩漏、带下、痈肿溃疡。

【用法用量】内服：煎汤，15～30g，布包煎汤，澄清代水用，60～120g，或入散剂。外用：适量，研末调敷。

【炮制】细研，以滑石粉水飞过两遍，令干用。

【化学成分】主要由硅酸、氧化铝及三氧化二铁所组成；还含有氧化钠、氧化钾、氧化镁、氧化钙、磷酸钙等。

【药理作用】鸽灌服伏龙肝煎剂3g/kg，每日2次，连服2天，对静注洋地黄酊所致呕吐次数减少，对呕吐的潜伏期无改变，对去水吗啡引起的狗呕吐则无效。外用撒布疮面有收缩血管、减少分泌的收敛功效。

【方剂选用】

1. 反胃：伏龙肝，用十余年者，为细末，米饮调下6～9g。

2. 心痛冷热：伏龙肝末，煮水服方寸匕。若冷，以酒和服，瘥。

3. 吐血、泻血、心腹痛：多年壁土、地炉中土、伏龙肝。上等份，每服一块如拳大，水二碗，煎一碗，澄清服，白粥补之。

4. 吐血、鼻血不止：伏龙肝半升。以新汲水一大升，淘取汁和蜜顿服。

5. 下血先便后血：甘草、干地黄、白术、附子（炮）、阿胶、黄芩各90g，灶中黄土125g。上七味，以水1600ml煮取600ml，分温2服。

6. 妇人血露：炒伏龙肝15g，蚕沙30g，阿胶30g。同为末，温酒调，空肚服6～9g，以知为度。

7. 产后血气攻心痛，恶物不下：伏龙肝研末，酒服6g，泻出恶物效。

8. 小儿丹毒：伏龙肝，和屋漏水傅之，新汲水亦可，鸡子白或油亦可，干即易。

9. 小儿重舌：伏龙肝，苦酒和涂舌上。

10. 小儿脐疮，久不瘥：伏龙肝，细研末敷之。

11. 臁疮久烂：伏龙肝（年久者末）、黄柏、黄丹、赤石脂、轻粉末等分。清油调，入油绢中贴之，勿动，纵痒，忍之良。

12. 聤耳：伏龙肝细研15g，以猪膏拈如枣核大，绵裹塞耳中，日再易，夜一易。

13. 痈肿：伏龙肝以大酢和作泥，涂布上贴之，干则易之。

【不良反应及注意事项】出血、呕吐、泄泻属热证者禁服。

◆**伏地菜**

【来源】本品为紫草科植物伏地菜的全

草。初夏采收，鲜用或晒干。

【别名】附地菜、鸡肠草、搓不死、豆瓣子棵、地胡椒、山苦菜。

【性味归经】味辛、苦，性平。归心、肝、脾、肾经。

【功能主治】行气止痛，解毒消肿。主治：胃痛吐酸、痢疾、热毒痈肿、手脚麻木。

【用法用量】内服：煎汤，15～30g，或研末服。外用：适量，捣敷；或研末擦。

【炮制】鲜用或晒干。

【化学成分】附地菜的花含有飞燕草素－3，5－二葡萄糖苷。地上部分含有挥发油0.013%～0.023%，其中含有74种成分，包括：21种脂肪酸，20种醇，14种碳氢化合物，12种羰基化合物等。内有牻牛儿醇、α－松油醇，萜类化合物等。

【药理作用】①抗菌、抗病毒作用。②止咳平喘作用。③解热镇痛作用。

【方剂选用】

1. 止小便利：伏地菜500g，于豆豉汁中煮，调和什羹食之，作粥亦得。

2. 气淋，小腹胀，满闷：石韦（去毛）30g，伏地菜30g。上件药，捣碎，煎取一盏半，去渣，食前分为三服。

3. 热肿：伏地菜敷。

4. 漆疮瘙痒：伏地菜捣涂之。

5. 手脚麻木：伏地菜60g。泡酒服。

6. 胸肋骨痛：伏地菜30g。煎水服。

7. 反花恶疮：伏地菜研汁拂之。或为末，猪脂调搽。

8. 风热牙痛，浮肿发歇，元脏气虚，小儿疳蚀：伏地菜、旱莲草、细辛等份。为末，每日擦三次。

9. 痰喘：用伏地菜佐杨汁，和酒服。

10. 目疾，翳障（目赤肿胀，羞明昏暗，隐涩疼痛，眵泪风痒，鼻塞头痛，外翳扳睛）：用伏地菜（晒干）6g，青黛、川芎各3g，共研为末。先含水一口，取药末如米大一小撮嗅入鼻内，以泪出为度。此配方中减去青黛，此方名为"碧云散"。

11. 塞鼻治翳：赤眼之余翳忽生，伏地菜塞入鼻内频频换，三日之间复旧明。

12. 牙痛：用伏地菜，干品研末，嗅入与牙痛同侧的鼻孔中。

13. 一切肿毒：用伏地菜1把，穿山甲（烧存性）2.1g，当归尾9g，共捣烂，加酒一碗，绞汁服，以渣敷患处。

14. 湿毒胫疮：夏季采地菜，晒收为末，每取末15g，汞粉1.5g，加桐油调成膏。先以茶洗净患处，然后贴膏好。将有黄水流出。五六日病愈。

15. 脾寒疟疾：用伏地菜一把，捣取汁半碗，加酒半碗服下，甚效。

16. 痔疮肿痛：用伏地菜捣烂敷贴。

【不良反应及注意事项】孕妇慎用。

◆ 血竭

【来源】本品为棕榈科植物麒麟竭果实渗出的树脂经加工制成。

【别名】麒麟竭、海蜡、麒麟血、木血竭。

【性味归经】味甘、咸、性平。归心、肝经。

【功能主治】活血定痛，化瘀止血，生肌敛疮。主治：跌打损伤、心腹瘀痛、外伤出血、疮疡不敛。

【用法用量】内服：研末，0.3～0.5g，或入丸剂。外用：适量，研末调敷或入膏药敷贴。

【炮制】除去杂质，打成碎粒或研成细末。

【化学成分】麒麟竭果实表面鳞片所分泌的枝脂含血竭红素，血竭素，去甲基血竭红素，去甲基血竭素，（2S）－5－甲氧基－6－甲基黄烷－7－醇，（2S）－5－甲氧基蓼烷－7－醇，2，4－二羟基－5－甲基－6－甲氧基耳酮，血竭黄烷A，血竭二氧杂庚醚，另含海松酸，异海松酸，松酸，去氢松香酸，山达海松酸。

【药理作用】①止血作用。②活血作用。③抗肿瘤作用。④抗炎镇痛作用。⑤抑制子宫异位内膜生长。⑥降血糖作用。⑦减轻肺纤维化程度。

【毒理作用】以10%的浓度3g/kg体重

对家兔灌胃 90 天，血竭未引起动物病理状态的改变，对红细胞、白细胞的生长，肝、肾功能方面未见损害作用。在光学显微镜下病理检查，除可见心肌细胞间微小血管有一定程度的扩张之外，对脾、肝、肺、肾、肠、肾上腺无损害作用。

【配伍效用】

血竭配伍枯矾：血竭甘咸性平，外用止血生肌敛疮，内服活血散瘀止痛，枯矾酸涩性寒，解毒、燥湿、止血。二者合用，共奏活血散瘀、止血定痛、生肌敛疮之功效，用于治疗外伤出血疼痛以及瘰疬、臁疮溃烂，疮口日久不敛者。

血竭配伍乳香、没药：三者均有活血散瘀、生肌止痛之功，相伍为用，其效更著，用于治疗外伤瘀血肿痛；或疮疡溃后，久不敛口者。

血竭配伍自然铜：二者均有活血散瘀止痛之功效。且自然铜能续筋接骨，相伍为用，共奏活血祛瘀、续筋接骨之功效，用于治疗跌打损伤之筋断骨折而有疼痛者。

【方剂选用】

1. 上消化道出血：血竭粉，每次 1g，日服 4 次，治疗期间适当补液。

2. 面神经炎：血竭 12g，麻子仁 30g，混合捣烂如泥，分为 3 等份，分别摊在直径约 5cm×5cm 大小的圆形纱布上，再将麝香面 2g 分为 3 份，分别撒于表面。敷前先针刺患侧下关穴，成人直刺 1～1.5 寸，小儿 5 分许，强刺激，不留针，针毕，将药敷于耳前面神经分布区，7 天换药 1 次。

3. 颈淋巴结核：血竭 3g，蜜蜂房 1 个（瓦焙存性）、麝香 0.4g，山慈姑 6g，明矾 40g，研末，用香油调敷患处。

4. 化脓性疾病：血竭、儿茶各 10g，轻粉、铜绿、朱砂各 5g，红粉 4g，冰片 6g，大珍珠（煅）2 粒，共研末，同鲜老鹳草 60g，猪板油 120g，共调，铁锤捣烂如糊状，调匀即成。将此膏分为 2 贴，每贴 7 天，第 1 贴后可见大量脓液流出，疮面收缩一半，第 2 贴后收口愈合。痊愈后忌食刺激性食物。

5. 痔疮：血竭 18.6g，黄连 21.7g，乌梅 9g，朱砂 6.2g，枯矾 43.4g，普鲁卡因 10.5%，仙鹤草 20g，赭石 18.6g，制成药液后，注入痔核中央。

6. 带状疱疹：血竭 300g，儿茶 60g，朱砂、炒乳香、炒没药、红花各 45g，麝香、冰片各 3.6g。共研极细末，密封收贮。每包装有 2.1g。成人每次 1 包，每日 3 次，用温开水或黄酒送下。儿童减至半包，每日 2～3 次，用温开水送下。

7. 腹中血块：血竭、没药、滑石、牡丹皮（同煮过）各 30g。为末，醋糊丸，梧桐子大，服之。

8. 伤损筋骨，疼痛不可忍：麒麟竭 30g，没药 30g，当归 30g（锉，微炒），白芷 60g，赤芍 30g，桂心 30g。捣细罗为散，每服，以温酒调下 6g，日三四服。

9. 一切不测恶疮，年深不愈：血竭 30g，铅丹 15g（炒紫色）。上二味，捣研为散，先用盐汤洗疮后贴之。

【不良反应及注意事项】 凡无瘀血者慎服血竭；临床应用血竭内服尚不能认为完全无虞，必要时需先作过敏实验，免致不良后果。凡血病无瘀积者不必用。

◆ **血参**

【来源】 本品为菊科植物山蟛蜞菊的全草。春、夏季采收，鲜用或切段晒干。

【别名】 乳腺草。

【性味归经】 味甘，性温。归肝经。

【功能主治】 补血，活血，止痛。主治：贫血、产后大出血、子宫肌瘤、闭经、神经衰弱、风湿痹痛、跌打损伤。

【用法用量】 内服：煎汤，6～15g。外用：适量，捣敷。

【炮制】 鲜用或切段晒干。

【化学成分】 含黄酮类、生物碱类等成分。

【药理作用】 ①扩张冠状动脉。②促进肌肉组织修复与再生。③抗菌作用。④抗炎作用。⑤镇痛作用。

【毒理作用】 全草的水提取物腹腔注射对小鼠艾氏腹水癌有一定的抑制作用。用血参饲养家兔后，家兔血液指标在正常范围内波动，内脏检验无异常，对家兔无毒性反应。血参对小鼠的急性毒性实验结果表明，血参仅对实验组小鼠肝脏的组织形态学有轻微影响，说明血参属于低毒级。

【方剂选用】

1. 冠心病、心绞痛：三七100g，血参15g。水煎取浓汁，加白糖适量，干燥成颗粒。每次20g，温水溶化饮。亦可将二药研为细末，每次10g，加糖适量，泡茶饮。本方用二药活血化瘀，降血脂，增加冠脉流量。也可用血参、玉竹、山楂各15g，煎水饮。

2. 血瘀气滞，脘腹疼痛：血参15g，檀香、砂仁各5g，以水先煎丹参，后下檀香、砂仁煎沸饮。可加适量红糖调味。

3. 月经不调、痛经：血参60g，红花、月季花各15g。以白酒500g浸渍。每次饮1～2小杯。

【不良反应及注意事项】孕妇慎用。

◆血藤

【来源】本品为木兰科植物翼梗五味子或华中五味子的藤茎或根。3～6月间，砍取藤茎，锯段晒干。

【别名】紫金血藤、黄皮血藤、气藤、香血藤。

【性味归经】味辛、酸，性温。归肝、大肠经。

【功能主治】养血消瘀，理气化湿。主治：劳伤吐血、肢节酸疼、心胃气痛、脚气痿痹、月经不调、跌打损伤。

【用法用量】内服：煎汤，15～30g，或浸酒。

【炮制】水浸润透，切片，晒干。

【化学成分】茎含鞣质约7.7%，并分离出5种结晶单体，经鉴定为大黄素、大黄素甲醚、胡萝卜苷、β－谷甾醇及硬脂酸等。

【药理作用】抑菌作用。

【毒理作用】给小鼠一次性灌服乙醇提取物制剂15g/kg，观察72小时，动物反应良好，食欲良好，无一例死亡，提示该制剂无明显毒副反应。

【方剂选用】

1. 劳伤吐血，喉头发痒，腰痛：大血藤30g，龙胆草15g，血胆9g。泡开水服。

2. 贫血：血藤30g，小血藤9g，金樱根30g，黄精12g，石豇豆15g。煎水服。妇女加天青地白草30g，白指甲花9g，男性加左转藤12g。

3. 吐血，筋骨疼痛，跌打损伤：血藤30g，小血藤30g，杜仲30g，木瓜30g，五加皮30g，鸡矢藤根30g。泡酒服。

4. 风湿关节痛：血藤60g。煎水服。

5. 神经衰弱，胃痛：血藤根6～9g。煎服。

6. 胃痛：血藤适量，泡酒服。

7. 跌打损伤：血藤30g，制乳香、制没药各6g，桃仁、红花各9g，水煎加酒冲服。

8. 月经不调：血藤30g，当归10g，川芎6g，益母草、香附各10g，煎服。

9. 跌打骨折疼痛：血藤30g，骨碎补、狗脊各20g，水煎服。药渣捣烂加酒蒸热，整复折骨复位后敷患处，固定，每日换药1次。

【不良反应及注意事项】妊娠、气血亏虚者禁服。

◆血见愁

【来源】本品为藜科植物大叶藜的全草。6～8月采收，切碎，晒干。

【别名】七盏灯、海蚌含珠、野麻草、叶里含珠、大叶藜、杂灰菜、八角菜、大叶灰菜、光藜、人苋、海蚌含珠、撮斗撮金珠、六合草、半边珠、野黄麻、血见愁、小耳朵草、玉碗捧珍珠、粪斗草、凤眼草、肉草、喷水草、痢疾草、野麻草、蚌壳草、铁灯碗、血布袋、布袋口、皮撮珍珠、田螺草、野苦麻、猫眼菜、寒热草、叶里仙桃、金畚斗、金盘野苋菜、沙罐草、灯盏窝、金石榴、茶丝黄、水芥、下合草、瓦片草、大叶藜、杂灰菜、八角菜、大叶灰菜、光藜。

【性味归经】味甘，性平。归肝经。

【功能主治】止血，活血。主治：月经不调、崩漏、咯血、衄血、尿血、疮痈肿毒。

【用法用量】内服：煎汤，3～9g；或熬膏。外用：适量，捣敷。

【炮制】鲜用或切碎晒干。

【化学成分】含槲皮素等。

【药理作用】①抗菌作用。②抗炎、止血作用。③钙拮抗作用。④抑制免疫作用。

【毒理作用】血见愁提取物75mg/kg给小鼠腹腔注射，连续6天，对胸腺、脾脏重量有抑制趋势，显著升高小鼠血清IgG含量，同样剂量给药3天，可抑制小鼠腹腔巨噬细胞吞噬功能，给药5天，不影响溶血素抗体形成。

【方剂选用】

1. 月经不调：鲜血见愁60g，水煎服。或用血见愁全草，熬膏，每次服3～6g，早晚服。

2. 崩漏：血见愁、蒲黄炭各9g，藕节炭15g，水煎服。

3. 吐血、衄血：血见愁、白茅根各30g，水煎服。

4. 血淋：鲜血见愁30g，蒲黄炭、小蓟、木通各9g，水煎服。

5. 疮痈肿毒，蛇虫咬伤：鲜血见愁适量，捣烂外敷。

6. 功能性子宫出血：血见愁、仙鹤草、益母草各50g。共切细，水煎服。每日1剂，早、晚各服1次。

7. 痢疾坠胀：血见愁、辰砂草、过路黄各适量。水煎服。

8. 肠炎、痢疾、吐血、衄血、便血、咳嗽气喘：血见愁干品30～60g。水煎服。

9. 皮炎、湿疹：血见愁煎水外洗。

10. 阿米巴痢疾：鲜血见愁根、鲜凤尾草根各30g，腹痛加鲜南瓜藤卷须15g。水煎浓汁，早晚空腹服。

11. 外伤出血：鲜血见愁适量，白糖少许。捣烂外敷。

12. 蛇咬伤：血见愁、半边莲、大青叶各30g。水煎服。

13. 跌打创伤：血见愁18～30g。水煎服。

14. 小儿疳积：鲜血见愁30～60g，和猪肝煎汁服。

15. 小儿腹胀，睾丸肿大：血见愁鲜品30～60g。水煎服。

16. 子宫出血：血见愁鲜品30～60g。捣汁服或水煎服。

17. 乳汁不足：血见愁鲜品15～30g，或干品6～9g。煎水，煮鱼服。

18. 丹痧、湿疹：血见愁捣绒，取汁外擦。

【不良反应及注意事项】孕妇慎用。

◆血见草

【来源】本品为菊科植物湖南千里光的全草。夏、秋间采收，洗净，晒干。

【别名】红菠菜、肺痨草、土参叶。

【性味归经】味微甘、酸，性平。归肺、胃经。

【功能主治】清热生津、止渴。主治：热病津伤口渴、流行性出血热。

【用法用量】内服：煎汤，15～30g。

【炮制】洗净，晒干用。

【化学成分】含有毛茛黄素、菊黄素、黄酮、鞣质、生物碱等。

【药理作用】①抗菌作用。②抗炎作用。③抗螺旋体作用。

【毒理作用】小鼠一次灌胃水煎剂80g/kg，观察4～6日，动物活动、食欲正常，连续6日，灌胃20g/kg，小鼠无异常变化，水煎剂小鼠腹腔注射的LD_{50}为2.3±2.7g/kg。

【方剂选用】

1. 流行性出血热：血见草15～30g煎汤内服。

2. 附睾炎：血见草、黄药子各12g，用水煎服，每日1剂。

【不良反应及注意事项】副作用小，仅个别病人服药后有恶心、食欲减退、大便次数增多等现象，极少数病人可发生过敏性药疹，应用抗过敏药物即可好转。

◆血风藤

【来源】本品为鼠李科植物翼核果的根或茎。茎：春、秋季采收，切段晒干。根：冬季采挖，洗净，切片晒干。

【别名】青藤、铁牛入石、青筋藤、血风根、扁果藤、血宽筋、青藤根。

【性味归经】味甘，性温。归肺、脾经。

【功能主治】补气血，强筋骨，舒经络。主治：气血虚弱、月经不调、血虚经闭、风湿疼痛、跌打损伤、腰肌劳损。

【用法用量】内服：煎汤，15～30g，或浸酒。

【炮制】切段晒干。

【化学成分】根含蒽醌化合物：大黄素，大黄素甲醚，大黄素-6，8-二甲醚，1-羟基-6，7，8-三甲氧基-3-甲基蒽醌，1，2，4，8-四羟基-3-甲基蒽醌，翼核果醌，奈醌化合物：翼核果醌-Ⅰ，翼核果素，还含羽扇豆醇。

【药理作用】①增加血细胞作用。②降低血压作用。③抗肿瘤作用。

【方剂选用】

偏正头疼：川芎、细辛、防风、甘菊花、全蝎、麦、芽茶、石菖蒲、血风藤、甘草各30g。上咀，每服150g，水一盏半，葱白一根，同煎至七分，去渣再煎，如眼疼，加贯众30g。

【不良反应及注意事项】有患者使用血风藤后出现脱发、黄丝发的不良反应，停药后不可恢复，经其他药物治疗后可恢复。

◆血风草

【来源】本品为唇形科植物溪黄草和线纹香茶菜的全草。每年可采收2～3次，第1次约在栽后3个月收割，第2次在第1次收割后约75天进行，第3次在冬前收割，割后晒即可。又名溪黄草。

【别名】溪黄草、熊胆草、溪沟草、山羊通、台湾延胡索、香菜菜。

【性味归经】味苦，性寒。归肝、胆、大肠经。

【功能主治】清热解毒，利湿退黄，散瘀消肿。主治：湿热黄疸、胆囊炎、泄泻、疮肿、跌打伤痛。

【用法用量】内服：煎汤，15～30g。外用：适量，捣敷，或研末搽。

【炮制】取原药材，除去杂质，抢水洗净，润软，切成段，干燥。饮片性状：本品为不规划的小段，茎、叶、花、果实混合。

【化学成分】叶和茎中含二萜类化合物：溪黄草素A、B、D，以及尾叶香茶菜素A，2α-羟基熊果酸，熊果酸，β-谷甾醇和β-谷甾醇苷。

【药理作用】①保肝作用。②利胆作用。③增强免疫作用。④抗炎、抗菌作用。⑤抗肿瘤作用。⑥抗氧化作用。

【毒理作用】小鼠灌服300%血风草水提取液20ml/kg体质量（60g生药），7天内饮食活动正常，动物无一死亡，解剖肉眼观察心、肝、脾、肺、肾均无异常发生。结果表明小白鼠一次灌服血风草水提取液的最大耐受量是60g生药/kg，即LD_{50}>60g/kg体质量。

【方剂选用】

1. 跌打肿痛：血风草15～30g，猪殃殃30～60g，煎水兑酒服，渣捣烂敷。

2. 风火赤眼：血风草适量，水煎外用洗眼。

3. 急性黄疸型肝炎：血风草为主，每剂用鲜血风草根200g，加入二淘米水400ml，去渣取汁，放入白糖90g，甜嫩酒汁100ml，加热分作2天分服。

4. 乙型肝炎：血风草、白花蛇舌草、虎杖、丹参等组成蛇参虎溪汤治疗乙型肝炎。

5. 风湿性关节炎：艾叶、血风草各适量，小母鸡2只，一日3次，一只鸡吃1天。5天后诸症消除，病获痊愈。

6. 急性胆囊炎：血风草30g，龙胆草9g，山栀子9g，金疮小草18g，满天星18g，水煎服。

7. 痢疾、肠炎：血风草15～30g，水煎服或捣汁服。或血风草13g，黄连6g，黄柏9g, 水煎服。

8. 急性胆囊炎而有黄疸者: 血风草配田基黄、茵陈蒿、鸡骨草、车前草适量, 水煎服。复方胆通胶囊、胆石通胶囊、消炎利胆片等成分中均含有血风草, 均有治疗胆囊炎、胆道炎的作用。

8. 癃闭: 鲜血风草60g, 鲜石韦、鲜车前草各30g, 水煎服。

9. 急性眼结膜炎: 血风草9g, 水煎, 去渣过滤后, 以药汤洗眼。

【不良反应及注意事项】若只服用血风草, 只会延误病情, 病情会不断发展, 大大增加治疗难度。若服用太多的血风草会大大加重肝脏的负担, 甚至造成肝脏受损加剧的情形。

◆血盆草

【来源】本品为唇形科植物贵州鼠尾草和血盆草带根的全草。全年均可采收, 洗净, 鲜用或晒干。

【别名】叶下红、红青菜、雪见草。

【性味归经】味微苦, 性凉。归肺、肝经。

【功能主治】凉血止血, 活血消肿, 清热利湿。主治: 咳血、吐血、鼻血、崩漏、创伤出血、跌打伤痛、疮痈疔肿、湿热泻痢、带下。

【用法用量】内服: 煎汤, 15~30g。外用: 适量, 研末撒伤口或加水捣敷。

【炮制】洗净, 鲜用或晒干。

【化学成分】贵州鼠尾草根含丹参酚酸A、B、C、H和I, 异丹参酚酸C, 紫草酸, 迷迭香酸。

【药理作用】②抗凝血作用。②耐缺氧作用。

【方剂选用】

1. 吐血、咳血、赤痢、产后寒及血崩: 煎汤内服, 15~30g。

2. 创伤出血, 跌打损伤, 疮毒: 血盆草外用适量, 研末撒布伤口或加水捣敷。

3. 肺热咳嗽, 吐血: 血盆草30g, 吉祥草30g, 水煎服。

4. 肺痨咳血: 血盆草 (鲜根) 30g,

猪肺200g, 水煮, 服汤食肺。

5. 吐血: 血盆草9g, 栗寄生、藕节、朱砂莲各9g, 煎服。或用血盆草15g, 茅根、藕节、薯莨各9g, 水煎服。

6. 鼻血: 血盆草、玉米须各9g, 煎水服。

7. 崩漏: 血盆草15g, 朱砂莲9g, 拳参15g, 水煎服。或用血盆草15~30g, 瘦猪肉60~240g, 同炖服。也可用血盆草30g, 薯莨9g, 党参15g, 水煎服或加甜酒煎服。

8. 刀伤出血: 血盆草叶捣烂, 包敷患处。或用干血盆草叶研末撒伤口。

9. 跌打损伤: 血盆草30g, 瓜子金15g, 酒、水各半煎服。或用血盆草30g, 野牡丹根30g, 水煎, 兑酒服。

10. 疖肿: 血盆草30g, 金银花15g, 水煎服。也可用全草加水酒捣烂外敷。

11. 赤痢: 血盆草9g, 枣儿红9g, 红糖30g。加水两碗, 煎汤一碗, 饭前服用。

【不良反应及注意事项】孕妇慎服。

◆血满草

【来源】本品为忍冬科植物血满草的全草或根皮。夏、秋季采收, 鲜用或晒干。

【别名】接骨药、接骨丹、血管草、接骨木、苛草、红山花、珍珠麻。

【性味归经】味辛、甘, 性温。归脾、肾经。

【功能主治】祛风, 利水, 活血, 通络。主治: 急、慢性肾炎、风湿疼痛、风疹瘙痒、小儿麻痹后遗症、慢性腰腿痛、扭伤瘀痛、骨折。

【用法用量】内服: 煎汤, 9~15g。外用: 适量, 煎水洗, 或捣烂敷。

【炮制】鲜用或晒干。

【化学成分】全草含齐墩果酸、槲皮素、木犀草素、山柰酚、豆甾醇等。

【药理作用】①抗真菌作用。②抗炎镇痛作用。

【毒理作用】小鼠灌服血满草水提取物 (相当于临床人用量的630倍) 及醇提取物 (相当于临床人用量的600倍) 未见明显

毒性。

【方剂选用】

1. 急、慢性肾炎：血满草 15g，酒瓶花根 30g，山皮条、石椒草各 12g。水煎服。

2. 风湿疼痛，风疹：血满草适量。煎水外洗患处。

3. 小儿麻痹，跌打损伤：先用梅花针刺患处，再用鲜血满草茎叶适量舂细，酒炒外包。

4. 骨折：鲜血满草全草适量，捣烂，加酒或开水调敷。

5. 水肿：血满草嫩叶、根皮 9 ~ 15g，同豆腐煮服。

6. 大肠下血，脱肛：血满草、黑锁梅根、芒种花根，煮猪肉吃。

【不良反应及注意事项】 妇女常期服用可能引起月经不调、闭经，一般停药后可恢复。

◆ 血余炭

【来源】 本品为人发制成的炭化物。取头发，除去杂质，碱水洗去油垢，清水漂净，晒干，焖煅成炭，放凉。

【别名】 血余、发灰、乱发、头发、人退、人发灰。

【性味归经】 味苦，性平。归肝、胃经。

【功能主治】 收敛止血，化瘀，利尿。主治：吐血、咯血、衄血、血淋、尿血、便血、崩漏、外伤出血、小便不利。

【用法用量】 内服：煎汤，5 ~ 10g；研末，每次 1.5 ~ 3g。外用：适量，研末掺或油调、敷膏涂敷。

【炮制】 拣净杂质，晒干，捣碎即成。采用烘法制得血余炭，其成品率为 70.5%，对照焖煅法成品率仅为 41.0%。

【化学成分】 头发含胱氨酸是角蛋白的一种。此外，还含有脂类。血余炭主要为碳素。

【药理作用】 ①凝血作用。②血管栓塞作用。③抑菌作用。

【毒理作用】 血余炭毒性较小。水煎液口服 LD_{50} 为 90.90% g/kg，醇提取液口服 LD_{50} 为 109.27g/kg，腹腔注射为 22.67g/kg。

【方剂选用】

1. 上消化道出血：血余炭 3 ~ 9g，加入鲜藕汁 20 ~ 40ml 中口服，每日 3 次。

2. 烫伤：血余炭（研末），凡士林适量，调匀涂创面处。用时先洗净创面，如有水泡，剪破后用消毒棉球拭干。涂药后用消毒纱布包扎。头面部每天 1 次，其他部位 2 ~ 3 天 1 次。

3. 诸窍出血：头发、败棕、陈莲蓬（并烧灰）等份。每服 9g，木香汤下。

4. 泻血脏毒：血余炭 15g（烧灰），鸡冠花根、柏叶各 30g。上为末，临卧温酒调下 6g，来晨酒一盏投之。

5. 小便不利：滑石 0.6g，血余炭 0.6g，白鱼 0.6g。上 3 味，杵为散，饮服 1.5g，日 3 服。

6. 妇人猝小便不通：细研。以温酒调下 6g。

7. 黄疸：血余炭，服 3g，日三服。

8. 诸黄及阴吹：猪膏半斤，血余炭（如鸡子大）3 枚。上二味，和膏中煎之，发消药成。分再服，病从小便出。

9. 妇人血淋及尿血涩痛：血余炭 30g，牛耳中毛 15g。上二味同烧为灰，细研。每于食前，以温水调下 1.5g。

10. 崩中漏下，赤白不止，气虚竭：血余炭，酒和服方寸匕，日三。

【不良反应及注意事项】 胃弱者慎服，服用后易导致呕吐。

◆ 血三七

【来源】 本品为蓼科植物中华抱茎蓼的根茎或犊牛儿苗科植物鼠掌老鹳草的全草。夏秋采收。鲜用或晒干备用。

【别名】 鸡血七、红孩儿、荞麦七、蜈蚣七、倒生莲、红三七。

【性味归经】 味微苦、性凉，有小毒。涩，凉。归肝、胃经。

【功能主治】 清热解毒，活血止痛，主治：胃痛、跌打损伤、骨折、劳伤腰痛、风湿疼痛。

【用法用量】内服：煎汤，3~10g，或浸酒，或研末。外用：适量，捣烂敷或研末撒。

【炮制】洗净，去粗皮，鲜用或晒干。

【化学成分】根含千里光菲灵碱0.01%。本品原变种 P. Amplexicaule D Don. 的根叶中含有黄酮类成分异性荆素、异牡荆素阿拉伯糖苷、异鼠李素、异鼠李素阿拉伯糖苷，根茎中含蒽醌类成分大黄酚、大黄素甲醚，大黄素，三萜类成分等。

【药理作用】①抗血栓作用。②抗真菌作用。③对局灶性脑缺血再灌注损伤的保护作用。④抑制动脉粥样硬化。

【毒理作用】水浸液对小鼠腹腔注射的 LD_{50} 为 2.28g/kg。

【方剂选用】

1. 血崩、痛经：血三七根茎适量，研末服。

2. 外伤出血：血三七根茎（鲜）捣烂敷或干品研末撒布。

3. 胃病：血三七泡茶，每早晨空腹和晚睡前饮用，使用期间不可食辣椒。胃病重者可能此法疗效甚微。

4. 止血：血三七末直接敷于流血部位。或是将已用于泡酒使用完的血三七取出晒干，将其压成粉末存放，待用时直接取出敷上也可。

5. 冠心病：血三七粉 3g，煎汁送服，每日 3 次。佐用该药可以明显提高辨证方药汤剂的疗效。

6. 细菌性感染：用（生药量）血三七研末压片，日服 6~8g。

【不良反应及注意事项】不可与鸡冠花、钩藤同用。部分病人服药后有上腹不适、轻度腹胀、恶心和呕吐，个别有失眠或嗜睡等副作用，停药后即可消失。

◆血升麻

【来源】本品为菊科植物单叶佩兰的全草。夏、秋季采收，洗净，鲜用或晒干。

【别名】山佩兰、白头婆、佩兰、秤杆草、野升麻、麻秤杆。

【性味归经】味辛、苦，性平。归肺、脾、胃经。

【功能主治】祛暑发表，化湿和中，理气活血，解毒。主治：百般伤暑湿、发热头痛、饱闷腹胀、消化不良。

【用法用量】内服：煎汤，9~15g；或研末，每次 6~9g，每日 2 次。外用：适量，捣敷。

【炮制】洗净，鲜用或晒干。

【化学成分】全草含挥发油，内有：乙醛，2-己烯醛、顺式-3-己烯-1-醇，樟烯，苯甲醛，β-蒎烯，月桂烯，冰片烯，丁香烯氧化物等。

【药理作用】①抗癌作用。②抗菌作用。

【毒理作用】其鲜叶和汁喂饲兔，能引起慢性中毒，主要损害肾和肝组织，并引起糖尿病；叶的醇浸物 0.3g，给予兔可引起全身麻醉，呼吸抑制，体温下降，血糖增高。

【方剂选用】

1. 中暑发热，头痛头胀：血升麻 9g，青蒿 9g，菊花 9g，绿豆衣 12g，水煎服。

2. 痛经、闭经：血升麻、香附子各 9g，丹参 12g，水煎服。

3. 跌打损伤：血升麻根研末，每日 2 次，每次 6~9g，用黄酒送服。

4. 毒蛇咬伤：鲜血升麻根 60g，白茅根 15g，徐长卿根 9g，星宿菜根 9g，水煎服。外用血升麻根捣烂敷于伤口周围及肿处。

5. 急性肠胃炎：血升麻、藿香、苍术、茯苓、三颗针各 9g，水煎服。

6. 胃痛：血升麻根 15g，水煎，加红糖、黄酒服。

7. 消化不良、腹泻：血升麻带根全草 15~30g，水煎服。

8. 感冒、流感：血升麻、一枝黄花各 15g，水煎服。

9. 咽喉炎、扁桃体炎：血升麻根 15g，水煎服。

【不良反应及注意事项】孕妇慎用。

◆血当归

【来源】本品为菊科植物血当归的全草。

【别名】土三七、见肿消、乳香草、奶草、叶下红、散血草。

【性味归经】味辛，性温。归肺、肝经。

【功能主治】凉血止血，清热通便，解毒杀虫。主治：外感风寒之咳嗽、咳痰、跌打肿痛。

【用法用量】内服：煎汤，根 3～15g，或研末，1.5～3g，全草或叶 10～30g。外用：适量，鲜品捣敷或研末敷。

【炮制】鲜用或干。

【化学成分】含蒽醌 2.06%，其中以大黄素，大黄素甲醚和大黄酚为苷元的结合型蒽醌 1.39%，游离型 0.67%；还含大量酸模素，磷酸铵镁和大量鞣质。

【药理作用】①促进成骨细胞增殖作用。②促凝血作用。③降压作用。④抗菌作用。

【毒理作用】血当归提取物能引起家兔和大鼠肝细胞坏死，给小鼠腹腔射的 LD_{50} 为 80.72±2.7mg/kg。

【方剂选用】

1. 骨折、脱臼：血当归根（鲜）适量，甜酒糟少许，捣烂外敷，隔日换药 1 次。

2. 外伤出血：血当归根研末，撒布患处，或鲜叶捣烂外敷。

3. 急慢惊风：血当归（春夏用叶，秋冬用根）捣汁一盅，用水酒浆和匀，灌入自效。

4. 手足癣：血当归叶捣烂外擦。

5. 杨瘌毛虫入肉作痛：血当归用其叶，捣烂立涂即止。

6. 毒虫咬伤：血当归鲜叶捣烂外敷。

7. 骨质增生症：血当归、大血藤、铁筷子、九节茶、见血飞各 1000g，四块瓦 500g，制成复方血当归注射液，每个疗程 10 天。

8. 月经期哮喘：用患者自身静脉血和当归注射液穴位注射治疗月经期哮喘。

【不良反应及注意事项】部分病人服药后有恶心、呕吐的反应，可停药 1～2 天再服。

◆合欢皮

【来源】本品为豆科植物合欢的干燥树皮。夏、秋二季剥取，晒干。

【别名】合昏皮、夜合皮、合欢木皮。

【性味归经】味甘，性平。归心、肝、肺经。

【功能主治】解郁安神，活血消肿。主治：心神不安、忧郁失眠、肺痈、疮肿、跌打伤痛。

【用法用量】内服：煎汤，6～12g；或入丸、散。外用：适量，研末调敷。

【炮制】除去杂质，洗净，润透，切丝或块，干燥。

【化学成分】合欢干皮中含木脂体糖苷等。

【药理作用】①镇静、安神作用。②抗生育作用。③抗肿瘤作用。④免疫增强作用。

【毒理作用】从合欢新鲜茎皮中获得的合欢素Ⅱ在蛙心脏的 Straub-Fu 小时 ner 实验中，即使很低剂量（<0.01μg/ml）也能诱发心率失常。

【配伍效用】

合欢皮配伍白芍：合欢皮甘平，入心、肝经，安神解郁、宁心定志、活血消肿；白芍酸苦微寒，入肝、脾经，养血柔肝、缓中止痛、敛阴止汗。二者伍用，有柔肝宁心、养血活血、安神定志之功效，用于治疗血虚木郁之精神抑郁、烦躁不安、失眠多梦等症。

合欢皮配伍鱼腥草、桔梗：合欢皮活血消痈；鱼腥草清热解毒、消痈排脓，为治疗痈之要药；桔梗宣肺排脓。三者合用，有清热消痈排脓之功效，用于治疗肺痈咳吐脓血之症。

合欢皮配伍郁金、夜交藤：合欢皮解郁安神；郁金行气解郁；夜交藤养心安神，三者合用，有行气解郁安神之功效，用于治疗情志所伤之忧郁、失眠等症。

【方剂选用】

1. 细菌性肝脓肿：金钱草 50g，合欢皮 15g，水煎，饭前服。忌食辛辣，避免恼怒。

2. 肺痈：合欢皮手掌大一片。细切，以水三升，煮取一升，分 3 次服。

3. 跌打损伤、骨伤：合欢皮 120g，芥菜子（炒）30g。上为细末，酒调，临夜服；粗渣罨疮上，扎缚之。此药专接骨。

【不良反应及注意事项】合欢催产素大剂量对动物有毒，但致死量通常并不立即引起死亡，而是在 12 小时，有时至 7 天以后引起死亡，死亡的原因未明。动物死亡后观察到，兔的肾小管有坏死病变，小鼠及大鼠的肝脏有坏死和各种病变。口服时的毒性较注射要小得多。

风热自汗、外感不眠者禁服。孕妇慎服。

◆合欢花

【来源】本品为豆科植物合欢的干燥花序或花蕾。夏季花开放时择晴天采收或花蕾形成时采收，及时晒干。前者习称"合欢花"，后者习称"合欢米"。

【别名】夜合花、乌绒。

【性味归经】味甘，性平。归心、肝经。

【功能主治】解郁安神。主治：心神不安、忧郁失眠。

【用法用量】内服：煎汤，5～10g；或入丸、散。

【炮制】取原药材，除去杂质，筛去灰屑。

【化学成分】花中鉴定了 25 种芳香成分，主要芳香成分为反 - 芳樟醇氧化物，芳樟醇、异戊醇、α - 罗勒烯和 2，2，4 - 三甲基恶丁烷等。此外，还含矢车菊素 - 3 - 葡萄糖苷。

【药理作用】①抗抑郁作用。②抑菌作用。③镇静催眠作用。④清除自由基作用。⑤抗肥胖作用。

【毒理作用】小鼠按 0.8ml/20g 体重一次灌胃给予准确配制的合欢花正丁醇提取物水溶液，LD_{50} 应大于 2g/kg 体重。

【方剂选用】

1. 心肾不交失眠：合欢花、官桂、黄连、夜交藤适量。煎服。

2. 风火眼疾：合欢花配鸡肝、羊肝或猪肝，蒸服。

3. 眼雾不明：合欢花、一朵云，泡酒服。

4. 跌打搕损疼痛：合欢花末，酒调服 6g。

5. 腰脚疼痛久不瘥：合欢花 120g，牛膝 30g（去苗），红蓝花 30g，石盐 30g，杏仁 15g（汤浸去皮，麸炒微黄），桂心 30g。上药捣罗为末，炼蜜和捣百余杵，丸如梧桐子大。每日空心，以温酒下 30 丸，晚食前再服。

6. 失眠：合欢花、肉桂、黄连各 10g，首乌藤 12g，水煎服，每日 1 剂。

7. 跌打损伤：合欢花 15g，红花、伸筋草、当归、续断 10g，水煎服，每日 1 剂。

8. 神经官能症：合欢花、炒酸枣仁各 15g，黄芪 20g，茯苓、防风各 10g，水煎服，每日 1 剂。

【不良反应及注意事项】少数患者服药后有恶心呕吐的现象。本品芳香，阴虚津伤者慎用。

◆合掌消

【来源】本品为萝藦科植物合掌消的根或全草。夏、秋季采收，洗净，晒干或鲜用。

【别名】含掌消、神仙对座草、土胆草、硬皮草、合同硝、肿三消。

【性味归经】味苦、辛，性平。归肺、脾经。

【功能主治】清热解毒，祛风湿，活血消肿。主治：风湿痹痛、偏头痛、腰痛、月经不调、乳痈、痈肿疔毒。

【用法用量】内服：煎汤，15～30g。外用：捣敷或研末调敷。

【炮制】洗净，鲜用或晒干。

【化学成分】黄绿花合掌消根中含甾体苷成分。分离到白前苷元 B 和白前苷元－C－单－D－黄花夹竹桃糖苷。

【药理作用】消炎解毒作用

【方剂选用】

1. 急性肠胃炎：鲜合掌消根 15～30g。捣烂，加冷开水一碗搅汁服。

2. 急性肝炎、睾丸肿痛：合掌消根 30g。水煎服。

3. 偏头痛：合掌消根 15～21g，水煎汁，以药汁同鸡蛋 2 个煮熟服。

4. 大便下血：合掌消根 30g，瘦猪肉 120g。水煮服。

5. 阳性肿毒：合掌消根研极细末，蜂蜜或鸡蛋白调和敷于患处。

6. 湿疹出黏水：合掌消根研极细末，麻油调和，涂搽患处。

7. 风湿关节痛：合掌消根 30g，千年拔根 9g，瘦猪肉 120g。酒水各半同炖，服汤食肉，每日 1 剂。

8. 跌打扭伤：合掌消根适量，研末。每服 6g，酒送服，每日 2 次。

【不良反应及注意事项】少数人服用后有胃部不适的症状。

◆ 杂景天

【来源】本品为景天科植物杂交景天的全草。夏季采收全草，洗净，鲜用，或开水烫后晒干。

【别名】景天、杂交景天。

【性味归经】味微酸，性凉。归肝、胃经。

【功能主治】清热解毒，凉血止血，祛风湿。主治：湿疹、扁桃体炎、高血压。

【用法用量】内服：煎汤，3～9g；或绞取。外用：适量，捣烂敷，或煎水洗。

【炮制】洗净，鲜用，或用开水烫后晒干。

【化学成分】叶中含有景天庚酮糖。

【药理作用】①抗菌作用。②抗炎作用。

【方剂选用】

1. 湿疹、疮毒：鲜杂景天适量，煎水外洗，或捣烂外敷。

2. 喉炎，扁桃体炎，口腔糜烂：杂景天 3g，捣烂开水冲服。

3. 高血压：杂景天 9g，水煎服。

【不良反应及注意事项】孕妇慎用。

◆ 羊血

【来源】本品为牛科动物山羊或绵羊的血液。

【别名】山羊血、绵羊血。

【性味归经】味咸，性平。归脾经。

【功能主治】补血，止血，散瘀解毒。主治：妇女血虚中风、月经不调、崩漏、产后血晕、吐血、衄血、便血、痔血、尿血、筋骨疼痛、跌打损伤。

【用法用量】内服：鲜血，热饮或煮食，30～50g；干血，烊冲，每次 6～9g，每日 15～30g。外用：适量，涂敷。

【炮制】宰羊时取血；将鲜血置于平底器皿内晒干，切成小块，或将血灌入羊肠中用细绳扎成 3～4cm 长的小节，晒干。

【化学成分】山羊或绵羊的血，主要成分（除含水约 4/5 外）为多种蛋白质。此外，尚含少量脂类（包括磷脂和胆甾醇）、葡萄糖及无机盐等，蛋白质主要是血红蛋白，其次是血清白蛋白、血清球蛋白和少量纤维蛋白。羊血豆腐（羊血凝块）的组成，每 100g 约含水分 82g，蛋白质 16.4g，脂肪 0.5g，碳水化合物 0.1g。血清含铁传递蛋白 B、C、D、E、胎蛋白。

【药理作用】从羊血中分离出一种相对分子质量小于 700 的物质，对植物和人有促进生长和代谢的作用。羊血可以用来制取超氧化物歧化酶（SOD）。

【方剂选用】

1. 吐血、衄血，积日不止：新羊血，热饮一二小盏。

2. 大便下血：羊血煮熟，拌醋食最效。

3. 产后余血攻心，或下血不止，心闷，面青，身冷，气欲绝：新羊血一盏，饮之 90g 服。

4. 外伤出血：羊血炭 10 份，血余炭 10 份，黄芩粉 2 份。制法：将新鲜羊血放置 12 小时后，取其血块放入锅内，用火炒至膏状，再另扣上一锅作盖，在两锅周边用黄泥封严，于上锅底贴一张白纸，用火煅至白纸呈黄色为度，待锅凉后取炭压成细末；然后加入血余炭和黄芩细末，混匀。用法：敷药后，马上用纱布块敷盖加压止血，3 分钟后再包扎。小伤口上药一次即可。

5. 老人脾胃气弱，干呕不能下食：羊血一升（鲜者，面浆作片），葱白一握，白面 120g。上煮血令热，渐食之。

6. 钩吻中毒：病人钩吻中毒后，给予常规抢救治疗后，将羊血 200ml ~ 400ml 经胃管灌入或鼻饲，0.5 ~ 1 小时病人可恢复意识。

【不良反应及注意事项】不能与地黄、何首乌等补药同用。

◆羊耳菊

【来源】本品为菊科旋覆花属植物羊耳菊的根或全草。夏、秋采割全草，春、秋挖根，洗净鲜用或晒干。

【别名】白牛胆、毛老虎、猪耳风、大力黄、白叶菊、大力药、白背风、白羊耳。

【性味】味辛、微苦，性温。

【功能主治】散寒解表，祛风消肿，行气止痛。主治：风寒感冒、咳嗽、神经性头痛、胃痛、风湿腰腿痛、跌打肿痛、月经不调、白带、血吸虫病。

【用法用量】内服：煎汤，15 ~ 30g。外用：适量，捣敷，或水煎洗。

【炮制】鲜用或晒干。

【化学成分】倍半萜类、肌醇类、三萜类、黄酮类、酚类、挥发油类等成分。

【药理作用】①清除自由基作用。②抑菌作用。

【方剂选用】

1. 腰腿痛：羊耳菊 30g，胡枝子根 18g，大风藤 9g，当归 18g，水煎，一日 2 次分服。

2. 疟疾：羊耳菊 30g。水煎服。

3. 痢疾：羊耳菊干叶 30g。水煎服。

4. 溏泄：羊耳菊干叶 45g。水煎服。

5. 目痛：羊耳菊鲜叶 30g。水煎服。

6. 产后伤风：羊耳菊 18g，华荆芥 9g，木芙蓉 12g，煎服。

7. 杀灭微丝蚴：羊耳菊 60g，槟榔 15g。水煎服，连服 7 剂。或用羊耳菊 120g。水煎服，连服 6 ~ 7 剂。

8. 胆结石及胆囊炎：羊耳菊、白花蛇舌草、牛皮消各 15g，连钱草 30g，石菖蒲 6g，皂角 3g。水煎 3 次分服。

9. 早期血吸虫病：羊耳菊（全草）、苍耳草（全草去果、叶）干品各 30g，每日 1 剂煎服。1 个月为 1 疗程。服药后一般都有轻度头昏，个别持续数小时，未经处理自行消失。

10. 感冒头痛：羊耳菊全草 15g，一枝黄花 15g，金银花 9g，水煎服。

11. 慢性支气管炎：羊耳菊全草 30g，煎浓汁，每次服 10ml，每日 2 次。

12. 肺结核：羊耳菊全草 45 ~ 60g，猪排骨 120g，煮熟，食肉喝汤。

13. 痔疮、疥癣：羊耳菊 60g。煎水洗患处。

14. 黄水疮：羊耳菊鲜全草适量，紫金皮（长柄南五味子）鲜根 60g，明矾 6g，猪油 60g。水煎洗患处，每日 2 次。

15. 跌打瘀积，风湿骨痛：羊耳菊 90g，大叶南五味 90g，八角王 60g，浸酒 1.5kg，每日服 2 次，每次服 15 ~ 30g，并擦患处。

16. 毒蛇咬伤后伤口溃烂：羊耳菊、假葡萄藤、铺地粘各适量。水煎，洗患处，每日 3 ~ 5 次。

17. 小儿夏季热：羊耳菊 10 ~ 30g，桑根子 10 ~ 15g，黄芪、葛根、麦冬各 6 ~ 10g。

【不良反应及注意事项】患者服药后一般有轻度头昏现象，个别持续数小时，未经处理自行消失，用药期间禁食酸、辣食物。

◆羊角七

【来源】本品为毛茛科植物松潘乌头的根。秋季采挖，除去残茎及泥土，晒干。

用时甘草水浸泡，小火炒干。

【别名】火焰子、蔓乌药、草乌、金牛七、千锤打。

【性味归经】味辛、苦，性热，有大毒。归肝经。

【功能主治】祛风除湿，散寒止痛，散瘀消肿。主治：风寒湿痹、肢节疼痛、牙痛、跌打损伤、痈疮肿毒、神经痛。

【用法用量】内服：煎汤，0.09～0.15g，或入散剂，或浸酒。外用：适量，以水、酒或醋磨汁涂搽，或研末调敷。

【炮制】制羊角七：取净羊角七，用凉水浸漂，每日换水2～3次，至口尝仅稍留麻辣感时取出，同甘草、黑豆加水共煮，以羊角七熟透、内无白心为度，然后除去甘草及黑豆，晒至六成干，闷润后切片，晒干。（每羊角七100kg，用甘草5kg，黑豆10kg）。

羊角七炮制前后生物碱在种类和含量上均发生了明显变化；羊角七生品总生物碱含量为0.9342%，炮制品中总生物碱含量为0.6427%。

【化学成分】松潘乌头根含塔拉胺，展花乌头宁，黄草乌碱甲、丙，13，15－双脱氧乌头碱，8－乙酰－14－苯甲酰展花乌头宁，乌头碱，滇乌碱，粗茎乌头碱甲，松潘乌头碱。

【毒理作用】羊角七中毒表现有舌、四肢或全身发麻，恶心呕吐，烦躁不安，昏迷，皮肤苍白，心慌气短，心率缓慢，心律紊乱，少数呈心率增速，血压下降，瞳孔散大，心电图呈室上性与室性期外收缩，心动过速，房室性传导阻滞，束支传导阻滞，低电压，S－T改变等。

【方剂选用】

1. 无名肿毒、关节肿及疔疮等症：羊角七、铁棒锤、蚯蚓适量，捣烂敷患处。

2. 颈部蜂窝状疮（发际疮）：羊角七、铁棒锤、独角莲、荞麦面等量和为浆，敷贴患处。

3. 带状疱疹：羊角七加食醋磨浆外涂方法，治疗带状疱疹患者，作用明显，安全简便，用药30分钟左右疼痛即可减轻或消失；轻者当天好转，慢者一周治愈或基本治愈。

4. 风湿关节痛：羊角七3g，麻黄6g，威灵仙、地龙各9g，牛膝12g，水煎服。

5. 牙痛：羊角七、打碗花、细辛各3g，水煎含漱，勿吞咽。

6. 神经痛：羊角七3g，元胡9g，当归12g，赤芍9g，黄芪12g，水煎服。

7. 跌打损伤：羊角七6g，羌活9g，见血飞、楤木根皮各15g，共研末，醋或酒调敷患处。

【不良反应及注意事项】本品有大毒，内服宜慎，并须炮制。服药后忌烟、酒、浆水及辛热饮食两小时。高烧患者及孕妇禁服。反半夏、天花粉、栝楼、白蔹、白及、贝母。

◆羊角拗

【来源】本品为夹竹桃科植物羊角拗的根或茎叶。全年均可采，根，洗净，切片晒干；茎、叶，晒干或鲜用。

【别名】羊角纽、羊角藤、倒钓笔、羊角揪、羊角藕、羊角柳、华毒毛旋花子。

【性味】味苦，性寒，有大毒。

【功能主治】祛风湿，通经络，解疮毒，杀虫。主治：风湿痹痛、小儿麻痹后遗症、跌打损伤、痈疮、疥癣。

【用法用量】外用：适量，煎水洗，或捣敷，或研末调敷。

【炮制】根，洗净，切片晒干；茎、叶，晒干或鲜用。

【化学成分】含强心总苷9～11%，系多种强心苷的混合物，可分为亲脂性苷与弱亲脂性苷两类。亲脂性苷有羊角拗苷、羊角拗异苷、西诺苷、西诺异苷、考多苷、考多异苷和沙木苷，以羊角拗苷含量较多，作用较强；弱亲脂苷有D－毒毛旋花苷－Ⅰ和D－毒毛旋花苷－Ⅲ，以前者含量较多，作用比羊角拗苷更强。本植物的各部分均含有强心苷，而以种子中含量较多，效价最高。植物体各部分的强心效价比例如下：种子100，果皮15.4，叶8.1，枝

7.8，茎2.5，根1.9。

【药理作用】①强心作用。②镇静、利尿作用。③兴奋子宫作用。④抑菌作用。⑤对钉螺活动的抑制作用。⑥抗氧化活性。

【毒理作用】羊角拗混合苷的胃肠道吸收缓慢而不很规则，给药后4、5小时吸收量最多，羊角拗混合苷蓄积性很低，5天后已全无蓄积。肝脏在其解毒上起一定的作用。其在体内破坏较毒毛旋花子苷G略慢些，消除速度为0.006mg/（kg·h）。羊角拗混合苷的毒性比毒毛旋花子苷G约小1/2，其治疗指数及安全范围则略狭窄，但从临床角度看，其治疗剂量的宽度（有效剂量和中毒剂量的间距），却比后者为宽。每一批羊角拗混合苷，由于提取的方法不同及其他原因，生物效价可能有差异。

【方剂选用】

1. 风湿肿痛，小儿麻痹后遗症，疥癣：羊角拗叶适量，煎汤温洗。

2. 多发性脓肿，腱鞘炎，毒蛇咬伤，跌打骨折：羊角拗叶粉末适量，用酒水调和温敷患处。

3. 乳痈初期：羊角拗鲜叶、红糖同捣烂，烤热外敷。

4. 骨折：羊角拗根、辣椒根、柳树根各等量，研末，韭菜头捣水拌匀，湿敷损伤或骨折外（要先复位，夹板固定）。

【不良反应及注意事项】同夹竹桃。

◆羊角藤

【来源】本品为双子叶植物茜草科植物羊角藤的根或根皮。全年可采，鲜用或晒干。

【别名】巴戟、白面麻、红头根、山八角、穿骨虫、放筋藤、牛的藤、鸡眼藤。

【性味归经】味辛、微甘，性温。归肾经。

【功能主治】祛风除湿，补肾止血。主治：风湿关节痛，肾虚腰痛，阳痿，胃痛。

【用法用量】内服：煎汤，15~60g。

【炮制】鲜用或晒干。

【化学成分】羊角藤根和茎中主要含蒽醌类化合物；2-羟基蒽醌，茜草素a，茜草素-1-甲醚，甲基异茜草素，甲基异茜草素-1-甲醚，黄紫茜素，茜草素-2-甲醚，1-羟基-2-甲基蒽醌。2-甲基蒽醌，2-甲氧基蒽醌，1-甲氧基-2-甲基蒽醌，茜草色素，光泽定。还含有苷类：甲基异茜草素葡萄糖苷和1-甲醚甲基异茜草葡萄糖苷；茎和叶还含有豆甾醇、β-谷甾醇和熊果酸。此外茎中还含茜尾醌。

【药理作用】①抗溃疡作用。②抑制作用。

【毒理作用】小鼠急性中毒性实验中口服的最大耐受量为16g/kg，未见中毒症状。

【方剂选用】

1. 肾虚腰痛：羊角藤干根皮15~30g，酌加猪骨。水煎服。

2. 关节风湿痛：羊角藤干根30~60g。酒水炖服。

3. 黄疸型肝炎：羊角藤、阴行草各30g，水煎服。或用羊角藤、阔叶十大功劳根各30g，瘦猪肉适量，水煎服。

【不良反应及注意事项】极少数人服后有头晕、心悸、恶心、呕吐等症状，可自行消失。

◆羊肚菌

【来源】本品为羊肚菌科真菌羊肚菌、小顶羊肚菌、尖顶羊肚菌、粗柄羊肚菌、小羊肚菌等的子实体。

【别名】羊肚菜、类羊肚蘑、编笠菌。

【性味归经】味甘，性平。归脾、胃经。

【功能主治】和胃消食，理气化痰。主治：消化不良，痰多咳嗽。

【用法用量】内服：煎汤，10~60g。

【炮制】采摘后洗去菌柄茎部泥土，晒干，备用。

【化学成分】羊肚菌含蛋白质、多糖、甲壳质、脂肪、磷酸盐等。小羊肚菌含蛋白质、多糖、甲壳质、脂、磷酸盐、脂肪酸和不饱和脂肪酸。

【药理作用】①抗肿瘤作用。②保护肾脏。④保护肝脏。⑤抗血栓、抗辐射功能。⑥调节胃肠蠕动功能。⑦降血脂作用。

【毒理作用】羊肚菌小鼠经口服 LD$_{50}$ 为 10g/（kg·BW），属无毒级；哺乳动物微粒体酶实验、骨髓微核实验及小鼠精子畸变实验表明该样品无致突变作用、对雄性生殖细胞无遗传毒性；30 天喂养实验结果表明对动物最大毒理学无作用剂量大于 3.0g/（kg·BW/d）。

【不良反应及注意事项】少数人服用后有胃部不适症状。

◆ 羊蹄大黄

【来源】本品为蓼科植物羊蹄或尼泊尔羊蹄的根。栽种 2 年后，秋季当地上叶变黄时，挖出根部，洗净鲜用或切片晒干。

【别名】羊蹄、东方宿、连虫陆、鬼目、败毒菜根、牛舌根、牛蹄、野萝卜。

【性味归经】味苦，性寒。归心、肝、大肠经。

【功能主治】清热通便，凉血止血，杀虫止痒。主治：大便秘结、吐血衄血、肠风便血、痔血、崩漏、疥癣、白秃、痈疮肿毒、跌打损伤。

【用法用量】内服：煎汤，9~15g，捣汁，或熬膏。外用：适量，捣敷，磨汁涂，或煎水洗。

【炮制】取原药材，除去杂质，洗净，润透，切厚片，干燥。饮片性状：为类圆形或椭圆形的厚片，直径约 1~2cm，表面深棕色，中心深黄色，形成层环隐约可见，周边灰黄色，具以皱纹，质硬，气微，味苦涩。

【化学成分】羊蹄根及根茎含有结合及游离的大黄素，大黄素甲醚，大黄酚，总量 1.73%，其中结合型 0.27%，游离型 1.46%。

【药理作用】①抗细菌作用。②抗真菌作用。③抗白血病作用。④抑制睾酮。⑤止血作用。⑥抗氧化及防腐作用。

【毒理作用】小鼠灌服大黄素、大黄素甲醚、大黄酚的 LD$_{50}$ 为 0.56g/kg、1.15g/kg、10.0g/kg。

【方剂选用】

1. 大便猝涩结不通：羊蹄大黄 30g

（锉）。以水一大盏，煎取六分，去渣，温温顿服之。

2. 产后风秘：羊蹄大黄锉研，绞取汁三二匙，水半盏，煎一二沸，温温空肚服。

3. 赤白浊：羊蹄大黄每用 9~15g。水煎服。

4. 湿热黄疸：羊蹄大黄 15g，五加皮 15g。水煎服。

5. 热郁吐血：羊蹄大黄和麦门冬煎汤饮，或熬膏，炼蜜收，白汤调服数匙。

6. 肠风下血：羊蹄大黄（洗切）、连皮老姜各半盏。同炒赤，以无灰酒淬之，碗盖少倾，去渣，任意饮。

7. 内痔便血：羊蹄大黄 24~30g，较肥的猪肉 120g。放瓦罐内，加入清水，煮至肉极烂时，去药饮汤。

8. 肛门周围炎症：羊蹄大黄（鲜品）30~45g。水煎冲冰糖，早晚空腹服。

9. 女人阴蚀疼痛：羊蹄大黄煎汤揉洗。

10. 喉痹猝不语：羊蹄大黄者，勿见风日，以 3 年醋研和如泥，生布拭喉令亦，敷之。

11. 疬疡风：羊蹄大黄，于生铁上酽醋磨，旋旋刮取，涂于患上；未瘥，更入硫黄少许，同磨涂之。

12. 白秃：羊蹄大黄（独根者，勿见风日），以三年醋研和如泥，生布拭疮令去，以敷之。

13. 疥：羊蹄大黄（捣），和猪脂涂上，或着少盐佳。

14. 细癣：羊蹄大黄于磨石上以苦酒磨之，以敷疮上；当先刮疮，以火炙干后敷四五遍。

15. 癣疮久不瘥：羊蹄大黄捣绞取汁，用调腻粉少许如膏，涂敷癣上，3~5 遍；如干，即猪脂调和敷之。

16. 瘑疮温癣痒，浸淫日广，痒不可忍，搔之黄水出，瘥后复发：羊蹄大黄去土，细切捣碎敷上一时间，以冷水洗，日一敷，若为末敷之亦得。

17. 头风白屑：羊蹄大黄根曝干，捣罗

为末，以羊胆汁调，揩涂头上。

18. 汗斑初起：硼砂研末，鲜羊蹄大黄根蘸擦之；或单用鲜羊蹄大黄擦患处。初起者有效。

19. 跌打损伤：鲜羊蹄大黄适量，捣烂，用酒炒热，敷患处。

20. 结肠（便闭）：羊蹄大黄30g，加水1大碗，煎至6成，温服。

21. 功能性子宫出血：羊蹄大黄干品30g，煎分3次服；或用羊蹄大黄3g，开水冲服，每日3~4次。

【不良反应及注意事项】羊蹄含草酸，大剂量应用时有毒。脾胃虚寒者禁服。

◆关木通

【来源】本品为马兜铃科植物东北马兜铃的干燥藤茎。秋、冬二季采截，除去粗皮，晒干。

【别名】马木通、苦木通、木通、东北木通、桤木香。

【性味归经】味苦，性寒，有毒。归心、小肠、膀胱经。

【功能主治】清心火，利小便，通经下乳。主治：口舌生疮、心烦尿赤、水肿、热淋涩痛、白带、经闭乳少、湿热痹痛。

【用法用量】内服：煎汤，3~6g。外用：适量，熏洗。

【炮制】洗净，略泡，润透，切薄片，晒干。本品为圆形薄片，表面黄色或黄白色。木部宽广，导管孔大，多层环形排列呈筛网状，射线浅，髓部不明显。周边灰黄色，粗糙。体轻，质硬。气微，味苦。

关木通醋灸最佳炮制工艺是醋的用量15ml，浸泡时间20分钟，醋为陈醋。关木通碱制的最佳工艺是 $NaHCO_3$ 浓度0.05mol/L，浸泡3次，浸泡24小时，理论马兜铃总酸去除率可达83.74%。关木通蜜制的最佳工艺是蜜的种类为老蜜，用量为25g/100g生药，炒制时间为5分钟。

【化学成分】茎含马兜铃酸 A、B、D，马兜铃苷，马兜铃酸D甲醚，木兰花碱，β-谷甾醇和右旋异双环牛儿烯醛。

【药理作用】①降压作用。②抗肿瘤作

用。③增强吞噬细胞的吞噬功能和提高细胞免疫的作用。④利尿作用。

【毒理作用】小鼠静脉注射马兜铃酸，致死量为60mg/kg，大鼠每日腹腔注射2.5mg/kg或口服5、10mg/kg，共30天，没有死亡，其体重的增长与对照组相等。家兔每天静脉注射0.5、5mg/kg或腹腔注射0.5、1、1.5mg/kg，共15天，动物表现全身抑制，食欲缺乏及虚弱无力，1.5mg/kg组在用药第3~9天发生死亡，表现衰弱及体重显著减轻。最大耐受量对小鼠、家兔的末梢血象无明显影响。中毒剂量时，动物内脏发生毛细血管病变，有出血灶形成并发生水肿，肾脏发生普遍性破坏，属肾小管坏死型。

关木通水煎剂灌胃给予小鼠的 LD_{50} 为19.42 ± 3.16g/kg。大鼠腹腔注射9.71g/kg（相当小鼠腹腔注射给药的 LD_{50} 的1/2量）连续20天。一般情况（包括行为动作、对外界刺激反应、皮毛、粪尿等）均无明显变化。体重各组均有增加，白细胞、血小板计数及肝肾功能和脏器病理组织检查与对照组比较均无明显变化。马兜铃酸A小鼠静脉注射的 LD_{50} 为60mg/kg。

【方剂选用】

1. 尿路感染，小便赤涩：关木通16g，马齿苋50g，水煎服。

2. 目赤（结膜炎）：关木通适量，开水泡，熏洗。

【不良反应及注意事项】服用关木通过量，可引起急性肾功能衰竭。1例产妇为了通乳，自购关木通约2.60g同赤豆煮汤喝，服后即感上腹不适，继则呕吐，头痛，胸闷，腹胀，隐隐作痛，腹泻每天7~8次；半月后面部开始浮肿，尿频尿急，夜尿7~8次，每天尿量不多，不发热，渐起周身浮肿，不能平卧，神志不清，呈半昏迷状态。实验室检查：非蛋白氮51~112mg%，二氧化碳结合力22.4容积%，小便酚红排泄实验2次皆为"0"。产妇的父亲因吃了关木通煮过的赤豆，也发生同样情况。入院后均按急性肾功能衰竭、尿毒症急救处理，症状改善后自动出院。

该药因出现肾毒性已从《中国药典》中删除。

◆ **灯笼花**

【来源】本品为杜鹃花科植物灯笼花的块茎及根。全年均可采收，洗净鲜用或切片晒干。

【别名】法罗喜、岩龙香。

【性味归经】味苦，性凉。归肾、胃、肝经。

【功能主治】活血止痛，清热利湿。主治：跌打损伤、风湿痹痛、胃痛、肝炎、水肿、无名肿毒。

【用法用量】内服：煎汤，15～30g，或泡酒。外用：适量，鲜品捣敷，或研末调敷。

【炮制】洗净鲜用，或切片晒干。

【化学成分】含有黄酮类、酚类、氨基酸、糖类等成分。

【药理作用】①补肾健胃作用。②抗炎止痛作用。

【方剂选用】

跌打损伤，红肿热痛：灯笼花50g，苏木20g，白芍15g，当归尾15g。泡酒500～1000ml，每日服2次，每次10～20ml。

【不良反应及注意事项】孕妇慎用。

◆ **灯笼草**

【来源】本品为茄科植物灯笼草的全草。夏、秋季采收，洗净，鲜用或晒干。

【别名】爆卜草、灯笼泡、鬼灯笼、扑卜草、水灯笼草、地灯笼。

【性味归经】味苦，性凉。归肺经。

【功能主治】清热解毒。主治：感冒、喉痛、咳嗽、疟腮、天泡疮。

【用法用量】内服：煎汤，9～15g。外用：适量，捣敷或煎水洗。

【炮制】洗净鲜用或晒干。

【化学成分】根含有机酸、氨基酸、黄酮苷、酚类及糖类。叶含绿原酸。果实富含胡萝卜素，含水分89.55%、氮2.01%、脂肪0.28%、糖类3.51%、纤维素0.69%、灰分0.78%、有机酸0.56%。果汁中每100ml含抗坏血酸40mg，胡萝卜素

类2.6mg。果壳含氯化钾、柠檬酸钾、植物甾醇，又含不饱和脂肪酸的油酸、亚油酸、亚麻酸及饱和脂肪酸。此外尚含0.03%无定形的苷，鞣质、还原糖。种子含6.28%的半干性油，其组成中有反油酸、油酸、亚油酸、棕榈酸、硬脂酸、花生酸等，但培养找出亚麻酸。

【药理作用】①抑制消化道过敏反应。②镇痛作用。③对免疫性肝损伤的保护作用。④抗炎作用。⑤抗肿瘤作用。

【毒理作用】给小鼠一次性灌胃给药14mg/g，观察1周，小鼠无异常表现和死亡。

【方剂选用】

1. 热咳咽痛：灯笼草，为末，白汤服，仍以醋调敷喉外。

2. 喉疮并痛者：灯笼草，炒焦为末，酒调，敷喉中。

3. 诸般疮肿：灯笼草不以多少，晒干，为细末，冷水调少许，软贴患处。

4. 咽喉肿痛：取灯笼草15g，灯心草30g，白砂糖3勺。将前2味药物以沸开水500ml浸泡，以武火煎熬10分钟，取汁后加白砂糖，即可频频饮服。

5. 寻常疣：灯笼草鲜叶适量。洗净患处，用75%酒精常规消毒疣体，然后将灯笼草叶放在较大疣体上，反复揉搓，只需揉搓较大1枚疣体，其他疣体即可自行消退。首次搓至疣体有灼热感或微痛即可，揉搓后勿用水洗。每天1次，连续治疗3天。一般用药7天，疣体色泽变褐色或灰色，15天疣体脱屑消失而愈。

6. 老年慢性气管炎：灯笼草（干）500g制成50ml糖浆。每次服50ml，每日3次，饭后服。10天1疗程。

【不良反应及注意事项】临床应用时，患者中有恶心、胃部不适、头昏、头疼、失眠等副作用，1～5天后自行消失。对溃疡病患者应慎用。

◆ **灯心草**

【来源】本品为灯心草科植物灯心草的干燥茎髓。夏末至秋季割取茎，晒干，取出茎髓，理直，扎成小把。

【别名】虎须草、赤须、灯心、灯草、碧玉草、水灯心。

【性味归经】味甘、淡，性微寒。归心、肺、小肠经。

【功能主治】清心火，利小便。主治：心烦失眠、尿少涩痛、口舌生疮。

【用法用量】内服：煎汤，1～3g，鲜品15～30g；或入丸、散。外用：适量，煅存性研末撒，或用鲜品捣烂敷，扎把外擦。

【炮制】灯心草：除去杂质，剪段。灯心炭：取净灯心草，照煅炭法制炭。本品呈细圆柱形的段。表面黑色。体轻，质松脆，易碎。气微，味微涩。

【化学成分】茎髓含多种菲类衍生物，灯心草酮，木犀草素等。

【药理作用】①镇静、抗焦虑作用。②抗氧化作用。③抗菌作用。

【毒理作用】从灯心草中分离出的活性成分 junousol 对人类鼻咽表皮细胞癌 NC/90KB 有细胞毒活性，$ED_{50}=0.3\mu g/ml$，从灯心草中分离得到的酚类糖苷化合物对小鼠在 3000mg/kg 浓度下无毒。

【方剂选用】

1. 流行性腮腺炎：用灯心草灸角孙穴。

2. 胃肠型感冒：选胸背反应点，常规消毒后，用针柄压上使之凹陷，并将灯心草浸油点燃，迅速点血脉上，随即离开，点处有粟米状伤痕。治疗期间不要洗浴，以防感染。

3. 慢性肾炎：鲜灯心草 60g，豆腐 300g，水煎后连汤带豆腐同服，每日 1 剂，30 剂为 1 疗程，疗程间隔 1 周。

4. 鼻衄：灯心草 10g，仙鹤草 10g，铁苋菜 10g，水煎至 60ml 后过滤，加入蔗糖 50g。每次 20ml，日服 3 次。

5. 口疮：干灯心草放入生铁小平锅内，放火上烧，至药物黄焦或黑末燃着为止，然后取出研末，涂抹患处。

6. 五淋癃闭：灯心草 30g，麦门冬、甘草各 15g，浓煎饮。

7. 水肿：灯心草 120g，水煎服。

8. 湿热黄疸：鲜灯心草 30～60g，白英（鲜）30～60g。水煎服。

9. 鼻衄不止：灯心草（焙）30g。捣罗为散，入朱砂 3g，研。每服 6g，米饮调下。

【不良反应及注意事项】虚寒者慎服。灯心草性寒渗利，适用于心经有热、膀胱湿热等有热象的病症，不宜用于虚寒证。临床常用含灯心草的七星茶治疗小儿烦躁不宁。小儿之病随拨随应，用药宜中病即止，不可过服，以免伤及小儿脾胃，出现厌食等不良反应。

◆灯盏细辛

【来源】本品为菊科植物短葶飞蓬的干燥全草。夏、秋二季采挖，除去杂质，晒干。

【别名】灯盏花、灯盏菊、细辛草、地顶草、地朝阳、双葵花、东菊、灯盏草。

【性味归经】味辛、微苦，性温。归心、肝经。

【功能主治】活血通络止痛，祛风散寒。主治：中风偏瘫、胸痹心痛、风湿痹痛、头痛、牙痛。

【用法用量】内服：煎汤，9～15g，或蒸蛋。外用：适量，捣敷。

【炮制】鲜用或晒干。

【化学成分】全草含焦迈康酸，飞蓬苷（亦称灯盏细辛苷），1，2，4，5，6，7－四羟基黄酮－7－O－β－D－吡喃葡萄糖醛酸甲酯苷，芹菜素，高山黄芩素，大波斯菊苷，灯盏花甲素，车前黄酮苷等。

【药理作用】①改善微循环。②抑制缺血后血小板聚集功能。③抗缺血再灌注损伤。④提高记忆力及延缓衰老作用。⑤减轻肾脏免疫病理损伤作用。⑥对肝损伤的保护作用。⑦对脑微血管内皮细胞损伤的保护作用。

【毒理作用】20% 灯盏花浸膏水溶液 0.4ml/kg（相当于生药 80g/kg）给雄性小鼠灌胃后，观察 3 天无死亡。雄性小鼠腹腔注射 5% 灯盏花浸膏溶液，按简化机率单位法测得 LD_{50} 为 13.14±5.42g/kg，静脉注射的 LD_{50} 为 10.02±1.55g/kg。亚急性毒性实验证明灯盏花素对血象、肝、肾功能无影响，内脏器官无实质性变化。

【方剂选用】

1. 感冒头痛，筋骨疼痛，鼻窍不通：灯盏细辛适量，水煎服。

2. 小儿麻痹后遗症及脑炎后遗症瘫痪：灯盏细辛 6 ~ 9g，研末，蒸鸡蛋吃。

3. 小儿疳积，蛔虫病，感冒，胁痛：灯盏细辛 9 ~ 15g，水煎服。

4. 牙痛：鲜灯盏细辛全草，捣烂加红糖敷痛处。

5. 疔毒，疮疡：灯盏细辛，捣烂外敷。

【不良反应及注意事项】在使用灯盏花素注射液时易发生不良反应，变态反应，从而引发血管炎、呼吸异常、呕吐、腹泻等症状。在临床用药时必须密切观察患者的临床表现，若出现不良反应症状，则需立即停止滴注并给予对症治疗，以降低不良反应对患者身体造成的损害。

◆安南草

【来源】本品为菊科植物野茼蒿的全草。夏季采收，鲜用或晒干。

【别名】野木耳菜、假茼蒿、冬风菜、飞机菜、满天飞、金黄花草、皇爷膏。

【性味归经】味辛，苦，性平。归胃、脾经。

【功能主治】清热解毒，调和脾胃。主治：感冒、肠炎、痢疾、口腔炎、乳腺炎、消化不良。

【用法用量】内服：煎汤，30 ~ 60g；或绞汁。外用：适量，捣敷。

【炮制】鲜用或晒干。

【化学成分】每 100g 嫩茎叶含水分 93.9g，蛋白质 1.1g，脂肪 0.3g，纤维 1.3g，钙 150mg，磷 120mg，还含有多种维生素等。

【药理作用】叶和茎的煎剂对离体豚鼠回肠有兴奋作用，水提取物（加酒精除去沉淀者）作用较弱，煎剂对离体兔十二指肠有抑制作用，对离体兔子宫无明显作用。

【毒理作用】给小鼠腹腔注射水提取物和水煎剂，毒性很小。

【方剂选用】

小儿腹泻：安南草、车前草各适量，水煎服。

【不良反应及注意事项】用叶擦皮肤可能会引起红肿、起泡等现象。

◆安息香

【来源】本品为安息香科植物白花树的干燥树脂。树干经自然损伤或于夏、秋二季割裂树干，收集流出的树脂，阴干。

【别名】拙贝罗香。

【性味归经】味辛、苦，性平。归心、脾经。

【功能主治】开窍醒神，行气活血，止痛。主治：中风痰厥、气郁暴厥、中恶昏迷、心腹疼痛、产后血晕、小儿惊风。

【用法用量】内服：研末，0.6 ~ 1.5g；或入丸、散。

【炮制】安息香：取原药材，除去杂质，捣碎。酒制安息香：取安息香加酒去水煮 4 ~ 5 小时至成粉末状，或煮至沉于底部凝成块时，取出晒干。每安息香 0.03kg，用黄酒 0.015kg。

【化学成分】安息香主要含树脂约 90%，其成分有 3 - 桂皮酰苏门树脂酸酯、松柏醇桂皮酸酯、苏合香素 2% ~ 3%、香草醛 1%、桂皮酸苯丙醇酯 1% 及游离苯甲酸和硅皮酸等。总苯甲酸含量 10% ~ 20%、总桂皮酸含量 10% ~ 30%。越南安息香主要含树脂 70% ~ 80%，其成分有 3 - 苯甲酰泰国树脂酸酯、松柏醇苯甲酸酯，游离苯甲酸 20%，香草醛 0.15% ~ 2.3%，不含桂皮酸。

【药理作用】①抗脑缺血①耐氧作用。②修复内皮细胞损伤。③抗溃疡作用。④抗炎、解热作用。⑤保护神经细胞。

【毒理作用】大鼠口服苯甲酸的 LD_{50} 为 2530mg/kg，小鼠摄入苯甲酸及其钠盐，会导致体重下降、腹泻、出血、瘫痪甚至死亡。苯甲酸的毒性是通过改变细胞膜的通透性，抑制细胞膜对氯基酸的吸收，并透过细胞膜抑制脂肪酶等酶的活性，使 ATP 合成受阻实现的，大鼠喂食苯甲酸连续 8 周，证明苯甲酸无慢性毒性，其他实验也表明苯甲酸无蓄积性、致畸、致突变和抗原作用。

【方剂选用】

1. 大人小儿卒中风，恶气：安息香 3g，鬼臼 6g，犀角 2.4g，牛黄 1.5g，丹砂、乳香、雄黄各 10.8g 分。俱研极细末，石菖蒲、生姜各 3g，泡汤调服 1.5g。

2. 猝然心痛，或经年频发：安息香研末，沸汤服 1.5g。

3. 寒湿冷气，中霍乱阴证者：安息香 3g（为末），人参、制附子各 6g。煎汤调服。

4. 小儿肚痛，曲脚而啼：安息香酒蒸成膏；沉香、木香、丁香、藿香、八角茴香各 9g，香附子、缩砂仁、炙甘草各 15g，为末；以膏和炼蜜丸，芡子大，每服 3g，紫苏汤送下。

5. 妇人产后血晕，血胀，口噤垂死者：安息香 3g，五灵脂（水飞净末）15g。共和匀，每服 3g，炒姜汤调下。

6. 历节风痛：精猪肉 120g，切片，裹安息香 60g，以瓶盛灰，大火上著一铜版片隔之，安息香于上烧之，以瓶口对痛处熏之，勿令透气。

7. 男子妇人暗风痫病：安息香（通明无砂者）、铅丹各 30g，上二味，为细末，入白羊心中血研匀，丸如梧桐子大。每服 10 丸，空心温水下。

8. 小儿惊邪：安息香一豆许，烧之自除。

9. 久冷腹痛不止：安息香（研）、补骨脂（炒）各 30g，阿魏（研）6g。上三味，捣研为细末，醋研饭为丸，如小豆大。每服 10 丸，空心粥饮下。

10. 风腰脚疼痛冷痹及四肢无力：安息香 60g，附子 60g（炮裂、去皮、脐），虎胫骨 60g（涂酥炙令黄）。上件药，捣罗为散，每服食前，以温酒调下 3g。

【不良反应及注意事项】 吸入安息香酊剂时应避免蒸气浓度过高而刺激眼、鼻、喉等。阴虚火旺者慎服。

◆防己

【来源】 本品为防己科植物粉防己的干燥根。秋季采挖，洗净，除去粗皮，晒至半干，切段，个大者再纵切，干燥。

【别名】 汉防己、瓜防己、石蟾蜍、长根金不换。

【性味归经】 味苦，性寒。归膀胱、肺经。

【功能主治】 祛风止痛，利水消肿。主治：风湿痹痛、水肿脚气、小便不利、湿疹疮毒。

【用法用量】 内服：煎汤，5~10g；或入丸、散。

【炮制】 除去杂质，稍浸，洗净，润透，切厚片，干燥。本品呈类圆形或半圆形的厚片。外表皮淡灰黄色。切面灰白色，粉性，有稀疏的放射状纹理。气微，味苦。

【化学成分】 汉防己根含生物碱约 1.2%，其中有汉防己碱、防己醇灵碱、一种酚性生物碱、门尼新碱、门尼定，以及轮环藤酚碱等，尚含黄酮苷、酚类、有机酸、挥发油等。

【药理作用】 ①抑制肿瘤细胞的生长。②抗肿瘤细胞的多药耐药作用。③对脏器的保护作用。④抗炎作用。⑤抗神经毒性作用。⑥抗细菌、抗真菌、抗病毒作用。

【毒理作用】 汉防己甲素在狗和猴快速静脉注射时（>1.0mg/（kg·min））产生急性心血管反应，表现为不规则的心率缓慢，不规则脉搏先强而渐弱，运动失调，流涎，大小便失禁和死亡。出现症状 6 分钟后，心电图开始改变，P-R 期间延长，不规则，最后导致室性心率失常死亡。雌狗在给予 100mg/（kg·d）共三天后死亡。给予猴 100mg/（kg·d），5 天后表现为严重的肝、肾损伤。

【配伍效用】

防己配伍桂枝：防己苦寒，利水清热祛风、通络止痛，擅泄下焦湿热；桂枝辛温，通络除痹止痛、温阳化气行水。二者伍用，可增强其祛风除湿、除痹止痛；温阳化气、利水消肿之功效，用于治疗下肢重着肿痛以及风寒湿邪侵袭经络所致之痹症。

防己配伍黄芪：防己苦寒降泻，利水消肿、祛风除湿；黄芪甘温补中，益气固表、利水消肿。防己重在祛邪，主降；黄芪偏于补益，主升。二者相使为用，共奏益气利水消肿之功效，用于治疗风水浮肿、汗出恶风，气虚水肿、按之凹陷不起、小便不利以及湿痹之肢体肿胀、麻木等。

【方剂选用】

1. 煤工尘肺：防己 4 份，青木香 1 份。研末过筛混合，再用黄芪 1 份煎汁泡成小丸，烘干备用。每晚睡前服药丸 3g，3 个月为 1 疗程，疗程间隔 1 个月。

2. 关节痛：防己酒（含生药量为 1：10，浸泡 60 天），每次 10～20ml，日服 2～3 次，10 个月为 1 疗程。

3. 血栓性静脉炎：防己、苍术、黄柏、王不留行各 15g，川芎 10g，牛膝、薏苡仁、当归各 20g，水煎分 2 次服。身热、局部红肿甚者加五味消毒饮，外用 20% 元明粉溶液湿敷。条索状结节硬且较长时间未消者加三棱、莪术。

4. 小儿鞘膜积液：防己、川芎、小茴香、川椒、艾叶各 15g，白矾 10g。将前五味药连煎 2 次，煎剂约 1000ml，白矾研末，放入溶化，待温热适度时，用白布或毛巾蘸药液湿敷患处，每次持续 30 分钟，每天 2～3 次。积液较多者，用 0.25% 普鲁卡因溶液作精索周围封闭后，穿刺抽出鞘膜积液后再湿敷。

5. 皮水为病，四肢肿，水气在皮肤中，四肢聂聂动者：防己 90g，黄芪 90g，桂枝 90g，茯苓 180g，甘草 60g。上五味，以水 600ml，煮取 400ml 分温 3 次服。

6. 水鼓胀：防己 30g，生姜 15g。同炒，随入水煎服，半饥时饮之。

7. 脚气肿痛：防己、木瓜、牛膝各 9g，桂枝 1.5g，枳壳 3g。水煎服。

8. 肺痿喘嗽：防己为细末。每服 9g，浆水一盏，同煎至 2g，和渣温服之。

9. 遗尿、小便涩：防己、葵子、防风

各 30g。上三味，以水 1000ml，煮取 500ml，分 3 次服，散服亦佳。

9. 遍身虫癣疥：防己 90g，当归、黄芪各 60g，金银花 30g。煮酒饮之。

【不良反应及注意事项】 本品苦寒较甚，大量使用易损伤胃气，食欲不振及阴虚无湿热者忌用。静脉注射汉防己甲素注射液时，有局部的暂时刺激疼痛，少数病人有色素沉着及鼻衄等出血倾向。肝、肾功能损害者慎用。阴虚而无湿热者慎服。

◆ 防风

【来源】 本品为伞形科植物防风的干燥根。春、秋二季采挖未抽花茎植株的根，除去须根和泥沙，晒干。

【别名】 铜芸、回云、回草、百枝、百韭、屏风、风肉。

【性味归经】 味辛、甘，性微温。归膀胱、肝、脾经。

【功能主治】 祛风解表，胜湿止痛，止痉止泻；外用止痒。主治：感冒头痛、风湿痹痛、风疹瘙痒、破伤风。

【用法用量】 内服：煎汤，5～10g；或入丸、散。外用：适量，煎水熏洗。一般生用，止泻炒用，止血炒炭用。

【炮制】 除去杂质，洗净，润透，切厚片，干燥。最佳炮制工艺为切片厚度 3～4mm，干燥温度 60℃，干燥时间 2 小时，升麻素苷和 5－0－甲基维斯阿米醇苷的质量分数分别为 0.917%，0.054%，水分 5.110%，浸膏得率 20.45%。

【化学成分】 防风含挥发油、甘露醇、苦味苷等。

【药理作用】 ①解热作用。②镇痛、镇静作用。③抗菌、抗病毒作用。④抗炎作用。⑤抗肿瘤作用。⑥调节免疫功能。⑦抗过敏作用。⑧抗凝血作用。⑨止血作用。

【毒理作用】 小鼠灌胃不同剂量的防风汁，LD_{50} 为 213.8±25.4g（生药/kg）。

【配伍效用】

防风配伍白术、白芍、陈皮：防风散肝风升脾阳而止泻；白术健脾燥湿；白芍养血柔肝，使肝气条达；陈皮理气燥湿。

四药合用，名为"痛泻要方"，有补脾泻肝之功，可用来治疗脾虚肝旺所致之腹痛泄泻。

防风配伍薄荷、连翘：防风善祛风邪；薄荷、连翘疏散风热。三药伍用，共奏疏散风热之功，可治疗外感风热表症。

防风配伍川芎、白芷：防风疏散风邪；川芎、白芷疏风止痛。三者合用，共奏疏风止痛之功，可治疗外感风邪头痛。

防风配伍独活、牛膝、桑寄生：防风祛风胜湿；独活善祛下半身之风寒湿邪。防风、独活相伍，祛风除湿之力更著。牛膝、桑寄生既祛风湿，又补肝肾，与前药配用，则祛风湿、补肝肾、强筋骨，用来治疗风寒湿痹日久而肝肾不足所引起的腰膝酸痛，肢节屈伸不利等症效果良好。

防风配伍荆芥、苦参：防风、荆芥祛在表之风邪；苦参清热燥湿。三者伍用，可祛风清热，燥湿胜湿。能用于治疗风湿之邪所致之皮肤瘙痒等症。

防风配伍羌活：防风祛风解表，尤善祛在外在上之风，兼能胜湿；羌活解表散寒、祛风胜湿、止痛。尤擅长祛上半身之风寒湿邪。二者同入太阳经，功用相似，但防风以治风为主，羌活以胜湿偏强。相须为用，共奏祛风散寒，胜湿止痛之功效，用于治疗外感风寒湿邪所致之恶寒发热、头痛、无汗、肢体酸痛、关节肿痛者。

【方剂选用】

1. 风寒感冒：防风、荆芥各12g，苍耳、大枣各8g，生姜10g。日1剂，水煎2次，3次分服。

2. 面神经麻痹：全蝎蜈蚣两条研末，用防风30g煎水送服，每日1剂，晚饭后服，病程长者加当归、川芎，儿童用量酌减。药后避风寒。10天为1疗程。

3. 痹证：防风、鸡血藤、蜀椒各30g，伸筋草、透骨草、苍术各20g，细辛10g，食盐150g。将药用纱布包好，加水3000～4000ml煎煮，沸后再煎20分钟，以热气熏患部。待药温降至适度时再边熏边洗患处20～30分钟，每日1～2次，2天1剂。关

节肿大疼痛甚者加松节、乳没各20g，上肢痛甚者加羌活20g，桑枝30g；下肢痛甚者加独活、牛膝、秦艽各30g。

4. 寒冷性荨麻疹：防风、荆芥、鹿角霜各15g，黄芪18g，麻黄、炮姜各5g，白芥子、红花各10g，熟地黄、桂枝各12g，炙甘草6g。

5. 眼睑痉挛：防风、当归各21g，川芎、升麻、制南星各9g，黄芪、钩藤各15g，羌活12g，苍术、全蝎各6g，薄荷3g。将上药煎成浓汁，除渣过滤浓缩成糊，制成膏状，分摊在膏药皮上，使成直径1.5cm的圆盘状和同眼睑大小的条状，晾干备用。用法：将膏药加热，圆盘状者贴于患侧四白、丝竹空、阳白穴，条状者贴于眼睑，每天用热毛巾敷2次，每次约3分钟，5天换药1次，治疗36例，全部治愈。

6. 砷中毒：防风12g，绿豆、红糖各9g，甘草3g，为1日量。水煎分2次服，14天为1疗程。

7. 偏正头风，痛不可忍者：防风、白芷各120g。上为细末，炼蜜和丸，如弹子大。如牙风毒，只用茶清为丸，每服1丸，茶汤下。如偏正头风，空心服。如身上麻风，食后服。未愈连进3服。

8. 盗汗：防风15g，川芎7.5g，人参3.8g。为细末，每服6g，临卧米饮调下。

9. 自汗：防风、黄芪各30g，白术60g。每服9g，水一盏半，姜9g煎服。

10. 一切风疮疥癣，皮肤瘙痒，搔成瘾疹：防风（去叉）、蝉壳、猪牙皂荚（酥炙，去皮、子）各45g，天麻60g。上四味捣为细末，用精羊肉煮熟捣烂，以酒熬为膏，丸如绿豆大，每服30丸，荆芥酒或茶汤下。

11. 白虎风，走转疼痛，两膝热肿：防风30～60g（去芦头，微炒），地龙60g（微炒），漏芦60g。上三药，捣细罗为散。每服，不计时候，以温酒调下6g。

12. 破伤风及跌打伤损：天南星（汤洗七次）、防风各等份。细末。如破伤以药

敷贴疮口，然后以温酒调下 3g。如牙关急紧，角弓反张，用药 6g，童子小便调下，或因斗伤相打，内有伤损之人，以药 6g，温酒调下。

13. 老人大肠秘涩：防风、枳壳（麸炒）各 30g，甘草 15g。为末，每食前白汤服 6g。

【不良反应及注意事项】阴血亏虚、热病动风者不宜使用；血虚发痉、阴虚火旺者慎用。有皮肤过敏现象，若出现过敏，停止服用即可。

◆阳起石

【来源】本品为硅酸盐类角闪石族矿物透闪石及其异种透闪石棉。采得后，去净泥土、杂石。

【别名】白石、羊起石、石生、阳石、起阳石。

【性味归经】味咸，性温。归肾经。

【功能主治】温肾壮阳。主治：肾阳虚衰、腰膝冷痹、男子阳痿、女子宫冷、癥瘕崩漏。

【用法用量】内服：煎汤，3～5g；或入丸、散。外用：适量，研末调敷。

【炮制】①阳起石：洗净，砸碎。②煅阳起石：取洁净的阳起石块，置坩埚内，在无烟的炉火中煅红透，倒入黄酒内淬，取出，晾干，碾细。（每阳起石 100kg，用黄酒 20kg）。煅淬时以黄酒为液体辅料，煅淬 7 次后，水煎液中钙、锰、镁、铁、铝、锌等无机元素的含量最高。

【化学成分】主要成分为碱式硅酸镁钙，并含少量锰、铝、钛、铬、镍等杂质。

【药理作用】①壮阳作用。②温肾作用。

【方剂选用】

1. 元气虚寒，精滑不禁，大便溏泄，手足厥冷：阳起石（煅，研令极细）、钟乳粉各等份。共为细末，酒煮附子末糊为丸，如梧桐子大。每服 50 丸，空心米饮送下。

2. 阴痿、阴汗：阳起石（煅，为末），每服 6g，盐酒下。

3. 冲任不交，虚寒之极，崩中不止，变生他证：阳起石（火煅红，别研，令极细）60g，鹿茸（去毛，醋炙）30g。上为细末，醋煎艾汁，打糯米和为丸如梧桐子大。每服 100 丸，食前空心米饮下。

4. 丹毒：阳起石（烧，研末），新水调涂肿处。

【不良反应及注意事项】阴虚火旺者，营虚血热者不宜服。

◆阴阳叶

【来源】本品为梧桐科植物翻白叶树或窄叶半枫荷的根。全年可采，挖取根部，除去须根及泥沙，切片，晒干。

【别名】半枫荷根、枫构桂、半边枫荷、三不怕、铁巴掌、白背枫。

【性味归经】味辛、甘，性微温。归肝、脾经。

【功能主治】祛风除湿，活血通络。主治：风湿痹痛、手足麻木、腰肌劳损、脚气、跌打损伤。

【用法用量】内服：煎汤，15～30g，或浸酒。

【炮制】全年可采挖取根部，除去须根及泥沙，切片，晒干。

【化学成分】根茎含齐墩果酸、3－羟基齐墩果酸、2α，3β－二羟基齐墩果酸、2α，3β，23－三羟基齐墩果酸、鞣酸－3，3'－二甲醚、鞣酸－3，3'，4－三甲醚、鞣酸－3，3'－二甲醚－4－O－β－D－木糖苷、β－谷甾醇和硬脂酸等。

【药理作用】抗乙型肝炎病毒。

【方剂选用】

膝关节骨性关节炎：用半枫荷散（由阴阳叶、荆芥、防风、乳香、胡椒根组成）治疗，疗效明显。

【不良反应及注意事项】孕妇慎用。

◆阴阳枫

【来源】本品为五加科植物锈毛掌叶树的根或枝叶。秋、冬季挖取根部，洗净，切片；夏、秋季采收枝叶，切碎。鲜用或晒干。

【别名】鸡爪枫、枫荷桂、鸭公头。

【性味归经】 味辛、苦，性温。归肝经。

【功能主治】 祛风除湿，活血舒筋，止痛。主治：风湿痹痛、瘫痪、跌打损伤、偏头痛、痈疮肿毒。

【用法用量】 内服：煎汤，15～30g；或浸酒。外用：适量，捣敷。

【炮制】 鲜用或晒干。

【化学成分】 根茎含鹅掌楸苷，丁香苷，蔗糖，β-谷甾醇和硬脂酸。

【药理作用】 具有抑制大肠杆菌的药理作用。

【方剂选用】

1. 风湿痹痛：阴阳枫根、钩藤根各30g，牛膝根、桂枝各9g。红糖、米酒为引，水煎当茶饮；连服3天，停药2天，此为1个疗程，连续5个疗程。

2. 陈伤、风湿性关节炎：阴阳枫根、虎杖根、红楤木根、菝葜根各500g，木通半250g。加烧酒3000g，浸7天，即成风湿酒。每天饮一小杯。

3. 偏瘫：阴阳枫根30～60g。水煎服，连服一个季度。

4. 偏头痛：阴阳枫茎60g。水煎去渣，煮鸡蛋一个，服汤食蛋。

5. 月经不调：阴阳枫根15g。酒炒，水煎空腹服，每日一剂。

◆阴阳草

【来源】 本品为大戟科油柑属植物叶下珠的全草。夏秋采集全草，去杂质，晒干。

【别名】 叶下珠、日开夜闭、珍珠草、假油柑、珍珠草、鲫鱼草、胡羞羞。

【性味归经】 味微苦，性凉。归肝、肺经。

【功能主治】 清热利尿，明目，消积。主治：肾炎水肿、泌尿系感染、结石、肠炎、痢疾、小儿疳积、眼角膜炎、黄疸型肝炎；外用治青竹蛇咬伤。

【用法用量】 内服：煎汤，15～30g。外用：适量，捣敷。

【炮制】 去杂质，鲜用或晒干。

【化学成分】 含没食子酸、甲氧基鞣花酸、丁二酸、胡萝卜苷、山茶素、阿魏酸、木脂素、槲皮素、短叶苏木酸、柯里拉京、黄酮、去氢诃子次酸、鞣质、生物碱、芸香苷、鞣料云实素、短叶苏木酸乙脂、短叶苏木酸甲脂、老鹤草素、短叶苏木酚酸和去氢诃子次酸三甲脂等。

【药理作用】 ①保护肝脏的作用。②抗菌作用。

【毒理作用】 急毒实验未能测出 LD_{50}，测定最大耐受量，以提取物（2g/ml）小鼠灌胃3ml（相当于360g/kg）。经7天观察未见动物有不良反应，推算出相当于人体（70kg）的相当量408g/70kg，实际临床推荐量30g/d，低于最大给药量的1.3倍。表现出该药的使用安全性。长期毒性实验对小白鼠骨髓多染性细胞微核的观察，小鼠生殖细胞减数分裂中期Ⅰ染色体畸变观察和Ames实验等显示，阴阳草在体内没有致突变作用，具有良好的安全性。

【方剂选用】

1. 红白痢疾：阴阳草鲜草30～60g。水煎，赤痢加白糖，白痢加红糖调服。

2. 传染性肝炎：鲜阴阳草30～60g。水煎服，每日1剂，连服1周。

3. 小儿疳积，夜盲：阴阳草15～21g，鸡、猪肝酌量。水炖服。

4. 青竹蛇咬伤：阴阳草鲜叶洗净捣烂敷伤处。

5. 痈疖初起：鲜阴阳草捣烂外敷，干则更换。

6. 痢疾、腹泻：取鲜阴阳草60～90g，或干品30～60g，洗净加水500ml，煎至200ml，每天1剂，早晚分服。小儿酌减。

7. 狂犬咬伤：阴阳草4～6株（小儿酌减）煎服。另用全草同冷饭粒捣敷受伤之处。

8. 夜盲症：鲜阴阳草30～60g，动物肝脏120g，苍术9g，水炖服。

9. 小儿疳积：鲜阴阳草，葫芦茶各30g，白马骨根15g，猪肝或猪瘦肉适量，水炖服。

◆观音子

【来源】 本品为豆科植物相思子的成熟种子。夏、秋季分批采摘成熟果实，晒干，打出种子，除去杂质。又名相思子。

【别名】 相思子、红豆、云南豆子、郎君子、红漆豆、鸡母珠、难丹珍珠、八重山珊瑚。

【性味归经】 味辛、苦，性平，有毒。归心、肺经。

【功能主治】 清热解毒，祛痰，杀虫。主治：痈疮、腮腺炎、疥癣、风湿骨痛。

【用法用量】 外用：适量，研末捣敷，或煎水洗，或熬膏内服。

【炮制】 取原药材，除去杂枝，洗净，干燥，用时捣碎。

【化学成分】 观音子种子含相思子碱、相思子灵、下箴刺桐碱、N，N－二甲基色氨酸甲酯的甲阳离子，相思豆碱，胆碱，胡芦巴碱，又含相思子毒蛋白Ⅰ、Ⅱ、Ⅲ、相思子凝集素Ⅰ、Ⅱ，蓖麻毒蛋白，相思子甾醇，相思子甾酮，角鲨烯，β－香树脂醇，环木菠萝烯酸，相思子酸，常春藤皂苷元甲酯，相思子皂醇J，相思子素，相思子素－2″－O－芹菜糖苷等。种子皮中含0.6%－0.8%没食子酸，相思子苷，木糖葡萄糖基飞燕草素和对－香豆酰没食子酰基葡萄糖基飞燕草素等。

【药理作用】 ①抗菌作用。②抗肿瘤作用。③保肝作用。④杀虫作用。⑤避孕作用。⑥抗组胺、抗过敏作用。⑦抗氧化和抗增殖作用。⑧可作为甜味剂加入到食品、饮料、药品中，相思子中的AbrusosidesA－D的铵盐甜度较蔗糖高，其甜味虽具延迟性，却无明显苦味，且安全无毒。观音子还具有抗抑郁、神经保护作用、抗偏头痛、抗血清素、利尿、增强记忆力等作用。

【毒理作用】 本品有相当毒性，主要毒性成分为相思子毒蛋白，但因观音子种壳坚硬，故人整吞本品可不致中毒，但若咀嚼再吞服则半粒种子即可引起中毒。不同种属动物敏感性不同，以马最为敏感，而对犬、鹅、小牛等则小。相思子毒蛋白与蓖麻毒蛋白等相似，具有很强的毒性，较粗的毒蛋白对小鼠的LD_{100}为$10\mu g/kg$，纯化的相思子毒蛋白腹腔注射对小鼠的LD_{100}为$0.55\mu g/kg$。相思子毒蛋白中毒表现也与蓖麻毒蛋白相似，体温先升高后降低，蛋白尿，时有抽搐，死亡解剖可见红细胞凝集、溶血、组织细胞破坏、浆膜有点状出血、脾及淋巴结肿大等。相思子凝集素与相思子毒蛋白分子结构颇为相似，但毒性却很低。相思子碱灌服对小鼠的$LD_{50}>5g/kg$，腹腔注射为1362（1081～1716，95%可信限）mg/kg，小鼠灌服$840mg/kg$除活动略有减少外，外观无其他异常。

观音子$75\mu m$原粉亚慢性经口毒性实验表明，观音子原粉剂量达到$100mg/（kg \cdot d）$时，对大鼠的CHO、GLU、ALP和脾脏系数等观测指标产生明显影响，且有良好剂量－反应关系。当剂量达到$1000mg/（kg \cdot d）$时，对大鼠的Bun、肺、肾脏系数产生明显影响。对大鼠亚慢性经口毒性的最大无作用剂量为$10mg/（kg \cdot d）$。

【方剂选用】

1. 瘴寒热：观音子14枚。水研服，取吐出痰。

2. 流行性腮腺炎：观音子20g，炒微黄研末，取1/2与1个鸡蛋清搅匀成糊状，摊于纱布上，外敷患处，药用范围可稍大于腮腺肿胀部位，1天换药1次，直至治愈为止。

3. 虚弱干呛咳嗽：观音子、土羌活头。煎水去渣，炖猪心、肺服。

4. 喘咳：观音子30g。炖猪肺或肉吃。

5. 妇女干病：观音子、天冬、白及、三白草根、百合。加酒少许炖猪心、肺服。

6. 急惊：观音子根捣汁，加冰片少许，灌下3匙。

7. 目翳，疳积：观音子根9g，猪肝90g，同煎汤服。

8. 跌打损伤或骨折：观音子、水冬瓜根皮、风仙花秆各适量。捣绒，加酒炒热，包伤处。

9. 胆结石：观音子 10g，三棵针 10g，黄连 3g，煎水服

10. 全身疼痛：观音子、南布正、虎杖、阎王刺根各 15g，煨水服。

【不良反应及注意事项】本品种子外壳很坚硬，人如整吞，可不致中毒，如咀嚼后再吞，半颗种子，即可使人中毒。中毒表现为食欲不振、恶心、呕吐、腹痛、腹泻、呼吸困难、皮肤青紫、循环系统衰竭和少尿，最后出现溶血现象、尿血，逐渐呈现呼吸性窒息而死亡。

救治：催吐或洗胃，然后导泻，并注射生理盐水或 5% 葡萄糖盐水；防止血红素或其产物在肾中沉淀，可每日服小苏打 5 ~ 15g。

◆观音草
【来源】本品为百合科植物吉祥草的全草。全年可采。

【别名】吉祥草、广东万年青、解晕草、松寿兰、小青胆、结实兰、竹叶草、佛顶珠、玉带草。

【性味归经】味甘，性凉。归肝、肺经。

【功能主治】清肺止咳，凉血止血，解毒利咽。主治：肺热咳嗽、咯血、吐血、衄血、便血、咽喉肿痛、目赤翳障、痈肿疮疖。

【用法用量】内服：煎汤，6 ~ 12g，鲜品 30 ~ 60g。外用：适量，捣敷。

【炮制】取原药材，除去杂质，淋润，切段，干燥，筛去灰屑。

【化学成分】地上部分含奇梯皂苷元 - 4 - O - 硫酸酯等。

【药理作用】抗氧化活性作用。

【方剂选用】
1. 黄疸：吉祥草 30g。蒸淘米水吃。

2. 肝癌：观音草 30g，鸡血藤 30g，雪莲花 15g，石南藤 20g，刺梨根 30g，共研末调蜂蜜服。每次 1g，每日 3 次。

3. 水肿：观音草、葵花杆心、毛转子根各 15g，煨甜酒水服，1 日 2 次。

【不良反应及注意事项】孕妇、糖尿

病、心肺功能不全、高血压患者忌服，服用期间禁食醋及辣椒。

◆红芪
【来源】本品为豆科植物多序岩黄芪的干燥根。春、秋二季采挖，除去须根和根头，晒干。

【别名】纳注善马、真盘子、岩黄芪、黑芪。

【性味归经】味甘，性微温。归肺、脾经。

【功能主治】补气升阳，固表止汗，利水消肿，生津养血，行滞通痹，托毒排脓，敛疮生肌。主治：气虚乏力、食少便溏、中气下陷、久泻脱肛、便血崩漏、表虚自汗、气虚水肿、内热消渴、血虚萎黄、半身不遂、痹痛麻木、痈疽难溃、久溃不敛。

【用法用量】内服：煎汤，9 ~ 30g。益气补中蜜炙用。

【炮制】红芪：除去杂质，大小分开，洗净，润透，切厚片，干燥。

炙红芪：取红芪片，照蜜炙法炒至不粘手。

【化学成分】根含红芪多糖，微量元素（硒等），芒柄花苷，琥珀酸等。

【药理作用】①抗衰老作用。②降压作用。③对内皮细胞保护作用。④补益作用。⑤促生长作用。⑥镇痛、抗炎和降血糖作用。⑦抗肿瘤和抗病毒作用。

【毒理作用】红芪毒性低，其水提液给小鼠 10 次灌服或腹腔注射的 LD_{50} 分别为 63.6 ± 3.4g/kg 及 40.5 ± 4.77g/kg。红芪多糖复合物给予幼年小鼠灌服 20g/kg 不引起死亡，50mg/kg，150mg/kg 连续 15 天也未见死亡。

【不良反应及注意事项】服用期间忌辛辣、生冷、油腻食物，发热病人不宜服用，高血压、心脏病、肝病、糖尿病、肾病等慢性病患者慎用。

◆红曲
【来源】本品为曲霉科真菌红曲霉的菌丝体寄生在粳米上而成的红曲米。

【别名】赤曲、丹曲、红米、红槽。

【性味归经】味甘，性温。归肝、脾、胃、大肠经。

【功能主治】活血化瘀，健脾消食。主治：饮食积滞、脘腹胀满、赤白下痢、产后恶漏不尽、跌打损伤。

【用法用量】内服：煎汤，6～15g；或入丸、散。外用：适量，捣敷。

【炮制】筛净灰屑，拣去杂质。红曲炭：将净红曲微炒，使外部呈黑色，内部呈老黄色为度，喷淋清水，冷却。

【药理作用】①降血压作用。②降血糖作用。③抗肥胖作用。④抗肿瘤作用。⑤抗老年痴呆作用。⑥抗骨质疏松作用。⑦降脂作用。

【毒理作用】小鼠口服急性实验结果表明，大剂量口服连续 14 天未发现中毒症状及死亡。LD_{50} 大于 21500mg/（kg·BW）。

【方剂选用】

1. 心腹作痛：红曲、香附、乳香等份。为末，酒服。

2. 小儿头疮，因伤湿入水成毒，脓汁不止：红曲捣罨之。

3. 去三焦湿热，治泄泻，兼治产后腹痛或自利者，亦治血痢：六一散一料，红曲（炒）15g，又云75g。上为末，饭丸，梧桐子大。每服50～70丸，白汤下。

4. 小儿吐逆频频，不进乳食，手足心热：红曲10.5g，白术（麸炒）4.5g，甘草（炙）3g，为末，每服1.5g，煎枣子米汤下。

5. 小儿头疮，因伤湿入水成毒，脓汁不尽：红曲嚼咽之，甚效。

6. 高血脂症：高血脂症患者可口服复方红曲胶囊，3 次/天，2 粒/次，疗程30 天。

7. 消化不良：红曲9g，麦芽6g，山楂9g，水煎服，每日2次。

8. 妇女血气痛：红曲6g，水煎，热酒服，每日3次。

9. 跌打损伤：红曲6g，铁苋菜31g，水煎服，1次服完，每日3次。

【不良反应及注意事项】脾阴不足，内无瘀血者慎服。

◆红粉

【来源】本品为红氧化汞。

【别名】灵药、三白丹、三仙散、小升丹、三仙丹、升丹、红升、升药。

【性味归经】味辛，性热，有大毒。归肺、脾经。

【功能主治】拔毒，除脓，去腐，生肌。主治：痈疽疔疮、梅毒下疳、一切恶疮、肉暗紫黑、腐肉不去、窦道瘘管、脓水淋沥、久不收口。

【用法用量】外用：适量，研极细末，单用，或与其他药配成散剂，或制成药捻插入疮口。

【炮制】原品入药。用时置乳钵内，加水少许，飞至极细，晒干，碾细。

本品为橙红色片状结晶或极细粉末。贮干燥容器内，置阴凉干燥处，遮光，密闭，专库保存。遇强光及高热则变黑色，成剧毒品。

【化学成分】主要含氧化汞，另含硝酸汞等。

【药理作用】①抗菌作用。②促进创面快速愈合。③增强巨噬细胞的细胞免疫功能的作用，是一种很好的免疫增强剂。

【毒理作用】红粉混悬液小鼠灌胃半数致死量为120.98±1.71mg/kg，属中等毒性药物。小鼠灌服氧化汞的半数致死量为22mg/kg，大鼠为18mg/kg。粗制氧化汞对人的致死量为1～1.5g，氧化汞人致死量为0.1～0.7g。

【方剂选用】

1. 疮疡痈疽溃后，脓腐未尽，或已渐生新肉的疮口：九一散：石膏（煅）900g，红粉（水飞）100g。以上二味，分别研成极细粉，配研，过绢筛（不得用金属筛）混匀，即得。该品为浅橙色或浅粉红色细腻粉末。

2. 疮疖肿痛，流脓流水，疮面溃烂，久不收口：九一提脓散：石膏（煅）90g，红粉（水飞）10g，冰片5g。以上三味，分别研成极细粉，红粉与石膏配研，混匀。

再与冰片配研，过筛，混匀即得。

3. 痈疽疮疡，肿毒溃烂，久不收口：提脓散：红粉600g，冰片20g，轻粉200g。以上三味，轻粉与红粉粉碎成极细粉；将冰片研末，与上述粉末配研，过筛，混匀即得。

4. 疮疡：净红粉1000g，冰片300g，麝香15g，银珠20g。取上药混合研末，过筛，即得。用于疮疡溃后，坚硬紫黑。外用，洗净疮口，视患处大小，酌药量，薄撒贴膏。

【不良反应及注意事项】 本品有毒，只可外用，不可内服；用亦不宜久用；孕妇禁用。口眼附近及乳头脐中等部位不宜用。疮面过大时亦不宜用，以防中毒。撒于疮面，须薄匀，否则引起疼痛。

◆红花

【来源】 本品为菊科植物红花的干燥花。夏季花由黄变红时采摘，阴干或晒干。

【别名】 红蓝花、刺红花、草红花。

【性味归经】 味辛，性温。归心、肝经。

【功能主治】 活血通经，散瘀止痛。主治：经闭、痛经、恶漏不行、癥瘕痞块、胸痹心痛、瘀滞腹痛、胸胁刺痛、跌扑损伤、疮疡肿痛。

【用法用量】 内服：煎汤，3~10g，养血和血宜少用，活血祛瘀宜多用。

【炮制】 拣净杂质，除去茎叶、蒂头，晒干。

醋红花的最佳炮制工艺为每100kg红花加醋20kg，拌匀，闷润50分钟，用中火炒至规定的颜色。

【化学成分】 红花含红花黄色素及红花苷。红花苷经盐酸水解，得葡萄糖和红花素。还含15α，20β-二羟基-Δ4-娠烯-3-酮。另尚含脂肪油称红花油，是棕榈酸、硬脂酸、花生酸、油酸、亚油酸、亚麻酸等的甘油酯类。叶含木犀草素-7-葡萄糖苷。

【药理作用】 ①抗血栓和降低脂作用。②镇痛效应。③兴奋子宫平滑肌细胞。④增强细胞免疫和体液免疫。⑤抗炎作用。

【毒理作用】 红花黄色素静脉注射对小鼠的LD_{50}为2.35±0.14g/kg。红花醇提液静脉注射对小鼠的LD_{50}为5.3g/kg。红花煎剂小鼠腹腔注射的MLD约等于1.2g/kg。红花苷小鼠静脉注射的LD_{50}为2.35±0.14g/kg，灌胃的安全剂量＞8g/kg。50%红花注射液给兔点眼，对结膜无刺激性；试管内无溶血作用；小鼠腹腔注射12.5g/kg，观察2天不致死，也无毒性反应。红花黄色素腹腔注射深望重注射和灌胃对小鼠72小时的LD_{50}分别为5.49g/kg，5.53g/kg，小鼠死前出现活动增加，行立不稳，呼吸急促，竖尾，随即发生强直惊厥，最后出现呼吸抑制，多数于24小时内死亡。红花黄色素的亚急性毒性观察，体重、血红蛋白、白细胞总数及血小板计数，脏器重量及组织学检查，均未见明显影响。红花苷混入饲料中喂养幼龄大鼠，每天摄入量约0.015~1.5g/kg，连续3个月，血象和肝肾功能无明显改变，心、肝、肾、胃、肠等脏器的形态也未发现异常。

【配伍效用】

红花配伍肉桂：红花活血通经、祛瘀止痛，肉桂散寒止痛、温经通脉。二者伍用，有活血祛瘀、散寒止痛之功效，用于治疗寒凝血滞之经闭、痛经等症。

红花配伍三棱、鳖甲：红花活血祛瘀；三棱破血祛瘀、行气止痛；鳖甲软坚散结。三药合用，有行气破血、软坚散结止痛的功效，用于治疗气滞血瘀之癥瘕。

红花配伍桃仁：红花、桃仁皆可活血祛瘀。但红花质轻升浮，走上焦、通经络，擅祛在上经络之瘀血，有活血通经、祛瘀止痛之功；桃仁质重沉降，走下焦、达脏腑，长于破脏腑瘀血，有破血祛瘀、润燥滑肠之效。二者合用，其活血祛瘀之功效更显著，并能消肿止痛，用于治疗一切血瘀之症。

红花配伍香附：红花活血祛瘀通经；香附疏肝理气、调经止痛。二者伍用，有行气活血、调经止痛之功效，用于治疗气滞血瘀之胸胁疼痛、月经不调、痛经等。

红花配伍紫草、大青叶：红花活血祛瘀消斑；紫草、大青叶清热解毒、凉血消斑。三者伍用，有清热解毒、凉血活血消斑之功效，用于治疗斑疹属热壅血滞者。

【方剂选用】

1. 冠心病：红花100g，三七100g，丹参、泽泻各50g，川芎50g，挥发油0.3g，刺五加干膏23g，制成胶囊内服，每粒0.45g。

2. 高血压：菊花、红花、大蓟、苍耳子、老鹳草（或怀牛膝）、漏芦、代赭石各30g，水煎，待药液温度下降至能耐受时，泡足洗腿至膝盖，每日1次，每次泡10～15分钟，同时按搓双脚涌泉穴。

3. 胃与十二指肠溃疡病：红花60g，大枣10枚，加水400ml，文火煮至200ml，去红花加入蜂蜜60g，每日早晨空腹服200ml，连服20天为1疗程。

4. 预防褥疮：红花3g，浸泡在100ml自来水中，冬天泡2小时，夏天泡半小时，待浸出液呈玫瑰红色即可使用。用时取4ml浸出液于手掌上，轻轻揉擦褥疮好发部位，每次10～15分钟。

5. 冻疮：红花200g，当归250g，生姜250g，辣椒200g，樟脑10g，60%乙醇6000ml。先将红花、当归、生姜轧成粗粉，置5000ml乙醇中浸泡7天，过滤取液，另将樟脑溶于1000ml乙醇中，然后将两药液混合，用棉球蘸药液涂擦患处，每日3～4次，擦后用手轻揉按摩。

6. 扭挫伤：红花50g，当归50g，川芎25g，75%酒精（或白酒）500ml，上药置酒精中浸泡48小时备用。用时以棉花蘸药液在局部涂、搽、揉，使局部充血发红为宜，但勿损伤皮肤，如有开放伤口，勿使药液流入，每日涂搽3～4次。

7. 崩漏：鹿角霜30g，阿胶20g，当归15g，红花20g，水煎服，每日1剂，治疗31例。

8. 一切瘀肿：红花熟揉捣取汁服之。

9. 妇人六十二种风及腹中血气刺痛：红花30g。以酒200ml，煎100ml，顿服50ml，未止再服。

10. 喉痹壅塞不通者：红花捣绞取汁一小升，服之，以瘥为度。如冬月无湿花，可浸干者浓绞取汁，如前服之。

【不良反应及注意事项】 孕妇忌服。溃疡病人及出血性疾病患者慎用。

长期使用"红花"可对神经、泌尿和消化系统造成严重损害，并同时伴有皮肤过敏、过敏性休克等不良反应如：头痛、皮疹、反胃、皮疹、荨麻疹、青春痘、燥热上火、便秘、头晕、面部潮红、月经紊乱、乏力、下腹疼痛、经量多而不止、血性呕吐、血尿、尿闭、胃肠出血、腹泻带血、昏迷、意识不清、惊厥、谵妄、脉搏细弱而速等。

红花注射液会引起以严重过敏反应为主的不良反应，如剧烈头痛、急性肾衰综合征、可逆性类似完全性左束支传导阻滞、Ⅲ度房室传导阻滞并休克、药疹、过敏性休克、细菌内毒素样症状、发热等。若出现过敏反应，应立即停用红花注射液，必要时给予抗过敏或抗休克治疗。

◆红花子

【来源】 本品为菊科植物红花的果实。

【别名】 红蓝子、白平子。

【性味归经】 味甘，性热。归肝经。

【功能主治】 活血解毒。主治：痘出不快、妇女血气瘀滞腹痛。

【用法用量】 内服：煎汤或入丸、散。

【炮制】 鲜用或晒干。

【化学成分】 种子含油30.2%，种仁含油45%～49%。种子油中含亚油酸73.6%～78.0%、油酸12.0%～15.2%，及肉豆蔻酸、棕榈酸、硬脂酸、棕榈油酸；去油的种仁含蛋白质61.5%～63.4%。

【药理作用】 对高胆固醇血症的家兔，口服红花子提取物1g/（kg·d），可降低血清中总胆固醇，三酰甘油及非酯化脂肪酸水平。红花子提取物也能兴奋某些平滑肌器官如小肠、支气管等。

【方剂选用】

1. 斑豆疮出不快：红花子一合。捣碎，水半升，煎百沸，去渣，分减服之。

2. 腹内血气刺痛：红花子一升，捣碎，以无灰酒一大升八合拌了，曝令干，重捣蜜丸如梧桐子大。空腹酒下 40 丸。

3. 女子中风，血热烦渴：红蓝子五大合。微熬，捣碎，日取半大匙，以水一升，煎取七合，去渣，细细咽之。

4. 高脂血症：常作为血液胆固醇调整剂、动脉硬化治疗剂及预防剂的原料，并用作脂肪肝、肝硬化、肝功能障碍的辅助治疗药物。

【不良反应及注意事项】 孕妇禁用。

◆**红花菜**

【来源】 本品为豆科植物紫云英的全草。春、夏季采收，洗净，鲜用或晒干。

【别名】 米布袋、碎米荠、翘摇、野呑豆、梅花郎、莲花草、米伞花。

【性味归经】 味甘、辛，性平。归心、肝、肺经。

【功能主治】 清热解毒，祛风明目，凉血止血。主治：咽喉痛、风痰咳嗽、目赤肿痛、疔疮、带状疱疹、疥癣、痔疮、齿衄、外伤出血、月经不调、带下、血小板减少性紫癜。

【用法用量】 内服：煎汤，6~9g，或研末，或鲜用捣汁。外用：适量，或研末捣敷。

【炮制】 鲜用或晒干。

【化学成分】 全草含多种黄酮类成分：槲皮素糖苷、芹菜素、异鼠李素、木犀草素、刺槐素、山柰酚，此外还含有胡芦巴碱、胆碱、腺嘌呤、脂肪、组氨酸、精氨酸、丙二酸、刀豆氨酸、ATP 酶。花粉中还含蛋白质、乳酸脱氢酶、天冬氨酸转氨酶、丙氨酸转氨酶、碱性磷酸酯酶。叶含紫云英叶蛋白。

【药理作用】 抗癌作用。

【毒理作用】 红花菜中含有黄陵零香毒素，其主要成分为双香豆素，双香豆素的致死量可对小血管、淋巴组织、骨髓及肾脏产生严重损害。双香豆素产生的肝损害是继发性的，可能是肝内局部出血，或出血性贫血缺氧所致。

【方剂选用】

1. 疔毒：红花菜捣烂，敷疔疮周围，露头。

2. 喉痛：红花菜、白果叶，晒干，研成细末，加冰片少许，用纸筒吹入喉内，吐出唾涎。

3. 痔疮：红花菜适量，捣汁，外痔敷；内痔用 30g，煎水服。

4. 齿龈出血：红花菜洗净，切细，捣汁服，每日 3~5 次，每次 10~20kg，凉开水送服。

5. 风痰咳嗽：红花菜（白花的干全草）30g，白马骨 15g，莲藕 12g。水煎，加白糖，早晚饭前各服 1 次。

6. 疟疾：红花菜、鹅不食草各 30g。煎水服。

7. 火眼：红花菜捣烂敷。

8. 外伤出血：红花菜叶捣烂敷。

9. 血小板减少性紫癜病：红花菜鲜幼苗 60~125g，油、盐炒服。

10. 小儿支气管炎：鲜红花菜 30~60g，捣烂绞汁，加冰糖适量，分 2~3 次服。

【不良反应及注意事项】 红花菜中毒可出现恶心、呕吐、腹泻、严重出血、血尿、严重者全身性血管扩张、高热、心律不齐、心脏停搏以及窒息、惊厥等。救治：①内服中毒后，立即用 1:4000 高锰酸钾或 1% 鞣酸液洗胃，并注射维生素 K，对抗出血现象。②静脉输液，并给予维生素 C，输血。③对症治疗：如有惊厥时，可给予镇静剂，如巴比妥类药物、水合氯醛、格鲁特、眠尔通等。此类药物可增强肝脏代谢双香豆素的酶的活性，降低毒性。

◆**红木香**

【来源】 本品为五味子科植物长梗南五味子的根或根皮。立冬前后采挖，去净残茎、细根及泥土，晒干。或剥取根皮，晒干。

【别名】 紫金皮、金谷香、木腊、紧骨香、广福藤、内风消、冷饭包、大活血。

【性味归经】味辛、苦，性温。归脾、胃、肝经。

【功能主治】理气止痛，祛风通络，活血消肿。主治：胃痛、腹痛、风湿痹痛、痛经、月经不调、产后腹痛、咽喉肿痛、痔疮、无名肿毒、跌打损伤。

【用法用量】内服：煎汤，9～15g，或研末，1～1.5g。外用：适量，煎汤洗，或研末调敷。

【炮制】净制：取原材料，去净残茎、细根及泥土，晒干，或剥取根皮晒干。切制：洗净，捞出，润透，切片，晒干。

【化学成分】根中含右旋的安五脂素，五内酯B、E，长南酸，内消旋二氢愈创木脂酸等。

【药理作用】①抗胃溃疡作用。②镇静作用。③镇痛作用。④抗炎作用。⑤镇咳祛痰作用。⑥抗菌作用。

【毒理作用】水煎剂小鼠灌胃的 LD_{50} 为 334.1±42.4g/kg。

【方剂选用】

1. 冷滞腹痛：红木香根 30g。水煎成半碗，温服，日 2 次。

2. 蛔虫病：红木香根皮晒干（忌用火烘、火炒。陈久者失效），研极细末。每日服 3 次，每次 0.9～2.4g，饭前空腹以温开水送服。

3. 跌打损伤：红木香根 60g，百合金根皮 30g。研极细末，每次 3g，以温甜酒或白糖水调服。每日 1 次。外用酒调敷伤处。

4. 无名肿毒：红木香根皮，研成极细末。阴症或半阴半阳症，可用带皮的生姜煎浓汁，调敷；阳症，可用薄荷叶泡水，调敷。

5. 雷头风肿痛：红木香、独活、赤芍、白芷、菖蒲、葱头适量。煎浓如膏调敷。

6. 外伤出血：红木香晒干研末。用鸡蛋清调敷。

7. 疖肿：红木香酒精浸液外治疖肿方，疗效甚佳。方药：红木香 50g，土半夏（梨头尖）50g，天南星 40g，重楼 40g。上

药用 95% 酒精适量浸 1 周后使用，擦涂患部，1 日数次。

8. 病毒性肝炎：用红木香研成细末，每日 9～18g，分 3～4 次服。

9. 烧伤：用红木香碱细末，每 50g 加食用小麻油 200g 混合调匀，外涂。

【不良反应及注意事项】阴虚津液不足者慎服，孕妇禁用。

◆红豆蔻

【来源】本品为姜科植物大高良姜的干燥成熟果实。秋季果实变红时采收，除去杂质，阴干。

【别名】红蔻、良姜子、红扣。

【性味归经】味辛，性温。归脾、肺经。

【功能主治】散寒燥湿，醒脾消食。主治：脘腹冷痛、食积胀满、呕吐泄泻、饮酒过多。

【用法用量】内服：煎汤，3～6g，或研末。外用：适量，研末搐鼻或调搽。

【炮制】除去杂质。用时捣碎。

【化学成分】红豆蔻果实中含消旋 1-乙酰氧基胡椒酚乙酸酯，反式 3，4-二甲氧基桂皮醇，反式-4-甲氧基桂皮醇，对-羟基桂皮醇，1-乙酰氧基丁香油酚乙酸酯和挥发油等。

【药理作用】①抗溃疡作用。②抗真菌和细胞毒性作用。③抗癌作用。④降血糖作用。

【方剂选用】

1. 腹痛体冷，呕沫，不欲食：红豆蔻（去皮）、荜茇、桂心、白术、当归（研，微炒）、人参（去芦头）各 15g，附子 30g（炮裂，去皮、脐）、白豆蔻 0.9g（去皮）、干姜 15g（炮裂，锉）、陈橘皮汤浸，去白瓤，焙）、川椒（去目及闭口者，微炒去汗）各 0.9g。上药捣罗为末，炼蜜和捣三、二百杵，丸如梧桐子大。不计时候，以生姜汤下 30 丸。

2. 风寒牙痛：红豆蔻为末，随左右以少许搐鼻中，并掺牙取涎，或加麝香。

3. 胃脘疼痛：红豆蔻 3g，研末，每服

1g，红糖汤送服，日 3 次。或用红豆蔻、香附、生姜各 9g，每日 1 剂，水煎，分 2 次服。

4. 胃和十二指肠溃疡：红豆蔻、连翘、鸡内金 9g，黄连 4.5g，水煎服。

5. 慢性气管炎，咯痰不爽：红豆蔻 3g，莱菔子、苏子各 6g，水煎，日分 2 次服。

【不良反应及注意事项】阴有虚热者禁服，不宜多服，多服令人不思饮食，易导致上火伤眼和出血，不宜作为日常食用材料。

◆红豆七
【来源】本品为莲叶桐科植物大花青藤的根或藤。夏、秋采收，鲜用或晒干。
【别名】通气跌打、风车藤。
【性味归经】味甘，性凉。归肝经。
【功能主治】散瘀消肿，解热。主治：跌打损伤、骨折。
【用法用量】外用：适量，捣敷。
【炮制】鲜用或晒干。
【化学成分】含有生物碱、木脂素等成分。
【药理作用】①抗炎作用。②解热镇痛作用。
【方剂选用】
跌打肿痛：红豆七适量，水煎冲酒服，或浸酒内服，并用药酒内擦。

◆红夹子
【来源】本品为梭子蟹科动物日本蟳或其近缘动物的全体。捕后洗净，鲜用，或用开水烫死，晒干。
【别名】蟳蚼、拨棹子、蟳、海蟳、赤甲红、石其角。
【性味归经】味咸、微辛，性温。归脾、胃经。
【功能主治】活血化瘀，消食，通乳。主治：血瘀经闭、产后瘀滞腹痛、消化不良、食积痞满、乳汁不足。
【用法用量】内服：煮熟，5～15g；或焙干研末。
【炮制】洗净鲜用，或用开水烫死，晒干。

【化学成分】含有脂肪酸，游离氨基酸及多种微量元素等。
【药理作用】抗炎作用。
【方剂选用】
1. 小儿闷痞：红夹子，煮食之。
2. 消化不良：红夹子 1 个，炙酥脆，研末，分 2 次服。
3. 乳汁不足：红夹子 2 个，煮熟食之。
【不良反应及注意事项】孕妇慎用。

◆红娘子
【来源】本品为蝉科动物黑翅红娘子、短翅红娘子、褐翅红娘子的全体。夏、秋季捕捉，晒干或烘干。
【别名】红娘虫、么姑虫、红女、红姑娘、红蝉。
【性味归经】味苦、辛，性平。归心、肝、胆经。
【功能主治】破瘀，散结，攻毒。主治：血瘀经闭、腰痛、不孕、瘰疬、癣疮、犬咬伤。
【用法用量】内服：研末入丸、散，1～3g。外用：适量，研末作饼敷贴。
【炮制】拣净杂质，除去头、足及翅，用米同炒至老黄色，取出，筛去米粒即成。
【化学成分】红娘子含斑蝥素等，又含蜡、脂肪油及红、黑 2 种色素。
【药理作用】红娘子（去头、翅、足）65% 乙醇浸液（0.3g/ml）给小鼠涂耳，4 小时后观察，红娘子可使小鼠耳显著肿胀，但无发泡现象。给小鼠灌胃红娘子 4.2g/kg，连续 4 周，结果小鼠体重增大、红细胞数、白细胞数、血色素及血清 AST 和 ALT 含量均与对照组无差异。
【毒理作用】给小鼠灌胃红娘子头足翅混悬液 0.24g/ml，最大耐受量为 12.26g/kg，去足翅红娘子混悬液的最大耐受量为 13.15g/kg。
【方剂选用】
1. 瘰疬结核：红娘子 14 个，乳香、砒霜各 3g，硇砂 4.5g，黄丹 1.5g。为末，糯米粥和作饼贴之。不过一月，其核自然脱下矣。

2. 犬咬伤：红娘子 2 个，斑蝥 5 个（并去翅、足，若四十岁各加 1 个，五十岁各加 2 个），青娘子 3 个（去翅足，四十岁加 1 个，五、六十岁加 3 个），海马半个，续随子 0.3g，乳香、沉香、桔梗各 0.15g，酥油少许。为末。十岁者作 4 服，十五岁作 3 服，二十岁作 2 服，三十岁作 1 服。

3. 腰伤疼痛：红娘子 1 只，研末，黄酒冲服。

4. 不孕症：红娘子 2.5g，土鳖、全蝎、蜈蚣各 6g，纸包带身上曝干（切忌火烘），共研末，分 30 包，每日早、晚各服 1 包，开水送下。

5. 瘰疬：红娘子 2 个，海藻 9g，牡蛎 15g，玄参 12g，甘草 5g，水煎服。

6. 虫牙：红娘子、明矾（枯）、全蝎、真石灰等份，先将饼药盛于盏内，火上煎，微沸即投入石灰，次诸药末为丸，微干，以绵裹丸置患处。

【不良反应及注意事项】红娘子系蝉科昆虫，含斑蝥素，有剧毒，口服毒性颇大，内服 0.3 ~ 15g 可致中毒，表现口咽灼感、恶心呕吐，腹部绞痛等消化道症状，以及血尿和中毒性肾损害等泌尿系症状，少数可致急性肾功能衰竭和全身衰竭而死亡。有小儿患者有明确的红娘子幼虫进食史，进食后短时内出现血尿、无尿、肾功能损害的突出表现，以及神志障碍、频繁呕吐、肌张力改变等神经系统症状，临床可除外颅内感染而无其他病因查出，可诊断急性红娘子幼虫中毒。患儿年龄幼小，增加了病情的危重程度。因此，小儿不可进食红娘子幼虫，以免发生中毒。

救治：给予输氧、激素、利尿、碱化尿液、纠正酸中毒、大量输液、营养及促进脑细胞代谢药物、预防感染等对症及支持治疗。

◆红根草

【来源】本品为唇形科植物黄埔鼠尾草带根全草。夏、秋季采收，洗净，晒干。

【别名】红地胆、关公须、红根子、关羽须、土活血、小活血。

【性味归经】味苦，性凉。归肺、肝、大肠经。

【功能主治】疏风清热，利湿，止血安胎。主治：感冒发热、肺炎咳喘、咽喉肿痛、肝炎胁痛、腹泻、痢疾、肾炎、吐血、胎漏。

【用法用量】内服：煎汤，15 ~ 30g，大剂量可用至 45 ~ 60g，或研末吞服，每次 6 ~ 9g，每日 2 次。

【炮制】洗净，晒干或鲜用。

【化学成分】根含丹参酮 Ⅰ、ⅡA，红根草邻醌，隐含丹参酮，β - 谷甾醇，丹参新酮，丹参新醌 B、D，去氢丹参新酮，红根草对醌，红根草内酯，丹参酚酮，丹参酚内酯，4 - 羟基红根草对醌，红根草素，3 - 酮红根草对醌，鼠尾草呋萘嵌苯，3 - 羟基鼠尾草呋萘嵌苯酮，银白鼠尾草二醇，总状土木香醌，柳杉酚，弥罗松酚，红根草种素。

【药理作用】①抗肿瘤作用。②抗菌作用。③抗凝血作用。

【毒理作用】红根草内酯对淋巴白血病和鼻咽癌 KB 细胞的 LD_{50} 分别为 2.80μg/ml 和 1.68μg/ml。

【方剂选用】

1. 痢疾：红根草根研末，吞服，每日 2 次。

2. 急性扁桃体炎：红根草煎剂治疗急性扁桃体炎。

3. 吐血：红根草 60g，瘦猪肉 150g，入锅干炙，再用米醋 150ml，分数次淬于锅内，加水煮，日服汤食肉。

【不良反应及注意事项】有时会有轻度头晕、乏力、恶心、上腹不适、口干、食欲不振和皮疹等不良反应。

◆红骨草

【来源】本品为玄参科植物红骨草的全草。春、夏季采收，鲜用或晒干。

【别名】狗毛草、粘毛母草。

【性味归经】味苦，性寒。归肝经。

【功能主治】清热解毒，活血消肿。主

治：乳痈、疮肿、跌打损伤。

【用法用量】内服：煎汤，10～15g。外用：鲜品适量，捣敷。

【炮制】鲜用或晒干。

【化学成分】全草含糖类、黄酮类、氨基酸类成分，还含有甾醇类、环烯醚萜苷类、三萜皂苷类成分。

【药理作用】具有抗肿瘤作用。

【方剂选用】

跌打损伤、痈肿疼痛：红骨草鲜品适量，捣敷。内服：煎汤，10～15g。

【不良反应及注意事项】本品苦寒，虚寒病人不宜久服。

◆红大戟

【来源】本品为茜草科植物红大戟的干燥块根。秋、冬二季采挖，除去须根，洗净，置沸水中略烫，干燥。

【别名】红芽大戟、紫大戟、广大戟、云南大戟。

【性味归经】味苦，性寒，有小毒。归肺、脾、肾经。

【功能主治】泻水逐饮，消肿散结。主治：水肿胀满、胸腹积水、痰饮积聚、气逆咳喘、二便不利、痈肿疮毒、瘰疬痰核。

【用法用量】内服：煎汤，1.5～3g，研末，0.3～1g；或入丸、散，或泡酒。单用或入复方，均可收效。

【炮制】除去杂质，洗净，润透，切厚片，干燥。

【化学成分】根含游离蒽醌0.12%及结合蒽醌0.1%，游离蒽醌有虎刺醛、甲基异茜草素、3-羟基巴戟醌、红大戟素。还含丁香酸。

【药理作用】①抑菌作用。②利尿作用。

【毒理作用】红大戟根50%乙醇浸剂小鼠腹腔注射半数致死量为40.6±1.8g/kg。如与甘草共浸则半数致死量明显降低，表明其毒性显著增加。

【方剂选用】

1. 水肿胀满，痰饮喘急：红大戟、芫花、甘遂、大枣等配伍，有泻水护胃之效；治痰饮喘急，红大戟、常与白芥子、甘遂等同用，以增强消痰逐饮之力。

2. 精神分裂症：红大戟为主药辨证组方治疗精神分裂症。

【不良反应及注意事项】红大戟提取物对肾脏有刺激性副作用，过量服用可导致呕吐、剧烈腹痛及腹泻，严重者会引起眩晕，甚至因虚脱而麻痹死亡。

◆红三七

【来源】本品为蓼科植物支柱蓼的根茎。秋季采挖其根茎，除去须根及杂质，洗，晾干。

【别名】扭子七、算盘七、九龙盘、螺丝三七、血三七、九节犁、蜈蚣七。

【性味归经】味苦、涩，性凉。归肝、脾经。

【功能主治】止血止痛，活血调经，除湿清热。主治：跌打伤痛、外伤出血、吐血、便血、崩漏、月经不调、赤白带下、湿热下痢、痈疮。

【用法用量】内服：煎汤，9～15g，研末，6～9g，或浸酒。外用：适量，研末调敷。

【炮制】除去须根及杂质，洗净，晾干。

【化学成分】支柱蓼根茎中含大黄素、大黄酸、大黄酚及大量鞣质。

【药理作用】本品具有促进大鼠局部创伤性瘀斑消退，水肿减轻的作用，可抑制二甲苯引起的小鼠肿胀、角叉菜引起的大鼠足肿胀，可使小鼠热板痛阈升高，使醋酸引起的小鼠扭体次数减少。

【毒理作用】以最大浓度给小鼠灌胃给药，小鼠无死亡，测得其最大给药量为15g/kg。

【方剂选用】

1. 跌打损伤：红三七根研末，以酒送服。晚饭前服21～24g。

2. 痈疽溃烂，久不收口：红三七研极细末，敷于疮口。

3. 大骨节病：红三七（鲜）9g，切片，水煎3次取汁混合，早晚空腹加温分服。

4. 慢性咽炎：红三七煎水含漱。

5. 吐血：红三七 3~9g，水煎服。

6. 血崩：红三七 9g，仙鹤草 30g，椆树根皮 15g，大枣 10 枚，水煎服。

7. 白带：红三七 6g，研末，分装 2 个鸡蛋内（将蛋打一小孔，倒出蛋白少许，将药末装入，以纸封口），放文火中烧熟，早晚空腹吃 1 个。

【不良反应及注意事项】本品散血行气，故体质虚寒者不宜服。

◆红旱莲

【来源】本品为藤黄科植物黄海棠的全草。7~8 月果实成熟时，割取地上部分，用热水泡过，晒干。

【别名】湖南连翘、黄花刘寄奴、金丝蝴蝶、伞旦花、大汗淋草、房心草、箭花茶。

【性味归经】味苦，性寒。归肝经。

【功能主治】凉血止血，活血调经，清热解毒。主治：血热所致吐血、咯血、尿血、便血、崩漏、跌打损伤、外伤出血、月经不调、痛经、乳汁不下、风热感冒、疟疾、肝炎、痢疾、腹泻、毒蛇咬伤、烫伤、湿疹、黄水疮。

【用法用量】内服：煎汤，5~10g。外用：适量，捣敷，或研末调涂。

【炮制】取原药材，除去杂质及泥沙，水洗净，润软，切段，干燥，筛去灰屑。

【化学成分】含槲皮素、山奈酚、金丝桃苷、芸香苷、异槲皮素。还含挥发油，其主要成分为正壬烷。

【药理作用】①对黄嘌呤氧化酶的抑制作用。②对酪氨酸酶的抑制作用。③对 α-葡萄糖苷酶的抑制作用及抗氧化作用。④平喘、祛痰、镇咳作用。

【毒理作用】红旱莲煎剂灌胃对小鼠的 LD_{50} 为 70.71 ± 3.64g/kg，腹腔注射为 18.64 ± 0.98g/kg。

【方剂选用】

1. 疟疾寒热：红旱莲嫩头 7 个，煎汤服。

2. 黄水疮：红旱莲适量，研成细粉，加菜油调成糊状，微火烤热，蘸药涂患处。

3. 喘息型支气管炎：红旱莲制成糖衣片，每片含生药 1.4g。1 日 3 次，每次服 6 片，10 天为 1 疗程。

4. 肝火头痛、吐血、咯血、衄血、子宫出血：红旱莲 4.5~9g 煎服。

5. 黄疸、肝炎：红旱莲、车前草各 15g，栀子 12g，决明子 6g，香附 9g，水煎服。

6. 尿血：红旱莲、车前草各 9g，水煎服，日服 2 次。

【不良反应及注意事项】服用后少数人出现咽干、胃部不适等不良反应，停药后症状消失。

◆红景天

【来源】本品为景天科植物大花红景天的干燥根和根茎。秋季花茎凋枯后采挖，除去粗皮，洗净，晒干。

【别名】库页红景天、圣地红景天、唐古特红景天。

【性味归经】味甘、苦，性平。归肺、心经。

【功能主治】益气活血，通脉平喘。主治：气虚血瘀、胸痹心痛、中风偏瘫、倦怠气喘。

【用法用量】内服：煎汤，3~6g。外用：适量，捣敷，或研末调敷。

【炮制】除去须根、杂质，切片，干燥。

【化学成分】库页红景天的根和茎含酪醇和毛柳苷，又称红景天苷。圣地红景天的根主要含咖啡酸、伞形花内酯、酪醇、没食子酸、没食子酸乙酯、山奈酚、β-谷甾醇、胡萝卜苷及红景天苷。

【药理作用】①保护肾脏的作用。②保护心血管作用。③保护神经细胞。④抗疲劳作用。⑤调节免疫、抗肿瘤作用。⑥抗辐射作用。⑦改善学习、提高认知功能。

【毒理作用】以红景天软胶囊为材料，对小鼠进行了急性毒性实验、三项遗传毒性实验和 30 天喂养实验等毒理学实验研究，实验结果表明红景天软胶囊安全无毒。

【方剂选用】

1. 水火烫伤、跌打损伤瘀血作痛：鲜红景天适量，捣烂外敷。

2. 保健作用：红景天 6g，粳米 50g，红景天煎水去渣，再加米煮粥，粥成加适量白糖调味。

3. 滋补强壮作用：红景天适量，泡水代茶饮。

【不良反应及注意事项】 服用期间忌辛辣及刺激性食物。

◆红孩儿

【来源】 本品为秋海棠科植物裂叶秋海棠的全草。夏、秋季挖取全草，洗净，晒干。

【别名】 红天葵、虎斑海棠、石莲、半边莲、九齿莲、石红莲、岩红、血蜈蚣。

【性味归经】 味甘、酸，性寒。归肺、肝经。

【功能主治】 清热解毒，散瘀消肿。主治：肺热咳嗽、疔疮痈肿、痛经、闭经、风湿热痹、跌打肿痛、蛇蛟伤。

【用法用量】 内服：煎汤，9～15g，研末或浸酒。外用：适量，鲜品捣敷。

【炮制】 洗净，晒干，切段，筛去灰屑。

【化学成分】 含 β-谷甾醇和左旋儿茶素等。

【药理作用】 ①解热作用。②抗炎作用。③镇痛作用。

【方剂选用】

1. 跌打肿痛：红孩儿鲜品适量，捣烂外包。

2. 痈、疖，无名肿毒：红孩儿根茎及叶研末调醋或酒外敷，已成脓或破溃者用粉末调鸡蛋清敷患处。

3. 痔疮：红孩儿、千里光捣烂，外敷。

4. 出血症：红孩儿治疗出血证，其用法分内服和外敷两种。内服：红孩儿 250～500g，先用水浸泡 30 分钟，加水 1000～1500ml，水煎 2 次，滤液合并，煎至稠膏状 30ml。每日 1 剂，分 4 次服用。外敷：

红孩儿，烘干，研成极细末，过 200 目筛，在出血处外敷，包扎。

5. 伤寒并发重度肠出血：红孩儿块茎（干品）1000g，加水盖过药面，第一次用武火煎煮半小时，滤汁后再煎半小时，合并滤液，以文火浓缩成稠液 200ml，加尼泊酸 1g 后，装于 250ml 盐水瓶中高压灭菌后密封，备用。

6. 风湿性关节炎：红孩儿 1500g，臭牡丹 1000g，瓜子金 180g，共研末粉，炼蜜为丸，早、晚各服 9g，用开水或酒送服。

【不良反应及注意事项】 服药期间慎用辛辣、油腻食物。

◆红天葵

【来源】 本品为秋海棠科植物紫背天葵的球茎或全株。块茎春、夏挖取、洗净、晒干或鲜用、全株夏、秋季采收，洗净、晒干。

【别名】 红叶、龙虎叶、夜渡红、红水葵、散血子、紫背天葵。

【性味归经】 味甘，性凉。归肺、胃经。

【功能主治】 清热凉血，止咳化痰，解毒消肿。主治：外感高热、中暑、肺热咳嗽、咽喉肿痛、疔疮、瘰疬、疥癣、水火烫伤、跌打瘀痛。

【用法用量】 内服：煎汤，6～9g。外用：适量，鲜品捣敷。

【炮制】 洗净，鲜用或晒干。

【化学成分】 叶含花色苷，已分离得到矢车菊素氯化物、矢车菊素葡萄糖苷、矢车菊素芸香糖苷。

【药理作用】 ①保护肾脏。②隔离电离辐射损伤。③免疫调节作用。

【毒理作用】 红天葵含有肝毒性吡咯里西啶生物碱，对人类急性短期已知的最小剂量为 3mg/（kg·d），与人类长期毒性相关的已知最小剂量为 15μg/（kg·d），为期 6 个月。

【方剂选用】

脑梗死：红天葵联合复方丹参注射液。

【不良反应及注意事项】吡格里西啶生物碱有强烈肝毒性，可以导致肝硬化，此外还有致癌，致畸性，并可导致原发性肺高压。男孩暴露时间 4 天，致命剂量为 mg／（kg·d），女孩在 0.8 ~ 1.7mg/ kg·d）剂量下暴露 2 周时间，导致静脉闭塞性疾病。

◆ 红绵藤

【来源】本品为蔷薇科植物戟叶悬钩子的叶。春、夏季采收，鲜用或晒干。

【别名】戟叶悬钩子。

【性味归经】味涩，性平。归胃、膀胱、肺经。

【功能主治】收敛止血。主治：吐血、咯血、尿血、崩漏、外伤出血、手术出血。

【用法用量】内服：煎汤，6 ~ 15g；或制成糖浆。外用：适量，捣敷，或制成药液湿敷。

【炮制】鲜用或晒干。

【化学成分】含有黄酮类、甾醇、酚类、有机酸类等成分。

【药理作用】促进凝血作用。

【方剂选用】

止血：红绵藤干叶 3000g 制成注射液 1000ml，分装每支 2ml。一般每日肌注 1 支，对外科手术及外伤出血可用注射液直接滴于伤口，或用消毒纱布浸药液外敷止血。

◆ 红紫珠

【来源】本品为马鞭草科植物红紫珠的叶及嫩枝。夏、秋季采收，晒干或鲜用。

【别名】小红米果、白金子风、山霸王、野蓝靛、漆大伯、空壳树。

【性味归经】味微苦，性平。归肺、脾、膀胱经。

【功能主治】凉血止血，解毒消肿。主治：衄血、吐血、咯血、痔疮、跌打损伤、外伤出血、痈肿疮毒。

【用法用量】内服：煎汤，15 ~ 30g。外用：适量，捣敷，或研末撒。

【炮制】鲜用或晒干。

【化学成分】叶含黄酮、鞣质、挥发油和糖等。

【药理作用】①促进凝血作用。②抗菌作用。③抗炎作用。

【毒理作用】对小鼠及狗的急性毒性实验证明，无明显毒性，不引起溶血反应。

【方剂选用】

1. 吐血、尿血：红紫珠叶 60 ~ 90g。水煎服。

2. 外伤出血：红紫珠叶研末，撒布患处。

3. 疮疖肿毒，跌打肿痛：红紫珠叶鲜用捣烂外敷。

3. 吐血、衄血、咯血、痔血：红紫珠叶 30g，侧柏叶 60g，水煎服。

【不良反应及注意事项】局部应用红紫珠刺激性较大，静脉注射可引起血栓形成。

◆ 红豇豆

【来源】本品为柳叶菜科植物丁香蓼的全草。秋季结果时采收，切段，鲜用或晒干。

【别名】丁香蓼、丁子蓼、喇叭草、水冬瓜、水丁香、水苴仔、田蓼草。

【性味归经】味苦，性寒。归肝、肺、大肠经。

【功能主治】清热解毒，利尿通淋，化瘀止血。主治：肺热咳嗽、咽喉肿痛、目赤肿痛、湿热泻痢、黄疸、淋痛、水肿、带下、吐血、尿血、肠风便血、疔肿、疥疮、跌打伤肿、外伤出血、蛇虫咬伤、狂犬咬伤。

【用法用量】内服：煎汤，15 ~ 30g；或泡酒。外用：适量，捣敷。

【炮制】切段，鲜用或晒干。

【化学成分】本品含没食子酸和诃子次酸三乙酯。

【药理作用】①抑菌作用。②促消化作用。③增强抵抗力。④降血糖作用。

【方剂选用】

1. 水肿：红豇豆 30g，酌加水煎，加些冰糖，饭前服，日 2 次。

2. 淋病：鲜红豇豆 60g，加水 2 碗，煎成 9 分，泡糖或蜂蜜，内服。

3. 妇女白带，头晕，肢软足酸：鲜红豇豆45g，白鸡冠花30g。加水二碗半，煎成一碗，去渣取汁，和猪小肚炖服，连服3次。忌酸辣食物。

4. 痈疽肿毒：鲜红豇豆，洗净，合醋及盐少许，共捣烂敷患处。

5. 目翳：红豇豆，煎水洗。

6. 咽喉炎：鲜红豇豆30g。加水煎，调糖内服。

7. 外伤出血，蛇虫咬伤：红豇豆叶捣烂敷患处。

8. 痢疾：鲜红豇豆120g，水煎加糖适量服。

9. 顽固性湿疹：取丁香蓼200g，水3000ml（煎煮20分钟，倒入盆中熏蒸患处，上覆盖毛巾，随感觉温热程度而调节距离，随后浸洗患处，约半小时，每日2次。

【不良反应及注意事项】孕妇慎用。

◆红麸杨

【来源】本品为漆树科植物红麸杨的根。秋季采挖，洗净，切片晒干。

【别名】红麸物。

【性味归经】味酸、涩，性平。归大肠经。

【功能主治】涩肠，止泻。主治：痢疾、泄泻等症状。

【用法用量】内服：煎汤，9~15g。

【炮制】洗净，切片晒干。

【化学成分】叶含贝壳杉双黄酮、穗花杉双黄酮、南方贝壳杉双黄酮、扁柏双黄酮。

【药理作用】①抗菌作用。②抗炎作用。③镇痛作用。

【毒理作用】小鼠腹腔注射树皮氯仿提取物200mg/kg，出现活动减少，增大剂量则产生共济失调，最后因呼吸抑制而死亡；甲醇提取物1000mg/kg，出现活动减少、眼睑下垂、呼吸困难、后肢外展。

【方剂选用】

涩肠，痢疾，腹泻：红麸杨单味，煎汤，9~15g。

◆列当

【来源】本品为列当科植物列当和黄花列当的全草。

【别名】草苁蓉、栗当、花苁蓉、兔子拐杖、独根草。

【性味归经】味甘，性温。归肾、肝、大肠经。

【功能主治】补肾壮阳，强筋骨，润肠。主治：肾虚阳痿、遗精、宫冷不孕、小儿佝偻病、腰膝冷痛、盆骨软弱、肠燥便秘；外用治小儿肠炎。

【用法用量】内服：煎汤，3~9g；或浸酒。外用：适量，煎汤洗。

【炮制】取原药材，除去杂质，洗净，润软，切成中段，干燥，筛去灰屑。

【化学成分】全草含列当苷、甘露醇、β-谷甾醇、豆甾醇、二十烷酸-1-甘油酯、β胡萝卜苷、琥珀酸、麦角甾醇、D-松醇等。

【药理作用】①抗氧化作用。②增强免疫功能。③抗肝纤维化作用。④抗肿瘤作用。⑤益智作用。

【毒理作用】急性毒性实验表明，小鼠灌胃列当多糖的LD_{50}值大于24g/kg，最大耐受量为30g/kg，小鼠骨髓嗜多染红细胞核数量，小鼠精子畸变数量与空白对照组无明显差异。

【方剂选用】

1. 阳事不兴：列当1000g，捣筛毕，以酒2000ml，浸经宿，随性饮之。

2. 肾寒腰痛：列当150g，白酒1000g装坛内，炖30分钟。每晚饭后服一盅。

3. 身体虚弱：列当6g，菟丝子12g，山药12g。水煎服。

4. 肾虚阳痿、遗精：列当、肉苁蓉、枸杞子各9g，水煎服。

5. 体虚腰酸腿软：列当、续断、寄生各9g，水煎服。

6. 头晕耳鸣，腰酸腿软：列当、首乌、桑寄生、续断各9g，水煎服。

7. 肠炎、腹泻：取紫花列当全草30g，水煎半小时，得煎液1000ml，外用泡脚每次 10 分钟，每日 1 次。

8. 阳痿：草苁蓉 50g，菖蒲 20g，菟丝子 20g，水煎服，每日 2 次，每次 100ml 内服。

9. 老年习惯性便秘：列当 50g，大麻仁 25g，菟丝子 20g，水煎服，每日 2 次，100ml 内服。

10. 妇人不孕：列当 25g，杜仲 15g，鹿角胶 10g，地黄 15g，当归 5g，麦冬 15g，水煎 100ml 内服。

11. 婴幼儿腹泻：3% 的列当煎液给腹泻的小儿洗脚（温度适宜），一日 2 ~ 3 次，每次洗泡 30 分钟左右，但不能洗过膝关节（易出现便秘），洗后用毛巾将双足包裹，注意保暖。

【不良反应及注意事项】阴虚火旺者慎服。

◆ **全蝎**

【来源】本品为钳蝎科动物东亚钳蝎的干燥体。春末至秋初捕捉，除去泥沙，置沸水或沸盐水中，煮至全身僵硬，捞出，置通风处，阴干。

【别名】虿、杜柏、主簿虫、虿尾虫、全蝎、茯背虫、蝎子。

【性味归经】味辛，性平，有毒。归肝经。

【功能主治】息风镇痉，通络止痛，攻毒散结。主治：肝风内动、痉挛抽搐、小儿惊风、中风口歪、半身不遂、破伤风、风湿顽痹、偏正头痛、疮疡、瘰疬。

【用法用量】内服：煎汤，2 ~ 5g；研末入丸、散，每次 0.5 ~ 1g，蝎尾用量为全蝎的 1/3。外用：适量，研末掺、熬膏或油浸涂敷。

【炮制】除去杂质，洗净，干燥。

最佳炮制工艺为加 4 倍量 15% 氯化钠水溶液，煮沸 5 分钟，所炮制之全蝎有效成分破坏少。

【化学成分】含蝎毒，系一种类似蛇毒神经毒的蛋白质。此外，含有三甲胺、甜菜碱、牛黄酸、软脂酸、硬脂酸、胆甾醇、卵磷脂及铵盐等。

【药理作用】①镇痛作用。②抗癌作用。③抗血栓作用。④抗癫痫作用。⑤免疫调节作用。

【毒理作用】从华北产活蝎的腹节毒腺提得的毒素，小鼠静脉注射 0.5 ~ 1.0mg/kg 可产生流涎和惊厥，给兔静脉注射 0.07 ~ 0.1mg/kg 导致瞳孔缩小、流涎、强直性惊厥，最后窒息而死。蝎毒的小鼠腹腔注射 LD_{50} 为 2.4mg/kg，蝎毒中哺乳动物神经毒素 I 和 II 的小鼠腹腔注射 LD_{50} 分别为 0.48mg/kg 和 0.63mg/kg。

【配伍效用】

全蝎配伍川乌、白花蛇：全蝎通络止痛；川乌祛风散寒止痛；白花蛇舒筋活络。三者伍用，共奏祛风止痛、舒筋活络之功效，用于治疗风湿顽痹之筋脉拘挛、肢体关节疼痛等症。

全蝎配伍党参、白术：全蝎息风止痉；党参、白术补气健脾。三者配伍，有益气健脾、息风止痉之功效，用于治疗脾虚之慢惊风。

全蝎配伍蜈蚣：二者同入肝经，均为息风止痉之要药，有息风止痉、解毒散结、通络止痛之功效。二者合用，其功效更著，用于治疗破伤风、中风、急慢惊风之角弓反张、四肢抽搐；肝阳上亢、虚风内动之顽固性头痛、手足震颤以及疮疡肿毒、瘰疬、风湿痹痛等症。

全蝎配伍天南星、蝉蜕：全蝎息风止痉之力较强，为息风止痉之要药；天南星祛风化痰解痉；蝉蜕凉肝祛风止痉。三者伍用，其祛风止痉功效更著，用于治疗破伤风之痉挛抽搐、角弓反张等症。

【方剂选用】

1. 百日咳：全蝎 1 只，炒焦为末，鸡蛋 1 个煮熟，用鸡蛋蘸全蝎末食之，每日 2 次，3 岁以下酌减，5 岁以上酌增。

2. 脑血栓形成：白花蛇 1 条，蜈蚣 1 条，全蝎 10g，共研末，每日 1 剂，水煎分 3 次服。静滴维脑路通 400mg，日 1 次。

3. 偏头痛：炙全蝎、钩藤、紫河车各 18g，共研末，装胶囊（每粒含生药 0.3g），

0.9g/d，3 次口服。头痛缓解后改为每日或隔日服 0.9g。

4. 三叉神经痛：全蝎 150g，白附子 100g，川芎、白芷、僵蚕各 200g。上药分别研末，过筛拌匀。每次 2g，每日 2 次，以热酒调服。10 天为 1 疗程，服用 2~3 个疗程。

5. 呃逆：全蝎 18g，置瓦上焙干，呈黄色，研面。每服 2g，黄酒为引。

6. 癫痫：全蝎、蜈蚣等量研成细末，用蜂蜜作成梧桐子大的丸药，成人每次 4.5~7g，剂量按年龄、体重递减。

7. 面神经麻痹：当归、全蝎、白附子、僵蚕各 60g，大蜈蚣 40 条，制成 50% 的注射液，于患侧地仓、颊车、牵正、阳白、太阳及健侧合谷等穴位交替注射，每次 3 个穴位，各注射 0.6ml。

8. 坐骨神经痛：蕲蛇、蜈蚣、全蝎各 10g，焙干研成粉，等份分成 8 包，首日上下午各服 1 包，继之每日上午服 1 包，7 日为 1 疗程，疗程间隔 3~5 天。

9. 血栓闭塞性脉管炎：制松香 1.2g，水蛭 1g，全蝎 0.8g，共为细末，冷开水送服，每日 3 次，30 天为 1 疗程。创面先用 10% 盐水洗净，外敷松桐膏（松香 220g 研末，用 100ml 生桐油调为糊状），每日 1 次。

10. 骨结核：蜈蚣、全蝎各 40g，土鳖虫 50g。共为细末分成 40 包，每包重 3.25g，每次将 1 包本品放入鸡蛋（量不限）内搅拌均匀后，蒸蛋糕或煎炒后内服，每日晨 5 时、晚 9 时各服 1 次，20 天为 1 疗程，疗程间隔 1 周，一般服用 3~6 个疗程。均停用一切抗结核药。

11. 脊柱结核：全蝎 100g，蜈蚣 10 条，核桃仁 120g，制成丸剂，每丸重 6g，成人每次 1 丸，日服 2 次，儿童酌减。

12. 淋巴结结核：全蝎、蜈蚣、僵蚕、浙贝母等量，共研末，每次 1~1.5g 与鸡蛋 1 枚搅拌后，以食油煎熟顿服，日服 2 次，20~80 日为 1 疗程。

13. 乳腺小叶增生：全蝎 160g，栝楼

25 个。将栝楼开孔，把蝎子分装于栝楼内放在瓦上焙干，研末，每次 3g，日服 3 次。

14. 乳腺炎：全蝎 3g，研末装入胶囊顿服。

15. 乳房痛：全蝎 6g，研末，分 3 包睡前白开水送服，治疗乳房痛，1 次可愈。

16. 丹毒：全蝎 30 只，蜈蚣 5 条，[蜗]片 15g，凡士林 500g，制成消炎膏，外涂患处，治疗丹毒，3 天可愈，也可用于乳[痛]并配合大麦芽 100g，水煎内服，每日 1 剂[，]3 周可痊愈。

17. 慢性荨麻疹：全蝎 1 枚洗净，鸡蛋 1 只，在顶部开一小孔，将全蝎塞入，[孔]口朝上，放容器内蒸熟，去蝎食蛋，每日 [1] 次，5 天为 1 疗程。

18. 无名肿毒：全蝎 2~3 个，研末[撒]于膏药中敷贴患处，一般 2~3 天即可[消]散，重症者 5 天换药 1 次，2~3 次可愈。

19. 疖肿：全蝎 1g，大黄 10g，冰[片] 0.5g。上药分别研末，混匀用 75% 酒精[调]成糊状。将患处用生理盐水洗净擦干，[后]涂药于患处。如已化脓，脓头部不用药。

20. 肛门周围炎：全蝎 40g，研极[细]末，取 10g 与护肤霜和匀备用。每晚于[睡]前洗净肛门部，涂患处，并于睡前用白[开]水送服全蝎末 3g。一般 1 日见效，3 日[无]症状，可再治疗 5 日以巩固疗效。

21. 蝎蜇伤：活蝎 6 只，用 50ml 酒[精]浸泡 2 天后，取药液外搽患处，效果良好。

22. 烧伤：全蝎 45 只，蟾蜍 7~10 只麻油 1kg，鲜蛋黄 0.5kg，煎后去渣即[可]先用生理盐水或 0.1% 新洁尔灭溶液清洗[创]面，再按创面大小贴敷生肌油纱布，每[日]换药 1 次。

23. 泪道疾患：全蝎置瓦上焙干，[研]末，成人每次 6~9g，日服 1~2 次，以[白]酒、黄酒或开水送服，3 天为 1 疗程。

24. 化脓性中耳炎：全蝎、枯矾各[等]份，研末备用。用时先洗净患耳，再撒[入]药粉少许，每日 1 次，连用 3~5 日。

25. 中风，口眼歪斜，半身不遂：白[附]子、白僵蚕、全蝎（去毒）各等份（并[生]

用）。上为细末，每服 3g，热酒调下，不拘时候。

26. 大肠风毒下血：白矾 90g，干蝎 60g（微炒）。捣细罗为散，每于食前，以温粥调下 1.5g。

27. 破伤风：麝香（研）、干蝎各 0.3g。为末，敷患处。

28. 腹股沟肿核，初来寒热如疟，有时愈而复发，每次增剧，终成象皮腿：初起即用干蝎去脚、头，火焙研末，泡酒内服。每次 3～4.5g。

29. 小儿惊风：蝎一个，不去头尾，薄荷四叶裹合，火上炙，令薄荷焦，同研为末，作 4 服，汤下。大人风涎以 1 服。

30. 小儿风痫：蝎 30 枚，取一大石榴，割头去子作瓮子，纳蝎于中，以纸筋和黄泥封裹，初炙干，渐烧令通赤，良久，去皮放冷，取其中焦黑者，细研成散。每服以乳汁调下 0.4g。儿稍大，以防风汤调下 1.5g。

【不良反应及注意事项】全蝎用量过大可致头痛、头昏、血压升高、心慌、心悸、烦躁不安；严重者血压突然下降、呼吸困难、发绀、昏迷，最后多因呼吸麻痹而死亡。若过敏者可出现全身性红色皮疹及风团，可伴发热等；此外，还可引起蛋白尿、神经中毒，表现为面部咬肌强直性痉挛，以及全身剥脱性皮炎等。全蝎中毒的主要原因是用量过大，或是过敏体质者出现过敏反应。所以要严格掌握用量，过敏体质者应忌用。

救治：蝎毒中毒出现全身症状者，静滴 10% 葡萄糖酸钙 10ml；10% 水合氯醛保留灌肠；肌注阿托品 1～2mg；静滴可的松 100ml，同时注入抗组织胺药物，防治低血压，肺水肿；亦可注入抗蝎毒血清，可迅速缓解中毒症状。中医治疗：金银花 30g，半边莲 9g，土茯苓、绿豆各 15g，甘草 9g，水煎服。

血虚生风者忌服。本品有毒，用量不可过大。

◆冰片

【来源】本品分机制冰片与艾片两类。机制冰片以松节油、樟脑等为原料经化学方法合成的龙脑；艾片为菊科艾纳香属植物大风艾的鲜叶经蒸气蒸馏、冷却所得的结晶，又称"艾粉"或"结片"。

【别名】梅花冰片、龙脑、龙脑香、片脑、冰片脑。

【性味归经】味辛、苦，性微寒。归心、脾、肺经。

【功能主治】开窍醒神，清热止痛。主治：热病神昏、惊厥、中风痰厥、气郁暴厥、中恶昏迷、胸痹心痛、目赤、口疮、咽喉肿痛、耳道流脓。

【用法用量】内服：入丸、散，0.15～0.3g，不入煎剂。外用：适量，研末撒，或吹、搽，或点，或调敷。

【化学成分】本品为从龙脑香的树脂和挥发油中取得的结晶，是近乎纯粹的右旋龙脑。龙脑香的树脂和挥发油中含有多种萜类成分。除龙脑外，尚含葎草烯、β-榄香烯、石竹烯等倍半萜，齐墩果酸、麦珠子酸、积雪草酸、龙脑香醛酮、龙脑香二醇酮、古柯二醇等三萜化合物。这些成分常混入市品冰片中。

【药理作用】①抗炎作用。②抗菌作用。③镇痛作用。④镇静作用。⑤抗生育作用。

【毒理作用】小鼠灌胃的 LD_{50}，l-龙脑、d-龙脑和 dl-异龙脑分别为 3720mg/kg、4960mg/kg 和 3830mg/kg；龙脑、异龙脑和合成冰片分别为 2879mg/kg、2269mg/kg 和 2507mg/kg；也有报道龙脑为 1059mg/kg。小鼠腹腔注射，冰片乳剂的 LD_{50} 为 907mg/kg。以 125mg/kg 和 500mg/kg 慢性给药，l-龙脑和 d-龙脑对外周血液指标和器官重量有影响；dl-异龙脑引起肝损害。龙脑 5g/kg（＝LD_{50}）给大鼠灌胃使脑突触体碱性磷酸酶的米氏常数（Km）增加，表明对碱性磷酸酶有竞争性抑制作用，可能与其神经毒性作用有关。

【配伍效用】

冰片配伍黄柏：冰片苦辛性凉，长于通诸窍、散郁火、去翳明目，外用能清热消肿、止痒止痛；黄柏苦寒，功擅清热燥湿、泻火解毒，外用能燥湿敛疮。二者相伍外用，有清热泻火、解毒消肿、燥湿敛疮、止痛止痒之功效，用于治疗火热内郁上攻所引起的口腔糜烂、溃疡、口舌生疮、咽喉肿痛等症。

冰片配伍天南星：冰片苦辛性凉，开窍醒神、清热止痛。功擅通诸窍、散郁火、辟秽浊、去翳明目、清热消肿止痛；天南星苦辛性温，燥湿化痰、祛风定惊、消肿散结。长于通经络、开闭结、散风痰，系"开涤风痰之专药"。二者合用，其醒脑通窍、祛风开闭之功效更著，用于治疗热入心包、中风痰厥或惊痫等证见神志昏迷、牙关紧闭者。

【方剂选用】

1. 头痛：将2~7mm大小的冰片置于0.6cm的胶布上贴于耳穴，主穴选神门、脑、皮质下、前额及双鬓角痛加额、太阳；两侧及偏头痛加太阳、肝、胆；巅顶痛加顶、肝；枕后痛加枕、膀胱；风寒型加肺、兴奋点；风热型加扁桃体；肝阳型加肝、胆；肾虚型加肾、肝；气血亏虚型加心、脾；痰浊型加肺、脾。每次取主穴2~3个，配穴1~2个。嘱患者于每日三餐后及睡觉前半小时各按压穴位50下。如头痛发作可立即按压1~3分钟。外感头痛贴压双耳，内分泌头痛贴单侧；顽固性头痛在神门、脑穴的耳背对应点上用冰片或王不留行子加压。

2. 头晕：以神门、脑、皮质下、心、交感等耳穴为主，每次选双耳的2~3穴，取米粒大小冰片用胶布贴于新选穴位上，3日更换1次，4次为1疗程。

3. 失眠：冰片，取米粒大小，放在0.5cm×0.5cm胶布的中心，贴于双耳所选主、配穴上，按揉约1分钟，每晚睡前按揉3~5分钟。主治：配穴一般分为2~3组，交替使用。每次选主穴2个，配穴1~

2个，3日更换1次，4次为1疗程。

4. 肝癌后期疼痛：冰片15g，溶于适量白酒中，装瓶备用。用棉签蘸此药酒擦涂疼痛部位，约10~15分钟见效。

5. 带状疱疹：冰片60g，朱砂10g，共研极细末，加麻油100ml，调成糊状备用。先用3%双氧水100ml反复擦洗疱疹区皮肤，挑破水疱，让液体流尽，然后将药物均匀涂于患部，每日2~3次。

6. 硬结：冰片1g，75%酒精100ml。加热后外擦局部。

7. 痔疮：将刺猬皮30g，烘干炒焦，研末，冰片20g，研末，二者混匀，以陈菜油60g，调成糊状备用。先行肛门坐浴，再将本药膏敷在痔疮上，内痔出血及肛裂者，可将油膏涂在纱条上塞入肛内。每日2~3次，5日为1疗程。

8. 用于痔疮术后止痛：冰片研末与消毒的凡士林调和成凡士林油纱备用，激光切割痔疮后患者自觉创面疼痛时，用冰片敷于创面上。

9. 霉菌性阴道炎：蛤粉20g，冰片、雄黄各5g，研末，用菜油调匀涂阴道壁，每日1次。

10. 外阴瘙痒症：冰片60g，硼酸200g，甘油1000g，制成冰硼油，装入干燥瓶中，密封保存备用。每日2次，涂外阴部。

11. 小儿褶烂：冰片（研末）12g，痱子粉或爽身粉30g，将二者拌匀，扑涂患处，1日数次。

12. 蛲虫病：冰片1.5g，香油3g，混匀调成糊状。先用一棉球蘸药糊塞入肛门内涂抹，再用另一棉球蘸药涂抹肛门周围。每晚10点涂抹1次，连续3天。

13. 小儿烧伤：冰片5g，药用炭100g，香油200ml。香油煮沸后缓慢倒入炭末，边倒边搅，使成膏状，冷却后入冰片粉，置无菌容器内备用。用时涂油膏于纱布上（或制成油膏纱布）敷于创面。根据创面情况每日或隔日换药1次。对有感染的创面应清除分泌物方可上药。

14. 慢性鼻腔炎：冰片溶于热液状石蜡

中，配成2%的透明液体。每日滴鼻3～4次，每次1～2滴。

15. 过敏性鼻炎：扑尔敏100片（每片4mg），冰片2g，共研极细末。取本品少许，先从一侧鼻孔猛吸一下，再从另一鼻孔吸入等量，每日2～3次。

16. 口腔溃疡：煅人中白（煅透，勿焦）、白芷各100g，冰片15g。共研末，涂溃疡面，每日2～3次。

17. 牙痛：木鳖子（去壳）、荜茇100g，冰片10g，研末混匀，装瓶备用。用时取小瓶装入上药，贴近鼻孔，吸入其气味，两鼻孔交替进行，5～10分钟即可止痛。

18. 化脓性中耳炎：冰片1g（研末），放入核桃油（纱布包核桃仁加压挤油澄清）16ml中，不断搅和使其溶解。用时先洗净外耳道内之脓性分泌物，用棉球拭干后滴入药液2～3滴，再用棉球堵塞外耳孔，以免药液外溢。

19. 小儿急性扁桃体炎：冰片5g，全蝎10g，菜油2ml。先将全蝎、冰片捣碎，再调入菜油拌均匀，做成5分钱币大小的药饼，用胶布贴于外廉泉穴，24小时调换一次。

20. 急中风目瞑牙噤，不能下药：天南星（生捣为细末）、龙脑（别研）。上二味，各等份，重研末，以中指点散子，揩齿二十次在大牙左右，其口自开，始得下药。患者只用0.4g～1.5g。

21. 风热喉痹：灯心3g，黄柏1.5g（并烧存性），白矾2g（煅），冰片0.9g。为末。每以0.3～0.6g吹患处。

22. 口疮咽燥：冰片9g，黄柏90g。为末，蜜丸梧桐子大，每合麦门冬汤下10丸。

23. 咽喉口齿新久肿痛，及久嗽痰火咽哑作痛：冰片1.5g，朱砂2g，玄明粉、硼砂各15g。共研极细末，吹搽患处，甚者日搽五六次。

24. 眼赤痛，猝生浮白翳：0.3g，雄雀粪0.3g。上药，研粉，以人乳汁20ml，相合，调匀成膏，每以铜箸取少许点之。

【不良反应及注意事项】阴虚阳亢、小儿慢凉、脾虚腹泻、肝肾虚亏者、目疾者忌服冰片，孕妇慎服冰片。

◆决明子

【来源】本品为豆科植物决明或小决明的干燥成熟种子。秋季采收成熟果实，晒干，打下种子，除去杂质。

【别名】草决明、羊明、羊角明、还瞳子、狗屎豆、羊角豆。

【性味归经】味甘、苦、咸，性微寒。归肝、大肠经。

【功能主治】清热明目，润肠通便。主治：目赤涩痛、羞明多泪、头痛眩晕、目暗不明、大便秘结。

【用法用量】内服：煎汤，6～15g，大量可用至30g，或研末，或泡茶饮。外用：适量，研末调敷。

【炮制】决明子：除去杂质，洗净，干燥。用时捣碎。炒决明子：取净决明子，照清炒法炒至微有香气。用时捣碎。

采用正交设计对微波炮制决明子的工艺进行研究，在微波炉中铺叠成0.5cm，采用中火加热6分钟为微波炮制决明子的最佳工艺条件。

【化学成分】新鲜种子含大黄酚、大黄素、芦荟大黄素、大黄酸、大黄素葡萄糖苷、大黄素蒽酮、大黄素甲醚、决明素、橙黄决明素，以及新月孢子菌玫瑰色素、决明松、决明内酯。尚含维生素A。

【药理作用】①保护急性肝损伤。②降血压作用。③通便。④调节免疫。⑤抑菌作用。⑥防治糖尿病肾病。⑦抗氧化作用。

【毒理作用】大鼠在饲料中加入决明子16%～32%，至8天随着决明子剂量的增加，大鼠的体重亦增加，饲料及水的饮用量减少。当饲料中加入决明子的量≥8%时，可见大鼠睾丸中精子减少，骨髓减轻，骨髓中多色红细胞数量减少，中性白细胞与淋巴细胞比值增加等。

【配伍效用】

决明子配伍石决明：二者皆入肝、肾

经，均有清肝明目之功。但决明子苦甘性凉，长于清肝补肝；石决明味咸性平，功擅平肝潜阳。二者合用，有清肝泄热、平肝潜阳之功效，用于治疗肝火上炎之头胀头痛、目赤肿痛、羞明多泪；肝阴不足、肝阳上亢之头晕目眩、视物不清、目睛干涩等症。

决明子配伍夏枯草：决明子甘苦性凉，入肝、肾经，清肝明目兼益肝肾之阴；夏枯草苦辛性寒，入肝、胆经，清肝火、散郁结、平肝明目。二者伍用，其清肝泄热、平肝明目之功更著，用于治疗肝阳上亢之乌珠胀痛、入夜尤甚；肝火上炎之目赤肿痛、羞明多泪、头痛眩晕等症。

【方剂选用】

1. 高脂血症：决明子 20 ~ 30g，开水泡后代茶饮用（不少于 500ml）。不加用其他降脂药物。

2. 急性乳腺炎：决明子 25 ~ 100g，水煎服，每日 1 剂。

3. 小儿疳积：决明子 20g，鸡内金、山楂各 10g，共研末。鲜母鸡肝 1 具捣如泥。混匀后团如鸡蛋大小，用清洁纱布包紧，丝线扎口后，置于第 2 次淘米水 500ml 中，在瓦罐内煎煮成 100ml，日 1 次空腹服完（先食药，后饮汁），一般 1 次见效。

4. 目赤肿痛：决明子炒研，茶调，敷两太阳穴，干则易之。亦治头风热痛。

5. 雀目：决明子 60g，地肤子 30g。上药，捣细罗为散。每于食后，以清粥饮调下 3g。

6. 眼补肝，除暗明目：决明子 1 升，蔓荆子 1 升（用好酒 1000ml，煮酒尽，曝干）。上药，捣细罗为散。每服，以温水调下 6g，食后及临卧服。

【不良反应及注意事项】恶大麻子。脾胃虚寒及便溏者慎服，孕妇慎用。不宜久服，久服令人患风，肝虚血弱者，过用虚风内扰。决明的种子和叶均有毒，误食大量能引起腹泻。

◆ 向天盏

【来源】本品为唇形科植物韩信草的全草。春、夏季采收，洗净，鲜用或晒干。

【别名】韩信草、大力草、耳挖草、金茶匙、顺径草、红叶犁头尖。

【性味归经】味辛、苦，性寒。归心、肝、肺经。

【功能主治】清热解毒，活血止痛，止血消肿。主治：痈肿疔毒、肺痈、肠痈、瘰疬、毒蛇咬伤、肺热咳喘、牙痛、喉痹、咽痛、筋骨疼痛、吐血、咯血、便血、跌打损伤、创伤出血、皮肤瘙痒。

【用法用量】内服：煎汤，10 ~ 15g；或捣汁，鲜品 30 ~ 60g；或浸酒。外用：适量，捣敷或煎汤洗。

【炮制】取原药材，除去杂质，清水洗净，沥干水，切中段，干燥，筛去灰屑。

【化学成分】根含黄酮类成分：黄芩苷、半枝莲种素、半枝莲素、汉黄芩素、山姜素等。还含酚性成分、氨基酸、有机酸。

【药理作用】细胞毒活性：甲醇提取物对 L1210 和 HL60 细胞具有强的细胞毒性。

【毒理作用】水煎剂对小鼠静脉注射的 LD_{50} 为 6.10 ± 0.26g/kg，对大鼠灌胃的 LD_{50} 为 75.1 ± 13.1g/kg，黄芩苷小鼠灌胃的最大耐受量为 10g/kg，静脉注射的 LD_{50} 为 1314mg/kg。

【方剂选用】

1. 跌打损伤、吐血：鲜向天盏 60g。捣，绞汁，炖酒服。

2. 吐血、咯血：鲜向天盏 30g。捣，绞汁，调冰糖炖服。

3. 劳郁积伤，胸胁闷痛：向天盏 30g。水煎服。或全草 250g，酒 500ml，浸 3 天。每次 30g，日 2 次。

4. 痈疽、无名肿毒：鲜向天盏捣烂，敷患处。

5. 一切咽喉诸症：鲜向天盏 30 ~ 60g。捣，绞汁，调蜜服。

6. 牙痛：向天盏、入地金牛各 6g。水煎服。

7. 白浊、白带：向天盏 30g。水煎或加猪小肠同煎服。

8. 毒蛇咬伤：鲜向天盏 60g。捣烂绞汁，冷开水冲服，渣敷患处。

9. 牙龈脓肿：鲜向天盏 50g（全草），黄酒适量。将鲜向天盏洗净、捣烂、绞汁，冲适量黄酒，隔水炖。使用该方法治疗 1 例牙龈脓肿患者，1 日 2 次饮服，连服 7 天，脓肿完全消失。服药后 1 年内未复发。

10. 阑尾炎、肝炎：鲜向天盏 60g，水煎，代茶饮。

11. 牙痛：向天盏、入地金牛各 6g，水煎服。或用干向天盏全草、千里光、干蒲公英各 12g，加鸡蛋 1 个炖服。

12. 慢性肾炎：向天盏、黄花稔、海金沙各 30g，水煎，加白糖适量服。

13. 急、慢性尿路感染：向天盏、海金沙各鲜用 30g，水煎服，每日 1 剂，分 2 次服。

14. 肿瘤：向天盏全草 15 ~ 30g，水煎服。

15. 铁器及枪弹伤：向天盏根和饭捣烂，敷患处，或用向天盏、半边莲、龙须藤各适量，捣烂外敷。

16. 风湿性筋骨痛：向天盏 30g，凌霄根 15g，酒水各半煎服。

【不良反应及注意事项】孕妇慎服。

◆ 夹竹桃

【来源】本品为夹竹桃科植物夹竹桃的叶及枝皮。对 2 ~ 3 年生以上的植株，结合整枝修剪，采集叶片及枝皮，晒干或炕干。

【别名】拘那夷、拘挐儿、棋那卫、柳叶桃、枸那、桃叶桃、叫出冬、枸那异、水甘草、九节肿、大节肿、白羊桃、红花夹竹桃、状元竹、柳竹桃、柳条花、三季红、三李白、洋桃、柳叶树、洋桃梅、四季红、红羊皮。

【性味归经】味苦，性寒，有大毒。归心经。

【功能主治】强心利尿，祛痰定喘，镇痛，祛瘀。主治：心力衰竭、喘咳、癫痫、跌打肿痛、血瘀经闭。

【用法用量】内服：煎汤，0.3 ~ 0.9g；研末，0.05 ~ 0.1g。外用：适量，捣敷或制成酊剂久涂。

【炮制】采集叶片及枝皮，晒干或炕干。

【化学成分】树皮含多种强心苷：夹竹苷 A、B、D、F、G、H、K，欧夹竹桃苷乙，齐墩果酸、熊果酸、芸香苷等。叶含夹竹桃苷，16 - 去乙酸基去水夹竹桃苷，欧夹竹桃苷乙等。

【药理作用】①强心作用。②利尿作用。③镇静作用。④灭虫作用。⑤对腹水癌有抑制作用。

【毒理作用】夹竹桃提取物在胃、肠吸收都比较快，实验猫口服后，3 小时吸收 50% 左右。用鸽测得的口服吸收率欧夹竹桃苷 C 为 53%，比洋地黄、地高辛高一倍左右，因此作用出现迅速，但蓄积作用比较明显，鸽蓄积率为 37%，介于羊角蚴与洋地黄毒苷之间。3 天消除 56.3%，15 天才排泄完。动物实验还表明，口服欧夹竹桃苷 C 需 2 倍于静脉注射剂量才能出现同样的作用。

【方剂选用】

1. 心脏病并心力衰竭：夹竹桃绿叶（不老不嫩者），用湿布拭净，于 60℃ ~ 70℃ 低温下烘干研末。成人第一日用 1 分至 1 分 2 厘，分 2 ~ 3 次服；第 2 ~ 3 日，每日 8 厘至 1 分 2 厘，分 2 ~ 3 次服，至病情好转，可减为每日 3 厘或更少量。

2. 哮喘：夹竹桃叶 7 片，黏米 1 小杯。同捣烂，加片糖煮粥食之，但不宜多服。

3. 癫痫：夹竹桃小叶 3 片，铁落 60g。水煎，日服 3 次，2 日服完。

4. 化脓性感染：夹竹桃鲜叶适量，捣成糊状，外敷患处，覆以纱布，再用橡皮胶粘牢，每日更换 1 ~ 3 次。伴有全身发热及有败血症预兆者，同时用其他方法联合治疗。

5. 斑秃：夹竹桃老叶（11 ~ 12 月雨后采），阴干，研末，过筛，装有色瓶内，用乙醇浸泡 1 ~ 2 周，配成 10% 酊剂外搽。

6. 秃疮、顽癣：夹竹桃花晒干研末，加等量枯矾末和匀，以茶油调搽患处。

7. 冻伤：夹竹桃叶烘干研末过筛。取夹竹桃粉 0.5g 放入盆内，热开水 2000ml 冲开拌匀，水温到 40℃~50℃时，将冻伤部位放入浸泡 0.5 小时以上，水温降低时，可加热水。每日 1 次，连续 7 天。

8. 外伤：夹竹桃叶阴干碾粉，每 100g 夹竹桃叶粉溶于 95% 的乙醇 100ml 中，浸泡 15~30 天，倒出上面黑液，用棉签蘸涂患处，每日 3 次。注意皮肤损害、骨折、骨裂、内脏损害或破裂者不宜采用。

【不良反应及注意事项】 夹竹桃的毒性反应类似洋地黄，主要表现在胃肠道方面，严重时可出现传导阻滞、心动过缓、异位节律等心脏反应。但根据临床观察，其毒性反应较洋地黄为低，可能与用量小、排泄快、蓄积作用弱有关；按上述剂量服用而发生反应的约占 30% 左右。大多表现为恶心、呕吐、食欲下降、腹痛、腹泻；个别有头晕，倦怠，指尖或口唇发麻，思睡，暂时性痴呆，紫斑等。少数病例出现心律失常，如期前收缩、传导阻滞、房室分离、由窦性心律变为心房颤动等。也有认为服夹竹桃后部分病人出现恶心、呕吐，乃是消化道受激惹所致，并不表示中毒，应慎重地与洋地黄过量时的恶心呕吐相鉴别；如继续服药，这些消化道症状可日渐减轻。但应该注意，毒性反应不仅与剂量偏高有关，而且与病人的耐受程度及敏感性等亦有密切关系。临床曾报告一例虽用量不多，但却引起阵发性室上性心动过速、完全性房室传导阻滞、室性期外收缩的严重后果，由于未能及时掌握病情变化及早停药，结果造成死亡。

此外，因服过量夹竹桃而造成严重中毒或死亡的，国内亦屡有报告。所服用的均为患者自己或其家属采摘的新鲜夹竹桃叶，数量自 10 余片至 60 片不等。除死亡者外，中毒病例主要为心脏的毒性反应，表现为第 2 度或完全性房室传导阻滞、完全性房室传导阻滞伴有窦性心动过缓或并有阿—斯氏综合征、伴有房室传导阻滞的发作性心动过速及窦性心动过慢等，均经抢救而渐恢复。

救治：严格掌握剂量和用法，严密观察病情变化（包括心电图观察），是防止中毒的重要一环。毒性反应发生后，一般经停药、减量或对症处理即可消失。如呕吐严重，影响治疗的，可并用冬眠灵，腹泻的可给予鞣酸蛋白。心律失常虽然不多，但也有出现，说明夹竹桃的治疗剂量与毒性剂量很接近。心律失常发生后应即停药，并配合钾盐治疗。有人建议，服夹竹桃叶的同时，应给氯化钾每日 3g，但须密切注意尿量变化。

◆虫白蜡

【来源】 本品为介壳虫科昆虫白蜡虫的雄虫群栖于木犀科植物白蜡树、女贞或女贞属他种植物枝干上分泌的蜡，经精制而成。

【别名】 白蜡、虫蜡、木蜡、树蜡、蜡膏。

【性味归经】 味甘、淡，性温。归肝经。

【功能主治】 止血，生肌，定痛。主治：金疮出血、尿血、便血、疮疡久溃不敛。

【用法用量】 内服：3~6g；入丸、散。外用：适量，熔化调制药膏。

【炮制】 取原药材，除去杂质，用时捣碎。

【化学成分】 主要含大分子量的酯类，其中的醇类为廿六醇、廿七醇、廿八醇、卅醇，其中的酸类为廿六酸、廿七酸、廿八酸、卅酸及少量的棕榈酸、硬脂酸。市售虫白蜡的成分主要为脂肪族一价酸的酯类混含物，其含率占总量的 93%~95%，其中有廿四酸廿八酯、廿四酸蜂花酯、廿四酸蜡酯、蜡酸蜡醋、廿七酸廿七酯、褐煤酸蜡酯、蜂花酸廿七酯。

【药理作用】 ①抗真菌作用。②润滑肠道作用。③抗突变作用。④作制药原料，炼膏药或医药油膏，或做成药剂的外壳，中西药片的糖衣抛光，使药不易变质失效。

【方剂选用】

1. 止咳止泻：止咳止泻，润肺脏，厚肠胃。

2. 下疳：以 15g 入鲫鱼腹中煮食，治肠红。

【不良反应及注意事项】 有患者服用虫白蜡后无尿 5 天，颜面及双下肢水肿 2 天，诊断为中药所致少尿型急性肾小管坏死性急性肾衰竭。极可能是虫白蜡中醇类成分所致。救治：给予 10% 葡萄糖注射液500ml 加入前列腺素 E 1200μg，丹参注射液 20ml，速尿 40mg，每日一次静脉滴注。同时血液透析每周 2 次。四周后基本恢复正常。

◆ **舌鹅草**

【来源】 本品为水龙骨科植物越南石韦的全草。全年均可采收，除去杂质，洗净，鲜用或晒干。

【别名】 宽尾石韦、毛石韦、小石韦。

【性味归经】 味微苦，性凉。归肺、膀胱经。

【功能主治】 清肺热，利尿通淋。主治：肺热咳嗽、湿热淋症。

【用法用量】 内服：煎汤，6～15g。

【炮制】 除去杂质，洗净，鲜用或晒干。

【化学成分】 含有黄酮类、多糖、皂苷类、蒽醌类、挥发性成分，以及一些微量元素。

【药理作用】 ①利尿作用。②祛痰作用。③镇咳作用。④抗菌作用。

【毒理作用】 水煎液给小鼠口服的 LD_{50} 为 90g/kg。

【方剂选用】

1. 肺热咳嗽，湿热淋症：舌鹅草 6～15g 煎汤内服。

2. 热咳：舌鹅草 15g，一枝花 15g，佛耳草 12g，煎服。

3. 尿路感染：舌鹅草、车前草各 15g，海金沙 9g，煎服。

【不良反应及注意事项】 体寒者慎用。

◆ **伤寒草**

【来源】 本品为菊科植物夜香牛的全草或根。夏、秋季采收全草，洗净，晒干切或鲜用；秋冬挖根，洗净，切片，晒干。

【别名】 夜牵牛、星拭草、寄色草、返魂香、消山虎、枝香草。

【性味归经】 味苦、辛，性凉。归肝、肺经。

【功能主治】 疏风清热，除湿，解毒。主治：外感发热、咳嗽、急性黄疸型肝炎、湿热腹泻、白滞、痈疮肿毒、乳腺炎、鼻炎、毒蛇咬伤。

【用法用量】 内服：煎汤，15～30g，鲜品 30～60g。外用：适量，研末调敷，或鲜品捣敷。

【炮制】 洗净，晒干切段或鲜用。

【化学成分】 全草中分得香叶木素。

【药理作用】 ①伤寒草体外对致泻性大肠杆菌、变形杆菌、金黄色葡萄球菌及乙型链球菌有抑制作用。②对正常小鼠小肠推进功能有促进作用，③对硫酸镁所致小鼠胃肠推进功能亢进有抑制作用。④对硫酸阿托品所致小鼠胃排空缓慢有拮抗作用。⑤对阿斯匹林及盐酸—乙醇所致大鼠急性胃炎有抑制作用。⑥对离体家兔小肠自发性运动有轻度抑制作用。⑦能拮抗氯化钡所致离体家兔小肠痉挛。

【方剂选用】

1. 饭匙枪蛇伤：鲜伤寒草绞汁冲酒服，渣敷患处。

2. 凉肺，去郁，开中气：伤寒草与过山香等合用。

3. 高热兼咳嗽者：伤寒草与甜珠仔草等合用。

4. 喉头炎、支气管炎：伤寒草与甜珠仔草等合用。

5. 高热，咳嗽，喉头炎，支气管炎：伤寒草、甜珠草各 60g。水煎服。

6. 肺癌：白花蛇舌草、胜红蓟、伤寒草、半边莲各 30g。水煎服。

7. 白带，附件炎，宫颈糜烂，阴道炎：鲜伤寒草 30～45g，丁香蓼 30g。水煎服。或用伤寒草 30g，一点红、白绒草、野木瓜、金樱子各 15g。水煎服。

8. 鼻炎：伤寒草晒干研末，吹入鼻腔内，或调茶油抹。或用伤寒草烧炭，调茶油涂。

9. 乳疮：伤寒草全草 30g。水煎服，或捣烂取汁冲酒服，渣贴患处。

10. 甲状腺肿：伤寒草 30g，鸭蛋 2 个（蛋壳打裂痕）。水煎服。

11. 神经衰弱失眠：伤寒草 8g，豨莶草 15g，白千层 9g。水煎服。

12. 腹胀：伤寒草根 15g，鸡蛋 1 个。水煎，服汤食蛋。

13. 肋间神经痛：伤寒草、六棱菊各 15g，两面针 10g。水煎服。

14. 跌打损伤胸部积痛：伤寒草全草 30g。捣烂炖酒服。

15. 神经衰弱：伤寒草、豨莶草各 15g，四叶萍、酢浆草各 12g，益智仁 6g。水煎服。

16. 眼病、喉痛：伤寒草全草 20g，水煎服。

17. 喉痛：伤寒草全草、山鹅菜、桑叶、六角盐酸及鼠尾广（或用黄花蜜菜）各 40g，均用鲜品，煎水服，或捣汁服。

18. 肺痈：伤寒草全草 150g，水煎服。

19. 喉症：伤寒草叶用盐揉汁，含口内，根约 110g，水煎服。

20. 眼结膜炎：伤寒草及桉树叶各 10g，草决明子 20g，山葡萄全草及青蒿 16g，水煎服。

【不良反应及注意事项】 古时有人称伤寒草为感冒草，现人称黄花母草为感冒草，使用时宜鉴别。感冒草、伤寒草、黄花母草是三种不同的植物。

◆ 延胡索

【来源】 本品为罂粟科植物延胡索的干燥块茎。夏初茎叶枯萎时采挖，除去须根，洗净，置沸水中煮至恰无白心时，取出，晒干。

【别名】 延胡、玄胡索、元胡索、元胡。

【性味归经】 味辛、苦，性温。归肝、脾经。

【功能主治】 活血，行气，止痛。主治：胸胁、脘腹疼痛、经闭痛经、产后瘀阻、跌打肿痛。

【用法用量】 内服：煎汤，3～10g，研末服，1.5～3g；或入丸、散。

【炮制】 延胡索：除去杂质，洗净，干燥，切厚片或用时捣碎。本品呈不规则的圆形厚片。外表皮黄色或黄褐色，有不规则细皱纹。切面黄色，角质样，具蜡样光泽。气微，味苦。醋延胡索：取净延胡索，照醋炙法炒干，或照醋煮法煮至醋吸尽，切厚片或用时捣碎。本品形如延胡索片，表面和切面黄褐色，质较硬。微具醋香气。延胡索经醋制和酒制后，水提液中有效成分的溶出率增大，以醋制法和微波炮制法最佳。延胡索的最佳醋炙工艺为破碎粒度 0.4～0.5cm，加醋 40%，拌润 2 小时，炒温 150℃；最佳酒炙工艺为破碎粒度 0.4～0.5cm，加酒 20%，拌润 6 小时，炒温 120℃；最佳醋煮工艺为破碎粒度 0.2～0.3cm，加醋 20%，拌润 4 小时，加水量 80%～120%。微波炮制的最佳工艺为醋的用量 30 kg，闷润 2 小时，微波热力 60%，炮制时间 5 分钟。

【化学成分】 从延胡索的块茎中共提出生物碱 10 余种，其中经鉴定的有紫堇碱、dl－四氢掌叶防己碱、原阿片碱、L－四氢黄连碱、dl－四氢黄连碱、L－四氢非洲防己碱、紫堇鳞茎碱、β－高白屈菜碱、黄连碱、去氢紫堇碱，还有紫堇达明碱、去氢紫堇达明碱。

【药理作用】 ①抗心律失常。②镇痛作用。③抗胃、肠溃疡作用。⑤抗肿瘤作用。⑥抗炎、抗菌、抗病毒作用。⑦提高抗应激能力。

【毒理作用】 小鼠口服总碱，LD_{50} 125.3g 生药/kg，延胡索醇浸膏对小鼠的 LD_{50} 为 100±4.53g/kg。四氢掌叶防己碱、癸素、丑素、B－高白屈菜碱静脉注射对小鼠最小致死量分别为 102、42、150、41mg/kg。紫堇碱、四氢掌叶防己碱、原阿片碱、丑素小鼠静脉注射 LD_{50} 分别为 146、151～

158、35.9、100mg/kg，癸素小鼠腹腔注射 LD$_{50}$为127mg/kg。乙素、甲素小鼠静脉注射的LD$_{50}$分别为151mg/kg、146mg/kg。去氢延胡索素对小鼠的LD$_{50}$，灌胃为277.5±19.0mg/kg，腹腔注射为21.1±1.4mg/kg，静脉注射为8.8±0.4mg/kg。

【配伍效用】

延胡索配伍川楝子：延胡索辛散温通，活血行气止痛；川楝子苦寒降泻，疏肝泄火、行气止痛。二者伍用，有疏肝泄火、行气活血止痛之功效，用于治疗肝郁气滞之胃脘疼痛且有化热者；肝郁化火所致之胸腹胁肋胀痛、口苦、舌红苔黄；或痛经、心绞痛、疝气痛等证属气滞血瘀兼有热象者。

延胡索配伍川芎：二者均有活血行气止痛之功效，二者合用，其效更显著，用于治疗血瘀所致各种疼痛。

延胡索配伍高良姜、香附：延胡索行气止痛；高良姜温中止痛；香附疏肝理气止痛。三者伍用，有疏肝理气、温中止痛之功效，用于治疗寒滞肝胃之胁肋胀痛，或寒邪犯胃所致之胃脘痛。

延胡索配伍小茴香：延胡索行气止痛；小茴香祛寒止痛、理气和胃。二者合用，有行气、祛寒、止痛、和胃之功效，用于治疗寒凝气滞之胃脘疼痛或疝气痛、少腹疼痛等。

【方剂选用】

1. 支气管哮喘：延胡索、白芥子、细辛、甘遂按2：2：1：1的比例混合研极细末，取10g左右以生姜汁调成0.8cm² 大小的小饼，中心放六神丸2～3粒贴穴位上，取穴定喘（双）、肺俞（双）、膏肓（双）、膻中，每年初、中、末3个伏日各贴药1次，每日3～6小时。

2. 浅表性胃炎：延胡索10g，白花蛇舌草50g，加水250～300ml，煮开后煎30分钟即可，每日煎2次。

3. 急、慢性扭挫伤：醋制延胡索、广木香、郁金各等份，共研末，温开水送服，15g/次，3次/日。

4. 偏正头痛不可忍者：延胡索7枚，青黛6g，牙皂2个（去皮子）。为末，水和丸如杏仁大。每以水化1丸，灌入病人鼻内，当有涎出。

5. 下痢腹痛：延胡索9g，米饮服之，痛即减，调理而安。

6. 热厥心痛，或发或止，久不愈，身热足寒者：延胡索（去皮）、金铃子肉等分。为末。每温酒或白汤下6g。

7. 产后恶漏下不尽，腹内痛：延胡索末，以温酒调下3g。

8. 小便尿血：延胡索30g，朴硝22.5g。为末，每服12g，水煎服。

【不良反应及注意事项】延胡索及其生物碱不同剂型应用于临床，一般剂量未发现显著毒性反应报道。延胡索粉较大剂量（每次10～15g）服用，部分病人出现嗜睡、头晕、腹胀现象，较长期服用个别病人出现SGPT升高，尚见药物热发生。孕妇忌服。

◆**华山参**

【来源】本品为茄科植物漏斗泡囊草的干燥根。春季采挖，除去须根，洗净，晒干。

【别名】秦参、二月旺、白毛参、热参、太紫参。

【性味归经】味甘、微苦，性温，有毒。归肺、心经。

【功能主治】温肺祛痰，平喘止咳，安神镇惊。主治：寒痰喘咳、惊悸失眠。

【用法用量】内服：煎汤，0.3～0.9g。

【炮制】用时捣碎。

【化学成分】根中分离得莨枝苷、异东莨菪醇、阿托品、消旋山莨菪碱、东莨菪碱、阿扑东莨菪碱。

【药理作用】①止咳、祛痰、平喘作用。②镇静作用。③解痉作用，也有对它所引起的家兔流涎作用，滴眼时可扩大家兔瞳孔。

【毒理作用】华山参炮制品水煎液组毒性反应出现时间滞后约1.5小时；华山参炮制品水煎液小鼠腹腔注射LD$_{50}$为45.66g/kg，

明显高于华山参生品水煎液组的 36.5g/kg。本品含阿托品，因此具有阿托品的药理作用和毒性反应。

【方剂选用】

1. 虚寒腹泻，失眠：华山参 0.9g，桂圆肉 15g，冰糖适量。水煎服。

2. 体虚寒咳，痰喘：华山参 0.9g，麦冬 9g，甘草 3g，冰糖 3g。水煎服。

【不良反应及注意事项】曾有多次报道临床使用中发生中毒病例。如有 3 例 3～4 岁儿童，各服 50 片左右热参片（每片含华山参药 100mg），1～2 小时后昏睡、谵妄、烦躁不安、皮肤潮红、瞳孔扩大、心率加快及亢进。均经对症抢救乃痊愈。

◆自然铜

【来源】本品为硫化物类矿物黄铁矿族黄铁矿。采挖后，除去杂质。

【别名】石髓铅、方块铜。

【性味归经】味辛，性平。归肝经。

【功能主治】散瘀，接骨，疗伤止痛。主治：跌打肿痛、筋骨折伤。

【用法用量】内服：煎汤，10～15g；或入散剂，每次 0.3g。外用：适量，研末调敷。

【炮制】自然铜：除去杂质，洗净，干燥。用时砸碎。煅自然铜：取净自然铜，照煅法煅至暗红，醋淬至表面呈黑褐色，光泽消失并酥松。每 100kg 自然铜，用醋 30kg。

【化学成分】含二硫化铁（FeS_2），亦含有铜、镍、砷、锑、硅、钡、铅等杂质。

【炮制研究】煅制自然铜的最佳工艺条件为控制自然铜粒度在 9～10mm，铺垫厚度 3cm，煅制温度 450℃，时间 2 小时，程序升温时间 40 分钟，用醋含酸量 3.8g/100 ml，效果最佳。

【药理作用】①促进骨折愈合。②抗真菌。

【毒理作用】小鼠静脉注射自然铜煎剂的 LD_{50} 为 1.92g/kg，煅自然铜则为 3.83g/kg。

【配伍效用】自然铜配伍没药：二者皆有活血止痛之功，且自然铜能接骨续筋，没药能生肌消肿，相伍为用，有活血止痛、接骨续筋、生肌消肿之功效，用于治疗外伤所致之骨折疼痛、瘀血肿胀等。

【方剂选用】

1. 心气刺痛：自然铜火煅醋淬九次，研末，醋调一字服。

2. 跌打损伤：自然铜（研极细，水飞过）、当归、没药各 1.5g。以酒调频服，仍以手摩痛处。

3. 跌打骨断：自然铜（煅通红，醋淬七次，放湿土上，月余用）、乳香、没药、当归身、羌活等份。为散，每服 6g，醇酒调，日再服。骨伤用骨碎补 15g，酒浸捣绞取汁冲服。

4. 项下气瘿：自然铜贮水瓮中，逐日饮食，皆用此水，其瘿自消，或火烧烟气，久久吸之亦可。

5. 一切恶疮及火烧汤烫：自然铜、密陀僧各 30g（并煅研），甘草、黄柏各 60g（并为末）。上四味，一处研末，收密器中，水调涂或干敷。

【不良反应及注意事项】阴虚火旺、血虚无瘀者禁用。

◆寻骨风

【来源】本品为马兜铃科植物寻骨风的全草。5 月开花前采收，连根挖出，除去泥土杂质，洗净，切段，晒干。

【别名】清骨风、猫耳朵、穿地节、毛香、白毛藤、地丁香、黄木香。

【性味归经】味辛、苦，性平。归肝、胃经。

【功能主治】祛风除湿，活血通络，止痛。主治：风湿痹痛、肢体麻木、筋骨拘挛、脘腹疼痛、跌打伤痛、外伤出血、乳痈及多种化脓性感染。

【用法用量】内服：煎汤，10～20g，或浸酒。

【炮制】取原药材，除去杂质，洗净或淋润，切段，干燥。

【化学成分】根茎含有尿囊素，马兜铃内酯，绵毛马兜铃内酯，β-谷甾醇，马兜铃酸 A，9 - 乙氧基马兜铃内酰胺和 9 - 乙氧基马兜铃内酯。茎叶含马兜铃酸 A 和 D，香草酸，马兜铃内酰胺，6 - 甲氧基马兜铃内酰胺，棕榈酮，正三十醇，β - 谷甾醇，胡萝卜苷和硬脂酸。

【药理作用】 ①对关节炎有明显的预防作用。②抗肿瘤作用。③致慢性肾间质纤维化作用。

【毒理作用】 小鼠每天服煎剂 15 及 30g/kg，连服 7 天，未见异常。但用含 10% 全草粉的饲料喂养之小鼠，体重有降低，可能因饲料量不足所致。家兔每天灌服煎剂 5g/kg，连服 24 天，未见异常，尿内也未发现蛋白质，红、白细胞与对照组也无显著差别。

【方剂选用】

1. 风湿关节痛：寻骨风全草 15g，五加根 30g，地榆 15g。酒水各半，煎浓汁服。

2. 疟疾：寻骨风根长约 30cm，剪细，放碗内，加少量水，放饭上蒸出汁，分 3 次连渣服。每隔 4 小时服 1 次。最后 1 次在疟发前 2 小时服下。

3. 痈肿：寻骨风 30g，车前草 30g，苍耳草 6g。水煎服，1 日 1 剂，分 2 次服。

4. 风湿性、类风湿性关节炎：将寻骨风制成多种剂型使用。流浸膏：每 20ml 相当于原生药 15g，每日 20～40ml，分 2～3 次饭后服；浸膏片：每片 0.3g（相当于生药 3.75g），每日 6～12 片，分 2～3 次饭后服；注射液：每 2ml 含寻骨风总生物碱 20mg。肌注每次 2ml，每日 1～2 次。对风湿性关节炎一般 4 周为 1 疗程；对风湿热、活动性风湿关节炎在临床症状和体征消失、实验室检查恢复正常后再继续用药 1～2 周；对慢性风湿关节炎在疼痛消失或基本消失后停药。对类风湿性关节炎以 3 个月至半年为 1 疗程。

5. 胃痛：寻骨风根 9g 煎服，或将生药放口内嚼烂吞服。每天 1 剂，服至痊愈。

6. 钩蚴皮炎：寻骨风 15～30g，加水 300ml 煎至 200ml。稍凉后用纱布蘸洗患处。一般初起者洗搽 1 次即退，较重者经治 1～2 次亦可退肿止痒。

【不良反应及注意事项】 部分病例出现恶心、呕吐、上腹痛、不思食、头晕痛、乏力、心慌、咽干等，一般仍宜坚持用药。但对少数病变发展迅速，汗出甚多，阴液亏损的患者不宜单独使用。

七　画

◆麦冬

【来源】 本品为百合科植物麦冬的干燥块根。夏季采挖，洗净，反复暴晒、堆置，至七八成干，除去须根，干燥。

【别名】 麦门冬、不死药、禹余粮。

【性味归经】 味甘、微苦，性微寒。归心、肺、胃经。

【功能主治】 养阴生津，润肺清心。主治：肺燥干咳、阴虚痨嗽、喉痹咽痛、津伤口渴、内热消渴、心烦失眠、肠燥便秘。

【用法用量】 内服：煎汤，6～15g；或入丸、散。外用：适量，研末调敷，煎汤涂，或用鲜品捣汁搽。

【炮制】 除去杂质，洗净，润透，轧扁，干燥。

麦冬不同炮制品中浸出物的含量由高到低依次是去心麦冬、生品麦冬、炒麦冬、米炒麦冬、朱炙麦冬炮制，去心麦冬明显高于其他炮制品，提示麦冬有去心的必要。

【化学成分】 麦冬块根含有多种糖苷。

【药理作用】 ①抗心肌缺血作用。②抗血栓生成作用。③降血糖作用。④抗肿瘤作用。⑤抗氧化和增强免疫作用。⑥改善肝肺损伤作用。⑦镇咳作用。⑧减肥作用。⑨麦冬多种内生真菌具有抑制肽脱甲酰基酶（PDF）活性和抗菌作用。

【毒理作用】 慢性毒性实验表明，大、小鼠 90 天喂养麦冬实验表明，动物检查无异常发现，外周血象正常。肝功能、肾功能测定与对照组比较无显著差异，病理检查亦未见异常。Ames 实验为阴性。小鼠腹腔注射麦冬后的 LD_{50} 为 134.34 ± 12.59g/kg。

【方剂选用】

1. 燥伤肺胃阴分，或热或咳者：沙参 9g，麦冬 9g，玉竹 6g，生甘草 3g，冬桑叶 4.5g，扁豆 4.5g，花粉 4.5g。水五杯，煮取 2 杯，日再服。

2. 吐血、衄血不止：生麦冬汁 100ml，生刺蓟汁 100ml，生地黄汁 100ml。相和，于锅中略暖过，每服一小盏，调伏龙肝末 3g 服之。

3. 衄血不止：麦冬、生地黄，每服 30g，水煎。

4. 齿缝出血成条：人参 2.4g，茯苓、麦冬各 3g。水煎温服。

5. 骨蒸肺痿，四肢烦热，不能食，口干渴：麦冬（去心，焙）、地骨皮各 150g。上二味粗捣筛，每服 15g。先以水二盏，煎小麦 20ml，至一盏半，去麦入药，煎至一盏，去渣，分温 2 服，空腹食后各一。

6. 肺痈涕唾涎沫，吐脓如粥：麦冬（去心，焙）60g，桔梗（去芦头）150g，甘草（炙，锉）0.9g。上三味粗捣筛，每服 9g，水一盏，青蒿心叶十片，同煎至 2g，去渣温服。稍轻者粥饮调下亦得。

7. 火逆上气，咽喉不利：麦冬 7 升，半夏 1 升，人参 60g，甘草 60g，粳米 3 合，大枣 12 枚。上六味，以水 2200ml，煮取 1200ml，温服 200ml，日 3 夜 1 服。

8. 虚热上攻，脾肺有热，咽喉生疮：麦冬 30g，黄连 15g。上为末，蜜丸如梧桐子大。每服 30 丸，食前麦冬汤下。

9. 患热消渴：黄连 1 升（去毛），麦门冬 150g（去心）。上二味，捣筛，以生地黄汁、栝楼根汁、牛乳各 3 合，和丸如梧子，一服 25 丸，饮下，日再服，渐渐加至 30 丸。

10. 消渴，喉干不可忍，饮水不止，腹满急胀：麦冬（去心，焙），乌梅（去核取肉，炒）各 60g。上二味粗捣筛，每服 9g，水一盏，煎至半盏，去渣，食后温服，日 3 服。

11. 阳明温病，无上焦症，数日大便不通，当下之，若其人阴素虚，不可行承气者：元参 30g，麦冬 24g，生地黄 24g。水八杯，煮取三杯，口干则与饮令尽，不便，再服。

12. 疟伤胃阴，不饥，不饱，不便，潮热，得食则烦热愈加，津液不复者：麦冬 15g（连心），火麻仁 12g，生白芍 12g，何首乌 9g，乌梅肉 6g，知母 6g，水 8 杯，煮取 3 杯，分 3 次温服。

13. 燥伤胃阴：玉竹 9g，麦冬 9g，沙参 6g，生甘草 3g，水五杯，煮取二杯，分 2 次服。

14. 热伤元气，肢体倦怠，气短懒言，口干作渴，汗出不止，脚软眼黑，津枯液涸：人参 15g，麦门冬（去心）9g，五味子 6g（碎）。水煎，不拘时温服。

【不良反应及注意事项】麦冬临床使用安全性好，动物亚急性毒性实验证明该药毒性很小。有报道称，服用麦冬引起过敏表现为恶心、呕吐、心慌、烦躁、全身红斑、瘙痒，停药后症状消失。

◆ 麦芽

【来源】本品为禾本科植物大麦的成熟果实经发芽干燥后的炮制加工品。将麦粒用水浸泡后，保持适宜温、湿度，待幼芽长至约 5mm 时，晒干或低温干燥。

【别名】大麦芽、大麦毛。

【性味归经】味甘，性平。归脾、胃经。

【功能主治】生麦芽健脾和胃，疏肝行气。主治：脾虚食少，乳汁郁积。炒麦芽行气、消食、回乳。主治：食积不消、妇女断乳。焦麦芽消食化滞。主治：食积不消、脘腹胀痛。

【用法用量】内服：煎汤，10～15g，

大剂量可用至 30～120g，或入丸、散。

【炮制】①麦芽：除去杂质。②炒麦芽：取净麦芽，以清炒法炒至棕黄色，放凉，筛去灰屑。本品形如麦芽，表面棕黄色，偶有焦斑。有香气，味微苦。③焦麦芽：取净麦芽，以清炒法炒至焦褐色，放凉，筛去灰屑。本品形如麦芽，表面焦褐色，有焦斑。有焦香气，味微苦。采用正交设计实验优选麦芽炮制的最佳工艺为炒制温度200℃，炒制时间20分钟，每分钟翻炒12次。

【化学成分】麦芽主要含 α－及 β－淀粉酶、催化酶、过氧化异构酶等。另含大麦芽碱、腺嘌呤、胆碱、蛋白质、氨基酸、维生素 D、维生素 E、细胞色素 C。尚含麦芽毒素，即白栝楼碱。

【药理作用】①抗结肠炎作用。②去极化肌肉松弛作用。③降血糖作用。④抗真菌作用。⑤降低泌乳素水平。⑥其他作用：本品所含的大麦碱的药理作用类似麻黄碱。1.0mg/kg 剂量能增强豚鼠子宫平滑肌的紧张和运动，且随剂量的增加而增加。对新斯的明引起的猫支气管痉挛，可使之扩张，有效剂量为 0.5～1.0mg/kg。

【毒理作用】本品毒性小，但用作动物饲料大量摄入时，可能引起中毒，因其中含微量麦芽毒素。

【配伍效用】麦芽配伍鸡内金：麦芽疏肝解郁、消食和中；鸡内金健脾益胃、消食化积。二者合用，有疏肝健脾和胃、消食化积导滞之功效，用于治疗纳差纳呆、消化不良等证。

【方剂选用】

1. 急性黄疸型肝炎：生麦芽 30g，酒蒸大黄 40g。小儿酌减。水煎服。

2. 真菌感染：麦芽 40g，加入 75% 酒精，室温浸泡 1 周或于 70℃～80℃温水中浸泡 3～4 天，取上清液过滤，得橙黄色澄清液体。用药液涂擦患处，每日早晚各 1 次。

3. 回乳：生麦芽 125g，微火炒黄，置锅内，加水 800ml，煎至 400ml，滤汁，复加水 600ml，煎至 400ml，将 2 次药液混合为 1 日量，分 3 次温服。

4. 婴幼儿腹泻：麦芽（炒焦）9g，带壳高粱（炒成炭）15g，鸡内金 6g，红糖 3g，水煎服。

5. 小儿消化不良：山楂、神曲、麦芽各 18g，炒焦后加水 200ml，煎至 120ml。用量分别为：2 岁以下者 10～15ml；2～4 岁者 15～20ml；4 岁以上者 20～25ml，均为每日 3～4 次。

6. 饱食便卧，得谷劳病，令人四肢烦重，默默欲卧，食毕辄甚：大麦芽 1 升，椒 30g（并熬），干姜 90g。捣末，每服 1g，日 3～4 服。

7. 产后发热，乳汁不通及胀：麦芽 60g，炒，研末。清汤调下，日 4 服。

【不良反应及注意事项】服药后少数病人有口干、口苦、烦躁、腹泻等副作用。凡痰火哮喘及孕妇，切不可用。无积滞，脾胃虚者不宜用。

◆ 麦斛

【来源】本品为兰科植物麦斛的全草。夏、秋采收，鲜用或晒干。

【别名】石豆、石仙桃、鱼毙草、果上叶、一挂鱼、羊奶草、鸭雀嘴、石杨梅。

【性味归经】味甘、辛，性凉。归肺、胃经。

【功能主治】清热滋阴，润肺止咳。主治：肺热咳嗽、肺痨咯血、咽喉疼痛、热病烦渴、风湿痹痛、月经不调、跌扑损伤。

【用法用量】内服：煎汤，6～15g，鲜品 30～60g。外用：适量，捣敷。

【炮制】鲜用或晒干。

【化学成分】含 3, 4, 7－三羟基－2－甲氧基菲、2, 5－二羟基－4－甲氧基菲、2, 5－二羟基－4－甲氧基－9、10－二氢菲等。

【药理作用】细胞活性作用。

【方剂选用】

1. 风热咳嗽：鲜麦斛 6g，刺老包 9g。煎水服。

2. 百日咳：鲜麦斛 30g，黄连 3g，蜂蜜 15g。煎水服。

3. 肺痨咳：鲜麦斛 15g，白折耳 15g，炖猪肉 125g。汤和肉一次或二次服完，连服 3 剂。

4. 小儿惊痫，风火咳嗽声哑：鲜麦斛 30g，加猪胰一个，冰糖炖服。

5. 跌打损伤，咯血：鲜麦斛水煎服。

6. 颜面疔：麦斛 1 把，加冰糖少许同杵，敷患处。

7. 疮毒：麦斛 30g。煎水，红糖为引，内服。

8. 月经不调：鲜麦斛 30g，月季花 15g。炒鸡蛋一只服，白糖为引。

9. 风火牙痛：鲜麦斛 30～60g。水煎，调食盐少许服。

10. 支气管扩张：麦斛 30g，乌韭 15～30g，水煎服，每日 1 剂。

11. 肺结核咳血：麦斛、矮地茶各 30g，鲜荷叶 1 片，水煎服。

12. 风热咽痛：鲜麦斛 15g，菊花、山豆根各 9g，水煎服。

13. 关节肿痛：麦斛 60g，忍冬藤 30g，猪蹄 1 只，黄酒 200ml，水炖服。

【不良反应及注意事项】 虚寒体质者慎服。

◆ **麦参**

【来源】 本品为石竹科植物云南繁缕的根。夏、秋季采挖，洗净，鲜用，或晒干，或切段晒干。

【别名】 千针万线草、筋骨草、小胖药。

【性味归经】 味甘，性平。归肝、脾、肾经。

【功能主治】 健脾养血，补肝益肾，消肿。主治：贫血、精神短少、头晕心慌、耳鸣眼花、潮热、遗精、月经不调、带下、骨折、乳腺炎。

【用法用量】 内服：煎汤，15～30g，或炖肉。外用：适量，鲜品捣敷。

【炮制】 鲜用或晒干。

【化学成分】 含有皂苷类成分等。

【药理作用】 ①健脾作用。③保肝作用。③益肾作用。

【方剂选用】

1. 妇人白带年久，头晕耳鸣，腰疼，夜间发热，精神短少，饮食无味：麦参 90g。煎服，日服 3～4 次。

2. 体虚贫血，头晕耳鸣，虚肿，出虚汗：麦参、大黑药等份碾粉，加鸡蛋、红糖煮吃。

3. 乳腺炎：麦参 30～60g。炖肉服或水煎服。

【不良反应及注意事项】 少数病人接触麦参后会发生过敏反应。

◆ **麦饭石**

【来源】 本品为中酸性火成岩类岩石石英二长斑岩。

【别名】 长寿石、健康石、炼山石、马牙砂、豆渣石。

【性味归经】 味甘，性温。归肝、胃、肾经。

【功能主治】 解毒散结，去腐生肌，除寒祛湿，益肝健胃，活血化瘀，利尿化石，延年益寿。主治：痈疽发背、痤疮、湿疹、脚气、痱子、手指皲裂、黄褐斑、牙痛、口腔溃疡、风湿痹痛、腰背痛、慢性肝炎、胃炎、痢疾、糖尿病、神经衰弱、外伤红肿、高血压、老年性血管硬化、肿瘤、尿路结石。

【用法用量】 内服：取 1 份麦饭石，加 6～8 份开水，冷浸 4～6 小时饮用，热开水浸泡 2～3 小时即可饮用，开水煮沸 20～25 分钟即可，可连续用 30 次。外用：适量，研末涂敷，或泡水外洗。

【炮制】 麦饭石：将原材除去杂质，打碎或研末。煅麦饭石：麦饭石经火煅醋淬，层层剥离后打碎。

【化学成分】 麦饭石主要成分有二氧化硅（SiO_2）、氧化铝（Al_2O_3）、氧化铁（Fe_2O_3）、氧化亚铁（FeO）、氧化镁（MgO）、氧化钙（CaO）、氧化钠（Na_2O）、氧化钾（K_2O）、二氧化钛（TiO_2）、五氧化二磷（P_2O_5）、氧化锰

（MnO）、二氧化碳（CO_2），以及氟、硫、镍、锆、锶、钡、钴、铬、钇、钪、钒、铜、锌、铀、钛等微量元素。

【药理作用】①解毒作用。②抑菌作用。③促进生长发育作用。④抗缺氧、抗疲劳作用。⑤抗突变作用。⑥促进胚胎发育。⑦抗衰老作用。⑧抗氧化作用。⑨促进骨折愈合作用。⑩镇静和促进睡眠作用。⑪降脂作用。⑫抗癌作用。⑬促进伤口愈合。

【毒理作用】100%水煎液（相当原药30g/kg）小鼠尾静脉注射，72小时后无1例死亡。麦饭石浓缩液浓度为3g/ml，灌胃剂量按0.4ml/10g体重计算，灌胃小鼠1周，动物活动良好，进食与饮水正常，无1例死亡，也未出现中毒症状，LD_{50}未测出。以2.8ml/100g体重灌胃大鼠麦饭石液，每日1次。观察动物活动、毛色、粪便、食量与饮水等。90天后处死全部大鼠，化验血常规、肝肾功能，取心、肝、肾、肺、脑、肠等器官进行切片，HE染色及光学显微观察未见异常，证明麦饭石对动物急性、亚急性毒性实验无毒，安全。

【方剂选用】

1. 发背：鹿角1具（烧作炭，候冷，捣筛为末），麦饭石250g（净洗干，碎如棋子大，有末者，去之，于净熨斗中熬令色赤，投于米醋中，良久漉出，又熬此九遍，筛为末），白矾1大两（捣罗为末）。上三味，并细绢罗之，各取一大匙，以酽米醋五合，文武火煎之，酢少，又旋添，约煎五十沸，即止，令稀稠如糊，以新净瓷器盛之。用药帛涂药贴疮上，日一易，脓出为度，疮退，即膏敷之。

2. 青少年白发：泰山麦饭石浸液口服。

3. 乳腺结构不良：麦饭石膏剂外敷和麦饭石离子液导入，治疗乳腺结构不良。

4. 牙周炎：麦饭石制成的固齿牙粉沾附牙膏上刷牙，对牙周炎患者进行治疗，有利于牙周组织的愈合，能消除牙周袋内壁溃疡，使牙龈出血好转。

◆ 杠板归

【来源】本品为蓼科植物杠板归的干燥地上部分。夏季开花时采割，晒干。

【别名】犁头刺藤、老虎利、雷公藤、霹雳木、古胜板、倒金钩、烙铁草。

【性味归经】味酸，性微寒。归肺、膀胱经。

【功能主治】清热解毒，利水消肿，止咳。主治：咽喉肿痛、肺热咳嗽、小儿顿咳、水肿尿少、湿热泻痢、湿疹、疔肿、蛇虫咬伤。

【用法用量】内服：煎汤，10～15g，鲜品20～45g。外用：适量，捣敷，或研末调敷，或煎水熏洗。

【炮制】除去杂质，略洗，切段，干燥。

【化学成分】含靛苷、水蓼素、槲皮素、p-香豆酸、阿魏酸、香草酸、原儿茶酸、咖啡酸等。

【药理作用】①抗氧化作用及抑制α-葡萄糖苷酶活性的作用。②抗单纯疱疹病毒Ⅰ型的作用。③抗菌作用。④抗炎作用。⑤抗肝纤维化作用。⑥止咳化痰作用。⑦抗肿瘤作用。

【毒理作用】小鼠灌胃复方杠板归胶囊的最大给药量为32.8g/kg（相当于生药262.72g/kg），为临床人推荐用量的400倍。说明复方杠板归胶囊对小鼠急性毒性很低。

【方剂选用】

1. 水肿胀：平地木9g，杠板归15g，车前草12g，天青地白草9g，路路通5个。打碎煎服。

2. 乳痈痛结：鲜杠板归叶洗净杵烂，敷贴于委中穴；或与叶下红共捣烂，敷脚底涌泉穴，右痛敷左，左痛敷右。

3. 坐板疮：乌贼骨15g，杠板归9g。共为细末擦之，干则以菜油调敷。

4. 疖疮：用新鲜的杠板归全草治疗疖。治疗方法为杠板归鲜全草1 000 g，洗净，清水煮沸15分钟，滤去药渣，药液加少量食盐用以全身沐浴，皮损部位适当用力搓洗，每天1~2次，2~4天即可痊愈。

5. 带状疱疹：用杠板归汤配以雄黄散，治疗带状疱疹。

【不良反应及注意事项】阴虚火旺、脾胃虚弱者以及孕妇慎用。

◆杠板归根

【来源】本品为蓼科植物杠板归的根。夏季采挖根部，除净泥土，鲜用或晒干。

【别名】扛板归根、河白草根。

【性味归经】味酸、苦，性平。归肺、膀胱经。

【功能主治】解毒消肿。主治：口疮、痔疮、肛瘘。

【用法用量】内服：煎汤，9~15g，鲜品15~30g。外用：适量，捣敷。

【炮制】洗净，鲜用或晒干。

【化学成分】根和根茎含靛苷，并含少量大黄素和大黄酚。根皮含鞣质33%。

【药理作用】①抗菌作用。②抗肿瘤作用。③其他作用：大黄素有止咳、解痉、降低血压和利尿作用。

【方剂选用】

1. 口疮：鲜杠板归根60g。水煎服；另取鲜叶捣烂敷患处。

2. 痔疮瘘管：鲜杠板归根24~30g（干品18~24g）。炒焦，放冷后，和红薯烧酒300~500g炖1小时，饭前服，日服1次。或取根和瘦猪肉120~180g，红薯烧酒300~600g，炖2小时，饭前服，日服1次。

3. 预防稻田皮炎：杠板归根45g，石菖蒲根茎30g，煎水洗手足。

4. 水肿：杠板归根120g，水煎熏洗，暖睡取汗，另用冬瓜子、车前子、白茅根、陈葫芦壳、冬瓜皮、海金沙各15g，水煎服。

◆杜仲

【来源】本品为杜仲科植物杜仲的干燥树皮。4~6月剥取，刮去粗皮，堆置"发汗"至内皮呈紫褐色，晒干。

【别名】思仙、思仲、木绵、石思仙、扯丝皮、丝连皮、棉皮。

【性味归经】味甘，性温。归肝、肾经。

【功能主治】补肝肾，强筋骨，安胎。主治：肝肾不足、腰膝酸痛、筋骨无力、头晕目眩、妊娠漏血、胎动不安。

【用法用量】内服：煎汤，6~15g，或浸酒，或入丸、散。

【炮制】杜仲：刮去残留粗皮，洗净，切块或丝，干燥。杜仲最佳盐炙工艺为每1kg杜仲药材喷洒2%盐水溶液拌匀润透，150℃炒制10分钟。盐炙、清炒、酒炙和糯米炙法所得杜仲成品综合评分高于杜仲原药材，指标成分含量高、损耗少、浸出物获得率高。

【化学成分】树皮含杜仲胶6%~10%，根皮约含10%~12%，为易溶于乙醇、难溶于水的硬性树胶。种子所含脂肪油的脂肪酸组成为亚麻酸67.38%、亚油酸9.97%、油酸15.81%、硬脂酸2.15%.棕榈酸4.68%。果实含胶量可达27%，易溶于乙醇、丙酮等有机溶剂。

【药理作用】①降压作用。②降血糖作用。③降血脂作用。④抗氧化、抗炎作用。⑤抗疲劳作用。⑥抗衰老作用。⑦保护肝损伤作用。⑧抗骨质疏松作用。⑨抗细胞毒作用。⑩增强免疫作用。⑪具有减轻脑缺血再灌注损伤、抑菌、安胎及促进骨痂生长和骨折愈合等作用。

【毒理作用】杜仲煎剂15~25g/kg给兔灌胃，仅有轻度抑制，并无中毒症状。小鼠连服同样剂量共5天，亦未见死亡。给小鼠静脉注射的LD_{50}为574.1±1.0g（生药）/kg。小鼠腹腔注射600g（生药）/kg1次，动物出现伏卧、安静，2小时后恢复正常活动，有时出现扭体反应，观察7天未出现死亡。小鼠腹腔注射500g（生药）/kg，每天1次，连续6次，动物未出现死亡。对于豚鼠，腹腔注射10~15g/kg后，3~5天内半数动物死亡。亚急性实验表明，杜仲煎剂对大鼠、豚鼠、兔及犬的肾组织有轻度的水肿变性，对心、肝以及脾组织无病变影响。

【配伍效用】

杜仲配伍枸杞、山茱萸：杜仲偏于补肝肾之阳；枸杞偏于补肝肾之阴，且能补阳；山茱萸补益肝肾而固精。三药合用，可增强其补益肝肾之功效，用于治疗肾虚之阳痿、遗精、腰膝酸软等症。

杜仲配伍胡桃肉：杜仲补肝肾、强筋骨，胡桃肉补肾强腰膝。二者合用，其补肝肾、强腰膝之功效更强，用于治疗肾虚腰痛及妊娠腰背酸痛者。

杜仲配伍桑寄生：二者皆有补肝肾、强筋骨、安胎之功，且桑寄生能祛风湿。相伍为用，其补肝肾、强筋骨、安胎之功效更著，并能祛风湿，用于治疗肝肾不足，又感风湿之腰酸痛者；或用于治疗妊娠初期，腰痛、胎动欲坠者。

【方剂选用】

1. 慢性腰痛：杜仲（炒焦）12g，白术12g，焙干研末，热黄酒120ml 共调，内服。

2. 坐骨神经痛：杜仲30g，猪腰一对，加水适量共煮。待水煮沸后再煮半小时，然后去杜仲，吃猪腰并喝汤。每日1剂，一般用 7～10 剂。

3. 小儿麻痹后遗症：杜仲45g，猪脚1个，加水适量，文火熬4小时，取药液，每日分2次服，次日将药渣另加猪蹄1个，再行煎服，隔日1剂。

4. 猝腰痛不可忍：杜仲60g（去粗皮，炙微黄，锉），丹参60g，川芎45g，桂心30g，细辛 0.9g。上药捣粗罗为散，每服12g，以水一中盏，煎至 1.5g，去渣，次入酒 0.6g，更煎二三沸，每于食前温服。

5. 中风筋脉挛急，腰膝无力：杜仲（去粗皮，炙，锉）45g，川芎30g，附子（炮裂，去皮、脐）15g。上三味，锉如麻豆，每服15g，水二盏，入生姜一枣大，拍碎，煎至一盏，去渣，空心温服。如人行五里再服，汗出慎外风。

6. 小便余沥，下阴湿痒：川杜仲120g，小茴香60g（俱盐、酒浸炒），车前子45g，山茱萸肉 90g（俱炒）。共为末，

炼蜜丸，梧桐子大。每早服 15g，白汤下。

7. 妇人胞胎不安：杜仲不计多少，去粗皮细锉，瓦上焙干，捣罗为末，煮枣肉糊丸，如弹子大，每服 1 丸，嚼烂，糯米汤下。

【不良反应及注意事项】阴虚火旺者慎服，不可与蛇蜕、元参同用。

◆ 杜仲叶

【来源】本品为杜仲科植物杜仲的干燥叶。夏、秋二季枝叶茂盛时采收，晒干或低温烘干。

【别名】思仲叶、思仙叶。

【性味归经】味微辛，性温。归肝、肾经。

【功能主治】补肝肾，强筋骨。主治：肝肾不足、头晕目眩、腰膝酸痛、筋骨痿软。

【用法用量】内服：煎汤，15～30g。

【炮制】杜仲叶：除去杂质，切丝，筛去灰屑。

盐炒杜仲叶：取净杜仲叶，用盐水喷匀，稍闷，炒至有焦斑。每杜仲叶 100kg，用食盐2kg。

【化学成分】含都桷子苷酸、鹅掌楸苷、松脂酚双葡萄糖苷、杜仲醇、1-脱氧杜仲醇、儿茶酚、3-（3-羟苯基）丙酸、二氢咖啡酸、愈创木酚基甘油、反式-4-羟基环己烷-1-羧酸、酒石酸、延胡索酸、丁香树脂酚二葡萄糖苷、哈帕苷乙酸酯、筋骨草苷、葡萄筋骨草苷、桃叶珊瑚苷、绿原酸、生物碱、糖类等。

【药理作用】①降压作用。②降血脂作用。③心脏保护作用。④改善糖代谢。⑤抗菌、抗炎、抗病毒作用。⑥抗肿瘤作用。⑦免疫调节作用。⑧延缓衰老、抗疲劳作用。⑨安胎作用。⑩抗氧化作用。⑪镇痛作用。

【毒理作用】杜仲叶水煎剂小鼠腹腔注射的半数致死量为 8.64 ± 0.59g/kg。每日给小鼠灌服杜仲叶水煎醇沉液40g/kg，连服3天，未见有异常现象。杜仲水煎醇沉液12g/kg给大鼠灌胃，连续21天，也未发

现有组织学的改变。

【方剂选用】

不孕症：含有杜仲的复方合剂，水煎服，每日1剂，每个月经周期服药6剂，服药3个周期为1个疗程，可兴奋子宫功能而促进患者怀孕。

【不良反应及注意事项】 阴虚火旺者慎服。

◆**杜鹃花**

【来源】 本品为杜鹃花科植物杜鹃花的花。4~5月花盛开时采收，烘干。

【别名】 红踯躅、山石榴、映山红、杜鹃、艳山红、山归来、满山红、清明花。

【性味】 味甘、酸，性平。归肝、脾、肾经。

【功能主治】 和血，调经，止咳，祛风湿，解疮毒。主治：吐血、衄血、崩漏、月经不调、咳嗽、风湿痹痛、痈疖疮毒。

【用法用量】 内服：煎汤，9~15g。外用：适量，捣敷。

【炮制】 采收后烘干。

【化学成分】 花含花色苷类和黄酮苷类。已鉴定的花色苷类化合物有矢车菊素3-葡萄糖苷、矢车菊素3-半乳糖苷、矢车菊素3-阿拉伯糖苷、矢车菊素3，5-二葡萄糖苷、矢车菊素3-半乳糖苷-5-葡萄糖苷、芍药花素3，5-二葡萄糖苷、锦葵花素3，5-二葡萄糖苷。黄酮及黄酮苷类化合物有芸香苷、杜鹃黄苷、槲皮素、杜鹃黄素；山柰酚、5-甲醚3-半乳糖苷、杜鹃黄素3-半乳糖苷、杜鹃黄素3-鼠李糖苷、杨梅树皮素5-甲醚3-鼠李糖苷、杨梅树皮素5-甲醚3-半乳糖苷、棉花皮素3-半乳糖苷、槲皮素3-半乳糖苷、槲皮素3-鼠李糖苷、槲皮素3-阿拉伯糖苷。

【药理作用】 止咳祛痰作用。

【毒理作用】 杜鹃花水溶部分给小鼠腹腔注射的 LD_{50} 为 69.9g/kg，给豚鼠静脉灌注致死量为 59.6g/kg，总有效剂量，按人用量增大 5 倍（0.11g/kg）和 50 倍（1.185g/kg）分别给犬和大鼠口服，连服 60 天和 20 天，除动物体重增长有所抑制外，未见各脏器有药物所致的病理形态改变。家兔每日灌服水溶部分 30g/kg 或 66g/kg，共 10 天或 14 天，对体重、肝功能及心电图无明显影响，脾、肝、肾病理切片与对照组无明显差异。

【方剂选用】

1. 月家病，经闭消瘦：杜鹃花 60g。水煎服。

2. 跌打疼痛：杜鹃花子（研末）1.5g。酒吞报。

3. 流鼻血：杜鹃花（生的）15~30g。水煎服。

4. 白带：杜鹃花（用白花）15g，和猪脚爪适量同煮，喝汤吃肉。

5. 慢性支气管炎：杜鹃花 50~100g，每日煎服，部分病例加用杜鹃花挥发油，每日 0.5~1ml，10 天为 1 疗程。

【不良反应及注意事项】 黄色杜鹃花含有大量毒素，人在误食之后，会出现严重不良反应，如上吐下泻、短暂性的呼吸困难、四肢麻木无力等。误食后须及时洗胃。满山红临床上副反应轻微，但长期服用可能对肝脏有一定影响。有毒成分主要为梫木毒素。

◆**杉叶**

【来源】 本品为杉科杉属植物杉木的叶。全年均可采收，鲜用或晒干。

【别名】 杉树叶。

【性味归经】 味辛，性微温。归肺、胃经。

【功能主治】 祛风，化痰，活血，解毒。主治：半身不遂初起、风疹、咳嗽、牙痛、天疱疮、脓疱疮、鹅掌风、跌打损伤、毒虫咬伤。

【用法用量】 内服：煎汤，15~30g。外用：煎水含漱、捣汁搽或研末调敷。

【炮制】 鲜用或晒干。

【化学成分】 叶含穗花杉双黄酮、红杉双黄酮、异柳杉素、扁柏双黄酮、榧双黄酮、南方贝壳杉双黄酮及挥发油、其主要成分为 α-柠檬烯、α 和 β-蒎烯等。

【药理作用】 抗炎作用。

【方剂选用】

1. 风齿肿：杉叶90g，川芎、细辛各60g。上三味，切，以酒800ml，煮取500ml，稍稍含之，勿咽之。

2. 天疱疮：杉叶（鲜）适量。捣汁外搽。

3. 慢性气管炎：取鲜杉木叶160g，煮沸4小时，过滤，滤液浓缩，加糖浆50%使成杉叶糖浆30ml。分3次饭后服用，连服10天。

◆**杉木**

【来源】 本品为杉科杉属植物杉木的心材及树枝。四季可采。

【别名】 白松、沙松、东北杉木（吉林）。

【性味归经】 味辛，性微温。归脾、胃经。

【功能主治】 辟秽，止痛，散湿毒，下逆气。主治：漆疮、风湿毒疮、脚气、奔豚、心腹胀痛。

【用法用量】 内服：煎汤，9～15g；或入丸、散。

【炮制】 鲜用或晒干备用。

【化学成分】 木材、枝叶均含挥发油，挥发油的主要成分为雪松醇等。还含有萜类、游离氨基酸、维生素C等成分，叶中含有双黄酮类物质。

【药理作用】 ①抗骨质疏松作用。②抗炎作用。

【毒理作用】 用毒土法进行杉木心材精油对黑胸散白蚁的触杀毒性实验，结果表明，杉木心材精油对黑胸散白蚁具有较强的触杀毒性，且其毒性的大小与处理时间和浓度呈正相关，当其浓度达到160mg/h，74小时内白蚁死亡率为100%。

【方剂选用】

1. 遍身风湿毒疮，或痒或痛，或干或湿：杉木240g。煎汤浸洗。

2. 小儿阴肿赤痛，日夜啼叫，数日退皮，愈而复作：老杉木烧灰，入腻粉，清油调敷。

3. 脚气，肿硬疼痛：蓖麻叶250g，水

菝500g、杉木250g、川椒3合、柳蠹虫250g、蒴藋500g、白杨树皮250g。上药，细锉和匀。每用药250g，以水6000ml，煮取4000ml，去渣，看冷暖，用蘸脚。每次蘸毕，如有汗出，切宜避风。

4. 奔豚瘕疝，胀闷疼痛：杉木60g，吴茱萸、青皮、小茴香、橘核各24g，干姜15g。煎汁饮。

5. 平人无故腹胀，猝然成蛊：杉木60g，牛膝、木瓜、槟榔各30g。煮汤淋洗，日3～4次。

6. 霍乱：杉木劈开作片1握，以水浓煎一盏，服之。

7. 阳痿：杉木15g（杉木放水中浸泡，越久越好），猪脚90～120g。用清水约1500ml，煎至300ml，去渣，日分2次温服，猪脚可一次吃完。

8. 烧伤：杉木烧灰存性，研极细末，用花生油或麻油调成糊状外敷，每日1次。有临床报道，治疗轻度烧伤20例，均在1周左右治愈，且不留疤痕。

9. 漆疮：杉木树皮置盆内，加水煮沸，待温时浸洗患处。每日2～3次。连续2～3日，可使漆疮症状明显好转或痊愈。

【不良反应及注意事项】 不可久服和过量，体质虚者忌用。

◆**杉木根**

【来源】 本品为杉科杉属植物杉木的根和根皮。全年均可采收，晒干或鲜用。

【别名】 杉根皮、泡杉根、杉树根皮。

【性味归经】 味辛，性微温。归脾、胃经。

【功能主治】 祛风利湿，行气止痛，疗伤接骨。主治：风湿痹痛、胃痛、疝气痛、淋病、白带、血瘀崩漏、痔疮、骨折、脱臼、刀伤。

【用法用量】 内服：煎汤，30～60g。外用：适量，捣敷或烧存性，研末调敷。

【炮制】 晒干或鲜用。

【化学成分】 根及根皮含游离氨基酸、甾体化合物、脂肪酸和维生素C。

【药理作用】 杉木根干馏油具有抗螨活

性、抗细菌、抗霉菌素等作用。

【方剂选用】

1. 关节炎、跌打损伤：杉根皮（鲜）适量，白酒少许。捣烂外敷。

2. 牛皮癣：早晨持干净刀在尾径 10 厘米以上的杉木根轻砍 1~2 刀，用酒杯或小瓶接汁，用药棉蘸汁涂搽患处（要先用盐水洗净患处），每日 3~4 次，连用 3~5 日可根治。

3. 骨折、脱臼：先将伤部复位后，取鲜杉根或茎二重皮、鲜梧桐汁、毛花桃根各等量，加酒糟少量，捣烂敷伤部，外以杉木皮固定。

4. 风湿关节痛：鲜杉木根适量，捣烂加酒焙热，包患处，或用鲜杉木根 45g，酒水煎服。

【不良反应及注意事项】无寒邪冷气者忌用。

◆杉木皮

【来源】本品为杉科杉属植物杉木的树皮。全年均可采剥，鲜用或晒干。

【别名】杉皮。

【性味归经】味辛，性微温。归脾、胃经。

【功能主治】利湿，消肿解毒。主治：水肿、脚气、漆疮、流火、烫伤、金疮出血、毒虫咬伤。

【用法用量】内服：煎汤，10~30g。外用：适量，煎水熏洗或烧存性，研末调敷。

【炮制】鲜用或晒干。

【化学成分】含有游离氨基酸、维生素C、甾醇类化合物等。

【药理作用】具有抗炎、抗菌、镇痛的药理作用。

【方剂选用】

1. 金疮出血及水火烫伤：老杉皮烧存性研之，或入蛋清调敷。

2. 治各种肿证、风丹、漏证：杉木皮适量，水煎服。

【不良反应及注意事项】极少数人会出现过敏反应。

◆杨梅

【来源】本品为杨梅科植物杨梅的果实。栽培 8~10 年结果，6 月待果实成熟后，分批采摘，鲜用或烘干。

【别名】机子、圣生梅、白蒂梅、椴梅、山杨梅。

【性味归经】味酸、甘，性温。归脾、胃、肝经。

【功能主治】生津解烦，和中消食，解酒，涩肠，止血。主治：烦渴、呕吐、呃逆、胃痛、食欲不振、食积腹痛、饮酒过度、腹泻、痢疾、衄血、头痛、跌打损伤、骨折、水火烫伤。

【用法用量】内服：煎汤，15~30g，或烧灰，或盐炙。外用：适量，烧灰涂敷。

【炮制】鲜用或烘干。

【化学成分】果实含葡萄糖、果糖、柠檬酸、苹果酸、草酸、乳酸和蜡质等。

【药理作用】①抗过敏活性。②降低神经毒素，保护神经元。③杨梅素对淋巴细胞的活化增殖反应具有抑制作用。④抗血栓，改善心肌缺血，改善微循环等作用，有望将其开发为活血化瘀类药物。⑤降血糖作用。⑥抗氧化作用。⑦保肝护肝作用。⑧抗炎，抗菌，抗突变，预防龋齿，消除体内自由基等多种功用。

【毒理作用】杨梅核仁对小鼠半数致死量大于 20g/kg（体重），说明杨梅核仁无毒。二氢杨梅素毒性小，大鼠口服灌胃的最大耐受量为 5g/kg。

【方剂选用】

1. 预防中暑：杨梅浸烧酒服。或用 15g 煎服。

2. 胃肠胀满：食盐腌杨梅备用，越久越佳，用时取数颗泡开水服。

3. 头痛：杨梅为末，以少许搐鼻取嚏。

4. 一切损伤，止血生肌，无瘢痕：杨梅和盐核杵之如泥，成挺子，竹筒中收，遇破即填。

5. 水火烫伤：杨梅烧灰为末，调茶油敷。

6. 鼻息肉或一般肉芽：杨梅（连核）

和冷饭粒捣极烂，敷患处。

7. 痢疾：杨梅用陈酒浸（酒越陈越好），每日食30g枚，一日2次，治痢疾。

8. 腹泻、疝气腹痛：杨梅用高粱酒浸，每次食30g枚，一日2次，治腹泻、疝气腹痛。

【不良反应及注意事项】多食损齿。有疝病者，诸病夹热者忌食，血热火旺者不宜多食，不可与生姜同食。

◆杨梅根

【来源】本品为杨梅科植物杨梅的树根及根皮。

【别名】杨梅根皮。

【性味归经】味辛，性温。归脾、胃、肝经。

【功能主治】理气，止血，化瘀。主治：胃痛、呕吐、疝气、吐血、血崩、痔血、外伤出血、跌打损伤、牙痛、水火烫伤、恶疮、疥癞。

【用法用量】内服：煎汤，9～15g；浸酒，或入丸、散。外用：适量，煎汤熏洗，或漱口，或研末调敷，或吹鼻。

【炮制】趁鲜剥取根皮或挖取全根，鲜用或晒干。

【化学成分】含鞣质59.76%，进一步纯化为杨梅多酚。还含杨梅醇、杨梅醇-5-O-β-D-葡萄糖苷、8-羟基杨梅酮、杨梅酮-5-O-β-D-葡萄糖苷、胡萝卜苷和β-谷甾醇等。

【药理作用】①抗氧化作用。②对核辐射损伤的血细胞与造血组织的保护作用。

【毒理作用】急性毒性及长期毒性实验结果均为阴性。

【方剂选用】

1. 胃气痛：杨梅根（要白种的）30g。洗净切碎，鸡1只（去头、脚、内脏），水适量，炖2小时服。

2. 胃、十二指肠溃疡、胃痛：杨梅根皮（去粗皮）、青木香（马兜铃根）各等量。均洗净切片烘干，共研末，制成蜜丸。每丸含杨梅树根皮和青木香各4.5g。用法：每日2次，每次1丸，温水送服。

3. 呕吐：杨梅鲜60g。水煎服。

4. 吐血、血崩：杨梅根皮120g，炖肉吃。

5. 痔疮出血：杨梅根皮120g。炖一只老鸭吃。

6. 外伤出血：杨梅根皮研末，敷伤处。

7. 跌打扭伤肿痛：杨梅树根60～120g。水煎，熏洗伤处。

8. 刀斧伤筋：杨梅根（烧存性，外黑内焦黄）30g，冰片0.9g。共研极细末，以药末撒伤处，以绷带扎护，夏天一日换一次，冬天三日换一次（伤处忌沾生水，忌摇动）。

9. 风虫牙痛：杨梅根皮（厚者，去粗皮）30g，川芎9g，麝香少许（另研）。上药细末研匀，每用0.4g，先含温水一口，次用药末于两鼻内擤之，涎出痛止为效。

10. 走马牙疳：鲜杨梅根第二重皮，捣极烂，调食盐少许，敷患处。

11. 臁疮：杨梅根皮90g。煨水服。又用杨梅根皮适量，煨水洗患处。

12. 疝气：杨梅新根60g。水煎，酌加酒或红糖服。

13. 雷公藤中毒：用鲜杨梅根100～200g，1日2次煎服或鼻饲。

【不良反应及注意事项】血热火旺者，诸病夹热者慎用。

◆杨梅树皮

【来源】本品为杨梅科植物杨梅的树皮。全年均可采收，多在栽培整修时趁鲜剥取茎皮、根皮或挖取全根，鲜用或晒干。

【别名】杨梅皮。

【性味归经】味苦、辛、微涩，性温。归肝、胃经。

【功能主治】行气活血，止痛，止血，解毒消肿。主治：脘腹疼痛、胁痛、牙痛、疝气、跌打损伤、骨折、吐血、衄血、痔血、崩漏、外伤出血、疮疡肿痛、痄腮、牙疳、水火烫伤、臁疮、湿疹、疥癣、感冒、泄泻、痢疾。

【用法用量】内服：煎汤，9～15g；或浸酒，或入丸、散。外用：适量，煎汤熏洗，或漱口，或研末调敷，或吹鼻。

【炮制】趁鲜剥取茎皮，鲜用或晒干。

【化学成分】茎皮含黄酮类成分：杨梅树皮素、杨梅树皮苷，联苯环庚类成分：杨梅联苯环庚醇、杨梅联苯环庚酮、杨梅联苯环庚醇没食子酰葡萄苷、杨梅联苯环庚醇龙胆二糖苷等。

【药理作用】①抗肿瘤作用。②抗氧化作用。③抑菌作用。④止血作用。

【毒理作用】急性毒性及长期毒性实验结果均为阴性，说明其安全性高。

【方剂选用】

1. 腹泻及牙龈溃疡：杨梅树皮6g，水煎服。

2. 急性胃肠炎及腰骨挫伤疼痛：杨梅树皮研末，每次3g，开水冲服，治急性胃肠炎；每服10g，早晚各1次，用开水或烧酒送服，治腰骨挫伤疼痛。

3. 瘰疬：杨梅树皮15～30g，水煎服。

4. 恶疮、疥癣：用杨梅树皮及根，煎汤洗。

5. 跌打扭伤肿痛：杨梅树皮60g，百两金30g，烧酒250ml，同浸10天备用。用时以酒搓擦伤处。

6. 眼生星翳：杨梅树皮60～120g。水煎，去渣，放面盆内，熏患眼，一日1次。或用杨梅树皮适量。洗净切碎，加食盐少许，捣烂，做成如铜钱大的小饼，敷于手腕动脉处，约经1小时取下。

7. 齿痛：杨梅树皮（或根）15～21g。加清水煎汁，去渣，以汁煮两个鸭蛋，及至蛋熟，先食蛋，后饮汁。

8. 臁疮：杨梅树皮90g。捣烂煮水洗。

9. 砒霜中毒，心腹绞痛，欲吐不吐，面青肢冷：杨梅树皮煎汤二三碗，服之。

10. 菌痢：鲜杨梅树皮、叶共30g，鲜南天竹15g，橘子皮4.5g。将上药切碎，共放入砂锅内，加水400ml，煎至200ml，滤取药液，在药渣中再加水300ml，煎至100ml，合并两次药液为1日量。每次服100ml，每天服3次。亦可将1日量浓缩为60ml，每次服20ml。

【不良反应及注意事项】血热火旺者、诸病夹热者慎用。

◆ 杨树花

【来源】本品为杨柳科植物毛白杨、加拿大杨或同属数种植物的雄花序。春季雄蕾开花时，分批摘取雄花序，鲜用或晒干。

【别名】杨花。

【性味归经】味苦，性寒。归大肠经。

【功能主治】清热解毒，化湿止痢。主治：细菌性痢疾、肠炎。

【用法用量】内服：煎汤，9～15g。外用：适量，热敷。

【炮制】取原药材，除去杂质，或切碎。

本品呈圆柱形，由若干小花组成，淡黄色或黄棕色，质疏松而柔软。无臭，味淡。贮干燥容器内，置通风干燥处。

【化学成分】叶含槲皮素、槲皮素3－β－D－葡萄糖苷、杨梅树皮素3－β－D－半乳糖苷、木犀草素－7－β－D－葡萄糖苷等。

【药理作用】①抗炎、抑菌作用。②增强免疫功能。

【方剂选用】

1. 鸡爪风：杨树花装入布袋，如手掌大，将患手伸入袋内装穗中间，外用热熨斗熨烙，穗干易换，如此数遍。

2. 急性菌痢：杨树花，经自然干燥后压制成片剂，每片相当于干杨树花0.5g。

3. 小儿秃疮初起：杨树花500g，水5000ml，文火熬4小时，将杨树花捞出，再熬成膏，搽患处。

【不良反应及注意事项】脾胃虚寒者慎服。

◆ 赤芍

【来源】本品为毛茛科植物芍药或川赤芍的干燥根。春、秋二季采挖，除去根茎、须根及泥沙，晒干。

【别名】木芍药、赤芍、红芍药、草芍药。

【性味归经】味苦，性微寒。归肝经。

【功能主治】清热凉血，散瘀止痛。主

治：热入营血、温毒发斑、吐血衄血、目赤肿痛、肝郁胁痛、经闭痛经、癥瘕腹痛、跌打损伤、痈肿疮疡。

【用法用量】 内服：煎汤，4～10g；或入丸、散。

【炮制】 除去杂质，分开大小，洗净，润透，切厚片，干燥。

随着酒炙时间的延长，赤芍中没食子酸含量有上升趋势，d-儿茶精含量有下降趋势。

【化学成分】 芍药根含芍药苷、氧化芍药苷、苯甲酰芍药苷、白芍苷、没食子酰芍药苷等。又含右旋儿茶精及挥发油。挥发油主要含苯甲酸、牡丹酚及其他醇类和酚类成分共33个。

【用法用量】 内服：煎汤，9～15g；或入丸、散。

【药理作用】 ①抗心肌缺血的作用。②缓解血管收缩的作用。③抗多巴胺能的作用。④减轻缺血性脑损伤的作用。⑤退黄降酶作用。⑥抗肿瘤作用。⑦降低血瘀大鼠的血液黏度、纤维蛋白原含量、红细胞聚集指数、血小板聚集，能够显著延长小鼠凝血时间。⑧抗炎作用。⑨抗氧化作用。

【毒理作用】 赤芍注射液小鼠静脉注射的最大耐受量为50g/kg，猫的最小致死量>186g/kg，赤芍D小鼠腹腔注射的LD_{50}为4.6g/kg，赤芍C为2.9g/kg，赤芍A为10.8g/kg。

【配伍效用】

赤芍配伍白芍：赤芍清热凉血、活血散瘀；白芍养血敛阴、柔肝止痛。赤芍泻肝火，散而不补；白芍养肝阴，补而不泻。二者伍用，相辅相成，共奏养血敛阴柔肝、活血散瘀止痛之功效，用于治疗血分有热，低烧日久不退；阴虚津亏之口舌干燥、目赤而痛以及胸胁疼痛、腹痛坚积、月经不调、闭经等症。

赤芍配伍当归、香附：赤芍清热凉血、祛瘀止痛，当归活血补血止痛，香附疏肝理气止痛。三药相伍，有舒肝行气、活血止痛的功效，用于治疗气滞血瘀之妇人胁痛、少腹疼痛，或痛经等症。

赤芍配伍黄柏：赤芍清热凉血止痛，黄柏专主下焦湿热。二者合用，有清热凉血燥湿之功效，用于治疗赤痢、腹痛属湿热者者。

赤芍配伍菊花：赤芍凉血散瘀，其酒炒后则引药上行，并增强其活血祛瘀之功，以治目赤肿痛等上部瘀血所致疾患；菊花疏散风热、凉肝。二者伍用，有疏散风热、凉血散瘀之功效，用于治疗风热蕴肝所引起的暴发火眼等症。

【方剂选用】

1. 冠心病：赤芍煎汤内服，每日3次，每次用量40ml（相当于生药40g），5周为1疗程。

2. 顽固性血管性头痛：赤芍、黄芪、川牛膝、丹参各30g，川芎12g，生大黄6g（后放）；血管紧张性头痛者川芎加为18g。加水500ml，浸泡药物半小时后煎至250ml，滤出，再加水500ml，煎至250ml，两煎共得500ml，每日1剂分3次口服。若伴呕吐不能进药者，将所煎药液分3次保留灌肠。灌肠液温37℃，患者右侧卧位，插管深25～30cm，缓慢注入药液160ml，保留30分钟以上。

3. 急性黄疸型肝炎：赤芍100g，丹参30g，水煎至200ml，1日分2次口服，10天为1个疗程。

4. 肝曲综合征：赤芍30g，川朴25g，丹参20g。每日1剂，水煎，分3次内服，7日为1疗程。

5. 慢性肾炎：赤芍25g，黄芪45g，川芎、鸡内金、苍术、当归各15g，地龙12g，桃仁、红花、大黄各6g，桑寄生30g。随症加减。

6. 急性乳腺炎：①赤芍30g，生甘草30g。水煎内服，每日1剂，连服1～3剂。②赤芍30g，蒲公英、生甘草各15g，柴胡、鹿角片各10g，煎汁后兑入适量白酒。服药后覆被卧床休息半小时，至微汗为度。一般服2～3剂即可痊愈。③赤芍、甘草各50g。局部脓性分泌物较多者加黄芪30g，局部湿疹瘙痒者加地肤子20g，乳房结核伴乳腺炎者加穿山甲10g，昆布20g。每日1剂，水煎分2次饭后服，3天为1疗程。

7. 小儿腹痛：赤芍8g，枳实6g，陈皮7g，甘草5g。水煎服，每日1剂。

8. 慢性鼻炎和变态反应性鼻炎：赤芍150g，当归75g，红花75g制成注射液（1ml相当于生药1g），在鼻黏膜表面麻醉下注射1ml，以棉球压迫1~2小时，2~3天注射1次。

9. 赤痢多腹痛不可忍：赤芍60g，黄柏60g（以蜜拌合涂炙令尽，锉）。上药，捣筛为散，每服9g，以淡浆水一中盏，煎至1.5g，去渣，不计时候，稍热服。

10. 血痢腹痛：赤芍、黄柏（去粗皮，炙）、地榆各30g。上三味捣筛，每服15g，以浆水一盏，煎至2g，去渣，不拘时温服。

11. 五淋：赤芍30g，槟榔1个（面裹煨）。上为末，每服3g，水煎，空心服。

12. 急性乳腺炎：赤芍30~60g，生甘草6g。水煎服。如发热加黄芩，另用白蔹根、食盐少许捣敷患处。

13. 妇人血崩不止、赤白带下：香附子、赤芍。上等份，为末，盐一捻，水二盏，煎至一盏，去渣服，食前。

【不良反应及注意事项】偶有皮肤过敏现象，如全身鲜红色斑丘疹、足部大水疱、胸背部猫眼样改变等。发生过敏现象应立即停药。血虚者忌服。反藜芦。

◆ 赤松

【来源】本品为松科植物赤松、思茅松、马尾松或同属植物的松针和树皮。全年均可采剥，洗净，节段，晒干。

【别名】松桃、赤松皮、赤龙鳞、松皮、松树皮、赤龙皮。

【性味归经】味苦，性温。归肺、大肠经。

【功能主治】祛风除湿，活血止血，敛疮生肌。主治：风湿骨痛、跌打损伤、金刃伤、肠风下血、久痢、湿疹、水火烫伤、痈、不收口。

【用法用量】内服：煎汤，9~15g，或

研末。外用：适量，研末调敷，或煎水洗。

【炮制】洗净，切段，晒干。

【化学成分】含鞣质。马尾松皮含左旋海松酸。

【药理作用】①对胃的保护作用。②抑菌作用。

【毒理作用】利用赤松花粉饲喂小白鼠，进行急性经口毒性、微核突变、AmeS和小鼠精子畸形四个方面的毒理实验，实验结果显示赤松花粉属无毒物质，对小鼠骨髓细胞未见明显致突变作用，无诱发细菌基因变化作用，不引起小鼠精子畸形。

【方剂选用】

1. 肠风下血过多：赤松皮（先刮去粗浮者，取贴木嫩皮）锉细，焙令半干，再入铫子内，慢火炒干，为细末。每服3g，入腊茶3g，白汤点服，食前。

2. 小儿头疮浸湿（名胎风疮）：赤松皮入豆豉少许，瓦上炒存性，研末，入轻粉、香油调涂之。

3. 久痢：赤松皮（去上苍皮）切一斗为散，面粥和一升服之，日三，瘥即止。

4. 金疮：赤松皮，煅存性，研末搽之，最止痛。

5. 小儿下痢赤白，腹痛不食：用赤松皮为末，米汤调下。

6. 妇人血气痛不可忍：赤松皮（用醋煮干），延胡索。上为末，秤锤烧红淬酒调下。

7. 水火烫伤，痛不可忍，或溃烂成恶疮：赤松皮剥下，阴干，为细末，入轻粉少许，生油调敷，如敷不住，纱绢裹敷定，即生痂，神效不可言，然宜颈先合下，以备急，自剥落而薄者尤妙。

8. 皮肤瘙痒症、漆疮、湿疹：赤松皮煎汤熏洗。

9. 风湿性关节炎：赤松皮（去粗皮）、锦鸡儿根、茜草、络石藤各15g，虎刺30g。水煎服。

10. 烧伤：老赤松皮烧成炭，研为极细末，过筛。清创后，患处有渗出液或化脓时，直接撒粉；无渗出液者，用香油调成糊外敷。

11. 鹅掌风：赤松皮适量，煎汤外洗。

12. 睾丸炎：赤松皮煎服。

13. 臁疮：赤松老树皮，研末，冰片、茶适量，调涂。

【不良反应及注意事项】血虚、内热者慎服。

◆赤根

【来源】本品为藜科植物菠菜的全草。冬、春季采收，除去泥土、杂质，洗净鲜用。

【别名】菠菜、红根菜、赤根菜、波斯草、鹦鹉菜、甜菜。

【性味归经】味甘，性平。归肝、胃、大肠、小肠经。

【功能主治】养血，止血，平肝，润燥。主治：衄血、便血、头痛、目眩、目赤、夜盲症、消渴引饮、便闭、痔疮。

【用法用量】内服：适量，煮食，或捣汁。

【炮制】洗净鲜用。

【化学成分】可食部分每100g，含蛋白质2g，脂肪0.2g，碳水化物2g，粗纤维0.6g，灰分2g，钙70mg，磷34mg，铁2.5mg，胡萝卜素2.96mg，硫胺素0.04mg，核黄素0.13mg，尼克酸0.6mg，抗坏血酸31mg，草酸超过0.1g，芸香苷17mg，氟1.1mg，多量 α - 生育酚，6 - 羟甲基喋啶二酮。叶含锌56～68mg/kg（干重），叶酸1.22μg/g，氨基酸和叶黄素、β - 胡萝卜素、新 - β - 胡萝卜素B、新 - β - 胡萝卜素U等类胡萝卜素、还含 α - 菠菜甾醇、豆甾烯 - 7 - 醇、胆甾醇以及甾醇酯和甾醇苷、万寿菊素、菠叶素，和一种青紫色萤光物质2 - 乙酰基 - 3 - 对羟基苯丙烯酰基内消旋酒石酸。根含菠菜皂苷A和B。

【药理作用】抑菌作用。

【方剂选用】

1. 消渴引饮，日至一石者：赤根、鸡内金等份。为末。米饮服，日三。

2. 高血压：赤根200g，先用热水烫熟，挤出其中水分，再用香油拌均匀，每

天早晚当菜吃。

3. 糖尿病：赤根100g，银耳10g。煎水煮服，每日2次。或鲜赤根250g，鸡内金10g，大米50g。将赤根洗净，切碎，加水同鸡内金共煎煮30～40分钟，然后下米煮作烂粥，连菜与粥服食，每日2次。

4. 贫血：赤根60g，鸡蛋2个，姜丝、盐各适量。将菠菜洗净切段，放入沸水煮，水再沸放入姜丝、盐，打入鸡蛋。每日服2次。

5. 咳嗽气喘：赤根籽300g，炒黄研成细末，炼蜜丸，每日服2次，每次服9g。

6. 夜盲症：赤根200g，猪肝100g，将新鲜猪肝切片，赤根去根洗净切段。锅内水烧开，放少许姜片及盐。放入肝和菠菜，水沸后，饮汤食肝及菜。

7. 风湿性关节炎：赤根50g，蘑菇200g，水煎服，每日2次。

8. 便秘：鲜赤根200g，用开水煮熟，加蜂蜜一匙调服，每日两次。或鲜赤根500g洗净切段，猪血250g切成块状，加清水适量煮汤，调味后佐膳服用，每日或隔日一次，连服2～3次。

9. 脱发：赤根50g，黑芝麻20g，炒熟吃，每日1～2次。

10. 小儿软骨病：赤根、猪脊骨或腿骨各适量。将猪骨砸碎，加水熬成浓汤，加入洗净切好的小段菠菜，稍煮即成，饮汤吃菜，最后将骨髓吃下，每日2次。

11. 跌打损伤：赤根洗净挤汁，每次150ml，黄酒送服，每日2～3次。

【不良反应及注意事项】不可多食，多食令人脚弱，发腰痛，动乏气，不可与鳝鱼同食，伤肠胃，伤风者忌食。

◆赤小豆

【来源】本品为豆科植物赤小豆或赤豆的干燥成熟种子。秋季果实成熟而未开裂时拔取全株，晒干，打下种子，除去杂质，再晒干。

【别名】小豆、赤豆、红豆、红小豆、猪肝赤、杜赤豆、小红绿豆。

【性味归经】味甘、酸，性平。归心、

小肠经。

【功能主治】利水消肿，解毒排脓。主治：水肿胀满、脚气浮肿、黄疸尿赤、风湿热痹、痈肿疮毒、肠痈腹痛。

【用法用量】内服：煎汤，9～15g；或入散剂。外用：适量，研末撒，或鲜品捣敷。

【炮制】取原药材，除去杂质，洗净，干燥。

【化学成分】赤小豆含糖类，三萜皂苷，每100g含蛋白质20.7g，脂肪0.5g，碳水化合物58g，粗纤维4.9g，灰分3.3g，钙67mg，磷305mg，铁5.2mg，硫胺素0.31mg，核黄素0.11mg，烟酸2.7mg等。

【药理作用】利尿作用。

【配伍效用】

赤小豆配伍当归：赤小豆清热利湿、行血排脓；当归养血和血、活血祛瘀。二者伍用，有清热利湿、养血活血、排脓解毒之功效，用于治疗下焦湿热蕴毒所致之先血后便之"肠风""脏毒"等证。

赤小豆配伍麻黄：赤小豆长于清热利湿消肿，且能解毒；麻黄宣畅肺气，下达膀胱而利水。二者相须为用，有清热解毒利水之功效，用于治疗小儿湿热水肿。

赤小豆配伍商陆：赤小豆清热利水消肿；商陆峻泄水湿而消肿。二者相须为用，可增强其逐水消肿之功效，用于治疗腹水胀满、小便不利者。

【方剂选用】

1. 流行性腮腺炎：赤小豆50～70粒，研成细粉，和入温水、鸡蛋清或蜜调成稀糊状，摊在布上，敷于患处。一般1次即能消肿。

2. 高血压：赤小豆、红豇豆各30g，红枣10～15个，煮烂，晨起空腹或临睡前服1次，1个月为1疗程。

3. 呃逆：赤小豆20粒，猪苦胆1个，将小豆装入猪胆内，挂房檐下阴干后共研末，每日2g，分2次用开水冲服。

4. 肝硬化腹水：赤小豆500g，活鲤鱼1条（重500g以上），同放锅内，加水2000～3000ml清炖，至赤小豆烂透为止。将赤小豆、鱼、汤分数次服下。每日或隔日1剂。

5. 急性肾炎：麻黄3～5g，连翘8～12g，赤小豆30～60g，生桑皮6～12g，芥穗、杏仁各6～10g，浮萍、白茅根、益母草各15～30g。水煎服，每日1剂。随症加减。另配合针灸疗法。

6. 缺乳症：赤小豆250g，煮汤，去豆饮浓汤，每天早晚服，连服3～5天。

7. 肛裂：赤小豆60g，当归15g（炒），煎汤内服，每日早晚各1次。

8. 痔血：赤小豆30～60g，当归、连翘各30g，升麻10g。便秘加桃仁、牛膝；热毒偏盛，肛门灼痛加银花、赤芍、红藤；气虚无力，肛门下坠加党参、白术、黄芪。水煎服。

9. 小儿丘疹性荨麻疹：赤小豆15g，茯苓、鸡内金各10g，防风、白鲜皮、银花各6g，甘草3g。每日1剂，水煎2次，每次20分钟，按患儿年龄大小取药液50～200ml，分数次服完。

10. 猝大腹水病：白茅根1大把，赤小豆3升，煮取干，去茅根食豆，水随小便下。

11. 伤寒瘀热在里，身必黄：麻黄60g（去节），连轺60g，赤小豆1升，杏仁40个（去皮、尖），大枣12枚（擘），生梓白皮（切）1升，生姜60g（切），甘草60g（炙）。上八味，以水一斗，先煮麻黄再沸，去上沫，纳诸药，煮取三升，去渣，分温3次服，半日尽。

12. 急黄身如金色：赤小豆30g，丁香0.3g，黍米0.3g，瓜蒂0.15g，熏陆香3g，青布五寸（烧灰），麝香3g（细研）。上药捣细罗为散，都研令匀。每服不计时候，以清粥饮调下3g；若用少许吹鼻中，当下黄水。

13. 疽初作：赤小豆末醋敷之，亦消。

14. 腮颊热肿：赤小豆末和蜜涂之，或加芙蓉叶末。

15. 风瘙瘾疹：赤小豆、荆芥穗等份，

为末，鸡子清调涂之。

16. 肠痔大便常血：赤小豆1升，苦酒5升，煮豆熟，出干，复纳清酒中，候酒尽止，末。酒服方寸匕，日3次服。

17. 脚气：赤小豆五合，葫1头，生姜0.3g（并破碎），商陆根1条（切）。同水煮，豆烂汤成，适寒温，去葫等，细嚼豆，空腹食之，旋旋啜汁令尽。

18. 脚气气急，大小便涩，通身肿，两脚气胀，变成水者：赤小豆半升，桑根白皮（炙，锉）60g，紫苏茎叶1握（锉，焙）。上三味除小豆外，捣罗为末。每服先以豆一合，用水五盏煮熟，去豆，取汁二盏半，入药末12g，生姜0.3g，拍碎，煎至一盏半，空心温服，然后择取豆任意食，日再。

19. 妇人吹奶：赤小豆酒研，温服，以渣敷之。

20. 食六畜肉中毒：赤小豆1升，末，服3g。

【不良反应及注意事项】性逐津液，久食令人枯燥。形瘦体虚及久病者不宜食用，不宜加碱煮食，服用四环素类药物及红霉素、甲硝唑、西咪替丁时不宜食用。服用硫酸亚铁时不宜食用。

◆ 赤石脂

【来源】本品为硅酸盐类矿物多水高岭石族多水高岭石，主要含四水硅酸铝 $[Al_4(Si_4O_{10})(OH)_8 \cdot 4H_2O]$。采挖后，除去杂石。

【别名】赤符、红高岭、赤石土、红土。

【性味归经】味甘、酸、涩，性温。归大肠、胃经。

【功能主治】涩肠，止血，生肌敛疮。主治：久泻久痢、大便出血、崩漏带下；外治疮疡久溃不敛、湿疮脓水浸淫。

【用法用量】内服：煎汤，10～15g，打碎先煎，或入丸、散。外用：适量，研末撒或调敷。

【炮制】①赤石脂：除去杂质，打碎或研末粉。②煅赤石脂：取赤石脂细粉，用醋调匀，搓条，切段，干燥，照明煅法煅至红透。用时捣碎。

煅制方法不同，浸出效果有别。煅块醋淬品最高，其次为煅块非醋淬品，而煅条品最低。煅块用醋量只有煅条用醋量的1/4～1/5，方法简便，缩短炮制时间，且小鼠止血实验较煅条品增强。

【化学成分】主要成分为水化硅酸铝 $[Al_4(Si_4O_{10})(OH)_8 \cdot 4H_2O]$，尚含相当多的氧化铁（$Fe_2O_3$）等物质，其组成如下：硅42.93%，铝36.58%，氧化亚铁（FeO）4.85%，锰4.85%，镁及钙0.94%，水分14.75%。另外，还含有钛、镍、锶、钡等微量元素。

【药理作用】①止泻作用。②止血作用。③抗血栓形成。

【毒理作用】赤石脂煎液静脉注射小鼠 LD_{50} 为60g/kg，动物有肝肿大，肺充血现象。

【配伍效用】

赤石脂配伍干姜：赤石脂涩肠固脱、收敛止血；干姜温中散寒。二药合用，有温中散寒、涩肠止泻之功效，用于治疗脾胃虚寒、肠失固摄所致之便下脓血、久痢不愈、腹痛绵绵、喜温喜按者。

赤石脂配伍乌贼骨、侧柏叶：赤石脂、乌贼骨均收敛止血；侧柏叶凉血止血。三者伍用，有收敛止血之功效，用于治疗妇女漏下出血，日久不止者。

【方剂选用】

1. 烧烫伤：寒水石、赤石脂、大黄、黄柏各20g，冰片12g。前4味经高压灭菌后，与冰片共研末装瓶备用。伤面干者用香油调敷患处，伤面湿者用干药末，每日早晚各用药1次。

2. 脱肛：①赤石脂、禹余粮各15g，菟丝子、炒白术各9g，补骨脂6g，炙甘草、升麻、炮干姜各4.5g，随症加减，水煎服。②用石榴皮（鲜者佳，干者亦可）30～60g煮水外洗肛门，然后将赤石脂（研为极细面）均匀撒在敷料上，敷托住肛门，以胶布固定。

3. 心痛彻背，背痛彻心：赤石脂 30g，蜀椒 30g，乌头 0.3g（炮），附子 15g，干姜 30g。上五味，末之，蜜丸如梧桐子大。先食服 1 丸，日 3 服，不知，稍加服。

4. 痰饮盛，吐水无时节，其源为冷饮过度，遂令痼冷，脾胃气羸，不能消于食饮，食饮入胃，皆变成冷水，反吐不停者：赤石脂 1500g，捣筛为散，服 2g，日 3 次，酒、饮并可下之，稍稍渐加之三匕，服尽 3 斤。

5. 反胃：赤石脂 1 升（好腻无砂者），捣罗研，以蜜和丸，如梧桐子大。每日空腹，以生姜汤下 10 丸，加至 20 丸。

6. 少阴病下利脓血者：赤石脂 500g（一半全用、一半筛末），干姜 30g，粳米 1 升。上三味，以水七升，煮米令熟，去渣，温服七合，内赤石脂末方寸匕，日 3 服，若一服愈，余勿服。

7. 大肠寒滑，小便精出：赤石脂、干姜各 30g，胡椒 15g。同为末，醋和丸梧桐子大。空心及饭前米饮下 50～70 丸。

8. 小便不禁：牡蛎（白者）90g，赤石脂 90g（捣碎）。上同研匀，酒煮面和丸如梧桐子大。每服 15 丸，空心，盐汤送下。

9. 血痔下血至多：赤石脂、白矾（烧令汁尽）、龙骨各 45g，杏仁（汤浸，去皮、尖、双仁，炒，研）100 枚。上四味，捣罗为末，炼蜜丸如梧桐子大。空心枣汤下 20 丸，日再，以瘥为度。

10. 妇人久赤白带下：赤石脂 30g，白芍 30g，干姜 30g（炮裂，锉）。上药捣细罗为散。每于食前，以粥饮调下 6g。

【不良反应及注意事项】有湿热积滞者禁服。孕妇慎服。不可与大黄、芫花、松脂、黄芩、大黄、官桂同用。

◆赤地榆
【来源】本品为牻牛儿苗科植物紫地榆和五角叶老鹳草的根。秋末挖根，洗净，除去须根，切片晒干或鲜用。

【别名】红地榆、隔山消、石两金、雀食地榆、万楼筋、红寒药。

【性味归经】味苦、涩，性寒。归肝、脾、胃、膀胱经。

【功能主治】清热利湿，凉血止血。主治：泄泻、痢疾、消化不良、脘腹疼痛、鼻衄、便血、月经过多、产后出血不止、跌打损伤。

【用法用量】内服：煎汤，9～15g，或浸酒。外用：适量，鲜品捣烂敷，或研末调敷。

【炮制】洗净，除去烫根，切片晒干或鲜用。

【化学成分】含有挥发油、黄酮苷类成分。

【药理作用】具有抗微生物活性。

【方剂选用】

1. 面寒背寒，肚腹疼痛：赤地榆 3g 为末，热烧酒下。

2. 肠胃积热，大肠经便血或肠风便血，红血痢症：赤地榆 30g，槐角（炒，或花亦可）9g，枳壳 15g，黄芩 9g，荆芥穗 6g，全秦归 15g，黄连（酒炒）6g。共为细末，制丸梧桐子大。每服 6g，米汤下。

3. 气管炎：赤地榆 15g，陈皮 9g。兑红糖，水煎服。

4. 胃脘胀痛、嗳腐：赤地榆 20g，岩七 15g，马蹄香 10g，水煎服，有明显的止痛消胀作用。

5. 痢疾：赤地榆 20g，翻白叶 15g，枳壳 10g，当归 10g，水煎服。

6. 肠风便血：赤地榆 20g，槐花 15g，枳壳 10g，炒黄芩 15g，水煎服。

【不良反应及注意事项】服用期间忌食生冷食物，孕妇忌服。

◆芫青
【来源】本品为芫青科动物绿芫青的全蝎。4～5 月捕捉，捕得后，入沸水烫死，晒干或烘干。

【别名】芫蜻、青娘子、青娘虫、相思虫、青虫。

【性味归经】味辛，性温，有毒。

【功能主治】攻毒，破瘀，逐水。主治：瘰疬、狂犬咬伤、血瘀经闭、水肿尿少。

【用法用量】内服：入丸、散，1～2只。外用：适量，研末调敷。

【炮制】生芫青：取原药材，除去头、足、翅及杂质，筛去灰屑。炒芫青：先将米洗净，置锅内，用文火加热至米贴附锅上，微冒热气时，快速倒入生芫青，拌炒至半呈老黄色或黄褐色，取出，除去米，放凉。每净芫青100g，用米20g。

【化学成分】含玫王螯素及脂肪等。

【药理作用】①抗肿瘤作用。②升高白细胞作用。③提高免疫力等药理作用。

【毒理作用】斑蝥素口服对人的致死量为30mg，犬口服致死量为2mg/kg，在急性及亚急性毒性实验中，可见肾小管上皮细胞浊肿，对肾脏的毒性亚急性比急性更明显，大剂量比小剂量更严重。中毒的犬和小鼠还可发生肝细胞浊肿，肝淋巴纤维性损伤，肝细胞坏死心肌浊肿及肺瘀血等。

【方剂选用】

1. 犬咬伤：芫青3个（去翅、足，四十岁加1个，五六十岁加2个），红娘子1个，斑蝥5个（去翅、足，40岁各加1个，50岁各加10个），海马半个，续随子0.3g，乳香、沉香、桔梗各0.15g，酥边少许，上为末。10岁者4服，15岁作3服，20岁作2服，30岁作1服。

2. 偏坠小肠气：芫青、红娘虫各10粒，白面炒黄色，去二项虫，以白滚汤调服。

3. 久耳聋：芫青1枚，巴豆1枚（去皮、心），蓖麻子2枚（去皮）。上件药，细研，以蜜60g，文武火熬半日，不得令焦，焦即不堪用，只可为3丸。以绵子裹1丸，捶在耳内（入耳之时，须炙热用），仍留一绵头垂下在外。耳中脓出，已闻声也。

【不良反应及注意事项】有剧毒，一般不内服，体弱者及孕妇禁服。

◆ 芫花

【来源】本品为瑞香科植物芫花的干燥花蕾。春季花未开放时采收，除去杂质，干燥。

【别名】芫、去水、赤芫、败花、毒鱼、杜芫、头痛花、闷头花、闹鱼花。

【性味归经】味苦、辛，性温，有毒。归肺、脾、肾经。

【功能主治】泻水逐饮；外用杀虫疗疮。主治：水肿胀满、胸腹积水、痰饮积聚、气逆咳喘、二便不利；外治疥癣秃疮，痈肿，冻疮。

【用法用量】内服：煎汤，1.5～3g，研末服0.6～1g，每日1次。外用：研末调敷或煎水洗。

【炮制】芫花：除去杂质。醋芫花：取净芫花，照醋炙法炒至醋吸尽。每100kg芫花，用醋30kg。本品形如芫花，表面微黄色。微有醋香气。通过正交实验设计优选芫花炮制的最佳工艺为160℃炒制10分钟，辅料醋用量15ml。

【化学成分】花与花蕾含二萜原酸酯类化合物：花含芫花酯甲，芫花酯乙，芫花酯丙，芫花瑞香宁；花蕾含芫花酯丁，芫花酯戊。黄酮类化合物：芫花素，3'－羟基芫花素，芫根苷，芹菜素，木犀草素，茸毛椴苷等。

【药理作用】①镇咳、祛痰作用。②镇痛、镇静和抗惊厥作用。③抗炎、抗肿瘤作用。④免疫调节活性。⑤酶抑制作用。⑥抑菌作用。⑦引产、抗生育作用。⑧对胆囊平滑肌的作用。⑨利尿泻下作用。

【毒理作用】芫花煎剂小鼠腹腔注射LD_{20}为5.5±0.36g/kg；芫花与醋制芫花醇浸剂，小鼠腹腔注射LD_{50}分别为1.0g/kg和7.07g/kg，而其水浸剂的LD_{50}分别为8.30kg/kg与17.78kg/kg。芫花煎剂大鼠腹腔注射的LD_{50}为9.25g/kg。醋制或苯制芫花醇水提取液，小鼠灌胃的LD_{50}为8.48±1.18g/kg与14.05±2.03g/kg。芫花萜乳剂与醇剂给小鼠腹腔注射的LD_{50}分别为1.8与1.9mg/kg。

【配伍效用】

芫花配伍大枣：芫花祛痰止咳；大枣益气和胃、缓和药性。二者伍用，既祛痰镇咳，又不伤正气，用于治疗慢性支气管炎属于寒湿型者。

【方剂选用】

1. 淋巴结核：芫花 0.6g，用甜酒 60g 在晚间空腹 1 次送服。同时给予雷米封 100mg/次，每天 3 次。

2. 秃疮：鲜芫花制成液体，先洗去头痂，干后用纱布蘸药液抹擦患处，也可在药液内加入猪油或凡士林软膏，每天 1 次，一般 10 次见效。治疗后 20～30 天头发即可再生。

3. 冻疮：芫花 6g，红花 3g，浸入 75% 酒精 100ml 内，1～2 周后过滤去渣备用。治疗时用药液外搽患处。

4. 小儿肺炎：芫花、甘遂、大戟各等量，加醋煮沸晾干。研成细粉。一般每次可用 0.5～2g（具体用量可根据患儿年龄、体重及身体状况而定），用大枣 10 枚煎汤送服，每日服 1 次。

5. 水病通身微肿，腹大，食饮不消：芫花（微炒）、甘遂（微炒）、大黄（锉碎，醋炒拌干）、葶苈（炒令紫色）各 30g，巴豆（去心、皮，麸炒，研出油尽）40 枚。上五味，捣罗为末，炼蜜为丸，如小豆大。每服，饮下 3 丸，不知，稍增至 5 丸，以知为度。

6. 鼓胀：枳壳、芫花各等量。上用醋浸芫花透，将醋再煮枳壳烂，擂芫花末，和为丸，如梧桐子大。每服数丸，温白汤送下。

7. 痈肿：芫花为末，胶和如粥量敷之。

8. 时行毒病七八日，热积聚胸中，烦乱欲死：芫花 1 升，以 600ml，煮取 1300ml，渍故布薄胸上。不过 3 薄，热除，当温暖四肢护厥逆也。

9. 疟母弥年，经吐、汗、下，荣卫亏损，邪气伏藏胁间，结为癥瘕，腹胁坚痛：芫花（炒）、朱砂（研）各等量。为末，炼蜜丸，如小豆。每服 10 丸，浓煎枣汤下，下后即与养胃汤。

10. 妇人积年血气癥块结痛：芫花 30g（醋拌炒令干），当归 30g（锉，微炒），桂心 30g。上药，捣罗为末，以软饭和丸，如梧桐子大。每服，食前以热酒下 10 丸。

【不良反应及注意事项】 体质虚弱及孕妇禁服。反甘草。芫花全株有毒，超量服用对胃肠道及皮肤黏膜有强烈的刺激作用。外用可引起局部组织发红、渗出液增加、起泡、糜烂甚至坏死。内服中毒后可出现恶心、呕吐、腹痛、腹泻、胃部烧灼感、头晕、头痛、痉挛抽搐、尿少、尿闭、出血性下痢，严重时昏迷、脱水、呼吸衰竭等。

救治：①早期洗胃、导泻，内服生蛋清、牛奶，大量饮服冷浓茶。静脉滴注 5% 葡萄糖，纠正水、电解质平衡。②对症治疗：腹痛剧烈时，皮下注射硫酸阿托品 0.5mg。③中药治疗：黄连 9g，山栀 9g，黄豆 30g，加水至 400ml，每 2～3 小时服 2.0ml，连服 2～4 剂。

◆芫花根

【来源】 本品为瑞香科植物芫花的根或根皮。全年均可采，挖根或剥取根皮，洗净，鲜用或切片晒干。

【别名】 黄大戟、蜀桑、铁牛皮、浮胀草。

【性味归经】 味辛，苦，性温，有毒。归肺、脾、肝、肾经。

【功能主治】 逐水，解毒，散结。主治：水肿、瘰疬、乳痈、痔瘘、疥疮、风湿痹痛。

【用法用量】 内服：煎汤，1.5～4.5g，捣汁或入丸、散。外用：适量，捣敷，或研末调敷，或熬膏涂。

【炮制】 洗净，鲜用或切片晒干。

【化学成分】 根含二萜类成分：芫花酯甲，芫花酯乙，芫花瑞香宁即 12-苯甲酸氧基瑞香毒素；双黄酮类成分：瑞香黄烷素 B，芫花醇 A、B、C；香豆精类成分：西瑞香素，伞形花内酯；苷类成分：瑞香苷，丁香苷。还含 β-谷甾醇。

【药理作用】 ①对细胞免疫功能的调节作用。②抗炎作用。③镇痛作用。④抗肿瘤作用。

【毒理作用】芫花根注射液胃肠道外给药具有显著毒性作用，并且与芫花萜的毒性相似，不同者为刺激性较强、有溶血作用。但是，宫内给药未见对实验动物有明显毒性反应。芫花根的碳酸溶解部分对动物子宫（小鼠离体子宫或孕兔羊膜内注射）有明显的兴奋作用。麻醉猫静脉注射，除引起短暂的血压下降外，亦出现子宫收缩。中毒剂量可延长凝血时间，并出现血尿。乙素对鱼有很强毒性，经初步实验，10%浓度在离体豚鼠心脏灌流时，能扩张冠状血管，但效力较凯林为弱。

【方剂选用】

1. 水气红肿，小便涩：芫花根 30g。锉，微炒，捣细罗为末。每服，空心，以温水调下 3g，得小便大利便瘥。

2. 瘰疬初起，气壮：芫花根，擂水一盏服，大吐利，即平。

3. 乳痈：芫花根皮捣烂，塞患侧鼻孔中。或用芫花根 3~4.5g。炒黄，水煎服。

4. 便毒初起：芫花根擂水服，以渣敷之，得下即消。

5. 鱼脐疔疮，久疗不差：芫花根 60g，猪牙皂荚 5 挺，白矾 90g（烧令汁尽，细研），黑豆 3 合。上药，用醋 200ml，先浸芫花根及皂荚、黑豆三日，于釜中以火煎至 400ml，去渣后，即入铛中，煎至 200ml，入白矾末搅令匀，去火成膏。摊于帛上贴，日二易之。

6. 神经性皮炎：芫花根皮，晒干，研末，用醋或酒调敷。

7. 急性乳腺炎：取新根洗净，刮去外表栓皮，剔除中心木质部，剩下第 2 层皮切碎捣烂，搓成小团，塞于鼻孔内。约 20 分钟左右即有热辣感，过 5 分钟取出。亦可制成 100% 浸液，用棉球蘸药后塞鼻，其产生热辣感的时间比鲜药长，但疗效亦不够稳定。孕妇忌用。

8. 鼻炎：取芫花根 30g 切碎，加入 75% 酒精 100ml，浸泡 2 周，过滤备用。用时以黄豆大小棉球浸吸芫花酊 2~3 滴，外面再用消毒棉花包裹，塞在下鼻甲与鼻中

隔之间，副鼻窦炎可以塞在中鼻道。每日 1 次，每次 1~2 小时，5 次 1 疗程。孕妇禁用。

9. 丝虫病：用芫花根皮制成 4 种制剂：①药酒：含生药 12.5%，每天 1.8~2.5g，口服。②注射液：200% 注射液，每 ml 含生药 2g，每天 4g，肌注。③散剂 1 号：用酒精浸泡，回收酒精，加炒熟米粉制成。含生药 5g，每天 1g，口服。④散剂 2 号：含生药 5g，每天 3g，少数 4g，口服。均每天给药 1 次，10 天为 1 疗程。

10. 腹水：芫花根皮粉，每日 1.5~2.5g，连服 4~5 天。经致泻后，腹水消除；脾脏缩小；有利尿作用；患者的痢疾症状也有显著改善；同时还有驱蛔虫作用。

11. 风湿性关节炎：用芫花根皮制成药酒，涂搽患处，早晚各 1 次，10 天为 1 疗程。疗程间隔 3~5 天。

12. 急性乳腺炎：用芫花根刮去表皮和剔除中心木质，捣烂搓成小团塞入鼻孔，产生热辣感后再待 5~10 分钟取出，每日 1~2 次。或用芫花根皮制成 50% 浸液，用棉球蘸药液，每日塞鼻 1~2 次，两侧鼻孔交替进行。

13. 脚气：取鲜芫花根 30g，切碎，放入碗内，加入滚沸开水 120ml（若用干品，水量加倍），待冷后倒入瓶内加白矾，浸泡 10 余日即可使用（浸泡时间越长越好），用绵球蘸药液涂搽患部，每天上药 2~3 次。

14. 中期人工流产：新鲜芫花根洗净去表皮，长度 8 ± 1.0cm，净重 3.0 ± 0.2g。一端系长约 3 寸的手术线，装安瓿高压消毒。用时将其送进宫腔，留线于阴道内，24 小时取出。

15. 牙痛：芫花根二层皮（鲜）250g，用开水或 75% 酒精 250ml 浸泡 3~5 天，用棉球蘸药液放牙上 3~5 分钟。

【不良反应及注意事项】孕妇及体虚者禁服，不可与甘草同用。

◆ **芫荽**

【来源】本品为伞形科芫荽属植物芫荽

的全草。全草春夏可采，切段晒干。

【别名】胡荽、香菜、香荽、胡菜、莚荽菜、蒝荽、园荽。

【性味归经】味辛，性温。归肺、胃经。

【功能主治】发表透疹，健胃。主治：麻疹初期不易透发、食滞胃痛、痞闭。

【用法用量】内服：煎汤，9～15g，鲜品15～30g，或捣汁。外用：适量，煎汤洗，或捣汁，或绞汁敷。

【炮制】除去杂质，用清水洗净，切中段，干燥。

【化学成分】每100g芫荽含胡萝卜素1160μg，铁2.9mg，蛋白质1.8g，脂肪0.4g，碳水化合物5g，膳食纤维1.2g，硫胺素0.04mg，核黄素0.14mg，烟酸2.2mg，维生素C 48mg，维生素E 0.8mg，视黄醇当量193μg，钾272mg，钠48.5mg，钙101mg，镁33mg，锌0.45mg，铜0.21mg，磷49mg，锰0.28mg，硒0.53μg。除此之外，芫荽中还含有挥发油、右旋甘露糖醇、黄酮苷、萜类、油酸、苹果酸钾、正癸醛、壬醛、芳樟醇等成分。

【药理作用】①清除自由基作用。②对消化系统的作用。③抑菌作用。

【方剂选用】

1. 小儿疹辣，欲令速出：芫荽90g，以酒两大盏，煎令沸，便以物合定，不令气出，候冷去渣，微微从项下，喷背脊及两脚胸腹令遍，勿喷于通。

2. 热毒气盛，生疱疮如豌豆：芫荽1握（细切），生地黄90g（细切）。上药相和，捣绞取汁，空心顿服。

3. 孩子赤丹不止：芫荽汁敷之。

4. 小肠积热，小便不通：葵根1大握，芫荽60g，滑石30g（为末）。上3味，将二味细锉，以水400ml，入滑石末，温分3服，亦治血淋。

5. 肛门脱出：芫荽（切）1升，炒，以烟熏肛。

6. 中蛊毒：芫荽根捣汁半盏，不计时候服之，其蛊立下，和酒服之更妙。

7. 蛇咬伤：合口椒、芫荽苗等份，捣敷之。

【不良反应及注意事项】疹已出透，或虽未透发而热毒壅滞，非风寒外束者禁服。

◆芫荽子

【来源】本品为伞形科植物芫荽的果实。8～9月果实成熟时采取果枝，晒干，打下果实，除净杂质，再晒至足干。

【别名】胡荽子。

【性味归经】味辛、酸，性平。归肺、胃、大肠经。

【功能主治】健胃消积，理气止痛，透疹解毒。主治：食积、食欲不振、胸膈满闷、脘腹胀痛、呕恶反胃、泻痢、肠风便血、脱肛、疝气、麻疹、辣疹不透、秃疮、头痛、牙痛、耳痛。

【用法用量】内服：煎汤，6～12g；或入丸、散。外用：适量，煎水含漱熏洗。

【炮制】取原药材，除去杂质，抢水洗净，晒干，用时捣碎。

【化学成分】果实含挥发油1～1.4%，脂肪26%；挥发油含多种萜类、醇类化合物及樟脑、陇牛儿醇等。果实尚含葡萄糖、果糖、蔗糖。果实和全草均含具恶臭的癸醛。

【药理作用】①抗氧化作用。②其他作用：芫荽干燥成熟的果实为弱的芳香剂，一般可与其他药合用作矫味剂。也能增胃肠腺体分泌，还能促进胆汁分泌。③抗真菌作用。

【方剂选用】

1. 治痢亦治泻血：芫荽子1合。捣碎，赤者用糖水调，白者用生姜自然汁调，温服。一方酒调服。

2. 肠风下血不止，变成痔疾：芫荽子、补骨脂各15g。上2味，捣罗为散。每服6g，陈米饮调下，食前服。

3. 痔疮：芫荽子炒过，细碾，酒调3～5服。

4. 脱肛痔瘘：芫荽子1升，乳香少许，粟糠半升或一升。上先泥成炉子，止留一小眼，可抵肛门大小，不令透烟火，熏之。

5. 肠头出：莞荽子，秋冬捣莞荽子，醋煮熨之。

6. 齿痛：莞荽子，以 1000ml，煮取一升，稍含，吐之。

7. 胆道蛔虫：莞荽子 30g，加水 400ml，浓煎成 200ml，1 次顿服。呕吐重者可少量多次服用，儿童用量酌减，服药 6 小时症状未完全消失者可再服 1 剂。治疗时停用其他药物，症状、体征消失后行驱虫治疗。

8. 麻疹初起未透：莞荽子 120g。杵后入火瓦罐或铝锅中，盛满清水，置病房（病房宜小，不要通风）内用炭火煮沸，使蒸气充满病室，并随时增加炭、水，待麻疹透发后，停止使用。

【不良反应及注意事项】有火热者禁服。

◆花椒

【来源】本品为芸香科植物青椒或花椒的干燥成熟果皮。秋季采收成熟果实，晒干，除去种子和杂质。

【别名】櫢、大椒、秦椒、蜀椒、川椒、山椒。

【性味归经】味辛，性温。归脾、胃、肾经。

【功能主治】温中止痛，杀虫止痒。主治：脘腹冷痛、呕吐泄泻、虫积腹痛；外治湿疹、阴痒。

【用法用量】内服：煎汤，3~6g；或入丸、散。外用：适量，煎水洗或含漱，或研末调敷。

【炮制】花椒：除去椒目、果柄等杂质。炒花椒：取净花椒，照清炒法炒至香气。

【化学成分】花椒果实含挥发油 0.7%（贵州产）、2%~4%（甘肃产）、4%~9%（广东产）。挥发油中含牻牛儿醇、柠檬烯、枯醇等。果实尚含甾醇、不饱和有机酸等。

【药理作用】①抗肿瘤作用。②麻醉作用。③镇痛作用。④抗菌杀虫作用。⑤抗动脉粥样硬化的作用。⑥抗消化道溃疡、抗腹泻、保肝利胆等作用。⑦抗氧化作用。⑧其他作用：花椒还具有止咳、平喘、抗

疟疾、抗衰老、抗疲劳和抗缺氧等作用。

【毒理作用】小鼠的 LD_{50} 为 150~250mg/kg。致突变研究显示花椒对 TA98 菌呈阳性反应，对 TA100 作用较弱。

【配伍效用】

花椒配伍苍术：花椒味辛性温，温中散湿止痛、暖脾除湿止泻；苍术苦辛性温，祛风散寒解郁、化浊燥湿健脾。二者合用，共奏温中散寒、燥湿化浊、止痛止泻之功效，用于治疗寒湿内蕴之脘腹冷痛、飧泻日久不愈以及妇女寒湿带下等症。

花椒配伍党参：花椒温中散寒；党参补中益气。二者伍用，有温中补虚之功效，用于治疗脾阳虚衰、阴寒内盛之脘腹胀痛、倦怠乏力等症。

花椒配伍乌梅：花椒味辛性温，温中散寒、除湿、止痛、杀虫；乌梅味酸性温，涩肠止泻、安蛔驱虫、止痛。二者合用，既有温脏安蛔之功，用于治疗虫冷腹痛、呕吐者；亦有收敛止泻之效，用于治疗久泻、久痢、便血者证因脾虚者。

【方剂选用】

1. 高胆固醇血症：花椒、绿豆各 9g，研末，加芹菜汁 20ml 混合拌匀，做成降脂冲剂，内服，每日 1 次，30 天为 1 疗程。

2. 胆道蛔虫症：花椒 20 粒，食醋 100ml，水 50ml，煎汤。加蔗糖少许内服（小儿酌减）。

3. 蛔虫性肠梗阻：香油 60g，放锅内熬热，再投入花椒 12g，一炸后，即去花椒，待油稍温 1 次服下，如有呕吐恶心，徐徐缓服。

4. 蛲虫病：花椒 30g，加水 1000ml，煮沸 40~50 分钟，过滤。取微温滤液 25~30ml 行保留灌肠，每日 1 次，连续 3~4 次。

5. 体癣：花椒（焙干）、硫黄各 32g，共研末，过 120 目筛，以生姜片蘸药粉搓擦患处，每次 3~5 分钟，早晚各 1 次。

6. 回乳：花椒 6~15g，加水 400~500ml，浸泡后煎成 250ml，然后加入红糖 30~60g，于断奶当天乘热 1 次服下，日服

1 次，约 1 ~ 3 次即可回乳。

7. 夏伤湿冷，泄泻不止：花椒 30g（去目并闭口者，慢火炒香熟为度），肉豆蔻（面裹，煨）15g。上为细末，粳米饭和丸黍米大。每服 10 粒，米饮下，不计时候。

8. 飧泄：苍术 60g，花椒 30g（去口，炒）。上为细末，醋和丸，如梧桐子大。每服 20 ~ 30 丸，食前温水下。恶痢久不愈者，弥佳。如小儿病，丸如黍米大。

9. 寒湿脚气：花椒 2 ~ 3 升，稀布囊盛之，日以踏脚。

10. 肾风囊痒：花椒、杏仁。研膏，涂掌心，合阴囊而卧。

11. 手脚心风毒肿：生（花）椒末、盐末等份。以醋和敷。

12. 头上白秃：花椒末，猪脂调敷。

13. 伤寒呕血，继而齿缝皆流血不止：花椒 40 丸粒，用醋同煎，临熟入白矾少许，漱口含在口中，少顷吐出，再嗽漱而含。

14. 齿痛：花椒 30g（去目），捣罗为末，以好白面丸如皂角子大，烧令热，于所痛处咬之。

15. 久患口疮：花椒去闭口者，水洗，面拌，煮作粥，空腹吞之，以饭压下，重者可再服，以瘥为度。

【不良反应及注意事项】阴虚火旺者忌服，孕妇慎服。

花椒的挥发油中所含枞牛儿醇可使动物呼吸麻痹而死。中毒表现为恶心、呕吐、口干、头晕，严重时抽搐、谵语、昏迷、呼吸困难，最后呼吸衰竭而死。

救治：①早期催吐，用 1：5000 的高锰酸钾液洗胃，导泻，内服鸡蛋清。②静脉输液，呼吸困难时吸氧，必要时人工呼吸。对症治疗。

◆花楸

【来源】本品为本品蔷薇科花楸属植物花楸的果实、茎和茎皮。秋季采，晒干。

【别名】山槐子。

【性味归经】果实：味甘、苦，性平。归胃经。茎、茎皮：味苦，性寒。归肺经。

【功能主治】果实：健胃补虚。主治：胃炎、维生素 A、维生素 C 缺乏症。茎、茎皮：清肺止咳。主治：肺结核、哮喘、咳嗽。

【用法用量】内服：煎汤，30 ~ 60g。

【炮制】鲜用或晒干。

【化学成分】含挥发油，还含甾体、香豆精、黄酮苷、强心苷、皂苷。

【药理作用】①平喘、抗炎、止咳作用。②对心肌缺血再灌注损伤的保护作用。③免疫调节作用。④祛痰作用。

【毒理作用】花楸酸对大鼠的 LD_{50} 为 4920mg/kg，说明其毒性很低。

【方剂选用】

1. 浮肿：花楸成熟果实 15g。水煎，日服 2 次。

2. 肺结核：花楸树皮 9g。水煎，日服 1 次。

3. 哮喘咳嗽：花楸茎皮 15g，水煎服。

4. 痢疾：花楸皮适量，水煎服。

5. 慢性气管炎：花楸皮制成糖衣片（每片含生药 2.7g），每次服 6 ~ 7 片，每日 3 次，10 天为 1 疗程。

6. 黄疸型肝炎：花楸 15g，甘草、篦齿蒿、石榴各 12g，茜草、枇杷叶、紫草茸各 9g。共为细面，每日 2 次，每服 2.4 ~ 3g，白糖水送下。

7. 脉管炎及脉络损伤：花楸、白蒿、茜草、枇杷叶、紫草茸各等份。共为细末，每服 3 ~ 4.5g，水煎服。

8. 外伤感染高热：花楸、连翘、扁花、黄刺玫花、山楂、滑石、瞿麦各等量。共为细末，每日 3 次，每服 3 ~ 4.5g。水煎温服。

【不良反应及注意事项】少数有胃部不适、恶心、食欲不佳、便溏等胃肠道反应及头痛，继续服药多自行消失。

◆花生

【来源】本品为豆科植物落花生的种子。秋末挖取果实，剥去果壳，取种子，晒干。

【别名】花生、落花参、长生果、番豆、土露子、落地生及地果。

【性味归经】味甘，性平。归脾、肺经。

【功能主治】健脾养胃，润肺化痰。主治：脾虚不运、反胃不舒、乳妇奶少、脚气、肺燥咳嗽、大便燥结。

【用法用量】内服：煎汤，30～100g，生研冲汤，每次10～15g，炒熟或煮熟用，30～60g。

【炮制】挖取果实，剥去果壳，取种子，晒干。

【化学成分】花生种子含卵磷脂，氨基酸，γ-亚甲基谷氧酸，γ-氨基-α-亚甲基丁酸，又含嘌呤，生物碱，如花生碱，甜菜碱，胆碱。种子含有维生素B族中的维生素B$_1$，泛酸，生物素和维生素C。种子中还含甾醇，已明确的有β-谷甾醇，菜油甾醇，胆甾醇，24-亚甲胆甾醇，另含木聚糖和葡萄甘露聚糖，微量元素铬、铁、钴、锌等。

【药理作用】①对胃黏膜的保护作用。②防治肥胖作用。③促血凝作用。④细胞凝集作用。

【方剂选用】

1. 久咳、秋燥，小儿百日咳：花生（去嘴尖），文火煎汤调服。

2. 脚气：生花生（带皮用）90g，赤小豆90g，红皮枣90g。煮汤，一日数次饮用。

3. 乳汁少：花生90g，猪脚1条（用前腿）。共炖服。

4. 四日两头症：炒熟花生，每日食30～60g，不半日而愈。

5. 延缓人体衰老：花生中的锌元素含量普遍高于其他油料作物。锌能促进儿童大脑发育，增强大脑的记忆功能，可激活中老年人脑细胞，延缓人体过早衰老，抗老化。

6. 妊娠水肿，羊水过多症：花生125g，红枣10粒，大蒜1粒，水炖至花生烂熟，加红糖适量服。

【不良反应及注意事项】体寒湿滞，肠滑便泄者慎服，小儿不宜多食。

◆ 花生衣

【来源】本品为豆科植物落花生的种皮。将花生米用热水烫后收集红色种皮，晒干。

【别名】落花生衣、花生皮、花生红衣。

【性味归经】味甘、微苦、涩，性平。归肺、脾、肝经。

【功能主治】止血，散瘀，消肿。主治：血友病、类血友病、原发性及继发性血小板减少性紫癜、肝病出血症、术后出血、癌肿出血、胃、肠、肺、子宫等出血。

【用法用量】内服：煎汤，10～30g。

【炮制】晒干用。

【化学成分】含黄烷醇类化合物、单宁酸等。

【药理作用】①对心脑血管的作用。②抗血小板减少作用。

【毒理作用】小鼠对花生红衣补血口服液经口的最大耐受剂量大于20g/kg，属于无毒，小鼠骨髓细胞微核试验和小鼠精子畸形实验证明其无毒。

【方剂选用】

1. 缺铁性贫血：花生衣制成的复方红衣补血口服液，治疗小儿缺铁性贫血。

2. 各种出血症：花生衣制成100%注射液，一般少量出血症每日肌注1～2次，每次2～5ml。通常在1～2日内即可收到止血效果。严重大出血可行静脉注射，每日1～2次，每次20～40ml，在数小时至12小时内即可止血。尤其是对血友病，原发性及继发性血小板减少性紫癜，肝病出血，手术后出血，癌肿出血及胃、肠、肺、子宫等内脏出血的止血效果更为明显。

3. 慢性气管炎：花生衣60g，加水煎约10小时以上，过滤，浓缩到100ml，加糖。每日2次分服，10日为1疗程。

4. 冻伤：花生皮炒黄，研成细粉，每50g加醋100ml调成浆状，另取樟脑1g，用少量酒精溶解后加入调匀。涂于冻伤处厚厚1层，用布包好。一般2～3天即愈。

【不良反应及注意事项】少数人出现头

晕、四肢麻木无力的不良反应，停药后消失。跌打瘀肿病人不宜服用。

◆花生油

【来源】本品为豆科植物落花生的种子榨出之脂肪油。

【别名】果油、落花生油。

【性味归经】味甘，性平。归脾、胃、大肠经。

【功能主治】润滑肠去积。主治：蛔虫性肠梗阻、胎衣不下、水火烫伤。

【用法用量】内服：60～125g。外用：适量，涂抹。

【炮制】榨取花生油用。

【化学成分】花生油的脂肪酸组成主要有棕榈酸，硬脂酸，亚油酸，花生酸，山萮酸，油酸，二十碳烯酸，二十四烷酸等。另含维生素 E。

【药理作用】①防治糖尿病。②保护胃黏膜作用。③其他作用：花生油的水气蒸馏液有微弱的抑菌作用。

【毒理作用】用花生油每日皮下注射 1 次（0.05ml/100g），共 3 天，可使大鼠的甲状腺轻度肿大，甲状腺摄碘率增高。

【方剂选用】

1. 急、慢性菌痢：花生油高压灭菌制成注射液，于两侧上巨虚及足三里行穴位注射，每穴 1ml。

2. 蛔虫性肠梗阻：熟花生油内服。年龄在 15 岁以下者每顿服 60ml，服后 6 小时不见好转者再重服 1 次。少的服 1 次，多的服 4 次。年龄在 16 岁以上者，顿服 80ml，少的 1 次，多的 3 次。服后呕吐者可加调味剂或从胃管注入。同时配合一般支持疗法，纠正电解质紊乱，严重者禁食。

3. 急性黄疸型传染性肝炎：花生油穴位注射。制剂及用法：取普通花生油过滤两次，放冰箱内 24 小时，如无沉淀即分装、高压消毒备用；如冷藏后有沉淀，应再过滤，直至 24 小时后无沉淀为止。用时取花生油注射于下列穴位上：一组：肝俞、脾俞、三阴交；二组：期门、胆俞、足三里。取穴可随症加减。每次选用一组，两

侧交替应用，每穴注射 1ml，每周两次；每组注射 4 次以上反应不敏感时，即换另一组。注射后部分病人有局部胀痛，但 1～2 天内消退，未见其他副作用。

4. 防治传染性急性结膜炎：经过过滤和高压消毒的花生油行耳穴注射。选穴：肝、目或肝、眼。双侧耳穴注射，每穴 0.1ml。

5. 麻醉：生花生油穴位注射，循经穴或局部取穴，如阑尾手术取足三里、内麻点、大横（右）。每穴注射花生油 0.2～0.5ml。诱导 10～15 分钟即可进行手术。在消毒皮肤时静脉注射杜冷丁 50～100mg、非那根 25～50mg 作为辅助用药。

【不良反应及注意事项】少数人使用后会出现不良反应，如过敏性皮疹和过敏性休克等。

◆花蕊石

【来源】本品为变质岩类岩石蛇纹大理岩。采挖后，除去杂石和泥沙。

【别名】花乳石、白云石。

【性味归经】味酸、涩，性平。归肝经。

【功能主治】化瘀止血。主治：咯血、吐血、外伤出血、跌打伤痛。

【用法用量】内服：研末，3～6g。外用：适量，研末掺。

【炮制】花蕊石：洗净，干燥，砸成碎块。

煅花蕊石：取净花蕊石，照明煅法煅至红透。

采用正交实验法优选花蕊石的最佳炮制工艺为将花蕊石粉碎成小块（0.5cm³），在 800℃ 下煅制 1.5 小时。不同煅制温度下花蕊石红外光谱图差异显著，其中碳酸钙逐渐分解，而蛇纹石转变为镁橄榄石；镁、钙、铝、铁、钠溶出量较高；煅制后钙溶出量显著增高，而镁溶出量显著降低，砷溶出量降低，确定最佳煅制温度为 1000℃。花蕊石炮制前后矿质结构变化与其无机元素溶出量相关。

【化学成分】花蕊石主要含钙、镁的碳

酸盐，并混有少量铁盐、铝盐，及锌、铜、钴、镍、铬、镉、铅等元素以及少量的酸性不溶物。

【药理作用】①止血作用。②抗惊厥作用。

【毒理作用】花蕊石煎剂给小鼠静脉注射的 LD_{50} 为 4.22g/kg，静脉注射煅花蕊石煎剂的 LD_{50} 为 21.5g/kg。

【方剂选用】

1. 五脏崩损，涌喷血成升斗：花蕊石火煅存性，研为末，用童便一盅，炖温，调末 9g，甚者 15g，食后服下，男子用酒一半，女人用醋一半，与童便和药服，使瘀血化为黄水，后以独参汤补之。

2. 金刃箭镞伤中，及跌打损伤，猫狗咬伤，内损血入脏腑，妇人产后败血不尽，血迷血晕，恶血奔心，胎死腹中，胎衣不下：花蕊石（捣为粗末）30g，硫黄（上色明净者，捣为粗末）120g。上二味相拌令匀，固济，瓦罐内煅，取出细研。瓷合内盛。外伤掺伤处。内损用童便或酒调服 3g。

3. 多年障翳：花蕊石（水飞，焙）、防风、川芎、甘菊花、白附子、牛蒡子各 30g，甘草（炙）15g。为末，每服 1.5g，腊茶下。

4. 脚缝出水：好黄丹加花蕊石，研末掺之。

5. 重症咯血：花蕊石具有止血迅捷而不留瘀之妙，花蕊石散是治疗咯血的著名方剂，为历代名医所推崇。

6. 崩漏：血竭和花蕊石为主药治疗崩中，疗效良好；用花蕊石大黄辩证治疗青春期崩漏，疗效尤佳。

7. 阴道出血：花蕊石汤治疗流产后出血具有良好的止血作用，用花蕊石汤治疗流产后阴道出血。

【不良反应及注意事项】孕妇禁服。无瘀血停留者，不宜内服。内火逼血妄行者禁用。

◆芥子

【来源】本品为十字花科植物白芥或芥的干燥成熟种子。前者习称"白芥子"，后者习称"黄芥子"。夏末秋初果实成熟时采割植株，晒干，打下种子，除去杂质。

【别名】芥菜子、青菜子、黄芥子。

【性味归经】味辛，性温。归肺经。

【功能主治】温肺豁痰利气，散结通络止痛。外用消肿。主治：寒痰咳嗽、胸胁胀痛、痰滞经络、关节麻木、疼痛、痰湿流注、阴疽肿毒。

【用法用量】内服：煎汤，3～9g；或入丸、散。外用：适量，研末调敷。

【炮制】①芥子：除去杂质。用时捣碎。②炒芥子：取净芥子，照清炒法炒至淡黄色至深黄色（炒白芥子）或深黄色至棕褐色（炒黄芥子），有香辣气。用时捣碎。

采用正交设计实验优选微波炮制芥子的最佳工艺为中火，加热 4 分钟，药物铺展厚度为 2.0cm；芥子生品、炒品与微波炮制品比较，其芥子苷含量有显著性差异。

【化学成分】种子含芥子油苷类成分，其中黑芥子苷占 90%，还有葡萄糖荛菁芥素，4－个羟基－3－蚓哚甲基芥子油苷，葡萄糖芸苔素，新葡萄糖芸苔素，前告伊春。还含少量芥子酶，芥子酸以及芥子碱等。另含脂肪油约 30%～37%，油中主为芥酸及花生酸的甘油酯，并有少量的亚麻酸甘油酯。

【药理作用】①刺激作用。②其他：豚鼠饲以芥属植物可使甲状腺摄取的作用受抑制且血清中 SCN^- 升高。给动物长期喂饲芥属植物可使其甲状腺肿大，可能由于分泌了过多的促甲状腺激素所致。家兔静脉注射芥子生理盐水浸出液，血压先有轻度上升，后则下降，呼吸增快。

【毒理作用】芥子油小鼠、大鼠灌服的 LD_{50} 为 134mg/kg 和 128mg/kg，腹腔注射的 LD_{50} 为 76mg/kg～107mg/kg 和 72mg/kg。

【方剂选用】

1. 感寒无汗：水调芥子末填脐内，以热物隔衣熨之，取汗为妙。

2. 上气呕吐：芥子 2 升，末之，蜜丸，寅时井花水服，如梧桐子7丸，每日2服；亦可作散，空腹服之；及可酒浸服，并治脐下绞痛。

3. 妇人中风，口噤、舌本缩：芥子1升，细研，以醋三升，煎取一升，涂颔颊下。

4. 关节炎：芥子末30g，醋适量。将芥末先用少量开水湿润，再加醋调成糊状，摊在布上再盖1层纱布，贴敷痛处。3小时后取下，每隔3~5天贴1次。

5. 阴证伤寒，腹痛厥逆：芥子研末，水调贴脐上。

6. 大人小儿痈肿：芥子末，汤和敷纸上贴之。

7. 肿及瘰疬：芥子捣末，醋和作饼子，贴。数看，消即止，恐损肉。

8. 咽喉闭塞不通甚者：芥子90g，捣，细罗为散，以水蜜调为膏，涂于外喉下熁之，干即易之。

9. 耳聋：芥子捣碎，以人乳和，绵裹内之。

10. 眉毛不生：芥子、半夏等量。为末，生姜自然汁调搽。

11. 慢性气管炎：用10%或20%的芥子注射液穴位注射，每次2~3穴，每穴注射0.5~1ml，每日1次，7~10日为1疗程。1个疗程结束后休息3~4日，再行第2疗程；取穴：喘息型以膻中、定喘、肺俞、天突为主；单纯型以天突、中腑、肺俞为主，交替应用。另有用药膏穴位贴治法，将炙白芥子、延胡索各7g，甘遂、细辛各4g，共研末，用鲜生姜60g，绞汁调药成膏状，贴肺俞、心俞、膈俞穴，每次4~6小时，于夏季三伏天初伏开始，每隔10日1次，连贴3次。

12. 寒痰喘咳：本品辛温走散，利气机，通经络，化寒痰，逐饮邪，善治“皮里膜外之痰”。治寒痰壅肺，咳喘胸闷痰多，配苏子、莱菔子；若冷哮日久者，可用本品配细辛、甘遂、麻香等研末，于夏令外敷肺俞、膏肓等穴。

【不良反应及注意事项】芥子油或芥子硬膏用于皮肤，如果时间过久或浓度过高，可引起发泡甚至化脓，此时即使停药，愈合也较慢，此因芥子油已被吸入皮肤，停药后仍继续发挥作用所致。芥子油对黏膜刺激性很强，15%溶液滴入兔眼很快引起明显的结膜水肿。小量芥子内服作调味剂，大量服用可引起呕吐，更大量则引起强烈的胃肠道刺激。

◆芥菜

【来源】本品为十字花科植物芥菜、油芥菜的嫩茎和叶。秋季采收，鲜用或晒干。

【别名】芥、大芥、雪里蕻、皱叶芥、黄芥、霜不老、冲菜。

【性味归经】味辛，性温。归肺、肝、肾、胃经。

【功能主治】利肺豁痰，消肿散结。主治：寒饮咳嗽、痰滞气逆、胸膈满闷、砂淋、石淋、牙龈肿烂、乳痈、痔肿、冻疮、漆疮。

【用法用量】内服：煎汤，10~15g；或用鲜品捣汁。外用：适量，煎水熏洗或烧存性研末敷。

【炮制】取原药材，除去杂质，洗净，切段，干燥。

【化学成分】根茎含11种具有挥发性的异硫氰酸酯、异硫氰酸甲酯、异硫氰酸异丙酯、异硫氰酸烯丙酯，异硫氰酸仲丁酯等。

【药理作用】抗氧化作用。

【方剂选用】

1. 牙龈肿烂，出臭水者：芥菜杆，烧存性，研末，频敷之。

2. 漆疮瘙痒：芥菜煎汤洗之。

3. 痔疮肿痛：芥菜叶，捣饼，频坐之。

4. 膀胱结石，小便不通：鲜芥菜2.5g，切碎，水适量煎取3碗，分数次服。

5. 脱肛：芥菜500g，用木杵和瓦钵捣烂取汁，继用第2次淘米的米泔水和适量的白糖服。

6. 乳痈结硬疼痛：芥菜250g，锉碎，以水800ml，煮取600ml，倾于瓷盆内，熏乳肿处，日三五次。

【不良反应及注意事项】小儿误食干芥菜易引发肠梗阻。此病一经诊断可先行非手术方法治疗：胃肠减压、口服蓖麻油或石蜡油、口服行气导滞中药、肥皂水灌肠，多能于 48 小时内排出胀大的芥菜团块。超过 48 小时者可行手术治疗，其梗阻部位均为小肠，可切开小肠将胀大的芥菜团取出。

◆苍术

【来源】本品为菊科植物茅苍术或北苍术的干燥根茎。春、秋二季采挖，除去泥沙，晒干，撞去须根。

【别名】山精、赤术、马蓟、青术、仙术。

【性味归经】味辛、苦，性温。归脾、胃、肝经。

【功能主治】燥湿健脾，祛风散寒，明目。主治：湿阻中焦、脘腹胀满、泄泻、水肿、脚气痿蹙、风湿痹痛、风寒感冒、夜盲、眼目昏涩。

【用法用量】内服：煎汤，3～9g；或入丸、散。

【炮制】苍术：除去杂质，洗净，润透，切厚片，干燥。

麸炒苍术：取苍术片，照麸炒法炒至表面深黄色。

用正交实验法对烘制法炮制苍术的工艺条件进行优选，最佳烘制工艺为药材含水量 30%，烘制温度 60℃，烘制时间 5 小时。

【化学成分】南苍术根茎含挥发油约 5%～9%。油的主要成分为苍术醇、茅术醇、β-桉叶醇等。北苍术根茎含挥发油 1.5%，其主要成分为苍术醇、苍术酮、茅术醇及桉叶醇等。东苍术根茎含挥发油 1.5%，其主要成分为苍术醇、茅术醇、β-桉叶醇、苍术呋喃烃、苍术酮。

【药理作用】①降血糖作用。②胃肠的双向调节作用。③抗溃疡作用。④抑制子宫平滑肌收缩。⑤镇痛作用。⑥保肝作用。

【毒理作用】生苍术挥发油 LD_{50} 为 2454.71mg/kg，LD_{50} 的 95% 可信限为 2123.24mg/kg～2837.92mg/kg；麸炒苍术挥发油 LD_{50} 为 5248.07mg/kg，LD_{50} 的 95% 可信限为 4677.35mg/kg～5888.43mg/kg，说明生苍术挥发油为低毒，而麸炒苍术挥发油为实际无毒。

【配伍效用】

苍术配伍防风：苍术苦辛性温，功擅除湿蠲痹，治内外一切湿邪；防风辛温，升散，长于祛风止痛，乃治风通用之品。二者伍用，共奏祛风燥湿、通络止痛之效，用于治疗恶寒无汗、头重如裹、肢体困倦、关节酸楚等证因风寒湿邪所致者；亦可用于治疗水泻、飧泻、头痛等。

苍术配伍黑芝麻：苍术明目；黑芝麻补益肝肾。二者合用，有补益肝肾明目之功效，用于治疗肝肾不足引起的青盲、雀盲。

苍术配伍黄柏：苍术苦辛性温，健脾燥湿，治内外湿邪；黄柏苦寒，善清下焦湿热。二者等量伍用，清热燥湿健脾之功效更著，且功专于下，用于治疗湿热下注引起的筋骨疼痛、足膝红肿热痛、下肢痿软无力以及湿热带下、下部湿疮等症。

苍术配伍厚朴：苍术苦温主升，燥湿、健脾；厚朴苦温主降，温中化湿、下气除满。二者伍用，有健脾燥湿、行气除胀之功效，用于治疗脾虚不运、湿邪中阻、气机不畅引起的脘腹胀满、纳呆、呕恶、口淡无味、苔白而厚腻者。

苍术配伍生石膏：苍术化湿健脾；生石膏清热。二药合用，有清热除湿之功效，用于治疗发热、身重痛而病属湿温者。

【方剂选用】

1. 窦性心动过速：苍术注射液，每次 4ml，肌注，每日 2 次。

2. 胃下垂：茅苍术 20g，泡茶饮服，对胃下垂有效，且无伤阴之弊。

3. 细菌性痢疾：炒苍术 90g，制大黄、炙草乌、炒杏仁、川羌活各 30g。共为细末，每次 1.5g，日服 2 次。

4. 湿疹：苍术、黄芩、黄柏各 15g，加水 1500ml，煎至 600ml～700ml 过滤。用药液洗患处，每日 1 次，重者 2 次，每次

20 分钟左右。

5. 烫伤：苍术适量，研成细末，用时与白芝麻油调成稠糊状后，涂在烧、烫伤部位，每天 1 ~ 2 次，直至愈合为止。轻者 3 ~ 4 天可结痂，7 ~ 10 天脱痂愈合，重者疗程稍长。不必包扎。

6. 毒蛇咬伤：苍术 50g，白芷 50g，蜈蚣 2 条，重楼 40g，金银花 25g，连翘 20g，防风 15g，天花粉 20g，元参 20g，甘草 10g，上药水煎 2 次，分 3 次服，每日 3 次，重者可服 4 次。同时以苍术为主，水煎熏洗患处。

7. 寻常性鱼鳞病：苍术（米泔汁浸 1 夜后蒸 1 小时）、鸡血藤各 1000g，当归（切薄片）、薏苡（打碎）各 500g。加水 15kg 浸渍 1 昼夜，煮沸，文火煎 2 小时，过滤取汁，再加水 5kg，煮沸 1 小时，过滤，合并滤液，置火中加热收膏约 5000ml，再加入蜂蜜 500g，尼泊金 1.5g，搅匀煮沸 15 分钟，冷后分装。每次 4ml，每日 2 次，10 岁以下减半。外用甘草油（甘草 50g，切片放入黑芝麻油 500g 内浸 24 小时，文火炸至深黄色，过滤，加入鱼肝油 50ml，搅匀）涂皮损处，每日 2 次。

8. 小儿佝偻病：苍术糖浆（每 10ml 含苍术 9g，鸡蛋皮粉 1g），每次 5ml，日服 2 次，连服 15 天。

9. 婴幼儿腹泻：炒苍术、焦山楂、车前子各 5 份，罂粟壳 2.5 份。共研末，过筛备用。1 岁以内每次服 2g，1 ~ 3 岁每次服 3g，4 ~ 6 岁每次服 4g，7 岁以上酌量增加。每 2 ~ 4 小时服 1 次。治疗 20 例，均在用药 2 天后痊愈。

10. 耳鸣：将苍术削成圆锥形，中刺数小孔，塞进外耳道，然后将艾柱放在苍术上点燃，每次 5 ~ 7 壮，每日或隔日 1 次，10 次为 1 疗程。

11. 鼻息肉：苍术 20g，白芷 20g，乌梅 15g，五味子 15g。水煎，采用蒸气吸入法，每日 1 ~ 2 次，每剂可熏 3 ~ 4 次，连续熏 1 ~ 2 个月。30 剂即可收效。用后自觉鼻腔舒适，通气改善。10 天后检查，可见息肉有回缩现象，鼻腔黏液减少；20 天后可见息肉明显缩小，直到消失。

12. 麦粒肿：苍术 10g，白芷、薄荷、金银花各 6g，加水 200ml，盖严煎沸后取汁置小口瓶中熏眼，每次 10 ~ 20 分钟，每日 3 ~ 5 次。

13. 夜盲症：苍术 18g，水煎，每日上午 1 次服下。

14. 时暑暴泻及饮食所伤，胸膈痞闷：神曲（炒）、苍术（米泔浸一宿，焙干）各等份为末。面和为丸，如梧桐子大。每服 30 丸，不拘时，米饮吞下。

15. 飧泄：苍术 60g，小椒 30g（去目，炒）。上为极细末，醋糊为丸，如梧桐子大。每服 20 丸，或 30 丸，食前温水下。

16. 湿温多汗：知母 180g，甘草（炙）60g，石膏 250g，苍术 90g，粳米 90g。上锉如麻豆大。每服 15g，水一盏半，煎至八、九分，去渣取六分清汁，温服。

17. 四时瘟疫，头痛项强，发热憎寒，身体疼痛，及伤风、鼻塞声重、咳嗽头昏：苍术（米泔浸一宿，切，焙）150g，藁本（去土）、香白芷、细辛（去叶、土）、羌活（去芦）、川芎、甘草（炙）各 30g。上为细末。每服 9g，水一盏，生姜三片，葱白三寸，煎 2.1g，温服，不拘时。如觉伤风鼻塞，只用葱茶调下。

18. 筋骨疼痛因湿热者：黄柏（炒）、苍术（米泔浸炒）。上二味为末，沸汤入姜汁调服。二物皆有雄壮之气，表实气实者，加酒少许佐之。

19. 补虚明目，健骨和血：苍术（泔浸）120g，熟地黄（焙）60g。为末，酒糊丸梧桐子大。每服温酒下 30 ~ 50 丸，每日三服。

【不良反应及注意事项】阴虚内热，气虚多汗者忌服。苍术一次用量超过 10g 可能会出现不良反应，轻者临床表现为口干舌燥，重者面红目赤、面部烘热、头晕目眩、头重脚轻、视力模糊。一旦出现上述反应，轻者停药后症状可自行消失，重者用滋阴潜阳的药物煎服即可使症状消失。

◆苍耳根

【来源】本品为菊科植物苍耳或蒙古苍耳的根。秋后采挖，鲜用或切片晒干。

【别名】苍耳子根。

【性味归经】味微苦，性平。

【功能主治】消热解毒，利湿。主治：疔疮、痈疽、丹毒、缠喉风、阑尾炎、宫颈炎、痢疾、肾炎水肿、乳糜尿、风湿疼痛。

【用法用量】内服：煎汤，15～30g；或捣汁，或熬膏。外用：适量，煎水熏洗，或熬膏涂。

【炮制】鲜用或切片晒干。

【化学成分】含东莨菪碱内酯、N－反式－阿魏酰基酪胺、臭矢菜素 A、臭矢菜素 C、十九酸、β－谷甾醇、β－胡萝卜苷等。

【药理作用】①抑菌作用。②抗肿瘤作用。

【方剂选用】

1. 一切疔肿：苍耳根、茎、苗、子、但取一匕，烧为灰，醋、泔淀和如泥涂上，干即易之。或苍耳根105g，乌梅5个，连须葱3根。酒二盅，煎一盅，热服取汗。

2. 痈疽发背，无头恶疮，肿毒疔疖，风痒癞疮，牙疼喉痹：苍耳根、叶数担，洗净、晒萎、细锉，以大锅水煮烂，以筛滤去粗渣，布绢再滤，复入净锅，武火煎滚，文火熬稠，搅成膏，以新罐贮封。每以敷贴，牙疼即敷牙上，喉痹敷舌上或噙化，每日用酒服一些。

3. 缠喉痹风：苍耳根、老姜1块，同研烂滤汁，以温无灰白酒，和汁服。

4. 丹毒流火：鲜苍耳根与叶，煎汤，熏洗红肿处。

5. 高血压：苍耳根15～30g。水煎服。

6. 痢疾：苍耳根30g。煨红糖水服。

7. 肾炎水肿：苍耳根30g。水煎服或配伍应用。

8. 乳腺增生症：盐麸子根和苍耳根（经刮去表层薄皮晒干处理）150～250g，加水800ml，煎至400ml，调酒分3次服，并用纱布包药渣热敷患乳，每日3次，每次5～10分钟。

【不良反应及注意事项】少数人服用后会出现呕吐、腹痛等不良反应，停药后可缓解。

◆苍耳子

【来源】本品为菊科植物苍耳的干燥成熟带总苞的果实。秋季果实成熟时采收，干燥。除去梗、叶等杂质。

【别名】只刺、道人头、苍耳实、牛虱子、胡寝子、棉螳螂、胡苍子。

【性味归经】味辛、苦，性温，有毒。归肺经。

【功能主治】散风寒，通鼻窍，祛风湿。主治：风寒头痛、鼻塞流涕、鼻鼽、鼻渊、风疹瘙痒、湿痹拘挛。

【用法用量】内服：煎汤，3～10g；或入丸、散。外用：适量，捣敷，或煎水洗。

【炮制】①苍耳子：除去杂质。②炒苍耳子：取净苍耳子，照清炒法炒至黄褐色，去刺，筛净。

利用 UPLC 指纹图谱技术结合毒性成分含量优选苍耳子的炮制工艺，得到的较佳工艺为160℃砂烫6分钟。

【化学成分】果实含苍耳子苷1.2%、树脂3.3%，以及脂肪油、生物碱、维生素 C 和色素等。干燥果实含脂肪油9.2%，其脂肪酸中亚油酸占64.20%、油酸26.8%，棕榈酸5.32%、硬脂酸3.63%。

【药理作用】①抗微生物作用。②抗炎、镇痛作用。③抗过敏作用。④抗血栓形成作用。⑤降血糖作用。

【毒理作用】小鼠1次腹腔注射半数致死量为0.93g/kg，苍耳子油及苍耳子蛋白毒性很小，毒性成分是一种黄色结晶性苷（AA2），其对小鼠腹腔注射的 LD_{50} 为100mg/kg。大鼠、小鼠、豚鼠及家兔对不同途径给药的中毒表现基本相同，如活动减少，对外界刺激反应迟钝，呼吸不规则，死前呼吸极度困难，伴有阵发性惊厥。病理组织学检查，发现各种动物中毒后损害的主要脏器，除程度上的差异外，基本病变相同。肝脏退行性变或坏死；肾脏曲管上皮浊肿，管腔内有蛋白管型；肺和脑充血、水肿，心脏轻度浊肿。其中肝损害最为严重，与四氯化碳损害相似，故认为种仁浸剂中毒的主要原因为肝脏坏死，继发的脑组织水肿所致的惊厥，可能为死亡的直接原因。

【配伍效用】

苍耳子配伍白芷、辛夷：苍耳子宣肺通窍，散风止痛；白芷芳香上达，消肿止痛；辛夷散风解表、宣通鼻窍，其多与苍耳子相须使用，以加强散风寒，通鼻窍之力。三药合用，有疏风通窍止痛之功效，用于治疗鼻渊之证见头痛鼻塞、不闻香臭、常流浊涕而偏于风寒者；风寒感冒之头痛鼻塞、鼻流清涕者以及急、慢性鼻炎。

苍耳子配伍羌活、防风：苍耳子祛风除湿；羌活祛风散寒、胜湿止痛；防风祛风胜湿而止痛。三者配伍，共奏祛风除湿、散寒止痛之功效，用于治疗风湿痹痛之筋脉拘挛。

【方剂选用】

1. 细菌性痢疾：苍耳子每日 120 ~ 150g，水煎，分 3 ~ 4 次内服；或每日用鲜干苍耳子、叶 60g，水煎，分 3 ~ 4 次内服。

2. 泌尿系感染：苍耳子 250g（炒焦），加水 600ml，煎取药汁 400ml，再加红糖 100g，1 次服用，小儿用量酌减。

3. 腰腿痛：将苍耳子制成 30% 针剂，每次用 2 ~ 4ml 于痛点注射，隔日 1 次，10 次为 1 疗程。治疗腰部扭伤、腰肌劳损、坐骨神经痛、肥大性腰椎炎、腰椎隐裂等引起的腰腿痛。

4. 腮腺炎：苍耳子加水煎服，每日 4 次，连服 3 天。新生儿每天 3g，1 ~ 2 岁 5g，以后每增加 2 岁即增加 5g，14 岁以上 30 ~ 45g。一般轻症服 2 ~ 3 天即可，重症可配合苍耳草叶捣烂敷患处。有并发症者配合其他疗法处理。

5. 疮疖：苍耳子、牛蒡子、生大黄、金银花、蒲公英各 9g，土茯苓 30g，每日 1 剂，水煎分 2 次服。连服 4 ~ 8 剂。

6. 牛皮癣：苍耳子 15 ~ 24g，防风 9 ~ 12g，乌梢蛇、当归、赤芍、白蒺藜各 9 ~ 15g，丹皮 9g。温水浸泡 1 小时，文火煮沸后再煎 30 分钟，连煎 2 ~ 3 次，取汁 350 ~ 400ml，分 3 次口服，每日 1 剂。

7. 寻常疣、扁平疣：苍耳子 10g，浸泡于 75% 酒精 50ml 内，密闭 7 日，取液备用。用棉球蘸药液涂抹患处，每日数次。寻常疣用药 10 日，扁平疣用药 7 日，多于停药 15 ~ 20 日，疣体自行脱落。

8. 下肢溃疡：苍耳子 60 ~ 120g，炒黄研末，生猪板油 120 ~ 180g，共捣为糊状。用时先用石灰水（石灰 500g，加开水 4000ml 冲泡，静置 1 小时后吸取上清液）洗净疮面，揩干后涂上药膏，外用绷带包扎。冬季 5 ~ 7 天，夏季 3 天更换敷料。

9. 脚癣：苍耳子 30g，微捣，明矾、苦参、蛇床子、黄柏各 15g。加水 600ml，煎至 500ml，过滤去渣，再加入沸后约 40℃ 的温水 10 倍，于临睡前洗脚 20 分钟，连洗 3 次为 1 疗程。若症状未消失者，宜在半月后再进行第 2 个疗程。

10. 婴儿湿疹：苍耳子、生大黄、川连、黄柏、苦参各 10g，渗液多者加枯矾 10g。上药水煎，滤液熏洗患处，每日 3 次。

11. 急、慢性鼻炎：①苍耳子 30 ~ 40 个，轻轻捶破，放入清洁小铝杯中，加麻油 30g，文火煮开，去苍耳，待冷后，倾入小瓶中备用。用时以棉签蘸药液涂鼻腔，每日 2 ~ 3 次，两周为 1 疗程。②苍耳子、辛夷、千里光、鱼腥草各 150g，薄荷精 3 ~ 4 滴。制成浓缩液 500ml，加防腐剂苯甲醇 6%（约 3g），分装入滴瓶内备用。每天滴鼻 8 次。

12. 变态反应性鼻炎：①苍耳子焙成深棕色后研末，每次 3 ~ 5g，每日服 3 次，连服 2 周。或将粉末与蜂蜜混合制成丸剂（每丸含药粉 3g），每次 1 ~ 2 丸，每日服 3 次，连服 2 周，必要时可服 3 周至 2 个月。少数患者服药后有轻度腹泻、腹胀痛以及轻微头痛、全身无力等。②苍耳子碾成粉末，用 95% 乙醇浸泡 12 天后，将其沉淀的细末和乙醇的溶解物共同蒸干，压成片剂，每片重 0.5g（相当于原生药 1.5g 左右）。每服 2 片，每日 3 次，连服 2 周左右。治疗典型单纯性变态反应性鼻炎而无并发感染者。

13. 慢性副鼻窦炎：苍耳子 1000g，辛夷 180g，金银花 60g，菊花 60g，茜草 60g，蜂蜜 240g。先将苍耳子及辛夷分别碾碎，混同金银花、菊花及茜草放入锅中煎熬，约 4~5 小时，将药汁倾出，再加水继续煎熬，共计 4 次，然后去药渣，将所有药液混合加热，至药汁已浓，沸至起大泡时，加入蜂蜜搅匀，约得药汁 600ml。最后装瓶贮于冰箱，或加入 2%~3% 的苯甲酸钠以防腐。成人日服 3 次，每次 5ml，3~4 周为 1 个疗程。然后根据情况决定是否再服。最多再服 1 个疗程，无效则停药。

14. 牙痛：①苍耳子 6g，鸡蛋 1 个。苍耳子焙黄去掉壳，研为细末，与鸡蛋和匀，不放油盐，炒熟食之，每日 1 次，连用 3 剂。治疗顽固性牙痛。②苍耳子、玄参各 15g，水煎服。治疗顽固性牙痛。

15. 鼻流浊涕不止：辛夷 15g，苍耳子 7.5g，香白芷 30g，薄荷叶 1.5g。上并晒干，为细末。每服 6g，用葱、茶清食后调服。

16. 风湿痹，四肢拘挛：苍耳子 90g。捣末，以水 700ml，煎取 300ml，去渣呷。

17. 妇人风瘙瘾疹，身痒不止：苍耳花、叶、子等量，捣细罗为末。每服以豆淋酒调下 6g。

18. 疔疮恶毒：苍耳子 15g，微炒为末，黄酒冲服；并用鸡子清涂患处，疔根拔出。

19. 急性乳腺炎：苍耳子 15g，当归、川芎、益母草、泽兰各 10g，水煎冲黄酒服。

【不良反应及注意事项】血虚之头痛、痹痛忌服。

我国北方某些地区，偶有误食苍耳子或苍耳子芽而引起中毒者。服苍耳子有生吃的，有炒熟或煮熟的，也有水煮后喝汤的。服食量最少的仅 5~6 粒（儿童），多的达 3000g，服苍耳子芽 50~2000g 不等。中毒反应轻重不一。一般有头晕、头痛、懒动、食欲减退、恶心、呕吐、腹痛、腹泻，或发热、颜面潮红、结膜充血、荨麻疹等；严重者可出现烦躁不安或终日昏沉嗜睡，进而昏迷、抽搐、心动过缓、血压升高、黄疸、肝肿大、肝功能损害、出血、尿常规改变或少尿、眼睑浮肿等。乃因中枢神经系统、心血管系统及肝脏、肾脏损害所致。中毒者如能及时而有效的进行救治，大多能迅速恢复。少数中毒严重或抢救不及时者，可因肝细胞大量坏死而致肝昏迷，以及肾功能衰竭或呼吸衰竭而死亡。

救治：解毒目前无特殊方法。发现有中毒者应迅速洗胃，对症治疗。有肾功能衰竭、阿斯综合征发生应按肾功能衰竭、阿斯综合征抢救。使用时应严格掌握剂量，按医嘱服用。不能随便采食野果，以免误食。不可与猪肉共食，不宜做苍耳子饼吃。

◆苎麻叶

【来源】本品为荨麻科植物苎麻的叶。春、夏、秋季均可采收，鲜用或晒干。

【别名】野苎叶。

【性味归经】味甘、微苦，性寒。归肝、心经。

【功能主治】凉血止血，散瘀消肿，解毒。主治：咯血、吐血、血淋、尿血、月经过多、外伤出血、跌扑肿痛、脱肛不收、丹毒、疮肿、乳痈、湿疹、蛇虫咬伤。

【用法用量】内服：煎汤，10~30g，或研末，或鲜品捣汁。外用：适量，研末掺，或鲜品捣敷。

【炮制】鲜用或晒干。

【化学成分】苎麻叶中含芸香苷，野漆树苷；新鲜苎麻叶中含叶黄素，α 和 β - 胡萝卜素；干燥的苎麻叶中含叶黄素，β - 胡萝卜素，谷氨酸。

【药理作用】①抗炎作用。②止血作用。

【毒理作用】采用苎麻叶凝胶对新西兰

大白兔进行正常和破损皮肤毒性实验及皮肤刺激性实验，对豚鼠进行皮肤过敏实验，结果表明未引起家兔毒性反应，对家兔正常和破损皮肤无刺激作用，对豚鼠皮肤无过敏作用。

【方剂选用】

1. 诸伤瘀血不散：苎麻叶（五至六月收）、苏叶，擂烂敷金疮上。如瘀血在腹内，水绞汁服。秋冬用干叶亦可。

2. 金疮折损：苎麻叶（五月收取），和石灰捣作团，晒干，研末敷之。

3. 外伤出血：苎麻叶、地衣毛，晒干研末外用。

4. 乳痈初起：苎麻鲜叶，韭菜根、橘叶同酒糟捣烂，敷患处。

5. 花斑癣：新鲜野苎麻叶摩擦法治疗花斑癣。

【不良反应及注意事项】少数人服用后有胃部不适的症状。

◆苎麻根

【来源】本品为荨麻科植物苎麻的根和根茎。冬、春季采挖，除去地上茎和泥土，晒干。

【别名】苎根、野苎根、苎麻菇。

【性味归经】味甘，性寒。归肝、心、膀胱经。

【功能主治】凉血止血，清热安胎，利尿，解毒。主治：血热妄行所致的咯血、吐血、衄血、血淋、便血、崩漏、紫癜、胎动不安、胎漏下血、小便淋沥、痈疮肿毒、虫蛇咬伤。

【用法用量】内服：煎汤，5～30g，或捣汁。外用：适量，鲜品捣敷，或煎汤熏洗。

【炮制】苎麻根：取原药材，除去杂质，洗净，润透，切厚片，干燥。苎麻根炭：取净苎麻根片，置锅内，用武火加热，炒至表面呈焦黑色，内部焦黄色时，喷淋清水少许，熄灭火星，取出，凉透。

【化学成分】根含有β-谷甾醇、胡萝卜苷和19α-羟基乌苏酸、委陵菜酸、常春藤皂苷元、马斯里酸、三油酸甘油酯、

白桦酸、齐墩果酸。大黄素、大黄素甲醚、白藜芦醇苷、儿茶素、表儿茶素、绿原酸、咖啡酸、奎宁酸等。

【药理作用】①抗氧化作用。②止血作用。③抗乙型肝炎病毒（HBV）作用。④抑菌作用。⑤对未孕子宫可加强其收缩力，对怀孕子宫则能抑制其活力，即安胎。⑥抗糖苷酶与抗胆碱酯酶作用。⑦升高白细胞作用。⑧抗炎作用。

【毒理作用】毒性极低，小鼠腹腔注射LD_{50}为1583±80mg/kg。家兔静脉注射，对血压、呼吸无明显影响，连续静脉注射10天对心电图及肝、肾功能也均无改变。苎麻根有效成分黄酮苷的LD_{50}为2369mg/kg。

【配伍效用】

苎麻根配伍白茅根：二者均有清热凉血利湿之功效，相伍为用，其功效更著，用于治疗湿热所致之血淋、热淋。

苎麻根配伍野菊花：二者均有解毒功能，相伍捣用外敷，可治疗痈肿为热毒所致者。

【方剂选用】

1. 泌尿系统结石：苎麻根60g，海金沙30g，金钱草15g，水煎分3次服，每日1剂。大便不通者加大黄10g，滑石20g；呕吐者加藿香、半夏各10g；尿血者加茅根、鲜生地黄各20g。

2. 崩漏：苎麻根150g，五月艾根100g，猪肾1对，糯米酒50ml，白盐少许。水煎服，日服2次，每日1剂。血瘀致者加益母草；血热挟瘀者去糯米酒加旱莲草；气虚挟瘀者加北黄芪。

3. 哮喘：苎麻根和砂糖烂煮，时时嚼咽下。

4. 痰哮咳嗽：苎麻根，煅存性为末，生豆腐蘸9～15g食；未全，可以肥猪肉二三片蘸食。

5. 吐血不止：苎麻根、人参、蛤粉各0.3g。上四味，捣罗为散。每服3g，糯米饮调下，不拘时候。

6. 血淋，脐腹及阴茎涩痛：苎麻根10枚，捣碎，以水二大盏，煎取一大盏，去

渣，分为2服。

7. 小便不通：苎麻根15g，蛤粉15g。上药，捣细罗为散。每于空心，以新汲水调下6g。

【不良反应及注意事项】一次用药量过大，可能会引起轻度腹泻。无实热者慎服，胃弱泄泻者勿服。

◆芦根

【来源】本品为禾本科植物芦苇的新鲜或干燥根茎。全年均可采挖，除去芽、须根及膜状叶，鲜用或晒干。

【别名】芦茅根、苇根、芦菰根、顺江龙、芦柴根、芦通、甜梗子。

【性味归经】味甘，性寒。归肺、胃经。

【功能主治】清热泻火，生津止渴，除烦，止呕，利尿。主治：热病烦渴、肺热咳嗽、肺痈吐脓、胃热呕哕、热淋涩痛。

【用法用量】内服：煎汤，15～30g，鲜品60～120g，或鲜品捣汁。外用：适量，煎汤洗。

【炮制】鲜芦根：除去杂质，洗净，切段。本品呈圆柱形段。表面黄白色，有光泽，节呈环状。切面黄白色，中空，有小孔排列成环。气微，味甘。芦根：除去杂质，洗净，切段，干燥。本品呈扁圆柱形段。表面黄白色，节间有纵皱纹。切面中空，有小孔排列成环。

【化学成分】芦根含薏苡素，以及蛋白质5%、脂肪1%、碳水化合物51%、天门冬酰胺0.1%。芦苇含纤维素48～54%、木质素约18.2%、木聚糖约12.4%、灰分2.8%。多糖水解产生D-木糖、L-阿拉伯糖、D-葡萄糖、D-半乳糖和两种糖醛酸。另含多量维生素B_1、维生素C以及苜蓿素。

【药理作用】①抑制草酸钙结石的形成。②抗氧化作用。③抗肿瘤作用。④改善脂代谢作用。⑤保护肝肾的作用。

【毒理作用】本品所含的薏苡素静脉注射可引起家兔血压短暂下降，皮下注射可使血糖略有下降，对离体蟾蜍心脏及离体

兔肠均呈抑制作用，对兔耳血管无明显影响。其毒性很低，小鼠口服0.5g/（kg·d），30天后未引起异常改变。

【方剂选用】

1. 太阴温病，口渴甚，吐白沫黏滞不快者：梨汁、荸荠汁、鲜芦根汁、麦冬汁、藕汁（或用蔗浆），临时斟酌多少，和匀凉服，不甚喜凉者，重汤炖温服。

2. 五噎心膈气滞，烦闷吐逆，不下食：芦根150g，锉，以水三大盏，煮取二盏，去渣，不计时，温服。

3. 呕哕不止厥逆者：芦根1500g。切，水煮浓汁，频饮。

4. 伤寒后呕哕反胃，及干呕不下食：生芦根（切）、青竹茹各1升，粳米3合，生姜90g。上四味，以水五升，煮取二升半，随便饮。

5. 骨蒸肺痿，烦躁不能食：芦根（切讫秤）、麦门冬（去心）、地骨白皮、生姜（合皮切）各300g，橘皮、茯苓各150g。上六味，切，以水4000ml，煮取1600ml，绞去渣，分温五服，服别相去八、九里，昼三服，夜二服，覆取汗。忌醋物。

6. 霍乱烦闷：芦根9g，麦门冬3g。水煎服。

7. 食鱼中毒，面肿，烦乱，及食鲈鱼中毒欲死者：芦根汁，多饮良，并治蟹毒。

8. 感冒：鲜芦根50g与鲜薄荷叶10g代茶饮，可治疗伤风咽痛，采用此法治疗伤风咽痛58例，效果明显，且无明显不良反应。

9. 口臭：芦根冰糖煎剂治疗口臭患者，获得较好的疗效。

10. 肺脓疡：干芦根治疗肺脓疡，效果令人满意。成人每日用干芦根300g，文火煎2次，取汁约600ml，分3次服完，疗程1～3个月。

【不良反应及注意事项】脾胃虚寒者慎服，大便泻下及下寒者忌用，不可与巴豆同用。

◆芦荟

【来源】本品为百合科植物库拉索芦荟

叶的汁液浓缩干燥物。习称"老芦荟"。

【别名】卢会、讷会、象胆、奴会、劳伟。

【性味归经】味苦，性寒。归肝、胃、大肠经。

【功能主治】泻下通便，清肝泻火，杀虫疗疳；外用保湿消斑，敛疮止血。主治：热结便秘、惊痫抽搐、小儿疳积、外治癣疮。

【用法用量】内服：入丸、散，或研末入胶囊。0.6～1.5g，不入汤剂。外用：适量，研末敷。

【炮制】砸成小块。炒芦荟：取净芦荟置锅内，用文火炒至焦黑色为度，取出放凉。

【化学成分】库拉索芦荟叶的新鲜汁液含芦荟大黄素苷、对香豆酸、少量 α－葡萄糖、一种戊醛糖、蛋白质及许多草酸钙的结晶。好望角芦荟叶的新鲜汁液含芦荟大黄素苷及异芦荟大黄素苷。

【药理作用】①抗菌作用。②抗肿瘤作用。③免疫调节作用。④降血糖作用。⑤愈伤作用。⑥护肝养胃作用。⑦对异丙肾上腺素所致缺血心肌具有保护作用。⑧芦荟凝胶还可以治疗骨关节炎，对神经细胞和大鼠脑线粒体损伤具有保护作用。芦荟大黄素苷刺激大肠，具有导泻的的功能。芦荟有保护牙齿的作用。

【毒理作用】芦荟注射液（每1ml含生药0.1g），分2个剂量组 0.05ml/kg 和 0.1ml/kg 肌注，连续6月给家犬肌注。开始给药后每15天观察并测定血象、谷丙转氨酶、全血尿素氮及肌酐，并称体重。以后每月测1次。实验结束后解剖观察各主要脏器并镜检。结果均正常，未见实质性病变。高剂量及低剂量组个别犬可见局部肌肉坏死。

【配伍效用】

芦荟配伍朱砂：芦荟泻热导滞；朱砂镇惊安神清热。二药伍用，有泻热通便安神之功效，用于治疗热结便秘而见烦躁不安、失眠易惊者。

【方剂选用】

1. 主治：止血：①急性出血者取芦荟3～6g，研末，用油纱条蘸药后填塞鼻腔。慢性出血者将芦荟 0.5～1g 加温开水 5～10ml 搅化，仰面滴入出血鼻腔，每次 1～2 滴，每日 3～5 次。②外伤和小动脉血管破裂出血，量多较急者，用消毒棉或油纱条蘸芦荟粉填堵或压迫出血处；局部少量血较缓者，用药粉 5～10g 撒敷出血处；鼻衄，间断出转量少者，将药粉 3～6g 加温开水 10～20ml 搅化，除去不能溶解物，用塑料滴瓶滴入鼻腔内 1～2 滴，每日 3～5 次。

2. 萎缩性鼻炎：先以 2% 地卡因湿透棉片，贴于注射部位 5～10 分钟，然后用 20% 芦荟浸出液注射于两侧的下鼻甲前端黏膜下，每侧 2ml，再用棉球轻压注射部位以防出血，每周1次，4次为1疗程。

3. 头癣：芦荟 30g，蟾蜍 5g，酒浸切细加水 200ml，文火熬如饴状，待冷备用。外涂，1日3次，次日洗净再涂，连用10天，用于成人、小儿均获奇效。

4. 银屑病：10% 芦荟注射液，肌注，每次 3ml，每日1次。

5. 脚鸡眼：取适量芦荟叶置于鲜童便或自己的尿中，浸 1～2 小时，取清水漂洗备用。首次贴药前将患部用水浸洗，使皮肤软化，用刀刮去角皮层，然后将芦荟切去表皮，贴患处，胶布固定，每晚睡前换药1次，轻者连续 3～4 次，重者 6～7 次。

6. 黄褐斑：芦荟 300g，绿豆 150g，共研末备用。将药粉调成糊状，薄薄覆盖于面部或患部，保留 30 分钟。早晚各一次。敷上药糊后，可配合手法按摩以助药力吸收。夏季药粉以西瓜汁调敷，其他季节则用鸡蛋清调敷。1个月为1疗程。一般1个疗程可达到面部肤质改变，2～3 个疗程可使病灶明显好转或消失。

7. 小儿急惊风：芦荟、胆星、天竺黄、雄黄各 3g。共为末，甘草汤和丸，如弹子大。每遇此证，用灯芯汤化服1丸。

8. 小儿脾疳：芦荟、使君子。以上各

等份，为细末。米饮调下 1~6g。

9. 大便不通：臭芦荟（研末）21g，朱砂（研如飞面）15g。滴好酒和丸，每服9g，酒吞。

10. 痔瘘胀痛、血水淋沥：芦荟数分，白酒磨化，和冰片 0.06~0.09g，调搽。

【不良反应及注意事项】孕妇忌服。脾胃虚寒者禁用。

芦荟所致的中毒症状主要有恶心、呕吐、腹痛、腹泻、出血性肠炎、里急后重、血便、结肠黑变病、流产等。此外，也不乏尿少、蛋白尿、血尿等肾脏损害。如服用芦荟过程中出现上述症状应立即停药，症状严重的应立即洗胃，也可用鸡蛋清或活性炭解毒治疗。

◆芦荟叶

【来源】本品为百合科植物斑纹芦荟、库拉索芦荟或好望角芦荟的叶。全年均可采，鲜用或晒干。

【别名】龙角叶、油葱叶。

【性味归经】味苦、涩，性寒。归肝、大肠经。

【功能主治】泻火，解毒，化瘀，杀虫。主治：目赤、便秘、白浊、尿血、小儿惊痫、疳积、水火烫伤、妇女闭经、痔疮、疥疮、痈疖肿毒、跌打损伤。

【用法用量】内服：煎汤，15~30g，或捣汁。外用：适量，鲜品捣敷或绞汁涂。

【炮制】鲜用或晒干。

【化学成分】库拉索芦荟叶含蒽类化合物以及钠、钾、钙、镁、氯等无机元素。另含多糖混合物等。斑纹芦荟叶含芦荟苦素、芦荟宁、月桂酸、棕榈酸、硬脂酸、棕榈油酸、油酸、亚油酸、亚麻酸、葡萄糖酸等。好望角芦荟叶含芦荟大黄素苷、异芦荟大黄素苷、芦荟树脂 A、B、C、D、异芦荟树脂A，芦荟松，好望角芦荟苷元、好望角芦荟苷 A 及 B 等。

【药理作用】①缓泻作用。②保护皮肤组织。③抗氧化作用。

【毒理作用】小鼠口服芦荟全叶冻干粉允许的最大给药量为48.78g生药/（kg·d)，相当于人日用剂量的 687 倍，芦荟全叶冻干粉高剂量6.10g生药/（kg·d），长期给药对 SD 大鼠的胃肠道有不良影响，停药后可逐渐恢复，中剂量 3.41g 生药/（kg·d）未见异常。提示芦荟全叶冻干粉不宜大剂量长期服用。在本试验条件下，其应用安全剂量应低于 3.41g 生药/（kg·d）。

【方剂选用】

1. 白浊：鲜芦荟叶，挤汁 6~7 茶匙，加淡瓜子仁 30 枚，稍炖温，饭前服，日2 次。

2. 血尿：芦荟叶 15g。生捣汁，加白糖30g，米泔水冲服。

3. 咳嗽痰血：鲜芦荟叶 15~30g。去外皮，水泡去黏汁，水煎服。

4. 轻度水火烫伤：鲜芦荟叶，以冷开水洗净，挤汁遍涂伤部，日敷 2~3 次。

5. 祛瘀散毒：芦荟叶和盐捣烂，敷疮即穿。

6. 胼胝初起：鲜芦荟叶浸尿半天，加热敷贴；或取鲜叶焙焦，加些黄酒，捣烂加热敷贴，日换 2 次。

7. 蜂蜇后局部肿痛：用鲜芦荟叶涂擦。

8. 前列腺增生：芦荟叶煎服。

【不良反应及注意事项】脾胃虚弱者及孕妇禁服。本品水液有毒，服量过多可引起剧烈腹泻，盆腔充血，甚至流产。

◆芦竹根

【来源】本品为禾本科植物芦竹的根茎。夏季拔取全株，砍取根茎，洗净，剔除须根，切片或整条晒干。

【别名】芦荻头、楼梯杆。

【性味归经】味苦、甘，性寒。

【功能主治】清热泻火，生津除烦，利尿。主治：热病烦渴、虚劳骨蒸、吐血、热淋、小便不利、风火牙痛。

【用法用量】内服：煎汤，15~30g，或熬膏。外用：适量，捣敷。

【炮制】鲜芦竹根：取鲜品，除去杂质，洗净，切厚片。芦竹根：取原药材去杂质，洗净，润软，切成厚片，干燥，筛去灰屑。

【化学成分】根茎含 N，N－二甲基色胺、5－甲氧基－N－甲基色胺、蟾毒色胺、去氢蟾毒色胺、蟾蜍特尼定等多种吲哚衍生物。叶含卅烷、α－香树脂醇乙酸酯、β－香树脂醇乙酸酯、卅烷醇、无羁萜、豆甾醇、β－谷甾醇、菜油甾醇等。

【药理作用】①解热、抗炎作用。②降压及解痉作用。

【毒理作用】芦竹根提取物禾草碱有弱的拟胆碱或抗肾上腺素作用，不影响兔血糖水平，对胆碱酯酶无作用。对哺乳动物中枢神经系统有兴奋作用，使呼吸加深、加快，至发生阵发性痉挛，大量则导致麻痹，对小鼠静脉注射的 LD_{50} 为 45mg/kg，大鼠则为 63mg/kg。

【方剂选用】
清热解毒：芦竹根捣汁，口服。

【不良反应及注意事项】体虚无热者慎服。

◆苏木

【来源】本品为豆科植物苏木的干燥心材。多于秋季采伐，除去白色边材，干燥。

【别名】苏枋、苏方、苏方木、棕木、赤木、红柴、红苏木、落文树。

【性味归经】味甘、咸，性平。归心、肝、脾经。

【功能主治】活血祛瘀，消肿止痛。主治：跌打损伤、骨折筋伤、瘀滞肿痛、经闭痛经、产后瘀阻、胸腹刺痛、痈疽肿痛。

【用法用量】内服：煎汤，3~9g，或研末。外用：适量，研末撒。

【炮制】锯成长约3cm的段，再劈成片或碾成粗粉。

【化学成分】木部含无色的原色素－巴西苏木素约2%。巴西苏木素遇空气即氧化为巴西苏木红素。另含苏木酚，可做有机试剂，检查铝离子。又含挥发油，油的主要成分为水芹烯及罗勒烯。还含鞣质。

【药理作用】①对淋巴细胞的抑制作用。②对器官移植的抗排斥反应作用。③对肿瘤细胞的抑制作用。④对自身免疫性重症肌无力的治疗作用。⑤对主动脉的舒张作用。⑥对膜性肾病的免疫抑制作用。⑦对糖尿病的干预作用。⑧抗补体作用。⑨抗菌作用。

【毒理作用】苏木煎剂腹腔注射对小鼠的 LD_{50} 为 18.9g/kg。

【配伍效用】
苏木配伍红花：二者皆为活血化瘀之品。但苏木长于活血通络、消肿止痛；红花功擅活血化瘀、消散癥瘕。二者相须为用，其活血祛瘀、通络止痛之功效更显著，用于治疗跌打损伤之肿胀疼痛以及痛经、闭经、产后腹痛、腹部包块因血瘀而致者。

【方剂选用】

1. 足癣：苏木、钩藤、花椒各 30g，枯矾 6~9g。每日 1 剂，水煎，浸泡患足，每次 30 分钟，每天 2 次。

2. 骨质增生：川乌、独活、细辛、蜈蚣、僵蚕、苏木各30g，乳香、没药各20g，灵仙、透骨草各60g，马前子15g，骨碎补40g，食盐50g，白酒适量，老葱白带须10个。初期以上药共为细末，捣老葱和白酒敷患处，干时再与酒合敷，5~7 天换药 1 次。经初期治疗痛减后，上药去白酒，以植物油 700ml 熬至滴水成珠，入黄丹成膏，外敷患处，7~10 天换药 1 次。

3. 被打伤损，因疮中风：苏木（槌令烂，研）60g。用酒 500ml，煎取 250ml。分三服，空心、午时、夜卧各一服。

4. 指断，亦治其余皮肤刀矢伤：真正沉重苏木，为细末，敷断指间，外用蚕茧包缚完固。

5. 破伤风：苏木不拘多少，捣罗为细散。每服9g，酒调服之。

6. 妇人月水不通，烦热疼痛：苏木60g（锉），硇砂15g（研），川大黄（末）30g。上药，先以水三大盏，煎苏木至一盏半，去渣，入硇砂、大黄末，同熬成膏。每日空心，以温酒调下半大匙。

7. 产后气滞作喘：苏木、人参、麦门冬，水煎服。

【不良反应及注意事项】血虚无瘀者不宜，孕妇忌服。

本品能麻痹呼吸中枢，引起呼吸系统的不良反应。可引起中毒反应，主要表现为：恶心、呕吐、腹痛、腹泻、嗜睡、呼吸困难、血压下降、昏迷等。

救治：①用鞣酸液洗胃，硫酸钠导泻，内服蛋清、牛奶或通用解毒剂等。②呼吸困难时，应用呼吸兴奋剂，对症治疗。③中药治疗：甘草30g，绿豆60g，茶叶15g，水煎服。

◆苏合香

【来源】本品为金缕梅科植物苏合香树的树干渗出的香树脂经加工精制而成。

【别名】帝膏、苏合油、苏合香油、帝油流。

【性味归经】味辛，性温。归心、脾经。

【功能主治】开窍，辟秽，止痛。主治：中风痰厥、猝然昏倒、胸痹心痛、胸腹冷痛、惊痫。

【用法用量】内服：0.3～1g，入丸、散，或泡汤，不入煎剂。外用：适量，溶于乙醇或制成软膏、搽剂涂敷。

【炮制】初夏将树皮割裂，深达木部，使分泌香脂，浸润皮部。至秋季剥下树皮，榨取香脂，残渣加水煮后再榨，除去杂质和水分，即为苏合香的初制品。如再将此种初制品溶解于乙醇中，过滤，蒸去乙醇，则成精制苏合香。

【化学成分】苏合香树脂含挥发油，内有α-及β-蒎烯，月桂烯，樟烯，柠檬烯，1,8-桉叶素，对聚伞花素，异松油烯，芳樟醇，松油-4-醇，α-松油醇，桂皮醛，反式桂皮酸甲酯，乙基苯酚，烯丙基苯酚，桂皮酸正丙酯，β-苯丙酸等。

【药理作用】①抑制血小板凝聚作用。②抗心肌缺血作用。③对脑缺血再灌注损伤的保护作用。④抗菌作用。

【毒理作用】口服苏合香丸可致过敏性休克。用苏合香丸研末作皮肤黏膜贴试验时局部红肿，出现疹块。

【配伍效用】

苏合香配伍安息香、沉香、丁香：苏合香、安息香逐秽透窍，善开痰浊气逆之闭；沉香、丁香辛散温通，能散寒顺气、宣通郁闭。诸药合用，有温通开窍、行气止痛之功效，用于治疗痰湿或寒邪闭阻气机之神昏寒闭之证及胸腹胀满冷痛等症。

【方剂选用】

1. 胆道蛔虫病：苏合香丸口服，每次1丸，每日2～3次，温开水送服，服药间隔4～5小时。

2. 猝大腹水病：真苏合香、水银、白粉等份。蜜丸，服如大豆2丸，日三，当下水。节饮，好自养。

【不良反应及注意事项】性燥气窜，阴虚多火人禁用。

口服苏合香丸可能会致过敏性休克。有新生儿服用苏合香丸量过大出现呼吸抑制，谷丙转氨酶、门冬氨酸转移酶升高；严重时，伴呼吸节律不齐、轻度紫绀、双眼睑浮肿，甚至弥漫性脑水肿。苏合香中产生严重不良反应的成分主要为麝香和朱砂，其中麝香小剂量对中枢神经系统呈兴奋作用，大剂量则呈抑制作用。朱砂的主要成分为硫化汞，长期服用可引起慢性汞中毒，引起肝肾损害，并可透过血脑屏障直接损害中枢神经系统。苏合香丸中麝香、冰片等属药性猛烈药、经期忌用药，服用苏合香丸后再服酒，会加速过敏性休克。

救治：对中毒引起呼吸抑制的患儿应早期应用纳洛酮。对于中毒引起的肝功损害，用联苯双酯、肝泰乐、肌苷等一般保肝药对症治疗一周转氨酶均降至正常。

◆两头尖

【来源】本品为毛茛科植物多被银莲花的干燥根茎。夏季采挖，除去须根，洗净，干燥。

【别名】竹节香附、草乌喙。

【性味归经】味辛，性热，有毒。归脾经。

【功能主治】祛风湿，消痈肿。主治：风寒湿痹、四肢拘挛、骨节疼痛、痈肿溃烂。

【用法用量】内服：煎汤，2.5~3g；或入丸、散。外用：适量，研末撒膏药上敷贴。

【炮制】取净两头尖打碎，与黄酒拌匀，稍闷，待酒被吸尽后，用文火炒至微干，取出，晾干，每两头尖100kg，用黄酒10~20kg。

【化学成分】根茎含齐墩果酸、薯蓣皂苷元、竹节香附皂苷 R_0、A、B、C、D、E、F、红背银莲花皂苷 R_8、R_9，毛茛苷、白头翁素、竹节香附皂苷 H 等。

【药理作用】②抗肝纤维化作用。②抗肿瘤作用。③抗炎、镇痛、抗迟发型超敏反应的作用。

【毒理作用】两头尖水提取物小鼠灌胃毒性实验 LD_{50} 及其 95% 可信限分别为104.50 和 95.45g~115.29g 生药/kg。按照 Blach well 法推算相当于 10.45g/人，说明在临床应用常用量为 1~3g 一般是安全的。按照中药毒性分级，两头尖介于"中毒"和"小毒"之间。石油醚、氯仿和正丁醇萃取部位小鼠最大耐受量实验，灌胃给药1000g 生药/kg，14 天后小鼠未出现明显中毒症状，小鼠体重也无明显改变，与对照组比较无统计学差异。解剖后，肉眼观察其主要脏器，未发现明显异常，说明分别口服两头尖石油醚、氯仿和正丁醇萃取物1000g/kg，对小鼠都无明显急性毒性作用。乙酸乙酯萃取部位的 LD_{50} 及 95% 的可信限分别为 604.81g 和 537.99g ~ 673.57g生药/kg。

【方剂选用】

1. 瘫痪顽疾（百节疼痛，下元虚冷，一切风疮）：用草乌头、川乌头、两头尖各9g，硫黄、麝香、丁香各3g，木鳖子5个，共研为末，再以熟艾揉软，合在一起用草纸包裹。烧熏痛处。

2. 风寒湿痹、手足拘挛、骨节疼痛、痈疽肿痛：两头尖 1.5~3g，内服。

3. 慢性关节疼痛：两头尖3g，防风9g，牛膝12g，威灵仙12g，松节6g，鸡血藤15g，水煎服。

4. 痈疽疮疡：两头尖3g，金银花30g，地丁30g，水煎服。

【不良反应及注意事项】有毒，孕妇慎用，不可与香附混用。

◆两面针

【来源】本品为芸香科植物两面针的干燥根或枝叶。全年均可采挖，洗净，切片或段，晒干。

【别名】入地金牛、蔓椒、豕椒、猪椒、金牛公、两边针、上山虎、花椒刺、金牛母、光叶花椒。

【性味归经】味苦、辛，性平，有小毒。归肝、胃经。

【功能主治】活血化瘀，行气止痛，祛风通络，解毒消肿；外用解毒敛疮。主治：跌打损伤、胃痛、牙痛、风湿痹痛、毒蛇咬伤；外治水火烫伤。

【用法用量】内服：煎汤，4.5~9g，研末，1.5~3g，或浸酒。外用：适量，煎水洗，或含漱，或鲜品捣敷。

【炮制】取原药材，除去杂质，洗净，稍润，切片，干燥。

【化学成分】茎皮含生物碱：光叶花椒碱，光叶花椒酮碱，6－甲氧基－5，6－二氧白屈菜碱，氧化白屈菜红碱，阿尔洛椒酰胺，鹅掌楸碱等。又含香豆精和甾醇，根和根皮含白屈菜红碱、异崖定椒碱、氧化光叶花椒碱、光叶花椒酮碱、氧化白屈菜红碱等，还含香叶木苷等。

【药理作用】①镇痛作用。②抗炎作用。③止血作用。④抗溃疡作用。⑤保护肝脏作用。⑥抗脑缺血损伤的作用。⑦抗心肌缺血损伤的作用。⑧抗肿瘤作用。⑨抗菌、解痉等作用。

【毒理作用】两面针有小毒，含两面针碱等，中毒后麻痹中枢神经。

【方剂选用】

1. 神经痛、头痛、风湿痛和胃肠绞痛：两面针注射液每次肌注2ml，每日 1~2 次，一般用药 5~10 分钟即可止痛。

2. 急性扁桃体炎：两面针根茎30g研末，加入琥珀1.5g调匀，喷于扁桃体表面和咽部，亦可制成片剂含化。

3. 胆道蛔虫病、溃疡病、肠蛔虫病：用两面针和七叶莲制成注射液，每次肌注 2ml。

4. 风湿性关节炎：两面针注射液肌注，每次 1ml（含有效成分 100mg）。

5. 腰肌劳损及坐骨神经痛：20% 两面针溶液经低频直流感应电治疗机离子导入，每日 1 次，每次 20 分钟，10 次为 1 疗程。

6. 急性乳腺炎：两面针酊剂（1：1 乙醇提取物）直流导入法治疗急性乳腺炎 60 例。

7. 妇科炎症：两面针与苦草、地胆草等制成妇炎净胶囊。

【不良反应及注意事项】两面针不良反应临床表现为腹痛、下痢、全身皮肤发红及瘙痒、烦躁、呼吸加快、恶心、呕吐、血压升高、头晕、眼花等。

救治：症状轻者服糖水和生甘草水，重者静滴 10% 葡萄糖液加注地塞米松。其他对症治疗。

◆ 还阳草

【来源】本品为景天科植物云南景天的根。春初或秋末采挖，除去残茎、须根，洗净泥土，晒干。

【别名】豆叶七、胡豆莲、绿豆莲、金剪刀、蚕豆七、豆叶狼毒。

【性味归经】味苦、涩，性凉。

【功能主治】清热解毒，散瘀止血。主治：喉炎、咳嗽、泄泻、痢疾、跌打、创伤。

【用法用量】内服：煎汤，6～12g，或浸酒。外用：适量，捣敷。

【炮制】洗净，切碎，晒干或鲜用。

【化学成分】含有黄酮类成分，还含有当归素等。

【药理作用】①抑制中枢神经作用。②降血压作用。③利尿作用。④抗炎作用。⑤止血作用。

【方剂选用】

1. 刀伤：还阳草捣绒，敷伤处。

2. 喉热：还阳草适量，煎水服。

3. 虚弱咳嗽：还阳草适量，蒸鸡 1 只，早晚各吃 1 次。

【不良反应及注意事项】不良反应较轻，少数患者服用后有胃部不适的症状。

◆ 还魂草

【来源】本品为景天科植物轮叶景天的全草。夏、秋季采，洗净鲜用。

【别名】打不死、轮叶八宝、楼台还阳、酱子草、轮叶景天、三角还阳、鸡眼睛。

【性味归经】味苦、涩，性平。

【功能主治】解毒，消肿，止血。主治：创伤、无名肿毒、虫蛇咬伤。

【用法用量】内服：煎汤，6～12g，或泡酒服。外用：适量，捣敷，或绞汁涂。

【炮制】鲜用或晒干。

【化学成分】含有黄酮类、皂苷类成分，还含有香豆素类、酚类成分。

【药理作用】①止血作用。②抗炎作用。③抗疲劳作用。

【方剂选用】

1. 金疮出血：还魂草、毛蜡烛、石韦、糯米草、百草霜各适量，捣绒外敷。

2. 无名肿毒、创伤：鲜还魂草适量，捣成泥状，外敷用或绞汁涂患处。

3. 蛇咬伤：鲜还魂草、土大黄、仙茅参、明矾各适量，捣成泥状，敷伤处。

【不良反应及注意事项】多外用，少数人用后会出现皮肤过敏反应。

◆ 连翘

【来源】本品为木犀科植物连翘的干燥果实。秋季果实初熟尚带绿色时采收，除去杂质，蒸熟，晒干，习称"青翘"；果实熟透时采收，晒干，除去杂质，习称"老翘"。

【别名】旱连子、大翘子、空翘、空壳、落翘。

【性味归经】味苦，性微寒。归肺、心、小肠经。

【功能主治】清热解毒，消肿散结，疏散风热。主治：痈疽、瘰疬、乳痈、丹毒、风热感冒、温病初起、高热烦渴、神昏发斑、热淋涩痛。

【用法用量】 内服：煎汤，6～15g；或入丸、散。

【炮制】 拣净杂质，搓开，除去枝梗。

连翘果实蒸、生晒品所含成分几乎没发生变化，但在含量上前者明显高于后者，说明连翘在炮制过程中蒸晒、生晒对其有效成分组成影响不大，但蒸晒品连翘苷的含量较好，连翘蒸品优于生品，且蒸10～15分钟连翘质量最佳。连翘的最佳水煮炮制条件为加6倍水，沸水煮8分钟。

【化学成分】 果实含木脂体类化合物：连翘苷，连翘苷元，右旋松脂酚，右旋松脂醇葡萄糖苷；黄酮类化合物：芸香苷；苯乙烷类衍生物：连翘脂苷A、C、D、E，连翘种苷，毛柳苷；乙基环己醇类衍生物：连翘环己醇，异连翘环己醇，连翘环己醇氧化物，连翘环己醇酮，连翘环己醇苷A、B、C；三萜类化合物：白桦脂酸，齐墩果酸，熊果酸，β-香树脂醇乙酸酯，异降香萜烯酸乙酸酯，20（S）-达玛-24-烯-3β，20-二醇-3-乙酸酯等。

【药理作用】 ①神经保护作用。②改善学习记忆障碍。③血管舒张作用。④抗氧化、抗菌作用。⑤降糖作用。⑥抗脑缺血作用。

【毒理作用】 连翘注射液小鼠腹腔注射 LD_{50} 为 $24.85 \pm 1.12g/kg$，复方连翘注射液小鼠腹腔注射 LD_{50} 为 $119.5g$（生药）/kg。

【配伍效用】

连翘配伍牛蒡子：连翘清热解毒、散结消痈；牛蒡子疏散风热、清热利咽、解毒。二者伍用，有疏风清热利咽、解毒散结消痈之功效，用于治疗热毒内盛之咽喉肿痛、痄腮发颐及疮疡肿毒等症。

连翘配伍天花粉、蒲公英：连翘解毒散结消痈；天花粉解毒消肿排脓；蒲公英苦寒清热解毒。三药伍用，有解毒疗疮之功效，用于治疗热毒蕴结之乳痈出现红肿热痛者。

连翘配伍夏枯草：连翘解毒散结；夏枯草清肝散结。二者合用，可加强清热散

结之力，用于治疗瘰疬痰核等症。

连翘配伍竹叶：连翘清心火解疮毒；竹叶清心火利小便。两药伍用，有清心解毒、利小便之功效，用于治疗心经有火下移小肠之心烦、口舌生疮、小便短赤热痛等症。

【方剂选用】

1. 肺结核：连翘（研末粉），成人每日服20～25g，分3次食前服，忌辣物及酒。

2. 逆：连翘60g，炒焦煎水服，或服药末，每次10g，1日3次。

3. 细菌性痢疾：连翘、二花、黄柏、秦皮各30g，加水500ml，煎至300ml，待药温降至30℃～35℃时，在饭前1小时嘱病人取俯卧位，两腿分开，将涂有液体石蜡的灌肠器肛管头插入肛门7～10cm，在2～3分钟灌毕。然后嘱病人双腿并拢，保持俯卧位15分钟以上。1日3次，3天为1疗程。治疗期间均未用抗生素。

4. 便秘：连翘15～30g，沏水或煎沸当茶饮，持续1～2周，亦可便下停服。

5. 急性肾炎：连翘18g，加水用文火煎至150ml，分3次饭前服，小儿酌减。视病情需要连服5～10日，忌辣物及盐。

6. 紫癜：连翘30g，加水用文火煎成150ml，分3次饭前服，忌辣物。

7. 肠黏连：忍冬藤、金钱草、蛇莓、蒲公英各210g，繁缕、寻骨风各140g，紫花地丁105g，木香、制香附各42g。加水7000ml，煎成2000ml，滤出药液，如上法再煎，并发2次煎液，浓缩成1400ml，每日服药2次，每次100ml，连服7天为1疗程，疗程间隔7天。

8. 银屑病：连翘400g，黄芩、大青叶各300g。制成注射液，每支2ml（含生药2g）。肌注2ml，每日2次，用药2周～2个月。

9. 视网膜出血：用连翘18～21g，文火水煎，分3次食前服。

10. 小儿一切热：连翘、防风、甘草（炙）、山栀子各等份。上捣罗为末，每服

6g，水一中盏，煎 2.1g，去渣温服。

【不良反应及注意事项】脾胃虚者慎服，痈疽已溃者勿服。使用连翘注射液气管内滴入时易引起咳嗽，初期可用较小剂量，待习惯后逐渐加量，如仍咳嗽，可手术前给予镇静剂。

◆连钱草

【来源】本品为唇形科植物活血丹的干燥地上部分。春至秋季采收，除去杂质，晒干。

【别名】活血丹、遍地香、地钱儿、铍儿草、铜钱草、白耳草、乳香藤、九里香。

【性味归经】味辛、微苦，性微寒。归肝、肾、膀胱经。

【功能主治】利湿通淋，清热解毒，散瘀消肿。主治：热淋、石淋、湿热黄疸、疮痈肿痛、跌打损伤。

【用法用量】内服：煎汤，15～30g，或浸酒，或捣汁。外用：适量，捣敷或绞汁涂敷。

【炮制】除去杂质，洗净，切段，干燥。

【化学成分】茎、叶含挥发油，主成分为松樟酮、薄荷酮、异薄荷酮、番薄荷酮等，尚含熊果酸、琥珀酸。

【药理作用】①利尿利胆作用。②降脂、溶石作用。③降血糖作用。④抗炎、抗菌作用。⑤对平滑肌的作用。⑥抗肿瘤作用。

【毒理作用】小鼠口服连钱草的最大耐受量相当于 50kg 人临床日用量的 266 倍。说明连钱草的急性毒性很小。

【方剂选用】

1. 疟疾：疟发前用连钱草为丸塞鼻中。

2. 白虎丹：鲜车前草、连钱草。洗净捣烂，少加白酒，绞取汁，鹅毛蘸搽患处。

3. 疮疥：连钱草，加盐少许，搓熟频擦，全化，然后洗浴。若用煎洗，反不见效。

4. 白浊热淋，玉茎肿痛：连钱草捣汁冲酒吃。

5. 祛风散毒：连钱草煎汤洗一切疮疥。

6. 跌打损伤：连钱草药泥对断指患者进行包扎并结合功能锻炼，并用杉树皮夹板固定，结果 3 个月创口骨痂全部形成，创口全部愈合，其活动功能也正常，疗效满意。鲜全草捣烂外敷患处，每日换 1 次，治疗撞伤血肿（皮下瘀血）、关节红肿、疔毒，效果好。

7. 流行性腮腺炎：连钱草及天花粉鲜品捣烂后外敷于流行性腮腺炎肿处。

【不良反应及注意事项】有患者服用含连钱草的清热利胆中药后出现皮疹，发热至 38.1℃。经口服筛选，证实是中药连钱草引起皮疹。以后又曾用连钱草，再次出现上述症状。

◆旱莲花

【来源】本品为旱金莲科植物旱金莲的全草。生长盛期，割取全草，鲜用或晒干。

【别名】金莲花、大红鸟、吐血丹、荷叶七。

【性味归经】味辛、酸，性凉。归心、肾经。

【功能主治】清热解毒，凉血止血。主治：目赤肿痛、疮疖、吐血、咯血。

【用法用量】内服：煎汤，鲜品 15～30g。外用：适量，捣烂敷，或煎水洗。

【炮制】鲜用或晒干。

【化学成分】种子含旱金莲苷，α-苯基桂皮腈，异硫氰酸苄酯；精油含旱金莲素。茎叶含异槲皮苷，槲皮素-3-三葡萄苷，绿原酸；花含山柰酚葡萄糖苷，并含多种类胡萝卜素，含量较多的有叶黄素，玉蜀黍黄素，α-胡萝卜素，β-胡萝卜素等。全草含木质素，并含一种旱金莲硫代葡萄糖苷。

【药理作用】①抑菌作用。②增强机体防御能力。③抗氧化作用。

【毒理作用】小鼠、豚鼠、大鼠腹腔注射的半数致死量分别为 76mg/kg～107mg/kg、68mg/kg、72mg/kg；口服则分别为 134mg/kg、81mg/kg、128mg/kg。

【方剂选用】

1. 目赤肿痛：旱莲花、野菊花各适量。

捣烂敷眼眶。

2. 恶毒大疮：旱莲花、雾水葛、木芙蓉各适量。共捣烂，敷患处。

3. 呼吸道炎症：将旱莲花制成片剂，每片含量相当于干燥旱莲花 1.5g，日服 3 次，每次 3~4 片；或制成注射剂，每支 2ml，相当于旱莲花 2g，肌注，每日 1~2 次，每次 1 支。

4. 吐血、咯血：旱莲花鲜全草 15~30g，水煎服。

【不良反应及注意事项】可有尿频，胃部不适，婴儿可发生呕吐。曾有小孩用药 6 天后发皮疹者，局部应用有发赤作用。对菌血症、胆道或肠道感染不适用。

◆旱铜钱草

【来源】本品为毛茛科植物天葵的全草。秋季采集，除去杂质，洗净，晒干。

【别名】紫背天葵、雷丸草、夏无踪、老鼠屎草、蛇不见、天葵草。

【性味归经】味苦，性寒。

【功能主治】解毒消肿，利水通淋。主治：瘰疬痈肿、蛇虫咬伤、疝气、小便淋痛。

【用法用量】内服：煎汤，9~15g。外用：适量，捣敷。

【炮制】除去杂质，洗净，晒干。

【化学成分】含生物碱。

【药理作用】①抗炎作用。②止咳、平喘作用。③利尿作用。

【方剂选用】

1. 毒蛇咬伤：旱铜钱草嚼烂，敷伤处，药干再换。

2. 缩阴症：旱铜钱草 15g，煮鸡蛋食。

3. 瘰疬：旱铜钱草 45g，海藻、海带、昆布、贝母、桔梗各 30g，海螵蛸 15g。上为细末，酒糊为丸如梧桐子大。每服 70 丸，食后温酒下。

4. 尿路结石：鲜旱铜钱草、鲜天胡荽各 30g，鸡内金 9g，水煎服。

5. 血虚肝脏，呼吸时两胁局部疼痛：旱铜钱草 21~24g，加桔梗、刀豆壳各 15~18g，水煎，冲红糖黄酒，早晚饭前服，

忌食酸辣。

【不良反应及注意事项】脾胃虚寒者慎服。

◆牡蛎

【来源】本品为牡蛎科动物长牡蛎、大连湾牡蛎或近江牡蛎的贝壳。全年均可捕捞，去肉，洗净。晒干。

【别名】蛎蛤、古贲、去顾牡蛎、牡蛤、蛎房、左壳。

【性味归经】味咸，性微寒。归肝、胆、肾经。

【功能主治】重镇安神，潜阳补阴，软坚散结。主治：惊悸失眠、眩晕耳鸣、瘰疬痰核、癥瘕痞块。煅牡蛎收敛固涩，制酸止痛。主治：自汗盗汗、遗精滑精、崩漏带下、胃痛吞酸。

【用法用量】内服：煎汤，15~30g，先煎；或入丸、散。外用：适量，研末干撒或调敷。除收敛固涩宜煅用外，余均生用。

【炮制】①牡蛎：洗净，干燥，碾碎。本品为不规则的碎块。白色。质硬，断面层状。气微，味微咸。②煅牡蛎：取净牡蛎，照明煅法煅至酥脆。本品为不规则的碎块或粗粉。灰白色。质酥脆，断面层状。

采用正交实验法优选牡蛎炮制的最佳工艺条件为煅制温度 550℃，时间 2.5 小时，采用煅后醋淬的方法，制得的牡蛎煎出液中 Ca^{2+} 含量最高。牡蛎经煅制后有害元素砷的含量比生品大大降低，并且煅制时间的长短对砷含量也有影响，牡蛎经煅制后可以降低砷的含量，保证临床用药安全。

【化学成分】含 80%~95% 的碳酸钙、磷酸钙及硫酸钙，并含镁、铝、硅及氧化铁等。大连湾牡蛎的贝壳，含碳酸钙 90% 以上，有机质约 1.72%；尚含少量镁、铁、硅酸盐、硫酸盐、磷酸盐和氯化物。煅烧后碳酸盐分解，产生氧化钙等，有机质则被破坏。

【药理作用】①抗氧化作用。②抗肿瘤作用。③降血糖作用。④免疫调节作用。

【毒理作用】由牡蛎壳提制的生物钙和牡蛎钙对小鼠灌胃的 $LD_{50} > 15g/kg$ 体重，属于无毒级。

【配伍效用】

牡蛎配伍白术、黄芪、山萸肉：牡蛎收敛固涩止血；白术、黄芪健脾益气、固冲摄血；山萸肉补肝益肾敛阴。诸药合用，有益气固冲、收敛止血之功效，用于治疗脾气虚弱、统摄无权、冲脉不固之血崩、月经过多、色淡质稀、心悸气短者。

牡蛎配伍鳖甲：牡蛎性寒质重，清热益阴、平肝潜阳、收敛固涩、软坚散结；鳖甲滋阴清热、潜降浮阳、软坚散结。二者伍用，其滋阴潜阳、软坚散结之功效更著，用于治疗阴虚阳亢之头痛、眩晕、耳鸣、心烦、失眠以及腹部癥块等症。

牡蛎配伍龟板、白芍：牡蛎平肝潜阳；龟板滋阴潜阳；白芍养阴柔肝。三药伍用，有滋阴平肝潜阳的功效，用于治疗阴虚阳亢之头晕、目眩、耳鸣、烦躁不安等症。

牡蛎配伍沙苑子、芡实：牡蛎敛阴涩精；沙苑子、芡实补肾涩精。三者伍用，有补肾涩精之功效，用于治疗肾虚精关不固之遗精、滑泄、腰酸、耳鸣等症。

牡蛎配伍天花粉：牡蛎滋阴潜阳、清热退蒸、软坚散结；天花粉清热生津、开郁消肿。二者合用，共奏清热养阴泻火、化痰软坚散结之功效，用于治疗痰火郁结之颈部肿块、瘿瘤、瘰疬等症。

【方剂选用】

1. 肺结核盗汗：牡蛎 15g，加水 500ml，煎至 200ml（可加少量糖浆调味），装入保温瓶内。每次 100ml，早、晚各服 1 次，连服 3 剂，汗止后再服 2~3 剂，以巩固疗效。如服数剂疗效不明显者，可加酸枣仁、龙骨。

2. 胃与十二指肠溃疡病：生龙骨、煅牡蛎各 30g，水煎服，每日 1 剂，10~20 天为 1 疗程。疼痛者加元胡 10g，梦多者加夜交藤 15g。

3. 一切渴：大牡蛎不计多少，黄泥裹煅通赤，放冷为末，用活鲫鱼煎汤调下 3g，小儿服 1.5g。

4. 卧即盗汗，风虚头痛：牡蛎、白术、防风各 90g。治下筛，酒服方寸匕，日二。

5. 温病下后，大便溏甚，日三、四行，脉仍数者：生牡蛎 60g。研末，水 8 杯，煎服 3 杯，分温 3 服。

6. 百合病，渴不瘥者：栝楼根、牡蛎（熬），等份。为细末，饮服 1g，日 3 服。

7. 一切瘰疬：牡蛎（煅）120g，玄参 90g。捣罗为末，以面糊丸如梧桐子大，早晚食后、临卧各服 30 丸，酒下。

8. 崩中漏下赤白不止，气虚竭：牡蛎、鳖甲各 90g。上二味，治下筛，酒服 2.7ml，日三。

【不良反应及注意事项】本品多服久服，易引起便秘和消化不良，亦能寒中。不可与麻黄、吴茱萸、辛夷同用。病虚而多热者宜用，虚而有寒者忌用，肾虚无火、精寒自出者不宜用。

◆ 牡荆子

【来源】本品为马鞭草科植物牡荆的果实。秋季果实成熟时采收，用手搓下，扬净，晒干。

【别名】小荆实、牡荆实、荆条果、黄荆果。

【性味归经】味苦、辛，性温。归肺、大肠经。

【功能主治】化湿祛痰，止咳平喘，理气止痛。主治：咳嗽气喘、胃痛、泄泻、痢疾、疝气痛、脚气肿胀、白带、白浊。

【用法用量】内服：煎汤，6~9g，或研末，或浸酒。

【炮制】牡荆子：取原药材，除去杂质，筛去灰屑。用时打碎。炒牡荆子：取净牡荆子，置锅内，用文火加热，炒至微鼓起，有香气，取出，放凉。用时打碎。炒牡荆子形如牡荆子，表面棕褐色，鼓起，微有香气。

【化学成分】牡荆子含丁香酸，香草酸，牡荆木脂素，以及棕榈酸，硬脂酸，油酸和亚油酸。还含紫花牡荆素，去四氢铁杉脂素，6-羟基-4β-（4-羟基-3-

甲氧基苯基）-3α-羟甲基-7-甲氧基-3，4-二氢-2-奈醛，对羟基苯甲酸乙酯，5，4'-二羟基-3，6，7，8，3'-五甲氧基黄酮，5-羟基-6，7，3'，4'-四甲氧基黄酮，5，4'-二羟基-6，7，8，3'-四甲氧基黄酮，异落叶松脂素等。挥发油含量约为0.05%，主要存在于宿萼中。

【药理作用】①平喘作用。②镇咳作用。③祛痰作用。④抗菌作用。⑤降血压作用。

【毒理作用】牡荆子煎剂200g/kg1次口服，观察72小时，10只鼠仅1只死亡。牡荆子挥发油小鼠灌胃的LD_{50}为9.6ml/kg或13ml/kg，腹腔注射的MLD为6.0g/kg。口服9.6g/kg，未见动物死亡。亚急性毒性实验给小鼠口服牡荆子油每日1/10和1/20LD_{50}，连续14天，动物全部存活，体重增长，主要器官的形态和组织学检查均无异常；给猫口服50mg/（kg·d）连用20天，心电图检查猫的心率，S-T段和T波均无明显变化。

【方剂选用】

1. 寒咳、哮咳：牡荆子120g（炒黄研末，每次6~9g，每日3次，开水送服。

2. 中暑发痧：牡荆子15g。水浓煎，或研末为丸，每次3g，开水送服。

3. 小肠疝气：牡荆子125g（炒熟）。入酒一盏，煎一沸，热服。

4. 湿痰白蚀：牡荆子炒为末，每酒服9g。

5. 停乳奶胀：牡荆子12g。研末，温开水加酒少许调服。

6. 耳聋：牡荆子浸酒饮。

7. 小儿咳喘：牡荆（叶、籽）45g，加水煎成100ml，加糖，日服3次，每次10ml。对有并发症的，结合辨证加用其他中药。治疗中部分患儿服药后略有出汗，余无副作用。

【不良反应及注意事项】不可与石膏同用，病非于处邪者不宜使用。

◆牡荆根

【来源】本品为马鞭草科植物牡荆的根。秋后采收，洗净，切片，晒干。

【别名】牡荆根。

【性味归经】味甘、微苦，性温，归肺、肝、脾经。

【功能主治】祛风解表，除湿止痛。主治：感冒头痛、牙痛、疟疾、风湿痹痛。

【用法用量】内服：煎汤，10~15g。

【炮制】采收后，洗净，切片，晒干。

【化学成分】含有黄酮类、二萜类、植物甾体激素类、环烯醚萜类、苯丙素化合物等。

【药理作用】①扩冠作用。②降低心耗氧量。

【方剂选用】

1. 感冒头痛：牡荆根9~15g，冲开水炖服，日2次。

2. 疟疾：牡荆根30g，水煎。第一煎于疟疾发作前2小时加冰糖30g冲服，第二煎当茶饮。

3. 关节风湿痛：牡荆根30g，水炖服。

4. 牙痛：牡荆根9~15g，水煎服。

5. 骨痹：牡荆根50g，水煎服，每日1次，连用4周为1疗程，第1周加用常规剂量的布洛芬口服。

【不良反应及注意事项】不可与石膏同用。

◆牡荆叶

【来源】本品为马鞭草科植物牡荆的新鲜叶。夏、秋二季叶茂盛时采收，除去茎枝。

【别名】荆叶。

【性味归经】味微苦、辛，性平。归肺经。

【功能主治】祛痰，止咳，平喘。主治：咳嗽痰多。

【用法用量】内服：煎汤，9~15g，鲜者可用至30~60g，或捣汁饮。外用：适量，捣敷，或煎水熏洗。

【炮制】除去茎枝，鲜用或晒干。

【化学成分】牡荆叶含挥发油约

0.1%，其中主成分为 β－丁香烯，含量达 44.94%，其次为香桧烯，含量 10.09%，还含 α－侧柏烯 α－及 β－蒎烯，樟烯，月桂烯，α－水芹烯，对－聚伞花素，柠檬烯，1，8－桉叶素，α－及 γ－松油烯，异松油烯，4－松油烯醇，α－松油醇，乙酸龙脑酯，乙酸橙花醇酯，β－及 δ－榄香烯，乙酸松油醇酯，β－波旁烯，葎草烯，γ－前兰油烯，β－荜澄茄油烯。

【药理作用】①祛痰作用。②镇咳作用。③平喘作用。④降血压作用。⑤增强体液免疫的作用。⑥促进清蛋白合成和调节免疫球蛋白作用。⑦镇静催眠作用。⑧抗菌作用。⑨牡荆叶油对离体豚鼠回肠有明显的抗组胺作用。牡荆叶油乳剂以 1/8LD$_{50}$ 剂量灌胃可使幼鼠胸腺明显萎缩，表明可能有增强肾上腺皮质功能的作用。

【毒理作用】牡荆叶挥发油小鼠灌胃 LD$_{50}$ 为 7.40g/kg 或 8.68g/kg；牡荆叶挥发油乳剂小鼠灌胃的 LD$_{50}$ 为 5.20g/kg，腹腔注射为 0.34g/kg。亚急性毒性实验中，小鼠口服牡荆叶挥发油 1/10 和 1/20LD$_{50}$，连续 14 天，全部存活，体重及主要器官的形态和组织学检查均未见异常。

【方剂选用】

1. 小便出血：捣牡荆叶取汁，酒服二合。

2. 腰脚风湿痛不止：牡荆叶不限多少，蒸置大瓮中，其下着火温之，以病人置叶中，须臾当汗出。蒸时，常旋旋吃饭，稍倦即止，便以被盖避风，仍进葱豉酒及豆酒亦可，以瘥为度。

3. 乳肿：牡荆叶，捣酒敷。

4. 头癣：鲜牡荆叶 500g，加开水 1000g，浸泡 15 分钟后过滤，用滤液洗头 5~8 分钟，每日 1 次；或用鲜叶半斤捣烂，涂擦患处。每日 2 次。洗擦后头部用布包扎。一般洗擦 4 天后头皮痒感消失，脓疱、糠皮状鳞屑减少，2 个月后长发。

5. 脚癣：牡荆叶半斤，置面盆中，加开水以浸没药面为度，浸泡至水呈浅绿色时，加温水到半面盆；然后将两脚浸于药液中 5~6 分钟，擦干。每晚睡前 1 次，一般浸洗 5~6 次后即可痒止而愈。亦可用鲜牡荆叶直接涂擦于患部，每日 1~2 次，同样有效。

6. 血丝虫病急性期，怕冷发热，肢体起红线或片状红肿（流火）：青蒿 30g，牡荆叶 15g，威灵仙 15g。水煎服，每日 1 服。

7. 丹毒：鲜牡荆叶约 50g，加 50% 酒精适量，捣烂敷于患处，用纱布、塑料薄膜覆盖，再用绷带包扎固定。每天换药 1 次，5 天为 1 个疗程。

【不良反应及注意事项】少数患者服用牡荆油后出现口渴、咽部干燥和胃部不适的症状，不需作特殊处理，一般在数日内可自行消失。

◆牡丹皮

【来源】本品为毛茛科植物牡丹的干燥根皮。秋季采挖根部，除去细根和泥沙，剥取根皮，晒干或刮去粗皮，除去木心，晒干。前者习称连丹皮，后者习称刮丹皮。

【别名】牡丹根皮、见皮、丹根。

【性味归经】味苦、辛，性微寒。归心、肝、肾经。

【功能主治】清热凉血，活血化瘀。主治：热入营血、温毒发斑、吐血衄血、夜热早凉、无汗骨蒸、经闭痛经、跌打伤痛、痈肿疮毒。

【用法用量】内服：煎汤，6~9g；或入丸、散。清营、除蒸、清痈宜生用，凉血、止血炒用，活血散瘀宜酒炒。胃虚者，酒拌蒸，实热者生用。

【炮制】迅速洗净，润后切薄片，晒干。

炒炭炮制品具有较好的止血作用，与其他各种炮制品相比，差异显著，其他各种炮制品之间比较无显著性差异；在保肝作用方面，"去心"、"清炒"法较好，与其他炮制品比较，差异显著；"酒制"次之，"制炭"较差，但两者比较无显著性差异，在抗炎、镇痛药效方面，"去心"、"清炒"、"酒制"之间无显著性差异，但以上 3 种炮制方法均优于"制炭"。

【化学成分】根皮含芍药苷，氧化芍药苷，苯甲酰芍药苷，牡丹酚，牡丹酚苷，牡丹酚原苷，牡丹酚新苷，苯甲酰基氧化芍药苷，2，3－二羟基－4－甲氧基苯乙酮，3－羟基－4－甲氧基苯乙酮，1，2，3，4，6－五没食子酰基葡萄糖，没食子酸等。

【药理作用】①保肝护肾作用。②降血糖作用。③调节患者免疫功能，对高血压血管内皮细胞有很好的保护作用。④糖尿病脑病。⑤抗菌消炎作用。⑥抗过敏作用。⑦止血作用。⑧抗凝血作用，抑制血小板凝聚。

【毒理作用】牡丹皮和牡丹酚的毒性小。牡丹酚对小鼠的半数致死量（观察48小时），静脉注射为96mg/kg，腹腔注射为781mg/kg，灌胃为3430mg/kg。牡丹酚溶于50%花生油中，小鼠1次灌胃，观察3天，其半数致死量为4.9±0.47g/kg。

【配伍效用】

牡丹皮配伍赤芍：二者均能凉血清热、活血行瘀，相伍为用，可加强凉血清热、活血化瘀之功，用于治疗温热病热入营血、血热妄行所引起的吐血、衄血、尿血、月经过多以及血瘀引起的痛经、闭经、跌打损伤瘀滞肿痛。

牡丹皮配伍地骨皮：二者皆可清热凉血、退骨蒸。但牡丹皮善清血热，能治无汗骨蒸、夜热早凉；地骨皮清热凉血，既清又补，能治阴虚自汗或盗汗及骨蒸潮热。二者共用，有清热凉血、益阴之功效，用于治疗有汗或无汗之骨蒸。

牡丹皮配伍乳香、没药：牡丹皮活血化瘀；乳香、没药化瘀止痛生肌。三药伍用，有活血化瘀、止痛生肌之功效，用于治疗跌打损伤之瘀血肿痛、筋伤肉断之症。

牡丹皮配伍生地黄：牡丹皮清热凉血、活血消瘀；生地黄养阴润燥、清营凉血。二者相须为用，有滋阴清热、凉血消瘀的功效，用于治疗热入心营之神昏谵语；血热妄行之吐血、衄血；肝肾阴虚之劳热骨蒸等症。

牡丹皮配伍栀子：牡丹皮凉血消瘀，功擅泄血中之伏火，尚可退蒸；栀子苦寒轻清，可双解表里之热，长于清气分之郁火，并能除烦。二者伍用，气血两清，其清热凉血、疏肝解郁清热之功效更著，用于治疗肝郁化火之发热、头痛、胁痛、痛经；肝郁血虚之自汗、盗汗、骨蒸劳热等症。

【方剂选用】

1. 高血压：牡丹皮初次用量每日15～18g，如无不良反应，增至每日50g，水煎分3次服。

2. 湿疹类皮肤病：牡丹皮加工提取，制成丹皮酚霜，外涂皮损处，每日2次。

3. 疥疮：牡丹皮、地骨皮、白鲜皮、苦参、地肤子、百部、金银花各15g，黄柏、蝉衣、生甘草各10g，水煎服。外用硫黄软膏。

4. 过敏性鼻炎：①10%的牡丹皮煎剂，每晚服50ml，10天为1疗程。②牡丹皮1500g，清水浸泡约1天，蒸馏成2000ml，使呈乳白色液。制剂时药物不能超过容器的1/3，水不能超过容器的2/3。滴鼻，每日3次。

5. 伤寒及温病应发汗而不发汗之内蓄血者，及鼻衄、吐血不尽，内余瘀血，面黄，大便黑：犀角30g，生地黄240g，芍药90g，牡丹皮60g。上四味，细切，以水1800ml，煮取600ml，分3服。

6. 伤寒热毒发疮如豌豆：牡丹皮、山栀子仁、黄芩（去黑心）、大黄（锉、炒）、木香、麻黄（去根、节）。上6味等份，锉如麻豆大。每服9g，水一盏，煎至2g，去渣，温服。

7. 下部生疮，已决洞者：牡丹皮1g，每日3服。

8. 金疮内漏，血不出：牡丹皮为散，水服三指撮。

9. 腕折瘀血：虻虫20枚，牡丹皮30g。上二味治下筛，酒服2.7ml。

10. 肠痈，少腹肿痞，按之即痛如淋，小便自调，时时发热，自汗出，复恶寒，其脉迟紧者，脓未成，可下之，当有血，脉洪数者，脓已成，不可下也；大黄120g，牡丹皮30g，桃仁50个，瓜子半升，芒硝3合。上五味，以水1200ml，煮取200ml，去渣，内芒硝，再煮沸，顿服之。有脓当下，如无脓当下血。

【不良反应及注意事项】 临床应用本品，少数患者服后有恶心、头昏等表现，但无需停药即能自然消失。血虚有寒，孕妇及月经过多者慎服。

◆何首乌

【来源】 本品为蓼科植物何首乌的干燥块根。秋、冬二季叶枯萎时采挖，削去两端，洗净，个大的切成块，干燥。

【别名】 首乌、地精、赤敛、陈知白、红内消、马肝石、疮帚、山奴、夜交藤根。

【性味归经】 味苦、甘、涩，性微温。归肝、心、肾经。

【功能主治】 解毒，消痈，截疟，润肠通便。主治：疮痈、瘰疬、风疹瘙痒、久疟体虚、肠燥便秘。

【用法用量】 内服：煎汤，10~20g，熬膏，浸酒或入丸、散。外用：适量，煎水洗，研末撒或调涂。养血滋阴，宜用制何首乌；润肠通便，祛风，截疟，截毒，宜用生何首乌。

【炮制】 除去杂质，洗净，稍浸，润透，切厚片或块，干燥。常压炮制和高压炮制工艺整体效果均是豆制＞清蒸＞酒制，高压豆制优于常压豆制工艺，综合评分最高的炮制工艺为高压豆制4小时，其次为高压豆制6小时。采用同一种炮制方法炮制，随着蒸制次数增加，水溶性浸出物的含量不断增加，何首乌中结合蒽醌含量越来越低，游离蒽醌、总糖、卵磷脂等成分的含量在一定蒸晒次数范围内随着蒸晒次数的增多而增加，二苯乙烯苷的含量随着蒸晒次数的增加而逐渐降低。以反复蒸晒7次含量最高，随后各成分的含量有所下降。何首乌作为补益药应用时，采用七蒸七晒炮制品较好。用偏光显微镜观察淀粉粒在何首乌炮制过程中的变化，能有效控制何首乌炮制品的质量。

【化学成分】 块根含蒽醌类化合物，主为大黄素，大黄酚以及大黄素甲醚，大黄酸，大黄酚蒽酮。又含芪类化合物，卵磷脂。

【药理作用】 ①降脂保肝作用。②抗氧化作用。③抗骨质疏松作用。④抗肿瘤作用。⑤降血糖、益智、抗抑郁及抗菌等作用。

【毒理作用】 生首乌醇冷浸液腹腔注射，对小鼠的LD_{50}为5.5g/kg。制首乌醇冷浸液腹腔注射300g/kg，小鼠无死亡。生首乌醇渗漉液灌胃，对小鼠的LD_{50}为50g/kg，制首乌醇渗漉液灌胃1000g/kg，小鼠无死亡。

现有报道何首乌可致肝损伤。

【配伍效用】

何首乌配伍刺蒺藜：何首乌补肝肾、益精血、乌须发、解毒、润肠通便，功擅补益以守为主；刺蒺藜疏肝解郁而疏风，长于升散以走为要。二者合用，有补肝益肾、滋阴养血、疏肝解郁、解毒疏风之功效，用于治疗肝郁肾虚、肝阳上亢之头痛、头晕、失眠，或血虚受风而引起之皮肤瘙痒。

何首乌配伍枸杞子：何首乌补肝肾、益精血、乌须发；枸杞子温补肝肾阴阳。二者合用，可使其补肝肾、益精血之功效增强，用于治疗肝肾不足之腰膝酸痛、发白无华等症。

何首乌配伍怀牛膝：何首乌补肝肾、益精血；怀牛膝补肝肾、强筋骨，且引血下行。二者伍用，其补肝肾、强筋骨之功效大增，且能行血，使之补而不滞。用于治疗肝血不足之肢体麻木、腰膝酸软等症。

何首乌配伍桑椹：二药均有益精气、养阴血之功，合用之则其效更强。用于治疗阴虚血少之头晕、目眩、少年白发、血虚便秘。

【方剂选用】

1. 百日咳：何首乌6~12g，生甘草1.5~3g，水煎分2~4次服，每日1剂。

2. 精神分裂症：何首乌、夜交藤各90g，红枣2~6枚，水煎，每日1剂，分2次口服，15天为1疗程。

3. 高脂血症：制何首乌30g，加水300ml，煎20分钟左右，取汁150~200ml，分2次温服，每日1剂。

4. 便秘：生何首乌、胡桃仁、黑芝麻等量，首乌水煎取汁，胡桃仁、黑芝麻研末去渣，以适量蜂蜜制成膏剂，每次10~20g，日服3次，见效后自行调节用量，5日为1疗程。

5. 肾虚风寒腰痛：制何首乌180g，薏生薏苡仁120g，浸泡于白酒中，蜡封瓶口，置阴凉处15天后去渣服用，每次2酒盅，每日2次。

6. 桡神经挫伤：何首乌30g，水煎后早、晚各服1次，1个月为1疗程。

7. 足癣：生何首乌、生黄精各50g，轧碎，加陈醋300g，容器置热水中加温6~8小时后备用。先用淡盐水洗脚，再用药醋涂搽，每日3次，15天为1疗程。糜烂伴继发感染者，加服苦参三妙汤（苦参15g，牛膝10g，黄柏、苍术各6g）。

8. 斑秃：何首乌、当归、柏子仁各等量，研末，炼蜜为丸，每丸重9g，每次1丸，日服3次。

9. 白发：制何首乌、熟地黄各30g，当归15g，浸泡于1000ml粮食白酒中，10天至半月后开始饮用。每服15~30ml，连续服用。

10. 自汗不止：何首乌末，水调，封脐中。

11. 气血俱虚，久疟不止：何首乌（9~30g，随轻重用之），当归6~9g，人参3~15g（或30g，随宜），陈皮6~9g（大虚不必用），煨生姜3片（多寒者用3~15g）。水2钟，煎2.4g，于发前二三时温服之。若善饮者，以酒浸一宿，次早加水一盅煎服亦妙，再煎不必用酒。

12. 久疟阴虚，热多寒少，以此补而截之：何首乌，为末，鳖血为丸，黄豆大，辰砂为衣，临发，五更白汤送下2丸。

13. 骨软风，腰膝疼，行履不得，遍身瘙痒：何首乌大而有花纹者，同牛膝（锉）各250g。以好酒500ml，浸七宿，曝干，于木臼内捣末，蜜丸。每日空心食前酒下30~50丸。

14. 大肠风毒，泻血不止：何首乌60g，捣细罗为散，每于食前，以温粥饮调下3g。

15. 颈项生瘰疬，咽喉不利：何首乌60g，昆布60g（洗去咸味），雀儿粪30g（微炒），麝香0.3g（细研），皂荚十挺（去黑皮，涂酥，炙令黄，去子）。上药，捣罗为末，入前研药一处，同研令匀，以精白羊肉一斤，细切，更研相和，捣五七百杵，丸如梧桐子大。每于食后，以荆芥汤下15丸。

16. 遍身疮肿痒痛：防风、苦参、何首乌、薄荷各等份。上为粗末，每用药15g，水、酒各一半，共用一斗六升，煎十沸，热洗，于避风处睡一觉。

【不良反应及注意事项】补益精血当用制首乌；截疟、解毒、润肠宜用生首乌；鲜首乌解毒润肠的功效较生首乌更佳。大便溏泄及湿痰较重者不宜服。

何首乌制剂相关的不良反应表现具有很多肝病的体征和症状，包括黄疸（皮肤、巩膜黄染）、尿色变深、恶心、呕吐、乏力、虚弱、胃痛、腹痛、食欲减退。若出现以上症状应及时就医。如确诊为肝损害，建议停止服用何首乌。建议有肝病史或者其他严重疾病的患者，需在医生指导下服用该类药物。用药前（包括使用中草药制剂）应咨询医生或药师以确保得到合理的治疗。

◆ 何首乌叶

【来源】本品为蓼科植物何首乌的叶。夏、秋季采收，鲜用。

【别名】首乌叶。

【性味归经】味微苦，性平。

【功能主治】解毒散结，杀虫止痒。主治：疮疡、瘰疬、疥癣。

【用法用量】外用：适量，捣敷，或煎

水洗。

【炮制】鲜用。

【化学成分】含大黄素甲醚、大黄素、新丁香色原酮、芹菜素、金丝桃苷、芦丁、牡荆素、2，3，5，4'－四羟基二苯乙烯－2－O－β－D－葡萄糖苷、β－香树脂醇、β－谷甾醇、胡萝卜苷等。

【药理作用】抗氧化作用。

【方剂选用】

1. 风疮疥癣作痒：何首乌叶煎汤洗浴。

2. 瘰疬结核，或破或不破，下至胸前：何首乌叶捣涂之，并取何首乌根洗净，日日生嚼。

3. 慢性溃疡：鲜何首乌叶适量，揉软贴患处，每日换药1次。

【不良反应及注意事项】大便溏泄及有湿痰者慎服，不可与猪肉、血、鱼、萝卜、葱、蒜同用，不可用铁器盛放。

◆佛手

【来源】本品为芸香科植物佛手的干燥果实。秋季果实尚未变黄或变黄时采收，纵切成薄片，晒干或低温干燥。

【别名】佛手柑、手柑、佛手香橼、蜜罗柑、五指柑、福寿柑。

【性味归经】味辛、苦、酸，性温。归肝、脾、胃、肺经。

【功能主治】疏肝理气，和胃止痛，燥湿化痰。主治：肝胃气滞、胸胁胀痛、胃脘痞满、食少呕吐、咳嗽痰多。

【用法用量】内服：煎汤，3~10g，或泡茶饮。

【炮制】取原药材，除去杂质；或喷淋清水，稍润，切碎，晒干。

【化学成分】成熟佛手果实中含柠檬油素，6，7－二甲氧基香豆精，3，5，8－三羟基－4′，7－二甲氧基黄酮，柠檬苦素，闹米林，胡萝卜苷，β－谷甾醇，对－羟基苯丙烯酸，棕榈酸，琥珀酸，顺式－头－尾3，4，3'，4'－柠檬油素二聚体，顺式－头－头－3，4，3'，4'－柠檬油素二聚体，3，5，6－三羟基－4'，7－二甲氧基黄酮及3，5，6－三羟基－7，3'，4'

－三甲氧基黄酮，还含痕量的香叶木苷和橙皮苷。

【药理作用】①平喘、祛痰作用。②抑制胃、肠道平滑肌的收缩。③抗心肌缺血。④抗炎、抗病毒作用。⑤有杀软体动物作用，主要用于杀灭钉螺。⑥对抗肝素的抗凝血和止血作用。⑦降血压作用。⑧还有抗微生物活性。

【毒理作用】佛手提取物柠檬内酯小鼠口服的 LD_{50} 为3.95g/kg。地奥明小鼠口服的 LD_{50} 为10g/kg，腹腔注射为4g/kg，大鼠腹腔注射的 ED_{50} 为100mg/kg。

【方剂选用】

1. 痰气咳嗽：陈佛手6~9g。水煎饮。

2. 妇女白带：佛手15~30g，猪小肠1尺。水煎服。方中佛手行气，燥湿，疏肝解郁，为君药。

3. 胁肋疼痛，心烦易怒，胸闷不舒，嗳气泛恶，纳谷不香，消化不良等症：佛手120g，五加皮30g，木瓜、青皮各12g，栀子、陈皮各15g，良姜、砂仁、肉桂各9g，木香、公丁香各6g，当归18g，白酒10000g，冰糖2500g。上药为粗末，装入绢袋内，入酒浸，文火煮之，滤清入冰糖即成。每服约30g，1日3次。孕妇忌服。方中佛手行气止痛，和胃化痰，为君药。

4. 鼓胀发肿：佛手（去瓤）120g，人中白90g，共为末，空腹白汤下。

5. 小儿传染性肝炎：1~3岁每日取陈佛手10~15g，3~5岁15~20g，5~7岁20~25g，7~10岁30g；加败酱草每日每次1g，10岁以上每2岁增加1g，水煎10~15分钟，分3次服。7~10天为1疗程。

【不良反应及注意事项】阴虚有火，无气滞者慎服。

◆佛葵

【来源】本品为茄科植物单花红丝线的全草。8~9月采全草，晒干或鲜用。

【别名】锈草、排草叶、钮扣子、红莲草、白莲草、珍珠菜、红丝线。

【性味归经】味辛，性温，有小毒。

【功能主治】解毒消肿。主治：痈肿疮

毒、鼻疮、耳疮。

【用法用量】外用：适量，鲜品捣敷，或煎水洗。

【炮制】晒干或鲜用。

【化学成分】含有抗菌性化学成分。

【药理作用】具有抗菌、抗炎等药理作用。

【方剂选用】

锈耳疮，鼻疮，痈肿疮毒：佛葵单味煎汤，3~6g。外用：适量，鲜品捣敷；或煎水洗。

◆佛甲草

【来源】本品为景天科植物佛甲草的茎叶。鲜用随采；或夏、秋两季，拔出全株，洗净，放开水中烫一下，捞起，晒干或炕干。

【别名】火烧草、火焰草、佛指甲、半枝莲、铁指甲、狗牙半支、龙牙草、回生甘草、万年草。

【性味归经】味甘、淡，性寒。归心、肺、肝、脾经。

【功能主治】清热解毒，利湿，止血。主治：咽喉肿痛、目赤肿毒、热毒痈肿、疔疮、丹毒、缠腰火丹、水火烫伤、毒蛇咬伤、黄疸、湿热泻痢、便血、崩漏、外伤出血、扁平疣。

【用法用量】内服：煎汤，9~15g，鲜品20~30g，或捣汁。外用：适量，鲜品捣敷，或捣汁含漱，点眼。

【炮制】取原药材，除去杂质，抢水洗净，切成短段，干燥。

【化学成分】全草含金圣草素，红车轴草素，香豌豆苷，香豌豆苷-3′-甲醚，三十三烷及δ-谷甾醇等。

【药理作用】①抗炎作用。②保肝作用。③抗肿瘤作用。④抗脂质过氧化、抗疲劳作用。⑤耐缺氧作用。

【方剂选用】

1. 喉火：佛甲草15g，捣烂，加蛋清冲开水服。

2. 咽喉肿痛：鲜佛甲草60g。捣绞汁，加米醋少许，开水一大杯冲漱喉，日数次。

3. 喉癣：佛甲草捣汁，加陈京墨磨汁，和匀漱喉，日咽四五次。

4. 乳痈红肿：佛甲草、蒲公英、金银花。加甜酒捣烂外敷。

5. 无名肿毒：佛甲草加盐捣烂，敷患处。

6. 头疼不可忍：佛甲草同香槽捣烂，少加食盐，包住患处。

7. 诸疔毒，火丹，头面肿胀将危者：佛甲草，少入皮硝捣敷之。

8. 小火烫伤：佛甲草不以多少，晒干，为细末，每用少许，冷水调敷患处。

9. 蛇咬：佛甲草捣烂，敷咬伤处。

10. 黄疸：佛甲草（生）30g，炖瘦肉120g，内服。

11. 迁延性肝炎：佛甲草30g，当归9g，红枣10个。水煎服，每日1剂。

12. 牙疼：佛甲草煅末，擦之。

13. 目赤肿痛而生火翳：鲜佛甲草捣汁，加人乳点眼。

14. 漆疮：鲜佛甲草捣烂外敷。

15. 静脉炎、硬结、疔痈：新鲜佛甲草（全草）洗净捣细加少量食醋敷患处，也可在夏秋采集全草，洗净晾干，碾成极细粉，装瓶备用。用时加食醋调敷患部，外用无毒塑料膜或消毒纱布包扎。每日一次。伴有发烧等全身症状者，加用青霉素等抗生素治疗。

16. 带状疱疹：双黄连注射液20~40ml加入5%葡萄糖注射液250ml中，静脉滴注，每日1次，5天为1个疗程，高热者酌加地塞米松2~5mg同时静滴。佛甲草根据皮损取适量鲜品捣烂放塑料薄膜上摊涂，外敷于皮损处，绷带或胶布固定，每12小时换药1次，如无鲜佛甲草可用干品研末加醋调敷，5天为1个疗程。

【不良反应及注意事项】皮肤溃烂者禁用。

◆皂角

【来源】本品为豆科植物皂荚的成熟果实。秋季采摘成熟果实，晒干。

【别名】鸡栖子、皂荚、大皂荚、长皂

荚、悬刀、长皂角、乌犀。

【性味归经】味辛，性温，有小毒。

【功能主治】开窍，祛痰，通便。主治：猝然昏迷、口噤不开、喉中痰壅、支气管哮喘、便秘、颈淋巴结结核。

【用法用量】内服：1～3g，多入丸、散。外用：适量，研末搐鼻，或煎水洗，或研末掺或调敷，或熬膏涂，或烧烟熏。

【炮制】①皂角：取原药材，拣去杂质，洗净，干燥，用时捣碎。②猪牙皂：取原药材，除去杂质，洗净，干燥，用时捣碎。③炒猪牙皂：取净砂子置锅内，用中火炒热，加入净猪牙皂，拌炒至疏松鼓起，呈深棕色，取出，筛去砂子，放凉。或取净猪牙皂置锅内，用文火炒至表面色泽加深变亮时取出，放凉。

【化学成分】荚果含三萜皂苷、鞣质。皂苷有皂荚苷。此外，尚含蜡醇、二十九烷、正二十七烷、豆甾醇、谷甾醇等。

【药理作用】①祛痰作用。②抗菌作用。③其他作用：美国皂角中所含的三刺皂荚碱有罂粟碱样作用。

【毒理作用】皂苷能改变细胞表面的通透性，而成为一般原浆毒。对胆甾醇有特别的亲和力，胆甾醇可对抗其溶血作用。对鱼类的毒性很强，高等动物对它一般很少吸收，故主要为对局部黏膜的刺激作用，使分泌增加等。但如服用剂量过大或胃肠黏膜有损伤或注射给药，均可产生全身毒性，使血细胞溶解；特别是影响中枢神经系统，先痉挛，后麻痹，呼吸中枢麻痹即导致死亡。

【方剂选用】

1. 卒中风，风涎潮于上膈，痹气不通，昏昏若醉，形体惽闷，四肢不收，或倒或不倒，或口角似利微有涎出：皂角4个（削去黑皮），晋矾30g。二味同捣罗为细末，再研为散，如有患者，可服1.5g，重者1.2g，温水调灌下，不大呕吐，只是微微涎稀冷出，或200～400ml，当时惺惺，次缓而调治，不可便大段吐之，恐过，伤人命。

2. 中风口噤不开，涎潮壅上：皂角1挺（去皮），猪脂涂炙黄色，为末，每服3g，温酒调下，气壮者6g，以吐出风涎为度。

3. 脑宣：皂角（去皮、弦、子）蜜炙捶碎，水中揉成浓汁，熬成膏子，鼻内搐之，口中咬箸，良久涎出为度。

4. 咽喉肿痛：皂角1个（去皮，米醋浸炙七次，勿令太焦）。为末，每吹少许，八咽吐涎即止。

5. 一切阳邪积滞，凡气积、血积、虫积、食积、伤寒、实热秘结等证：皂角（抄微黄）48g，川大黄500g。上为末，汤浸蒸饼捣丸，绿豆大，每用1.5g或3g，或6、9g，酌宜用引送下，或用蜜为丸亦可。

6. 脚气肿痛：皂角、赤小豆。为末。酒醋调贴肿处。

7. 急慢惊风，昏迷不醒：皂角3g，生半夏3g，北细辛0.9g，共碾细末。用灯心蘸药入鼻孔，得嚏为验，不则难疗。用姜汤调少许服之，亦效。

8. 风湿手足腰腿疼痛等症：皂角（不蛀者）500g。锉碎为细末，用多年米醋，熬成膏子。夹纸摊贴大效。

9. 偏头风：皂角（去皮筋）、香白芷、白附子各等份。上为末。每服3g，腊茶调下，右疼右边卧，左疼左边卧，皆疼仰卧，食后服。

10. 发背内疼如刺，脓未溃，发渴狂躁，止内疼：皂角（烧存性）、生甘草。上二味，各120g。为末。每服3g，无灰酒调下，不拘时。

11. 便毒痈疽：皂角（用尺以上者）1条，捶碎，法醋煮烂，研成膏敷之。

12. 小儿毒气攻腮赤肿：皂角60g（去核），天南星6g（生用），糯米一合为末。上为细末，姜汁调涂。

13. 九种喉痹，急喉痹、缠喉风、结喉烂、重舌、木舌、飞丝入口：皂角40挺。切碎，用水三斗浸一夜，煎至一斗半；入人参末15g，生甘草末30g，煎至五升，去渣，入无灰酒一升，釜煤二匕，煎如饧，入瓶封埋地中一夜。每温汤送服一匙，或扫入喉内，以恶涎吐尽为度，后含甘草片少许。

14. 失音：皂角 1 个（去皮、子），萝卜 2 枚（切片）。水二盏，煎一盏服之，不过三四服，即声出。

15. 大风诸癞：皂角 20 条（炙，去皮、子），以酒煎稠，滤去渣，候冷，入雪糕，丸如梧桐子大。每酒下 50 丸。

16. 落眉：皂角（焙）、鹿角（煅灰），等量为末。用生姜捣匀频擦眉棱骨上，则眉渐生。

17. 白癜风：皂角 120g，草乌头 15g，硫黄、白芷各 30g。上为末。先用生姜揩患处，如面药一般洗之。

18. 癣疥疮痒不可忍：皂角 3 个（煨，去皮、子），黄连 15g 为末，腻粉（轻粉）7.5g。上将皂角为末，用米醋二大盏同煎如稀汤，入黄连末、腻粉调令匀。候癣发时恶水出便可先用构树白捣搔，破后涂药，90g 上便愈。

【不良反应及注意事项】有服皂角煎剂（200g 加老醋 1 杯）中毒死亡者。大量皂角中所含之皂苷不仅刺激胃肠黏膜，10 分钟后即呕吐，随后有腹泻，而且腐蚀胃黏膜，发生吸收中毒。

◆皂角刺

【来源】本品为豆科植物皂荚的干燥棘刺。全年均可采收，干燥，或趁鲜切片，干燥。

【别名】皂荚刺、皂刺、天丁明、皂角针、皂针。

【性味归经】味辛，性温。归肝、胃经。

【功能主治】消肿托毒，排脓，杀虫。主治：痈疽初起或脓成不溃；外治疥癣、麻风。

【用法用量】内服：煎汤，3～9g；或入丸、散。外用：适量，醋煎涂，或研末撒，或调敷。

【炮制】除去杂质；未切片者略泡，润透，切厚片，干燥。

【化学成分】含黄酮苷、酚类、氨基酸。黄酮类化合物为黄颜木素、非瑟素，另含有无色花青素。

【药理作用】①抗菌作用。②免疫调节作用。③抗过敏作用。④抗凝血作用。⑤抗肿瘤作用。⑥抗肝纤维化。

【毒理作用】皂角刺热水浸出物对 JTC－26 抑制率为 50%～70%，对浊鼠肉瘤-180 有抑制活性的作用，水浸剂 60g/kg 灌胃对肉瘤-180 的抑制率为 32.8%。

【方剂选用】

1. 痈疽恶毒，外发内发，欲破未破，在四肢肩背肚腹之外者，则痛极大肿，在胸膈腰胁肚腹肠胃之内者，则痛极大胀：皂荚刺飞尖 30g，乳香、没药、当归、川芎、甘草各 6g，白芷、花粉、金银花各 15g。水、酒各二碗，煎一碗半。毒在上，食后服；毒在中半饱服；毒在下空心服。未成可消，已成即溃。

2. 癌瘰恶疮：皂角刺（烧存性，研）、白及少许，为末，敷之。

3. 妇人乳痈：皂角刺（烧存性）30g，蚌粉 3g。和研，每服 3g，温酒下。

4. 疮无头者：皂角刺（阴干烧灰）为末，每服 9g，酒调，嚼葵菜子 3～5 个，前药送下。

5. 痔疾，肛边痒痛不止：皂荚刺 60g（烧令烟尽），臭樗皮 30g（微炙），防风 30g（去芦头），赤芍 30g，枳壳 30g（麸炒微黄，去瓤）。上药，捣罗为末，用酽醋 250g，熬一半成膏，次下余药，和丸，如小豆大，每于食前，煎防风汤下 20 丸。

6. 腹内生疮在肠脏：皂角刺不拘多少，好酒一碗，煎至 2g，温服。不饮酒者，水煎亦可。

7. 大风疠疮，体废肢损，形残貌变者：皂角刺飞尖 500g（微炒，研为极细末），赤链蛇 1 条（切碎，酒煮，去骨取肉，焙），胡麻仁 90g，生半夏 60g，真铅粉 30g。俱炒燥，研为末，和皂荚刺末，一总水泛为丸，如绿豆大，晒干，入净磁瓶内。每早、晚各服 9g，白汤下。

8. 胎衣不下：皂角刺烧为末，每服3g，温酒调下。

9. 小便淋闭：皂角刺（烧存性）、破故纸等份。为末，无灰酒服。

10. 小儿重舌：皂角刺灰，入朴硝或脑子少许，漱口，掺入舌下，涎出自消。

11. 急性扁桃体炎：皂角刺9g水煎，早晚2次分服。

12. 坐骨神经痛：皂角刺为主，煎服。

【不良反应及注意事项】偶有皮肤过敏现象。

◆皂荚子

【来源】本品为豆科植物皂荚的种子。秋季果实成熟时采收，剥取种子晒干。防虫蛀。

【别名】皂角子、皂子、皂儿、皂角核。

【性味归经】味辛，性温，有毒。归肺、大肠经。

【功能主治】润肠通便，祛风散热，化痰散结。主治：大便燥结、肠风下血、痢疾里急后重、痰喘肿满、疝气疼痛、瘰疬肿毒、疮癣。

【用法用量】内服：煎汤，5～9g；或入丸、散。外用：适量，研末调敷。

【炮制】皂荚子，收得，用磁瓶盛，下水，于火畔煮，待泡熟，剥去硬皮，取里白嫩肉两片，去黄（其黄消人肾气）用铜刀细切，于日中干用。或取原药材，筛去灰屑，拣去杂质，打碎。

【化学成分】种子含树胶。种子内胚乳含由半乳糖与甘露糖按摩尔比1：3.9～4.0组成的多糖。

【药理作用】具有润滑肠道作用。

◆谷芽

【来源】本品为禾本科植物粟的成熟果实经发芽干燥的炮制加工品。将粟谷用水浸泡后，保持适宜的温、湿度，待须根长至约6mm时，晒干或低温干燥。

【别名】稻芽、蘖米、谷蘖、稻蘖。

【性味归经】味甘，性温。归脾、胃经。

【功能主治】消食和中，健脾开胃。主治：食积不消、腹胀口臭、脾胃虚弱、不饥食少。炒谷芽偏于消食。主治：不饥食少。焦谷芽善化积滞，积滞不消。

【用法用量】内服：煎汤，10～15g，大剂量30g，或研末。

【炮制】①谷芽：除去杂质。②炒谷芽：取净谷芽，照清炒法炒至深黄色。本品形如谷芽，表面深黄色。有香气，味微苦。③焦谷芽：取净谷芽，照清炒法炒至焦褐色。本品形如谷芽，表面焦褐色。有焦香气。

谷芽经过加热炒制后，其 α - 淀粉酶激活剂（硝酸根离子和氯离子）含量均有所下降。生谷芽、炒谷芽、焦谷芽中硝酸根离子含量分别为 0.32%，0.15%，0.25%，氯离子的含量分别为 0.0169%，0.0135%，0.0080%。

【化学成分】含蛋白质、脂肪油、淀粉、淀粉酶、麦芽糖，腺嘌呤，胆碱以及天冬氨酸，γ - 氨基丁酸等18种氨基酸。

【药理作用】①抗过敏作用。②保护肾脏的作用。③水解淀粉的作用。

【方剂选用】

1. 启脾进食：谷芽120g，为末，入姜汁、盐少许，和作饼，焙干；入炙甘草、砂仁、白术（麸炒）各30g。为末，白汤点服之，或丸服。

2. 脾胃虚弱泄泻：茯苓、芡实、建曲、查肉、扁豆、泽泻、谷芽、甘草。

3. 消食，健脾，开胃，和中，生津液，益元气，治病后脾土不健者：谷芽蒸露，用以代茶。

4. 小儿腹泻：炒谷芽9g，木香6g，诃子肉5g，葛根5g，通草2g。上药水煎，日分2次服。对症加味：挟热加白芍、黄芩，体虚加沙参、白术，溢奶或吐清水加丁香、柿蒂，积滞重，区别伤于何食，随症佐以鸡内金、山楂、神曲。

【不良反应及注意事项】胃下垂者禁用。

◆谷精草

【来源】本品为谷精草科植物谷精草的干燥带花茎的头状花序。秋季采收，将花序连同花茎拔出，晒干。

【别名】戴星草、文星草、流星草、移星草、珍珠草、鱼眼草、佛顶珠、灌耳草。

【性味归经】味辛、甘，性平。归肝、肺经。

【功能主治】疏散风热，明目退翳。主治：风热目赤、肿痛羞明、眼生翳膜、风热头痛。

【用法用量】内服：煎汤，9~12g；或入丸、散。外用：适量，煎汤外洗，或烧存性研末外撒，或为末吹鼻、烧烟熏鼻。

【炮制】除去杂质，切段。

【化学成分】谷精草含谷精草素。

【药理作用】①抗菌作用。②对神经细胞的保护作用。

【毒理作用】应用谷精草中药煎剂对家兔和豚鼠进行皮肤用药急性毒性和皮肤过敏性实验，结果显示家兔的行为活动、皮毛光泽度、饮食均无变化，观察结束时，各组家兔的体重增长无统计学差异，谷精草制剂对豚鼠皮肤无致敏性。

【方剂选用】

1. 目中翳膜：谷精草、防风等量。为末，米饮服之。

2. 小儿痘疹眼中生翳：谷精草30g，生蛤粉1.5g，黑豆皮6g，加白芍9g（酒微炒）。上为细末，用猪肝一叶，以竹刀批作片子，掺药末在内，以草绳缚定，磁器内慢火煮熟，令儿食之，不拘时，连汁服，服用一二月。

3. 小儿雀盲至晚忽不见物：羯羊肝1具，不用水洗，竹刀剖开，入谷精草一撮，瓦罐煮熟，日食之。忌铁器。如不肯食，炙熟捣作丸，如绿豆大，每服30丸，茶下。

4. 偏正头痛：谷精草30g，为末，用白面调摊纸花子上，贴痛处，干又换。

5. 脑风头痛：谷精草（末）、铜绿（研）各3g，消石1.5g（研）。上三味，捣研和匀，每用0.4g，吹入鼻内，或偏头痛随病左右吹鼻中。

6. 牙齿风疳、齿龈宣露：谷精草0.3g（烧灰），白矾灰0.3g，蟾酥一片（炙），麝香少许。上药，同研为散，每取少许，敷于患处。

7. 鼻衄，终日不止，心神烦闷：谷精草，捣罗为末，以热面汤，调下6g。

8. 头痛：谷精草6g，乳香3g，地go9g。将药材一同研磨成粉末状，将其放入烧烟筒内，剂量为每天1.5g。用其燃烧出的气体熏蒸鼻腔能够达到通气效果，同时缓解头痛症状。

9. 眼部疾病：谷精草30g以及一个羊肝，用水炖煮后只喝汤，长此以往能够达到明目效果。

【不良反应及注意事项】血虚目疾慎服；忌用铁器煎药。

◆余甘子

【来源】本品系藏族习用药材。为大戟科植物余甘子的干燥成熟果实。冬季至次春果实成熟时采收，除去杂质，干燥。

【别名】菴摩勒、余甘、庵摩落迦果、土橄榄、望果、油甘子、牛甘子、橄榄子、鱼樏。

【性味归经】味甘、酸、涩，性凉。归肺、胃经。

【功能主治】清热凉血，消食健胃，生津止咳。主治：血热血瘀、消化不良、腹胀、咳嗽、喉痛、口干。

【用法用量】内服：煎汤，15~30g，或鲜品取汁。

【炮制】采用正交实验及综合评分法优选余甘子的盐制最佳工艺条件为用余甘子药材量3%的食盐，加入余甘子药材1.2倍量的水，浸泡10天，90℃烘干。

【化学成分】果实含鞣质，其中有葡萄糖没食子鞣苷，没食子酸，并没食子酸，鞣料云实精，原诃子酸，诃黎勒酸，诃子酸，诃子次酸，3，6-二没食子酰葡萄糖，干果含粘酸4%~9%。果皮含没食子酸，油柑酸，余甘子酚。种子含固定油约 26%，油中含亚麻酸 8.8%，亚油酸 44%，油酸 28.4%，硬脂酸 2.2%，棕榈酸 3.0%，肉豆蔻酸 1% 等。

【药理作用】①抗氧化作用。②抗肿瘤作用。③抗动脉粥样硬化作用。④抑菌、抗炎、抗病毒作用。⑤抗疲劳及增强免疫功能。⑥保护肝、肺功能作用。⑦降血糖作用。⑧降脂、减肥作用。⑨抗痛风性关节炎作用。⑩抗炎、镇痛作用。

【毒理作用】在余甘子口服液急性毒性研究实验中，灌胃给予小鼠浓缩余甘子口服液 16.5g/kg、33g/kg 和 66g/kg 体重，观察 14 天，无中毒症状出现，亦无动物死亡，小鼠对余甘子口服液一次灌胃的最大耐受量为 66g/kg，按体重计算，其相当于临床推荐用量的 198 倍。长期毒性实验采用大鼠灌胃余甘子口服液，分成低、中、高（8g/kg、16g/kg、32g/kg 体重）3 个剂量组（按体重计算，分别为临床用量的 24、48、96 倍），每天灌胃 1 次，持续两个月，动物未出现任何中毒反应或死亡，血象常规、血液生化指标和重要脏器病理检查及脏器系数均未发现异常。

【方剂选用】

1. 感冒发热，咳嗽，咽喉痛，口干烦渴，维生素 C 缺乏症：鲜余甘子果 10 ~ 30 个。水煎服。

2. 白喉：余甘子 500g，玄参、甘卓各 30g。冷开水泡至起霜花，取霜用棉纸铺开晒干后，加马尾龙胆粉 6g，冰片 1.5g，炒白果仁粉 15g，吹喉用。

3. 哮喘：余甘子 21 个，先煮猪心肺，去浮沫再加橄榄煮熟连汤吃。

4. 河豚鱼中毒：余甘子生吃吞汁，并可治鱼骨梗喉。

5. 小儿腹泻：余甘子果原汁调配成含糖 12% ~ 13%、含盐 2.2% ~ 2.5% 的合剂。

【不良反应及注意事项】脾胃虚寒者慎服。服药期间不可饮食辛辣，否则易患黄疸病。

◆余笑花

【来源】本品为白花丹科植物白花丹的全草或根。全年均可采，切段晒干或鲜用。

【别名】白花丹、山坡苓、假茉莉、总管、千里及、乌面马、白雪花、野苜莉、隔布草、一见消。

【性味归经】味辛、苦、涩，性微温湿，有毒。

【功能主治】祛风除湿，行气活血，解毒消肿。主治：风湿痹痛、心胃气痛、肝脾肿大、血瘀经闭、跌打扭伤、痈肿瘰疬、疥癣瘙痒、毒蛇咬伤。

【用法用量】内服：煎汤，9 ~ 15g；外用：适量，煎水洗，或捣敷，或涂擦。

【炮制】切段晒干或鲜用。

【化学成分】根中含白花丹素，3 - 氯白花丹素，3，3 - 双白花丹素，茅膏醌，毛鱼藤酮，异白花丹酮，白花丹酮，3，6' - 双白花丹素，马替柿醌，2 - 甲基 - 5，8 - 二羟基萘醌，亚甲基 - 3，3' - 双白花丹素，白花丹醌，异柿萘醇酮和 1，2（3）- 四氢 - 3，3' - 双白花丹素和谷甾醇。地上部分分离出 3，6' - 双白花丹素，羽扇豆醇，α - 和 β - 香树脂醇，蒲公英甾醇及 ψ - 蒲公英甾醇。全草含白花丹素、β - 谷甾醇、香草酸及白花丹酸。

【药理作用】①诱导肿瘤细胞凋亡。②抑制人早幼粒白血病细胞增殖。③抑制淋巴白血病细胞瘤的生长。④抗氧化作用。⑤抗菌作用。

【毒理作用】白花丹醌小量对蛙、小鼠、兔的中枢神经系统有兴奋作用，大量则由兴奋转入麻痹；其最小致死量，蛙为 0.5mg/g，小鼠为 0.1mg/g，兔为 10mg/kg。对离体蛙心有直接麻痹作用，心跳停于扩张期。

【方剂选用】

1. 风湿关节疼痛，腰腿扭伤：余笑花根 1.5 ~ 3g。水煎服或泡酒，每次 5ml，日服 2 次。

2. 血瘀经闭：余笑花干根 30g；或加瘦猪肉 60g，水煎服。

3. 跌打损伤：余笑花鲜叶 1 握捣烂，酌加热红酒，摩擦伤口周围。

4. 跌打扭伤，蛇咬伤，恶疮：余笑花鲜叶 3~4 片，与它药配合捣烂外敷。一般敷 15~30 分钟除去，以免局部起泡。

5. 肛周脓肿，急性淋巴腺炎，乳腺炎，蜂窝织炎，疖肿：鲜余笑花适量捣烂，用双层纱布包好，敷于患处至痊愈。

6. 脾脏肿大：余笑花根浸酒服。重症并取叶和糯米捣烂，制成汤丸大，蒸熟，晚间睡醒服 1 丸。

7. 疟疾：余笑花鲜叶 7~8 片，揉烂，于疟疾未发前两小时缚在手脉上（待有烧灼感时取去）。

8. 脚底硬结疼痛（胼胝）：余笑花鲜叶 1 握，稀饭一撮，食盐少许，捣烂涂贴，日换一次。

9. 厚皮癣：余笑花茎叶捣烂擦。

10. 瘰疬未溃：余笑花鲜根 15~30g，酌加猪瘦肉，水炖服。

11. 眼科疾病：余笑花素眼药水（每 ml 含 50μg 的白花丹素）治疗急性卡他性结膜炎。

12. 关节病：余笑花粉配伍生甘草乌等其他中药外敷治疗骨关节疾病。

13. 液体外渗：余笑花乙醇液治外涂静脉输液致液体外渗。

14. 皮肤瘙痒：余笑花 48% 酒精浸液外擦患处，止痒时间最快 2 分钟，最慢 15 分钟。用此药不仅作用快速、效佳，且无副作用，远期疗效也好，特别是对荨麻疹、瘙痒性皮炎、各种药物及食物过敏所致的瘙痒均有良好疗效。

15. 体、股癣：新鲜余笑花叶 80% 酒精浸取液，治疗体癣、股癣。

【不良反应及注意事项】余笑花全草及根含有白花丹醌（又名肌松素），为有毒成分。外洗后用其外敷包扎，引起局部红肿脱皮。多食中毒，可出现麻痹等。可引起流产。

救治：皮肤中毒可用清水或硼酸水洗涤；如糜烂时用硼酸软膏敷患处。人中毒后服蛋清、糖水、活性炭。如出现麻痹，可给樟脑等强心兴奋剂，静脉滴注葡萄糖盐水等对症治疗；如孕妇有流产现象可给镇静，注射黄体酮及维生素 E 等保胎疗法。

◆龟甲

【来源】本品为龟科动物乌龟的背甲及腹甲。全年均可捕捉，以秋、冬二季为多，捕捉后杀死，或用沸水烫死，剥取背甲和腹甲，除去残肉，晒干。

【别名】神屋、龟壳、败龟甲、败龟、龟筒、龟下甲、龟版、龟底甲、龟腹甲。

【性味归经】味咸、甘，性微寒。归肝、肾、心经。

【功能主治】滋阴潜阳，益肾强骨，养血补心，固经止崩。主治：阴虚潮热、骨蒸盗汗、头晕目眩、虚风内动、筋骨痿软、心虚健忘、崩漏经多。

【用法用量】内服：煎汤，10~30g，先煎，或熬膏；或入丸、散。外用：适量，烧灰存性，研末掺或油调敷。

【炮制】龟甲：置蒸锅内，沸水蒸 45 分钟，取出，放入热水中，立即用硬刷除净皮肉，洗净，晒干。醋龟甲：取净龟甲，照烫法用砂子炒至表面淡黄色，取出，醋淬，干燥。用时捣碎。

每 100kg 龟甲，用醋 20kg。

制龟甲（龟下甲）较生品的煎出率可提高 4 倍，说明砂炒醋淬龟甲有助于其成分的溶出。据研究，龟下甲的生品、砂炒品、砂炒醋淬品的煎出物分别是 8.6274%、15.4481%、15.1665%；总氨基酸含量及总含氮量是醋淬品大于砂炒品，砂炒品大于生品。比较传统炮制品和食用菌炮制品所含的微量元素，龟甲食用菌炮制品所含的铜、铁高于传统炮制品，而传统炮制品所含的锰、锌、铝高于食用菌炮制品，从微量元素角度看，龟甲的两种炮制品的质量无显著差异。传统炮制方法中氨基酸成分测定结果是：热泡法、蒸法炮制的龟甲水解后氨基酸成分基本一致。

【化学成分】含蛋白质（约32%）、骨胶原，其中含有天冬氨酸、苏氨酸、蛋氨酸、苯丙氨酸、亮氨酸等多种氨基酸。另含碳酸钙约50%。腹甲、背甲的氯仿提取液预试均有甾类化合物反应，腹甲、背甲的水浸出物和醇浸出物含量、总氮量、蛋白质含量及出胶率基本相同，并均含有无机离子 K^+、Na^+、Ca^{2+}、Fe^{3+} 及磷。背甲胶经酸水解，有与腹甲胶相同的16种氨基酸。

【药理作用】①抗氧化作用。②抗脂质过氧化作用。③促进骨髓间充质干细胞增殖作用。④抑制细胞凋亡作用。⑤提高免疫力作用。

【毒理作用】龟甲的毒性极低，100%龟上下甲煎液（1ml相当于1g生药）给小鼠服用，其半数致死量 LD_{50} 测不出，最大耐受量均为250g/kg，为成人临床用量的500倍。

【方剂选用】

1. 阴虚动风证，温病后期，脉气虚弱，舌绛苔少，有时时欲脱之势者：生白芍、阿胶、生龟甲、干地黄、麻仁、五味子、生牡蛎、麦冬、炙甘草、鸡子黄2个、鳖甲。上以水8杯，煮取3杯，去渣，入阿胶烊化，再入鸡子黄，分3次服。

2. 阴虚火旺证，骨蒸潮热，盗汗遗精，咳嗽咯血，心烦易怒，足膝疼热，舌红少苔，尺脉数而有力：熟地黄、龟甲、黄柏、知母。上为细末，猪脊髓蒸熟，连蜜为丸，每服70丸，空心盐白汤送下。方中龟甲滋阴潜阳，状水制火，为君药。

【不良反应及注意事项】脾胃虚寒及孕妇禁用，不可与沙参、蜚蠊、狗胆、人参同用。

◆龟甲胶

【来源】本品为龟甲经水煎煮、浓缩制成的固体胶。

【别名】龟胶、龟版膏、龟版胶。

【性味归经】味咸、甘，性凉。归肝、肾、心经。

【功能主治】滋阴，养血，止血。主治：阴虚潮热、骨蒸盗汗、腰膝酸软、血虚萎黄、崩漏带下。

【用法用量】内服：烊化，3~15g。

【炮制】采用正交实验设计优选龟甲胶微波炮制胶珠的最佳工艺条件为100%的强微波，加热时间6~8分钟，胶丁大小6~10mm。

【化学成分】海龟背、腹甲所制成的龟胶主要成分为蛋白质，有15种氨基酸，如赖氨酸、组氨酸、精氨酸、天冬氨酸、苏氨酸、丝氨酸、谷氨酸、脯氨酸、甘氨酸、丙氨酸、缬氨酸、异亮氨酸、亮氨酸、酪氨酸、苯丙氨酸，其中脯氨酸的含量最高。此外，还含钾、钠、钙、镁、磷等金属元素。

棱皮龟的背、腹甲含大量骨胶原，由多种氨基酸组成，尚含大量钙及磷。

【药理作用】①对内分泌系统的作用。②抗骨质疏松症。③增强机体免疫功能。④补血作用。⑤对抗强的松对网状内皮系统吞噬功能的抑制作用。⑥升血小板和白细胞的作用。

【毒理作用】小鼠对龟甲胶灌胃的最大耐受量为250g/kg。

【方剂选用】

1. 诸虚百损，精少髓枯，肾衰，水道竭亡，血液干涸，一切阴不足之证：龟壳2500g或数十斤，水浸五七日，视上黑皮浮起，即取刮净纯白。如灼过，以刀剜去焦迹，再洗净，石白中捣碎，入磁坛中包固，再坐大锅中，隔水煮。水干，旋以温水添足，不断火。一二昼夜，视版酥烂汁稠，滤去版渣，将汁入锡锅中，或磁锅，桑火缓缓熬收，不住搅动，至滴水不散，用铜构兜入磁器中，冷即成饼。每服不拘多少，滚水，温酒化下。

2. 寒热久发，疟疾不止：龟甲胶30g，肉桂15g，于白术（土拌炒）60g，分作五贴，煎服。

3. 妇人淋带赤白不止：龟甲胶9g，酒溶化，每日清晨调服。

4. 阴虚血热，月经过多：龟甲胶、黄

柏、黄芩、生白芍、制香附各 15g，水煎服，日服 2 次。

5. 初期肝硬化：龟甲胶 300g，加红糖适量，早晚分服。

【不良反应及注意事项】凡脾胃虚弱，呕吐泄泻，腹胀便溏、咳嗽痰多者慎用。对本品过敏者禁用，过敏体质者慎用。

◆ **迎春花**

【来源】本品为木犀科植物迎春花的花。4~5 月开花时采收，鲜用或晾干。

【别名】金腰带、清明花、金梅花。

【性味归经】味苦、微辛，性平。归肾、膀胱经。

【功能主治】清热解毒，活血消肿。主治：发热头痛、咽喉肿痛、小便热痛、恶疮肿毒、跌打损伤。

【用法用量】内服：煎汤，10~15g，或研末。外用：适量，捣敷或调麻油搽。

【炮制】鲜用或晾干。

【化学成分】裂环烯醚萜类化合物为其主要的特征性化学成分，此外还含有黄酮类化合物、迎春花黄色素、挥发油类以及脂肪酸类等成分。

【药理作用】①抗心律失常作用。②对脑缺血再灌注损伤的保护作用。③抗氧化作用。④耐缺氧作用。⑤镇痛镇静作用。⑥抗菌消炎作用。

【毒理作用】迎春花水提取物灌胃，小鼠的最大耐受量在 143g/kg 以上，可视为无毒级，腹腔注射 LD_{50} 为 29.75±3.32g/kg。

【方剂选用】

1. 发热头痛：迎春花 15g，煎水服。

2. 小便热痛：迎春花 15g，车前草 15g，煎水服。

3. 咽喉肿痛：迎春花 15g，点地梅、甘草各 3g，水煎服。

4. 无名肿毒，发高烧：迎春花 30g，煎水服。

5. 臁疮：迎春花适量，为末，调香油外敷。

6. 跌打损伤，刀伤出血：迎春花适量，捣烂外敷患处。

【不良反应及注意事项】极少数人外敷后有过敏反应。

◆ **迎春花叶**

【来源】本品为木犀科植物迎春花的叶。夏、秋季采收，鲜用或晒干。

【别名】清明花叶。

【性味归经】味苦，性寒。

【功能主治】清热，利湿，解毒。主治：感冒发热、小便淋痛、外阴瘙痒、肿毒恶疮、跌打损伤、刀伤出血。

【用法用量】内服：煎汤，10~20g。外用：适量，煎水洗或捣敷。

【炮制】鲜用或晒干。

【化学成分】叶中含有毛蕊花苷，金石蚕苷，连翘脂苷 B。

【药理作用】①抗菌作用。②抗氧化作用。

【方剂选用】

1. 肿毒恶疮：迎春花叶阴干研末，酒服 6~9g，汗出便瘥。

2. 风热感冒：迎春花茎叶、水荆芥、车前草各 10g，水煎服。

3. 口腔炎：迎春花叶 6~9g，水煎服。

4. 小便淋沥湿痛：迎春花茎叶、银花藤、马鞭草、车前草各 10g，水煎服。

5. 阴道滴虫病：迎春花叶尖捣绒消毒后，用纱布包药，晚上塞入阴道，次晨取出。或用迎春花叶、苦参各适量，水煎冲洗阴道。

【不良反应及注意事项】孕妇慎用。

◆ **冷水花**

【来源】本品为荨麻科植物花叶冷水花的全草。夏、秋季采收，鲜用或晒干。

【别名】水麻叶、土甘草、山羊血、白山羊、甜草。

【性味归经】味淡，性凉。

【功能主治】清热解毒，利尿。主治：疔疮肿毒、小便不利。

【用法用量】内服：煎汤，15~30g，或浸酒。外用：适量，捣敷。

【炮制】鲜用或晒干。

【化学成分】含 α－香树脂醇乙酸酯、

亚麻油酸乙酯，十六烷酸乙酯，咖啡酸乙酯，α－香树脂醇，β－谷甾醇，槲皮素，β－胡萝卜苷等。

【药理作用】①抗炎镇痛作用。②抑菌作用。

【方剂选用】

1. 小儿夏季热，消化不良，神经衰弱：冷水花全草、山药各等量，炖猪瘦肉或鸡蛋吃。

2. 跌打损伤：冷水花、酒水各半，炖服。

3. 黄疸：鲜冷水花 9g，水杨柳 15g，鲜黄栀 9g，黄泡刺根 9g，枫香根 7.5g，加红糖少许，水煎服，日服 2 次。

4. 急性黄疸型肝炎：冷水花全草 30g，田基黄 30g，黄毛耳草 30g，水煎服。

5. 肺痨：冷水花 30g，泡酒服。

6. 赤白带下，淋浊，尿血：冷水花鲜根 15～30g，水煎服。

7. 疟疾：冷水花 9.5g，鸡 1 只宰净放鸡腹内，酒炖服。

【不良反应及注意事项】孕妇慎用。

◆冷饭团

【来源】本品为五味子科植物冷饭团的根和藤茎。全年可采。

【别名】黑老虎、过山风、风沙藤、钻地风、透地连珠、三百两银、红钻、十八症。

【性味归经】味辛、微苦，性温。

【功能主治】行气，活血，散瘀，止痛。主治：急性胃肠炎、慢性胃炎、胃及十二指肠溃疡、风湿骨痛、妇女痛经、产后瘀滞、跌打损伤、刀伤出血。

【用法用量】内服：煎汤，藤茎 9～15g，或研末。

【炮制】取原药材，除去须根及杂质，切成小段或割取老藤茎，刮去栓皮，切段，晒干。或取原药材，除去杂质，略浸，洗净，捞出，润透，切片，干燥。

【化学成分】主要有效成分为联苯环辛二烯类木脂素，如南五味子酯、异南五味子酯、五味子酯 L－Q、南木脂素 L、M、N

等，还含有五味子素类、弋米辛类化合物。

【药理作用】①抗肝纤维化作用。②对肝损伤的保护作用。③抗炎作用。

【毒理作用】五味子素 2g/kg 灌胃 1 次，10 只小鼠无一死亡。200mg/kg 每日灌胃 1 次，连续 30 天，对小鼠生长、血红蛋白和主要脏器的组织形态，未见明显影响。100mg/kg 给狗灌胃，每日 1 次，连续 4 星期，其食量、体重、血象、肝功、肾功及肝组织活检，均与给药前无明显差别。

【方剂选用】

1. 痛经：凤尾草 30g，冷饭团根 15g，盘柱南五味子 15g，乌药 3g。水煎服，每日 1 剂。

2. 产后恶漏不净腹痛：冷饭团根 30g，山鸡椒 15g。水煎服。本方也可用治痛经。

3. 止痛：冷饭团根、救必应（冬青科），制成注射液，每 2ml 相当于黑老虎根 3.5g，救必应氯仿抽出物（干品）5mg。行肌肉或穴位注射，每次 2～4ml。

4. 痢疾：冷饭团研末压片（每片含生药根皮 0.3g），每次口服 5 片，每日 4 次，以 7 天为 1 疗程。

【不良反应及注意事项】孕妇慎服。

◆沥油

【来源】本品为松科植物马尾松、油松或其同属植物木材中的油树脂。

【别名】松脂、松油。

【性味归经】味苦，性温。

【功能主治】祛风，杀虫。主治：疥疮、皮癣。

【用法用量】外用：适量，涂擦。

【炮制】取油法：以有油老松柴，截二三寸长，劈如灯心粗，用麻线扎把，如茶杯口大，再用水盆一个，内盛水半盆，以碗一只，坐于水盆内，用席一块，盖于碗上，中挖一孔如钱大，再以扎好松把直竖于席孔中间，以火点着，少时再以炉灰周围上下盖紧，勿令走烟，如走烟，其油则无，候温养一二时，其油尽滴碗内，去灰席，取出用。

【化学成分】含有松香酸、树脂烃、挥

发油类等成分。

【药理作用】①止痒作用。②收敛作用。③溶解角质作用。④抑菌作用。

【毒理作用】急性毒性实验大鼠灌胃的 LD_{50} 为 3200mg/kg 属中毒。家兔皮肤试验对松油的最大耐受量为 500mg/kg，属重度刺激。

【方剂选用】

1. 疥疮久远不愈：沥油新浴后擦之，或加白矾末少许，和擦。

2. 足癣：取水杨酸 440mg，苯甲酸 600mg，沥油 3ml，制成搽剂，可用于治疗足癣。

【不良反应及注意事项】一般外用，不口服。湿疹、糜烂或急性炎症时禁用。

◆沙棘

【来源】本品为本品系蒙古族、藏族习用药材。为胡颓子科植物沙棘的干燥成熟果实。秋、冬二季果实成熟或冻硬时采收，除去杂质，干燥或蒸后干燥。

【别名】达尔、沙枣、醋柳果、大尔卜兴、醋柳、酸刺子、黄酸刺、酸刺刺。

【性味归经】味酸、涩，性温。归脾、胃、肺、心经。

【功能主治】健脾消食，止咳祛痰，活血散瘀。主治：脾虚食少、食积腹痛、咳嗽痰多、胸痹心痛、瘀血经闭、跌扑瘀肿。

【用法用量】内服：煎汤，3～9g；或入丸、散。外用：适量，捣敷或研末撒。

【炮制】鲜用或晒干。

【化学成分】沙棘果实含黄酮类成分：异鼠李素，异鼠李素 $-3-O-\beta-D-$葡萄糖苷，异鼠李素 $-3-O-\beta-$芸香糖苷，芸香苷，紫云英苷以及槲皮素和山柰酚为苷元的低糖苷。还含维生素 A、B_1、B_2、C、E，去氢抗坏血酸，叶酸，胡萝卜素，类胡萝卜素，儿茶精，花色素等。

【药理作用】①抗心肌缺血、缺氧作用。②改善心肌细胞功能。③抗心律失常。④调血脂作用。⑤抗肿瘤作用。⑥保肝降酶作用。⑦增强免疫功能。⑧镇痛作用。⑨抗氧化、抗衰老作用。⑩止咳平喘、利

肺化痰的作用。⑪健脑益智、抗炎抗辐射损伤、预防坏血病、排铅、治疗黄褐斑等多方面的作用。

【毒理作用】沙棘对小鼠灌胃的 LD_{50} 为 14.7g/kg（13.6～15.8g/kg）。

【不良反应及注意事项】有患者过量服用沙棘颗粒，出现吐奶、咳嗽和拉肚子不良反应。服用沙棘颗粒的不良反应较轻微，少数患者可出现轻度胃部不适、胃酸增多，改为饭后服可明显减轻。

◆沙参

【来源】本品为桔梗科植物沙参、杏叶沙参、轮叶沙参、云南沙参、泡沙参及其同属数种植物的根。播种后 2～3 年采收，秋季挖取根部，除去茎叶及须根，洗净泥土，乘新鲜时用竹片刮去外皮，切片，晒干。

【别名】白沙参、苦心、识美、虎须、白参、志取、文虎、文希、羊婆奶、南沙参、铃儿参。

【性味归经】味甘、微苦，性微寒。归肺、胃经。

【功能主治】养阴清热，润肺化痰，益胃生津。主治：阴虚久咳、痨嗽痰血、燥咳痰少、虚热喉痹、津伤口渴。

【用法用量】内服：煎汤，10～15g，鲜品 15～30g，或入丸、散。

【炮制】沙参片：取原药材，除去杂质和芦头，洗净，润透，切厚片，干燥。本品为圆形或类圆形厚片，表面黄白色或类白色，有多数不规则裂隙，呈花纹状。周边淡棕黄色，皱缩。质轻。无臭，味微甘。蜜沙参：取炼蜜用适量开水稀释后，加入南沙参片中拌匀，焖透，置锅内，用文火加热，炒至黄橙色，不粘手为度。取出放凉。每南沙参片 100kg 用炼蜜 25kg。本品形如沙参片，表面橙黄色或焦黄色，偶见焦斑，味甜。

【化学成分】沙参根中含 β-谷甾醇，β-谷甾醇 $-\beta-D-$吡喃葡萄糖苷，蒲公英赛酮及二十八碳酸等。轮叶沙参含三萜类皂苷、黄酮类化合物、多种萜类和烃类

混合物、蒲公英萜酮、β-谷甾醇、胡萝卜苷、饱和脂肪酸、沙参酸甲酯和沙参醇。沙参中含呋喃香豆精类。

【药理作用】①镇咳、祛痰作用。②抗辐射作用。③免疫调节作用。④抗氧化及抗衰老作用。⑤改善学习记忆损害。⑥抑菌作用。⑦强心作用。⑧抗真菌作用。⑨保肝、降酶和一定的抗病毒疗效。

【毒理作用】沙参的1：40浸液无溶血现象，但能与红血球作用变色而发生混浊沉淀。

【配伍效用】

南沙参配伍北沙参：二者均有养阴清热之功，但南沙参体轻质松，味苦性寒，长于清热祛痰止咳；北沙参体重质坚，味甘性凉，功擅润肺益胃生津。二者合用，有养阴清热、润肺止咳、益胃生津之功效，用于治疗肺热阴伤之燥咳、少痰、咯血；或热病伤津、胃阴不足之咽干、舌燥、口渴等症。

沙参配伍党参：沙参甘凉以补肺胃之阴；党参甘温，以补肺胃之气。二者合用，有补气养阴之功效，用于治疗肺胃气阴两虚所致诸症。

沙参配伍麦冬：二者皆味甘性寒，均有滋阴清热之功。但沙参体轻质松，多入上焦，清肺热、养肺阴；麦冬甘寒柔润，善入中焦，清胃热、益胃阴。相须为用，其功效更著，用于治疗肺胃燥热之干咳少痰、口渴咽干等症。

沙参配伍石斛：二者均有滋阴养胃生津之功效。相伍为用，其效更著，用于治疗热病之后、胃津不足之口干舌燥、食少干呕等症。

沙参配伍浙贝母：沙参润燥止咳；浙贝母清热化痰。二者合用，有清热、润燥、化痰之功效，用于治疗咳嗽、痰稠咳吐不爽、舌红而干证属肺燥者。

【方剂选用】

1. 食道炎：沙参、麦冬、甘草、桔梗、金银花、连翘各100g，胖大海50g，制成蜜丸，每次1～2丸，日服3～5次，于两餐之间或空腹含化，缓咽。

2. 小儿迁延性肺炎：北沙参、山药各15g，水煎服。

3. 小儿口疮：沙参、麦冬、玉竹、天花粉、扁豆各6～9g，冬桑叶6g，甘草3～6g，大青叶、人中白各9～12g，可随症加减，水煎服，每日1剂。

4. 燥伤肺卫阴分，或热或咳者：沙参9g，玉竹6g，生甘草3g，冬桑叶4.5g，麦冬9g，生扁豆4.5g，花粉4.5g。水5杯，煮取2杯，日再服。久热久咳者，加地骨皮9g。

◆沙苑子

【来源】本品为豆科植物扁茎黄芪的干燥成熟种子。秋末冬初果实成熟尚未开裂时采割植株，晒干，打下种子，除去杂质，晒干。

【别名】沙苑蒺藜、白蒺藜、沙苑蒺藜子、潼蒺藜、沙蒺藜。

【性味归经】味甘，性温。归肝、肾经。

【功能主治】补肾助阳，固精缩尿，养肝明目。主治：肾虚腰痛、遗精早泄、遗尿尿频、白浊带下、眩晕、目暗昏花。

【用法用量】内服：煎汤，6～9g；或入丸、散，或熬膏。益肝明目多生用；补肾固精，缩尿止遗多炒用。

【炮制】沙苑子：除去杂质，洗净，干燥。盐沙苑子：取净沙苑子，照盐水炙法炒干。

盐炙沙苑子的最佳炮制工艺为加盐量为2%，炒制温度控制在120℃～130℃，炒制时间为60秒。采用正交实验设计对沙苑子的清炒工艺进行优选，优选出的最佳炮制工艺为烘箱的烘制温度为140℃，烘制时间为2小时，烘制为厚度3cm。采用正交设计考察闷润时间，蒸制时间，加酒量3个因素对沙苑子酒蒸工艺的影响，优选出的最佳炮制工艺为闷润1小时，蒸制3小时，加酒量30%。

【化学成分】沙苑子含脂肪油、维生素A类、生物碱、黄酮类、酚类、鞣质、蛋白质、氨基酸、及硒、铜、锌、锰、铁、镁、铬、钙等元素。种子富含油脂，约占种子重量的 5%，油中至少含有 14 种脂肪酸。

【药理作用】 ①抗肝损伤作用。②调血脂作用。③降血压作用。④抑制血小板聚集作用。⑤改善血液流变学作用。⑥提高免疫功能。⑦抗肿瘤作用。⑧镇痛作用。⑨抗氧化、抗衰老、抗疲劳作用。

【毒理作用】 腹腔给予小鼠以沙苑子100% 水煎醇沉剂，用寇氏法测得 LD_{50} 为 $37.75 \pm 1.048g/kg$。灌胃给予 Wistar 大鼠以沙苑子 5.0g/kg、2.5g/kg、1.0g/kg 剂量，每日一次，连续 60 天进行长期毒性实验，结果各剂量组大鼠的血象、肝功、肾功化验值与对照组比较，均在正常范围内；心、肝、脾、肺、肾未见明显病理变化。

【配伍效用】

沙苑子配伍杜仲：二者均有补益肝肾之功，且杜仲强筋骨。相伍为用，其效更著，用于治疗肝肾亏虚之腰膝酸痛等。

沙苑子配伍枸杞子、决明子：沙苑子养肝明目；枸杞子补肝益肾明目；决明子清肝明目。三者合用，有补肝益肾、清肝明目之功效，用于治疗肝肾亏虚之头晕眼花、视物不清等症。

【方剂选用】

1. 白癜风：沙苑子 60g，研成细末，用猪肝 1 具，煮熟后切成小片，蘸药末 1 天服完。

2. 地方性氟骨症：沙苑子，研末，炼蜜为丸，9g/丸。1 丸/日，口服，连服 5 个月。

3. 精滑不禁：沙苑子（炒）、芡实（蒸）、莲须各 60g，龙骨（酥炙）、牡蛎（盐水煮一日一夜，煅粉）各 30g。共为末，莲子粉糊为丸，盐汤下。

4. 脾胃虚，饮食不消，湿热成鼓胀者：沙苑子 60g（酒拌炒），苍术 240g（米泔水浸 1 日，晒干，炒）。共研为末。每服 9g，米汤调下。

【不良反应及注意事项】 阴虚火旺、阳强易举；小便不利者忌服。肾与膀胱偏热者禁用。性能固精，若阳道数举，嫱精难出者勿服，反成淋浊。

◆ **沙茴香**

【来源】 本品为伞形科沙茴香的根、种子、全草。

【别名】 刚前胡、牛叫磨、砂茴香、沙前胡、赛防风、野茴香、沙椒、花条。

【性味归经】 味苦、辛，性微寒。

【功能主治】 根：解热，镇咳，祛痰。主治：感冒、发热头痛、气管炎、咳嗽、喘息、胸闷。种子：理气健胃。主治：消化不良、急、慢性胃炎。全草：祛风除湿。主治：风湿性关节炎。

【用法用量】 内服：煎汤，6~20g，或研末，1~3g。

【炮制】 除去杂质，晒干用。

【化学成分】 全草及果实含挥发油，其中主要成分为茴香醚 50~60%，右旋茴香酮 18~20%，右旋及左旋柠檬烯、二戊烯、茴香醛等，胚乳中含脂肪油约15%，蛋白质约20%，此外尚含有维生素 A 样物质、淀粉、糖类及黏液质等。

【药理作用】 将原生药经过不同的加工，依法提取有效成分，以不同的剂型，经临床实验证明有抗溃疡、止咳平喘，温中止疼，舒肝利胆，醒脾健胃、调节胃肠功能之作用。

【毒理作用】 沙茴香所含活性成分茴香醚属微毒类，大鼠皮下注射的致死剂量为3500 ~ 4000mg/kg，大鼠经口 LD_{50} 为3700mg/kg，小鼠经口 LD_{50} 为 2800mg/kg，家兔经皮给药 500mg/24 小时，属中度刺激。

【方剂选用】

1. 消化不良：沙茴香子、公丁香、广木香、锁阳等份，研末，每日口服 2~3 次，饭前服。

2. 消化道慢性溃疡：沙茴香为主的水煎剂或依法制成颗粒剂对消化道慢性溃疡的防治，经临床观察有显著疗效。

3. 结核病：沙茴香制剂用于抗结核病

临床中对肺结核、淋巴结核、骨结核、椎体结核均有不同程度地疗效。以成熟后全草为主，结合临床病症配伍应用，水煎剂30天为1疗程，服用3个疗程，使化验指数转阴，其机理有待进一步探讨。据中医医学理论研究可能与调理脾胃、温里抗炎作用有关。如肺结核病机多为肺燥津伤和肺气虚冷，且与脾阴胃液耗伤，不能上输于肺，肺失濡养，造成肺叶枯萎有关。又脾胃为后天之本，肺金之母，培土有助于生金，舒肝气调脾胃，对肠道兴奋与抑制具有双向调节作用，故对腹泻也有显著疗效。防治结核病又为沙茴香的独特功能。

4. 感冒：沙茴香6g，桑叶9g，葱白15g，生姜6g，水煎服。

5. 上呼吸道感染，咳嗽：沙茴香6g，桑皮15g，杏仁9g，水煎服。

6. 胁间神经痛，闪腰岔气：沙茴香60g，水煎分2次服。

7. 骨结核：沙茴香60g，水煎服，连服2个月。

【不良反应及注意事项】可有轻度胃肠道反应，如厌食、恶心、胃部不适等。

◆ 没药

【来源】本品为橄榄科植物地丁树或哈地丁树的干燥树脂。分为天然没药和胶质没药。

【别名】末药。

【性味归经】味辛、苦，性平。归心、肝、脾经。

【功能主治】散瘀定痛，消肿生肌。用于胸痹心痛、胃脘疼痛、痛经经闭、产后瘀阻、癥瘕腹痛、风湿痹痛、跌打损伤、痈肿疮疡。

【用法用量】内服：煎汤，3～10g；或入丸、散。外用：适量，研末调敷。

【炮制】醋没药：取净没药，照醋炙法，炒至表面光亮。

每100kg没药，用醋5kg。

炮制没药的4种方法（蒸法、煮法、烘法、醋炙）中，以烘制法最好，采用正交设计实验优选烘制法的最佳炮制工艺为

125℃烘2.5小时，药物直径为0.5cm。

【化学成分】含树脂25%～35%，挥发油2.5%～9%，树胶约57%～65%，树脂的大部分能溶于醚。

【药理作用】①抗真菌和消炎作用。②止痛作用。③抗肿瘤作用。④降血脂作用。⑤活血作用。⑥保护肝脏作用。

【毒理作用】急性毒性实验中，在3g/kg剂量下没有观察到毒性指标，没有死亡，但小鼠的运动能力下降，可能是由于挥发油对中枢神经的抑制作用。长期毒性实验中，100mg/kg的剂量对大鼠不具有慢性毒性，但给予没药后体重增加明显，重要器官的平均重量与对照组比较，差异无统计学意义。治疗组睾丸、附睾、精囊的重量与对照组比较显著增加，对精子无毒性效应，红细胞和血红蛋白水平显著提高，因为没药中含有甾类，可影响体内雄激素水平。

【配伍效用】

没药配伍红花：没药活血止痛，红花活血祛瘀通经。二者合用，有活血、祛瘀、通经、止痛之功效，用于治疗血瘀所致之心胸疼痛、痛经、产后瘀阻腹痛及跌打损伤之瘀滞疼痛。

没药配伍五灵脂、香附：没药活血止痛，五灵脂活血化瘀、止血止痛，香附疏肝行气止痛。三药合用，有活血化瘀、疏肝行气止痛之功效，用于治疗气滞血瘀之心腹疼痛、痛经等。

没药配伍延胡索：没药活血止痛，延胡索活血止痛而行气。二者伍用有活血、行气、止痛的功效，用于治疗血瘀气滞之脘腹疼痛、痛经等症。

【方剂选用】

1. 软组织损伤：乳香、没药、土鳖虫、三七各50g，纯蜂蜜2kg。中药研末，置蜂蜜于铝锅内煎熬后加入药粉，搅拌均匀离火，放进24cm×50cm的纱条，浸透后装入盘内备用。用时先行手法整复术，使其筋脉通顺后，外敷浸药纱条3～5层，绷带包扎。5天换药1次。

2. 乳痈：乳香、没药、大黄、蜂房各10g，蜂蜜适量。前4味药混合研为细末后加适量蜂蜜捣如泥状，敷盖于乳房结块处，约超出肿胀范围5cm左右，敷料覆盖，胶布固定。

3. 睾丸肿痛：没药、乳香各9g，玄胡、桃仁、当归、赤芍、川牛膝、穿山甲各10g，甘草3g。水煎，分2次服。

4. 血栓性外痔：大枣20枚，乳香、没药各20g。将上3味药捣碎成膏并完全融合为一体，备用。用时取上药适量作成饼状，敷贴于外痔表面，再外敷纱布，用胶布固定。每天换药1次。

5. 药物性唇周炎：枯矾、赤石脂、滑石、制没药各6g，冰片1g。将前4味药研成细面后，和冰片研匀，装瓶密封备用。用生理盐水先清洗患部，再上药粉干扑，敷料外贴，早晚各换药1次。

6. 一切心肚疼痛，不可忍者：没药、乳香各9g，穿山甲（炙）15g，木鳖子12g。上为末，每服1.5～3g，酒大半盏，同煎温服，不计时候。

7. 产后血晕，语言颠倒，健忘失志：没药、血竭等量。细研为末，产后用童子小便与温酒各半盏，煎一二沸，调下6g，良久再服，其恶血自下。

8. 妇人月水不通：没药15g，硇砂15g，干漆15g（捣碎，炒令烟出），桂心30g，芫花15g（醋拌一宿，炒干），狗胆2枚（干者），水银0.9g（入少枣肉，研令星尽）。上药，捣罗为末，以枣肉和丸，如绿豆大。每于食前，以温醋汤下10丸。

9. 血灌瞳人、外障疼痛：没药60g，麒麟竭30g，大黄45g，芒硝45g。上捣罗为末，令细。食后热茶调下3g。

【不良反应及注意事项】孕妇忌服。没药的不良反应有皮肤刺激、致过敏，以及恶心呕吐、食欲不振等胃肠道反应，停药后不良反应消失。

◆没食子

【来源】本品为没食子蜂科昆虫没食子蜂的幼虫寄生于壳斗科植物没食子树幼枝上所产生的虫瘿。通常于3～9月间，采集尚未穿孔的虫瘿，晒干。

【别名】墨石子、无食子、没石子、无石子、麻茶泽、无余子。

【性味归经】味苦，性温。归肺、脾、肾经。

【功能主治】涩肠，固精，止咳，止血，敛疮。主治：久泻久痢、遗精、盗汗、咳嗽、咯血、便血、痔血、创伤出血、疮疡久不收口、口疮、齿痛。

【用法用量】内服：煎汤，9～10g；或入丸、散。外用：适量，研末，外撒或调敷。

【炮制】洗净，晒干，捣碎。

【化学成分】没食子虫瘿含土耳其没食子鞣质50～70%，没食子酸2～4%及并没食子酸、树脂等。又含β-谷甾醇，白桦脂甲酯。

【药理作用】①抑菌作用。②抗癌作用。③止痛作用。④抗震颤作用。⑤局部麻醉作用。

【毒理作用】将没食子以最高剂量（1g/ml）小鼠单次灌肠给药，观察给药后的毒性反应并测定半数致死量、最大耐受量及相关指标。除了肝、肾、肠道切片结果中，给药组及对照组间出现差异外，其他相关指标均无出现组间差异，各组小鼠没有发生死亡，没食子灌肠剂没有明显的急性毒性。没食子化合物没食子酸、没食子酸乙酯、1，2，3，6-四-O-没食子酰基-β-D-葡萄糖 LD_{50} 值无法做出，其最大安全耐受量倍数为137、151、157，相当于成人常用量的（0.08g/（kg·d））100倍以上，该剂量认为是安全可行的。没食子酸甲酯其半数致死剂量 LD_{50} 为1.9004（g/kg），LD_{50} 可信限为1.821±1.984（g/kg），LD_{50} 的平均可信限为（1.9004±0.0815）g/kg，表明该化合物略有毒性，临床应用时要注意其毒性，其毒性机理有待进一步研究。

【方剂选用】

1. 小儿洞泄下痢，羸困：没食子（微

煨）、诃黎勒（煨）用皮 15g。为细散。每服以粥饮调下 1.5g，日三、四服。量儿大小加减。

2. 小儿肠虚受热，下痢鲜血，或便赤汁，腹痛后重，昼夜不止，遍数频多：没食子、地榆各 15g，黄柏（锉、蜜炒）60g，黄连（炒、锉）45g，酸石榴皮 30g。捣罗为细末，以醋煮面糊和丸如麻子大。每服 10～20 丸，温米饮下，食前服。

3. 血痢，不问远近：没食子 30g。细研，以软饭和丸，如小豆大。每服于食前以粥饮下 10 丸。

4. 产后痢：没食子 1 个。烧，为末。和酒服方寸匕，冷即酒服，热即饮下。

5. 痔疾，下血无度，或发或歇：没食子 3 枚（烧灰），樗根白皮 90g（锉、炒微黄），益母草 0.9g，神曲 60g（微炒），柏叶 30g，桑耳 30g。捣细罗为散。每于食前，以温粥饮调下 3g。

6. 阴汗：没食子烧灰，先以微温（汤）浴了，即以帛微裹后，附灰囊上。

7. 小儿一切口疮，止疼痛：没食子 0.9g（微火炙），甘草 0.3g。上药捣细罗为散。每于疮上薄掺，盖令偏。

8. 牙齿疼痛：没食子不拘多少，捣罗为散。以绵裹 3g，当痛处咬之即定，有涎吐之。

9. 鼻面酒皶：没食子有孔者，水磨成膏，夜夜涂之。

10. 肉刺：没食子 3 枚，肥皂荚 1 挺。上烧令烟尽，细研，以醋于砂盆内别磨皂荚如糊，和末敷之，立效。

【不良反应及注意事项】湿热泻痢初起或内有积，带者禁服。不可用铜器、铁器盛放。不宜多用，单独用。

◆灵芝

【来源】本品为多孔菌科真菌灵芝或紫芝的干燥子实体。全年采收，除去杂质，剪除附有朽木、泥沙或培养基质的下端菌柄，阴干或在 40℃～50℃烘干。

【别名】三秀、茵、芝、灵芝草、木灵芝、茵灵芝。

【性味归经】味甘，性平。归心、肺、肝、肾经。

【功能主治】补气安神，止咳平喘。主治心神不宁、失眠心悸、肺虚咳喘、虚劳短气、不思饮食。

【用法用量】内服：煎汤，10～15g；研末，2～6g；或浸酒。

【炮制】取原药材，除去杂质，筛去砂土。

【化学成分】主要含氨基酸、多肽、蛋白质、真菌溶菌酶，以及糖类（还原糖和多糖）、麦角甾醇、三萜类、香豆精苷、挥发油、硬脂酸、苯甲酸、生物碱、维生素 B_2 及维生素 C 等；孢子还含甘露醇、海藻糖等。

【药理作用】①抗动脉粥样硬化作用。②保护血管内皮细胞、抑制血管内皮细胞衰老的作用。③对脑缺血再灌注损伤的保护作用。④调节免疫。⑤清除自由基。⑥抗肿瘤作用。⑦增强记忆力。⑧延缓衰老。⑨降血糖。⑩降血脂。⑪保肝护肝。⑫改善睡眠、抗病毒、祛痰等药理作用。

【毒理作用】灵芝毒性较小，小鼠腹腔注射赤芝酒溁液 LD_{50} 为 38.3 ± 1.04g/kg，赤芝热醇提取液腹腔注射，小鼠的 LD_{50} 为 6.75g/kg，灌胃的 MLD 为 165g/kg。冷醇提取液毒性更小，每日给大鼠灌胃 1.2g/kg 及 12g/kg，共 30 天，对生长发育、肝功能、心电图等均无中毒表现。犬每日灌服冷醇提取液 12g/kg，共 15 天，再给热醇提取液 24g/kg，共 13 天，指标与大鼠同，结果也类似，病理切片亦未见异常。

【方剂选用】

1. 心神不宁，失眠，惊悸：灵芝研末吞服，或与当归、白芍、酸枣仁、柏子仁、龙眼肉等同用。

2. 咳喘痰多：灵芝或与党参、五味子、干姜、半夏等益气敛肺、温阳化饮药同用。

3. 虚劳症：灵芝与山茱萸、人参、地黄等补虚药配伍。

【不良反应及注意事项】人工培养灵芝经醇提制成的注射液经豚鼠实验出现不同程度地过敏反应。有报道患者应用后轻者出现荨麻疹、皮肤瘙痒、心慌、胸闷、喉头水肿等，重者出现过敏性休克，危及生命，故临床应采用口服。

◆灵砂

【来源】本品为以水银和硫黄为原料，经人工加热升华而制成的硫化汞。

【别名】三气砂、神砂、平口砂、马牙砂、人造朱砂。

【性味归经】味甘，性温，有毒。归心、胃经。

【功能主治】祛痰，降逆，安神，定惊。主治：头晕吐逆、反胃、小儿惊吐噎膈、心腹冷痛、心悸、怔忡、失眠、遗精。

【用法用量】内服：研末，0.3g～1g，每日1次，或入丸、散。

【炮制】取水银120g，硫黄30g。将铁锅放在火炉上或电炉上，先倾入硫黄，至熔化时再倾入水银搅拌，使其粘合。如有焰起，以醋喷之，待不见水银颗粒时，取出置乳钵内研末，然后倒在用耐火材料制成的砂罐内，盖以瓷碗，用粘土或石膏封固裂缝。再置炉火上烧炼，火力要均匀，瓷碗底中要注满水，水干再注入热水，以水干12次为度。将砂罐取下置铁架上，待冷后揭开瓷碗，将升华物刮下研末，即为灵砂。

【化学成分】主要含硫化汞。

【药理作用】①镇静作用。②抗惊厥作用。

【毒理作用】灵砂的主要成分 HgS 对小鼠静脉注射的 LD_{50} 为12g/kg。小鼠经口给灵砂9.5g/kg，连续给药10～30天，病理组织学检查发现心、肝、肾等脏器均出现不同程度地病理学改变。

【方剂选用】

1. 脾疼翻胃：灵砂30g，蚌粉30g（二味同炒略变色，研末），丁香、胡椒各49粒。上为末，生姜自然汁煮半夏糊丸，梧桐子大。每服30丸，翻胃生姜汤吞，虚人脾痛，炒盐汤下，煨汤尤佳。

2. 翻胃，脏寒停饮后吐：灵砂30g，丁香、木香、胡椒各1.5g，上为末，枣肉杵丸如绿豆大。每服60丸，姜汤下。

3. 翻胃膈食肠结呕吐：灵砂3g，玄明粉9g。上为末，每服1.5g，拌豆腐吃下毕，饮酒1杯。

4. 冷气乘心作痛：灵砂0.9g，五灵脂0.6g。研极细，稀膏糊丸，麻子大。每服20丸，食前石菖蒲，生姜汤下。

5. 虚人夜不得睡，梦中惊魇，自汗，心悸：灵砂3g（研），人参1.5g，酸枣仁3g，为末，红枣去核取肉为丸。临卧时枣汤送下5～7丸。

6. 精脱自泻：灵砂（水飞）、龙骨（火煅，飞）各30g，缩砂仁、诃子（最小者，热灰略炮，取出捶取肉）各15g，上为末，糯米糊为丸，如绿豆大，每服10丸，15丸，至20丸、30丸，早晨温酒下，临卧熟水下。

7. 诸虚痼冷，厥逆：水银90g，硫黄30g，炼成者，研末，糯米糊丸麻子大，每5～7丸，至15丸，空心人参枣汤或盐汤下；疝气偏坠，木肾肿疼，茴香酒下；虚劳咳嗽，生姜、乌梅、苏梗煎汤下；腰腹满痛，莪术煎汤下；盗汗溺多，煅牡蛎入盐煎汤下；痎疟不已，桃柳枝汤下；吐逆反胃，丁香、藿香煎汤下；白浊遗精，白茯煎汤下；中风痰厥面青，木香磨汤研灌；走注风遍身痛，葱白酒下；脚痛，木瓜煎汤下；气滞，生姜、陈皮煎汤下；妇人血气痛，延胡索、五灵酒醋各半煎汤下；小儿慢惊，沉困胃虚神脱，人参、丁香煎汤下。

【不良反应及注意事项】不宜久服，不能过量，虚征者慎服，孕妇禁用，入药忌用火煅，不可与磁石、咸水、猪血、绿豆粉、冷滑之物同用。

◆灵猫香

【来源】本品为灵猫科动物大灵猫、小灵猫香腺囊中的分泌物。

【别名】灵猫阴。

【性味归经】味辛，性温。归心、肝经。

【功能主治】辟秽，行气，止痛。主

治：心腹猝痛、疝气痛、心绞痛、腹痛、疫气。

【用法用量】内服：入丸、散，每次0.3～1g。外用：适量，研末调敷。

【炮制】阴干或烘干用。

【化学成分】灵猫香中含多种大分子环酮，如灵猫香酮，即9-顺-环十七碳烯-1-酮，含量2%～3%。另含多种环酮等以及相应的醇和酯。又含粪臭素，乙胺，丙胺及几种未详的游离酸类。

【药理作用】①抗炎作用。②镇痛作用。③兴奋中枢神经和子宫作用。

【毒理作用】灵猫香对小鼠口服的半数致死量（LD_{50}）为33.5ml/kg，其毒性较低。灵猫香与蟾蜍合用可显著增强蟾蜍的毒性，可致受试小鼠发生剧烈抽痉、死亡。

【方剂选用】

1. 跟骨骨刺：灵猫香外敷为主兼以中药熏洗。

2. 急性闭合性软组织损伤：普通膏药加热，撒上一些灵猫香粉，贴于受伤处，一般在5天左右退肿、疼痛减轻或消失。此外，根据伤势的不同而分别内服一些伤药。

【不良反应及注意事项】孕妇忌用。

◆阿胶

【来源】本品为马科动物驴的干燥皮或鲜皮经煎煮、浓缩制成的固体胶。

【别名】傅致胶、盆覆胶、驴皮胶。

【性味归经】味甘，性平。归肺、肝、肾经。

【功能主治】补血滋阴，润燥，止血。主治：血虚萎黄、眩晕心悸、肌痿无力、心烦不眠、虚风内动、肺燥咳嗽、痨嗽咯血、吐血尿血、便血崩漏、妊娠胎漏。

【用法用量】内服：烊化兑服，5～10g，炒阿胶可入汤剂或丸散。滋阴补血多生用，清肺化痰蛤粉炒，止血蒲黄炒。

【炮制】阿胶：捣成碎块。阿胶珠：取阿胶，烘软，切成1cm左右的丁，依照烫法，用蛤粉烫至成珠，内无溏心时，取出，筛去蛤粉，放凉。

采用正交实验设计优选阿胶微波炮制胶珠的最佳工艺条件为100%的强微波，加热时间6～8分钟，胶丁大小6～10mm。

【化学成分】中国药典规定本品按干燥品计算，含L-羟脯氨酸不得少于8%，甘氨酸不得少于18.0%，丙氨酸不得少于7%，卜脯氨酸不得少于10%。

【药理作用】①抗贫血作用。②升白细胞作用。③增强机体免疫力。④抗肿瘤作用。⑤促进骨愈合作用。⑥对脑组织的保护作用。⑦抗疲劳作用。⑧防治哮喘的作用。

【毒理作用】急性毒性实验中，灌胃给予受试物后，未见明显中毒症状。14天内动物无死亡。最大耐受量实验结果显示，阿胶对两种性别小鼠的MTD均大20g/（kg·bw）。根据急性毒性分级标准，属无毒级。Ames实验中，阿胶剂量在8～5000μg/kg时对鼠伤寒沙门氏菌TA97、TA98、TA100和TA1024株实验菌株无致突变性。小鼠骨髓多染红细胞微核实验显示阿胶无致小鼠骨髓嗜多染红细胞微核作用。小鼠精子畸形实验显示阿胶无致小鼠精子畸形作用。大鼠30天喂养实验中，各实验组动物生长发育良好，体重增重、食物利用率、脏器系数等各项指标均在正常值范围内。实验组中血常规血红蛋白、红细胞计数、白细胞总数及分类及血生化各指标均在正常范围之内。病理组织学检查实验组被检脏器未见有意义的病理改变。

【配伍效用】

阿胶配伍艾叶：阿胶养血止血；艾叶温经止血、暖宫安胎、散寒止痛。二药合用，共奏补血止血、温经止痛、养血安胎之功效，用于治疗下焦胞宫虚寒之崩漏下血、月经过多及妊娠血虚受寒之下血、腹痛、胎动不安等。

阿胶配伍白芍、生地黄：阿胶养血止血；白芍养阴敛血；生地黄凉血止血。三者合用，有滋阴养血止血之功效，用于治疗阴虚血少之吐衄出血、崩漏下血兼有热邪者。

阿胶配伍海蛤壳：阿胶甘平，滋阴润肺、补血止血；海蛤壳咸寒，清热化痰。二者同入肺经，相伍为用，共奏养阴清肺止血、润燥化痰止咳之功效，用于治疗肺阴不足及热伤肺络之咳嗽、痰稠而黏、咯血等症。

阿胶配伍麦冬：阿胶养血润肺止血；麦冬养阴润肺生津。二者伍用，有养阴润燥、止咳止血之功效，用于治疗虚劳咳嗽、咯痰不爽或痰中带血者。

【方剂选用】

1. 慢性溃疡性结肠炎：20～30g 的阿胶，隔水加热使之软化，剪成重为 1.5～2g 的小段，再分别放入沸水中待充分软化后，用手捏成椭圆形而又光滑的栓剂。用时先将栓剂 1 枚放入热水中，待其充分软化后塞入肛门，再用肛门管送入，送入深度和枚数以病位高低和病变范围大小、多少而定，一般 1～2 枚，每日大便后上药 1 次，7～10 天为 1 疗程，疗程间隔 4 天。

2. 膀胱炎：阿胶 6g，猪苓 10g，茯苓 18g，滑石 15g，水煎服，每日 1 剂。

3. 功能性子宫出血、月经过多：阿胶 30g，当归 30g，红花 12g，冬瓜子 12g，水煎服。

4. 崩漏：阿胶、当归、仙鹤草各 30g，冬瓜仁、红花各 15g，炙甘草 10g，水煎服。

5. 先兆流产：①阿胶 12g，鸡子 2 枚，红糖 30g（将阿胶加水 200ml 煎沸，至阿胶完全溶化后，打入荷包蛋，待蛋熟后兑入红糖即可）。②阿胶 15g，莲子（去心不去皮）15g，糯米 15g 组成安胎饮，将上 3 味药放碗内加清水 300ml，再将药碗放锅内蒸至后两味熟为度，分 1～2 次温服。

6. 久咳：阿胶（炙燥）30g，人参 60g。上二味，捣罗为散，每服 9g，豉汤一盏，入葱白少许，同煎 3 沸，放温，遇嗽时呷三、五呷；依前温暖，备嗽时再呷之。

7. 老人虚人大便秘涩：阿胶（炒）6g，连根葱白 3 片，蜜二匙，新水煎，去葱，入阿胶、蜜溶开，食前温服。

8. 便血如小豆汁：阿胶（炙令燥），赤芍、当归（切，焙）各 30g，甘草（炙，锉）15g。上四味，粗捣筛，每服 15g，水一盏半，入竹叶二七片，同煎至 2.4g，去渣，食前温服。

9. 大衄，口耳皆出血不止：阿胶 15g（捣碎炒令黄燥），蒲黄 30g。上药捣细罗为散，每服 6g，以水一中盏，入生地黄汁二合，煎至六分，不计时候温服。

10. 妇人漏下不止：阿胶、鹿茸 90g，乌贼骨、当归各 60g，蒲黄 30g。上五味治下筛。空心酒服 2g，日三，夜再服。

11. 妇人有漏下者，有半产后因续下血，都不绝者，有妊娠下血者，假令妊娠腹中痛，为胞阻：川芎、阿胶、甘草各 60g，艾叶、当归各 90g，芍药 120g，干地黄 180g。上七味，以水 2500ml，清酒 1500ml，合煮取 1500ml，去渣，内胶令消尽，温服 200ml，日 3 次服，不瘥更作。

12. 妊娠腹痛，下痢不止：黄连、石榴皮、当归各 90g，阿胶 60g（炙），艾 45g。上，水 3000ml，煎至 1000ml，分为三次服。忌生冷肥腻。

13. 产后虚羸，大便秘涩：阿胶（碎炒）、枳壳（浸去瓤，麸炒）各 60g，滑石（研飞为衣）15g。上为末，炼蜜丸如梧桐子大。每服 20 丸，温水下，半日来未通再服。

14. 小儿肺虚、气粗喘促：阿胶 45g（麸炒），黍粘子（炒香）、甘草（炙）各 6g1.5g，马兜铃 15g（焙），杏仁 7 个（去皮、尖，炒），糯米 30g（炒）。上为末，每服 1～6g，水一盏，煎至六分，食后温服。

【不良反应及注意事项】 阿胶的一般用量为 5～15g，入汤剂，宜烊化冲服，不宜煎煮。但阿胶性较滋腻，服用时间过长则有碍消化，在临床应用时若配以调理脾胃的药，不但能避免出现不适症状，还能促进阿胶的消化吸收，效果更能加倍。服用阿胶，同时也需忌口，在服用前后 2 小时内，不要吃萝卜或大蒜，否则会降低阿胶功效，也不宜饮浓茶。阳虚者不能吃阿胶，阳虚者服用后，也会出现食欲不振、胃部饱胀，出现消化功能障碍等症状。另外，患有感冒、咳嗽、腹泻或月经来潮时，应停服阿胶，等病情痊愈或经停后再继续服用。

◆**阿魏**

【来源】本品为伞形科植物新疆阿魏或阜康阿魏的树脂。春末夏初盛花期至初果期，分次由茎上部往下斜割，收集渗出的乳状树脂，阴干。

【别名】熏渠、魏玄疾、哈昔泥、五彩魏、臭阿魏。

【性味归经】味苦、辛，性温。归脾、胃经。

【功能主治】消积、化癥、散痞、杀虫。主治：肉食积滞、瘀血癥瘕、腹中痞块、虫积腹痛。

【用法用量】内服：入丸、散，1～1.5g。外用：适量，熬制药膏或研末入膏药内敷贴。

【炮制】拣去杂质，切成小块。

从新疆阿魏原药材挥发油中鉴别出35种成分，从民间习用炮制品、清炒炮制品、醋炙炮制品、水煮炮制品分别鉴别出34种、34种、32种、35种成分，新疆阿魏经炮制后挥发油的获得率显著降低，挥发油中1，2－二硫戊烷量明显增加，2－乙硫基丁烷量明显减少。

【化学成分】挥发油、树脂及树胶等。

【药理作用】①抗过敏作用。②抗炎作用。③抑菌杀虫作用。④抗甲型流感H1N1病毒作用。⑤抗氧化及对肝脏的保护作用。⑥抗HIV作用。⑦抗肿瘤作用。

【毒理作用】用蔻氏法计算LD_{50}，新疆阿魏挥发油水悬液LD_{50}为2.823g/kg，乳剂LD_{50}为0.3941g/kg；阜康阿魏挥发油水悬液LD_{50}为1.546g/kg，乳剂LD_{50}为0.4104g/kg。小鼠灌胃给药，测得新疆阿魏原汁LD_{50}为3.92±0.01g/kg。

【方剂选用】

1. 疟疾：阿魏3g，细辛2.4g，干姜3g，肉桂1.5g，白芥子6g。共研末，瓶贮备用。用中等大膏药2张，每张膏药撒上药粉0.9g，再用斑蝥2只，去头、足、壳，压碎，每张膏药放1只。疟疾发作前贴"神阙""命门"2穴，24小时后去掉。如第1次未愈，可按前法续贴第2次。

2. 血管瘤：阿魏、柴胡、甘草各1.5g，当归须、赤芍各4.5g，桔梗3g。水煎内服，每日1剂。

3. 气积、肉积、心腹胀满，结块疼痛，或引胁肋疼痛，或痛连背脊，不思饮食：木香（不见火）、槟榔各15g，胡椒、阿魏（用醋化开）各7.5g。上为细末，用阿魏膏子，并粟米饭，杵和为丸，如梧桐子大。每服40丸，不拘时候，生姜皮汤下。

4. 疟疾：胭脂、阿魏各一大豆许，同研，以大蒜肉研和为膏，用大核桃1枚，劈开去仁，取1片以药膏子填在核内。疟发时，用药核桃覆在手虎口上，男左女右，令药着肉，以绯帛系定，经宿乃去。

5. 小儿食积，腹如蜘蛛状，肚痛，小便白浊：阿魏（醋浸一宿，研如泥）15g，黄连（炒）15g，花碱（研如粉）9g，山楂肉30g，连翘45g，半夏（皂角浸一宿）30g。上为末，炒神曲糊丸，如萝卜子大。每服20丸，空心米饮下。

【不良反应及注意事项】脾胃虚弱及孕妇忌服。高剂量口服可引起腹泻、腹胀气、头痛和头晕。

◆**鸡蛋黄**

【来源】本品为雉科动物家鸡的蛋黄。

【别名】鸡子黄、鸡卵黄。

【性味归经】味甘，性平。归心、肾、脾经。

【功能主治】滋阴润燥，养血息风。主治：心烦不得眠、热病痉厥、虚劳吐血、呕逆、下痢、烫伤、热疮、肝炎、小儿消化不良。

【用法用量】内服：煮食，1～3枚，或生服。外用：适量，涂敷。

【炮制】鲜蛋去壳，去净蛋白，留蛋黄备用。

【化学成分】鸡蛋黄含大量脂肪性物质

（鸡蛋白只含约 0.1%，其中约 10% 是磷脂，而磷脂中又以卵磷脂为主）；脂肪性物质中的脂肪酸，主要是油酸（占脂肪酸46.7%）、亚油酸 19%、亚麻酸 2.9%。饱和酸 31.4%。鸡蛋黄含胆甾醇约 1.3%，葡萄糖（化合及游离）约 0.3%。还含叶黄素和叶黄素的多种异构物，也含少量胡萝卜素（不超过 0.02mg/100g）。

【药理作用】①镇痛作用。②抗衰老、提高记忆力。③补血作用。④降血脂作用。⑤抗氧化作用。

【方剂选用】

1. 少阴病，得之二三日以上，心中烦不得眠：黄连 120g，黄芩 60g，芍药 60g，鸡蛋黄 2 枚，阿胶 90g。上五味，以水3000ml，先煮三物，取 1000ml，去渣，纳胶烊尽，小冷，纳鸡子黄，搅令相得，温服 50ml，每日 3 次服。

2. 温邪久踞下焦，既厥且哕，脉细而劲：鸡蛋黄 1 枚（生用），真阿胶 6g，生龟版 18g，童便 1 杯，淡菜 9g。水 5 杯，先煮龟版、淡菜，约 2 杯，去渣入胶，上火烊化，纳鸡子黄，搅令相得，再冲童便，顿服之。

3. 小儿惊痫：鸡蛋黄和乳汁，量儿大小服之。

4. 猝干呕不息：鸡蛋去黄，吞中黄数枚。

5. 妊娠血下不止，名曰漏胎，血尽子死：鸡蛋黄 14 枚，以好酒 1000ml 煮，使如饧，1 服之未瘥，更作服之，以瘥为度。

6. 孩子热疮：鸡蛋黄 5 枚，乱发如鸡子许大。二味相于铁铫中，炭火熬，初甚干，少顷即发焦，遂有液出，旋取置一瓷碗中，以液尽为度，取涂热疮上，即以苦参末粉之。

7. 热毒疮瘥后，瘢痕不灭：鸡子 1 枚（酒浸 7 日后取黄），白僵蚕 3～7 条（捣末）。上药与鸡子相令匀，先以布揩疮瘢赤痛，涂之。

8. 烧伤、湿疹、耳脓：鸡蛋黄油加冰片少许，涂上。

9. 脚上臭疮：熟鸡蛋黄 1 个，黄蜡3g。煎油涂之。

10. 鼠瘘：鸡卵 1 枚，米下蒸半日，取出黄，熬令黑，先拭疮上汁令干，以药纳疮孔中。

11. 烧伤：将鸡蛋煮熟，去壳取蛋黄，置铜锅内以文火加热，待水分蒸发后再用大火，即熬出蛋黄油，过滤装瓶，高压灭菌备用。用时，将蛋黄油直接涂在经清创处理的烧伤创面上，以暴露疗法为佳。涂药后，创面有清凉感，疼痛减轻，渗出减少，结痂快，痂皮自行脱落，一般不留疤痕或疤痕不显。

12. 静脉曲张性溃疡：将煮熟的鸡蛋去白留黄，研碎，置铜锅内加热熬出蛋黄油，贮于无菌磁器中备用。用时先清理创面，然后用浸有蛋黄油的棉片平敷于上，外加包扎。隔日或隔 2 日换药 1 次，至痊愈为止。

13. 麻风溃疡：清洗创面，并剪除疮缘过度角化皮肤组织及疮底不良肉芽组织；而后用滴管吸鸡蛋黄油少许滴入疮口，再用复方黄连油膏（由黄连、黄柏、紫草、生地黄、当归、黄蜡、麻油煎熬而成）护盖包扎。隔天换药 1 次。

14. 皮肤湿疹：将鸡蛋黄油直接涂抹患部，每日 1 次。

15. 小儿消化不良：鸡蛋黄油每天 5～10ml，分 2 次服。1 疗程为 4～5 天。一般服药 1～2 天后大便次数及性状即明显好转，用药 4～5 天可痊愈。如用药 2～3 天后大便仍无好转，即不必继续服用。

【不良反应及注意事项】少数婴幼儿食用鸡蛋黄后会发生过敏反应，如湿疹、麻疹等，或出现呕吐、胃胀、便秘、大便干燥等不良反应。冠心病、高血压、动脉血管粥样硬化者慎用。

◆ **鸡蛋花**

【来源】本品为夹竹桃科植物鸡蛋花的花朵或茎皮。夏、秋季采茎皮，花开时采花，晒干或鲜用。

【别名】缅栀子、蛋黄花、擂捶花、鸭脚木、大季花、番缅花、蕃花、蕃花仔。

【性味归经】味甘、微苦，性凉。归肺、大肠经。

【功能主治】清热，利湿，解暑。主治：感冒发热、肺热咳嗽、湿热黄疸、泄泻痢疾、尿路结石、预防中暑。

【用法用量】内服：煎汤，花 5 ~ 10g，茎皮 10 ~ 15g。外用：适量，捣敷。

【炮制】采摘后，晒干。

鸡蛋花的干燥方法阴干优于晒干，既保存了挥发油的含量也降低了毒性成分。鸡蛋花挥发油易受日照、温度、放置时间的影响，因此加工过程中应严格按照规范操作。鸡蛋花挥发油中部分成分易受日照、温度、放置时间的影响，蜜炙阴干法较优于蜜炙炒干、蜜炙晒干，主要是因为蜜炙阴干可以避免中药挥发油中有效成分受温度、光照及氧气的破坏，降低药物疗效。改进蜜炙方法操作简便、可行，可有效减少这些成分地损失。

【化学成分】树皮中含 α - 香树脂醇，β - 香树脂醇，β - 谷甾醇，鸡蛋花苷，东莨菪素等。根中含环烯醚萜类化合物：13 - O - 咖啡酰鸡蛋花苷，13 - 脱氧鸡蛋花苷，β - 二氧鸡蛋花新酸葡萄糖酯苷，1α - 鸡蛋花苷，原鸡蛋花素 A，8 - 异鸡蛋花苷。

【药理作用】①抗菌作用。②麻醉及解痉作用。③通便作用。④抗肿瘤作用。⑤抑制 HIV 病毒。⑥抗疟疾、抗寄生虫作用。⑦抗炎、镇痛作用。⑧治疗肺结核作用。

【毒理作用】在实验剂量范围内，鸡蛋花提取液 3 个剂量组（10.87g/kg、21.74g/kg、43.49g/kg）孕鼠的生殖能力、胚胎形成和胎仔外观、骨骼及内脏生长发育与阴性对照组相比差异均无统计学意义，说明鸡蛋花提取液（10.87 ~ 43.49g/kg）对大鼠无胚胎毒性和致畸毒性。

【方剂选用】

1. 感冒发热：鸡蛋花茎叶适量，水煎服。

2. 痢疾，夏季腹泻：鸡蛋花干品 12 ~ 24g，水煎服。

3. 炎症或皮肤病：用含 50% 鸡蛋花乙醇提取物及其他组分的乳液给 20 名皮肤粗糙的 22 ~ 43 岁妇女使用，每日 2 次，共 60 天，同时用不含该提取物的洗剂做对照。结果显示该乳液对皮肤粗糙和衰老有很好的改善作用。

4. 百日咳、气管炎：鸡蛋花或茎皮 3 ~ 9g，配灯台树叶，水煎服。

5. 传染性肝炎：鸡蛋花或茎叶 3 ~ 9g，水煎服。

6. 细菌性痢疾：鸡蛋花、土棉花、金银花各 9g，水煎服。

7. 泌尿道结石：鸡蛋花茎皮 25g（或配长管假茉莉）。水煎服。

8. 乳腺炎：鸡蛋花、鲜茎皮捣烂敷。

【不良反应及注意事项】一次用量不可过多，寒性体质不宜服用。

◆ 鸡冠花

【来源】本品为苋科植物鸡冠花的干燥花序。秋季花盛开时采收，晒干。

【别名】鸡髻花、鸡公花、鸡角枪、鸡冠头、鸣骨子花、老来少。

【性味归经】味甘、涩，性凉。归肝、大肠经。

【功能主治】收敛止血，止带，止痢。主治：吐血、崩漏、便血、痔血、赤白带下、久痢不止。

【用法用量】内服：煎汤，9 ~ 15g；或入丸、散。外用：适量，煎汤熏洗，或研末调敷。

【炮制】①鸡冠花：除去杂质和残茎，切段。本品为不规则的块段。扁平，有的呈鸡冠状。表面红色、紫红色或黄白色。可见黑色扁圆肾形的种子。气微，味淡。②鸡冠花炭：取净鸡冠花，照炒炭法炒至焦黑色。本品形如鸡冠花。表面黑褐色，内部焦褐色。可见黑色种子。具焦香气，味苦。

采用正交实验法优选鸡冠花炭炮制的

最佳工艺条件是 220℃，加热 5 分钟烘制。鸡冠花生品未检出糠酸，而经过炮制的鸡冠花炭中糠酸的量在 69.83 ~ 181.00μg/g，说明鸡冠花炮制后，糠酸的量均有不同程度地增加。

【化学成分】花含山柰苷、苋菜红苷、松醇及大量硝酸钾；黄色花序中含微量苋菜红素，细色花序中含大量苋菜红素。种子含脂肪油、脂肪酸等。

【药理作用】①止血作用。②抗衰老作用。③预防骨质疏松作用。④增强免疫与抗肿瘤作用。⑤降血糖作用。⑥保肝作用。⑦抗菌作用。⑧鸡冠花能够提高小鼠机体肌糖原、肝糖原储备的作用，延长小鼠游泳、耐高温、耐缺氧的时间，增强机体耐受力。鸡冠花黄酮类能显著降低糖尿病大鼠的尿钙和尿钠的排出，提高肾小管的重吸收功能。

【毒理作用】以鸡冠花的叶和种子为受试物，按 Horn's 法进行经口急性毒性试验，观察 14 天，结果表明大鼠无明显中毒症状，也未出现死亡，雌雄大鼠 LD_{50} 均大于 15000mg/kg，表明鸡冠花的叶和种子均属无毒类物质。

【方剂选用】
1. 五痔肛边肿痛，或窜乳，或窜穴，或作疮，久而不愈，变成漏疮：鸡冠花、凤眼草各 30g。上为粗末。每用粗末 15g，水碗半，煎 3 ~ 5 沸，热洗患处。

2. 赤白下痢：鸡冠花煎酒服，赤用红，白用白。

3. 下血脱肛：鸡冠花、防风等量。为末，糊丸，梧桐子大。空心米饮每服 70 丸。白鸡冠花（炒）、棕榈灰、羌活各 30g。为末，每服 6g，米饮下。

4. 吐血不止：白鸡冠花，醋浸煮 7 次，为末。每服 6g，热酒下。

5. 咳血，吐血：鲜白鸡冠花 15 ~ 24g（干者 6 ~ 15g），和猪肺（不可灌水）冲开水约炖 1 小时，饭后分 2 ~ 3 次服。

6. 经水不止：红鸡冠花一味，干晒为末。每服 6g，空心酒调下。忌鱼腥猪肉。

7. 产后血痛：白鸡冠花酒煎服之。

8. 白带、砂淋：白鸡冠花、苦壶芦等分。烧存性，空心火酒服之。

9. 血淋：白鸡冠花 30g，烧炭，米汤送下。

10. 妇人白带：白鸡冠花，晒干为末。每旦空心酒服 9g，赤带用红者。

11. 风疹：白鸡冠花、向日葵各 9g，冰糖 30g。开水炖服。

12. 青光眼：干鸡冠花、干艾根、干牡荆根各 15g。水煎服。

13. 额疽：鲜鸡冠花、一点红、红莲子草（苋科）各酌量，调红糖捣烂敷患处。

14. 细菌性阴道病：鸡冠花、白果、止带汤内服，7 天为 1 个疗程。

【不良反应及注意事项】若患者长期便秘，并不喜饮水，服用鸡冠花后，会使患者产生大便秘结，小便短赤等不良反应。鸡冠花本身含有大量的硝酸钾，被机体吸收后，也会对身体产生不利的影响。

◆ 鸡骨草

【来源】本品为豆科植物广州相思子的干燥全株。全年均可采挖，除去泥沙，干燥。

【别名】黄头草、大黄草、猪腰草、小叶龙鳞草、假牛甘子、红母鸡草、黄食草。

【性味归经】味甘、微苦，性凉。归肝、胃经。

【功能主治】利湿退黄，清热解毒，疏肝止痛。主治：湿热黄疸、胁肋不舒、胃脘胀痛、乳痈肿痛。

【用法用量】内服：煎汤，15 ~ 30g；或入丸、散。外用：适量，鲜品捣敷。

【炮制】除去杂质和荚果，切段。

【化学成分】全草粗皂苷水解产物含多种三萜类皂苷元：相思子皂醇 A、C、B、D、E、F、G，大豆皂醇 A、B，葛根皂醇 A，槐花二醇广东相思子三醇，甘草次酸，光果甘草内酯。还含相思子皂苷 1，胆碱和相思子碱。根中含大黄酚和大黄素甲醚。

【药理作用】①清除自由基作用。②抑制亚硝化作用。③防治脂肪肝作用。④防治乙型肝炎病毒的作用。⑤对化学性肝损伤的保护作用。⑥抗菌作用。⑦增强免疫作用。

【毒理作用】 小鼠对鸡骨草生药的最大耐受剂量（MTD）为400g/kg，相当于人用量的240～480倍。小鼠对鸡骨草种子的MTD为225g/kg。小鼠灌胃给予鸡骨草荚果水煎剂的MTD为360g/kg。鸡骨草的全草、荚果及种子的水煎液无明显毒性的原因可能与水煎导致毒蛋白被破坏有关。

【方剂选用】

1. 黄疸：鸡骨草60g，红枣7～8枚。煎服。

2. 瘰疬：鸡骨草6斤，豨莶草4斤。研末，蜜为丸，每丸重3g。日服3次，每次2丸，连服2～4周。

3. 外感风热：鸡骨草60g，水煎，日分2次服。

4. 蛇咬伤：鸡骨草（去骨）30g，煎水饮之。

5. 急性肝炎：取干鸡骨草全草60～90g（儿童30～60g），瘦猪肉60g，加水1000ml同煎。沸后文火再煎至300ml，每日3次分服，直至痊愈为止。

6. 母儿ABO血型不合：鸡骨草汤（鸡骨草、溪黄草、获苓、莲蓬、甘草），鸡骨草汤能清热利肝、健脾固中，扶正不留邪，使胎无得养，冲任可固，从而维持孕妇的正常妊娠及避免新生儿溶血病的发生，能有效降低新生儿ABO型溶血病发病率。

【不良反应及注意事项】 该品种子有毒，用时须摘除豆荚，以免中毒。

◆ **鸡眼草**

【来源】 本品为豆科植物鸡眼草和竖毛鸡眼草的全草。7～8月采收，鲜用或晒干。

【别名】 掐不齐、人字草、小蓄片、妹子草、红花草、地兰花、上文花、满路金鸡、细花草。

【性味归经】 味甘、辛、微苦，性平。归肝、脾、肺、肾经。

【功能主治】 清热解毒，健脾利湿，活血止血。主治：感冒发热、暑湿吐泻、黄疸、痈疖疮、痢疾、疳疾、血淋、咯血、衄血、跌打损伤、赤白带下。

【用法用量】 内服：煎汤，9～30g，鲜品30～60g，或捣汁，或研末。外用：适量，捣敷。

【炮制】 取原药材，除去杂质，清水洗净润透，切段，干燥。

【化学成分】 鸡眼草茎叶含有染料木素，异荭草素，异槲皮苷，异牡荆素，山奈酚，木犀草素－7－O－葡萄糖苷，槲皮素，芸香苷，β－谷甾醇，β－谷甾醇葡萄苷，黄酮苷类。种子中含有黎豆胺。

【药理作用】 ①抗炎作用。②抗氧化作用。

【方剂选用】

1. 突然吐泻腹痛：鸡眼草嫩尖叶，口中嚼之，其汁咽下。

2. 中暑发痧：鲜鸡眼草90～120g。捣烂冲开水服。

3. 湿热黄疸，暑泻，肠风便血：鸡眼草21～30g。水煎服，年久肠风，须久服有效。

4. 赤白久痢：鲜鸡眼草60g，凤尾蕨15g。水煎，饭前服。

5. 红白痢疾：鸡眼草15g，六月霜6g。水煎，去渣，红痢加红糖，白痢加白糖服。

6. 疟疾：鸡眼草30～90g。水煎，分2～3次服。每日1剂，连服3天。

7. 小儿疳积：鸡眼草15g。水煎服。

8. 胃痛：鸡眼草30g，水煎温服。

9. 小便不利：鲜鸡眼草30～60g。水煎服。

10. 热淋：鸡眼草21～30g，米酒水煎服。

11. 妇人白带：鸡眼草21～30g，用精猪肉60～90g炖汤，以汤煎药服。

12. 跌打损伤：鸡眼草捣烂外敷。

13. 传染性肝炎：新鲜鸡眼草180g（小儿减半），洗净加水煎煮20～30分钟，去渣分3次服，连服10天。

【不良反应及注意事项】 偶有恶心、呕吐、皮疹和药热等不良反应的发生，停药后即消失。

◆鸡爪草

【来源】本品为毛茛科植物鸡爪草的全草。春、夏季采收，晒干。

【别名】金莲花。

【性味归经】味甘、辛，性温。归肺、肝、脾经。

【功能主治】解表散寒，祛风除湿，消结。主治：外感风寒、风湿麻木、瘰疬。

【用法用量】内服：煎汤，15～30g，或作酒剂。

【炮制】取原药材，除去杂质，晒干。

【化学成分】地上部分含蕨素 B、C、F、O、S，蕨素 C-3-O-葡萄糖苷，2β，15α-二羟基-对映-16-贝壳杉-烯，2β，16α-二羟基-对映-贝壳杉烷，大叶凤尾苷 A、B，芹菜素-7-O-葡萄糖苷，木犀草素-7-O-葡萄糖苷。

【药理作用】①抑制作用。②抑菌作用。

【方剂选用】

1. 癌症：鸡爪草、半枝莲各 30g，忽木、地茄子各 15g 水煎服。肺癌患者服用，能使咳嗽、血痰、胸痛等症状停止，X 线复查阴影消失。鸡爪草、水杨梅根 60g，向日葵盘 1 枚，均用鲜品，水煎服，日 1 剂。绒毛膜癌症患者连续服用，能使阴道流血停止，子宫及其附件无异常，尿妊娠实验转为阴性。

2. 急性肝炎：鸡爪草、酢浆草、连线草各 30g 水煎服。亦治黄疸型传染性肝炎。

3. 血热尿血：鸡爪草 30g，小蓟 15g 水煎 2 次分服。

4. 降转氨酶：鸡爪草、叶下珠、地锦草鲜草各 30g，干品 10g，效果极好。

【不良反应及注意事项】除极少数人有胃部不适外，无其他不良反应。

◆鸡舌草

【来源】本品为鸭跖草科植物水竹叶的全草。夏、秋季采收，洗净，鲜用或晒干。

【别名】水竹叶、鸡舌癀、小叶挂蓝青、小叶鸡雀草、鸭脚草、水金钗、断节草、分节草、水叶草、水竹叶菜。

【性味归经】味甘，性寒。归肺、膀胱经。

【功能主治】清热解毒，利尿。主治：发热、咽喉肿痛、肺热喘咳、咳血、热淋、热痢、痈疖疔肿、蛇虫咬伤。

【用法用量】内服：煎汤，9～15g，鲜品 30～60g。外用：适量，捣敷。

【炮制】取原药材，除去杂质，洗净，晒干。

【化学成分】全株植物含 β-蜕皮素，含量占全株干重 0.2%，α-脱羟-β-蜕皮素，含微量的水龙骨素 B。

【药理作用】①降脂作用。②抗血栓作用。③降糖作用。④抑菌防腐作用。⑤抗氧化作用。⑥免疫增强作用。⑦利尿作用。

【方剂选用】

1. 肺炎高热喘咳：鲜鸡舌草 15～24g。酌加水煎，调蜜服，日 2 次。

2. 肠热下痢赤白：鲜鸡舌草 30g。洗净，煎汤，调乌糖少许内服。

3. 小便不利：鲜鸡舌草 30～60g。酌加水煎，调冰糖内服，日 2 次。

4. 口疮舌烂：鲜鸡舌草 60g，捣汁，开水 1 杯，漱口，约 5～6 分钟，一日数次。

5. 疮疖：鲜鸡舌草 90g，冰糖 15g。炖服，并将药渣敷患处。

6. 鸡眼：鲜鸡舌草和冬蜜捣烂敷患处，日换 2～3 次。

7. 指头炎未成脓者：鲜鸡舌草茎叶 1 握，醋糟少许。共捣烂外敷。

8. 咳血：鸡舌草全草 45g，同豆腐炖服。

9. 白带：鲜鸡舌草全草 60～125g，淡菜 30g，水煎服。

【不良反应及注意事项】虚寒体质及月经期内禁用。

◆鸡血藤

【来源】本品为豆科植物密花豆的干燥藤茎。秋、冬二季采收，除去枝叶，切片，晒干。

【别名】血风藤、马鹿藤、紫梗藤、猪血藤、九层风、红藤、活血藤、大血藤、血风、血龙藤。

【性味归经】味苦、甘，性温。归肝、肾经。

【功能主治】活血补血，调经止痛，舒筋活络。主治：月经不调、痛经、经闭、风湿痹痛、麻木瘫痪、血虚萎黄。

【用法用量】内服：煎汤，10～15g，大剂量可用至30g，或浸酒。

【炮制】用水润透，切片，或蒸软后乘热切片，晒干。

在鸡血藤片的炮制过程中，趁鲜切片的效果要优于传统的切块后再切片。这样既能提高饮片的质量和有效成分的含量，还能减少重复劳动，节约能源，避免药材的浪费。

【化学成分】藤茎含表无羁萜醇，胡萝卜苷，β-谷甾醇，7-酮基-β-谷甾醇，刺芒柄花素，芒柄花苷，樱黄素，阿佛洛莫生，大豆素，3，7-二羟基-6-甲氧基二氢黄酮醇，表儿茶精，异甘草苷元，3，4，2'，4'-四羟基查耳酮，甘草查耳酮A，苜猪酚，原儿茶酸，9-甲氧基香豆雌酚，木豆异黄酮。

【药理作用】①促进造血细胞增殖的作用。②升白细胞作用。③抗病毒作用。④抗肿瘤作用。⑤抗氧化作用。⑥急性肝损伤的保护作用。⑦镇静催眠作用。⑧抑制血小板聚集，抗心率失常作用。⑨对免疫系统具有双向调节作用。⑩降压作用。

【毒理作用】急性毒性预实验结果表明，鸡血藤水提取物25、50、100g/kg组小鼠均无死亡，按照农业部2001年颁布的"新兽药一般毒性实验技术要求"，依据小鼠灌胃 LD_{50} 在5g/kg以上为实际无毒的标准，鸡血藤水提取物为实际无毒物质。最大耐受量实验的小鼠经过7天观察，20只小鼠在给药后半小时内静伏少动，之后活动正常，饮食均正常。供试鼠全部存活，小鼠存活率100%。在实验第8天将全部小鼠脱颈处死，剖检肉眼观察未见小鼠脏器

异常。结果表明，小鼠灌胃给药的最大耐受量为120g/kg。

【方剂选用】

1. 血不养筋而致的筋骨疼痛，手足麻木，及月经衰少：鸡血藤4800g，冰糖2400g。将鸡血藤水煎3～4次，取汁过滤，浓缩，再加冰糖制成稠膏，每服15～24g，用温开水冲服。方中鸡血藤补血行血，舒经活络，为君药。

2. 闭经：鸡血藤糖浆10～30ml，日服3次，疗程1～4周。

3. 血细胞减少症：鸡血藤片是单方植物入药，含有人体所需的纯植物铁质和抑制肥胖的丰富纤维素，人体很容易吸收，能治疗出血性贫血和营养性贫血，增加红细胞和血红蛋白，服用后既能补血，又不会发胖。还能治疗白细胞减少症，使白细胞上升。临床常用于血液细胞减少症，主要是白细胞减少和贫血。

4. 再生障碍性贫血：鸡血藤为主的复方治疗再生障碍性贫血。

5. 风湿性关节炎：地龙鸡血藤汤治疗风湿性关节炎。

【不良反应及注意事项】常见的不良反应有心悸，亦有面色潮红、头晕、胸闷等不良反应，少数患者可有心率、收缩压、舒张压轻度变化，极个别患者可能出现直立性低血压。

◆ 鸡矢藤

【来源】本品为双子叶植物药茜草科植物鸡屎藤的全草。在栽后9～10月除留种的外，每年都可割取地上部分，晒或凉干即成。或秋季挖根，洗净，切片，晒干。

【别名】鸡屎藤、斑鸠饭、却节、皆治藤、臭藤根、牛皮冻、毛葫芦、甜藤。

【性味归经】味甘、酸，性平。归心、肝、脾、肾经。

【功能主治】祛风除湿，消食化积，解毒消肿，活血止痛。主治：风湿痹痛、食积腹胀、小儿疳积、腹泻、痢疾、中暑、黄疸、肝炎、肝脾肿大、咳嗽、瘰疬、肠痈、无名肿毒、脚湿肿烂、水火烫伤、湿

疹、皮炎、跌打损伤、蛇咬蝎蜇。

【用法用量】内服：煎汤，10～15g，大剂量30～60g，或浸酒。外用：适量，捣敷，或煎水洗。

【炮制】取原药材，除去杂质，抢水洗净，稍润，切段，干燥，过筛。

【化学成分】全株含环烯醚萜苷类；鸡屎藤苷，鸡屎藤次苷，鸡屎藤苷酸，车叶草苷，去乙酰车叶草苷。还含矢车菊素糖苷，矮牵牛素糖苷，蹄纹天竺素，撷贝素及饱和羰基混合物。叶中含熊果酚苷，挥发油，C10－表叶绿素和脱镁叶绿素。

【药理作用】①抗氧化作用。②抑制丁酰胆碱酯酶活性。③抑菌作用。④镇痛作用。⑤抗炎作用。⑥抗肿瘤作用。⑦对肝脏的保护作用。

【毒理作用】小鼠静脉注射鸡屎藤，注射液250g/kg，观察3天，给药后动物表现为活动减少，无一只死亡。小鼠亚急性毒性实验表明，腹腔注射鸡屎藤注射液200g/（kg·d），连续2星期，未见任何异常反应，脑、心、肾、脾组织病理组织检查无异常改变。

【方剂选用】

1. 气郁胸闷，胃痛：鸡矢藤根30～60g。水煎服。

2. 食积腹泻：鸡矢藤30g。水煎服。

3. 小儿疳积：鸡矢藤干根15g，猪小肚1个。水炖服。

4. 妇女虚弱咳嗽，白带腹胀：鸡矢藤根120g，红小芭煎头120g。炖鸡服。

5. 红痢：鸡矢藤根120g，路边姜60g。炖肉服。

6. 小儿脱肛：鸡矢藤近根之头，老者，酒蒸晒十次，和羊肠煮食之。

7. 关节风湿痛：鸡矢藤根或藤30～60g。酒水煎服。

8. 阑尾炎：鲜鸡矢藤根或茎叶30～60g。水煎服。

9. 背疽：鲜鸡矢藤60g，酒水煎服；渣或另用鲜叶捣烂敷患处。

10. 跌打损伤：鸡矢藤根、藤30g。酒水煎服。

11. 有机磷农药中毒：鸡矢藤90g，绿豆30g。水煎成3大杯，先服1大杯，2～3小时1次。药后有呕吐、腹泻反应。

12. 止痛：取鲜鸡矢藤制成注射液，4ml相当于生药5g。肌注，每次2～5ml，4小时后可重复用药或连续用药。适用于肠疼痛，胆、肾绞痛，各种外伤、骨折、手术后疼痛、神经痛等。

13. 神经性皮炎等皮肤病：以鸡矢藤叶或嫩芽擦患处，每次5分钟，每日2～3次。

14. 慢性骨髓炎：鸡矢藤30g（鲜），红孩儿15g，加红糖适量，每日煎服2次。同时用牛皮消叶、水莽根、麻兜适量，加少量食盐捣烂外敷，每天1次；创口脓尽后换用冰片、牛皮消粉外敷。

15. 瘤型麻风反应：用鸡矢藤叶茎1000g加水过药面蒸馏，取蒸馏液1000ml按制剂规程制成静脉注射液，每日静脉注射1次，每次30～50ml，2～5天为1疗程，发高热时可用鸡屎藤60ml加10%葡萄糖液200ml静脉滴注。此药具有消炎利水作用，对麻风的关节反应、淋巴反应有较好疗效，对结节性红斑反应及神经痛疗效较差。

【不良反应及注意事项】注射鸡矢藤注射液时对局部有轻微刺激痛，加入适量普鲁卡因液可减轻；少数病人用量过大有头昏感，余无其他副作用。

◆鸡内金

【来源】本品为雉科动物家鸡的干燥沙囊内壁。杀鸡后，取出鸡肫，立即剥下内壁，洗净，干燥。

【别名】鸡肫皮。

【性味归经】味甘，性平。归脾、胃、小肠、膀胱经。

【功能主治】健胃消食，涩精止遗，通淋化石。主治：食积不消、呕吐泻痢、小儿疳积、遗尿、遗精、石淋涩痛、胆胀胁痛。

【用法用量】内服：煎汤，9～15g；或入丸、散。

【炮制】 鸡内金：洗净，干燥。炒鸡内金：取净鸡内金，照清炒或烫法炒至鼓起。本品表面暗黄褐色或焦黄色，用放大镜观察，显颗粒状或微细胞状。轻折即断，断面有光泽。醋鸡内金：取净鸡内金，照清炒法炒至鼓起，喷醋，取出，干燥。

每100kg鸡内金，用醋15kg。

采用正交设计实验优选生品鸡内金沙烫的最佳炮制工艺为每30kg鸡内金用砂量1200kg，在锅底温度为200℃～210℃，炒制60秒时的可溶性蛋白质含量最高，为0.706%。醋内金中淀粉酶的比活力最高，清炒法较接近，砂炒法最低。鸡内金醋炒法对其中的淀粉酶活力破坏最小，且醋制后质地酥脆，易于煎出，醋制法应是最佳的炮制方法。以清开水烫5～10分钟或以0.1%～0.5%碱水烫5分钟后再按《中国药典》工艺炮制出的鸡内金成品，外观与质量均得到较大改善，且不影响其化学成分与化学活性。

【化学成分】 鸡内金含胃激素，角蛋白，微量胃蛋白酶，淀粉酶，多种维生素。出生4～8星期的小鸡砂囊内膜还含有胆汁三烯和胆绿素的黄色衍生物，并含赖氨酸、组氨酸、精氨酸、谷氨酸天冬氨酸、亮氨酸、苏氨酸、丝氨酸、甘氨酸、丙氨酸、异亮氨酸、酪氨酸、苯丙氨酸、脯氨酸、色氨酸等18种氨基酸及铝、钙、铬、钴、铜、铁、镁、锰、钼、铅、锌等微量元素。

【药理作用】 ①增加胃蛋白酶活性，增加胃蛋白酶排出量。②促进肠道运动的作用。③降低血糖、甘油三酯和减少肝和肠系膜中脂肪堆积的作用。④抗凝血作用。⑤抗动脉粥样硬化作用。

【配伍效用】

鸡内金配伍金钱草：鸡内金化坚消食而运脾；金钱草利水通淋而排石。二者伍用，有消石排石、运脾利水之功效，用于治疗湿热之蕴之结石。

【方剂选用】

1. 溃疡病：大黄3g，炮附子、鸡内金各10g，丹参30g，白芍18g，炙甘草6g，

谷维素片200mg，痢特灵片2g。将中药焙干后与西药共研极细粉，炼蜜为10丸，每次1丸，每日2次。米汤或温开水送服。恶心者用生姜汤送服。15日为1个疗程。

2. 扁平疣：鸡内金100g，白米醋300ml，浸泡30小时后，蘸取药液，涂擦患处，日3次。

3. 小儿厌食症：鸡内金10g，淡全蝎8g。共研极细末，装瓶备用。2岁以下每次0.3g，日服2次；3岁以上每次0.6g，日服2次。

4. 小儿腹泻：炒车前子、炒鸡内金各30g，共研末，装瓶备用。用时取药粉适量加蛋调和如膏状贴于脐中，再用纱布和胶布固定。每日换药1次，5次为1个疗程。

5. 食积腹痛：鸡内金研末，乳服。

6. 脾胃湿寒，饮食减少，长作泄泻，完谷不化：白术120g，干姜60g，鸡内金60g，熟枣肉250g。上药四味，白术、鸡内金各自轧细焙熟，再将干姜轧细，共和枣肉，同捣如泥，作小饼，木炭火上炙干。空心时，当点心，细嚼咽之。

7. 噤口痢疾：鸡内金焙研，乳汁服之。

8. 小便淋沥，痛不可忍：鸡肫内黄皮15g。阴干，烧存性。作1次服，白汤下。

9. 小儿疳病：鸡肫皮20个（勿落水，瓦焙干，研末），车前子120g（炒，研末）。二物和匀，以米糖溶化，拌入与食。忌油腻、面食、煎炒。

10. 一切口疮：鸡内金烧灰，敷之。

【不良反应及注意事项】 脾胃虚寒者慎服，虚甚及痈疽败疮日久者不可单服。

◆驳骨草

【来源】 本品为木贼科植物笔管草的全草。秋季选择身老体大者采挖，洗净，鲜用或晒干。

【别名】 木贼、节节草、豆根草、接骨蕨、马人参、笔塔草、笔头草、土木贼、虾公脚。

【性味归经】 味甘、苦，性凉。归肺、肝、脾、大肠经。

【功能主治】明目，清热，利湿，止血。主治：目赤胀痛、翳膜遮睛、淋病、黄疸型肝炎、尿血、崩漏。

【用法用量】内服：煎汤，9～15g，鲜品15～30g。

【炮制】取原药材，除去杂质，洗净，晒干。

【化学成分】茎含烟碱，山柰酚-3-槐糖苷，山柰酚-3-槐糖-7-葡萄糖苷，还含硅化合物。

【药理作用】①镇静作用。②抗惊厥作用。③降血压作用。④降血脂作用。⑤抑制血小板聚集。⑥抗菌抗病毒作用。

【毒理作用】水煎液给小鼠灌胃400g/kg，观察7天，未见任何不良反应。

【方剂选用】

1. 菌痢，肠炎，上感，风湿骨痛，跌打损伤，毒蛇咬伤：驳骨草9～15g，煎服。

2. 骨折：驳骨草配方外包。

3. 目赤肿痛：干驳骨草、干野菊花各等量，水煎服。

4. 砂淋：干驳骨草、金钱草、白茅根各等量，水煎，日服两次。

5. 高血压、黄疸型肝炎：驳骨草15～30g，煎服。

6. 顽固性荨麻疹、药物疹：驳骨草鲜茎30g，洗净，切碎，加水过药面，煎成半量，冲红糖，早晚分服。

【不良反应及注意事项】体寒多尿者忌用。

◆驳骨藤

【来源】本品为买麻藤科植物小叶买麻藤的茎叶。全年均可采收，鲜用或晒干。

【别名】买麻藤、大弧藤、含水藤、买子藤、竹节藤、脱节藤、接骨藤、苦楝藤。

【性味归经】味苦，性微温。

【功能主治】祛风除湿，散瘀活血，化痰止咳。主治：风湿痹痛、腰痛、鹤膝风、跌打损伤、溃疡病出血、慢性气管炎。

【用法用量】内服：煎汤，6～9g，鲜品15～60g，或捣汁。外用：适量，研末调敷，或鲜品捣敷。

【炮制】取原药材，除去杂质，洗净，晒干。

【化学成分】小叶买麻藤茎含买麻藤素A、B、C、D、E、F，异用大黄素，白藜芦醇，β-谷甾醇，全株含消旋去甲基衡州乌药碱盐酸盐、2-羟基-3甲氧基-4-甲氧羰基吡咯，2-羟基-3-甲氧基-4-甲氧羰基吡咯，3，4'-二羟基-4-甲氧基二苄醚，3，3'，4'-三羟基-4-甲氧基二苄醚，2，3-二苯基吡咯，N，N-二甲基乙醇胺。

【药理作用】①抑菌作用。②强心作用。③解痉作用。④镇咳作用。⑤对黄嘌呤氧化酶的抑制作用。⑥抗氧化、抗肿瘤作用。

【毒理作用】驳骨藤中的买麻藤总碱，去甲乌药碱有心脏兴奋作用，作用与异丙肾上腺素相似，在离体兔的肾、后肢和耳灌流实验中，均能不同程度地增加灌流量，尤其以后肢血管更为明显。犬静注去甲乌药碱1.5mg/kg，立即发生全身皮肤发红。买麻藤总碱和去甲乌药碱给麻醉犬和豚鼠静注均有明显的降压和加快心率作用。消旋去甲乌药碱作用强度约为异丙肾上腺素的1/10，但后者的降压作用较为迅速和剧烈。等效剂量的消旋去甲乌药碱对心肌的损害较异丙肾上腺素为轻。

【方剂选用】

1. 急性呼吸道感染：驳骨藤30～60g，加水2碗，煎后冲冰糖服，每日1～2剂。高热者加用其他药物。治疗急性呼吸道炎症感染50例，多数服药1～4剂见效。

2. 慢性气管炎：驳骨藤120g，水煎两次，混合浓缩成60ml，3次分服，10日为1疗程。未见明显的不良反应或副作用。

3. 急性胰腺炎：驳骨藤制成200%浓度煎液，日服3次，每次20ml。

4. 骨折：鲜驳骨藤适量捣烂，酒炒，复位后热敷包扎，固定，每天换药1次。

【不良反应及注意事项】有人接触买麻藤种皮内的毛后，出现头晕、呕吐等不良反应。临床应用消旋去甲乌药碱后会出现面部潮红的症状。

◆羌活

【来源】本品为伞形科植物羌活或宽叶羌活的干燥根茎和根。春、秋二季采挖，除去须根及泥沙，晒干。

【别名】羌青、护羌使者、胡王使者、羌滑、追风使者、黑药。

【性味归经】味辛、苦，性温。归膀胱、肾经。

【功能主治】解表散寒，祛风除湿，止痛。主治：风寒感冒、头痛项强、风湿痹痛、肩背酸痛。

【用法用量】内服：煎汤，3~10g；或入丸、散。

【炮制】除去杂质，洗净，润透，切厚片，晒干。

本品呈类圆形、不规则形横切或斜切片，表皮棕褐色至黑褐色，切面外侧棕褐色，木部黄白色，有的可见放射状纹理。体轻，质脆。气香，味微苦而辛。

【化学成分】根茎含香豆精类化合物、酚性化合物、甾醇类化合物、挥发油、脂肪酸类、氨基酸类、糖类化合物等。

【药理作用】①镇痛、解热作用。②抗炎、抗菌、抗过敏、抗病毒作用。③对心律失常的保护作用。④抗心肌缺血。⑤抗血栓形成。⑥增加脑血流量。

【毒理作用】小鼠以不同剂量的羌活挥发油灌胃，观察7天，其 LD_{50} 为 6.64 ± 0.8726ml/kg。羌活水溶部分以最大浓度和最大允许体积灌胃给予小鼠12g/kg，观察72小时，小鼠活动正常，无死亡。羌活挥发油乳剂以 0.75g/kg 灌胃给予小鼠，观察24小时，活动正常，无任何异常反应。小鼠灌胃给药的 LD_{50} 为 2.83g/kg。

【配伍效用】

羌活配伍苍术：羌活祛风除湿、通痹止痛，长于治疗上半身诸痛因风寒湿所致者；苍术苦温，功擅除湿，内能燥脾湿，外能散风湿。二者相伍，羌活可助苍术行太阳之表；苍术助羌活，可使其胜湿之力大增。二药共奏祛风胜湿、通痹止痛之功

效，用于治疗风寒湿邪客于经络关节之肢体疼痛重着、关节酸楚不舒者。

羌活配伍川芎：羌活解表疏风散寒、祛湿止痛；川芎祛风活血止痛。二者伍用，共奏祛风除湿、通瘀活络止痛之功效，用于治疗风寒湿邪外袭、经络痹阻之偏正头痛；或一身尽痛、关节酸楚者。

羌活配伍独活：羌活善祛人体上半身的风寒湿邪，宜治疗风寒湿痹而偏于人体上部者，功擅祛风寒；独活善祛人体下半身的风寒湿邪，多用于风寒湿痹偏于人体下部者，长于祛风湿。二者常相须为用，共奏祛风散寒胜湿、通经活络止痛之功效，用于治疗风寒湿痹、一身尽痛；或外感风寒之发热恶寒、项背拘急疼痛、关节酸楚等症。

羌活配伍防风、姜黄、当归：羌活祛风湿、散寒而止痛；防风祛风胜湿而止痛；姜黄祛风活血而止痛；当归活血而止痛，有祛风先活血，血活风自灭之意。四药合用，有祛风除湿蠲痹之功，可治疗风寒湿邪侵袭人体所引起的痹证。

羌活配伍生地黄：羌活辛温，能疏风散寒、发汗解表、通利关节；生地黄甘寒，能清热滋阴、凉血止血。二者伍用，刚柔相济，疏散而不燥烈伤正，清热则不凝滞恋邪，共奏解表散寒兼清内热之功效，用于治疗恶寒发热、寒多热少、头身疼痛、口苦口渴以及风湿或类风湿性关节炎。

【方剂选用】

1. 顽固性头痛：羌活、川芎各 10~15g，淡黄芩15g，川连、柴胡各10g，防风12g，炙甘草 6~12g。每日1剂，水煎服，病程长者加蜈蚣 1~2 条，太子参20g（或红参6g），白蒺藜12g；头痛连面或牵引牙龈痛者加细辛3g，生石膏30g。

2. 急、慢性肠炎及慢性菌痢：羌活、白胡椒、肉桂、丁香、青皮、肉果、木香各2g，研成细末，以去核大枣4枚，生姜、小葱各10g，捣烂如泥，与药末搅拌均匀，加入适量炼蜜，做成钱币大小的药饼，用塑料膜封包备用。使用时将药饼贴于脐上，以绷带围腰一周固定于脐上，每 6~8 小时

换药饼一个，用过的药饼可再加适量炼蜜，保持一定湿度，可再次使用。

3. 风湿性关节病：羌活、独活、川芎、桂枝、赤芍、牛膝、木瓜各15g，苍术20g，细辛5g，蜈蚣3条，水煎服。热盛减桂枝、细辛，加地龙、秦艽、忍冬藤；气虚加参芪，痛甚加马钱子；关节变形加炮山甲、皂刺、络石藤；骨质增生加白芍、生牡蛎。

4. 肾功能衰竭：麻黄、桂枝、细辛、羌活、独活、苍术、白术、红花各30g，加水煮沸20分钟后放入浴盆中，保持温度（不断加热水）浴洗30分钟左右，使周身汗出，每日1次或隔日1次。

5. 客寒犯脑，脑痛连齿，手足厥、冷口鼻气冷之症：羌活3g，附子、干姜各1.5g，炙甘草2.4g。水煎服。

6. 风湿相搏，身体疼烦，掣痛不可屈伸，或身微肿不仁：羌活（去芦）、附子（炮，去皮脐）、白术、甘草（炙）等量。每服12g，水一盏半、生姜五片，煎至2g，去渣，温服，不拘时候。

【不良反应及注意事项】羌活对胃的刺激较大，气味浓烈，用量过多，易致呕吐，使用时必须注意患者的胃部情况，并掌握适当剂量，脾胃虚弱者不宜服用。血虚痹痛者忌服。

◆辛夷

【来源】本品为木兰科植物望春花、玉兰或武当玉兰的干燥花蕾。冬末春初花未开放时采收，除去枝梗，阴干。

【别名】辛矧、候桃、房木、辛雉、迎春、木笔花、毛辛夷、姜朴花。

【性味归经】味辛，性温。归肺、胃经。

【功能主治】散风寒，通鼻窍。主治：风寒头痛、鼻塞流涕、鼻鼽、鼻渊。

【用法用量】内服：煎汤，3～10g，宜包煎，或入丸、散。外用：适量，研末搐鼻，或以其蒸馏水滴鼻。

【炮制】拣净枝梗杂质，捣碎用。

【化学成分】含挥发油、柠檬醛、丁香油酚，1，8－桉叶素。根含木兰花碱。叶和果实都含芍药素的苷。花蕾中还含有松树脂醇二甲醚，鹅掌楸树脂醇B二甲醚、望春花素和发氏玉兰素等木脂体成分。

【药理作用】①抗炎作用。②抗过敏作用。③抗组胺和乙酰胆碱作用。④舒张平滑肌的作用。⑤抗氧化作用。⑥抗病原微生物的作用。⑦抗血小板活化因子活性作用。⑧对肾脏的保护作用。⑨抗炎与抗黏附效应。

【毒理作用】辛夷毒性较低，犬静脉注射煎剂1g/kg，兔静脉注射4.75g/kg均未见死亡。辛夷酊剂（去醇）腹腔注射大鼠的LD_{50}为22.5g（生药）/kg，小鼠为19.9g（生药）/kg。腹腔注射后，动物最初5～10分钟走动不安，以后转趋安静，呼吸深且慢，出现耳壳及脚掌血管扩张、发绀，最后惊厥而死，如1～2小时内不死者可逐渐恢复。河南产辛夷醇浸膏对小鼠灌胃的LD_{50}为38.21±5.2g（生药）/kg，四川产辛夷醇浸膏为93.55g（生药）/kg。水浸膏给至最大浓度和体积未见毒性。柳叶木兰碱的急性LD_{50}：小鼠腹腔注射为171mg/kg，静脉注射为46mg/kg。动物死亡原因主要是呼吸麻痹。

【配伍效用】

辛夷配伍白芷、细辛：辛夷散风寒，通鼻窍，为治疗鼻渊之要药；白芷散寒解表而止痛；细辛解表通窍而止痛。三者配伍，共奏发散风寒，通窍止痛之功，以治疗鼻渊偏于风寒者。

辛夷配伍苍耳子：辛夷散风解表、宣肺通鼻；苍耳子散风除湿、宣肺通窍。二者相须为用，并走于上，其疏风散寒、宣通鼻窍之功效更著，用于治疗外感风寒所致之头痛鼻塞、流清涕；鼻渊及多种鼻炎。

辛夷配伍黄芩、菊花：辛夷功专通鼻窍；黄芩清肺泻火；菊花疏散风热。三者合用，功能疏散风热，通窍泻火，治疗鼻渊偏于风热者。

辛夷配伍细辛：辛夷辛温可发散风寒，入肺经能散肺中风邪而升清阳以通鼻窍；细辛辛温香窜，清而不浊，有通达全身阳气、宣郁滞而通诸窍之功。二者皆为辛温之品，皆可发散风寒、温肺通窍。且辛夷偏于通窍，细辛长于止痛，二者相须为用，疏散温通之力增强，共奏升达清气、通利鼻窍之功效，用于治疗头痛而胀、鼻塞不通之证属外感风寒所致者以及鼻渊和多种鼻炎、鼻窦炎等。

【方剂选用】

1. 预防小儿流感：辛夷、菊花、苍术、荆芥、薄荷、桂枝、紫苏、茴香各1.25g，碾成粗粒混匀，装入布袋，每袋10g。将药袋缝挂在小儿胸前背心外，30天更换1次药物。

2. 鼻炎：①取辛夷50g碾碎后，用酒精浸泡3天过滤，滤液加热蒸发浓缩成黏稠状浸膏，以20g无水羊毛脂混合调匀，再加凡士林100g，混匀后制成软膏。做成12cm×3cm的油纱条（或将此膏均匀涂于凡士林纱条上），填入鼻腔，如下鼻甲甚肥大，纱条不易填入时，可浸滑1%麻黄素后再填入。纱条的一端应露于鼻孔之外，并加黏膏固定，以免滑入咽内。2～3小时后取出。每日或隔日填塞1次，10次为1疗程。一般皆在4～5次后鼻通气情况开始好转，但也有10次后始见效果的。鼻腔通气好转后仍需继续填塞5～10次，以期巩固。②辛夷、苍耳子、白芷各60g，冰片粉6g，薄荷霜5g，芝麻油500ml，液状石蜡1000ml。将芝麻油、苍耳子、白芷、辛夷同放锅内，浸泡24小时后，加热。炸苍耳子、白芷、辛夷成黑黄色捞出，再下冰片粉、薄荷霜、液状石蜡，搅匀，冷却后过滤，分装眼药水瓶备用。滴鼻：每日1～2次，每次1～2滴。③辛夷、防风、白芷各200g，苍耳子150g，以蒸馏法制成1000ml滴鼻液，每次3～5滴，每日3次。此方可用于治疗急、慢性鼻炎和鼻窦炎。④辛夷、白芷、百部、牛蒡子、蒺藜、鱼腥草、地肤子、鹅不食草各160g，荆芥120g，薄荷70g。前九味置砂锅内，加清水7000ml，浸泡4～6小时，煮沸改用文火煎1.5～2小时后加入薄荷，继续煎半个小时，滤出药

液待冷却加硼砂调节pH值至8，再按3‰加入苯甲酸钠防腐，静置2～3天，取澄清液分装滴鼻瓶内备用。每日滴鼻4～5次，每次2～3滴。

3. 头眩昏冒欲呕（属寒痰者）：辛夷30g，制半夏、胆星、天麻、干姜、川芎各24g。为末，水泛为丸。每晚服9g，白汤下。

4. 鼻内窒塞不通，不得喘息：辛夷、川芎各30g，细辛（去苗）22.5g，木通15g。上为细末。每用少许，绵裹塞鼻中，湿则易之。5～7日瘥。

5. 鼻漏：辛夷（去毛）、桑白皮（蜜炙）各120g，栀子30g，枳实、桔梗、白芷各60g。共为细末。每服6g，淡萝卜汤调服。

6. 牙痛，牙龈肿或牙龈糜烂：辛夷30g，蛇床子60g，青盐15g。共为末掺之。

【不良反应及注意事项】阴虚火旺者忌服。偶有皮肤过敏反应如荨麻疹、全身瘙痒等。有过敏者应立即停药，补液加速排泄或抗过敏治疗。

◆远志

【来源】本品为远志科植物远志或卵叶远志的干燥根。春、秋二季采挖，除去须根和泥沙，晒干。

【别名】棘菀、细草、小鸡腿、小鸡眼、小草根。

【性味归经】味苦、辛，性温。归心、肾、肺经。

【功能主治】安神益智，交通心肾，祛痰，消肿。外用散结消肿。主治：心肾不交引起的失眠多梦、健忘惊悸、神志恍惚、咳痰不爽、疮疡肿毒、乳房肿痛。

【用法用量】内服：煎汤，3～10g；浸酒或入丸、散。外用：适量，研末，酒调敷。

【炮制】①远志：除去杂质，略洗，润透，切段，干燥。本品呈圆柱形的段。外表皮灰黄色至灰棕色，有横纹。切面棕色，中空。味苦、微辛，嚼之有刺喉感。②制远志：取甘草，加适量水煎汤，去渣，

加入净远志，用文火煮至汤吸尽，取出，干燥。每100kg远志，用甘草6kg。本品形如远志段，表面黄棕色。味微甜。

以醇浸出物含量和远志酸含量为指标，比较炒、甘草制、蜜炙、姜制以及酒制等5种炮制方法对远志质量的影响。结果：浸出物含量上，蜜远志＞酒制远志＞甘草制远志＞生远志＞姜汁炙远志＞炒远志；远志酸含量：酒制远志＞甘草制远志＞蜜远志＞生远志＞姜汁炙远志＞炒远志。5种炮制方法中以清炒法对远志醇浸出物以及远志酸含量影响显著。采用正交实验法优选微波干燥法蜜炙远志的最佳炮制工艺为加蜜量25%、微波火力80、加热时间4分钟。采用正交实验法优选甘草最佳煎煮工艺为：取甘草3g，加100ml水，煎煮3次，每次煎煮30分钟；最佳炮制工艺为：将净远志加入2.5倍体积的甘草汁中，140℃浸润90分钟，取出，100℃烘干。

【化学成分】根含皂苷，水解后可分得两种皂苷元结晶，远志皂苷元A和远志皂苷元B。近又从本植物和同属美远志的根中分离出一种皂苷细叶远志素，即2β、27－二羟基－23－羧基齐墩果酸的3－β－葡萄糖苷。另含远志醇、N－乙酰氨基葡萄糖、生物碱细叶远志定碱、脂肪油、树脂等。

【药理作用】①抗痴呆和脑保护作用。②抗抑郁作用。③其他作用：远志在祛痰镇咳、抑菌、抗癌、免疫增强、抑制乙醇吸收、活血抗炎、止痛等方面均具有一定活性。

【毒理作用】远志根皮小鼠灌胃的LD_{50}为$10.03 \pm 1.98g/kg$，远志全根的LD_{50}为$16.95 \pm 2.01g/kg$，而根部木心用至$75g/kg$仍无死亡。100%远志注射液灌胃对小鼠的LD_{50}为$22.52g/kg$。

【配伍效用】

远志配伍桔梗、杏仁：远志祛痰止咳；桔梗宣肺祛痰；杏仁止咳平喘。三药伍用，有祛痰止咳之功效，用于治疗咳嗽痰多、难以咳出者。

远志配伍石菖蒲：远志辛温，长于安神益智、祛痰解郁；石菖蒲辛温，功擅理气豁痰、开窍醒神。二者相伍，共奏豁痰开窍、益智安神之功效，用于治疗痰浊蒙蔽心窍之神志不清、惊痫癫狂以及神经衰弱、心悸、失眠、健忘等症。

远志配伍朱砂、茯苓、人参：远志宁心安神；朱砂镇惊安神；茯苓益脾和胃、宁心安神；人参益气安神。四者合用，有补益心脾、镇惊安神之功效，用于治疗心脾两虚之惊悸多梦、心神不安等症。

【方剂选用】

1. 急性乳腺炎：远志500g，洗净，加水1500ml，小火煎5~6小时成糊状，纱布过滤，取液再浓缩，至煎液发黏即成远志膏。取药膏置纱布或白布上，敷患处而露出乳头，大多1次可以见效。适用于急性乳腺炎早期未化脓者，已化脓溃破者无效。

2. 阴道滴虫病：远志、补骨脂、大黄按0.5：1：1的比例配方，共研末，将半合成甘油脂肪酸酯100g置60℃水浴加热，溶解后加入药末100g，搅匀后倒入木模型制成重为1g的栓剂，每次1枚，15天为1疗程。

3. 麻风病神经反应：远志（又名小金牛草）60g（干品30g），加2碗水，煮剩半碗，睡前加糖服，每晚1剂。

4. 心气不足，五脏不足，甚者忧愁悲伤不乐，忽忽喜忘，朝瘥暮剧，暮瘥朝发，发则狂眩：菖蒲、远志（去心）、茯苓各0.6g，人参90g。上四味，捣下筛，服2g，后食，日三；蜜和丸如梧桐子，服六、七丸，日五，亦得。

5. 气郁成鼓胀，诸药不效者：远志肉120g（麸拌炒）。每日取15g，加生姜三片煎服。

6. 久心痛：远志（去心）、菖蒲（细切）各30g。上二味，粗捣筛，每服9g，水1盏，煎至2g，去渣，不拘时候，温服。

7. 痈疽、发背、疖毒，恶候浸大，不问虚实寒热：远志（汤洗去泥，捶去心）为末，酒一盏，调末9g，迟顷，澄清饮之，以渣敷病处。

【不良反应及注意事项】 心肾有火，阴虚阳亢者忌服。

远志常规用量偶可引起轻度恶心，若大剂量服用可引起恶心、呕吐、腹泻、溶血等不良反应，还可引起面神经麻痹、舌麻木、张口困难等症状。

生远志的急性毒性较大，若使用过量或使用时间较长，对胃肠运动有显著抑制作用，并能导致胃肠道明显胀气、肠壁变薄等现象。远志各炮制品具有明显的减毒增效作用，其中蜜远志效果最好。远志经过蜜制后远志酸与远志皂苷元含量降低，从而可减轻对胃肠黏膜直接刺激损伤。而与厚朴配伍能改善生远志所致的胃肠动力障碍，并随厚朴配比的增加使胃肠动力增强。同甘草配伍或用甘草炮制也有类似效果。

◆沉香

【来源】 本品为瑞香科植物沉香、白木香含有树脂的木材。全年均可采收，割取含树脂的木材，除去不含树脂的部分，阴干。

【别名】 蜜香、栈香、沉水香、奇南香、琪楠、伽南香。

【性味归经】 味辛、苦，性微温。归脾、胃、肾经。

【功能主治】 行气止痛，温中止呕，纳气平喘。主治：胸腹胀闷疼痛、胃寒呕吐呃逆、肾虚气逆喘急。

【用法用量】 内服：煎汤，2~5g，后下；研末，0.5~1g，或磨汁服。

【炮制】 除去枯废白木，劈成小块。用时捣碎或研成细粉。

【化学成分】 沉香含挥发油，有倍半萜成分。

【药理作用】 ①对肠管平滑肌收缩的抑制作用。②抗心肌缺血作用。④抗心律失常作用。⑤止咳作用。⑥镇静作用。⑦抗菌作用。

【毒理作用】 以沉香叶和沉香末为主要原料制成的沉香，对其急性毒性实验，小鼠骨髓微核试验、小鼠精子畸形实验、A-mes试验和30天喂养试验的结果进行评价，结果显示属无毒级，致突变试验结果为阴性，初步估计最大无作用剂量大于18g/kg体重，相当于人体推荐摄入量的100倍。

【配伍效用】

沉香配伍陈皮：沉香醒脾祛湿、降气纳肾；陈皮健脾燥湿、理气化痰。二者合用，共奏燥湿化痰、行气止痛、和中消胀之功效，用于治疗气滞痰阻之腹胀、腹痛等症。

沉香配伍莱菔子：沉香温肾纳气而降逆；莱菔子降气化痰。二者伍用，有温肾降气化痰之功效，用于治疗肾不纳气之喘急痰多者。

沉香配伍人参：沉香降气而纳气；人参益气扶正。二者相伍，共奏降逆扶正之功效，用于治疗精神抑郁之胸膈不快、上气喘急、体倦乏力等症。

【方剂选用】

1. 痫症：沉香1.5g，木香1.5g，乳香0.5g，熊胆0.8g，白丁香30个，麝香0.8g，赤小豆0.3g，黄连1.5g，青皮1.8g，莪术3g，陈皮3g，大黄0.5g，炙轻粉1.4g，芥子0.5g，鹤虱3g，雷丸3g，共为细面，面糊为丸，每丸6g，朱砂为衣，每次1丸，日服2次。

2. 老年性肠梗阻：沉香6g砸碎，加水300ml，煎煮浓缩至200ml，另将蜂蜜120g，猪油150g加热至沸腾，搅拌均匀备用。用胃肠减压抽尽胃内容物，先服沉香药液，接服蜂蜜、猪油，然后让病人安睡（最好取半卧位），尽量减少不必要的活动。

3. 小儿便秘：沉香4g，槟榔4g，炒乌药4g，陈皮4g，厚朴花4g，枳壳4g，木香4g，生大黄3g（另包泡服）。水浓煎，多次喂服，每日1剂。

4. 股骨头缺血性坏死：沉香、乳香、没药各30g，无名异、赤芍、血竭、桂枝、白芷、羌活、紫荆皮、续断、栀子、骨碎补各60g，楠香150g，三七30g，五加皮90g。共研成粉末，用酒水各半，调成糊状，敷贴患处，每日1次，每次5小时。

5. 七情伤感，上气喘息，妨闷不食：人参、槟榔、沉香、天台乌药。上各浓磨，水和作7分盏，煎三、五沸，放温服。或下养正丹尤佳。

6. 胸中痰热，积年痰火，无血者：半夏曲240g（用姜汁一小杯、竹沥一大盏制），黄连60g（姜汁炒），木香30g，沉香60g。为细末，甘草汤泛为丸。空心淡姜汤下6g。

7. 阴虚肾气不归原：沉香磨汁数分，以麦门冬、怀熟地黄各9g，茯苓、山药、山茱萸肉各6g，牡丹皮、泽泻、广陈皮各3g。水煎，和沉香汁服。

8. 脾肾久虚，水饮停积，上乘肺经，咳嗽短气，腹胁胀，小便不利：沉香3g，乌药9g，茯苓、陈皮、泽泻、香附子各15g，麝香1.5g。上为细末，炼蜜和丸如梧桐子大。每服20～30丸，熟水下。

9. 大肠气滞，虚闭不行：沉香磨汁2.4g，以当归、枳壳、杏仁泥、肉苁蓉各9g，紫菀30g，水煎，和沉香汁服。

【不良反应及注意事项】沉香能引起不良反应有恶心、呕吐、腹痛、腹泻等中毒症状。阴虚火亏，气虚下陷者慎服。

◆陈皮

【来源】本品为芸香科植物橘及其栽培变种的干燥成熟果皮。药材分为"陈皮"和"广陈皮"。采摘成熟果实，剥取果皮，晒干或低温干燥。

【别名】橘皮、贵老、黄橘皮、红皮、橘子皮、广橘皮。

【性味归经】味苦、辛，性温。归肺、脾经。

【功能主治】理气健脾，燥湿化痰。主治：脘腹胀满、食少吐泻、咳嗽痰多。

【用法用量】内服：煎汤，3～10g；或入丸、散。

【炮制】除去杂质，喷淋水，润透，切丝，干燥。

采用正交设计实验优选蒸制陈皮的最佳炮制工艺为每100kg陈皮加200kg水，室温闷润2小时，在70～80℃下蒸制30分钟。陈皮炮制前后黄酮类成分基本相同，生品黄酮含量最高，而经清炒法、麸炒法、土炒法炮制后黄酮含量均有所下降，在橙皮苷含量的测定中发现，土炒陈皮含量反而比生品陈皮高。

【化学成分】中国药典规定本品按干燥品计算，含橙皮苷不得少于3.5%，炮制品含橙皮苷不得少于2.5%。

【药理作用】①抗肝损伤作用。②抗脂肪肝、肝纤维化作用。③抗肿瘤作用。④平喘、镇咳和抗变应性炎症作用。⑤抗肺纤维化及抗肺炎作用。⑥抗颈动脉硬化作用。

【毒理作用】川陈皮素小鼠一次口服，24小时的LD_{50}为$0.78g/kg + 0.09g/kg$。甲基橙皮苷小鼠静注的LD_{50}为$0.85g/kg$。50%鲜品水煎剂犬灌胃3ml/kg，或干品水煎剂多次大量给动物静脉注射，均未见中毒现象，说明毒性很小。

【方剂选用】

1. 霍乱呕吐：陈皮9g，藿香6g。因寒者配干姜、砂仁各4.5g，因热者配黄连、黄芩、滑石各4.5g。水煎服。

2. 脾胃不调，冷气暴折，客乘于中，寒则气收聚，聚则壅遏不通，是以胀满，其脉弦迟：陈皮120g，白术60g。上为细末，酒糊和丸如梧桐子大。煎木香汤下30丸，食前。

3. 元气虚弱，饮食不消，或脏腑不调，心下痞闷：陈皮、枳实（麸炒黄色）各30g 白术60g。上为极细末荷叶裹烧饭为丸如绿豆一倍大。每服50丸白汤下量所伤加减服之。

4. 泄泻下痢：陈皮9g，藿香6g。因虚者加白术（土炒）9g，茯苓6g，甘草3g；因实者加枳实（麸炒）9g，厚朴6g，木香3g。水煎服。

5. 小儿脾疳泄泻：陈皮30g，青橘皮、诃子肉、甘草（炙）各15g。上为粗末。每服6g，水一盏，煎至六分，食前温服。

6. 干呕咳逆，手足厥冷：陈皮 120g，生姜 125g。二物以水 1400ml，煮取 600ml，一服 200ml。

7. 寸白虫：陈皮 4 分，牙子、芜荑各 1.8g。上三味捣筛，蜜丸如梧桐子。以浆水下 30 丸，先食，日再服。

8. 产后大小便不通：陈皮、苏叶、枳壳（麸炒）、木通各等量。上锉散。每服 12g，水煎温服。

9. 血淋不可忍：陈皮、香附子、赤茯苓各等份。上锉散。每服 9g，水煎空心服。

10. 湿痰因为火泛上，停滞胸膈，咳唾稠黏：陈皮 250g，入砂锅内，下盐 15g，化水淹过，煮干。粉甘草 60g，去皮，蜜炙。各取净末，燕饼和丸梧桐子大，每服百丸，白汤下。

11. 肺积在右胁下如杯，发为痈：陈皮、苦桔梗、甜葶苈（炒），上等量为末，煮枣肉为丸如梧桐子大，每服 50 丸，米饮下。

12. 胸痹：陈皮 500g，枳实 90g，生姜 250g。上三味，以水 2500ml，煮取 1000ml，分温再服。

13. 妊娠猝心痛欲死不可忍者：陈皮 90g，豆豉 90g，上为细末，炼蜜为丸，如梧桐子大。温水下 20 丸，无时服。

14. 猝失声，声喳不出：橘皮 150g。水 1500ml，煮取 500ml，去渣，顿服。

15. 寒湿脚气肿痛：花椒、陈皮各 120g，同炒热，用绢袋装在火箱上，以脚低踏袋熏之有效，不可水洗。

16. 嵌甲作痛，不能行履者：浓煎陈皮汤浸良久，甲肉自离，轻手剪去，以虎骨末敷之，即安。

17. 急性乳腺炎：陈皮 36g，每日 1 剂，煎服 2 次；严重者可每日 2 剂，煎服 4 次。

18. 预防手术后腹胀：30g 陈皮煎水 500ml 或 750ml 左右，在术前的下午或晚上分 2~3 次用完。

19. 风寒感冒：如遇呼吸不畅，胸闷气寒，恶心或嗳气欲酸，全身不适，食欲不良，用陈皮 15~20g，生姜数片，葱头适量煎水，加少许白糖，早上空服，功能散寒，理气和胃，使自觉症状减轻。

20. 痰湿咳嗽：如患痰湿壅滞，胸膈满闷，咳嗽痰多等症，陈皮能燥湿化痰为临床所用。与半夏、茯苓、甘草等配伍可增强化痰的功效，与苍术厚朴等可加强燥湿健脾的作用。

21. 断乳后乳房胀痛：陈皮 30~40g，柴胡 10g，水煎服，每日 1 剂，连服 2~3 天。

22. 感冒咳嗽：陈皮 20g，榕树叶 30g，枇杷叶（去毛）20g。每日 1 剂，水煎，分 2 次服。

【不良反应及注意事项】可引起血便及皮肤过敏。若发现有过敏或不良反应后应立即停药。有消化道穿孔应按急腹症处理。

◆附子

【来源】本品为毛茛科植物乌头的子根的加工品。6 月下旬至 8 月上旬采挖，除去母根、须根及泥沙，习称"泥附子"，加工成下列规格。①选择个大、均匀的泥附子，洗净，浸入食用胆巴的水溶液中过夜，再加食盐，继续浸泡，每日取出晒晾，并逐渐延长晒晾时间，直至附子表面出现大量结晶盐粒（盐霜）、体质变硬为止，习称"盐附子"。②取泥附子，按大小分别洗净，浸入食用胆巴的水溶液中数日，连同浸液煮至透心，捞出，水漂，纵切成厚约 0.5cm 的片，再用水浸漂，用调色液使附片染成浓茶色，取出，蒸至出现油面、光泽后，烘至半干，再晒干或继续烘干，习称"黑顺片"。③选择大小均匀的泥附子，洗净，浸入食用胆巴的水溶液中数日，连同浸液煮至透心，捞出，剥去外皮，纵切成厚约 0.3cm 的片，用水浸漂，取出，蒸透，晒干，习称"白附片"。

【别名】大附子、侧子、虎掌、熟白附子、黑附子、明附片、川附子、黑顺片、白附片、附片、盐附子。

【性味归经】味辛、甘，性大热，有毒。归心、肾、脾经。

【功能主治】回阳救逆，补火助阳，散寒止痛。主治：亡阳虚脱、肢冷脉微、心阳不足、胸痹心痛、虚寒吐泻、脘腹冷痛、肾阳虚衰、阳痿宫冷、阴寒水肿、阳虚外感、寒湿痹痛。

【用法用量】内服：煎汤，3~9g（炮制品），回阳救逆可用18~30g；或入丸、散。外用：适量，研末调敷，或切或薄片盖在患处或穴位上，用艾柱灸之，内服宜制用，宜久煎，外用多用生品。

【炮制】附片（黑顺片、白附片）：直接入药。淡附片：取盐附子，用清水浸漂，每日换水2~3次，至盐分漂尽，与甘草、黑豆加水共煮透心，至切开后口尝无麻舌感时，取出，除去甘草、黑豆，切薄片，晒干。

每100kg盐附子，用甘草5kg，黑豆10kg。

本品呈纵切片，上宽下窄，长1.7~5cm，宽0.9~3cm，厚0.2~0.5cm。外皮褐色。切面褐色，半透明，有纵向导管束。质硬，断面角质样。气微，味淡，口尝无麻舌感。

炮附片：取附片，照烫法用砂烫至鼓起并微变色。

本品形如黑顺片或白附片，表面鼓起黄棕色，质松脆。气微，味淡。

在炮制时，附子中的总生物碱、酯型生物碱、双酯型生物碱的含量均有所降低，损失率均偏高，说明炮制确有减毒作用，但从损失率看，有过度炮制的问题。采用正交实验法优选附子最佳高压蒸制工艺为：经润湿法处理后，0.10Mpa压力下蒸制150分钟。

【化学成分】附子含乌头碱，中乌头碱，次乌头碱，塔拉乌头胺，消旋去甲基衡州乌药碱，棍掌碱氯化物，异飞燕草碱，苯甲酰中乌头碱，新乌宁碱，附子宁碱，北乌头碱，多根乌头碱，去氧乌头碱，附子亭碱，准葛尔乌头碱尿嘧啶，江油乌头碱，新江油乌头碱，去甲猪毛菜碱等。

【药理作用】①强心作用。②抗心律失常作用。③心肌保护作用。④抗炎作用。⑤镇痛作用。⑥免疫调节作用。⑦抗肿瘤作用。⑧抗衰老作用。⑨降血糖作用。⑩抗寒泻作用。

【毒理作用】附子（未加工生品）小鼠口服 LD_{50} 为 5.49g/kg，静脉注射为 0.49g/kg。加工后附子小鼠口服 LD_{50} 为 16.1g/kg，静脉注射为 2.8g/kg。熟附片剂小鼠口服和静脉注射的 LD_{50} 分别为 17.42g/kg 和 3.516g/kg。附子水煎醇沉液 1 次腹腔注射的小鼠 LD_{50} 为 26.30g/kg。去甲乌药碱小鼠静脉注射 LD_{50} 为 58.9mg/kg，腹腔注射为 300mg/kg，口服为 3.35g/kg。乌头碱的主要毒性是抑制呼吸及引起心律失常，对心脏的毒性作用是通过兴奋中枢和对心脏的直接作用所引起。

【配伍效用】

附子配伍白芍：附子辛甘大热，入于气分，走而不守，通行十二经脉，有温阳散寒、回阳救逆之功；白芍酸苦微寒，入于血分，性柔而主静，有养血柔肝、敛阴和营、缓急止痛之效。附子得白芍，温阳散寒而不伤阴血；白芍得附子，养血和营而无寒凝之弊。二者伍用，其温阳散寒、养阴和营之功效更著，用于治疗血虚寒凝之四肢麻木、关节疼痛；寒滞肝脉之胁痛；寒凝胞宫之痛经等症。

附子配伍白术、茯苓：附子温肾助阳；白术健脾燥湿；茯苓渗湿利水。三者伍用，有温肾健脾、利水消肿之功效，用于治疗脾肾阳虚、湿浊聚集之水肿、小便不利、慢性泄泻等。

附子配伍大黄：大黄苦寒，攻积导滞；附子辛热，助阳散里寒，且能制约大黄寒凉之性。二者相伍，寒热并用，有温下寒实积滞之功效，用于治疗寒实内结而阳气虚衰之腹痛便秘、手足厥冷等症。

附子配伍干姜：二者均有回阳救逆之功效，但附子走而不守，助阳而破阴寒；干姜守而不走，暖脾胃而散寒邪。相须为用，有温补脾肾、助阳散寒之功效，用于治疗脾肾阳虚之畏寒肢冷、下利清谷、脘腹冷痛、五更泄泻；或阳虚欲脱之四肢厥逆、汗出湿冷、脉微欲绝者。

附子配伍桂枝：附子辛热，通行十二经，温阳散寒、除湿止痛通关节；桂枝辛温，轻扬升散，温经通阳、祛风散寒止痛。二者配伍，其温通经脉、祛风散寒止痛之功效更著，用于治疗素体阳虚、风寒湿邪侵袭之身体烦痛、不能转侧、关节不得屈伸者。

附子配伍花椒：附子温肾助阳、散寒止痛；花椒温中止痛、暖脾止泻。二者同为辛热之品，皆有温里散寒之作用。相伍为用，其通阳散寒、温中止痛之功效更著，用于治疗中焦虚寒之胃脘冷痛以及寒邪直中之胃痛暴作。

附子配伍黄芪：附子温补元阳；黄芪益气固表。二者伍用，既有温阳益气、固表止汗之功，用于治疗气虚阳衰、卫表失固之虚汗出、倦怠、畏寒、形冷；亦有温补脾肾、补火生土之效，用于治疗脾肾阳虚、水湿内停之水肿、小便不利等症。

附子配伍肉桂：附子辛热燥烈，走而不守，为通行十二经之纯阳之品，有回阳救逆之功；肉桂辛甘性热，能走能守，偏暖下焦而温肾阳，更能引火归原。二药相须为用，附子善入气分而散寒止痛；肉桂善入血分而温经通脉。共奏温肾助阳、引火归原、温经散寒止痛之功效，用于治疗下焦命门火衰、肾阳不足之腰膝酸软、形寒肢冷、阳痿、尿频、小便清长等症以及风寒湿痹之关节酸痛、一身尽痛者。

【方剂选用】

1. 病态窦房结综合征：制附子（先煎2~3小时）12~60g，桂枝12~18g，炙甘草12~30g，大麦冬30g，红枣15~30枚，枸杞12~30g，太子参15~30g，丹参30g，沉香（后下）5~9g。每日1剂，水煎2次，晚服第1煎，次晨服第2煎，15剂为1疗程。

2. 充血性心力衰竭：附子10~15g（先煎），北五加皮10~15g，泽兰15g，赤芍15g，川芎15g，丹参15g，鸡血藤15g，

党参25g，麦冬25g，水煎分服。

3. 抢救危重病人：黑附片156.25g，丹参156.25g，红参（一等品）93.75g，制成1000ml注射液。每日80~200ml加入250~500ml10%的葡萄糖注射液中，分2次缓慢静脉滴注。

4. 胃下垂：熟附片（先熬）12g，炒白术10g，焦艾叶9g，小茴香5g。水煎，饭后分服，连服50天。

5. 慢性肾功能衰竭：附子（先煎）、桂枝、大黄各10~15g，黄芪20~40g，桑白皮15~20g，水煎服，每日1剂，同时用附子15g，大黄30g，牡蛎、蒲公英各60g，浓煎200~400ml作保留灌肠，每日1次。

6. 尿毒症：大黄20g，黄芩、生牡蛎各50g，炙附子15g，水煎，每日睡前滴肛150ml，病情重者可每日灌注2~3次。

7. 少阴病，身体痛，手足寒，骨节痛，脉沉者：附子2枚（炮，去皮，破八片），茯苓90g，人参60g，白术120g，芍药90g。上五味以水4000ml，煮取1500ml，去渣，温服200ml，日3次服。

8. 风寒流注，偏正头痛，年久不愈：大附子1个，生切4片，以姜汁一盏，浸炙，再浸再炙，汁尽乃止；高良姜，等份，为末。每服3g，腊茶清调下，忌热物少时。

9. 阴毒伤寒，面青，四肢厥逆，腹痛身冷，一切冷气：大附子3枚（炮裂，去皮脐）为末。每服9g，姜汁半盏，冷酒半盏，调服。良久脐下如火暖为度。

10. 肾气上攻，项背不能转侧：附子1枚，六钱以上者，炮，去皮脐，末之。每末二大钱，好川椒20粒，用白面填满，水一盏半，生姜七片，同煎至2g，去椒入盐，空心服。

11. 七疝，心腹冷痛，肠鸣气走，身寒自汗，大腑滑泄：木香（不见火）15g，玄胡索（炒，去皮）、附子（炮，去皮脐）各30g。上为粗末，每服12g，水一盏半，生姜七片，煎至2g，去渣，温服。

12. 脏寒脾泄，及老人中气不足，久泄不止：肉豆蔻60g（煨熟），大附子（去皮

脐）45g。为末，粥丸，梧桐子大。每服80丸，莲肉煎汤下。

13. 休息痢及赤白痢：附子（炮裂，去皮脐）15g，鸡子2枚（去黄取白）。上二味，先将附子捣罗为末，以鸡子白和为丸，如梧桐子大。一时倾入沸汤内，煮数沸滤出，分作2服，米饮下，空心、日午各1服。

14. 小便不通，两尺脉俱沉微，用淋闭通滑之剂不效者：附子30g（重炮，去皮，盐水中浸良久），泽泻（不蛀者）30g。上锉散，每服12g，水一盏半，灯心七茎，煎服。

15. 经候不调，血脏冷痛：当归、附子（炮）各等量。为粗末。每服9g，水一盏，煎至2.4g，空腹温服。

【不良反应及注意事项】阴虚阳盛，真热假寒及孕妇均禁服。

本品因炮制或煎法不当，或用量过大，容易引起中毒。中毒临床表现为：口腔灼热，发麻（从指头开始渐达全身），流涎，恶心，可能呕吐，疲倦，呼吸困难，瞳孔散大，脉搏不规则（弱而缓），皮肤冷而黏，面色发白，可能突然死亡。

救治：1～2%鞣酸洗胃，酌情给予催吐剂；服活性炭（混于水中服下）；静脉注射葡萄糖盐水。对症治疗；及时使用尼可刹米等兴奋剂；注意保温；必要时给氧或进行人工呼吸；心跳缓慢而弱时可皮下注射阿托品。

◆诃子

【来源】本品为使君子科植物诃子或绒毛诃子的干燥成熟果实。秋、冬二季果实成熟时采收，除去杂质，晒干。

【别名】诃黎勒、诃黎、诃梨、随风子。

【性味归经】味苦、酸、涩，性平。归肺、大肠经。

【功能主治】涩肠止泻，敛肺止咳，降火利咽。主治：久泻久痢、便血脱肛、肺虚喘咳、久嗽不止、咽痛音哑。

【用法用量】内服：煎汤，3～6g；或入丸、散。敛肺清火宜生用，涩肠止泻宜煨用。

【炮制】诃子：除去杂质，洗净，干燥。用时打碎。诃子肉：取净诃子，稍浸，闷润，去核，干燥。

通过正交实验及单因素实验得出炮制诃子的最佳条件为100℃以下，烘制时间为1小时以内。

【化学成分】诃子的果实含鞣质23.60%～37.36%，内含：诃子酸，诃黎勒酸，鞣料云实精等。

【药理作用】①抑菌作用。②抑制自由基作用。③降低胆固醇作用。④止泻作用。⑤抗癌和抗HIV活性。⑥治疗老年痴呆症。

【毒理作用】诃子素对小鼠LD_{50}为500mg/kg。

【配伍效用】

诃子配伍黄连、木香、甘草：诃子涩肠止泻，下气消胀；黄连清热燥湿止痢；木香调气导滞；甘草调药和中、缓急止痛。四药伍用，有清热燥湿、行气止痛、涩痢止痢之功效，用于治疗湿热痢疾、日久不愈之腹痛、里急后重、便下脓血、肛门灼热等症。

诃子配伍桔梗、甘草：诃子敛肺利咽；桔梗宣肺利咽；甘草清热解毒。三者伍用，有清肺利咽开音之功效，用于治疗肺热所致之失音、或伴咽喉疼痛者。

诃子配伍罂粟壳、干姜、陈皮：诃子、罂粟壳皆涩肠止泻、收敛固脱，且诃子下气消胀；干姜温中祛寒以助脾胃之阳气；陈皮理气和胃燥湿。四药伍用，有温中祛寒、涩肠止泻、理气之功效，用于治疗脾胃虚寒、泻痢日久不愈之脘腹冷痛、便下脓血白多赤少，甚或脱肛者。

【方剂选用】

1. 大叶性肺炎：诃子肉15g，栝楼15g，百部9g，为1日量，水煎分2次服。

2. 细菌性痢疾：用20%诃子液保留灌肠，每日2次，每次10～40ml；同时口服诃子肠溶胶囊，每日3～4次，每次1粒，饭前2小时服，症状好转后剂量减半，再服 3 ~ 4 次。

3. 小儿虚寒性泄泻：煨诃子、白蔻米、归身、藿香叶各 2.4g，桂枝 1.5g，酒白芍、党参、茯苓、车前子各 3g，焦白术 4.5g，木香 1g。随症加减，水煎服。

4. 声带息肉：诃子肉、元明粉各 15g，乌梅肉 20g，胆南星、百药煎各 10g，梅片 1.5g，透月石 20g，共为细末，用乌梅肉捣如泥，打和为丸，如龙眼核大，每用 1 丸含化，每日 2 ~ 3 丸。

5. 久咳语声不出：诃子（去核）30g，杏仁（泡，去皮、尖）30g，通草 7.5g。上细切，每服 12g，水一盏，煨生姜切五片，煎至 2.4g，去渣，食后温服。

6. 老人久泻不止：诃子 9g（煨，用皮），白矾 30g（烧灰）。上药捣细罗为散。每服不计时候，以粥饮调下 6g。

7. 肠风泻血：诃子 10 个（酒润，草纸裹，煨熟，肉与核共捣细），白芷、防风、秦艽各 30g。俱微炒，研为末，米糊丸，梧桐子大。每日早、晚各服 9g，白汤下。

8. 脱肛日久，服药未验，复下赤白脓痢，作里急后重，白多赤少，不任其苦：御米壳（去蒂萼，蜜炒）、陈皮各 1.5g，干姜（炮）1.8g，诃子（煨，去核）2.1g。上为细末，都作一服，水二盏，煎至一盏，和渣空心热服。

9. 失音，不能言语者：诃子 4 个（半炮半生），桔梗 30g（半炙半生），甘草 60g（半炙半生）。上为细末，每服 6g，用童子小便一盏，同水一盏，煎至五七沸，温服。

10. 口疮经久不愈：诃子 5 个（酒润，草纸裹煨熟，肉与核共捣细），好冰片 0.3g。共研匀细，不时掺入少许，口含徐徐咽下。

【不良反应及注意事项】外邪未解，内有湿热积滞者慎服，气虚及暴嗽初泻者不宜用。

◆苋实

【来源】本品为苋科植物苋的种子。秋季采收地上部分，晒后搓揉，脱下种子，扬净，晒干。

【别名】莫实、苋子、苋菜子。

【性味归经】味甘，性寒。归肝、大肠、膀胱经。

【功能主治】清肝明目，通利二便。主治：青盲翳障、目雾不明、乳糜血尿、二便不利。

【用法用量】内服：煎汤，6 ~ 9g，或研末。

【炮制】采收地上部分，晒后搓揉下种子，扬净，晒干。

【化学成分】地上部分含正烷烃、正烷醇、甾醇类化合物等。苋实含少量淀粉、蛋白质、脂肪油及微量钙、磷、铁、核黄素、维生素 C 等。

【药理作用】具有较强的抗菌作用。

【方剂选用】

1. 眼雾不明及白翳：苋实、青葙子、蝉花，炖猪肝服。

2. 红崩：苋实、红鸡冠花、红绫子，炖肉服。

3. 大小便难：苋实末 15g，分 2 次服，以新汲水调下。

4. 肝经风热上攻，眼目赤痛生翳，遮障不明，青盲赤瞎并宜服之：苋实为末，每夜茶服 2g。

5. 乳糜血尿：苋实炒至炸花，研成细末。每服 9g，糖水送服，每日 3 次。服几次后，如小便仍混浊不清，可用委陵菜 30g，水煎服。

【不良反应及注意事项】少数人会出现恶心、胃部不适等反应。

◆芡实

【来源】本品为睡莲科植物芡的干燥成熟种仁。秋末冬初采收成熟果实，除去果皮，取出种子，洗净，再除去硬壳（外种皮），晒干。

【别名】卵菱、鸡头实、雁喙实、鸡头、苏子、鸿头、水流黄、刺莲蓬实、刀芡实。

【性味归经】味甘、涩，性平。归脾、肾经。

【功能主治】益肾固精，补脾止泻，除

湿止带。主治：遗精滑精、遗尿尿频、脾虚久泻、白浊、带下。

【用法用量】 内服：煎汤，15～30g；或入丸、散，亦可适量煮粥食。

【炮制】 芡实：除去杂质。麸炒芡实：取净芡实，照麸炒法炒至微黄色。本品形如芡实，表面黄色或微黄色。味淡、微酸。

【化学成分】 芡实的种子含淀粉、蛋白质及脂肪。此外，尚含钙、磷、铁和维生素 B_1、B_2、C、烟酸及胡萝卜素。

【药理作用】 ①抗氧化作用。②抗心肌缺血的作用。

【配伍效用】

芡实配伍金樱子：芡实甘涩性平，入脾、肾经，功擅固肾涩精，补脾止泄，偏于健脾；金樱子酸涩性平，入肾、膀胱、大肠经，长于固精涩肠、缩尿止泻，重在收涩。二者伍用，有补脾止泻、益肾固精、缩尿止带之功效，用于治疗脾肾亏虚、精关不固、膀胱失约、湿浊下注所致之遗精尿频、白浊、白带过多以及脾肾虚弱之久泻久痢等症。

【方剂选用】

1. 慢性前列腺炎：芡实、熟地黄、金樱子各15g，覆盆子、仙灵脾、锁阳各12g，五味子、山茱萸、刺猬皮各10g，制首乌30g，随症加减，水煎服。

2. 遗精：锁阳、芡实、沙苑蒺藜、莲须、金樱子各31g，煅龙骨、煅牡蛎各21g，知母、黄柏各15g。水煎服，每日1剂。

3. 带下症：白果、芡实、薏苡仁、山药各30g，土茯苓20g，地骨皮、车前子各12g，黄柏9g。

4. 婴幼儿腹泻：泽泻、芡实、滑石、炒车前各20g，焦山楂15g，炒苍术5g，砂仁3g。实热证见便脓血，加黄连6g、蒲公英、白头翁各15g；腹胀加草果6g。虚寒型加肉桂、制附子各3g。上药加水500ml，煎成100～150ml，分6次在24小时内服完。

5. 精滑不禁：沙苑蒺藜（炒）、芡实（蒸）、莲须各60g，龙骨（酥炙）、牡蛎

（盐水煮一日一夜，煅粉）各30g。共为末，莲子粉糊为丸，盐汤下。

6. 老幼脾肾虚热及久痢：芡实、山药、茯苓、白术、莲肉、薏苡仁、白扁豆各120g，人参30g。俱炒燥为末，白汤调服。

【不良反应及注意事项】 芡实性涩滞气，无论是生食还是熟食，一次切忌食用过多，否则难以消化，平时大便干结或腹胀者忌食。有患者因肾小球肾炎，而且浮肿，服含有芡实15g的中药汤剂，服完1剂，自觉全身刺痒，继而全身出现密集如麻疹样红色小丘疹，融成片状。停用芡实，再服，未出现过敏。

凡外感前后，疟痢疳痔，气郁痞胀，溺赤便秘，食不运化及新产后皆忌之。

◆补骨脂

【来源】 本品为豆科植物补骨脂的干燥成熟果实。秋季果实成熟时采收果序。晒干，搓出果实，除去杂质。

【别名】 胡韭子、婆固脂、破故纸、补骨鸱、胡故子、黑故子、黑固脂。

【性味归经】 味辛、苦，性温。归肾、脾经。

【功能主治】 温肾助阳，纳气平喘，温脾止泻；外用消风祛斑。主治：肾阳不足、阳痿遗精、遗尿尿频、腰膝冷痛、肾虚作喘、五更泄泻；外用治白癜风、斑秃。

【用法用量】 内服：煎汤，6～15g；入丸、散。外用：适量，酒浸涂患者。

【炮制】 补骨脂：除去杂质。盐补骨脂：取净补骨脂，照盐炙法炒至微鼓起。

补骨脂最佳微波炮制工艺为食盐溶液浓度20%、浸泡时间6小时、强微波、微波时间270秒。采用UPLC指纹图谱法优选补骨脂炮制的最佳工艺为每100g药材，加入15ml含盐量为2.5g的盐溶液，浸润5小时后，置锅内，260℃加热，炒2～3分钟。多指标正交法优选盐制补骨脂饮片的最佳炮制工艺为100g补骨脂加2g盐，闷润2小时，150℃炒制10分钟。采用星点设计－效应面法优选补骨脂最佳炮制条件工艺为闷润10.3小时，炒炙12分钟，炒炙温度

为 170℃。

【化学成分】果实含挥发油约 20%、有机酸、一种甲基糖苷、碱溶性树脂、不挥发性萜类油、皂苷。

【药理作用】①保护受损神经元，改善学习记忆功能。②抗骨质疏松作用。③抗肿瘤作用。④具有保护肝细胞、抗炎退热、抗氧化、抑癌、弱雌激素样作用。⑤免疫抑制和抗菌、调节脂肪代谢作用。⑥拟雄激素样作用。

【毒理作用】补骨脂酚 0.125ml/kg、0.25ml/kg、0.5ml/kg、1.0ml/kg（每 ml 相当原药 75g）灌胃，连续 7 天，对小鼠肾脏有选择性素毒性，且恢复较慢。大剂量补骨脂素类奶紫外光照射能引起小鼠轻微的肝脏、生殖器、肾上腺皮质的脂肪样变、睾丸萎缩，体重减轻。

【配伍效用】

补骨脂配伍肉豆蔻：补骨脂补肾助阳、温脾止泻，以温补肾阳为主；肉豆蔻温中行气、涩肠止泻，以温理脾胃为主。二药合用，脾肾双补，有温肾助阳、健脾止泻之功效，用于治疗脾肾阳虚之食少腹泻、脘腹胀痛，伴腰酸肢冷者以及五更泄泻等。

补骨脂配伍桑寄生：补骨脂温补肾阳；桑寄生补肝肾、强筋骨、祛风湿。二者合用，有温肾助阳、强筋健骨之功效，用于治疗腰膝冷痛证属肾虚而感寒者。

补骨脂配伍菟丝子：补骨脂助肾阳而固精；菟丝子益肝肾而固精。二者相须为用，有补肾固精之功效，用于治疗阳痿、遗精、早泄、腰膝冷痛等证属肾虚者。

【方剂选用】

1. 病态窦房结综合征：补骨脂片（每片含生药 1.4g），每次 3～5 片，日服 3 次，1 个月为 1 疗程。

2. 遗尿：补骨脂、益智仁（均盐炒）各 60g，共研末分 6 包，每日早晨以米汤泡服 1 包（成人倍量），6 日为 1 疗程。

3. 白细胞减少症：补骨脂末，炼蜜为丸，每丸重 6g，每次 1～3 丸，日服 3 次，或用补骨脂粉 3g 冲服，4 周为 1 疗程。

4. 扁平疣：补骨脂 15g，破碎后浸入 75% 乙醇 100ml 中，密封 1 周后外用。每日早、中、晚用棉签蘸药液涂患处，7 天为 1 疗程。

5. 寻常疣：补骨脂 30g 压碎，加入 75% 乙醇 100ml，浸泡 1 周，过滤备用，取药液涂疣表面，每日数次。

6. 白癜风、斑秃：补骨脂 30g（捣碎），加 75% 乙醇 100ml，浸泡 5～7 天，制成制斑素，外涂局部，并以 50% 补骨脂注射液肌注，每次 2ml，每日 1 次。

7. 银屑病：补骨脂、白芷、独活、虎杖、决明子、茜草、金钱草、沙参、太子参各 15g，甘草 3g，大枣 30g，水煎口服。也可口服 8 - 甲氧基补骨脂素 0.6mg/kg/d，每天最大剂量不超过 30mg。均于服药后 2 小时加黑光照射，每日 1 次，每周 6 次。

8. 脾肾虚弱，全不进食：补骨脂 120g（炒香），肉豆蔻 60g（生）。上为细末，用大肥枣 49 个，生姜 120g，切片同煮，枣烂去姜，取枣剥去皮核用肉，研为膏，入药和杵，丸如梧桐子大。每服 30 丸，盐汤下。

9. 赤白痢及水泻：补骨脂 30g（炒香熟），罂粟壳 120g（去穰、顶蒂，新瓦上焙燥）。上二味，为细末，炼蜜为丸如弹子大。每服 1 丸，水一盏化开，姜二片，枣 1 个，煎取 2.1g，如小儿分作 4 服。

10. 下元虚败，脚手沉重，夜多盗汗：补骨脂 120g（炒香），菟丝子 120g（酒蒸），胡桃肉 30g（去皮），乳香、没药、沉香（各研）10g。炼蜜丸如梧桐子大。每服 20～30 丸，空心盐汤温酒任下，自夏至起，冬至止，日 1 服。

11. 打坠腰痛，瘀血凝滞：补骨脂（炒）、茴香（炒）、辣桂等量。为末，每热酒服 6g。

【不良反应及注意事项】阴虚火旺者忌服。

补骨脂注射液注射后 1 小时左右，配合照射人工紫外线 1～10 分钟，较常出现的不良反应有：局部出现红肿、水泡，偶见头晕、血压升高，当遇到上述症状应暂停用药，为了预防上述不良反应的发生，应严格按照用法用量使用，用药过程中出现不良反应应立即停药，或用生理盐水500ml 加地塞米松 5mg 局部湿敷。长时间应用补骨脂可能会出现皮肤色素沉着现象，出现此种情况应停用补骨脂。

◆忍冬藤

【来源】本品为忍冬科植物忍冬的干燥茎枝。秋、冬二季采割，晒干。

【别名】老翁须、金钗股、大薜荔、水杨藤、千金藤、鸳鸯草、忍冬草、左缠藤。

【性味归经】味甘，性寒。归肺、胃经。

【功能主治】清热解毒，疏风通络。主治：温病发热、热毒血痢、痈肿疮疡、风湿热痹、关节红肿热痛。

【用法用量】内服：煎汤，10～30g；或入丸、散，或浸酒。外用：适量，煎水熏洗，或熬膏贴，或研末调敷，亦可用鲜品捣敷。

【炮制】除去杂质，洗净，闷润，切段，干燥。

本品呈不规则的段。表面棕红色（嫩枝），有的灰绿色，光滑或被茸毛；外皮易脱落。切面黄白色，中空。偶有残叶，暗绿色，略有茸毛。气微，老枝味微苦，嫩枝味淡。

【化学成分】藤含绿原酸，异绿原酸。地上部分含马钱子苷，断马钱子苷二甲基缩醛，断马钱子苷半缩醛内酯，表断马钱子苷半缩醛内酯等，还含铁、钡、锰、锌、钛、锶、铜等微量元素。

【药理作用】①抗肿瘤作用。②抗菌、消炎作用。③抗过敏反应和免疫调节。④解痉作用。⑤祛痰作用。⑥解痉作用。⑦轻度利尿（增加氯化钠的排出）作用。⑧抗炎作用。

【毒理作用】木犀草素小鼠腹腔注射的 LD_{50} 为 180mg/kg。豚鼠灌服成人量 50 倍的木樨草素 20 天，对一般活动、肝、肾功能、血象及重要脏器均无影响。说明忍冬藤木樨草素的毒性很低。

【方剂选用】

1. 传染性肝炎：忍冬藤 60g，加水 1000ml，煎至 400ml，早晚分服。

2. 细菌性痢疾及肠炎：①忍冬藤 100g 切碎，置于瓦罐内，加水 200ml，放置 12 小时后，用文火煎煮 3 小时，加入适量蒸馏水，使成 100ml，过滤。每日每千克体重服 1.6～2.4ml，按病情轻重酌予增减。一般初服 20ml，每 4 小时 1 次，症状好转后，改为 20ml，一天 4 次，至泄泻停止后 2 天为止。②忍冬叶 18g，开水浸泡 2 分钟，代茶饮，每日 3～4 次。连服 1～3 天。

3. 热毒血痢：忍冬藤浓煎饮。

4. 痈疽发背、肠痈、乳痈、无名肿痛，憎寒壮热：忍冬藤（去梗）、黄芪（去芦）各 150g，当归 36g，甘草（炙）240g。上为细末，每服 6g，酒一盏半，煎至一盏，若病在上食后服，病在下食前服，少顷再进第 2 服；渣留外敷。未成脓者内消，已成脓者即溃。

5. 一切痈疽：忍冬藤（生取）150g，大甘草节 30g。上用水 2 碗，煎 1 碗，入无灰好酒一碗，再煎数沸，去渣，分 3 服，一昼夜用尽，病重昼夜 2 剂，至大小便通利为度；另用忍冬藤一把烂研，酒少许敷四周。

【不良反应及注意事项】在常规剂量内水煎服没有不适反应。长期服用或大剂量（30～60g 以下）水煎服也没有明显不良反应。少数脾虚泄泻的病人，可能会使大便更稀更多。

忍冬藤与金银花功效相似，可作金银花的代用品。但本品有通经络作用，而解毒作用弱于金银花，使用时应加以注意。

◆苣荬菜

【来源】本品为菊科植物匍茎苦菜的全草。春季开花前采收，鲜用或晒干。

【别名】小蓟、荬菜、野苦菜、苦葛麻、苦荬菜、苣菜、野苦荬、败酱草。

【性味归经】味苦，性寒。归肺、大肠经。

【功能主治】清热解毒，利湿排脓，凉血止血。主治：咽喉肿痛、疮疖肿毒、痔疮、急性菌痢、肠炎、肺脓疡、急性阑尾炎、吐血、衄血、咯血、尿血、便血、崩漏。

【用法用量】内服：煎汤，9～15g，鲜品30～60g，或鲜品绞汁。外用：适量，煎汤熏洗，或鲜品捣敷。

【炮制】取原药材，除去杂质，抢水洗净，稍润，切中段，干燥，筛去灰屑。

【化学成分】全草含槲皮素、异鼠李素、柯伊利素、金合欢素、芹菜素和秦皮乙素等黄酮类化合物，花含有木犀草素、苣荬菜苷，花粉中含黄酮醇、无色花青素及类胡萝卜素等，苣荬菜的正丁醇部分得两个黄酮苷；苣荬菜挥发油中含有酸、醛、酯、酮类和芳香族化合物，其中酸类的含量最高，为39.257%；其次含有酯类化合物23.809%，醇类化合物16.630%。

【药理作用】①抑菌作用。②清除羟自由基及抗DNA损伤作用。③抗烟毒作用。④诱导人白血病Jurkat细胞凋亡作用。⑤抗心率失常作用。

【方剂选用】

1. 疮毒痈肿：苣荬菜、紫花地丁各等量，水煎服。

2. 肺脓疡，咯脓血：苣荬菜，洗净，每日生食5～6根，早晨空腹嚼服。

3. 吐血：苣荬菜、生地黄各等量，水煎服，日服2次。

4. 急性细菌性痢疾：苣荬菜30g，水煎服。

5. 急性咽炎：鲜苣荬菜30g（切碎），灯心草3g。水煎服。

6. 内痔脱出发炎：苣荬菜60g。煎汤，熏洗患处，每天1～2次。

7. 阑尾炎：苣荬菜15～30g，红藤60g。水煎服。

【不良反应及注意事项】服用后有口干、胃部不适等反应，大量应用易引起暂时白细胞减少和头晕、恶心。停药后可恢复正常。

◆芭蕉根

【来源】本品为芭蕉科植物芭蕉的根茎。全年均可采挖，晒干或鲜用。

【别名】芭蕉头。

【性味归经】味甘，性寒。归胃、脾、肝经。

【功能主治】清热解毒，止渴，利尿。主治：热病、烦闷消渴、痈肿疔毒、丹毒、崩漏、淋浊、水肿、脚气。

【用法用量】内服：煎汤，15～30g，鲜品30～60g，或捣汁。外用：适量，捣敷，或捣汁涂，或煎水含漱。

【炮制】晒干或鲜用。

【化学成分】茎含水分14.86%、灰分1.82%。1%盐酸可溶物11.01%、粗蛋白质1.19%、粗纤维素49.69%。

【药理作用】①抗炎镇痛作用。②抑菌作用。③芭蕉花与芭蕉根提取物均能抑制α-葡萄糖苷酶活性。芭蕉根的石油醚提取物的活性最高。

【方剂选用】

1. 消渴，口舌干燥，骨节烦热：生芭蕉根，捣绞取汁，时饮20～40ml。

2. 黄疸病：芭蕉根9g，山慈姑6g，胆草9g。捣烂，冲水服。

3. 血淋心烦，水道中涩痛：旱莲子30g，芭蕉根30g。上细锉，以水二大盏，煎取一盏0.9g，去渣，食前分为3服。

4. 血崩、白带：芭蕉根250g，瘦猪肉120g。水炖服。

5. 胎动不安：芭蕉根60～90g。煮猪肉食。

6. 高血压：芭蕉根茎煎汁，或同猪肉煮食。

7. 发背欲死：芭蕉根捣泥涂上。

8. 疮口不合：芭蕉根取汁抹之。

9. 疔疮走黄：芭蕉根捣汁一碗灌之。

10. 小儿赤游，行于上下，至心即死：捣芭蕉汁涂之。

11. 风蚰牙，颐颊腮肿痛：芭蕉自然汁

一碗，煎及 2.4g，乘热漱牙肿处。

12. 阑尾周围脓肿：用鲜芭蕉根打浆局部外敷，可较快缓解症状。

13. 乳糜尿：芭蕉根捣汁服。

【不良反应及注意事项】阳虚脾弱无实热者忌用。

◆吴茱萸

【来源】本品为芸香科植物吴茱萸、石虎或疏毛吴茱萸的干燥近成熟果实。8～11月果实尚未开裂时，剪下果枝，晒干或低温干燥，除去枝、叶、果梗等杂质。

【别名】食茱萸、漆辣子、优辣子、曲药子。

【性味归经】味辛、苦，性热；有小毒。归肝、脾、胃、肾经。

【功能主治】散寒止痛，降逆止呕，助阳止泻；外用引火下行。主治：厥阴头痛、寒疝腹痛、寒湿脚气、经行腹痛、脘腹胀痛、呕吐吞酸、五更泄泻。

【用法用量】内服：煎汤，1.5～5g；或入丸、散。外用：适量，研末调敷，或煎水洗。止呕，黄连水炒；治疝，盐水炒。

【炮制】吴茱萸：除去杂质。制吴茱萸：取甘草捣碎，加适量水，煎汤，去渣，加入净茱萸，闷润吸尽后，炒至微干，取出，干燥。每 100kg 吴茱萸，用甘草 6kg。本品形如吴茱萸，表面棕褐色至暗褐色。

【化学成分】吴茱萸果实含挥发油为吴茱萸烯、罗勒烯、吴茱萸内酯、吴茱萸内酯醇等。还含吴茱萸酸。又含生物碱：吴茱萸碱、吴茱萸次碱、吴茱萸因碱、羟基吴茱萸碱、吴茱萸卡品碱。吴茱萸碱用盐酸乙醇处理即转化为异吴茱萸碱。还含两种中性不含氮物质：吴茱萸啶酮和吴茱萸精。又含吴茱萸苦素。石虎果实含吴茱萸内酯、吴茱萸碱、吴茱萸次碱、羟基吴茱萸碱。尚含不饱和的酮，暂称石虎甲素、挥发油、花色苷和甾体化合物。

【药理作用】①镇痛作用，且能使体温升高。②降血压及松弛扩张血管的作用。③健胃作用。④对子宫有较强的收缩作用。⑤抑制血小板的聚集。另外吴茱萸还具有抗肿瘤、利尿、抗菌、收缩平滑肌、减肥等作用。

【毒理作用】吴茱萸有小毒，但小鼠一次灌服 50g/kg 煎服，大于正常人常用量 270 倍，生、制吴茱萸均未见毒性。

【配伍效用】

吴茱萸配伍大枣：吴茱萸温肝暖脾、降逆止呕；大枣甘温，补脾和胃、养血安神。吴茱萸得大枣则温散而不燥烈，大枣得吴茱萸则益气养血而不壅滞。二药合用，有温中补虚、降逆止呕之功效，用于治疗脾胃虚寒之胃脘疼痛、妊娠恶阻以及厥阴头痛、干呕等症。

吴茱萸配伍当归：吴茱萸辛热燥烈，疏肝行气、温中散寒，善下行温肝肾、暖胞宫；当归辛甘而温，补血行血，为妇科养血调经之常用之品。吴茱萸得当归则温散而不伤阴血，当归得吴茱萸则补血而不凝滞。二药伍用，其温经活血、调经止痛之功效更著，用于治疗月经延期、量少而黑、少腹冷痛因冲任虚寒所致者以及寒滞肝脉之疝气疼痛。

吴茱萸配伍党参：吴茱萸辛苦性热，芳香而燥，入肝、脾、胃经，有温肝暖脾、降逆止呕、疏肝解郁、行气止痛之功；党参补中益气、养血生津。二者合用，温寓补，有散寒补虚之功效，用于治疗胃虚寒之食谷欲吐、胸膈满闷、肝寒犯胃之呃逆吞酸以及厥阴头痛、干呕、吐涎沫。

吴茱萸配伍生姜：吴茱萸温中下气而降逆；生姜温胃散寒而止呕。二者合用，有温胃散寒、降逆止呕之功效，用于治疗胃寒呕吐或厥阴头痛呕吐涎沫者。

吴茱萸配伍小茴香：吴茱萸散寒除湿；小茴香散寒止痛。二者合用，有散寒除湿、行气止痛之功效，用于治疗下焦寒湿所致之脘腹疼痛、疝痛、宫寒不孕、月经不调、痛经等因寒而致者。

【方剂选用】

1. 眩晕：吴茱萸 9～12g，红参 6～9g，

大枣 9g，生姜 30g，水煎服。

2. 美尼尔综合征：吴茱萸 5g，党参 15g，桂枝 6g，生姜 4 片，大枣 4 枚。随症加减。水煎服，日 1 剂。

3. 呃逆：吴茱萸 20g，苍耳子 20g，肉桂 5g，共研末。每次取 10g，用醋调敷双足涌泉穴。

4. 胆汁返流性胃炎：吴茱萸、生甘草各 80g，炒白术、桂枝各 100g，元胡、生龙骨各 50g。共研末，过 120 目筛，备用。每次 5g，日 3 次，用红枣 5 枚，生姜 3 片煎汤，饭前半小时冲服。

5. 肾绞痛：吴茱萸 9g，边条参（另炖）10g，淡附片、炙甘草各 5g，小茴香、台乌药各 15g，生姜汁 1 匙（冲）。水煎服，日 1 剂。

6. 肩周炎：吴茱萸、薏苡仁、莱菔子、菟丝子、紫苏子、食盐各 30g。先将食盐在铁锅内炒黄，再将以上中药拌炒至微变色为度，然后倒入布袋内，热熨患肩，同时作肩关节上举后伸等活动，日 3 次，连续治疗 2 天，第 3 天将上药水煎熏洗患肩 2 次。

7. 黄水疮：吴茱萸粉 1g，凡士林 9g，制成 10% 的软膏。温水洗净患处后涂药膏，每日 1~2 次。

8. 湿疹：炒吴茱萸 30g，乌贼骨 21g，硫黄 6g，共研末，渗液多者撒干粉，无渗液者，用蓖麻油或猪板油化开调抹，隔日 1 次，纱布包扎。

9. 疥疮：吴茱萸风干，粉碎，过筛，配成 10%~15% 的泥膏，洗净皮肤后涂药膏，1~7 天为 1 疗程。

10. 腮腺炎：吴茱萸 12g，浙贝母、大黄各 9g，胆南星 3g，共研末，醋调，外敷足心，患左敷右，患右敷左，双侧患病，左右均敷。每日换药 1 次。

11. 婴儿肺炎：吴茱萸研成细末，醋调成糊状，每日用 3g，贴于双脚心，用纱布包好，24 小时更换 1 次，连用 3 天。

12. 小儿喘息性支气管炎：吴茱萸 10g，研末，醋调成糊状，敷于双足涌泉穴，48 小时取下。

13. 小儿腹泻：吴茱萸 12g，研末，取未熟的热饭适量与药粉混合成饼，温度适中，敷于脐部，用纱布绷带固定，敷 10 小时。

14. 小儿流涎：吴茱萸 3 份，胆南星 1 份，共研末，用醋调成糊状，临睡前，敷于涌泉穴，男左女右，每次敷 12 分钟。

15. 蛲虫病：吴茱萸 10g，大黄 3g，每日 1 剂，水煎分 3 次服，连服 7 天。

16. 口腔炎：吴茱萸 18g，肉桂 12g，研成细末，醋调，捏成小饼状敷于双足底涌泉穴，用绷带固定，1 天 1 次。

17. 头风：吴茱萸 3 升，水 5 升，煮取三升，以绵拭发根。

18. 食已吞酸，胃气虚冷者：吴茱萸（汤泡七次，焙）、干姜（炮）等量。为末，汤服 3g。

19. 呕而胸满，及干呕吐涎沫，头痛者：吴茱萸 1 升，人参 90g，生姜 180g，大枣 12 枚。上四味，以水 1000ml，煮取 600ml，温服 140ml，日 3 服。

20. 痰饮头疼背寒，呕吐酸汁，数日伏枕不食，10 日一发：吴茱萸（汤泡七次）、茯苓等量。为末，炼蜜丸梧桐子大。每熟水下 50 丸。

21. 肝火：黄连 180g，吴茱萸 30g 或 15g。上为末，水丸或蒸饼丸。白汤下 50 丸。

22. 脚气疼痛，如人感风湿流注，脚足痛不可忍，筋脉浮肿，宜服之：槟榔 7 枚，陈皮（去白）、木瓜各 30g，吴茱萸、紫苏叶各 9g，桔梗（去芦）、生姜（和皮）各 15g。上细切，水煎，次日五更，分作三五服，只是冷服。冬天略温服亦得。

23. 远年近日小肠疝气，偏坠搐疼，脐下撮痛，以致闷乱，及外肾肿硬，日渐滋长，阴间湿痒成疮：吴茱萸（去枝梗）500g（120g 用酒浸，120g 用醋浸，120g 用汤浸，120g 用童子小便浸，各浸一宿，同焙干），泽泻（去灰土）60g。上为细末，酒煮面糊丸如梧桐子大。每服 50 丸，空心食前盐汤或酒吞下。

24. 小儿肾缩（乃初生受寒所致）：吴茱萸、硫黄各 15g。同大蒜研涂其腹，仍以蛇床子烟熏之。

25. 口疮口疳：茱萸末，醋调涂足心。亦治咽喉作痛。

26. 牙齿疼痛：茱萸煎酒含漱之。

【不良反应及注意事项】阴虚火旺者忌服。

◆ 状元红

【来源】本品为马鞭草科植物赪桐的花。6～7 月花开时采收，晒干。

【别名】荷苞花、椒桐花、合包花、抽须红、龙穿花、香盏花、香斗花。

【性味归经】味甘，性平。归脾经。

【功能主治】安神，止血。主治：心悸失眠、痔疮出血。

【用法用量】内服：煎汤，15～30g。外用：适量，捣汁涂。

【炮制】采收后晾干用。

【化学成分】含黄酮类、萜类成分等，还含有色素及微量元素。

【药理作用】①抑制中枢神经作用。②促凝血作用。

【方剂选用】

1. 腋痛：状元红及鲜叶适量，和蜜共捣烂，敷患处。

2. 痔疮：状元红及根炖猪大肠服。

3. 血痔：状元红配天鹅蛋炖猪大肠服。

4. 疝气及失眠：状元红或根研末兑甜酒服。

【不良反应及注意事项】孕妇慎用。

◆ 芸香草

【来源】本品为禾本科植物芸香草的全草。夏末初秋割取地上部分，晒干或晾干。

【别名】韭叶芸香草、诸葛草、香茅筋骨草、小香茅草、茅草筋骨、香茅草、臭草。

【性味归经】味辛、苦，性温。归肺、胃、肾经。

【功能主治】解表，利湿，止咳平喘。主治：风寒感冒、伤暑、吐泻腹痛、小便淋痛、风湿痹痛、咳嗽气喘。

【用法用量】内服：煎汤，9～15g（大剂量 30～60g），或浸酒。外用：适量，捣敷或煎水熏洗。

【炮制】取原药材，除去杂质，干切成长约 1.5cm 的段片，筛去灰屑。

【化学成分】全草含酸性皂苷类物质、鞣质、蛋白质、黏液质、苦味质、糖类及酚性物质。鲜草含挥发油 0.7%～1.0%，叶含挥发油约 1.8%，花轴约 0.5%，茎少于 0.05%。挥发油中含胡椒酮 40%～50%、蒈烯 - 4 20%、牻牛儿醇 10%、牻牛儿酸乙酯 10%，尚有牻牛儿醛、柠檬烯等。

【药理作用】①抗氧化作用。②平喘作用。③止咳作用。④抗菌作用。

【毒理作用】芸香油的半数致死量在小鼠为 5.7ml/kg 或 6.75ml/kg（灌胃），3.2ml/kg（皮下）。家兔皮下注射芸香油饱和水溶液 1.5ml/kg 或静脉注射 2.5ml/kg，各观察 2 周和 1 周末见明显影响。胡椒酮的半数致死量，小鼠为 4.32ml/kg（灌胃），亚硫酸氢钠胡椒酮则为 14.23g/kg。

【方剂选用】

1. 风湿筋骨疼痛：芸香草、千年健、大血藤、舒筋草，煎服。

2. 鹅膝风：芸香草、牛舌头根、松节、石岩姜，泡酒服。或用芸香草、石菖蒲、红牛膝各 250g，箭杆风 120g。煎水内服、外洗。

3. 冷骨风，全身骨胳筋络肌肉痛，重至不能行走者：芸香草 1000～1500g。煎水，乘热熏之，以破竹席围坐盆中，上盖以簸箕；熏后汗出如浆，可重复 2～3 次。洗后忌风。

4. 滴虫性阴道炎：芸香草（鲜）250g，用 1500ml 清水，煎后放盆内，先用其蒸气熏洗外阴，待水温稍凉时，再擦洗外阴和阴道，一般 3～4 次见效。因旅行或外出不方便熏洗者，可将本药研末过筛，用纱布包成如枇杷果大浸湿冷开水后塞入阴道深处，每夜临睡前塞一颗，连续两晚即愈。

【不良反应及注意事项】口服芸香油和胡椒酮制剂有恶心、呕吐等胃肠道反应，少数出现牙龈肿痛及鼻衄现象。服亚硫酸氢钠胡椒酮制剂，一般无胃肠道反应；仅少数患者服药2～6天后出现头昏，头痛，心慌，乏力，腹泻，腹胀，但均轻微，不影响继续服药。采用气雾剂，个别病人有暂时的呛咳。

◆伸筋草

【来源】本品为石松科植物石松的干燥全草。夏、秋二季茎叶茂盛时采收，除去杂质，晒干。

【别名】宽筋藤、太岁葛、火炭葛、辅筋草、抽筋草、分筋草、地棚窝草、金腰带、过山龙、石松、凤尾伸筋草。

【性味归经】味微苦、辛，性温。归肝、脾、肾经。

【功能主治】祛风除湿，舒筋活络。主治：关节酸痛、屈伸不利。

【用法用量】内服：煎汤，9～15g，或浸酒。外用：适量，捣敷。

【炮制】除去杂质，洗净，切段，干燥。本品呈不规则的段，茎呈圆柱形，略弯曲。叶密生茎上，螺旋状排列，皱缩弯曲，线形或针形，黄绿色至淡黄棕色，先端芒状，全缘。切面皮部浅黄色，木部类白色。气微，味淡。

【化学成分】草含石松碱、棒石松碱、棒石松洛宁碱、法氏石松碱、石松灵碱等生物碱，香荚兰酸、阿魏酸、壬二酸等酸性物质（占干品0.08%），芒柄花醇、伸筋草醇石松醇、石松宁、16-氧山芝烯二醇等三萜化合物。

【药理作用】①抗炎、镇痛作用。②抗氧化和抗增殖作用。③清除自由基作用。⑤抑制血小板聚集作用。

【毒理作用】伸筋草提取物石松碱对小鼠静脉注射的半数致死量为27.58±1.16mg/kg，腹腔注射为78mg/kg，中毒症状有过度活动、强直性、阵挛性痉挛，麻痹，窒息等；兔之中毒症状相似。给蛙淋巴囊注射50～200mg/kg可引起肌肉运动不协调、麻痹等。棒石松碱之毒性剂量：猫为0.05g/kg、兔及大鼠为0.1～0.2g/kg。

【方剂选用】

1. 风痹筋骨不舒：伸筋草，每用9～30g，煎服。

2. 消水肿：伸筋草1.5g（研末），糠瓢4.5g，（火煅存性），槟榔3g。槟榔、糠瓢煨汤吃伸筋草末，以泻为度。气实者用，虚者忌。

3. 关节酸痛：伸筋草9g，虎杖根15g，大血藤9g。水煎服。

4. 关节酸痛，手足麻痹：伸筋草30g，丝瓜络15g，爬山虎15g，大活血9g。水、酒各半煎服。

5. 小儿麻痹后遗症：伸筋草、南蛇藤根、松节、寻骨风各15g，威灵仙9g，茜草6g，杜蘅1.5g。煎服。

6. 带状疱疹：伸筋草（焙）研末，青油或麻油调成糊状，涂患处，一日数次。

7. 急、慢性软组织扭损伤、关节炎等：以伸筋草为主药制备复方伸筋草酊，用于治疗急、慢性软组织扭损伤、腰肌劳损、关节炎等疾病。可根据病灶部位取本品适量，涂搽患部，使用简单方便。

8. 痛风：复方伸筋胶囊治疗痛风，无明显药物不良反应。

【不良反应及注意事项】有患者使用伸筋草捣碎后外敷，敷后2小时感觉局部皮肤疼痛，12小时后外敷关节处红肿、水疱、剧痛；诊断为接触性皮炎，停药后，经抗过敏处理，1周后痊愈。而近年来在应用中少有出现不良反应方面的报道，经提取纯化后使用，可能减少对皮肤的接触刺激，为开发新剂型提供参考借鉴。

◆含羞草

【来源】本品为豆科植物含羞草的全

草。夏季采收全草，除去泥沙，洗净，鲜用，或扎成把，晒干。

【别名】知羞草、怕羞草、喝呼草、惧内草、怕丑草、望江南、感应草。

【性味归经】味苦、涩，性寒，有小毒。归心、肝、胃、大肠经。

【功能主治】凉血解毒，清热利湿，镇静安神。主治：感冒、小儿高热、支气管炎、肝炎、肠炎、结膜炎、泌尿系结石、水肿、劳伤咳血、鼻衄、血尿、神经衰弱、失眠、疮疡肿毒、带状疱疹、跌打损伤。

【用法用量】内服：煎汤，15～30g，鲜品 30～60g，或炖肉。外用：适量，捣敷。

【炮制】洗净，鲜用或晒干。

【化学成分】全草含含羞草碱，含羞草苷，D-松醇，硒化合物，蛋白质，鞣质，2″-O-鼠李糖基荭草素和 2″-O-鼠李糖基异荭草素。种子含油约 17%，性质似大豆油，油中的脂肪酸组成为：亚麻酸 0.4%，亚油酸 51%，油酸 31%，棕榈酸 8.7%，硬脂酸 8.9%，另含谷甾醇。

【药理作用】保肝作用。

【毒理作用】含含羞草碱的植物，马、驴等动物食之可致脱毛。含羞草碱可看作一种毒性氨基酸，结构与酪氨酸相似，其毒性作用是由于抑制了利用酪氨酸的酶系统，或代替了某些重要蛋白质中的酪氨酸的地位所致。饲料中含 0.5%～1.0%的含羞草碱即可使大鼠或小鼠生长停滞、脱发、白内障。人食入含有此碱的植物，可致头发突然脱落。它能轻度抑制碱性磷酸酶，对含金属的酶系统抑制不显著。其低铁复合物毒性较小。大量酪氨酸可拮抗含羞草碱对大鼠生长的抑制作用。

【方剂选用】

1. 无名肿毒：鲜含羞草全草（或鲜叶）适量，捣烂敷患处。

2. 神经衰弱，失眠：含羞草 30～60g（干品）。水煎服。

3. 带状疱疹：含羞草鲜叶捣烂外敷。

4. 小儿高热：含羞草 9g，水煎服。

5. 急性肝炎或急性肠炎：含羞草 15～60g，水煎服。

6. 胃肠炎，泌尿系统结石：含羞草 15g，木通 10g，海金沙 10g，车前草 15g，水煎服。

7. 劳伤咯血：含羞草 9g，仙鹤草、旱莲草、藕节各 15g，水煎服。或含羞草、姜黄各等量研末，每次 1.5～3g，每日 2 次，酌情加酒冲服。

8. 跌打损伤：含羞草、伸筋草各 15g，煎水，加酒少许温服。或用含羞草 60g，元胡 9g，研末，酒拌匀外敷。

【不良反应及注意事项】含羞草碱是一种毒性氨基酸，其毒性作用是由于抑制了利用酪氨酸的酶系统，或由于其结构与酪氨酸相似而代替了某些重要蛋白中的酪氨酸。喂饲含 0.5%～1%的含羞草碱的饲料，可使实验动物生长停滞、脱发、发生白内障。此外含羞草尚有一定的神经麻痹作用。过量服用或久服用会发生中毒，多表现为脱发。

救治：用大量酪氨酸以拮抗其毒性作用。酌情予以对症处理。预防措施：内服、外用均宜适量。内服常规剂量为 15～30g。

◆忘忧草

【来源】本品为百合科植物黄花菜的花蕾。5～8 月花将开放时采收，蒸后晒干。

【别名】金针菜、萱草花、川草花、宜男花、鹿葱花、萱萼。

【性味归经】味甘，性凉。

【功能主治】清热利湿，宽胸解郁，凉血解毒。主治：小便短赤、黄疸、胸闷心烦、少寐、痔疮便血、疮痈。

【用法用量】内服：煎汤，15～30g，或煮菜汤、炒菜。外用：适量，捣敷，或研末调蜜涂敷。

【炮制】取原药材，除去杂质，切段，筛去灰屑。

【化学成分】含有酚类、醚类、黄酮类等成分，还含有色素。

【药理作用】镇静作用。

【毒理作用】本品毒性主要集中在根部，小鼠中毒的表现为脑、脊髓白质部和视神经纤维素软化和髓鞘消失，灰质部的病变一般较轻，肝、肾有不同程度地浊肿，肺脏有出血或斑块出血。犬与家兔的中毒表现为瞳孔散大，对光反射消失，下肢瘫痪和尿潴留等而致死亡，家兔可出现蛋白质、尿糖及葡萄糖耐量降低。

【方剂选用】

1. 忧愁太过，忽忽不乐，洒淅寒热，痰气不清：桂枝 1.5g，白芍 4.5g，甘草 1.5g，郁金 6g，合欢皮 6g，广陈皮 3g，贝母 6g，半夏 3g，茯神 6g，柏仁 6g，忘忧草 30g，煎汤代水。

2. 乳痈：忘忧草、皂荚子、射干各 9g，共炙研末，分 3 服，砂仁汤下。

3. 疮痈：忘忧草（曝干）350g，白蜜 60g。捣忘忧草花极细，与蜜调研令匀，入瓷盒中，每日洗面后，涂面。

4. 内痔出血：忘忧草 30g，水煎。加红糖适量，早饭前 1 小时服，连续 3 ~ 4 天。

【不良反应及注意事项】忘忧草根口服在体内蓄积性大，黄连、黄柏可解除其部分毒性。不宜久服，过量服。

◆驴蹄草

【来源】本品为毛茛科植物驴蹄草、三角叶驴蹄草、薄叶驴蹄草和花葶驴蹄草的全草。夏、秋季采集，洗净，鲜用或晒干。

【别名】马蹄叶、马蹄草。

【性味归经】味辛、微苦，性凉。归脾、肺经。

【功能主治】驱风，解暑，活血消肿。主治：伤风感冒、中暑发痧、跌打损伤、水火烫伤。

【用法用量】内服：煎汤，9 ~ 15g，或泡酒。外用：适量，捣烂敷，或拌酒糟，烘热外敷，或煎水洗。

【炮制】取原药材，除去杂质，洗净，晒干。

【化学成分】全草紫堇块茎碱，木兰花碱，烟碱，驴蹄草内酯，表驴蹄草内酯，4α-羟甲基驴蹄草内酯，常春藤皂苷元，常春藤酸等。花含萜皂苷：常春皂苷元 - 3 - 阿拉伯糖苷，齐墩果酸 - 3 - 鼠李糖阿拉伯糖苷，常春藤皂苷元 - 3 - 鼠李糖阿拉伯糖苷，3 - O - 二去氢叶黄素，3 - 表叶黄素，α - 隐黄质。叶含原白头翁素，原阿片碱。根含嚏根草碱，嚏根草毒素。

【药理作用】①降胆固醇作用。②抗炎作用。

【方剂选用】

1. 水火烫伤：鲜驴蹄草适量，捣烂外敷。

2. 跌伤、扭伤：驴蹄草鲜根加蛇葡萄根捣烂，拌酒糟，烘热敷伤处。

3. 风寒感冒：驴蹄草全草、蛇含草、杜衡、葱白、紫苏叶各 9g，生姜 3 片，水煎服。

4. 中暑：驴蹄草全草 12 ~ 15g，椒木、醉鱼草、胡枝子、仙鹤草各 9 ~ 12g，水煎，早晚饭前各服 1 次。

【不良反应及注意事项】孕妇慎用。

◆针线包草

【来源】本品为菊科刺针草属植物狼杷草的全草。夏秋采收，去杂质，鲜用或晒干。

【别名】乌阶、乌把、郎耶草、小鬼叉、狼把草、针包草、引线包、狼耶草。

【性味归经】味苦、甘，性平。

【功能主治】补虚、清热，治气管炎、肺结核、咽喉炎、扁桃体炎、痢疾、丹毒、癣疮。

【用法用量】内服：煎汤，10 ~ 30g，鲜品加倍，或捣汁饮。外用：适量，捣敷，研末撒或调敷。

【炮制】割取地上部分，晒干或鲜用。

【化学成分】干草含挥发油（0.11%）、鞣质（2.01%），木犀草素、本犀草素 - 7 - 葡萄糖苷等黄酮类。叶含维生素 C 约 160mg。果实含油 23.78%。

【药理作用】

①止泻作用。②镇静、降压及轻度增大心跳振幅的作用，③利尿、发汗作用。

【方剂选用】

1. 气管炎，肺结核：鲜针线包草 30g。水煎服。

2. 白喉，咽喉炎，扁桃体炎：鲜针线包草 90 ~ 120g，加鲜橄榄 6 个，或马兰鲜根 15g。水煎服。

3. 咽喉肿痛：鲜针线包草 15 ~ 30g。加冰糖炖服。

4. 血痢：针线包草 1000g，捣绞取汁一小升，纳白面半鸡子许，和之调令匀，空腹顿服之。若无生者，但收取苗阴干，捣为散，患痢者取散一方寸匕，和蜜水半盏服。

5. 湿疹：鲜针线包草叶捣烂绞汁涂抹。

6. 癣：针线包草叶研末，醋调涂。

7. 痢疾、肠炎：采鲜针线包草 200g，加水轻煎浓缩 150ml，每日 3 次，每次 50ml。用干品 100g，水煎浓缩 150ml，每日 3 次，每次 50ml。用干品磨细粉，取半水煎浓缩成膏，再膏粉混合压成 0.5g 的片剂，每日 3 次，每次 10 片。用膏粉混合制成冲剂，每日 3 次，每次 5g。用蒸馏法制成针剂，每日 2 ~ 3 次，每次 2ml 肌注。一般疗程为 3 ~ 10 天。

【不良反应及注意事项】 极少数患者口服用药后有胃部不适，恶心等症状。

◆近江牡蛎

【来源】 本品为牡蛎科动物近江牡蛎的肉。全年均可采，去壳，取肉，鲜用或晒干。

【别名】 蛎黄。

【性味归经】 味甘、咸，性平。归心、肝经。

【功能主治】 养血安神，软坚消肿。主治：烦热失眠、惆神不安、瘰疬。

【用法用量】 内服：煮食，30 ~ 60g。外用：适量，捣敷。

【炮制】 去壳，取肉，鲜用或晒干。

【化学成分】 近江牡蛎肉含糖元 63.5%，牛磺酸 1.3%，10 种必需氨酸 1.3%，无机盐（铜、锌、锰、钡、磷、钙）17.6%，谷胱甘肽，维生素 A、B_1、B_2、D 及 F（即亚麻酸和亚油酸）。含碘 1 ~11.53ppm（干重）。脂类中含一种糖脂，其糖由 2 分子葡萄糖和 1 分子岩藻糖构成。另有一种鞘类磷脂，含糖（葡萄糖、阿拉伯糖、岩藻糖）22.0%，氨基己糖 7.26%，甲基戊糖 10.45%，磷 0.47%。

【药理作用】 ①醒酒作用。②防治脑衰老。③抗肿瘤作用。

【方剂选用】

1. 内科杂症：煮食主虚损，妇人血气，调中，解丹毒：于姜醋中生食之，主丹毒，酒后烦热，止渴。

2. 颈淋巴结结核：牡蛎肉捣烂外敷。

【不良反应及注意事项】 脾虚精滑者慎服，有癞疮者禁食。

八　画

◆青皮

【来源】 本品为芸香科植物橘及其栽培变种的干燥幼果或未成熟果实的果皮。5 ~ 6 月收集自落的幼果，晒干，习称"个青皮"；7 ~ 8 月采收未成熟的果实，在果皮上纵剖成四瓣至基部，除尽瓤瓣，晒干，习称"四花青皮"。

【别名】 青橘皮、青柑皮。

【性味归经】 味苦、辛，性温。归肝、胆、胃经。

【功能主治】 疏肝破气，消积化滞。主治：胸胁胀痛、疝气疼痛、乳癖、乳痈、食积气滞、脘腹胀痛。

【用法用量】 内服：煎汤，3 ~ 10g，或入丸，散。

【炮制】①青皮：除去杂质，洗净，闷润，切厚片或丝，晒干。本品呈类圆形厚片或不规则丝状。表面灰绿色或黑绿色，密生多数油室，切面黄白色或淡黄棕色，有时可见瓤囊 8～10 瓣，淡棕色。气香，味苦、辛。②醋青皮：取青皮片或丝，照醋炙法炒至微黄色。每100kg青皮，用醋15kg。本品形如青皮片或丝，色泽加深，略有醋香气，味苦、辛。

采用正交设计优选微波光波法醋制青皮的最佳炮制工艺为拌醋润药30分钟，用微波49%光波51%，加热7分钟。采用正交设计优选醋青皮的最佳炮制工艺为加10%醋，闷润时间3小时，炒制温度200℃，炒制时间8分钟。

【化学成分】青皮含升压有效成分：左旋辛弗林乙酸盐。还含天冬氨酸，谷氨酸，脯氨酸，甘氨酸，丙氨酸，胱氨酸，缬氨酸，亮氨酸，异亮氨酸，苯丙氨酸，组氨酸，精氨酸，酪氨酸。橘及其栽培变种的干燥成熟果含挥发油 1.198%～3.187%，其中主成分为柠檬烯，又含黄酮类成分以及橙皮苷，新橙皮苷，米橘素，5－O－去甲米橘素等。

【药理作用】①增强心肌收缩力。②升压作用。③抗休克作用。④引起的子宫紧张性收缩也有抑制作用。⑤抑制胃肠平滑肌的收缩。⑥舒肝泄气的功能与促进胆汁分泌有关。⑦明显的抗癌活性。⑧减少体外红细胞聚积和沉降。

【方剂选用】

1. 肝气不和，胁肋刺痛如击如裂者：青皮240g（酒炒），白芥子、苏子各120g，龙胆草、当归尾各90g。共为末，每早、晚各服9g，韭菜煎汤调下。

2. 心胃久痛不愈、得饮食米汤即痛极者：青皮15g，玄胡索9g（俱醋拌炒），甘草3g，大枣3个。水煎服。

3. 食痛、饱闷、噫败卵气：青皮、山楂、神曲、麦芽、草果。为丸服。

4. 疝气冲筑，小便牵强作痛：青皮240g（醋炒），胡芦巴60g，当归、川芎、小茴香各30g（俱酒洗炒）。研为末，每早服9g，白汤调下。

5. 疟疾寒热：青皮30g（烧存性）。研末，发前温酒调3g，临时再服。

6. 因久积忧郁，乳房内有核如指头，不痛不痒，5～7年成痈，名乳癌：青皮12g。水一盏半，煎一盏，徐徐服之，日一服，或用酒服。

7. 伤寒呃逆：四花青皮，研末。每服6g，白汤下。

8. 积聚：青皮、陈皮、黄连（姜汁炒）各30g，香附（童便浸）120g，苍术、半夏、针砂（醋炒）各60g，白术、苦参各15g，上为细末，面糊为丸。

9. 肝胀，胁下满而痛引小腹：青皮（醋炒）4.5g，柴胡（醋炒）、乌药、陈皮、延胡索各3g，炮姜、木香各1.5g，蒺藜12g，郁金6g，花椒子（打碎）24 粒。水煎服。

10. 三焦胀，气满腹中，空空然响：青皮、枳壳、大腹皮各等量。水煎服。若上焦胀加桔梗；中焦胀加苏梗；下焦胀加木通。

11. 乳痈初发：青皮（去瓤）、穿山甲（炒）、白芷、甘草、川贝母各2.4g。上为细末。温酒调服。

12. 疝气：青皮（炒黄色），小茴香（炒黄）。上为末，空心酒调服。

13. 妇人无故经水不行，腹胀如膨，非病，非孕，饮食如常，精神亦平者，此名气分：青皮120g，白术180g，砂仁30g。共为末，饴糖为丸，梧桐子大。每早空心服15g，酒送。

14. 伏梁：青皮（白马尿浸三日令软透，切）30 个，巴豆（去皮）15 个（与青皮同炒干，去巴豆不用），羌活15g。上为末，白面糊为丸，如绿豆大。饮下 5 粒，未知，渐加至 10 粒。

15. 安神调气，消食解酒益胃，不拘老人小儿：青皮500g（浸去苦味，去穰拣尽），白盐花150g，炙甘草180g，舶茴香

120g。甜水 2000ml 煮之，不时搅，勿令着底，候水尽，慢火烤干，勿令焦。去甘草、茴香，只取青皮密封用。

16. 腹肿大腹：陈皮 30g，巴豆 10 粒，青皮 30g（去瓤），甘遂 9g。上药同炒，去巴豆、甘遂，只以二皮为末。用莱菔子煎汤，候冷，临卧时调 3g，至中夜亦调服 1.5g。

17. 小儿食积：青皮（炒黄）、干姜（炮存性）、五灵脂、莪术各 30g。为末和匀，药末 30g，肥巴豆去油 3g，研拌和，粳米饭糊丸麻子大，每服 3～5 丸，饥时米饮下。

18. 干呕：青皮（汤渍，去白）、甘草（锉）各 30g，木香 15g，白芷 0.3g，枳壳（去瓤，麸炒）、桂（去粗皮）各 15g。先将甘草炒微黄色，后入诸药同炒褐色，捣罗为末。每服 6g，入盐沸汤点。

19. 小儿赤白痢，脓血相杂、肚痛：青皮（去白，焙）、当归（净）、黄连（去须）、干姜（炮）各 30g，厚朴（姜汁炒）、肉豆蔻各 15g。上为细末，曲糊丸，如黍米大。每服 10 粒，米饮下，乳食前。

20. 脚气久肿不消，或胀坠疼痛：青皮 30～60g，大枣肉 60g。同煮，每日空心食枣肉 10 余枚，渐消。

21. 粘连性肠梗阻：青皮 15g 为主，配以当归、陈皮、芍药、桃仁各 9g，并取煎液 50ml 口服或从胃管灌入，每次间隔 6～8 小时，每日 1 剂。

22. 肝脓肿：初期以青皮 12g 为主，配柴胡、郁金、皂刺、乳香等，中期以青皮 10g 为主，配柴胡、香附等，后期以青皮 9g 为主，配金银花、连翘、玄参等。

【不良反应及注意事项】无毒。在常规剂量内水煎服没有不适反应。长期服用也没有明显副作用。长期连续使用青皮注射液治疗休克，易产生快速耐受现象，经停药后重新使用，作用仍可恢复。

◆青蒿

【来源】本品为菊科植物黄花蒿的干燥地上部分。秋季花盛开时采割，除去老茎，阴干。

【别名】蒿、草蒿、方溃、酒饼草、狈蒿、臭蒿、香蒿、三庚草、香丝草。

【性味归经】味苦、辛，性寒。归肝、胆经。

【功能主治】清虚热，除骨蒸，解暑热，截疟，退黄。主治：温邪伤阴、夜热早凉、阴虚发热、骨蒸劳热、暑邪发热、疟疾寒热、湿热黄疸。

【用法用量】内服：煎汤，6～15g，治疟疾可用 20～40g，不宜久煎；鲜品用量加倍，水浸绞汁饮；或入丸、散。外用：适量，研末调敷，或鲜品捣敷，或煎水洗。

【炮制】除去杂质，喷淋清水，稍润，切段，干燥。

【化学成分】地上部分含萜类：青蒿素，青蒿素Ⅰ，青蒿素Ⅱ，青蒿素Ⅲ即氢化青蒿素，脱氧青蒿素等。

【药理作用】①抗疟作用。②抗肿瘤作用。③抗菌作用。④抗寄生虫作用。⑤解热作用。⑥抗心律失常作用。⑦免疫调节作用。⑧抗肺纤维化作用。⑨其他作用：青蒿琥酯能显著缩短小鼠戊巴比妥睡眠时间；蒿甲醚对小鼠有防护辐射作用。

【毒理作用】小鼠灌胃青蒿素 LD_{50} 为 4223mg/kg，治疗指数 47.1，安全系数为 13.7。采用猫、犬、家兔、豚鼠、大鼠、小鼠等动物，青蒿素给药途径有灌胃、肌注、腹腔注射等，剂量为 100～1600mg/kg，连续给药 3～7 天，观察给药前后一般状态、食欲、体重、心血管系统、肝肾功能的变化，以及各主要脏器病理组织学改变。结果当剂量相当于临床用量 70 倍时，未见犬、猫、兔、豚鼠、大鼠等动物心血管系统、肝肾功能有异常变化，仅小鼠灌胃青蒿素 800mg/kg·d 组给药后 4 天出现谷丙转氨酶一过性升高。亚急性毒性观察中，狗、大鼠应用相当临床用量的 70 倍时，未见脑电、心电、肝功、血象、蛋白总量、蛋白分类、食欲、生长等有异常改变，仅见狗连续用药 21 天后非蛋白氮较给药前升高，心、肝、肾等主要脏器病理检查仅显示可逆性病变。小鼠畸胎实验，青蒿素不影响正常生育，亦无畸形，诱变性测定结果表明，青蒿素不是诱变剂，无致癌作用。

【配伍效用】

青蒿配伍鳖甲：青蒿清虚热、凉血，可透发肌肤间郁热；鳖甲滋阴潜阳、软坚散结，能清骨间之伏热。二者相伍，青蒿得鳖甲，可潜入阴分清伏邪；鳖甲得青蒿，可引阴分之邪达肌表。二药共奏清虚热、除伏邪、退骨蒸之功效，用于治疗阴虚发热、骨蒸潮热、盗汗以及温热病后期、余邪未清、邪留阴分的低热、口干口渴、舌红少苔等症。

青蒿配伍常山：青蒿截疟而透热外达；常山截疟而涌吐痰饮。两药伍用，有截疟、吐痰之功效，用于治疗疟疾之寒热、痰饮等症。

青蒿配伍车前子：青蒿清解暑热，车前子清利暑湿。二者伍用，有清暑热、利暑湿之功效，用于治疗暑湿之发热、泄泻等症。

青蒿配伍地骨皮：青蒿芳香透络，能领伏于阴分之热外出，地骨皮凉血退蒸而清虚热。二者伍用，有清热凉血、透热退蒸之功效，用于治疗阴虚骨蒸劳热。

【方剂选用】

1. 间日疟：青蒿叶洗净，加2倍左右的水，浸泡15分钟后煎煮，并不断翻动药叶，待煮沸后再煮3分钟，滤取药液，药渣加压取汁，并发2次药液，1次口服。成人1个疗程用量为干青蒿620g，首次服100g，以后每次用65g，1日3次，连服3日，小儿用量酌减，鲜青蒿加倍。

2. 恶性疟：①青蒿素片（每片含青蒿素100mg），每日1g，顿服。或用青蒿素注射剂（每ml含青蒿素50mg或100mg）1g，分两侧臀部肌注，每日1次，连用2日。或用青蒿素油混悬注射剂，（每ml含青蒿素100mg），首剂400mg，肌注，4～6小时再注射400mg。②青蒿素栓剂，肛肠给药，成人总用量为：2800mg，首剂600mg，隔4小时再给600mg，第二日和第三日上午、下午各给药400mg，小儿按年龄递减。

3. 脑型疟：青蒿油剂（每ml含青蒿素50mg或100mg），成人总用量为1.5g，首次1g，24小时后再给0.5g（小儿酌减），肌注。并配合本品结晶粉剂，首次1g，24小时后再给0.5g，鼻饲给药。

4. 抗氯喹疟：青蒿素胶囊（0.2g），成人每次0.6g，每日服3次，连服3日为1疗程，总用量为5.4g。

5. 高热：①200%青蒿注射液，每次2～4ml，肌注，每日1～2次。②青蒿干品25～30g，水煎1次口服，煎沸不超过30分钟。

6. 急性黄疸型肝炎：青蒿、龙胆草各30g，水煎服，每日1剂，平均疗程31天。

7. 尿潴留：鲜青蒿200～300g，搅碎（保留汁水），旋即敷于脐部，以25cm×30cm的塑料薄膜及棉垫各1块覆盖，胶布固定。敷药后，患者下腹部有清凉感，待排尿后即可去药。

8. 盘形红斑狼疮：青蒿500g，研为极细末，加蜂蜜1000～1500ml调匀，制成丸剂，每丸10g，每日4～6丸，饭后服。后用青蒿浸膏片（每片0.3g，约含生药1g），每日30～45片，分2～3次口服。或口服青蒿素，每日0.3g，渐增至0.4～0.9g，3天为1疗程。

9. 皮肤真菌病：青蒿油剂外搽，治疗手、足、股、体癣。

10. 神经性皮炎：青蒿蒸馏分离得到青蒿油，外搽。

11. 小儿腹泻：①青蒿20g，水煎分2次服，每日1剂。并根据情况纠正脱水及酸中毒。②青蒿20～25g，水煎分3次温服，每日1剂。

12. 口腔黏膜扁平苔癣：青蒿研末，炼蜜为丸，每丸9g，每日4～6丸，服用1～3个月。

13. 鼻衄：鲜青蒿制成滴鼻剂。或青蒿捣汁服之，并塞鼻中。

14. 虚劳、盗汗、烦热、口干：青蒿500g，取汁熬膏，入人参末、麦冬末各30g，熬至可丸，丸如梧桐子大。每食后米饮下20丸。

15. 赤白痢下：青蒿、艾叶等量。同豆豉捣作饼，每日干。每用 1 饼，以水一盏半煎服。

16. 暑毒热痢：青蒿叶 30g，甘草 3g。水煎服。

17. 虚劳久疟：青蒿捣汁，煎过，如常酿酒饮。

18. 疟疾寒热：青蒿一握，以水 400ml 渍，绞取汁，尽服之。

19. 温病夜热早凉，热退无汗，热自阴来者：青蒿 6g，鳖甲 15g，细生地黄 12g，知母 6g，丹皮 9g。水 5 杯，煮取 2 杯，每日再服。

20. 酒痔便血：青蒿（用叶不用茎，用茎不用叶）为末，粪前（便血用）冷水、粪后（便血用）水酒调服。

21. 蜂蛰人：青蒿捣敷之。

【不良反应及注意事项】不宜久煎。多见于皮肤出现丘疹、红斑等过敏症状。少数病人服药后有胃部不适、恶心、咽干等不良反应，无需处理，可自行消失。

◆青黛

【来源】本品为爵床科植物马蓝、蓼科植物蓼蓝或十字花科植物菘蓝的叶或茎叶经加工制得的干燥粉末、团块或颗粒。

【别名】青定花、青蛤粉、青缸花、蓝露、淀花、青定沫花。

【性味归经】味咸，性寒。归肝经。

【功能主治】清热解毒，凉血消斑，泻火定惊。主治：温毒发斑、血热吐衄、胸痛咳血、口疮、疔腮、喉痹、小儿惊痫。

【用法用量】内服：研末，1.5~6g，或入丸剂。外用：适量，干撒或调敷。

【炮制】青黛：拣去杂质，过罗。飞青黛：筛去杂质，置乳钵内，加适量清水，混和研match，复注入清水，轻轻搅动，使细粉悬浮，倾入另一容器中，待沉淀后，倒去清水，然后将沉淀的粉末，倾倒于铺上白纸的筛内，晒干，研末。青黛的浸泡、打靛的最佳工艺为浸泡前不除蜡，浸泡液 pH 7，溶剂用量与鲜叶质量比例为 1：15，避光、浸泡 48 小时，温度 60℃，通气时间

180 分钟，加氨水调节打靛前 pH 值为 10.5。

【化学成分】从马蓝制得的青黛中分得：靛玉红，靛蓝，异靛蓝。从蓼蓝制得的青黛中分得靛玉红，靛蓝，N－苯基－2－萘胺，β－谷甾醇，虫漆蜡醇，靛苷，松蓝苷 B，色氨酮，青黛酮。从木蓝制得的青黛中分得靛玉红。从菘蓝制得的青黛中分得靛玉红，靛蓝，色氨酮，青黛酮，红，正二十九烷。

【药理作用】①抗菌作用。②抗炎、镇痛作用。③抗癌作用。④破坏白血病细胞的作用。

【毒理作用】急性毒性实验中，小鼠一次灌胃靛蓝 32g/kg，靛玉红 25g/kg，均不引起动物死亡，而靛蓝和靛玉红一次腹腔注射的 LD_{50} 分别为 2.20 ± 0.23g/kg 和 1.11 ± 0.14g/kg。靛玉红 200mg/kg 灌胃，连续 1 个月，可使大鼠肝细胞肿胀变性，核及核仁肥大，灌胃给药连续 6 个月，肝细胞出现肿胀、溶解性坏死及萎缩变性。长时间给药，对小鼠、大鼠、豚鼠正常造血细胞生成均无明显影响。给犬分别灌胃靛玉红 20、100、200mg/kg，连续 6 个月，结果小剂量组的食欲和生长情况与对照组相似，而大、中剂量组服药后动物出现食欲减少、腹泻、便血以及 SGPT 升高和灶性肝细胞坏死等反应。但 3 个剂量组的血象、骨髓象都未见明显抑制，对肾功能、心电图也无影响。

【配伍效用】

青黛配伍海蛤壳：青黛清热解毒凉血，擅清肝经郁火、消膈上热痰；海蛤壳清肺泄热、降气化痰。二者伍用，共奏清肝泻肺、凉血解毒、化痰止咳之功效，用于治疗肝火犯肺之头眩、目赤、口苦、咳嗽痰稠、痰中带血、咯吐鲜血等症。

【方剂选用】

1. 腮腺炎：芒硝 30g，青黛 10g，加醋适量调成糊状，外敷患处。

2. 病毒性肝炎：①青黛、明矾、山药按 1：4：6 的比例共研末，拌匀。每日 6g，

分2~3次吞服（或装胶囊后吞服），同时肌注维丙肝，每次160mg，每周1次，肝泰乐每日0.1g。②青黛30g，明矾15g，泽兰15g，共研为末，每次1.2g，每日服3次。

3. 百日咳：青黛、海蛤粉各30g，川贝母、生甘草各15g，研为细末，每次1.5g，每日3次，饭后服，7~10天为1疗程。

4. 慢性非特异性溃疡性结肠炎：青黛2g，黄柏1.5g，儿茶1g，枯矾0.5g，为1次量，研成面加水50ml，保留灌肠，每晚1次。并配合辨证口服中药。

5. 各种腹泻：青黛100g，白矾150g。分别研末，过60目筛，混匀后装胶囊（平均每个药量为0.5±0.02g）。

6. 癫痫：青黛1份，硼砂3份，山药6份，共为细末，以硬酯酸作赋型剂压片，每片含量0.5g，成人每次5g，每日3次，饭后服，用药半年不发作者，改为每日2次。小儿用药剂量须减少，坚持服药1年即可停药。

7. 烧伤：地榆炭250g，青黛50g，冰片10g，分别研末，过120目筛，干热灭菌，以上各药加入500g凡士林中，搅匀，涂敷患处，每日2~3次。

8. 带状疱疹：青黛50g，滑石30g，炉甘石15g，黄连20g，冰片3g，制成冰黛散。

9. 皮肤溃疡：①青黛60g，煅石膏、滑石各120g，黄柏30g，冰片、黄连各15g，各研末和匀备用。②煅石膏、金银花、青黛、枯矾、五倍子等量，制成石黛散，外敷患处。③蛤粉50g，青黛10g，石膏50g，轻粉25g，黄柏25g，制成青蛤散。

10. 湿疹：①青黛粉、黄柏粉各60g，石膏粉、滑石粉各120g，混合掺匀备用，急性期将药物用香油调成糊状涂敷患处，或用药粉薄薄地干撒，每日1~2次；亚急性期及慢性期，将药粉加软膏调成所需要的泥膏或软膏涂患处，每日1~2次。②青黛10g，枯矾20g，冰片3g，雄黄6g，锌氧粉10g，共研末，调香油或茶油涂患处，每日2~3次。

11. 牛皮癣：青黛30g，轻粉、冰片、硫黄各10g，药用凡士林100g。先将药物共研末，再加入凡士林调匀。用药外搽患处，每日1~2次，7天为1疗程。

12. 阴囊湿疹：青黛、密陀僧、硫黄、滑石各等量，共研末，香油调匀外敷，每日2次。

13. 外阴瘙痒症：蛇床子500g（洗净晒干），青黛250g。共研为细粉，与鱼肝油、凡士林制成软膏。每周用药2~4次，2个月为1疗程。

14. 小儿水痘：青黛粉、生牡蛎粉、滑石粉等量，加入适量麻油调成糊状，轻轻地搽于患处薄薄一层，每日1~2次。

15. 鼻衄：用鼻钳扩大鼻前孔，查明出血部位，然后用消毒棉球蘸青黛粉塞入鼻腔，压迫出血点。上药时，应嘱患者暂停吸气，以防青黛吸入引起咳嗽。

16. 复发性口疮：青黛60g，冰片12g，薄荷冰2.4g，共研末混合，密闭保存备用。用时以消毒棉签蘸药末少许，涂于溃疡部位，每日4~5次。

17. 剥脱性唇炎：青黛5，黄连4，穿山甲1，冰片0.5。按以上比例共研末面，加凡士林100g，调成油膏。每天早晚2次外搽。

18. 咯血：青黛3g，杏仁40粒（去皮、尖，以黄明蜡煎黄色，取出研末）。上二件再同研匀，以所煎蜡少许，熔开和之，捏成钱大饼子。每服，用干柿一个，中破开，入药一饼，合定，以湿纸裹，慢火煨熟，取出，以糯米粥嚼下。

19. 伤寒赤斑：青黛6g，水研服。

20. 胃脘痛，病久成郁，郁则成热：青黛，以姜汁入汤调服。

21. 一切热毒，脓窝疮：青黛30g，寒水石30g（煅过，苏为度）。上为细末，用香油调搽。

22. 口舌生疮：青黛3g，细辛、黄柏（锉）、地骨皮、密陀僧各0.3g。上件药，捣细罗为散。每取少许，贴于疮上，有涎即吐之。

【不良反应及注意事项】中寒者勿用。轻者出现腹痛、腹泻、恶心、呕吐等，甚者便血、血小板下降。出现不良反应后，应对症处理，静脉滴注地塞米松，2～4天后症状即可消失。

◆青龙须

【来源】本品为杨柳科植物垂柳的根及根须。春、夏、秋季采收，洗净，鲜用或晒干。

【别名】柳根、杨柳须、水柳须、红龙须。

【性味归经】味苦，性寒。

【功能主治】利水通淋，祛风除痛，泻火解毒。主治：淋证、白浊、水肿、黄疸、痢疾、白带、风湿疼痛、黄水疮、牙痛、烫伤、乳痈。

【用法用量】内服：煎汤，15～30g。外用：适量，煎水熏洗，或煮酒温熨。

【炮制】取原药材，洗净，晒干，筛去灰屑。

【化学成分】含有 1-羟基油桐酸、油桐酸、3-乙酰氧基-油桐基、蒲公英赛酮、蒲公英赛醇、3-乙酰氧基-12-齐墩果烯-28-酸甲酯、3-乙酰氧基-12-齐墩果烯-28-醇、熊果酸、羽扇豆醇、乙酰氧羽扇豆酯醇、臭矢菜素 A、大黄酚、没食子酸等。

【药理作用】细胞毒作用：油桐酸对 AGZY83-a 细胞有弱的抑制作用，IC_{50} 为 $33.055 \mu g/ml$。

【方剂选用】

1. 黄水湿疮：青龙须烧存性，研末，麻油调涂。

2. 耳痛有脓不出，及痛已结聚：青龙须细切，熟捣，封之，以帛掩，燥即易之。

3. 痔疮：青龙须 60～90g。水煎滚，加入皮硝 9g，再煎数滚，倾入罐或盆内；另用圆桶一只，将罐放桶中，坐桶上，使药气熏入肛门，水冷为止，渣再煎，日熏二次。

4. 风火牙痛：青龙须 15～21g。猪精肉 60～90g 炖汤，以汤煎药服。

5. 瘿病：青龙须 15000g。以水一斛，煮得五斗，同米三斗酿之，酒成，先食服一升，日三。

6. 血崩：青龙须 15g。甜酒一杯煮服。

7. 奶发痛不可忍：青龙须新采者 1 握，捣碎，以好酒同生甘草、乌梅煎至 2g，去渣，时时温服。

8. 哮喘：青龙须 30g。放入羊肚内炖服。

9. 急性白血病：取生长在沟岸边青龙须根，切碎，每日 30～60g 煎服，须长期服用，不能间断。

【不良反应及注意事项】少数人服用后有胃部不适等不良反应，孕妇慎用。

◆青风藤

【来源】本品为防己科植物青藤和毛青藤的干燥藤茎。秋末冬初采割，扎把或切长段，晒干。

【别名】青藤、寻风藤、清风藤、滇防己、大青木香、大青藤、岩见愁、排风藤、过山龙。

【性味归经】味苦、辛，性平。归肝、脾经。

【功能主治】祛风湿，通经络，利小便。主治：风湿痹痛、关节肿胀、麻痹瘙痒。

【用法用量】内服：煎汤，9～15g，或泡酒，或熬膏服。外用：适量，煎水洗。

【炮制】除去杂质，略泡，润透，切厚片，干燥。

【化学成分】青风藤的茎和根含青藤碱、双青藤碱、木兰花碱、尖防己碱、四氢表小檗碱、异青藤碱、土杜拉宁、清风藤碱、dl-丁香树脂酚、十六烷酸甲酯、N-去甲基尖防己碱、白兰花碱、光千金藤碱。又含 β-谷甾醇、豆甾醇。青藤的茎还含清风藤碱甲等多种生物碱。

【药理作用】①镇痛抗炎作用。②对阿片类依赖的防治作用。③对肾脏的保护作用。④免疫抑制作用。⑤镇静、降压作用。⑥抗心律失常作用。⑦抗心肌缺血作用。

⑧抑制平滑肌活动。⑨释放组胺作用。

【毒理作用】青藤碱对小鼠腹腔注射，皮下注射，灌胃的 LD_{50} 分别为（285.00 ± 29.00），（535.00 ± 4.19）和（580.00 ± 51.00）mg/kg。大鼠1次口服694mg/kg无不良反应。犬及猴分别口服45及95mg/kg，有显著镇静作用及肠胃道反应，静脉注射5~13.5mg/kg立即出现高度衰弱、血压下降、心率加速、呼吸困难等反应。青藤碱皮下注射45天内剂量从5mg/kg递增至80mg/kg，对猴无戒断症状，说明无成瘾性，但对其镇痛作用有耐受性。

【方剂选用】

1. 一切诸风：青风藤二、三月采之，不拘多少，入釜内，微火熬七日夜，成膏，收入瓷瓶内。用时先备梳三五把，量人虚实，以酒服一茶匙毕，将患人身上拍一掌，其后遍身发痒不可当，急以梳梳之。要痒止，即饮冷水一口便解。避风数日。

2. 骨节风气痛：青风藤根或茎叶适量，煎水常洗痛处。

3. 风湿痹痛：青风藤根90g，防己30g，将药物粉碎，入酒一瓶，煮饮。

【不良反应及注意事项】临床观察无毒。在常规剂量内水煎服没有不适反应。长期服用无明显不良反应。剂量过大有恶心、泛酸、胃痛、皮疹等不良反应，可与和胃药、抗过敏药等同用，可减少不良反应。临床使用青藤碱片，部分病人有过敏性皮炎、胃痛和白细胞减少等不良反应。

◆青香藤

【来源】本品为马兜铃科植物青香藤的根。全年可采。

【别名】变色马兜铃、白金果榄、银带、苦凉藤。

【性味归经】味苦，性寒。

【功能主治】行气健胃，止痛。主治：胃痛、跌打损伤。

【用法用量】内服：煎汤，3~10g。外用：适量，捣敷。

【炮制】取原药材，洗净，切段，晒干，筛去灰屑。

【化学成分】含尿囊系、硬脂酸、豆甾-4-烯-3,6-二酮豆甾烷-3,6-二酮，β-谷甾醇、胡萝卜苷、马兜铃酸A、马兜铃酸A甲酯、6-甲氧基去硝基马兜铃酸甲酯、去硝基马兜铃酸、6-甲氧基去硝基马兜玲酸、6-甲氧基马兜铃酸A甲酯、异马兜铃内酯、银袋内酯A、B、C、D。

【药理作用】①抗菌作用。②抗炎作用。③镇痛作用。

【方剂选用】

1. 风湿关节痛：青香藤15g，泡酒服，并取温酒擦患处。

2. 跌打损伤后筋骨疼痛：青香藤适量，煎酒温服。

3. 痨咳：青香藤9~15g，泡酒服。

4. 理气止痛：用于腹胀腹痛，胃寒隐痛，两胁胀痛，胆囊炎走窜作痛，疝气疼痛。一般单用青香藤5~10g研末温开水送服或煎水服，也可根据病情适当配伍中药煎服。

5. 消食健胃：青香藤5g或加炒鸡内金3g，研末温开水送服。

6. 祛风活血：青香藤5~10g水煎服或泡酒内服外擦。水煎服对高血压有明显的降压作用，尤以舒张压降低更显著。虫蛇咬伤，痛肿疔疮：青香藤研末调敷或磨汁涂局部。

【不良反应及注意事项】孕妇禁用，肝炎、消化道溃疡患者禁用。

◆青葙子

【来源】本品为苋科植物青葙的干燥成熟种子。秋季果实成熟时采割植株或摘取果穗，晒干，收集种子，除去杂质。

【别名】草决明、野鸡冠花子、狗尾巴子、牛尾巴花子。

【性味归经】味苦，性微寒。归肝经。

【功能主治】清肝泻火，明目退翳。主治：肝热目赤、目生翳膜、视物昏花、肝火眩晕。

【用法用量】内服：煎汤，3~15g。外用：适量，研末调敷，或捣汁灌鼻。

【炮制】青葙子：取原药材，除去杂

质，筛去灰屑。炒青葙子：取净青葙子置锅内，用文火加热，炒至有爆声，并有香气逸出时，取出放凉。

【化学成分】青葙子含脂肪油约15%、淀粉30.8%、烟酸约14μg/g及丰富的硝酸钾。所含脂肪油称为青葙子油脂。

【药理作用】①抗菌作用。②降血糖作用。③抗肿瘤和免疫调控作用。④保肝作用。⑤能增强晶状体的抗氧化能力，防护晶状体的氧化损伤。

【毒理作用】青葙子总皂苷灌胃给药的无毒剂量为672mg/kg，灌胃给药的LD_{50}为713.4mg/kg。

【配伍效用】

青葙子配伍决明子：青葙子味苦性凉，疏风热、清肝火、明目退翳；决明子苦甘性凉，清肝、明目。二者伍用，共奏疏风清热、清肝明目之功效，用于治疗风热或肝火上炎引起的目赤肿痛、目生翳障。

青葙子配伍夏枯草：青葙子祛风热、清肝明目，夏枯草清肝火、散郁结。二者配伍应用，其清肝火明目之力更强，用于治疗肝火亢盛所引起的目赤肿痛、目生翳障。

【方剂选用】

1. 高血压：青葙子30g，水煎2次，滤液混合，每日3次分服。

2. 红眼病：生地黄20g，青葙子、金银花、菊花、黄芩、牡丹皮各15g，薄荷、防风各12g，赤芍、夏枯草各18g，红花10g，甘草3g。随症加减。每日1剂，不拘时服，当茶饮。

【不良反应及注意事项】本品有清泄肝火作用，适用于高血压属肝阳上亢之证。由于本品清热力强，且有扩散瞳孔的作用，因此肝肾虚及青光眼患者忌用。瞳孔散大者忌服。

◆青蒿子

【来源】本品为菊科植物黄花蒿的果实。秋季果产成熟时，采取果枝，打下果实晒干。

【别名】黄花蒿子。

【性味归经】味甘，性凉。

【功能主治】清热明目，杀虫。主治：劳热骨蒸、痢疾、恶疮、疥癣、风疹。

【用法用量】内服：煎汤，3～6g，或研末。外用：适量，煎水洗。

【炮制】取原药材，打下果实，除去杂质，晒干。

【化学成分】含有苦味质、挥发油、青蒿碱、维生素等化学成分。

【药理作用】①收敛作用。②抗炎作用。③抗菌作用。④杀虫作用。

【方剂选用】

1. 积热眼涩：青蒿花或子，阴干为末，每井华水空心服6g。

2. 创伤出血：青蒿子适量，拣去杂质，研末过100目筛，外敷创面，用纱布包好，隔日换药1次，一般1次即可。本药不会引起创伤口感染。

3. 痈肿：青蒿子适量，拣去杂质，研末过100目筛，与适量糯米饭混合，研捣成均匀的黏糊状，外敷患处，用纱布包扎好，每日换药1次。

【不良反应及注意事项】少数患者服药后有食欲减退，恶心等症状。产后血虚、内寒作泻、饮食停滞泄泻者禁用。

◆青叶胆

【来源】本品为龙胆科植物青叶胆的干燥全草。秋季花果期采收，除去泥沙，晒干。

【别名】肝炎草、小青鱼胆、土疸药。

【性味归经】味苦、甘，性寒。归肝、胆、膀胱经。

【功能主治】清肝利胆，清热利湿。主治：肝胆湿热、黄疸尿赤、胆胀胁痛、热淋涩痛。

【用法用量】内服：煎汤，10～15g。外用：适量，鲜品捣敷或煎水洗。

【炮制】除去杂质，喷淋清水，稍润，切段，干燥。

【化学成分】青叶胆全草含齐墩果酸等。

【药理作用】①保护肝脏作用。②解痉

作用。③镇痛、镇静作用。④皮肤保护作用。⑤抑菌作用。

【毒理作用】小鼠灌胃青叶胆总苷5000mg/kg 及腹腔注射 5000mg/kg，犬静脉注射 200mg/kg 及腹腔注射 300mg/kg 均未见死亡，说明本品毒性较低。亚急性毒性实验表明，青叶胆总苷按 155mg/kg 及482mg/kg，连续口服 30 天，对动物的外观行为、体重、肝、肾功能、血象均未见明显改变，脏器的病理学检查，除大剂量组（482mg/kg）部分动物显示肝细胞轻度浊肿外，心、脾、肺、肾、肾上腺、脑等器官均未见异常改变。在血象检查中，服用青叶胆总苷后，大剂量组（482mg/kg）白细胞计数未见异常改变，而小剂量组（155mg/kg）个别动物出现白细胞计数下降。青叶胆总苷对实验动物的血压、呼吸、心率、心电图均无明显影响。

【方剂选用】

1. 黄疸肝炎：青叶胆、苟草根、茵陈、华金腰子。煎服。

2. 咽喉红肿疼痛：青叶胆、开喉箭、马勃、石膏、黄芩。煎服。

3. 梅毒：青叶胆、银花、苦参、土胡连、猪胆汁。煎服。

4. 疮肿：青叶胆、垂头菊、蒲公英、牛耳大黄。捣敷患处。

5. 蕲蛇、竹叶青蛇咬伤：伤口冲洗后，取青叶胆加食盐捣烂外敷。另取 60g，水煎服。

6. 急性传染性肝炎：青叶胆制成浸膏片，每次 3g，日服 3～4 次；或用青叶胆30g煎服，每日 3 次。凡发烧、深度黄疸、饮食锐减者，输注葡萄糖液。一般用药后尿量增加，大多数舌苔由黄腻变为薄白，黄疸消退较快。

7. 骨髓炎：青叶胆、南岭荛花、山莓根皮各 3g，鲜珍珠菜根 60g。加黄酒250ml，隔水炖，以煮沸为度，取汁每天服 3 次，每次 30ml。药渣外敷患处。

8. 结膜炎：青叶胆 15～30g，水煎冲白糖服。或研末，每 0.9～1.5g，开水送

服，日服 3～5 次。

【不良反应及注意事项】偶见恶心、呕吐、口苦腹泻、上腹不适或疼痛等。虚寒者慎服。

◆青礞石

【来源】本品为变质岩类黑云母片岩或绿泥石化云母碳酸盐片岩。采挖后，除去杂石和泥沙。

【别名】礞石。

【性味归经】味甘、咸，性平。归肺、心、肝经。

【功能主治】坠痰下气，平肝镇惊。主治：顽痰胶结、咳逆喘急、癫痫发狂、烦躁胸闷、惊风抽搐。

【用法用量】内服：入丸、散，3～6g；煎汤 10～15g，布包。

【炮制】青礞石：除去杂石，砸成小块。煅青礞石：取净青礞石，照明煅法煅至红透。

采用正交优选法，以青礞石炮制品的外观颜色、疏松度、溶出率等筛选炮制工艺参数，优选出的最佳炮制工艺为在700℃、青礞石与火硝质量配比 1∶0.4、摊层厚度 2cm 条件下煅制 2 小时。

【化学成分】黑云母片岩主要含钾、镁、铁、铝的硅酸盐，尚含有钛、钙、锰等杂质。

【药理作用】治疗萎缩性胃炎作用。

【方剂选用】

1. 宿食癖积、癥瘕：青礞石不仅可治痰，且能消食攻积导滞，如清《方脉正宗》以青礞石配伍健脾行气消积之白术、木香、枳实等药，治食药积成痰，胃实眩晕者；又如宋《杨氏家藏方》之金宝神丹，用本品与涩肠之赤石脂配伍，治疗诸积癖块，攻刺心腹，下利赤白，妇人崩中漏下，一切虚冷，以及久积久痢，虚冷滑泄；宋《圣惠方》之礞石丸，则以礞石为主，加木香、巴豆等利气攻积之品，用于妇人食癥，块久不消，攻刺腹痛者。

2. 一切痰积、痼痰、惊风危症：青礞石配焰硝，能利湿热痰积，从大肠而出，

因湿热盛而皮肤生疮者，一利即愈配硝石、赤石脂，治一切痰积、癖痰；得焰硝，治惊风危证。

3. 水肿、肾病综合征：甘遂（细面）3g，荞面50g，牵牛子（醋炒为细面）12g，青礞石（煎汤去渣）30g。将3味药一起调均，用青礞石汤调和作面条，开水煮熟顿服。服药后症状消失，小便正常，饮食渐有增加，脉象转缓。

4. 消化性溃疡：煅青礞石20g，大黄9g，黄芩12g，乌贼骨9g，沉香（冲服）4g。水煎，早晚2次口服，每日1剂。治疗期间停用西药，并忌酸、辣、酒、浓茶等刺激性食物。

5. 食道、贲门癌梗阻：青礞石、鼠妇各等量，每次1~2g，每日4~6次，放舌根部含服。

【不良反应及注意事项】非痰热内结不化之实证，或脾胃虚弱、阴虚燥痰及孕妇禁服。

◆青木香

【来源】本品为马兜铃科植物马兜铃的干燥根。春、秋二季采挖，除去须根及泥沙，晒干。

【别名】马兜铃根、兜铃根、独行根、云南根、土木香、青藤香、蛇参根、铁扁担。

【性味归经】味辛、苦，性寒。归肺、胃经。

【功能主治】平肝止痛，解毒消肿。主治：眩晕头痛、胸腹胀痛、痈肿疔疮、蛇虫咬伤。

【用法用量】内服：煎汤，3~9g；研末，1.5~2g，每日2~3次。外用：适量，研末调敷，或磨汁涂。

【炮制】除去杂质，洗净，润透，切厚片，晒干。

青木香炮制后急性毒性和慢性蓄积性毒性明显降低，炮制后药效学作用强度不低于生品；水提取物药效学作用不及相应剂量的醇提取物。

【化学成分】马兜铃根含马兜铃酸A、B、C，7-羟基马兜铃酸A，7-甲氧基马兜铃酸A，马兜铃酸C-6-甲醚、马兜铃酸A甲酯、马兜铃酸D-6-甲醚，马兜铃内酰胺的N-六碳糖苷，青木香酸和尿囊素等。地下部分（即块根）含9个马兜铃烷型倍半萜成分及3-氧代马兜铃烷，粉防己碱，轮环藤酚碱。

【药理作用】①降压作用。②抗癌作用。③抗菌、增强机体免疫功能作用。④催吐作用。⑤镇静作用。

【毒理作用】青木香粗制剂之毒性较马兜铃略低，前者对小鼠腹腔注射之半数致死量为15.7g/kg，后者为14.3g/kg。以100%煎剂给兔静脉注射，在1g/kg时可引起全身痉挛、瞳孔先大后小、肌肉松弛、呼吸抑制，最后心跳停止。精制浸膏较粗制流浸膏（即去除精油及醚溶性酸性成分后）毒性小5倍左右；前者之慢性毒性也很小，每日给小鼠精制浸膏相当生药2g时，生长仍能继续进行。小鼠静脉注射木兰花碱的半数致死量为20mg/kg，长期口服其10倍剂量，并无明显的慢性毒性。青木香粗制剂给体重25g的小鼠口服0.6g，体重2kg的猫口服20~40g，均无死亡。马兜铃酸灌胃和静脉注射的LD_{50}为48.7mg/kg和22.4mg/kg。

【方剂选用】

1. 肠炎，腹痛下痢：青木香9g，槟榔4.5g，黄连4.5g，共研末。每次3~6分，开水冲服。

2. 中暑腹痛：青木香根（鲜）9~15g。捣汁，温开水送服；亦可用青木香根1~6g，研末，温开水送服。

3. 高血压：青木香根（鲜）60g。水煎服，红糖为引。

4. 毒蛇咬伤：青木香30g，香白芷60g。共研末，每用9g，甜酒或温开水送服；另用不拘量，调敷伤口处。

5. 蛇咬及蜚毒：青木香、雄黄。共研末。调酒擦局部。

6. 疗肿复发：青木香根捣烂，用蜘蛛网裹敷。

7. 指疔：鲜青木香，切碎，同适量的蜂蜜捣烂，敷于患处。

8. 皮肤湿烂疮：青木香，研成细末，用麻油调搽。

9. 蜘蛛疮（单纯疱疹）：青木香，研极细末，柿漆（即柿油）调涂。

10. 牙痛：青木香鲜品一块，放牙痛处咬之。

11. 产后气痢不止，日夜十余次者：青木香0.9g，诃子（酥炙至黄，去核）2.4g。上为细末，空心米饮调下1g；一方用缩砂仁，三味等量为细末，入蜜一匙，米饮调下6g。

12. 上气喘急：青木香30g，木香、楝实（微炮）各0.9g。上三味捣罗为散，每服6g，浓煎乌梅蜜汤调下，食后临卧服。

13. 疔疮、蛇伤、犬咬、鼠咬：青木香（堵、根、梗均可用），上末，每服3g，蜜水调下。凡治瘴气、蛇伤不可缺此药也。

14. 咽喉内猝肿痛：青木香30g，甘草0.3g（生，锉）。上件药，捣，粗罗为散。每服6g，以水一中盏，煎至六分，去渣，不计时候，温服。

15. 妇人小便出血不止：马兜铃根，刺蓟根各30g，上件药，捣细罗为散，每服食前，当归酒调下6g。

16. 腋臭：用青木香作厚片，好醋浸一宿，夹腋下数次，即愈。

17. 胃痛：青木香（北马兜铃根）对溃疡病、胃炎、胃痉挛及其他原因所引起的胃痛有较好的止痛效果。一般服药1次可维持6～8小时药效。用法：①青木香1.5～2g，洗净后置口中嚼细（或先研成粉末），用开水或酒送服。②青木香30～60g，切片，用酒500g浸泡2～3天；每服5～10ml。③用青木香制成3%酊剂，每服3ml。上述制剂均在发病时顿服，或日服三次。

【不良反应及注意事项】药厂工作人员可因青木香引起职业性皮炎。患部先有痒感，继之发生散在的红色丘疹；严重者皮肤潮红肿胀，并有许多密集的水疱，通常1周后可消退。青木香可能引起肾脏损害等不良反应，有报道嚼服鲜青木香约150g引起中毒，开始恶心呕吐，食入即吐，继则尿少，腹胀肢肿，导致急性肾功能衰竭、尿毒症。口服大量青木香流浸膏可见恶心呕吐，胃纳减退、口干、便秘等；静脉注射可出现全身痉挛，瞳孔先大后小，肌肉松弛，呼吸抑制，最后心跳停止。

救治：首先不宜用注射剂，其次是口服剂量也不可过大。中毒较轻者，停止用药，多可缓解；中毒较重，视情况随症处理，如出现呼吸麻痹，可进行人工呼吸、气管插管等。

◆青天葵

【来源】本品为兰科植物毛唇芋兰的块茎和全草。

【别名】独叶莲、珍珠草、独脚莲、珍珠叶、坠千斤、铁帽子、山米子、天葵。

【性味归经】味甘，性凉。归肺经。

【功能主治】润肺止咳，清热解毒，散瘀止痛。主治：肺痨咯血、肺热咳嗽、口腔炎、咽喉肿痛、瘰疬、疮疡肿毒、跌打损伤。

【用法用量】内服：煎汤，9～15g。外用：适量，捣敷。

【炮制】7～8月用刀齐地面割取叶片，洗净后生晒或用热水烫。用热水（80℃）烫过的叶片放在竹席上，置于阳光下曝晒，晒至半干时用手将每片叶搓成粒状，搓后再晒干。

【化学成分】主要含有黄酮类、萜类、氨基酸类和挥发油类等。

【药理作用】①抗病毒作用。②抗肿瘤作用。③抗炎、镇痛作用。④平喘、镇咳作用。

【毒理作用】小鼠对青天葵石油醚提取物的最大耐受量为18.0g/kg，对乙酸乙酯提取物的最大耐受量为14.4g/kg。

【方剂选用】

1. 疮疖肿痛：青天葵鲜叶捣烂，调红糖外敷。

2. 小儿疳积，疝气痛：青天葵鲜块茎

6~12g，炖瘦猪肉或鸡蛋吃。

3. 口腔炎、急性喉头炎：青天葵全草1株，生嚼含。

4. 急性支气管炎：青天葵为主药，配伍龙利叶、款冬花、巴戟天等组成天龙茶（袋泡剂）治疗急性支气管炎。

5. 精神病：青天葵1个，胡椒1粒。水煎，为1次量。日服1次，连服1个月。

【不良反应及注意事项】阳虚者慎服。

◆青红线

【来源】本品为爵床科红丝线草属植物红丝线的全草。全年可采，洗净，鲜用或晒干。

【别名】红蓝、山蓝、红丝线、野靛青、项开口、白牛膝、大青、九头狮子草、高山辣椒、黄丁苦草、绿骨头青。

【性味归经】味甘、淡，性凉。

【功能主治】清肺止咳，散瘀止血。主治：肺结核咯血、肺炎、糖尿病；外用治跌打损伤肿痛。

【用法用量】内服：煎汤，9~15g，鲜品倍量。外用：适量，鲜品捣敷，或煎汤洗，或捣汁滴耳。

【炮制】鲜用或晒干用。

【化学成分】青红线含生物碱、萜类、有机酸、黄酮类化合物、挥发油、脂肪族化合物及微量元素等化学物质。

【药理作用】①降血压作用。②保肝护肝作用。③止咳、镇咳、祛痰作用。④抗氧化活性作用。⑤胡椒碱具有镇静、催眠、抗惊厥、骨骼肌松弛和抗抑郁等作用。

【毒理作用】采用大鼠90天喂养实验对红丝线草的亚慢性毒性进行评价，结果显示红丝线草的大鼠90天喂养实验各项检测结果均未见异常，其最大有害作用剂量（NOAEL）大于10000mg/（kg.BW）。红丝线草提取液设10.0g/kg、5.0g/kg、2.5g/kg3个剂量组，同时以去离子水作阴性对照，阿司匹林（0.3g/kg）作阳性对照。每组12只SD孕鼠，受孕6天开始按10ml/kg给孕鼠灌胃受试溶液，每天1次，至受孕15天，共灌胃10次。于妊娠20天解剖孕

鼠，检查胎鼠的身体、外观、内脏及骨骼发育等指标。结果显示红丝线草各剂量组的孕鼠体质量、窝质量、胎鼠体质量、身长、尾长、活胎率、吸收胎率及死胎率与阴性对照组比较差异均无统计学意义，未见胎鼠外观、内脏和骨骼发育异常及畸形。表明在本实验条件下，红丝线草对大鼠无母体毒性、胚胎毒性和致畸性。

【方剂选用】

1. 小儿惊风：青红线12~15g，水煎服。

2. 咽喉肿痛：青红线90g，水煎服，或研末加白糖冲服。

3. 疮疡：鲜青红线、犁头草各适量，水煎服。

4. 瘰疬：青红线鲜叶捣烂敷，或全草适量，水煎服。

5. 跌打肿痛：鲜青红线全草捣烂，酒炒外敷。

6. 外伤出血：鲜青红线全草捣烂外敷。

7. 肺结核咳血：青红线9~15g，水煎服。

8. 口腔炎：青红线9~15g，水煎服。忌鱼腥、韭菜和刺激性食物。

9. 尿路感染：青红线、车前草各15g，水煎服。

10. 中耳炎：鲜青红线捣汁，加食盐少许，滴入患耳。

11. 毒蛇咬伤：青红线、半边莲、疔疮草各60g，水煎服。或鲜青红线、半边莲、佛甲草各等量，绞汁内服，每隔2小时服2~3汤匙，连服3天，药渣外敷伤口。

【不良反应及注意事项】孕妇慎服。

◆青兔耳风

【来源】本品为菊科兔耳风属植物红脉兔耳风以全草入药。四季可采，去杂质晒干。

【别名】走马丹、紫背金牛、紫背草、走马胎、土兔耳风、血筋草、罗汉草。

【性味归经】味苦、辛，性温。

【功能主治】祛风散寒，止咳，止痛。主治：风寒咳嗽、头痛、风湿疼痛、跌打

损伤；外用治淋巴结结核，毒蛇咬伤。

【用法用量】内服：煎汤，3~9g；或浸酒。外用：捣敷。

【炮制】除去杂质，晒干。

【药理作用】全草煎剂1/400用含药试管法，对钩端螺旋体有抑制作用。

【方剂选用】

1. 风寒咳嗽：青兔耳风加黄糖熬水服。

2. 久年头风痛：青兔耳风，炖猪脑顶为服。

【不良反应及注意事项】孕妇慎服。

◆玫瑰花

【来源】本品为蔷薇科植物玫瑰的干燥花蕾。春末夏初花将开放时分批采摘，及时低温干燥。

【别名】徘徊花、笔头花、湖花、刺玫花、刺玫菊。

【性味归经】味甘，微苦，性温。归肝、脾经。

【功能主治】行气解郁，和血，止痛。主治：肝胃气痛、食少呕恶、月经不调、跌打伤痛。

【用法用量】内服：煎汤，3~10g，浸酒或泡茶饮。

【炮制】拣去杂质，摘除花柄及蒂。

【化学成分】鲜花含挥发油（玫瑰油）为0.03%，主要成分为香茅醇、牻牛儿醇、橙花醇、丁香油酚、苯乙醇等。香茅醇含量可达60%，牻牛儿醇含量次于香茅醇，橙花醇为5%~10%，丁香油酚和苯乙醇约各为1%。油又含壬醇、苯甲醇、芳樟醇、乙酸苯乙酯。此外，花尚含槲皮苷、苦味质、鞣质、脂肪油、有机酸（没食子酸）、红色素、黄色素、蜡质、β-胡萝卜素等。

【药理作用】①抗心肌缺血。②抗血栓形成、抗血小板凝集。③抗氧化活性。④抑菌作用。⑤调节血脂、降血糖作用。⑥抑制乳腺癌的作用。⑦抗病毒作用。⑧抗抑郁作用。⑨抗脑缺血。

【毒理作用】玫瑰水提取物不具有慢性毒性。

【方剂选用】

1. 肝胃气痛：玫瑰花阴干，冲汤代茶服。

2. 肝郁吐血，月经不调：玫瑰花蕊300朵，初开者，去心蒂；新汲水砂铫内煎取浓汁，滤去渣，再煎，白冰糖500g收膏，早晚开水冲服。瓷瓶密收，切勿泄气。如专调经，可用红糖收膏。

3. 肺病咳嗽吐血：鲜玫瑰花捣汁炖冰糖服。

4. 新久风痹：玫瑰花（去净蕊蒂，阴干）9g，红花、全当归各3g。水煎去渣，好酒和服七剂。

5. 肝风头痛：玫瑰花4~5朵，合蚕豆花9~12g，泡开水代茶频饮。

6. 口噤：玫瑰花阴干煎服。

7. 乳痈初起，郁症宜此：玫瑰花初开者，阴干、燥者30朵。去心蒂，陈酒煎，食后服。

8. 乳痈：玫瑰花7朵，母丁香7粒。无灰酒煎服。

9. 肿毒初起：玫瑰花（去心蒂，焙）为末3g。好酒和服。

10. 产后抑郁：玫瑰花茶具有镇静、安抚、抗抑郁的作用。

【不良反应及注意事项】阴虚有火者勿用。

◆玫瑰根

【来源】本品为蔷薇科植物玫瑰的根。

【别名】刺玫根。

【性味归经】味甘、苦，性温。归肝、脾经。

【功能主治】行气解郁，和血，止痛。主治：关节炎、大便失禁、月经过多、月经不调。

【用法用量】内服：煎汤，9~15g。

【炮制】取原药材，洗净，切片，晒干，筛去灰屑。

【化学成分】玫瑰根含有黄酮类、生物碱类、酚类、还原糖类、鞣质、蛋白质、蒽醌、内酯、强心苷、皂苷等成分。

【药理作用】①玫瑰根多糖可通过改善

免疫功能发挥抗衰老作用。②抗炎作用。

【方剂选用】

1. 月经过多：玫瑰根 9g，三白草根 15g，精肉适量，水煎服，每日 1 剂。

2. 月经不调：玫瑰根 3～9g，水煎，冲黄酒、红糖，早晚饭前各服 1 次。

3. 赤白带下：玫瑰根 15g，鸡冠花 9g，益母草 9g，地锦草 9g，煎水，服时加红糖少许。

4. 跌打损伤、风湿麻痹、腰腿疼痛：玫瑰根适量，泡酒服。

5. 急性菌痢：玫瑰根每次用（干品）60g，加水 400ml 煎煮半小时，成汤剂 100ml，每日服 2 次，一般服 2～3 剂均收效。

【不良反应及注意事项】孕妇禁用。

◆枇杷

【来源】本品为蔷薇科植物枇杷的果实。枇杷果实因成熟不一致，宜分次采收。

【性味归经】味甘、酸，性凉。归脾、肺、肝经。

【功能主治】润肺下气，止渴。主治：肺热咳喘、吐逆、烦渴。

【用法用量】内服：生食，或煎汤，30～60g。

【炮制】鲜用或晒干用。

【化学成分】果实含隐黄质，新-β-胡萝卜素及 DL-乳酸及酒石酸，未成熟果实含转化糖、蔗糖、游离枸橼酸、苹果酸，成熟果实含转化糖、蔗糖、苹果酸。此外尚含有果胶 3.3%，戊糖、苹果酸、琥珀酸、氧化酶、淀粉酶、苦杏仁酶及转化梅。果肉及果皮还含有六氢西红柿烃，顺式-新-β-胡萝卜素、β-胡萝卜素、γ-胡萝卜素、β-胡萝卜素氧化物，隐黄质 5，6，5′，6′-二氧化物，隐黄质 5，6-环氧化物，隐黄质，隐黄质 5，6，5′，8′-二环氧化物，隐黄素，叶黄素，顺-叶黄素，异叶黄素，堇黄质，菊黄质，黄体呋喃素，新黄素。

【药理作用】抗氧化作用。

【方剂选用】

1. 肺热咳嗽：鲜枇杷肉、冰糖各适量，水煎服。

2. 食用：枇杷果实主要用于鲜食，少量用于加工成果汁、果脯及罐头产品。

【不良反应及注意事项】不宜多食，多食易致发热，脾虚滑泄者忌用。

◆枇杷叶

【来源】本品为蔷薇科植物枇杷的干燥叶。全年均可采收，晒至七、八成干时，扎成小把，再晒干。

【别名】巴叶、芦桔叶。

【性味归经】味苦，性微寒。归肺、胃经。

【功能主治】清肺止咳，降逆止呕。主治：肺热咳嗽、气逆喘急、胃热呕逆、烦热口渴。

【用法用量】内服：煎汤，9～15g，大剂量可用至 30g，鲜品 15～30g，或熬膏，或入丸，散。润肺下气止咳逆，宜蜜汁炒用。和胃下气止呕哕，姜汁炒用。

【炮制】枇杷叶：除去绒毛，用水喷润，切丝，干燥。本品呈丝条状。表面灰绿色、黄棕色或红棕色，较光滑。下表面可见绒毛，主脉突出。革质而脆。气微，味微苦。蜜枇杷叶：取枇杷叶丝，照蜜炙法炒至不粘手。

每 100kg 枇杷叶丝，用炼蜜 20kg。

选蜜炙枇杷叶的最佳炮制工艺为每 100g 药材，加炼蜜量 40g，润蜜时间 30 分钟，炒制温度（150±5）℃，炒制时间 10 分钟。熊果酸和齐墩果酸含量其理论预测值为 1.44%，通过 5 个批次的研究实验，其测定值与预测值相差甚微。枇杷叶生品总黄酮含量 3.40%，蜜炙品、姜汁炒制品、姜汤煮制品、清炒制品总黄酮含量分别为 3.77%、4.02%、2.88%、3.98%；枇杷叶生品多糖含量 9.16%，蜜炙品、姜汁炒制品、姜汤煮制品、清炒制品多糖含量分别为 9.51%、7.95%、10.09%、9.19%。枇杷叶经过炮制后多糖和总黄酮的含量有变化，其中总黄酮含量以姜汁炒枇杷叶中的为最高，多糖含量以姜汤煮枇杷叶中的为最高。采用火焰原子吸收光谱法

（FAAS）测定枇杷叶及其蜜炙品中 Fe、Cu、Mg、Ca、Mn、Zn、Ni、Cr、Pb 9种金属元素的含量，结果表明，枇杷叶经蜜炙后除 Ca 和 Mn 有所增加外，其余元素含量均降低，其中 Pb 含量有较大程度地下降。

【化学成分】新鲜叶含挥发油 0.045% ~0.108%，其主要成分为橙花叔醇和金合欢醇。叶中含苦杏仁苷，酒石酸，枸橼酸，苹果酸，齐墩果酸，熊果酸等。

【药理作用】①抗肿瘤作用。②镇咳、祛痰、平喘作用。③抗炎作用。④抑菌作用。⑤抗病毒作用。⑥降血糖作用。⑦免疫调节作用。

【配伍效用】

枇杷叶配伍代赭石、旋覆花：枇杷叶清胃降逆化痰；代赭石降逆；旋覆花降气止呕化痰。三药伍用，有降逆止呕化痰之功效，用于治疗呕吐因痰湿所致者。

枇杷叶配伍芦根、竹茹：枇杷叶、竹茹均清胃降逆；芦根清热生津止呕。三者伍用，有清热生津、降逆止呕之功效，用于治疗胃热所致之呕吐、口干等症。

枇杷叶配伍前胡、桑叶：枇杷叶清肺下气、化痰止咳；前胡清热化痰解表；桑叶疏散风热。三者合用，有疏风、清热、化痰之功效，用于治疗外感风热所致之发热、咳嗽、痰黄者。

枇杷叶配伍沙参、黄芩、桑白皮：枇杷叶清肺下气、止咳化痰；沙参养阴清热；黄芩清热泻火；桑白皮泻热平喘。四药共用，有清热养阴、化痰止咳平喘之功效，用于治疗肺热所致之高热口渴、咳喘痰黄者。

枇杷叶配伍生姜：枇杷叶清胃止呕化痰；生姜温中止呕化痰。二者相伍，寒温并用，有止呕化痰之功效，用于治疗痰饮所致之呕逆。

【方剂选用】

1. 青年痤疮：枇杷叶、桑白皮、黄柏各9g，黄连、甘草、人参各6g，水煎服。

2. 儿童呕吐：枇杷叶、党参、半夏、槟榔各 6 ~ 10g，茯苓 10 ~ 15g，生姜 3 ~

6g，茅根 15 ~ 20g。水煎频服。日 1 剂。

3. 哕逆不止，饮食不入：枇杷叶（拭去毛，炙）120g，陈橘皮（汤浸去白，焙）150g，甘草90g（炙，锉）。上三味粗捣筛。每服9g，水一盏，入生姜一枣大，切，同煎至2g，去渣稍热服，不拘时候。

4. 妇人患肺热久嗽，身如炙，肌瘦，将成肺痨：枇杷叶、木通、款冬花、紫菀、杏仁、桑白皮各等量，大黄减半，各如常制，治讫。同为末，蜜丸如樱桃大。食后夜卧，各含化 1 丸。

5. 小儿吐乳不定：枇杷叶 0.3g（拭去毛，微炙黄），母丁香 0.3g。上药捣细罗为散，如吐者，乳头上涂 0.4g，令儿咂便止。

6. 衄血不止：枇杷叶，去毛，焙干末之，茶调下 3 ~ 6g，日 3 服。

【不良反应及注意事项】胃寒呕吐及肺感风寒咳嗽者，法并忌之。

有患者因咳嗽口服大剂量鲜枇杷叶后出现共济失调，用20% 甘露醇100ml，每12 小时静脉滴注 1 次，每日 2 次，胞二磷胆碱 0.75g 每日 1 次静脉滴注，维生素 B_1 10mg，每天 3 次口服，治疗一周后头晕行走不稳明显好转，指鼻实验、误指实验明显好转，患者基本恢复正常。

◆枇杷核

【来源】本品为蔷薇科植物枇杷的种子。春、夏季果实成熟时采收。

【性味归经】味苦，性平。归肾经。

【功能主治】化痰止咳，疏肝行气，利水消肿。主治：咳嗽痰多、疝气、水肿、瘰疬。

【用法用量】内服：煎汤，6 ~ 15g。外用：适量，研末调敷。

【炮制】春夏季果实成熟时采摘，鲜用，捡拾果核，晒干。

【化学成分】核中含 4 - 亚甲基脯氨酸，二十六烷醇，棕榈酸二十六醇酯和苦杏仁苷，有机卤化合物反式 - 4 - 羟甲基 - D - 脯氨酸，种子油含脂肪酸，由饱和 C/12 - 20 脂肪酸及 C/14 - 20 不饱和脂肪酸组成，不皂化物中含高级醛类、酮类及甾醇。

【药理作用】①抗氧化、对羟自由基的清除作用。②对免疫功能及肠道正常菌群（双歧杆菌、乳酸菌、肠球菌、肠杆菌和类杆菌）具有双重调节作用。③改善肝纤维化作用。④抗肿瘤作用。⑤保护胃黏膜作用。⑥抗过敏作用。

【方剂选用】

1. 咳嗽：枇杷核，晒干、捣碎，约18g，煎汤，煮沸，临服时加少量白糖或冰糖，一日两次服用。

2. 瘰疬：枇杷核为末，调热酒敷患处。

3. 疝气、水肿：枇杷核 9 ~ 15g，水煎服。

【不良反应及注意事项】内服不宜过量，过量内服易中毒，甚至导致死亡。

◆枇杷藤

【来源】本品为桑科植物爬藤榕的根、茎。全年均可采收，鲜用或晒干。

【别名】长叶铁牛、小号牛奶仔、抓石榕、山牛奶、风藤、小木莲、小叶风藤。

【性味归经】味辛、甘，性温。

【功能主治】祛风除湿，行气活血，消肿止痛。主治：风湿痹痛、神经性头痛、小儿惊风、胃痛、跌打损伤。

【用法用量】内服：水煎或炖肉，30 ~ 60g。

【炮制】鲜用或晒干。

【化学成分】含有黄酮类、糖类、甾体类、氨基酸等化学成分。

【药理作用】①抗炎作用。②增强免疫作用。③镇痛药理活性。

【方剂选用】

1. 跌打损伤：枇杷藤鲜根 30g，积雪草 30g，水煎服。

2. 气血亏虚，疲劳腰痛，四肢酸重：枇杷藤干根 30g，配猪脚节（或鸡或羊肉）炖服。

3. 慢性关节痛风：枇杷藤根或藤、钻根风根、毛竹根各 60 ~ 90g，白牛膝、丹参各 30 ~ 60g，水煎，冲黄酒，早、晚饭前各服 1 次。

4. 消化不良、胃痛：枇杷藤干根 15 ~

30g，水煎服。

【不良反应及注意事项】孕妇慎用。

◆苦木

【来源】本品为苦木科植物苦木的干燥枝和叶。夏、秋二季采收，干燥。

【别名】黄楝瓣树、山熊胆、熊胆树、苦胆树、黄楝树、苦力芽、进口苦、苦木霜。

【性味归经】味苦，性寒，有小毒。归肺、大肠经。

【功能主治】清热解毒，祛湿。主治：风热感冒、咽喉肿痛、湿热泻痢、湿疹、疮疖、蛇虫咬伤。

【用法用量】内服：煎汤，6 ~ 15g，大剂量 30g，或入丸、散。外用：适量，煎水洗，研末撒或调敷，或浸酒搽。

【炮制】除去杂质，枝洗净，润透，切片，干燥；叶喷淋清水，稍润，切丝，干燥。

【化学成分】茎含苦木碱 A 即 1-乙氧甲酰基-咔啉，苦木碱 B 即 1-甲氧甲酰基-咔啉，苦木碱 C 即 1-甲酰基-咔啉，苦木碱 D 即 4，5-二甲氧基铁屎米酮，苦木碱 E 即铁屎米酮，苦木碱 F 即 4-甲基铁屎米酮，苦木碱 G 即 1-乙烯基-4，8-二甲氧基-咔啉，苦木西碱 C、D、E。

【药理作用】①抗菌消炎作用。②抗癌作用。③降压作用。④抑制 cAMP 磷酸二酯酶活性。⑤降低转氨酶作用。⑥抗蛇毒作用。⑦保护胃黏膜。⑧抗疟作用。⑨苦木注射液治疗带状疱疹，其止疱、止结痂、痊愈时间较病毒唑注射液明显缩短。

【毒理作用】苦木水煎剂腹腔注射给予小鼠的 LD_{50} 为 19.42 ± 3.16g/kg。100% 小鼠死亡率组换算为人口服量为 30g/50kg，0% 死亡率换算为成人量则为 12g/50kg。大鼠灌胃 9.71g/kg（相当小鼠腹腔注射给药的 LD_{50} 的 1/2 量）连续 20 天，给药前、途及处死前称体重 1 次，停药次日断头取血，检查血小板、白细胞、谷丙转氨酶尿素氮，并取心、肝、肾做病理组织学检查。结果显示，动物一般情况（包括行为动作、对外界刺激反应、皮毛、粪尿等）均无明显变化。体重各组均有增加，白细胞、血小板计数及肝肾功能和脏器病理组织检查与对照组比较均无明显变化。

【方剂选用】

1. 心经热盛，心胸烦热，口渴面赤，意欲饮冷，以及口舌生疮，或心热移小肠，小便赤涩刺痛：苦木水煎服。

2. 湿热下注之热淋、血淋：苦木水煎服。

3. 产后乳汁不下：苦木水煎服。

4. 喉痹，心胸气闷，咽喉堵塞不通：苦木水煎服。

5. 高血压：苦木内酯甲具有较强的降压作用，在 $3\mu g/kg$ 体重时降压作用非常明显。用苦木内酯甲片剂（0.03mg/片）。

6. 炎症疾病：苦木总生物碱注射液（3.5mg/kg）和苦木注射液（相当生药6g/ml）治疗炎性疾病（呼吸系统、消化系统、泌尿系统、皮肌化脓性感染及耳鼻口腔感染等）。

7. 毒蛇咬伤：苦木注射液肌注。

【不良反应及注意事项】 苦木有小毒，主要含苦木碱等成分，苦木碱可使血压降低，减慢心率，同时减少肾血流量，减少心排出量及心室的功能。苦木碱能抑制颈动脉窦加压反射，降低外周血管阻力，从而产生降压作用。还有 α 受体阻断作用。服用中毒后可出现咽炎、呕吐、腹泻、眩晕、抽搐，严重者可致死亡。应用其注射液后有心慌、气促、胸闷、呼吸困难、出冷汗，继而坐立不安，严重者可引起过敏休克。

救治：中毒后用 1：5000 高锰酸钾液洗胃，灌服药用炭，再用硫酸镁导泻，饮用牛奶、蛋清等，静脉输液。如有腹痛，可用阿托品。如有惊厥、抽搐，可用苯巴比妥肌内注射。进行抗休克治疗，皮下注射或静脉滴注肾上腺素，同时加注氢化可的松或地塞米松。同时需注意补充血容量，提高血压，纠正电解质和酸碱平衡。

◆苦参

【来源】 本品为豆科植物苦参的干燥根。春、秋二季采挖，除去根头和小支根，洗净，干燥，或趁鲜切片，干燥。

【别名】 苦骨、川参、凤凰爪、牛考、地骨、野槐根、山槐根、地参。

【性味归经】 味苦，性寒。归心、肝、胃、大肠、膀胱经。

【功能主治】 清热燥湿，杀虫，利尿。主治：热痢、便血、黄疸尿闭、赤白带下、阴肿阴痒、湿疹、湿疮、皮肤瘙痒、疥癣麻风；外治滴虫性阴道炎。

【用法用量】 内服：煎汤，3~10g，或入丸、散。外用：适量，煎水熏洗，或研末敷，或浸酒搽。

【炮制】 除去残留根头，大小分开，洗净，浸泡至约六成透时，润透，切厚片，干燥。

苦参最佳炮制工艺为浸泡20分钟，软润20小时，100℃干燥。苦参炮制品中苦参碱含量以酒制品含量最高，以炭品含量最低。

【化学成分】 根含多种生物碱：d-苦参碱、d-氧化苦参碱、槐花醇l-臭豆碱、l-甲基金雀花碱、l-穿叶赝靛碱及槐果碱。还含黄酮类：黄腐醇、异黄腐醇、3，4'，5-三羟-7-甲氧-8-异戊烯基黄酮、8-异戊烯基山柰酚等。茎、叶含木犀草素-7-葡萄糖苷。

【药理作用】 ①对心脏有明显的抑制作用，可使心率减慢，心肌收缩力减弱。②抗心律失常作用。③降压作用。④免疫调节作用。⑤抗过敏作用。⑥抗肿瘤作用。⑦催眠作用和镇痛作用。⑧抗肝损伤作用。⑨抗炎作用。⑩抗病原微生物作用。⑪降血糖作用。⑫杀虫抗菌作用。

【毒理作用】 苦参碱注射于家兔，发现中枢神经麻痹现象，同时发生痉挛，终则呼吸停止而死。注射于青蛙，初呈兴奋，继则麻痹，呼吸变为缓慢而不规则，最后发生痉挛，以致呼吸停止而死。对家兔的最小致死量为 0.4g/kg。苦参生物碱对冷血和温血动物均有引起痉挛和麻痹呼吸中枢的作用。接受较大剂量药物的小鼠出现躁跳、痉挛性抽搐等兴奋现象；静脉注射家兔开始出现畏惧不安，最后呼吸困难而死亡。苦参总黄酮给小鼠静脉注射的 LD_{50} 为 103.1 ± 7.66 g/kg。小鼠肌注和静脉注射氧化苦参碱的 LD_{50} 分别为 256.74 ± 573.6 mg/kg 和 144.2 ± 22.8 mg/kg。灌胃和肌注苦参浸膏小鼠的 LD_{50} 分别为 14.5g，/kg 和 14.4g/kg。小鼠皮下注射苦参结晶碱的 LD_{50} 为 571.2 ± 48.8 mg/kg，犬肌注苦参碱结晶（200mg/kg）或苦参浸膏（0.1g/kg），鸽肌注苦参生物碱（100mg/kg）均未见中毒症状。苦参避孕栓对小白鼠阴道、宫颈无刺激性。

【配伍效用】

苦参配伍荆芥：苦参清热燥湿，荆芥宣散透发、祛风止痒。二者伍用，有燥湿祛风、清热解毒之功效，用于治疗心肺积热、肾脏风毒攻于皮肤而引起的时生疥癞、瘙痒难忍、渗流黄水、大风手足烂坏、眉毛脱落等皮肤疾患。

苦参配伍麻黄：苦参祛风燥湿，麻黄发汗利水。二者伍用，共奏祛风除湿之功效，用于治疗风湿蕴结引起的遍身痒疹。

苦参配伍木香：苦参清热燥湿，木香行气止痛。二者伍用，有清热燥湿、行气止痛之功效，用于治疗腹痛、泻下、里急后重等证因湿热所致者。

【方剂选用】

1. 急性发热：50% 苦参注射液 2～3ml 肌注，每日 2 次。治疗急性扁桃体炎、急性结膜炎、急性乳腺炎、牙周炎、急性气管炎、急性肾盂肾炎、外科感染和疖肿等病所致发热。

2. 失眠症：①苦参 500g，加冷水 1000ml，泡 12～20 小时，煎 1 小时，取汁 400～600ml，再加水 1000ml，煎取 300～500ml，再加水 1000ml，煎取 500ml。将 3 次煎液混合，浓缩成 1000ml，加糖。成人每次 20ml，小儿每次 5～15ml，每日 1 次口服。②苦参 30g，酸枣仁 20g，加水 100ml，浓煎至 15～20ml，每晚睡前 20 分钟冲服，10～15 天为 1 疗程。

3. 癫痫：紫参片：苦参配紫金锭（山慈菇 60g，五倍子 60g，续随子 30g，大戟 45g，朱砂 22.5g，雄黄 22.5g，麝香 9g），按 1：4 的剂量比例，共研末，制成片剂，每片 0.3g。口服。

4. 心律失常：①苦参 30g，丹参 30g，党参 30g，炙甘草 15g，柏子仁 10g，常山 10g，每日 1 剂，水煎 2 次服，30 天为 1 疗程。服药期间，停用其他抗心律失常药物。②苦参 10～30g，鹿衔草 10～15g，炙甘草 10～15g 为基本方。水煎，每日服 1 剂，30～60 日为 1 疗程。③生苦参水煎 3 次，合并煎液，浓缩，加单糖浆调味，每 100ml 含苦参生药 30g。每次 50ml，每日 2 次，连服 2～4 周。④苦参片（每片含生药 2g），每次 3～10 片，每日 3 次，疗程平均为 11 周。

5. 放疗引起的白细胞减少症：苦参素肌注，一般先给 200mg（12ml），后增为 400mg。

6. 食道炎：苦参 30g，黄连 10g，大黄 6g。加水 150ml 煎至 60ml，每次内服 20ml，每日 3 次。服药后禁食 1 小时。

7. 肝炎：苦参、茵陈各 10g，秦艽、泽泻各 15g，水煎服。

8. 滴虫性肠炎：马齿苋 25～30g（鲜品 150～250g），萹蓄、苦参各 25～40g，水煎分 2 次早晚空腹温服。

9. 霉菌性肠炎：苦参粉 2g，云南白药 1g，混匀内服，早晚各 1 次；或按以上比例制成丸剂内服。30 天为 1 疗程。

10. 血吸虫病腹水：苦参 6～8g，煎服。

11. 蓝氏贾第鞭毛虫病：①苦参浸膏制成的片剂或糖浆，成人每日 30g（生药），分 3 次口服，小儿酌减，连服 7 日为 1 疗程。②25% 苦参煎剂保留灌肠，成人每次 100～200ml，每日 1 次，连续 5 天。

12. 梨形鞭毛虫病：苦参子、炙百部各 6g，甘草 1.5g，水煎服，每日 1 剂。3～6

日为 1 个疗程。

13. 蛲虫病：苦参 200g，百部 150g，川椒 60g，明矾 10g。加水 500ml，煮沸 20~30 分钟，去渣过滤，每晚睡前用 40ml 灌肠，儿童酌减。

14. 皮肤病：苦参粗末 50g，新鲜榆钱 100g，75% 酒精 500ml，密封浸渍 3 昼夜，倾出上清液，再压榨残渣，二次取液并发，用细纱布过滤，装瓶备用。清洁患处后涂药，每日水火 3~5 次。

15. 烫伤：苦参 60g，连翘 20g。共研末，过 80 目筛，除渣用麻油 200g 调匀。患处用凉开水洗净揩干后涂药，每日 2 次。

16. 滴虫性阴道炎：苦参粉 0.5g 与等量葡萄糖、硼酸粉及枯矾粉混合作为 1 次量，行局部治疗。用时先以 1/5000 高锰酸钾溶液灌洗阴道，擦干后撒入药粉。每日 1 次，连续 3 次为 1 疗程。

17. 宫颈糜烂：苦参、龙骨、龙胆草、黄柏各等量，研末高压消毒，或装胶囊。使用时可将药粉或胶囊放入阴道，隔日 1 次，6 次为 1 疗程。

18. 淋病：苦参、黄柏各 50g，加水 1500ml，浸泡 10~15 分钟，煎熬 45 分钟后过滤，浓缩至 500ml（使 100ml 中含生药 10g）。每日 1 剂分 3 次服完，连服 7~10 天。

19. 慢性唇炎：苦参 30g，地肤子 30g，川槿皮 10g，蛇床子 10g，白鲜皮 15g。每日 1 剂，置砂锅内煮沸约 10 分钟，离火之后，去除药渣待温，浸患唇于药液内，每次 15 分钟。

20. 瘰疬：苦参 120g，捣末。生牛膝和丸如梧桐子。食后暖水下 10 丸，每日 3 服。

21. 心肺积热，肾脏风毒攻于皮肤，时生疥癞，瘙痒难忍，时出黄水，及大风手足烂坏，眉毛脱落，一切风疾：苦参 360g，荆芥（去梗）1180g。上为细末，水糊为丸，如梧桐子大。每服 30 丸，好茶吞下，或荆芥汤下，食后服。

22. 旋耳疮初起：苦参、黄柏各 15g，苍术、海螵蛸各 9g。各研极细末，和匀。

用温开水调敷患处，每日早晚各换药 1 次。

23. 痔瘘出血，肠风下血，酒毒下血：苦参（切片，酒浸湿，蒸晒 9 次为度，炒黄为末，净）500g，地黄 120g（酒浸一宿，蒸熟，捣烂）。加蜂蜜为丸。每服 6g，白滚水或酒送下，每日服 2 次。

24. 水火烫伤：苦参适量，为细末，用香油调搽。

25. 齿缝出血：苦参 30g，枯矾 3g。为末，每日三揩之。

【不良反应及注意事项】脾胃虚寒者忌服。反藜芦。

本品有小毒，用量不宜过大，中毒后出现流涎、步伐不整、呼吸、脉搏急速、惊厥，最后因呼吸停止死亡。

救治：未出现惊厥时可洗胃和导泻；内服蛋清、鞣酸或浓茶；静脉滴注葡萄糖盐水；惊厥时肌注苯巴比妥等解痉剂；呼吸障碍时用呼吸兴奋剂。

◆ **苦荬**

【来源】本品为菊科植物苦荬的全草或根。春、夏季采收，洗净，鲜用或晒干。

【别名】野苣、褊苣、东明苦菜、兔仔菜。

【性味归经】味苦，性寒。

【功能主治】清热解毒。主治：黄疸、胃炎、痢疾、肺热咳嗽、肠产肿、睾丸炎、痈肿、黄水疮。

【用法用量】内服：煎汤，9~15g，或捣汁。外用：适量，捣敷，或研末调敷，或煎水洗。

【炮制】取原药材，除去杂质，筛去灰屑。

【化学成分】含有倍半萜内酯类、黄酮类、甾体类、多酚类、奎宁酸酯、甘油酸酯类、香豆素类、糖类等化合物。

【药理作用】①保肝作用。②抗肿瘤作用。③具有活血化瘀、抗心肌缺血的心血管保护作用。④抗炎作用。⑤抗氧化作用。⑥镇咳、祛痰、抗炎作用。

【方剂选用】

1. 疗肿：苦荬茎中白汁敷疗肿处；或

取汁滴痛上立溃。

2. 睾丸炎：鲜苦苣30g，猪瘦肉125g，水炖服。

3. 黄水疮：苦苣研末，香油调敷患处。

【不良反应及注意事项】不可与蜂蜜同食，易诱发痔疾。

◆苦芥

【来源】本品为十字花科植物苦芥的基生叶和种子。叶秋季采收，种子5~6月采，鲜用或晒干。

【别名】青菜、苦菜、紫苦菜。

【性味归经】味苦，性寒。归脾、胃、膀胱经。

【功能主治】清热凉血，利尿消积。主治：高热、小便不利、积滞内停、脘腹胀痛。

【用法用量】内服：叶，煮食或捣汁饮，种子可煎汤。

【炮制】鲜用或晒干。

【化学成分】含蛋白质，脂肪，碳水化合物，粗纤维，钙，磷，铁，胡萝卜素，核黄素，烟酸，维生素C，又含异硫氰酸烯丙酯。

【药理作用】①解热作用。②镇痛作用。③利尿作用。④促消化药理活性。

【方剂选用】

1. 妇人乳结红肿疼痛：苦芥捣汁，水煎，点水酒服。

2. 高热、小便不利、积滞内停、脘腹胀痛：苦芥叶，煮食或捣汁饮；种子，煎汤3~10g。

【不良反应及注意事项】不宜多用。

◆苦菜

【来源】本品为菊科植物苦荬菜的全草。春季采收，鲜用或阴干。

【别名】苦荬菜、苦荬、老鹳菜、盘儿菜、鸭舌草、苦球菜、兔仔草、牛舌草、苦碟子。

【性味归经】味苦，性寒。

【功能主治】清热解毒，消肿止痛。主治：痈疖疮毒、乳痈、咽喉肿痛、黄疸、痢疾、淋证、带下、跌打损伤。

【用法用量】内服：煎汤，9~15g，鲜品30~60g。外用：适量，捣敷，或捣汁涂，或研末调擦，煎水洗或含漱。

【炮制】鲜用或阴干用。

【化学成分】苦荬菜含三萜类、甾醇类、倍半萜类、黄酮类等化学成分。含有乙酸降香萜烯醇酯、齐墩果酸、齐墩果烷、8-去氧青蒿内酯、七叶半内酯、阿魏酸、香草酸、抱茎苦荬菜素、正二十六醇、β-谷甾醇、胡萝卜苷等。

【药理作用】①抗肿瘤作用。②抗过敏作用。③抗白血病作用。④保肝作用。⑤对神经的保护作用。⑥对中性粒细胞过氧化物的抑制作用。

【毒理作用】小鼠静脉给药的LD_{50}为(44.3 ± 8.1) g/kg。亚急性毒理实验显示苦菜毒性较小。

【方剂选用】

1. 乳痈：先在大椎旁开二寸处，用三棱针挑出血，用火罐拨后，再以苦菜、蒲公英、紫花地丁，共捣烂，敷患处。

2. 血淋尿血：苦菜1把，酒、水各半，煎服。

3. 下身疔疮：苦菜、牛剌犁、牛大黄各等份研末，香油调搽糜烂处。

4. 口内生疮：苦菜全草，水煎，含漱。

5. 跌打损伤：鲜苦菜根30g，水煎，加酒冲服，药渣捣烂敷患处。

6. 血崩：苦菜全草30g，红花6g，水煎服。

7. 蝎蜇：苦荬汁涂之。

8. 糖尿病及血管疾病：对2型糖尿病患者施用抱茎苦荬菜注射液并观察其病理变化，发现抱茎苦荬菜注射液可明显改善2型糖尿病患者血小板功能及血液流变异常，这对于治疗糖尿病及血管病变至关重要。

9. 急性扁桃体炎：苦菜、土牛膝各15g，薄荷6g，煎水漱咽。

10. 痢疾：苦菜全草30g，枫香树叶15g，水煎服。或用鲜苦菜，鲜地锦草各60g，煎服。

11. 阴道滴虫：苦菜鲜全草适量，煎水

熏洗患部。

12. 急性眼结膜炎: 鲜苦菜、鲜菊花茎叶各60g, 煎服, 药渣煎水熏洗。

13. 淋巴腺炎: 苦菜9~15g, 青壳鸭蛋1个, 水煎服, 另取鲜苦菜叶捣烂敷患处。

【不良反应及注意事项】患者使用苦碟子注射液后, 不良反应的表现以过敏反应、呼吸系统、皮肤及附件为主, 循环系统、四肢等较少发生。患者出现不良反应后, 经过相应治疗, 绝大多数的患者症状得到控制。

◆苦瓜

【来源】本品为葫芦科植物苦瓜的果实。秋季采收果实, 切片晒干或鲜用。

【别名】锦荔枝、癞葡萄、红姑娘、凉瓜、癞瓜、红羊。

【性味归经】味苦, 性寒。归心、脾、肺经。

【功能主治】清暑涤热, 明目, 解毒。主治: 暑热烦渴、消渴、赤眼疼痛、痢疾、疮痈肿毒。

【用法用量】内服: 煎汤, 6~15g, 鲜品30~60g, 或煅存性研末。外用: 适量, 鲜品捣敷, 或取汁涂。

【炮制】取原药材, 切片, 晒干, 筛去灰屑。

【化学成分】果实含苦瓜苷, 是β-谷甾醇-β-D-葡萄糖苷和5, 25-豆甾二烯醇-3-葡萄糖苷的等分子混合物。尚含5-羟基色胺和多种氨基酸如谷氨酸、丙氨酸、β-丙氨酸、苯丙氨酸、脯氨酸、α-氨基丁酸、瓜氨酸、半乳糖醛酸、果胶。又含类脂, 其中脂肪酸为棕榈酸, 硬脂酸, 油酸, 亚油酸, 亚麻酸, 桐酸。

【药理作用】①降血糖作用。②免疫作用。③抗癌作用。④抗菌、抗病原微生物作用。⑤抗氧化和抗衰老作用。⑥抑制溃疡、驱虫、止痛、降血压、抑制凝血素和抑制牛皮癣等作用。

【毒理作用】妊娠大鼠灌服苦瓜浆汁6ml/kg, 引起子宫出血, 并在数小时内死亡。正常的及患四氧嘧啶性糖尿病的大鼠每日灌服6ml/kg, 80~90%在5~23天内死亡。大鼠腹腔注射苦瓜浆汁15~40ml/kg, 6~18小时内死亡。患四氧嘧啶性糖尿病的家兔每天灌服苦瓜浆汁10ml/kg, 大多数动物均表现毒性。

【方剂选用】

1. 中暑发热: 鲜苦瓜1个, 截断去瓤, 纳入茶叶, 再接合, 悬挂通风处阴干。每次6~9g。水煎或泡开水代茶饮。

2. 烦热口渴: 鲜苦瓜1个, 剖开去瓤, 切碎, 水煎服。

3. 痢疾: 鲜苦瓜捣烂绞汁一杯, 开水冲服。

4. 眼疼: 苦瓜煅为末, 灯草汤下。

5. 痈肿: 鲜苦瓜捣烂敷患处。

6. 胃气疼: 苦瓜煅为末, 开水下。

7. 汗斑: 鲜苦瓜去瓤及种子, 用砒霜0.6g, 研末, 纳入瓜内, 以物盖口, 用火烤出汁, 取汁涂患处。

8. 糖尿病: 苦瓜提取物制备成苦瓜制剂用于糖尿病, 疗效明显。

【不良反应及注意事项】适量食用苦瓜对肾、肝等不会产生毒害, 也不会对血液等引起不良影响。但是, 苦瓜植物各部分都具有一定的毒性, 而且果实和苦瓜子的毒性比叶子和茎大, 会导致血糖过低症和儿童抽搐。苦瓜具有堕胎的作用, 苦瓜素在女性受孕早期和中期具有堕胎的作用, 误服也会导致流产。

◆苦瓜叶

【来源】本品为葫芦科植物苦瓜的叶。夏、秋季采收, 洗净, 鲜用或晒干。

【性味归经】味苦, 性凉。

【功能主治】清热解毒。主治: 疮痈肿毒、梅毒、痢疾。

【用法用量】内服: 煎汤, 10~15g, 鲜品30~60g, 或研末。外用: 适量, 煎水洗, 捣敷或捣汁涂。

【炮制】取原药材, 洗净, 晒干, 筛去灰屑。

【化学成分】新鲜叶含苦瓜素, 还含苦瓜素Ⅳ、大豆脑苷Ⅰ、α-菠甾醇、α-香树素乙酸酯、β-谷甾醇和胡萝卜苷。

【药理作用】①抑菌作用。②降血糖作用。

【方剂选用】

1. 疗毒痛不可忍：苦瓜叶晒干研末，酒送服9g。

2. 热毒疮肿：苦瓜叶捣绞汁抹患处。

3. 杨霉疮：苦瓜叶为末，无灰酒下。

4. 犬咬：苦瓜叶捣敷。

5. 鹅掌风：苦瓜叶煎汤洗，再以米糠油涂之。

6. 便下脓血：鲜苦瓜叶适量，洗净，放沙锅内慢火焙干，然后搓碎放碗中冲入开水，盖好，10分钟后滤渣取汁服，连服5次。便下脓血原因很多，最常见的是痢疾。红白痢按证型来分，当属中医范畴的"湿热痢"。苦瓜叶是苦、寒（凉）的中药，有清热解毒之功，用于治疗疮痈肿毒、梅毒、痢疾。干品、鲜品均可，干品每次15g左右，鲜品每次60g左右，水煎内服即可。

7. 痢疾：苦瓜鲜叶60～90g，地苍30g，毛茎紫金牛60g，捣烂取汁，炖温服。

【不良反应及注意事项】孕妇慎用。

◆苦玄参

【来源】本品为玄参科植物苦玄参的干燥全草。秋季采收，除去杂质，晒干。

【别名】落地小金钱、鱼胆草、蛇总管、四环素草、苦草、苦胆草、地胆草。

【性味归经】味苦，性寒。归肺、胃、肝经。

【功能主治】清热解毒，消肿止痛。主治：风热感冒、咽喉肿痛、喉痹、痄腮、脘腹疼痛、痢疾、跌打损伤、疖肿、毒蛇咬伤。

【用法用量】内服：煎汤，6～9g。

【炮制】取原药材，晒干，筛去灰屑。

【化学成分】苦玄参含苦玄参苷ⅠA、顺式阿克苷、阿克苷、迷迭香酸、苦玄参苷ⅠX、阿克替苷等。

【药理作用】①抗炎镇痛作用。②抗菌作用。③抑制细胞分泌。④镇静和安定作用。⑤抑制脂质氧化的作用。⑥抗肿瘤作用。⑦解热作用。

【毒理作用】苦玄参水浸膏腹腔注射给小鼠，给药的LD_{50}为1432.0±145.4mg/kg，口服给药的LD_{50}>22500mg/kg。苦玄参狗及兔给药均表现为毒性，狗的毒性反应较兔更为严重。

【方剂选用】

1. 感冒高烧，急性肠胃炎，痢疾，胃热痛，肝炎：苦玄参15g，水煎，分3次调白糖服，每日1剂。

2. 急性扁桃体炎：苦玄参15g，毛冬青根30g，水煎分3次服，每日1剂。

3. 腮腺炎：苦玄参全草15g，煎服。

4. 痔疮、疮疖：苦玄参全草15g，煎服，另取适量，煎洗患处。

【不良反应及注意事项】孕妇慎用。

◆苦地丁

【来源】本品为罂粟科植物紫堇的干燥全草。夏季花果期采收，除去杂质，晒干。

【别名】地丁、地丁草、柴花地丁、扁豆秧、小鸡菜。

【性味归经】味苦，性寒。归心、肝、大肠经。

【功能主治】清热解毒，散结消肿。主治：时疫感冒、咽喉肿痛、疗疮肿痛、痈疽发背、痄腮丹毒。

【用法用量】内服：煎汤，9～15g，鲜品30～60g，或捣汁。外用：适量，捣敷。

【炮制】除去杂质，洗净，切段，干燥。

本品呈不规则的段。茎细，表面灰绿色，断面中空。叶多破碎，暗绿色或灰绿色。花少见，花冠唇形，有距，淡紫色。蒴果扁长椭圆形，呈荚菜状。种子扁心形，黑色，有光泽。气微，味苦。

【化学成分】全草含多种生物碱：消旋的和右旋的紫堇醇灵碱，乙酰紫堇醇灵碱，四氢黄连碱，原阿片碱，右旋异紫堇醇灵碱，四氢刻叶紫堇明碱，二氢血根碱，乙酰异紫堇醇灵碱，11-表紫堇醇灵碱，紫堇文碱，比枯枯灵碱，12－羟基紫堇醇灵碱，斯氏紫堇碱，碎叶紫堇碱，大枣碱，去甲大枣碱，异波尔定碱，右旋地丁紫堇碱，右旋13－表紫堇醇灵碱。

【药理作用】①抗病毒抑菌作用。②镇痛抗炎作用。③镇静催眠和抗惊厥作用。④抑制机体免疫功能。

【毒理作用】毒性很小，小鼠相当于人用量的120倍左右（8ml/kg）腹腔注射，未见死亡；用10ml/kg则有3/10死亡。苦地丁注射液对麻醉猫与犬静脉注射，可见暂时性血压下降，半分钟内恢复；用离体蛙心灌注，有抑制心脏的作用。以120mg/kg、60mg/kg、30mg/kg、10mg/kg的剂量对孕鼠连续经口给苦地丁生物碱10天后，120mg/kg、60mg/kg剂量组可引起胎鼠外观畸形，主要畸变类型为脑露、小头畸形，该两个剂量也均引起胎鼠骨骼畸形，主要表现为顶骨、顶间骨、枕骨、胸骨骨化不全和缺失及胸骨错位。30mg/kg剂量组所致外观畸形不明显，而骨骼畸形差异显著；10mg/kg剂量组均未见明显异常。各剂量组对孕鼠的体重、生殖机能和胎鼠的生长发育没有明显的影响。

【方剂选用】

1. 实热肠痈下血：苦地丁24～30g（干的15～24g），和水煎成半碗，饭前服，日服2次。

2. 肠炎、痢疾：苦地丁、红藤各30g，蚂蚁草60g，黄芩9g。煎服。

3. 前列腺炎：苦地丁、紫参、车前草各15g，海金沙30g。煎汤，每日1剂，分2次服，连服数日。

4. 喉痹：苦地丁叶，研，入酱少许，笔蘸入喉中，吐。

5. 小儿走马牙疳，溃烂腥臭：苦地丁根不拘多少。用新瓦焙，为末，搽患处。

6. 小儿肝热鼻衄：苦地丁（鲜）60～90g。加蜂蜜30g，水煎服，连服数日。

7. 毒蛇咬伤：鲜苦地丁捣汁一酒杯，内服；药渣加雄黄少许，调敷患处。也可用鲜地丁、鲜瓜子金、鲜半边莲各适量。

共捣如泥，敷患处。

8. 跌打损伤：苦地丁（鲜）捣烂，配方外敷。

9. 疥癣：苦地丁与大枫子油、水银、硫黄合捣外用。

10. 各种疔毒，痈疮疔肿，局部红肿热痛，或发热，舌红脉数者：金银花、野菊花、苦地丁、紫花地丁、紫背天葵子，先水煎，后加无灰酒半盏；药渣再加如法煎服，盖被取汗。方中紫花地丁清热解毒，为臣药。

11. 如炊饼一切毒：苦地丁、紫花地丁，以长流水洗净，用水煎汁去渣，又成膏摊贴。方中紫花地丁清热解毒，为君药。

12. 稻芒粘咽不得出者：苦地丁，嚼咽下。

13. 感染性疾病：青绿色或黄绿色具有角果之苦地丁制成注射液，每2ml相当于生药2g。每次2～4ml肌注，小儿酌减，每日2次，或根据病情增减。

14. 痔疮：苦地丁水煎内服。

15. 漆疮：采苦地丁治疗漆疮，每次用量可根据患者疮面大小而定。用量100g～200g，水煎外洗擦患处，每日数次。

【不良反应及注意事项】少数病人用药后会出现药疹，停药后可自行消失。

◆苦杏仁

【来源】本品为蔷薇科植物山杏、西伯利亚杏、东北杏或杏的干燥成熟种子。夏季采收成熟果实，除去果肉和核壳，取出种子，晒干。

【别名】杏核仁、杏子、木落子、杏梅仁。

【性味归经】味苦，性微温，有小毒。归肺、大肠经。

【功能主治】降气止咳平喘，润肠通便；外用解毒、止痒。主治：咳嗽气喘、胸满痰多、肠燥便秘。

【用法用量】内服：煎汤，3～10g，或入丸、散。苦杏仁用时须打碎，苦杏仁霜入煎剂须布包。外用：适量，捣敷。

【炮制】苦杏仁：用时捣碎。燀苦杏

仁：取净苦杏仁，照焯法去皮。用时捣碎。苦杏仁各炮制品较生品的苦杏仁苷含量均有所降低，但相互间差别不大，炮制后焯品在苦杏仁苷含量上略高于焯炒品，急性毒性焯炒品与各炮制品相比也无明显差异。苦杏仁各炮制品均可达到杀酶保苷作用，焯炒法工艺繁琐，且外形不美观，不建议使用。采用正交实验法优选苦杏仁的最佳蒸制工艺为杏仁厚度铺置 3～5cm，以大流量蒸汽蒸制 30 分钟。采用正交实验法优选微波炮制苦杏仁的最佳工艺为火力为中火，加热时间为 4 分钟，药物载重量为 100g。优选后的微波炮制品与传统焯制品，均可使苦杏仁苷含量降低，但微波炮制品仅降低 5%，而传统焯制品、焯炒品则分别降低了 20% 和 45%。

【化学成分】含苦杏仁苷、脂肪油、苦杏仁酶、苦杏仁苷酶、樱叶酶、雌酮、α-雌二醇、链甾醇等。

【药理作用】①免疫调节作用。②抗内脏纤维化作用。③抗肿瘤作用。④抗脑缺血作用。⑤止咳平喘作用。⑥镇痛作用。⑦促进肺表面活性物质合成作用。⑧镇咳平喘作用。⑨苦杏仁苷有抗突变作用和预防和治疗抗肿瘤药阿脲引起的糖尿病的作用。⑩苦扁桃油（即苦杏仁油）有驱虫、杀菌作用。体外实验对人蛔虫，蚯蚓等均有杀死作用，并能杀死伤寒、副伤寒杆菌。

【毒理作用】普通大鼠灌胃给予 600mg/kg 苦杏仁苷，出现昏睡、呼吸困难、痉挛，在 2～5 小时内出现死亡，血中氰化物浓度高达 2.6～4.5μg/ml；无菌大鼠给予相同剂量药物未表现出任何毒性反应迹象，其血中氰化物浓度低于 0.4μg/ml，与正常成年未服苦杏仁苷大鼠无明显差异。

苦杏仁苷的毒性与给药途径密切相关，小鼠静脉注射 LD_{50} 为 25g/kg，而灌胃的 LD_{50} 为 887mg/kg。大鼠静脉注射的 LD_{50} 为 25g/kg，腹腔注射为 8g/kg，灌胃给药为 0.6g/kg。小鼠、兔、犬静脉注射或肌注的 MTD 均为 3g/kg，而灌胃均为 0.075g/kg。小鼠静脉注射苦杏仁苷 500mg/kg，动物 100% 存活，而相同剂量灌胃，48 小时内中毒死亡率达 80%。

【方剂选用】
1. 肺寒猝咳嗽：细辛 15g（捣为末），苦杏仁 15g（汤浸，去皮尖，双仁，麸炒微黄，研如膏）。上药，于铛中熔蜡 15g，次下酥 0.3g，入细辛、苦杏仁，丸如羊枣大。不计时候，以绵裹 1 丸，含化咽津。

2. 咳逆上气：苦杏仁 3 升，熟捣如膏，蜜一升，为三分，以一分内杏仁捣，令强，更内 1 分捣之如膏，又内 1 分捣熟止。先食已含咽之，多少自在，日三。每服不得过半方寸匕，则痢。

3. 久患肺喘，咳嗽不止，睡卧不得者：苦杏仁（去皮尖，微炒）15g，胡桃肉（去皮）15g。上件入生蜜少许，同研令极细，每 30g 作 10 丸。每服 1 丸，生姜汤嚼下，食后临卧。

4. 上气喘急：桃仁、苦杏仁（并去双仁、皮尖，炒）各 15g。上二味，细研，水调生面少许，和丸如梧桐子大。每服 10 丸，生姜、蜜汤下，微利为度。

5. 气喘促浮肿，小便淋沥：苦杏仁 30g，去皮尖，熬研，和米煮粥极熟，空心吃 40ml。

6. 肺病咯血：苦杏仁 40 个，以黄蜡炒黄，研，入青黛 3g，作饼，用柿饼一个，破开包药，湿纸裹，煨熟食之。

7. 利喉咽，去喉痹，痰唾咳嗽，喉中热结生疮：苦杏仁去皮熬令赤，和桂末，研如泥，绵裹如指大，含之。

8. 久病大肠燥结不利：苦杏仁 240g，桃仁 180g（俱用汤泡去皮），栝楼仁 300g（去壳净），三味总捣如泥；川贝 240g，陈胆南星 120g（经三制者），同贝母研极细，拌入杏、桃、楼三仁。神曲 120g 研末，打糊为丸，梧桐子大。每早服 9g，淡姜汤下。

9. 暴下水泻及积痢：苦杏仁 20 粒（汤浸去皮尖），巴豆 20 粒（去膜油令尽）。上件研末，蒸枣肉为丸，如芥子大，朱砂为衣。每服 1 丸，食前。

10. 上气，头面风，头痛，胸中气满奔豚，气上下往来，心下烦热，产妇金疮：苦杏仁1升，捣研，以水一斗滤取汁，令尽，以铜器煻火上从旦煮至日入，当熟如脂膏，下之。空腹酒服一方寸匕，日三，不饮酒者，以饮服之。

11. 眼疾翳膜遮障，但瞳子不破者：苦杏仁3升（汤浸去皮尖、双仁）。每一升，以面裹，于煻灰火中炮热，去面，研苦杏仁压取油，又取铜绿3g与杏油同研，以铜箸点眼。

12. 鼻中生疮：捣苦杏仁乳敷之；亦烧核，压取油敷之。

13. 诸疮肿痛：苦杏仁去皮，研滤取膏，入轻粉、麻油调搽，不拘大人、小儿。

14. 犬啮人：熬苦杏仁五合，令黑，碎研成膏敷之。

15. 慢性支气管炎：带皮苦杏仁研碎，与等量研碎的冰糖混合，装入带盖瓶中密封备用，每日早、晚空腹取出服用，温水送服，每次9g。

【不良反应及注意事项】误服苦杏仁过量后有不良反应，首先感到口中有苦涩味、流涎、头晕、头痛、恶心、呕吐、腹泻、心悸、四肢软弱无力等；稍重则感胸闷，并有不同程度地呼吸困难；严重者呼吸微弱，意识不清，烦躁不安，瞳孔散大，对光反射消失，血压下降，牙关紧闭，全身发生痉挛，四肢冰冷，呈休克状态，最后因呼吸麻痹，心跳停止而死亡。

救治：出现中毒症状，可用5%硫代硫酸钠或高锰酸钾液洗胃和灌肠，应早用呼吸兴奋剂，一旦呼吸停止，应持续人工呼吸直到呼吸恢复为止，并给予大剂量维生素C。轻者可用杏树皮（去粗皮）60g，加水500ml，煮沸20分钟，取汁温服。

◆苦楝皮

【来源】本品为楝科植物川楝或楝的干燥树皮和根皮。春、秋二季剥取，晒干，或除去粗皮，晒干。

【别名】楝木皮、楝树枝皮、苦楝树白皮、东行楝根白皮、楝皮、楝根皮、楝根木皮、苦楝树皮。

【性味归经】味苦，性寒，有毒。归肝、脾、胃经。

【功能主治】杀虫，疗癣。主治：蛔虫病、蛲虫病、虫积腹痛；外治疥癣瘙痒。

【用法用量】内服：煎汤，6~15g，鲜品15~30g，或入丸、散。外用：适量，煎水洗，或研末调敷。

【炮制】除去杂质、粗皮，洗净，润透，切丝，干燥。

本品呈不规则的丝状。外表面灰棕色或灰褐色，除去粗皮者呈淡黄色。内表面类白色或淡黄色。切面纤维性，略呈层片状，易剥离。气微，味苦。

【化学成分】楝树皮中含有川楝素、苦楝酮、苦楝萜酮内酯、苦楝萜醇内酯、苦楝植酸甲酯、苦楝子三醇、葛杜宁－3－O－β－O－D－吡喃葡萄糖苷，1，8－二羟基－2－甲基蒽醌－3－O－β－D－吡喃半乳糖苷，1，5－二羟基－8－甲氧基－2－甲基蒽醌－3－O－α－L－吡喃鼠李糖苷，4′，5－二羟基黄酮－7－O－α－L－吡喃鼠李糖基－（1→4）－β－D－吡喃葡萄糖苷，异川楝素。另有β－谷甾醇，正十三烷及水溶性成分。樟树木材中含印楝波灵A及B，秦皮酮，葛杜宁。楝树根中含芹菜素－5－O－β－D－吡喃半乳糖苷。川楝树皮含川楝素、异川楝素，根皮中四川楝素的含量较树皮中的略高。

【药理作用】①驱虫作用。②抗溃疡、抗腹泻和利胆作用。③镇痛抗炎和抗血栓形成作用。④致流产作用。⑤抑菌作用。⑥抗病毒作用。

【毒理作用】川楝素小鼠腹腔、静脉、皮下和口服的半数致死量分别为 $13.8 \pm 1.2mg/kg$、$14.6 \pm 0.9mg/kg$、$14.3 \pm 1.5mg/kg$ 和 $244.2 \pm 44.0mg/kg$。大鼠皮下注射和家兔静注的半数致死量分别为 $9.8mg/kg$ 和 $4.2mg/kg$。川楝素对胃有刺激性，其程度因动物种类而异，口服川楝素后，大鼠胃黏膜发生水肿、炎症及溃疡，部分犬呕吐。还可引起犬、兔、猴肝细胞肿胀变性、肝窦极度狭窄，小鼠血浆 ALT 升高，灌服大剂量川楝素，可引起动物急性中毒致死，死亡原因是由于血管通透性增加，引起内脏出血，血压下降而形成急性循环衰竭。小鼠蓄积性毒性的半数致死量为 18.7mg/kg，蓄积系数为 1.13，属强蓄积性药物。猴亚急性中毒最明显的表现是 ALT 升高，其次是肌无力。大体解剖发现，各剂量组的动物均有不同程度地内脏瘀血。显微镜检发现，猴小血管内膜表面有棕黄色颗粒沉积，且剂量越大沉积越多。肝细胞肿胀，胞浆疏松，可见枯否细胞及吞噬颗粒；脑血管扩张充血，部分血管内皮细胞肿胀，胶质细胞和小血管周围间隙明显增加。

【配伍效用】

苦楝皮配伍花椒：苦楝皮杀蛔虫；花椒杀虫止痛。二者合用，共奏杀虫止痛之功效，用于治疗蛔虫病而有腹痛者。

苦楝皮配伍使君子：二者均有杀蛔虫之功效。相伍为用，其功效更强，临床可用于驱杀蛔虫。

【方剂选用】

1. 蛔虫病：苦楝皮浓缩煎剂，每次 40~60ml；或苦楝根皮浸膏片，每次 4~8 片，睡前给药 1 次，次晨 7 时（空腹）给药 1 次，连用 2~3 天，温水送服。

2. 绦虫病：苦楝皮 60g（鲜品 120g），槟榔 180g，加水 1000ml，煎沸 20 分钟，滤出。将两次滤液混合煎煮浓缩至 250ml，早空腹 1 次服完。小儿酌减。

3. 蛔虫性肠梗阻：苦楝皮 150g，鲜葱白 100g，共捣烂，加醋适量调匀，用少量面粉制成团状药饼，外敷脐周，药干燥后再换。

4. 滴虫性肠炎：苦楝皮、苦参各 9g，石榴根皮、乌梅、生百部各 6g，水煎内服，日 1 剂。

5. 小儿蛔虫：苦楝皮，削上苍皮，以水煎取汁饮之，量大小多少。此为有小毒。

6. 小儿虫痛不可忍：苦楝根白皮 60g，白芜荑 15g。为末，每服 3g，水一小盏，

煎取半盏，放冷，待发时服，量大小加减，无时。

7. 蛲虫：苦楝皮 6g，苦参 6g，蛇床子 3g，皂角 1.5g。共为末，以蜜炼成丸，如枣大，纳入肛门或阴道内。

8. 疥疮风虫：苦楝皮、皂角（去子）等分。为末，猪脂调涂。

9. 瘰疬：苦楝皮、鼠肉、当归各 60g，薤白 90g，生地黄 150g，腊月猪脂三升。煎膏成，敷之孔上，令生肉。

【不良反应及注意事项】体虚及脾胃虚寒者忌服。苦楝皮的副作用，一般在服药后 1~6 小时尚未排虫之前发生，通常为头晕、头痛、思睡、恶心、腹痛等，其发生率高者可达 100%，低者不到 1%，持续时间大多在数分钟或 1~3 小时，最长 16 小时，可自行消失。严重反应或严重中毒时，可出现呼吸中枢麻痹、类似莨菪类植物中毒症状及内脏出血、中毒性肝炎、精神失常、视力障碍等，严重者可导致死亡。"川楝素 240" 系从川楝皮中提出的白色晶体，具有蓄积作用，对胃肠有刺激性，对肝脏亦有损害；为了避免中毒，不宜连续服用。苦楝根外层紫褐色皮，古人曾指出有毒，但经近人试用，并未见副作用增加。引起上述各种严重反应或中毒现象，多因药物过量，或因患者机体的特殊敏感性所致，临床应用时须注意。

◆ 苦丁茶

【来源】本品为冬青科植物枸骨、大叶冬青或苦丁茶冬青的嫩叶。成材苦丁茶树在清明前后摘取嫩叶，头轮多采，次轮少采，长稍多采，短稍少采。叶采摘后，放在竹筛上通风，晾干或晒干。

【别名】枸骨叶、老鼠刺、角刺茶。

【性味归经】味甘、苦，性寒。归肝、肺、胃经。

【功能主治】疏风清热，明目生津。主治：风热头痛、齿痛、目赤、聤耳、口疮、热病烦渴、泄泻、痢疾。

【用法用量】内服：煎汤，3~9g；或入丸剂。外用：适量，煎水熏洗，或涂搽。

【炮制】去除杂质，阴干，备用。

【化学成分】大叶冬青叶含熊果酸，β–香树脂醇，羽扇豆醇，蒲公英赛醇，熊果醇和β–谷甾醇；果实含熊果酸和蹄纹天竺葵–3–木糖葡萄糖苷。

【药理作用】①对心肌缺血有一定的保护作用，可显著降低心肌收缩力。②抗氧化作用。③降血脂作用。④降血糖作用。⑤抗炎作用。⑥抗病毒作用。⑦抗菌抑菌作用。⑧提高免疫力。⑨对酒精性肝损伤的保护作用。

【毒理作用】以苦丁茶日本毛女贞为原料饲养家兔，每只每天早晨喂 10g 苦丁茶，60 天后通过检查发现家兔出现间质性肾炎的病理学改变，表明长期用苦丁茶饲养家兔可导致间质性肾炎，但其致病机理和致病成分尚未清楚。对苦丁茶大叶冬青的水提取物作了小鼠的急性毒性作用和大鼠长期毒性作用的研究。结果表明小鼠对苦丁茶水提取物的最大耐受量为 168g/kg，属于无毒性级。服用安全。在大鼠的 90 天长期毒性实验中，苦丁茶对大鼠的生长发育、造血功能、血液生化指标等均无不良影响。

【方剂选用】

1. 烫伤：苦丁茶叶适量，水煎外洗，并用叶研末，茶油调涂。

2. 外伤出血：鲜苦丁茶叶捣烂绞汁涂搽，或干叶研末，麻油调搽。

3. 口腔炎：苦丁茶 30g，水煎咽下。

【不良反应及注意事项】有肠胃疾病的患者服用苦丁茶后会出现腹痛、腹胀等不适感受觉。老年人脾胃功能相对减弱，婴幼儿脾胃功能尚未健全，不宜饮用苦丁茶，否则易引起消化不良，脘腹冷痛，食少便溏等副作用。

◆ **苦楝子**

【来源】本品为楝科植物楝的果实。秋、冬两季果实成熟呈黄色时采收，或收集落下的果实。晒干、阴干或烘干。

【别名】土楝实、苦心子、楝枣子、楝果子、土楝子。

【性味归经】味苦，性寒，有小毒。归肝、胃经。

【功能主治】行气止痛，杀虫。主治：脘腹胁肋疼痛、疝痛、虫积腹痛、头癣、冻疮。

【用法用量】内服：煎汤，3～10g。外用：适量，研末调涂。行气止痛炒用，杀虫生用。

【炮制】取原药材，拣净杂质。用时捣碎。

【化学成分】果实中含有苦楝子酮，苦楝子醇，苦楝子内酯等。种子油含多种脂肪酸，其中不饱和酸约占 85%，主要成分为亚油酸，油酸；果实油含肉豆蔻酸，亚油酸，油酸，棕榈酸，棕榈油酸。

【药理作用】①抗氧化作用。②降低细胞内胆固醇。③抑菌作用。

【毒理作用】苦楝子的有效成分主要为苦楝素，对消化道有刺激作用，并可引起肾脏、肝脏损害及心血管功能障碍。

【方剂选用】

1. 头疮：苦楝子 14 枚，杏仁 7 枚。上件药炒令烟尽，捣罗为末，入腻粉 1.5g，更研令匀，以生油调涂。

2. 乳病溃烂经年将穿膜者：苦楝子 30g（经霜者佳），雄鼠粪 21g，露蜂房 15g。俱炒微焦，研末。每用 9g，食后酒调服，间日一服。服药完，痛即止，不数日脓血收敛。

3. 泻血不止：苦楝子炒黄，为末，蜜丸如梧桐子大。米饮下 10～20 丸。

4. 肾消膏淋，病在下焦：苦楝子、茴香等量。为末。每温酒服 3g。

5. 痔：苦楝子 20 枚，白矾 30g。上二味，炒焦为散，入麝香研末。临卧贴之。

6. 疥疮：苦楝子及根皮煎水外洗治疗疥疮，收到了较好的治疗效果。用苦楝子 30～40g，鲜苦楝根皮 100～200g，武火煎水一小锅外洗，每日 3 次，二剂即愈。

7. 胃痛，肝气不舒的胸胁痛、疝痛：苦楝子、延胡索各 9g，水煎服。

8. 腹痛、腹胀：苦楝子 15g，食盐 0.3g，水煎，酌加黄酒 1 匙服。

9. 疝气：苦楝子 7 枚，酸枣核 5 枚，焙干研末，开水冲服。

10. 月经痛：苦楝子、当归、川芎、香附各 9g，水煎服。

11. 蛔虫病：苦楝子 3 枚，去皮，板蓝根 9g，水煎服。

12. 秃疮、头癣：苦楝子研末，调猪板油、茶油、醋、松油均可，敷患处。

13. 瘰疬：苦楝子、皂荚根、乌柏根、黄荆根各等量，加桐油适量，捣烂，外敷。

【不良反应及注意事项】脾胃虚寒者禁服。不宜过量及长期服用。内服量过大，会引起中毒，中毒临床表现为最初恶心、呕吐、剧烈腹痛、腹泻；继而发生黄疸、肝大、心悸、少尿；可伴头晕、水肿、口唇麻木、皮肤疼痛、视力障碍、四肢无力、动作不灵、震颤；严重病人有麻痹、呼吸困难、心力衰竭、肾功能不全及休克，可致死亡。

救治：中毒处理一般为对症治疗。治疗无特效解药。主要是催吐（昏迷者禁用）、给予 1：5000 高锰酸钾溶液洗胃。在充分催吐、洗胃后、口服石蜡油每次 0.5ml/kg，或导泻剂 50% 硫酸镁每次 1mg/kg 导泻。使用大剂量维生素 C，增加补液量及强化利尿，以利于体内毒素外排及保护肾功能，兼顾护肝治疗。其他对症治疗主要是及时纠治患者的水、电解质紊乱，防止休克。出现休克、肾或肝功能障碍的患者要按危重病监护治疗。

◆苦龙胆

【来源】本品为菊科植物地胆草或白花地胆草的全草。夏末采收，洗净，鲜用或晒干。

【别名】苦地胆、苦龙胆草、天芥菜、假蒲公英、一针刺、土柴胡、地苦胆、铺地娘。

【性味归经】味苦、辛，性寒。归肺、肝、肾经。

【功能主治】清热，凉血，解毒，利湿。主治：感冒、百日咳、扁桃体炎、咽喉炎、眼炎、黄疸、肾水肿、月经不调、白带、疮疖、湿疹、虫蛇咬伤。

【用法用量】内服：煎汤，6～15g，鲜品 30～60g，或捣汁。外用：适量，捣敷，或煎水熏洗。

【炮制】去杂质，筛去灰屑，可入药。

【化学成分】含表无羁萜醇、蛇麻脂醇、豆甾醇及卅烷醇、卅二烷醇、氯化钾。又含乙酸蛇麻脂醇酯及脱氧地胆草素、异脱氧地胆草素，又从其鲜花中分离出木犀草素－7－葡萄糖苷。

【药理作用】①抗菌作用。②抗炎作用。③抗肿瘤作用。

【毒理作用】鼠腹腔注射苦地胆注射液 30g 生药/kg（相当于成人用量 1250 倍），家兔静脉注射 7.5g 生药/kg，未引起毒性反应或死亡。家兔肌注时，未发现局部肌肉充血、坏死等现象。体外作溶血实验时，未发现溶血现象。

【方剂选用】

1. 鼻出血：苦龙胆、猪肝各酌量。同煎服，连服 3～4 次。

2. 阳黄疸：苦龙胆连根叶洗净，鲜者 120～180g。煮肉食，连服 4～5 天。

3. 单腹殿胀：苦龙胆 60g。煎水分早晚二次服，或和亦猪肉炖服

4. 尿闭：苦龙胆 15～30g。水煎服。

5. 脚气：苦龙胆全草 30～60g，豆腐 60～120g。酌加开水炖服。

6. 热淋：鲜苦龙胆 90g，瘦猪肉 120g，食盐少许。加水同煎，去渣，分 4 次服用。

7. 扁桃体炎，咽喉炎：苦龙胆 6g。泡入 300ml 热开水中半小时，内服，每天 1 剂。亦可制成片剂含服。

8. 腋下生肿毒，散坚止痛，脓已成者亦安，亦治一切肿毒：苦龙胆以盐醋同捣敷之。

9. 痈肿：鲜苦龙胆全草煎水，熏洗患处。或用地胆草全草 21g，酒、水各半煎服。

10. 指疗、乳痈：鲜苦龙胆全草适量，酌加甜酒酿糟同捣烂，敷于患处。

11. 丝虫病淋巴管炎：苦龙胆 30g。水

煎服。

12. 蛇伤：苦龙胆同金沸草入盐捣敷之。

13. 翼状胬肉：苦龙胆5000g，醋10000g，铜块500g。先将铜烧红，立即放入醋中，取出烧红，再入醋，如此反复数十次，再将新鲜苦地胆放入醋中浸泡一个月，过滤，滴眼用（有刺激感不用特殊处理，半小时后恢复正常）。

14. 急性炎症：将苦龙胆制成注射液，每2ml含生药6g，每日肌注2～3次，每次2～4ml。

15. 口腔溃疡：苦龙胆干品30g，水煎服，每日1剂。

16. 急性扁桃体炎：用鲜苦龙胆150～250g，洗净捣烂取汁，加适量蜂蜜先含服，后慢慢咽下，每日5～6次。

【不良反应及注意事项】个别患者服药后有腹部不适的不良反应。老年及小儿宜慎用。

◆ **苦灯笼**

【来源】本品为马鞭草科植物灯笼草的茎、叶。夏、秋采收，洗净，切段，晒干或鲜用。

【别名】鬼灯笼、鬼点火、苦丁茶、岗灯笼、红花路边青、土羚羊、红羊精、虎灯笼。

【性味归经】味微苦、甘，性寒。归心、肺经。

【功能主治】清热止咳，解毒消肿。主治：肺痨咳嗽、骨蒸潮热、咽喉肿痛、跌打损伤、疮肿疔疮。

【用法用量】内服：煎汤，15～30g。外用：适量，捣敷。

【炮制】取原药材，洗净，切段，除去杂质，晒干，筛去灰屑。

【化学成分】苦灯笼含有赪桐烯醇、赪桐二醇烯酮、赪桐酮、赪桐甾醇、甾醇、蔗糖、乳糖、麦芽糖、半乳糖、果糖等。

【药理作用】①抗炎作用。②抗菌作用。③镇咳平喘作用。

【方剂选用】

1. 感冒、咽痛、咳嗽：苦灯笼15～30g煎汤内服。苦灯笼捣敷外用。

2. 疖肿：苦灯笼鲜叶适量，捣烂外敷。

【不良反应及注意事项】孕妇慎用。

◆ **苦豆根**

【来源】本品为豆科植物苦豆子的根。夏秋采挖，洗净，切片，晒干。

【别名】西豆根、粉豆根、苦甘草。

【性味归经】味苦，性寒。归肾经。

【功能主治】清肠燥湿，镇痛。主治：湿热痢疾、肠炎泄泻、黄疸、湿疹、咽痛、牙痛、顽癣、烫伤。

【用法用量】内服：煎汤，3～6g。外用：适量，煎水洗，或研末调敷。

【炮制】取原药材，除去杂质，切片，筛去灰屑，晒干。

【化学成分】根含槐根碱、苦参碱、槐定碱、氧化苦参碱、氧化槐定碱、槐根碱N-氧化物等生物碱。又含黄酮类及芪类化合物：苦豆根酮A、B、C、D、E、F、G，勒奇黄烷醇A、F、G，E-葡萄素、苍白粉藤醇、异补骨脂双氢黄酮、光果甘草醇、三叶豆紫檀苷、阿莫萨姆尼定、苦甘草醇即槐属黄烷酮G、苦甘草定即勒奇黄烷酮A等。

【药理作用】①抑制中枢神经。②抗炎及抗变态反应。③抗心律失常及正性肌力作用。

【毒理作用】苦豆根活性提取物槐定碱小鼠腹腔注射的 LD_{50} 为 64.3mg/kg，氧化苦参碱小鼠腹腔注射的 LD_{50} 为 571±49mg/kg，槐定碱小鼠静脉注射的 LD_{50} 为 53.75±1.20mg/kg，苦参碱小鼠肌注的 LD_{50} 为 74.15±6.14mg/kg。

【方剂选用】

1. 痢疾、黄疸热病、狂躁：苦豆根6～9g，煎汤服。

2. 牙痛：苦豆根6g，水煎服。

3. 烫伤：苦豆根适量，研末，油调外敷。

4. 风湿性关节疼痛，四肢麻木。苦豆

根煎汤，3~6g。外用：适量，煎水洗；或研末调敷。

5. 湿疹、皮肤瘙痒：苦豆根 15~30g，水煎服或熏洗患处。

【不良反应及注意事项】少数患者在使用苦豆根制剂后有恶心、呕吐、腹痛、腹泻等症状，或自觉症状有面红、稍感胸闷、心悸等，停药后可消失。

◆苘麻子

【来源】本品为锦葵科植物苘麻的干燥成熟种子。秋季采收成熟果实，晒干，打下种子，除去杂质。

【别名】苘实、顷麻子、檾实、空麻子、野苎麻子、冬葵子、青麻子、野棉花子。

【性味归经】味苦，性平。归大肠、小肠、膀胱经。

【功能主治】清热解毒，利湿，退翳。主治：赤白痢疾、淋证涩痛、痈肿疮毒、目生翳膜。

【用法用量】内服：煎汤，6~12g，或入散剂。

【炮制】采收成熟果实，晒干后打下种子，筛去果皮及杂质，贮藏于干燥处。苘麻子经微炒、炒黄后，水煎液比重值及水溶性煎出物相对增高，而中医临床用药多以汤剂为主，这可提高苘麻子的有效成分煎出，从而提高疗效。

【化学成分】含油15%~17%，其中58%为亚油酸。种子还含胆甾醇、十六碳酸、十八碳烯酸、十八碳二烯酸等7种脂肪酸、谷胱甘肽、高谷胱甘肽、棉酚、绿原酸等。提取物又含球蛋白C。

【药理作用】①利尿作用。②抑菌作用。

【方剂选用】

1. 赤白痢：苘麻子30g。炒令香熟为末，以蜜浆下3g，不过再服。

2. 目生翳膜、久不愈者：苘麻子，上一味为末，取猪肝切薄，裹药中令相著，缓火炙肝熟为散，临卧陈米饮调下6g。一法酽醋为丸，每服二十丸。一法取苘实肉

囊蒸一次，曝干为末，或散或蜜丸，温水下。

3. 瘰疬：苘麻子连壳研末，每用6~9g（小儿减量），以豆腐干一块切开，将药末夹置豆腐干内，水煎，以汤内服，以豆腐干贴患处。如无果实，可用苘麻幼苗（约五寸高上下）2~3株，作为一剂，同豆腐煮，服用法同上。

4. 麻疹：苘麻子6~9g。水煎服。

5. 疮：水银（制）30g，诃子、草乌（制）、白云香、决明子、苘麻子各5g。制成水丸。每次0.5~1.5g，每日1次，临睡前，温开水送服。

【不良反应及注意事项】个别患者用药后会发生恶心、纳呆、口淡的不良反应。孕妇慎用。

◆苘麻根

【来源】本品为锦葵科植物苘麻的根。立冬后挖取，除去茎叶，洗净晒干。

【别名】顷麻根、檾麻根、空麻根、野苎麻根、青麻根。

【性味归经】味苦，性平。归肾、膀胱经。

【功能主治】利湿解毒。主治：小便淋沥、痢疾、急性中耳炎、睾丸炎。

【用法用量】内服：煎汤，30~60g。

【炮制】取原药材，除去茎叶，洗净，晒干。

【化学成分】根黏液质中含戊糖、戊聚糖、甲基戊聚精、糖醛酸、甲基戊糖、糖醛酸、甲基戊糖及己糖。

【药理作用】①抗炎作用。②利尿作用。

【方剂选用】

1. 小便淋沥：苘麻根30~60g，酌加水煎，饭前服，每日2次。

2. 急性中耳炎：苘麻根30g，夏枯草9g，小毛毡苔15g。水煎服。

3. 睾丸炎：苘麻根、苍耳草根各15g，鸭蛋1个，酒水煎服。

【不良反应及注意事项】孕妇慎服。

◆板栗

【来源】本品为壳斗科植物栗的果实、花序、壳斗、树皮、根皮、叶。

【别名】栗子、栗实、撰子、掩子、栗果、大栗。

【性味归经】味甘，涩，微咸，性平。归脾、肾经。

【功能主治】益气健脾，补肾强筋，活血消肿，止血。主治：脾虚泄泻、反胃呕吐、脚膝酸软、筋骨折伤肿痛、瘰疬、吐血、衄血、便血。

【用法用量】内服：适量，生食或煮食，或炒存性研末服，30~60g。外用：适量，捣敷。

【炮制】取原药材剥出种子，晒干。

【化学成分】果实含蛋白质 5.7%、脂肪 2.0%、碳水化物 62%、灰分 1.3%、淀粉 25% 及维生素 B、脂肪酶，还含氨基酸及铁、镁、磷、铜等元素。树皮含有鞣质。

【药理作用】①抗菌、抗炎作用。②抗凝血、升高白细胞作用。③降血糖作用。④清除自由基、抗氧化作用。

【毒理作用】用板栗毛壳浸膏给大鼠每日口服 0.45、0.90 与 4.5g/kg（即小、中、大剂量，分别相当于人临床用量的 5、10、50 倍）连续 6 个月，结果大鼠一般体征、外观、行为、粪便等均正常，各组大鼠的肝、肾功能和血象均未见异常变化。

【方剂选用】

1. 肾虚腰膝无力：板栗风干，每日空腹食 7 枚，再食猪肾粥。

2. 小儿脚弱无力，三四岁尚不能行步：日以板栗与食。

3. 气管炎：板栗 250g。煮瘦肉服。

4. 筋骨肿痛：板栗捣烂敷患处。

5. 小儿疳疮：捣末，涂之。

6. 金刃斧伤：独壳板栗研敷，或仓猝捣敷亦可。

7. 脾肾虚寒暴注：板栗煨熟食之。

8. 幼儿腹泻：栗子磨粉，煮如粉，加白糖适量喂服。

9. 肾虚腰脚无力：板栗袋盛悬干。每

日平明吃十余颗，次吃猪肾粥。

10. 老人肾虚腰痛：板栗同牡狗腰子，葱盐煮食。

11. 鼻衄不止：板栗 7 枚，微刮破皮，连皮烧存性，碗盖稍候，入麝香少许同研，每服 6g，温水调下。

12. 跌打损伤：板栗切碎，捣烂研如泥，敷于患处，有止痛、止血、脱毒的作用。

13. 小儿口中生疮：板栗煮熟，日日与之食。

14. 发背及一切毒肿：生板栗 49 枚，生麻油 6 合，黄丹 75g，地胆 6g，和于铜器中盛，用炭火熏汤煎。候沫溢出，使与器口欲平，取小麦一合，分二人嚼取筋，急用药中觉使与相和，膏擎下，安铜器冷水中，成膏讫，以故绵涂膏贴所苦处，晨夕换膏。

【不良反应及注意事项】食积停滞，脘腹胀满痞闷者禁服。小儿不可多食。风湿病患者禁用，不可与牛肉同食。

◆板蓝根

【来源】本品为十字花科植物菘蓝的干燥根。秋季采挖，除去泥沙，晒干。

【别名】靛青根、蓝靛根。

【性味归经】味苦，性寒。归心、胃经。

【功能主治】清热解毒，凉血利咽。主治：温疫时毒、发热咽痛、温毒发斑、痄腮、烂喉丹痧、大头瘟疫、丹毒、痈肿。

【用法用量】内服：煎汤，15~30g，大剂量可用 60~120g，或入丸、散。外用：适量，煎汤熏洗。

【炮制】除去杂质，洗净，润透，切厚片，干燥。

影响板蓝根饮片浸润切制的主要因素为切片厚度，其次为浸润时间和浸润用水量，通过正交设计实验优选的板蓝根饮片的浸润切制工艺为板蓝根药材加 0.6 倍量水浸润 20 小时，切片厚度 3mm，60℃烘干。

【化学成分】菘蓝根含靛蓝，靛玉红，

β - 谷甾醇，γ - 谷甾醇以及多种氨基酸：精氨酸、谷氨酸、酪氨酸、脯氨酸、缬氨酸、γ - 氨基丁酸。还含黑芥子苷、靛苷、色胺酮、1 - 硫氰酸 - 2 - 羟基丁 - 3 - 烯、表告伊春、腺苷、棕榈酸、蔗糖和含有12% 氨基酸的蛋白多糖。

【药理作用】①抗菌作用。②抗病毒作用。③抗内毒素作用。④调节免疫功能。⑤抑制血小板聚集作用。⑥抗癌作用。⑦解热作用。⑧抗炎作用。

【毒理作用】靛玉红小鼠腹腔注射的 LD_{50} 为 1.1～2.0g/kg。小鼠灌胃靛玉红 5g/kg，连续 5 天，观察 1 周，结果未见动物发生死亡和出现明显毒性反应。亚急性毒性实验：以犬分别灌胃靛玉红 20、100、200mg/kg 连续 6 个月，结果小剂量组的食欲和生长情况与对照组相似，而大、中剂量组服药后动物出现食欲减少、腹泻、便血以及 SCPT 升高和灶性肝细胞坏死等反应。但 3 个剂量组的血象、骨髓象都未见明显抑制，对肾功能、心电图也无影响。板蓝根煎剂小鼠灌服，骨髓细胞染色体结构无明显改变，但发现染色体畸变明显增多，提示可能对染色体有损伤作用。

【配伍效用】

板蓝根配伍山豆根：二者均味苦性寒，板蓝根有清热凉血、解毒利咽之功；山豆根有清热解毒、利咽喉、消肿止痛之效。二者合用，其清热解毒、利咽消肿止痛之功效更著，用于治疗肺胃热盛、热毒上攻之咽喉肿痛、口舌生疮、牙龈肿痛等症。

板蓝根配伍玄参：板蓝根味苦性寒，清热凉血、解毒利咽消肿；玄参苦甘咸寒，滋阴润燥、清热凉血、除烦止渴。二者合用，其清热解毒、滋阴降火、清利咽喉、消肿止痛之功效更著，用于治疗阴虚火旺、虚火上炎之咽喉肿痛、口干舌红等症。

【方剂选用】

1. 防治流行性脑脊髓膜炎：板蓝根 6g，水煎服，每 2 小时 1 次。

2. 传染性肝炎：①板蓝根 30g，每日 1 剂，水煎服。②板蓝根 3000g、蒲公英 1500g，糖适量，制成煎剂 1000ml。日服 2 次，每次 50ml，15～20 天为 1 疗程。③板蓝根 30g，栀子根 45g（干品），水煎服。

3. 急性胆囊炎：板蓝根、蒲公英、金银花、赤芍各 30g，黄芩、大黄各 15g，每日 1 剂。呕吐者加竹茹；有胆道梗阻者加重大黄用量，并加茵陈；腹痛加两面针、广木香或元胡；发热加柴胡。并加服维生素类辅助药物。

4. 扁平疣：板蓝根、大青叶各 30g，赤芍、木贼草、薏苡仁、马齿苋、龙胆草各 15g，皂角刺、桑叶、僵蚕各 12g，甘草 10g。每日 1 剂，水煎分 2 次服。将熬剩的药渣，挤压取汁，浸湿纱布，在病变处涂搽至皮肤发红，每日 2～3 次。

5. 腮腺炎：板蓝根 30g，加水 500ml，煎成 400ml，共煎 2 次，总量约 700ml，分 2 日服，1 日 3～4 次。

6. 尖锐湿疣：板蓝根、大青叶各 30g，金钱草 15g，大黄 12g。水浸数小时后慢火煎半小时，取汤液一半口服，另一半和渣以熏洗或湿热敷患处，可反复加温应用 2～3 次。每日 1 剂。

7. 婴幼儿肺炎：板蓝根、大青叶、芦根各 12g，荆芥穗 4g，苦杏仁、百部各 6g，双花 10g，甘草 2g。水煎服，每日 1 剂。可随症加减。

8. 暴发性红眼：板蓝根制成 10% 或 5% 眼药水，每日滴眼 4 次。

9. 鹅口疮：板蓝根 9g，煎汁，反复涂搽患处，每日 5～6 次，可佐以内服。

10. 口腔黏膜溃疡：鲜板蓝根 30～60g，煎汁，用 1/3 涂搽患处、2/3 内服。若无鲜药，可用干品 10～30g。

11. 单纯性疱疹性口炎：板蓝根 30g，制成 60ml 煎液，1～3 岁小儿每次 10～20ml，每日服 3 次。

12. 痘疹出不快：板蓝根 30g，甘草 0.9g（锉，炒）。上同为细末，每服 1.5g 或 3g，取雄鸡冠血 90g，同温酒少许，食后，同调下。

【不良反应及注意事项】体虚无实火热

毒者忌服。临床使用板蓝根可能会产生过敏现象，包括注射液过敏、冲剂过敏和汤剂过敏，甚至可能导致患者过敏性休克；有患者因呼吸道感染注射了板蓝根注射液后出现了血尿症，经确诊后诊断为药物性肾损害，及时治疗后症状消失；有实验发现患者在服用了板蓝根干糖浆后出现疲乏无力的临床症状，并于次日出现黄疸、尿量减少等症状，经诊断后确诊为急性、溶血性贫血，在停药并治疗后痊愈。1例上呼吸道炎患者肌注板蓝根注射液2ml后15分钟，即出现头晕眼花、胸闷气短、心慌烦乱，四肢麻木、发胀、奇痒，两前臂及两小腿满布荨麻疹等过敏反应现象，经及时处理后恢复。

◆ **松叶**

【来源】本品为松科植物华山松、黄山松、马尾松、黑松、油松、云南松、红松等的针叶。

【别名】猪鬃松叶、松针、松毛、山松须。

【性味归经】味苦，性温。归心、脾经。

【功能主治】祛风燥湿，杀虫止痒，活血安神。主治：风湿痿痹、脚气、湿疮、癣、风疹瘙痒、跌打损伤、神经衰弱、慢性肾炎、高血压。预防乙脑、流感。

【用法用量】内服：煎汤，6~15g，鲜品30~60g，或浸酒。外用：适量，鲜品捣敷或煎水洗。

【炮制】晒干或鲜用。

【化学成分】松针主要含挥发油、黄酮类、维生素、氨基酸、微量元素等。挥发油主要组成是菇烯类及其衍生物，如 α -蒎烯、β -蒎烯、β -水芹烯、柠檬烯、月桂烯、乙酸龙脑酯等。黄酮类含槲皮素等。还含有铜、铬、铁、铅等。

【药理作用】①镇静作用。②解热作用。③镇痛作用。④抗炎作用。⑤降血脂作用。⑤延缓衰老作用。⑥抗病毒作用。⑦镇咳、祛痰作用。⑧抗菌作用。⑨增强食欲作用。

【毒理作用】红松叶油小鼠腹腔注射的 LD 为 2.17 ± 0.028ml/kg。

【方剂选用】

1. 脚弱十二风、痹不能行：松叶1.5kg，细切之，以水120kg，煮取3.8kg，以酿五斗米，如常法；别煮松叶汁以渍米并馈饭，泥酿封头，七日发。澄饮之取醉。

2. 腰痛：马尾松叶30g，水煎去渣，加冰糖30g调服。

3. 历节风：松叶4.5kg，酒70kg，渍三七日，服一合，口五六度。

4. 跌打肿痛：松叶浸酒服；其渣加蛤仔1只，捣敷患处。

5. 风湿顽癣：松叶（炒黑）30g，轻粉、樟脑各9g。湿则干掺，燥则用油调搽、如痒极者，以米醋调敷。并治冻疮。

6. 大风癞疮、并历节风痛、脚弱痿痹：松毛取生新者捣烂焙燥，每用松毛60g，枸杞子60g，浸酒饮，时时服，不得大醉，久服效。

7. 头风头痛：生鲜松叶120g，捣烂，焙燥，浸酒，时时饮之；其渣取出，贴顶门，用布裹头三日。

8. 中风面目相引口偏僻、牙车急、舌不可转：松叶500g，捣令汁出，清酒一2升斗渍二宿，近火一宿，初服100ml，渐至400ml，头面汗出即止。

9. 预防感冒：用鲜松叶制成1:1的浓缩煎液，每人每次服30ml（相当于鲜生药30g），每日1次，每周连服2日，共服5周。

10. 预防流脑：松叶5斤，甘草60g，加水100斤，煎至80斤。成人每次0.5斤，每日2次，连服3天；儿童酌减，并加用鹅不食草粉搐鼻，每日早晚各1次，连用7天。

11. 慢性气管炎：松叶、扁柏各90g（鲜用半斤），洗净切碎，加水适量煮沸1小时，过滤，滤渣再加水煎煮；两次滤液合并浓缩至200ml，加糖浆100ml或蜂糖60g，共成300ml（每 ml 含生药1.5g）。日服3次，每次100ml，10天为1疗程。

【不良反应及注意事项】红松叶油小鼠腹腔注射的 LD 为 2.17±0.028ml/kg。

◆松节
【来源】本品为松科植物油松、马尾松、赤松、云南松等枝干的结节。

【别名】黄松节、油松节、松郎头。

【性味归经】味苦，性温。归肝、肾经。

【功能主治】祛风燥湿，舒筋通络，活血止痛。主治：风寒湿痹、历节风痛、脚痹痿软、跌打伤痛。

【用法用量】内服：煎汤，10~15g；或浸酒、醋等。外用：适量，浸酒涂擦；或炒研末调敷。

【炮制】擘碎，用水洗净，浸泡，捞出，润透，待软切片，晒干。或浸泡后置蒸笼内蒸透，乘热切片。

【化学成分】松节主要含纤维素、木质素、少量挥发油（松节油）和树脂等；挥发油主要含 α- 和 β- 蒎烯约90%以上。还含有熊果酸、异海松酸等化学成分。

【药理作用】①镇痛、抗炎作用。②抗肿瘤作用。③增强免疫作用。

【方剂选用】
1. 历节风，四肢疼痛犹如解落：松节7.5kg（细锉，水四石煮取一石），猪椒叶7.5kg（锉，煮如松节法）；上二味澄清，合渍干曲五斤候发，以糯米四石五斗酿之，依家酝法酘，勿令伤冷热。第一酘时下诸药：柏子仁150g，磁石360g（末），独活1150g，天雄150g（炮），茵芋120g（炙），防风10两，秦艽180g，川芎150g，人参120g，萆薢150g。上十味细切，内饭中炊之，如常酘法，酘足讫，封头四七日，押取清，适性服之，勿至醉吐。

2. 脚转筋疼痛挛急者：松节30g（细锉如米粒），乳香3g。上药用银石器内，慢火炒令焦，只留1~2分性，出火毒，研末，服3~6g，热木瓜酒调下。

3. 患脚屈、积年不能行、腰脊挛痹及腹内紧者：松节一斛，净洗，锉之，以水三斛，煮取九斗，以渍曲；又以水二斛煮渣，取一斛，渍饭。酿之如酒法，熟即取饮，多少任意。

4. 从高坠损、恶血攻心、胸膈烦闷：松节150g（细锉）。用童子小便五合，醋五合，于砂盆内，以慢火炒，旋滴小便并醋，以尽为度，炒令干，捣细罗为散。每服，以童子热小便调下6g，日三四服。

5. 牙齿历蠹、齿根黯黑：松节烧灰揩之。

6. 齿风、疼痛不止：槐白皮、地骨皮各30g，松节30g（锉）。上药，捣筛为散，每用15g，以浆一（二）中盏，煎五、七沸，去渣，热含冷吐。

7. 水田皮炎：松节、艾叶各适量，制成松艾酒精，涂抹患处。

8. 风湿性关节炎等：油松的松头、松节、松针各250g，当归60g，制成复方注射液。肌注每日两次，每次3ml；或穴位注射每日两次，每次1ml。

9. 关节疼痛、伸屈不利、大骨节病：松节、红花各10g，水煎服。

【不良反应及注意事项】阴虚血燥者慎服。

◆松香
【来源】本品为松科植物马尾松、油松或同属数种植物的树脂除去挥发油后，所留存的固体树脂。

【别名】松脂、松膏、松肪、松胶香、沥青、白松香、松胶、黄香、松脂香。

【性味归经】味苦，甘，性温。归肝、脾经。

【功能主治】祛风燥湿，排脓拔毒，生肌止痛。主治：痈疽恶疮、瘰疬、瘘症、疥癣、白秃、疠风、痹症、金疮、扭伤、妇女白带、血栓闭塞性脉管炎。

【用法用量】外用：适量，研末干掺；或调敷。内服：煎汤，3~5g；或入丸、散，亦日浸酒服。

【炮制】置铜锅中，用微火加热熔化，捞去杂质，倾入水中，候凉后取出，干燥。制松香：取葱煎汤，加入松香粉，煮至松香完全熔化，乘热倒入冷水中，取出，阴干。（每松香 100g，用葱 10g）。松香经过加工炮制后，熔点都有不同程度提高，松节油含量都有不同程度降低。

【化学成分】松香中主要成分是单萜、倍半萜和二萜类化合物。主要为松香酸酐及游离的松香酸、树脂烃等，二萜类多为海松型如海松醇（醛）、异海松醇（醛）等。挥发油中主要为 α - 及 β - 蒎烯等，还含槲皮素、山柰酚的苷及苦味物质。

【药理作用】抗凝血作用。

【方剂选用】

1. 一切肿毒：松香 240g，铜青 6g，蓖麻仁 15g，同捣作膏，摊贴甚妙。

2. 痈疽肿毒溃破、脓水淋沥、脓头不出：炼松香 30g，滴明乳香、真没药（俱放瓦上，焙出油）各 15g，樟脑 3g，共为细末，掺入毒内，拔脓散毒。

3. 一切瘘：炼松香末，填疮孔令满，日 3 ~ 4 度。

4. 疥癣湿疮：松香研末，约酌少入轻粉，衮令匀，凡疥癣上，先用油涂了，擦末。

5. 瘙痒疮疥：炼松香 15g，大黄、荜茇各 30g，樟脑、槟榔各 15g。共为极细末，用猪油 30g，和研为丸，加水银 24g 再研，以水银散，不见点为度。每遇瘙痒疥癣，以药丸疮上磨之。

6. 阴囊湿痒欲溃者：松香为末，纸卷作筒，每根入花椒三粒，浸灯盏内三宿，取出点烧，淋下油搽之；先以米泔洗过。

7. 小儿白秃疮：炼松香、黄丹各 15g，轻粉 9g。共为细末，菜油调搽；先用米泔汤洗净搽药，一日一次。

8. 头癣：明矾一斤半，煅枯研末，嫩松香 90g，鲜猪油半斤。将松香包入油内，用松明柴点燃猪油，使松香油熔化滴入，冷却后加入枯矾，调匀，涂患处，使之结痂；隔天去痂再涂，不用水洗。

9. 一切风热疮，小儿头疮：松香、黄蜡、芝麻油各 300g，巴豆 14 个。上先将沥青、麻油、黄蜡熬成汁；次入巴豆，不住手搅，候巴豆焦黑，去巴豆不用；次入腻粉 6g，再搅极匀，放冷，敷疮上。

10. 历节诸风，百节酸痛不可忍：松香 7.5kg，炼 50 遍，酒煮 10 遍，二十遍亦可；炼酥三升，温，和松香三升熟搅，令极调匀，且空腹以酒服方寸匕，日三。

11. 历节风：松香 1 升，酒三升，浸七日，服一合，日再，数剂愈。

12. 肝虚目泪：松香 500g，酿米二斗，水七斗，曲二斗，造酒频饮之。

13. 小儿紧唇：炙松脂贴之。

14. 风虫牙痛：刮松香，滚水泡化，漱口。

15. 虫蛀牙痛：炼松香 30g，菜油 9g，火上熬化，将冷凝，加入真蟾酥 1.5g，用筋搅匀，取米粒大，内入牙痛隙处。

16. 耳久聋：松香 90g（炼），巴豆 30g，相和熟捣，可丸，以薄棉裹入耳孔中塞之，一日一度易。

17. 妇人白带：松香 150g，酒二升，煮干，木臼杵细，酒糊丸，如梧子大。每服百丸，温酒下。

18. 疠风，皮肤瘙痒，须眉脱落，身面俱起紫泡：白松香不拘多少，于砂锅内煎 9 次，每煎一次，露一宿，9 次煎如沙者良，方可服，若服此药，终生不可吃盐，若犯必发。

19. 慢性气管炎：松香粉与等量甘草粉混合调匀成散剂，日服 3 次，每次 1.5g，10 天为 1 疗程。

【不良反应及注意事项】血虚者、内热实火者禁服。不可久服。未经严格炮制不可服。

◆ 松萝

【来源】本品为松萝科松萝属植物节松萝或长松萝的叶状体。

【别名】女萝、松上寄生、松落、天棚草、雪风藤、山挂面、龙须草、关公须、金线草、老君须、云雾草。

【性味归经】味甘，苦，性平。归心、肾、肺经。

【功能主治】祛痰止咳，清热解毒，除湿通络，止血调经，驱虫。主治：痰热温疟、咳喘、肺痨、头痛、目赤云翳、痈肿疮毒、瘰疬、乳痈、水火烫伤、毒蛇咬伤、风温痹痛、跌打损伤、骨折、外伤出血、吐血、便血、崩漏、月经不调、白带、蛔虫病、血吸虫病。

【用法用量】内服：煎汤，6~9g。外用：适量，煎汤洗；或研末调敷。

【炮制】春、秋采收，洗净，切段，晒干。

【化学成分】主要含巴尔巴地衣酸、松萝酸、地弗地衣酸、拉马酸、地衣聚糖、长松萝多糖等。

【药理作用】①抗菌作用。②对抗噬菌体的作用。③杀虫作用。④促进肝再生的作用。⑤抗肿瘤作用。⑥抗病毒作用。⑦抗辐射作用。⑧植物生长抑制作用。

【方剂选用】

1. 胸中有痰、头痛不欲食、气壮：松萝、杜蘅各90g，瓜蒂30枚，酒1升二合渍再宿。且饮20ml，取吐。不吐，晚再服20ml。

2. 胸膈痰积热：松萝、甘草各30g，恒山90g，瓜蒂21枚，水、酒各一升半，煮取一升半。分3服，取吐。

3. 肺结核：松萝中提取的松萝酸钠片剂或粉剂内服，成人每次30mg，每日3次；或按1.5mg/kg/d计算。用药3个月左右，需停药1周，再继续使用。

4. 慢性气管炎：松萝煎剂和3种化学提出物制成片剂，以10天为1疗程。其中以松萝酸粗晶（Ⅰ、Ⅱ号混合物）疗效较好。其主要作用为镇咳祛痰，平喘较差；对单纯型比喘息型或有合并症者疗效为好。副作用：服后有口干、头昏、胃部嘈杂感，停药后能自行消失。

【不良反应及注意事项】大剂量松萝酸及其钠盐的毒性主要损害心脏和肝脏，可引起心率减慢，血压下降。

◆松球

【来源】本品为松科植物马尾松、油松、云南松的球果。

【别名】松实、松元、松果、小松球、

松塔。

【性味归经】味甘，苦，性温。归肺、大肠经。

【功能主治】祛风除痹，化痰止咳平喘，利尿，通便。主治：风寒湿痹、白癜风、慢性气管炎、淋浊、便秘、痔疮。

【用法用量】内服：煎汤，9~15g；或入丸、散。外用：适量，鲜果捣汁搽或水煎洗。

【炮制】春末夏初采集，鲜用或干燥备用。

【化学成分】松球含挥发油、黄酮类、多糖、多酚、木质素等。

【药理作用】①抗肿瘤作用。②抗病毒作用。③增强免疫作用。

【方剂选用】

1. 白点风：先以葱、花椒、甘草三味煎汤洗，再以青嫩松球蘸鸡子白、硫黄，同磨如粉，搽上8~9次。

2. 痔疮：松果12个，皮硝15g，芙蓉花、枳壳、蛤蟆叶各适量，煎水洗。

◆松花粉

【来源】本品为松科植物马尾松、油松或同属数种植物的干燥花粉。

【别名】松花、松黄。

【性味归经】味甘，性温。归肝、脾经。

【功能主治】收敛止血，燥湿敛疮。主治：外伤出血、湿疹、黄水疮、皮肤糜烂、脓水淋沥。

【用法用量】外用：撒敷患处。

【化学成分】松花粉主要含有蛋白质、黄酮类、氨基酸、多糖、胆碱、脂肪酸、微量元素等。

【药理作用】①抗疲劳作用。②降血糖作用。③抗衰老作用。④抑制前列腺增生。⑤保肝作用。⑥提高食物利用率，促进的吸收，调节肠道平衡，防治便秘，促进胃肠蠕动，促进消化和吸收，对食欲不振、胃肠功能紊乱有明显调节作用，可保护肠道黏膜，愈合溃疡，对胃溃疡、十二指肠溃疡、萎缩性胃炎、腹泻、肠炎等有很好的修复作用。

【方剂选用】

1. 风眩头旋肿痹，皮肤顽急：松花粉（状如鼠尾者佳，蒸细，切）2升，用绢囊裹，入酒五升，浸五日，空腹饮三合，再服大妙。

2. 酒毒发作，头痛目眩，或咽喉闭闷，或下利清水，日数十行，形神萎顿：松花 30g（焙），陈皮 15g，川黄连 15g，甘草6g。俱微炒磨为末，与松花和匀。每日早、晚各服6g，白汤调服。

3. 久痢不止，延及数月，缠绵不净：松花粉每服9g，食前米汤调下。

4. 婴儿湿疹：松花粉 3g，炉甘石粉3g，鸡卵黄 3 个。先将鸡卵煮熟，去白取黄，再放金属小锅煎熬，即有卵黄油析出，取油去渣，用此油调松花粉、炉甘石粉涂患部，1～3 次（已化脓者无效）。

【不良反应及注意事项】多食发上焦热病。

◆松筋草

【来源】本品为石松科多年生攀援草本植物藤石松的全草。夏、秋季采收，鲜用或晒干。

【别名】千金藤、吊白伸筋、松筋藤、马尾伸筋、老虎须、石子藤、猫藤、土木加、割须、伸筋草、灯笼草、吊壁伸筋。

【性味归经】味微甘，性平。

【功能主治】祛风除湿，舒筋活血，明目，解毒。主治：风湿痹痛、腰肌劳损、跌打损伤、月经不调、盗汗、结膜炎、夜盲症、水火烫伤、疮疡肿毒。

【用法用量】内服：煎汤，15～30g；或浸酒。外用：适量，煎水洗；或捣敷。

【炮制】洗净，切厚片，晒干或鲜用。

【化学成分】含 α-芒柄花醇及二表千层塔烯二醇等萜类化合物。

【方剂选用】

1. 筋骨受伤后不能屈伸：松筋草配猪筋炖服。

2. 小儿盗汗：松筋草、麦秆，煮水外洗。

◆枫香脂

【来源】本品为金缕梅科植物枫香树的干燥树脂。

【别名】白胶香、枫脂、白胶、芸香、胶香。

【性味归经】味辛，微苦，性平。归肺、脾经。

【功能主治】活血止痛，解毒，生肌，凉血。主治：跌打损伤、痈疽肿痛、吐血、衄血、外伤出血。

【用法用量】内服：煎汤，3～6g，宜入丸、散服；外用：适量。

【炮制】现行，取原药材，除去杂质，捣碎。

【化学成分】枫香树脂主要含挥发油、萜类成分等，五环三萜类成分主要有阿姆布酮酸、阿姆布醇酸、阿姆布二醇酸、路路通酮酸、路路通二醇酸、枫香脂熊果酸、枫香脂诺维酸等。

【药理作用】抗血栓作用。

【方剂选用】

1. 吐血、鼻血：枫香脂、蛤粉，等份为末，姜汁调服。

2. 吐血、咯血：枫香脂、铜青各3g，研为末，放入干柿内，纸包煨熟吃下。又方：用白胶香（切片，炙黄）30g、新棉30g，烧灰为末，每服3g，米汤送下。

3. 便痈脓血：枫香脂30g，研为末，加麝香、轻粉少许，掺敷患处。

4. 瘰疬软疖：枫香脂30g，化开，以蓖麻子64粒研末，加入搅匀，成膏后摊贴患处。

5. 疮不收口：枫香脂、轻粉各6g，猪油调涂。

6. 恶疮：枫香脂、松香各30g，加麻油、黄蜡各7.5g，一起溶化，再放入冷水中充分调匀，摊贴患处。

7. 小儿疥癣：枫香脂、黄柏、轻粉，等量为末，加羊骨髓调匀敷涂。

8. 大便不通：用枫香脂如半枣大一块、鼠粪两枚，共研匀，加水调成挺子，纳入肛内，过一会即可通便。

9. 痰核流注，乳岩瘰疬，横痃恶疮，一切阴疽初起：枫香脂150g，没药（醋制）75g，当归75g，乳香（醋炒）75g，木鳖子（去壳、油）150g，地龙（去土酒炒）150g，草乌（制）150g，五灵脂（醋炒）150g，京墨12g，麝香30g。以上十味，除麝香另研末粉外，其余白胶香等九味粉碎成细粉，过筛，用糯米粉300g打糊制粒，干燥后加入麝香细粉，混匀，压片，每片重0.32g，相当于原药材0.24g。为暗灰色；气微，味微苦、辛。功能消肿拔毒。用于黄酒或温开水送服，每次4片，每日2次。孕妇忌服。

10. 瘰疬乳岩，横痃，贴骨疽等症：枫香脂（煎膏）、草乌、五灵脂、地龙肉、木鳖子（去皮）各150g，乳香、没药、当归各75g，香墨12g，麝香30g。以上十味，除麝香外，余药共为细粉，兑入麝香，和匀，用白面300g打糊为丸，每丸干重0.6g。每次2丸，每日2次，黄酒送服，温开水亦可。忌饮烧酒及食生冷，孕妇勿服。

【不良反应及注意事项】孕妇禁服。

◆枫香树叶

【来源】本品为金缕梅科植物枫香树的叶。

【别名】杜东叶、枫树叶。

【性味归经】味辛，苦，性平。归脾、肾、肝经。

【功能主治】行气止痛，解毒，止血。主治：胃脘疼痛、伤暑腹痛、痢疾、泄泻、痈肿疮疡、湿疹、吐血、咳血、创伤出血。

【用法用量】内服：煎汤，15～30g；或鲜品捣汁。外用：适量，捣烂敷。

【炮制】采摘，洗净，鲜用或晒干。

【化学成分】枫香树叶中主要含有萜类、黄酮类、鞣质类、挥发油等。

【药理作用】止血作用。

【方剂选用】

1. 产后风、风瘫、风肿等症：枫香树叶，连细枝煎水洗浴。

2. 痈肿发背：枫香树叶和老米饭共捣烂，敷患处。

3. 痢疾：枫香树叶30g。水煎，去渣，白糖调服。

4. 泄泻：幼枫香树叶60g。捣烂，加冷开水擂汁服。

5. 中暑：枫香树嫩叶9g。洗净，杵烂，开水送下。

6. 口鼻大小便同时出血：枫香树脂、叶（烧存性）各3g。开水冲服。

7. 小儿脐风：枫香树叶嫩尖，捣烂取汁内服。

8. 急性胃肠炎：将枫香制成100%煎剂，每次50～100ml，日服2～3次；小儿每次10～20ml，日服3～4次。呕吐严重者，先用氯丙嗪或针刺内关（双）止吐；腹痛较剧者，加用阿托品；脱水者补液。服药后除小部分病例（多为小儿）可诱发呕吐、恶心外，未见其他副作用。

◆枫香树根

【来源】本品为金缕梅科植物枫香树的根。

【别名】枫果根、杜东根。

【性味归经】味辛，苦，性平。归脾、肾、肝经。

【功能主治】解毒消肿，祛风止痛。主治：痈疽疔疮、风湿痹痛、牙痛、湿热泄泻、痢疾、小儿消化不良。

【用法用量】内服：煎汤，15～20g；或捣汁。外用：适量，捣敷。

【炮制】秋、冬采挖洗净，去粗皮，晒干。

【方剂选用】

1. 痈疽已成：擂酒饮，以渣贴之。

2. 乳痈：枫香树根30g，犁头草9g。酒水各半煎服。初起者可使内消；已成脓者，可使易溃。

3. 痈疔：枫香树根60g，红糖30g，酒糟15g，共捣烂敷患处。

4. 肿毒凝结：枫香树根二重皮和冬蜜杵烂，敷患处。

5. 风湿关节痛：枫香树根30～60g。水煎服。

6. 风疹：枫香树根 15～30g，枫果十一枚，艾叶4.5g，枫树菌15g。煮鸡蛋兑酒食。

◆ 枫香树皮

【来源】本品为金缕梅科植物枫香树的皮。

【别名】枫皮、枫香木皮。

【性味归经】味辛，温微，性平。归肾、大肠经。

【功能主治】除湿止泻，祛风止痒。主治：泄泻、痢疾、大风癞疮、痒疹。

【用法用量】内服：煎汤，30～60g。外用：煎水洗或研末调敷。

【炮制】剥去树皮，洗净，晒干或烘干。

【化学成分】枫香树皮含 β-谷甾醇与水晶兰苷。

【药理作用】枫香树脂及挥发油有抑制血栓形成和提高纤溶酶活性作用。

【方剂选用】

1. 水泻水痢：枫香树皮煎饮。

2. 大风癞疮：枫香树皮，烧存性，和轻粉各等量，为细末，麻油调搽。

◆ 刺蜜

【来源】本品为豆科植物骆驼刺叶中分泌液凝结而成的糖粒。

【别名】半刺蜜、草蜜、刺糖、骆驼刺糖。

【性味归经】味甘，酸，性平。归心、肺、脾、小肠、肾经。

【功能主治】收敛涩肠，止痛。主治：痢疾、腹泻、脘腹胀痛、骨蒸烦渴、头痛、牙痛。

【用法用量】内服：煎汤，10～15g。

【炮制】全草：花开时采集，除去杂质，晒干，刺糖。夏季采集，以布铺地，敲打竹叶，糖粒便脱落，除去枝叶和杂质。

【化学成分】地上部分（干）含维生素C、K、B1、胡萝卜素、熊果酸0.30%、黄烷醇、生物碱等。刺蜜中含挥发油、多糖、12-系-乌苏烷醇、邻苯二甲酸丙二酯等。

【方剂选用】

1. 痢疾腹泻腹痛：刺蜜 9g，为末，冲服。

2. 顽固性头痛：刺蜜 2g，骆驼蓬草1g，骆驼蹄草 2g，共研末，日服 3 次，每次 1～2g。

3. 痢疾，腹泻，腹痛：刺蜜 9g，为末，冲服。

◆ 刺茄

【来源】本品为茄科茄属植物紫花茄，以根及全草入药。全年可采。

【别名】金钮头、金吊钮、金扣、金钮刺、刺茄、刺天茄、黄面仔、黄水茄、小颠茄、苦果。

【性味归经】味微苦，性凉。有小毒。

【功能主治】解毒消肿，散瘀止痛。主治：扁桃体炎、咽喉炎、淋巴结炎、牙痛、胃痛、跌打损伤。

【用法用量】鲜根 15～30g煮水服，外用适量。关节炎，胃痛，跌打肿痛，痈肿用适量捣烂外敷。

【炮制】洗净鲜用或切片晒干备用。

◆ 刺梨

【来源】本品为蔷薇科植物缫丝花和单瓣缫丝花的果实。

【别名】茨梨、文光果、团糖二、油刺果。

【性味归经】味甘，酸涩，性凉。归经脾、肾、胃经。

【功能主治】健胃，消食，止泻。主治：食积饱胀、肠炎腹泻。

【用法用量】内服：煎汤，9～15g；或生食。

【炮制】采果实，晒干。

【化学成分】果肉中含维生素 A、B、C、K 等、烟酸、委陵菜酸、野雅春酸、原儿茶酸、刺梨酸、脂肪酸等，还含刺梨素A、B、蔷薇素 F、长梗马兜铃素、木麻黄素、恺木素、旌节花素、新喷呐草素、儿茶酚、鞣质等，以及多种矿物质元素。

【药理作用】①降血脂及抗动脉粥样硬化作用。②抗氧化作用。③抗肿瘤作用。

④保肝作用。⑤刺梨汁可明显改善慢性氟中毒的一般状况，增加体重，促进体内氟的排泄，可拮抗慢性氟中毒对胶原组织的损害。

【毒理作用】 小鼠静注刺梨果汁的 LD_{50} 为 13.34 ± 0.009g/kg，刺梨总提取物静注的 LD_{50} 为 5.36 ± 0.002g/kg。

◆刺梨根

【来源】本品为蔷薇科植物缫丝花和单瓣缫丝花的根。

【别名】茨藜子根、茨藜根。

【性味归经】味甘酸，性平。归脾、胃、肝、肾经。

【功能主治】健胃消食，止痛，收涩，止血。主治：胃脘胀满疼痛、牙痛、喉痛、久咳、泻痢、遗精、带下、崩漏、痔疮。

【用法用量】内服：煎汤，9～15g；或研末，每次 0.15g。

【化学成分】均含鞣质。

【方剂选用】

1. 慢性胃炎，胃痛：刺梨根，煎成浓液，每日当茶饮，连服 1 周。

2. 胃气胀痛：刺梨根 30g，红糖 30g。水煎服。

3. 脾虚白痢，消化不良：刺梨根 45g，何首乌 45g，头晕药 30g。水煎，连服 2 剂。

4. 赤白崩带：刺梨根半斤，金毛狗脊120g。泡酒，早、晚各服一酒杯。

5. 久咳：刺梨根，加糖煎服。

◆刺五加

【来源】本品为五加科植物刺五加的干燥、根及根茎或茎。

【别名】刺拐棒、老虎镣子、刺木棒、坎拐棒子。

【性味归经】味辛，微苦，性温。归脾、肾、心经。

【功能主治】益气健脾，补肾安神。主治：脾肾阳虚、体虚乏力、食欲不振、腰膝酸痛、失眠多梦。

【用法用量】内服：煎汤，6～15g；或入丸、散；泡酒。外用：适量，研末调敷，或鲜品捣敷。

【炮制】取原药材，除去杂质，洗净，润透，切薄片，干燥。

【化学成分】 主要含刺五加苷 A、B、B1、C、D、E 等。

【药理作用】①改善神经系统的功能。②延缓衰老作用。③白细胞减少症有显著的预防作用，对皮下注射环磷酰胺所致白细胞下降有保护作用。④抗肿瘤作用。⑤抗炎作用。⑥增强耐缺氧作用。⑦血小板聚集有明显的抑制作用。⑧防止甲状腺浸膏引起的甲状腺萎缩，又可防止甲基硫氧嘧啶引起的甲状腺增重。⑨对胆固醇血症有明显的改善作用。⑩抗菌抗病毒作用。⑪止咳作用。⑫祛痰作用。

【毒理作用】①急性毒性：小鼠用刺五加根醇浸水溶液 350g/kg 灌胃或刺五加全草注射液腹腔注射，每鼠 2g（生药）均未见异常。当刺五加根醇浸水溶液灌胃剂量增加到 500g/kg 时，小鼠跳跃不安，10 分钟后转为安静，1 小时后恢复正常，表明其毒性很小。刺五加根、茎、叶各部分水提取物对小鼠的平均致死量为 14.5g。刺五加苷 E 对小鼠半数致死量为 4.75g/kg。小鼠皮下注射刺五加总苷的半数致死量为 4.75g/kg。②慢性毒性：刺五加根醇浸水溶液小鼠每日灌胃 18.3g/kg，连续 15 天，或兔每日肌注 6g/kg，连续 15 天或每日给大鼠灌胃刺五加总苷 10mg/kg，共 60 天，其血、尿器官重量检查结果均未见明显的毒性表现。

【方剂选用】

1. 男子、妇人脚气，骨节皮肤肿湿疼痛、进饮食、行有力、不忘事：刺五加120g（酒浸），远志（去心）120g（酒浸令透，易为剥皮）。上曝干，为末，春秋冬用浸药酒为糊，夏则用酒为糊，丸如梧桐子大。每服 40～50 丸，空心温酒送下。

2. 一切风湿痿痹，壮筋骨，填精髓：五加皮，洗刮去骨，煎汁和曲米酿成饮之；或切碎袋盛，浸酒煮饮，或加当归、牛膝、地榆诸药。

3. 腰痛：刺五加、杜仲（炒）。上等

量，为末，酒糊丸，如梧桐子大。每服三十丸，温酒下。

4. 鹤膝风：刺五加240g，当归150g，牛膝120g，无灰酒一斗。煮三炷香，日二服，以醺为度。

5. 虚劳不足：刺五加、枸杞根皮各一斗。上二味细切，以水一石五斗，煮取汁七斗，分取四斗，浸麹一斗，余三斗用拌饭，下米多少，如常酿法，熟压取服之，多少任性。

6. 妇人血风劳，形容憔悴，肢节困倦，喘满虚烦，吸吸少气，发热汗多，口干舌涩，不思饮食：刺五加、牡丹皮、赤芍、当归（去芦）各30g。上为末，每服3g，水一盏，将青铜钱一文，蘸油入药，煎2g，温服，日三服。

【不良反应及注意事项】阴虚火旺者慎服。

◆刺蒺藜

【来源】本品为蒺藜科植物蒺藜和大花蒺藜的果实。

【别名】茨、蒺藜、蒺藜子、白蒺藜子、白蒺藜、旁通、屈人、止行、即藜、旱草、三角蒺藜、三角刺、八角刺、蒺骨子、野菱角、地菱、硬蒺藜、七里丹、陀罗刺。

【性味归经】味辛，苦，性微温，有小毒。归肝经。

【功能主治】平肝解郁。活血祛风，明目，止痒。主治：头痛眩晕、胸胁胀痛、乳闭乳痈、目赤翳障、风疹瘙痒。

【用法用量】内服：煎汤，6～9g；或入丸、散。外用：适量，水煎服；或研末调敷。

【炮制】①蒺藜：漂去泥沙，除净残留的硬刺。②盐蒺藜：取去刺的蒺藜，用盐水拌匀，焖透，置锅内用文火炒至微黄色，取出，晒干（每蒺藜100斤，用盐2斤240g，加适量开水化开澄清）。

【化学成分】黄酮类成分，维生素C，皂苷等成分。

【药理作用】①降压作用。②抗心脏缺血作用。③利尿作用。④抗动脉硬化和抗血小板凝聚作用。⑤强壮与延缓衰老作用。⑥性强壮作用。

【配伍效用】

刺蒺藜配伍穿山甲、王不留行：刺蒺藜疏肝行气解郁；穿山甲、王不留行活血通经下乳。三药合用，有行气活血通乳之功效，用于治疗肝气郁滞、乳汁不通、乳房胀痛者。

刺蒺藜配伍当归：刺蒺藜疏肝解郁；当归活血调经。二者伍用，有行气活血调经之功效，用于治疗肝气郁结、瘀血阻滞之经闭不通。

刺蒺藜配伍钩藤、菊花：刺蒺藜平降肝阳；钩藤、菊花皆平肝清热。三者伍用，平肝潜阳之功效显著，用于治疗肝阳上亢之头痛、眩晕等症。

刺蒺藜配伍菊花、蔓荆子：刺蒺藜疏散肝经风热；菊花疏风清热明目；蔓荆子散头面风热之邪而清利头目。三药共用，有疏散风热、清肝明目之功效，用于治疗风热上攻之目赤肿痛、多泪、翳膜遮睛等症。

【方剂选用】

1. 高血压：刺蒺藜、生石决明、丹参、夏枯草各30g，车前子（包煎）45g。水煎取汁300～400ml，分3次饭前服，每日1剂。

2. 疮疖痈肿：刺蒺藜果或干蒺藜去刺，粉碎为面，加等量红糖，捣碎用醋调成糊状，外敷患处，再用塑料布或油纸覆盖药糊，包扎固定。药糊干后重换，直至炎症消失。局部溃破者禁用。

3. 寻常疣：鲜刺蒺藜蔓（带节）适量，砸烂如泥，放在患处，用手指在患处反复揩擦，至有灼热和微痛感即可，每日1次或隔日1次，擦前洗净患处，擦后不要用水洗患处。

4. 皮肤瘙痒症：生甘草100g，刺蒺藜100g，放入75%酒精300ml中浸泡7天，过滤去渣，擦患处，每日2～3次。

5. 急性荨麻疹：刺蒺藜、苍耳子各

100g，夜交藤200g，白鲜皮、蛇床子各50g，蝉蜕20g。加水5000ml，煎沸20分钟，乘热熏洗，候温用布浸药液外洗患处。每剂可用3~5次。

6. 气肿痛：刺蒺藜，熬令黄，为末，以麻油和之如泥，炒令焦黑，以敷故熟布上，如肿大小，勿开孔贴之。干易之。

7. 急引腰脊痛：刺蒺藜捣末，蜜和丸。酒服如胡豆大二丸，日三服。

【不良反应及注意事项】血虚气弱及孕妇慎服。

◆刺人参

【来源】本品为五加科植物刺参的根及根茎。

【别名】刺参、东北刺人参。

【性味归经】味甘，微苦，性温。

【功能主治】补气助阳，止咳，通络。主治：气虚体弱、神疲乏力、畏寒肢冷、阳痿、虚咳久嗽、风寒湿痹、糖尿病、高血压。

【用法用量】内服：煎汤，3~15g；或制为酊剂，每次30~40滴，每日2~3次，饭前服。

【炮制】夏秋季采茎或采挖取根部，洗净，切片，晒干。

【化学成分】根含左旋芝麻素、齐墩果酸、丁香苷、丁香树脂酚又葡萄糖苷、刺五加苷A、B、B1、C、D、E、F、G等，β-谷甾醇、胡萝卜苷、正二十七烷醇、L鼠李糖、蔗糖、挥发油及脂肪酸等。

【药理作用】①有中枢神经系统兴奋作用。②对垂体、肾上腺皮质功能的作用。③抗炎作用。④抗衰老作用。⑤抗菌作用。⑥解热镇痛作用。

◆苜蓿

【来源】本品为豆科植物紫苜蓿或南苜蓿的全草。

【别名】紫苜蓿、紫花苜蓿、蓿草。

【性味归经】味苦，性平，无毒。归脾、胃、肾经。

【功能主治】清脾胃，清湿热，利尿，消肿。主治：尿结石、膀胱结石、水肿、淋症、消渴。

【用法用量】内服：捣汁，90~150g；研末，6~9g。

【炮制】鲜用或晒干。

【化学成分】紫苜蓿含皂苷类、紫檀烷类、卢瑟醇、苜蓿酚、考迈斯托醇、刺柄花素、大豆黄酮等异黄酮衍生物，苜蓿素等。

【药理作用】①平滑肌松弛作用。②降血脂、抗动脉粥样硬化的作用。③免疫调节作用。④轻度雌激素样作用及抗氧化作用。⑤抑菌作用。

【毒理作用】小鼠灌服的 LD_{50} 为 (26.6 ± 3.6) g/kg。

【方剂选用】

1. 膀胱结石：鲜苜蓿90~150g，捣汁服。

2. 浮肿：苜蓿叶15g（研末），豆腐1块，猪油90g。炖熟一次服下，连续服用。

◆苜蓿根

【来源】本品为豆科植物紫苜蓿和南苜蓿的根。

【别名】土黄芪。

【性味归经】味苦，性寒。归肝、肾经。

【功能主治】清热利湿，通淋排石。主治：热病烦满、黄疸、尿路结石。

【用法用量】内服：煎汤，15~30g；或捣汁。

【化学成分】苜蓿含黄酮、黄酮醇、异黄酮、二氢异黄酮、及其苷类、紫檀烷等，如苜蓿素、金圣草黄素、木犀草素、山柰酚及其苷等，还含齐墩果烷型五环三萜皂苷类成分、香豆素类如苜蓿酚、考迈斯托醇和紫花苜蓿酚等、氨基酸、挥发油等。

【药理作用】①平滑肌松弛作用。②降血脂、抗动脉粥样硬化的作用。③免疫调节作用。

【毒理作用】小鼠灌服的 LD_{50} 为 (26.6 ± 3.6) g/kg。

【方剂选用】

1. 尿路结石：鲜苜蓿根捣汁，每次半

茶杯，日服 2 次。

2. 黄疸、尿路结石：苣荬根 15～30g。水煎服。

3. 夜盲症：新鲜苣荬根 30g，洗净切碎煎汤，连渣服，每日 1 次。

◆**郁金**

【来源】本品为姜科植物温郁金、姜黄、广西莪术或蓬莪术的干燥块根。前两者分别习称"温郁金"和"黄丝郁金"，其余按性状不同习称"桂郁金"或"绿丝郁金"。

【别名】玉金、白丝郁金。

【性味归经】味辛，苦，性寒。归肝、心、肺经。

【功能主治】行气化瘀，清心解郁，利胆退黄。主治：经闭痛经、胸腹胀痛、刺痛、热病神昏、癫痫发狂、黄疸尿赤。

【用法用量】内服：煎汤，1.5～3g；磨汁或入丸、散。

【炮制】洗净，润透，切薄片，干燥；或洗净，干燥，打碎。

【化学成分】主要含有姜黄素类和挥发油类物质，还有糖类、树脂类、生物碱和微量元素等。郁金挥发油中主要含有郁金二酮、郁金烯酮、β-榄香烯、γ-榄香烯、龙脑、异龙脑、樟脑、桉叶素、莪术二酮等。姜黄素类主要有姜黄素、去甲氧基姜黄素及双去甲氧基姜黄素等。

【药理作用】①抗肿瘤作用。②抗炎作用。③抗血小板聚集和抗凝血作用。④抗氧化作用。⑤有抑制真菌作用。

【毒理作用】小鼠注射 LD_{50} 为 3.79g/kg。

【配伍效用】

郁金配伍丹皮、栀子：郁金活血凉血；丹皮清热凉血活血；栀子清热凉血。三药合用，共奏清热、凉血、活血之功效，用于治疗血热瘀滞之出血之症。

郁金配伍香附、柴胡、白芍：郁金行气解郁、活血止痛；香附疏肝理气、调经止痛；柴胡疏肝解郁；白芍柔肝而缓急止痛。柴胡与郁金、香附相伍，其疏肝解郁

之功更显著；白芍与郁金、香附同用，其止痛之效更强。四药伍用，共奏疏肝解郁、行气活血、缓急止痛之功效，用于治疗肝郁气滞之胸胁胀痛、月经不调，或经行腹痛。

【方剂选用】

1. 过早搏动：郁金粉，开始每次 5～10g，日服 3 次。如无不适反应可加至 10～15g，每日 3 次，3 个月为 1 疗程。

2. 癫痫：郁金 15g，广木香 15g，重楼 9g，香附 9g，辰砂 1.5g。共研末，分成 10 包，成人每日服 1 包，儿童减半，3 个月为 1 疗程。

3. 自汗症：郁金 30g，五倍子 9g，共研末。每次用 10～15g，用蜂蜜调成药饼两块（以不流动为度），分贴两乳上，用纱布固定，每日换药 1 次。

4. 传染性肝炎：郁金粉，每次 5g，日服 3 次。

5. 急性乳腺炎：郁金 9g，红枣 3 枚（温水浸泡去核），冰片 3g，共捣成泥状，左侧乳痛塞右侧鼻孔，右侧乳痛塞左侧鼻孔，每天 1 次，每次用 1/4 量。

6. 化脓性中耳炎：郁金一枚，蘸麻油少许放在缸片上磨取浓汁，再加少许冰片调匀。先用药棉拭净耳内脓液，再用此药油滴耳，每日 3 次。一般 1 枚即愈。

7. 心悬急懊痛：郁金 15g，黄芩 30g，赤芍 30g，枳壳 30g（麸炒微黄，去瓤），生干地黄 30g，大腹皮 30g（锉）。上药，细锉和匀。每服 0.3g，以水一中盏，入生姜半分，煎至六分，去渣，不计时候，稍熬服。

8. 一切厥心（痛）、小肠膀胱痛不可忍者：附子（炮）、郁金、干姜。上各等量为细末，醋煮糊为丸，如梧桐子大，朱砂为衣。每服 30 丸，男子温酒下，妇人醋汤下，食远服。

9. 癫狂因忧郁而得，痰涎阻塞包络心窍者：白矾 90g，郁金 7 两。米糊为丸，梧子大。每服 50 丸，水送下。

10. 痢疾：川芎 60g，防风、郁金、猪

牙皂角、明矾各30g，蜈蚣二条（黄、赤脚各一）。上为末，蒸饼丸，如桐子大。空心茶清下15丸。

11. 呕血：用韭汁、姜汁、童便磨郁金，同饮之。

12. 谷疸，唇口先黄，腹胀气急：郁金30g，牛胆1枚（干者），麝香（研）1.5g。上三味，捣研为细散。每服1g，新汲水调下，不拘时。

13. 血淋，心头烦，水道中涩痛及治小肠积热，尿血出者：生干地黄、郁金、蒲黄。上等分，为细末。每于食前，煎车前子叶汤调下3g，酒调下亦得。

14. 自汗不止：郁金为末，卧时调涂于乳上。

15. 衄血吐血：郁金为末，水服6g，甚者再服。

16. 耳内极痛：郁金末，研末，每用一字，以净水调，倾入耳内，却急倾出。

【不良反应及注意事项】阴虚失血及气滞血瘀者忌服，孕妇慎服。

◆ 郁李仁

【来源】本品为蔷薇科植物欧李（酸丁、小李红）、郁李（赤李子）或长柄扁桃的干燥成熟种子。前二种习称"小李仁"，后一种习称"大李仁"。

【别名】小李仁、大李仁。

【性味归经】味辛、苦、甘，性平。归脾、大肠、小肠经。

【功能主治】润燥滑肠，下气，利水。主治：津枯肠燥、食积气滞、腹胀便秘、水肿、脚气、小便不利。

【用法用量】内服：煎汤，3~9g；或入丸、散。

【炮制】除去杂质。用时捣碎。

【化学成分】种子含苦杏仁苷、脂肪油58.3%~74.2%、挥发性有机酸、粗蛋白质、纤维素、淀粉、油酸。又含皂苷及植物甾醇、维生素B_1等。

【药理作用】①促进肠蠕动作用。②支气管黏膜分泌的作用。③有镇咳祛痰作用。④镇静作用。⑤抗炎镇痛作用。⑥有抗惊

厥作用。⑦扩张血管作用。

【配伍效用】

郁李仁配伍火麻仁：郁李仁体润滑降，功擅行气通便、滑肠泻下，用于大肠气滞燥涩不通之大便秘结；火麻仁滑利下行，长于润燥滑肠、通便泻下，用于津枯血燥之大便秘结。二者相须为用，共奏补虚润肠通便之功效，用于治疗习惯性便秘；产后、热病后、体虚者之阴虚肠燥，大便秘结。

郁李仁配伍桑白皮、赤小豆、陈皮：郁李仁、赤小豆利尿消肿；桑白皮泻肺利水；陈皮理气燥湿。诸药伍用，有利水消肿、泻肺平喘之功效，用于治疗水肿、胸满气急等证。

【方剂选用】

1. 偏头痛：白芍15g，川芎30g，郁李仁、甘草、柴胡各3g，白芥子9g，香附6g，白芷1.5g。随症加减，水煎服。

2. 急性阑尾炎：郁李仁19g，粉丹皮13g，红藤45g，皂刺13g，生薏苡仁45g，冬瓜仁45g，银花45g，桃仁5.5g，九节菖蒲5.5g。冷水浸泡半小时后水煎。连煎3次，煎出液过滤后浓缩成200ml为1剂。开始每4小时口服60ml，连续2日夜，再改为每日早、晚各服1次，每次30~40ml，连服2~3日后停药。治疗期间吃半流质饮食，不宜吃鸡蛋。

3. 产后肠胃燥热，大便秘涩：郁李仁（研如膏）、朴硝（研）各30g，当归（切、焙）、生干地黄（焙）各60g。上四味，将二味粗捣筛，与别研者二味和匀。每服9g，水一盏，煎至2g，去渣温服，未通更服。

4. 肿满小便不利：陈皮、郁李仁、槟榔、茯苓、白术各30g，甘遂15g。上为末，每服6g，姜枣汤下。

5. 脚气肿满喘促，大小便涩：郁李仁15g（去皮研），蜜一合，生姜汁一蚬壳。上先煮粥临欲熟，入三味搅令匀，更煮令熟，空心食之。

6. 积年上气，咳嗽不得卧：郁李仁30g。用水一升，研如杏酪，去渣，煮令无

辛气，次下酥一枣许，同煮熟，放温顿服之。

【不良反应及注意事项】阴虚液亏及孕妇慎用。本品在常规剂量时毒性较小，预防中毒的关键是勿超大剂量用药，若剂量过大，大量皂苷进入体内可破坏红细胞，造成溶血；尼可酸可致皮肤潮红、瘙痒、灼热感，部分患者尚能引起寻麻疹、恶心、呕吐、心悸等；苦杏仁苷大剂量使用，可致延髓中枢先兴奋后麻痹，并抑制酶的活动，阻碍新陈代谢，引起组织窒息。严重中毒时应立即静脉注射3%亚硝酸钠溶液10~20ml（小儿按6~10mg/kg），应严密观察血压，一旦发现血压下降，应立即停药。必要时用升压药（勿用肾上腺素）及输血、给氧，然后缓慢静脉注射硫代硫酸钠进行解毒。

◆郁李根
【来源】本品为蔷薇科植物郁李的根。秋、冬季采挖。
【别名】大李仁根、小李仁根。
【性味归经】味苦、酸，性凉。归脾、胃经。
【功能主治】清热，杀虫，行气破积。主治：龋齿疼痛、小儿发热、气滞积聚。
【用法用量】内服：煎汤，3~10g。外用：适量，煎水含漱；或洗浴。
【炮制】晒干或鲜用。
【方剂选用】
龋齿：郁李仁根白皮（切），水煮，浓汁含之，冷易之。

◆虎杖
【来源】本品为蓼科植物虎杖的干燥根茎和根。
【别名】光斑竹、酸筒杆、酸汤梗、川筋龙、斑庄、斑杖根、大叶蛇总管、黄地榆。
【性味归经】味微苦，性微寒。归肝、胆、肺经。
【功能主治】祛风利湿，散瘀定痛，止咳化痰。主治：关节痹痛、湿热黄疸、经闭、癥瘕、水火烫伤、跌打损伤、痈肿疮毒、咳嗽痰多。

【用法用量】9~15g。外用适量，制成煎液或油膏涂敷。
【炮制】除去杂质，洗净，润透，切厚片，干燥。
【化学成分】根和根茎主要含蒽醌及其苷类成分。
【药理作用】①降压、减慢心率作用。②保肝作用。③抗菌、抗病毒作用。④镇咳平喘作用。⑤抗肿瘤作用。⑥降血糖作用。⑦降血脂作用。⑧止血作用。⑨解热镇痛作用。
【毒理作用】酚类成分腹腔注射对小鼠的 LD_{50} 为 $1000.0 \pm 57.3 mg/kg$。小鼠腹腔注射虎杖苷和白藜芦醇苷的 LD_{50} 分别为 $1363.9 \pm 199.4 mg/kg$ 和 $1000.0 \pm 57.3 mg/kg$。
【方剂选用】
1. 高脂血症：虎杖片，每片0.5g，每次3片，日服3次，一日量相当于生药15g。
2. 肺炎：虎杖干品500g（鲜者1000g），洗净切片，加水5000ml，煎至1000ml，每次50~100ml，日服2~3次，症状好转后可酌情减量。
3. 上消化道出血：虎杖研末，每次4g，日服2~3次。
4. 肝炎：虎杖浸膏片，每次6片，日服3次；生山楂30g，代茶饮；辅以维生素类。
5. 胆道感染：虎杖60g，茵陈30g，生大黄15g，制成片剂，每片含0.3g，每次5~12片，日服3~4次，或分2次水煎服。
6. 关节炎：虎杖根切片，按0.25kg生药用0.5kg白酒的比例泡制，封缸，半月后启封。成人每次15ml，日服2次，儿童减量。
7. 烧伤：虎杖70g，黄柏12g，地榆10g，白及6g，冰片2g。上药共研为末，混合装入瓶中，加入95%酒精350ml，浸泡8小时过滤。用时将药液装入喷雾器内，均匀地向创面喷洒，每日2次，喷洒面部时，要嘱患者闭口闭目屏住呼吸，防止药液误人。

8. 带状疱疹：虎杖 15g，板蓝根 20g，丹皮、赤芍各 13g，蝉蜕 10g，甘草 5g。水煎，分 2 次服，每日 1 剂。

9. 创伤：虎杖根 1kg，水 2000ml，文火煎煮并浓缩至 1000ml，过滤，密封灭菌。用时将本药湿敷患处，每天 1 次。

10. 阴道炎：虎杖根 60g，加水 500ml，煎成 300ml，待温冲洗阴道，然后用鹅不食草粉胶囊（每粒含生药 0.3g）塞入阴道，每天 1 次，7 天为 1 疗程。

11. 阴痒：虎杖 10g，苦参 50g，木槿皮 50g，加水 4500ml，煎取 4000ml，过滤待温。取 200ml，坐浴 10 ~ 15 分钟，每天 2 次，7 日为 1 疗程。

12. 宫颈糜烂：虎杖、草血竭各 50g，入 500ml 菜子油煎炸至枯，滤油去渣，乘热纳入熊油 500g，温沸 10 分钟，同时不断搅拌，冷后备用。用本品涂抹损伤面，每日或隔日 1 次，创面有颗粒状增生者，可先用 50% 重铬酸钾在局部点灼一次，然后再涂本药。

13. 小儿急性黄疸型肝炎：苦参、虎杖等量，共研极细末，每用 0.2g，分成 4 等份。每天清晨饭前将鼻腔清除干净，然后取 1 份，分别吹入两鼻孔中，使药粉达到鼻道，30 分钟 1 次，连用 4 次，1 个月为 1 疗程。用药期间停用其他治疗方法。

14. 耳鼻部疖肿：虎杖 500g，蒲公英 150g，紫花地丁 100g，冰片 50g，共研末备用，也可用凡士林调药粉成软膏。用时涂软膏于患处，每天换药 1 次。对于脓痂较多者，当先除去脓痂，再将药粉撒疮面上，外用敷料覆盖、固定。

15. 齿病：虎杖 25g，生甘草 5g，75% 酒精 500ml，共合一起装瓶内，密封，放在干燥处，半月后滤去药渣，装瓶备用。使用前先用温水漱口，而后用消毒棉签蘸取药液，搽在患齿牙床上，每日 3 次。

16. 腹内积聚，虚胀雷鸣，四肢沉重，月经不通，亦治丈夫病：高地虎杖根细切二斤，以水二石五斗，煮取一大斗半，去

渣，澄滤令净，取好酒五升和煎。每服一合。

17. 毒攻手足肿，疼痛欲断：虎杖根，锉，煮，适寒温以渍足。

18. 诸恶疮：虎杖根，烧灰贴。

19. 月经闭不通，结瘕，腹大如瓮，短气欲死：虎杖根百斤（去头去土，曝干，切），土瓜根、牛膝各取汁二斗。上三味细切，以水一斛，浸虎杖根一宿，明日煎取二斗，内土瓜、牛膝汁，搅令调匀，煎如饧。每以酒服一合，日再夜一。宿血当下，若病去，止服。

20. 妇人月水不利，腹胁妨闷，背膊烦疼：虎杖 90g，凌霄花 30g，没药 30g。上药，捣细罗为散。不计时候，以热酒调下 3g。

【不良反应及注意事项】孕妇慎用。

◆ 虎刺

【来源】本品为茜草科植物虎刺的全草或根。

【别名】绣花针、伏牛花、千口针、针上叶。

【性味归经】味苦，甘，性平。

【功能主治】祛风利湿，活血消肿。主治痛风、风湿痹痛、痰饮咳嗽、肺痈、水肿、痞块、黄疸、妇女经闭、小儿疳积、荨麻疹、跌打损伤。

【用法用量】内服：煎汤，9 ~ 15g；或入丸、散。外用：捣敷、捣汁潦或研末撒。

【炮制】洗净，切碎，鲜用或晒干。

【化学成分】大形虎刺的根含多种蒽醌类成分虎刺素、虎刺醇、虎刺尼定、羟基虎刺素等。

【方剂选用】

1. 痛风：虎刺鲜根或花 30g（干根 9 ~ 15g）。煎汁用酒冲服。

2. 风湿关节、肌肉痛：虎刺 30 ~ 90g。酒、水各半煎 2 次，分服。

3. 痰饮咳嗽：虎刺鲜根 60 ~ 90g。水煎服。

4. 肺痈：虎刺 90g，猪胃炖汤，以汤煎药服。每日 1 剂。

5. 水肿：虎刺根 9～15g。水煎服。

6. 脾虚浮肿：虎刺干根 30g，毛天仙果干根 60g，陈皮 9g。水煎服。

7. 黄肿：虎刺根 30g（或连茎叶用 45g），野南瓜根 30g，猪腰子 1 对。水炖，去渣，兑黄酒服。

8. 痞块（肝脾肿大）：虎刺根 30g，甘蔗根 21g。水煎，2 次分服。

9. 黄疸：虎刺根 30～60g，羊肉酌量。水炖服。

10. 黄疸：虎刺根 30g，茵陈 9g。水煎服。

11. 急性肝炎：鲜虎刺根 30g，阴行草 9g，车前 15g，冰糖少许。水煎服，每日 1 次。

12. 月经不调、闭经：虎刺根 9g，天青地白、长梗南五味子藤各 6g，梵天花根 15g。水煎服。

13. 奶肿硬块：虎刺根 30g，捣冲酒服。

14. 小儿疳积：虎刺鲜根、茅莓干根、醉鱼草干根各 6～9g。水煎或加瘦猪肉同煎服。

15. 荨麻疹：虎刺鲜根 60～90g。水煎，冲黄酒服。

16. 手脚烂痒：虎刺全草，研末，搽患处。

17. 跌打损伤：虎刺根 15～30g，用黄酒适量煎服，连服 1 星期。

◆ 虎皮草

【来源】本品为虎耳草科植物大叶金腰的全草。

【别名】猪耳朵、牛耳朵、大叶金腰、龙香草、大叶毛大丁、大虎耳草、龙舌草。

【性味归经】味苦，涩，性寒。

【功能主治】清热解毒，止咳，止带，收敛生肌。主治：臁疮、烫伤。

【用法用量】内服：煎汤，30～60g。外有：捣汁或熬膏涂。

【炮制】晒干或鲜用。

【化学成分】叶含槲皮素等黄酮类化合物、叶甜素等。

【方剂选用】

1. 臁疮：鲜虎皮草适量，捣烂取汁，加雄黄或冰片少许，调匀涂搽患处。

2. 烫伤：虎皮草、刺黄连根各等量。水煎熬膏，涂搽患处。

◆ 虎耳草

【来源】本品为虎耳草科植物虎耳草的全草。

【别名】石荷叶、金丝草、耳朵红、铜钱草、耳朵草、猪耳草、金钱荷叶、金线莲。

【性味归经】味苦，辛，性寒，有小毒。归肺、脾、大肠经。

【功能主治】疏风，清热，凉血解毒。主治：风热咳嗽、肺痈、吐血、风火牙痛、风疹瘙痒、痈肿丹毒、痔疮肿痛、毒虫咬伤、外伤出血。

【用法用量】内服：煎汤，10～15g。外用：捣汁滴，或煎水熏洗。

【炮制】去杂质，切段备用。

【化学成分】虎耳草中含岩白菜素、槲皮苷、槲皮素、没食子酸、原儿茶酸、儿茶酚、琥珀酸、挥发油。

【药理作用】①强心作用。②利尿作用。

【毒理作用】家兔 35ml/kg 鲜汁灌胃，24 小时未见不良反应；第 2 日 60ml/kg，观察 3 天，未见不良反应。

【方剂选用】

1. 中耳炎：鲜虎耳草叶捣汁滴入耳内。

2. 荨麻疹：虎耳草、青黛。煎服。

3. 风丹热毒，风火牙痛：鲜虎耳草 30g，水煎服。

4. 风疹瘙痒，湿疹：鲜虎耳草 15～30g。煎服。

5. 湿疹，皮肤瘙痒：鲜虎耳草 500g，切碎，加 95% 酒精拌湿，再加 30% 酒精 1000ml 浸泡一周，去渣，外敷患处。

6. 肺热咳嗽气逆：虎耳草 3～18g，冰糖 15g。水煎服。

7. 百日咳：虎耳草 3～9g，冰糖 9g。煎服。

8. 肺痈吐臭脓：虎耳草 12g，忍冬叶

30g。水煎 2 次，分服。

9. 吐血：虎耳草 9g，猪皮肉 120g。混同剁烂，做成肉饼，加水蒸熟食。

10. 血崩：鲜虎耳草 30 ~ 60g，加黄酒、水各半煎服。

11. 痔疮：虎耳草 30g，水煎，加食盐少许，放罐内，坐熏，一日 2 次。

12. 冻疮溃烂：鲜虎耳草叶捣烂敷患处。

13. 化脓性中耳炎：虎耳草鲜叶数片，捣汁，纱布过滤，加适量冰片，装入滴眼瓶内备用。用时先用 3% 双氧水洗涤外耳道，将脓性分泌物清除干净，然后取虎耳草液滴耳，每次 1 ~ 2 滴，每日 3 次。治疗化脓性中耳炎 31 例，急性 25 例平均 3 天治愈，慢性 6 例平均 7 天见效。

【不良反应及注意事项】本品有毒、勿过量。

◆ **虎鞭草**

【来源】本品为苋科植物粗毛牛膝的全草。

【别名】鸡豚草、土常山、牛舌大黄、牛舌头、鱼鳞菜、倒钩草、倒梗草、破布粘、白基牛膝、鸡骨草、牛七风、白牛七、鹅膝、倒捋草、倒吞吞、倒挂草、鸡骨癀、牛獭鼻、倒刺草、虎鞭草、粘身草、鸭脚节、铁马鞭、撮鼻草、倒勒草、掇鼻草。

【性味归经】味苦，辛，性寒。归肝、脾、大肠经。

【功能主治】清热，解表，利水，活血。主治：感冒发热、痢疾、疟疾、喉痛、脚气、淋病、水肿、跌打损伤。

【用法用量】内服：煎汤，9 ~ 15g（鲜者 30 ~ 60g）。外用：煎水洗或捣敷。

【炮制】除去杂质及荚果，切段。

【化学成分】种子、根、茎和叶中含蜕皮甾酮。

【药理作用】①抑菌作用。②有降低血压和心率，扩张血管，增加呼吸频率和幅度的作用。③有利尿和导泻作用。④有解热作用。

【毒理作用】虎鞭草煎剂腹腔注射

52g/lg，或 630g/kg，或灌服 420g/kg，3 天内均不引起死亡。

【方剂选用】

1. 淋病：虎鞭草鲜全草 18 ~ 30g（干的 12 ~ 18g）。水煎饭前服，日服 1 次。

2. 跌伤筋缩疼痛：虎鞭草鲜草一握和头发一团。煎汤熏洗，每日 1 次，可常洗。

3. 腘窝脓肿：虎鞭草鲜草 60g，酒炖服；渣捣烂敷患处。

【不良反应及注意事项】孕妇忌用。

◆ **昆布**

【来源】本品为海带科植物海带或翅藻科植物昆布（鹅掌菜）的干燥叶状体。

【别名】纶布、海昆布。

【性味归经】味咸，性寒。归肝、胃、肾经。

【功能主治】软坚散结，消痰，利水。主治：瘿瘤、瘰疬、睾丸肿痛、痰饮水肿。

【用法用量】内服：煎汤，5 ~ 15g；或入丸、散。

【炮制】除去杂质，漂净，稍晾，切宽丝，晒干。

【化学成分】海带富含多糖类成分藻胶酸和昆布素、藻胶素、海带聚糖等，还含甘露醇、无机盐、碘等。还含海带氨酸、谷氨酸、天冬氨酸等。

【药理作用】①降压作用。②平喘镇咳作用。③抗肿瘤作用。④抗凝血作用。⑤海带中的褐藻胶、海带淀粉和褐藻糖胶具有良好的降脂、降胆固醇的功效，海带岩藻糖胶有降脂、维护心血管正常功能的作用。⑥降血糖作用。⑦流浸膏对感染血吸虫尾蚴的家兔，有保护作用。多糖具有抗放射作用，褐藻酸钠对环磷酰胺引起的白细胞减少有对抗作用。提取物具有抗病毒和抗菌作用。

【毒理作用】海带氨酸对小鼠的 LD_{50} 静脉注射为 394mg/kg，腹腔注射为 2.98 ~ 3.57g/kg。褐藻酸钠小鼠腹腔注射的 LD_{50} 为 1013mg/kg。昆布中提取的褐藻淀粉和褐藻粉硫酸酯小鼠腹腔注射的 LD_{50} 分别为 980mg/kg 和 689.8mg/kg。给人每日服 3

次，每次 330mg，连服 2 个月，未见毒副反应。毒性：海带多糖腹腔注射，对小鼠的 LD_{50} 为 158.5 ±67.0mg/kg。

【配伍效用】 昆布配伍海藻：二者均有软坚散结、清热化痰之功效。但昆布咸寒质滑，消痰散结之力强于海藻，下气最速；海藻苦寒咸性寒，尚能利水泄热，偏于有形实证。二药相伍为用，其功效更著，用于治疗瘿瘤、瘰疬因痰邪所致者以及囊肿、乳房胀痛结块、肿瘤等。

【方剂选用】

1. 甲状腺腺瘤：黄药子 6g，牡蛎、海藻、昆布各 30g，山慈姑、夏枯草、郁金、炮山甲、僵蚕各 10g，天花粉 12g，玄参 15g，金橘叶 6g。水煎服，每日 1 剂。

2. 甲状腺机能亢进症：龙胆草、栀子、柴胡、黄芩各 12g，夏枯草、枣仁、麦冬各 15g，昆布、海藻、玄参、生地黄各 21g，甘草 6g。随症加减。每日 1 剂，水煎 2 次，分 2 次服，21 剂为 1 疗程。

3. 梅核气：石菖蒲、砂炒穿山甲、炒僵蚕、枳实、知母、炒白芥子、海藻各 9g，瓦楞子、青黛、川楝子、昆布各 15g，食醋 750ml。诸药入醋内煎沸约 20 分钟，去渣取汁，每次 10 ~ 20ml，每日 3 次。服药期间，禁食辛辣之品。

4. 防治老年性白内障：昆布 100g，氯化钠 90g，尼泊金 5g，水 1000ml。将昆布用 95% 乙醇浸泡 24 小时后蒸去乙醇，加入氯化钠、尼泊金后，用热水溶解至全量，过滤后高压灭菌，制成昆布眼药水。另用维生素 B_1 0.2g，维生素 B_2 0.02g，维生素 C 1g，尼盐合液加至 1000ml，制成三维眼药水。用上述两种眼药水滴眼，每日各 2 次。用药后有过敏性结膜炎反应者，可改用脱敏法，即 3 天点 1 次，3 天后改为 2 天点 1 次，以后每天 1 次，1 天后恢复为每天 2 次。

5. 膈气噎塞不下食：昆布（洗净，焙，末）30g，桩杵头细糠一合，共研。用老牛涎一合，生百合汁一合，慢煎入蜜搅成膏，与末杵丸，如芡实大。每服一丸，含化咽下。

6. 瘿气初结，咽喉中壅闷，不治即渐渐肿大：槟榔 90g，海藻 60g（洗去咸），昆布 90g（洗去咸水）。上药，捣罗为末，炼蜜和丸，如小弹子大，常含一丸咽津。

7. 气瘿，胸膈满塞，咽喉项颈渐粗：昆布 60g（洗去咸汁），通草 30g，羊靥二具（炙），海蛤 30g（研），马尾海藻 30g（洗去咸汁）。上五味，蜜丸如弹子，细细含咽汁。忌生菜、热面、炙肉、蒜、笋。

【不良反应及注意事项】 脾胃虚寒蕴湿者忌服。

◆**明党参**

【来源】 本品为伞形科植物明党参的干燥根。

【别名】 明沙参、粉沙参、山花。

【性味归经】 味甘、微苦，性微寒。归肺、脾、肝经。

【功能主治】 润肺化痰，养阴和胃，平肝，解毒。主治：肺热咳嗽、呕吐反胃、食少口干、目赤眩晕、疔毒疮疡。

【用法用量】 内服：煎汤，6 ~ 12g；或熬膏。

【炮制】 洗净，润透，切厚片，干燥。

【化学成分】 明党参含挥发油、脂肪油、多糖、氨基酸、胆碱、水溶性活性成分 L－天门冬酰胺等化学成分。

【药理作用】 ①增强机体防癌抗感染的能力。②抗脂质过氧化物作用。

【方剂选用】

1. 补阴虚：明党参、对配茯苓。熬膏。

2. 白带初起：明党参（切片）90g，用陈绍酒饭上蒸熟，分作 3 服。

3. 杨梅结毒：明党参，酒煎服。

【不良反应及注意事项】 气虚下陷，精关不固及孕妇慎用。

◆**罗汉果**

【来源】 本品为葫芦科植物罗汉果的干燥果实。

【别名】 拉汗果、假苦瓜、光果木鳖、金不换、罗汉表、裸龟巴。

【性味归经】 味甘，性凉。归肺、大肠经。

【功能主治】清热润肺，滑肠通便。主治：肺火燥咳、咽痛失音、肠燥便秘。

【用法用量】9~15g。

【炮制】果实烘干，备用。

【化学成分】罗汉果中主要含三萜皂苷类成分，为葫芦烷型三萜皂苷类成分，其中罗汉果苷IV、罗汉果苷V、和赛门苷I的甜度分别是葡萄糖的 392，425 和 563 倍。还含罗汉果黄素、罗汉果黄烷双醇、多糖、厚朴酚、山奈酚、琥珀酸、槲皮素、β-谷甾醇、β-胡萝卜苷、蛋白质、微量元素等。

【药理作用】①镇咳平喘、祛痰通便解痉作用。②抗氧化作用。③对糖尿病的作用。④肝脏保护作用。⑤抗癌作用。⑥提高免疫作用。⑦抗菌抗炎作用。

【毒理作用】急性毒性试验表明其毒性较小。

【方剂选用】

1. 百日咳：罗汉果1个，柿饼15g。水煎服。

2. 痰火咳嗽：罗汉果和猪精肉煎汤服之。

【不良反应及注意事项】脾胃虚寒者忌服。

◆罗布麻叶

【来源】本品为夹竹桃科植物罗布麻的干燥叶。

【别名】吉吉麻叶、红麻叶、野茶叶、红花草叶、红麻、红柳子、野麻、泽漆麻、羊肚拉角。

【性味归经】味甘，苦，性凉。归肝经。

【功能主治】平肝安神，清热利水。主治：肝阳眩晕、心悸失眠、浮肿尿少、高血压、神经衰弱、肾炎浮肿。

【用法用量】内服：煎汤，6~12g；或泡茶。

【炮制】洗净，晒干，备用。

【化学成分】主要含黄酮及黄烷类成分及其苷。黄酮类成分的苷元主要为槲皮素、山奈素和异鼠李素。主要的黄酮类成分为金丝桃苷、异槲皮苷和槲皮素 3-O-槐糖苷等。黄烷类成分是组成缩合鞣质的单体，主要为儿茶素等。

【药理作用】①肝保护作用。②抗抑郁作用。③抗糖尿病血管病变作用。④调节血压布麻叶有确切的降血压作用。⑤降血脂作用。⑥抗氧化作用。

【毒理作用】煎剂小鼠腹腔注射 LD_{50} 为 10.6g/kg；口服 LD_{50} 为 66.9g/kg。

【方剂选用】

1. 眩晕，心悸，失眠，高血压，浮肿：罗布麻叶3~9g。开水冲泡，不可煎煮。

2. 高血压：罗布麻叶3~6g，开水泡当茶喝；或早晚定时煎服。

【不良反应及注意事项】脾虚慢惊者慎用。

◆岩笋

【来源】本品为兰科植物笋兰的全草。

【别名】风兰、岩角、石竹子、接骨丹、通兰、石笋、岩竹。

【性味归经】味甘、性平。归肺、胃、肾经。

【功能主治】止咳平喘，活血祛瘀，接骨。主治：肺热喘咳，胃脘痛，跌打损伤，骨折。

【用法用量】内服：煎汤，9~15g。外用：适量，研末调敷或鲜品捣敷。

【炮制】鲜用或开水烫后晒干。

【方剂选用】

1. 咳喘：岩笋（全草）30g。煨水服。

2. 骨折：鲜岩笋加酒适量捣绒，炒热加入鸡蛋清调匀外敷。

3. 闭合性骨折：岩笋、石蚌腿、山苎菜。加酒捣敷。

4. 跌打损伤，刀枪伤：岩笋9~15g。水煎服或泡酒服；另以鲜岩笋捣烂敷患处。

◆岩冬草

【来源】本品为爵床科植物四子马蓝的全草。夏、秋季采收，洗净，鲜用或晒干。

【别名】海椒七、赤脚大仙、拐脚草、枪花药、绿豆青、狗肝菜、九头狮子草、水甲花。

【**性味归经**】味辛，微苦，性寒。

【**功能主治**】疏散风热，活络，解毒。主治：风热感冒、风湿骨痛、跌打损伤、疮疖肿毒。

【**用法用量**】内服：煎汤，9～15g。外用：适量，鲜品捣敷；或煎汤熏洗。

【**炮制**】鲜用或晒干。

【**不良反应及注意事项**】脾胃虚寒者慎服。

◆岩白菜

【**来源**】本品为虎耳科岩白菜属植物岩白菜的全草。

【**别名**】呆白菜、短白菜、岩壁菜、岩菖蒲、红锻子、观音莲、紫梗。

【**性味归经**】味甘、涩，性凉。归肝、肺、脾经。

【**功能主治**】滋补强壮，止咳止血。主治：虚弱头晕、劳伤咯血、虚弱头晕、吐血、咯血、淋浊、白带。

【**用法用量**】内服：煎汤，6～12g。外用：适量，鲜品捣敷；或研末调敷。

【**炮制**】拣净杂质，洗净，切碎晒干。

【**化学成分**】全草含岩白菜素等香豆精类成分。另含6－O－没食子酰熊果酚苷，4，6－二－O－没食子酰熊果酚苷，2，4，6－三－O－没食子酰熊果酚苷，2，3，4，6，－四－O－没食子酰熊果酚苷等。

【**药理作用**】①镇咳作用。②抗菌作用。③抗炎、收敛作用。④岩白菜水提取物给大鼠长期服用，可增加毛细血管抵抗力。

【**不良反应及注意事项**】虚弱有外感发热者慎用。

◆垂盆草

【**来源**】本品为景天科植物垂盆草的新鲜或干燥全草。

【**别名**】狗牙齿、爪子草、半枝莲、狗牙半支、石指甲。

【**性味归经**】味甘，淡，性凉。归肝、胆、小肠经。

【**功能主治**】清利湿热，解毒。主治：湿热黄疸、小便不利、痈肿疮疡、急、慢性肝炎。

【**用法用量**】内服：煎汤，或捣汁，鲜品250g，干品15～30g。外用：适量，捣敷，或研末调搽中；或取汁外涂；或煎水湿敷。

【**炮制**】除去泥沙杂质，干品切段。

【**化学成分**】垂盆草中含有生物碱、氰苷、甾醇类、黄酮类、三萜类成分，还含挥发油、氨基酸、多糖、微量元素等。

【**药理作用**】①保肝作用。②抗癌作用。③免疫抑制作用。④其他拟雌激素作用。⑤抗氧化作用。⑥抑菌作用、抗炎作用。⑦抗衰老作用。

【**方剂选用**】
水火烫伤：垂盆草鲜草洗净捣汁外涂。

【**不良反应及注意事项**】脾胃虚寒者慎服。

◆金沸草

【**来源**】本品为菊科植物条叶旋覆花或旋覆花的干燥地上部分。

【**别名**】金佛草、白芷胡、旋复梗、黄花草、王柴胡、黄柴胡。

【**性味归经**】味苦、辛、咸，性温。归肺、大肠经。

【**功能主治**】降气，消痰，行水。外用解毒消疮；主治：风寒咳嗽、痰饮蓄结、痰壅气逆、胸膈痞满、喘咳痰多；外治疔疮肿毒。

【**用法用量**】内服：煎汤，4.5～9g。外用：鲜品适量，捣汁涂患处。

【**炮制**】除去杂质，略洗，切段，干燥。

【**化学成分**】主要含成分为倍半萜内酯，此外还有黄酮、甾醇、皂苷等多种化合物。主要有旋覆花次内酯，蒲公英甾醇，旋覆花内酯A、B、C，欧亚旋覆花内酯，银胶菊素等。

【**药理作用**】抗病原微生物作用。

【**不良反应及注意事项**】阴虚劳咳及温热燥嗽忌用。

◆金樱子

【来源】本品为蔷薇科植物金樱子的干燥成熟果实。

【别名】糖罐子、刺头、倒挂金钩、黄茶瓶、刺榆子、刺梨子、金罂子、山石榴、山鸡头子、糖莺子、藤钩子、灯笼果、刺兰棵子。

【性味归经】味酸、甘，性涩、平。归肾、膀胱、大肠经。

【功能主治】固精缩尿，涩肠止泻。主治：遗精滑精、遗尿尿频、崩漏带下、久泻久痢。

【用法用量】内服：煎汤，9～15g；或入丸、散，或熬膏。

【炮制】金樱子肉取净金樱子，略浸，润透，纵切两瓣，除去毛、核，干燥。

【化学成分】金樱子中含有多糖类、黄酮类、三萜类及其衍生物等，还含胡萝卜素、维生素、氨基酸、矿物质、脂肪酸等。三萜类成分主要为五环三萜类：乌苏酸类、齐墩果酸类、羽扇豆烷类，如三羟基齐墩果酸、山奈酚、翻白叶苷、B－谷甾醇、胡萝卜苷、2α，3β，19α－三羟基齐墩果酸、委陵菜酸－28－O－吡喃葡萄糖苷、蔷薇酸、2α，3β，19α－三羟基乌苏－12－烯－28－酸、2A－羟基乌苏酸、2A、3A、19A、23－四羟基乌苏－12－烯－28－乌苏酸等。

【药理作用】①抗氧化作用。②抑菌消炎作用。③抗肿瘤作用。④免疫调节作用。⑤降糖降脂作用。⑥保护肾脏作用。

【配伍效用】金樱子配伍仙茅：金樱子酸涩性平，入肾、膀胱、大肠经，功擅固精涩肠、缩尿止泻。仙茅辛温，入肾、肝经，长于温肾阳、壮筋骨、祛寒除湿。二者伍用，共奏温肾壮阳固精之功效，用于治疗肾阳不足、下元虚寒之阳痿、精冷、遗精、滑泄等症。

【方剂选用】

1. 乳糜尿：槟榔15g，乌梅、芡实、车前子各20g，玄参、大蓟、萆薢、土茯苓、山楂、麦芽、菟丝子、山药、石莲子、金樱子各30g，益智仁10g。随症加减，每日1剂，水煎3次，分3次空腹服。注意控制摄入大量高脂肪、高蛋白饮食，禁辛辣、烟酒等刺激之品。

2. 子宫脱垂：金樱子3000g，加水冷浸1天，次日用武火煮半小时，过滤取汁，再加水煎半小时，去渣，两次煎液混合，加热浓缩成3000ml备用。每次60ml，温开水冲服，每日早晚各1次，连服3天为1个疗程，隔3天再服3天。

3. 婴幼儿秋季腹泻：金樱子3kg，加水3000ml，煎煮浓缩至1500ml，按2‰的比例加尼泊金防腐。每次用量分别为1岁以内10ml，1～2岁15ml，2岁以上20ml，每日3次，空腹服。

4. 梦遗，精不固：金樱子10斤，剖开去子毛，于木臼内杵碎。水二升，煎成膏状服。

【不良反应及注意事项】①有实火；邪热者忌服。②中寒者痞者禁服。③泄泻由于火热暴注者不宜用；小便不禁及精气脱因于阴虚火炽而得者不宜用。

◆金樱叶

【来源】本品为蔷薇科植物金樱子的嫩叶。

【别名】塘莺藨。

【性味归经】味苦，性平。归肺、心经。

【功能主治】清热解毒，活血止血，止带。主治：痈肿疔疮、烫伤、痢疾、闭经、崩漏、带下、创伤出血。

【用法用量】内服：煎汤，9g。外用：捣敷，调敷或研末敷。

【化学成分】金樱叶中含鞣质，除含原矢车菊素B－3，长梗马兜铃素，蛇含质，仙鹤草酸A，仙鹤草素和金樱子鞣质C外，还含有右旋儿茶精，木麻黄鞣亭等。

【方剂选用】

1. 痈肿：金樱嫩叶研烂，入盐少许涂之，留头泄气。

2. 溃疡久不愈合：鲜金樱叶适量捣烂，敷于患处，日换1～2次。

3. 疗、鱼口：金樱叶、野花椒叶，共捣烂，敷患处。

4. 金疮：金樱叶90g，桑叶30g，嫩苎叶30g。上捣烂敷。若欲致远，阴干作末，敷上帛缚，止血口合。

5. 水火烫伤：金樱叶焙干为末，调麻油涂患处，欲愈时加入鳖甲末。

◆金樱根

【来源】本品为蔷薇科植物金樱子的根或根皮。

【别名】金樱蔃、脱骨丹。

【性味归经】味酸涩、甘，性平，无毒。归肾、大肠经。

【功能主治】收敛固涩，止血敛疮，祛内活血，止痛，杀虫。主治：滑精、遗尿、痢疾、泄泻、咳血、便血、崩漏、带下、脱肛、子宫下垂、风湿痹痛、跌打损伤、疮疡、烫伤、牙痛、胃痛、蛔虫症、诸骨哽喉、乳糜尿。

【用法用量】内服：煎汤，15～60g。外用：捣敷或煎水洗。

【炮制】8月至翌年2月挖出，洗净，切段，晒干。

【化学成分】金樱子根中分离得到黄烷醇类化合物、对二苯烯及对二苯烯苷、三萜及三萜皂苷、甾体及甾体皂苷、酚苷、脂肪酸等成分。

【方剂选用】

1. 遗精：金樱根60g，五味子9g。和猪精肉煮服之。

2. 小儿遗尿：金樱根15～30g，鸡蛋1枚。同煮，去渣，连蛋带汤服。

3. 泄泻：金樱根30g。水煎服。

4. 妇女崩漏：金樱根60～90g，猪瘦肉120g。加水同炖，去渣，服汤及肉。

5. 子宫脱垂：金樱根120g，加水煎熬4～5小时，去渣取汁，临睡前加甜酒或三花酒60～120g冲服。

6. 胃痛：①金樱根第二层皮120g，煎服或捣汁用开水冲作茶饮。②金樱根120g，白银香根120g，苦楝子根120g。共研末，每服3g，开水冲服。

7. 腰脊酸痛，风湿关节痛：金樱根30g和猪蹄子或猪脊髓炖服。

8. 小儿脱肛：金樱根30～60g。水煎，每日1剂，分3次服。

9. 水火烫伤：金樱根洗净，去表面粗皮，取二层皮切碎，加糯米少许，同捣烂，再加适量清水，放入锅内煮沸，过滤，待冷，用鸭毛蘸药汁搽涂患处，日二、三次。

10. 跌打损伤：金樱根30g，过江龙15g。水煎服。

11. 下肢流火屡发：金樱根90g，水煎，取汤煮鸡蛋三个，加入冰糖30g溶化，饭前服。

12. 疔毒初起：金樱根磨成浆糊状涂敷患处。

13. 子宫脱垂：金樱根120～180g，加水800ml，煎至300～400ml，凉后加酒60g，睡前顿服，隔日1次。

14. 烧灼伤：鲜金樱根水煎，去渣后浓缩成半流浸膏，按4∶1的比例再加入花生油，高压消毒备用；或用干根1斤，加水没过药面2～3寸，煎成浓汁1.5～2.0斤。用于涂敷创面，每日4～5次。

15. 细菌性痢疾：鲜金樱根洗净切碎水煎。每斤药根加水1000g浓缩成500g，然后加红糖60g，冷却后用纱布过滤。1岁以下10ml，2～5岁15ml，6～8岁20ml，11～15岁40ml，15岁以上80～100ml，日服1次。

16. 急性阑尾炎：金樱根15g，大血藤30g，加水煎成200ml为1日量，两次分服。

◆金钱草

【来源】本品为报春花科植物过路黄的干燥全草。

【别名】路边黄、寸骨七、大金钱草、对座草、遍地黄、铜钱草、地蜈蚣、蜈蚣草、野花生、临时救、黄疸草、一面锣、金钱肺筋草、白侧耳根、铜钱花、黄花过路草、走游草、真金草。

【性味归经】味甘、咸，性微寒。归肝、胆、肾、膀胱经。

【功能主治】清利湿热，通淋，消肿。主治：热淋、沙淋、尿涩作痛、黄疸尿赤、痈肿疔疮、毒蛇咬伤、肝胆结石、尿路结石。

【用法用量】15～60g，鲜品加倍。

【炮制】除去杂质，略洗，切段，晒干。

【化学成分】全草含黄酮类成分，还含豆甾醇，对-羟基苯甲酸，尿嘧啶，无机盐，多糖和微量元素等。

【药理作用】①排石作用。②抗炎作用。③对细胞免疫的抑制作用。④抑制血小板聚集作用。

【毒理作用】毒性很低，煎剂给大鼠灌胃，每天20k/kg，共6天，并未死亡，犬1次灌胃100g，对血压无大影响，临床报告金钱草可引起接触性皮炎和过敏反应。

【配伍效用】

金钱草配伍白花蛇舌草：金钱草鲜用解毒消肿；白花蛇舌草清热泻火解毒。二者合用，更增强其清热解毒之功效，用于治疗毒蛇咬伤、疖肿等症。

金钱草配伍海金沙：金钱草清热利尿、通淋止痛、利胆、排石；海金沙清降通淋排石。二者相须为用，其清热利尿、通淋排石之功效更著，用于治疗肾结石、输尿管结石、膀胱结石以及胆结石。

金钱草配伍茵陈：二者皆可除湿退黄。但金钱草长于利胆排石；茵陈长于利湿退黄。二者伍用，有利胆退黄排石之功效，用于治疗肝胆结石之身黄、尿黄或无结石但属湿热之黄疸。

【方剂选用】

1. 腮腺炎：金钱草洗净，加少量食盐捣烂，敷于肿处，不论一侧或两侧腮腺肿大，均须两侧同时敷药。

2. 重度黄疸性肝炎：金钱草、茵陈、赤芍各30～60g，丹皮15g，白茅根30g，丹参15～30g，大黄9～15g，芒硝6～15g（冲服）、蒲公英、白花蛇舌草各20g，甘草6～12g，水煎服，每日1剂。

3. 急性胰腺炎：金钱草、败酱草各30g，大黄、法半夏、丹参各15g，黄芩、赤芍、炙甘草各12g，木香、枳壳各10g，每日1剂，水煎分3次服。痛甚加金铃子散；热重加黄连、银花、地丁。

4. 胆囊炎：金钱草30g，海金沙、川芎各15g，柴胡、黄连各8g，枳壳、木香、黄芩、郁金各10g。随症加减，每日1剂，煎两汁，上下午分服。

5. 胆道蛔虫症：金钱草30g，茵陈50g，柴胡12g，枳壳15g，白芍、槟榔、川楝子各18g，木香、黄连各10g，使君子、乌梅各20g，水煎服。

6. 胆系结石：金钱草、茵陈、石见穿各30g，鸡内金、白芍、青皮各15g，柴胡、大黄（后下）各10g，每日1剂，水煎至200ml，早晚分服，10天为1疗程。

7. 泌尿系结石：金钱草60g，海金沙30g，木通15g，香附、全蝎、甘草各10g。水煎服，日1剂。每次服200ml，随症加减。同时配合电针、跳跃活动及静脉输入20%甘露醇250ml、10%葡萄糖液：1000ml等辅助疗法。

8. 痛风：金钱草、生薏苡仁、生石膏各30g，泽泻、车前子、知母、黄柏、防己、地龙、赤芍、生地黄各10g，上肢加桑枝，下肢加牛膝。疼痛剧烈加玄胡索、蜈蚣。急性症状消退后，关节僵硬，活动不利，去石膏、知母，加伸筋草15g。外用方：热天用大黄15g，黄柏、黄芩各10g，煎汤做冷湿敷，敷料热时即更换。寒天不便做冷湿敷，用如意金黄散加蜂蜜、冷开水调如糊状敷局部（禁用凡士林调敷，因油膏能阻止热量的吸收、蒸发，不利于炎症的消退）。治疗期间不加用消炎止痛、排泄尿酸及减少尿酸生成等西药。

9. 扁平疣：金钱草、三棱、莪术、薏苡仁、板蓝根、牡蛎、代赭石、磁石各30g，当归、赤白芍、川芎各15g，桃仁、红花各10g。10～15岁剂量减半，10岁以内按1/3剂量给药。水煎服，每日1剂，12剂为1疗程。

10. 瘢痕疙瘩：金钱草300g，紫草2g，加水至100ml，制成溶液。采用直流电阴极导入法，选择适当大小的电极，将电极绒布浸入药液中，取出放在患处。治疗电流，成人 0.05 ~ 0.2mA/cm^2，儿童 0.02 ~ 0.05mA/cm^2。每日 1 次，每次20分钟，30次为 1 疗程。

11. 黄疸、鼓胀：金钱草 21 ~ 24g，白茅根、车前草各 12 ~ 15g，荷包草15g。共煎服。

12. 伤风咳嗽：鲜金钱草 15 ~ 24g（干的 9 ~ 15g）（洗净），冰糖15g。酌加开水，炖 1 小时，日服 2 次。

13. 疮疖、腮腺炎、皮肤撞伤青肿：鲜金钱草捣烂外敷。

【不良反应及注意事项】凡阴疽诸毒、脾虚泄泻者，忌捣汁生服。

◆金钱白花蛇

【来源】本品为眼镜蛇科动物银环蛇的幼蛇干燥体。

【别名】金钱蛇、小白花蛇。

【性味归经】味甘、咸，性温，有毒。归肝经。

【功能主治】祛风，通络，止痉。主治：风湿顽痹、麻木拘挛、中风口歪、半身不遂、抽搐痉挛、破伤风、麻风疥癣、瘰疬恶疮。

【用法用量】内服：煎汤，3 ~ 4.5g；或研末，0.5 ~ 1g；或浸酒 3 ~ 9g。

【炮制】除去灰屑，切段。

【化学成分】蛇体含蛋白质、脂肪、氨基酸及钙、磷、镁、铁、铝、锌、锶、钛、锰、钒、铜等21种元素。胆汁中含胆酸。银环蛇蛇毒中含有 α - 环蛇毒素，相对分子质量约28500，由 180 个氨基酸残基组成，含 20 个半胱氨酸。而 β - 环蛇毒素则呈完全不同构型。蛇毒中还含 K2 - 环蛇毒素、K3 - 环蛇毒素。此外，尚含有鸟嘌呤核糖苷及磷脂酶 A2 等。

【药理作用】①神经肌肉阻断作用。②神经节阻断作用。③呼吸酶抑制作用。④抗炎作用。⑤银环蛇毒液尚有呼吸中枢抑制作用，并可引起胃肠麻痹和心肌损害。

【毒理作用】β - 神经毒素对小鼠的 LD_{50} 为 0.1mg/kg。小鼠腹腔注射银环蛇毒液中的心脏毒样蛋白质的 LD_{50} 为 2.5（1.9 ~ 3.2）mg/kg。

【方剂选用】

1. 中风伤酒，半身不遂，口目歪斜，骨节疼痛，及年久疥癣、恶疮、风癞诸症：金钱白花蛇 1 条（以酒洗润透，去骨刺，取肉120g），羌活 60g，当归身 60g，天麻 60g，秦艽 60g，五加皮 60g，防风 30g。各锉匀，以生绢袋盛之，入金华酒坛内悬起安置，入糯米生酒醅五壶浸袋，箬叶密封，安坛于大锅内，水煮一日，取起，埋阴地七日，取出。每饮一、二杯。仍以渣日干碾末，酒糊丸梧子大。每服 50 丸，用煮酒吞下。切忌见风、犯欲，及鱼、羊、鹅、面发风之物。

2. 疠疾手足麻木；毛落眉脱，遍身疮疹，皮肤瘙痒，抓之成疮，及一切疥癣风疾：金钱白花蛇、乌梢蛇各 1 条（酒浸二、三日，去骨取肉，日干），土桃蛇 1 条（酒浸二、三日，去骨取肉，日干），苦参 1 斤（研取头末120g）。上为细末。以皂角一斤，锉长寸许段，无灰酒浸一宿，去酒，以新水一碗，揉取浓汁，去渣，银石器内熬膏；和前末丸如梧桐子大。每服六、七十丸，煎防风通圣散送下，粥饭压之，日三服，三日浴以大汗出为应，再三日又浴取大汗，三浴乃安。

3. 大风病：金钱白花蛇、乌梢蛇各取净肉 6g（酒炙），雄黄 6g，大黄 15g。为末，每服 6g，白汤下，三日一服。

4. 疥癞遍体，诸药不能及者：生金钱白花蛇，取中剂断，火烧令一大砖令通红，沃醋令热气蒸，便置蛇于上，以盆覆宿昔，如此三过，去骨取肉，笔以五味，令过熟，与病者顿啖之，瞑眩一昼夕乃醒，疮疕随皮便退。

5. 风瘫疠风，遍身疥癣：金钱白花蛇肉120g（酒炙），天麻 22g，薄荷、荆芥各7.5g。为末，好酒二升，蜜 120g，石器熬成膏。每服一盏，温汤服，日三服。急于暖处出汗。十日效。

6. 诸风疠癣：金钱白花蛇一条，酒润，去皮骨，取肉，绢袋盛之，蒸糯米一斗，安曲于缸底，置蛇于曲上，以饭安蛇上，用物密盖，三七日取酒。以蛇晒干为末，每服三，1.5g，温酒下。仍以浊酒并糟作饼食之尤佳。

7. 破伤风，项颈紧硬，身体强直：蜈蚣1条（全者），乌蛇（项后取）、（项后取）各2寸（先酒浸，去骨并酒炙）。上三味为细散。每服6~9g，煎酒小沸调服。

8. 脑风头痛时作及偏头疼：地骨皮0.3g，金钱白花蛇（酒浸，炙，去皮、骨）、天南星（浆水煮软，切，焙）各30g，荆芥穗60g，石膏（研，飞过）60g。上五味捣研为散。每服3g，入腊茶3g，汤点服，食后临卧。

9. 九漏瘰疬，发于项腋之间，憎寒发热，或痛或不痛：金钱白花蛇（酒浸软，去皮、骨，焙干）60g，生犀（镑）1.5g，黑牵牛15g（半生半炒），青皮15g。上为末。每服6g，腻粉1.5g，研匀，五更，糯米次调下，巳时利下恶物。更候十余日，再进一服。忌发风壅热物。如已成疮，一月可效。

10. 杨梅疮，先服发散药后服此：金钱白花蛇（酒炙）、龟板（酥炙）、穿山甲（炙）、蜂房（炙）、轻粉、朱砂各3g。为末，红枣肉捣丸梧子大。每服七丸，冷茶下，日三。忌鱼肉。服尽即愈，后服土茯苓药调之。

11. 营卫不和，阳少阴多，手足举动不快：金钱白花蛇（酒煮，去皮骨，瓦焙，取肉）30g，天麻、狗脊各60g。为细末，以银盂盛，无灰酒一升浸之，重汤煮稠如膏，银匙搅之，入生姜汁半杯，同熬匀，瓶收。每服半匙头，用好酒或白汤化服，日二次。

12. 大人小儿疳子倒靥：金钱白花蛇30g（连骨，火炙令干，勿焦），大丁香21枚。上为细末。每服3g，小儿1.5g，以水、淡酒调下。

【不良反应及注意事项】阴虚血少及内热生风者禁服。

◆金银花

【来源】本品为忍冬科植物忍冬的干燥花蕾或带初开的花。

【别名】银花、双花、二花、二宝花。

【性味归经】味甘，性寒。归肺、心、胃经。

【功能主治】清热解毒，凉散风热。主治：痈肿疔疮、喉痹、丹毒、热毒血痢、风热感冒、温病发热。

【用法用量】6~15g。

【炮制】金银花：筛去泥沙。拣净杂质。银花炭：取拣净的金银花，置锅内用武火炒至焦褐色，喷淋清水，取出，晒干。

【化学成分】金银花中所含化学成分主要有环烯醚萜苷、三萜及其皂苷、黄酮及其苷、有机酸、无机元素等。挥发油中主要含芳樟醇、棕榈酸等。

【药理作用】①抑菌、抗病毒作用。②解热、抗炎作用。③保肝作用。④止血作用。⑤抗氧化作用。

【毒理作用】溶血试验结果表明：蒸晒品 0.1~0.5ml 均在 3ml 波动内无溶血现象，生晒品 0.1~0.5ml 在加药后立即出现溶血现象。

金银花水浸液灌胃，对家兔、犬等无明显毒性反应，对呼吸、血压、尿量均无影响。小鼠皮下注射本品浸膏的 LD_{50} 为 53g/kg。

【配伍效用】

金银花配伍牡丹皮：金银花清热解毒；牡丹皮凉血散瘀。二者合用，有清热解毒、凉血消痈之功效，用于治疗热毒壅滞之肠痈初起、发热腹痛者。

金银花配伍黄芪：金银花加清热解毒；黄芪补气托毒生肌。二者伍用，有扶正祛邪、解毒生肌之功效，用于治疗痈肿脓成不溃或溃脓不畅者。

金银花配伍连翘：二者均有清热解毒作用。但金银花质体轻扬，既清气分之热，又解血分之毒，在清热之中又有轻微宣散之功；连翘轻清上浮，善清心而去上焦诸热，且能消痈散结。两药相须使用，可加强清气凉血、清热解毒以及流通气血、消肿散结之功效，用于治疗风热外感、温热病初起之发热、头痛、咽喉肿痛以及痈疖疮毒、红肿热痛等阳证疮疡诸患。

金银花配伍生甘草：金银花清热解毒；生甘草解毒清热，且能顾护胃气。二者合用，解毒之力明显增强，且无伤胃之弊，用于治疗外科疮疡诸症。

金银花配伍玄参：金银花清热解毒，功专效著；玄参泻火解毒散结。二者相须为用，有清热解毒散结之功效，用于治疗热毒内盛之脱骨疽。

【方剂选用】

1. 肺结核并发呼吸道感染：金银花250g，制成注射液1000ml；每次5ml，肌注每日2次。

2. 预防上呼吸道感染：金银花、贯众各60g，甘草20g，水煎后浓缩至120ml，每日上下午用喷雾器喷入或滴入咽喉部1.2ml。

3. 高血压：金银花、菊花各24~30g。开水浸泡10~15分钟后代茶饮，冲泡2次后弃换。

4. 慢性肠炎：金银花60g（炒黄研末），每日3次。服1~2剂即见效。有高血压、冠心病者慎用。

5. 急性细菌性痢疾：①金银花300g，黄连、黄芩各90g，制成煎剂1000ml。每服30ml，每日4次，直至痊愈。②金银花320g，紫皮大蒜1000g，茶叶1200g，甘草120g，制成糖浆剂4000ml。成人每服20ml，每日3次，连服2~7天。

6. 急性泌尿系感染：金银花、茅根各25~50g，连翘、公英、地丁、车前子（包煎）各15~20g，滑石10~20g，甘草10g。

7. 乳腺炎：①金银花45g，鹿角霜15g，王不留行12g。黄酒1杯为饮，水煎服。②金银花90g，生甘草15g，皂角刺12g，鹿角片10g，白酒50ml，加水煎40~50分钟，1剂2煎，每日2次温服。

8. 皮肤病：没药50g，金银花50g，加水1000ml，煎至500~700ml，冷却备用。用软布或6~8层纱布浸取药液，以不滴为度，平敷患处，每次30分钟，每天3次。

9. 荨麻疹：新鲜金银花30g，水煎服，每天3次。

10. 肛肠疾病：金银花15g，野菊花、大黄、黄柏各15g，朴硝30g，水煎，熏洗患部。治疗内痔、外痔、肛窦炎、肛乳头炎、肛裂、肛门湿疹等疗效满意。

11. 子宫颈糜烂：①金银花流浸膏，涂患处。先涂子宫颈管口内，后涂子宫颈外表面。涂药前揩净阴道及子宫颈管口的分泌物，避免药物与黏液相混而影响疗效。每日1次，两周为1疗程。②金银花，甘草各等份，共研末。用阴道棉球蘸药粉塞入阴道内，直抵子宫颈，翌晨取出，10次为1疗程。

12. 小儿肺炎：20%金银花注射液肌注，每次2ml；或穴位注射每次0.5~1ml；均每日2次。重症肺炎可同时用50%金银花注射液10~30ml加入10%葡萄糖300~500ml中静滴。对暴喘型肺炎加用10%卤碱注射液10ml，或氢化可的松滴注；对心力衰竭、高热或抽风等，对症处理。

13. 婴儿腹泻：炒金银花至烟尽（成白灰色无效），研为细末，加水作保留灌肠。6个月以下婴儿用1g，加水10ml；6~12个月用1.5g，加水15ml；1~2岁用2~3g，加水20~30ml，每日2次。可作为治疗小儿消化不良的一种辅助方法。

14. 小儿咳喘：金银花30g，桑叶、射干、僵蚕各15g，葶苈子20g，钩丁25g，加水浸泡，煮沸，取汁，过滤，浓缩至500ml，消毒后备用。1岁以下患儿每次灌入30ml，2岁患儿每次40ml，3岁患儿每次50ml，视病情每日2~4次。

15. 麦粒肿：金银花40g，蒲公英120g，加水1000ml，煎煮15~30分钟，分2次服用。再将药渣加水500ml煎沸，待温后洗患眼，1日数次。

16. 咽喉疾患：①金银花、射干各等

份，冰片适量，共为细末，咽喉部喷射。②银花15g，甘草3g，煎水含漱，作为咽喉炎性疾病的辅助治疗，既有局部清洁作用，亦有抗感染的效能。可使炎症迅速得到控制，红肿消退，从而缩短疗程。③金银花15~30g，山豆根9~15g，硼砂1.5g（冲服），生甘草9g。水煎服，每日1剂。

17. 一切内外痈肿：金银花120g，甘草90g。水煎顿服，能饮者用酒煎服。

18. 痈疽发背初起：金银花半斤，水十碗煎至二碗，入当归60g，同煎至一碗，一气服之。

19. 大肠生痈，手不可按，右足屈而不伸：金银花90g，当归60g，地榆30g，麦冬30g，玄参30g，生甘草9g，薏苡仁15g，黄芩6g。水煎服。

【不良反应及注意事项】脾胃虚寒及气虚疮疡脓清者忌服。本品所含的绿原酸有致敏原作用，可引起变态反应，但口服一般无此反应。

◆金莲花

【来源】本品为毛茛科植物金莲花和党瓣金莲花、矮金莲花、短瓣金莲花的花。

【别名】金梅草、金疙瘩、旱地莲、金芙蓉、旱金莲。

【性味归经】味苦，性微寒。归肺、胃经。

【功能主治】清热解毒，消肿，明目。主治：感冒发热、咽喉肿痛、口疮、牙龈肿痛、牙龈出血、目赤肿痛、疔疮肿毒、急性鼓膜炎、急性淋巴管炎。

【用法用量】内服：煎汤，3~6g。外用：煎水含漱。

【化学成分】主要有黄酮类化合物、生物碱、有机酸、挥发油等。

【药理作用】①抗菌作用。②抗病毒作用。

【毒理作用】小鼠急性和兔亚急性的实验皆表明其注射液毒性很低，仅部分动物的注射局部有明显刺激反应，对肝、肾功能及血象，皆无明显影响，动物内脏的病理学检查，亦无明显改变。

【方剂选用】

1. 慢性扁桃体炎：金莲花3g。开水泡，当茶常喝并含漱。如是急性，用量加倍，或再加鸭跖草等量用。

2. 急性中耳炎，急性鼓膜炎，急性结膜炎，急性淋巴管炎：金莲花、菊花各9g，生甘草3g。水煎服。

3. 呼吸道炎症：金莲花制成片剂，每片含量相当于干燥金莲花1.5g，日服3次，每次3~4片；或制成注射剂，每支2ml，相当于金莲花2g，肌注，每日1~2次，每次1支。

【不良反应及注意事项】脾胃虚寒者慎服。

◆金果榄

【来源】本品为防己科植物青牛胆或金果榄的干燥块根。

【别名】金苦榄、雪里干、地苦胆、九莲子、地胆、九牛胆、天鹅蛋、金银袋、金榄、丸龙胆、金狗胆、黄金古、金牛胆、金线吊葫芦、地苦胆、九牛子、青牛胆、金狮胆、九莲子、地蚕、破石诛、破岩诛、雪里开、青鱼胆、山慈菇。

【性味归经】味苦，性寒。归肺、大肠经。

【功能主治】清热解毒，利咽，止痛。主治：咽喉肿痛、痈疽疔毒、泄泻、痢疾、脘腹热痛。

【用法用量】内服：煎汤，3~9g。研末，每次1~2g。外用：适量，研末吹喉或醋磨涂敷患处。

【炮制】除去杂质，浸泡，润透，切厚片，干燥。

【化学成分】主要含生物碱、萜类、甾醇类成分等。生物碱类主要有防己碱、药根碱、非洲防己碱、异非洲防己碱、千金藤碱、蝙蝠葛碱、木兰花碱、巴马亭、巴马士宾、1-四氢巴马亭等。主要为季铵生物碱。萜类有非洲防己苦素、异非洲防己苦素、金果榄苷、青牛胆苦素等。

【药理作用】①抗炎镇痛作用。②抑菌作用。③降血糖作用。④抗肿瘤作用。⑤

抗肾上腺素作用。⑥调节平滑肌收缩。

【毒理作用】青牛胆煎剂灌胃对小鼠的 LD_{50} 为 $18.14 \pm 0.04g/kg$，腹腔注射对小鼠的 LD_{50} 为 $9.49 \pm 0.023g/kg$。

【方剂选用】

1. 咽喉一切症：金果榄 $3 \sim 6g$。煎服。

2. 喉中疼烂：金果榄 $9g$，冰片 $0.3g$。为末吹之。

3. 肿毒初起：金果榄醋磨敷，露出患头。初起者消，已成者溃。

4. 乳腺炎、阑尾炎、疔疮、急性及慢性扁桃体炎、口腔炎、腮腺炎、急性菌痢等：金果榄每次 $6 \sim 9g$，开水泡服。或研末，适量外敷。

5. 血管瘤、脂肪瘤：金果榄磨高粱酒，涂患处，每日 $3 \sim 4$ 次。

6. 胃痛：金果榄切片晒干研末，每次服 $3g$，一日 3 次，儿童剂量减半。忌食生冷酸辣食物。

7. 痈疽疔毒恶疮：金果榄、苍耳草。捣烂，加好酒稀释，滤汁温服。

8. 口腔溃疡：金果榄磨醋，点敷溃疡面。

9. 跌打损伤、瘰疬、鱼口便毒、蛇咬：金果榄磨汁外搽。

10. 急、慢性肠炎、菌痢：金果榄切片晒干，研末口服，每次 $2g$，一日 3 次。

11. 小儿喘息型支气管炎：金果榄 $9g$，水煎分 $2 \sim 3$ 次服。

12. 退热：金果榄 $500g$（切片），钩藤 $250g$，青蒿 $250g$（切碎），以蒸馏法制成注射液 $500ml$。肌注，每次 $2ml$。

【不良反应及注意事项】脾胃虚弱者慎服。

◆ 金荞麦

【来源】本品为蓼科植物金荞麦的干燥根茎。

【别名】野荞麦、荞麦三七、金锁银开。

【性味归经】味微辛、涩，性凉。归肺经。

【功能主治】清热解毒，排脓祛瘀。主治：肺脓疡、麻疹肺炎、扁桃体周围脓肿。

【用法用量】内服：煎汤，$15 \sim 30g$；或研末。外用：适量，捣汁或磨汁涂敷。

【炮制】除去杂质，洗净，润透，切厚片，晒干。

【化学成分】根茎含多酚类、黄酮类、甾体类、三萜类成分等。主要有双聚原矢车菊素，海柯皂苷元，β-谷甾醇，鞣质，左旋表儿茶精，3-没食子酰表儿茶精，原矢车菊素 B-2、B-4 和原矢车菊素 B-2 的 3，3'-双没食子酸酯，木犀草素、槲皮素、芸香苷、红车轴草黄酮、木犀草素 7，4c-二甲醚、鼠李素、3，6，3c，4c-四羟基-7-甲氧基黄酮等。

【药理作用】①抗癌作用。②抑菌作用。③镇咳、祛痰作用。④抗炎作用。⑤抗氧化作用。

【毒理作用】金荞麦提取物金 E 组小鼠 $100mg/kg$，连续 5 天口服给药后，动物体重及脾脏重量较对照组明显减轻，剂量如加大到 $500mg/kg$，脾重减轻则更明显。

【方剂选用】

1. 鼻咽癌：金荞麦、鲜汗防己、鲜土牛膝各 $30g$。水煎服。另取灯心捣碎口含，用垂盆草捣烂外敷。方中金荞麦清热解毒，活血祛风湿，为君药。

2. 喉癌：金荞麦、七叶一枝花、蛇莓各 $15g$，灯笼草 $9g$，龙葵、蜀羊泉各 $30g$ 水煎服，日 1 剂。能使呼吸困难，咽下疼痛等缓解，颈部肿块及淋巴结核逐渐消失。

3. 用于肿痛出血，关节肿胀：野荞麦 $60g$ 水煎 3 次，饭后服。子宫流血，野荞麦 $250g$ 七片，加水 $1250ml$，置陶器中密封，隔水蒸煮 3 小时，得净汁约 $1000ml$。每服 $40ml$，日 3 次。

4. 声带癌：金荞麦、石见穿、蛇莓各 $15g$，黄毛耳草、麦冬各 $12g$，龙葵、白英各 $30g$ 水煎 2 次，早、晚分服。能使癌肿消失，失音恢复。

5. 脱肛：鲜金荞麦、苦参各 $300g$。水煎，乘热熏患处。方中金荞麦清热解毒，活血，为君药。

6. 闭经：金荞麦鲜叶 90g（干叶 30g），捣烂，调鸡蛋 4 个，用茶油煎熟，加米酒共煮，内服。方中金荞麦，活血，为君药。

7. 鼻咽癌：金荞麦、鲜汉防己、鲜土牛膝各 30g 水煎服。另取灯心草捣碎口含，同时用垂盆草适量捣敷鼻部。继续用药 2 个月，能使脓血分泌物减少，癌肿逐渐消减。

◆金铁锁

【来源】本品为石竹科金铁锁属植物金铁锁的干燥根。

【别名】独钉子、独定子、百步穿杨、蜈蚣七（云南）。

【性味归经】味辛，性温。有毒。

【功能主治】除风湿，定痛，止血，祛瘀。主治：风湿痹痛、胃痛、创伤出血、跌打损伤。

【用法用量】3～1.5g，水煎，或泡酒服；外用：适量，研末敷患处。

【炮制】晾干或酒制。

【化学成分】金铁锁的主要化学成分是三萜、三萜皂苷、环肽以及内酰胺，此外，还含有氨基酸和有机酸等。三萜类成分主要为丝石竹酸、丝石竹苷元、表丝石竹苷元、16-异皂树酸、16-异皂树酸甲酯等。三萜皂苷主要为齐墩果烷型五环三萜皂苷。环肽类主要有金铁锁环肽 A、金铁锁环肽 B 等。内酰胺类主要有 A-吡咯烷酮、焦谷氨酸、焦谷氨酸乙酯、焦谷氨酸丙酯等。

【药理作用】①镇痛作用。②抗炎作用。③提高细胞免疫功能。

【毒理作用】小鼠皮下注射金铁锁醇提液，得出 LD_{50} 为（15.63±0.23）g/kg。

【方剂选用】蛔虫：先服半个油煎鸡蛋，隔半小时再服金钱锁粉末 0.6g 及剩下的半个油煎鸡蛋。

【不良反应及注意事项】①本品有毒，内服慎用。中毒症状为咽喉不适，呼吸困难。解救方法：以甘草、红糖煎水服。或内服猪油。②孕妇忌服。

◆金礞石

【来源】本品为变质岩类蛭石片岩或水黑云母片岩。

【别名】礞石。

【性味归经】味甘、咸，性平。归肺、心、肝经。

【功能主治】坠痰下气，平肝镇惊。主治：顽痰胶结、咳逆喘急、癫痫发狂、烦躁胸闷、惊风抽搐。

【用法用量】内服：煎汤，10～15g（包布），入丸、散，3～6g。

【炮制】金礞石：除去杂石。煅金礞石：取净金礞石，照明煅法煅至红透。

【化学成分】金礞石主要含钾、镁、铝的硅酸盐，亦可含钒。

【方剂选用】

1. 用于实热顽痰，发为癫痫惊悸，或咳嗽痰稠，大便秘结：金礞石滚痰丸：金礞石（煅）40g，沉香 20g，黄芩 320g，熟大黄 320g。以上四味，粉碎成细末，过筛，混匀。用水泛丸，干燥，即得。口服，每次 6～12g，每日 1 次。

2. 用于顽痰壅塞，咳喘痰稠，大便秘结，精神分裂症，狂躁：金礞石滚痰片：金礞石（煅）60g，沉香 30g，黄芩弍 22g，熟大黄 100g，大黄流浸膏 380ml。除大黄流浸膏外，其余四味粉碎成细末，过筛，混匀，将大黄流浸膏浓缩至适量，与细粉混匀，制粒，干燥，压制成 1000 片。片重 0.32g。口服，每次 8 片，每日 1 次。

【不良反应及注意事项】体虚及孕妇禁用。

◆金丝桃

【来源】本品为藤黄科植物金丝桃的全株。

【别名】土连翘、五心花、金丝海棠、不本黄开口中、金丝蝴蝶、小狗木、狗胡花、金丝莲。

【性味归经】味苦，性凉。归心、肝经。

【功能主治】清热解毒，散瘀止痛，祛

风湿。主治：肝炎、肝脾肿大、急性咽喉炎、结膜炎、疮疖肿毒、蛇咬及蜂蜇伤、跌打损伤、风寒性腰痛。

【用法用量】内服：煎汤，15～30g。外用：鲜根或鲜品适量，捣敷。

【炮制】鲜用或晾干。

【化学成分】金丝桃主要含酮类成分，其余还有间苯三酚类、螺内酯类、降木脂素类、以及黄酮、三萜类化合物。主要有槲皮素、金丝桃苷、芦丁等。

【药理作用】金丝桃植物提取物具有抗氧化、抗菌和抗病毒等多种活性。

【方剂选用】

1. 风湿性腰痛：金丝桃根30g，鸡蛋2只，水煎2小时。吃蛋喝汤，一天2次分服。

2. 蝮蛇、银环蛇咬伤：鲜金丝桃根加食盐适量，捣烂，外敷伤处。一天换1次。

3. 疖肿：鲜金丝桃叶加食盐适量，捣烂，外敷患处。

4. 漆疮、蜂蜇伤：金丝桃根磨粉，用麻油残烧酒调敷局部。

◆ 金盏菊

【来源】本品为菊科植物金盏菊的全草。

【别名】金盏花、黄金盏、长生菊、醒酒花、常春花、金盏等、山金菊、月月红。

【性味归经】味苦，性寒。

【功能主治】清热解毒，活血调经。主治：中耳炎、月经不调。

【用法用量】内服：煎汤，5～15g。外用：适量，鲜品取汁滴耳。

【炮制】鲜用或晒干。

【化学成分】花含类胡萝卜素、挥发油、鞣质、树脂、黏液质、少量生物碱、酶等。根含三萜皂苷等。地上部分含苦味质、由齐墩果酸和葡萄糖醛酸组成的皂苷、三萜成分山金车二醇等。种子含脂肪油。

【药理作用】①抗菌消炎作用。②中枢镇静作用。③降压作用。④改善睡眠作用。⑤抑病毒作用。⑥促血凝作用。⑦促胆汁分泌作用。⑧促创伤愈合作用。

【方剂选用】

1. 胃寒痛：金盏菊鲜根30～60g。水煎或酒、水煎服。

2. 疝气：金盏菊鲜根60～120g。酒、水煎服。

3. 癥瘕：金盏菊干根30～60g。酒、水煎服。

4. 肠风便血：金盏菊鲜花十朵，酌加冰糖。水煎服。

【不良反应及注意事项】孕妇不宜饮用。

◆ 金橘根

【来源】本品为芸香科植物金橘、金弹、金柑的根。

【别名】寿星柑根。

【性味归经】味酸，苦，性温。归脾、胃、肝经。

【功能主治】行气止痛，化痰散结。主治：胃脘胀痛，疝气，产后腹痛，子宫下垂，瘰疬初起。

【用法用量】内服：煎汤，3～9g（鲜品15～30g）。

【炮制】洗净，鲜用或切片晒干。

【方剂选用】

1. 胃痛吐食并吐水：金橘根、藿香、刺梨子、冬葵各15g。水煎服。

2. 胃痛：金橘根180g，猪肚1个。用水、红酒各半炖服。（小儿减半）

3. 疝气：金橘根60g，枳壳15g，小茴根30g。酒适量炖服。

4. 水肿：金橘根60g，大号辣蓼30g，过冬柚子皮120g。煎服。

5. 血淋：鲜金橘根30g，冰糖15g。用开水炖服。

6. 子宫下垂：金橘根90g，生黄精30g，小茴根60g，猪小肚1个。水酒各半炖，分2次服。

7. 产后小腹痛：金橘根12g。炖红酒服。

【不良反应及注意事项】气虚火旺者慎用。

◆金龙胆草

【来源】本品为菊科假蓬属植物小苦蒿的全草。秋季采收。

【别名】矮脚苦蒿、熊胆草、鱼腥草、苦蒿、细苦蒿、毛苦蒿、油蒿、苦丁、苦艾、苦龙胆草、龙腥蒿。

【性味归经】味苦，性寒。

【功能主治】清热消炎，泻火解毒。主治：急性黄疸型肝炎、牙痛、慢性气管炎、口腔炎、咽喉炎、扁桃体炎、肾炎、疟疾；外用治眼结膜炎、中耳炎、疮疡、湿疹、外伤出血。

【用法用量】3～15g；外用：适量，鲜草捣烂患处，或鲜枝叶绞汁滴耳、滴眼。

【炮制】去杂质，鲜用或阴干。

◆狗脊

【来源】本品为蚌壳蕨科植物金毛狗脊的干燥根茎。

【别名】金毛狗脊、金毛狗、黄狗头、百枝、狗香、扶盖、毛狗儿、金丝毛、金猫咪、老猴毛。

【性味归经】味苦、甘，性温。归肝、肾经。

【功能主治】补肝肾，强腰脊，祛风湿。主治：腰膝酸软、下肢无力、风湿痹痛。

【用法用量】内服：煎汤，6～12g；熬膏，或入丸剂。外用：煎水洗。

【炮制】狗脊：除去杂质；未切片者，洗净，润透，切厚片，干燥。烫狗脊：取生狗脊片，照烫法用砂烫至鼓起，放凉后除去残存绒毛。测定中药狗脊及其炮制品中的糖的种类和含量，测得生品含量最高，盐炙含量最低，通过加热处理，可使糖的结构改变，最终生成5－羟甲基糠醛。炮制后糖含量降低，长时间加热蒸制可使有些饮片变黑也与5－羟甲基糠醛有关。

【化学成分】金毛狗脊中含挥发油、蕨素类、芳香族化合物、水溶性酚酸类化合物、黄酮类化合物、氨基酸、无机元素等化学成分。

【药理作用】①防治骨质疏松作用。②抑制血小板聚集作用。③止血及活血作用。④镇痛作用。⑤抑菌作用。⑥抗炎、抗风湿作用。⑦保肝作用。⑧抗氧化作用。⑨抗癌作用。

【配伍效用】

狗脊配伍萆薢：二药皆能祛风除湿。但狗脊兼能补肝肾、强筋骨。相伍为用，有祛风湿、强筋骨、补肝肾之功效，用于治疗腰膝酸软、疼痛等症。

狗脊配伍续断：狗脊补肝肾、强筋骨、祛风湿；续断补肝肾、续筋骨、通血脉。二者合用，有补肝肾、强筋骨、祛风湿、通血脉之功效，用于治疗肝肾不足之腰脊酸痛、关节不利、脚软无力等症。

【方剂选用】

1. 骨质增生：①狗脊、丹参、络石藤各15g，羌活6g，独活、当归各10g，血竭3g（磨兑），乳香、没药各5g，随症加减，水煎服。②狗脊、黄芪、续断各20g，杜仲、木瓜、淫羊藿、独活各15g，巴戟天、川芎、鹿胶（兑服）各10g，当归12g，薏苡仁30g，炙甘草3g，水酒各半煎服。另用蜈蚣4条，炮穿山甲、全蝎、地龙各3g，共研末兑服。

2. 肥大性腰椎炎：炙狗脊、怀牛膝、川续断、巴戟天各10g，鹿角霜、鹿蹄草、肉苁蓉、熟地黄、楮实子各15g，制附子8g，薏苡仁30g，土鳖虫5g，水煎，分2次口服，15剂为1疗程。

3. 强直性脊柱炎：生地黄30～60g，葛根20～30g，双花、土茯苓各30g，蒲公英20g，狗脊、赤白芍、王不留行各15g，红花10g。给药方法：中药水煎分2次服，每日1剂，连服6天，休息1天，1个月为1疗程。

4. 椎管狭窄症：制川乌15g，制草乌、麻黄、土虫、甘草各10g，黄芪25g，川断、狗脊各20g，白芍、木瓜各35g，桃仁15g，蜈蚣2条。先将乌头加水煎30分钟，再入其余药物，再煎40分钟，共煎两次，收取药液300ml，每日1剂，分3次服，1个月为1疗程。

5. 五种腰痛，利脚膝：狗脊60g，草

蘗60g（锉），菟丝子30g（酒浸三日，曝干别捣）。上药捣罗为末，炼蜜和丸，如梧桐子大。每日空心及晚食前服30丸，以鲜草蘗渍酒二七日，取此酒下药。

6. 男女一切风疾：狗脊（盐泥固济，火煅红，去毛用肉，出火气，锉）、萆薢、苏木节、川乌头（生用）。上各等量，为细末，米醋糊为丸，如梧桐子大，每服20丸，温酒或盐汤下。病在上，食后服；病在下，空心服。

7. 室女冲任虚寒、带下纯白：鹿茸（醋蒸，焙）60g，白蔹、狗脊（燎去毛）各30g。上为细末，用艾煎醋汁，打糯米糊为丸，如桐子大。每服50丸，空心温酒下。

【不良反应及注意事项】阴虚有热，小便不利者慎服。其性温燥，肾虚有热，小水不利，或短涩赤黄，口苦舌干，皆忌之。恶败酱莎草。

◆狗牙贝

【来源】本品为百合科植物胡连的干燥鳞茎。

【别名】尖贝母、胡连、光慈姑。

【性味归经】味甘、微苦，性平。

【功能主治】润肺止咳，祛痰，消炎，止血。主治：咳嗽、哮喘、肺炎、支气管炎、痈肿疮毒、外伤出血。

【用法用量】内服：煎汤，6～15g。外用：适量，鲜品捣烂敷患处。

【方剂选用】

外伤出血：狗牙贝、天蓬草各适量，鲜品捣烂外敷。

【不良反应及注意事项】反乌头。

◆狗牙花

【来源】本品为夹竹桃科植物狗牙花和单瓣狗牙花的根、叶。

【别名】白狗牙、豆腐花、狮子花、风沙门、海浪花树。

【性味归经】味酸，性凉。

【功能主治】清热降压，解毒消肿。主治：高血压、咽喉肿痛、痈疽疮毒、跌打损伤。

【用法用量】内服：煎汤，10～30g。外用：适量，鲜品捣敷。

【炮制】鲜用或晒干。

【化学成分】主要含有多种生物碱。

◆狗尾花

【来源】本品为豆科植物假地豆的全株。

【别名】细叶假花生、大叶青、通乳草、中蝶草、山道根。

【性味归经】味甘、微苦，性平。归心、肺、肝、膀胱经。

【功能主治】消炎解毒，清热利尿，透邪外出。主治：流行性乙型脑炎、防治腮腺炎。

【用法用量】内服：煎汤，15～60g。外用：捣敷。

◆狗舌草

【来源】本品为菊科植物狗舌草的全草。

【别名】狗舌头草、铜交杯、铜盘一枝香、白火丹草、糯米青、铜盘一枝香、九叶草、泽小车。

【性味归经】味苦，性寒。

【功能主治】清热解毒，利水消肿，杀虫。主治：肿脓疡疖肿、尿路感染、肾炎水肿、口腔炎、跌打损伤、湿疹、疥疮、阴道滴虫。

【用法用量】内服：煎汤，9～15g；鲜品加倍；或入丸、散。外用：适量，鲜品捣敷。

【炮制】洗净，晒干或鲜用。

【化学成分】狗舌草中主要化学成分包括黄酮类、多种双稠吡咯生物碱类、挥发油类和蛋白质类等。从中分离得到2-异戊烯酸2'4'6'-三羟基苯甲酯、酪醇、杜鹃醇，以及正二十六烷醇、β-谷甾醇、白桦脂酸、羟基苯乙酮、东莨菪内酯等。

【药理作用】①淋巴性白血病作用。②抗肿瘤作用。

【毒理作用】狗舌草中含有数种致癌的双稠吡咯啶生物碱，狗舌草对动物有肝毒性，能引起肝硬化和原发性肝癌。狗舌草

中生物碱 LD_{50} 为 74.52mg/kg。

【方剂选用】

1. 肺脓疡：狗舌草、金锦香各 15g。加烧酒半斤，密闭，隔水炖服，每天 1 剂，痊愈为止。

2. 肾炎水肿：鲜狗舌草 2～3 株，捣烂，以酒杯覆敷脐部，每天 4～6 小时。

3. 疖肿：狗舌草 9～15g。水煎服。

4. 肺脓疡：狗舌草、金锦香各 15g。加烧酒半斤，密闭，隔水炖服，每天 1 剂，痊愈为止。

5. 肾炎水肿：鲜狗舌草 2～3 株，捣烂，以酒杯覆敷脐部，每天 4～6 小时。

6. 疖肿：狗舌草 9～15g。水煎服。

◆夜明砂

【来源】本品为蝙蝠科动物蝙蝠、大管鼻蝠、普通伏翼、大耳蝠、华南大棕蝠、蹄蝠科动物大马蹄蝠及菊头蝠科动物马铁菊头蝠等的粪便。

【别名】蝙蝠屎、天鼠屎、檐老鼠尾。

【性味归经】味辛，性寒。归肝经。

【功能主治】清肝明目，散瘀消积。主治：青盲、雀目、目赤肿痛、白睛溢血、内外翳障、小儿疳积、瘰疬、疟疾。

【用法用量】内服：煎汤，布包，3～10g；或研末，每次 1～3g。外用：适量，研末调涂。

【炮制】拣净杂质，簸去泥砂，或漂洗后晒干。《纲目》：凡采得以水淘去灰上恶气，取细砂晒干焙用。

【化学成分】夜明砂含尿素，尿酸，胆甾醇及少量维生素 A 等。

【方剂选用】

1. 青盲：柏叶 30g（微炙），夜明砂 30g（以糯米炒令黄）。上药，捣罗为末，用牛胆汁拌和，丸如梧桐子大。每夜临卧时，以竹叶汤下 20 丸，至五更初，以粥饮下 20 丸。

2. 小儿雀目：夜明砂炒研，猪胆汁和丸绿豆大，海米饮下 5 丸。

3. 内外障翳：夜明砂末，化入猪胆内，煮食饮汁。

4. 办眼成内障：夜明砂（洗净）、当归、蝉蜕、木贼（去节）各 30g。为末，黑羊肝 120g，水煎烂，和丸梧子大。食后熟水下 50 丸。

5. 瘰疬延缠：夜明砂 9g，白蛤壳 15g（火煅）。共研末，米饭为丸，如绿豆大。每晚服 6g，白汤下。

6. 溃肿排脓：夜明砂 30g，桂 15g，乳香 0.3g。为末，入干砂糖 15g，井水调敷。

7. 一切疳毒：夜明砂 15g，入瓦瓶内，以精猪肉 90g，薄切，入瓶内，水煮熟，以肉与儿食，饮其汁，取下腹中胎毒；次用生姜 120g，和皮切炒，同黄连末 30g，糊丸黍米大，米饮服，日三次。

8. 腹中积聚，寒热：夜明砂 9g，阿魏 12g，花椒 15g，红曲 18g。俱研末，每服 6g，清晨白汤调下。

9. 疾发作无时，经久不瘥：夜明砂 50 粒，朱砂 15g，麝香 0.3g。上药，都细研，以软糯米饭和丸，如绿豆大。未发时，以暖水下 10 丸。

10. 腋下狐臭：夜明砂末，豉汁调服。

【不良反应及注意事项】月疾无瘀滞者及孕妇慎服。

◆卷柏

【来源】本品为卷柏科植物卷柏或垫状卷柏的干燥全草。

【别名】一把抓、老虎爪、长生草、万年松。

【性味归经】味辛，性平。归肝、心经。

【功能主治】活血通经。主治：经闭痛经。癥瘕痞块，跌打损伤。卷柏炭化瘀止血。用于吐血，崩漏，便血，脱肛。

【用法用量】内服：煎汤，4.5～10g。外用：适量，研末敷。

【炮制】卷柏：除去残留须根及杂质，洗净，切段，晒干。卷柏炭：取净卷柏，照炒炭法炒至表面显焦黑色。

【化学成分】全草含黄酮类、苯丙素类等成分。主要有苏铁双黄酮，穗花杉双酮，扁柏双黄酮，异柳杉双黄酮，柳杉双黄酮B，芹菜素、卷柏苷B、C、丁香脂素、伞花内酯、中华卷柏素A、翠云草苷、芫花素、槲皮素、木犀草素和海藻糖等。

【药理作用】①抗癌作用。②止血作用。③抑菌作用。④解痉作用。

【方剂选用】

1. 妇人血闭成瘕，寒热往来，子嗣不育者：卷柏120g，当归60g（俱浸酒炒），白术、牡丹皮各60g，白芍30g，川芎15g。分作七剂，水煎服；或炼蜜为丸，每早服12g，白汤送。

2. 跌打损伤，局部疼痛：鲜卷柏每次30g（干15g）。每日1次，煎服。

3. 大肠下血：卷柏、侧柏、棕榈等量。烧存性为末。每服9g，酒下；也可饭丸服。

4. 肠毒下血：卷柏、嫩黄芪各等量。为末，米饮调。每服9g。

5. 腹痛、喘累及吐血：卷柏、小血藤、白花草、地胡椒。用酒泡一周，中午空腹服。

6. 胃痛：垫状卷柏60g。水煎服。

7. 哮喘：垫状卷柏、马鞭草各15g。水煎服，冰糖为引。

8. 癫痫：垫状卷柏60g，淡竹叶卷心30g，冰糖60g。水煎服。

9. 吐血、便血、尿血：①垫状卷柏（炒焦）30g，瘦猪肉60g。水炖，服汤食肉。②垫状卷柏（炒焦）30g，仙鹤草30g。水煎服。

10. 血崩、白带：卷柏15g。水煎服。

11. 水火烫伤：鲜卷柏捣烂敷。

12. 婴儿断脐止血：卷柏叶洗净，烘干研末，高压消毒后，贮瓶固封。在血管钳的帮助下断脐，断端撒上药粉0.5～1.0g，1～3分钟后松开血管钳，即能达到止血的目的。

【不良反应及注意事项】孕妇禁服。

◆**卷丹**

【来源】本品为百合科植物卷丹的肉质鳞片。

【别名】秃皮百合、倒垂莲、黄百合、宜兴百合。

【性味归经】味甘，性寒。归心、肺经。

【功能主治】养阴润肺，清心安神。主治：阴虚久咳、痰中带血、虚烦惊悸、失眠多梦、精神恍惚。

【用法用量】煎汤，10～30g。

【炮制】生用或蜜炙。

【化学成分】含多种皂苷类化合物、生物碱等。

◆**泽兰**

【来源】本品为唇形科植物毛叶地瓜儿苗的干燥地上部分。

【别名】地瓜儿苗、地笋、甘露子、方便泽兰。

【性味归经】味苦，性辛、微温。归肝、脾经。

【功能主治】活血化瘀，行水消肿。外用消肿；主治：月经不调、经闭、痛经、产后瘀血腹痛、水肿。

【用法用量】内服：煎汤，6～12g；或入丸、散。外用：适量，鲜品捣敷；或煎水熏洗。

【炮制】除去杂质，略洗，润透，切段，干燥。

【化学成分】主要含挥发油，鞣质和树脂，还含黄酮苷、酚类、氨基酸、有机酸、皂苷等。

【药理作用】①扩张血管及治疗心血管疾病。②抗凝血作用。③降低血脂作用。④防治肝损伤作用。⑤镇痛镇静作用。⑥增强子宫平滑肌收缩作用。⑦利胆作用。⑧抗菌、抗病毒和抗癌活性。⑨抑制变态反应。⑩提高免疫功能。⑪抗炎作用、抗氧化作用。

【配伍效用】泽兰配伍川楝子：泽兰味苦辛微温，入肝、脾经，活血行水、通经化瘀；川楝子味苦性寒，入肝、胃、小肠经，清肝泻热、解郁止痛。二者伍用，有疏肝解郁、活血化瘀、通经止痛之功效，用于治疗胁肋疼痛、月经不调、经闭、痛经、产后瘀滞腹痛、腹部癥瘕等证因气滞血瘀者。

【方剂选用】

1. 四肢损伤：忍冬藤、红藤、鸡血藤、蒲公英各 30g，川牛膝 15g，泽兰、桃枝、赤芍、地骨皮各 12g，甘草 6g。水煎服，每日 1 剂。

2. 痔疮：大黄、芒硝、花椒各 30g，泽兰、皂角刺各 20g，赤芍 15g。加水 5000ml，煎至 3000ml，熏洗、坐浴，每天 1～2 次，每次 20～30 分钟。熏洗后用活血止痛膏（大黄、黄柏各 30g，泽兰、赤芍、皂角刺各 20g，冰片 15g。前五味共研末调成糊状，加入凡士林调煮，放入冰片即成）外敷患处。

3. 产后腹痛：泽兰叶 30～60g，水煎，红糖适量冲服。每日 1 剂，分 2 次水煎服。

4. 痛经：泽兰、续断各 14g，红花 2g，制香附、赤芍、柏子仁各 12g，当归、酒炒元胡各 10g，牛膝 3g。文火煎半小时，煎取 200ml，再加水煎取 200ml，两次药液混合分 2 次服，每日 1 剂。每次服药后饮少量米甜酒（醪糟）。在月经期连服 3～5 剂。可随症加减。

5. 不孕症：泽兰 15g，益母草 30g，蒲黄 10g，五灵脂 9g，王不留行 10g，柴胡 10g，乌药 12g，香附 15g，黄芪 20g，焦白术 15g，覆盆子 15g，菟丝子 10g，沉香 8g，枸杞子 15g。水煎服，每日 1 剂。可随症加减。

6. 胸壁软组织撞击伤：泽兰叶 10g，红花、桃仁各 6g，川断、骨碎补、当归尾各 12g，乳香、没药各 10g，生地黄 15g，甘草 3g。共研末，酒（或醋）调糊状贴胸部患处，外用绷带固定，每日换药 1 次。

7. 疮肿初起及损伤瘀肿：泽兰捣封之。

8. 经候微少，渐渐不通，手足骨肉烦痛，日就羸瘦，渐生潮热，其脉微数：泽兰叶 90g，当归、白芍各 30g，甘草 15g。上为粗末。每服 15g，水二盏，煎至一盏，去渣温服，不计时服。

9. 经闭腹痛：泽兰、铁刺菱各 9g，马鞭草、益母草各 15g，土牛膝 3g。同煎服。

10. 产后水肿，血虚浮肿：泽兰、防己

等量为末。每服 6g，酸汤下。

11. 产后阴翻，产后阴户燥热，遂成翻花：泽兰 120g，煎汤熏洗 2～3 次，再入枯矾煎洗之。

【不良反应及注意事项】 瘀血者慎服，血虚枯秘者禁用。

◆ **泽泻**

【来源】 本品为泽泻科植物泽泻的干燥块茎。

【别名】 水泽、如意花、车苦菜、天鹅蛋、天秃、一枝花。

【性味归经】 味甘，性寒。归肾、膀胱经。

【功能主治】 利小便，清湿热。主治小便不利、水肿胀满、泄泻尿少、痰饮眩晕、热淋涩痛、高血脂。

【用法用量】 内服：煎汤，6～12g；或入丸、散。

【炮制】 除去茎叶及须根，洗净，用微火烘干，再撞去须根及粗皮。①泽泻：拣去杂质，大小分档，用水浸泡，至八成透捞出，晒晾，闷润至内外湿度均匀，切片，晒干。②麸制：取麸皮，撒入锅内，待起烟时，加入泽泻片，拌炒至黄色，取出，筛去麸皮，放凉。每泽泻片 100kg，用麸皮 10kg。③盐麸制：取泽泻片，用盐匀润湿，晒干，再加入蜜制麸皮，按麸炒制法炮制，每泽泻 500kg，用盐 6kg；用麦麸 60kg。水适量。④酒制：在 100 度热锅中加泽泻片，翻炒数次，用酒喷匀，炒干，取出放冷即可。每泽泻 100kg，用酒 5kg。⑤盐泽泻：取泽泻片，用盐水喷洒拌匀，稍闷润，置锅内用文火微炒至表面略现黄色取出，晾干。（每泽泻片 100 斤，用盐二斤 240g，加适量开水化开澄清）《雷公炮制论》：细锉，酒浸一宿，漉出，曝干任用。

【化学成分】 块茎主要含萜类成分，包括三萜类、二萜类、倍半萜类等。

【药理作用】 ①降血脂作用。②对肝脏的保护作用。③有轻度降压作用。④利尿作用。

【毒理作用】 小白鼠静脉注射的半数致

死量为 780mg/kg，腹腔注射为 1270mg/kg，口服为 4000mg/kg。按 0.1% 及 1% 浓度混于饮食中，饲大鼠 2 个半月，体重、内脏重量、肝脂肪量均无明显改变。泽泻含有刺激性物质内服可引起胃肠炎，贴于皮肤引起发泡，其叶可作为皮肤发红剂。羊吃此植物无害，而牛可引起中毒，表现血尿。泽泻甲醇提取物小鼠静脉注射和腹腔注射的半数致死量分别为 0.98 和 1.27g/kg。口服 4.0g/kg。按 1% 比例拌于饲料中喂大鼠 75 天，未见明显毒性。以泽泻醇浸剂 100mg/kg 小鼠腹腔注射，观察 72 小时，无一死亡。以泽泻浸膏粉 1g 和 2g/kg（相当临床用量的 20 和 40 倍）拌于饲料中喂大鼠，共 3 月，动物一般健康状况良好，体重增长，血清谷丙转氨酶活性及血红蛋白量均与对照组无显著差异，但病理检查发现肝细胞和肾近曲小管细胞有不同程度地浊肿和变性，给药组比对照组明显，大剂量组比小剂量组明显，提水可能与给药有关，但心脏组织未见明显变化。

【配伍效用】

泽泻配伍白术：泽泻利水渗湿；白术健脾燥湿。二者伍用，有健脾燥湿之功效，用于治疗饮邪上犯之头目眩晕、舌胖苔滑者。

泽泻配伍丹皮：泽泻泻肾中之热；丹皮凉血而清肝胆之火。二者合用，肝肾同治，共奏泻虚火之功效，用于治疗虚火所致之头晕目眩、骨蒸潮热等。

泽泻配伍木通：二者均有利水泄热之功，相伍为用，其效更著，用于治疗湿热蕴结膀胱所致小便短赤、滞涩疼痛等。

【方剂选用】

1. 高脂血症：泽泻浸膏片，每片相当于生药 3g，每次 3 片，日服 3 次，1 个月为 1 疗程。

2. 高血压：泽泻 50～100g，配伍益母草、车前子、夏枯草、草决明、钩藤、丹皮等，水煎，每日 1 剂，分 2 次服，9 剂为 1 疗程。

3. 糖尿病：泽泻、花粉、黄连、党参、

按比例配伍（2：2：1：1），共研末粉，每次 3g，每日 3 次，开水送服，或淀粉纸包服。

4. 遗精：泽泻 10～12g，水煎服，早、晚各服 1 煎。

5. 中耳积液：泽泻 15～30g，茯苓 15～30g，石菖蒲 10～15g 为基本方，随症加味。水煎服，每日 1 剂。

6. 心下有支饮，其人苦眩冒：泽泻 150g，白术 60g。上二味，以水二升，煮取一升，分温服。

7. 风虚多汗，恶风寒颤：泽泻、防风（去皮）、牡蛎（煅赤）、苍术（米泔浸，去皮，炒）各 30g，桂（去粗皮）0.9g。上五味，捣罗为细散。每服 6g，温粥饮调下，不计时服。

8. 湿热黄疸，面目身黄：茵陈、泽泻各 30g，滑石 9g，水煎服。

9. 五种腰痛：泽泻 15g，桂（去粗皮）0.9g，白术、白茯苓（去黑皮）、甘草（炙，锉）各 30g，牛膝（酒浸，切，焙）、干姜（炮）各 15g，杜仲（去粗皮，锉，炒）0.9g。上八味，粗捣筛。每服 9g，水一盏，煎至 2g，去渣，空心、日午、夜卧温服。

10. 冒暑霍乱，小便不利，头晕引饮：泽泻、白术、白茯苓各 9g。水一盏，姜五片，灯心十茎，煎 2.4g，温服。

11. 寒湿脚气，有寒热者：泽泻、木瓜、柴胡、苍术、猪苓、木通、草薢各 15g。水煎服。

12. 妊娠遍身浮肿，上气喘急，大便不通，小便赤涩：泽泻、桑白皮（炒）、槟榔、赤茯苓各 1.5g。姜水煎服。

【不良反应及注意事项】肾虚精滑无湿热者禁服。

◆ **泽漆**

【来源】本品为大戟科植物泽漆的全草。

【别名】五朵云、猫眼草、五凤草、灯台草。

【性味归经】味辛、苦，性微寒，有毒。归大肠、小肠、脾、肺经。

【功能主治】行水消肿，化痰止咳，解毒杀虫。主治：水气肿满、痰饮喘咳疟疾、菌痢、瘰疬、结核性瘘管、骨髓炎。

【用法用量】内服：煎汤，3～9g。外用：适量，熬膏外涂。

【炮制】晒干或鲜用。

【化学成分】泽漆主要含二萜酯类、黄酮、三萜、甾醇、多酚类、氨基酸及天然油脂类化合物。主要有泽漆三环萜A、B、大戟苷、大戟苷A、B、C、D、E等、泽漆萜A、B、C、D、E等，泽漆苷A、B、表泽漆萜A、B、泽漆新萜A、B、泽漆双环氧萜、泽漆内酯等。泽漆中分离得到的黄酮类化合物主要包括槲皮素、山奈酚和以槲皮素为苷元的黄酮苷。

【药理作用】①抗肿瘤作用。②可抑制黑色素的生成。③平喘止咳作用。④抑菌作用。

【方剂选用】

1. 梅核气：鲜泽漆 6～8g，加水 2000ml，文火煎至 1000ml，加糖矫味，少量频服，效果显著。

2. 流行性腮腺炎：鲜泽漆 1000g，鲜地丁 50g，金银花 30g，加水 2000ml，煮沸 30 分钟过滤，收取滤液 1200ml，再用文火煎煮浓缩至膏状，加入冰片 0.5g，调匀制成泽漆膏，将药膏摊在厚白布上，视其腮肿范围而贴药，间日换药 1 次。

3. 乳糜尿：泽漆 30g，水煎约 30 分钟，每日分 3 次口服。或研末，水泛为丸。每次 4g，日 3 次，10 天为 1 疗程。病程长者可酌加川芎、红花各 10g，赤芍 25g；乳糜血尿较著者，可酌加生地黄炭 30g，仙鹤草 20g，茜草 15g。

4. 结核性瘘管：泽漆洗净，切成小段，煎沸 2～3 遍，得棕黄色煎汁，过滤，再以文火浓缩成棕黄色流浸膏。用时将膏涂于纱布外敷，每日 1 次。亦可用流浸膏 2～3 滴，以 10～12ml 蒸馏水稀释后用纱布条浸湿塞入瘘管，日换 1 次。

5. 水气通身红肿，四肢无力，喘息不安，腹中响响胀满，眼不得视：泽漆根 10 两，鲤鱼 5 斤，赤小豆 2 升，生姜 240g，茯苓 90g，人参、麦门冬、甘草各 60g。以上八味细切，以水一斗七升，先煮鱼与豆，减七升，去渣，内药煮取四升半。一服三合，日三，人弱服二合，再服气下喘止，可至四合。

6. 水气：泽漆十斤（于夏间拣取嫩叶，入酒一斗，研取汁，约二斗）。上药慢火熬如稀饧，即止，放瓷器内收。每日空心以温酒调下一茶匙。以愈为度。

7. 水肿盛满，气急喘嗽，小便涩赤如血者：泽漆叶（微炒）150g，桑根白皮（炙黄，锉）90g，白术 30g，郁李仁（汤浸，去皮，炒熟）90g，杏仁（汤浸，去皮、尖、双仁，炒）45g，陈橘皮（汤浸，去白，炒干）30g，人参 45g。上七味，粗捣筛。每服 15g，用水一盏半，生姜一枣大，拍破，煎至 2.4g，去渣温服。以利黄水三升及小便利为度。

8. 心下有物大如杯，不得食者：葶苈 60g（熬），大黄 60g，泽漆 120g。捣筛，蜜丸，和捣千杵。服如桐子大二丸，日三服，稍加。

【不良反应及注意事项】气血虚者禁用。泽漆的乳状汁液对皮肤、黏膜有很强的刺激性。接触皮肤可致发红，甚至发炎、溃烂。如误服泽漆鲜草或乳白汁液后，口腔、食道、胃黏膜均可发炎、糜烂，有灼痛、恶心、呕吐、腹痛、腹泻水样便，严重者可致脱水，甚至出现酸中毒。研究发现，泽漆中的主要有毒物质为二萜酯类化合物，如大戟型二萜酯不仅对皮肤有刺激作用，还有或多或少的致肿瘤作用。

◆贯众

【来源】本品为鳞毛蕨科植物粗茎鳞毛蕨、蹄盖蕨科植物蛾眉蕨、球子蕨科植物荚果蕨、紫萁科植物紫萁、乌毛蕨科植物乌毛蕨、苏铁蕨、狗脊蕨等的根茎。春、秋采挖，削去叶柄、须根，除净泥土，晒干。

【别名】止泻、贯节、贯渠、百头、虎

卷、扁符、贯来、贯中、渠母、贯钟、伯芹、药渠、黄钟、伯萍、乐藻、草鸱头、伯药、药藻、凤尾草、蕨薇菜根、贯仲、管仲、绵马贯仲。

【性味归经】味苦，涩，性微寒，有小毒。归肝、胃经。

【功能主治】杀虫，清热，解毒，凉血止血。主治：风热感冒、温热癍疹、吐血、咳血、衄血、便血、崩漏、血痢、带下及钩、蛔、绦虫等肠寄生虫病。

【用法用量】内服：煎汤，5~15g；或入丸、散。外用：适量，研末调涂。

【炮制】贯众：用清水稍浸，取出，早晚各洒水一次，润软，切片，晒干。贯众炭：取净贯众片炒至焦黑色为度，喷洒清水，放凉。

【化学成分】粗茎鳞毛蕨根茎主要成分为绵马素，系一种复杂的间苯三酚衍生物，性不稳定，能缓缓分解而产生三叉蕨素及白三叉蕨素。荚果蕨根茎含坡那甾酮A、蜕皮甾酮、蝶甾酮。紫萁根茎含坡那甾酮－A、蜕皮松、蜕皮甾酮。乌毛蕨根茎含绿原酸。狗脊蕨根茎含淀粉、鞣质。欧洲鳞毛蕨根茎含绿原酸、绵马酸、黄三叉蕨酸、副三叉蕨素、低三叉蕨素、三叉蕨酚、白三叉蕨素、三叉蕨素、三叉蕨宁、黄三叉蕨宁、低三叉蕨酚及绵马次酸等。

【药理作用】①驱虫作用。②抗病毒作用。③抗菌作用。

【毒理作用】粗茎鳞毛蕨注射液，临床应用尚未发现有何副作用，动物试验，毒性较轻，小鼠腹腔注射半数致死量为34 ± 0.04ml/kg。应准确掌握剂量。

【配伍效用】
贯众配伍板蓝根：二者均有清热解毒之功效，相伍为用，其功效更著，用于治疗温病之发热，或预防时疫。

贯众配伍旱莲草：贯众凉血止血；旱莲草滋阴益肾而凉血止血。二者伍用，共奏滋阴益肾、凉血止血之功效，用于治疗肝肾阴虚之崩漏。

贯众配伍苦楝皮：二者均有杀蛔虫之

作用。相伍为用，杀虫之力更著，可用于治疗消化道之寄生虫。

【方剂选用】
1. 流行性脑脊髓膜炎：贯众粉或片剂，成人每次2g，儿童酌减，每周服药1次，连服2周。

2. 预防感冒：贯众10g，糊精5g，甘草、糖精钠、白糖适量（为成人1次量。或贯众5g，桑叶5g，糊精、甘草、糖精钠、白糖适量）。贯众煎3~4小时，取汁过滤，沉淀，浓缩成浸膏，再制成颗粒冲剂。每次冲服5g（含生药10g），每周2次。

3. 胆道蛔虫：贯众、苦楝根皮各75g，水煎成100ml。成人每日1次，空腹顿服，病情急剧者可日服2次。

4. 钩虫病：生贯众研末，每次空腹服8~15g，日2次。忌食油腻。

5. 热带嗜酸性粒细胞增多症：贯众15g，地龙9g，甘草3g，水煎服，每日1剂。

6. 铅中毒：贯众24g，草薢24g，党参15g，鸡血藤15g，水煎服，每日1剂。

7. 急性睾丸炎：贯众60g，去毛洗净，加水约700ml，煎至500ml。成人每日早、晚各服250ml，或分次当茶饮。

8. 乳糜尿：贯众3000g，白醋500g，拌匀，15分钟后，放入烧红的铁锅内用武火快速炒拌，当贯众接近炭化，改用文火炒成银灰色粉，待冷过筛，装瓶备用。每日3次，每次2g，白糖开水冲服。

9. 带下病：脾肾阳虚之带下色白用狗脊50g，贯众15g，米酒60g；湿热带下之带下色黄或赤白相兼用贯众50g，狗脊15g，米酒30g。水煎，2次分服，日1剂。

10. 蛔虫攻心，吐如醋水，痛不能止：贯众30g，鹤虱30g（纸上微炒），狼牙30g，麝香3g（细研），芜荑仁30g，龙胆30g（去芦头）。上药捣细罗为散。每于食前以淡醋汤调下6g。

11. 一切诸热毒，或中食毒、酒毒、药毒等：贯众、黄连、甘草各9g，骆驼峰

15g。上为细末。每服9g，冷水调下。

12. 年深咳嗽，出脓血：贯众、苏方木等量。每服9g，水一盏，生姜三片，煎服，日二服。

13. 暴吐血嗽血：贯众30g、黄连（去须）年老者15g、年少者0.9g。上二味捣罗为细散，每服6g，浓煎糯米饮调下。

14. 肠风酒痢下血及鼠子痔出血、血痔：贯众60g。去芦头，烧灰存性，用瓦合地上去火毒，为末，入麝香一字研匀。米饮调服6g。

15. 血痢不止：贯众15g。煎酒服。

16. 肠风便血，久痢下血水，妇人崩淋沥血，并积年白带：贯众0.3g（酒浸一日，连须并内肉，俱切碎，曝干，微炒），黑蒲黄、丹参各减半（俱酒洗，炒）。共为末。每早晚食前白酒下。

17. 漆疮：贯众，制末以涂之，干以油和之。

18. 产妇恶痛淋沥，体倦面黄，食少恶寒，昼夜不寐，惊悸汗出：贯众（醋蘸炙干）为末。每服6g，米饮调下。

19. 鼻大衄：贯众根为末，水调服3g。

【不良反应及注意事项】毒性：绵马众有毒，故已少用。所幸它在肠胃道不易吸收，但如肠中有过多脂肪，则可促进吸收而致中毒。它能麻痹随意肌（包括心肌），对胃肠道有刺激，严重时导致呕吐、下泻，还能引起视力障碍，甚至失明（视网膜血管痉挛及伤害视神经）；中毒时引起中枢神经系统之障碍，震颤、惊厥乃至延脑麻痹。对孕妇、虚弱患者、小儿、实质器官的疾病患者及消化道溃疡者皆禁用。

◆贯叶连翘

【来源】本品为藤黄科植物贯叶连翘的全草。

【别名】小过路黄、小汗淋草、千层楼、小种黄。

【性味归经】味苦、涩，性平。归肝经。

【功能主治】收敛止血，调经通乳，清热解毒，利湿。主治：咯血、吐血、肠风

下血、崩漏、外伤出血、月经炒调、乳妇乳汁不下、黄疸、咽喉疼痛、目赤肿痛、尿路感染、口鼻生疮、痈疖肿毒、水火烫伤。

【用法用量】内服：煎汤，6～9g。外用：捣敷，研末调敷，鲜品揉绒塞鼻。

【炮制】洗净，晒干。

【化学成分】主要含有挥发油，黄酮类，鞣质等。

【药理作用】①抗抑郁作用。②抗病毒作用。③抗肿瘤作用。④抗菌作用。

【方剂选用】

1. 吐血：贯叶连翘15～30g（与仙鹤草、六月雪同用）。煎水服。

2. 劳伤腰痛：贯叶连翘花、叶，矮陀陀。炖猪筒子骨服。

3. 口鼻生匿：贯叶连翘叶搓绒，塞鼻。

4. 乳疔：贯叶连翘嫩叶尖数片，揉塞鼻孔（左乳痛塞右鼻孔，右乳痛塞左鼻孔），干时换药；并用此药捣绒敷痛处；又用此药30～60g煎水当茶喝。乳疔已溃烂者不能用。

5. 乳少：贯叶连翘30g。炖肉吃。

6. 黄疸肝炎：贯叶连翘60g。煎水服。

7. 水火烫伤：贯叶连翘研末，调麻油搽。

◆贯叶金丝桃

【来源】本品为藤黄科植物贯叶金丝桃的干燥地上部分。夏、秋二季开花时采割。

【别名】胡法里浑、胡帕日混、贯叶连翘、千层楼、小对叶草、上天梯、赶山草鞭。

【性味归经】味苦，涩，性平。归肝经。

【功能主治】舒肝解郁，清热利湿，消肿止痛。主治：情志不畅、气滞郁闷、关节肿痛、小便不利。

【用法用量】内服3g。外用适量。可入蜜膏、散剂、敷剂等制剂。

【炮制】阴干或低温烘干。也可蜜制。

【化学成分】全草含二蒽酮衍生物。

【药理作用】①抗抑郁作用。②创伤和

烧伤的治疗作用。

【不良反应及注意事项】对热性气质者有害，矫正药为湿寒性食物。

◆细辛

【来源】本品为马兜铃科植物北细辛、汉城细辛或华细辛的干燥根和根茎。前二种习称"辽细辛"。

【别名】小辛，少辛，山人参。

【性味归经】味辛，性温。归心、肺、肾经。

【功能主治】祛风散寒，通窍止痛，温肺化饮。外用引火下行，消肿。主治：风寒感冒、头痛、牙痛、鼻塞鼻渊、风湿痹痛、痰饮喘咳。

【用法用量】内服：煎汤，1.5～9g；研末，1～3g。外用：适量，研末吹鼻、塞耳、敷脐，或煎水含漱。

【炮制】除去杂质，喷淋清水，稍润，切段，阴干。

【化学成分】细辛含挥发油，黄酮类，有机酸类等。

【药理作用】①局部麻醉作用。②解热、镇痛、抗炎作用。③抑菌作用。④舒张血管，改善组织血液供应。⑤平喘作用。⑥杀虫作用。⑦抗惊厥作用。⑧抗变态及免疫抑制作用。

【毒理作用】华细辛挥发油对蛙、小鼠、兔等，初呈兴奋现象，继即陷于麻痹状态，逐渐使随意运动及呼吸运动减退，同时反射消失，终以呼吸麻痹而死亡，呼吸先于心跳而停止，对心肌、平滑肌有直接抑制作用。醇浸出液在兔身上，能拮抗吗啡引起的呼吸抑制。对小鼠灌胃与静脉注射，其半数致死量分别为 123.75mg 及 7.78mg/10g。细辛所含黄樟醚具有抗菌作用的同时也有致癌作用，而且醇浸出液毒性大于水煎剂。

【配伍效用】

细辛配伍半夏：细辛温肺化饮；半夏燥湿化痰。二者相伍，温肺化饮之功更著，可用于治疗痰饮停肺之咳嗽、痰稀色白而量多者。

细辛配伍干姜、五味子：细辛散寒解表而温肺化饮；干姜温中散寒，亦温肺化饮。二者相伍，有解表散寒、温肺化饮之功，可治疗外有表寒，内有痰饮之证。五味子敛肺气平喘咳而生津，反佐细辛、干姜，可防其发散太过而伤气耗津。于散寓敛，祛邪而不伤正。三者伍用，有散寒化饮、敛肺止咳之功效，用于治疗肺寒留饮之喘咳气急、痰白清稀、苔白滑者。

细辛配伍生地黄：细辛散而止痛，但易伤阴助热；生地黄甘寒，滋阴清热，能制细辛之弊。二者寒热相伍，刚柔相济，共奏清热止痛之功，用于治疗阴虚胃热牙痛及风热头痛。

细辛配伍熟地黄：发散风寒、祛风止痛、温肺化饮；熟地黄补血生津、滋养肝肾。细辛之辛散可去熟地黄之呆腻，使补而不滞；熟地黄之滋腻又可制细辛之辛燥，使其散而无过。二者相伍，润燥并用，补散兼施，既有补肾强腰、祛寒止痛之功，又有养血祛风止痛之效，用于治疗腰酸重痛、转侧不利证属肾虚寒侵、经络不利者以及血虚头痛等症。

【方剂选用】

1. 血管神经性头痛：细辛15g，白芍、川芎各30g，菊花、葛根各20g。水煎服，日1剂。服药6剂，停药3天，再服药6剂为1疗程。

2. 脑血栓：以细辛代替通窍活血汤中之麝香。

3. 病态窦房结综合征：细辛10g，制附片10g，黄芪18g，党参12g，麻黄、炙甘草、桂枝各9g，水煎服。

4. 心绞痛：细辛挥发油及冰片制成的复发细辛气雾剂，在心绞痛发作时，对准口腔喷雾2～5次即可。

5. 肌注所致的肌肉肿块：细辛30g，研极细末，过筛，密封备用。在肿块及四周外敷一薄层，胶布贴封不漏气，外加热敷。

6. 黄水疮：细辛、五倍子各200g，冰片2.5g，前2药共研末后加入冰片研匀，然后用苦参熬汁洗净患处，将药末撒满疮面（不用覆盖），每日换药 1 次，直至痂皮脱落。

7. 扁平疣：苍术 9g，细辛 6g，陈皮、白芷各 12g，板蓝根、贯众各 30g。水煎取汁 500ml，趁温热每日 3 次熏洗患处，日 1 剂。

8. 阳痿：细辛 5g，代茶饮。

9. 女性不孕症：制川乌、制草乌各 9g，细辛 3g，丹参、益母草各 15g，共为 1 剂。细辛研末，余药用火焙焦，研末混合，与月经来潮后 1 周左右，将上药分 3 次冲服，白酒为引。治疗肾阳不足、寒凝胞宫或瘀血内阻所致之不孕症，疗效显著。

10. 三叉神经痛：细辛加入小活络丸并加全蝎。

11. 各类神经痛：细辛焙干碾细，过 120 目筛，取细辛末 10g，冰片 5g，混合研末，装瓶备用。用时将左手食指压住健侧鼻腔，右手将药约 0.1g 放置患侧鼻孔前，嘱病人用力吸气，药粉随气进入即可。

12. 牙痛：细辛 6g，荜茇 10g，水煎漱口，每次漱口 10～20 秒钟，1 日 3～5 次，1 日 1 剂。忌内服。

13. 阿弗他口腔炎：细辛末 9～15g，和水，加用少量甘油或蜂蜜调匀成糊剂，摊于纱布上，贴于脐部，胶布密封，至少贴 3 天，顽固病例可连续贴 2 次。

14. 用于局部麻醉：细辛经乙醚提取的挥发油制成3%的麻醉液。剂量视手术要求而定，最多一次可用 30～40ml。

15. 风冷头痛，痛则如破，其脉微弦而紧：细辛 30g（净），川芎 30g，附子（炮）15g 净，麻黄 0.3g。上件切，入连根葱白、姜、枣。每服 15g，水一盏半，煎至一盏，连进三服。

16. 少阴病，始得之，反发热，脉沉者：麻黄 60g（去节），细辛 60g，附子 1 枚（炮、去皮，破八片）。上三味，以水一斗，先煮麻黄，减二升，去上沫，纳诸药，煮取三升，去渣。温服一升，日三服。

17. 痰饮，冲气即低，而反更咳、胸满

者：茯苓 120g，甘草、干姜、细辛各 90g，五味子半升。上五味，以水八升，煮取三升，去渣。温服半升，日三。

18. 虚寒呕哕，饮食不下：细辛（去叶）15g，丁香 7.5g。为末。每服 3g，柿蒂汤下。

19. 鼻塞不通：细辛末少许，吹入鼻中。

20. 牙齿痛久不瘥：细辛（去叶苗）、荜茇。上二味等量，粗捣筛。每用 1.5g，水一盏，煎十数沸，热漱冷吐。

【不良反应及注意事项】气虚多汗、血虚头痛、阴虚阳亢或无风寒湿邪之头痛、阴虚咳嗽等忌服。素有高血压史、肾功能减退者慎用。反藜芦。"凡病内热及火生炎上，上盛下虚，气虚有汗，血虚头痛，阴虚咳嗽，法皆禁用。"（《本草经疏》）

◆ **饴糖**

【来源】本品为用高粱、米、大麦、小麦、粟玉米等含淀粉质的粮食为原料，经发酵糖化制成的食品。

【别名】麦牙糖、胶饴、饧、软糖、饧糖。

【性味归经】味甘，性温。归脾、胃、肺经。

【功能主治】缓中，补虚，生津，润燥。主治：劳倦伤脾、里急腹痛、肺燥咳嗽、吐血、口渴、咽痛、便秘。

【用法用量】内服：烊化冲入汤药中，30～60g；熬膏或入丸剂。

【炮制】本品通常以糯米或粳米磨成粉，煮熟，加入麦芽，搅合均匀，微火煎熬而成。

【化学成分】含麦芽糖 89.5%，蛋白质、脂肪、维生素 B_2、维生素 C 及烟酸等。

【药理作用】本品具有麦芽糖的一般作用，临床观察有滋养、止咳、止腹绞痛作用。

【方剂选用】

1. 虚劳里急，悸衄，腹中痛，梦失精，四肢酸疼，手足烦热，咽干口燥：桂枝 90g

（去皮），甘草 90g（炙），大枣 12 枚，芍药 180g，生姜 90g，饴糖适量。上六味，以水七升，煮取三升，去渣，饴糖适量，更上微火消解，温服一升，日 3 服。

2. 心胸中大寒痛，呕不能饮食，腹中寒，上冲皮起，出见有头足，上下痛而不可触近：蜀椒 2 合（炒，去汗），干姜 120g，人参 60g。上三味，以水四升，煮取二升，去渣，纳胶饴气升，微火煎取一升半，分温再服。

3. 猝得咳嗽：饴糖 180g，干姜 180g（末之），豉 60g。先以水一升，煮豉三沸，去渣，纳饴糖干姜，分为 3 服。

4. 伤寒大毒嗽：饴糖于蔓菁、薤汁中煎一沸，顿服之。

5. 咸哮喘嗽：饴糖拌轻粉，熬焦为丸，噙化。

6. 大人小儿顿咳不止：白萝卜捣汁一碗，饴糖 15g。蒸化，乘热缓缓呷之。

7. 大便干结不通：饴糖拈成指头大，用香油涂拌绿矾末，塞谷道内。

8. 胎坠不安：饴糖 15g，以砂仁泡汤化服。

9. 诸鱼骨哽在喉中：饴糖不拘多少，为丸如鸡子黄大，吞之，又渐作大丸，再吞。

10. 误吞银环及钗者：饴糖一斤，一顿渐渐食尽，多食之。

11. 误吞稻芒：饴糖频食。

12. 服药过剂闷乱者：饴糖食之。

【不良反应及注意事项】沸热内郁，中满吐逆忌服。

◆佩兰

【来源】本品为菊科植物佩兰的干燥地上部分。

【别名】兰草、泽兰、圆梗泽兰、省头草、水香、大泽兰、香水兰、燕尾香、千金草、省头草、女兰、醒头草、石瓣、针尾凤

【性味归经】味辛，性平。归脾、胃、肺经。

【功能主治】芳香化湿，醒脾开胃，发表解暑。主治：湿浊中阻、脘痞呕恶、口中甜腻、口臭、多涎、暑湿表症、头胀胸闷。

【用法用量】内服：煎汤，6～10g；鲜品可用 15～20g。

【炮制】除去杂质，洗净，稍润，切段，晒干。

【化学成分】佩兰全草含挥发油 1.5%～2.0%，其中主成分为：对－聚伞花素、乙酸橙醇酯、百里香酚甲醚等。花及叶中含蒲公英甾醇、蒲公英甾醇乙酸酯、蒲公英甾醇棕榈酸酯、β－香树脂醇乙醇、豆甾醇、β－谷甾醇、棕榈酸等。茎、叶含延胡索酸、琥珀酸、甘露醇等。还含宁德洛菲碱。

【药理作用】①抗菌抗病毒作用。②刺激胃肠运动作用。③祛痰作用。④抗癌作用。⑤引起小鼠动情周斯暂停，排卵受到抑制。

【毒理作用】佩兰能引起牛羊慢性中毒，侵害肾、肝而生糖尿病。鲜叶或干叶的醇浸出物含有一种有毒成分，具有急性毒性，家兔给药后，能使其麻醉，甚至抑制呼吸，使心率减慢，体温下降，血糖过多及引起糖尿诸症。

【方剂选用】

1. 脾瘅口甘：佩兰适量，煎汤服。

2. 五月霉湿，并治秽浊之气：藿香叶 3g，佩兰叶 3g，陈广皮 4.5g，制半夏 4.5g，大腹皮 3g（酒洗），厚朴 2.4g（姜汁炒），加鲜荷叶 9g 为引。煎汤服。

3. 秋后伏暑，因新症触发：藿香叶 4.5g，佩兰叶 6g，薄荷叶 3g，冬桑叶 6g，大青叶 9g，鲜竹叶 30 片。先用青箬 30g，活水芦笋 60g，煎汤代水饮。

4. 温暑初起，身大热，背微恶寒，继则但热无寒，口大渴，汗大出，面垢齿燥，心烦懊憹：藿香叶 3g，薄荷叶 3g，佩兰叶 3g，荷叶 3g。先用枇杷叶 30g，水芦根 30g，鲜冬瓜 60g，煎汤代水。

【不良反应及注意事项】阴虚，气虚者忌服。胃气虚者禁用。

◆知母

【来源】本品为百合科植物知母的干燥根茎。

【别名】蒜瓣子草、羊胡子根、地参。

【性味归经】味苦，甘，性寒。归肺、胃、肾经。

【功能主治】清热泻火，生津润燥。主治：外感热病、高热烦渴、肺热燥咳、骨蒸潮热、内热消渴、肠燥便秘。

【用法用量】6～12g。

【炮制】知母：除去杂质，洗净，润透，切厚片，干燥，去毛屑。盐知母：取知母片，照盐水炙法炒干（每100斤加盐2斤半用开水化开）。

【化学成分】知母中的化学成分以甾体皂苷、双苯吡酮类为主，尚有木脂素类、黄酮类、多糖类、有机酸类等。

【药理作用】①抗病原微生物作用。②降血糖作用。③解热作用。④抗肿瘤作用。⑤改善老年痴呆作用。⑥降脂、抗动脉粥样硬化作用。⑦抗血小板聚集作用。⑧其他作用：抗炎、改善骨质疏松作用。⑨抗氧化、抗辐射。⑩抗抑郁作用。⑪利胆作用。⑫促进消化作用。⑬改善甲状腺亢进状态作用。

【配伍效用】

知母配伍地骨皮：知母上行润肺，下泻肾火，中退里热，滋阴润燥除烦；地骨皮清热降火、凉血除蒸。二者合用，清热降火之功效更著，为清降实热、虚热之要药，用于治疗热病烦渴、肺热咳喘、潮热骨蒸等症。

知母配伍黄柏：知母滋阴润燥、清热除火；黄柏泻相火以坚阴，兼清下焦湿热。二药伍用，有滋阴清热、泻火解毒除湿之功效，用以治疗肾阴不足、相火妄动之口渴、虚热、梦遗、滑精、阳强、女子性欲亢进；阴虚火旺之骨蒸潮热、盗汗以及下焦湿热之小便短赤、妇女带下黄浊等症。

【方剂选用】

1. 急性风湿热：知母30g，炙甘草、桂枝各15g，生石膏50g，粳米50g，随症加减，水煎服。

2. 毛囊炎：知母、夏枯草各30g，水煎，冷却，湿敷患处，每日2次。

3. 前列腺肥大症：黄柏、知母、牛膝各20g，丹参30～50g，大黄10～15g，益母草50g。水煎服，每日1剂。有尿潴留滴尿较重及肾功能受累者，可留置尿管；发膀胱和尿道炎症者可加服呋喃坦啶等。

4. 温疟壮热，不能食：知母、鳖甲（炙）、地骨皮各90g，常山60g，竹叶（切）1升，石膏120g（碎）。上六味切，以水七升，煮取二升五合，去渣，分三服。忌蒜、猪肉、苋菜、生葱、生菜。

5. 伤寒邪热内盛，齿牙干燥，烦渴引饮，目昧唇焦：知母15g，石膏9g，麦门冬6g，甘草3g，人参24g。水煎服。

6. 消渴：生山药30g，生黄芪15g，知母18g，生鸡内金（捣细）6g，葛根钱半，五味子9g，天花粉9g。水煎服。

7. 妊娠子烦，因服药致胎气不安，烦不得卧者：知母30g，洗焙为末，枣肉丸弹子大。每服一丸，人参汤下。医者不识此病，作虚烦治，反损胎气。

【不良反应及注意事项】脾胃虚寒，大便溏泄者忌服。

◆鸢尾

【来源】本品为鸢尾科植物鸢尾的根茎或全草。

【别名】乌园、乌鸢、紫蝴蝶、蓝蝴蝶、老鸦扇、扁竹叶、九把刀、燕子花、土知母、冷水丹、铁扁疽。

【性味归经】味辛、苦、凉，性有毒。

【功能主治】清热解毒，祛风利湿，消肿止痛。主治：咽喉肿痛、肝炎、肝肿大、膀胱炎、风湿痛、跌打肿痛、疮疖、皮肤瘙痒。

【用法用量】内服：煎汤，6～15g；或绞汁，或研末。外用：适量，捣敷；或煎汤洗。

【炮制】洗净，晒干或鲜用。

【化学成分】根茎含异黄酮类化合物及花色素类。

【药理作用】①抗炎作用。②镇痛作用。③抗过敏作用。④抗癌作用。⑤祛痰作用。⑥止咳作用。

【毒理作用】鸢尾根提取物小鼠灌胃的 LD_{50} 为 39g/kg。

【方剂选用】

1. 水道不通：鸢尾根（水边生，紫花者为佳）研自然汁一盏服，通即止药。不可便服补药。

2. 食积饱胀：鸢尾 3g。研末，用白开水或兑酒吞服。

3. 喉症、食积、血积：鸢尾根 3~9g。煎服。

4. 跌打损伤：鸢尾根 3~9g。研末或磨汁，冷水送服，故又名"冷水丹"。

【不良反应及注意事项】体虚便溏及孕妇禁服。

◆ 茄蒂

【来源】本品为茄科植物茄的宿萼。夏、秋季采收。

【功能主治】凉血，解毒。主治：肠风下血、痈肿、对口疮、牙痛。

【用法用量】内服：煎汤，6~9g，或研末。外用：适量，研末掺或生擦。

【炮制】鲜用或晒干。

【方剂选用】

1. 肠风下血不止：茄蒂，烧存性为末，每服9g，米饮下。

2. 风蛀牙痛：茄蒂烧灰掺之，或加细辛末等分，日用之。

3. 对口疮：鲜茄蒂、鲜何首乌等分煮饮。

4. 癜风：茄蒂蘸硫磺、附子末掺之。

◆ 降香

【来源】本品为豆科植物降香檀树干和根的干燥心材。

【别名】降真香、花梨母、紫降香、降真。

【性味归经】味辛、性温。归肝、脾经。

【功能主治】行气活血，止痛，止血。主治：脘腹疼痛、肝郁胁痛、胸痹刺痛、跌打损伤、外伤出血。

【用法用量】内服：煎汤，3~6g；研末吞服 1~2g；或入丸、散。外用：适量，研末敷。

【炮制】除去杂质，劈成小块，碾成细粉或镑片。

【化学成分】根部心材含挥发油及多种黄酮类成分。

【药理作用】①降低血脂作用。②镇静、抗惊作用。③镇痛作用。④抗氧化作用。⑤抗肿瘤作用。⑥抗炎作用。

【不良反应及注意事项】①血热妄行，色紫浓厚，脉实便秘者禁用。②痈疽溃后，诸疮脓多，及阴虚火盛，俱不宜用。

◆ 乳香

【来源】本品为橄榄科植物乳香树及同属植物树皮渗出的树脂。

【别名】滴乳香、熏乳香、乳头香、塌香、马思答吉、天泽香、摩勒香、杜噜香、多伽罗香、浴香。

【性味归经】味辛、苦，性温。

【功能主治】活血止痛。主治：心腹诸痛、筋脉拘挛、跌打损伤、疮痈肿痛；外用消肿生肌。

【用法用量】内服：煎汤，3~10g。外用：适量，配入散剂或膏剂，敷贴患处。

【炮制】捣成粉末，于锅内炒溶后，除净大量的刺激性浓烟（即挥发油），倒出待微冷后，切成小块即得。乳香不同炮制品 11－羰基－P－乙酰乳香酸含量比较结果为：醋炙品 3.96% > 清炒品 3.82% > 生品 3.68%；三萜类有机酸含量比较结果为醋炙品 7.77% > 生品 6.07% > 清炒品 5.88%；乙酸辛酯含量比较结果为：醋炙品 42.35%〉清炒品 37.04% > 生品 27.87%。比较乳香生品、清炒品和醋炙品饮片指纹图谱，发现炮制后指纹图谱差别不大。

【化学成分】含树脂60%~70%，树胶27%~35%，挥发油3%~8%。

【药理作用】①镇痛作用。②抗炎作用。③抗肿瘤作用。④抗胃溃疡作用。⑤

抗惊厥作用。⑥加速伤口愈合作用。⑦抗凝血、抗哮喘、抗风湿、抗高血脂、止带、止痛、免疫调节、保肝、神经保护等。

【配伍效用】

乳香配伍没药：二者均有活血散瘀止痛、消肿生肌之功。但乳香辛温香润，能行血中之气，止痛力强，兼能舒筋活络；没药辛苦性平，长于行瘀散血，破泄力大。相伍为用，其效更显著，共奏活血通络、消肿止痛、敛疮生肌之功效。内服用于治疗跌打损伤之瘀血肿痛；气滞血瘀之脘腹疼痛、心绞痛、痛经、闭经、产后腹痛以及疮疡肿痛、风湿痹痛。外敷用于治疗疮疡溃久不敛、跌打损伤之肌肉肿痛。

乳香配伍血竭、红花：乳香活血止痛消肿；血竭活血散瘀止痛；红花活血祛瘀。三者合用，有活血祛瘀止痛之功效，用于治疗跌打损伤之瘀血肿痛。

【方剂选用】

1. 乳核：乳香、没药、黄柏各 10g，大黄 15g，冰片 5g，共研末，用鸡蛋清调膏，摊纱布上，敷贴患处，然后用热水袋热敷半小时，24 小时后换药。

2. 乳头皲裂：制乳香（研至极细无声）、煨乌梅（烧灰存性）、制马勃（文火烘干）各 15g，汉三七 6g，浙贝 12g，蜈蚣 3 条。共研末，混匀备用。先用生理盐水洗净患处，再扑药粉，每日 1～2 次。哺乳妇女哺乳前将乳头用生理盐水洗净。

3. 烧伤：乳香、没药各 20g，冰片 1g，共研末，加入蜂蜜 150ml，调成糊状。烧伤有水泡者先刺破水泡，然后涂敷此药膏，每日 1 次，一般 5～10 天可愈，稍重者 2 周内可愈。

4. 慢性下肢溃疡：乳香 15g，生没药 15g，乌贼骨 15g，硼砂 30g，明雄黄 10g，蜈蚣 6 条，冰片 3g。共研末，装瓶备用。先洗净患处，再撒上药末，覆盖青霉素软膏或凡士林敷料，隔日换药 1 次，3～5 次即见新鲜肉芽。

5. 急心痛：胡椒 49 粒，乳香 3g。为末，男用姜汤下，女用当归汤下。

6. 气血凝滞，疬癖癥瘕，心腹疼痛，腿酸臂疼，内外疮疡，一切脏腑积聚，经络湮瘀：当归 15g，丹参 15g，乳香 15g，生明没药 15g。上药四味作汤服，若为散，一剂分作四次服，温酒送下。

7. 疮疡疼痛不可忍：乳香、没药各 6g，寒水石（煅）、滑石各 12g，冰片 0.3g。为细末，搽患处。

8. 跌扑折伤筋骨：乳香、真没药各 4.5g，当归尾、红花、桃仁各 9g。水煎服。

9. 咽喉骨哽：乳香 3g，水研服之。

【不良反应及注意事项】孕妇忌服。

◆ 茉莉花

【来源】本品为木犀科植物茉莉的花。夏季花初开时采收，立即晒干或烘干。

【别名】白末利、小南强、柰花、末梨花。

【性味归经】味辛，微甘，性温。归脾、胃、肝经。

【功能主治】理气止痛，辟秽开郁。主治：湿浊中阻、胸膈不舒、泻痢腹痛、头晕头痛、目赤、疮毒。

【用法用量】内服：煎汤，3～10g，或代茶饮。外用：适量，煎水洗目或用菜油浸滴耳。

【炮制】取原药材，除去杂质，筛去灰屑。

【化学成分】花香成分主要有芳樟醇、乙酸苯甲酯、顺式－丁香烯、乙酸 3－己烯酯，苯甲酸甲酯，顺－3－苯甲酸己烯酯，邻氨基苯甲酸甲酯，吲哚，顺式－茉莉酮，素馨内酯及茉莉酸酸甲酯等数十种。从花的乙醇提取物中分得 9'－去氧迎春花苷元，迎春花苷和 8，9－二氢迎春花苷。

【药理作用】①镇痛作用。②催眠作用。③抑癌和抑乳作用。④抗实验性心律失常作用。⑤对心肌供氧不足及因心肌耗氧增加引起的心肌缺氧、脑缺氧有改善作用，可明显减少机体耗氧量。

【毒理作用】茉莉花浸膏乙醇提取物腹腔注射量（LD_{50}）为 8.37±0.89g/Kg，动物中毒后呈长期昏睡状态，但反射活动并未完全消失，最后因中枢抑制，呼吸麻痹而死亡。青蛙腹腔注射 1～8g 茉莉花根的水提取物，表现为全身瘫痪。鲜叶能引起山羊和牛的中毒，引起虚弱、腹胀和呼吸困难等症状，800g 叶即能使羊中毒死亡。

【方剂选用】

1. 赤白痢：茉莉花叶、车前草汁和蜜一匙倒入一升水中，每日 3 次。

2. 湿中阻，闷账，泄泻腹痛：茉莉花 6g（后下）、青茶 10g、石菖蒲 6g 水煎温服。

3. 头晕头疼：茉莉花 15g、鲢鱼头 1 个，水炖服。

4. 耳心痛：菜油浸泡茉莉花滴入耳内。

5. 赤目肿痛、迎风流泪：茉莉花、菊花各 6g，金银花 9g，水煎服。

6. 妇人难产：茉莉花 7 朵，吞服。

7. 止痛：茉莉花 1g，川芎 3g，泡酒服用，治骨折、脱臼、跌打损伤引起剧烈疼痛。

8. 头顶痛：茉莉根、蚤休根，捣烂敷痛处；并先以磁针轻扎头部。

9. 龋齿：茉莉根研末，熟鸡蛋黄调匀，塞龋齿内。

10. 腹胀腹泻：茉莉花、厚朴各 6g，木香 9g，山楂 30g，水煎服。

11. 目赤肿痛：茉莉花 6g，千里光、野菊花各 10g，水煎熏洗并内服。

【不良反应及注意事项】 本品辛热，不可长期服用。

◆ 闹羊花

【来源】 本品为杜鹃花科植物羊踯躅的干燥花，其根、茎、叶和果也入药。

【别名】 黄杜鹃、三钱三、毛老虎、一杯倒、八里麻、六轴子、羊踯躅、踯躅花。

【性味归经】 花：味辛，性温，有大毒。归肝经。根：味辛，性温，有毒。果：味苦，性温，有大毒。

【功能主治】 花：祛风除湿，散瘀定痛。主治：风湿痹痛、跌打损伤、皮肤顽癣。外用治癣，煎水含漱治龋齿痛。

【用法用量】 内服：煎汤，0.3～0.6g；浸酒或入丸、散。外用：捣擦。

【炮制】 净制：晴天采摘后立即晒干，除去杂质及花梗，备用。

【化学成分】 闹羊花中含黄酮类成分、木藜芦烷型二萜、山月桂烷型二萜、香豆素、三萜类、木脂素等。花含毒性成分梫木毒素和石楠素，为木藜芦烷型二萜类成分。

【药理作用】 ①治疗风湿病关节炎。②降血压作用。③用于治疗心动过速。④镇静镇痛作用。⑤杀虫作用。⑥抑真菌作用。⑦止痒作用。

【毒理作用】 闹羊花及其果实以及阿片的混悬剂，小鼠灌胃的最小致死量分别为 3.4、2.9 及 1.5g/kg。

【方剂选用】

1. 风湿痹，身体手足收摄不遂，肢节疼痛，言语謇涩：闹羊花不限多少，以酒拌蒸一炊久，取出晒干，捣罗为末。用牛乳一合，暖令热，调下 3g。

2. 风痰注痛：闹羊花、天南星。并生时同捣作饼，甑上蒸四、五遍，以稀葛囊盛之，临时取焙为末，蒸饼丸梧子大。每服三丸，温酒下。腰脚骨痛，空心服；手臂痛，食后服。

3. 妇人血风走注，随所留止疼痛：闹羊花、干蝎（全者，炒）、乌头（炮制，去皮脐）各 15g，地龙（阴干）20 条。上四味，捣罗为末，炼蜜丸如小豆大。每服 5～7 丸煎荆芥酒下，日二。

4. 左瘫右痪：生干地黄、蔓荆子（去白）、白僵蚕（炒，去丝）各 30g，五灵脂（去皮）15g，闹羊花（炒）、天南星、白胶香、草乌头（炮）各 30g。上为细末，酒煮半夏末为糊，丸如龙眼大。每服一丸，分作四服，酒吞下，日进 3 服。

5. 神经性头痛、偏头痛：鲜闹羊花捣烂，外敷后脑或痛处 2～3 小时。

6. 跌打损伤：闹羊花 6g，小驳骨 30g，泽兰 60g。共捣烂，用酒炒热，敷患处。

7. 疟疾：闹羊花 0.3g，嫩松树梢 15g，水煎服。

8. 风虫牙痛：闹羊花 3g，草乌头 7.5g。为末，化蜡丸豆大。绵包一丸，咬之。

9. 腹中癥结（手术麻醉剂）：闹羊花 9g，茉莉花根 3g，当归 3g（按：据《汉书·华佗传》张骥补注，当归用量作 90g），菖蒲 0.9g。水煎服 1 碗。

10. 皮肤顽癣及瘙痒：鲜闹羊花 15g。捣烂擦患处。

11. 瘌痢头：鲜闹羊花擦患处；或晒干研末调麻油涂患处。

12. 用于手术麻醉：5% 闹羊花注射液作耳穴麻醉，每穴注射 0.1～0.2ml，体穴麻醉每穴用 0.2～1.0ml；耳穴不超过 5 个穴位，体穴不超过 12 个穴位。一般在注射后 5～10 分钟就可开始手术。麻醉后均诉穴位有酸胀感，即在术中仍可出现此种反应。

13. 痹症（关节肿痛，或运动障碍）：生闹羊花120g，金樱子根30g，洗净后，以烧酒 1 斤封浸 1 个月。成人每晚服药酒 15～20ml，体质较弱者 10～15ml（不可超量），具有止痛、消肿、恢复关节活动的作用。

【不良反应及注意事项】本品有毒成分为梫木毒素，杜鹃花素和石楠素。中毒症状：开始恶心呕吐，腹泻，心跳缓慢，血压下降，动作失调，呼吸困难，严重者因呼吸停止而死亡。解救方法：酌情考虑催吐或洗胃及导泻；服蛋清，活性炭及糖水；亦可静脉滴注5%葡萄糖生理盐水，并给兴奋剂，保暖；如血压下降则给去甲肾上腺素；如呼吸困难可给氧，必要时进行人工呼吸。民间用栀子汁解毒。本品有毒，不宜多服、久服。体虚者忌服。

◆鱼腥草

【来源】本品为三白草科植物蕺菜的干燥地上部分。

【别名】侧耳根、猪鼻孔、臭草、鱼鳞草。

【性味归经】味辛，性微寒。归肺经。

【功能主治】清热解毒，消痈排脓，利尿通淋。主治：肺痈吐脓、痰热喘咳、热痢、热淋、痈肿疮毒。

【用法用量】15～25g，不宜久煎；鲜品用量加倍，水煎或捣汁服。外用：适量，捣敷或煎汤，熏洗患处。

【炮制】除去杂质，迅速洗净，切段，晒干。

【化学成分】主要含挥发油及黄酮类成分、多糖、维生素等。油中主要为甲基壬酮、鱼腥草素、桂叶烯、辛酸、癸酸等。另含槲皮苷、异槲皮苷、金丝桃苷、芸香苷、绿原酸、6-甲氧基-7-羟基香豆素、豆甾醇、菜子甾醇、蕺菜碱、顺式-N-（4-羟基苯乙烯基）苯甲酰胺、反式-N-（4-羟基苯乙烯基）-苯甲酰胺、阿朴酚生物碱等。

【药理作用】①抗菌作用。②抗病毒作用。③增强机体免疫力作用。④抗过敏、镇咳作用。⑤抗炎作用。⑥利尿作用。

【配伍效用】

鱼腥草配伍车前子：鱼腥草清热利尿；车前子滑利窍道。二药相伍，有清热利水通淋之功效，用于治疗湿热蕴结膀胱之小便淋涩热痛者。

鱼腥草配伍桔梗：二者皆可排脓消痈，但鱼腥草尚能清热解毒；桔梗则可宣肺祛痰。二者伍用，相得益彰，共奏清热解毒、消痈排脓之功效，用于治疗热痰壅肺引起的肺痈咳吐脓血、胸膈满闷者。

鱼腥草配伍蒲公英：鱼腥草解毒排脓；蒲公英清热解毒消痈。二药相伍，解毒之力增强，用于治疗热毒疮疡、红肿热痛者。

鱼腥草配伍桑白皮：鱼腥草清肺热而消痈；桑白皮泻肺热而止咳平喘。二者合用，有清泻肺热、止咳平喘之功效，用于治疗邪热壅肺、宣降失职之咳喘气急、身热不退者。

【方剂选用】

1. 上呼吸道感染：①鱼腥草注射液1～2ml，天突穴注射，每天 1～2 次。②鱼腥草注射液（含鱼腥草鲜品 5g/ml）做双侧肺俞穴注射，每穴 1～2ml（儿童减半）。

2. 肺炎：①鱼腥草 30g，桔梗 15g，煎至 200ml。每次 30ml，每日服 3～4 次，痰黏稠量多时，合用 5% 鱼腥草煎剂喷雾吸入。②大青叶、鱼腥草、马兰草、淡竹叶各 30g，水煎服，每日 1 剂，重症 2 剂（儿童减半）。

3. 肺脓疡：鱼腥草 30g，桔梗 15g，加水 300ml，煮沸 10 分钟过滤，分 3 次服。

4. 重度哮喘（肺心病）：鱼腥草 30～80g，五味子 30～50g，地龙 9～12g，水煎 2 次，每日服 1 剂。

5. 咯血：鱼腥草注射液 4ml 肌注，每日 2 次；鱼腥草 60g，煎汤 400ml，分 2 次口服；大黄粉 5～20g（因人而异，大便次数多者可酌减），分 2 次口服。

6. 百日咳：鱼腥草 75g，黄荆子、沙参各 50g，六月雪 25g。水煎 2 次，并发浓缩成 500ml，加白糖 50g，搅匀，酌加防腐剂，分装备用。每次 15～25ml，每日服 3 次，连服 5～7 天为 1 疗程。

7. 发热：鱼腥草 30g，薄荷 8g，蝉蜕 5g，连翘 12g，知母 10g，生石膏 35g，半枝莲、金银花、葛根各 15g，干姜 9g。

8. 急性黄疸型肝炎：鱼腥草 180g，白糖 30g。水煎服，每日 1 剂，连服 5～10 剂。

9. 预防钩端螺旋体病：鱼腥草 15～30g，制成片剂口服，分 2～3 次服完，预防钩端螺旋体病，效果较好。

10. 化脓性皮肤病：鱼腥草、桉树叶各 750g，加水 7.5kg，煎至 5kg，待温热后敷于患处，每天 1 次，每次 15 分钟，7 次为 1 疗程。

11. 肛门周围炎：鱼腥草、荔枝草各 50g，明矾 10g，加水至 500ml，浸泡 30 分钟，煎后去渣，乘热熏洗肛门，再敷洗患部至药液不热为止，每日 2 次。

12. 盆腔炎：台乌药、赤芍、凤尾草、鱼腥草、马鞭草各 15g，制香附、当归、川芎、土茯苓各 10g。

13. 宫颈糜烂：鱼腥草素、冰片和椰油脂基质配制成栓剂外用，每次 1 粒，1 天换药 1 次，夜间上药，禁止房事，经期暂停。

14. 鼻窦炎：①鱼腥草注射液，滴鼻。②鱼腥草 9000g，桔梗 600g，甘草 250g。加水煎煮过滤，并将滤液浓缩至 1200ml，加入防腐剂静置分装、流动蒸汽消毒备用。用法：20～30ml，1 日 3 次，小儿减半。

15. 肺痈：蕺，捣汁，入年久芥菜卤饮之。

16. 肺痈吐脓吐血：鱼腥草、天花粉、侧柏叶等量。煎汤服之。

【不良反应及注意事项】鱼腥草素的副作用一般轻微，口服有鱼腥味，肌内注射时少数病人局部疼痛，阴道内给药时，个别病例会出现阴道充血，上述反应停药后均消失，另有报道，少数患者应用鱼腥草注射液有引起大疱性药物性皮炎、末梢神经炎等，甚或导过敏性休克，乃至死亡。虚寒症及阴性外疡忌服。

◆败酱草
【来源】本品为败酱草科植物黄花龙芽、白花败酱（苦菜），以根状茎和根、全草入药。

【别名】黄花败酱、黄花龙牙、龙芽败酱。

【性味归经】味辛、苦，性凉。归胃、大肠、肝经。

【功能主治】清热解毒，消痈排脓，活血行瘀。主治：肠痈、肺痈及疮痈肿毒、实热瘀滞所致的胸腹疼痛、产后瘀滞腹痛等症。

【用法用量】15～30g，鲜全草 60～120g；外用：适量，捣烂敷患处。

【炮制】夏、秋季采收，全株拔起，除去泥沙，洗净，阴干或晒干。切段，生用。

【化学成分】白花败酱含有挥发油，干燥果枝含黑芥子苷等。

【药理作用】①中枢镇静作用。②镇痛作用。③抗菌、抗病毒作用。④抗肿瘤、抗氧化作用。⑤保肝利胆作用。⑥对免疫系统的作用。⑦黄花败酱草可治疗小儿腹泻、淋病等；白花败酱可治疗毒蛇、毒虫的咬伤。⑧强心、利尿作用。

【配伍效用】

败酱草配伍金银花、牡丹皮：败酱草清热解毒、活血行瘀消肿；金银花清热解毒；牡丹皮清热凉血。三者合用，有清热解毒、凉血活血之功效，用于治疗肠痈内脓未成者。

败酱草配伍薏苡仁、附子：败酱草清热解毒、排脓迫血；薏苡仁利湿消肿排脓；附子辛热之品，可驱散寒湿之气。三药伍用，有利湿排脓、解毒消肿之功效，用于治疗肠痈内脓已成、身无热、肌肤甲错、腹皮挛急、脉数等症。

【方剂选用】

1. 流行性腮腺炎：败酱草干品，1～3岁15～20g，4～15岁20～40g，16岁以上40～60g，每日1剂，水煎分2次服。

2. 急性黄疸型传染性肝炎：茵陈45g，败酱草21g，每日1剂，水煎分3次服，儿童减半。部分病人加用肝平注射液（茵陈、败酱草2：1），成人2ml，每日2次，肌注，儿童减量。

3. 血吸虫病伴发腹水：败酱草500g，加薄荷叶60g，制成水剂，每ml相当于生药3g，每次30ml，每日服3次。

4. 急性阑尾炎：鬼针草30g，败酱草30g，用水3碗，煎成1碗，频频呷服，每日服1剂，重症患者日服2剂。

5. 婴幼儿腹泻：鲜败酱草洗净，挤出绿汁（当日用，当日取汁）。1周岁以下每次2ml，1～2岁每次3ml，每日2次，可加少许红糖口服，脱水严重者可予补液纠正。

6. 急性扁桃体炎：败酱草注射液肌注，每次2～4ml，每天1～2次，连续2～4天。

7. 肠痈之为病，其身甲错，腹皮急，按之濡如肿状，腹无积聚，身无热，脉数，此为肠内有痈脓：薏苡仁3g，附子2g，败酱草1.5g。上三味，杵为末，取2g，以水二升，煎减半，顿服，小便当下。

8. 产后恶漏七、八日不止：败酱草、当归各1.8g，续断、芍药各2.4g，川芎、竹茹各1.2g，生地黄（炒）3.6g。水二升，煮取八合，空心服。

9. 产后腰痛，乃气血流入腰腿，痛不可转者：败酱草、当归各2.4g，川芎、芍药、桂心各1.8g。水二升，煮八合，分二服。忌葱。

10. 产后腹痛如锥刺：败酱草150g，水4升，煮二升，每服三合，每日三服。

【不良反应及注意事项】 脾胃虚弱，食少泄泻者忌服。久病胃虚脾弱，泄泻不食之症，一切虚寒下脱之疾，咸忌之。

◆兔耳草

【来源】 本品为玄参科兔耳草属植物兔耳草和显茎兔耳草的根或带根全草。

【别名】 洪连、藏黄连。

【性味归经】 味苦，性寒。

【功能主治】 清热解毒，降血压。主治：急、慢性肝炎、高血压、乳腺癌。

【用法用量】 煎汤，10～15g。

【炮制】 洗净切段晒干。

【药理作用】 ①抗溃疡作用。②镇静作用。

【方剂选用】

1. 肾虚腰痛，阳痿，遗精，滑精：①兔耳草15g（五对），鸡肾参15g（五对），淫羊藿6g。共研末，加适量猪油、红糖蒸食。（忌盐）②兔耳草15g，淫羊藿、仙茅各9g。泡酒服。③补骨脂9g，兔耳草15g，枸杞子15g，猪腰（去筋）1对。前三味焙脆研末，蒸猪腰吃。

2. 寒疝：兔耳草15g（六到十对），小果上叶9g，素珠果根9g。水煎服，红糖为引，以荔枝核七个研末送服。

◆炉甘石

【来源】 本品为碳酸盐类矿物方解石族菱锌矿。

【别名】 甘石、浮水甘石。

【性味归经】 味甘，性平。归胃经。

【功能主治】 解毒明目退翳，收湿止痒敛疮。主治：目赤肿痛、眼缘赤烂、翳膜胬肉、溃疡不敛、脓水淋沥、湿疮、皮肤瘙痒。

【用法用量】 不用内服。外用：适量，水飞点眼，研末撒或调敷。

【炮制】炉甘石：除去杂质，打碎。煅炉甘石：取净炉甘石，照明煅法煅至红透，再照水飞法水飞，晒干。

【化学成分】主要含碳酸锌。

【药理作用】收敛、保护、抑菌作用：为不溶于水的天然碳酸锌，广泛用于皮肤科，作为中度的防腐、收敛、保护剂治疗皮肤炎症或表面创伤。一般用 5%～10% 水混悬液（洗剂），亦有用油膏者。外用可抑制局部葡萄球菌生长。能部分吸收创面分泌液，有收敛、保护作用；尚能抑制局部葡萄球菌的生长。

【配伍效用】

炉甘石配伍黄连、黄柏、冰片：炉甘石明目去翳；黄连、黄柏清热泻火；冰片散热消肿止痛。四药相合外用，有泻火明目、去翳除障之功效，用于治疗肝热上攻之目赤翳障、多泪怕光、肿痛赤烂等症。

炉甘石配伍儿茶：二者均有收湿敛疮生肌之功。相伍外用，其效更著，麻油调涂患处，用于治疗下疳阴疮、湿烂难愈之症。

炉甘石配伍玄明粉：炉甘石明目退翳；玄明粉清热泻火、散结消肿。二者伍用，有泻火明目、消肿止痛之功效，化水点眼，用于治疗肝经有热之目赤肿痛。

【方剂选用】

1. 创伤感染：苍术、炉甘石、大黄粉各 500g，制成膏状外敷。

2. 乳头皲裂：炉甘石、花蕊石、寒水石各 9g，研末加少许冰片、麻油滴敷患处。

3. 肛门瘙痒症：炉甘石粉 30g，青黛粉 3g，混匀，双层纱布包之，外扑患处，每日 3～5 次。

4. 阴道炎：炉甘石 250g，硼酸 250g，研末消毒，加冰片 9g，入空心胶囊（1 粒 0.25g），每晚 2 粒，塞入子宫后穹窿处，7 日为 1 疗程，重者连用 2 疗程。

5. 外痔：香油 15g 均匀涂布碗内，炉甘石粉 30g 均匀撒于碗壁，艾叶 30g 做团后置碗中烧尽。取出碗内药粉，加入冰片

3g，研成细粉。据痔核大小，用香油调适量药粉成糊状，涂擦患处。

6. 阴汗湿痒：炉甘石 0.3g，真蚌粉半分。研末扑之。

7. 诸般翳膜：炉甘石、青矾、朴硝，等分。为末。每用一字，沸汤化开，温洗，日 3 次。

8. 风眼流泪烂弦：炉甘石 60g，以黄连 30g 煎水，入童尿半盏，再熬，下朴硝 30g，又熬，成，以火煅石淬 7 次，洗净，为末，入密陀僧末 30g，研匀，收点之。

9. 目暗昏花：炉甘石（火煅，童尿淬七次）、代赭石（火煅，醋淬七次）、黄丹（水飞）各 120g。为末。白沙蜜半斤，以铜铛炼去白沫，更添清水五、六碗，熬沸下药，文武火熬至一碗，滴水不散，以夹纸滤入瓷器收之。频点日用。

【不良反应及注意事项】忌内服。

◆ 肿节风

【来源】本品为金粟兰科植物草珊瑚的干燥全株。

【别名】接骨金粟兰、九节茶、九节花、九节风、接骨莲、竹节茶、接骨木、珍珠兰、九节草。

【性味归经】味苦、辛，性平。归心、肝经。

【功能主治】清热凉血，活血消斑，祛风通络。主治：血热紫斑、紫癜、风湿痹痛、跌打损伤。

【用法用量】内服：煎汤，9～15g；或浸酒。外用：适量，捣敷；研末调敷；或煎水熏洗。

【炮制】除去杂质，洗净，润透，切段，晒干。

【化学成分】全株含左旋类没药素甲，异秦皮定，异秦皮啶 - 7 - O - α - D - 吡喃葡萄糖苷、延胡索酸、琥珀酸、咖啡酸、羽扇豆醇、二十二烷酸、二十四烷酸等，黄酮类如槲皮素、芦丁、槲皮素 - 3 - O - α - L - 鼠李糖苷等，萜类、香豆精类，及酚酸类对羟基苯甲酸、邻苯二甲酸、3，4 - 二羟基苯甲酸等。

【药理作用】①抗菌抗炎作用。②清除氧自由基的作用。③抗肿瘤作用。④抑制血小板的作用。⑤保肝作用。

【方剂选用】

1. 肺炎：肿节风注射液治疗小儿病毒性肺炎，不良反应较少。

2. 抗肿瘤：肿节风注射液配合化疗治疗晚期消化道恶性肿瘤。

3. 肠炎：肿节风治疗小儿轮状病毒肠炎。

◆委陵菜

【来源】本品为蔷薇科植物委陵菜的干燥全草。

【别名】毛鸡腿子、野鸡膀子、蛤蟆草、山萝卜、翻白草、白头翁、龙牙草、天青地白、小毛药、虎爪菜、蛤蟆草、地区草、痢疾草、根头菜、黄州白头翁。

【性味归经】味苦，性寒。归肝、大肠经。

【功能主治】清热解毒，凉血止痢。主治：赤痢腹痛、久痢不止、痔疮出血、痈肿疮毒。

【用法用量】9～15g。外用：鲜品适量，煎水洗或捣汁烂敷患处。

【炮制】除去杂质，洗净，润透，切段，晒干。

【化学成分】全草含苷元为乌苏酸和齐墩果酸型的三萜类成分、黄酮及其苷类、甾体类、挥发油、果胶等成分，主要有槲皮素、山奈素、芹菜素、苯甲酸、没食子酸、壬二酸、3，3′，4′－三－O－甲基并没食子酸等。

【药理作用】①抗病原体作用。②抗炎作用。③抗氧化作用。④降血糖作用。⑤保肝作用。⑥抑制心脏、调节平滑肌收缩。

【毒理作用】根流浸膏小鼠灌胃的 LD/50 为 60g/kg。

【方剂选用】

1. 痢疾：委陵菜 15g。煎水服，每日 3～4 次，服 2～3 日。

2. 久痢不止：委陵菜、白木槿花各 15g，煎水服。

3. 赤痢腹痛：委陵菜细末 1.5g。开水吞服，饭前服用。

4. 风湿麻木瘫痪，筋骨久痛：委陵菜、大风藤、五香血藤、兔耳风各半斤，泡酒连续服用，每日早、晚各服 30g。

5. 风瘫：委陵菜（鲜）500g。泡酒1000g，每次服 30～60g。第二次用量同样。另加何首乌 30g（痛加指甲花根 60g）。

6. 疔疮初起：委陵菜 30g。煎水服。

7. 刀伤止血生肌：委陵菜（干）研末外撒；或鲜根捣烂外敷。

8. 癫痫：委陵菜（去心）30g，白矾9g。加酒浸泡，温热内服，连发连服，服后再服白矾粉 3g。

9. 出血性疾病：取新鲜委陵菜 60～120g（干品 15～30g）切碎，水煎 2 次，两次煎液混合，加入少量红糖再煎片刻，2次分服，每日 1 剂，必要时可续服 1～2 剂。

10. 急性细菌性痢疾：取委陵菜干根制成 20% 溶液，每次 60ml，每日口服 2 次。或制成 20% 注射液供肌注，首次 2ml，以后逐渐增至 3.5ml，每日 1～2 次。不论口服或注射，均同时用 20% 溶液 60ml，行保留灌肠，每日 1～2 次。用药 2～10 天不等。

11. 阿米巴痢疾：委陵菜根茎制成煎剂或流浸膏服用。成人每日量为 20～30g（以生药计算）。3 次分服。少数患者并用 10% 煎液 100ml 行保留灌肠。7～10 日为 1 疗程，必要时休息 1～2 日再行第 2 疗程。

◆侧柏叶

【来源】本品为柏科植物侧柏的干燥枝梢及叶。

【别名】扁柏、香柏、柏树、柏子树。

【性味归经】味苦、涩，性寒。归肺、肝、脾经。

【功能主治】凉血止血，生发乌发。主治：吐血衄血、咯血、便血、崩漏下血、血热脱发、须发早白。

【用法用量】内服：煎汤，6～12g；或入丸、散。外用：煎水洗，捣敷或研末调敷。

【炮制】侧柏叶：除去硬梗及杂质。侧柏炭：取净侧柏叶，照炒炭法炒至表面焦褐色，内部焦黄色。炮制对侧柏叶中主要成分槲皮苷和新产生的成分槲皮素的含量有明显的影响，并显示出一定的相关性。加热温度低或时间短时，槲皮苷降低的量小，槲皮素增长率亦小，此时的炮制品外观性状色浅，达不到传统外观标准炭的要求；当加热时间和加热温度达到炮制品的外观性状最符合传统标准时，槲皮苷下降约90%，而槲皮素增长率为最高。而后，随着加热时间的延长或加热温度的增加，炮制品炭化程度的加重，槲皮苷、槲皮素均呈下降趋势，直至损失殆尽。

【化学成分】叶含挥发油、黄酮类、鞣质、脂类成分等，另含、β-谷甾醇、去氧鬼臼毒素、异海松酸等。

【药理作用】①镇咳作用。②祛痰作用。③平喘作用。④止血作用。⑤镇静作用。⑥抗菌作用。⑦抗炎作用。⑧舒张平滑肌作用。

【配伍效用】侧柏叶配伍生地黄：侧柏叶苦涩微寒，收敛凉血止血；生地黄甘苦而寒，清热养阴凉血。二者合用，共奏清热养阴、凉血止血之功效，用于治疗血热妄行之咯血、衄血、吐血、尿血、崩漏等证。

【方剂选用】

1. 腮腺炎：鲜侧柏叶200～300g，洗净捣烂，去掉木质纤维，加入鸡蛋清适量和匀，摊在布上，敷患处，每日换药7～9次。

2. 百日咳：鲜侧柏叶20～100g，加水200～400ml，煎成90～300ml，每次15～150ml，日服6次，7天为1疗程。

3. 慢性支气管炎：侧柏果壳加水适量，煎煮2次，除去药渣，将药液配制成1:1的浓度，每次3ml，日服2次，连服15天为1疗程。

4. 溃疡并发出血：侧柏叶15g，加水300ml，煎成150ml，为1次量，日服3次。

5. 斑秃：鲜侧柏叶25～35g，切碎，浸泡于60%～75%的酒精100ml中，7天后过滤备用。用棉签蘸药液涂擦毛发脱落部位，每日3～4次。

6. 脂溢性脱发：鲜侧柏叶40g，何首乌10g，白鲜皮10g，骨碎补10g。将上药置入95%的乙醇200ml内，浸泡7天后过滤备用。用药液涂擦患处，每日3次。可配合中药内服。

7. 痔疮出血：炒侧柏叶30g，黑荆芥15g，大黄炭20g，共为细末，加温开水200ml搅匀灌肠，每日1次。

8. 吐血不止：侧柏叶、干姜各90g，艾3把。上三味，以水五升，取马通汁一升，合煮，取一升，分温再服。

9. 忧恚呕血，烦满少气，胸中疼痛：侧柏叶捣罗为散，不计时候，以粥饮调下6g。

10. 肠风、脏毒，酒痢，下血不止：嫩侧柏叶（九蒸九晒）60g，陈槐花30g（炒g至黑色）。上为末，炼蜜丸，梧桐子大。每服40～50丸，空心温酒下。

11. 历节风痛，痛如虎咬，走注周身，不能转动，动即痛极，昼夜不宁：侧柏叶15g，木通、当归、红花、羌活、防风各6g。水煎服。

12. 风痹历节作痛：侧柏叶煮汁，同曲米酿酒饮。

13. 水火烫伤：侧柏叶，入臼中湿捣令极烂如泥，冷水调合膏，涂敷于伤处，用帛子系定，2～3日疮当敛，仍灭瘢。

14. 妇人月水久不断：芍药、侧柏叶（炙）各30g。上二味，粗捣筛。每服9g，水、酒各半盏，煎至2g，去渣温服。

15. 鼻衄出血数升，不知人事：石榴花、侧柏叶等量。为末，吹鼻中。

【不良反应及注意事项】与酒相宜。多食亦能倒胃。

◆爬山虎
【来源】本品为葡萄科植物爬山虎的茎。

【别名】巴山虎、红葛、捆石龙、趴山

虎、爬墙虎、枫藤。

【性味归经】味甘、涩，性温。

【功能主治】祛风通络，活血解毒。主治：风湿关节痛；外用治跌打损伤，痈疖肿毒。

【用法用量】15～30g，水煎或泡酒服；外用：适量，根皮捣烂，酒调敷患处。

【炮制】切断晒干。

【化学成分】叶含矢车菊素。

【药理作用】黏液质对口腔、消化道黏膜有轻度消炎（保护黏膜）的作用。

◆油松节

【来源】本品为松科植物油松、马尾松或云南松的枝干的结节。

【别名】黄松木节、油松节、松郎头。

【性味归经】味苦、辛，性温。归肝、肾经。

【功能主治】祛风，燥湿，舒筋，通络。主治：历节风痛、转筋挛急、脚气痿软、鹤膝风、跌损瘀血。

【用法用量】内服：煎汤，9～15g；或浸酒。外用：浸酒涂擦。

【炮制】擘碎，用水洗净，浸泡，捞出，润透，待软切片，晒干。或浸泡后置蒸笼内蒸透，乘热切片。

【化学成分】油松、马尾松的松节主要含纤维素，木质素，少量挥发油（松节油）和树脂；挥发油含 α-蒎烯及 β-蒎烯约90%以上，另有少量 l-莰烯。

【药理作用】有一定镇痛抗炎作用。

【方剂选用】

风湿性关节炎等：取油松的松头、松节、松针各半斤，当归60g，制成复方注射液。肌注每日两次，每次3ml；或穴位注射每日两次，每次1ml。

【不良反应及注意事项】阴虚血燥者慎服。

九　画

◆玳玳花

【来源】本品为芸香科植物玳玳花的花蕾。立夏前后，选晴天上午露水干后，摘取含苞未开的花朵，用微火烘干。喜温暖湿润的气候。宜排水良好、肥沃松软、富含腐殖质的砂质壤土和黏质壤土。分布于我国南部各地，江苏、浙江、广东、贵州等地有栽培。

【别名】枳壳花、代代花、酸橙花。

【性味】味辛、甘、微苦，性平。

【功能主治】理气宽胸，和胃止呕。主治：胸中痞闷、脘腹胀痛、不思饮食、恶心呕吐。

【采制】7～8月摘取未成熟的绿色果实，自中部横切为两半，晒干或烘干。

【化学成分】花蕾含挥发油，油中主为柠檬烯，并含癸醛、壬醛、十二烷酸等，另含橙皮苷、新橙皮苷等。

【不良反应及注意事项】口干、厌食、失眠、便秘等。其他发生率的不良反应有发热、心率增快、血压升高、呼吸困难以及腹泻、胃肠炎等。本品可以引起肝功能异常，常随进一步的治疗而消失，尚有明确的剂量反应关系。另外，还可见肢体痉挛、张力增加、思维异常、癫痫发作、间质性肾炎、月经紊乱、外周性水肿；关节炎、皮肤瘙痒、感觉异常、弱视等反应。

◆珍珠

【来源】本品为珍珠贝科动物马氏珍珠贝、蚌科动物三角帆蚌或褶纹冠蚌等双壳类动物受刺激形成的珍珠。

【别名】真朱、珠子、蚌珠。

【性味归经】味甘、咸，性寒。归心、肝经。

【功能主治】安神定惊，明目消翳，解毒生肌。主治：惊悸失眠、惊风癫痫、目生云翳、疮疡不敛。

【用法用量】内服：入丸、散，0.6～

0.9g。外用：研末干撒，点眼或吹喉。

【炮制】珍珠：洗净，晾干。珍珠粉：取净珍珠，碾细，照水飞法制成最细粉。

【化学成分】珍珠主要含碳酸钙。

【药理作用】①抑制脂褐素和清除自由基的作用。②抗肿瘤作用。③对离体兔肠有抑制作用。

【方剂选用】

1. 手部软组织缺损：先用3%双氧水和盐水清洗伤口，继用珍珠粉适量涂于患处，每日1次。

2. 急性视神经炎：珍珠3g，肉苁蓉9g，海狗肾18g，焦白术18g，别直参18g，菟丝子18g，白菊花9g，密蒙花9g，紫河车9g，楮实子6g，枸杞子30g，丹皮9g。共研极细末，成人每次9g，1日3次。

3. 大人惊悸怔忡、癫狂恍惚，神志不宁及小儿气血未定，遇触即惊，或急慢惊风，痫至搐搦：珍珠3g（研极细末），茯苓、钩藤、半夏曲各30g，甘草、人参各18g（同炒黄，研极细末）。总和匀，炼蜜丸龙眼核大。每服一丸，生姜汤化下。

4. 下疳皮损肉烂，痛极难忍及诸疮新肉已满，不能生皮，又汤泼火烧皮损肉烂，疼痛不止者：青缸花1.5g，珍珠3g（研极细），真轻粉30g。上三味共研千转，细如飞面。凡下疳初起皮损，搽之；腐烂疼痛者，甘草汤洗净，猪脊髓调搽；如诸疮不生皮者，用此干掺。又妇人阴蚀疮，亦可搽。汤泼火烧腐甚者，用玉红膏调搽之。

5. 小儿惊啼及夜啼不止：珍珠末、伏龙肝、丹砂各0.3g，麝香3g。同研如末，炼蜜和丸如绿豆大。候啼即温水下一丸；量儿大小，以意加减。

6. 小儿中风，手足拘急：珍珠末（水飞）30g，石膏末3g。每服3g，水2.1g，煎4分，温服，日三。

7. 风热眼中生赤脉，冲贯黑睛及有花翳：珍珠0.3g，龙脑半分，琥珀0.3g，朱砂半分，硼砂二豆大。同细研入末。每日3~5次，以铜箸取少许，点在眦上。

【不良反应及注意事项】"病不由火热者勿用。"（《本草经疏》）

◆珍珠母

【来源】本品为蚌科动物三角帆蚌、褶纹冠蚌或珍珠贝科动物马氏珍珠贝的贝壳。

【别名】珍珠母、明珠母。

【性味归经】味咸，性寒。归肝、心经。

【功能主治】平肝潜阳，定惊明目。主治：头痛眩晕、烦躁失眠、肝热目赤、肝虚目昏。

【用法用量】内服：煎汤，15～50g；或入丸、散。

【炮制】珍珠母：除去杂质，打碎。煅珍珠母：取净珍珠母，照明煅法煅至酥脆。

【化学成分】含有多种氨基酸，及三种非蛋白质水解产物氨基酸：牛磺酸，鸟氨酸，丝氨酸磷酸酯。尚含少量镁、铁、硅酸盐、硫酸盐、磷酸盐和氯化物。煅烧后，碳酸盐分解，产生氧化钙等，有机质则被破坏。

【药理作用】①强心作用。②利尿作用。③舒张平滑肌作用。

【毒理作用】大鼠灌胃珍珠层粉的半数致死量＞21.5g/kg，经皮给药的半数致死量＞31.6g/kg。以珍珠层粉均匀混于饲料中，连续喂养刚断奶后的大鼠2月，478ppm剂量组和1,434ppm组给药2月后，均未见到体重增长有所影响（P＞0.05），但在4,300ppm组，对体重增长则有影响，雄性大鼠在给药第7天和第8周，体重均数较对照组明显降低，除此以外，雄鼠在6周内和雌鼠在8周内的体重均数虽有不同程度地下降，但统计学处理无显著差别。剂量为4,300ppm组的大鼠血红蛋白降低，血清尿素氮升高，病理学检查未见异常，但对体重增长有影响。按中国通用的急性毒性分级标准，大鼠口服半数致死量＞5000mg/kg，属于实际无毒，为此珍珠母应属于低毒性药物。

【配伍效用】

珍珠母配伍枸杞子、女贞子：珍珠母清肝明目；枸杞子、女贞子滋补肝肾而明目。三者配伍，有补肝、益肾、明目之功效，用于治疗肝肾阴虚之目暗不明、视物昏花等症。

珍珠母配伍菊花、钩藤：珍珠母平肝潜阳；菊花清泄肝火；钩藤清肝热、平肝阳。三药相伍，有清热平肝之功效，用于治疗肝阳上亢之实证。

珍珠母配伍生地黄、白芍：珍珠母平肝潜阳；生地黄滋补肾阴；白芍养血柔肝。三药合用，有补益肝肾、滋阴潜阳之功效，用于治疗肝肾阴虚、肝阳上亢之眩晕、头痛等。

【方剂选用】

1. 癫狂：川大黄、珍珠母、酸枣仁各30g，黄连、黄芩、石菖蒲、远志、胆南星、莲子、麦冬、天竺黄各10g，朱砂3g。随症加减。水煎服，每日1剂。

2. 血管性头痛：川芎25g，磁石（先煎）、石决明（先煎）、珍珠母（先煎）、代赭石（先煎）各30g，白芍、牛膝各20g，菊花、白芷、柴胡、神曲各15g，甘草10g。随症加减。每日1剂，水煎分2次服。

3. 肝阳上亢，头晕头痛，眼花耳鸣，面颊燥热：珍珠母15~30g，制女贞、旱莲草各9g。水煎服。

4. 小儿惊风，高烧神昏，痉厥抽搐：珍珠母15g，钩藤9g，全蝎3g，石决明6g。水煎服。

【不良反应及注意事项】胃寒者慎服。

◆珍珠风

【来源】本品为双子叶植物马鞭草科植物紫珠的根、茎、叶。

【别名】珍珠柳、鱼子、漆大白、鲤鱼、珠子树、爆竹树。

【性味归经】味苦、辛，性平。归肺、脾、肝经。

【功能主治】散瘀止血，祛风除湿，解毒消肿。主治：血瘀痛经、衄血、咯血、吐血、崩漏、尿血、风湿痹痛、跌打瘀肿、外伤出血、烫伤、丹毒。

【用法用量】内服：煎汤，9~15g；或

浸酒。外用：研末调敷。

【炮制】晒干或烘干。

◆珍珠草

【来源】本品为石竹科植物珍珠草的全草。

【别名】日开夜闭、阴阳草、星秀草、羊毛草。

【性味归经】味淡，性平。

【功能主治】息风止痉，清热利湿。主治：破伤风、黄疸。

【用法用量】内服：煎汤，15~30g（鲜者30~60g）；或捣汁，外用：捣敷。

【炮制】洗净，鲜用或晒干。

【化学成分】全草含酚性成分、三萜成分。

【药理作用】抑菌作用。

【方剂选用】

1. 红白痢疾：珍珠草鲜草30~60g。水煎，赤痢加白糖，白痢加红糖调服。

2. 传染性肝炎：珍珠草30~60g。水煎服，一日1剂，连服1周。

3. 小儿疳积，夜盲：珍珠草15~21g，鸡、猪肝酌量。水炖服。

4. 痢疾、腹泻：取新鲜全草60~90g，或干品30~60g，洗净加水500ml，煎至200ml，每天1剂，早晚分服。小儿酌减。

5. 狂犬咬伤：取全草4~6株（小儿酌减）煎服。

◆荜茇

【来源】本品为胡椒科植物荜茇的干燥近成熟或成熟果穗。

【别名】鼠尾。

【性味归经】味辛，性热。归胃、大肠经。

【功能主治】温中散寒，下气止痛。外用镇痛；主治：脘腹冷痛、呕吐、泄泻、寒凝气滞、胸痹心痛、头痛、牙痛。

【用法用量】内服：煎汤，1.5~3g。外用：适量，研末塞蛀齿孔中。

【炮制】除去杂质。用时捣碎。

【化学成分】主要含生物碱及酰胺类、挥发油，也含有少量的萜类、木脂素类化合物。

【药理作用】①抗菌作用。②抗惊厥作用。③镇静作用。④抗血小板聚集的作用。⑤抗肿瘤作用。⑥降压作用。

【毒理作用】大鼠腹腔注射胡椒碱的半数致死量为348.6mg/kg。荜茇油非皂化物小鼠腹腔注射的半数致死量为49.73mg/kg。

【配伍效用】荜茇配伍荜澄茄：二者均有温中止痛之功效，相合为用其功效增加，用于治疗寒湿泄痢、腹痛，或牙痛因寒而致者。

【方剂选用】

1. 治疗牙痛：荜茇5g，高良姜3g，川椒25g，生川、草乌各0.5g，洋金花0.2g，上药置瓶中，加入75%酒精100ml，浸泡1周后加入樟脑2g，不必过滤，密闭备用，用时以干棉球蘸药液涂擦齿周围，并咬住棉球，然后吐出口中唾液。

2. 虚劳脾胃宿冷，不思饮食，四肢怠惰，心下胀满，脐下结痛，及痃癖气块等病：荜茇（炒）、诃子（煨，去子核）、干姜（炮裂）、人参各30g，桂（去粗皮）、白茯苓（去黑皮）、胡椒各15g。上七味，捣罗为末，炼蜜和丸梧桐子大。每服20丸，米饮下，空心食前。

3. 伤寒积冷，脏腑虚弱，心腹疗痛，胁肋胀满，泄泻肠鸣，自利自汗，米谷不化：荜茇4斤，高良姜、干姜（炮）各6斤，肉桂（去粗皮）四斤。上为细末，水煮面糊为丸，如梧桐子大。每服20粒，米饮汤下，食前服之。

4. 痰饮恶心：荜茇，捣细罗为散，每于食前，用清粥饮调下1.5g。

5. 妇人血气不和，疼痛不止，及下血无时，月水不调：荜茇（盐炒）、蒲黄（炒）。上等量，为末，炼蜜和丸梧桐子大。每服30丸，空心温酒吞下；如不能饮，米汤下。

6. 鼻塞脑流清涕：荜茇、香附、大蒜。杵作饼，纱衬炙热贴囟门上，以熨斗熨透，其涕自止。

7. 牙齿疼痛：荜茇、胡椒。上二味等量，捣罗为末，化蜡丸，如麻子大。每用

一丸，内蛀孔中。

【不良反应及注意事项】实热郁火、阴虚火旺者均忌服。

◆ 荜澄茄

【来源】本品为樟科植物山鸡椒的干燥成熟果实。

【别名】山苍子、山鸡椒、木姜子、澄茄、毗陵茄子、毕茄。

【性味归经】味辛，性温。归脾、胃、肾、膀胱经。

【功能主治】温中散寒，行气止痛。主治：胃寒呕逆、脘腹冷痛、寒疝腹痛、寒湿郁滞、小便浑浊。

【用法用量】1.5~3g；子：3~9g，叶外用适量，鲜叶捣烂患处。

【炮制】晒干或鲜用。

【化学成分】荜澄茄主要含挥发油、荜澄茄素、树脂、荜澄茄酸、脂肪油、生物碱、木脂素等。

【药理作用】①平喘祛痰作用。②抑菌作用。③对皮肤过敏反应的抑制作用。④抗缺氧作用。⑤抗心律失常的作用。

【毒理作用】山鸡椒油灌胃对小鼠的半数致死量为3.25±0.22ml/kg。1984年黎士雄等报道，荜澄茄油对大白鼠骨髓细胞染色体有致畸变作用。

【配伍效用】荜澄茄配伍高良姜：荜澄茄辛温，温中散寒，并行气止痛；高良姜辛热，散脾胃寒邪，兼和胃降逆。二者相须为用，其温中、和胃、散寒、降逆之功效更著，用于治疗胃寒呃逆、脘腹冷痛、呃逆呕吐、泄泻等证因寒伤脾胃者。

【方剂选用】

1. 胃柿石症：荜澄茄、吴茱萸、鸡内金各5g，干姜、熟附片、陈皮、槟榔、莱菔子、木香、三棱、莪术各10g，焦山楂、丹参各20g，青黛3g。水煎服，每日1剂。外敷方：皮硝适量（视结石大小而定），用棉皮包，外敷胃脘部，每日换1次。

2. 血吸虫病：毕澄茄30g，广木香15g，生苍术18g，川花椒9g，使君子15g，瞿麦9g，加面粉制成水丸。7~10岁每次

4g, 11~15 岁 4.5~5g, 16 岁以上每次 6g, 上午 10 时、下午 3 时各服 1 次。

3. 阿米巴痢疾: 荜澄茄连皮研末, 装胶囊中, 每次 1g, 2 小时 1 次, 每日连服 4 次。

4. 脾胃虚弱, 胸膈不快, 不进饮食: 荜澄茄不拘多少。为细末, 姜汁打神曲末煮糊为丸, 如桐子大。每服 70 丸, 食后淡姜汤下。

5. 伤寒呃噫日夜不定者: 荜澄茄 0.9g, 高良姜 0.9g。二物捣罗为散。每服 6g, 水六分, 煎十余沸, 入少许醋搅匀, 和渣如茶, 热呷。

【不良反应及注意事项】阴虚血分有热, 发热咳嗽禁用。

◆草果
【来源】本品为姜科植物草果的干燥成熟果实。

【别名】草果仁、草果子。

【性味归经】味辛, 性温。归脾、胃经。

【功能主治】燥湿温中, 截疟除痰。主治: 寒湿内阻、脘腹胀痛、痞满呕吐、疟疾寒热、瘟疫发热。

【用法用量】内服: 煎汤, 0.8~1.5g; 或入丸、散。

【炮制】草果仁取草果, 照清炒法炒至焦黄色并微鼓起, 去壳, 取仁。用时捣碎。

【化学成分】主要含挥发油。

【药理作用】①减肥降脂和降糖作用。②抗氧化作用。③抗肿瘤作用。④防霉作用。⑤具有抗炎镇痛作用。

【毒理作用】大鼠口服香叶醇的半数致死量为 4.8g/kg, 兔静脉注射为 50mg/kg。

【配伍效用】草果配伍知母: 草果味辛性温、燥湿除寒, 祛痰截疟; 知母味苦性寒, 清热泻火、滋阴润燥。二者合用, 草果涤痰湿、振脾阳, 能祛湿化浊; 知母清胃火、泄结, 治烦热内郁。共奏调阴阳、除寒热、和表里之功效, 用于治疗太阴湿浊熏蒸、烦热汗多之疟疾以及表里不和之寒热往来等症。

【方剂选用】

1. 乙型肝炎: 草果 40g (去壳取仁, 用生姜汁加清水拌炒), 人中黄 50g, 地骨皮 60g。水煎服, 每日 1 剂, 亦可研末服用, 每次 10g, 每日 1 次。可随症加减。

2. 急、慢性腹泻: 草果 1 枚 (约 4g), 丁香 25 个 (约 2g), 打碎, 分别炒焦黑性并研末, 白面粉 (炒至焦黄, 以味香不苦为宜) 250g, 乘热加入食糖 200g, 在锅内搅匀, 成颗粒状, 每次 2~3 匙, 小儿酌减。

3. 瘟疫初起, 先憎寒而后发热, 日后但热而无憎寒, 初起二三日, 其脉不浮不沉而数, 昼夜发热, 日晡益甚, 头身疼痛: 槟榔 6g, 厚朴 3g, 草果 1.5g, 知母 3g, 芍药 3g, 黄芩 3g, 甘草 1.5g。用水一盏, 煎 2.4g, 午后温服。

4. 脾寒疟疾不愈, 振寒少热, 面青不食, 或大便溏泄, 小便反多: 草果、附子 (炮, 去皮脐)。上等量, 细锉。每服 15g, 水二盏, 生姜七片, 枣一枚, 煎至 2g, 去渣温服, 不拘时候。

【不良反应及注意事项】气虚或血亏, 无寒湿实邪者忌服。

◆草乌
【来源】本品为毛茛科植物北乌头的干燥块根。

【别名】乌头、土毒根。

【性味归经】味辛、苦, 性热, 有大毒。归心、肝、肾、脾经。

【功能主治】祛风除湿, 温经止痛。主治: 风寒湿痹、关节疼痛、心腹冷痛、寒疝作痛及麻醉止痛。

【用法用量】内服: 煎汤, 1.5~6g; 或入丸、散。外用: 生用, 研末调敷或醋酒磨涂。

【炮制】生甘草乌除去杂质, 洗净, 干燥。生甘草乌有毒性, 通过炮制减低毒性, 而存其药物活性, 以便临床使用。其机理是乌头碱在较长时间的泡和煮制过程中, 剧毒性的乌头碱被水解成毒性较小乃至小的苯甲酰乌头胺和乌头胺之故。

【化学成分】草乌中主要成分是生物碱，还有多糖等。

【药理作用】①镇痛作用。②抗炎作用。③强心及心脏毒性。

【毒理作用】乌头碱具有镇痛、麻醉、消炎、降压、抗癌等作用，毒性很强，人口服 4mg 即能致死，但乌头碱经加热（110e，1kg/cm^2，40 分钟）分解成乌头次碱和乌头原碱，则毒性大大降低，却仍能发挥镇痛，消炎等作用。乌头碱极易从消化道吸收，中毒极为迅速，误服或过量服用后数分钟内即出现中毒症状。乌头碱对迷走神经有强烈兴奋作用，可引起窦房结抑制、房室传导阻滞，从而导致心率缓慢或心律失常。对其他中枢神经及末梢神经有先兴奋、后抑制的作用。严重的心律失常及呼吸中枢抑制为其中毒致死的原因。

【方剂选用】

1. 一切瘫痪风：草乌（生，不去皮）、五灵脂各等量。为末，滴水为丸，如弹子大。四十岁以下一丸，分六服，病甚一丸分二服，薄荷酒磨下，觉微麻为度。

2. 破伤风：草乌（生用，去皮尖）、白芷（生用），二味等量为末。每服 2.5g，冷酒一盏，入葱白少许，同煎服之，如人行十里，以葱白热粥投之。

3. 久患头风：草乌头尖（生用）0.3g，赤小豆 35 粒，麝香一字，为末。每服 1.5g，薄荷汤冷服。更随左右搐鼻。

4. 偏正头痛：草乌 200g，川芎 200g，苍术 250g，生姜 200g，连须生葱一把。捣烂，同入瓷瓶，封固，埋土中，春五夏三，秋五冬七日，取出晒干，拣去葱、姜，为末，醋、面糊和丸梧子大。每服九丸。临卧温酒下。

5. 阳虚上攻，头项俱痛，不可忍者：细辛、新茶芽（炒）。草乌（大者，去皮尖，炮裂切如麻豆大，碎盐炒）各等量。上为粗末。每服 10g，入麝香末 25g，水一盏半，煎至 2.4g，去渣，温服。

6. 脾胃虚弱及久积冷气，饮食减少：草乌（净洗）500g，苍术 1000g，陈橘皮（去白）250g，甘草（生，椎碎）200g，黑豆 3 升。上五味，用水一石，煮干为度，去却橘皮、黑豆、甘草，只取草乌、苍术二味，曝干，粗捣筛焙干，捣罗为末，酒煮面糊为丸，如梧桐子大，焙干，收瓷器中。每日空心、晚食前，盐汤咸温酒下 30 丸。

7. 清浊不分，泄泻注下，或赤或白，脐腹疼痛，里急后重：草乌三枚（去皮尖，一生、一炮、一烧作灰）为细末，醋糊丸。如萝卜子大。大人 5～7 丸。小儿 3 丸；水泻倒流水下，赤痢甘草汤下，白痢干姜汤下。

8. 一切痈肿毒：草乌、贝母、天花粉、南星、芙蓉叶等量。为末，用醋调搽四围，中留头出毒，如干用醋润之。

9. 肿毒痈疽，未溃令内消，已溃令速愈：草乌量末，水调，鸡羽扫肿上，有疮者先以膏药贴定，无令药着入。初涂病人觉冷如水，府乃不痛。

10. 发背、蜂窝、疔疮、便毒：草乌一个，川乌一个，瓦一块，新汲水一桶。将二乌并瓦浸于水桶内，候瓦湿透，即将川乌、草乌于瓦上磨成膏，用磨药手挑药贴于疮口四围；如未有疮口，涂药如 3～4 层纸厚，上用纸条透孔贴盖；如药干，用鸡翎蘸水扫湿，如此不过三度。

11. 一切诸疮未破者：草乌为末，入轻粉少许，腊猪油和搽。

12. 淋巴结炎、淋巴结结核：草乌一个，用烧酒适量磨汁，外搽局部，每日一次。

13. 瘰疬初作未破，作寒热：草乌 25g，木鳖子 2 个。以米醋磨细，入捣烂葱头、蚯蚓粪少许。调匀敷上，以纸条贴令通气孔。

14. 一切风齿疼痛，饮食艰难：草乌三枚（炮）、胆矾（研）、细辛（去苗叶）各 5g。捣研为细散。每用一字，以指头揩擦，有涎吐之。

15. 脑泄臭秽：草乌（去皮）25g，苍术 50g，川芎 100g。并生研末，面糊丸，绿豆大，每服 10 丸，茶下。忌一切热物。

16. 喉痹、口噤不开：草乌、皂荚等量。为末，入麝香少许，擦牙，并搐鼻内，牙关自开也。

17. 风湿性关节炎等：将草乌制成注射液，肌注，成人每次 2ml（含总生物碱 2mg），每日 1 次；或穴位注射，每穴 0.5ml，每次 2~3 穴（每日 1 次）或 1~2 穴（每日 2 次），10 天为 1 疗程，停药 2~3 日后可继续用药。

【不良反应及注意事项】 生品内服宜慎。不宜与贝母、半夏、白及、白蔹、天花粉、栝楼同用。

◆草乌叶

【来源】 本品为毛茛科植物北乌头的干燥叶。

【别名】 杜德孜一老玛、阿尔山一那布其。

【性味归经】 味辛、涩，性平，有小毒。

【功能主治】 清热，解毒，止痛。主治：热病发热、泄泻腹痛、头痛、牙痛。

【用法用量】 1~1.2g，多入丸、散用。

【炮制】 除去杂质，及时干燥。

【化学成分】 含生物碱、酚性成分、糖、多糖。

【方剂选用】

1. 肠刺痛，泄泻腹痛：止泻子 30g，木鳖子（制）、查干泵嘎各 25g，木通、香附各 20g，丹参 15g，熊胆、草乌叶、拳参、翠雀花、蜀葵各 5g。制成散剂。每次 1.5~3g，每日 2~3 次，温开水送服。

2. 黏热，协日热，时疫：漏芦花 9.5g，多叶棘豆、查干泵嘎各 6.5g，草乌叶、角茴香各 12g，檀香、天竹黄或石灰华、红花各 5g，黑云香、五灵脂各 8.5g，麝香 3.5g，牛黄 4g。制成水丸。每次 1~3g，每日 2~3 次，温开水送服。

【不良反应及注意事项】 孕妇慎用。

◆草豆蔻

【来源】 本品为姜科植物草豆蔻的干燥近成熟种子。

【别名】 草蔻、草蔻仁、偶子、假麻树。

【性味归经】 味辛，性温。归脾、胃经。

【功能主治】 燥湿健脾，温胃止呕。主治：寒湿内阻、脘腹胀满冷痛、嗳气呕逆、不思饮食。

【用法用量】 内服：煎汤，3~16g；宜后下；或入丸、散。

【炮制】 除去杂质。用时捣碎。

【化学成分】 主要含挥发油、黄酮类化合物、二苯基庚烷类化合物、微量元素。黄酮类化合物主要有：槲皮素、山奈酚、鼠李柠檬素、熊竹素、山姜素、小豆蔻查耳酮、生松黄烷酮等。挥发油中主要含反-桂皮醛，反-金合欢醇，桉叶素，α-律草烯，芳樟醇，樟脑，4-松油醇等。

【药理作用】

1. 对平滑肌的作用：草豆蔻煎剂对豚鼠离体肠管低浓度兴奋，高于 1% 浓度及挥发油饱和水溶液则均呈抑制作用。

2. 升高胃蛋白酶活性：草豆蔻浸出液对总酸排出量无明显地影响，但使胃蛋白酶活力明显升高。

【配伍效用】 草豆蔻配伍半夏：草豆蔻温中燥湿行气；半夏燥湿止呕。二药伍用，有温中行气、燥湿止呕之功效，用于治疗湿蕴中焦之腹胀、呕吐。

【方剂选用】

1. 急性泄泻：苍术、厚朴、枳实各 10~20g，炒莱菔子、炒山楂、炒神曲、茯苓各 30g，陈皮、半夏、木香、草豆蔻各 6~15g，羌活、桂枝、防风各 6~12g，黄连 3~6g，甘草 6g。水煎服。

2. 霍乱心烦渴，吐利不下食：草豆蔻（去皮）0.3g，黄连（去须）30g。上二味，粗捣筛。每服 9g，水一盏，乌豆 50 粒，生姜三片，煎至 2g，去渣温服，日三。

3. 呕逆不下食，腹中气逆：草豆蔻 7 枚（碎），生姜 150g，人参 30g，甘草 30g（炙）。上四味切，以水四升，煮取一升五合，去渣。分温二服，相去如人行五、六里。忌海藻、菘菜。

4. 冷痰呕逆，胸膈不利：草豆蔻（去皮）、半夏（汤洗去滑，切，焙）各15g，陈橘皮（汤浸去白，焙）0.9g。上三味，粗捣筛。每服9g，水一盏，入生姜五片，煎至2g，去渣温服，不拘时候。

5. 香口辟臭：草豆蔻、细辛，为末含之。

【不良反应及注意事项】阴虚血少，津液不足者禁服，天寒湿者慎服。

◆茵陈

【来源】本品为菊科植物滨蒿或茵陈蒿的干燥地上部分。春季采收的习称"绵茵陈"，秋季采割的称"花茵陈"。

【别名】婆婆蒿、野兰蒿、绵茵陈、茵陈蒿、白蒿、绒蒿、猴子毛。

【性味归经】味苦、辛，性微寒。归脾、胃、肝、胆经。

【功能主治】清利湿热，利胆退黄。主治：黄疸尿少、湿温暑湿、湿疮瘙痒。

【用法用量】内服：煎汤，9～15g。外用：煎水洗。

【炮制】除去残根和杂质，搓碎或切碎。绵茵陈筛去灰屑。

【化学成分】主要含香豆素类、黄酮类、色原酮类、有机酸类、烯炔类、三萜类、甾体类、醛酮类、挥发油等。主要有6，7-二甲基七叶树内酯、茵陈二炔酮、茵陈烯炔、茵陈醇、茵陈色原酮、绿原酸、4-羟基苯乙酮、色原酮、4'-甲基、7-甲基和6-去甲氧基-4'-甲基茵陈色原酮、异茵陈黄酮、茵陈黄酮和蓟黄素等。还含有水溶性多肽类成分。

【药理作用】①利胆作用。②保肝作用。③降压作用。④提高机体免疫功能。⑤解热镇痛消炎作用。⑥抗病原微生物作用。⑦抗肿瘤作用。

【方剂选用】

1. 阳明病，但头汗出，身无汗，剂颈而还，小便不利，渴引水浆，瘀热在里，身发黄者：茵陈180g，栀子14枚（擘），大黄60g（去皮）。以水一斗二升，先煮茵陈，减六升，内二味，煮取三升，去渣分三服。小便当利，尿如皂角汁状。

2. 发黄，脉沉细迟，肢体逆冷，腰以上自汗：茵陈60g，附子1个（作八片），干姜（炮）45g。甘草（炙）30g。上为粗末。分作四贴，水煎服。

3. 病人身如金色，不多语言，四肢无力，好眠卧，口吐粘液：茵陈、白鲜皮各30g。上二味粗捣筛。每服9g，水一盏，煎至六分，去渣，食前温服，日三。

4. 男子酒疸：茵陈4根，栀子7个，大田螺1个，连壳捣烂，以百沸白酒一大盏，冲汁饮之。

5. 遍身风痒生疥疮：茵陈不计多少，煮浓汁洗之。

6. 风瘙瘾胗，皮肤肿痒：茵陈30g，荷叶15g。上二味捣罗为散。每服3g，冷蜜水调下，食后服。

7. 病疬风病（按：此病是身上出现斑块、白色成片）：茵陈蒿两握，水一斗五升，煮取七升，先以皂荚汤洗，次以此汤洗之，冷更作，隔日一洗，不然，恐痛也。

8. 感冒，黄疸，漆疮：茵陈15g。水煎服。

9. 大热黄疸：用茵陈切细煮汤服。生食亦可，亦治伤寒头痛、风热痒疟，利小便。此方名"茵陈羹"。

10. 风疾挛急（指手足不能自由伸缩）：茵陈1斤，秫米1石，面3斤，和匀照常法酿酒，每日饮服。

11. 遍身典疽：茵陈一把，同生姜一块捣烂，每日擦胸前和四肢。

◆茯苓

【来源】本品为本品为多孔菌科真菌茯苓的干燥菌核。多于7～9月采挖，挖出后除去泥沙，堆置"发汗"后，摊开晾至表面干燥，再"发汗"，反复数次至现皱纹、内部水分大部散失后，阴干，称为"茯苓个"；或将鲜茯苓按不同部位切制，阴干，分别称为"茯苓皮"及"茯苓块"。

【别名】茯苓个、茯苓皮、茯苓块、赤苓、白茯苓。

【性味归经】味甘、淡，性平。归心、

肺、脾、肾经。

【功能主治】利水渗湿，健脾宁心。主治：水肿尿少、痰饮眩悸、脾虚食少、便溏泄泻、心神不安、惊悸失眠。

【用法用量】内服：煎汤，15~25g；或入丸、散。

【炮制】茯苓：用水浸泡，洗净，捞出，焖透后，切片，晒干。朱茯苓：取茯苓块以清水喷淋，稍闷润，加朱砂细粉撒布均匀，反复翻动，使其外表粘满朱砂末，然后晾干。

【化学成分】菌核含β-茯苓聚糖约占干重93%和三萜类化合物乙酰茯苓酸、茯苓酸、3β-羟基羊毛甾三烯酸。此外，尚含树胶、甲壳质、蛋白质、脂肪、甾醇、卵磷脂、葡萄糖、腺嘌呤、组氨酸、胆碱、β-茯苓聚糖分解酶、脂肪酶、蛋白酶等。

【药理作用】①利尿作用。②抗菌作用。③能降低胃酸。④其他作用：茯苓能降低血糖，酊剂、浸剂能抑制蟾蜍离体心脏，乙醚或乙醇提取物则能使心收缩加强。对洋地黄引起的鸽呕吐无镇静作用。

【毒理作用】羧甲基茯苓多糖毒性低，给小鼠皮下注射的半数致死量为3.13g/kg。对犬的急性、亚急性毒性试验未见到明显的毒性反应。但大剂量（人常用量的500倍）给药后的开始2周，小鼠体重有明显抑制，可使末梢血中白细胞总数增加，GPT亦轻度增加。

【配伍效用】

茯苓配伍车前子：两药均有利水作用。但茯苓健脾渗湿；车前子利尿通淋。二者伍用，则利水通淋作用加强，用于治疗湿浊内停、偏渗大肠所引起的泻下如水、量多、但尿量减少者。

茯苓配伍酸枣仁：茯苓补益心脾而安心神；酸枣仁养肝血而安心神。二者合用，有补益心脾、养血安神之功效，用于治疗心脾两虚、气血不足、心神失养之心悸、失眠健忘、食少纳呆等症。

茯苓配伍泽泻：二者均为甘淡之品，能导水下行，通利膀胱。但茯苓性平，偏于健脾渗湿；泽泻性寒，善泻肾及膀胱之热，以除下焦湿热。二药合用，利水渗湿之功尤著，且能胜热，用于治疗水湿停滞下焦之水肿、小便不利、泄泻等证属偏热者。

茯苓配伍猪苓：二者性味相同，均有淡渗利湿之功。但茯苓尚有益脾作用；猪苓虽无补益之效，其利水渗湿之功强于茯苓。二药伍用，其利水渗湿之功效更著，且利水而不伤正，用于治疗水湿内停所致之身体浮肿、小便短少、便溏泄泻等症。

【方剂选用】

1. 水肿：茯苓制成含量为30%的饼干，成人每次食8片（每片含生药3.5g），每日3次，儿童减半，1周为1疗程，停用其他利尿药。

2. 精神分裂症：茯苓60g，水煎服，每日1剂，连服1~3个月。

3. 乙脑后遗症失语：茯苓90g（姜汁1匙、竹沥1杯，拌渍后晒干），全蝎15g，僵蚕60g，广郁金60g，共研末，每日服3次，每次6g，饭后开水调服。

4. 斑秃：茯苓500g，烘干，研为细末，每服6g，每日2次，或于睡前服10g，并同时外用酊剂（补骨脂25g，旱莲草25g，用75%酒精200ml浸泡1周后即可），一日数次涂患处。

5. 婴幼儿腹泻：茯苓细末0.5~1g，日服3次。

6. 心下有痰饮，胸胁支满目眩：茯苓120g，桂枝、白术各90g，甘草60g。上四味，以水六升，煮取三升，分温三服，小便则利。

7. 飧泄洞利不止：白茯苓30g，南木香15g（纸裹炮）。上二味，为细末，煎紫苏木瓜汤调下6g。

8. 湿泻：白术30g，茯苓（去皮）22g。上细切，水煎30g，食前服。

9. 胃反吐而渴，欲饮水者：茯苓125g，泽泻120g，甘草60g，桂枝60g，白术90g，生姜120g。上六味，以水一斗，煮取三升，纳泽泻再煮取二升半，温服八合，日三服。

10. 皮水，四肢肿，水气在皮肤中，四肢聂聂动者：防己 90g、黄芪 90g、桂枝 90g、茯苓 180g、甘草 60g。上五味，以水六升，煮取二升，分温三服。

11. 小便多，滑数不禁：茯苓（去黑皮）、干山药（去皮，白矾水内湛过，慢火焙干）。上二味，各等量，为细末。稀米饮调服之。

12. 心虚梦泄，或白浊：茯苓末 6g。米汤调下，日二服。

13. 心汗，别处无汗，独心孔一片有汗，思虑多则汗亦多：艾汤调茯苓末服之。

【不良反应及注意事项】阴虚而无湿热、虚寒滑精、气虚下陷者慎服。

◆茯苓皮

【来源】本品为多孔菌科真菌茯苓菌核的外皮。

【别名】苓皮。

【性味归经】味甘、淡，性平。归肾、膀胱经。

【功能主治】利水消肿。主治：周身肿满、小便不利。

【用法用量】内服：煎汤，15 ~ 25g。

【炮制】晒干备用。

【化学成分】茯苓皮主要含有三萜（羊毛甾烷型和 3，4 - 裂环羊毛甾烷型）和多糖（β - 茯苓聚糖）类成分。主要有去氢齿孔酸、齿孔酸、3 - 表去氢土莫酸、25 - 羟基 - 3 - 去氢土莫酸、去氢土莫酸、去氢齿孔酮酸、茯苓酸、茯苓新酸 A、B、C、D、E、F 等。

【药理作用】①利尿作用。②抗氧化作用。③抑菌作用。④增强免疫力、抗肿瘤、抗癌与细胞毒活性作用：茯苓新酸 A 具有细胞毒活性。茯苓酸具有抑制自由基诱导的剂量依赖型红细胞溶血作用。3 - 表去氢土莫酸能够被人体小肠结肠的上皮细胞吸收且具有清除自由基的活性。此外，茯苓三萜不同成分具有抗肿瘤活性、抗炎作用、免疫调节作用等。羧甲基茯苓多糖（CMP）可以增强淋巴细胞和巨噬细胞的功能，调节 Th1/Th2 细胞因子分泌，从而提高机体的免疫功能。

【方剂选用】

1. 水肿：茯苓皮、椒目二味不拘多少。煎汤饮。

2. 男子、妇人脾胃停滞，头面四肢悉肿，心腹胀满，上气促急，胸膈烦闷，痰涎上壅，饮食不下，行步气奔，状如水病：生姜皮、桑白皮、陈橘皮、大腹皮、茯苓皮各等分。上为粗末。每服9g，水一盏半，煎至2.4g，去渣，不计时候，温服。忌生冷油腻硬物。

◆茯神

【来源】本品为菌类植物药多孔菌科植物茯苓菌核中间天然抱有松根（即茯神木）的白色部分。

【别名】茯神木。

【性味归经】味甘、淡，性平。归心、脾经。

【功能主治】宁心，安神，利水。主治：惊悸、健忘、健忘失眠、惊痫、小便不利。

【用法用量】内服：煎汤，9 ~ 15g；或入丸、散。

【炮制】朱茯神：取茯神块，喷淋清水，稍闷润，加朱砂细粉，撒布均匀，并随时翻动，至茯神外面粘满朱砂为度，然后晾干（每茯神100斤，用朱砂30两）。

【化学成分】茯神中主要含有多糖，三萜、脂肪酸、甾醇、酶等。主要成分有茯苓多糖、茯苓素、茯苓酸、脱氢茯苓酸、多孔菌酸、土莫酸、脱氢土莫酸、齿孔酸、松苓酸、松苓新酸、茯苓新酸等，其他还含有麦角甾醇、胆碱、腺嘌呤、组氨酸、蛋白质、卵磷脂、脂肪、酶、无机盐等。

【药理作用】①镇静作用。②抗肿瘤作用。③利水消肿作用。④改善老年人的免疫功能，增强体质，保护骨髓，预防和减轻放化疗的毒副反应，达到扶正固本、健脾补中的作用。⑤抗炎抑菌作用。⑥保肝作用。⑦抗衰老作用。⑧降糖作用。

【方剂选用】

1. 心神不定，恍惚不乐：茯神 60g（去皮），沉香 15g。并为细末，炼蜜丸，如小豆大。每服 30 丸，食后人参汤下。

2. 心虚血少，神不守舍，多惊恍惚，睡卧不宁：人参（去芦头）、茯神（去木）、黄芪（蜜炙）、熟干地黄（洗，焙）、当归（洗，焙）、酸枣仁（去皮，炒）、朱砂（别研，一半入药，一半为衣）。上件各等分，为细末，炼蜜为丸，如梧桐子大。每服 30 丸，煎人参汤下。

3. 虚劳烦躁不得眠：茯神（去木）、人参各 30g，酸枣仁（炒，去皮，别研）150g。上三味粗捣筛。每服 9g，以水一盏，入生姜半分，拍碎，煎至 2g，去渣，空腹温服，日二夜一。

【不良反应及注意事项】肾虚小便不利或不禁，虚寒滑精者慎。

◆胡椒

【来源】本品为胡椒科植物胡椒的干燥近成熟或成熟果实。

【别名】白胡椒、黑胡椒。

【性味归经】味辛，性热。归胃、大肠经。

【功能主治】温中散寒，下气，消痰。主治：胃寒呕吐、腹痛泄泻、食欲不振、癫痫痰多。

【用法用量】0.6～1.5g，研末吞服；外用：适量。

【炮制】除去杂质及灰屑。用时粉碎成细粉。

【化学成分】胡椒果实含多种酰胺类化合物及挥发油。

【药理作用】①抗惊厥作用。②杀虫作用。③利胆作用。④升压作用。

【毒理作用】胡椒碱给于大鼠腹腔注射的半数致死量为 348.6mg/kg。

【方剂选用】

1. 癫痫：胡椒及荜茇的粗提取物制成片剂（每片含量相当于生药、胡椒及荜茇各 0.5g），每次 2～4 片，日服 2 次。

2. 疟疾：胡椒 10～15 粒，研极细末，置胶布中央，贴于大椎穴上，7 日为 1 疗程。若胶布密封者，可连续 7 日。如胶布脱粒时应即更换。

3. 胃寒痛：生胡椒 10 粒，大枣 3 枚，甜杏仁 5 个，混合捣细碎，温开水调服，成人日服 1 剂，体弱或儿童酌减。

4. 冻疮：胡椒粉、雄黄粉各等量，拌匀，撒在伤湿止痛膏或胶布上，贴于患处，外用绷带包扎。隔日 1 次，3 次为 1 疗程。

5. 小儿泄泻：白胡椒 1g（研末），加葡萄糖粉 9g，配成散剂。每次剂量分别为：1 岁以下 0.3～0.5g，3 岁以下 0.5～1.5g，一般不超过 2g，每日 3 次，连服 1～3 天为 1 疗程。如有脱水现象者可补液。

6. 小儿消化不良：胡椒 30 粒，吴茱萸 30g，丁香 6g，共研末。每次用药粉 1.5g，调适量凡士林敷脐部，每日换药 1 次。

7. 牙痛：胡椒 2g，大青盐 2g，共研末，将 0.5g 置于干棉球中，另取 95% 乙醇 10ml，加热至沸点，即用镊子夹住棉球放入其内，片刻取出。待棉球降温至 60℃ 左右，令患者用痛牙咬住，疼痛很快停止。

8. 反胃呕哕吐食，数日不定：胡椒 0.9g（末），生姜 30g（微煨切）。上件药，以水二大盏，煎取一盏，去渣，分温三服。

9. 翻胃：胡椒一味，醋浸之，晒干，醋浸不计遍数，愈多愈好，碾末醋糊为丸。淡醋汤下 10 丸，加至 30～40 丸。

10. 胃痛：大红枣（去核）7 个，每个内入白胡椒 7 粒，线扎好，饭锅上蒸 7 次，共捣为丸，如绿豆大。每服 7 丸，温滚水下，如壮实者用 10 丸。服后痛止，而胃中作热作饥，以粥饭压之即安。此寒食痰饮皆治。

11. 夏月冷泻及霍乱：胡椒碾末，饭丸梧子大。每米饮下 40 丸。

12. 风虫牙痛：胡椒、荜茇等量。为末，蜡丸，麻子大。每用一丸，塞蛀孔中。

【不良反应及注意事项】糖尿病、咳嗽、吐血、高血压、胃溃疡患者忌食；阴虚有火者忌服。

◆胡颓子

【来源】本品为胡颓子科植物胡颓子的

果实。

【别名】半春子、甜棒槌、雀儿酥、羊奶子。

【性味归经】味酸，涩，性平。归肺、胃、大肠经。

【功能主治】收敛止泻，健脾消食，止咳平喘，止血。主治：泄泻、痢疾、食欲不振、消化不良、咳嗽气喘、崩漏、痔疮下血。

【用法用量】内服：煎汤，9～15g。外用：适量，煎水洗。

【炮制】晒干。

【化学成分】主要含挥发油、黄酮类、萜类、甾醇类、有机酸、氨基酸、微量元素等。

【方剂选用】

1. 饮食积滞，消化不良，少食腹泻或肠炎、痢疾之轻症：山楂 10g，鲜胡颓子 15g。加水煎服。

2. 阴虚肺燥久咳气喘：鲜胡颓子 30g，胡颓子叶 15g。加水煎浓汤服。

◆ **胡颓子叶**

【来源】本品为胡颓子科植物胡颓子的叶。

【别名】蒲颓叶。

【性味归经】味酸，性平。入肺经。

【功能主治】收敛止咳。

【用法用量】内服：煎汤，9～15g；或捣敷；或研末；每次 2～3g。外用：适量，捣敷，或研末调敷；或煎汤熏洗。

【炮制】鲜用或晒干。

【化学成分】本品含羽扇豆醇，熊果酸，齐墩果酸，β-谷甾醇，熊竹素等。

【药理作用】本品扩张支气管，改善实验性支气管炎的病理变化，以奏平喘之效，且能使大多数上皮细胞修复。煎剂体外对金黄色葡萄力，肺炎球菌，大肠杆菌有抑制作用。

【方剂选用】

1. 一切肺喘剧甚者：胡颓子叶焙，研为细末。米饮调服 6g，并服取瘥。

2. 咳嗽：鲜胡颓子叶 30g。煎汤，加糖少许内服。

3. 肺结核咳血：鲜胡颓子叶 24g，冰糖 15g，开水冲炖，饭后服，日服 2 次。

4. 痈疽发背，金疮出血：鲜胡颓子叶，捣烂敷患处。

◆ **胡颓子根**

【来源】本品为胡颓子科植物胡颓子的根。

【别名】牛奶根、贯榨根、叶刺头。

【性味归经】味酸，性平。归肺、脾经。

【功能主治】止咳，止血，祛风，利湿，消积滞，利咽喉。主治：咳喘、吐血、咯血、便血、月经过多、风湿关节痛、黄疸、泻痢、小儿疳积、咽喉肿痛。

【用法用量】内服：煎汤，9～15g（鲜者 30～60g）；或浸酒。外用：煎水洗。

【炮制】晒干。

【方剂选用】

1. 风寒肺喘：胡颓子根 30g，红糖 15g。水煎，饭后服。

2. 吐血，咯血，便血，月经过多：胡颓子根 30～60g。煎服。

3. 风湿痛：胡颓子根 90g，黄酒 60g，猪脚半斤。加水煮一时许，取汤一碗，连同猪脚服。

4. 利湿，治黄疸：胡颓子根 15～24g。水煎服。

5. 产后腹痛下痢：胡颓子根 60g，红糖 30g，水煎服。

6. 脾泄洞痢：胡颓子根 3～15g。水煎成半碗，加些冰糖，饭前服，日服 2 次。

7. 小儿食积、疳积：胡颓子根 15g。水煎服。

8. 咽喉肿痛：胡颓子根 30g，王瓜根 15g。水煎，频频含咽，每日 1 剂。

9. 喉痛失音：胡颓子根头约 30g。川连 6g。水煎服。

10. 产后浮肿：胡颓子根 3～5 鳞，益母草等分。水煎至半碗，加些红糖温服。

11. 皮肤湿疹：胡颓子根适量，煎洗。

◆ **胡芦巴**

【来源】本品为豆科植物胡芦巴的干燥成熟种子。

【别名】苦豆、芦巴、胡巴、季豆、小木夏、香豆子。

【性味归经】味苦，性温。归肾经。

【功能主治】温肾，祛寒，止痛。主治：肾脏虚冷、小腹冷痛、小肠疝气、寒湿脚气。

【用法用量】5～15g煎服。

【炮制】胡芦巴：除去杂质，洗净，干燥。盐胡芦巴：取净胡芦巴，照盐水炙法炒至鼓起，有香气。用时捣碎。

【化学成分】主要含甾体皂苷类、黄酮类、生物碱、香豆素、三萜类成分等。

【药理作用】①降血糖作用。②降血脂作用。③抗胃溃疡作用。④抗肿瘤作用。⑤对肾组织损伤有明显保护和治疗作用。⑥对急性化学性肝损伤的保护作用。⑦对脑缺血的保护作用。

【方剂选用】

1. 婴儿走睾：胡芦巴、艾叶、干姜、小茴香各15g，食盐60g，混合拌热，用布包好热熨少腹（以不烫皮肤为度），每日1～2次。一般热熨2分钟后痛止，睾丸复原，可连用4～7日以防复发。

2. 气攻头痛：胡芦巴（炒）、荆三棱（酒浸，焙）各15g，干姜（炮）7.5g。上为细末。每服6g，温生姜汤或温酒调服，不拘时候。

3. 一切寒湿脚气，腿膝疼痛，行步无力：胡芦巴120g（浸一宿），破故纸120g（炒香）。上为细末，用大木瓜一枚，切顶去穰，填药在内，以满为度，复用顶盖之，用竹签签定，蒸熟取出，烂研，用前件填不尽药末，搜和为丸，如梧桐子大。每服50丸，温酒送下，空心食前。

4. 肾脏虚冷，腹胁胀满：胡芦巴60g，附子（炮裂，去皮、脐）、硫黄（研）各0.9g。上三味，捣研为末，酒煮面糊丸如梧桐子大。每服20～30丸，盐汤下。

【不良反应及注意事项】阴虚火旺者忌服。

◆ **胡黄连**

【来源】本品为玄参科植物胡黄连的干燥根茎。

【别名】割孤露泽、胡连、西藏胡黄连。

【性味归经】味苦，性寒。归肝、胃、大肠经。

【功能主治】清湿热，除骨蒸，消疳热。主治：湿热泻痢、黄疸、痔疾、骨蒸潮热、小儿疳热。

【用法用量】内服：煎汤，6～12g；或入丸、散。外用：适量，研末调敷；或浸汁点眼。

【炮制】除去杂质，洗净，润透，切薄片干燥或用时捣碎。

【化学成分】胡黄连中主要成分是环烯醚萜苷、苯乙醇苷和酚苷，葫芦烷型三萜苷和极少量的黄酮及芳香酸类成分。

【药理作用】①保肝、利胆作用。②抗真菌作用。③收缩子宫作用。④抑制心脏作用。⑤免疫抑制作用。

【配伍效用】胡黄连配伍银柴胡：胡黄连苦寒，清热凉血、退蒸消疳；银柴胡甘寒，清热凉血、退虚热除骨蒸。二者相须为用，其除骨蒸潮热、小儿疳积发热之功效更著，用于治疗血虚有热之骨蒸潮热、小儿疳积发热以及血热妄行之吐衄、发斑、崩漏等症。

【方剂选用】

1. 儿童急性细菌性痢疾：胡黄连、黄芩、金银花、甘草、白芍等制成合剂。

2. 流行性腮腺炎：胡黄连、大黄、吴茱萸各15g，胆星10g。共研末，过80目筛，以陈醋调成糊状，分别敷于两侧足心涌泉穴，再以纱布包扎，胶布固定，每日2次，每次1剂。一般连用2～4天痊愈。

3. 伤寒劳复身热，大小便赤如血色者：胡黄连30g，山栀子60g（去皮，入蜜15g拌和，炒令微焦）。二味捣罗为末，猪胆汁和丸如梧桐子大。每服用生姜二片，乌梅一个，童子小便三合，浸半日，去渣，食后暖小便令温下 10 丸，临卧再服。

4. 吐血、衄血：生地黄、胡黄连各等量。上为末，用猪胆汁为丸如梧桐子大。每服 50 丸，临卧煎茅花汤送下。

5. 痔漏成管：胡黄连（净末）30g，穿山甲（麻油内煮黄色）、石决明（煅）、槐花（微炒）各末 15g。炼蜜丸如麻子大。每服 3g，空心，清米汤送下，早、晚日进二服。至重者四十日而愈。

6. 小儿疳热，肚胀，潮热，发焦：胡黄连 15g，灵脂 30g。为末，雄猪胆汁和丸绿豆大。米饮服，每服 10～20 丸。

7. 婴儿目赤：茶调胡黄连末，涂手足心。

【不良反应及注意事项】脾胃虚寒者慎用。

◆胡枝子

【来源】本品为豆科植物胡枝子的枝叶。

【别名】随军茶、扫皮、胡枝条、野花生、过山龙、羊角梢、豆叶柴、夜合草、假花生、横条、横笆子、扫条。

【性味归经】味甘，性平。归心、肝经。

【功能主治】清热润肺，利尿通淋，止血。主治：肺热咳嗽、感冒发热、百日咳、淋证、吐血、衄血、尿血、便血。

【用法用量】内服：煎汤，9～15g（鲜品 30～60g）。

【炮制】晾干。

【化学成分】主要含槲皮素、山柰酚、三叶豆苷、氨基酸、鞣质等。

【药理作用】降低血胆甾醇，血氮水平作用。

【方剂选用】

1. 肺热咳嗽，百日咳：胡枝子鲜全草 30～60g，冰糖 15g。酌冲开水炖一小时服，日服三次。

2. 鼻衄：胡枝子和冰糖炖服。

3. 小便淋沥：胡枝子鲜全草 30～60g，车前草 15～24g，冰糖 30g。酌加水煎，日服二次。

◆胡桃仁

【来源】本品为胡桃科植物胡桃的种仁。

【别名】虾蟆、胡桃穰、胡桃肉、核桃仁。

【性味归经】味甘、涩，性温。归肾、肝、肺经。

【功能主治】补肾固精，温肺定喘，润肠通便。主治：腰痛脚弱、尿频、遗尿、阳痿、遗精、久咳喘促、肠燥便秘、石淋及疮疡瘰疬。

【用法用量】内服：煎汤，9～15g；单味嚼服；10～30g；或入丸、散。外用：研末捣敷。

【炮制】除去肉质果实，晒干敲破，取出种仁，生用或炒用。

【化学成分】胡桃仁含粗蛋白、粗脂类、多种游离的必需氨基酸等。

【药理作用】给犬喂食含胡桃油的混合脂肪饮食，可使其体重增长很快，并能使血清白蛋白增加，而血胆甾醇水平之升高则较慢，它可能影响胆甾醇的体内合成及其氧化、排泄。

【方剂选用】

1. 湿伤于内外，阳气衰绝，虚寒喘嗽，腰脚疼痛：胡桃仁二 10 两（捣烂），补骨脂 10 两（酒蒸）。研末，蜜调如饴服。

2. 久嗽不止：胡桃仁 50 个（煮热，去皮），人参 150g，杏仁 350 个（麸炒，汤浸去皮）。研匀，入炼蜜，丸梧子大。每空心细嚼一丸，人参汤下，临卧再服。

3. 产后气喘：胡桃仁（不必去皮）、人参各等量。上细切，每服 15g，水二盏，煎 2.1g，频频呷服。

4. 肾气虚弱，腰痛如折，或腰间似有物重坠，起坐艰辛者：胡桃仁 20 个（去皮膜），破故纸（酒浸，炒）240g，蒜 120g（熬膏），杜仲（去皮，姜汁浸，炒）十 180g。上为细末，蒜膏为丸。每服 30 丸，空心温酒下，妇人淡醋汤下。常服壮筋骨，活血脉，乌髭须，益颜色。

5. 益血补髓，强筋壮骨，明目，悦心，

滋润肌肤：故纸、杜仲、草薢、胡桃仁各120g。上三味为末，次入胡桃膏拌匀，杵千余下，丸如梧子大。每服50丸，空心，温酒、盐汤任下。

6. 肾消，唇口干焦，精溢自出，或小便赤黄，五色浑浊，大便燥实，小便大利而不甚渴：白茯苓、胡核仁（汤去薄皮，别研）、附子（大者）1枚（去皮脐，切作片，生姜汁一盏，蛤粉0.3g，同煮干，焙）。上药等量，为末，蜜丸如梧子大，米饮下30~50丸；或为散，以米饮调下，食前服。

7. 石淋：胡核仁1升。细米煮浆粥一升，相和顿服。

8. 小便频数：胡核仁煨熟，卧时嚼之，温酒下。

9. 醋心：烂嚼胡桃，以干姜汤下。或只嚼胡核仁，或只吃干姜汤亦可治。

10. 赤痢不止：枳壳、胡核仁各7枚，皂荚（不蛀者）1挺。上三味，就新瓦上以草灰烧令烟尽，取研极细，分为八服。每临卧及二更、五更各一服，荆芥茶调下。

11. 火烧疮：取胡桃穰烧令黑，杵如脂，敷疮上。

12. 瘰疬疮：胡桃瓤烧令黑，烟断，和松脂研敷。

13. 鼠瘘痰核：连皮胡核仁同贝母、全蝎枚数相等，蜜丸服。

14. 脏躁病：胡桃仁30g。捣碎，和糖开水冲服，每日三次。

15. 尿路结石：胡桃仁120g，用食油炸酥，加糖适量混合研磨，使成乳剂或膏状。于1~2天内分次服完（儿童酌减）。连续服药至结石排出、症状消失为止。

16. 肾虚耳鸣遗精：胡核仁3个，五味子7粒，蜂蜜适量。于睡前嚼服。

17. 皮炎、湿疹：胡桃仁捣碎，炒至完全焦黑出油为度，用乳钵研成糊状，冷后备用。对一般皮炎、湿疹的渗出糜烂期或亚急性期，可用30%~50%胡桃仁焦油氧化锌糊膏均匀薄敷，如渗出液多时胡桃仁

焦油宜多加，即使用纯油亦无刺激。如患处渗出液不多、糜烂不重时，可在均匀薄敷的药膏表面再撒上1层滑石粉固定，一般不需包扎；若渗出液较多时则需厚敷，用纱布包扎，每日换药1~2次，下次换药时不能用水洗，同时内服一般脱敏药物。本品具有收敛、消炎、抑制渗出和安抚止痒等作用，无局部刺激，可代替湿敷疗法。

18. 外耳道疖肿：胡桃仁30g，用食油60g炸枯，过滤弃渣。以其油浸制小纱条（最好加少许冰片），塞入外耳道疖肿处，每日1换。一般治疗后能立感轻快或止痛，并能维持24小时左右。数日可愈。

【不良反应及注意事项】有痰火积热或阴虚火旺者忌服。

◆ 胡麻叶

【来源】本品为胡麻科植物脂麻的叶。

【别名】青襄、巨胜苗、蔓、梦神、胡麻苗。

【性味归经】味甘，性寒。

【功能主治】主治风寒湿痹、崩中、吐血、阴部湿痒。

【用法用量】内服：煎汤或捣汁。外用：研末干擦。

【炮制】晒干备用或鲜用。

【化学成分】干燥的叶含脂麻苷、胶质等。

【药理作用】叶含胶质，加入水中可形成粘浆剂，腹泻和痢疾病人用作饮料有缓和刺激作用。

【方剂选用】

1. 吐血：胡麻嫩茎叶，水煎，兑糖服。

2. 阴部湿痒：胡麻叶、朝阳花、朱砂。共研末，干擦。

3. 慢性气管炎：胡麻叶（干）、鬼针草各15g，水煎2次分服。

4. 哮喘：胡麻叶（晒干），文火炒至微黄，研末备用。每次用热米汤送服3g，早晚各1次。

◆ 南瓜子

【来源】本品为葫芦科南瓜属植物南瓜的种子。

【别名】南瓜仁、白瓜子、金瓜米、窝瓜子、倭瓜子。

【性味归经】味甘，性平。归大肠经。

【功能主治】杀虫，下乳，利水消肿。主治：绦虫、蛔虫、血吸虫、钩虫、蛲虫病、产后缺乳、后手足浮肿、百日咳、痔疮。

【用法用量】内服：煎汤，30～60g；研末或制成乳剂。外用：煎水熏洗。

【化学成分】含南瓜子氨酸、脂肪油、蛋白质及维生素 A、B_1、B_2、C，又含胡萝卜素。

【药理作用】①驱虫作用。②抗日本血吸虫作用。【毒理作用】小鼠以南瓜子浓缩制剂 2～10g/kg 灌胃，并无毒性，但口服 4g，对肝、肺、肾等可产生暂时性病理损害，使肝内糖元减少和脂肪增加。南瓜子氨酸使肝细胞呈轻度萎缩，肝内有少量脂肪浸润，停药后则迅速恢复正常。感染血吸虫的兔喂服南瓜子后，清转氨酶和胆碱酯酶等有所变化，但 3 周后解剖兔肝病变极轻，体内虫数未减，可能因兔不爱食南瓜子，与饥饿有关。以大量南瓜子氨酸给小鼠口服或腹腔注射，可使动物兴奋狂躁，而兔和猫则可能表现安静；但能使兔血压升高和呼吸加快；对离体兔肠有抑制作用。

【配伍效用】南瓜子配伍槟榔：南瓜子主杀绦虫；槟榔杀绦虫且行气导滞。二者相须为用，其杀虫之功效更强，并能促使虫体排出，用于治疗绦虫病。

【方剂选用】

1. 血吸虫病：南瓜子去油粉剂，每日用量分别为：成人服 240～300g；10 岁以下儿童减半；10～16 岁服 160～200g。或用南瓜子水浸膏（每 ml 相当于生药4g），急性病例每日用 180ml，慢性病例每日用 60ml。儿童剂量按去油粉剂推算。均以 30 天为 1 疗程。

2. 牛肉绦虫病：①南瓜子（炒，去壳）30～120g；②槟榔片 40～120g，加水 400ml，煎成 200ml。早晨空腹服南瓜子，半小时后再服槟榔煎剂，2 小时后服硫酸

镁 20g，并饮水 600～800ml。

3. 产后缺乳：生南瓜子 15～18g，去壳取仁，用纱布包裹捣成泥状，加开水适量和服（亦可加入少许豆油或食糖搅拌），早晚空腹各服 1 次。一般连服 3～5 天即可见效。如将南瓜子炒熟吃或煮粥吃则无效。

4. 蛔虫：南瓜子（去壳留仁）30～60g。研碎，加开水、蜜或糖成为糊状，空心服。

5. 营养不良，面色萎黄：南瓜子、花生仁、胡桃仁同服。

【不良反应及注意事项】"多食壅气滞膈。"（《本草纲目拾遗》）

◆南瓜蒂

【来源】本品为葫芦科植物南瓜的瓜蒂。

【性味归经】味苦，微甘，性平。归肺、肝经。

【功能主治】解毒，利水，安胎。主治：痈疽肿毒、疔疮、烫伤、疮溃不敛、水肿腹水、胎动不安。

【用法用量】内服：煎汤，30～60g；或煅存性研末。外用：研末调敷。

【炮制】秋季采老熟的南瓜，切取瓜蒂，晒干。

【方剂选用】

1. 疔疮：老南瓜蒂数个。焙研为末，麻油调敷。

2. 对口疮：南瓜蒂烧灰，调茶油涂患处，连涂至痊愈为止。

◆南天竹根

【来源】本品为小檗科植物南天竹的根。

【别名】土甘草、土黄连、钻磺、山黄连、鸡爪黄连、山黄芩。

【性味归经】味苦，性寒，小毒。归肺、肝经。

【功能主治】止咳，除湿，祛风化痰，清热，解毒。主治：肺热咳嗽、湿热黄疸、腹泻、风湿痹痛、疮疡、瘰疬。

【用法用量】内服：煎汤，9～15g，鲜品 30～60g；或浸酒。外用：适量，煎水洗

或点眼。

【炮制】去杂质，晒干，或鲜用。

【化学成分】南天竹根含生物碱类成分南天竹种碱，南天竹种碱甲醚即南天宁碱，南天表碱，小檗碱，及药根碱等。

【药理作用】

①麻醉作用。②兴奋中枢神经，引起痉挛。③抑制心脏。④调节平滑肌作用。⑤麻痹横纹肌作用。

【毒理作用】小鼠的半数致死量为 $100 \sim 150 mg/kg$。

【方剂选用】

1. 肺热咳嗽：鲜南天竹根 30g，鲜枇杷叶（去毛）30g。水煎，日分 3 次服。

2. 湿热黄疸：鲜南天竹根 $30 \sim 60g$。水煎服。

3. 流火风疾（俗称热风关节炎）：南天竹鲜根 $30 \sim 60g$，猪脚 $1 \sim 2$ 个。酌加红酒、开水，炖 2 小时，分 $2 \sim 3$ 次服。

4. 湿热痹：鲜南天竹根 $1 \sim 2$ 荫，或加白葡萄鲜根 30g，芙蓉菊鲜根 15g。水煎服。

5. 坐骨神经痛：南天竹根 $30 \sim 60g$。水煎调酒服。

6. 跌打损伤，气闭晕厥：南天竹根一节，磨白酒 15g 成浓汁，对开水一杯温服。

7. 驱除蛔虫：南天竹根和楝树皮煎水服。

【不良反应及注意事项】孕妇禁服。

◆南天竹子

【来源】本品为小檗科植物南天竹的果实。

【别名】红杷子、天烛子、天竺子、红枸子、南竹子、钻石黄。

【性味归经】味酸、甘，性平，有毒。归肺、肝经。

【功能主治】敛肺止咳，平喘。主治：久咳、喘息、百日咳。

【用法用量】内服：煎汤，$10 \sim 25g$；或烧存性研末。外用：捣敷或烧存性，研末调敷。

【炮制】晒干，置干燥处，防蛀。

【化学成分】南天竹果实含多种生物碱类成分，此外尚含脂肪酸，翠菊苷，蹄纹天竺素木糖葡萄糖苷，还分离得到木脂素类化合物。

【药理作用】

①麻醉作用。②抑制心脏。③调节平滑肌。

【毒理作用】南丁宁碱对蛙的最小致死量为 5mg/10g，小鼠为 3mg/10g，家兔为 70mg/kg。以南天竹碱为主要成分的总碱，毒性较大，其半数致死量为：蛙（胸淋巴腔注射）1.63mg/10g，小鼠（皮下注射）$1.0 \sim 1.5mg$、10g。

【方剂选用】

1. 小儿天哮：经南天竹子、腊梅花各 9g，水蜒蚰 1 条。用水煎服。

2. 三阴疟：南天竹来年陈子，蒸熟。每岁一粒，每早晨白汤下。

3. 下疳久而溃烂，名蜡烛疳：南天竹子烧存性 3g，梅花冰片 0.25g。麻油调搽。

4. 解砒毒，食砒垂死者：南天竹子 120g，擂水服之。如无鲜者，即用干子 $30 \sim 60g$，煎汤服亦可。

5. 八角虱：南天竹子同水银捣烂擦之。亦可浸酒，祛风痹。

【不良反应及注意事项】外感咳嗽初起慎服。本品有毒，过量服用，能使中枢神经系统兴奋、产生痉挛。严重时，可导致呼吸中枢麻痹，心力衰竭而死亡。

◆南鹤虱

【来源】本品为伞形科植物野胡萝卜的干燥成熟果实。

【别名】虱子草、野胡萝卜子、窃衣子、鹤虱。

【性味归经】味苦、辛，性平，有小毒。归脾、胃经。

【功能主治】杀虫消积。主治：蛔虫、蛲虫、绦虫病、虫积腹痛、小儿疳积。

【用法用量】内服：煎汤，$6 \sim 9g$；或入丸、散。外用：适量，煎水熏洗。

【炮制】取原药材，除去杂质及残存果柄，筛去泥屑。

【化学成分】果实含挥发油约2%，油

中含细辛醚、甜没药烯、巴豆酸、细辛醛等。

【药理作用】①扩冠作用。②调节平滑肌收缩。③抑制呼吸。

◆**南蛇藤**

【来源】本品为卫矛科植物南蛇藤的藤茎。

【别名】过山枫、挂廊鞭、香龙草、过山花、大南蛇、老龙皮、穿山龙、老牛筋、黄果藤。

【性味归经】味苦、辛，性微温。归肝、膀胱经。

【功能主治】祛风除湿，通经止痛，活血解毒。主治：风湿关节痛、四肢麻木、瘫痪、头痛、牙痛、疝气、痛经、闭经、小儿惊风、跌打扭伤、痢疾、痧症、带状疱疹。

【用法用量】内服：煎汤，9~10g；或浸酒。

【炮制】鲜用或切段晒干。

【化学成分】南蛇藤主要含有倍半萜和生物碱，此外还有三萜类、黄酮类、有机酸类、多元醇类、甾体类及鞣质等。

【药理作用】①抗炎作用。②抗肿瘤作用。③抗氧化作用。

【毒理作用】本剂小剂量（70mg/kg）能对抗五甲烯血氮唑对大鼠的致死作用，但加大剂量则增强其毒性。

【方剂选用】

1. 风湿性筋骨痛、腰痛、关节痛：南蛇藤，凌霄花各120g，八角枫根60g。白酒半斤，浸7天。每日临睡前服15g。

2. 筋骨痛：南蛇藤15~30g。水煎服。

3. 小儿惊风：南蛇藤9g，大青根4.5g。水煎服。

4. 一切痧症：南蛇藤15g。水煎兑酒服。

5. 痢疾：南蛇藤15g。水煎服。

6. 肠风、痔漏、脱肛：南蛇藤、槐米，煮猪大肠食。

7. 经闭：南蛇藤15g，当归30g，佩兰9g，金樱子根15g。水煎，一日2次分服。

8. 牙痛：南蛇藤18g，摇肖竹12g。煮蛋吃。

【不良反应及注意事项】孕妇慎用。

◆**枳壳**

【来源】本品为芸香科植物酸橙及其栽培变种或甜橙的干燥幼果。

【别名】只壳、商壳、代代花枳壳、枸枳壳、枸橘壳、香圆枳壳、金球。

【性味归经】味苦、辛、酸，性微寒。归脾、胃经。

【功能主治】破气消积，化痰散痞。主治：积滞内停、痞满胀痛、泻痢后重、大便不通、痰滞气阻、胸痹、结胸、脏器下垂。

【用法用量】内服：煎汤，5~15g（大剂25~100g）；或入丸、散。外用：煎水洗或炒热熨。

【炮制】枳实：除去襄瓜、核、洗净，稍浸，捞出，润软，以手能捏对折为度，切片，晾干。炒枳壳：取麸皮撒于热锅内，候包蒸冒烟时，加入枳壳片，炒至淡黄色，取出，筛去麸皮，放凉。

【化学成分】枳壳所含化学成分主要有黄酮类、挥发油类、生物碱类、香豆素类和一些微量元素等。

【药理作用】①利尿作用。②抗炎作用。③抗氧化作用。④抗癌作用。⑤保肝作用。⑥抗血小板聚集作用。⑦降糖作用。⑧治疗血病。

【毒理作用】N–甲基酪胺的盐酸盐，静脉注射的半数致死量33.9mg/kg，辛弗林重酒石酸盐皮下注射给药的半数致死量为800mg/kg。

【配伍效用】枳壳配伍郁金：二者均苦辛性凉，但枳壳入肺、脾、大肠经，破气除胀、消积宽中，走气分，以理气消胀为主；郁金入心、肺、肝经，活血止痛、行气解郁、凉血清心、利胆退黄，既走气分，又走血分，偏于行气解郁、活血止痛。二者合用，共奏行气解郁宽胸、活血散瘀止痛之功效，用于治疗肝郁气滞血瘀之胁肋胀痛、刺痛、胸痞、胃脘不适；慢性肝炎、肝硬化之肝区疼痛；急、慢性胆囊炎，胆结石之胁肋疼痛等症。

【方剂选用】

1. 浅表性胃炎伴胃下垂：党参、黄芪、枳壳各 30g，白术、紫河车各 20g，白芍 15g，当归、木香（后入）、黄连各 10g，陈皮、炙甘草各 6g。水煎服，每日 1 剂。

2. 溃疡病：海螵蛸、枳壳各 12g，白芷、甘草、元胡、白及各 10g，痢特灵 3.3g。中药共为细末后加入痢特灵粉混匀，装入胶囊。每次 6 粒，每日 3 次，饭后服。

3. 血瘀型恶漏不绝：川芎、当归、刘寄奴、桃仁各 12g，蚤休、枳壳各 20g，益母草、焦山楂各 30g，炮姜 6g，甘草 3g。水煎服，每日 1 剂。恶漏干净、症状消除后停药。

4. 小儿外感咳嗽：杏仁、金沸草、苏子、半夏、焦楂曲、枳壳各 10g。水煎 2 次，煎成 200～250ml 药液，少量分次频服，每日 1 剂。

5. 伤寒呃噫：枳壳 15g（去穣，麸炒黄），木香 3g。上细末。每服 3g，白汤调下。未知，再与。

6. 顺气止痢：甘草（炙）18g，枳壳（炒）12g。上为细末。每服 3g，空心沸汤点服。

7. 产后生肠不收：枳壳 60g，去穣煎汤，温浸良久即入。

8. 小儿秘涩：枳壳（煨，去穣）、甘草各 3g。以水煎服。

9. 小儿软疖：大枳壳 1 个，去白，磨口平，以面糊抹边，合疖上，自出脓血尽，更无疤痕也。

【不良反应及注意事项】脾胃虚弱及孕妇慎服。

◆枳实

【来源】本品为芸香科植物酸橙及其栽培变种或甜橙的干燥幼果。

【别名】鹅眼枳实。

【性味归经】味苦、辛、酸，性微寒。归脾、胃经。

【功能主治】破气消积，化痰散痞。主治：积滞内停、痞满胀痛、泻痢后重、大便不通、痰滞气阻、胸痹、结胸、脏器下垂。

【用法用量】内服：水煎，3～10g；入丸、散。外用：适量，研末调敷，或炒盐熨。

【炮制】生枳实：除去杂质，洗净，润透，切薄片，干燥。炒枳实：先将麸皮撒于加热的锅内，候烟冒时，加入枳实片，拌炒至微呈焦黄色，取出筛去麸皮，放凉。

【化学成分】所含化学成分主要有黄酮类、挥发油类、生物碱类、香豆素类和一些微量元素等。

【药理作用】①利尿作用。②抗炎作用。③抗炎作用。④抗氧化作用。⑤抗癌作用。⑥保肝作用。⑦改善大鼠学习记忆障碍。⑧抗血小板聚集作用。⑨降糖作用。

【配伍效用】

枳实配伍白芍：枳实破气；白芍活血止痛。二者合用，有行气活血止痛之功效，用于治疗产后气滞血瘀之腹痛、烦满不得卧。

枳实配伍白术：枳实苦辛降泄，破气化滞、消痞除满、逐痰散结，以泻为主；白术苦甘升补，健脾益胃、燥湿和中，以补为要。二药伍用，补泻兼施，行气而不伤正，补正而不壅滞，共奏行气消积除痞、健脾益胃和中之功效，使气机调畅、升降有序。用于治疗脾虚气滞、宿食不消而引起的纳呆纳差、消化不良、脘腹痞满以及小儿疳积等症。

枳实配伍厚朴：枳实破气消积；厚朴温中燥湿散满。二者伍用，有消积、行气、散满之功效，用于治疗食积气滞而脘腹胀痛者。

枳实配伍薤白：枳实破气除满；薤白通阳散结。二者伍用，有通阳散结、行气除痞之功效，用于治疗胸阳不振而气滞所引起之胸闷而痛；或泻痢而有气滞出现的里急后重。

枳实配伍竹茹：枳实味苦性寒，破气消痰、散结除痞；竹茹味甘性凉，清热化痰、降逆止呕。二者合用，共奏消积化痰、和胃降逆、清热止呕之功效，用于治疗胃热痰盛、胃气上逆之胸脘满闷、恶心呕吐等症。

【方剂选用】

1. 胃及十二指肠溃疡：白及、枳实各6g，浓煎3混合取汁150ml，空腹时用50ml兑痢特灵每次0.15g，每天3次，5日后改痢特灵每次0.1g，每天3次，再服5日。服药后视溃疡部位采取不同卧位，以便药汁浸入溃疡部位。

2. 胃下垂：10%枳实、蓖麻仁液（二药等量）做离子透入疗法，日1次，每次10~20分钟，15次为1疗程。

3. 胃扭转：枳实10g，川朴10g，莱菔子10g，水煎服，治疗胃扭转，服药2剂后，呕吐稍减，加大剂量并加槟榔10g，2剂后X线复查，胃扭转现象消失。

4. 肠梗阻：枳实、莱菔子、广木香、白酒各30g，四季葱头50g，食盐500g。先将前三味炒热，将上药混合以纱布包裹，外敷脐及周围，药冷后可继续放锅内炒热再敷。每次30~60分钟，可在药袋上加热水袋，使药力持久。

5. 胸痹心中痞气，气结在胸，胸满胁下逆抢心：枳实4枚，厚朴120g，薤白半升，桂枝30g，栝楼实一枚（捣）。上五味，以水五升，先煮枳实、厚朴，取二升，去渣，纳诸药，煮数沸，分温三服。

6. 猝患胸痹痛：枳实捣（末），宜服2g，日三，夜一服。

7. 大便不通：枳实、皂荚等量。为末，饭丸，米饮下。

8. 积冷利脱肛：枳实一枚。石上磨令滑泽，钻安柄，蜜涂、炙令暖熨之，冷更易之，取缩入止。

9. 少小久痢淋沥，水谷不调，形羸不堪大汤药者：枳实60g。治下筛。三岁以上饮服2g，若儿小以意服，日三。

10. 产后腹痛，烦满不得卧：枳实（烧令黑，勿太过）、芍药等量。杵为散。服2g，日三服。并主痈脓，以麦粥下之。

11. 妇人阴肿坚痛：枳实半斤。碎，炒，令熟帛裹熨之，冷即易。

12. 小儿头疮：枳实烧灰，猪脂调涂。

【不良反应及注意事项】 脾胃虚弱及孕妇慎服。

◆ **枳椇子**

【来源】 本品为鼠李科植物北枳椇、枳椇和毛果枳椇的成熟种子。亦有用带花序轴的果实。

【别名】 木蜜、树蜜、木饧、白石木子、枳枣、鸡脚爪。

【性味归经】 味甘，性平。归心、脾、肺经。

【功能主治】 解酒毒，止渴除烦，止呕，利大小便。主治：醉酒、烦渴、呕吐、二便不利。

【用法用量】 内服：煎汤，6~15g；或炮酒服。

【化学成分】 主要含黄酮类、皂苷类、生物碱类、脂肪酸类成分。主要有枳椇皂苷C、D、G、G'、H等，山柰酚、双氢山柰酚、洋芹素、杨梅黄素、双氢杨梅黄素等。还含3-甲氧基4-羟基-苯甲酸、大黄素、（+）-没食子儿茶素等。

【药理作用】 ①解酒作用。②保肝作用。③镇静作用。④惊厥作用。⑤抗致突变作用。⑥抗肿瘤作用。

【方剂选用】

1. 饮酒多发积，为酷热蒸熏，五脏津液枯燥，血泣小便并多，肌肉消烁，专嗜冷物寒浆：枳椇子60g，麝香3g。为末，面糊丸，如梧子大。每服30丸，空心盐汤吞下。

2. 酒色过度，成劳吐血：枳椇子120g，红甘蔗1根。炖猪心肺服。

3. 小儿惊风：枳椇子30g。水煎服。

4. 小儿黄瘦：枳椇子30g。水煎服。

【不良反应及注意事项】 脾胃虚寒者禁用。

◆ **栀子**

【来源】 本品为茜草科植物栀子的干燥成熟果实。

【别名】黄栀子、黄果树、山栀子、红枝子。

【性味归经】味苦，性寒。归心、肺、三焦经。

【功能主治】泻火除烦，清热利湿，凉血解毒；外用消肿止痛。主治：热病心烦、湿热黄疸、淋证涩痛、血热吐衄、目赤肿痛、火毒疮疡、外治扭挫伤痛。

【用法用量】6～9g。外用：生品适量，研末调敷。根30～60g。

【炮制】栀子：除去杂质，碾碎。炒栀子：取净栀子，照清炒法炒至黄褐色。

【化学成分】栀子中主要含有大量的环烯醚萜类化合物，同时还存在一些有机酸、黄酮、香豆素、挥发油、皂苷、木脂素、多糖及其他类化合物。主要有栀子苷，都桷子苷，都桷子素龙胆双糖苷，山栀苷，栀子酮苷，京尼平苷，10－O－乙酰京尼平苷，都桷子苷酸，绿原酸，藏红花酸，藏红花素，熊果酸，藏红花素葡萄糖苷，芦丁，D－甘露醇，β－谷甾醇，胆碱，叶黄素等。

【药理作用】①保肝利胆作用。②利胰、利胆及降胰酶效应。③降压作用。④降低心肌收缩力。⑤抑菌作用。⑥致泻作用。⑦镇痛作用。⑧抗炎及治疗软组织损伤的作用。⑨抗氧化作用。⑩抗胃溃疡作用。

【毒理作用】小鼠急性腹腔注射半数致死量为27.45g/kg，皮下注射为31.70g/kg，与镇静有效是比较安全指数较小。

【配伍效用】

栀子配伍豆豉：栀子苦寒，既泻心肺邪热，又解三焦郁火，功擅清热泻火除烦，以清热为主；豆豉苦寒，既能发汗透表，又能散郁除烦，长于发散胸中郁热，以解表为要。二者伍用，栀子能导热下行而清泄胸膈间烦热；豆豉透热于外而宣散胸膈间郁热。共奏宣透肌表、清泄里热、解郁除烦之功效，用于治疗外感风热初起诸证以及温热病后期，余热未清之胸中懊憹、虚烦不得眠之症。

栀子配伍干姜：栀子苦寒，泻火除烦，功擅清心肺之火；干姜辛热，善除里寒，长于温中回阳。二者合用，有清上温中、通调气机之功效，用于治疗误下伤中、中焦有寒而上焦郁热不除之心烦痞闷、腹部胀满、大便溏泄等症。

栀子配伍高良姜：栀子苦寒，清热泄火、除烦止呕；高良姜辛温，暖中散寒、行气止痛。二者伍用，栀子从肺入肠清其郁热，良姜宣发胃阳，辟除冷积。共奏阴阳、止疼痛之功效，用于治疗下利后腹中虚痛以及寒热错杂之脘腹疼痛等症。

栀子配伍姜黄：栀子苦寒，泻火解毒、泄热利湿、凉血止血；姜黄苦辛而性温，活血通经、行气止痛。二者皆入肝经，相使为用，共奏清肝利胆、泻火解毒、理气止痛之功效，用于治疗肝胆湿热、气滞血瘀之发热、胁痛、口苦等症。

栀子配伍茵陈、大黄：栀子清利三焦湿热，利小便，可使湿热从小便出；茵陈清热利湿退黄。二者伍用，清利肝胆、利湿退黄效果增强。大黄涤荡肠胃郁热，使湿热从大便出。大黄与栀子伍用，则共奏清热利湿、前后分消之功，使湿热从二便出。三药相伍，其清热利湿退黄之功更著，用于治疗湿热黄疸，热重于湿之阳黄，证见周身面目俱黄、小便黄赤、大便不畅或秘结、口渴、苔黄腻、脉弦滑者。

【方剂选用】

1. 冠心病：栀子12g，桃仁12g，加蜂蜜30g，调成糊状，摊敷在心前区，面积约7cm×15cm，以纱布覆盖。开始每3日换1次，2次后7日换1次，6次为1疗程。

2. 耳郭假性囊肿：栀子、大黄、白矾、雄黄，按8：4：4：1的比例研成末，用时与凡士林调成50%软膏，外敷局部，覆盖消毒纱布。阳证者药膏中去雄黄。2～3天换药1次，直至痊愈。

3. 烧伤：栀子、川黄连各2份，冰片1份，将栀子、黄连焙炼研末，加入研细的冰片，混匀，装瓶密封备用。取适量药粉加香油调成糊状，创面消毒后，用棉签蘸药液涂在创面上，若有水泡，刺破后再涂药，对陈旧性创面，应清除干净后涂药，涂药后应暴露创面，保持清洁，每日涂药2次。

4. 扭挫伤：①山栀子捣碎，研成粗粉，以温水调成糊状，加入少许酒精，包敷伤处。3～5天更换1次，肿胀明显者可隔天更换1次。脱臼者应先整复后再用，骨折者不宜使用。有肢体麻痹者，应配合理疗及针灸治疗。②黄栀子粉60g，面粉120g，鸡蛋1个，烧酒适量，调成糊状敷于患部，待药干后更换新药。一般敷药2次后即见效果。③生栀子、生韭菜各等量，混合捣烂后，用鸡蛋清调匀，敷患处，每日换药1次，一般敷3～5次即可。治疗闭合性软组织损伤382例，疗效均佳。④栀子、红花、乳香分别焙干、研末、过箩、等量混匀，按10%浓度配制，把药物加入到75%的酒精瓶，封盖，1周后即可应用。凡闭合性软组织损伤，每日涂搽2～3次。

5. 各种疼痛：栀子10g，大黄10g，研末。以蓖麻油或液体石蜡加数滴75%酒精调糊后敷患处，用纱布固定。

6. 小儿发热：栀子9g，研碎，然后浸入少量的70%酒精或白酒中，浸泡30～60分钟，取浸泡液与适量的面粉和匀，做成4个如5分镍币大小的面饼，临睡前贴压于患儿的涌泉穴（双）、内关穴（双），外包纱布，再用胶布固定，次晨取下，以患儿皮肤呈青蓝色为佳。

7. 小儿疳积：炒栀子、苦杏仁、花椒、丁香各等量，共研末。取药末适量，葱白3节，鸡蛋清1枚，白酒少许及少量淀粉调匀，做成药饼2个，敷于患儿足心涌泉穴处，外以纱布固定，睡前敷用，晨起取下为治疗1次。敷药后足心青取效最快，4次为1疗程。未愈者休息2天再治。

8. 口疮、咽喉中塞痛，食不得：大青120g，栀子、黄柏各30g，白蜜半斤。上切，以水三升，煎取一升，去渣，下蜜更煎30g沸，含之。栀子汤）

9. 伤寒身黄发热：肥栀子15个（剖），甘草30g（炙），黄柏60g。上三味，

以水四升，煮取一升半，去渣，分温再服。

10. 肺风鼻赤酒齄：老山栀为末，黄蜡等份溶和。为丸弹子大。空心茶、酒嚼下。忌酒、炙煿。

11. 小便不通：栀子仁2～7枚，盐花少许，独颗蒜一枚。上捣烂，摊纸花上贴脐，或涂阴囊上，良久即通。

12. 赤白痢并血痢：栀子仁四七枚。锉，以浆水一升半，煎至五合，去渣。空心食前分温二服。

【不良反应及注意事项】脾虚便溏者忌服。

◆栀子根
【来源】本品为茜草科植物山栀的根。
【性味归经】味甘、苦，性寒。归肝、胆、胃经。
【功能主治】清热利湿，凉血止血。主治：黄疸型肝炎、痢疾、胆囊炎、感冒高热、吐血、衄血、尿路感染、肾炎水肿、乳腺炎、风火牙痛、疮痈肿毒、跌打损伤。
【用法用量】内服：煎汤，15～30g。外用：适量，捣敷。
【炮制】洗净生用或切片晒干。
【化学成分】主要含三萜类、环烯醚萜类成分，还含有甾醇类等。

◆枸骨叶
【来源】本品为冬青科植物枸骨的干燥叶。
【别名】地劳叶、羊角刺、老鼠刺、猫儿刺、六角茶、六角刺、八角刺、鸟不留、鹅掌筋、苦丁茶、功劳根。
【性味归经】味苦，性凉。归肝、肾经。
【功能主治】清热养阴，平肝，益肾。主治：肺痨咯血、骨蒸潮热、头晕目眩、高血压。
【用法用量】内服：煎汤，15～25g；浸酒或熬膏。外用：捣汁或煎膏涂敷。
【炮制】晒干或鲜用。
【化学成分】枸骨叶的化学成分包括黄酮类、多酚类、三萜及其皂苷和多种微量元素等。

【药理作用】①抗氧化作用。②免疫抑制作用。③抗炎、杀菌作用。④抗生育作用。

【方剂选用】

1. 肺痨：枸骨嫩叶30g。烘干，开水泡，当茶饮。

2. 腰及关节痛：枸骨叶，浸酒饮。

◆枸骨根

【来源】本品为冬青科植物枸骨的根皮。

【别名】功劳根。

【性味归经】味苦，性凉。

【功能主治】祛风止痛。主治：风湿关节痛、腰肌劳损、头痛、牙痛、黄疸型肝炎。

【用法用量】内服：煎汤，10 ~ 25g（鲜者25 ~ 75g）。外用：煎水洗。

【炮制】晒干备用。

【化学成分】主要含三萜类、黄酮类成分等。以及β-谷甾醇、β-胡萝卜苷、庚酸等。三萜类主要有羽扇豆醇、白桦酸、常春藤皂苷元、3β-乙酰基-28-羟基-乌苏醇、乌苏酸、19α-羟基乌苏酸、3β-乙酰基-乌苏酸、23-羟基-乌苏甲酯、暹罗树脂酸、坡模酸及其衍生物、竹节参皂苷IVa正丁酯、齐墩果酸-3β-O-β-D-吡喃葡萄糖醛酸甲酯苷、齐墩果酸-3β-O-[α-L-吡喃阿拉伯糖基（1→2）-β-D-吡喃葡萄糖醛酸甲酯苷等。黄酮类如槲皮素等。

【方剂选用】

1. 劳动伤腰：枸骨根30 ~ 45g，乌贼干2个。酌加酒、水各半炖服。

2. 关节炎痛：枸骨根30 ~ 60g，猪蹄1只。酌加酒、水各半，炖3小时服。

3. 头风：枸骨根30g，煎服。

4. 赤眼：枸骨根15g，车前草15 ~ 30g。煎服。

5. 牙痛：枸骨根15g。煎服。

6. 疟腮：枸骨根，七蒸七晒，每次30g。水煎服。

7. 臁疮溃烂：枸骨根120g。煎汤洗，

日1 ~ 2次。

8. 丝虫病大脚疯流火：①鲜枸骨根60g（干用30g12g），鲜红茎土牛膝15g。黄酒适量（按患者酒量大小酌加）煎服。②鲜枸骨树根一把切片约60 ~ 90g，茅草一束约两许，也加黄酒煎服。③鲜枸骨根60g，槟榔9g。水煎服。

9. 百日咳：枸骨根3 ~ 15g。煎服。

◆枸杞

【来源】本品为茄科植物宁夏枸杞的干燥成熟果实。

【别名】苟起子、枸杞红实、甜菜子、西枸杞、狗奶子、红青椒、枸蹄子、枸果、地骨子、枸茄茄、红耳坠、血枸子、枸地芽子、枸杞豆、血杞子。

【性味归经】味甘，性平。归肝、肾经。

【功能主治】滋补肝肾，益精明目。主治：虚劳精亏、腰膝酸痛、眩晕耳鸣、内热消渴、血虚萎黄、目昏不明。

【用法用量】内服：煎汤，5 ~ 15g；或入丸、散、膏、酒剂。

【炮制】簸净杂质，摘去残留的梗和蒂。

【化学成分】宁夏枸杞的成熟果实主要含枸杞子多糖（LBP）、类胡萝卜素及类萝卜素酯、玉米黄质、甜菜碱、维生素C、类黄酮等。主要化学成分有甜菜碱，阿托品，天仙子胺，玉蜀黍黄质，酸浆果红素，隐黄质，东莨菪素，胡萝卜素等。种子多种氨基酸，微量元素，牛磺酸，γ-氨基丁酸等。还分离得到酚酸类成分：原儿茶酸、二氢阿魏酸、咖啡酸、顺式对羟基肉桂酸、反式对羟基肉桂酸、反式肉桂酸；香豆素类成分：莨菪亭、异莨菪亭、七叶内酯；以及吡咯衍生物，对羟基苯乙酮等。

【药理作用】①调节免疫。②抗肿瘤。③促进造血。

【毒理作用】果实水溶性提取物小鼠皮下注射的半数致死量为93.2g/kg，甜菜碱盐酸盐小鼠皮下注射的半数致死量为18.7g/kg。

【配伍效用】

枸杞配伍菊花：枸杞子滋补肝肾、益精明目；菊花祛风清热、清肝明目。二者合用，共奏滋肝养肾、清热明目之功效，用于治疗肝肾阴虚、目失所养之目暗、视物昏花、头胀头痛及夜盲症等。

枸杞配伍桑椹：枸杞子滋补肝肾、益阴生精明目；桑椹滋阴养血、乌须发。二者合用，其滋阴养血之功效倍增，用于治疗头晕耳鸣、目暗昏花、须发早白等证属精血不足者。

枸杞配伍熟地黄：枸杞子滋补肝肾之阴而明目；熟地黄养血滋阴。二者合用，有滋阴养血、补益肝肾之功效，用于治疗肝肾不足、精血亏虚之头晕目眩、目暗昏花、耳鸣等。

【方剂选用】

1. 慢性萎缩性胃炎：枸杞洗净，烘干，打碎分装。每日20g，分2次于空腹时嚼服，2个月为1疗程，服药期间一般停服其他中西药。

2. 老人夜间口干：枸杞30g，每晚嚼服，连续10天。

3. 疮疖痈疽：枸杞15g，烘脆研末，凡士林50g，加热熔化，倒入枸杞粉拌匀成软膏，分3次摊于不透水纸上敷于患处，包扎固定。每日换药1次。

4. 烫伤：枸杞40g，烘干研末，麻油120g加热至沸，离火倒入枸杞粉拌匀，以消毒棉签蘸浸药油涂于患处，局部包扎，6小时换药1次。

5. 褥疮：枸杞50g，烘脆研末，麻油200g熬沸，待冷倒入枸杞粉加冰片0.5g，拌匀浸入消毒纱布数块。清洁创面后敷上药纱布，包扎固定，每日换药1次。

6. 冻疮：枸杞20g，白芷5g，吴茱萸5g，分别烘脆研末，加入香脂适量，调成膏状，涂于患处。4～6小时换药1次。

7. 妊娠呕吐：枸杞50g，黄芩50g，置带盖瓷缸内，以沸水冲，待温时频频饮服，喝完后可再用沸水冲，以愈为度。

8. 男性不育症：枸杞15g，于每晚嚼碎咽下，连服2个月为1疗程，一般精液常规转正常后再服1个疗程，服药期间适戒房事。

9. 肥胖症：枸杞30g，每日当茶冲服，早晚各1次。

10. 劳伤虚损：枸杞3升，干地黄（切）1升，天门冬1升。上三物，细捣，曝令干，以绢罗之，蜜和作丸，大如弹丸，日二。

11. 虚劳，下焦虚伤，微渴，小便数：枸杞30g，黄芪45g（锉），人参30g（去芦头），桂心0.9g，当归30g，白芍30g。捣筛为散。每服9g，以水一中盏，入生姜半分，枣三枚，饧半分，煎至六分，去渣，食前温服。

12. 肝虚或当风眼泪：枸杞2升。捣破，纳绢袋中，置罐中，以酒一斗浸干，密封勿泄气，三七日。每日饮之，醒醒勿醉。

【不良反应及注意事项】外邪实热，脾虚有湿及泄泻者忌服。

◆ **枸杞叶**

【来源】本品为茄科植物枸杞及宁夏枸杞的嫩茎叶。

【别名】地仙苗、甜菜、枸杞尖、天精草、枸杞苗、枸杞菜、枸杞头。

【性味归经】味苦、甘，性凉。归肝、脾、肾经。

【功能主治】补虚益精，清热明目。主治：虚劳发热、烦渴、目赤昏痛、障翳夜盲、崩漏带下、热毒疮肿。

【用法用量】内服：煎汤，鲜者100～400g；煮食或捣汁。外用：煎水洗或捣汁滴眼。

【炮制】鲜用或晾干。

【化学成分】枸杞叶中含有黄酮类、生物碱、有机酸、多糖、微量元素等。主要有肉桂酰组胺、芸香苷、东莨菪素、香草酸、水杨酸、5，7，3′三羟基6，4′，5′三甲氧基黄酮，金合欢素及其苷、木犀草素、芦丁等。

【药理作用】

①提高免疫作用。②降压、降血脂、

降糖作用。

【方剂选用】

1. 五劳七伤，房事衰弱：枸杞叶半斤（切），粳米二合。上件以豉汁相和，煮作粥，以五味末葱白等，调和食之。

2. 阳气衰，腰脚疼痛，五劳七伤：枸杞叶1斤，羊肾1对（细切），米三合，葱白十四茎。上四味细切，加五味煮粥，如常法，空腹食之。

3. 眼涩痛，兼有翳者：枸杞叶60g，车前叶60g。上件药熟挼之，使汁欲出，又别取大桑叶90g，重裹之，悬于阴地，经宿，乃轻压取汁，点目中，不过三五度瘥。

4. 视力减退及夜盲：枸杞叶60g，柄猫草30g，夜明砂9g，猪肝120g。水煎服。

5. 急性结膜炎：枸杞叶60g，鸡蛋1只。稍加调味，煮汤吃，每日1次。

6. 痔疮炎肿：鲜枸杞叶1握。煎汤熏洗。

7. 年少妇人白带：枸杞叶作菜，同鸡蛋炒食。

◆**柳叶**

【来源】 本品为杨柳科植物垂柳的叶。

【性味归经】 味苦，性寒。归肺、肾、心经。

【功能主治】 清热，解毒，利尿，平肝，止痛，透疹。主治：慢性气管炎、尿道炎、膀胱炎、膀胱结石、白浊、高血压、痈疽肿毒、水火烫伤、关节肿痛、牙痛、痧疹、皮肤瘙痒。

【用法用量】 内服：煎汤，鲜者50～100g。外用：煎水洗，研末调敷或熬膏涂。

【炮制】 鲜用或晒干。

【化学成分】 茎叶含鞣质。

【方剂选用】

1. 小便白浊：清明柳叶煎汤代茶，以愈为度。

2. 下痢后成腌鱼水，险症也：柳叶煎汤（服）下，如止，可救。起病不多日下腌鱼水，年少者方可治，老者难治。

3. 小儿丹，烦：柳叶1斤，水一斗，煮取三升，去渣，揾洗赤处，日七八度。

4. 猝得恶疮，不可名识者：煮柳叶若皮，洗之；亦可纳少盐。此又疗面上疮。

5. 眉毛痒落：柳叶，阴干，捣罗为末，每以生姜汁，于生铁器中调。夜间涂之，渐以手摩令热为妙。

6. 疖肿、乳腺炎：柳叶切碎煮烂，过滤，除去残渣，浓缩至糖浆状，备用外敷。

7. 炎症感染：柳叶制成注射剂（每ml含生药1g），肌注，每日2次，每次2ml，小儿酌减。

8. 高血压：鲜柳叶0.5斤，加水煎成100ml，2次分服。6天为1疗程。

9. 地方性甲状腺肿：柳叶制成糖衣片（每片相当于生药2g）内服，开始每日8～10片，2～3次分服，连服3～4周；以后日服3次，每次5片，服至痊愈。儿童剂量酌减。

◆**柳枝**

【来源】 本品为杨柳科植物垂柳的枝条。

【别名】 杨柳条、柳条。

【性味归经】 味苦，性寒。归胃、肝经。

【功能主治】 祛风利湿，解毒消肿。主治：风湿痹痛、小便淋浊、黄疸、风疹瘙痒、疔疮、丹毒、龋齿、龈肿。

【用法用量】 内服：煎汤，50～100g。外用：煎水含漱或熏洗。

【炮制】 鲜用或晾干。

【化学成分】 木质部含水杨苷。

【药理作用】 水杨苷与稀盐酸或硫酸共煮可水解为水杨苷元及葡萄糖。水杨苷可作苦味剂（局部作用于胃），吸收后部分变为水杨酸（解热止痛），随即很快水解。由于水杨苷转变为水杨酸之程度不恒定，故临床上不能用前者代替后者。水杨苷元4%～10%浓度可作局部麻醉用，几乎无毒。

【方剂选用】

1. 小便淋浊不清：柳枝1握，甘草9g。煎汤饮之。

2. 小儿胎火不尿：柳枝，干者1握，煎汤服之。

3. 尿梗：枯柳（枝）1大把。折碎煎汤，倾坐桶内，被围住熏。再内服。

4. 黄疸：柳枝3大升。以水一斗，煮取浓汁，搦半升，一服令尽。

5. 疔毒及反花疮：煎柳枝叶作膏涂之。

6. 漏疮肿痛：柳枝，罐内烧烟，熏出水。

7. 阴猝肿痛：柳枝三尺长20枚。细锉，水煮极热，以故帛裹包肿处，仍以热汤洗之。

8. 天灶丹毒，赤从背起：柳枝，捣泥，涂之。

9. 牙齿风龋：柳枝（锉）1升，大豆1升。合炒，豆炮尽，于磁器盛之，谓酒三升渍之，经三日，台之频吐。

10. 齿龂肿，连耳脑肿疼：柳枝、槐白皮、白杨皮各一握。上药细锉，每用15g，以水一大盏，煎至2g，去渣，入盐3g，搅令匀，热含冷吐。

11. 急、慢性肝炎：嫩柳枝60g，加水1000ml，煎至200ml，每日一付，分二次服。

12. 冠状动脉粥样硬化性心脏病：柳枝制成糖浆，每100ml含鲜生药180g；服后有胃肠道反应者可加入适量麦芽（每100ml30g）。每次50ml，日服3次，2个月为1疗程。

13. 传染性肝炎：用柳树（带叶）60g（干品30g），加水1斤，煎至300ml两次分服。

14. 急性黄疸型肝炎：鲜柳枝和枫杨树枝各10斤，制成注射液1200ml，每日肌注4ml（小儿减半）；另用柳叶、枫杨叶各1.5斤，以蒸馏法制成注射液1500～1800ml，每日肌注2次，每次3ml（小儿减半）。

15. 急性传染性肝炎：柳枝、枫杨枝各90g，柳叶、枫杨叶各45g，制成煎剂两次分服。

16. 预防传染性肝炎：鲜柳枝（带叶）60g或杨、柳树枝各60g（鲜品），水煎顿服或分2次服，连服1周。

17. 水火烫伤：新鲜柳枝烧成炭（不可烧成灰）研末，过筛，用香油调成稀膏状，涂敷创面，每日1～2次，不包扎。换药时不必擦去前药，任其自行脱痂。上药后约3～4小时创面渐干，结成焦痂，随着出现疼痛。此时可在药痂上涂以香油使之软润，切不可擦掉原药。

◆柳絮

【来源】本品为杨柳科植物垂柳的带毛种子。

【性味归经】味苦，性凉。

【功能主治】凉血止血，解毒消痈。主治：吐血、创伤出血、痈疽、恶疮。

【用法用量】内服：煎汤，9～15g；或入丸、散。

【炮制】晒干备用。

【方剂选用】

1. 吐血：柳絮，不拘多少。焙干，碾为细末，温米饮下。

2. 金疮血出不止：柳絮封之。

3. 一切恶毒，脓血胀痛不溃：柳絮敷，脓泄毒减。

4. 面露疮，作脓窠如香瓣：柳絮（捣末）、腻粉。上二味等量，研匀，油调涂之。

◆柳白皮

【来源】本品为杨柳科植物垂柳的树皮或根皮。

【别名】柳皮。

【性味归经】味苦，性寒。

【功能主治】祛风利湿，消肿止痛。主治：风湿骨痛、风肿瘙痒、黄疸、淋浊、乳痈、疔疮、牙痛、水火烫伤。

【用法用量】内服：煎汤，15～30g。外用：适量，煎水洗，酒煮，或炒热温熨。

【炮制】晒干或鲜用。

【化学成分】茎皮、根皮含水杨苷，芸香苷，柚皮素－7－葡萄糖苷，柚皮素－5－葡萄糖苷，木犀草素－7－葡萄糖苷，柳皮苷和槲皮素等。

【药理作用】①解热作用。②局麻作用。

【毒理作用】几乎无毒。

【方剂选用】

1. 疟疾及风湿骨痛：柳白皮，鲜用30～45g。水煎服。

2. 走注气痛，或风毒猝肿：白酒煮柳白皮，暖熨之。

3. 妇女乳痈妒肿：柳白皮，熟捣，火温，帛囊贮，熨之，冷更易。

4. 风虫牙痛：柳白皮，卷如指大，含咀，以汁渍齿根，数过。

5. 水火所灼，未成疮者：柳白皮细切，以猪膏煎以涂之。

6. 汤火灼成疮：柳白皮烧灰，以粉涂之。

7. 中耳炎：柳白皮（烧存性）6g、枯矾、冰片各3g。共研末面，吹耳。

◆**柿叶**

【来源】本品为柿科植物柿的叶。

【性味归经】味苦，性寒。归肺经。

【功能主治】止咳定喘，生津止渴，活血止血。主治：咳嗽、消渴及各种内出血、敛疮。

【用法用量】内服：煎汤，3～9g；或适量泡茶。外用：适量，研末敷。

【炮制】晒干或鲜用。

【化学成分】主要含有黄酮类、萜类、奈醌奈酚类、香豆素类、甾醇类、有机酸、脂肪酸、挥发油、维生素类等成分。

【药理作用】①降血糖作用。②改善胰岛素抵抗、调节脂代谢紊乱的作用。③增强脑保护作用。④抗氧化作用。⑤抗菌作用。⑥抗肿瘤作用。⑦对酪氨酸酶的抑制作用。⑧止血作用。

【方剂选用】

1. 血小板减少症：干柿叶、马蓝、阿胶、侧柏叶。水煎服。

2. 用于止血：秋季自然脱落之柿叶，洗净晒干，研末过筛内服，每次5g（重者10g），每日3次。

3. 血小板减少性紫癜：经霜打落之柿叶，洗净晒干，研末，早、晚各服3g，1个月为1疗程。2个疗程无显效者，可不再服。适应于血小板减少性紫癜急性症状已缓解，但血小板计数仍低于正常值，并有散在紫癜出现或轻度出血征象的患者。

◆**柿蒂**

【来源】本品为柿树科植物柿的干燥宿萼。

【别名】柿钱、柿丁、柿子杷、柿蒂。

【性味归经】味苦、涩，性平。归胃经。

【功能主治】降逆下气。主治：呃逆。

【用法用量】内服：煎汤，10～20g；或入散剂。

【炮制】除去杂质，洗净，去柄，干燥或打碎。

【化学成分】含羟基三萜酸、黄酮类、有机酸、糖类、鞣质、脂肪油等。

【药理作用】①抗心律失常作用。②镇静作用。③抗生育作用。

【方剂选用】

1. 呃逆：柿钱、丁香、人参等量。为细末，水煎，食后服。

2. 呃逆不止：柿蒂（烧灰存性）为末。黄酒调服，或用姜汁、砂糖等分和匀，炖热徐服。

3. 伤寒呕哕不止：干柿蒂7枚，白梅3枚。上二味，粗捣筛，只作一服，用水一盏，煎至半盏。去渣温服，不拘时。

4. 胞满咳逆不止：柿蒂、丁香各30g。上细切，每服12g，水一盏半，姜五片，煎至7分。去渣热服，不拘时候。

5. 血淋：干柿蒂（烧灰存性），为末。每服6g，空心米饮调服。

6. 百日咳：柿蒂12g（阴干），乌梅核中之白仁10个（细切），加白糖9g。用水二杯，煎至一杯。一日数回分服，连服数日。

◆**柿霜**

【来源】本品为柿科植物柿的果实制成"柿饼"时外表所生的白色粉霜。

【性味归经】味甘，性凉。归心、肺；

胃经。

【功能主治】润肺止咳，生津利咽，止血。主治：肺热燥咳、咽干喉痛、口舌生疮、吐血、咯血、消渴。

【用法用量】内服：冲服，5～15g；或配合药丸噙化。外用：撒敷。

【炮制】取成熟的柿子，削去外皮，日晒夜露，约经一月后，放置席圈内，再经一月左右，即成柿饼，其上生有白色粉霜，用帚刷下，即为柿霜。将柿霜放入锅内加热熔化，至成饴状时，倒入特制的模型中，晾至七成干，用刀铲下，再晾至足干即成柿霜饼。宜置阴凉高燥处，防止潮解。

【化学成分】含熊果酸，齐墩果酸，白桦脂酸，三萜酸，柿奈醇酮和糖类成分。

【方剂选用】

1. 伤酒内热、多痰、多嗽、多喘，及老人痰火为患：柿霜、黄芩（酒炒）、天门冬（去心，酒煮捣膏）、橘红、栝楼霜各30g，海石（煅）、桔梗、真青黛各15g，风化硝9g。除天门冬捣膏外，余药俱为细末，和入天门冬膏，炼蜜丸，弹子大。食后含化一丸。

2. 咽喉嗽痛：柿霜、硼砂、天冬、麦冬各6g，元参3g，乌梅肉1.5g。蜜丸含化。

3. 臁胫烂疮：柿霜、柿蒂等量。烧研敷之。

【不良反应及注意事项】 风寒咳嗽忌服。

◆厚朴

【来源】本品为木兰科植物厚朴或凹叶厚朴的干燥干皮、根皮及枝皮。

【别名】川朴、紫油厚朴。

【性味归经】味苦、辛，性温。归脾、胃、肺、大肠经。

【功能主治】燥湿消痰，下气除满。主治：湿滞伤中、脘痞吐泻、食积气滞、腹胀便秘、痰饮喘咳。

【用法用量】内服：煎汤，5～15g；或入丸、散。

【炮制】厚朴：刮去粗皮，洗净，润透，切丝，晒干。姜厚朴：取厚朴丝，照姜汁炙法炒干。厚朴经炮制后，挥发油成分、木脂素类成分和木兰花碱含量无显著差异，苯乙醇苷类成分含量显著下降。厚朴生品中厚朴酚的含量较低，但是加以姜汁和加热处理后厚朴酚的溶出量有所增加，厚朴经炒法、煮法、烘法后，厚朴酚和厚朴酚的含量高于生品15.09%～22.78%。

【化学成分】主要含木脂素类化合物、生物碱、挥发油等。

【药理作用】①抗菌、抗病毒作用。②抑制血小板聚集作用。③有抗焦虑、抗抑郁、抗老年痴呆作用。④降血压作用。⑤抗炎、镇痛作用。⑥抗肿瘤作用。⑦有心肌保护作用，抑制缺血和再灌注诱导的心室心律失常，并减少缺血再灌注损伤引起的梗死范围。

【配伍效用】

厚朴配伍草豆蔻：厚朴行气消胀、燥湿除满；草豆蔻温中散寒燥湿。二药伍用，有温中行气、燥湿除满之功效，用于治疗脾胃伤于寒湿所致之脘腹胀满或疼痛、不思饮食、食积、泄泻等。

厚朴配伍干姜：厚朴苦温，下气化湿除满；干姜辛热，温中散寒、运脾化湿。二者伍用，共奏温中散寒、化湿行气之功效，用于治疗寒湿中阻、胃肠气滞之脘腹胀满、大便溏泄，或胃寒时痛、泛吐清水者。

厚朴配伍麻黄：厚朴下气消痰以平喘；麻黄宣发肺气以平喘。两药合用，有解表平喘之功效，用于治疗素有喘病，偶感风寒而见恶寒发热、无汗喘咳、痰多者。

厚朴配伍杏仁：厚朴燥湿下气消痰；杏仁苦降肺气而平喘。二者合用，有下气消痰平喘之功效，用于治疗气逆、胸闷吐痰者。

【方剂选用】

1. 颈项强痛：葛根40g，厚朴15g。水煎，日分2次服。

2. 阿米巴痢疾：厚朴制成煎剂内服，每次20ml（相当于生药6g），每日2次，对脱水及中毒症状严重者，应酌情补液及维持电解质平衡。

3. 急性胃炎：厚朴、柴胡、黄芩、半夏、苍术、陈皮各12g，党参15g，生姜、大枣各10g，甘草6g。痛甚者加木香10g，沉香6g，玄胡12g；脘腹胀甚者加山楂、神曲各15g；胃酸多者加乌贼骨20g，煅瓦楞子15g。每日1剂，水煎分2次服。

4. 胃、十二指肠球部溃疡：白芍25g，厚朴、甘草、陈皮、苍术、木香、白及、延胡索各15g，砂仁、白术各10g，黄连、吴茱萸各5g，随症加减。

5. 老年人术后脾胃功能紊乱：厚朴、白芍各20g，酒川军、枳壳、生栀子、党参、干姜各15g，水煎成400ml，每次服用200ml。因腹痛、腹胀造成排便困难或排便延长者，可减去生栀子加制附子、焦白术各15g；因腹腔感染或病人有明显热象者可去干姜、党参加清半夏、郁李仁各15g。

6. 厌食症：苍术15g，厚朴、党参各12g，陈皮、炙甘草、云苓、莱菔子各9g，焦三仙各30g。胃脘坠胀者加黄芪、升麻、柴胡各9g；四肢沉重者加细辛3g，桂枝9g；大便秘结者加大黄9g。水煎分服，每日1剂。

7. 粘连性肠梗阻：厚朴、桃仁、丹参、木香、黄芩各10g，赤芍、红藤、莱菔子各15g，芒硝6g（冲服），桂枝、生大黄（后下）、甘草各5g。体虚气弱者加黄芪30g，党参25g（或红参10g）；久瘀难解者加全蝎10g，水蛭3g。每剂加水500ml，煎至150～250ml，每日1剂，分2次服或鼻饲。小儿及体弱者剂量酌减。可适当配合对症治疗。

8. 制止针麻下全子宫切除手术中的鼓肠现象：手术前吞服厚朴粉5～10g，制止针麻下全子宫切除术中鼓肠现象36例，结果：在一般情况下，切开腹膜时肠曲不鼓，少数肠曲稍鼓，但轻轻一推即可将肠曲推上。

9. 小儿泄泻：姜炒厚朴、姜炒苍术各100g，陈皮66g，木香、砂仁各33g，共研末。用温水洗净患儿脐部，取药粉填满脐孔，用伤湿止痛膏将药粉压紧贴敷，再用热水袋热敷30分钟。隔日换药1次。

10. 小儿中毒性肠麻痹：厚朴、木香、大腹皮、槟片、莱菔子、枳壳各30g，加水2500ml，煎浓缩至500ml左右，凉温置于清洁输液瓶中经肛管滴入，每分钟80～100滴；年龄1～6个月者每次滴入150～200ml；6个月～1岁者每次滴入250～300ml；1～3岁者350～400ml；3岁以上者500ml。

11. 口臭：厚朴、丁香各2份，薄荷1份。用蒸馏法取挥发油，密封贮存备用，用开水浸泡15分钟，滤去药渣后漱口。

12. 腹满痛大便闭：厚朴240g，大黄120g，枳实5枚。上三味，以水一斗二升，先煮二味，取五升，内大黄煮取三升。温服一升，以利为度。

13. 久患气胀心闷，饮食不得，因食不调，冷热相击，致令心腹胀满：厚朴火上炙令干，又蘸姜汁炙，直待焦黑为度，捣筛如面。以陈米饮调下6g，日三服。亦治反胃，止泻。

14. 水谷痢久不瘥：厚朴90g、黄连90g，水三升，煎取一升。空心细服。

15. 中寒洞泄：干姜、厚朴等量。上为末，蜜丸梧子大。任下30丸。

16. 虫积：厚朴、槟榔各6g，乌梅2个。水煎服。

【不良反应及注意事项】 孕妇慎用。

◆厚朴花

【来源】 本品为木兰科植物厚朴或凹叶厚朴的干燥花蕾。

【别名】 调羹花。

【性味归经】 味苦，性微温。归脾、胃经。

【功能主治】 理气，化湿。主治：胸脘痞闷胀满、纳谷不香。

【用法用量】 内服：煎汤，3～5g。

【炮制】 拣净杂质，去梗，筛去泥屑。

【化学成分】 花蕾含厚朴酚，和厚朴酚和樟脑等。

【药理作用】①降压作用。②加快心率作用。

【不良反应及注意事项】阴虚液燥者忌用。

◆韭根

【来源】本品为百合科植物韭菜的根。

【别名】韭黄、韭菜根。

【性味归经】味辛、性温。

【功能主治】止汗。主治：盗汗、虚汗。

【用法用量】内服：煎汤，鲜者30～60g；或捣汁。外用：捣敷；或温熨；或研末调敷。

【炮制】鲜用或晒干。

【化学成分】主要含有硫化物、苷类和苦味质。

【药理作用】①抗菌作用。②溶血作用。③祛痰作用。

【方剂选用】

1. 少小腹胀满：韭根汁和猪脂煎，细细服之。

2. 赤白带下：韭根捣汁，和童尿露一夜，空心温服。

【不良反应及注意事项】阴虚内热及疮疡，目疾患者忌服。

◆韭菜子

【来源】本品为百合科植物韭菜的干燥成熟种子。

【别名】韭菜仁、韭子。

【性味归经】味辛、甘，性温。归肝、肾经。

【功能主治】温补肝肾，壮阳固精。主治：阳痿遗精、腰膝酸痛、遗尿尿频、白浊带下。

【用法用量】内服：煎汤，6～12g；或入丸、散。

【炮制】韭菜子除去杂质。盐韭菜子取净韭菜子，照盐水炙法炒干。

【化学成分】主要含有硫化物、苷类、维生素C等。

【药理作用】①抑菌作用。②拟雌激素作用。

【毒理作用】韭菜子中皂甙，口服大量可引起的红细胞溶解，且皂甙能刺激胃黏膜反射引起呼吸道黏膜纤毛运动，显示祛痰作用。

【方剂选用】

1. 虚劳尿精：韭菜子二升，稻米三升。上二味，以水一斗七升煮如粥。取汁六升，为三服。

2. 腰脚无力：韭菜子一升（拣净，蒸两炊久，曝干，簸去黑皮，炒黄，捣粉，安息香二大两（水煮一二百沸，慢火炒赤色）。和捣为丸，梧子大。如果干，入少蜜。每日空腹酒下30丸，以饭三五匙压之。

3. 玉茎强硬不痿，精流不住，时时如针刺，捏之则痛，其病名强中，乃肾滞漏疾也：韭菜子、破故纸各30g。为末。每服9g，水一盏，煎服，日三。

【不良反应及注意事项】阴虚火旺者忌服。

◆哈士蟆

【来源】本品为蛙科动物中国林蛙或黑龙江林蛙的全体。

【别名】山哈、田鸡、红肚田鸡、哈什蟆、雪蛤、蛤蟆、吧拉蛙。

【性味归经】味甘、咸，性凉。归肺、肾经。

【功能主治】补肺滋肾，利水消肿。主治：虚劳咳嗽、小儿疳积、水肿腹胀、疮痈肿毒。

【用法用量】内服：炖食，1～3个。外用：适量，捣敷。

【化学成分】中国林蛙含蛙醇，其腓肠肌中三磷酸腺苷，二磷酸腺苷，蛋白质，氨基酸，以及雌二醇、睾酮，孕酮等性激素，并含缓激肽。

【不良反应及注意事项】痰湿咳嗽及便溏者忌用。

◆哈蟆油

【来源】本品为蛙科动物中国林蛙雌蛙的输卵管。

【别名】田鸡油、哈士蟆油、哈什蟆油、吧拉蛙油。

【性味归经】味甘、咸，性平。归肺、肾经。

【功能主治】补肾益精，养阴润肺。主治：阴虚体弱、神疲乏力、心悸失眠、盗汗不止、痨嗽咳血。

【用法用量】内服：蒸汤，5~15g；或作丸。

【化学成分】含雌二醇、脂肪酸等。还含胆甾－5－烯－3β，7β－二醇、3β－羟基胆甾－5－烯－7－酮、丙三醇、α－甲基－D－甘露糖苷、胆甾－4，6－二烯－3－醇等。

【药理作用】

①抗缺氧、耐高温作用。②壮阳作用。③适应原样作用。④免疫兴奋作用。

【方剂选用】

1. 肺痨吐血：哈士蟆油、白木耳。蒸服。

2. 神经衰弱：哈士蟆油、土燕窝。蒸服。

3. 病后失调和盗汗不止：哈士蟆油、党参、阿胶、白术、黄芪。为丸服。

【不良反应及注意事项】外感初起及纳少便溏者慎服。

◆ 骨碎补

【来源】本品为水龙骨科植物槲蕨的干燥根茎。

【别名】肉碎补、石岩姜、猴姜、毛姜、申姜、爬岩姜、岩连姜。

【性味归经】味苦，性温。归肾、肝经。

【功能主治】补肾强骨，续伤止痛。主治：肾虚腰痛、耳鸣耳聋、牙齿松动、跌扑闪挫、筋骨折伤；外用消风祛斑；外治斑秃，白癜风。

【用法用量】内服：煎汤，9~15g；浸酒或入丸、散。外用：捣敷。

【炮制】骨碎补：除去杂质，洗净，润透，切厚片，干燥。烫骨碎补：取净骨碎补或片，照烫法用砂烫至鼓起，撞去毛。

【化学成分】主要含黄酮、三萜、酚酸及其苷类、木脂素、甾体等。

【药理作用】①促进骨折愈合作用。②抗骨质疏松作用。③抗炎作用。④促进牙齿生长。⑤防治药物中毒性耳聋。⑥降血脂骨。⑦强心作用。⑧抑菌作用。

【方剂选用】

1. 耳聋：骨碎补45~60g，葛根45g，磁石60g，山药30g，白芍、川芎各15g，酒大黄1.5~6g，甘草12g，水煎服，每日1剂，并配合维生素类药。

2. 肩关节周围炎：地龙（炒）500g，马钱子（制）、红花各350g，汉防己、乳香（醋炒）、没药（醋炒）、骨碎补（制）、五加皮各150g。马钱子用砂烫至外表呈棕黄色并鼓起，去毛屑。骨碎补用砂烫去毛。将上药粉碎成末，混匀，装入胶囊，每丸含0.15g。成人每次5丸，日服3次，温水送服，15天为1疗程，休息5天再行第二疗程。

3. 鸡眼：骨碎补10g，碾粗末，于95%乙醇100ml中浸泡3日即可使用。用时先以温水洗泡鸡眼处，用小刀削去外层原皮，再涂擦本药液，每2小时擦1次，擦后略有痛感，几分钟后即消失。

4. 牙痛：骨碎补、升麻各15g，细辛4g，黄柏12g，百合、生地黄各24g，磁石60g，赤芍30g，龙胆草、甘草各10g。兼便秘者加番泻叶3g；兼发热口干者加石膏60g，知母12g；气阴不足夹寒滞齿（络）者去黄柏、赤芍，龙胆草减半量，加白芍30g，麦冬12g，蜂房15g，细辛增至6~8g。水煎分3次服，每日1剂。忌酒、香燥等食物。

5. 防治链霉素毒副反应：①骨碎补，每日15g，水煎分2次服，严重者可日服2剂。②骨碎补30~45g，水煎服，日1剂。

6. 腰脚疼痛不止：骨碎补30g，桂心45g，牛膝0.9g（去苗），槟榔60g，补骨脂90g（微炒），安息香60g（入胡桃仁捣熟）。捣罗为末，炼蜜入安息香，和捣百余杵，丸如梧桐子大。每于食前，以温酒送下20丸。

7. 金疮，伤筋断骨，疼痛不可忍：骨

碎补（去毛，麸炒微黄）、自然铜（细研）、虎胫骨（涂酥炙黄）、败龟（涂酥炙微黄）各15g，没药30g。上件药，捣细罗为散。每服3g，以胡桃仁半个，一处嚼烂，用温酒一中盏下之，日3~4服。

8. 跌打损伤：骨碎补不以多少，生姜半之。上同捣烂，以罨损处，用片帛包，干即易之。

9. 肾虚耳鸣耳聋，并齿牙浮动，疼痛难忍：骨碎补120g，怀熟地黄、山茱萸、茯苓各60g，牡丹皮45g（俱酒炒），泽泻24g（盐水炒）。共为末，炼蜜丸。每服15g，食前白汤送下。

【不良反应及注意事项】阴虚及无瘀血者慎服。

◆骨筋草

【来源】本品为酢浆草科植物无柄感应草的全草。

【别名】白毛夏枯草。

【性味归经】味涩，性温，有小毒。归脾、肾经。

【功能主治】温脾安胎，益升提。主治：胎动不安、脾脏肿大、内脏出血、脱肛、子宫脱垂。

【用法用量】内服：煎汤，2~3g。外用：适量，应汤洗。

【炮制】洗净，晒干，切碎用。

【药理作用】①镇咳、祛痰、平喘作用。②抗炎免疫作用。③抑菌、抑病毒作用。

【毒理作用】木犀草素肌注，对小鼠的 LD_{50} 为 592±55.6mg/kg，腹腔注射的 LD_{50} 为 411.5±79.3mg/kg。木犀草素腹腔注射对小鼠 LD_{50} 为 180mg/kg，灌胃的 LD_{50} > 2500mg/kg。

【方剂选用】

1. 肺热咯血：筋骨草25g，白茅根50g，冰糖50g。水煎服。

2. 扁桃体炎，咽炎，喉炎：筋骨草25~50g。水煎服。或用筋骨草鲜四至五株，加豆腐共煮，吃豆腐并饮汤。

3. 跌打伤，扭伤：鲜筋骨草加少量生姜、大葱，捣烂外敷。

◆钩藤

【来源】本品为茜草科植物钩藤、大叶钩藤、毛钩藤、华钩藤或无柄果钩藤的干燥带钩茎枝。

【别名】双钩藤、鹰爪风、吊风根、金钩草、倒挂刺。

【性味归经】味甘，性凉。归肝、心包经。

【功能主治】清热平肝，息风定惊。主治：头痛眩晕、感冒夹惊、惊痫抽搐、妊娠子痫、高血压。

【用法用量】内服：煎汤（不宜久煎），3~12g，后下（2010版典典）；或入丸、散。

【炮制】拣去老梗、杂质，洗净、晒干。

【化学成分】钩藤主要含生物碱类成分。华钩藤含异翅柄钩藤酸、翅柄钩藤酸、帽柱木酸、四氢鸭脚木碱、异翅柄钩藤碱、异钩藤碱、钩藤碱、异钩藤碱 N-氧化物、翅柄钩藤碱 N-氧化物、钩藤碱 N-氧化物、帽柱木碱 N-氧化物、东莨菪素等。大叶钩藤含异钩藤碱，钩藤碱，柯诺辛碱，柯诺辛碱 B 等。

【药理作用】①降压作用。②镇静和抗惊厥作用。③镇痛抗炎作用。④抗癌作用。⑤抑制血小板聚集和抗血栓形成作用。

【毒理作用】小鼠1次腹腔注射之半数致死量：钩藤煎剂为29.0±0.8g/kg；钩藤总碱为144.2±3.1mg/kg；钩藤碱为162.3mg/kg；总碱口服为514.6±29.1mg/kg。

【配伍效用】

钩藤配伍白芍：钩藤味甘性凉，平肝、清热息风，偏治肝旺之标；白芍味酸性寒，柔肝养阴、平肝，有养肝体而敛肝气、平肝阳，令肝气不妄动之功，善补肝虚之本。二者合用，标本兼顾，共奏柔肝养阴、平肝息风之功效，用于治疗肝阴不足、虚阳上亢之头痛眩晕、急躁易怒、失眠多梦等症。

钩藤配伍牡蛎、阿胶、生地黄：钩藤、牡蛎平肝息风；阿胶、生地黄养血滋阴，以养阴息风。四药伍用，共奏滋阴养血、柔肝息风之功效，用于治疗阴血不足、虚风内动之筋脉拘急、手足瘛疭等症。

钩藤配伍全蝎：钩藤清热平肝、息风止痉，功擅平肝；全蝎息风止痉、通络止痛，长于息风。二者伍用，共奏平肝息风、通络止痛之功效，用于治疗肝风内动之四肢抽搐；肝阳上亢之顽固性头痛、三叉神经痛以及中风之半身不遂、肢体麻木疼痛等。

钩藤配伍天麻：钩藤味甘性凉，入肝、心经，清热平肝、息风定惊，擅治肝热动之证；天麻甘平柔润，入肝经，养液平肝、息风潜阳，为治风之圣药，多用于虚风内动、风痰上扰所致诸证。二药合用，共奏清热平肝、息风止痉之功效，用于治疗肝经有热、风痰上扰，或肝阴不足、肝阳上亢之头痛眩晕、耳聋耳鸣、视物模糊、手足震颤、烦躁失眠；中风之半身不遂、言语不利以及小儿惊风之抽搐、烦躁等。

钩藤配伍朱砂、蝉蜕　钩藤清热平肝、息风止痉；朱砂安神定惊；蝉蜕祛风解痉。三者合用，有清热疏风、安神定惊之功效，用于治疗外感风邪、郁而化热、引动肝风所致之壮热惊悸、眼目上视、手足抽搐、喜怒无常等症。

【方剂选用】

1. 百日咳：钩藤、薄荷各6g，水煎服，每日1剂。

2. 高血压：钩藤20g，剪碎布包（加少许冰片），于每日晨起和晚睡前放入盆或桶内，加温水浴脚，每次30～40分钟，可不断加水，以保持水温，每包药用1天，10天为1疗程。

3. 小儿夜啼：钩藤、蝉蜕各3g，薄荷1g，水煎服，每日1剂。治疗18例，治愈17例。一般服药2～3剂。

4. 链霉素反应：骨碎补30g，菊花、钩藤各12g，随症加减。将药浸泡半小时后，用文火或蒸气冲煎至500ml，日2次分服。

5. 诸痫啼叫：钩藤、蝉壳各15g，黄连（拣净）、甘草、川大黄（微炮）、天竺黄各30g。上捣罗为末。每服1.5～3g，水8分盏，入生姜、薄荷各少许，煎至4分，去渣，温服。

6. 小儿惊热：钩藤30g，硝石15g，甘草0.3g（炙微赤，锉）。上药捣细，罗为散。每服，以温水调下1.5g，日3～4服。量儿大小，加减服之。

7. 小儿惊痫，仰目嚼舌，精神昏闷：钩藤15g，龙齿30g，石膏0.9g，栀子仁0.3g，子芩半分，川大黄15g（锉碎，微炒），麦门冬0.9g（去心，焙）。上药粗捣，罗为散。每服3g，水一小盏，煎至1.5g，去渣，量儿大小分减，不计时候温服。

8. 胎动不安，孕妇血虚风热，发为子痫者：钩藤、人参、当归、茯神、桑寄生各3g，桔梗4.5g。水煎服。

9. 伤寒头痛壮热，鼻衄不止：钩藤、桑根白皮（锉）、马牙硝各30g，栀子仁、甘草（炙）各0.9g，大黄（锉，炒）、黄芩（去黑心）各45g。上七味，粗捣筛。每服9g，水一盏，竹叶三七片，煎至六分，去渣，下生地黄汁一合，搅匀，食后温服。

10. 高血压，头晕目眩，神经性头痛：钩藤2～15g，水煎服。

11. 面神经麻痹：钩藤60g，鲜何首乌藤120g。水煎服。

【不良反应及注意事项】①《本草新编》：最能盗气，虚者勿投。②《本草从新》：无火者勿服。

◆钩藤根
【来源】本品为茜草科植物钩藤的根。
【性味归经】苦涩，性寒。归肝经。
【功能主治】舒筋活络，清热消肿。主治：关节痛风、半身不遂、癫痫、水肿、跌打损伤。
【用法用量】内服：煎汤，15～24g，大剂量可用30～90g。
【炮制】果干或鲜用。

【化学成分】根含吲哚生物碱类：钩藤碱，异钩藤碱，去氢钩藤碱，异去氢钩藤碱，硬毛钩藤碱，去氢硬毛色藤碱，柯楠因碱，二氢柯楠因碱，缝籽萜甲醚和阿枯米京碱，β-育亨宾等。

【方剂选用】

1. 风湿性关节炎，坐骨神经痛：钩藤根 15～24g。水煎服。

2. 关节痛风：钩藤根半斤，加烧酒适量，浸一天后，分3天服。

3. 半身不遂：钩藤根120g，五加根皮、枫荷梨根各60g。水煎去渣，同老鸭一只炖服。

4. 精神分裂症（癫痫）：钩藤根30g，石菖蒲根9g。水煎服，每日1剂。

5. 小儿高热：钩藤根 3～15g。水煎服。

6. 妊娠水肿：钩藤根45g。水煎去渣，同鸡一只炖服。

7. 跌打损伤：钩藤根90g。水煎服，白酒为引；药渣捣烂外敷。

◆香附

【来源】本品为莎草科植物莎草的干燥根茎。

【别名】雀头香、莎草根、香附子、雷公头、香附米、三棱草根、苦羌头。

【性味归经】味辛，微苦，微甘，性平。归肝、脾、三焦经。

【功能主治】行气解郁，调经止痛。主治：肝郁气滞、胸、胁、脘腹胀痛、消化不良、胸脘痞闷、寒疝腹痛、乳房胀痛、月经不调、经闭痛经。

【用法用量】内服：煎汤，5～10g；或入丸、散。外用：适量，研末撒，调敷。

【炮制】香附：除去毛须及杂质，碾碎或切薄片。醋香附：取香附粒（片），照醋炙法炒干。

【化学成分】主要含挥发油。

【药理作用】①催眠作用。②麻醉作用。③解热作用。④降温作用。⑤强心和减慢心率作用。⑥雌激素样作用。⑦抗炎作用。⑧抗菌作用。⑨降糖作用。⑩抗过敏作用。⑪促进离体脂肪组织分解作用等。

【毒理作用】香附醇提取物小鼠腹腔注射的 LD_{50} 为1500mg/kg，三萜类化合物小鼠腹腔注射的 LD_{50} 为50mg/kg。小鼠腹腔注射香附挥发油以寇氏法得到的 LD_{50} 为（0.297±0.0191）ml/kg。

【配伍效用】

香附配伍白芍：香附疏肝理气止痛；白芍柔肝养阴、缓急止痛。二者伍用，有疏肝、养阴、理气、止痛之功效，用于治疗肝郁血虚之月经不调、经行腹痛者。

香附配伍当归、艾叶：香附疏肝解郁、理气止痛；当归补血活血、调经止痛；艾叶温经止血、散寒止痛。三药共用，共奏补血、散寒、理气、调经止痛之功效，用于治疗血虚肝郁、寒滞肝脉之胁肋胀痛、月经不调、经行腹痛；或宫寒不孕、小腹时痛、腰酸带下等症。

香附配伍高良姜：香附理气活血、调经止痛；高良姜温中散寒、降逆止痛。二者伍用，高良姜得香附，则散寒祛郁；香附得高良姜，则行气散寒。共奏温中散寒、理气止痛之功效，用于治疗寒凝肝胃、气滞不行之胃脘疼痛、喜温喜按者。

香附配伍木香：香附疏肝理气止痛，兼能活血；木香行气止痛，兼能温中。二者伍用，有疏肝调中、理气止痛之功效，用于治疗肝郁气滞之胸胁、胃脘疼痛等症。

香附配伍苏梗：香附疏肝解郁、理气活血、调经止痛；苏梗理气安胎、宽中除胀、和胃止呕。二药伍用，其解郁止痛、消痞除满之功效更著，用于治疗肝郁气滞之胸腹胀满、胁肋疼痛；娠妊呕吐、腹胀等。

香附配伍乌药：香附疏肝理气、调经止痛，主行血分，功擅理气开郁；乌药顺气降逆、散寒止痛，专走气分，长于顺气散寒。二药合用，有理气解郁、散寒止痛之功效，用于治疗寒凝下焦、气血不和之小腹疼痛、腹胀肠鸣泻下、里急后重等症。

香附配伍延胡索：香附走气分，理气解郁、调经止痛；延胡索走血分，活血祛瘀、行气止痛。二者伍用，共奏疏肝解郁、活血化瘀、行气止痛之功效，用于治疗肝郁气滞血瘀之胸胁胀闷不舒、乳房胀痛、疝气疼痛以及痛经等。

【方剂选用】

1. 坐骨神经炎：香附 12g，台乌药、木瓜、独活、威灵仙、当归各 15g，白芍、牛膝、鸡血藤各 30g，水煎，日 1 剂，分 4 次服。治疗效果良好。

2. 寻常疣：香附、木贼各 50g，水煎，熏洗患处。

3. 心腹刺痛，调中快气：乌药（去心）10 两，甘草（炒）30g，香附（去皮毛，焙干）20 两。上为细末。每服 3g，入盐少许，或不着盐，沸汤点服。

4. 心气痛、腹痛、少腹痛、血气痛不可忍者：香附 60g，蕲艾叶 15g。以醋汤同煮熟，去艾，炒为末，米醋糊为丸梧子大。每白汤服 50 丸。

5. 吐血：童便调香附末或白及末服之。

6. 小便尿血：香附、新地榆等量。各煎汤。先服香附汤 3～5 呷，后服地榆汤至尽，未效再服。

7. 四时瘟疫、伤寒：陈皮（不去白）60g，香附（炒香，去毛）、紫苏叶各 120g，甘草（炙）30g。上为粗末。每服 9g，水一盏，煎 2.1g，去渣热服，不拘时，日三服。若作细末，每服 6g，入盐点服。

8. 肛门脱出：香附、荆芥穗等量。为末。每用 3 匙，水一大碗，煎十数沸，淋。

9. 乳痈，一切痈肿：香附（细末）30g，麝香 0.6g。上二味研匀，以蒲公英 60g，煎酒去渣，以酒调药。热敷患处。

10. 元脏虚冷，月候不调，头眩，少食，浑身寒热，腹中急痛，赤白带下，心忪气闷，血中虚寒，胎气不固：香附半斤。醋煮，焙为末，醋和丸桐子大。每服 30～40 丸，米饮下。

11. 下血不止或成五色崩漏：香附（去皮毛，略炒）为末。每服 6g，清米饮调下。

12. 耳卒聋闭：香附（瓦炒）研末，

萝卜子煎汤，早夜各服 6g，忌铁器。

【不良反应及注意事项】气虚无滞；阴虚、血热者慎服。

◆香橼

【来源】本品为芸香科植物枸橼或香圆（西南香圆）的干燥成熟果实。

【别名】枸橼、钩缘干、香泡树、香橼柑枸橼、香圆。

【性味归经】味辛、苦、酸，性温。归肝、脾、肺经。

【功能主治】舒肝理气，宽中，化痰。主治：肝郁气滞、胸胁胀痛、脘腹痞满、呕吐噫气、痰多咳嗽。

【用法用量】内服：煎汤，3～6g；或入丸、散。

【炮制】未切片者，打成小块；切片者润透，切丝，晾干。

【化学成分】主要含柚皮苷、挥发油、8-（3′，8′-二甲基 2′，7′-辛二烯）-香豆素；β-谷甾醇等。

【药理作用】①抗炎作用。②抗病毒作用。③对胃肠道作用：所含挥发油对胃肠道有温和刺激作用，能促进肠胃里蠕动和消化液分泌，排除肠内积气，并有祛痰作用。④预防冻伤作用。

【方剂选用】

1. 鼓胀：陈香橼 1 枚（连瓤），大核桃肉 2 枚（连皮），缩砂仁 6g（去膜）。各煅存性为散，砂糖拌调。空心顿服。

2. 嗽：香橼（去核）薄切作细片，以时酒同入砂瓶内，煮令熟烂，自昏至五更为度，用蜜拌匀。当睡中唤起，用匙挑服。

3. 气逆不进饮食或呕哕：陈香橼 2 个，真川贝 90g（去心），当归 45g（炒黑），白通草（烘燥）30g，陈西瓜皮 30g，甜桔梗 9g。共研末，用白檀香劈碎煎浓汁泛为丸，如桐子大，每服 9g，开水送下。大虚者酌用。

4. 化痰、行气、止咳、平喘：鲜香橼 30g 个，切碎放在有盖的碗中，加入等量的麦芽糖，隔水蒸数小时，以香橼稀烂为度，每服一匙，早晚各 1 次。

5. 胃痛，腹痛，气痛，食滞胃胀痛等症：盐渍香橼：香缘切片，于通风处晾干，用适量食盐腌渍放入玻璃瓶或瓷罐中备用。每用 10～20g，用开水冲至咸淡适宜为度时服用。有行气、止痛、健胃、化食作用。

6. 肝痛，胃气痛：鲜香缘 12～15g（干品6g），开水冲泡代茶饮。

7. 胃痛胸闷，消化不良：陈香缘 30g（焙干），花椒、小茴香各 12g，共研末，每次服 3g，每日两次，温开水送服。

【不良反应及注意事项】阴虚血燥及孕妇气虚者慎服。

◆香薷

【来源】本品为唇形科植物石香薷或江香薷的干燥地上部分。

【别名】香菜；香茅；香绒；石香茅；石香薷；香茸；紫花香茅、蜜蜂草、香薷、细叶香薷、小香薷、小叶香薷、香草、满山香、青香薷、香茹草、土香薷、土香草、石艾、七星剑、夏月麻黄。

【性味归经】味辛，性微温。归肺、胃经。

【功能主治】发汗解表，和中利湿。主治：暑湿感冒、恶寒发热、头痛无汗、腹痛吐泻、小便不利。

【用法用量】内服：煎汤，3～9g；或入丸、散，或煎汤含漱。外用：适量，捣敷。

【炮制】拣去杂质，用水喷润后除去残根及杂质，切段，晒干即得。

【化学成分】香薷的化学成分主要有黄酮类、香豆素类、挥发油等。

【药理作用】①抗病毒作用。②抑菌作用。③抗氧化作用。④兴奋免疫作用。

【配伍效用】

香薷配伍白术：香薷利水消肿，白术益气健脾燥湿。二者配伍，有健脾利水之功效，用于治疗脾虚之水肿、体倦、乏力等症。

香薷配伍厚朴、白扁豆：香薷发表散寒，消暑化湿；厚朴化湿行气宽中；白扁豆健脾和中，消暑化湿。三者配伍，有解表透邪，散寒祛暑，化湿畅中之功效，用于治疗夏日感受风寒暑湿之邪所引起的恶寒发热、头重头痛、无汗、胸闷、呕吐、腹泻。

【方剂选用】

1. 感冒：香薷、麻黄各15g，板蓝根、蒲公英各 10g，桔梗 12g。上药共为细粉，成人用量约 3.5g，儿童用量约 1g，将药粉倒入肚脐中心，然后用胶布贴敷固定。

2. 暑泻：香薷、秦皮、白扁豆、六一散（布包）、厚朴、藿香、炒白术、法半夏、木香各 10g，黄连 5g，茯苓 15g。有食积者加山楂、神曲、麦芽各 10g。用冷水适量，连煎 3 遍，分早、中、晚 3 次服，每日 1 剂。

3. 小儿上呼吸道感染：香薷、藿香、荆芥、半夏、茯苓、党参、柴胡、黄芩各 10g，甘草 5g。每贴药煎一汁，煎沸 15～20 分钟，每 2 小时服 2～4 汤匙，每天服 4～6 次。

4. 霍乱腹痛吐痢：生香薷（切）1 升，小蒜 1 升（碎），厚朴 180g（炙），生姜 10 两。上四味切，以水一斗，煮取三升，分三服，得吐痢止，每服皆须温。

5. 霍乱吐利，四肢烦疼，冷汗出，多渴：香薷 60g，蓼子 30g。上二味粗捣筛。每服 6g，水一盏，煎 2.1g，去渣温服，每日三。

3. 舌上忽出血如钻孔者：香薷汁服一升，每日三。

【不良反应及注意事项】表虚者忌服。

◆香茅

【来源】本品为禾本科植物香茅的全草。

【别名】茅草、得麻、大风茅、柠檬茅、茅草茶、姜巴茅、姜草、香巴茅、香茅草、风茅草。

【性味归经】味辛、甘，性温。

【功能主治】祛风通络，温中止痛，止泻。主治：感冒头身疼痛、风寒湿痹、脘腹冷痛、泄泻、跌打损伤。

【用法用量】内服：煎汤，6～15g；外

用：适量，水煎洗或研末敷。

【炮制】晒干或鲜用。

【化学成分】主要含挥发油、黄酮类成分、香豆素、有机酸、糖类等。

【药理作用】①抑菌作用。②降糖作用。③强心作用。④扩血管、降压作用。

【毒理作用】对兔有溶血作用。

【方剂选用】

1. 风寒湿全身疼痛：香茅 1 斤。煎水洗澡。

2. 骨节疼痛：香茅、土荆芥各 30g。捣绒加酒少许，炒热包痛处。

3. 心气痛，胃痛，肺病：香茅，煎水服。

4. 虚弱咳嗽：香茅 60g。煎水当茶服。

◆香石藤

【来源】本品为木兰科植物披针叶五味子的茎藤及根。

【别名】小密细藤、满山香。

【性味归经】味微苦、涩，性温。

【功能主治】活血祛瘀，消肿止痛。主治：跌打损伤、骨折、风湿腰痛。

【用法用量】内服：15～30g；或浸酒。外用：适量，捣敷。

【炮制】晒干或鲜用。

【方剂选用】

1. 跌打损伤，骨折：香石藤适量，捣烂，开水调，酒引，外敷患处；另用香石藤根皮 15～30g，泡酒内服。

2. 外伤出血：香石藤叶研末撒患处。

◆香石藤果

【来源】本品为木兰科植物披针叶五味子的果实。

【别名】小密细藤果、满山香果。

【性味归经】味酸、咸，性温。

【功能主治】补益心肾。主治：失眠梦多、健忘。

【用法用量】内服：煎汤，6～10g。

【炮制】晒干。

【药理作用】①镇静作用。②镇咳、祛痰作用。③保肝作用。

◆香加皮

【来源】本品为萝藦科植物杠柳的干燥根皮。

【别名】北五加皮、杠柳皮、臭五加、山五加皮、香五加皮。

【性味归经】味辛、苦，性温，有毒。归肝、肾、心经。

【功能主治】祛风湿，强筋骨。主治：风寒湿痹、腰膝酸软、心悸气短、下肢浮肿。

【用法用量】内服：煎汤，3～9g；浸酒或入丸、散。

【炮制】除去杂质，洗净．润透，切厚片，干燥。

【化学成分】香加皮中主要化学成分为：C21 甾体苷、强心苷、萜类、醛类、有机酸等成分。

【药理作用】①强心作用。②抗肿瘤作用。③抗炎作用。④免疫调节作用。⑤拟胆碱作用。⑥升白细胞作用。⑦细胞分化诱导作用。

【毒理作用】杠柳毒苷的毒副作用与毒毛旋花子苷相似，中毒后血压先升而后下降，心收缩力增强，继而减弱，心律不齐，乃至心肌纤颤而死亡。在治疗剂量（当五加皮用）下，可引起恶心、呕吐、腹泻、心动过缓。剂量过大可致多元性室性早搏、心性心动过速、心室颤动、心房颤动、房室传导阻滞等，并可使心肌梗死并发心衰患者发生再度梗死，最终因循环衰竭而死亡。

【方剂选用】

1. 风湿性关节炎，关节拘挛疼痛：香加皮、穿山龙、白鲜皮各 15g。用白酒泡24 小时。每天服 10ml。

2. 筋骨软弱，脚痿行迟：香加皮、木瓜、牛膝等分为末。每服3g，每日 3 次。

3. 水肿，小便不利：香加皮、陈皮、生姜皮、茯苓皮、大腹皮各9g，水煎服。

4. 水肿：香加皮4.5g，至 9g。煎服。

【不良反应及注意事项】本品有毒，服用不宜过量，香加皮有较强毒性，较小剂量注射即可引起蟾蜍，小鼠死亡；兔、犬静脉注射可使血压先升后降，呼吸麻痹而于数分钟内死亡，北五加皮粗苷家鸽最小致死量为 $2.62 \pm 0.11mg/kg$。据临床报道，服用北五加皮后致中毒者并不少见，主要表现为严重心律失常，说明北五加皮其毒性反应与洋地黄类药物相似，胃肠道反应，如恶心呕吐，是过量的早期表现。

◆ 鬼针草

【来源】 本品为菊科植物鬼针草的全草。

【别名】 鬼钗草、鬼黄花、婆上针、针包草、一把针、粘身草。

【性味归经】 味苦，性微寒。

【功能主治】 清热解毒，祛风除湿，活血消肿。主治：咽喉、肿痛、泄泻、痢疾、黄疸、肠痛、疔疮肿毒、蛇虫咬伤、风湿痹痛、跌打损伤。

【用法用量】 内服：煎汤，15～30g，鲜品倍量；或捣汁。外用：适量，捣敷或取汁涂或煎水熏洗。

【炮制】 晒干或鲜用。

【化学成分】 主要含黄酮类、多炔类、甾醇类、有机酸、香豆素类等成分。主要有：海生菊苷、槲皮素及其苷、山奈酚及其苷、金丝桃苷、奥卡宁及其苷、木犀草素、异槲皮苷、异奥卡宁 $-7-O-\beta-D-$ 葡萄糖苷、6,7-二羟基香豆素、异泽兰黄素、咖啡酸、奎尼酸、原儿茶酸、对羟基桂皮酸等。

【药理作用】 ①保肝护肝作用。②抗高血脂和血栓形成。③降压作用。④降血糖作用。⑤抗炎镇痛作用。⑥抗肿瘤作用。⑦抗血小板凝集。⑧抗结石作用。⑨治干眼。

【方剂选用】

1. 疟疾：鲜鬼针草240～360g。煎汤，加入鸡蛋一个，煮汤服。

2. 痢疾：鬼针草柔芽1把。水煎汤，白痢配红糖，红痢配白糖，连服3次。

3. 黄疸：鬼针草、柞木叶各15g，青松针30g。煎服。

4. 肝炎：鬼针草、黄花棉各45～60g。加水1000ml，煎至500ml。一日多次服，服完为止。

5. 急性肾炎：鬼针草叶15g（切细），煎汤，和鸡蛋1个，加适量麻油或茶油煮熟食之，日服1次。

6. 偏头痛：鬼针草30g，大枣3枚。水煎温服。

7. 胃气痛：鲜鬼针草45g。和猪肉120g同炖，调酒少许，饭前服。

8. 大小便出血：鲜鬼针草叶15～30g。煎汤服。

9. 跌打损伤：鲜鬼针草全草30～60g（干的减半）。水煎，另加黄酒30g，温服，日服1次，一般连服3次。

10. 四肢无力：鬼针草1把。煎汤服。

11. 蛇伤、虫咬：鲜鬼针全草60g，酌加水，煎成半碗，温服；渣捣烂涂贴伤口，日如法两次。

12. 气性坏疽：鲜鬼针草全草，用冷开水洗净，水煎汤熏洗。

13. 金疮出血：鲜鬼针草叶，捣烂敷创口。

14. 阑尾炎：鬼针草干品15～30g（鲜品45g）煎服，或加冰糖、蜂蜜、牛乳同服，每日1剂。治疗过程中未见副作用。

15. 小儿腹泻：鲜鬼针草6～10棵（干的3～5棵）加水浸泡后煎成浓汁，连渣倒入盆内，用于熏洗患儿两脚。腹泻轻者每天熏洗3～4次，较重者熏洗6次。1～5岁洗脚心，5～15岁洗至脚面，腹泻严重者熏洗位置可适当提高。

16. 阑尾炎：鬼针草干品0.5～30g（鲜品45g）煎服，或加冰糖、蜂蜜、牛乳同服，每日1剂。

17. 小儿腹泻：鲜鬼针草6～10棵（干的3～5棵）加水浸泡后煎成浓汁，连渣倒入盆内，用于熏洗患儿两脚。腹泻轻者每天熏洗3～4次，较重者熏洗6次。1～5岁洗脚心，5～15岁洗至脚面，腹泻严重者熏洗位置可适当提高。

【不良反应及注意事项】 孕妇忌服。

◆禹余粮

【来源】本品为氢氧化物类矿物褐铁矿，主要含碱式氧化铁。

【别名】太一余粮、石脑、禹哀、太一禹余粮、白余粮、石中黄子、天师食、山中盈脂、石饴饼、石中黄、白禹粮、禹粮石、余粮石、禹粮土。

【性味归经】味甘、涩，性微寒。归胃、大肠经。

【功能主治】涩肠止泻，收敛止血。主治：久泻、久痢、崩漏、白带。

【用法用量】内服：煎汤，9～15g；或入丸、散。外用：研末撒或调敷。

【炮制】禹余粮：除去杂石，洗净泥土，干燥，即得。煅禹余粮：取净禹余粮，打碎，照煅淬法煅至红透。每100kg禹余粮，用醋30kg。

【化学成分】主要成分为碱式氧化铁及碱式含水氧化铁，并夹有泥土及有机质等。又常含多量的磷酸盐及铝、镁、钾、钠等元素。

【药理作用】①促胃肠蠕动作用。②止血作用。

【毒理作用】小鼠静脉注射禹粮石煎剂的 LD_{50} 为 8.25g/kg，中毒症状有拒食、肺充血和肝肿大。

【配伍效用】

禹余粮配伍赤石脂：二者皆入胃与大肠，均有涩肠、止泻、止血之功。但禹余粮甘涩性平，偏入气分；赤石脂甘酸性温，善走血分。二药相须为用，气血兼顾，其效更著。用于治疗慢性肠炎、慢性痢疾之泻痢不止、滑脱不禁、甚至脱肛以及便血、崩漏带下、月经过多等证属虚寒者。

【方剂选用】

1. 慢性结肠炎：①焦山楂500g，禹余粮、炒补骨脂各60g，共研末，加适量红糖口服，每次10g，日服3次，另配服参苓白术散加减。②黄芪、白芷、生牡蛎、赤石脂、禹余粮各20g，黄柏、炮姜、赤芍各10g，丹参15g，附子6～10g，炒地榆12g。水煎成400ml，早晚各用200ml，保留灌肠

半小时以上。每20天为1疗程。

2. 冷劳，大肠转泄不止：禹余粮120g（火烧令赤，于米醋内淬，如此七遍后，捣研如面），乌头30g（冷水浸一宿，去皮、脐，焙干，捣罗为末）。上药相和，用醋煮面和为丸如绿豆大。每服食前，以温水下五丸。

3. 女人漏下，或痓或剧，常漏不止，身体羸瘦，饮食减少，或赤或白或黄，使人无子者：牡蛎、伏龙肝、赤石脂、白龙骨、桂心、乌贼骨、禹余粮各等分。上七味，治下筛。空心酒服方寸匕，日二。白多者加牡蛎、龙骨、乌贼骨，赤多者加赤石脂，黄多者加伏龙肝、桂心，随症加之。

4. 肠气痛，妇人少腹痛：禹余粮为末，每米饮服6g，日二服。

【不良反应及注意事项】实证忌服，孕妇慎服，髓虚血燥之病勿用。

◆独活

【来源】本品为伞形科植物重齿毛当归的干燥根。

【别名】香独活、肉独厚、川独活、资丘独活。

【性味归经】味辛、苦，性微温。归肾、膀胱经。

【功能主治】祛风除湿，通痹止痛。主治：风寒湿痹、腰膝疼痛、少阴伏风头痛。

【用法用量】内服：煎汤，0.5～15g；浸酒或入丸、散。外用：煎水洗。

【炮制】除去杂质，洗净，润透，切薄片，晒干或低温干燥。

【化学成分】独活的主要成分主要包括香豆素类和挥发油类，还有少量甾醇和糖类成分。其中香豆素类主要包括甲氧基欧芹素、香柑内酯、花椒毒素、伞形花内酯、佛手酚、欧芹烯酚等。其抗肿瘤活性成分主要是甲氧基欧芹素、补骨脂素、香柑内酯、花椒毒素、伞形花内酯、异欧前胡素。

【药理作用】①血小板聚集有抑制作用。②降压作用。③解痉作用。④镇痛、镇静和抗炎作用。⑤抗菌作用。⑥光敏感

作用。⑦抗肿瘤作用。

【毒理作用】大鼠肌注花椒毒素的半数致死量为160mg/kg，香柑内酯半数致死量为945mg/kg。

【配伍效用】

独活配伍苍术、细辛、川芎：独活祛风散寒、除湿止痛；苍术苦温燥湿；细辛祛风散寒止痛；川芎活血止痛。四药合用，有祛风除湿、散寒止痛之功效，用于治疗少阴寒湿腰痛等。

独活配伍细辛：独活辛温苦燥，有祛风胜湿、散寒解表之功，入肾经，作用在里在下，止痛效果明显；若得细辛之升，则善祛头面风邪。细辛辛温发散，有祛风散寒止痛之效，善治头面部风疾；亦可引少阴之寒邪达于肌表，能助独活散肾经风寒使之外达。二药伍用，共奏祛风散寒除湿、通痹止痛之功效，用于治疗头痛如劈、痛连齿颊、腰膝发凉、骨节酸楚、下肢痹痛等。

【方剂选用】

1. 失眠：独活30g，朱砂、琥珀各6g，共研末。

2. 慢性气管炎：独活9g，红糖15g，水煎，分3～4次服。

3. 肝炎后胁痛：在辨证用药的基础上，加用独活（成人用6g），一般服3～10剂即可止痛。

4. 头痛：独活、羌活、防风、麦冬、蔓荆子、菊花各12g，黄芩8g，苍术10g，白芷15g，细辛4g，甘草5g，当归30g，川芎10～30g，水煎服，每日1剂。伴头痛失眠者加柴胡、远志；伴疲倦乏力加党参、黄芪；左侧痛加柴胡、红花；右侧痛加葛根。

5. 少阴头痛：独活、细辛、川芎、秦艽、生地黄、羌活、防风、甘草，水煎服。

6. 风痹：独活、石南各120g，防风90g，附子、乌头、天雄、茵芋各60g。以酒二斗，渍七日，服半合，日三，以知为度。

7. 少阴寒湿腰痛：独活、苍术、防风、

细辛、川芎、甘草。水煎服。

8. 产后百日中风，口噤不开，并治血气痛，劳伤：独活一斤，大豆五升，酒一斗三升。上三味，先以酒渍独活再宿，若急需，微火煮之，令减三升，去渣，别熬大豆极焦，使烟出，以独活酒沃之，去豆服一升，日三夜一。

9. 齿根动痛：生地黄、独活各90g。上二味细切，以酒一升渍一宿，含之。

【不良反应及注意事项】阴虚血燥者慎用。

◆独叶草

【来源】本品为菊科植物大独叶草的根叶。

【别名】化血丹。

【性味归经】味麻微苦，性热，有小毒。

【功能主治】散瘀，活血，止痛。主治：跌打损伤、瘀肿疼痛、风湿筋骨痛。

【用法用量】内服：研末，0.9～1.5g。外用：研末调敷。

【炮制】晒干。

◆独一味

【来源】本品为唇形科植物独一味的根及根茎或全草。

【别名】巴拉努努、吉布孜、麦朵昌巴、哈努巴拉、札江温保、哈吾巴拉、达干木、达折合巴、野秦艽、大巴、打布巴。

【性味归经】味甘、苦，性平。

【功能主治】活血化瘀，消肿止痛。主治：跌打、筋骨疼痛、关节肿痛、痛经、崩漏。

【用法用量】内服：浸酒，或入散剂，5～10g。外用：适量，鲜品捣烂敷患处。

【炮制】晒干，酒制或鲜用。

【化学成分】主要含木犀草素、槲皮素及其苷，芹菜素－7－O－新陈皮苷、1－羟基－2，3，5－三甲氧基咕吨酮、β－谷甾醇、棕榈酸、独一味素A、B、C、山栀苷甲酯、8－O－乙酰基山栀苷甲酯、胡麻属苷等。

【药理作用】①提高非特异性免疫和特

异性细胞免疫的作用。②镇痛作用。③止血作用。④抗菌作用。

【毒理作用】小鼠一次口服独一味浸膏的 LD_{50} 为 13.5g/kg。

【不良反应及注意事项】《四川中药志》：无瘀滞及孕妇勿服。

◆胆矾

【来源】本品为硫酸盐类矿物胆矾的晶体，或为人工制成的含水硫酸铜。

【别名】石胆、毕石、君石、黑石、铜勒、立制石、石液、基石、制石液、胆子矾、鸭嘴胆矾、翠胆矾、蓝矾。

【性味归经】味酸、辛，性寒，有毒。归肝、胆经。

【功能主治】涌吐，去腐，解毒。主治：中风、癫痫、喉痹、喉风、痰涎壅塞、牙疳、口疮、烂弦风眼、痔疮、肿毒。

【用法用量】内服：入丸、散，0.3～0.6g。外用：研末撒或调敷，或以水溶化洗眼。

【炮制】拣去杂质，研成小块。

【化学成分】胆矾主成分为硫酸铜，通常是带5分子结晶水的蓝色结晶（$CuSO_4 \cdot 5H_2O$）。

【药理作用】利胆作用。

【方剂选用】

1. 缠喉风、急喉痹：胆矾 7.5g，白僵蚕（炒、去丝嘴）15g。上为细末。每服少许，以竹管吹入喉中。

2. 口疮、喉闭、乳蛾：胆矾 3g，熊胆 3g，广木香 0.9g。通为细末，以木鳖子一个，去壳，磨井水，以鹅翎蘸药敷之。

3. 初中风瘫痪，一日内：研胆矾如面。每使一字许，用温醋汤下，立吐出涎。

4. 牙疳：胡黄连 1.5g，胆矾、儿茶各 0.15g。为末敷。

5. 走马牙疳：北枣一枚去核，入胆矾，纸包炼赤，出火毒，研末敷之。

6. 口舌生疮：胆矾 0.3g，干蟾 0.3g（炙）。共研为末。每取小豆大，掺在疮上，良久，用新汲水三升漱口，水尽为度。

7. 小儿鼻疳蚀烂：胆矾烧烟尽，研末

掺之。

8. 风眼赤烂：胆矾 9g。烧研，泡汤日洗。

9. 痔疮热肿：胆矾（煅、研），蜜水调敷。

10. 肿毒不破：胆矾、雀屎各少许，点之。

11. 甲疽胬肉疼痛，脓血不止：胆矾 15g，煅过细研，敷疮上，日二、三度。

12. 疯犬咬毒：胆矾末敷之。

13. 百虫入耳：胆矾末和醋灌之。

【不良反应及注意事项】体虚者忌服。

◆胆星

【来源】本品为制天南星细粉与牛、羊或猪胆汁拌制或生天南星细粉与牛、羊或猪胆汁经发酵而制成的加工品。

【别名】胆南星。

【性味归经】味苦、微辛，性凉。归肝、胆、肺经。

【功能主治】清火化痰，息风定惊。主治：中风、惊风、癫痫、头痛、眩晕、喘嗽。

【用法用量】内服：煎汤，3－6g；或入丸、散。

【炮制】将生天南星放在清水内反复漂至无麻辣感后，磨成细粉。另以滤去杂汁、并入铜锅熬过的等量牛胆汁，与天南星粉末拌匀。待胆汁完全吸收，晒至半干后，入臼内打和，切成小块，日晒夜露至无腥味为度。一法取天南星粉 500g，加入牛胆汁 500g，拌匀，日晒夜露，使干，经蒸制后，切成小块。次年再加牛胆汁 500g，拌匀，露、晒使干。第三年再加牛胆汁半斤拌匀，露、晒使干。这样色渐转黑，腥味亦渐消失。

【方剂选用】

1. 小儿风热壅毒，关隔滞塞，凉心压惊：胆星 30g，入金、银箔小者各 10 片，丹砂 4.5g，龙脑、麝香各一字。同研极细，炼蜜和丸如鸡头实大。每服 1 丸，竹叶汤化下。

2. 小儿痰迷不醒，口流涎沫，手足拘

挛：陈胆星45g，犀角、羚羊角各30g，生龙齿21g，白芥子15g，辰砂3g。陈米汤丸，金箔衣。临床以一丸擦胸背并敷脐。

3. 痰涎喘急：胆星、天竺黄各9g，雄黄1.5g，朱砂1.5g，牛黄、麝香各0.5g。共为末，甘草水为丸，如梧桐子大。每服二丸，淡姜汤稍冷服。

◆ 姜黄

【来源】本品为姜科植物姜黄的干燥根茎。

【别名】黄姜、毛姜黄、宝鼎香、黄照郁金。

【性味归经】味辛、苦，性温。归脾、肝经。

【功能主治】破血行气，通经止痛。主治：胸胁刺痛、闭经、癥瘕、风湿肩臂疼痛、跌打肿痛。

【用法用量】内服：煎汤，5~15g；或入丸、散。外用：研末调敷。

【炮制】除去杂质，略泡，洗净，润透，切厚片，晒干。

【化学成分】主要含倍半萜类、姜黄素类化合物。

【药理作用】①降血脂作用。②抗肿瘤作用。③抗炎作用。④抗病原微生物作用。⑤抑制血小板聚集作用，降低全血和血浆黏度王不留行子。⑥利胆作用。⑦终止妊娠作用。⑧抗氧化作用。⑨光效应作用。⑩杀蝇。

【毒理作用】小鼠可只灌胃姜黄醇浸液40~100g（中药），观察3天，未发生死亡。以姜黄浸膏5、2和0.5g/kg（相当于临床用量的50、20和5倍）拌入饲料中喂大鼠，共30天，体重、食量和活动未见异常。取心、肝、肾、主动脉、肾上腺作病理组织学检查，均未见明显病理改变，姜黄素小鼠灌胃的半数致死量大于2g/kg。

【配伍效用】

姜黄配伍桂枝：姜黄苦辛而温，破血行气、通经止痛；桂枝甘辛而温，温阳通脉、散寒止痛。二药伍用，姜黄得桂枝之温通，其活血止痛之功更显著；姜黄之破血行气之效又能增强桂枝之温阳通脉散寒之作用。二药共奏温经通脉、散寒止痛之功效，用于治疗全身上下关节痹着疼痛；气滞血瘀之闭经、痛经、产后腹痛等。

【方剂选用】

1. 鼻前庭炎：黄连、黄柏、姜黄各20g，当归尾30g，生地黄60g，麻油、凡士林各500g。上药除凡士林外，浸入麻油中2天，用文火熬至药枯，去渣滤清加入凡士林，文火徐徐收膏。用药前先清洗疮面，再用消毒棉签蘸药膏适量外涂，每日2次，7天为1疗程。

2. 肩周炎、颈椎病：丹参、桂枝各15g，姜黄、红花各12g，威灵仙18g，蜈蚣4条。寒重者加麻黄、川乌各12g；游走疼痛者加乌梢蛇、防风各15g。水煎服，每日1剂，7日为1疗程，并随症加减。一般不超过3疗程。

3. 心痛不可忍：姜黄（微炒）、当归（切，焙）各30g，木香、乌药（微炒）各15g。上四味，捣罗为散，每服6g，煎吴茱萸醋汤调下。

4. 臂背痛，非风非痰：姜黄、甘草、羌活各30g，白术60g。每服30g，水煎。腰以下痛，加海桐皮、当归、芍药。

5. 一切跌打：桃仁、兰叶、丹皮、姜黄、苏木、当归、陈皮、牛膝、川芎、生地黄、肉桂、乳香、没药。水、酒、童便煎服。

6. 室女月水涩滞，调顺营气：姜黄、丁香、当归（切，焙）、芍药各15g。上四味，捣罗为散，每服6g，温酒调下。经脉欲来，先服此药，不拘时候。

7. 经水先期而至，血涩少，其色赤者：当归、熟地黄、赤芍、川芎、姜黄、黄芩、丹皮、延胡索、香附（制）各等量。水煎服。

8. 妊娠胎漏，下血不止，腹痛：姜黄30g，当归30g（锉，微炒），熟干地黄30g，艾叶30g（微炒），鹿角胶30g（捣碎，炒令黄燥）。上药，捣筛为散，每服12g，以水一中盏，入生姜半分，枣三枚，煎至六分，去渣，每于食前温服。

9. 产后腹痛：姜黄 0.6g，没药 0.3g。上为末，以水及童子小便各一盏，入药煎至一盏半，分作三服，通口服，约人行五、七里，再进一服。

10. 牙痛不可忍：姜黄、细辛、白芷等分。上为细末，并擦二三次，盐汤漱。

【不良反应及注意事项】血虚而无气滞，血瘀者忌服。

◆ **姜味草**

【来源】 本品为唇形科植物姜味草的全草。

【别名】地生姜、柏枝草、香草、灵芝草、小姜草、小香草。

【性味归经】味苦、辛，性温。

【功能主治】散寒解表，湿中健胃、化湿消积。主治：风寒感冒、胃寒脘痛、腹胀、恶心呕吐、泄泻、痢疾、癥瘕、寒疝。

【用法用量】内服：煎汤，9~15g；或研末。

【炮制】除去杂质，阴干。

【化学成分】姜味草主要含挥发油。

【方剂选用】

1. 胃气，面寒疼痛：姜味草为末。热酒服。

2. 心积：姜味草9g，石菖蒲3g，甘草3g，厚朴3g，草豆蔻6g。共为末。每服3g，滚水点酒服。为丸亦可。

3. 肝积：姜味草6g，青皮 1.5g，川芎6g，柴胡3g，小茴香6g，草豆蔻9g。共为末，或为丸。滚水点酒服3g。

4. 脾积：姜味草9g，吴茱萸6g，草豆蔻6g，吴神曲6g，甘草 1.5g。共为末，或为丸。滚水点酒服。

5. 肺积：姜味草6g，姜黄6g，白豆蔻6g，木香 1.5g。共为末，或为丸。每服3g，滚水点酒服。

6. 肾积：姜味草9g，益智仁6g，沉香6g，荔枝核七个（焙）。共为末，或为丸。每服3g，滚水点酒服。

7. 寒疝疼痛：姜味草为末。滚水点酒服。

8. 小儿虫犯肚腹，疼痛或呕吐或泻：姜味草 1.5g。点酒服。疼止盾，服下虫散下虫。

9. 胃寒气滞疼痛，气食饱胀：姜味草，水煎服。

10. 疝气痛：姜味草3g，倒提壶9g，荔枝核七枚。共研末。每用 1.5g，与糯米白酒蒸服。

◆ **穿山龙**

【来源】 本品为薯蓣病穿龙薯蓣的粒状茎。

【别名】穿龙骨、穿地龙、狗山药、山常山、穿山骨、火藤根、粉草薢、黄姜、土山薯、竹根薯、铁根薯、雄姜、黄鞭、地龙骨、山花啦、金刚骨、串山龙。

【性味归经】味甘、苦，性温。归肝、肾、肺经。

【功能主治】祛风除湿，舒筋通络，活血止痛，止咳平喘。主治：风湿痹病、关节肿胀、疼痛麻木、跌打损伤、闪腰岔气、咳嗽气喘。

【用法用量】内服：煎汤，干品 6~9g，鲜品 30~45g；或浸。外用：适量，鲜品捣敷。

【炮制】除去杂质，洗净，润透，切厚片，干燥。

【化学成分】穿山龙含薯蓣皂苷，纤细薯蓣皂苷，穗菝葜甾苷，25-D-螺甾-3，5-二烯、对羟基苄基酒石酸等。

【药理作用】①镇咳作用。②祛痰作用。③平喘作用。④降压作用。

【毒理作用】小鼠腹腔注射煎剂半数致死量第一批制剂为 9.9g 生药/kg，第二批为 19g 生药/kg。口服总皂苷，小鼠半数致死量为 2.21±0.14g/kg。

【方剂选用】

1. 腰腿酸痛，筋骨麻木：鲜穿山龙根茎60g，水一壶，可煎五六次，加红糖效力更佳。

2. 劳损：穿山龙 15g。水煎冲红糖、黄酒。每日早、晚各服一次。

3. 大骨节病，腰腿疼痛：穿山龙60g。

白酒一斤，浸泡 7 天。每服 30g，每天二次。

4. 闪腰岔气，扭伤作痛：穿山龙 15g。水煎服。

5. 疟疾：穿山龙 9g，青蛙七、野棉花各 6g。发病前水煎服。

6. 痈肿恶疮：鲜穿山龙、鲜蓖麻根等量。捣烂敷患处。

7. 慢性气管炎：鲜穿山龙 30g。削皮去根须，洗净切片加水，慢火煎 2 小时，共煎二次，合并滤液，浓缩至 100ml。分早晚二次服，十日为 1 疗程。

8. 急性化脓性骨关节炎：穿山龙根洗净、切片、晒干。成人每天 90g，小孩每天 60g，早晚各煎服 1 次。

9. 甲状腺瘤和甲状腺机能亢进：穿山龙根茎干品 20 斤，切片或研末，以 60°白酒 100 斤浸泡 1 周后过滤，滤液减压蒸馏，每 1000ml 浸液中蒸出白酒 600ml 后即成穿山龙浸膏（每 ml 含生药 0.5g）。日服 3 次，每次 10~20ml。副作用：个别病例有腹痛，停药后即消失。

【不良反应及注意事项】口服穿山龙片剂治疗冠心病心绞痛时，少数病例有轻度腹泻、便秘、胃部不适、恶心呕吐和口腔炎、头晕、视物模糊、丙氨酸转氨酶一时性升高；服穿山龙酒剂治疗骨质增生，老年性腰腿痛、风湿性关节炎，部分患者有不同程度地牙齿酸麻、感觉迟钝，个别人牙龈苍白，停药后症状均能自行消失。

◆穿山甲

【来源】本品为鲮鲤科动物穿山甲的鳞甲。

【别名】鲮鲤甲、陵鲤甲、龙鲤甲、石鲮鱼甲、山甲片、甲片、川山甲、麒麟片、随碱片。

【性味归经】味咸，性微寒。归肝、胃经。

【功能主治】通经下乳，消肿排脓，搜风通络。主治：经闭癥瘕、乳汁不通、痈肿疮毒、关节痹痛、麻木拘挛。

【用法用量】内服：煎汤，3~9g，或入丸、散剂。外用：适量，研末撒或调敷。

【炮制】穿山甲：除去杂质，洗净，干燥。炮山甲：取净穿山甲，大小分开，照烫法用砂烫至鼓起，洗净，干燥。用时捣碎。醋山甲：取净穿山甲，大小分开，按上法烫至鼓起，醋淬，取出，干燥。用时捣碎。每 100kg 穿山甲，用醋 30kg。

【化学成分】穿山甲的鳞片含硬脂酸、胆甾醇、N－丁基－二十三（碳）酰胺、环（L－丝氨酰－L 酪氨酰）二肽和环（D－丝氨酰－L－酪氨酰）－L－酪氨酰二肽等，又含多种微量元素。水溶液含天冬氨酸、苏氨酸、丝氨酸、谷氨酸、甘氨酸、丙氨酸、半胱氨酸等 16 种游离氨基酸。还含挥发油和水溶性生物碱等。

【药理作用】①降低血液黏度王不留行子作用。②抗炎作用。③提高缺氧的耐受能力。

【配伍效用】

穿山甲配伍地榆：穿山甲消肿排脓；地榆解毒凉血敛疮。二者伍用，有解毒凉血、消肿排脓敛疮之功效，用于治疗便下脓血属湿热毒盛者。

穿山甲配伍黄芪、当归、王不留行：黄芪补气；当归补血活血；穿山甲、王不留行活血下乳。四药伍用，有补气、养血、活血、下乳之功效，用于治疗气血两虚之乳汁不足。

穿山甲配伍金银花、蒲公英：穿山甲消肿排脓下乳；金银花、蒲公英清热解毒。三者合用，有清热解毒、消肿排脓下乳之功效，用于治疗热毒所致之乳痈初起或已成脓而未溃者。

穿山甲配伍三棱：穿山甲活血通经；三棱破血祛瘀、行气止痛。二者伍用，有破血祛瘀、行气止痛之功效，用于治疗气滞血瘀之癥瘕。

穿山甲配伍通草：穿山甲通络下乳；通草通气下乳。二者合用，有通气、通络、下乳之功效，用于治疗产后气血瘀滞、乳络不通之乳汁不下症。

穿山甲配伍皂角刺：穿山甲消肿溃痈、

活血通经；皂角刺溃脓消肿、排脓。二者伍用，其消肿排脓之功效增强，用于治疗外科疮疡尚未成脓或脓成未溃者。

【方剂选用】

1. 肺结核：白及、百部、牡蛎、穿山甲各150g；痰多加川贝150g；阴虚加阿胶、麦冬各90g。砂炒研末，以糯米汤或白蜜为丸。轻者每次3g，重者每次4.5g，每日3次，空腹以水送服。如遇感冒可暂停药，2个月为1疗程。

2. 外伤后遗症：白薇15g，泽兰9g，穿山甲6g，水煎服，每日1~2剂。

3. 血管性头痛：穿山甲21g，地龙、虻虫各15g，刺猬皮18g。随症加减，水煎服，每日1剂。

4. 狭窄性腱鞘炎：穿山甲7片，大蜘蛛、全蝎各7只，大蜈蚣、僵蚕各7条，麝香、公丁香、母丁香、冰片、飞滑石各3g，各取净末，和匀，再研至极细。每次0.3g，敷患处，纱布覆盖，胶布固定。5~7天换药1次，夏秋季可每日或隔日换药1次。

5. 乳腺囊性增生病：穿山甲、昆布各30g，王不留行、白花蛇舌草各20g，赤芍、土贝母各21g，木鳖子、莪术各18g，丝瓜络15g，入麻油熬汁去渣滤净，再加入黄丹搅匀，熬至滴水成珠，再加入乳香、没药、血竭各10g，搅匀成膏，倒入凉水，浸泡半月取出，隔水烊化，摊于布上。用时将药膏烘热，撕开药布贴于肿块或痛处。每周换药1次，3次为1疗程。疗程间隔3~5天。

6. 卵巢输卵管炎：穿山甲、路路通各15g，蒲黄、五灵脂、桃仁、当归、赤芍、制香附各10g，川芎6g。根据情况随症加减。同时配合西医疗法，行子宫腔内灌注术治疗输卵管阻塞。

7. 痢疾，里急后重：穿山甲、好蛤粉等分。上为细末。每服3g，好酒空心调服。

8. 吹奶痛不可忍：穿山甲（炙黄）、木通各30g，自然铜15g（生用）。三味捣罗为散。每服6g，温酒调下，不计时候。

9. 痈疽无头：穿山甲、猪牙皂角（去皮、弦）各30g。共炙焦黄，为末。每用3g，热酒调下。其疮破，以冬瓜藤为末敷，疮干用水调敷之。诸疖疮皆可用。

10. 痈疽，托毒排脓，五毒附骨在脏腑里，托出毒气，止痛内消：蜂房30g，穿山甲、蛇蜕、油发（并烧带生存性）各0.3g。上为末。每服6g，入乳香末1.5g，暖酒调下。

11. 疔疮初起未成脓者：穿山甲、皂刺各12g，花粉、知母各18g，乳香、没药各9g，全蜈蚣三条。

【不良反应及注意事项】气血不足，痈疽已溃者慎服。

◆ 穿心莲

【来源】本品为爵床科植物穿心莲的干燥地上部分。

【别名】榄核莲、一见喜、斩舌剑、苦草、苦胆草、四方草。

【性味归经】味苦，性寒。归心、肺、大肠、膀胱经。

【功能主治】清热解毒，凉血，消肿。主治：感冒发热、咽喉肿痛、口舌生疮、顿咳痨嗽、泄泻痢疾、热淋涩痛、痈肿疮疡、蛇虫咬伤。

【用法用量】内服：煎汤，15~25g；或研末。外用：煎汁作或研末调敷。

【炮制】除去杂质，洗净，切段，干燥。

【化学成分】主要含二萜类及黄酮类成分：穿心莲内酯，14-脱氧穿心莲内酯，新穿心莲内酯，14-脱氧穿心莲内酯苷，14-去氧-12-甲氧基新穿心莲内酯，穿心莲潘林内酯，木蝴蝶素A，汉黄芩素，穿心莲黄酮，穿心莲新苷苷元，穿心莲黄酮苷A、B、C、D、E、F，芹菜素、木犀草素、6，8-二-C-β-D-葡萄糖白杨素、异高黄芩素等；以及多酚类：咖啡酸、绿原酸、5-咖啡酰基奎宁酸、3，4-二咖啡酰基奎宁酸、3，4-二咖啡酰基奎宁酸甲酯、3，4-二咖啡酰基奎宁酸丁酯、4，5-二咖啡酰基奎宁酸甲酯、咖啡酸、对羟基桂皮酸、阿魏酸、原儿茶酸、富马酸单乙酯等。

【药理作用】①解热作用。②抗炎作用。③提高外周血白细胞吞噬金黄色葡萄球菌能力。④增强肾上腺皮质功能作用。⑤对心肌梗塞缺血性损伤有一定保护作用。⑥抗蛇毒及毒蕈碱样作用。⑦中止妊娠作用。⑧保肝利胆作用。⑨抗肿瘤作用。

【毒理作用】14-脱氧穿心莲内酯注射液静脉注射，对小鼠的半数致死量为 0.359±0.012g/kg。穿心莲水煎剂酒沉提取物静脉注射对小鼠的半数致死量为 0.359±0.012g/kg。

【方剂选用】

1. 肠伤寒：复方穿心莲煎剂（穿心莲60g，如意花根 30g，一枝黄花 180g，水煎服），每天 1 剂，用至退热后 3~5 天停药。

2. 细菌性痢疾：穿心莲、鱼腥草各12g，黄柏6g。每日 1 剂，水煎 2 次服。

3. 毒蛇咬伤：新鲜穿心莲15g，伽蓝菜45g，捣烂冲米酒 1 次顿服；或取干品切碎，加米酒浸泡1~2周，过滤备用。

4. 小儿消化不良和菌痢：20%穿心莲注射液行穴位注射，每日 1 次。2 岁以下每日 2ml，2~7 岁 3ml，7 岁以上 4ml。穴位分两组：一组取足三里、长谷（脐旁 2 寸半），另一组取上巨虚、止泻（脐下 2 寸半）。每日交替选用 1 组，每穴注射全量的 1/2。

5. 传染性结膜炎：穿心莲 3 份，桑叶1 份，制成20%鲜汁，湿敷患眼，每日 3次，每次 15 分钟至半小时，分泌物较多者另用淡盐水洗眼。

6. 化脓性中耳炎：穿心莲干粉5g，纯甘油50ml，20%乙醇50ml，制成滴剂。每日滴耳 3~4 次。滴耳前用 3%双氧水洗耳，拭干脓液，个别病例配合穿心莲片剂内服，每次 3 片，每日服 3 次。

7. 痤疮：穿心莲、白蔹、杏仁、僵蚕、黄芩、白及、白芷各100g，乳香80g，十大功劳 120g，冰片、薄荷各 40g，轻粉20g，混合烘干打碎，过 80 目筛 2 次，密封备

用。先用洗面奶洗面，有脓疮者切开排脓。将药粉20g，用水适量加热调成糊状，待温度降至38℃左右时将药均匀涂于面部，使之形成厚约 0.05cm 的药膜，再敷 1 层 0.5~1cm 的石膏模，30 分钟后取下，洗净面部，外涂 2%氯霉素醑或收缩水。5 次为 1疗程，一般治疗 2 疗程。

8. 细菌性痢疾、阿米巴痢疾、肠炎：穿心莲鲜叶 10~15 片。水煎调蜜服。

9. 咽喉炎：穿心莲（鲜）9g。嚼烂吞服。

【不良反应及注意事项】此药寒凉，长期使用可致恶心、腹泻、胃口不佳。脾胃虚寒者慎用。

◆穿心草

【来源】本品为龙胆科穿心草属植物穿心草的全草。

【别名】穿钱草、顶心风、狮子草、穿心莲。

【性味归经】味微甘、微苦，性平。

【功能主治】清热解毒，止咳，止痛。主治：肺热咳嗽、胃痛、黄疸型肝炎、毒蛇咬伤。

【用法用量】内服：煎汤，9~15g；鲜品及治毒蛇咬伤用量加倍。外用：适量，煎水洗。

【炮制】晒干或鲜用。

【药理作用】①拟胆碱作用。②降压作用。③调节平滑肌收缩。④镇静作用。

【方剂选用】

1. 肺热咳嗽：穿心草 9g，干红薯叶9g。水煎服。

2. 钩端螺旋体病：泽兰、穿心草、岩松（均鲜草）各 4.5g。水煎，分 3 次服。喉痛者加野花椒全株45g；鼻出血者，用酢浆草捣烂冲服。外用榄茶树叶、香椿树叶、香椿根皮、臭茉莉叶、追山虎叶、酸汤秆全草各一斤煎汤，每天洗两次。

◆扁豆

【来源】本品为豆科植物扁豆的白色种子。

【别名】南扁豆、白扁豆、蛾眉豆、沿

篱豆、鹊豆、凉衍豆、茶豆、南豆、小刀豆。

【性味归经】 味甘，性平。入脾、胃经。

【功能主治】 健脾和中，消暑化湿。主治：暑湿吐泻、脾虚呕逆、食少久泄、水停消渴、赤白带下、小儿疳积。

【用法用量】 内服：煎汤，15～30g；或入丸、散。

【炮制】 生扁豆：拣净杂质，置沸水中稍煮，至种皮鼓起、松软为度，捞出，浸入冷水中，脱去皮，晒干。炒扁豆：取净扁豆仁，置锅内微炒至黄色，略带焦斑为度，取出放凉。

【化学成分】 含蛋白质、脂肪、碳水化合物、钙、磷、铁等微量元素。还含胰蛋白酶抑制物、淀粉酶抑制物、血球凝集素A、B。

【药理作用】 ①对人红细胞非特异性凝集作用。②抗凝血作用。

【毒理作用】 可抑制大豆生长，甚至引起肝脏区域性坏死，加热后毒性大减。

【配伍效用】 扁豆配伍山药：扁豆甘温芳香，健脾止泻、消暑化湿，功擅和中化湿；山药味甘性平，益肺健脾补肾，补而不滞，长于补脾益阴。二者合用，为平补之剂，有健脾益胃、和中化湿之功效，用于治疗久病大病之后，脾胃虚弱之体倦乏力、食欲不振、纳差食少、便溏泄泻以及妇女带下等症。

【方剂选用】

1. 慢性胃炎：扁豆、枳实、白术、云茯苓、白芍、生姜各10g，柴胡12g，甘草6g，大枣5枚。水煎服，日服1剂，早晚分服。随症加减。

2. 婴幼儿腹泻：扁豆、怀山药各20g，茯苓、莱菔子各10g。每日1剂，浓煎，少量频频服之。

3. 脾胃虚弱，饮食不进而呕吐泄泻者：扁豆一斤半（姜汁浸，去皮，微炒），人参（去芦）、白茯苓、白术、甘草（炒），山药各二斤，莲子肉（去皮）、桔

梗（炒令深黄色）、薏苡仁、缩砂仁各一斤。上为细末，每服6g，枣汤调下，小儿量岁数加减服。

4. 霍乱：扁豆一升，香薷一升。以水六升煮取二升，分服。单用亦得。

5. 水肿：扁豆三升，炒黄，磨成粉。每早午晚各食前，大人用9g，小儿用3g，灯心汤调服。

6. 赤白带下：扁豆炒为末，用米饮每服6g。

【不良反应及注意事项】 健脾止泻宜炒用，消暑宜生用。①陶弘景：患寒热病者，不可食。②《食疗本草》：患冷气人勿食。③《随息居饮食谱》：患疟者忌。

◆扁豆花

【来源】 本品为豆科植物扁豆的花。

【别名】 南豆花。

【性味归经】 白扁豆花，味甘、淡，性平，无毒。归脾、胃、大肠经。

【功能主治】 解暑化湿，和中健脾。主治：夏伤暑湿、发热、泄泻、痢疾、赤白带下、跌打伤肿。

【用法用量】 内服：煎汤，3～9g；或研末；或捣汁。外用：适量，捣敷。

【炮制】 去柄，筛去泥土，拣去杂质及黑色花朵。

【化学成分】 花含有原花青苷，黄酮类，花青素，香豆精类成分等。

【药理作用】 有抑菌作用。

【方剂选用】

1. 一切泄痢：扁豆花正开者，择净勿洗，以滚汤瀹过，和小猪脊肉1条，葱1根，胡椒7粒，酱汁拌匀，就以瀹豆花汁和面包作小馄饨，炙熟食之。

2. 妇人血崩：扁豆花（紫者勿用）焙干为末，炒米煮饮入烧盐，空心服。

3. 细菌性痢疾：干白扁豆花100g，制成100%煎液。

◆扁竹根

【来源】 本品为鸢尾科植物蝴蝶花的根茎或根。

【别名】 蝴蝶花、铁扁担、豆豉叶根、

土知母、鸭儿参、下搜山虎、铁扁担。

【性味归经】味苦、辛，性寒，有小毒。

【功能主治】消食，杀虫，通便，利水，活血，止痛，解毒。主治：食积腹胀、虫积腹痛、热结腹痛、热结便秘、水肿、徵瘕、久虐、牙痛、咽喉肿痛、疮肿、瘰疬、跌打损伤、子宫脱垂、蛇犬咬伤。

【用法用量】内服：煎汤，5～10g；或入散剂。外用：捣敷。

【化学成分】根茎含鸢尾醛类及其脂肪酸酯等。

【方剂选用】

1. 小儿食积饱胀：扁竹根、鱼鳅串根、五谷根、隔山撬、卷子根、石气柑、鸡屎藤、绛耳木根、车前草。煎服。

2. 食积、气积及血积：扁竹根、臭草根、打碗子根、绛耳木子、刘寄奴。研末和酒服。

3. 蛔虫积痛：扁竹根、川谷根各15g，水案板（全草）、苦楝皮各9g。煨水服。

4. 鼓胀：扁竹根30g，煨水服；或用鲜根3g，切细，米汤吞服。

5. 牙痛（火痛）：扁竹根15g。煮绿壳鸭蛋吃。

6. 便秘：鲜扁竹根3～12g。洗净，打碎或切碎，吞服。一般约一小时左右即泻，或略有腹痛。不可多服。

7. 年久疟疾：扁竹根3～15g。煨水冲少量酒服。

8. 子宫脱垂：扁竹根60g。捣绒炒热，包患处。

【不良反应及注意事项】脾虚便泻及孕妇禁服。

◆孩儿草

【来源】本品为爵床科植物孩儿草的全草。

【别名】蓝色草、由甲草、黄蜂草、子哥利、红鼻玉、火炭草、四方梗、鱼尾草、积药草、土夏枯草、疳积草。

【性味归经】味微苦、辛，性凉。归肺、肝、脾经。

【功能主治】消积滞，泻肝火，清湿热。主治：小儿食积、目赤肿痛、湿热泻痢、肝炎、瘰疬痈肿、毒蛇咬伤。

【用法用量】内服：煎汤，9～15g。外用：鲜品适量，捣敷。

【炮制】拣去杂质，刷去灰屑，研成小块或研成细粉。

【方剂选用】

节肿，毒蛇咬伤：孩儿草3～15g，水煎服；并用鲜全草捣烂外敷，蛇伤敷伤口周围。

◆孩儿茶

【来源】本品为豆科植物儿茶的枝干或茜草科植物儿茶钩藤的枝叶煎汁浓缩而成的干燥浸膏。

【别名】儿茶、粉儿茶、乌爹泥、乌垒泥、乌丁泥、西谢、儿茶膏、黑儿茶。

【性味归经】味苦、涩，性凉，无毒。归心、肺经。

【功能主治】收湿敛疮，止血定痛，清热化痰。主治：疮疡、久溃不敛、湿疮流水、牙疳、口疮、咯血、吐血、尿血、便血、血崩、外伤出血、痔疮痈肿、痰热咳嗽。

【用法用量】内服：煎汤，0.9～3g；或入丸、散。外用：适量，研末撒或调敷。

【炮制】拣去杂质，刷去灰屑，研成小块或研成细粉。

【化学成分】主要含有黄酮类、生物碱及鞣质。

【药理作用】①保肝、利胆作用。②抗病原微生物作用。③抑制肠道运动及抗腹泻作用。④降血糖作用。

【毒理作用】儿茶鞣酸小鼠静注200～300mg/kg可致死亡，以含儿茶鞣酸3%～5%的饲料喂大鼠1月不引起动物死亡。儿茶精灌喂对小鼠的LD_{50}大于1.37g/kg。

【配伍效用】

儿茶配伍白及：二者均有止血之功，相伍为用，其效更著，用于治疗外伤出血或肺痈咯血。

儿茶配伍黄芩：二者均清肺热。儿茶

且能化痰，相伍为用，共奏清热化痰之功效，用于治疗肺热之咳嗽痰黄、发热等症。

【方剂选用】

1. 慢性结肠炎：孩儿茶口服及保留灌肠，口服量为 0.6～2.0g，1 日 3 次；灌肠量为 4～10g，每日 1 次。15～30 天为 1 疗程。

2. 霉菌性肠炎：孩儿茶 50g 捣碎，放入蒸馏水或冷开水 500ml 中搅拌，过滤，沉淀后口服，每次 20～30ml，每日 3 次，7 天为 1 疗程。

3. 痔疮：孩儿茶 90g，冰片 10g，分研末，混匀外涂患处，每日 1～2 次。

4. 外阴溃疡：孩儿茶 10g，冰片 3g，共研末，为粉、糊或软膏外用，加服抗生素、维生素。

5. 口疮：孩儿茶粉外涂，1 日 2～3 次。

6. 一切痛疽、诸疮破烂不敛者：孩儿茶、乳香、没药各 9g，冰片 3g，麝香 0.6g，血竭 9g，旱三七 9g。上为末撒之。

7. 龟头烂：孩儿茶合冰片涂之。

8. 牙疳口疮：孩儿茶、硼砂等量。为末搽。

◆前胡

【来源】本品为伞形科植物白花前胡的干燥根。

【别名】白花前胡（又名姨妈菜根、罗鬼菜根、水前胡、野芹菜根、岩风根、南石防风、坡地石防风、鸡脚前胡、岩川芎、岩棕根、岩风、官前胡、山独活）、紫花前胡（又名土当归、鸭脚七、野辣菜、山芫荽、桑根子苗、鸭脚前胡、鸭脚板）、云前胡、信前胡、南前胡、北前胡、冬前胡、嫩前胡、粉前胡、白前胡、西尺蔓、射香菜、嫩前胡、炒前胡、炙前胡。

【性味归经】味苦、辛，性微寒。归肺经。

【功能主治】降气化痰，散风清热。主治：痰热喘满、咯痰黄稠、风热咳嗽痰多。

【用法用量】内服：煎汤，5～10g；或入丸、散。

【炮制】前胡：除去杂质，洗净，润透，切薄片，晒干。蜜前胡：取前胡片，照蜜炙法炒至不粘手。

【化学成分】白花前胡主要含香豆精类化合物等。还含 D - 甘露醇，β - 谷甾醇、半乳糖醇，胡萝卜甘及紫花前胡皂苷 V 等。

【药理作用】①钙拮抗作用。②对血小板凝集的作用。③祛痰作用。④扩张冠脉作用。⑤抗氧化作用。⑥抗菌作用。⑦解热镇痛抗炎、抑制肝药酶活性。

【配伍效用】

前胡配伍柴胡：二者均有疏散风热之功，且前胡又能降气祛痰。二者伍用，共奏疏散风热、降气祛痰之功效，用于治疗外感风热所致之发热恶寒、咳喘痰黄者。

前胡配伍桔梗、牛蒡子、薄荷：前胡宣散风热祛痰；桔梗助前胡宣肺祛痰而利咽；牛蒡子、薄荷疏散风热而利咽。四药合用，有解表祛痰利咽之功效，用于治疗外感风热所致之发热恶寒、咽痛痰黄者。

前胡配伍桑白皮、贝母：前胡降气祛痰而散风热；桑白皮泻肺热而平喘；贝母化热痰而止咳。三药伍用，有解表祛痰止咳平喘之功效，用于治疗咳喘痰黄属风热所致者。

前胡配伍杏仁：前胡宣散风热而祛痰；杏仁宣肺止咳。二药相伍，有解表宣肺祛痰止咳之功效，用于治疗外感风热所致之发热、咳痰等。

【方剂选用】

1. 痰热咳嗽：麻黄、橘红、枳壳、甘草各 6g，杏仁、前胡、薏苡仁、桔梗、半夏、茯苓各 10g，罂粟壳 4g，鱼腥草 15g。方中采用了历代医家治新咳和痰热咳嗽惯用的罂粟壳，配入清肺化痰之品。

2. 支气管哮喘：苏子、前胡各 10g，马兜铃、川贝、地龙、甘草各 6g，白蒺藜、白鲜皮各 15g，苦参 3g。随症加减。

3. 细菌性痢疾：前胡粉，每次 6g，日服 3 次。

4. 小儿咳喘：桑白皮、杏仁各 8g，前胡、桔梗、黄芩、苏子各 5g，连翘 12g，膏 15g，槟榔 6g，大黄 4g，甘草 3g。水煎 100～150ml，频服。

5. 咳嗽涕唾稠黏，心胸不利，时有烦热：前胡 30g（去芦头）、麦门冬 45g（去心）、贝母 30g（煨微黄）、桑根白皮 30g（锉）、杏仁 15g（汤浸，去皮尖，麸炒微黄）、甘草 0.3g（炙微赤，锉）。上药捣筛为散。每服 12g，以水一中盏，入生姜半分，煎至六分，去渣，不计时候，温服。

6. 肺热咳嗽，痰壅，气喘不安：前胡（去芦头）45g，贝母（去心）、白前各 30g，麦门冬（去心，焙）45g，枳壳（去瓤，麸炒）30g，芍药（赤者）、麻黄（去根节）各 45g，大黄（蒸）30g。上八味，细切，如麻豆。每服 9g，以水一盏，煎取 2.1g，去渣，食后温服，日二。

【不良反应及注意事项】"不可施诸气虚血少之病。凡阴虚火炽，煎熬真阴，凝结为痰而发咳喘；真气虚而气不归元，以致胸胁胀满；头痛不因于痰，而因于阴血虚；内热心烦，外现寒热而非外感者，法并禁用。"（《本草经疏》）

◆ 洪连

【来源】本品为玄参科植物大萼兔耳草、全缘兔耳草或短筒兔耳草的根及全草。

【别名】藏黄连、兔耳草。

【性味归经】味苦、甘，性寒。归肺、心、肝经。

【功能主治】清热解毒，降血压，调经。主治：急、慢性肝炎、肾炎、肺脓疡、高血压、月经不调、乳腺癌。

【用法用量】3～6g。

【炮制】洗净、切段、阴干。

【药理作用】①抗溃疡作用。②镇静作用。

【毒理作用】小鼠腹腔注射的半数致死量为 38.2g/kg。

【不良反应及注意事项】脾胃虚寒者慎用。

◆ 神曲

【来源】本品为辣蓼、青蒿、杏仁等药加入面粉或麸皮混和后，经发酵而成的曲剂。

【别名】六神曲、六曲、建曲。

【性味归经】味甘、辛，性温，无毒。归脾、胃经。

【功能主治】健脾和胃，消食化积。主治：饮食停滞、消化不良、脘腹胀满、食欲不振、呕吐泻痢。

【用法用量】内服：煎汤，10～20g；或研末入丸、散。

【炮制】炒神曲：取麸皮撒匀于热锅内，待起烟，将神曲倒入，炒至黄色，取出，筛去麸皮，放凉，或不加麸皮，炒至黄色亦可。焦神曲：取神曲置锅内炒至外表呈焦黑色，内部焦黄色，取出，略喷些清水，放凉。

【化学成分】神曲为酵母制剂，含酵母菌、淀粉酶、维生素 B 复合体、麦角甾醇（ergosterol）、蛋白质及脂肪、挥发油等。

【药理作用】含多量酵母菌和 B 族维生素。干酵母菌中也含多种 B 族维生素，故本品具有 B 族维生素样作用，如增进食欲，维持正常消化机能等。

【配伍效用】

神曲配伍山楂、麦芽：神曲主消谷积；麦芽主消面积；山楂主消肉积。三者伍用，有行气开胃之功，可消面、肉、谷积。

神曲配伍陈皮：神曲健脾和胃、消食调中；陈皮燥湿健脾、理气和中。二者伍用，其消积导滞、理气和中之功效增强，用于治疗饮食积滞、胃失和降之食少纳呆、嗳腐吞酸、腹胀腹痛等症。

【方剂选用】

1. 狭窄性腱鞘炎：神曲 30g，丹参 30g，生乳香、威灵仙、桃仁各 15g，桃仁捣泥和药研末，调醋加酒少许敷患处，连用 1 周，肿块消失，再连敷半个月（隔日 1 次），未见复发。

2. 乳腺增生病：焦神曲 30g，香附 12g，白芥子 10g，当归 15g，昆布 8g，海螵蛸 6g，夏枯草 20g，郁金 15g，枳壳 10g，栀子 8g，川芎 12g，象贝 8g，甘草 8g，每日 1 剂，服 5 次，3 剂证减，28 剂后症状消失，以后每日服炒神曲 25g，生甘草 5g，泡水当茶饮，连服半个月。对于青春期乳腺增生病效果较佳。

3. 子宫肌瘤：焦神曲 35g，香附 15g（冲），黄芪 30g，党参 20g，白术 15g，茯苓 20g，当归 15g，枳壳 8g，厚朴 10g，生艾叶 18g，昆布 12g，海藻 8g，甲珠 15g，莪术 12g，白芥子 12g，每日 1 剂。

4. 小儿消化不良：神曲加水制成 50% 的煎剂，每 6ml 含药 3g。每日用量分别为：1 岁以上 5～10ml；2～3 岁 10～20ml；3 岁以上酌加，分 2 次服用。

5. 时暑暴泻及饮食所伤，胸膈痞闷：神曲（炒）、苍术（米泔浸一宿焙干）各等量。为末，面糊为丸，如梧桐子大。每服 30 丸，不拘时，米饮吞下。

6. 脾虚不能磨食：神曲 120g，白术 90g，人参 30g（俱炒），枳实（麸拌炒）15g，砂仁（炒）12g。共为末。饴糖为丸，梧子大。每早、晚各服 9g，白汤下。

7. 休息痢，日夜不止，腹内冷痛：神曲、芜荑、吴茱萸各等量。熬，生姜自然汁和丸，如梧桐子大。食前粥饮下 30 丸。

8. 食积心痛：陈神曲一块，烧红，淬酒二大碗服之。

9. 产后瘀血不运，肚腹胀闷，渐成鼓胀：陈神曲 500g。捣碎，微炒磨为末。每早、晚各服 9g，食前砂仁汤调服。亦可治小儿食鼓胀。

【不良反应及注意事项】脾阴虚，胃火盛者不宜用；能落胎，孕妇宜少食。

◆虻虫

【来源】本品为虻科恬动物华虻及其同尾多种昆虫和黄虻属双斑黄虻的雌性全体。

【别名】蜚虻、牛虻、牛蚊子、绿头猛钻、牛苍蝇、瞎虻虫、瞎蚂蜂、瞎蠓、牛魔蚊、牛蝇子、瞎眼蠓。

【性味归经】味苦、微咸，性凉，有毒。归肝经。

【功能主治】破血通经，逐瘀消症。主治：血瘀经闭，产后恶漏不尽，干血痨，少腹蓄血，癥瘕积块，跌打伤痛，痈肿喉痹。

【用法用量】内服：煎汤，1.5～3g；研末；0.3～0.6g；或入丸、剂。外用：适量敷或调搽。

【炮制】拣净杂质，除去翅、足；或用文火微炒用。

【化学成分】含蛋白质、氨基酸、胆固醇及钙、镁、磷、铁、钴、铜、锰、锶、锌铝等 24 种无机元素。

【药理作用】①抗凝作用。②对小肠功能的影响。③抗炎作用。④镇痛作用。⑤兴奋子宫。⑥保肝作用。

【毒理作用】虻虫醇提物有明显溶血作用。

【方剂选用】

1. 太阳病，身黄，脉沉结，少腹硬，小便自利，其人如狂者：水蛭（熬）、虻虫（去翅、足）各 30 个，桃仁 20 个（去皮、尖），大黄 90g（酒洗）。上四味，以水五升，煮取三升，去渣。温服一升，不下，更服。

2. 月经不行，或产后恶漏脐腹作痛：熟地黄 120g，虻虫（去头、翅、炒）、水蛭（糯米同炒黄，去糯米）、桃仁（去皮、尖）各 50 枚。上为末，蜜丸桐子大。每服五、七丸：空心、温酒下。

3. 跞折瘀血：虻虫 20 枚，牡丹 30g。上二味，治下筛，酒服 2g，血化为水。

4. 肿毒：虻虫、松香等量。为末，置膏药中贴患部。

【不良反应及注意事项】气虚者，孕妇及月经期均禁服。

◆蚂蚁

【来源】本品为蚁科动物丝光褐林蚁及拟黑多翅蚁等多种无毒蚂蚁的全体。

【别名】蚁、昆蜉、马蚁。

【性味归经】味咸，酸，性平。归肝、肾经。

【功能主治】补肾益精，通经活络，解毒消肿。主治：肾虚头昏耳鸣、失眠多梦、阳痿遗精、风湿痹痛、中风偏瘫、手足麻木、红斑性狼疮、硬皮病、皮肌炎、痈肿疔疮、毒蛇咬伤。

【用法用量】内服：研末，2～5g；或入丸剂；或浸酒饮。外用：适量，捣烂涂敷。

【炮制】焙干。

【化学成分】主要含多种饱和及不饱和烷烃、无机酸酸、蛋白质、氨基酸、脂肪等还含金合欢醇，高金合欢醇，甲酸，α-皮黄质等。

【化学成分】①抗炎作用。②免疫调节作用。

◆ **轻粉**

【来源】本品为氯化亚汞（Hg_2Cl_2）。

【别名】汞粉、峭粉、水银粉、腻粉、银粉、扫盆。

【性味归经】味辛，性寒，有毒。归大肠、小肠经。

【功能主治】外用杀虫，攻毒，敛疮；内服祛痰消积，逐水通便。外治用于疥疮、顽癣、臁疮、梅毒、疮疡、湿疹；内服用于痰涎积滞，水肿鼓胀，二便不利。

【用法用量】内服：研档，0.06～0.15g；或入丸、散。外用：研末调敷。

【炮制】用砖砌一炉灶，上有 10 个炉眼，每一炉眼放一平底锅。先将胆矾 3.5 斤，食盐 3 斤放于盆内，加水约 3 斤混合，放入水银 6.25 斤，搅拌成粥状，再加红土约 10 大碗，拌和成半干半湿的软泥块，分成 10 份，捏成馒头形。另在平底锅中央撒一层沙土，将馒头状物分别放在纱土上，并用陶碗或瓷盆盖上，再用泥封固，以防泄气，先放在炉旁，每炉约用上等木炭 47 斤，先在炉外烧之全红，再装入各炉眼内，略烧片刻，即行通火，将炉眼中央摆成空型，若见有火苗之处，用炭压盖不使上燃，再将炉火关闭，开始闷火，等到炭已烧透至无火苗，且外被一层白灰时，将已封固的平底锅放在每个炉眼上，将炉门关闭，22 小时后开锅，则见锅内出现多数多角形片状雪花样结晶，用鸡翎扫下，拣去杂质，遮光密闭保存，红土与沙仍可继续使用。

【化学成分】本品为氯化亚汞（Hg_2Cl_2）。本品毒性虽小，但与水共煮，则分解而生氯化汞及金属汞，后二者都有剧毒；在曝光时，甘汞颜色渐渐变深，亦起同样变化而有剧毒。

【药理作用】①杀菌作用。②通大便作用。

【方剂选用】

1. 无名肿毒、疖肿：轻粉、黄连各 50g，蜈蚣 1 条，75% 乙醇 200ml，混装瓶中，密封浸泡 1 周，涂患处，每日 2～3 次。

2. 化脓性疮疖：轻粉 10g，雄黄 10g，滑石 25g。上药共研极细末。先用淡盐开水洗净疮面，取上药适量以茶油调糊涂于患处，日 1 次。

3. 慢性下肢溃疡：轻粉 25g，铅丹 25g，铜绿 15g，炙乳香 15g，炙没药 15g，血余 50g，共研末，与蜂蜡 50g，香油 100g 制成膏状，敷患处。

4. 疥疮：雄黄、硫黄各 15g，木鳖肉、枯矾、轻粉各 5g，樟脑、冰片各 25g，凡士林 60g，热熔后加入药物，外涂患处，每日 1～2 次。

5. 顽固性湿疹：轻粉、冰片、雄黄、地肤子、苍术各 5g，密佗僧 15g，硫黄、蛇床子、黄柏各 10g。共研末，用酒或醋调和涂患处，每日 2～3 次。

6. 汗斑：轻粉、海螵蛸各等量，先将海螵蛸置瓦上焙干研末，再入轻粉和匀。用时先洗净局部，再扑药粉适量（微汗后搽药更好）。

7. 腋臭：轻粉 5g，升药底 3g，刘寄奴 2g，研末，混匀，将药粉撒于腋窝部，每日 1 次。

8. 手足皲裂：轻粉 0.5g，红粉 0.5g，研末，与白鹅脂肪油 10g 调匀。将患手先在温葱汤中浸泡，削去皮肤增厚层，涂药后在炭火上烘烤 20 分钟，早晚各 1 次。

9. 霉菌性阴道炎：轻粉、红粉、儿茶各等量。纳大葱筒内，暗火烧至灰白色，研末贮瓶备用。令患者排空小便，取截石位，用双氧水冲洗阴道，再用消毒棉签蘸药面撒于阴道壁上。每次 1～3g，每日 3～

5 次，5 天为 1 疗程。

10. 酒渣鼻：轻粉、硫黄各 15g，生大黄、百部各 50g。上药共研末，溶于 95% 乙醇 300ml 中 6～10 天，每日震荡 2 次。于每日早晚洗脸后，毛笔蘸药液少许在皮损处涂抹 3～5 分钟。1 个月为 1 疗程。

11. 鼻息肉：轻粉 6g，杏仁、甘遂各 3g，枯矾、草乌各 5g，各研末和匀，取芦荟管吹于息肉上，每日 3～4 次。或用麻油、菜油调药粉成软膏状，薄棉包裹，敷在息肉尾端，每日换药 3 次；或每晚临睡前敷息肉上（此散剂刺激性强，使用不当可致鼻腔干燥充血，因此用药前应先用凡士林涂鼻黏膜，以防直接刺激）。连用 7 天为 1 疗程，未愈者间隔 10 日再用第 2 疗程。

12. 诸疔疮：轻粉 15g，吴茱萸 30g，赤小豆 49 粒，白蒺藜 30g，白芜荑仁 15g，石硫黄少许。上六味，捣研为散，令匀。每用生油调药 1.5g，于手心内摩热后，遍揩周身有疥疮处，便睡。

13. 人面上湿癣：轻粉、斑猫（去翅、足）。上研末，用温水以鸡翎扫之周围。

14. 风虫牙疳，脓血有虫：轻粉 3g，黄连 30g。为末掺之。

15. 臁疮不合：轻粉 1.5g，黄蜡 30g。以粉掺纸上，以蜡铺之。敷在疮上，黄水出。

【不良反应及注意事项】内服宜慎，体弱及孕妇忌服。

◆砂仁

【来源】本品为姜科植物阳春砂、绿壳砂或海南砂的干燥成熟果实。

【别名】春砂仁。

【性味归经】味辛，性温。归脾、胃、肾经。

【功能主治】化湿开胃，温脾止泻，理气安胎。主治：湿浊中阻、脘痞不饥、脾胃虚寒、呕吐泄泻、妊娠恶阻、胎动不安。

【用法用量】内服：煎汤（不宜久煎），2.5～10g；或入、丸散。

【炮制】砂仁：除去杂质。用时捣碎。

盐砂仁：取净砂仁，用盐水浸泡拌匀，文火炒至微干，取出放凉。（每砂仁 100 斤用盐 2 斤 240g，加适量开水溶化澄清）

【化学成分】砂仁主要含挥发油，以及黄酮类、微量元素等。

【药理作用】①抗炎作用。②利胆作用。③镇痛作用。④保护作用。

【毒理作用】①急性毒性：小鼠（体重 10～20g 雌雄各半）10 只，砂仁煎剂 25g/kg，灌胃一次，观察 3 天，未见小鼠出现中毒症状死亡。②恶急性毒性：大鼠（体重 160～285g）10 只，砂仁热浸液 1.63g/kg，灌胃连续 30 天，给药前后每周称体重，给药结束后抽血测肝功能（SG-DT）、肾功能（NDN），最后处死动物进行病理检查。结果体重无明显变化，肝、肾功能均在正常范围内，病理检查无特殊异常。

【配伍效用】

砂仁配伍白豆蔻：砂仁燥湿散寒、醒脾宽中、行气止痛；白豆蔻温中化湿、行气开胃、止呕止痛。二者相须为用，有化湿醒脾、温中散寒、行气宽中、和胃止呕之功效，用于治疗脾胃虚寒、湿浊内蕴、气机不畅之胸闷不舒、脘腹胀满、纳呆食少、呕吐、泄泻等。

砂仁配伍草果：砂仁辛温，行气化湿、醒脾和胃；草果温燥辛烈，温中散寒、燥湿化痰。二药相须为用，其逐寒燥湿、温脾和胃之功效尤著，用于治疗寒湿困脾、痰浊中阻、气机不畅之胸脘痞闷、腹痛腹胀、恶心呕吐、纳差食少之症。

砂仁配伍陈皮：二者皆为辛温之品，有行气调中之功。但砂仁偏于化湿醒脾，陈皮偏于燥湿健脾。相伍为用，其理气除湿、和胃调中之功效更著，用于治疗湿邪中阻、脾失健运之纳差、脘闷、腹泻等症。

砂仁配伍厚朴：二药均能行气除湿，但砂仁辛香，偏于醒脾开胃；厚朴苦降，偏于消胀除满。二药相须为用，可加强行气化湿开胃之功效，用于治疗气滞或湿郁所致之腹痛胀满、纳差纳呆等。

砂仁配伍桑寄生：砂仁理气醒脾安胎；桑寄生补益肝肾而安胎。二者合用，可加强安胎之功效，用于治疗胎动不安、腰坠腹痛之症。

【方剂选用】

1. 过敏性结肠炎：砂仁6～10g，党参15～20g，茯苓10～15g，炒白术12～18g，炒扁豆20～30g，莲子肉8～10g，炒山药、薏苡仁各15～30g，桔梗10～12g，炙甘草3～6g，大枣3～5枚，随症加减。每剂药用水500ml，浸30分钟，急火煎开，后改文火煎煮30分钟，两煎药液混匀，早晚分服，每日1剂。

2. 慢性胆囊炎：砂仁、黄连、木香各6g，柴胡、枳实、白芥子、大黄各10g，虎杖12g，银花、白芍各15g，吴茱萸、甘遂、大戟各3g。

3. 胃下垂：黄芪、太子参各10～30g，白术、砂仁各10g，陈皮10～15g，升麻9～12g，枳壳10～18g，大黄（后下）3～12g，制马钱子2～4g，甘草3～6g。随症加减，水煎服。

4. 小儿厌食症：砂仁、人参、莲子、扁豆、陈皮、茯苓、山药、白术、鸡内金、牡蛎各10g，甘草5g。每日1剂，连服1个月为1疗程。

5. 小儿消化不良：砂仁、焦苍术各200g，炒车前子100g，共研为细末。6个月以内者每次服1～1.5g，6个月～1岁者每次服1.5～2g，1～3岁者每次服2～3g，均日服3次，用淡糖盐水送服，如脱水重伴有酸中毒者则应配合补液。

6. 心腹痛：砂仁炒研，袋盛浸酒，煮饮。

7. 痰气膈胀：砂仁捣碎，以萝卜汁浸透，焙干为末。每服3、6g，食远，沸汤服。

8. 冷滑下痢不禁，虚羸：缩砂仁、炮附子（末）、干姜、厚朴、陈橘皮各量。为丸。日二，服40丸。

9. 妊娠胃虚气逆，呕吐不食：缩砂仁不拘多少。上为细末。每服6g，入生姜自然汁少许，沸汤点服，不拘时候。

10. 小儿滑泄，肛头脱出：缩砂30g。去皮为末，每用3g，以猪腰子一片批开，入药末在内，绵系，米泔煮熟，与儿食之，次服白矾丸。

【不良反应及注意事项】 阴虚有热者忌服。

◆砒石

【来源】 本品为氧化物类矿物砷华的矿石。目前多为毒砂、雄黄等含砷矿石的加工制成品。

【别名】 砒黄、信砒、人言、信石。

【性味归经】 味辛、酸，性热，有毒。归肺、大肠、胃、脾经。

【功能主治】 蚀疮去腐，杀虫，祛痰定喘，截疟。主治：寒痰哮喘、疟疾、痔疮、瘰疬、走马牙疳、顽癣、溃疡腐肉不脱。

【用法用量】 内服：入丸、散；0.03～0.075g。外用：研末撒，调敷或入膏药中贴之。

【炮制】 去净杂质，砸碎，装入砂罐内，用泥将口封严，置炉火中煅红，取出放凉，研为细粉。

【化学成分】 主要成分为三氧化二砷（As_2O_3）。

【药理作用】 三氧化二砷具有砷剂的基本药理和毒理。砷有原浆毒作用，且能麻痹毛细血管，抑制含疏基酶的活性，并使肝脏脂变、肝小叶中心坏死，心、肝、肾、肠充血，上皮细胞坏死，毛细血管扩张。枯痔散中含有白砒，如给兔耳每日涂敷，可致干性坏死，以至脱落；实验表明，不含三氧化二砷的制品则无此作用。枯痔散中含砷量为8%～16%左右，易自黏膜面吸收，应用不当，可致急性砷中毒。作为杀灭虫害的农药，误服中毒者亦有报道。

【毒理作用】 急性中毒症状有呕吐、淘米水样腹泻、蛋白尿、血尿、眩晕、头痛、紫绀、晕厥、昏睡、惊厥、麻痹，以至死亡。暴发型可无上述明显症状，迅即发生虚脱、惊厥、麻痹而死亡。一般认为砷与含疏基酶结合，影响酶的活性，从而严重干扰组织代谢，出现中毒，所以临床急救时皆用二巯基丙醇（BAL）解毒。

【方剂选用】

1. 疟疾：砒石 0.3g，放于中号膏药中心，于发作前 24 小时贴于第 3 胸椎上，疟止揭下。

2. 慢性支气管炎：砒石 0.9g，白矾、淡豆豉各 9g，共研末，制成散剂、丸剂或胶囊。成人每次 0.5g，每日 1 次，睡前冷开水冲服，100 天为 1 个疗程。忌食油腻。

3. 淋巴结核：砒石粉 1~2g，加白开水 60~80ml 加热，熏蒸劳宫穴，每次 15~20 分钟，每日 1 次，10 日为 1 疗程，疗程间停药 7 天。

4. 斑秃：砒石 0.6g，新鲜生姜 3 小块，放入高度白酒 60ml 中浸泡 2 天，取浸制的生姜擦患处，力度适中，边擦边蘸药液。每日 3 次，每次 1~3 分钟。可配服七宝美髯丹，每日 1~2 次，每次 9g。

5. 牙髓失活剂：砒石具有牙髓失活作用，将砒石（芝麻粒大小）包在棉花中，蘸砒石炭酸溶液置于牙髓孔处，覆盖棉花，外封黏固剂 48 小时后，开封去髓。

6. 诸虫痛：砒石（细研）30g。用水浸炊饼心为丸，如小豆大。每服 2 丸，用煮肉汤下，空心食前。

7. 遍身生云头癣，作圈如画，或大如钱，或小如笔管文印：砒石 1~0.6g。研极细，以米汤五六匙稀调。新毫笔以癣圈涂之。

【不良反应及注意事项】 有大毒，用时宜慎。体虚及孕妇忌服。

◆荠菜

【来源】 本品为十字花科荠菜属植物荠菜，的带根全草。

【别名】 芥、靡草、护生甘草、羊菜、鸡心菜、净肠草、菱角菜、清明菜、秀田芥、地米菜、枕头草。

【性味归经】 味甘，性平。

【功能主治】 和脾，利水，止血，明目。主治：痢疾、水肿、淋病、乳糜尿、吐血、便血、血崩、月经过多、目赤疼痛。

【用法用量】 内服：煎汤，9~15g（鲜者 30~60g）；或入、丸散。外用：研末调敷，捣敷或捣汁点眼。

【炮制】 晒干或鲜用。

【化学成分】 荠菜含草酸、酒石酸、苹果酸、丙酮酸、对氨基苯磺酸及延胡索酸等有机酸；精氨酸、天冬氨酸、脯氨酸多种氨基酸；糖分、维生素、无机元素、蛋白质、脂肪、粗纤维等。又含胆碱、乙酰胆碱、酪胺、马钱子碱、皂苷、黄酮类成分有：芸香苷、橙皮苷、木犀草素 7-芸香糖苷、二氢非瑟索、槲皮素-3-甲醚、棉花皮素六甲醚、香叶木苷、刺槐乙素、小麦黄素、山奈酚、槲皮素及其苷、异荭草苷等，还含黑芥子苷、n-廿九烷和谷甾醇等。

【药理作用】 ①能兴奋动物子宫，加强其收缩。②止血作用。③降压、扩张血管作用。⑤兴奋呼吸作用。⑥退热作用。

【方剂选用】

1. 肿满、腹大、四肢枯瘦、小便涩浊：甜葶苈（纸隔炒）、荠菜根等量。上为末，蜜丸如弹子大。每服 1 丸，陈皮汤嚼下。

2. 暴赤眼、疼痛碜涩：荠菜根，捣绞取汁，以点目。

3. 眼生翳膜：荠菜不拘多少，洗净，焙干，碾为末，细研，每夜卧时，先净洗眼，挑半米许，安两眦，涩痛莫疑。

4. 痢疾：①荠菜叶烧存性蜜汤调（服）。②荠菜 60g。水煎服。

5. 阳症水肿：荠菜根 30g，车前草 30g。水煎服。

6. 内伤吐血：荠菜 30g，蜜枣 30g。水煎服。

7. 崩漏及月经过多：荠菜 30g，龙芽草 30g。水煎服。

8. 小儿麻疹火盛：鲜荠菜 30~60g（干的 24~30g），白茅根 120~150g。水煎，可代茶常服。

9. 预防麻疹：荠菜 1000g，加水 1000ml，浓煎成 500ml。每周 1 次，每次服 100ml。

10. 乳糜尿：荠菜（连根）120～500g 洗净煮汤（不加油盐），顿服或 3 次分服，连服 1～3 月。

11. 产后流血：鲜荠菜 30g，水煎分 2 次服，每日 1 剂。

◆柑皮

【来源】本品为芸香科植物茶枝柑等多种柑类的果皮。

【别名】广陈皮、新会皮、陈柑皮。

【性味归经】味辛、甘，性寒。归脾、胃经。

【功能主治】下气，调中，化痰，醒酒。主治：饮食失调、上气烦满、伤酒口渴。

【用法用量】内服：煎汤，3～9g；或入丸、散。

【炮制】刷去泥土，拣净杂质，喷淋清水，闷润后切丝或切片，晾干。

【化学成分】主要含橙皮苷、川陈皮素和挥发油。

【药理作用】①调节消化系统作用。②对心血管引流的作用。③扩张支气管。④减少尿量。⑤抗炎作用。

【方剂选用】

醉酒：柑皮（去瓤）不计多少，焙干为末，入盐 1.5g。

【不良反应及注意事项】气虚证、阴虚燥咳、吐血证及舌赤少津，内有实热者慎服。

◆荞麦

【来源】本品为蓼科植物荞麦的种子。

【别名】花麦、三角麦。

【性味归经】味甘、微酸，性寒。归脾、胃、大肠经。

【功能主治】健脾消积，下气宽肠，解毒敛疮。主治：肠胃积滞、泄泻、痢疾、绞肠痧、白沙、带下、自汗、盗汗、疱疹、丹毒、痈疽、发背、瘰病、水火烫伤。

【用法用量】内服：入丸、散，或制面食服。外用：适量，研末掺或调敷。

【炮制】晒干备用。

【化学成分】荞麦中所含的化学成分有黄酮、蛋白质、脂肪酸、植物甾醇以及矿物元素等活性成分。

【药理作用】①降血糖作用。②抗肿瘤、抗癌作用。③保肝作用。④抗氧化作用。⑤镇痛、抗炎作用。⑥抗心肌缺血作用。⑦改善微循环作用。⑧中枢抑制作用。

【方剂选用】

1. 绞肠痧痛：荞麦面一撮。炒黄，水烹服。

2. 禁口痢疾：荞麦面每服 6g。砂糖水调下。

3. 男子白浊，女子赤白带下：荞麦炒焦为末，鸡子白和，丸梧子大。每服 50 丸，盐汤下，日三服。

4. 小儿油丹亦肿：荞麦面醋和敷之。

5. 痘疹溃烂，脓汁淋沥，疼痛者：荞麦，磨取细面，痘疮破者，以此敷之；溃烂者，以此遍扑之。

6. 水火烫伤：荞麦面炒黄色，以井华水调敷。

7. 蛇盘瘰疬，围接项上：荞麦（炒，去壳）、海藻、白僵蚕（炒，去丝）等份。为末，白梅浸汤，取肉减半，和丸绿豆大。每服 60～70 丸，食后临卧米饮下，日五服。其毒当从大便泄去。若与淡菜连服尤好，淡菜生于海藻上，亦治此也。忌豆腐、鸡、羊、酒、面。

8. 脚鸡眼：以荸荠汁同荞麦调敷脚鸡眼。三日，鸡眼疔即拔出。

9. 疮头黑凹：荞麦面煮食之，即发起。

10. 痈疽发背，一切肿毒：荞麦面、硫黄各 60g。为末，井华水和。每用一饼，磨水敷之，痛则令不痛，不痛则令痛。

【不良反应及注意事项】每餐 50g 左右；不宜多食，多食难消化，令人头晕。

◆荆芥

【来源】本品为唇形科植物荆芥的干燥地上部分。

【别名】香荆芥、线芥、四棱杆蒿、假苏。

【性味归经】味辛，性微温。归肺、肝经。

【功能主治】解表散风,透疹。主治:感冒、头痛、麻疹、风疹、疮疡初起。炒炭治便血、崩漏、产后血晕。

【用法用量】内服:煎汤,3~10g;或入丸、散。外用:适量,煎水熏洗;捣敷;或研末调散。

【炮制】荆芥:除去杂质,喷淋清水,洗净、润透,切段,晒干。荆芥穗:摘取花穗。荆芥炭:取荆芥段,照炒炭法炒至表面黑褐色。芥穗炭:取净荆芥穗,照炒炭法炒至表面焦黑色。

【化学成分】主要要含挥发油,黄酮类成分。

【药理作用】①解热镇痛作用。②抗病原微生物作用。③止血作用。④抑制癌细胞作用。⑤抗炎作用。

【毒理作用】腹腔注射荆芥煎剂的小鼠半数致死量为 $300 \pm 76.5mg/kg$。

【配伍效用】

荆芥配伍防风:荆芥芳香而散,气味轻扬,性温而不燥,以辛为用,以散为功,偏于发散上焦风寒,又入血分,可发散血分郁热;防风气味俱升,性温而润,善走上焦,可治上焦之风邪,又走气分,偏于祛周身之风,且能胜湿。二者均为辛温解表之品,荆芥发汗散寒之力较强,防风祛风之功较胜,相须为用,可使其解表散寒、祛风胜湿之功效更著,用于治疗四时感冒,证见发热恶寒、无汗、头身疼痛者;防风乃风药之润剂,与荆芥伍用,尚有祛风止痒之功效,用于治疗皮肤瘙痒症、风疹、荨麻疹及神经性皮炎等。

荆芥配伍金银花、连翘:荆芥性微温而不热,善于解肌散风;金银花、连翘辛凉轻宣,透泄散邪,清热解毒。三者配伍,有辛凉解肌,宣散风热之功,可治疗外感风热表症。

荆芥炭配伍升麻炭:荆芥、升麻均为疏风解表之品。炒炭应用,则发表之力大减,而功专止血。二者伍用,有明显止血之功效,亦能升清举陷,用于治疗气虚下陷之尿血、便血、崩漏、月经过多等症。

【方剂选用】

1. 流行性感冒:荆芥、射干各12g,防风、柴胡、葛根、杏仁、茵陈各10g,银花20g,连翘、大青叶各15g,生石膏40g,甘草6g。先煎生石膏20~30分钟,再将余药全部掺入,待水沸后改为文火煎15~20分钟,倒出药液,一剂药两煎混合在一起。热未退前每天服药2剂,每2小时服药1次,昼夜少量频服,热退后改为每天服药1剂,分3次服下。

2. 荨麻疹和皮肤瘙痒症:荆芥穗30g,为末,过筛后装入纱布袋,均匀地撒布于患处,然后用手掌反复揉搓至发热为度,轻者1~2次,重者2~4次见效。

3. 局限性湿疹:荆芥、防风、细辛、白芷各等量,共研末,装瓶备用。使用时取川椒适量,煎水熏洗患处,继用陈醋调药末外敷。每日2次,3日为1疗程。

4. 传染性软疣:荆芥、防风、当归、蝉衣各10g,柴胡、赤芍、僵蚕、黄芩各15g,薏苡仁、大青叶各30g,甘草6g。水煎服。荆芥、柴胡、防风、僵蚕各15g,薏苡仁40g,大青叶30g,水煎取150ml,再加硫黄40g,白矾30g。将疣顶部挑破,挤出豆腐渣样物,用上药外洗,1日5~6次。

5. 产后血晕:荆芥穗30g,炒至焦黄,研末过筛,每次用6g,加童便50ml服。

6. 小儿支气管哮喘:取大白萝卜一个,从中间切开,在中央挖一凹窝,将荆芥穗10g,蜂蜜、香油各15ml放入凹窝内,置火上烧透(约2小时),于每日睡前内服。此为3岁小儿1次的服用量,其他年龄的小儿可酌情增减。

7. 小儿水痘:荆芥、防风各10g,板蓝根20g,芦根15g。每日1剂,水煎分2次服。

8. 风热头痛:荆芥穗、石膏等量。为末。每服6g,茶调下。

9. 风热肺壅,咽喉肿痛,语声不出,或如有物哽:荆芥穗15g,桔梗60g,甘草(炙)30g。上为粗末。每服12g,水一盏,姜三片,煎六分,去渣,食后温服。

10. 尿血：荆芥、缩砂等量，为末，糯米饮下9g，每日三服。

11. 大便下血：荆芥60g，槐花30g。炒紫为末。每服9g，清茶送下。

12. 痔漏肿痛：荆芥煮汤，每日日洗之。

13. 一切疮疥：荆芥、金银花、土茯苓，等量。为末，熟地黄熬膏为丸，梧子大，每旦、夕各服百丸，茶酒任下。

14. 脚丫湿烂：荆芥叶捣敷之。

【不良反应及注意事项】表虚自汗、阴虚头痛忌服。

◆玳瑁

【来源】本品为海龟科动物玳瑁的背甲。

【别名】十三鳞、瑁、文甲、瑇玳。

【性味归经】味甘、咸，性寒。归心、肝经。

【功能主治】平肝定惊，清热解毒。主治：热病高热、神昏谵语抽搐、小儿惊痫、眩晕、心烦失眠、痈肿疮毒。

【用法用量】内服：煎汤，9～15g；或磨汁；亦可入丸、散。外用：适量；研末调涂。

【炮制】刷净泥土，用温水浸软后，切成细丝或研成细粉。

【化学成分】玳瑁的背甲含角蛋白。

【药理作用】对免疫功能的影响。

【方剂选用】

1. 急风及中恶，不识人，面青，四肢逆冷：生玳瑁150g（捣罗为末），安息香150g（用酒煮似糊，用绢滤去渣），朱砂60g（细研，水飞过），雄黄15g（细研），琥珀30g（细研），麝香30g（细研），龙脑3g（细研）。上药都研令匀，以安息香糊和丸，如鸡头实大。用童子小便三合，生姜自然汁半合，相合暖过，不计时候，研下3丸。

2. 中风不语，精神冒闷及中恶中语：玳瑁（镑）、丹砂（研）、雄黄（研）、白芥子各15g，麝香（研）0.3g。上五味，捣罗为末，再同研匀，别以银石器酒煎安息香30g为膏，和丸如绿豆大。每服10丸，温童子小便下，不拘时候服。

3. 痘疮黑陷，乃心热血凝也：生玳瑁、生犀角同磨汁一合。入猪心血少许，紫草汤五匙，和匀温服。

4. 预解痘毒，通行时服此，未发内消，已发稀少：生玳瑁、生犀角各磨汁一合。和匀，温服半合，日三服。

5. 迎风目泪，乃心肾虚热也：生玳瑁、羚羊角各30g，石燕子一双。为末。每服3g，薄荷汤下，日一服。

【不良反应及注意事项】虚寒证无火毒禁服。

◆荭草

【来源】本品为蓼科植物荭蓼的茎叶。

【别名】游龙、茏古、红草、天蓼、石龙、茏鼓、大蓼、水红、水红花、红蓼、朱蓼、白水荭苗、蓼草、大毛蓼、东方蓼、水蓬稞、九节龙、大接骨、果麻、追风草、八字蓼、捣花、辣蓼、丹药头、家蓼、水红花草。

【性味归经】味辛，性平，小毒。归肝、脾经。

【功能主治】祛风除湿，清热解毒，活血，截疟。主治：风湿痹痛、痢疾、腹泻、吐泻转筋、水肿、脚气、痈疮疔疖、蛇虫咬伤、小儿疳积、疝气、跌打损伤、疟疾。

【用法用量】内服：煎汤，15～30g；或入丸、散。外用：研末撒或煎水淋洗。

【炮制】晒干备用。

【化学成分】主要含黄酮类、酚酸类成分。主要有槲皮苷、洋地黄黄酮、月橘素、荭草素。荭草苷A、B、牡荆素、杨梅苷、木犀草素、没食子酸、儿茶素、原儿茶酸、对羟基桂皮酸等。还分离得到商陆素－3－O－β－D－半乳糖苷、商陆素－3－O－芸香糖苷、色氨酸、槲皮素－3－甲醚、山柰酚－3－O－（2″－O－α－L－鼠李糖基）－β－D－葡萄糖醛酸苷、槲皮素－3－O－（2″－O－α－L－鼠李糖基）－β－D－葡萄糖醛酸苷、槲皮素－3－O－β－D－葡萄糖醛酸苷等。

【药理作用】①抑制心脏。②收缩血管。③调节平滑肌收缩。

【方剂选用】

1. 生肌肉：荭草根煎汤淋洗，仍以其叶晒干研末，撒疮上，每日1次。

2. 风湿性关节炎：荭草30g。水煎服。

◆茜草

【来源】本品为茜草科植物茜草的干燥根及根茎。

【别名】茜根、地血、牛蔓、芦茹、血见愁、过山龙、地苏木、活血丹、红龙须根、沙茜秧根、五爪龙、满江红、九龙根、红棵子根、拉拉秧子根、小活血龙、土丹参、四方红根子、红茜根、入骨丹、红内消。

【性味归经】味苦，性寒。归肝经。

【功能主治】凉血，祛瘀，止血，通经。主治吐血、衄血、崩漏、外伤出血、瘀阻经闭、关节痹痛、跌打肿痛。

【用法用量】内服：煎汤，10~15g；或入丸、散；或浸酒。

【炮制】茜草除去杂质，洗净，润透，切厚片或段，干燥。

【化学成分】根含多种羟基蒽醌衍生物，萘醌衍生物、萘氢醌衍生物、三萜类成分、环己肽类化合物、多糖等。

【药理作用】①止血作用。②抗血小板聚集作用。③升高白细胞作用。④镇咳祛痰作用。⑤抗菌作用。⑥抗癌作用。⑦降尿钙作用。⑧心肌梗死的治疗作用。⑨解痉作用。⑩止咳、祛痰作用。⑪抗自由基、抗辐射作用、免疫抑制作用、抗艾滋病病毒作用等。

【毒理作用】小鼠灌服茜草根煎剂150g/kg，无死亡发生。羟基茜草素。茜草素对蚯蚓、囊尾蚴、蜗牛等有毒，但对哺乳动物和人等则相对无毒性。小鼠口服茜草双酯淀粉糊200mg无任何毒性反应；腹腔注射油酸乙酯茜草双酯混悬液的半数致死量为3012.4±66.4mg/kg。狗长期毒性结果表明，每日口服茜草双酯5.4g/只，连续90天，未见毒性反应，剂量增至9.6g/只，

则出现明显毒性反应，个别动物死亡。茜草根提取物对沙门菌属伤寒杆菌 TA100 和 TA98 有致突变作用，主要由其活性物质蒽醌衍化物光泽定所致。

【配伍效用】

茜草配伍地榆：二者均性寒，有凉血止血之功效，相伍为用，效果更著，用于治疗血热所致之咯血、溺血等证。

茜草配伍黄连、地榆：茜草、地榆均凉血止血；黄连清热燥湿。三药伍用，有清热燥湿、凉血止血之功效，用于治疗湿热所致之血痢。

【方剂选用】

1. 慢性泄泻：茜草根炒炭研末，加等量红糖，每次9g，每日3次，饭前服，1周为1疗程。

2. 风湿性关节炎：鲜茜草根60g，加入60°高粱酒500ml中，浸泡7天，空腹温服，连服数天。

3. 急性扭伤和跌打伤：茜草干品50g，血当归根干品100g，加入75%酒精或60°白酒500ml中浸泡5~7天。先用温水浸泡或热敷患处5~10分钟，再用药酒反复摩擦患处至发热为止，每日3~4次。

4. 用于拔牙术后出血：茜草粉碎过80目筛，再加1%呋喃西林及薄荷油调合拌匀后消毒。

5. 吐血不定：茜草30g。生捣罗为散。每服6g，水一中盏，煎至2g，放冷，食后服之。

6. 吐血后虚热躁渴及解毒：茜草（锉）、黑豆（去皮）、甘草（炙，锉）各等量。上三味，捣罗为细末，井华水和丸如弹子大。每服一丸，温热水化下，不拘时服。

7. 妇女经水不通：茜草30g。黄酒煎，空心服。

8. 衄血无时：茜草根、艾叶各30g，乌梅肉（焙干）15g。上细末，炼蜜丸如梧子大。乌梅汤下30丸。

【不良反应及注意事项】脾胃虚寒及无瘀滞者忌服。

◆洋金花

【来源】本品为茄科植物白曼陀罗的干燥花。

【别名】曼陀罗、羊惊花、山茄花、风茄花、枫茄花、醉仙桃、大麻子花、广东闹羊花、大喇叭花、金盘托苏枝、假荔枝。

【性味归经】味辛，性温，有毒。归肺、肝经。

【功能主治】平喘止咳，镇痛，解痉。主治：哮喘咳嗽、脘腹冷痛、风湿痹痛、小儿慢惊、外科麻醉。

【用法用量】内服：煎汤，0.3~0.5g，宜入丸、散。如作卷烟分次燃吸，每日量不超过0.5g。外用：适量，煎水洗；或研末调敷。

【炮制】阴干。

【化学成分】主要含莨菪烷型生物碱：东莨菪碱、莨菪碱、阿托品等。还含黄酮类成分、洋金花灵A、蚱蜢酮等。

【药理作用】①镇痛作用。②升压作用。

【毒理作用】犬静脉注射洋金花总碱后，可发生强烈惊厥或角弓反张，终于呼吸衰竭而死亡。犬静脉注射最小致死量为80mg/kg，麻醉的最小有效量为2mg/kg，安全范围较大。洋金花注射液小鼠静脉注射的半数致死量为8.2mg/kg，洋金花总碱犬静脉注射的最小致死量约为75~80mg/kg。

【方剂选用】

1. 慢性气管炎：洋金花15g，研为极细末，倒入60°粮食白酒500ml内摇匀，密封存放7天后开始服用。每次1~2ml，最大剂量不超过2ml，日服3次，服500ml为1疗程。

2. 用于麻醉：洋金花65g，川乌5g，当归10g，制成注射液，用6~10ml注射液加5%葡萄糖或生理盐水50ml，5~10分钟注射完，用药后很快进入麻醉期，10~15分钟后即可行手术。

3. 精神分裂症：洋金花2g，钩藤30g，制川乌、红花各5g，甘草10g，冰糖适量。

上药为青壮年成人1日量。水煎，分3~4次服，每日1剂。初服可用小剂量，以后逐渐加量。

4. 哮喘：洋金花150g，火硝3g，川贝30g，法夏24g，泽兰18g，冬花15g。上共研末，用老姜一斤，捣烂取汁，将药末合匀，以有盖茶盅一只盛贮封固，隔水蒸一小时，取出，以熟烟丝10两和匀，放通风处，吹至七八成干（不可过于干燥，恐其易碎）时，贮于香烟罐中备用。每日以旱烟筒或水烟袋，如寻常吸烟法吸之。

5. 阳厥气逆多怒而狂：朱砂（水飞）15g，洋金花7.5g。上为细末。每服6g，温酒调下，若醉便卧，勿令惊觉。

6. 面上生疮：洋金花，晒干研末，少许贴之。

【不良反应及注意事项】中毒可出现口干，皮肤干燥，瞳孔散大，脉快，颜面潮红，甚则使血压下降而致死。解救可服吐剂，洗胃并服鞣酸制剂，后给以盐类泻剂，强心剂，镇静剂。内服宜慎，体弱者禁用。

◆疬子草

【来源】本品为报春花科植物延叶珍珠菜的全草。

【别名】蛮刀背、下延叶排草、大羊古膜、马兰花、狮子草、白当归、黑疔草、树胡椒。

【性味归经】味苦、辛，性平。

【功能主治】清热解毒，活血散结。主治：喉痹、疔疮肿毒、月经不调、跌打损伤。

【用法用量】内服：煎汤，9~15g。外用：适量，鲜品捣敷。

【炮制】晒干或鲜用。

◆茺蔚子

【来源】本品为唇形科植物益母草的干燥成熟果实。

【别名】鸭儿蔌、益母子、益母草子、小胡麻、冲玉子。

【性味归经】味辛、苦，性微寒。归心包、肝经。

【功能主治】活血调经，清肝明目。主治：月经不调、经闭痛经、目赤翳障、头晕胀痛。

【用法用量】内服：6～15g，水煎服，或入煎剂，或入丸、散。外用：适量。或入丸、散。

【炮制】炒茺蔚子：取净茺蔚子，照清炒法炒至有爆声。

【化学成分】主要含生物碱、脂肪酸、挥发性成分，以及氨基酸、微量元素等。

【药理作用】①收缩子宫作用。②降血压作用。③调节血脂作用。④抗氧化作用。

【毒理作用】人一次口服茺蔚子30g以上，可于4～6小时后出现中毒反应。

【配伍效用】茺蔚子配伍天麻：茺蔚子甘辛性凉，入心包、肝经，活血调经、疏风清热；天麻味甘性平，入肝经，平肝息风止痉。茺蔚子功擅活血，通络止痛；天麻长于行气，平肝息风。二者合用，共奏平肝息风止痉、活血通络止痛之功效，用于治疗肝风内动之惊痫抽搐以及中风之头痛头昏、语言謇涩、肢体麻木、半身不遂等症。

【方剂选用】

1. 甲状腺功能亢进：茺蔚子、生牡蛎、海藻、昆布、白蒺藜、杭白芍、生地黄、元参、枸杞子各等量。共研末，炼蜜为丸，每丸10g。每次1丸，每日2～3次，口服。

2. 子宫脱垂：茺蔚子、枳壳各15g，水浓煎为100ml，加糖适量。名为升提汤。每日服100ml，30天为1疗程。

【不良反应及注意事项】有毒，属肝血不足，瞳孔散大者不宜用。血虚无瘀及孕妇忌用。

◆使君子

【来源】本品为使君子科植物使君子的干燥成熟果实。

【别名】留球子。

【性味归经】味甘，性温。归脾、胃经。

【功能主治】杀虫消积。主治：蛔虫、蛲虫病、虫积腹痛、小儿疳积。

【用法用量】内服：煎汤，6～15g，捣碎，入煎；或入丸、散；去壳炒香嚼服，小儿每岁每日1粒至1粒半，总量不超过20粒。

【炮制】除去杂质。用时捣碎。①使君子仁：取净使君子，除去外壳。②炒使君子仁：取使君子仁，照清炒法炒至有香气。

【化学成分】使君子主要含使君子酸、精氨酸、胡芦巴碱、使君子酸钾等，另含脂肪油20%～24%，饱和脂肪酸以棕榈酸为主。

【药理作用】①驱蛔虫作用。②驱蛲虫作用。③抗皮肤真菌作用。

【毒理作用】粗制剂或所含树胶最小致死量为20g/kg。

【配伍效用】

使君子配伍鸡内金、白术：使君子消疳化积；鸡内金运脾消食；白术健脾益气。三药共用，有消疳化积、健脾益气之功效，用于治疗小儿疳积、纳呆属脾虚者。

使君子配伍芦荟：使君子味甘性温，杀虫、消积、健脾；芦荟味苦性寒，清热通便、杀虫。二者合用，其杀虫之功效更著，并能泄热消积、驱逐肠虫，用于治疗虫积腹痛、热壅便秘、小儿疳积发热、消化不良等症。

使君子配伍芒硝：使君子杀虫；芒硝泻下通便。二者合用，有杀虫通便之功效，临床用于驱杀蛔虫。

【方剂选用】

1. 蛔虫病：使君子仁炒干，于早餐后1～2小时1次嚼吞。12岁以下10g，13岁以上20g。

2. 蛲虫病：使君子仁炒熟，于饭前半小时嚼食。小儿每日3～15粒，成人15～30粒，分3次服。15天为1疗程，隔1月再服1疗程。服药前后忌食浓茶。一般药1～2疗程后，症状即可消失。

3. 肠道滴虫病：使君子炒黄，成人嚼服，儿童研末服。1岁以下每日3g，1～2次分服；1～3岁每日4.5g，成人日服1次，每次15g。连服3～5天为1疗程，必要时隔3～5天再服。

4. 化脓性中耳炎：使君子、明矾、冰

片，按 4：3：1 的比例配伍，使君子撬一小孔，分别塞入黄豆大的明矾 1 块，烧至明矾熔化，加冰片少许，共研细。先用双氧水或生理盐水洗净患耳，擦干，再将药粉少许吹入患耳内，每日 1 次。

5. 小儿蛔虫：使君子（去壳）为极细末，用米饮调，五更空心服。

6. 小儿疳蛔：使君子 10 个（瓦上炒，为末），甘草（胆汁浸一夕）、白芜荑各 0.3g，苦楝子 5 个（炮，去核）。上末之，每服 3g，水煎服。

7. 小儿痞块腹大，肌瘦面黄，渐成疳疾：使君子仁 9g，木鳖子仁 15g。为末，水丸龙眼大。每以 1 丸，用鸡子一个破顶，入药在内，饭上蒸熟，空心食。

8. 虫牙疼痛：使君子煎汤，频漱。

9. 黄病爱吃生米、茶叶、桴炭、泥土、瓦屑之类：使君子肉 60g（切碎，微炒），槟榔 60g，南星 90g（俱用姜汁拌炒）。共为末，红曲打糊为丸，如梧桐子大。每服百余丸，乌梅、花椒汤送下。

【不良反应及注意事项】大量服用能引起呃逆、眩晕、精神不振、恶心、甚至呕吐、腹泻等反应。与茶同服，亦能引起呃逆。

◆牵牛子

【来源】本品为旋花科植物裂叶牵牛或圆叶牵牛的干燥成熟种子。

【别名】草铃子、二丑、黑牵牛、白牵牛、黑丑䖶、盆甑草、狗耳草、勤娘子。

【性味归经】味苦，性寒，有毒。归肺、肾、大肠经。

【功能主治】泻水通便，消痰涤饮，杀虫攻积。主治：水肿胀满、二便不通、痰饮积聚、气逆喘咳、虫积腹痛、蛔虫、绦虫病。

【用法用量】内服：入丸、散，0.3～0.9g；煎汤，3.5～9g。

【炮制】牵牛子：除去杂质。用时捣碎。炒牵牛子：取净牵牛子，照清炒法炒至稍鼓起。用时捣碎。

【化学成分】含牵牛子苷，还含蒽醌类、酚酸类、甾醇类成分、脂肪油、氨基酸、糖类、矿物元素等。

【药理作用】①泻下作用。②驱虫作用。③调节平滑肌收缩。

【毒理作用】对人有毒性，但不大，大量除对胃肠的直接刺激引起呕吐、腹痛、腹泻与粘液血便外，还可能刺激肾脏，引起血尿，重者尚可损及神经系统，发生语言障碍、昏迷等。皮下注射小鼠的半数致死量为 37.5mg/kg。

【配伍效用】

牵牛子配伍槟榔 牵牛子泻下逐水、杀虫驱虫；槟榔杀虫、消积、行气。二者配伍，有较好的驱杀寄生虫作用，用于治疗蛔虫、绦虫等多种寄生虫。

牵牛子配伍小茴香 牵牛子逐水消肿；小茴香温阳行气。二者伍用，有温阳行气利水之功效，用于治疗停饮肿满及寒湿水疝、囊肿如水晶，大小便不利等。

【方剂选用】

1. 癫痫：黑白牵牛子各等量，粉碎加蜜为丸，每丸重 6g，含牵牛子 3g。12 岁以下每次 0.5～1 丸，12 岁以上每次 1～1.5 丸，每日服 1～2 次。

2. 尿潴留：牵牛子（微杵）30g，滑石 15g。先将滑石在锅内煎 3～5 沸，然后倒入放生二丑的碗内，慢慢饮汁。一般 25～40 分钟患者即能通畅排尿。

3. 便秘：牵牛子 40g，大黄、玄明粉各 20g。共为细末，在瓷缸内倒入 110g 栓剂基质加热融化后，加入上述药物，搅拌均匀，灌入栓剂模型内制栓。用于大便干硬病人，排便前将药栓 1 支（严重者可塞入 2 支）自行塞入肛内，一般用药 10～15 分钟排便。

4. 急、慢性腰扭伤：生牵牛子、炒牵牛子各 45g。共研成粉，分成 2 份，睡前及早饭前温开水各冲服 1 份，一般服 2 份即愈。

5. 蛲虫病：牵牛子各等量，炒熟，研成粉末，用鸡蛋 1 个加油煎至将成块时，把药粉撒在蛋面上，于早晨空腹服用。成人每次用药粉 3 ~ 4.5g，小儿酌减，每隔 3 天服 1 次，严重者可服 3 次，一般 2 次即可。

6. 水肿：牵牛子末，水服 2g，每日一，以小便利为度。

7. 四肢肿满：厚朴（去皮，姜汁制炒）15g，牵牛子 150g（炒取末 60g）。上细末。每服 6g，煎姜、枣汤调下。

8. 停饮肿满：牵牛子末 120g，茴香 30g（炒），或加木香 30g。上为细末，以生姜自然汁调一 6g，临卧服。

9. 脚气胫已满，捏之没指者：牵牛子，捣碎，做成蜜丸如小豆大，每次服五丸。

10. 大肠风秘壅热结涩：牵牛子（黑色，微炒，捣取其中粉）30g，桃仁（末）15g。以熟蜜和丸如梧桐子大。温水服 20 ~ 30 丸。

11. 一切虫积：牵牛子 60g（炒，研为末），槟榔 30g，使君子肉 50 个（微炒）。俱为末。每服 6g，砂糖调下，小儿减半。

【不良反应及注意事项】孕妇及胃弱气虚者忌服。

◆ **鸦胆子**

【来源】本品为苦木科植物鸦胆子的干燥成熟果实。

【别名】苦参子、老鸦胆。

【性味归经】味苦，性寒，有小毒。归大肠、肝经。

【功能主治】清热解毒，截疟，止痢，腐蚀赘疣。主治：痢疾、疟疾；外治赘疣、鸡眼。

【用法用量】内服：用龙眼肉或胶囊包裹，饭后吞服，每次 5 ~ 20 粒，1 日 3 次。外用：捣敷。

【炮制】除去果壳及杂质。

【化学成分】鸦胆子主要含苦木素类成分。

【药理作用】①抗寄生虫作用。②抗肿瘤作用。③抗白血病作用。④抗消化道溃疡。⑤降血脂作用。

【毒理作用】鸦胆子苷给小鼠皮下注射

半数致死量为 7 ~ 10mg/kg，猫及狗为 0.5 ~ 1mg/kg。鸦胆子静脉注射对小鼠的半数致死量为 6.25mg/kg。

【配伍效用】鸦胆子配伍龙眼肉：鸦胆子味苦性寒，清热解毒、截疟、止痢；龙眼肉味甘性温，益心脾、补气血、安神。鸦胆子内服容易刺激肠胃，导致恶心呕吐，用甘缓补中的龙眼肉包裹后内服，可减少它对胃肠道的刺激作用，用于治疗阿米巴痢疾等。

【方剂选用】

1. 溃疡性结肠炎：①鸦胆子乳剂 50ml 加 0.9% 生理盐水 50ml，每晚睡前保留灌肠。15 日为 1 个疗程。其中 1 例加服本品 10ml/次，每日 3 次，饭前 15 ~ 20 分钟口服，治疗 4 个疗程。②鸦胆子 50g，乌贼骨、藕粉各 30g。将乌贼骨研末面过筛，与藕粉混匀，将鸦胆子加水 500ml 煎至 100 ~ 150ml，取滤液与上药共调成糊状（其稠度以甘油注射器抽注顺利为度）。先用 3% 双氧水 50ml，温开水 1000ml 混合灌肠，然后用鼻饲管插入肛门 20cm，用注射器抽取药糊 50ml，经鼻饲管注入肠内，注后垫高臀部，卧床休息 10 分钟。每日 1 次，7 天为 1 疗程，疗程间隔 3 天。

2. 阿米巴痢疾：鸦胆子 30g，赤石脂、乌梅各 60g。将鸦胆子去油，赤石脂研成细末，乌梅去核打烂、拌匀，加陈米饭适量共捣如泥状，制成绿豆大的丸。成人每次 15 ~ 20 丸，小儿 5 ~ 10 丸，每日 2 次，饭后温开水送服。

3. 传染性软疣：鸦胆子 40g，连壳打碎，装烧瓶内加水 80ml，置酒精灯上煮沸，5 ~ 10 分钟后去渣，取煎液约 40ml，即成 100% 鸦胆子煎液。上有浮油，用时摇匀，以棉签蘸药液涂搽疣处，每日 2 次。

4. 寻常疣、扁平疣：①鸦胆子、赤石脂各 300g，共研末混匀，瓶装密闭备用。临用时取食醋适量，调上药成糊状涂患处，早晚各 1 次。疣为单发者，疣上涂药后用胶布固定，3 天换药 1 次，1 周为 1 疗程。3 个疗程无效者停用。使用本法时停用其他药物。②鸦胆子仁 15g，蜈蚣 40g，石灰 20g，研成细粉。先将疣面老化角质层浸泡至软后，用刀片削除，取药粉适量用水调成糊状，涂敷局部，纱布包扎，4～7 天揭去。

5. 鸡眼、胼胝：鸦胆子 11～13 粒（去壳捣碎），水杨酸粉约 1.5g，拌匀放胶布上。另取一胶布，中间剪留一洞，贴于患处，使患处刚好露出，然后将药胶布贴上，10 天后换药 1 次。避免下水、出汗，以防感染。

6. 直肠息肉：地肤子 30g，明矾 9g，鸦胆子 10 粒（剥外皮捣碎），水煎，过滤取汁，保留灌肠，每次 30～40ml，每日早晚各 1 次。

7. 滴虫性和阿米巴原虫性阴道炎：①鸦胆子仁 20 粒，加水 100ml，煎至 20ml，以注射器套导尿管注入阴道内，每日 1 次。②鸦胆子仁 40 粒，打碎后加水 100ml，煎成 40ml，行阴道灌洗，每日 1 次，治疗阿米巴原虫性阴道炎。

8. 肿瘤：鸦胆子乳口服液，每次 10ml，每天 3 次，口服。1 个月为 1 疗程，连服 1～3 个疗程。

9. 热性赤痢，及二便因热下血：鸦胆子去皮，每服 25 粒，极多至 50 粒，白糖水送下。此物囫囵吞服，去皮时仁有破者，去之勿服，服之恐作呕吐。

10. 皮肤疣：鸦胆子去皮，去白仁之成实者，杵为末，以烧酒和涂少许，小作疮即愈。

11. 痔疾：鸦胆子 7 粒，包圆眼肉，吞下。

【不良反应及注意事项】脾胃虚弱，呕吐者忌服。

◆急性子

【来源】本品为凤仙花科植物凤仙花的干燥成熟种子。

【别名】金凤花子、凤仙子。

【性味归经】味微苦、辛，性温，有小毒。归肺、肝经。

【功能主治】破血软坚，消积。主治：癥瘕痞块、经闭、噎膈。

【用法用量】内服：煎汤，3～4.5g。外用：适量，研末或熬膏贴。

【炮制】晒干。

【化学成分】种子主要含脂肪油，又含甾醇类成分：凤仙甾醇，α-菠菜甾醇，β-谷甾醇等。还含三萜类成分：β-香树脂醇，凤仙萜四醇-A 等。还含糖类、微量元素、脂肪酸、有机酸、2-甲氧基-1，4-萘醌、指甲花醌甲醚、脱水穿心莲内酯、黄酮类等。黄酮类有：槲皮素、山柰酚及其苷等。

【药理作用】①子宫兴奋作用。②抗生育作用。③抗菌作用。④抗氧化作用。⑤抗肿瘤作用。⑥改善血液流变作用。

【方剂选用】

1. 产难催生：急性子 6g。研末，水服，勿近牙。外以蓖麻子，随年数捣涂足心。

2. 胎衣不下：急性子炒黄为末，黄酒温服 3g。

3. 小儿痞积：急性子、水红花子、大黄各 30g。俱生研末。每味取 15g，外用皮硝 30g 拌匀，将白鸽（或白鸭）一个，去毛屎；剖腹，勿犯水，以布拭净，将末装入内，用绵扎定，砂锅内入水三碗，重重纸封，以小火煮干，将鸽（鸭）翻调焙黄色，冷定。早晨食之，日西时疾软，三日，大便下血，病去矣，忌冷物百日。

4. 噎食不下：急性子，酒浸三宿，晒干为末，酒丸绿豆大。每服 8 粒，温酒下，不可多用。

5. 骨鲠：急性子，嚼烂噙化下。无子用根亦可，口中骨自下，便用温水灌漱，免损齿。鸡骨尤效。一方擂碎，水化服。

6. 牙齿欲落：急性子研末，入砒霜少许，点疼牙根取之。

7. 月经延期：急性子 90g。研末蜜丸。一日 3 次，每次 3g，当归 9g。煎汤送服。

8. 单、双喉蛾：急性子研末，用纸管取末吹入喉内，闭口含之，日作 2～3 次。

9. 肾囊烂尽，只留二睾丸：取急性子和甘草为末，麻油调敷，即生肌。

10. 跌打损伤，阴囊入腹疼痛：急性子、沉香各1.5g。研末冲开水送下。

【不良反应及注意事项】孕妇忌服。

◆首乌藤

【来源】本品为蓼科植物何首乌的干燥藤茎。

【别名】棋藤、夜交藤。

【性味归经】味甘，性平。归心、肝经。

【功能主治】养血安神，祛风通络，外用止痒。主治：失眠多梦、血虚身痛、风湿痹痛；外治皮肤瘙痒。

【用法用量】内服：煎汤，10 ~ 20g。外用：适量，煎水洗或捣敷。

【炮制】除去杂质，洗净，切段，晒干。

【化学成分】主要含黄酮类、蒽醌类成分。

【药理作用】①有镇静催眠作用，与戊巴比妥钠合用有明显的协同作用。②首乌藤醇提取能抑制实验性大鼠高脂血症。③对实验性动脉粥样硬化有一定防治作用。④并能促进免疫功能。

【方剂选用】

1. 彻夜不寐，间日轻重，如发疟：首乌藤（切）12g，珍珠母24g，龙齿6g，柴胡（醋炒）3g，薄荷3g，生地黄18g，归身6g，白芍（酒炒）4.5g，丹参6g，柏子仁6g，夜合花6g，沉香1.5g，红枣10枚。水煎服。

2. 腋疽：首乌藤、鸡屎藤叶各适量。捣烂，敷患处。

3. 痔疮肿痛：首乌藤、假蒌叶、杉木叶各适量。煎水洗患处。

◆络石藤

【来源】本品为夹竹桃科植物络石的干燥带叶藤茎。

【别名】石鲮、明石、悬石、云珠、云丹、石磋、略石、领石、石龙藤、耐冬、石血、白花藤红对叶肾、对叶藤、石南藤、过墙风、爬山虎、石邦藤、骑墙虎、风藤、折骨草、交脚风、铁线草、藤络、见水生、

苦连藤、软筋藤、万字金银、石气柑。

【性味归经】味苦，性微寒。归心、肝、肾经。

【功能主治】祛风通络，凉血消肿。主治：风湿热痹、筋脉拘挛、腰膝酸痛、喉痹、痈肿、跌打损伤。

【用法用量】内服：煎汤，6 ~ 15g；单味可用至30g；浸酒，30 ~ 60g；或入丸、散剂。外用：适量，研末调敷或捣汁涂。

【炮制】除去杂质，洗净，稍润，切段，干燥。

【化学成分】主要含木脂素类、黄酮类成分。

【药理作用】①抗雌激素样作用。②抗氧化活性。③抗炎作用。④抗疲劳作用。

【配伍效用】络石藤配伍海风藤：络石藤味苦性凉，入肝、肾经，祛风通络、凉血消肿；海风藤苦辛微温，入肝经，祛风湿、通经络。二者相须为用，共奏祛风湿、舒筋脉、通经络、止疼痛之功效，用于治疗风湿热痹、关节肿痛、筋脉拘急、半身不遂等症。

【方剂选用】

1. 中风：全蝎（研末服）、丹参各30g，土鳖、地龙、僵蚕、钩藤、忍冬藤、海风藤、络石藤各15g，鸡血藤60g，蜈蚣3条，乌梢蛇9g，黄芪120g，当归12g，随症加减，水煎服。

2. 痹症：海风藤王、络石藤、钩藤、鸡血藤、威灵仙各100g，透骨草50g，川乌、草乌、细辛各30g，切碎，以75%酒精10000ml浸泡1个月制成抗风湿渗透液备用。治疗时将渗透液均匀地涂于疼痛关节部位，再加TDP照射，经5 ~ 10分钟，局部温热，药液烘干，如此再涂1 ~ 2次药液，每次治疗时间为30分钟，在治疗期间停用一切中西药。对照组单纯用TDP理疗器照射疼痛部位30分钟。

3. 筋骨痛：络石藤30 ~ 60g。浸酒服。

4. 肿疡毒气凝聚作痛：络石藤30g（洗净晒干），皂角刺30g（锉，新瓦上炒黄），栝楼大者1个（杵，炒，用仁），甘

草节 1.5g，没药、明乳香各 9g（另研）。上每服 30g，水酒各半煎。溃后慎之。

5. 喉痹咽塞，喘息不通，须臾欲绝：络石藤 60g。切。以水一大升半，煮取一大盏，去渣，细吃。

【不良反应及注意事项】"阴脏人畏寒易泄者勿服。"（《本草经疏》）"杜仲、牡丹为之使。恶铁落，畏菖蒲、贝母。"（《本草经集注》）

◆钟乳石

【来源】本品为碳酸盐类矿物方解石族方解石。

【别名】石钟乳、滴乳石、虚中、钟乳、公乳、留公乳、芦石、夏石、黄石砂、卢布、夏乳根。

【性味归经】味甘，性温。归肺、肾、胃经。

【功能主治】温肺，助阳，平喘，制酸，通乳。主治：寒痰咳喘、阳虚冷喘、腰膝冷痛、胃痛泛酸、乳汁不通。

【用法用量】内服：煎汤，9～15g；或入丸、散。

【炮制】钟乳石：用水洗净，砸成小块，干燥。煅钟乳石：取净钟乳石块，置坩埚内煅红，取出放冷，碾细。

【化学成分】主要含碳酸钙（$CaCO_3$）。

【方剂选用】

1. 肺虚壅喘急，连绵不息：生钟乳150g（细研如粉），黄蜡 90g（锉）。上二味，先职黄蜡盛于细瓷器，用慢火化开，投入钟乳粉末，搅和令匀，取出，用物封盖定，于饭甑内蒸熟，研如膏，旋丸如梧桐子大。每服 1～2 丸，温水下。

2. 五劳七伤，损肺气，阳气绝，手足冷，心中少气，髓虚腰疼脚痹，身烦口干不能食：钟乳石 60g（别研令细），菟丝子 30g（酒浸一宿，别捣），石斛 30g，吴茱萸 15g。上四味，别捣筛为末，炼蜜丸如梧子。空腹服 7 丸，日再服之讫，行数百步，温清酒三合饮之，复行 200～300 步，口胸内热，热如定，即食干饭豆酱；过一日，食如常，暖将息。

3. 积冷上气，坐卧不得，并风虚劳损，腰脚弱：钟乳石 90g，研如末，以夹帛练袋盛，稍宽容，紧系头，纳牛奶一大升中煎之，3 分减 1 分即好，去袋空（腹）饮乳汁。若患冷人，即用酒蒸，患热人即用水煎。若用水及酒例须减半。不可啖热面、猪、鱼、蒜等。

4. 虚损，通顺血脉，极补下气：钟乳石150g，附子、甘菊各 60g，石斛、苁蓉各150g。上五味，以清酒三斗渍。服二合，日再，稍增至一升。

5. 无乳汁：钟乳石、漏芦各 60g。上二味，治下筛。饮服 2g。

6. 吐血损肺：钟乳石炼成钟乳粉，每服 6g，糯米汤下。

7. 大肠冷滑不止：钟乳石粉 30g，肉豆蔻（煨）15g。为末，煮枣肉丸梧子大。每服 70 丸，空心米饮下。

【不良反应及注意事项】阴虚火旺肺热咳嗽者忌服。

◆胖大海

【来源】本品为梧桐科植物胖大海的干燥成熟种子。

【别名】安南子、大洞果、胡大海、大发、通大海、大海子、大海、大海榄。

【性味归经】味甘，性寒。归肺、大肠经。

【功能主治】清热润肺，利咽解毒，润肠通便。主治：肺热声哑，干咳无痰，咽喉干痛，热结便闭，头痛目赤。

【用法用量】内服：煎汤，2～3 枚；或泡茶。

【炮制】除去杂质，筛去泥沙即可，不能用水洗。

【化学成分】种子外层含西黄芪胶粘素，果皮含半乳糖 15.06%，戊糖。

【药理作用】①缓泻作用。②降压作用。③利尿作用。④抗炎作用。

【毒理作用】小鼠口服半数致死量为12.96g/kg。

【方剂选用】

1. 急性扁桃体炎：胖大海 4～8 枚，放入碗内，冲入沸水，闷盖半小时左右（天冷须保暖），徐徐服完；间隔4小时，如法再泡服1次。

2. 干咳失音，咽喉燥痛，牙龈肿痛，因于外感者：胖大海5枚，甘草3g。炖茶饮服，老幼者可加入冰糖少许。

【不良反应及注意事项】毒副作用：胖大海仁（去脂干粉）给小鼠口服的半数致死量为12.96g/kg。用于实验兔可出现呼吸困难，运动失调；犬连续10~15天用大量致死后，可见肺充血水肿、脂肪肝。

有感冒者禁用；代茶饮每次不得超过3粒，防止中毒。

◆荔枝核
【来源】本品为无患子科植物荔枝的干燥成熟种子。

【别名】荔仁、枝核、大荔核。

【性味归经】味甘、微苦，性温。归肝、肾经。

【功能主治】行气散结，祛寒止痛。主治：寒疝腹痛、睾丸肿痛。

【用法用量】内服：煎汤，7.5~15g；或入丸、散。外用：适量，研末调敷。

【炮制】荔枝核：除去杂质，洗净，干燥。用时捣碎。盐荔枝核：取净荔枝核，捣碎后照盐水炙法炒干。

【化学成分】荔枝核中含根皮苷、5-氧对香豆酰基奎尼酸甲酯、原儿茶酸、β-谷甾醇、豆甾醇、胡萝卜苷、α-D-甲基呋喃果糖苷、菠萝香藤苷甲、莽草酸正丁酯等。

【药理作用】①抗氧化和自由基清除作用。②抑制乙肝病毒及抗肝损伤作用。③降糖作用。④调血脂作用。⑤抑制病毒及细菌作用。⑥促进肿瘤细胞凋亡及抑制肿瘤作用。

【毒理作用】荔枝核急性毒性甚低，以20g/kg的剂量给小鼠灌胃，服药后3天内无一死亡。

【方剂选用】

1. 心腹胃脘久痛，屡触屡发者：荔枝核3g，木香2.4g。为末。每服3g，清汤调服。

2. 心痛及小肠气：荔枝核1枚。煅存性，酒调服。

3. 肾大如斗：舶上茴香、青皮（全者）、荔枝核等量。锉散，炒，出火毒，为末。酒下6g，日3服。

4. 疝气颓肿：荔枝核49个，陈皮（连白）27g，硫黄12g。为末，盐水打面糊绿豆大。遇痛时，空心酒服9丸，良久再服，亦治诸气痛。

5. 血气刺痛：荔枝核（烧存性）15g，香附子30g。上为末。每服6g，盐酒送下。

6. 肋间神经痛：荔枝核烧炭存性捣碎，取6g，加广木香6g，水煎服。

7. 疝气疼痛：①荔枝核15g，焙干研末，空腹时用开水送服。②炒荔枝核、炒茴香各60g，研末，每日早晨用黄酒送服10g，亦治疝气疼痛。

8. 癣：荔枝核研末，调醋搽患处。

【不良反应及注意事项】无寒湿滞气者勿服。

◆柏子仁
【来源】本品为柏科植物侧柏的干燥成熟种仁。

【别名】柏实、柏子、柏仁、侧柏子。

【性味归经】味甘，性平。归心、肾、大肠经。

【功能主治】养心安神，润肠通便，止汗。主治：阴血不足、虚烦失眠、心悸怔忡、肠燥便秘、阴虚盗汗。

【用法用量】内服：煎汤，3~9g；或入丸、散。外用：炒研取油涂。

【炮制】柏子仁：除去杂质及残留的种皮。

柏子仁霜：取净柏子仁，照制霜法制霜。

【化学成分】种子含柏木醇，谷甾醇和双萜类成分。

【药理作用】①有镇静、催眠作用。②对记忆功能的影响。③抗虚损作用。

【配伍效用】柏子仁配伍酸枣仁、当归：柏子仁、酸枣仁养心安神；当归补血养心。三者为伍，有补血养心、安神定志之功效，用于治疗心血不足之神志不宁、惊悸怔忡、失眠多梦等。

【方剂选用】

1. 病毒性心肌炎后期：党参 30g，麦门冬、白芍、龙眼肉、柏子仁、郁金、鸡内金各 10g，五味子 6g，当归 15g，炒枣仁 24g。每日 1 剂，水煎取汁 300ml，早晚 2 次分温服。20 剂为 1 个疗程。随症加减：心前区闷痛甚者加丹参、延胡索、川楝子；乏力甚、脉结代者加黄芪、桂枝、仙鹤草；气短、脉沉迟者加红人参、熟附子、鹿茸；心悸、脉数者加生龙骨、生牡蛎。

2. 习惯性流产：党参 39g，茯苓、大红枣各 6g，炒杜仲、白术、黄芪、柏子仁、淮山药各 15g，桑寄生 12g。每日 1 剂，水煎 200ml，分 2 次服，以 12 ~ 36 剂为 1 个疗程，保持 3 ~ 4 个月皆可。随症加味：阴道流黄水或少量血液者加阿胶、焦艾叶、荆芥穗炭各 10g；腰痛加菟丝子 15g，川断 12g，枸杞子 10g；气急咳嗽、心烦易怒加焦栀子、黄芩、紫苏梗各 10g；外伤者加重桑寄生用量为 18g。

3. 劳欲过度，心血亏损，精神恍惚，夜多怪梦，怔忡惊悸，健忘遗泄，常服宁心定志，补肾滋阴：柏子仁（蒸晒去壳）120g，枸杞子（酒洗晒）90g，麦门冬（去心）、当归（酒浸）、石菖蒲（去毛洗净）、茯神（去皮心）各 30g，玄参、熟地黄（酒蒸）各 60g，甘草（去粗皮）15g。先将柏子仁、熟地黄蒸过，石器内捣如泥，余药研末和匀，炼蜜为丸，如梧桐子大。每服 40 ~ 50 丸，早晚灯心汤或圆眼汤送下。

4. 老人虚秘：柏子仁、大麻子仁、松子仁等量。同研，熔白蜡丸桐子大。以少黄丹汤服 20 ~ 30 丸，食前服。

5. 血虚有火，月经耗损，渐至不通，羸瘦而生潮热及室女思虑过度，经闭成痨：柏子仁（炒，另研）、牛膝、卷柏各 15g（一作各 60g）、泽兰叶、川续断各 60g，熟地黄 90g。研为细末，炼蜜和丸如梧桐子大。每服 2 ~ 3 丸，空腹时米饮送下，兼服泽兰汤。

【不良反应及注意事项】便溏及痰多者忌服。

◆ 威灵仙

【来源】本品为毛茛科植物威灵仙棉团铁线莲（山蓼）或东北铁线莲（黑薇）的干燥根及根茎。

【别名】铁脚威灵仙、百条根、老虎须、铁扫帚。

【性味归经】味辛、咸，性温。归膀胱经。

【功能主治】祛风除湿，通络止痛。外用消肿散结；主治：风湿痹痛、肢体麻木、筋脉拘挛、屈伸不利、骨哽咽喉。

【用法用量】内服：煎汤，10 ~ 15g；浸酒或入丸、散。外用：捣敷。

【炮制】威灵仙：除去杂质，洗净，润透，切段，干燥。酒灵仙：取威灵仙段，用黄酒拌匀焖透，置锅内用文火微炒干，取出放凉。

【化学成分】威灵仙根主要含三萜皂苷类成分、甾醇、糖类、挥发油、内酯酚类、氨基酸、及生物碱、有机酸、蒽醌类物质、微量元素等。

【药理作用】①降压作用。②抗菌抑菌作用。③镇痛作用。④抗炎作用。⑤解痉作用。⑥抗肿瘤作用。⑦利胆作用。⑧降血糖作用。⑨降血清胆固醇作用。⑩抗利尿作用。⑪调节体温中枢而解热，增加尿酸盐排泄及抗痛风作用。

【毒理作用】过量服用威灵仙可引起胃出血，严重者中毒致死。

【配伍效用】

威灵仙配伍川牛膝：威灵仙辛温，祛风胜湿、温经通络；川牛膝祛风利湿、通经活血、利关节。二者合用，其祛风胜湿、活血通络止痛之功效更著，用于治疗寒湿阻滞之关节疼痛、屈伸不利等证以下半身为重者。

威灵仙配伍砂仁：威灵仙化骨除鲠；砂仁行气和胃。二者配伍，有化骨和胃之功效，用于治疗诸骨鲠喉伴恶心欲吐而不出者。

【方剂选用】

1. 感冒：威灵仙 500g，羌活 500g，柴胡 500g。

2. 慢性气管炎：威灵仙 30g，水煎 2 次，浓缩；茵陈 10g，30% 乙醇浸泡 2 周，回收乙醇；僵蚕 4g。

3. 骨梗：威灵仙 30g，水 2 碗，煎至 1 碗，慢慢咽下，每日服 1 ~ 2 剂，骨梗于食道者，可酌情补液及抗感染。

4. 慢性胆囊炎：威灵仙 15 ~ 30g，柴胡、青蒿、枳实、茯苓、郁金、陈皮、法夏各 10g，白芍 6 ~ 10g，生甘草 3g，水煎每日 1 剂，日服 2 ~ 3 次，发烧时宜用青蒿。

5. 胆石症：威灵仙 60g，水煎服，日 2 次。

6. 病毒性肝炎：威灵仙 60g，金钱草 15g，浓煎成 400ml。五味子 12g，微炒研末，分成 4 份，每 2 小时 1 次，以汤剂 100ml 送服，10 天为 1 疗程。

7. 肿瘤：威灵仙 60g，板蓝根、猫眼草各 30g，人工牛黄 6g，硇砂 3g，制南星 9g，制成浸膏干粉，每次 1.5g，日服 4 次。

8. 放、化疗所致呕吐：威灵仙 50g，加水 300ml，文火煎至 150ml，除渣备用，两次煎液合用，早晚空腹服用，每次 150ml。

9. 呃逆：威灵仙、蜂蜜各 30g。煎水内服，仅 1 剂奏效。

10. 腮腺炎：威灵仙 15g，加米醋 90 ~ 150ml，煎沸后倒出一半，待冷却后涂患处，其余另加水 250g，再煮沸后分 2 次内服。

11. 乳腺炎：威灵仙适量研末，以米醋拌成糊状，外敷患乳，随干随换，1 ~ 3 日愈。

12. 前列腺肥大：威灵仙、茯苓、小茴香、栀子各 30g，地肤子 20g，白茅根、金银花各 50g。水煎服，日 1 剂。7 天为 1 疗程。

13. 小儿鞘膜积液：威灵仙 15 ~ 25g，加水 1000ml，文火将水煎去大半，待药温降至 37℃ 左右泡洗患处，每日 2 ~ 4 次，每剂药可连用 2 天。

14. 泌尿系结石：威灵仙 60g，白茅根 60g，水煎，每日 3 次饭前服。

15. 类风湿性关节炎：威灵仙、青风藤各 3g，细辛 0.5g；䗪虫、血竭粉各 1g。炼蜜为丸，每次 1 ~ 2 丸，每日 3 次，温开水送服。

16. 骨性关节炎：威灵仙 30g，丹参 15g。水煎 2 次，浓缩成 500ml，用时取适量药液加等量老陈醋作直流电离子导入，每日 1 次，15 次为 1 疗程，休息 3 ~ 5 天可作第 2 疗程。

17. 骨质增生：威灵仙 30g，苦参、山甲、香附、透骨草各 10g，水煎分 2 次服，日 1 剂。药渣加水 1500ml，煎至 800ml，作局部熏洗，热敷浸泡。

18. 足跟痛：威灵仙 5 ~ 10g，捣碎，用陈醋调成膏状，备用。先将患足在热水中浸泡 5 ~ 10 分钟，擦干后将药膏敷于足跟，用纱布绷带包扎。晚上休息时，可将患足放在热水袋上热敷，2 天换药 1 次。

19. 骨质增生：威灵仙 360g，白芍 360g，血竭 15g，皂角刺 300g，骨碎补 40g，狗脊 40g，鹿角霜 30g，鸡血藤 360g，乌梢蛇 40g，鹿衔草 360g。

20. 新生儿梗阻性黄疸：威灵仙、茵陈、郁金、枳实、茯苓各 6 ~ 10g，随症加减。水煎浓缩为 80 ~ 100ml，加糖适量。

21. 梅核气：威灵仙 15g，研末用陈醋调成糊状，外敷神阙穴，用伤湿止痛膏固定，隔 2 天换药 1 次。配服逍遥丸。

22. 急性扁桃体炎：威灵仙 60g，一枝黄花 30g。水煎，2 次分服，日 1 剂。

23. 停痰宿饮，喘咳呕逆，全不入食：威灵仙（焙）、半夏（姜汁浸焙）。为末，用皂角水熬膏，丸绿豆大。每服 7 ~ 10 丸，姜汤下，一日三服，一月为验。忌茶、面。

24. 诸骨鲠咽：威灵仙 30g，砂仁 30g，砂糖一盏。水二盅，煎一盅，温服。

25. 肠风病甚不瘥：威灵仙（去土）、

鸡冠花各60g。上二味，锉劈，以米醋二升煮干，更炒过，捣为末，以生鸡子清和作小饼子，炙干，再为细末。每服6g，空心，陈米饮调下，午후更一服。

26. 腰脚疼痛久不瘥：威灵仙150g。捣细罗为散。每于食前以温酒调下3g，逐日以微利为度。

27. 手足麻痹，时发疼痛；或跌打损伤，痛不可忍，或瘫痪等症：威灵仙（炒）150g，生川乌头、五灵脂各120g。为末，醋糊丸，梧子大。每服7丸，用盐汤下。忌茶。

28. 痔疮肿痛：威灵仙90g。水一斗，煎汤，先熏后洗，冷再温之。

29. 破伤风：威灵仙15g，独头蒜1个，香油3g。同捣烂，热酒冲服，汗出。

【不良反应及注意事项】气虚血弱，无风寒湿邪者忌服。

◆绞股蓝

【来源】本品为葫芦科植物绞股蓝的全草。

【别名】七叶胆、五叶参、七叶参、小苦药。

【性味归经】味苦、微甘，性凉。归肺、脾、肾经。

【功能主治】清热，补虚，解毒。主治：体虚乏力、虚劳失精、白细胞减少症、高脂血症、病毒性肝炎、慢性胃肠炎、慢性气管炎。

【用法用量】内服：煎汤，15～30g；研档，每次3～6g；或泡茶。外用：适量，捣烂涂擦。

【炮制】洗净，晒干，切段，生用。

【化学成分】主要含有皂苷，黄酮，多种氨基酸和微量元素。

【药理作用】①抗肿瘤作用。②延缓衰老作用。③镇痛作用。④抗疲劳作用。⑤对大鼠缺血再灌注脑损伤有明显保护作用。⑥对脑缺血有保护作用。⑦降血糖作用。

【毒理作用】小鼠灌服股蓝水提浸膏（GP）10，000mg/kg，72小时内无死亡，腹腔注射GD的半数致死量为2862.5mg/kg，小鼠灌服绞股蓝浸膏（含GPS约20%）的半数致死量为4.5，/kg，不同产地的绞股蓝总苷Ⅰ和总苷Ⅱ给小鼠腹腔注射半数致死量分别为899.5～1051.32mg/kg和1743.25～2049.11mg/kg。

【方剂选用】

1. 高脂血症：绞股蓝15g，生山植30g。加水煎煮30分钟，去渣取汁，频频代茶饮用，当天饮完。可作为降脂通用方长期饮用。

2. 动脉粥样硬化症：绞股蓝15g，决明子30g，槐花10g。加水煎煮30分钟，去渣取汁，兑入少量蜂蜜，早晚两次分服。对高血压、高脂血症、动脉粥样硬化症有效。

3. 冠心病：绞股蓝15g，红花10g，蜂蜜5g。先将绞股蓝、红花加水煎煮20分钟，晾凉后兑入蜂蜜，搅匀即成。早晚两次分服。具有滋补活血功能。

4. 抗疲劳：绞股蓝15g，用沸水冲服，加盖焖10分钟后开始饮用，一般可冲泡3～5次，当天饮完。

十　画

◆秦艽

【来源】本品为龙胆科植物秦艽、麻花秦艽、粗茎秦艽或小秦艽的干燥根。前三种按性状不同分别习称"秦艽"和"麻花艽"，后一种习称"小秦艽"。

【别名】秦胶、秦札、秦纠、秦不、左秦艽、大艽、左宁根、左扭、西大艽、西秦艽、萝卜艽、瓣子艽、鸡腿艽、山大艽、曲双。

【性味归经】味辛，苦，性平。归胃、肝、胆经。

【功能主治】祛风湿，清湿热，止痹

痛。主治：风湿痹痛、筋脉拘挛、骨节酸痛、日晡潮热、小儿疳积发热。

【用法用量】 内服：煎汤，5～10g；或浸酒；或丸、散。外用：适量，研末撒。

【炮制】 秦艽：除去杂质，洗净，润透，切厚片，晒干。炒秦艽：取秦艽片入锅内，以文火炒至表面微有焦斑，取出放凉。

【化学成分】 秦艽主要含有大量的裂环烯醚萜甙类。

【药理作用】 ①抗炎作用。②镇静、镇痛、解热及抑制反射性肠液分泌的作用。③抗过敏性休克和抗组织胺作用。④保肝作用。⑤抗氧化作用。⑥升高血糖的作用。⑦降压作用。⑧利尿作用。⑨抗惊厥作用。

【毒理作用】 秦艽碱甲对小鼠的半数致死量为：口服480mg/kg，腹腔注射350mg/kg 静脉注射250～300mg/kg。亚急性毒性试验：分别以50，90，1200mg/kg的剂量给大鼠腹腔注射，每日1次连续14天，各组动物外观无改变，病理切片发现肾小球及肾小管内均有蛋白出现，部分动物有肺水肿现象。龙胆碱对小鼠的半数致死量，灌胃为480mg/kg，腹腔注射为350mg/kg。

【配伍效用】

秦艽配伍鳖甲：秦艽祛风除湿，乃风药之润剂，并能清热退蒸；鳖甲滋阴清热、软坚散结。二者伍用，共奏滋阴清热除蒸之功效，用于治疗骨蒸、潮热、盗汗等证。

秦艽配伍柴胡、知母、甘草：秦艽清退虚热；柴胡辛凉透热；知母清热滋阴；甘草甘缓和中、调和诸药。四药合用，有清透虚热之功效，用于治疗虚劳潮热、咳嗽、盗汗不止等证。

秦艽配伍防风：秦艽苦辛性平，入肝经，为风药中之润剂，有祛风除湿、舒筋止痛之功；防风辛甘微温，为祛风通用之品，有疏风胜湿止痛之效。二者合用，有祛风除湿、通络止痛之功效，用于治疗风寒湿痹之肢体麻木、筋脉拘急者。

秦艽配伍防己、知母、忍冬藤：秦艽祛风清热除湿、舒筋活血；防己祛风湿、止痹痛；知母清热除烦；忍冬藤祛风清热、除湿止痛。四药伍用，有祛风除湿清热、舒筋活络、蠲痹止痛之功效，用于治疗风湿热所引起之肢体痹证、发热、关节肿胀疼痛等。

【方剂选用】

1. 脑脊髓膜炎：秦艽注射液，每次2～5ml（每ml含生药0.625g），每6小时1次，肌注。

2. 风湿性和类风湿性关节炎：秦艽注射液1支（2ml，含秦艽总生物碱10mg），肌注。治疗风湿性和类风湿性关节炎，有显著镇痛、消肿、退热和恢复关节功能的作用。

3. 慢性结肠炎：秦艽、防风、陈皮、苍术各9g，泽泻、当归、升麻、槟榔、黄柏各12g。可随症加减。每日1剂，水煎分2次服。同时配合灌肠：白菊花、蒲黄各45g，水煎200ml，每晚睡前取侧卧位灌肠，保留至次日。内服方与灌肠方同时应用，每10天为1疗程。

4. 虚劳潮热，咳嗽，盗汗不止：秦艽（去苗、土）、柴胡（去苗）、知母、甘草（锉、炙）各30g。上四味，粗捣筛。每服9g，水一盏，煎至六分，去渣，温服，不计时候。

5. 消渴，除烦躁：秦艽60g（去苗），甘草0.9g（炙微赤，锉）。上药，捣筛为散。每服12g，以水一中盏，入生姜半分，煎至六分，去渣，不计时候温服。

6. 背痛连胸：秦艽4.5g，天麻、羌活、陈皮、当归、川芎各3g，炙甘草1.5g，生姜3片，桑枝9g（酒炒）。水煎服。

7. 风中经络而痛：羌活4.5g，当归6g，川芎3g，熟地黄9g，秦艽、白芍（酒炒）、独活各4.5g。

8. 小便艰难，胀满闷：秦艽30g（去苗）。以水一大盏，煎取2.1g，去渣，食前分作二服。

【不良反应及注意事项】 久痛虚羸，溲多、便滑者忌服。

◆秦皮

【来源】本品为木犀科植物苦枥白蜡树、白蜡树、尖叶白蜡树或宿柱白蜡树的干燥枝皮或干皮。

【别名】岑皮、梣皮、秦白皮、桪木皮、蜡树皮。

【性味归经】味苦、涩，性寒。归肝、胆、大肠经。

【功能主治】清热燥湿，收、涩，明目。主治：热痢、泄泻、赤白带下、目赤肿痛、目生翳膜。

【用法用量】煎服，6～12g。外用：适量，煎洗患处。

【炮制】除去杂质，洗净，润透，切丝，晒干。

【化学成分】秦皮主要化学成分为香豆素类化合物，还含有酚类、皂苷、鞣质、生物碱等。

【药理作用】①抗病原微生物、抗病毒作用。②抗炎镇痛作用。③抗肿瘤作用。④抗氧化作用。⑤神经保护作用。⑥血管保护作用。⑦利尿作用。⑧保肝作用。

【毒理作用】马栗树皮苷 3g/kg 或马栗树皮素 1g/kg 腹腔注射于小鼠，皆不致死，故毒性很低；但也有报告马栗树皮素皮下注射 250mg/kg 即可致死。日本秦皮提取物给兔灌胃每天 3g/kg，连续 45 周仅引起轻度的组织病变，如胃肠黏膜呈现分泌亢进、肠神经丛的膨大及肾小球、肾小管的退行性病变；长期注射给药，肝功能及末梢血象皆无显著变化。七叶亭小鼠腹腔注射 3g/kg 时无死亡，皮下注射 250mg/kg 可使小鼠死亡。莨菪亭对小鼠半数致死量（g/kg）：口服为 1.39，腹腔注射 0.85。

【配伍效用】秦皮配伍黄连、滑石：秦皮清肝明目；黄连泻火解毒；滑石利湿清热。诸药伍用，有清肝明目的功效，用于治疗风毒赤眼、痛痒涩泪、昏暗羞明等症。

【方剂选用】

1. 百日咳：秦皮 12g，天竺黄 15g，百部 12g，罂粟壳 10g，甘草 10g，水煎 3 次，浓缩成 100ml，或酌加白糖，制成糖浆。每日 5 次，饭前服。

2. 细菌性痢疾：①秦皮 18g，加水煎成 40ml，治疗小儿细菌性痢疾。②秦皮素 50～100mg/kg，分 2～3 次口服，5～6 天为 1 疗程。③秦皮煎剂（每日用生药 36g，分 4 次口服），治疗大便培养阳性的成人急性菌痢。

3. 小儿惊痫发热及变蒸发热：秦皮、茯苓各 3g，甘草 1.5g，灯心 20 根。水煎服。

4. 妇人赤白带下，及血崩不止：秦皮 90g，丹皮 60g，当归身 30g。俱酒洗，炒研为末，炼蜜为丸梧桐子大。每早服 15g，白汤下。

【不良反应及注意事项】脾胃虚寒者忌服。

◆珠子参

【来源】本品为五加科植物珠子参或羽叶三七（竹根三七、扭子七、黄连三七、花叶三七）的干燥根茎。

【别名】鸡腰参、大金线吊葫芦、珠儿参、白地瓜。

【性味归经】味苦、甘，性微寒。归肝、肺、胃经。

【功能主治】补肺，养阴，活络，止血。主治：气阴两虚、烦热口渴、虚劳咳嗽、跌打损伤、关节疼痛、咳血、吐血、外伤出血。

【用法用量】内服：煎汤，15～30g。外用：适量，研末敷。

【炮制】除去杂质。用时捣碎。

【化学成分】主要含皂苷类成分。

【药理作用】①抗肿瘤作用。②促进骨髓造血功能。③免疫调节作用。④镇痛镇静作用。⑤抗脂质过氧化作用。⑥抗溃疡作用。⑦抗真菌作用。⑧促进纤维蛋白溶解作用。⑨有抗心律不齐作用。

【毒理作用】珠子参 40g/kg 灌胃，小鼠出现短时安静，活动，食欲略减的症状。

【方剂选用】

小儿惊风：钮子七 9g，研末，每次 0.3g，每日 3 次，温开水冲服。

【不良反应及注意事项】本品苦甘，易伤脾胃，对于脾胃虚弱体质应谨慎作用，孕妇禁服。

◆珠儿参

【来源】本品为五加科植物珠儿参的根茎。拉丁植物动物矿物名：

【别名】珠参、钮子七、扣子七、竹鞭三七、疙瘩七、珠子参、土三七、盘七、野三七、带节参三七。

【性味归经】味苦、甘，性寒。

【功能主治】清热养阴，散瘀止血，消肿止痛。主治：热病烦渴、阴虚肺热咳嗽、咳血、吐血、衄血、便血、尿血、崩漏、外伤出血、跌打伤肿、风湿痹痛、胃痛、月经不调、风火牙痛、咽喉肿痛、疮痈肿毒。

【用法用量】内服：煎汤，3～15g；或入丸、散；或泡酒。外用：适量，研末干掺或调涂，或泡酒擦，或鲜品捣敷。

【炮制】拣净杂质，打碎用或水润，切片，晒干。

【化学成分】根中含多种皂苷。

【药理作用】有抗炎作用。

【毒理作用】珠儿参40g/kg灌胃，小鼠出现短时安静，活动减少，食欲略减。

【方剂选用】

小儿惊风：珠儿参9g。研末，每次0.3g，每日3次，温开水冲服。

【不良反应及注意事项】本品苦寒，易伤脾胃，对于脾胃虚弱体质应谨慎使用，孕妇禁服。

◆蚕茧

【来源】本品为蚕蛾科动物家蚕蛾的茧壳。

【别名】蚕衣、茧黄、蚕茧壳。

【性味归经】味甘，性温。归脾经。

【功能主治】止血，止渴，解毒疗疮。主治：肠风便血、淋痛尿血、妇女血崩、消渴引饮、反胃叶食、痈疽脓成不溃、疳疮。

【用法用量】内服：煎汤，5～15g；或入散剂。外用：研末撒或调敷。

【炮制】将蚕茧剪开，去尽内部杂质。或置罐内，煅存性用。

【化学成分】主要含蛋白质，纤维等。

【药理作用】拟胆碱作用。

【毒理作用】无毒。

【方剂选用】

1. 肠风，大小便血，淋沥疼痛：蚕茧黄、蚕蜕（并烧存性）、晚蚕沙、白僵蚕（并炒）等量。为末，入麝香少许。每服6g，用米饮送下，日三服。

2. 消渴：蚕茧煎汤，每服一盏。

3. 小儿因痘疮余毒，肢体节骱上有疳蚀疮，脓水不绝：蚕茧，不拘多少，用生白矾捶碎，实茧内，以炭火烧，矾汁干，取出为末。干贴疳疮口内。如肿作痛，更服活命饮。

4. 反胃吐食：蚕茧10个。煮汁，烹鸡子3枚食之，以无灰酒下，日二服。

5. 口糜：蚕茧烧灰，调蜂蜜，抹口内。

【不良反应及注意事项】应使蚕茧干燥贮藏，以免使其蚕茧霉坏，影响药效。

◆蚕蛹

【来源】本品为蚕蛾科动物家蚕蛾的蛹。

【别名】小蜂儿。

【性味归经】味甘、咸，性平。归脾、胃经。

【功能主治】杀虫疗疳，生津止渴。主治：肺痨、小儿疳积、发热、蛔虫病、消渴。

【用法用量】炒食，煎汤，或研末。

【炮制】除去杂质，筛去灰屑。

【化学成分】主要含有蛋白质，脂肪，维生素A、B_2、D和表角甾醇等。

【药理作用】蛹含蛋白质，脂类物质，其中不饱和脂肪酸，脂溶性维生素对高血压，胆固醇，脂肪肝有一定作用。

【毒理作用】患者服用大量蚕蛹，出现恶心，呕吐，眼球舌肌震颤，肌电图中度异常，肌肉阵发性震颤。

【方剂选用】

1. 小儿疳积：蚕蛹炒熟，调蜜吃。

2. 劳瘵骨瘦如柴：蚕蛹不拘多少，炒熟吃。

3. 消渴热，或心神烦乱：蚕蛹30g。以无灰酒一中盏，水一大盏，同煮取一中盏，澄清，去蚕蛹服之。

4. 蛔虫：蚕蛹适量，烂研，生布绞取汁，空心顿饮之。或蚕蛹曝干，捣罗为末，和粥饮之。

5. 尿频：茧蛹15g，水煎服，日服2次。

6. 膨胀：茧蛹150g，焙干研面，每服6g，日服2次。

7. 肺结核消瘦，慢性胃炎，胃下垂：蚕蛹焙干，研末，每服0.5～3g，每日2次。

【不良反应及注意事项】《随息居饮食谱》：患，脚气忌之，獭犬咬者，终身勿犯，误食必难免也应注意预防蚕蛹中毒。

◆ 蚕豆
【来源】本品为豆科植物蚕豆的种子。

【别名】胡豆、佛豆、川豆、倭豆、罗汉豆。

【性味归经】味甘、微辛，性平。归脾、胃、心经。

【功能主治】健脾利水，解毒消肿。主治：膈食、水肿、疮毒。

【用法用量】内服：煎汤或研末。外用：捣敷。

【炮制】夏季豆荚成熟呈黑褐色时拔取全株，晒干，打下种子，扬净后晒干。

【化学成分】种子含蛋白质、卵磷脂、磷脂酰乙醇胺、磷脂酰肌醇、半乳糖基甘油二酯和磷脂等。尚含胆碱、哌啶-2-酸、腐胺、精咪、精胺、去甲精胺、抗坏血酸、巢菜碱苷和伴巢菜碱苷等。尚含植物凝集素。

【药理作用】溶血作用。

【毒理作用】蚕豆含有毒的β-氰基丙氰酸和L-3，4二羟基氨酸，β-氰基丙氧酸是一种神经素，中毒出现肌肉无力，后者是"蚕豆病"致病因子，表现溶血儿贫血。

【方剂选用】

1. 膈食：蚕豆磨粉，红糖调食。

2. 秃疮：鲜蚕豆捣如泥，涂疮上，于即换之。如无鲜者，用干豆以水泡胖，捣敷亦效。

3. 水胀，利水消肿：蚕豆240g。炖黄牛肉服。不可与菠菜同用。

4. 水肿：蚕豆60g，冬瓜皮60g，水煎服。

【不良反应及注意事项】极少数人（男小孩较多）在食入蚕豆或吸入其花粉后，可发生急性溶血性贫血（名蚕豆黄病Favism），症状有血色素尿、休克、乏力、眩晕、胃肠紊乱及尿胆素的排泄增加；更重者有苍白、黄疸、呕吐、腰痛、衰弱。一般吃生蚕豆后5～24小时后即发生，但有时食炒熟的也可发生。如系吸入其花粉，则发作更快。发生蚕豆黄病的原因，是少数人有一种先天性的生化缺陷，即其血细胞中缺乏葡萄糖-6-磷酸脱氢酶（G-6-PD），因而其还原型的谷胱甘肽含量也很低，在巢菜碱苷侵入后，可发生血细胞溶解。将巢菜碱苷混于食物中（1%）饲喂大鼠或小鸡可抑制其自然生长。有人还认为，除巢菜碱苷外，蚕豆中还有其他因子也能引起类似的溶血作用。根含5羟-尿嘧啶，为一种代谢拮杭剂，并含有2，6-二胺嘌呤（DAP），可抑制乳酸杆菌，此种抑制可被腺苷所翻转；上述物质可使骨髓耗竭，并伤害犬及大鼠结肠、空肠的上皮细胞，是一种致癌物质。DAP之作用并非通过戊糖核酸（PNA），而是由于干扰了腺苷、胍的基本代谢功能所致。

◆ 桂丁
【来源】本品为樟科植物肉桂的幼嫩果实。

【别名】肉桂子、桂子、桂丁香。

【性味归经】味辛、甘，性温。归脾、胃、肺经。

【功能主治】温中散寒，止痛，止呃。主治：心胸疼痛、胃腹冷痛、恶心、嗳气、呃逆、呕吐、肺寒咳喘。

【用法用量】内服：煎汤，3~6g；或研末。

【炮制】除去杂质。

【化学成分】桂丁含挥发油，油中含桂皮醛（92.37%）、邻-甲氧基肉桂醛（4.79%）等。

【药理作用】①镇痛作用。②降压作用。③预防血吸虫病的作用。④杀菌作用。

【毒理作用】无毒。

【方剂选用】

心痛，辟寒邪胃痛：桂丁研末，酒下9g。

【不良反应及注意事项】阴虚火旺者忌服。

◆桂皮

【来源】本品为樟科植物天竺桂、阴香和川桂的树皮。

【别名】山肉桂、土肉桂、土桂、山玉桂、山桂皮。

【性味归经】味辛、甘，性温。归脾、胃、肝、肾经。

【功能主治】温脾胃，暖肝肾，祛寒止痛，散瘀消肿。主治：脘腹冷痛、呕吐泄泻、腰膝酸冷、寒疝腹痛、寒湿痹痛、瘀滞痛经、血痢、肠风、跌打肿痛。

【用法用量】作调味品，煎汤。

【炮制】除去杂质及粗皮，用时捣碎。

【化学成分】主要含挥发油，油中含水芹烯、丁香油酚、甲基丁香油酚。叶含挥发油，油中含黄樟醚，丁香油酚，1,8-桉叶素等。

【药理作用】①镇静作用。②降温作用。③降压作用。④健胃作用。⑤肠管兴奋作用。⑥通经作用。⑦杀菌作用。⑧健胃和驱风剂。⑨祛痰镇咳作用。⑩利尿作用。⑪抗放射作用。⑫抗补体作用。⑬调节血糖。

【毒理作用】小量桂皮醛引起小鼠运动的抑制，眼睑下垂，对小鼠半数致死量（mg/kg）静脉注射为132，大量易引起强烈痉挛，运动失调，呼吸急迫，最麻痹而死。

【方剂选用】

1. 妇女血瘀疼痛，或见胃寒少食：桂皮6~9g，红糖适量，煎汤服。

2. 白色念珠菌病：桂皮（未注明品种）100g加乙醚500ml，浸渍24小时，滤过，置温水槽内蒸发，除去乙醚后，加蒸馏水100ml，加温振荡，用滤纸过滤，滤液呈无色透明，调整pH为中性，装安瓿高压灭菌，即为桂皮素注射液。

【不良反应及注意事项】桂皮性热，适合天凉时节食用，夏季忌食桂皮；由于桂皮性热活血，易损胎气，所以孕妇一定要慎食；阴虚火旺、血热出血者也不宜食用；月经过多、盆腔炎、咽疼及其他热病患者应忌食，有失血和遗精病史的人也应禁食。孕妇不宜。

◆桂花

【来源】本品为木犀科木犀属植物桂花的花。

【别名】岩桂、木犀、九里香。

【性味归经】味辛，性温。

【功能主治】化痰，散瘀。主治：痰饮喘咳、肠风血痢、疝瘕、牙痛、口臭。

【用法用量】花：1~12g。

【炮制】四季采根，分别晒干。

【化学成分】花含挥发油，如γ-葵酸内酯、α-紫罗兰酮、β-紫罗兰酮、反-芳樟醇氧化物、顺-芳樟醇氧化物、芳樟醇、壬醛以及β-水芹烯、橙花醇、牻牛儿醇、二氢-β-紫罗兰酮等。还含碳氢化合物、月桂酸、肉豆蔻酸、棕榈酸、硬脂酸等。

【药理作用】①降血糖。②抗氧化作用。③清除自由基。④抗炎作用。

【毒理作用】无毒。

【方剂选用】

生津，辟臭，化痰，治风虫牙痛：桂花、百药煎、孩儿茶各适量。作膏饼噙。

【不良反应及注意事项】置于室内阴凉干燥处，避免儿童自行拿取。

◆桂枝

【来源】本品为樟科植物肉桂的干燥

嫩枝。

【别名】柳桂、嫩桂枝、桂枝尖。

【性味归经】味辛、甘，性温。归心、肺、膀胱经。

【功能主治】发汗解肌，温通经脉，助阳化气，平冲降气。主治：风寒感冒、脘腹冷痛、血寒经闭、关节痹痛、痰饮、水肿、心悸、奔豚。

【用法用量】内服：煎汤，1.5～6g，大剂，可用至15～30g；或入丸、散。

【炮制】除去杂质，稍泡，洗净，润透，切薄片，晾干。

【化学成分】桂枝中主要含挥发性成分，尚含有有机酸类、鞣质类、糖类、甾体类、香豆素类等成分。

【药理作用】①抑菌作用。②抗炎、抗过敏作用。③抗肿瘤作用。④抗病毒作用。⑤利尿作用。⑥扩张血管、促进发汗作用。⑦降压作用。⑧解热、解痉镇痛作用。⑨镇静、抗惊厥作用。⑩抗血小板聚集、抗凝血作用。

【毒理作用】通过时程药理学研究，白天里的 LD_{50} 较子夜组大24%，有极显著差异，表明白天的毒性和致病作用较夜间明显增强。

【配伍效用】

桂枝配伍白芍：桂枝辛甘而温，温经散寒而解肌表；白芍酸苦微寒，和营敛阴。二者配伍，一温一寒，一散一收，寓散于收，寓收于敛，既可辛温透汗，又不致发汗过猛，可使风寒散而营阴不伤，自汗止而不留外邪。共奏调营卫、和气血、益阴止汗之功效，用以治疗表虚风寒外袭之发热恶风、头痛身痛而有汗者；或四肢酸楚、麻木疼痛等证属气血不调者。

桂枝配伍柴胡：桂枝辛温，能开腠理、祛风寒，为太阳中风之主药；柴胡辛凉，透表泄热，能引邪达表而解，系透泄少阳之要药。二者伍用，既能发汗解表、通阳散寒，又能引热达表、透发少阳，共奏解表退热之功效，用于治疗发热、微恶风寒、肢节烦疼、微呕等证属太阳、少阳并病者。

桂枝配伍茯苓：桂枝辛甘而温，温阳化气行水，可散水湿阴霾之邪；茯苓甘淡而平，健脾益气、利水渗湿，其补而不峻、利而不猛，治其生湿之源。桂枝得茯苓则不发表而专于化气行水；茯苓得桂枝则温阳除湿。二者相使为用。有较强的蠲除水湿之功效，用于治疗心下痞满、心悸头眩、水肿腹胀，小便不利等证属水饮内停所致者。

桂枝配伍栝楼、薤白：桂枝温通胸阳气；栝楼祛痰散结而开胸；薤白宣通胸阳，散阴寒之结。三者配伍，可温阳行气，豁痰散结，开胸除满，治疗胸阳不振，气滞痰阻之胸痹胸痛效果良好。

桂枝配伍石膏：桂枝发汗解肌，偏治风寒表证，亦能通经除痹；石膏清热泻火，偏清气分实热，亦解肌腠之热。二者相伍，寒温并用，表里同治，共奏疏表散寒、清热解肌、通经除痹之功效，用于治疗表寒里热诸症及热痹之发热持续不退、四肢关节红肿热痛者。

桂枝配伍桃仁、丹皮：桂枝温通血脉；桃仁、丹皮活血祛瘀消癥。三者配伍，共奏通血祛瘀之功，可治疗瘀血内停之癥瘕。

桂枝配伍吴茱萸、当归、川芎：桂枝温通血脉；吴茱萸散寒止痛；当归、川芎活血养血。四药合用，有温经散寒，养血祛瘀之功效，可治疗冲任虚寒，瘀血阻滞所致的月经失调。

桂枝配伍炙甘草、人参、阿胶：桂枝温阳通脉；炙甘草益气养心；人参补脾而安神增智；阿胶滋阴养血。诸药合用，有益心气，养心血，振心阳，复血脉之功，可治疗气血不足之心动悸、脉结代。

【方剂选用】

1. 病态窦房结综合征：桂枝、甘草各10g，羌活6g，乳香、没药各5g，水煎服。

2. 风湿性心脏病心功能不全：桂枝、麻黄各9g，茯苓、白术、泽泻、半夏、厚朴、杏仁、防己各15g，知母21g，薏苡仁、枳实各30g，黄芪60g，甘草6g。年轻体壮者用量酌增，老少体弱者用量酌减，每日1

剂，水煎温服，每日服 3 次，夜服 1 次。最好每日肌注长效青霉素 1 次，每次 120 万 u，注射前先做青霉素过敏试验。

3. 面神经麻痹：桂枝 30g，防风 20g，赤芍 15g。水煎乘热擦洗患部，每次 20 分钟，每日 2 次，以局部皮肤潮红为度。

4. 低血压症：桂枝、肉桂各 40g，甘草 20g。混合煎煮分 3 次当茶饮服。

5. 虚寒性胃脘痛：桂枝、炒白术、生甘草各 30g，生龙骨、党参各 20g。共为末，过 120 目筛，每次 5g，每日 3 次，红枣、干姜各 5g，煎汤为引冲服（忌姜者用缩砂仁 10g），20 天为 1 疗程。

6. 消化性溃疡：桂枝 12g，干姜 10g，白芍、炙草、海螵蛸、黄芪、白及各 20g。随症加减，水煎服，每日 1 剂，10 剂为 1 疗程，疗程间隔 2 天。

7. 风湿性关节炎：桂枝、芍药各 15g，生甘草、麻黄各 6g，白术 12g，知母、防风各 10g，附子 30 ~ 60g（先煎 1 小时），生姜 5g。水煎服，每日 1 剂。对顽痹经久不愈者加全蝎、蜈蚣、乌梢蛇、穿山甲各 10g。

8. 坐骨神经痛：桂枝、牛膝各 15g，白芍 30 ~ 60g，秦艽、当归、片姜黄各 10g，苍术 20g，防风 18g，熟附子、甘草各 6g。水煎服。

9. 老年性皮肤瘙痒症：桂枝、杏仁各 5g，麻黄、炙甘草各 3g，赤芍、大枣各 10g，生姜 3 片。

10. 荨麻疹：桂枝、白芍、生姜各 9g，炙甘草 6g，大枣 12 枚。痒甚者加蝉蜕 9g，防风、白蒺藜各 10g；风团鲜红加生地黄 12g，赤芍 10g；风团苍白加当归 10g，三七粉 3g（冲服）。

11. 冻疮：桂枝 30g，川椒 30g，生地黄 30g，红花 10g。水煎约 4000ml，待至患者皮肤所能耐受的热度，直接浸洗患处。每天 1 ~ 2 次。如冻疮已破溃流水，加五倍子 30g，地榆 20g。

12. 心中痞，诸逆，心悬痛：桂枝、生姜各 90g，枳实五枚。上三味，以水六升，煮取三升，分温三服。

13. 太阳中风，阳浮而阴弱，阳浮者，热自发，阴弱者，汗自出，啬啬恶寒，淅淅恶风，翕翕发热，鼻鸣干呕者：桂枝 90g（去皮），芍药 90g，甘草 60g（炙），生姜 90g（切），大枣 12 枚（擘）。

14. 伤寒八九日，风湿相搏，身体烦疼，不能自转侧，不呕不渴，脉浮虚而涩者：桂枝 120g（去皮），附子 3 枚（炮，去皮，破），生姜 90g（切），大枣 12 枚（擘），甘草 60g（炙）。

15. 伤寒发汗后，其人脐下悸者，欲作奔豚：茯苓半斤，桂枝 120g（去皮），甘草 60g（炙），大枣 15 枚（擘）。

16. 虚劳里急悸衄，腹中痛，梦失精，四肢酸疼，手足烦热，咽干口燥：桂枝 90g（去皮），甘草 60g（炙），大枣 12 枚，芍药 180g，生姜 90g，胶饴 1 升。

【不良反应及注意事项】本品辛温助热，易伤阴动血，凡温热病及阴虚阳盛之证、血证、孕妇忌服。

◆桂树根

【来源】本品为木犀科植物木犀的根或根皮。

【别名】桂根、桂花根。

【性味归经】味甘，性温。

【功能主治】主治：胃痛、牙痛、风湿麻木、筋骨疼痛。

【用法用量】内服：煎汤，9 ~ 15g（鲜用 30 ~ 90g）。外用：研末调敷。

【炮制】除去杂质，切薄片，晾干。

【化学成分】含有有机酸类，甾体类，香豆素类等成分。

【药理作用】消炎止痛作用。

【毒理作用】无毒。

【方剂选用】

1. 虚火牙痛：桂树根 60 ~ 90g，路边姜、地骨皮根。熬水或炖五花肉服。

2. 风湿麻木及腰痛：桂树根粗皮一斤，麻油半斤，炒黄丹半斤。熬膏（黄丹要去渣后才下），取出冷后，贮入磁罐中。用时火炖化，摊贴。

3. 大便下血：桂树根 60～90g，落地金钱、猪筒子骨四节。炖服。

【不良反应及注意事项】阴虚火旺者禁服。

◆栝楼

【来源】本品为葫芦科植物栝楼或双边栝楼的干燥成熟果实。

【别名】果裸、王菩、地楼、泽巨、柿瓜、王白、天瓜、泽姑、黄瓜、杜瓜、大肚瓜、大圆瓜、吊瓜。

【性味归经】味甘、微苦，性寒。归肺、胃、大肠经。

【功能主治】清热涤痰，宽胸散结，润燥滑肠。主治：肺热咳嗽、痰浊黄稠、胸痹心痛、结胸痞满、乳痈、肺痈、肠痈、大便秘结。

【用法用量】内服：煎汤，9～20g；或入、丸散。外用：适量，捣敷。

【炮制】除去梗及泥沙，压扁，切丝或切块。

【化学成分】栝楼果实中含有三萜皂苷、有机酸、树脂、色素、糖类、蛋白质、挥发油、甾醇、氨基酸、黄酮类成分等。最适 pH 值为 9.0；在 4℃～40℃活性无明显变化，78℃以上完全失活。

【药理作用】

①降低红细胞压积、血液黏度王不留行子和抑制血小板聚集等作用。②栝楼、薤白联用有协同作用，降脂效果更佳。③祛痰作用。④抗菌作用。⑤抗肿瘤作用。

【毒理作用】栝楼注射液小鼠 1 次腹腔注射或静脉注射的半数致死量分别为 363±33g/kg 和 306±22g/kg。麻醉犬 1 次静滴 100g/kg（相当临床用量的 100 倍），除在给药时血压有一过性的下降外，未见其他明显毒性反应。犬亚急性毒性试验，每日 30g/kg，静脉注射 21 天，除个别犬在给药第周 3 胃纳较差和部分犬给药毕后出现肝细胞局部度浊肺外，也未见其他明显毒性反应。

【方剂选用】

1. 小儿膈热咳嗽痰喘甚久不瘥：栝楼 1 枚。去子，为末，以面和作饼子，炙黄为末。每服 3g，温水化乳糖下，日三服，效乃止。

2. 痰嗽：栝楼 1 个。取出子若干枚，照还去皮杏仁于内，火烧存性，醋糊为丸，如梧子大。每服 20 丸，临卧时，白萝卜汤送下。

3. 喘：栝楼 2 个，明矾一块，如枣子大，入栝楼内，烧煅存性，为末。将萝卜煮烂，蘸药末食之，汁过口。

4. 小结胸病，正在心下，按之则痛，脉浮滑者：黄连 30g，半夏（洗）半升，栝楼 1 枚。上三味，以水六升，先煮栝楼，取三升，去渣，内诸药，煮取二升，去渣，分温三服。

5. 胸痹，喘息咳唾，胸背痛，短气，寸口脉沉而迟，关上小紧数：栝楼实 1 枚（捣），薤白半斤，白酒七升。上三味，同煮取二升，分温再服。

6. 胸痹不得卧，心痛彻背者：栝楼 1 枚（捣），薤白 90g，半夏半斤，白酒一斗。上四味，同煮取四升，温服一升，日三服。

7. 肺痿咳血不止：栝楼 50 个（连瓤，瓦焙），乌梅肉 50 个（焙），杏仁（去皮、尖，炒）21 个。为末。每用一捻，以猪肺一片切薄，掺末入内，炙热，冷嚼咽之，日二服。

8. 吐血：栝楼，纸筋和泥通裹，于顶间留一眼子，煅存性，地坑内合一宿，去泥捣罗为散。每服 9g，糯米饮调下。

9. 消渴热或心神烦乱：栝楼 1 个，以酒一中盏洗，取瓤，去皮、子，煎成膏，入白矾末 30g，和丸如梧桐子大。每服不计时候，以粥饮下 10 丸。

10. 时疾发黄，心狂烦热闷不认人者：栝楼 1 个，以新汲水九合，浸淘取汁，下蜜半大合，朴硝 2.4g，合搅令消尽，分再服。

11. 小儿黄疸，脾热眼黄，并治酒黄：栝楼（青者）焙为末。每服 3g，水一盏，煎 2.1g，去渣，临卧服，五更泻下黄物立可。

12. 肺燥热渴，大肠秘：九月、十月间熟栝楼取瓤，以干葛粉拌，焙干，慢火炒熟，为末。食后、夜卧，以沸汤点9g服。

13. 乳肿痛：栝楼（黄色老大者）1个，熟捣，以白酒一斗，煮取四升，去渣，温一升，日三服。

14. 乳痛及一切痈疽初起，肿痛即消，脓成即溃，脓出即愈：栝楼1个（研烂），生粉草、当归（酒洗）各15g，乳香、没药各3g。上用酒煎服，良久再服。

15. 酒癖，痰吐不止，两胁胀痛，气喘上奔，不下食饮：栝楼瓤30g，神曲末15g（微炒）。上药捣细罗为散。每服，以葱白酒调下6g。

16. 肠风下血：栝楼（烧为灰）、赤小豆各15g。上二味，杵罗为末。空心酒调下3g。

17. 热游丹赤肿：栝楼末60g，酽醋调敷之。

18. 便毒初发：栝楼1个，黄连15g。水煎连服。

19. 痰咳不止：栝楼仁30g、文蛤2.1g，共研为末，以浓姜汁调成丸子，如弹子大，噙口中咽汁。又方：熟栝楼十个、明矾60g，共捣成饼，阴干，研为末，加糊做成丸子，如梧子大。每服50~70丸，姜汤送下。

20. 干咳：熟栝楼捣烂，加蜜等量，再加白矾3g，共熬成膏，随时口含回汁。

21. 痰喘气急：用栝楼2个，明矾如枣大一块，同烧存性，研末，以熟萝卜蘸食。药尽病除。

22. 肺痿咳血：栝楼50个（连瓤瓦焙）、乌梅肉50个（焙过）、杏仁（去皮尖，炒）21个，共研为末；另将猪肺一片切薄，掺末一小撮入内，炙熟，冷嚼回下。一天2次。

23. 妇女夜热（痰嗽，月经不调，形瘦）：栝楼仁30g、青黛、香附（童便浸，晒）各45g，共研为末，加蜜调匀，口中噙化。

24. 黄疸：青栝楼焙过，研为末。每取3g，加水半碗，煎至七成，临睡时服，五更有黄物泻下，即为见效。此方名为"逐黄散"。

25. 小便不通，腹胀：栝楼焙过，研为末。每服6g，热酒送下。服至病愈为止。

26. 久痢：熟栝楼1个，煅存性，出火毒后三工业区末。一次服完，温酒送下。

27. 吐血：泥封栝楼，煅存性，研为末。每服9g，糯米汤送下。一天服二次。

28. 尿血：栝楼1个，烧灰，加赤小豆15g，共为末。每服3g，空心服，酒送下。

29. 咽喉肿痛，不能发声：栝楼皮、白僵蚕（炒）、甘草（炒）各7.5g，共研为末。每服9g半，姜汤送下。一天服2次。或以棉裹1.5g含咽亦可。此方名"发声散"。

30. 诸痈发背：栝楼捣为末，每服一匙，水送下。

31. 风疮疥癣：用生栝楼1~2个，打碎、酒泡一日夜，取酒热饮。

32. 冠心病：栝楼15g，薤白12g，制成片剂，三次分服。

【不良反应及注意事项】 脾胃虚寒，大便不实，有寒痰、湿痰者不宜。

◆栝楼子

【来源】 本品为葫芦科植物栝楼或双边栝楼的干燥成熟种子。

【别名】 栝楼仁、瓜米。

【性味归经】 味甘，性寒。归肺、胃、大肠经。

【功能主治】 润肺化痰，滑肠通便。主治：燥咳痰黏、肠燥便秘。

【用法用量】 内服：煎汤，15~20g；或入丸、散。外用：研末调敷。

【炮制】 栝楼子：拣去杂质，簸除干瘪种子，捣扁。炒栝楼子：取净栝楼子置锅内，用文火炒至微鼓起，取出放凉。楼仁霜：取去壳栝楼仁，碾细，用吸油纸包裹，加热微炕，压榨去油后，再碾细，过筛。

【化学成分】 栝楼种子中主要含有脂肪油、脂肪酸、甾醇、三萜皂苷、氨基酸、蛋白质等化学成分。

【药理作用】①抑制血小板聚集。②抗血栓形成。

【方剂选用】

1. 痰咳不止：栝楼子30g，文蛤7分。为末，以姜汁澄浓脚，丸弹子大。嚼之。

2. 酒痰，救肺：青黛、栝楼子。上为末，姜（汁）、蜜丸。嚼化。

3. 妇人形瘦，有时夜热痰嗽，月经不调：青黛、栝楼子、香附（童便浸、晒干）。上为末，姜（汁）、蜜调。嚼化。

4. 热游丹肿：栝楼子末，二两，醋调涂。

【不良反应及注意事项】脾胃虚冷作泄者勿服。

◆栝楼皮

【来源】本品为葫芦科植物栝楼或双边栝楼的干燥成熟果皮。

【别名】栝楼壳、瓜壳。

【性味归经】味甘，性寒。归肺、胃经。

【功能主治】清热化痰，利气宽胸。主治：痰热咳嗽、胸闷胁痛。

【用法用量】内服：煎汤，9~12g；或入刺剂。外用：适量，烧存性研末调敷。

【炮制】拣净杂质，用水洗净，捞出，稍闷，切丝，晒干。

【化学成分】栝楼果皮中主要含有多糖类、精氨酸、谷氨酸、丙氨酸、苯丙氨酸、亮氨酸等17种氨基酸和钙、铜、铁、铝等十几种无机元素及少量挥发油、饱和脂肪醇、生物碱等。

【药理作用】①扩冠、增加冠脉血流量。②抗心肌缺血、心律失常。③抑制血小板聚集，抗血栓形成。④祛痰作用。⑤抑菌作用。⑥抗肿瘤作用。

【方剂选用】

1. 咽喉语声不出：栝楼皮（细锉，慢火炒赤黄）、白僵蚕（去头，微炒黄）、甘草（锉，炒黄色）各等分。上为细末。每服一、6g，用温酒调下，或浓生姜汤调服；更用1.5g绵裹，嚼化咽津亦得，并不计时

候，日三、两服。

2. 胸痛、肋痛：栝楼皮12g（胸痛配薤白头15g，肋痛配丝瓜络9g，枳壳4.5g，）。煎汤服。

3. 乳痈肿痛：栝楼皮12g，蒲公英15g。煎汤服。

【不良反应及注意事项】脾胃虚冷作者勿服。

◆莲房

【来源】本品为睡莲科植物莲的干燥花托。

【别名】莲蓬壳、莲壳、莲蓬。

【性味归经】味苦、涩，性温。主治：归肝经。

【功能主治】化瘀止血。主治：崩漏、尿血、痔疮出血、产后瘀阻、恶漏不尽。

【用法用量】内服：煎汤，5~10g；或研档。外用：适量，研末掺患处或煎汤熏洗。

【炮制】莲房炭取净莲房，切碎，照煅炭法制炭。

【化学成分】莲房含金丝桃苷、槲皮素、槲皮素二葡萄糖苷、莲子碱（nilumbine）等。此外尚含碳水化合物、脂肪、蛋白质、胡萝卜素、烟酸、维生素B_1、B_2、和维生素C等。

【药理作用】抗氧化，肿瘤抑制，改善记忆，保护心肌血管系统，调节血脂等。

【方剂选用】

1. 妇女血崩，不以冷热皆可服：荆芥、莲房（烧灰存性）。上等量，为细末。每服9g，食前，米饮汤调下。

2. 血崩：棕皮（烧灰）、莲房（烧存性）各15g，香附子90g（炒）。上为末。米饮调下12g，食前。

3. 经血不止：莲房，烧存性，研末。每服6g，热酒下。

4. 漏胎下血：莲房，烧，研，面糊丸梧子大。每服百丸，汤、酒任下，日二。

5. 胎衣不下：莲房1个，甜酒煎服。

6. 小便血淋：莲房，烧存性，为末，入麝香少许。每服7.5g，米饮调下，日二。

7. 痔疮：干莲房、荆芥各30g，枳壳、薄荷、朴硝各15g。为粗末。水三碗，煎二碗，半热熏洗。

8. 乳裂：莲房炒研为末，外敷。

9. 天泡湿疮：莲房，烧存性，研末，井泥调涂。

10. 黄水疮：莲房烧成炭，研末，香油调匀，敷患处，一日二次。

【不良反应及注意事项】孕妇禁用。

◆ 莲须

【来源】本品为睡莲科植物莲的干燥雄蕊。

【别名】金樱草、莲花须、莲花蕊、莲蕊须、佛座须。

【性味归经】味甘、涩，性平。归心、肾经。

【功能主治】固肾涩精。主治：遗精滑精、带下、尿频。

【用法用量】内服：煎汤，3~9g；或入丸、散。

【炮制】采集加工，夏季花开时先晴天采收，盖纸晒干或阴干。

【化学成分】莲须主要含黄酮类成分：如木犀草素，槲皮素，异槲皮苷，木犀草素葡萄糖苷等。

【药理作用】抗腹泻和抗炎作用。

【毒理作用】无毒。

【方剂选用】

1. 遗精梦泄：熟地黄240g，山茱萸60g，山药、茯苓各90g，丹皮、龙骨9g（生研，水飞），莲须30g，芡实60g，线胶120g（同牡蛎炒热，去牡蛎）。为末，蜜丸梧子大。每服12g，空心淡盐汤下。

2. 精滑不禁：沙苑蒺藜（炒）、芡实（蒸）、莲须各60g，龙骨（酥炙）、牡蛎（盐水煮一日一夜，煅粉）各30g。莲子粉糊为丸，盐汤下。

3. 久近痔漏，三十年者：莲须、黑牵牛（头末）各45g，当归15g。为末。每空心酒服6g。忌热物。

4. 上消口渴，饮水不休：莲须3g，粉干葛3g，白茯苓3g，大生地黄3g，真雅连

1.5g，天花粉1.5g，官拣参1.5g，北五味1.5g，净知母1.5g，炙甘草1.5g，淡竹叶1.5g，灯心十茎。水煎热服。

【不良反应及注意事项】忌土地黄、葱、蒜。《本草从新》：小便不利者勿服。

◆ 莲子

【来源】本品为睡莲科植物莲的干燥成熟种子。

【别名】莲肉、莲末。

【性味归经】味甘、涩，性平。归脾、肾、心经。

【功能主治】补脾止泻，益肾涩精，养心安神。主治：脾虚久泻、遗精带下、心悸失眠。

【用法用量】内服：煎汤，6~15g；或入丸、散。

【炮制】略浸，润透，切开，去心，干燥。

【化学成分】主要含有淀粉和棉子糖、脂肪、碳水化物、钙、磷、铁。

【药理作用】

①防癌抗癌作用。②降压作用。③强心、抗心律失常作用。④补虚作用，安神作用。⑤平抑性欲作用。

【配伍效用】

莲子配伍芡实：二者均为收涩之品。但莲子入心、脾经，功擅养心健脾、涩肠止泻；芡实入脾、肾经，长于补脾固肾、涩精止遗。二药相伍为用，共奏益肾固精、健脾止泻之功效，用于治疗心肾不交之遗精、早泄、遗尿；或脾肾两虚之久泻久痢、带下清稀、小便频数、白浊等症。

莲子配伍人参、白术、茯苓、山药莲子补脾收涩止泻；人参、白术益气健脾，且白术燥湿止泻；茯苓、山药健脾渗湿止泻。诸药伍用，共奏益气健脾、渗湿止泻之功效，用于治疗脾胃气虚、运化失职、湿浊下注之便溏泄泻、食少纳呆、消瘦乏力、面色无华、胸脘痞闷等症。

【方剂选用】

1. 感染性多发神经炎：莲子龟板

15g、麦冬、甘草、板蓝根、木瓜、山药各10g，当归、连翘各20g，牛膝7.5g。加减：肺热伤津者加沙参、天冬；湿热浸淫者加黄柏、苍术；脾胃虚寒者加白术、扁豆；肝肾亏虚者加白芍、鳖甲。

2. 痔疮：莲子30g，乌梅25g，阿胶珠、炙米壳各10g，大枣7枚，蜂蜜50g。先将大枣烤焦再放入药内同煎。每剂水煎2次，取汁400ml，兑入蜂蜜，早晚2次分服。同时配合熏洗（生艾叶30g，川椒、食盐各1撮，带须葱白5根，无花果叶15g。上药用白布包好，煎煮30分钟，取出药渣，每次熏洗10分钟，每日1次）和针刺。

3. 痛经：白术30g，白茯苓、白扁豆各10g，山药15g，巴戟肉、莲子各18g，白果6g。每日1剂，冷水浸泡，文火煎熬，分2次温服。

4. 小儿迁延性腹泻：莲子15g，山楂肉10g，诃子肉7.5g，乌梅肉3g，大枣肉20g，水煎分3次服，每日1剂，此为1周岁小儿量，其他年龄酌情加减。

5. 心火上炎，湿热下盛，小便涩赤，淋浊崩带，遗精等证：黄芩、麦门冬（去心）、地骨皮、车前子、甘草（炙）各15g，莲子（去心）、白茯苓、黄芪（蜜炙）、人参各22g。上锉散。每9g，麦门冬10粒，水一盏半，煎取2.4g，空心食前服。

6. 病后胃弱，不消水谷：莲子、粳米各炒120g，茯苓60g。共为末，砂糖调和。每用两许，白汤送下。

7. 久痢不止：老莲子60g（去心），为末。每服3g，陈米汤调下。

8. 下痢饮食不入（噤痢）：鲜莲子30g，黄连15g，人参15g。水煎浓，细细与呷。

9. 心经虚热，小便赤浊：莲子（去心）180g，炙甘草30g。细末。每服6g，灯心煎汤调下。

10. 小便白浊，梦遗泄精：莲子、益智仁、龙骨（五色者）各等量。上为细末，

每服6g，空心用清米饮调下。

10. 产后胃寒咳逆，呕吐不食，或腹作胀：莲子两半，白茯苓30g，丁香15g。上为末。每服6g，不拘时，用姜汤或米饮调下，日三服。

【不良反应及注意事项】中满痞胀及大便燥结者，忌服。

◆莲子心

【来源】本品为睡莲科植物莲的成熟种子中的干燥幼叶及胚根。

【别名】薏、苦薏、莲薏、莲心。

【性味归经】味苦，性寒。归心、肾经。

【功能主治】清心安神，交通心肾，涩精止血。主治：热入心包、神昏谵语、心肾不交、失眠遗精、血热吐血。

【用法用量】内服：煎汤，2.5～5g；或入散剂。

【炮制】从莲子中剥取，晒干。

【化学成分】含莲心碱、异莲心碱、甲基莲心碱、荷叶碱、前荷叶碱、牛角花素、甲基紫堇杷灵、去甲基乌药碱。又含木犀草苷、金丝桃苷、芸香苷等黄酮类。

【药理作用】①有降压作用。②平滑肌松弛作用。

【毒理作用】无毒。

【方剂选用】

1. 太阴温病，发汗过多，神昏谵语者：元参心9g，莲子心1.5g，竹叶卷心6g，连翘心6g，犀角尖6g（磨，冲），连心麦冬9g。水煎服。

2. 劳心吐血：莲子心、糯米。上为细末，酒调服。

3. 遗精：莲子心一撮，为末，八层砂0.3g。每服3g，白汤下，日二。

【不良反应及注意事项】脾胃虚弱者慎用。

◆莴苣

【来源】本品为菊科植物莴苣的茎和叶。

【别名】莴苣菜、千金菜、莴笋、莴菜、藤菜。

【性味归经】味苦、甘，性凉。归胃、小肠经。

【功能主治】利尿，通乳，清热解毒。主治：小便不利、尿血、乳汁不通、虫蛇咬伤、肿毒。

【用法用量】内服：煎汤。外用：捣敷。

【炮制】洗净晒干。

【化学成分】主要含有三萜类，黄酮类，倍半萜内酯类化合物。

【药理作用】①抗菌作用。②保肝作用。③免疫生物学作用。

【方剂选用】

1. 小便不下：莴苣捣成泥，作饼贴脐中。

2. 小便尿血：莴苣，捣敷脐上。

3. 产后无乳：莴苣 3 枚，研作泥，好酒调开服。

4. 沙虱毒：莴苣莱汁。

5. 蚰蜒入耳：莴苣叶 0.3g（干者），雄黄 0.3g。捣罗为末，用面糊和丸，如皂荚子大。以生曲少许，化破一丸，倾于耳中，其虫自出。

6. 百虫入耳：莴苣捣汁，滴入自出。

【不良反应及注意事项】视力弱者，眼疾，夜盲证患者忌食。不宜与奶酪、蜂蜜同食。寒性体质者不宜食。痛风泌尿道结石，眼疾患者不宜食。

◆莴苣子

【来源】本品为菊科植物莴苣的果实。

【别名】苣藤子、白苣子。

【性味归经】味辛、苦，性微温。归胃、肝经。

【功能主治】通乳汁，利小便，活血行瘀。主治：乳汁不通、小便不利、跌打损伤、瘀肿疼痛、阴囊肿痛。

【用法用量】内服：煮粥，煎汤或研末酒调。外用：研末涂擦。

【炮制】洗净晒干，簸净杂质，贮藏于干燥通风处。

【化学成分】含黄酮类、蛋白质、氨基酸、糖类和挥发油。

【药理作用】①利尿作用。②抗心律失常作用。

【毒理作用】小鼠尾静脉注射挥发油 0.2%，水溶液至 1ml/20g 剂量，未见小鼠死亡。

【方剂选用】

1. 乳汁不行：①莴苣子 30 枚。研末酒服。②莴苣子一合，生甘草 9g，糯米粳米各半合。煮粥频食之。

2. 肾黄：莴苣子一合，细研。以水一盏，煎 1.5g，去渣，不计时候温服。

3. 阴囊颓肿：莴苣子一合。捣末，水一盏，煎五沸，温服。

4. 疬疮瘿上不生髭发：先以竹刀刮损，以莴苣子拗猢狲姜束，频擦之。

◆荷梗

【来源】本品为睡莲科植物莲的叶柄或花柄。

【别名】藕杆、莲蓬杆、荷叶梗。

【性味归经】味苦，性平。归脾、膀胱经。

【功能主治】解暑清热，理气化湿。主治：暑湿胸闷不舒、泄泻、痢疾、淋病、带下。

【用法用量】内服：煎汤，9～15g。

【炮制】洗净晒干。

【化学成分】主要含生物碱、黄酮苷、天冬酰胺、树脂及鞣质。

【药理作用】①降压作用。②增加冠脉流量。③对抗心肌缺血。

【方剂选用】

中暑神昏不语，身热汗微，气喘等证：黄连 3g，香薷 3g，扁豆衣 9g，厚朴 3g（姜汁炒），杏仁 6g（去皮、尖、研），陈皮 4.5g，制夏 4.5g，益元散 9g 入煎，加荷梗 7 寸为引。汗多去香薷。

◆荷叶

【来源】本品为睡莲科植物莲的叶。

【别名】蘧、莲叶、鲜荷叶、干荷叶。

【性味归经】味苦、涩，性平。归心、肝、脾、胆、肺经。

【功能主治】清热解暑，升发清阳，散

瘀止血。主治：暑湿烦渴、头痛眩晕、脾虚腹胀、大便泄泻、吐血下血、产后恶漏不净。

【用法用量】内服：煎汤，3～10g（鲜品15～30g）；荷叶炭3～6g，或入丸、散。外用：适量，捣敷或煎水洗。

【炮制】荷叶：以水洗净，剪去蒂及边缘，切丝，晒干。荷叶炭：取净荷叶，置锅内，上覆一口径略小的锅，上贴白纸，两锅交接处用黄泥封固，煅至白纸呈焦黄色，停火，待冷取出。

【化学成分】主要含莲碱、荷叶碱、原荷叶碱、亚美罂粟碱、前荷叶碱、N－去甲基荷叶碱、D－N－甲基乌药碱等生物碱、皂苷、有机酸、鞣质等。

【药理作用】①降血压作用。②降血脂作用。

【毒理作用】10%荷叶水提取物溶液以20号小鼠灌胃，2小时内滑动缓慢，食欲差实验数据荷叶水提取物LD_{50}及可信限为MTD＞5000mg/kg。

【方剂选用】

1. 秋时晚发之伏暑，并治湿温初起：连翘9g（去心），杏仁6g（去皮、尖、研），栝楼皮9g，陈皮4.5g，茯苓9g，制半夏3g，甘草1.5g，佩兰叶3g。加荷叶6g为引，水煎服。

2. 阳水浮肿：荷叶烧存性，研末。每服6g，米饮调下，日三服。

3. 雷头风证，头面疙宿肿痛，憎寒发热，状如伤寒：荷叶1枚，升麻15g，苍术15g。水煎温服。

4. 阳乘于阴，以致吐血衄血：生荷叶、生艾叶、生柏叶、生地黄各等量。上研，丸鸡子大。每服一丸，水煎服。

5. 吐血不止：经霜荷叶，烧存性，研末，新水服6g。

6. 吐血咯血：荷叶焙干，为末，米饮下6g。

7. 崩中下血：荷叶（烧研）15g，蒲黄、黄芩各30g。为末。每空心酒服9g。

8. 下痢赤白：荷叶烧研，每服6g：红痢蜜、白痢沙糖汤下。

9. 产后血运，烦闷不识人；或狂言乱语，气欲绝：荷叶3片，蒲黄60g，甘草60g（炙微赤，锉）。上药捣筛为散。每服9g，以水一中盏，煎至1.5g，入生地黄汁一合，蜜半匙，更煎三、五沸，去渣，不计时候温服。

10. 妊娠伤寒，大热闷乱，燥渴，恐伤胎脏：卷荷叶嫩者（焙干）30g，蚌粉花15g。上为末。每服6g，入蜜少许，新汲水调下，食前服。

11. 脱肛不收：荷叶，焙，研，酒服6g，仍以荷叶盛末坐之。

12. 遍身风宿：荷叶30枚，石灰一斗，淋汁，合煮渍之，半日乃出，数日一作。

13. 赤游火丹：新生荷叶，捣烂，入盐涂之。

14. 黄水疮：荷叶烧炭，研末，香油调匀，敷患处，一日二次。

15. 脚胫生疮，浸淫腿膝，脓水淋沥，热痒痛：干荷叶4个，藁本7.5g。上细切，水二斗，煎至五升，去渣。温热得所，淋渫，仍服大黄左经汤。

16. 漆疮：荷叶（燥者）一斤。以水一斗，煮取五升。洗净，以贯众末掺之，干则以油和涂。

17. 跌打损伤，恶血攻心，闷乱疼痛：火干荷叶5斤。烧令烟尽，细研，食前以童子热小便一小盏，调9g，日三服。

18. 斧伤疮：荷叶烧研擦之。

19. 腹泻：荷叶洗净，置锅内焖炒成炭，放凉研成细末，取10～15g用白糖冲服，日服3次，数日即愈。

20. 过敏性皮炎：干燥荷叶500g，用水5000ml，煮至2500ml，擦洗患处，并用贯众末和油涂患部，每日2次，数次即愈。

21. 水肿：荷叶，烧干研末，每次服10g，小米汤冲服，日服3次。对各种原因引起的颜面浮肿、小便量少等症均有效。

22. 高血脂病：荷叶煎剂，治疗高脂血症，1个疗程20日。

【不良反应及注意事项】荷叶畏桐油、

茯苓、白银。

◆荷叶蒂

【来源】 本品为睡莲科植物莲的叶基部。

【别名】荷鼻、荷蒂、莲蒂。

【性味归经】味苦、涩，性平。归脾、肝、大肠经。

【功能主治】解暑去湿，祛瘀止血，安胎。主治：暑湿泄泻、血痢、崩漏下血、妊娠胎动不安。

【用法用量】内服：煎汤，5～10g；或研末。

【炮制】7～9月采取荷叶，将叶茎部连同叶柄周围的部分叶片剪下，晒干或鲜用。

【化学成分】荷叶蒂含斑点亚洲罂粟碱，荷叶碱原荷叶碱。

【药理作用】莲碱中毒能引起蛙、小鼠、兔及犬的惊厥，对麻醉犬静脉注射可使血压下降。

【毒理作用】半数致死量为：兔静脉注射为26.4mg/kg；小鼠皮下注射-79.4，静脉注射为38.2mg/kg；蛙淋巴囊注射为113.8mg/kg。

【方剂选用】

1. 血痢：荷叶蒂水煮服之。

2. 小便出血：荷叶蒂7枚，烧存性，酒调服。

3. 妊娠胎动，已见黄水者：干荷叶蒂一枚。炙，研为末，糯米淘汁一盏调服。

4. 小儿百日咳，咳时吐血，头面浮肿：荷叶蒂（去茎）数枚。煮汤，调百草霜（吹去煤，研末），空心服，连服数次。

5. 痈疽，止痛：荷叶蒂，不计多少。为粗末。每用三匙，水二碗，慢火煎至一碗半，放温，淋洗，揩干，以太白膏敷。

6. 乳癌已破：荷叶蒂7个，煅存性，为末，黄酒调下。

【不良反应及注意事项】注意过量易引起中毒。

◆莨菪叶

【来源】本品为茄科植物莨菪的叶。

【别名】铃铛草、麻性草。

【性味归经】味苦，性寒，大毒。

【功能主治】镇痛，解痉。主治：脘腹疼痛、牙痛、咳嗽气喘。

【用法用量】内服：研末，0.09～0.15g；或入烟内烧烟吸。汤，9～15g；或入丸、散。

【炮制】晒制。

【化学成分】莨菪叶含生物碱，另含天仙子苦苷。

【药理作用】①中枢兴奋作用。②镇痛作用。③升压作用。④气管平滑肌的收缩作用。⑤降低胃肠道的蠕动及张力。

【毒理作用】最小致死量，阿托品针剂为2mg/kg～10mg/kg。

【方剂选用】

1. 气管炎：莨菪叶、三棵针、金刚骨各等量为末。每次服1分5厘。

2. 老人咳嗽、气喘：莨菪叶少许，混烟叶中吸之。

3. 牙疼：莨菪叶少许，混烟叶中，吸（烟）含口内。

【不良反应及注意事项】若不慎中毒，可用芥苨、甘草、升麻、犀角、蟹等。①有大毒，内服宜慎。②青光眼患者及孕妇忌服。

◆桃仁

【来源】本品为蔷薇科植物桃或山桃的种子。

【别名】核桃仁、桃核仁。

【性味归经】味苦、甘，性平，无毒。归心、肝、大肠、肺、脾经。

【功能主治】破血行瘀，润燥滑肠。主治：经闭、癥瘕、热病蓄血、风痹、疟疾、跌仆损伤、瘀血肿痛、血燥便秘。

【用法用量】内服：煎汤，7.5～15g；或入丸、散。外用：捣敷。

【炮制】桃仁：除去杂质。用时捣碎。焯桃仁：取净桃仁，照焯法去皮。用时捣碎。炒桃仁：取焯桃仁，照清炒法炒至黄色。用时捣碎。

【化学成分】桃仁含有多种苷类、及有

机酸。

【药理作用】 ①祛瘀血作用。②抗炎作用。③抗过敏作用。④驱虫作用。

【毒理作用】 对正常大鼠有降压作用，乃中毒所致。桃仁提取物 0.5g（相当生药4.0g）溶于 1ml 水中，每日饲喂大鼠，共 1周，对血糖、血清蛋白、肝功能检查，及肺、心、肝、脾、肾及肾上腺的组织学检查，皆无异常。

【配伍效用】

桃仁配伍大黄：桃仁苦甘性平，破血行瘀、润燥滑肠；大黄味苦性寒，攻积导滞、逐瘀通经、凉血解毒。二者伍用，共奏泄热解毒、破积下瘀之功效，用于治疗瘀热互结之痛经、闭经、产后恶漏不下、下焦蓄血；热结便秘以及肠痈初起之少腹疼痛等。

桃仁配伍火麻仁：二者均有润肠通便之功，且桃仁宣肺，相伍为用，共奏润肠通便宣肺之功效，用于治疗肺气不宣之肠燥便秘等。

桃仁配伍桑白皮：桃仁宣肺止咳；桑白皮泻肺止咳平喘。二者伍用，有泻肺平喘止咳之功效，用于治疗肺热之咳喘、痰黄者。

桃仁配伍苏木：二者均可活血祛瘀，相须为用，其功更显著，用于治疗跌打损伤之瘀血、血滞经闭、产后恶漏不下等。

桃仁配伍香附：桃仁活血祛瘀；香附疏肝行气，调经止痛。二者伍用，有行气活血、调经止痛之功效，用于治疗气滞血瘀所致之胸胁及少腹疼痛、月经不调。

【方剂选用】

1. 血管性头痛：桃仁、赤芍、当归各15g，红花、川芎各 10g，黄芪 30g。随症加减。每日 1 剂，文火水煎，每剂取汁400ml，分 3 次于饭后服。

2. 三叉神经痛：桃仁 10g，红花 5g，赤芍、川芎、白僵蚕各 12g，丹参 30g，蜈蚣 2 条，全蝎 4.5g，（研吞）。水煎服，每日 1 剂。

3. 顽固性高血压：桃仁、当归、赤芍、生地黄、红花、柴胡、川芎、桔梗、牛膝、酒军各 10g，甘草 3g，枳壳 12g。随症加减，并嘱患者戒烟酒、忌荤腥、慎起居、调情志。

4. 顽固性呃逆：桃仁、白芍各 20g，丹参、红花、郁金、牛膝、旋覆各 15g，代赭石 30g（先煎），当归 10g。水煎服，每日 1 剂。

5. 消化性溃疡：桃仁、制香附各 15g，五灵脂、三棱、炙甘草各 12g，煅瓦楞 30g。用上方 4 剂浓煎为 500ml，装瓶消毒。日服2 次，每次 100ml，必要时可加服普鲁本辛。30 天为 1 疗程。

6. 特发性血尿：桃仁、当归、芍药、丹皮各 15g，玄明粉、大黄各 5g。水煎服，每日 1 剂。

7. 急性乳腺炎：桃仁泥 20g，硫酸镁100g，穿山甲粉 25g，薄荷油 3g，加凡士林100g 调匀成膏。用时取药膏 125g 在纱布上摊平为直径 8cm 圆形面积，敷患处，包扎并用胶布固定，日 1 次，连敷 1 周。

8. 面部黄褐斑：桃仁 12g，红花、当归、生地黄、牛膝各 9g，川芎、桔梗各5g，赤芍、枳壳各 6g，柴胡、甘草各 3g。水煎服，每日 1 剂。

9. 皮肤瘙痒症：红花、桃仁、杏仁、生栀子各等量，研末，加入适量冰片，用凡士林或蜂蜜调成糊状。使用时将其摊成3cm×3cm×1cm 大小的饼块，直接贴脐上，再用敷料覆盖固定，每日换药 1 次。

10. 鸡眼：桃仁、补骨脂按 1∶2 的比例研成细末，装瓶备用。治疗前用热水烫脚 15～20 分钟，然后刮去鸡眼表面之粗糙角质层，以刚出血为度，局部消毒，于鸡眼基底部快速注射复方丹参注射液 0.5～1ml。用 75% 的酒精调桃仁粉、补骨脂粉为糊状，敷鸡眼上，外用胶布或绷带固定，减少活动，3 天治疗 1 次，一般 3～5 次即可治愈。

11. 尖锐湿疣：桃仁、红花、当归、川芎、黄柏、板蓝根、紫草、木贼、香附、薏苡仁、牡蛎各 50g。水煎乘热熏洗患处，每日 2 次。

12. 骨质增生症：红花、归尾、骨碎补、生大黄、桃仁各 6g，生南星、生半夏各 12g，共研末，加白酒调湿，文火炒热，先敷患处半小时，然后加酒再炒热敷患处，每次敷 7～8 小时，每日 1 次。

13. 关节扭伤：桃仁 60g，栀子 180g。研成细末。视病变大小取适量药末，以 70% 酒精或白酒调成糊状，外敷患处包扎，日换药 1～2 次，直至治愈。治疗 32 例，一般敷药 2～4 天肿胀与疼痛消失。

14. 慢性骨膜炎：桃仁、白芍、当归、熟地黄、川芎各 10g，红花、乳香、没药各 6g，黄芪 30g。水煎服，每日 1 剂，连服 7 剂。局部关节肿胀明显者，可在局部外敷伤湿药膏。

15. 慢性盆腔炎：桃仁 150g，大黄 300g，丹皮 200g，冬瓜子 100g，芒硝 120g。将上药（除芒硝）共为末，分 3 份。使用时将 1 份加米醋拌匀，以润而不湿为宜。然后拌入芒硝 40g，装入布袋内（布袋大小上至脐，下至耻骨，左右达附件），放锅内蒸至透热，乘热敷于小腹。药袋上加盖热水袋，每袋药用 2～3 天，早晚各 40 分钟，3 份药共用 6～9 天，为 1 疗程。

16. 急性咽炎：桃仁、桂枝、怀牛膝、桔梗各 12g，芒硝（后下）、射干各 10g，大黄粉（冲）、胖大海、生甘草各 8g。水煎服，每日 1 剂。

17. 上气咳嗽，胸膈痞满，气喘：桃仁 90g，去皮、尖，以水一大升，研汁，和粳米二合，煮粥食。

18. 伤寒蓄血，发热如狂，少腹硬满，小便自利：桃仁 20 个（去皮、尖），大黄 90g（酒洗），水蛭（熬）、虻虫（去翅、足，熬）各 30 个。上四味，以水五升，煮取三升，去渣。温服一升，不下，更服。

19. 热邪干于血分，尿血、蓄血者：桃仁 9g（研如泥），丹皮、当归、赤芍各 3g，阿胶 6g，滑石 15g。水煎服。

【不良反应及注意事项】 孕妇忌服。

◆ **桃叶**

【来源】 本品为蔷薇科植物桃或山桃的叶。

【性味归经】 味苦、辛，性平。归脾、肾经。

【功能主治】 祛风清热，杀虫。主治头风、头痛、风痹、疟疾、湿疹、疮疡、癣疮。

【用法用量】 内服：煎汤，3～6g；外用：煎水洗或捣敷。

【炮制】 鲜用或晒干。

【化学成分】 主要含有皂苷。

【药理作用】 ① 杀钩端螺旋体作用。② 致泻作用。

【毒理作用】 氰苷贰存于树皮中，氰贰在被水解同时产生氢氰酸，从而生产剧毒，出现恶心、呕吐、头晕、头痛、疲乏、倦睡等。

【方剂选用】

1. 风热头痛：生桃叶适量，盐少许，共捣烂，敷太阳穴。

2. 眼肿：桃叶捣汁搽之。

3. 足上痫疮：桃叶捣烂，以苦酒和敷。

4. 鼻内生疮：桃叶嫩心，杵烂塞之。

5. 妇女阴疮，如虫咬疼痛者：桃叶生捣，绵裹纳阴中，日三四易。

6. 身面癣疮：桃叶捣汁敷之。

7. 霍乱腹痛吐痢：桃叶（切）三升，水五升，煮取一升三合，分温二服。

8. 二便不通：桃叶杵汁半升服。

9. 痔疮：桃叶适量。煎汤熏洗。

10. 疟疾：新鲜桃树叶 60g 煎服，每日 1 剂，连服 5 天为 1 疗程。用药 2～5 剂后，疟疾症状未再发作，血涂片镜检 3 次均查到疟原虫，随访半年无复发。亦可用新鲜桃树枝 5～8 枝（每枝带 5～8 片小叶），于疟疾发作当天清晨煎服。

11. 阴道滴虫：鲜桃叶 30g，加水 1000ml，煮沸 20 分钟，取煎液作阴道冲洗。必要时加灰藜 15g 同煮以止痒。每日 1 次，5 天为 1 疗程。

12. 疮疖：鲜桃叶 50 斤，加净水 100

斤，浸透后煎煮 1 小时，过滤，滤渣再加水 50 斤煎煮过滤；合并 2 次滤液，熬成膏状。外敷患处，每天 1～2 次。

13. 慢性荨麻疹：青嫩桃叶 500g，切碎浸于 5000ml 纯酒精中，密闭静置 24～48 小时后弃去药渣。用棉球蘸浸出液涂布患部，一般每日 3 次，连涂 3 日为 1 疗程。

【不良反应及注意事项】临床中应防治中毒，需慎用，孕妇禁用。

◆桃胶

【来源】本品为蔷薇科植物桃或山桃等树皮中分泌出来的树脂。

【别名】桃油、桃脂、桃花泪、桃树胶。

【性味归经】味甘、苦，性平，无毒。归大肠、膀胱经。

【功能主治】和血，通淋，止痢。主治：石淋、血淋、痢疾、腹痛、糖尿病、乳糜尿。

【用法用量】内服：煎汤，15～30g；或入丸、散。

【炮制】水浸，洗去杂质，晒干。

【化学成分】树胶的主要组成为半乳糖、鼠李糖、α－葡萄糖醛酸等。

【药理作用】①提高免疫力。②改善胰岛素抵抗。③控制、血糖、减轻糖尿病并发症。

【方剂选用】

1. 石淋作痛：桃胶如枣大，夏以冷水三合，冬以汤三合和服，日三服，当下石，石尽即止。

2. 血淋：石膏、木通、桃胶（炒作末）各 15g。上为细末。每服 6g，水一盏，煎至 2g，通口服，食前。

3. 产后下痢赤白，里急后重疠痛：桃胶（焙干）、沉香、蒲黄（炒）各等量。为末。每服 6g，食前米饮下。

4. 虚热作渴：桃胶如弹丸大，含之咽津。

5. 糖尿病：桃胶，用微温水洗净，放在小锅内煮食，随便加些调味盐类亦可（但不要加入甜味）。每次服 30～60g。

6. 疮疹黑䵟，发搐危困：桃胶煎汤饮之。一方水熬成膏，温酒调下，无时。

【不良反应及注意事项】低血糖患者慎用。

◆桃枝

【来源】本品为蔷薇科植物桃或山桃的幼枝。

【性味归经】味苦，性平。归心、胃经。

【功能主治】活血通络，解毒，杀虫。主治：心腹痛、风湿关节痛、腰痛、跌打损伤、疮癣。

【用法用量】内服：煎汤，9～15g。外用：适量，煎水含漱或洗浴。

【炮制】除去杂质，洗净，稍润，切段，干燥。

【化学成分】山桃茎中含柚皮素及皂苷。

【药理作用】①抗炎作用。②止咳祛痰作用。③抗氧化作用。④降血脂作用。⑤消除自由基。⑥抗肿瘤。

【方剂选用】

1. 猝心痛：桃枝一把，切，以酒一升，煎取半升，顿服。

2. 天行匿下部生疮：桃枝煎液浓缩如糖，以通下部。若口中生疮，含之。

◆桃儿七

【来源】本品为小檗科植物桃儿七的根及根茎。

【别名】桃耳七、小叶莲、奥莫色、鸡素苔、铜筷子、鬼打死、鬼臼、羊蒿爪。

【性味归经】味苦、微辛，性温。有毒。

【功能主治】祛风除湿，活血止痛，祛痰止咳。主治：风湿痹痛、跌打损伤、月经不调、痛经、脘腹疼痛、咳嗽。

【用法用量】内服：煎汤，1.5～6g；或研末；或泡酒；入丸、散。

【炮制】洗净晒干。

【化学成分】根、根茎分离得鬼臼毒素，4′-去甲基鬼臼毒素，α-盾叶鬼臼素，β-盾叶鬼臼素，去氧鬼臼毒素，鬼臼毒酮，异鬼臼苦素酮，4′-去甲基-去氧鬼臼毒素，4′-去甲基鬼臼毒酮，4″-去甲基异鬼臼苦素酮（可能为 4′-去甲基鬼臼毒酮的差向异构化产物）及它们的贰类化合物；还含鬼臼苦素，去氢鬼臼毒素，山荷叶素，山柰酚及槲皮素。

【药理作用】①抗癌作用。②抗病毒作用。

【毒理作用】小鼠腹腔注射鬼臼毒素的 LD_{50} 为 $30 \sim 35mg/kg$。

【方剂选用】

1. 带状疱疹：桃儿七研末，醋调涂患处。

2. 单双蛾喉痛：桃儿七 3g，磨汁吞咽。

3. 跌打损伤：桃儿七 $3 \sim 9g$，研末，酒送服，每日 2 次。

4. 毒蛇咬伤：桃儿七 $9 \sim 15g$，捣烂，冲酒服，渣敷伤处周围。

5. 痰咳：桃儿七 12g，猪肺 $60 \sim 120g$，糖适量。煲服。

6. 体虚弱，劳伤咳嗽，虚汗盗汗：桃儿七 9g，蒸鸽子或炖鸡或炖猪肉半斤服。

【不良反应及注意事项】人服鬼臼树脂所致中毒，其症状通常为呕吐呼吸兴奋，运冲失调和昏迷。

◆桃金娘

【来源】本品为桃金娘科植物桃金娘的果实。

【别名】金丝桃、山稔子、山苍、多莲、豆稔干、稔果、多奶、山多奶、苏园子、石榴子、白碗子、岗稔、水刀莲、乌肚子、稔子。

【性味归经】味甘、涩，性平。归肝、脾经。

【功能主治】养血止血，涩肠固精。主治：血虚体弱、吐血、鼻衄、劳伤咳血、便血、崩漏、遗精、带下、痢疾、脱肛、烫伤、外伤出血。

【用法用量】内服：煎汤，$6 \sim 15g$，鲜品 $15 \sim 30g$；或浸酒。外用：适量、烧存性研末调敷。

【炮制】洗净、切片、晒干。

【化学成分】果实含黄酮类、酚性成分、氨基酸和糖类。

【药理作用】抑菌作用。

【方剂选用】

肺结核咳血：桃金娘 $2 \sim 12g$。水煎服。实热便秘者忌服。

【不良反应及注意事项】大便秘结者禁服。

◆夏天无

【来源】本品为罂粟科植物伏生紫堇的块茎。

【别名】粒金丹、洞里神仙、野延胡、飞来牡丹、伏地延胡索、荷水珠。

【性味归经】味苦、辛，性凉。归肝、肾经。

【功能主治】祛风除湿，舒筋活血，通络止痛，降血压。主治：风湿性关节炎、中风偏瘫、坐骨神经痛、小儿麻痹后遗症、腰肌劳损、跌打损伤、高血压。

【用法用量】内服：煎汤，$4.5 \sim 15g$；或研末，$1 \sim 3g$；亦可制成丸剂。

【炮制】除去须根，洗净，泥土，鲜用或晒干。

【化学成分】主要含有生物碱。

【药理作用】①抑制血栓的形成②降压作用。③抗心律失常作用。

【方剂选用】

1. 高血压、脑瘤或脑栓塞所致偏瘫：鲜夏天无捣烂。每次 $4 \sim 5$ 粒，小粒 $8 \sim 9$ 粒，每天 $1 \sim 3$ 次，米酒或开水送服，连服 $3 \sim 12$ 个月。

2. 各型高血压：①夏天无研末冲服，每次 $2 \sim 4$ 克。②夏天无、钩藤、桑白皮、夏枯草。煎服。

3. 风湿性关节炎：夏天无粉每次服 9g，日二次。

4. 腰肌劳损：夏天无全草 15g。煎服。

5. 本品具有降压、镇静、舒筋、活络、止痛等作用：①夏天无注射液：每 ml 相当于生药 0.5g。每次 2ml，肌注。②夏天无冲剂：每日 2 次，每次 1g。③夏天无片剂：每片含量相当于生药 0.3g。每天 3 次，每次 $3 \sim 5$ 片。根据不同的病情，疗程可数天至数月，最长者达 1 年。治程中除少数患者有恶心、胃部不适外，未见其他副作用。

【不良反应及注意事项】血小板病人慎用。

◆夏枯草

【来源】本品为唇形科植物夏枯草或长冠夏枯草的果穗。

【别名】夕句、乃东、燕面、麦夏枯、铁色草、棒柱头花、灯笼头、棒槌草、锣锤草、牛牯草、广谷草、棒头柱、六月干、夏枯头、大头花、灯笼草、古牛草、牛佩头、丝线吊铜钟。

【性味归经】味苦、辛，性寒。归肝、胆经。

【功能主治】清肝明目，散结解毒。主治：目亦羞明、目珠疼痛、头痛眩晕、耳鸣、瘰疬、瘿瘤、乳痈、疖腮、痈疖肿毒、急、慢性肝炎、高血压。

【用法用量】内服：煎汤，9～15g；或入丸、散。外用：

【炮制】晒干，生用。

【化学成分】主要含有延胡索乙素、原阿片碱、空褐鳞碱、藤荷包牡丹定碱等多种生物碱。

【药理作用】①降压作用。②对免疫功能的影响。③降血糖作用。④抗菌、抗病毒作用。

【配伍效用】

夏枯草配伍当归、白芍：夏枯草清肝散瘀；当归、白芍养血补血。三者伍用，有解肝郁、养肝血之功效，用于治疗肝郁血虚所致诸症。

夏枯草配伍菊花：夏枯草清肝火、平肝阳；菊花清热凉肝。二者合用，有清肝、凉肝、平肝之功，用于治疗肝火上炎、肝经风热引起目赤肿痛；或肝阳上亢导致之头痛、眩晕。

夏枯草配伍昆布、海藻：夏枯草清肝火散郁结；昆布、海藻均消痰软坚而利水。三药合用，有清火散结、消痰软坚之功效，用于治疗肝火痰结所致之瘰疬。

夏枯草配伍玄参、连翘：夏枯草清肝火而散郁结；玄参消火散结；连翘解毒散结。三者同用，其清火散结之力增强，用于治疗痰火互结之瘰疬。

【方剂选用】

1. 肺结核：①夏枯草30g，丹参30g，三棱、莪术各15g，牡蛎30g，皂刺15g，每日1剂，水煎服。另用水蛭、血竭各4.5g，（1日量）研末装胶囊服。②夏枯草30g，黄酒60ml，加水适量。浸泡，然后蒸至无酒味时过滤。成人每次内服20～40ml，每日3～4次，对于肺结核咯血有止血效果。

2. 渗出性胸膜炎：夏枯草500g，加水2000ml，煎至1000～1200ml，每次口服30～50ml，每日服3次。必要时配合其他药物对症治疗，但不加抗痨药物。

3. 石棉肺：夏枯草、桑寄生各15g，丹参、郁金、赤芍各9g，莪术、地骷髅、鹅管石各12g，海蛤壳18g，陈皮6g，水煎服。

4. 高血压：夏枯草、菊花各10g，决明子、钩藤各5g，水煎服，每日1剂。服药1周后，再加决明子至30g，水煎，每日2次分服。2周后停药。

5. 急性黄疸型传染性肝炎：夏枯草60g，大枣30g，加水1500ml，文火煨煎，捣枣成泥，煎取300ml，去渣，每日1剂，3次分服。重症病例可酌增剂量。或每日用夏枯草60g，瘦肉60g（剔除脂肪），各加水1200ml，分别煎煮1小时余，再将两者合并，用文火煨至300ml，去渣，3次分服。

6. 细菌性痢疾：①夏枯草60g，浸600ml水中10小时，文火煎2小时左右，取汁约400ml，每日4次分服，7日为1疗程。②夏枯草干枯花穗制成100%流浸膏，小儿每岁每次1～2ml，成人每次20～30ml，每日服2～3次。

7. 甲状腺良性结节：夏枯草、全当归、珍珠母、生牡蛎各30g，昆布、丹参各15g，共研末，制成蜜丸，每丸重9g。每次1丸，每日服2次，3个月为1疗程。

8. 天疱疮：蒲公英、夏枯草、黄芩、防风、荆芥、栀子各6g，苍术3g，甘草5g，每日1剂，水煎内服。局部可外敷石黛散（煅石膏、金银花、青黛、枯矾、五倍子各等量，研末，用茶油煎沸后，入药粉调匀为糊状，冷却后敷搽患处）。

9. 颈淋巴结结核：夏枯草、蒲公英、玄参各30g，土贝母15g，僵蚕、制没药、生南星各12g，全蝎、炮穿山甲、白芥子、山慈姑各10g，瓦楞子60g。水煎服，每日1剂。

10. 乳癖：夏枯草、丹参、赤芍、牡蛎各30g，当归、玄参各15g，桃仁、川贝各8g，苏木、土元、郁金、三棱各10g。水煎服，每日1剂。疼痛消失、肿块变软后可改为丸剂，每次1丸（6g），每日服3次。

11. 白喉：夏枯草、重楼、银花、麦冬、白芍各10g，北沙参、元参、生地黄、山豆根各15g，甘草6g，水煎服。

12. 乳痈初起：夏枯草、蒲公英各等量。酒煎服，或作丸亦可。

13. 瘰疬马刀，不问已溃未溃，或日久成漏：夏枯草180g。水二盅，煎至2g，去渣，食远服。虚甚当煎浓膏服，并涂患处，多服益善。

14. 血崩不止：夏枯草为末。每服2g，米汤调下。

15. 产后血晕，心气欲绝者：夏枯草捣绞汁，服一盏。

【不良反应及注意事项】 脾胃虚弱者慎服。

◆鸭跖草

【来源】 本品为鸭跖草科植物鸭跖草的干燥地上部分。夏、秋二季采收，晒干。

【别名】 碧竹子、翠蝴蝶、淡竹叶。

【性味归经】 味甘、淡，性寒。归肺、胃、小肠经。

【功能主治】 清热泻火，解毒，利水消肿。主治：感冒发热、热病烦渴、咽喉肿痛、水肿尿少、热淋涩痛、痈肿疔毒。

【用法用量】 内服：煎汤，15～30g；鲜品60～90g，或捣汁。外用：适量，捣敷。

【炮制】 除去杂质，洗净，切段，干燥。本品呈不规则的段。

【化学成分】 主要含有生物碱。

【药理作用】 ①兴奋子宫。②收缩血管。③缩短凝血时间。

【方剂选用】 用于感冒发热，热病烦渴，咽喉肿痛，水肿尿少，热淋涩痛，痈肿疔毒。

1. 小便不通：鸭跖草30g，车前草30g。捣汁，入蜜少许，空心服之。

2. 五淋，小便刺痛：鲜鸭跖草枝端嫩叶120g。捣烂，加开水一杯，绞汁调蜜内服，每日三次。体质虚弱者，药量酌减。

3. 黄疸性肝炎：鸭跖草120g，猪瘦肉60g。水炖，服汤食肉，每日一剂。

4. 高血压：鸭跖草30g，蚕豆花9g。水煎，当茶饮。

5. 水肿、腹水：鲜鸭跖草60～90g。水煎服，连服数日。

6. 喉痹肿痛：①鸭跖草汁点之。②鸭跖草60g。洗净捣汁，频频含服。

7. 小儿丹毒，热痢以及作急性热病的退热用：鲜鸭跖草60～90g（干的30g），重症可用5～7两。水煎服或捣汁服。

8. 关节肿痛，痈疽肿毒，疮疖脓疡：鲜鸭跖草捣烂，加烧酒少许敷患处，一日一换。

9. 急性血吸虫病：鲜鸭跖草，洗净，每天5～240g，煎汤代茶饮，5～7天为1疗程。

10. 手指蛇头疔：鲜鸭跖草，台雄黄捣烂，敷患处，一日一换。初起能消，已化脓者，能退脓止痛。

11. 防治感冒：取鸭跖草30～60g（鲜草2～120g），水煎2次分服。

12. 流行性腮腺炎并发脑膜脑炎：取鸭跖草每天60g，煎服。

13. 麦粒肿：鲜鸭跖草茎1枝（或1段），用手指持呈45度角置于酒精灯上燃烧上段，即可见下段有水珠泡沫液体沸出，随即将沸出的液体滴于睑结膜及睑缘（麦粒肿之局部肿胀处及周围），脸皮表面也可乘热涂之。滴药前结膜囊先用生理盐水冲洗。涂药后患者有舒适感，无需冲洗或作任何其他处理。

【不良反应及注意事项】 脾胃虚寒者慎服。

◆ 鸭舌草

【来源】 本品为雨久花科雨久花属植物鸭舌草，以全草入药。全年可采，鲜用或晒干。

【别名】 薢草、薢荣、接水葱、鸭儿嘴、鸭仔菜、鸭儿菜、香头草、猪耳菜、马皮瓜、肥猪草、黑菜、少花鸭舌草、合菜、水玉簪、鹅仔菜、湖菜、鸭娃草。

【性味归经】 味苦，性凉。

【功能主治】 清热解毒。主治：痢疾、肠炎、急性扁桃体炎、齿龈脓肿、丹毒、疔疮。

【用法用量】 内服：煎汤，15～30g（鲜品 30～60g）；或捣汁。外用：适量，捣敷。

【化学成分】 含有豆甾醇、豆甾醇葡萄糖苷。

【药理作用】 ①抗炎作用。②治疗支气管炎。

【方剂选用】

1. 吐血：鸭舌草 30～60g。炖猪瘦肉服。

2. 赤白痢疾：鸭舌草适量，晒干。每日泡茶服，连服 3～4 日。

3. 疔疮：鸭舌草加桐油捣敷患处。

4. 拔牙：鸭舌草 6g，玉簪花根 6g，信石 3g，鲫鱼 1 条（约一斤重）。前三味药共研末，去鱼肠杂，装药缝合，挂阴凉通风处约 50 天后，鱼鳞上即可生出霜样物，即所用的药粉。用时先轻微剥离牙龈，点上此药（约一个鳞片上的药量），片刻以后，牙即可拔下。此药不可咽下，以免中毒。

5. 蛇、虫咬伤：鲜鸭舌草，捣敷。

6. 慢性气管炎：鸭舌草全草 30g（干品），加水煮沸 15 分钟后加入蜂蜜 3～15g，再煮沸 5 分钟，为 1 次量。日服 2 次，连服 30 天为 1 疗程。

【不良反应及注意事项】 少数服药后觉头昏，个别发生胃痛或呕吐，继续服药即随之消失。本品也可用于急性支气管炎和百日咳。

◆ 鸭儿芹

【来源】 本品为伞形科鸭儿芹属植物鸭儿芹。

【别名】 三叶、起莫、三石、当田、赴鱼、三叶芹、水白芷、牙痛草、鸭脚菜、鸭脚草、鸭脚掌。

【性味归经】 味辛，性温。

【功能主治】 祛风止咳，活血祛瘀。主治：感冒咳嗽、跌打损伤。

【用法用量】 内服：煎汤，15～30g。外用：捣敷或研末撒。

【炮制】 以全草入药。夏秋采收，洗净晒干。

【化学成分】 含挥发油，其中有：异丙叉丙酮、异丙烯基丙酮、甲基异丁基甲酮、α- 及 β- 蒎烯、莰烯、β- 月桂烯、二戊烯、对 - 聚伞花素以及 γ- 松油烯、异松油烯、反式 β- 罗勒烯。

【药理作用】 ①抗氧化。②抗癌症。③抵制组织增生。④保护肝脏。⑤清除自由基。⑥消炎作用。

【方剂选用】 治肺炎，肺脓肿，淋病，疝气，风火牙痛，痈疽疔肿，带状疱疹，皮肤瘙痒。

1. 小儿肺炎：鸭儿芹 15g，马兰 12g，叶下红、野油菜各 9g。水煎服。

2. 肺脓肿：鸭儿芹 30g，鱼腥草 60g，桔梗、山苦瓜各 6g，栝楼根 15g。水煎，一日三次分服。

3. 百日咳：鸭儿芹、地胡椒、卷柏各 9g。水煎，一日三次分服。

4. 流行性脑脊髓膜炎：鸭儿芹 15g，瓜子金 9g，金银花藤 60g。水煎服。

5. 黄水疮：鸭儿芹、香黄藤叶、金银花叶、丹参、闹羊花叶各等分。共研末，用连钱草、三白草（均鲜品）捣烂绞汁，调涂于患处。

6. 一切痈疽疔毒，恶疮，已溃未溃均可服用：鸭儿芹、马兰、金银花各15g，鸭跖草30g，台湾莴苣、丝瓜根各9g。水煎，二次分服。

7. 肿毒皮色不变，漫肿无头：鸭儿芹、东风菜各15g，柴胡30g。水煎，一日三次分服。并用鸭儿芹、东风菜各等量，研末，好烧酒调敷。

8. 带状疱疹：鸭儿芹、匍伏堇、桉叶各30g，酢浆草60g，共为细末，醋调敷。

9. 皮肤瘙痒：鸭儿芹适量，煎水洗。

【不良反应及注意事项】孕妇禁用。

◆铁线草

【来源】本品为禾本科狗牙根属植物狗牙根，以全草及根状茎入药。夏秋采集，分别晒干。

【别名】绊根草、蟋蟀草、动地虎、巴根草、草皮子。

【性味归经】味甘、淡，归肝经。

【功能主治】热利尿，散瘀止血，舒筋活络。主治：上呼吸道感染、肝炎、痢疾、泌尿路感染、鼻衄、咯血、呕血、便血、脚气水肿、风湿骨痛、荨麻疹、半身不遂、手脚麻木、跌打损伤；外用治外伤出血、骨折、疮痈、小腿溃疡。

【用法用量】内服：煎汤，15～30g。外用：捣敷。

【炮制】去杂晒干。

【化学成分】全草含粗蛋白质6.1～14.7%，粗纤维28.5～36.9%，木质素9.3～11.4%，灰分3.7～6.2%，钙0.29～0.97%，磷0.15～0.41%，镁0.08～0.22%。尚分离出β-谷甾醇、β-谷甾醇-D-葡萄糖苷、棕榈酸。

【药理作用】①抑菌作用。②免疫调节作用。

【毒理作用】本品易产生氰酸，牲畜食之，有时可发生中毒。

【方剂选用】

肺热咳嗽，咽喉肿痛，无名肿毒，疮疖，热淋，石淋，下肢浮肿，脘腹疼痛：

铁线草适量，煎服。

【不良反应及注意事项】孕妇忌用。

◆铁线莲

【来源】本品为毛茛科铁线莲属植物铁线莲，以根及全草入药。秋冬采收，分别晒干。

【别名】铁线牡丹、番莲、金包银、山木通。

【性味归经】味辛，性温。归肝、脾、肾经。

【功能主治】利尿，理气通便，活血止痛。主治：小便不利、腹胀、便闭；外用治关节肿痛、虫蛇咬伤。

【用法用量】9～15g。外用：适量，鲜品加酒或食盐捣烂敷患处。

【炮制】洗净晒干。

【化学成分】根含常春藤皂苷元

【药理作用】①利尿作用。②止痛作用。

【毒理作用】挥发油 LD_{50} 分别为51.89g/kg、3.28ml/kg，试验过程中小鼠发现少动嗜睡，肌肉麻痹中毒。

【方剂选用】

1. 虫蛇咬伤：铁线莲全草，捣烂，敷患处。

2. 风火牙痛：鲜铁线莲根，加食盐捣烂，敷患处。

3. 眼起星翳：鲜铁线莲根，捣烂，塞鼻孔，左目塞右孔，右目塞左孔。

【不良反应及注意事项】孕妇禁服。

◆铁丝七

【来源】本品为铁线蕨科植物掌叶铁线蕨的全株。夏季采挖，阴干。

【别名】铜丝草、铁丝草、猪宗七、乌脚枪、钢丝草、铁扇子。

【性味归经】味甘、苦，性平。归肺、肝、膀胱经。

【功能主治】利水，除湿，通淋，调经，止痛。主治：小便不利、淋症、血尿、痢疾、风湿肿痛、月经不调、崩漏、白带、牙痛。

【用法用量】内服：煎汤，15～30g，

鲜品, 可用至 60g。外用: 适量, 研末调敷。

【炮制】阴干备用。

【化学成分】叶含羊齿烯、异羊齿烯、7 - 羊齿烯、雁齿烯、雁齿烯醛、铁线蕨酮、异铁线蕨酮、掌叶铁线蕨醇、禾烯 II、新禾烯、新禾二烯及羊齿二烯等三萜类。

【药理作用】①抗炎、抗结核作用。②提高免疫功能。

【方剂选用】

1. 淋症: 铁丝七、金刷把各 6g, 木通 3g, 参叶子 1.5g。水煎服。

2. 颈淋巴结结核: 用铁丝七全草干者 30g, 或鲜者 60g, 加猪肉 300g (10 两制), 同煮烂, 去渣, 将药汁连肉同吃, 每日一剂。一般服用 2~3 星期后出现疗效, 少数病例服 5~6 日后即见效果。

【不良反应及注意事项】孕妇慎用。

◆**铁苋菜**

【来源】本品为大戟科铁苋菜属植物铁苋菜, 以全草入药。夏秋采集全草, 去泥土, 晒干。

【别名】人苋、血见愁、海蚌含珠、叶里藏珠。

【性味归经】味苦、涩, 性凉。归心、肺、经。

【功能主治】清热解毒, 消积, 止痢, 止血。主治: 肠炎、细菌性痢疾、阿米巴痢疾、小儿疳积、肝炎、疟疾、吐血、衄血、尿血、便血、子宫出血; 外用治痈疖疮疡、外伤出血、湿疹、皮炎、毒蛇咬伤。

【用法用量】10~30g; 外用: 鲜品适量, 捣烂敷患处。

【炮制】除去杂质, 喷淋清水, 稍润, 切段, 晒干。

【化学成分】含生物碱、黄酮苷、酚类。

【药理作用】①止咳、祛痰作用。②抗氧化作用。

【方剂选用】清热解毒, 利湿, 收敛止血。用于肠炎、痢疾、吐血、衄血、便血、尿血、崩漏; 外治痈疖疮疡、皮炎湿疹。

1. 月经不调: ①鲜铁苋菜 100g, 水煎服。②铁苋菜全草。熬膏, 每次服 5~10g, 早晚服。

2. 崩漏: 铁苋菜, 蒲黄炭各 15g, 藕节炭 25g, 水煎服。

3. 吐血、衄血: 铁苋菜、白茅根各 50g, 水煎服。

4. 血淋: 鲜铁苋菜 50g, 蒲黄炭、小蓟、木通各 15g, 水煎服。

5. 疮痈肿毒、蛇虫咬伤: 鲜铁苋菜适量, 捣烂外敷。

6. 肠炎和烂鳃病: 干铁苋菜和干辣蓼各 125g, 混合后加水煎煮 2 小时, 拌饵料投喂 3 天, 每天 1 次。

【不良反应及注意事项】孕妇禁用, 脾虚虚寒者慎用。

◆**铁钉菜**

【来源】本品为藻类褐藻门铁钉菜, 以叶状体入药。

【别名】铁丝草、剪刀菜、铁菜、摇鼓铃。

【性味归经】味咸, 性寒。归肝经。

【功能主治】软坚散结, 解毒, 驱蛔。主治: 颈淋巴结肿、甲状腺肿、喉炎、蛔虫病。

【用法用量】内服: 煎汤, 15~30g。

【炮制】洗净, 晒干。

【化学成分】褐藻酸、粗蛋白、甘露醇、钾、碘等。

【药理作用】①抗菌作用。②抗病毒作用。③抗肿瘤作用。④止血作用。

【方剂选用】蛔虫病。

【不良反应及注意事项】脾胃虚弱者慎用。

◆**铁海棠**

【来源】本品为大戟科大戟属植物铁海棠, 以根和茎入药。全年可采, 一般鲜用。

【别名】麒麟花、老虎芳、狮子芳、玉麒麟、番鬼刺、海棠、万年刺、霸王鞭、千脚刺、刺蓬花。

【性味归经】味苦, 性凉, 有毒。入心经。

【功能主治】主治：功能性子宫出血。茎、叶：拔毒消肿。外用治痈疮肿毒。

【用法用量】内服：煎汤，鲜者 9 ~ 15g；或捣汁。外用：捣敷。

【炮制】晒干或鲜用。

【化学成分】茎含 24 - 亚甲基环木菠萝烯醇，β - 谷甾醇，β - 香树脂醇乙酸酯，大戟醇大戟醇二十六烷酸酯，巨大戟萜醇三乙酸酯，亭牙毒素，12 - 脱氧巴豆醇 - 13，20 - 二乙酸酯，铁海棠碱 A、B、C、D、E、F、G、H、I。

【药理作用】①致癌作用。②破坏机体免疫系统。

【毒理作用】含有 "Epsteln - Borr 病毒早期抗原诱导物"，指导 EB 病毒对淋巴结的转化，促使肿瘤物质生长。

【方剂选用】

1. 对口疮：鲜铁海棠茎叶，酌加红糖，捣烂外敷，日换一次。

2. 横痃：鸡蛋一个，穿刺小孔，铁海棠汁 10 滴入蛋内，用湿沙纸包裹 5 层，煨热，连服 2 个。

3. 鱼口、便毒：铁海棠根适量捣烂，加酒炒热，包患处。

4. 痈疮肿毒：铁海棠鲜根适量，捣烂同酒糟炒热敷患处。

5. 竹木刺入肉不出：铁海棠树液数滴，滴患处，待竹木刺露出皮肤，即可拔出。

【不良反应及注意事项】因其有毒，服用亦慎重。孕妇慎用。

◆铁骨消

【来源】本品为菊科植物金挖耳的全草。8 ~ 9 月花期采收。

【别名】金挖耳、挖耳草、朴地菊、劳伤草、野烟、铁抓子草、野向日葵、翻天印、倒盖菊、山烟筒头、耳瓢草。

【性味归经】味苦、辛，性凉。

【功能主治】清热解毒。主治：感冒、头风、泄泻、咽喉肿痛、赤眼、痈肿疮毒、痔核出血。

【用法用量】内服：煎汤，6 ~ 15g；或捣汁。外用：适量，鲜品捣敷；或煎水洗。

【炮制】洗净晒干。

【化学成分】主要含有金挖卫素 A、B、C。

【药理作用】①抗炎、止痛作用。②提高免疫功能。

【方剂选用】

1. 咽喉肿痛：铁滑消全草捣绞汁，调蜜服。

2. 寒毒疮初起或未溃者：铁骨消叶捣绒，包。能散者散，不散者穿。

3. 痔核破溃出血：铁骨消煎水洗。

4. 腮腺炎：铁骨消 250g，大葱头 4 个。合酒糟子捣合，炒熟外敷。并用挖耳草根头七个，捣烂泡开水饮汁。

5. 疮疖肿毒，瘰疬，带状疱疹：铁骨消，捣烂敷患处。

6. 毒蛇、疯犬咬伤：铁骨消 9g。水煎服。

【不良反应及注意事项】脾胃虚弱者慎用。

◆铅丹

【来源】本品为纯铅经加工制造而成的四氧化三铅。

【别名】丹、黄丹、真丹、铅华、丹粉、黄龙肝、红丹、虢丹、国丹、铅黄、黄虢丹、朱粉、松丹、东丹、朱丹、陶丹、障丹、桃丹粉。

【性味归经】味辛、咸，性寒，有毒。归心、脾、肝、胆、肾经。

【功能主治】解毒祛腐，收湿敛疮，祛痰镇惊。主治：痈疽疮疡、外痔、湿疹、水火烫伤、溃疡、金疮出血、口疮、目翳、惊痫癫狂、疟疾、痢疾、吐逆反胃。

【用法用量】外用：研末撒、调敷；或熬膏。内服：入丸、散。

【炮制】将纯铅放锅内加热炒动，利用空气使之氧化，然后放石臼中研末，用水漂洗，将粗细粉分开，细粉再经氧化 24 小时，过筛。

【化学成分】主要含有四氧化三铅。

【药理作用】①杀菌、杀寄生虫作用。

②抑制粘液分泌作用。

【毒理作用】 铅丹的成人中毒量：0.04g，可溶性铅盐的致死量为20g，微溶性铅盐的致死量30g。

【配伍效用】

铅丹配伍煅石膏：铅丹解毒止痒、收敛生肌；煅石膏收敛生肌。二者配伍，有解毒生肌敛疮之功效，研末外用可用于治疗疮疡溃后，久不收口之症。

铅丹配伍青蒿：二者均有截疟作用，研末内服可用于治疗疟疾寒热等症。

【方剂选用】

1. 肩关节周围炎：铅丹20g，纯松香粉50g，和匀后摊在油纸或塑料布上，白酒喷湿，敷患处。

2. 慢性溃疡：①铅丹、制炉甘石、熟石膏各等份。共研末，加凡士林，调成膏状。清洗伤口后，涂药膏于纱布上，敷贴患处，胶布固定。3天换药1次。②铅丹100g，制炉甘石200g，血竭30g。共研末，高压消毒，外撒于消毒患部后用敷料覆盖。配合三妙丸加赤小豆、牛膝、制乳没，煎汤内服。

3. 冻疮：铅丹、芝麻油、寒水石、冰片、黄蜡等量，制成膏。

4. 急性湿疹：铅丹、黄柏各30g。各研末后混匀。如患处渗出液较多者可直接将药粉撒疮面上，如渗出较少则以香油调敷。

5. 疣：铅丹10g，生薏苡仁、板蓝根各60g，木贼30g，蜂房、威灵仙、芒硝各20g。上药放入陈醋500ml中，密封浸泡5天，每日振荡1次。用药液涂搽疣状物，日3～5次。

6. 足癣：①铅丹、五倍子（煅）各等份。各研末，混匀装瓶备用。洗净患足后外敷药粉。②铅丹、花椒各15g，硫黄50g。各研末面，混匀备用。如脚癣溃烂流黄水，先用淘米水烧热洗脚，擦干，用药粉撒敷患处，另置药粉少许于袜内，不必包扎，每晚1次。干燥型者，用醋调药粉搽之，并用绷带包扎，日3次。

7. 外阴溃疡：铅丹、儿茶、海螵蛸各等量，研末备用。先将患处用1%新洁尔灭消毒，然后均匀撒药粉于疮面上，每日1～2次。

8. 消渴：铅丹60g，栝楼240g，茯苓、甘草（炙）各45g，麦冬240g（去心）。上五味捣筛为散。旦以浆服2g，日二。

9. 赤白痢：铅丹30g（炒令紫色），黄连30g（去须，微炒）。上药捣罗为末，以面糊和丸，如麻子大。每服，煎生姜、甘草汤下5丸。

10. 一切痈疽发背，疼痛不止，大渴闷乱，肿硬不可忍：铅丹7两，蜡二、90g，白蔹60g（锉），杏仁90g（汤浸，去皮尖、双仁，研），乳香60g（末），黄连一、60g（锉），生油一升。上药白蔹等三味，以生绵袋盛，入油慢火熬半日，滤出，下黄丹，以柳木蓖搅，候变黑，膏成，入蜡，乳香更熬，硬软得所，用瓷盒内盛，故帛摊贴，日二换之。

11. 破伤水入，肿溃不愈：铅丹、蛤粉等量。上二味，同炒令变色。掺疮上水即出。

12. 水火烫伤：铅丹30g，潮脑15g。为末。以蜜调匀，涂患处。

【不良反应及注意事项】 虚寒吐逆者及孕妇忌服。本品不宜持续内服，以免蓄积中毒。铅为多亲和性毒物，可作用于全身各系统，主要损害神经、造血、消化及心血管系统。微量较长时间应用，亦可造成慢性铅中毒。虚寒吐逆忌服。

◆**铅粉**

【来源】 本品为用铅加工制成的碱式碳酸铅。

【别名】 粉锡、解锡、水粉、胡粉、定粉、锡粉、流丹、鹊粉、白膏、铅白、光粉、白粉、瓦粉、铅华、官粉、宫粉。

【性味归经】 味甘、辛，性寒，有毒。归肺、肾、脾经。

【功能主治】 消积，杀虫，解毒，生肌，燥湿止痒。主治：疳积、虫积腹痛、痢疾、癥瘕、疟疾、疥癣、痈疽溃疡、湿疹、口疮、丹毒、烫伤、狐臭。

【用法用量】外用：研束干撒或调敷，或熬膏贴。内服：研末，0.9~1.5g；或入丸、散。

【炮制】打粉晒干备用。

【化学成分】主要含有碱式碳酸铅，多以 $2PbCO_3 \cdot Pb(OH)_2$ 表示。

【药理作用】①敛疮作用。②抑制分泌作用。

【毒理作用】成人经口服致死量 40~50g，豚鼠口服最小致死量约 0.14g/kg；家兔静脉注射致死量 4mg/kg。

【方剂选用】

1. 小儿脾泄不止：红枣 20 个，去核，将铅粉入内，以阴阳瓦焙干，去枣研末。每服 1~0.6g，米汤下。

2. 小儿谷道虫痒：铅粉、雄黄等量。着中。

3. 牙宣血出不止：铅粉 15g，麝香（研）1.5g。上二味同研为细散，临卧净揩牙，漱口，干贴，兼能牢牙。

4. 痈疽发背恶疮：铅粉 60g，真麻油 90g。慢火同熬，更换柳枝频搅，至滴水成珠，入白胶末少许，徐徐倾入磁器内，以水浸二日，油纸摊贴。

5. 妒精阴疮：铅粉 6g，银杏仁 7 个。铜铫内炒至杏黄，去杏取粉，出火毒，研搽。

6. 火烧疮：铅粉、羊髓和，涂上封之。

【不良反应及注意事项】内服宜慎，脏腑虚寒者及孕妇忌服。

◆透骨风

【来源】本品为大戟科植物地构叶或凤仙花科植物凤仙的全草。

【别名】遍地香，地钱儿，钹儿草。

【性味归经】味甘、辛，性温。归肝、肾经。

【功能主治】祛风，除湿，舒筋，活血，止痛。主治：风湿痹痛、筋骨挛缩、寒湿脚气、疮癣肿毒。

【用法用量】煎汤，15~30g。

【炮制】除去杂质，晒干。

【化学成分】发芽嫩枝主要含有吲哚-3-乙腈。茎主要含有山柰酚-3-葡萄糖苷、槲皮素-3-葡萄糖苷、缔纹天竺素-3-葡萄糖苷、矢车菊素-5-葡萄糖苷。叶主要含有 1，2，4-三羟基萘-4-葡萄糖苷与山柰酚及山柰酚-3-阿拉伯糖苷。

【药理作用】①利胆作用。②利尿作用。③溶解结石。④抑菌试验。

◆透骨草

【来源】本品为大戟科植物地构叶的全草。5~6 月间开花结实时采收，除去杂质，鲜用或晒干备用。

【别名】珍珠透骨草、竹格叉、吉盖草、枸皮草。

【性味归经】味辛，性温。归肾、肝经。

【功能主治】祛风除湿，舒筋活血，散瘀消肿，解毒目痛。主治：风湿痹痛、筋骨挛缩、寒湿脚气、腰部扭伤、瘫痪、闭经、阴囊湿疹、疮疖肿毒。

【用法用量】内服：煎汤，9~15g。外用：适量，煎水熏洗；或捣敷。

【炮制】拣净杂质，切段。

【化学成分】发芽嫩枝主要含有吲哚-3-乙腈。茎主要含有山柰酚-3-葡萄糖苷、槲皮素-3-葡萄糖苷、缔纹天竺素-3-葡萄糖苷、矢车菊素-5-葡萄糖苷。叶主要含有 1，2，4-三羟基萘-4-葡萄糖苷与山柰酚及山柰酚-3-阿拉伯糖苷。

【不良反应及注意事项】煎液外洗易引起全身剥脱性皮炎。

◆臭草

【来源】本品为芸香科植物芸香的全草。

【别名】臭艾、小香草、荆芥七。

【性味归经】味苦，辛，性寒。归肺、肾、肝、心经。

【功能主治】祛风退热，清热解毒，利水消肿，活血化瘀，凉血止血，行气渗湿。主治：感冒发热、风湿热痹、小儿发热惊风、热毒疮痈、虫蛇咬伤、癃闭、水肿、闭经、衄血、便血、跌打损伤、疝气、湿疹。

【用法用量】内服：煎汤，3～9g。外用：捣敷、捣汁调敷或塞鼻。

【炮制】晒干。

【化学成分】主要含有挥发油、黄酮类芸香苷及香豆精类。

【药理作用】①解除平滑肌痉挛。②兴奋子宫。③抗过敏。④抗微生物。⑤抗炎及抗组织胺作用。⑥抗溃疡作用。⑦降压作用。

【方剂选用】

1. 小儿惊风：鲜臭草15～21g。酌冲开水炖服，一般日服两次。

2. 泄泻及小便不通：臭草叶，或生煮食之。

3. 腹内蛔虫：清油煎臭草叶，捣烂敷脐上。

4. 鼻血：臭草叶捣烂，塞鼻孔。

5. 小儿头上小疖：臭草叶捣取汁，和青黛搽。

6. 初生儿疝气（由哭引起）：鲜臭草3～15g。酌加开水炖服。

7. 小儿大便肠出：好酒煮臭草叶，捣烂，用布作膏贴之。

8. 危急重病昏晕：臭草叶醋烹，搓熟塞鼻。

9. 蛇、蝎、蜈蚣等毒：臭草叶生食。

10. 跌打肿痛：鲜臭草叶15g，捣烂冲温酒服；另用鲜臭草叶捣烂推擦伤部。

11. 小儿湿疹：鲜臭草茎，叶6～9g。绿豆9g。开水泡服。

【不良反应及注意事项】孕妇忌服。

◆ 臭梧桐

【来源】本品为马鞭草科植物臭梧桐的嫩枝及叶。8～10月开花后采，或在6～7月开花前采，割取花枝及叶，捆扎成束，晒干。

【别名】臭桐、臭芙蓉、地梧桐、八角梧桐、楸叶常山、矮桐子、楸茶叶、百日红、臭牡丹、臭桐柴。

【性味归经】味苦、微辛，性平。归肝、胆、脾经。

【功能主治】祛风除湿，平肝降压，解毒杀虫。主治：风湿痹痛、半身不遂、高血压、偏头痛、疟疾、痢疾、痈疽疮毒、湿疹疥癣。

【用法用量】内服：煎汤，10－15g，鲜品30－60g；或浸酒；或入丸、散。外用：适量，煎水洗；或捣敷；研末掺或调敷。

【炮制】拣去杂草，用清水略浸，润透，切成1厘米长的小段，晒干，生用。

【化学成分】叶主要含有海州常山素、内消旋肌醇、生物碱、刺槐素－7－二葡萄糖醛酸苷。并分离出二种苦味成分。本品尚含臭梧桐素甲、臭梧桐素乙、海州常山苦素A及海州常山苦素B。

【药理作用】①降压作用。②镇痛作用。③抗炎作用。

【毒理作用】臭梧桐煎剂10g/kg给犬灌胃3周，对肝脏、血液和心电图均无影响，但剂量为20g/kg灌胃时，即致呕吐。煎剂给小鼠腹腔注射时的LD_{50}为20.6g/kg。

【方剂选用】

1. 男妇感受风湿，或嗜饮冒风，以致两足软酸疼痛，不能步履，或两手牵绊，不能仰举：臭梧桐（花、叶、梗、子俱可采取，切碎，晒干，磨末子）一斤，豨莶草（炒，磨末）240g。上二味和匀，炼蜜丸如桐子大。早晚以白滚汤送下12g。忌食猪肝、羊血等物。或单用臭梧桐60g，煎汤饮，以酒过之，连服十剂，或煎汤洗手足亦可。

2. 半肢风：臭梧桐叶并梗，晒燥磨末，共二斤，用白蜜一斤为丸。早滚水下，晚酒下，每服9g。

3. 风湿痛、骨节酸痛及高血压：臭梧桐9～30g，煎服；研末每服3g，一日三次。也可与豨莶草配合应用。

4. 半边头痛：川椒15g，臭梧桐叶60g。先将桐叶炒黄，次入椒再炒，以火酒洒在锅内，拌和取起，卷在绸内，扎在痛处；吃热酒一碗，取被盖颈而睡，出汗。

5. 一切内外痔：臭梧桐叶7片，瓦松

7 枝，皮硝 9g。煎汤熏洗。

6. 湿疹或痱子发痒：臭梧桐适量，煎汤洗浴。

7. 高血压：用法：①臭梧桐片剂，每日 10～16g，分 3～4 次服。②臭梧桐叶提取物－臭梧桐甲素内服，开始每日 60～90mg，待降压后可减至每日 40～60mg 为维持量，分 3 次服。

8. 慢性气管炎：新鲜臭梧桐茎叶 120g 制成煎剂，为 1 日量，分 3 次服，10 天为 1 疗程。

9. 疟疾：臭梧桐片（每片重 0.25g），成人每 6 小时 1 次，每次 14 片，水煎服，共 8 次，以后日服 3 次，每次 5 片，连服 5 天。7 天为 1 疗程，总剂量约在 200 片左右。小儿剂量酌减。药物反应较少，少数出现心律不齐、恶心、呕吐；个别发生全身及下肢浮肿、荨麻疹，但多不严重。

【不良反应及注意事项】臭梧桐经高热煎煮后，降压作用减弱。

◆臭椿皮

【来源】本品为苦木科植物臭椿的根皮或树干皮。春、夏季剥取根皮或干皮，刮去或不刮去粗皮，切块片或丝，晒干。

【别名】樗皮、苦椿皮、樗白皮。

【性味归经】味苦、涩，性寒。归胃、大肠、心、肝、脾、肺经。

【功能主治】清热燥湿，涩肠，止血，止带，杀虫。主治：泄泻，痢疾，便血，崩漏，痔疮出血，带下，蛔虫症，疮癣。

【用法用量】内服：煎汤，10～20g；研末或入丸、散。外用：煎水洗或熬膏涂。

【炮制】樗白皮：除去栓皮，清水浸泡，捞出，润透，及时切丝或切成方块，晒干。炒樗白皮：先将麸皮撒入锅内加热，至烟起时，再将樗皮倒入拌炒至两面焦黄色，取出，筛去麸皮，放凉。（每樗皮 100 斤，用麸皮 10 斤）。制炭：取椿树皮丝，置锅内用武火炒至外黑色，内呈黑褐色为度，喷洒凉水适量，灭尽火量，取出，闷一夜。蜜制：将蜂蜜置锅内，加热至沸，倒入椿皮丝，用文火炒至黄色，不粘手为

度，取出，放凉。每椿皮丝 500g，用炼熟蜂蜜 90g。

【化学成分】主要含有臭椿苦酮，臭椿苦内酯，11－乙酰臭椿苦内酯，苦木素，新苦木素等。

【药理作用】①抗菌作用。②抗肿瘤作用。

【方剂选用】

1. 痢疾：臭椿皮 30g，爵床 9g，凤尾草 15g。煎服。

2. 慢性痢疾：臭椿皮 120g。焙干研末，每次 6g，每日二次，开水冲服。

3. 肠风下血不止，兼医血病：臭椿皮，不以多少，用水净洗锉碎，于透风处挂令干，杵，罗为细末，每称 60g，入寒食面 30g，搅拌令匀，再罗过，新汲水和丸如梧桐子大，阴干。每服 20 丸，先以水湿药丸令润，后于碟子内用白面滚过，水煮五七沸，倾出，用煮药水放温下，不拘时候服。

4. 下血经年：臭椿白皮 9g。水一盏，煎 2.1g，入酒半盏服。

5. 赤白带：臭椿皮、鸡冠花各 15g。水煎服。

6. 产后肠脱不能收拾者：臭椿皮，焙干，一握。水 5 升，连根葱五茎，汉椒一撮，同煎至 3 升，去渣，倾盆内，乘热熏洗，冷则再热，一服可作五次用，洗后睡少时。忌盐、醋、酱、面、发风毒物，及用心、劳力等事。

7. 痔疮：臭椿皮 9g，蜂蜜 30g。水煎服。

8. 疮癣：臭椿皮适量。煎水洗患处。

9. 急性细菌性痢疾：鲜臭椿皮 30g，煎 2 次，滤汁混合分 2 次服，为成人 1 日量。

10. 阿米巴痢疾：干臭椿皮 100g，加水至 600ml，煎汁浓缩至 100ml，成为 1∶1 煎剂。日服 3 次，每次 10ml，一般 7 天为 1 疗程。临床可根据年龄、体质、病情酌予增减剂量及疗程。较重病例每日剂量可达 60ml，连续给药 15 天以上，亦未见不良反应。

11. 溃疡病: 臭椿皮剥下后, 除去最外一层青皮, 用内面厚白皮, 晒干炒成老黄色研末, 制成丸、散、片均可。日服 3 次, 每次 6~9g。服药后有轻度口干、咽干、极少数出现恶心、呕吐。

12. 蛔虫病: 臭椿皮 50% 煎剂, 早、晚各服 15ml, 3 日为 1 疗程; 或用丸剂, 每服 3g, 每日 4 次, 3~5 日为 1 疗程。治疗前后与服药期间均不禁食油类, 亦不服泻药。

13. 子宫颈癌: 臭椿皮 1000g, 麦糠 500g, 加水 3000ml, 煎至 1000ml。每次 50ml, 日服 3 次。部分病例用煎剂行局部涂布。

【不良反应及注意事项】脾胃虚寒者不可用, 崩带兼肾家真阴虚者亦忌之, 以其徒燥故也。凡滞下积气未尽者亦不宜遽用。

◆ 臭灵丹草

【来源】本品为菊科植物翼齿六棱菊的干燥地上部分。秋季茎叶茂盛时采收, 干燥。

【别名】狮子草, 臭叶子, 六棱菊, 大黑药, 臭树, 归经草, 山林丹, 鱼富有, 野腊烟, 鹿耳林。

【性味归经】味辛、苦, 性凉。归肺、胃经。

【功能主治】清热解毒, 止咳祛痰。主治: 风热感冒、咽喉肿痛、肺热咳嗽、风火牙痛。

【用法用量】内服, 煎汤, 9~15g。捣汁或研末。外用: 捣敷。

【炮制】上为细末, 再加上糯米, 打糊为锭, 大者 2.6g 重, 小者 1.3g 重, 赤金为衣包装, 瓷坛存贮。

【化学成分】挥发油, 氨基酸, 黄酮类。

【药理作用】①祛痰作用。②抗炎作用。③抗肿瘤作用。

【方剂选用】

1. 腮腺炎: 鲜臭灵丹草, 捣烂敷患处。

2. 小儿痘后痘毒不收口: 臭灵丹草叶贴之。

3. 截疟: 臭灵丹草适量。捣汁点烧酒服。

【不良反应及注意事项】①忌烟酒, 辛辣, 鱼腥食物。②脾胃虚弱者慎用。

◆ 狼毒

【来源】本品为瑞香科植物瑞香狼毒或大戟科植物狼毒大戟、月腺大戟的根。

【别名】续毒、绵大戟、山萝卜、闷花头、热加巴、一扫光、搜山虎、一把香、药罗卜、生扯拢、红火柴头花、断肠草、猴子根。

【性味归经】味苦、辛, 性平。归肺经。

【功能主治】逐水祛痰, 破积杀虫。主治: 水肿腹胀、痰、食、虫积、心腹疼痛、慢性气管炎、咳嗽、气喘、淋巴结、皮肤、骨、副睾等结核、疥癣、痔瘘。

【用法用量】内服: 煎汤, 0.9~2.4g; 或入丸、散。外用: 磨汁涂或研末调敷。

【化学成分】瑞香狼毒的根主要含有甾醇、酚性成分、氨基酸、三萜类及有毒的高分子有机酸。可能还含蒽苷。狼毒大戟根主要含有树脂 10.46% 及 1~2% 硬性橡胶。

【炮制】生狼毒: 除去杂质, 洗净, 润透, 切片, 晒干。醋狼毒: 将白狼毒片加醋拌匀, 待醋吸尽, 放锅内炒至微干, 再晒干或烘干 (每 100g 用醋 30~50g)。狼毒膏: 将白狼毒 1kg 置锅内, 加水浸泡煮沸, 继以慢火煎熬, 去渣过滤, 再熬成膏状即得。

【药理作用】抗肿瘤作用。

【方剂选用】

1. 积聚, 心腹胀如故者: 狼毒 120g (锉碎, 醋拌炒干), 附子 90g (炮裂, 去皮脐), 防葵 90g。上药捣罗为末, 炼蜜和捣三、二百杵, 丸如梧桐子大。每于食前, 以粥饮下 5 丸, 以利为度。

2. 猝心腹癥坚, 两胁下有气结者: 狼毒 60g, 旋覆花 30g, 附子 60g (炮)。捣筛, 蜜和丸如梧子大。服 2 丸, 稍加至 3 丸。

3. 心腹相连胀痛：狼毒 60g，附子15g。捣筛，蜜丸如梧子大。日服 1 丸，二日 2 丸，三日后服 3 丸，再一九，至六日，服三丸，自一至三以常服。

4. 阴疝，阴丸猝缩入腹，急痛欲死：狼毒 120g，防风 60g，附子 90g（烧）。蜜丸如桐子大，服 3 丸，日夜三度。

5. 水肿：狼毒细末，每股 1.5g，滚水服。忌盐百日，乃泻去黄水，其肿自消，如泻不止，冷粥补之。

6. 一切食积、痰积、虫积、气积、痞块疼痛，胸膈肚腹膨胀，饮食不消，面皮黄瘦，单腹胀：狼毒为末，米糊为丸。如马豆子大，每服 7 丸，滚水送下，以利为度。

7. 淋巴结结核：①未溃或已溃者：狼毒切片，用水煮烂，除渣取药液，加热浓缩成膏，洗净伤口，外敷。②已溃者拔脓毒：狼毒 250g，蛇蜕 2.4g，花椒 30g，松香 15g。将狼毒煎制成膏，其他药研成细末，撒入并搅拌均匀。外敷。③愈合淋巴结结核伤口：狼毒 30g，蒲公英根 30g。煎成膏外敷。

8. 睾丸结核：狼毒、核桃、白矾各等量。烧存性，共研末。每日一次，每次3.9g，开水送服。

9. 疬风癞疮：狼毒，童便浸炒，研末。每早、晚各服 1.5g，温酒下。

10. 干癣积年生痂，搔之黄水出，每逢阴雨即痒：狼毒，醋磨涂之。

11. 久年干疥干癣及一切癞疮：狼毒（微炒研末），轻粉减半。和匀，干疥癣癞疮，搔破搽之；湿者干掺，数次效。

12. 脏腑内一切虫病：狼毒杵末，每服一大钱，沙糖少许，以水同化，临卧空腹服之。

13. 外伤出血：狼毒研末撒于伤口。

14. 肿瘤：狼毒 3g 放入 200ml 水中煮后捞出，再打入鸡蛋 2 只煮熟质吃蛋喝汤。也可用狼毒与鸡血藤、薏米、半枝莲等制成狼注射液，每日 1 次，每次 40ml，加入5% 葡萄糖液行静脉滴注或制成复方狼毒片

内服。用药后一般具有止痛、增进食欲等作用。常见副作用有恶心、呕吐、头晕、轻度腹泻，未发观对肝、肾及神经方面的毒性表现。

17. 慢性气管炎：狼毒大戟制成煎剂或丸剂，每次剂量相当于干品 0.5g，每日 3 次，饭后服。

【不良反应及注意事项】本品有毒，内服宜慎；体弱及孕妇忌服。

◆狼把草

【来源】本品为菊科刺针草属植物狼把草的全草。夏秋采收，去杂质，鲜用或晒干。

【别名】乌阶、乌杷、郎耶草、小鬼叉、豆渣草、针包草、引线钱、大狼杷草、接力草、针线包、一包针。

【性味归经】味苦、甘，性平。

【功能主治】清热解毒，养阴敛汗。主治：感冒、扁桃体炎、咽喉炎、肠炎、痢疾、肝炎、泌尿系感染、肺结核盗汗、闭经；外用治疖肿、湿疹、皮癣。

【用法用量】内服：煎汤，6～15g（鲜者 30～60g）；研末成捣汁。外用：研末撒或捣汁涂。

【炮制】晒干。

【化学成分】干草含挥发油、鞣质、木犀草素、本犀草素－7－葡萄糖苷等黄酮类。叶含维生素 C，果实含油。

【药理作用】①镇静作用。②利尿、发汗作用。

【方剂选用】

1. 气管炎，肺结核：鲜狼把草 30g。水煎服。

2. 白喉，咽喉炎，扁桃体炎：鲜狼把草 90～120g，加鲜橄榄 6 个，或马兰鲜根15g。水煎服。

3. 咽喉肿痛：鲜狼把草 15～30g。加冰糖炖服。

4. 血痢：狼把草 1000g，捣绞取汁100ml，纳白面少鸡子许，和之调令匀，空腹顿服之。若无生者，但收取苗阴干，捣为散，患痢者取散一 2g，和蜜水半盏服。

5. 湿疹：鲜狼把草叶捣烂绞汁涂抹。

6. 癣：狼把草叶研末，醋调涂。

【不良反应及注意事项】 脾胃虚弱者及孕妇忌服。

◆ 狼牙草

【来源】 本品为豆科木蓝属植物马棘，以根或全株入药。秋季挖根或采全株，洗净，切片晒干或去外皮切片晒干。也可鲜用。

【别名】 野蓝枝子、狼牙草、长穗木蓝、长穗。

【性味归经】 味苦，性寒，无毒。

【功能主治】 清热解毒，消肿散结。主治：感冒咳嗽、扁桃体炎、颈淋巴结结核、小儿疳积、痔疮；外用治疗疮。

【用法用量】 15 ~ 30g；外用：适量，捣敷或捣汁搽患处。

【炮制】 晒干备用。

【化学成分】

【药理作用】 ① 杀虫作用。② 止血作用。

【不良反应及注意事项】 脾胃虚弱者慎用，表证发热者慎服。

◆ 高良姜

【来源】 本品为姜科植物高良姜的干燥根茎。夏末秋初采挖，除去须根及残留的鳞片，洗净，切段，晒干。

【别名】 高凉姜、良姜、蛮姜、小良姜、海良姜。

【性味归经】 味辛，性热。归脾、胃经。

【功能主治】 温胃散寒，消食止痛。主治：脘腹冷痛、胃寒呕吐、嗳气吞酸。

【用法用量】 内服：煎汤，3 ~ 6g；或入丸、散。

【炮制】 除去杂质，洗净，润透，切薄片，晒干。

【化学成分】 根茎含挥发油 0.5 ~ 1.5%，其中主要成分是 1, 8 - 桉叶素和桂皮酸甲酯，尚有丁香油酚、蒎烯、毕澄茄烯等。根茎尚含黄酮类高良姜素、山奈素、山奈酚、槲皮素、异鼠李素等和一种辛辣成分，称高良姜酚。

【药理作用】 ① 温中止痛作用。② 对心绞痛有快速止痛作用。

【毒理作用】 醚提物小鼠灌胃的半数致死量为 4.2 ± 0.4ml/kg，中毒表现为翻正反射消失，持续 8 小时以上才死亡。小鼠灌胃水提取物 120g/kg，观察 7 天，无死亡。高良姜能使鼠伤寒沙门氏菌 TA98 和 TA100 发生诱变。

【配伍效用】

高良姜配伍半夏：高良姜温中化湿；半夏燥湿止呕。二药伍用，有温中祛湿止呕之功效，用于治疗寒湿所致之呕吐。

高良姜配伍草豆蔻：高良姜温中祛湿止痛；草豆蔻化湿行气。二者伍用，有温中化湿、行气止痛的功效，用于治疗寒湿所致之脘腹冷痛、泄泻等症。

【方剂选用】

1. 胃痛：高良姜 30g，制香附 30g，元胡 30g，乌贼骨 30g，姜半夏 10g，上药研末，每次 3g，每日 3 次，饭前温开水送服。

2. 小儿厌食症：高良姜、陈皮、大黄、大白、三仙各等量。粉碎过筛，用凡士林调配成膏状备用。每次取莲子大药膏置于一块 4.5cm×4.5cm 橡皮膏中央，药膏对准脐心贴在脐上，四周黏牢，每次敷 8 ~ 12 小时，每天 1 次，10 天为 1 疗程。

3. 牙髓炎：高良姜、白芍各 30g，干姜、雄黄各 25g，细辛 15g，冰片 1g。共研末贮瓶备用。用药时让患者取半卧位或坐位，头稍仰后，将药少许喷入鼻腔内，患者即感到鼻腔灼痒，眼泪同时流出，疼痛立即消失或减轻。无副作用。

4. 猝心腹绞痛如刺，两胁支满，烦闷不可忍：高良姜 150g，厚朴 60g，当归、桂心各 90g。上四味，以水八升，煮取一升八合，分三服，日二。若一服痛止，便停，不须再服，若强人为二服，劣人分三服。

5. 心脾痛：高良姜、槟榔等量，各炒。上为细末，米饮调下。

6. 心口一点痛，乃胃脘有滞或有虫，多因恼怒及受寒而起，遂致终身不瘥：高良姜（酒洗七次，焙，研）、香附子（醋洗七次，焙，研）。上二味，需要各焙、各研、各贮。如病寒而得者，用高良姜6g，香附末3g；如因怒而得者，用高良姜3g，香附末6g，如因寒怒兼有者，用高良姜4.5g，香附末4.5g，以米饮汤入姜汁一匙，盐一撮，为丸服之。

7. 霍乱吐痢腹痛：高良姜，火炙令焦香。每用150g，打破，以酒一升，煮取三、四沸，顿服。

8. 霍乱呕吐不止：高良姜（生锉）一味，粗捣筛。每服9g，水一盏，枣1枚（去核），煎至1.5g，去渣，用水沉冷，顿服。

9. 风牙疼痛，不拘新久，亦治腮颊肿痛：高良姜1块（约二寸），全蝎一枚（瓦上焙干）。上为末。以手指点药，如齿药用，须擦令热透，须臾吐出少涎，以盐汤漱口。

【不良反应及注意事项】阴虚有热者禁服。

◆**高山辣根菜**

【来源】本品为十字花科植物无茎荠的干燥根和根茎。秋季采挖，除去须根和泥沙，晒干。

【别名】紫罗嘎宝、掐贵普索。

【性味归经】味苦、辛，性寒。归肺、肝经。

【功能主治】清热解毒，清肺止咳，止血，消肿。主治：温病发热、肺热咳嗽、咯血、创伤出血、四肢浮肿。

【用法用量】内服：煎汤，3~6g；或入丸、散。外用：适量，研末敷。

【炮制】除去须根和尼沙，洗净，晒干。

【不良反应及注意事项】置通风干燥处。服药期间忌食油腻，有感冒症状忌用，孕妇及肾病患者慎用。

◆**益智仁**

【来源】本品为姜科植物益智的干燥成熟果实。夏、秋间果实由绿变红时采收，晒干或低温干燥。

【别名】益智、益智子。

【性味归经】味辛，性温。归脾、肾经。

【功能主治】温脾止泻，摄唾涎，暖肾，固精缩尿。主治：脾寒泄泻、腹中冷痛、口多唾涎、肾虚遗尿、小便频数、遗精白浊。

【用法用量】内服：煎汤，5~15g；或入丸、散。

【炮制】益智仁：除去杂质及外壳。用时捣碎。盐益智仁：取益智仁，照盐水炙法炒干，用时捣碎。

【化学成分】主要含挥发油。

【药理作用】①心肌收缩力增强。②抑制腹水生成。

【方剂选用】

1. 伤寒阴盛，心腹痞满，呕吐泄利，手足厥冷，及一切冷气奔冲，心胁脐腹胀满绞痛：川乌（炮，去皮、脐）120g，益智仁（去皮）60g，干姜（炮）15g，青皮（去白）90g。上件为散。每服9g，水二盏，入盐一捻，生姜5片，枣2个，肇破，同煎至2.4g，去渣，温服，食前。

2. 腹胀忽泻，日夜不止，诸药不效，此气脱也：益智仁60g。浓煎钦之。

3. 梦泄：益智仁60g（用盐60g炒，去盐），乌药60g。上为末，用山药30g为糊，和丸如梧桐子大。每服50丸，空心临卧盐汤下，以朱砂为衣。

4. 脾气虚寒，小便频数，或遗尿不止，小儿尤效：乌药、益智仁等量。上为末，酒煮山药末为糊，丸桐子大。每服70丸，盐酒或米钦下。

5. 小儿遗尿，亦治自浊：益智仁、白茯苓各等量。上为末。每服3g，空心米汤调下。

6. 妇人崩中：益智仁，炒研末，米钦入盐服3g。

7. 漏胎下血：益智仁15g，缩砂仁30g。为末。每服9g，空心白汤下，日二服。

8. 涵痛，连小腹挛搐，叫呼不已：益智仁、干姜（炮）、甘草（炙）、茴香

（炒）各 9g，乌头（炮，去皮）、生姜备15g，青皮（去白）6g。上细切。每服 12g，水二盏，入盐少许，煎至 2g，去渣，空心食前温服。

9. 白浊腹满，不拘男妇：益智仁（盐水浸炒）、厚朴（姜汁炒）等量。姜三片，枣一枚，水煎服。

10. 小便赤浊：益智仁、获神各 60g，远志、甘草（水煮）各半斤。为末，酒糊丸，梧子大。空心姜汤下 50 丸。

【不良反应及注意事项】阴虚火旺或因热而患遗滑崩带者忌服。

◆益母草

【来源】本品为唇形科植物益母草的新鲜或干燥地上部分。鲜品春季幼苗期至初夏花前期采割；干品夏季茎叶茂盛、花未开或初开时采割，晒干，或切段晒干。

【别名】益母蒿、益母艾、红花艾、坤草。

【性味归经】味苦、辛，性微寒。归肝、心包、膀胱经。

【功能主治】活血调经，利尿消肿，清热解毒；外用祛湿止痒。主治：月经不调、痛经经闭、恶痛不尽、水肿尿少、疮疡肿毒。

【用法用量】10～30g，煎服；鲜品12～40g。或熬膏，入丸剂、外用适量捣敷或煎汤外敷。

【炮制】鲜益母草：除去杂质，迅速洗净。干益母草：除去杂质，迅速洗净，略润，切段，干燥。本品呈不规则的段。茎方形，四面凹下成纵沟，灰绿色或黄绿色。切面中部有白髓。叶片灰绿色，多皱缩、破碎。轮伞花序腋生，花黄棕色，花萼筒状，花冠二唇形。气微，味微苦。

【化学成分】益母草硼、益母草酮、月桂酸。

【药理作用】①兴奋子宫作用。②抗血小板聚集、凝集作用。③改善冠脉循环和保护心脏的作用。④治疗肾功能衰竭作用。⑤抗氧化、防衰老作用。

【毒理作用】益母草毒性很低。以益母草浸膏饲喂孕兔，虽引起流产，但对体温、呼吸、心率皆无影响，亦无其他中毒观象。益母草总碱给家兔每日皮下注射 30mg/kg，连续 2 周，对进食、排便和体重均无影响；小鼠静脉注射之半数致死量为 572.2 ± 37.2mg/kg。由于其毒性低，而作用强度不及麦角制剂，故临床应用时可适当增加剂量。芜蔚子以 1 次服用在 30g 以上，可在 4～6 小时内发生中毒现象，如全身无力，下肢不能活动，周身酸痛，胸闷；重者有出汗，并呈虚脱状态。小鼠静脉注射益母草注射液的半数致死量为 30～60g/kg。小鼠静脉注射益母草总碱的半数致死量为 572.2 ± 37.2mg/kg。

【配伍效用】

益母草配伍鸡血藤：益母草活血祛瘀；鸡血藤行血补血。二者伍用，有活血补血之功效，用于治疗血瘀夹虚之月经不调、痛经、闭经等症。

益母草配伍蒲黄：益母草活血祛瘀；蒲黄行血祛瘀止血。二者伍用，有活血祛瘀止血之功效，用于治疗产后瘀血恶漏不尽或恶漏不下。

益母草配伍香附：益母草活血祛瘀；香附疏肝理气、调经止痛。二者合用，共奏行气活血、调经止痛之功效，用于治疗气滞血瘀之月经不调、经前少腹胀痛、产后瘀血腹痛。

益母草配伍元胡：益母草活血祛瘀；元胡行气止痛而活血。二者伍用，有行气活血止痛之功效，用于治疗气滞血瘀之痛经。

【方剂选用】

1. 病毒性心肌炎：益母草 20g，银花 30g，苦参、当归、党参各 15g，甘草 6g，煎汤 200ml，分 2 次口服，用于急性期治疗；银花、益母草、当归、苦参、麦冬各 200g，炙甘草 20g，研末冲服，每次 5g，每日 3 次。用于上方治疗后的患者和慢性病者。视病情可给予利多卡因、异搏停等药。

2. 急性肾炎：益母草 60g，大、小蓟各 30g，有感染者加银花、板蓝根各 9～

12g；蛋白尿严重者加桑螵蛸30g。水煎服，每日1剂，分2次服。一般在蛋白尿消失后继服2~3周停药。

3. 慢性肾炎：益母草30g，半边莲30g，黄芪、熟地黄各15g，怀山药10g，泽泻15g，山茱萸肉、丹参各6g，茯苓10g，苏叶30g，水煎服。

4. 紫癜性肾炎：益母草15~30g，当归9~15g，川芎9~15g，杭芍药9~15g，丹参15g，木香3~6g。水煎服，每日1剂。

5. 真性红细胞增多症：益母草12g，郁金、川芎、当归、红花各9g，随症加减，每日1剂，水煎分2次服，1个月为1疗程。

6. 急性血栓性深静脉炎：益母草60~100g，紫草、赤芍、丹皮各15g，紫花地丁、生甘草各30g，水煎服，每日1剂，配用大黄糊剂（生大黄粉500g，紫金锭10g，合面粉）涂敷患肢。

7. 荨麻疹：益母草膏，每次30g，开水冲服，日服2次，连服5日，治疗荨麻疹有一定疗效。

8. 痛经：益母草、星宿菜、南五味子根、定经草各15g，五色梅花3g，连钱草12g，水煎服，每日1剂，可随症加减。

9. 小儿过敏性紫癜肾炎：益母草30g，白茅根30g，荠菜花15g，银花、连翘、大小蓟各9g，王不留行12g，三七粉2g（吞服）为主方，水煎服。

10. 疔肿至甚：益母草茎叶，烂捣敷疮上，又绞取汁五合服之，即内消。

11. 妇人勒乳后疼闷，乳结成痈：益母草，捣细末，以新汲水调涂于奶上，以物抹之，生者捣烂用。

12. 难产：益母草捣汁七大合，煎减半，顿服。无新者，以干者一大握，水七合煎服。

13. 胎死腹中：益母草捣熟，以暖水少许和，绞取汁，顿服之。

14. 产后恶漏不下：益母草，捣，绞取汁，每服一小盏，入酒一合，暖过搅匀服之。

15. 喉闭肿痛：益母草捣烂，新汲水一碗，绞浓汁顿饮；随吐愈，冬月用根。

【不良反应及注意事项】 益母草能导致过敏反应，患者出现皮肤发红、胸闷心慌、呼吸加快。过量服用益母草膏后能出现腹泻腹痛，临床上也有益母草致急性肾功能衰竭的报道。孕妇禁用。无瘀滞及阴虚血少者忌用。

◆ 海马

【来源】 本品为海龙科动物线纹海马、刺海马、大海马、三斑海马或小海马（海蛆）的干燥体。夏、秋二季捕捞，洗净，晒干；或除去皮膜及内脏，晒干。

【别名】 水马、对海马、海蛆（幼小海马）。

【性味归经】 味甘，性温。归肝、肾经。

【功能主治】 温肾壮阳，散结消肿。主治：阳痿、遗尿、肾虚作喘、癥瘕积聚、跌打损伤；外治痈肿疔疮。

【用法用量】 内服：煎汤，3~9g；或入散剂，1.5~5g。外用：研末撒。

【炮制】 用水刷净，切块或打碎。酒炙海马：净海马用黄酒润湿，微火烘烤至酥松而呈黄色即成。除去灰屑。用时捣碎或碾粉。

【化学成分】 ①三斑海马含有谷氨酸，天冬氨酸，甘氨酸，脯氨酸，丙氨酸，亮氨酸等17种氨基酸；钙、磷、钠、钾、镁、铁、锶、硅等19种无机元素。另外还含有硬脂酸，胆甾醇。此外还推测含有胆甾二醇。②刺海马含有蛋白质，脂肪，多种氨基酸。皮肤黄色素为-γ-胡萝卜素，红色素为虾青素，刺蚝素，黑色为黑色素。另含乙酰胆碱酯酶，胆碱酯酶，蛋白酶。③大海马中含精氨酸，天冬氨酸，丙氨酸，某氨酸，脯氨酸，谷氨酸等20多种氨基酸，尚含有药用价值较高的牛磺酸。另外还含有大量的钙、镁、钾、钠、铁，较多的锌、锰、铜和少量的铬、钴、硒等无机元素。

【药理作用】 ①性激素样作用。②延缓衰老作用。

【方剂选用】

1. 蛇伤创口溃烂：海马 5g，麝香 2g，炮山甲、全蝎、生大黄、生甘草各 6g，蜈蚣 3 条，黄柏、广丹各 10g。先把海马、炮山甲、全蝎、蜈蚣、生大黄、黄柏、生甘草烘干研成极细末，过筛后再加入广丹重研极细末，最后把麝香研末加入。全药搅拌和匀即成海马拔毒散，贮装不泄气的瓷瓶收藏备用。用法：在严格无菌操作下，清除腐烂组织，创面用优琐溶液洗涤干净，将海马拔毒散撒布于溃烂面上，覆盖凡士林纱布，外用消毒纱布包扎。每隔 2～3 天更换 1 次，7～10 天为 1 疗程。

2. 远年虚实积聚癥块：木香 30g，海马一对（雌者黄色，雄者青色），大黄（炒，锉）、青橘皮（汤浸，去白，焙）、白牵牛（炒）各 60g，巴豆 49 粒。上六味，以童子小便浸青橘皮软，裹巴豆，以线系定，入小便内再浸 7 日，取出，麸炒黄，去巴豆，只使青橘皮并余药粗捣筛。每服 6g，水一盏，煎三五沸，去渣，临睡温服。

【不良反应及注意事项】孕妇及阴虚火旺者忌服。

◆海参

【来源】本品为棘皮动物门刺参科刺参；绿刺参（方柱参）；花刺参（方参、黄肉、白刺参）；梅花参与海参科糙参；棕环参；红鞋参（红参）；石参（黄瓜参）；白底鞋参（靴海参、红鱼）。均同供药用，以内脏入药。

【别名】刺参、海鼠。

【性味归经】味咸，性温。入心、肾二经。

【功能主治】补肾益精，养血润燥。主治：精血亏损、虚弱劳怯、阳痿、梦遗、小便频数、肠燥便艰。

【用法用量】内服：煎汤，煮食或入丸剂。

【炮制】除去杂质，洗，切厚片或段，干燥。

【化学成分】主要含蛋白质、钙、钾、铁、锌、硒、锰等，另含有海参素及刺参酸性粘多糖。

【药理作用】①抗肿瘤作用。②抗凝血作用。③镇痛作用。④抗真菌作用。⑤抗放射性损伤。⑥细胞毒作用。

【毒理作用】小鼠腹腔注射刺参多糖的 LD_{50} 为 340mg/kg。大鼠腹腔注射刺参多糖 75mg/kg。

【方剂选用】

1. 腰痛、梦遗、泄精：海参 1 斤，当归（酒炒）、巴戟肉、牛膝（盐水炒）、破故纸、龟版、鹿角胶（烊化）、枸杞子各 120g，羊肾（去筋生打）10 对，杜仲（盐水炒）、菟丝子各 240g，胡桃肉 100 个，猪脊髓 10 条（去筋）。共研末，鹿角胶和丸。每服 12g，温酒送下。

2. 虚火燥结：海参、木耳（切烂），入猪大肠煮食。

3. 休息痢：海参每日煎汤服。

【不良反应及注意事项】患感冒，咳嗽，气喘，急性肠炎，菌痢及大便溏薄等病人不宜食用。

◆海龙

【来源】本品为海龙科动物刁海龙、拟海龙或尖海龙的干燥体。多于夏、秋二季捕捞，刁海龙、拟海龙除去皮膜及内脏，洗净，晒干；尖海龙直接洗净，晒干。

【别名】水雁。

【性味归经】味甘、咸，性温。归肝、肾经。

【功能主治】温肾壮阳，散结消肿。主治：肾阳不足、阳痿遗精、癥瘕积聚、瘰疬痰核、跌打损伤、外治痈肿疔疮。

【用法用量】内服：煎汤，3～9g；研末，1.5～3g。外用：适量，研末掺敷。

【炮制】用时捣碎或切段。

【化学成分】尖海龙含胆甾醇-胆甾烯-3-酮，N-苯基-β-苯胺。脂溶性部分含有大量的游离脂肪酸，主要有肉蔻酸，棕榈酸和硬脂酸。

【药理作用】①性激素样作用。②升白细胞作用。

③有抑制作用。

【方剂选用】

1. 跌打内伤：海龙焙干研末，每服3g，温酒送服。

2. 妇女子宫阵缩无力而难产：海龙9g，煮水，冲入黄酒半杯温服。

【不良反应及注意事项】 孕妇及阴虚火旺，有外感者均应禁服。

◆海藻

【来源】 本品为马尾藻科植物海蒿子或羊栖菜的干燥藻体。前者习称"大叶海藻"，后者习称"小叶海藻"。夏、秋二季采捞，除去杂质，洗净，晒干。

【别名】 落首、海萝、乌菜、海带花、海藻菜。

【性味归经】 味苦、咸，性寒。归肝、胃、肾经。

【功能主治】 软坚散结，消痰，利水。主治：瘿瘤、瘰疬、睾丸肿痛、痰饮水肿。

【用法用量】 内服：煎汤，7.5~15g；浸酒或入丸、散。

【炮制】 除去杂质，洗净，稍凉，切段，晒干。

【化学成分】 海藻含藻胶酸、粗蛋白、甘露醇、灰分、钾、碘。

【药理作用】 ①止血作用。②降血脂作用。③增进造血功能。④抑真菌作用。⑤降压作用。

【毒理作用】 所含氨酸对小鼠的 LD_{50}，静脉注射为394mg/kg，腹腔注射为2.98~3.57g/kg。褐藻酸钠小鼠腹腔注射的 LD_{50} 为1013mg/kg。所含褐藻淀粉及褐藻粉硫酸酯小鼠腹腔注射的 LD_{50} 分别为980mg/kg和689.8mg/kg。给人每日服3次，每次330mng，连服2个月，未见毒副反应。毒性：海带多糖腹腔注射，对小鼠的 LD_{50} 为158.5±67.0mg/kg。

【方剂选用】

1. 颈淋巴结结核：夏枯草24g，白芥子、甘草各6g，海藻、当归、玄参、贝母、生牡蛎各12g，陈皮9g。水煎2次服。

2. 甲状腺良性肿瘤：海藻、浙贝母、

蛤粉各3，香附、白芥子各2，玄参、夏枯草、牡蛎各4，桔梗、甘草各1，红娘子30枚，糯米用8（用文火炒糯米红娘子后，去红娘子用糯米）。上药按比例配伍共研末，打水丸为绿豆大小。日服2次，每次4.5g，饭后开水送服。

3. 颔下瘰疬如梅李：海藻1斤，酒1升。渍数日，稍稍饮之。

4. 颈下卒结囊，渐大欲成瘿：昆布、海藻等量。末之，蜜丸，如杏核大。含，稍稍咽汁，日四、五次。

【不良反应及注意事项】 脾胃虚寒蕴湿者忌服。

◆海风藤

【来源】 本品为胡椒科植物风藤的干燥藤茎。夏、秋二季采割，除去根、叶，晒干。

【别名】 满坑香、老藤、大风藤、岩胡椒。

【性味归经】 味辛、苦，性微温。归肝经。

【功能主治】 祛风湿，通经络，止痛。主治：风寒湿痹、肢节疼痛、筋脉拘挛、屈伸不利。

【用法用量】 内服：煎汤，6~15g；或浸酒。

【炮制】 除去杂质，浸泡，润透，切厚片，晒干。原药放清水中浸30~60分钟，取出放箩内润16~24小时，切片，晒干。

【化学成分】 主要含有细叶青蒌藤素、细叶青蒌藤烯酮、细叶青蒌藤醌醇、细叶青蒌藤酰胺，其中细叶青蒌藤素含量最高，并且有阻抑肿瘤的作用。此外尚含 β-谷甾醇、豆甾醇及挥发油，挥发袖主成分为 α-蒎烯、β-蒎烯、柠檬烯、香桧烯、莰烯、异细辛醚。

【药理作用】 ①抗炎作用。②镇痛作用。③拮抗血小板作用。④抗内毒素作用。⑤抗肿瘤作用。⑥抗风湿作用。⑦增加心肌营养血流量，降低心肌缺血区侧枝血管阻力，对冠心病和脑血栓有较好疗效。⑧抗内毒素性休克。⑨抗脑缺血作用。⑩抗氧化作用。⑪抗凝血、抗血栓形成作用。

【方剂选用】

1. 跌打损伤：海风藤、大血藤、竹根七、山沉香、红牛膝、地乌龟。泡酒服。

2. 支气管哮喘，支气管炎：海风藤、追地风各60g。用白酒一斤，浸泡一周。日服二次，每次10ml，早晚空腹服。服时不可加温，否则失效。心脏病人及孕妇忌服。感冒及月经期暂停服。

【不良反应及注意事项】 阴虚血燥者，慎服。

◆海金沙

【来源】 本品为海金沙科植物海金沙的干燥成熟孢子。秋季孢子未脱落时采割藤叶，晒干，搓揉或打下孢子，除去藤叶。

【别名】 左转藤灰、海金沙。

【性味归经】 味甘、咸，性寒。归膀胱、小肠经。

【功能主治】 清利湿热，通淋止痛。主治：热淋、砂淋、石淋、血淋、膏淋、尿道涩痛。

【用法用量】 内服：煎汤，5～9g，包煎；或研末，每次2～3g。

【炮制】 晒干。

【化学成分】 含脂肪油。另含一种水溶性成分海金沙素。从孢子中分得反式－对－香豆酸。另含脂肪油，经分析有肉豆蔻酸（0.15%）、棕榈酸（10.85%）、十六碳烯酸（0.55%）、硬脂酸（2.46%）、油酸（48.77%）、亚油酸（39.56%）、十八碳三烯酸（0.35%）、廿碳烷酸（0.88%）。

【药理作用】 ①利胆作用。②保肝作用。

【毒理作用】 有文献报道病人一次服海金沙150g（煎服）后不久出现舌麻、恶心、头晕、畏寒、尿频等严重不适症状。

【配伍效用】 海金沙配伍浮海石：海金沙味甘性寒，清热利尿、通淋止痛，功擅清化膀胱和小肠湿热而通利水道；浮海石味咸性寒，清肺化痰、软坚散结、化石通淋，长于清肃水之上源而通利水道。二者配伍，清上安下、化坚散瘀、利尿通淋止痛之功效更著，用于治疗热淋、血淋、砂淋、石淋、膏淋及小便淋沥不畅、尿道灼热疼痛证属湿热者。

海金沙配伍甘草：海金沙甘寒，清热利尿、通淋止痛；甘草生用，味甘性平，泻火解毒、缓急止痛。二者相伍，共奏清热泻火、通淋止痛之功效，用于治疗湿热蕴阻下焦所引起之各种淋证。

【方剂选用】

1. 泌尿系结石：海金沙、金钱草各20～30g，石韦15～20g。

2. 带状疱疹：海金沙鲜叶连用孢子适量，洗净捣烂，外敷患处，每天换药1次，并以龙胆泻肝汤加减内服。治疗带状疱疹，效果满意。

3. 小便不通，脐下满闷：海金沙30g，腊面茶15g。二味捣研令细。每服9g，生姜、甘草汤调下。

4. 热淋急痛：海金沙为末，生甘草汤冲服。

5. 膏淋：海金沙、滑石各30g，（为末），甘草7.5g（为末）。上研匀。每服6g，食前，煎麦门冬汤调服，灯心汤亦可。

6. 小便出血：海金沙为末，以新汲水调下。一方用砂糖水调下。

【不良反应及注意事项】 小便不利及诸淋由于肾水真阴不足者勿服。《本草经疏》：肾脏真阳不足者忌用。《本经逢原》毒副作用：小鼠口服对香豆酸的半数致死量为1.1±0.26g/kg。临床曾有患者一次误服海金沙150g后，出现舌麻、恶心、头晕、畏寒、尿频等严重不适症状的报告。

◆海螵蛸

【来源】 本品为乌贼科动物无针乌贼或金乌贼的干燥内壳。收集乌贼鱼的骨状内壳，洗净，干燥。

【别名】 乌贼骨、墨鱼骨。

【性味归经】 味咸，性微温。入肝、肾经。

【功能主治】 除湿，制酸，止血，敛疮。主治：胃痛吞酸、吐、衄、呕血、便血、崩漏带下、血枯经闭、腹痛癥瘕、虚疟泻痢、阴蚀烂疮。

【用法用量】内服：煎汤，7.5~15g，或入丸、散。外用：研末撒或调敷。

【炮制】海螵蛸：刷洗干净，晒干，砸成小块。炒海螵蛸：将海螵蛸块，用文火炒至黄色为度。煅海螵蛸：海螵蛸放煅罐内，煅至焦黑色，取出放凉。

【化学成分】含碳酸钙80%~85%，壳角质6%~7%，黏液质10%~15%，并含少量氯化钠、磷酸钙、镁盐等。

【药理作用】①抗辐射作用。②促进骨缺损修复作用。

【方剂选用】

1. 胃出血：海螵蛸15g，白及18g。共研末。每次服4.5g，日服三次。

2. 吐血及鼻衄不止：海螵蛸，捣细罗为散，不计时候，以清粥饮调下6g。

3. 鼻血不止：海螵蛸、槐花等量。举生半炒，为末吹鼻。

4. 小便血淋：海螵蛸末3g。生地黄汁调服。

5. 妇人久办白带下：海螵蛸30g（烧灰），白矾90g（烧汁尽），釜底墨60g。捣罗为末，用软饭和丸，如梧桐子大，每于食前，以粥饮下30丸。

6. 跌破出血：海螵蛸末敷之。

7. 各种外伤出血：骨粉、海螵蛸、蒲黄炭各等量。研末，过150目筛，混合即得。撒于创面，稍加压即可凝固止血。

8. 诸疳疮：海螵蛸0.9g，白及0.9g，轻粉0.3g。为末。先用浆水洗，拭干贴。

9. 疬疡：醋磨海螵蛸，先布摩肉赤，敷之。

10. 小儿脐疮出脓及血：海螵蛸、胭脂，为末，油调搽之。

11. 头上生疮：海螵蛸、白胶香各6g，轻粉1.5g。为末。先以油润净乃搽。

12. 耳底出脓：海螵蛸1.5g，麝香一字。为末。以绵杖缴净，吹入耳中。

13. 阴囊湿痒：海螵蛸、蒲黄。扑之。

14. 目中一切浮翳：海螵蛸、细研和蜜点之。

15. 疟疾：海螵蛸3g，白酒或黄酒10ml，混合后1次服完。一般只须1次，至多3次即能奏效。

16. 哮喘：海螵蛸500g焙干研末，砂糖1000g，混合。成人每次5~24g，儿童减，日服三次。一般用药2周见效。

17. 下肢溃疡：溃疡面经用高锰酸钾溶液洗净后，撒上海螵蛸粉，纱布覆盖固定。每隔2~3日换药一次。

【不良反应及注意事项】阴虚多热者不宜多服；久服易致便秘，可适当配润肠药同用。

◆海松子

【来源】本品为松科植物红松的种子。果熟后采收，晒干，去硬壳，取出种子，置干燥处保存。

【别名】松子、松子仁、新罗松子。

【性味归经】味甘，性温。入肝、肺、大肠经。

【功能主治】养液，息风，润肺，滑肠，主治：风痹、头眩、燥咳、吐血、便秘。

【用法用量】内服：煎汤，10~15g；或入丸、膏中。

【炮制】除去杂质，同时切碎。

【化学成分】主要含有脂肪酸和挥发油。

【药理作用】抗动脉粥样硬化作用。

【方剂选用】

1. 肺燥咳嗽：海松子30g，胡桃仁60g。研膏，和熟蜜15g收之。每服6g，食后沸汤点服。

2. 老人虚秘：柏子仁、大麻子仁、海松子等量，同研，溶白蜡丸桐子大。以少黄丹汤服20~30丸，食前。

3. 润心肺，和大肠：海松子同米煮粥食。

【不良反应及注意事项】脾虚便溏，湿痰者禁用。

◆海浮石

【来源】本品为药材分海浮石和海石花

两类。海浮石为火山喷发出的岩浆所形成的石块;海石花为胞科动物脊突苔虫或瘤苔虫的干燥骨骼。海浮石全年可采,自海中捞出,拣净晒干。海石花夏秋自海中捞出,清水洗去盐质及泥沙,晒干。

【别名】浮石、浮海石、浮水石、海石花。

【性味归经】味咸、性寒。

【功能主治】清肺化痰,软坚散结。主治:肺热咳嗽、痰稠色黄、咯血、支气管炎、淋巴结核。

【用法用量】内服:煎汤,9~15g;或入丸、散。外用:研末撒或水飞点眼。

【炮制】海浮石:洗净晒干,碾碎。煅海浮石:取净海浮石置沙罐内,置炉火中煅透,取出,放凉,碾碎。

【化学成分】浮石化学组成有颇大的出入。一般是由铝、钾、钠的硅酸盐所成,亦即以 SiO_2 为主要成分的类似玻璃组成的矿物。因多采自海水,则亦可能含有氯、镁等海水中存在的物质。石花主要为碳酸钙,并含少量的镁,铁及酸不溶物质。

【药理作用】①促进尿液分泌。②祛除支气管分泌物。

【方剂选用】

1. 猝咳嗽不止:海浮石60g。捣罗为末,炼蜜和丸如梧桐子大。每服以粥饮下10丸,日3~4服。

2. 小儿天哮,一切风湿燥热,咳嗽痰喘:海浮石、飞滑石、杏仁各12g,薄荷6g,上为极细末。每服6g,用百部煎汤调下。

3. 血淋,小便涩痛:海浮石为末,每服6g。生甘草煎汤调下。

4. 石淋:海浮石,使满一手,下筛,以水三升,酢一升,煮取二升,澄清服一升,不过三服。亦治嗽,以酒煮之。

5. 小肠气,茎缩囊肿黄烂:海浮石为末。每服6g,木通、灯心、赤茯苓、麦门冬煎汤调下。

6. 诸疝:海浮石、香附。为末,生姜汁调下。亦治心痛。

7. 消渴:海浮石、青黛各等量,麝香少许。上细末。每服3g,温汤调下。

8. 渴疾饮水不止:海浮石、蛤粉、蝉壳(去头、足)各等量。上细末,用鲫鱼胆七个,调9g服,不拘时候。

9. 疔疮,发背,恶疮:白浮石15g,没药6g。上为细末,醋糊为丸,如桐子大。每服6丸,冷酒送下。

10. 耳底有脓:海浮石30g,没药3g,麝香一字。上为细末。每用半字,吹入耳中。

11. 痔疮久不愈:海浮石(烧红醋淬数次)、金银花。上海石二停,金银花一停,同为细末。每服7.5g,如泡茶一般,日用二服。疮在上,食后服;在下,食前服。

【不良反应及注意事项】虚寒咳嗽忌服。

◆ 海盘车

【来源】本品为海盘车科动物罗氏海盘车、多棘海盘车的全体。

【别名】海星、五角星、星鱼。

【性味归经】味咸,性平。归肝、胃经。

【功能主治】平肝镇惊,制酸和胃,清热解毒。主治:癫痫、胃痛吐酸、甲状腺肿大、中耳炎。

【用法用量】内服:煎汤,10~30g;研末;每次3~6g。外用:适量,研末涂。

【炮制】除去内脏,洗净,晒干。

【化学成分】消化器官含羟肽酶A同功酶,胰蛋白酶同功酶,3β、6α、24ξ-三羟基-5α-胆甾-14(15)-烯,己糖-6-磷酸脱氢酶。卵巢含体皂甙,甾体糖甙硫化物Ⅰ、Ⅱ、Ⅲ,卵巢海盘车皂甙1~5,儿茶酚胺、吲哚烷基胺,腺甙酸环化酶。精液含芳基硫酸酯酶,葡萄糖基神经酰胺,腺苷酸环化酶。卵含微管结合蛋白、α-放线素,糖蛋白、中性糖蛋白,精虫头粒反应诱导物质,精ణ凝集素及游离钙。脚含胆碱酯酶、肌动蛋白、副肌球蛋白、原肌球蛋白,肌球蛋白。体壁含丝状胶原蛋白。

腺体含糖原合成酶，尿嘧啶核苷二磷酸葡萄糖，葡萄糖－6－磷酸盐，海盘车皂甙。神经节含色胺，5－羟基色胺，胰脏含唾液酸糖脂。肝含海盘车皂甙。内脏含前列腺素。壳中含氨基酸：天冬氨酸，苏氨酸，丝氨酸，谷氨酸，甘氨酸，丙氨酸，半胱氨酸，缬氨酸，蛋氨酸，异亮氨酸，亮氨酸，酪氨酸，苯丙氨酸，赖氨酸，组氨酸，精氨酸，脯氨酸；微量元素有锌、锰、铝、镉、铁、铅、铜、镍、钛、钴、锂、铬、硼、硒、钡、磷、铋、硅、锗、铌、锡、铍、锆、锶、铊、铷、钙等。

【药理作用】①抗胃溃疡作用。②抗休克作用。③抗肿瘤作用。④壮阳作用。

◆ **海桐皮**

【来源】本品为豆科乔木刺桐的树皮或根皮。四季可采，晒干。

【别名】钉桐皮、鼓桐皮、刺桐皮、刺通、接骨药。

【性味归经】味苦，性平。归肝、肾经。

【功能主治】祛风湿，舒筋通络。主治：风湿麻木、腰腿筋骨疼痛、跌打损伤；外用治各种顽癣。

【用法用量】内服：煎汤，6~12g；或浸酒。外用：适量，煎水熏洗或浸酒搽；或研末调敷。

【炮制】用清水浸泡，洗净泥屑，切成小块，晒干。

【化学成分】树皮中含生物碱。

【药理作用】有抑菌作用。

【配伍效用】海桐皮配伍蛇床子：海桐皮祛风杀虫止痒；蛇床子燥湿杀虫止痒。二者伍用，有杀虫止痒作用，外用治疗风癣、疥疮、湿疹而瘙痒明显者。

【方剂选用】

1. 四肢骨折后期关节功能障碍：海桐皮、鸡血藤、透骨草、伸筋草、桑寄生、续断、天仙藤各15g。上肢加姜黄12g，桑枝15g；下肢加牛膝、木瓜各20g。上药加水1500ml，煮沸20~40分钟，取滤液熏洗患处，每剂药可熏洗2天，每日3~4次。

2. 泛发性神经性皮炎：海桐皮、梓白皮、川槿皮、榆白皮、白鲜皮、生地黄、熟地黄各15g，地肤子、蛇床子、当归、赤芍各9g，苦参、首乌各10g，红花6g，甘草5g。随症加减，小儿量酌减。水煎服，每日1剂。内服后的中药渣内再加入苦参、蛇床子各30g，以适量水复煎，于每晚临睡前擦洗患处。

3. 时行赤毒眼疾：海桐皮30g，切碎，盐水洗，用滚汤泡，待温洗眼。

4. 脚挛不能伸举：海桐皮、当归（去芦，洗净，焙干）、牡丹皮（去心）、熟干地黄、牛膝（去芦，酒浸，焙干）各30g，山茱萸、补骨脂各15g。上细末。每服3g，水2.4g，入葱白二寸，煎至1.5g，去渣，温服。

5. 伤折，辟外风，止疼痛：海桐皮30g（锉），防风60g（去芦头），黑豆30g（炒熟），附子30g（泡裂，去皮、脐）。上药捣细，罗为散。每服，以温酒下6g，日三四服。

6. 风虫牙痛：海桐皮煎水漱之。

【不良反应及注意事项】血虚者不宜服。

◆ **海狗肾**

【来源】本品为海狗科动物海狗或海豹科动物海豹的雄性外生殖器。海豹于春季沿海冰块开裂时捕捉雄兽，割取生殖器（阴茎及睾丸），置阴凉处风干。装坛内，以白糖培之，防虫蛀及走油。

【别名】腽肭脐。

【性味归经】味咸，性热。入肝、肾经。

【功能主治】暖肾壮阳，益精补髓。治虚损劳伤，阳痿精衰，腰膝痿弱。

【用法用量】研末服，每次1~3g，每日2~3次，入丸、散或泡酒服。

【炮制】晒干，备用。

【化学成分】主要含有雄性激素甾酮类成分。还含多酶、糖、脂肪等。

【药理作用】雄性激素样作用。

【方剂选用】

1. 五劳七伤，真阳衰惫，脐腹冷痛，肢体酸疼，腰背拘急，脚膝缓弱，面色黧黑，肌肉消瘦，目眩耳鸣，口苦舌干，饮食无味，腹中虚鸣，胁下刺痛，夜多异梦，昼少精神，小便滑数，大肠溏泄，时有遗沥，但是风虚痼冷，皆宜服之：海狗肾一对（酒蒸熟，打和后药）、天雄（炮，去皮）、附子（炮，去皮、脐）、川乌（炮，去皮、尖）、阳起石（煅）、钟乳粉各60g、鹿茸（酒蒸）30g、独体朱砂（研极细）、人参、沉香（不见火，别研）。上为细末，用膃肭脐膏入少酒，臼内杵，和为丸，如桐子大。每服70丸，空心盐酒、盐汤任下。

2. 下元久冷，虚气攻刺心脾小肠，冷痛不可忍：海狗肾（焙，切）、吴茱萸（汤洗，焙炒）、甘松（洗，焙）、陈橘皮（汤浸去白，焙）、高良姜各0.3g。上五味捣罗为末，先用猪白服一个，去脂膏，入葱白三茎，椒14粒，盐一捻，同细锉银石器中，炒，入无灰酒三盏，煮令熟，去渣。每服7分盏，调药6g，日三。

【不良反应及注意事项】 阴虚火旺及骨蒸痨嗽者忌用。

◆浮萍

【来源】 本品为浮萍科植物紫萍的干燥全草。6~9月采收，洗净，除去杂质，晒干。

【别名】 水萍、水萍草、浮萍草。

【性味归经】 味辛，性寒。归肺经。

【功能主治】 宣散风热，透疹，利尿。外用止痒、祛湿；主治：麻疹不透、风疹瘙痒、水肿尿少。

【用法用量】 内服：煎汤，3~9g，鲜品15~30g；或捣汁饮；或入丸、散。外用：适量，煎水熏洗；研末撒或调敷。

【炮制】 净制拣去杂质，筛去灰屑，洗净，晒干即得。

【化学成分】 紫背浮萍含醋酸钾及氯化钾及碘、溴等物质。青萍含多量维生素B_1、B_2、C等水溶性维生素，木犀草素-7-β-葡萄糖苷。8-羟基木犀草素-8-β-葡萄糖苷等黄酮类及碘、溴等物质。其多糖是D-洋芫荽糖的丰富来源。尚含树脂、蜡质、甾类、叶绿素、糖、蛋白质、黏液质、鞣质等。

【药理作用】 ①利尿作用。②有强心作用。③解热作用。

【方剂选用】

1. 皮肤风热，遍身生瘾疹：牛蒡子、浮萍等量。以薄荷汤调下6g，日二服。

2. 身上虚痒：浮萍末3g，黄萍3g。同四物汤煎汤调下。

3. 热渴不止中乙神烦躁：浮萍，洗，曝干为末，以中乳汁和丸，如梧桐子大。每服不计时候，以粥快下30丸。

4. 消渴：浮萍、栝楼根等量。上二味为末，以人乳汁和丸如梧子。空腹饮服20丸，日三。

5. 热毒：浮萍捣汁，敷之令遍。

6. 痈：浮萍适量，打汁，红菌香（山木蟹）根皮打粉，一食匙。上药调匀外敷，中薄外厚，中间留孔。

7. 小便不通，膀胱胀满，水气流肿：浮萍，曝干，末，服2g，日三服。

8. 急性肾炎：浮萍60g，黑豆30g。水煎服。

9. 疮疹入眼，痛楚不忍，恐伤其目：浮萍，阴干为末，每服一二钱，用羊子肝半斤，入盆子内，以竹杖子刺碎烂。投水半合，绞取肝汁，食后调药服之。

10. 汗斑癜风：浮萍，晒干。每以120g煎水浴，并以萍擦之。或入汉防己6g亦可。

11. 粉渣面黔：浮萍，为末，日数服。

12. 解蛇咳毒入腹：浮萍捣绞汁饮之。

13. 鼻舰不止：浮萍研汁，吹入鼻中。

14. 胬肉攀睛：浮萍少许，研烂，入龙脑少许，贴眼上。

15. 痤疮、湿疹：浮萍鲜品60g，紫草15g，白鲜皮30g。

【不良反应及注意事项】 表虚自汗者禁服。

◆浮小麦

【来源】本品为禾本科小麦属植物小麦的干燥轻浮瘪瘦的果实。果实成熟时采收，取瘪瘦轻浮与未脱净皮的麦粒，去杂质，筛去灰屑，用水漂洗，晒干。

【别名】浮麦。

【性味归经】味甘，性凉。归心经。

【功能主治】止虚汗，养心安神。主治：体虚多汗、脏躁症。

【用法用量】内服：煎汤，15 ~ 30g；或研末。止汗，宜微炒用。

【炮制】拣去杂质，筛净灰屑，漂洗后晒干。

【化学成分】主要含有淀粉53% ~ 70%，蛋白质11%，糖类（蔗糖、葡萄糖、棉子糖、麦芽浮小麦糖、蜜二糖）2% ~ 7%，糊精2% ~ 10%，脂肪约1.6%，粗纤维约2%；尚含少量谷甾醇、卵磷脂、尿囊素、精氨酸、淀粉酶、蛋白分解酶及微量维生素 B、E。

【药理作用】增强机体免疫力。

【方剂选用】

1. 盗汗及虚汗不止：浮小麦，文武火炒令焦，为末。每服6g，米饮汤调下，频服为佳。一法取陈小麦用干枣煎服。

2. 男子血淋不止：浮小麦加童便炒为末，砂糖煎水调服。

【不良反应及注意事项】无汗而烦躁或虚脱汗出者忌用。

◆通草

【来源】本品为五加科植物通脱木的干燥茎髓。秋季割取茎，截成段，趁鲜取出髓部，捋直，晒干。分布于西南及陕西、江苏、安徽、浙江、江西、福建、台湾、湖北、湖南、广东、广西等地。

【别名】通花根、寇脱、离南、活莌、倚商、通脱木、葱草、白通草、通花、花草、方通、通大海、泡通、五加风、宽肠、大通塔、大木通、五角加皮、通花五加、大叶五加皮。

【性味归经】味甘、淡，性微寒。归肺、胃经。

【功能主治】清热利尿，通气下乳。主治：湿热尿赤、淋病涩痛、水肿尿少、乳汁不下。

【用法用量】内服：煎汤，2 ~ 5g。

【炮制】通草：除去杂质，切厚片。朱通草：取通草片，置盆内喷水少许，微润，加朱砂细粉，撒布均匀，并随时翻动，至外面挂匀朱砂为度，取出，晾干。（每通草片10斤，用朱砂10两）

【化学成分】木髓中含灰分5.95%，脂肪1.07%，蛋白质1.11%，粗纤维48.73%，戊聚糖5%及糖醛酸28.04%；还含天冬氨酸、苏氨酸、苯丙氨酸等13种氨基酸以及钙、钡、镁、铁等18种微量元素；木部含木质素。

【药理作用】①抗炎、解热和利尿作用。②免疫兴奋作用和抗氧化作用。

【方剂选用】

1. 热气淋涩，小便亦如红花汁者：通草90g，葵子1升，滑石120g（碎），石韦60g。上切，以水六升，煎取二升，去渣，分温三服；如人行八九里，又进一服。忌食五腥、热面、炙煿等物。

2. 一身黄肿透明，亦治肾肿：通草（蜜涂炙干）、木猪苓（去里皮）各等量。上为细末，并入研末，加土地龙、麝香少许。每服1.5g或3g，米饮调下。

3. 伤寒后呕哕：通草90g，生芦根（切）1升，橘皮30g，粳米3合。上四味，以水五升煮，取二升随便稍饮；不瘥，更作，取瘥止。

4. 鼻痈，气息不通，不闻香臭，并有息肉：通草、细辛、附子（炮，去皮、脐）各等量。上为末，蜜和。绵裹少许，纳鼻中。

5. 催乳：通草、小人参，炖猪脚食。

【不良反应及注意事项】气阴两虚、内无湿热者及孕妇慎用。

◆通关藤

【来源】本品为萝藦科植物通关藤的干燥藤茎。秋、冬二季采收，干燥。

【别名】乌骨藤、大苦藤、通光散。

【性味归经】味苦，性微寒。归肺经。

【功能主治】止咳平喘，祛痰，通乳，清热解毒。主治：喘咳痰多、产后乳汁不通、风湿肿痛、疮痈。

【用法用量】内服，煎汤，20～30g。

【炮制】晒干。

【化学成分】主要含多糖类，甾体皂苷（主要甙元为肉珊瑚苷元）。

【药理作用】①抗肿瘤作用。②平喘作用。③抑菌作用。

【不良反应及注意事项】脾虚弱者慎用。

◆桑叶

【来源】本品为桑科植物桑的干燥叶。初霜后采收，除去杂质，晒干。

【别名】铁扇子、蚕叶。

【性味归经】味甘、苦，性寒。归肺、肝经。

【功能主治】疏散风热，清肺润燥，清肝明目。主治：风热感冒、肺热燥咳、头晕头痛、目赤昏花。

【用法用量】内服：煎汤，4.5～9g；或入丸、散。外用：适量，煎水洗捣敷。

【炮制】桑叶：除去杂质，搓碎，去柄，筛去灰屑。蜜桑叶：净桑叶加入炼熟的蜂蜜与少许开水，拌匀稍闷，炒至不粘手，取出晾凉（每100斤用炼熟蜂蜜20斤）。

【化学成分】叶含芸香苷、槲皮素、异槲皮苷、槲皮素－3－三葡糖苷、微量的 β－谷甾醇，和菜油甾醇、β－谷甾醇、β－D－葡糖苷、蛇麻脂醇、内消旋肌醇、昆虫变态激素牛膝甾酮和蜕皮甾酮、溶血素、绿原酸。挥发油成分中有乙酸、丙酸、丁酸、异丁酸、戊酸、异戊酸、己酸、异己酸、水杨酸甲酯、愈创木酚、酚、邻苯甲酚、间苯甲酚、丁香油酚等，又含草酸、延胡索酸、酒石酸、柠檬酸、琥珀酸、棕榈酸、棕榈酸乙酯、三十一烷、羟基香豆精、蔗糖、果糖、葡萄糖、天门冬氨基酸和谷氨酸等氨基酸。并含维生素 C 200～300mg%，谷胱甘肽 140～400mg%，叶酸

105μg%，5－甲酰四氢叶酸 22μg%，维生素 B_1 460μg%，维生素 B_2 300～800μg%，腺嘌呤、胆碱、胡芦巴碱，以及铜 10p.p.m.、锌 16p.p.m.、硼 35p.p.m.、锰 270p.p.m.。

【药理作用】①抗菌作用。②降血糖作用。③促生长作用。④降血脂作用。⑤免疫兴奋作用。⑥调节平滑肌收缩作用。

【毒理作用】10%桑叶注射液小鼠（体重量 20g）1 次腹腔注射的安全用量相当于人用量的 250 倍。以相当于人用量的 60 倍连续给小鼠腹腔注射 21 天，对肝、肾、肺等无损害。若给予更大剂量，则使上述脏器发生变性和出血。

【配伍效用】

桑叶配伍菊花：二者均有疏散风热及清肝明目之功。但桑叶清疏之力较强，能走肺络，可宣肺泄热、润肺止咳，功擅散风；菊花清肝平肝之力较胜，兼能益阴，长于清热。二者相须为用，其疏散风热、润肺止咳、清肝明目之功更著，常用于治疗外感风热或风温初起之身热不甚、有汗而表不解、咳嗽等表证以及肝经风热上攻或肝阳上亢所致之头痛、咽痛、目赤肿痛、头晕目眩、烦躁易怒等。

桑叶配伍石膏：桑叶疏风散热、清肺润燥止咳，蜜炙后其润肺燥之功尤著；石膏辛甘大寒，外能解肌肤邪热，内能泄肺胃之火，为清解气分实热之要药。二者合用，清中有润，共奏清肺润燥之功，可治疗燥热伤肺、气阴两亏、肺失宣降而证见咳嗽痰稠，或干咳少痰、鼻燥咽干者。

桑叶配伍杏仁、贝母：桑叶轻清凉散，疏风散热；杏仁宣降肺气而止咳；贝母润肺止咳。三者配伍应用，共奏疏散风热、润肺止咳之功，以治疗温燥袭肺之轻证而见干咳无痰或痰少而黏、咯之不爽者。

桑叶配伍野菊花：桑叶苦甘性寒，疏风散热，清肝明目；野菊花苦辛性凉，疏风清热、消肿解毒。二药皆入肺、肝经，相伍为用，共奏疏风散热、解毒明目之功，可治疗风热毒邪引起的目赤肿痛。

【方剂选用】

1. 下肢象皮肿: 10%桑叶注射液5ml,肌注,每日1次或2次,注射3天后,开始绑扎患肢,15~21天为1疗程。

2. 红斑类皮肤病: 桑叶20~40g,重楼、生地黄各10~15g,枇杷叶10~20g,生甘草5~10g。随症加减。

3. 蝎蜇伤: 桑叶、明矾各适量煎水浸洗伤口。

4. 风眼下泪: 腊月不落桑叶,煎汤日日温洗,或入芒硝。

5. 吐血: 经霜桑叶,微焙,不计多少,捣罗为细散。每服9g,冷腊茶调如膏,入麝香少许,夜卧含化咽津。只一服止,后用补肺药。

6. 痈口不敛: 经霜黄桑叶,为末敷之。

7. 火烧及汤泡疮: 经霜桑叶,焙干,烧存性,为细末,香油调敷或干敷。

8. 小儿渴: 桑叶适量,用生蜜逐叶上敷过,将线系叶上绷,阴干,细切,用水煎汁服之。

【不良反应及注意事项】脾胃虚寒者应注意勿多服。

◆桑枝

【来源】本品为桑科植物桑的干燥嫩枝。春末夏初采收,去叶,晒干,或趁鲜切片,晒干。

【别名】桑条。

【性味归经】味微苦,性平。归肝经。

【功能主治】祛风湿,利关节。主治:肩臂、关节酸痛麻木。

【用法用量】内服:煎汤,30~60g,入煎剂,或熬膏。外用:煎水熏洗。

【炮制】桑枝:拣去杂质,洗净,用水浸泡,润透后,切段,晒干。炒桑枝:取净桑枝段,置锅内用文火炒至淡黄色,放凉。另法加麸皮拌炒成深黄色,筛去麸皮,放凉。(每桑枝段100斤,用麸皮20斤)酒桑枝:取桑枝段用酒喷匀,置锅内炒至微黄色,放凉。(每桑枝段100斤,用酒15斤)

【化学成分】桑枝含鞣质,游离的蔗糖、果糖、水苏糖、葡萄糖、麦芽糖、棉子糖、阿拉伯糖、木糖。茎含黄酮成分桑素、桑色烯、环桑素、环桑色烯。

【药理作用】①抗炎作用。②增强免疫力。

【配伍效用】

桑枝配伍桂枝:桑枝祛风湿、舒筋脉;桂枝散风寒、通血脉。二者伍用,有祛散寒、除湿止痛之功效,用于治疗风寒湿邪侵袭筋脉引起的肩臂痛、遇寒加重者。

桑枝配伍桑叶:桑枝味苦性平,入肝经,功擅祛风活络、通利关节、利水消肿、除痹止痛,以通为主;桑叶苦甘性寒,入肺、肝经,质轻气寒,轻清发散,长于疏表邪、散风热、滋肺润燥、凉血止血、清肝明目,以散为要。二者合用,其清热疏风解表、祛风通络止痛之功效更著,用于治疗四时感冒初起诸证以及风湿痹痛、四肢拘挛、关节疼痛等症。

桑枝配伍益母草:桑枝祛风湿、通络;益母草活血祛瘀、清热解毒。二药配伍,有祛风湿、活气血、清内热之功效,用于治疗脏腑积热、复感风湿、气血凝滞、毛窍闭塞引起的紫癜风(即汗斑)。

【方剂选用】

1. 肩周炎: 桑枝20g,鸡血藤、威灵仙各30g,当归20g,羌活、桂枝、白芍、姜黄、防风各15g,细辛5g(后下),水煎服,每日1剂。加减:右肩痛者加黄芪20g;左肩痛者加首乌20g;痛甚者加乳香、没药各15g;麻木者加全蝎5g,僵蚕10g;腰膝痛者加川断20g,寄生15g;病久不愈者加穿山甲10g,乌梢蛇15g。

2. 淋转率低下: 桑枝30g(鲜者疗效较好),水煎服,每日1剂。

3. 臂痛: 桑枝适量。细切,炒香,以水三大升,煎取二升,一日服尽,无时。

4. 水气脚气: 桑枝60g。炒香,以水一升,煎二合,每日空心服之。

5. 紫癜风: 桑枝5000g(锉),益母草1500g(锉)。上药,以水五斗,慢火煎至五升,滤去渣,入小铛内,熬为膏。每夜卧时，用温酒调服半合。

【不良反应及注意事项】寒饮束肺者不宜服。

◆**桑椹**

【来源】本品为桑科植物桑的干燥果穗。4~6月果实变红时采收，晒干，或略蒸后晒干。

【别名】葚、桑实、乌椹、文武实、黑椹、桑枣、桑葚子、桑果、桑拉。

【性味归经】味甘、酸，性寒。归心、肝、肾经。

【功能主治】滋阴补血，生津润燥。主治：肝肾阴虚、眩晕耳鸣、心悸失眠、须发早白、津伤口渴、内热消渴、肠燥便秘。

【用法用量】内服：煎汤，9~15g；熬膏或浸酒。外用：浸水洗。

【炮制】取原药材，除去杂质，抢水洗净，干燥。饮片性状：参见"药材鉴别"项。贮干燥容器内，置通风干燥处。

【化学成分】主要含有糖、糅酸、苹果酸及维生素 B_1、B_2，维生素 C 和胡萝卜素。

【药理作用】
①免疫兴奋作用。②抗衰老。③降低能量代谢。

【方剂选用】
1. 心肾衰弱不寐，或习惯性便秘：鲜桑椹 30~60g，水适量煎服。
2. 瘰疬：桑椹适量，以布袋取汁，熬成薄膏，白汤点一匙，日三服。
3. 阴症腹痛：桑椹，绢包风干过，伏天为末。每服9g，热酒下，取汗。

【不良反应及注意事项】脾胃虚寒作泄者勿服。

◆**桑白皮**

【来源】本品为桑科植物桑的干燥根皮。秋末叶落时至次春发芽前采挖根部，刮去黄棕色粗皮，纵向剖开，剥取根皮，晒干。

【性味归经】味甘，性寒。归肺经。

【功能主治】泻肺平喘，利水消肿。主治：肺热喘咳、水肿胀满尿少、面目肌肤浮肿。

【用法用量】内服：煎汤，9~15g；或入丸、散。外用：

【炮制】①桑白皮：洗净，稍润，切丝，干燥。②蜜桑白皮：取桑白皮丝，照蜜炙法炒至不粘手。

【化学成分】含伞形花内酯、东莨菪素和黄酮成分桑根皮素、桑素、桑色烯、环桑素、环桑色烯等。又含有作用类似乙酰胆碱的降压成分，并含鞣质 5.6%，粘液素 9%。

【药理作用】①利尿作用。②降压作用。③导泻作用。④增加胃肠道活动。⑤镇静作用。⑥抗惊厥作用。⑦镇痛作用。⑧降温作用。⑨抗菌作用。⑩抗炎作用。⑪抑癌作用

【毒理作用】桑白皮经石油醚、乙醇、乙醚、醋酸酐、水、乙酸乙酯等反复处理，所得黄色粉末，给小鼠静脉注射的半数致死量为 32.7mg/kg。而正丁醇提取物或水提取物给小鼠灌胃或腹腔注射10g/kg，或静脉注射5g/kg 均未引起死亡。醇提取物无论是 1 次大量或多次小量给药，对实验动物均未表现不良影响，认为该药毒性较小。

【配伍效用】
桑白皮配伍车前子：二者皆可利水消肿，相伍为用，共奏清热利尿消肿之功效，用于治疗湿热所致之水肿。
桑白皮配伍阿胶：桑白皮泻肺平喘，阿胶补血养阴润肺。二者伍用，补泻兼施，相辅相成，共奏补血养阴、润肺止咳、泻肺平喘之功效，用于治疗肺阴亏虚，或燥邪伤肺之咽喉疼痛、咳喘少痰、痰中带血者。
桑白皮配伍黄芩：桑白皮甘寒，泻肺平喘、利小便而导热下行；黄芩苦寒，清泻肺热。二者伍用，有清热泻火、平喘止咳之功效，用于治疗肺热壅盛所致之发热、咳嗽、气喘、痰黄者。
桑白皮配伍橘皮：桑白皮味甘性寒，入肺、脾经，功擅泻肺平喘、行水消肿，

作用主要在肺；橘皮苦辛性温，入脾、肺经，长于理气调中、燥湿化痰，作用重在脾胃。二者合用，肺脾并重，共奏清肺泻热、燥湿化痰、止咳平喘之功效，用于治疗肺热咳喘痰多者。

桑白皮配伍桑叶：桑白皮泻肺平喘、利水消肿；桑叶疏风解表、清肺止咳。二者合用，共奏疏风解表、清热泻肺、止咳平喘之功效，用于治疗风热郁表袭肺所致之发热、咳喘、痰黄者。

桑白皮配伍苏子：桑白皮泻肺平喘；苏子降气化痰、止咳平喘。二者相伍，寒温并用，用于治疗各种喘症。

【方剂选用】

1. 慢性喘息型气管炎：蛤蚧 1 对，人参 15g，茯苓、甘草、桑白皮、核桃仁、淫羊藿各 25g。共为细末，每服 5g，日服 2 次，白开水送服，缓解期可常服。

2. 食道癌、胃癌：鲜桑白皮 30g，加米醋 90g，炖 1 小时后 1 次服下，或分数次服完，如嫌味酸，可加入一些葡萄糖粉矫味。

3. 小儿流涎：桑白皮 20g（不足 1 岁用 10g），加水适量，水煎分 2～3 次服，每日 1 剂，连服 3～7 日。

4. 水饮停肺，胀满喘急：桑白皮 6g，麻黄、桂枝各 4.5g，杏仁 14 粒（去皮），细辛、干姜各 4.5g。水煎服。

5. 猝小便多，消渴：桑白皮，炙令黄黑，锉，以水煮之令浓，随意饮之；亦可纳小米，勿用盐。

6. 小儿肺盛，气急喘嗽：地骨皮、桑白皮（炒）各 30g，甘草（炙）3g。锉散，入粳米一撮，水二小盏，煎 2.1g，食前服。

【不良反应及注意事项】肺虚无火，小便多及风寒咳嗽忌服。

◆桑寄生

【来源】本品为桑寄生科植物桑寄生的干燥带叶茎枝。冬季至次春采割，除去粗茎，切段，干燥，或蒸后干燥。

【别名】寄生、桑上寄生。

【性味归经】味苦、甘，性平。归肝、肾经。

【功能主治】补肝肾，强筋骨，祛风湿，安胎元。主治：风湿痹痛、腰膝酸软、筋骨无力、崩漏经多、妊娠漏血、胎动不安、高血压。

【用法用量】内服：煎汤，15～30g；入散剂、浸酒；或捣汁服。

【炮制】除去杂质，略洗，润透，切片，干燥。

【化学成分】主要含有槲皮素及萹蓄苷。

【药理作用】①利尿作用。②降压作用。③抗病毒作用。④镇静作用。⑤舒张冠状血管、增加冠脉流量的作用。

【毒理作用】萹蓄苷对小鼠腹腔注射，半数致死量为 1.173g/kg，毒性很小，小鼠中毒后，由于阵挛性惊厥，致呼吸停止而死。

【配伍效用】

桑寄生配伍独活：桑寄生祛风养血通络、补肝肾、强筋骨；独活祛风胜湿、散寒止痛。二者伍用，扶正祛邪、标本兼顾，共奏补肾强骨、祛风除湿、通络止痛之功效，用于治疗肝肾不足、风寒湿痹之腰酸痛、四肢屈伸不利、关节拘挛疼痛者。

桑寄生配伍桑枝：桑寄生补肝肾、强筋骨、养血通脉、舒筋活络，功偏于补；桑枝清热祛风胜湿、通经络、达四肢、利关节、消肿止痛，功擅通利。二药相伍为用，有补益肝肾、强壮筋骨、祛风胜湿、蠲痹止痛之功效，用于治疗腰膝酸痛、关节屈伸不利、筋骨疼痛等证因风湿邪侵所致者以及肝肾阴虚之头痛、头晕、耳鸣等症。

【方剂选用】

1. 冠心病、心绞痛：桑寄生冲剂（每包相当于生药 39g），用开水冲服，每次半包，每日 2 次。4～6 周为 1 疗程。

2. 冻伤：桑寄生切片 500g，加蒸馏水 500ml，煮沸 3 分钟，用八层纱布过滤，将滤液再用炭火将水分蒸发，即得桑寄生浸膏。

3. 先兆流产：续断 10g，桑寄生 12g，菟丝子 12g，阿胶 10g，熟地黄 10g，白芍 10g，党参 10g，白术 10g，淮山药 10g，陈皮 10g。水煎，每日 1 剂，2 次分服。阴道流血较多或不止者加旱莲草、地榆炭、熟地黄炭、赤石脂；呕吐者加砂仁、木香、竹茹、苏叶；有热者加黄芩、黄连，熟地黄改生地黄；腹痛者加佛手，重用白芍；便秘者加火麻仁、郁李仁。

4. 腰背痛，肾气虚弱，卧冷湿地当风所得：独活 90g，桑寄生、杜仲、牛膝、细辛、秦艽、茯苓、桂心、防风、川芎、人参、甘草、当归、芍药、干地黄各 60g。上十五味细锉，以水一斗，煮取三升。分三服。温身勿冷也。

5. 妊娠胎动不安，心腹刺痛：桑寄生 45g，艾叶 15g（微炒），阿胶 30g（捣碎，炒令黄燥）。上药，挫，以水一大盏半，煎至一盏，去渣。食前分温三服。

6. 膈气：生桑寄生捣汁一盏。服之。

【不良反应及注意事项】本品滋腻，脾胃虚弱者慎用。

◆桑螵蛸

【来源】本品为螳螂科昆虫大刀螂、小刀螂或巨斧螳螂的干燥卵鞘。以上三种分别习称"团螵蛸"、"长螵蛸"及"黑螵蛸"。深秋至次春采收，除去杂质，蒸至虫卵死后，干燥。

【别名】团螵蛸、长螵蛸、黑螵蛸、螳螂巢、螳螂郎子、刃螂子、螳螂蛋、流尿狗。

【性味归经】味甘、咸，性平。归肝、肾经。

【功能主治】固精缩尿，补肾助阳。主治：遗精滑精、遗尿尿频、小便白浊。

【用法用量】内服：煎汤，7.5～15g；或入丸、散。

【炮制】桑螵蛸：取原药材，除去杂质，置蒸具骨蒸约 1 小时，取出干燥。炒桑螵蛸：取净桑螵蛸，置锅内，用文火加热，炒至棕黄色具有焦斑，取出，放凉。盐桑螵蛸：取净桑螵蛸，加入盐水拌匀，

闷润后置锅内，用文火加热，炒至有香气逸出时，取出放凉。每桑螵蛸 100kg，用食盐 2.5kg。酒桑螵蛸：取蒸过的净难能可桑螵蛸，用酒喷洒均匀，微润，置锅内用文火加热，炒至微干，取出放凉。每桑螵蛸 100kg，用黄酒 10kg。

【化学成分】主要含有蛋白质及脂肪等。

【药理作用】①抗利尿作用。②敛汗作用。

【配伍效用】

桑螵蛸配伍龙骨：桑螵蛸补肾助阳、固精缩尿；龙骨敛汗固精、止血涩肠。二者伍用，共奏补肾助阳、收敛固涩之功效，用于治疗肾阳虚衰、下元不固之遗精、早泄、白浊、遗尿等症。

桑螵蛸配伍金樱子：二者均有补肾固涩之功。但桑螵蛸偏于补益，长于温肾助阳；金樱子偏于收涩，功擅涩精止遗。二药相伍为用，其补益、固涩之效更强。用于治疗肾气虚衰之遗精、滑泄、尿频、小便失禁以及小儿遗尿等症。

【方剂选用】

1. 带状疱疹：桑螵蛸用文火焙焦，研为细末，加香油适量调匀，用羽毛涂于患处，每日 3～4 次。

2. 冻疮：鲜桑螵蛸切成两段，用钳子夹紧，挤出黄色液体，涂于冻疮红肿灼热处，溃破者也可用。

3. 小儿遗尿症：①桑螵蛸、益智仁各 45g（5～12 岁儿童用 30g），水煎服，每日 1 剂。②桑螵蛸 4 份，煅牡蛎 4 份，韭菜子 2 份，枯矾 1 份，加水煎至 500ml 药液含原药 90g，加适量的苯甲酸钠防腐，加糖调味，于睡前服 50ml。

4. 遗精白浊，盗汗虚劳：桑螵蛸（炙）、白龙骨等量。为细末。每服 6g，空心用盐汤送下。

5. 安神魂，定心志，治健忘，小便数，补心气：桑螵蛸、远志、菖蒲、龙骨、人参、茯神、当归、龟甲（醋炙）各 30g。为末。夜卧，人参汤调下 6g。

6. 男、妇疝瘕作痛：桑螵蛸30g，小茴香30g。共为末。每服6g，花椒汤调服。

7. 小儿软疖：桑螵蛸烧存性，研末，油调敷之。

【不良反应及注意事项】阴虚火旺或膀胱有热者慎服。"阴虚多火人误用，反助虚阳，多致溲赤茎痛，强中失精，不可不知。"（《本经逢原》）

◆绣线菊

【来源】本品为蔷薇科绣线菊属植物光叶绣线菊，以根及嫩叶入药。

【别名】蚂蝗梢。

【性味归经】味苦，性凉。

【功能主治】清热解毒。主治：目赤肿痛、头痛、牙痛、肺热咳嗽；外用治创伤出血。

【用法用量】9～15g，外用：适量。

【炮制】晒干。

【化学成分】黄酮，皂苷。

【药理作用】①抑制皮脂腺体的分泌。②抗炎作用。

【方剂选用】

慢性骨髓炎：绣线菊鲜叶捣烂或干叶研末适量，加烧酒敷管口，连敷3～4周。

◆绣球防风

【来源】本品为唇形科植物绣球防风的全草。

【别名】绣球草、蜜蜂草。

【性味归经】味苦、辛，性温。

【功能主治】疏肝活血，被风明目，解毒。主治：妇女血瘀经闭、胁肋疼痛、小儿雀目、青盲翳障、痈疽肿毒、杨梅结毒、疥癣、皮疹。

【用法用量】根全草15～30g，或根研末，每服2.5～5g，全草。外用：适量。

【炮制】鲜用或晒干用。

【药理作用】①降低血压。②抗菌消炎。

【方剂选用】

1. 小儿痘疮攻眼，一切眼疾：绣球防风30g，蛤粉9g（煅）。共研末，每服1.5g，白羊肝9g，竹刀破，入药在肝内，麻扎，瓦罐内水煎服。

2. 小儿肺炎：绣球防风15g。水煎服。

3. 疮痈肿毒：鲜绣球防风30g，水煎服；或火烤取汁涂患处。

4. 皮疹：鲜绣球防风煎水熏洗。

【不良反应及注意事项】肝虚者忌之。

◆射干

【来源】本品为鸢尾科植物射干的干燥根茎。春初刚发芽或秋末茎叶枯萎时采挖，除去须根及泥沙，干燥。

【别名】乌扇、乌蒲、黄远、乌蓬、夜干、乌翣、乌吹、草姜、鬼扇、凤翼、扁竹根、紫金牛、野萱花、扁竹、地蒿竹、较剪草、黄花蒿蓄、黄知母、冷水丹、冷水花、扁竹兰、金蝴蝶、金绞剪、紫良姜、铁扁担、扇把草、鱼翅草、山蒲扇、剪刀草、老君扇、高搜山、凤凰草。

【性味归经】味苦，性寒。归肺经。

【功能主治】清热解毒，消痰，利咽。主治：热毒痰火郁结、咽喉肿痛、痰涎壅盛、咳嗽气喘。

【用法用量】内服：煎汤，9～15g；或入丸、散。

【炮制】拣去杂质，水洗净，稍浸泡，捞出，润透，切片，晒干，筛去须、屑。

【化学成分】主要含有异黄酮，射干酮，香草乙酮，射干醛，棕榈酸甲酯和硬脂酸甲酯等。

【药理作用】①抗微生物作用。②抗炎作用。③降压作用。

【毒理作用】射干乙醇提取物灌胃对小鼠的半数致死量为66.78g/kg。小鼠灌胃干醇浸液（1：1）的半数致死量为66.78g/kg。鸢尾甙皮下注射兔的致死量为8～10g/kg。

【配伍效用】

射干配伍栝楼、贝母：三者皆有清热化痰之功，相伍为用，效力更强，用于治疗肺热咳嗽、咳嗽吐黄痰之症。

射干配伍麻黄、细辛：射干降逆祛痰、泄热破结，功擅降气；麻黄、细辛宣肺平喘、温肺散寒化饮，长于宣肺。三药配伍，有发散风寒、降气化痰、温肺化饮、止咳平喘的功效，用于治疗风寒袭肺、痰涎壅盛、气道不畅的咳喘气逆、喉中痰鸣如水鸡声者以及支气管哮喘、慢性气管炎等偏于寒者。

射干配伍山豆根：射干泄火解毒、降气祛痰散结，山豆根清热解毒、利咽消肿止痛。二者苦寒，均治疗咽喉疼痛，相伍为用，其清热解毒利咽、祛痰散血消肿之功效更著，用于治疗痰热郁结于咽喉的咽喉肿痛、喉中痰鸣有声等症。

【方剂选用】

1. 慢性支气管炎：射干根茎磨粉，水提取浓缩成浸膏，加淀粉压片，每片含浸膏0.25g，每日服2次，每次3～6片。

2. 水田皮炎：射干750g，加水13kg，煎煮1小时后过滤，加食盐120g，用于涂洗患部。用前保持药液温度在30℃～40℃。

3. 乳糜尿：射干15g，水煎后加白糖适量，分3次服，每日1剂。或制成水丸，每次4g，每日3次，饭后服。均以10天为1疗程。病程较长者可酌加川芎9g，赤芍12g；患乳糜血尿者加生地黄、仙鹤草各15g。

4. 慢性鼻窦炎：射干30～40g，山豆根15g，柴胡6g，辛夷、栀子、薄荷各10g，细辛3g，甘草5g。

5. 咽喉炎：射干150g，猪油300g，文火煎射干至焦黄，去药渣，冷却成膏。每日1匙，每日4～5次含服，连用1个月。

6. 咽喉肿痛：射干根、山豆根。阴干为末。吹喉。

7. 瘰疬结核，因热气结聚者：射干、连翘、夏枯草各等量。为丸。每服6g，饭后白汤下。

8. 咳而上气，喉中水鸡声：射干13枚（一法90g），麻黄120g，生姜120g，细辛、紫菀、款冬花各90g，五味子半升，大枣七枚，半夏（大者，洗）八枚（或半升）。上九味，以水一斗二升，先煮麻黄两沸，去上沫，纳诸药，煮取三升。分温三服。

【不良反应及注意事项】病无实热，脾虚便溏及孕妇禁服。

◆**柴胡**

【来源】本品为伞形科植物柴胡或狭叶柴胡的根。

【别名】地熏、茈胡、山菜、茹草、柴草。

【性味归经】味苦、辛，性微寒。归肝、胆经。

【功能主治】解表退热，疏肝解郁，升举阳气。主治：外感发热、寒热往来、疟疾、肝郁胁痛乳胀、头痛头眩、月经不调、气虚下陷之脱肛、子宫脱垂、胃下垂。

【用法用量】内服：煎汤，5～7.5g；或入丸、散。

【炮制】柴胡：拣去杂质，除去残茎，洗净泥沙，捞出，润透后及时切片，随即晒干。醋柴胡：取柴胡片，用醋拌匀，置锅内用文火炒至醋吸尽并微干，取出，晒干。（每柴胡100g，用醋12g）。鳖血柴胡：取柴胡片，置大盆内，淋入用温水少许稀释的鳖血，拌匀，闷润，置锅内用文火微炒，取出，放凉。（每柴胡100斤，用活鳖200个取血）。酒柴胡：取柴胡片，用黄酒拌匀，闷润至透，置锅内用文火加热炒干，取出，放凉，每柴胡片100kg，用黄酒10kg。柴胡炭：取柴胡片，用文火炒至外黑内袍色，喷入少量水，取出，晾干。蜜柴胡：取蜜置锅内，加热至沸，倒入柴胡片，用文火炒至深黄，不粘手为度。

【化学成分】北柴胡主要含有挥发油、柴胡醇、油酸、亚麻酸、棕榈酸、硬脂酸、廿四酸、葡萄糖及皂苷等。皂苷中有柴胡皂苷a、c、d，柴胡苷元F、E、G，龙吉甙元。狭叶柴胡主要含有皂苷、脂肪油、挥发油、柴胡醇。

【药理作用】①抗惊厥作用。②解热镇痛作用。③镇静作用。④抗炎作用。⑤降压作用。⑥保护肝细胞损伤和促进肝脏中脂质代谢。⑦有促进胃溃疡的治疗作用。⑧抗病原体作用。⑨抗脂质过氧化的作用。⑩抗肿瘤作用。⑪抗辐射作用。

【毒理作用】小鼠1次腹腔注射北柴胡

总挥发油的半数致死量为 1.19 ± 0.12g/kg，北柴胡总甙的半数致死量为 1.906 ± 0.21g/kg。另有报道，柴胡总皂甙小鼠口服的半数致死量为 4.7g/kg，腹腔注射为 0.112g/kg；豚鼠腹腔注射的半数致死量为 0.583g/kg。本品所含白芷素大鼠腹腔注射的半数致死量为 165mg/kg，小鼠为 254mg/kg。

【配伍效用】

柴胡配伍白术：柴胡疏肝解郁；白术益气健脾。二者伍用，疏肝补脾，可治疗肝郁脾虚之胸胁作痛、神疲食少者。

柴胡配伍葛根：柴胡轻清上升，和解表里，长于疏散少阳半表半里之邪；葛根轻扬升散，走阳明之表，善解肌退热、透发斑疹。二者相须为用，其解肌退热、透邪外达之功效更著，用于治疗外感表证，逐渐入里化热之发热、头痛、身痛、咽喉疼痛、项背强等症以及风疹、麻疹等证见发热不退者。

柴胡配伍黄芩：柴胡味苦辛而性微寒，轻清升散，入肝胆经，善于疏泄少阳（半表半里）之邪热，有疏散退热之效；黄芩苦寒，功善清解少阳之里热，亦可燥湿泄火解毒。二药合用，解表清里，共奏和解少阳、疏泄肝胆郁热之功效，用于治疗邪在少阳之口苦咽干、寒热往来、胸胁苦满、食欲不振诸症。

柴胡配伍人参、黄芪：柴胡升阳举陷，人参大补元气而健脾；黄芪益气升阳而健脾。三药合用，则益气升提、标本兼治，可治疗气虚所引起的气短懒言、倦怠乏力、内脏下垂等症。

柴胡配伍升麻：二者均能升清阳而举陷。但柴胡主升少阳清气；升麻主升阳明清气。二药常相须为用，其升清举陷之功效更著，用于治疗因气虚下陷而致之脱肛、子宫脱垂、胃下垂；清阳下陷之泄泻等病症。

柴胡配伍生麦芽：柴胡疏肝解郁、升阳举陷；麦芽消食和中、疏肝化滞。柴胡得生麦芽，则其调肝之功更强。二药伍用，共奏疏肝解郁、补肾运脾之功效，用于治

疗肝郁不孕诸症，如月经先后不定期、经量或多或少、胸胁胀痛、久不受孕等。

柴胡配伍香附：二者均为疏肝补脾之良药，常相须为用，治疗肝郁胁肋胀痛之症。

柴胡配伍枳实：柴胡辛散升阳，疏肝解郁；枳实苦泄沉降，下气消痞、除痰消积。二者合用，共奏疏肝理脾、调畅气机、通阳达郁之功效，用于治疗肝脾失和、气机不调之胸胁胀满、积食难消、腹痛泻下以及肝郁而致四肢厥逆者。

【方剂选用】

1. 感冒：柴胡注射液，每支 2ml（相当于生药 2g），成人每次 2ml，周岁以内婴儿每次 1.0 ~ 1.5ml，每日 1 ~ 2 次，肌注。

2. 病毒感染发热：柴胡 24g，黄芩、党参、白芍、川芎、苍术、甘草各 10g，半夏、桂枝各 12g，生石膏 30g，大枣 4 枚，生姜 3 片。水煎 300ml，分 2 次服，每日 1 剂。

3. 恶性肿瘤晚期非感染性发热：柴胡 5g，黄芩、法夏各 10g，生党参 20g，甘草 5g，大枣、生姜适量。一般肺癌加地骨皮 30g；肝癌加丹皮、焦栀子各 10g。水煎成 200ml。每日 1 剂，分 2 次服。

4. 脑震荡后遗症：柴胡 24g，黄芩、法半夏、党参各 9g，生姜、炙甘草各 6g，大枣（擘）12 枚，川芎 30g，当归 12g。水煎，每日 1 剂，连服 10 天。如病已愈大半，可改汤为散，用开水冲服，每日 3 次，每次 6g。

5. 原发性高血压：柴胡、人参、甘草、陈皮、升麻各 10g，黄芪、白术各 12g，当归 15g。每日 1 剂，武火煎沸后，文火煎煮 30 分钟，取汁 300ml，每次 150ml，每日 2 次，空腹服。

6. 原发性血小板减少性紫癜：柴胡、木贼、黄芩、青蒿、仙鹤草、半夏、茜草、马鞭草、石韦。水煎服，每日 1 剂。

7. 降低转氨酶：五味子 50g，柴胡、甘草各 30g。水煎浓缩至 200ml，分 2 次饭后服，每日 1 剂。1 ~ 3 个月为 1 疗程。

8. 变态反应型亚败血症：柴胡加清营汤水煎服。

9. 急性上腹痛：柴胡、白芍、郁金、延胡索、大黄各 15g，黄芩、法半夏、枳实、川木香各 10g。随症加减。

10. 单纯性腹胀：柴胡、半夏、陈皮、白术、党参、茯苓、焦三仙各 10g，龙胆草、白芥子各 6g，木香、胡黄连各 5g，黄连、甘草各 3g。水煎服，每日 1 剂。

11. 慢性胰腺炎：柴胡 12g，桂枝、黄芩、芍药、党参、半夏各 9g，甘草 3g，大枣 5 枚，生姜 3 片。随症加减。

12. 腮腺炎：柴胡注射液 2ml，每日 2 次，肌注，10 岁以上者每次 3ml。

13. 急性乳腺炎：柴胡、当归、川芎各 20g，赤芍 60g，公英、陈皮、金银花各 30g，甘草 15g，杏仁 10g。乳汁不通者加漏芦 10g，每日 1 剂，水煎去渣，早晚空腹服。

14. 乳腺增生：柴胡 20g，当归、白芍、丹皮、栀子、穿山甲各 15g，茯苓、炙甘草、王不留行各 10g，夏枯草、牡蛎各 30g。每日 1 剂，水煎，每次 100ml，早晚服，月经来潮前 13 天开始服药，共服 10 剂。西药甲基睾丸素 5mg，每日 1 次口服，月经来潮前 10 天服，共服 7 天。谷维素 20mg，每日 3 次。

15. 原发性痛经：柴胡、枳实、炙甘草、蒲黄、五灵脂各 10g，白芍 20g。腹痛甚者加元胡、郁金，呕吐不止加姜半夏、生姜，乳胀胁痛加香附、青皮，腰痛重者加川续断、桑寄生，腹泻者加白术、仙灵脾，血块多者加三棱、莪术，肢冷汗出者加桂枝。上药水煎，每日 1 剂，早晚服下，经前 3 天内服用，每服 6 剂为 1 疗程，连服 3 个月经周期。

16. 渗出性中耳炎：柴胡 500g，香附、川芎各 250g，共制水丸。早、晚各服 5g，10 日为 1 疗程。

17. 抑制链霉素副反应：柴胡、香附各 30g，川芎 15g，焙干共研末装胶囊。每次 2 粒，每天 3 次，饭后服。

18. 外感风寒，发热恶寒，头疼身痛；疟疾初起：柴胡 3 ~ 9g，防风 3g，陈皮 4.5g，芍药 6g，甘草 3g，生姜三五片。水一盏半，煎七八钱，热服。

19. 盗汗往来寒热：柴胡（去苗）、胡黄连等份。为末，炼蜜和膏，丸鸡头子大。每 1 ~ 2 丸，用酒少许化开，入水 1.5g，重汤煮二三十沸，放温服，无时。

20. 肝气、左胁痛：柴胡、陈皮各 3g，赤芍、枳壳、醋炒香附各 3g，炙草 1.5g。

21. 肝黄：柴胡 30g（去苗），甘草 15g（炙微赤，锉），决明子、车前子、羚羊角屑各 15g。上药捣筛为散。每服 9g，以水一中盏，煎至 1.5g，去渣，不计时候温服。

22. 黄疸：柴胡 30g（去苗），甘草 0.3g。上都细锉作一剂，以水一碗，白茅根一握，同煎至 2g，绞去渣，任意时时服，一日尽。

【不良反应及注意事项】真阴亏损，肝阳上升者忌服。

◆莎草

【来源】本品为莎草料植物莎草的茎叶。

【别名】莎随、候莎、地毛、山莎、回头青、香头草、野韭菜、地沟草、土香草。

【性味归经】味苦、辛，性凉。归肝、肺经。

【功能主治】行气开郁，祛风止痒，宽胞利痰。主治：胸闷不舒、风疹瘙痒、痈伴随肿毒。

【用法用量】内服：煎汤，15 ~ 30g。外用：捣敷。

【炮制】春、夏采收，洗净，鲜用或晒干。

【化学成分】主要含有葡萄糖 8.3% ~ 9.1%、果糖 1.0% ~ 1.7%、淀粉 40% ~ 41.1%、挥发油 0.65% ~ 1.4%。

【药理作用】①催眠作用。②麻醉作用。③解热镇痛作用。④降温作用。⑤有强心作用或减慢心率作用。⑥雌激素样作用。⑦抗炎作用。⑧抗菌作用。

【方剂选用】

1. 痈疽肿毒：鲜莎草洗净，捣烂敷患处。

2. 水肿、小便短少：鲜莎草捣烂，贴涌泉、关元穴。

3. 慢性气管炎：莎草全草进行粗提，制成片剂，每片 0.3g，相当于原生药 10g。每次 3～4 片，日服 3 次，10 天为 1 疗程，可连服数疗程。服药期间无不良副作用，少数病人诉口咽发干，无须特殊处理。

◆栗子

【来源】本品为壳斗科植物栗的种仁。

【别名】毛栗、板栗、大栗、栗果、棋子、毛栗子、封栗。

【性味归经】味甘、微咸，性平。归脾、肾经。

【功能主治】益气健脾，补肾强筋，活血消肿，止血。主治：脾虚泄泻、反胃呕吐、脚膝酸软、筋骨折伤肿痛、瘰疬、吐血、衄血、便血。

【用法用量】内服：生食，煮食或炒存性研末服。外用：捣敷，9～15g；或入丸、散。外用：适量。

【炮制】洗净剥皮肉果仁。

【化学成分】含蛋白质、脂肪、氨基酸及铁、镁、磷、铜等元素。

【药理作用】①提高视力，缓解眼部疲劳。②抗衰老，延年益寿。

【方剂选用】

1. 肾虚腰膝无力：栗子风干，每日空心食七枚，再食猪肾粥。

2. 小儿脚弱无力，三四岁尚不能行步：日以栗子为食。

3. 气管炎：栗子肉半斤。煮瘦肉服。

4. 筋骨肿痛：栗子捣烂敷患处。

5. 小儿疳疮：捣栗子涂之。

6. 金刀斧伤：栗子研敷，或仓猝捣敷亦可。

【不良反应及注意事项】①栗子"生极难化，熟易滞化"，脾胃虚弱，消化不良者不宜多食。②新鲜栗子容易变质霉烂，吃了发霉栗子会中毒。③脾胃虚弱消化不好或患有风湿病的人不宜食用。

◆莪术

【来源】本品为姜科植物蓬莪术、广西莪术或温郁金的干燥根茎。后者习称"温莪术"。

【别名】温莪术、蓬莪术、山姜黄、芋儿七、臭屎姜。

【性味归经】味辛、苦，性温。归肝、脾经。

【功能主治】行气破血，消积止痛。主治：癥瘕痞块、瘀血经闭、食积胀痛、早期宫颈癌。

【用法用量】内服：煎汤，3～10g；或入丸、散。外用：适量，煎汤洗；或研末调敷。行气止痛，多生用，破血祛瘀宜醋炒。

【炮制】莪术：除去杂质，略泡，洗净，蒸软，切薄片，干燥。醋莪术：取净莪术，照醋煮法煮至透心，取出，稍凉，切厚片，干燥。

【化学成分】莪术主要含挥发油，油中主成分为莪术呋喃烯酮、龙脑、莪术二醇等。又含抗氧化活性的姜黄素类化合物。

【药理作用】①抗肿瘤作用。②抗早孕作用。③抗菌作用。④升高白细胞作用。⑤保肝作用。⑥抑制血小板聚集和抗血栓形成。⑦抗炎作用。

【毒理作用】莪术醇提取物，小鼠口服的半数致死量为 86.8±12g（生药）/kg。

【配伍效用】莪术配伍三棱：二者均有破血祛瘀、行气止痛之功效。但莪术长于破气中之血，破气之力大于破血，破气以消积；三棱功擅破血中之气，破血之力大于破气，破血以通经。相伍为用，其功效更显著，用于治疗血瘀气滞之闭经、经行腹痛、产后腹痛、癥瘕积聚、心腹疼痛、胁下胀痛；跌打损伤之肿胀疼痛以及食积腹痛等。

【方剂选用】

1. 尿路结石：莪术 15g，三棱 15g，山甲 9g，皂刺 9g，川牛膝 12g，生薏苡仁 15g，青皮 9g，枳壳 9g，水煎服，每日 1 剂。

2. 输卵管阻塞性不孕症：莪术 30g，桃仁、三棱、牛膝各 20g，柴胡、香附、王不留行、红花各 15g。此为基本方，如单纯肝郁气滞者加青皮；兼寒凝者加附子、肉桂；兼肾阳虚者加肉苁蓉；输卵管积水加猪苓、车前子；附件炎加蒲公英、紫花地丁。水煎 2 次，分 3 次服。

3. 一切冷气，抢心切痛，发即欲死，久患心腹痛时发者：莪术 60g（醋煮），木香 30g（煨）。为末，每服 1.5g，淡醋汤下。

4. 奔豚疝瘕：莪术、肉桂、小茴香各等分。为末服。

5. 吞酸吐酸：莪术 30g，川黄连 15g（吴茱萸 15g，同煮，去吴茱萸）。水煎服。

6. 妇人血气痛游走及腰痛：蓬术（切片）、干漆（研碎）各 60g。上同炒令漆焦香，取出漆不用，只用蓬术为末，温酒调下 9g，腰痛用胡桃酒下，游走痛冷水调下。

【不良反应及注意事项】气血两虚，脾胃薄弱无积滞者慎服；孕妇忌服。

◆ 桔梗

【来源】本品为桔梗科植物桔梗的干燥根。

【别名】白药、利如、梗草、卢茹、房图、荠苨、苦梗、苦桔梗、大药、苦菜根。

【性味归经】味苦、辛，性平。归肺经。

【功能主治】宣肺，利咽，祛痰，排脓。主治：咳嗽痰多、胸闷不畅、咽痛、音哑、肺痈吐脓、疮疡脓成不溃。

【用法用量】内服：煎汤，3～10g；或入丸、散。外用：适量，烧火研末敷。

【炮制】除去杂质，洗净，润透，切厚片，干燥。

【化学成分】根含多种三萜皂苷类成分：桔梗皂苷 A、C、D、D2、D3，及其衍生物等，远志皂苷 D、D2，及其衍生物等，桔梗苷酸 - A 甲酯、2 - O - 甲基桔梗苷酸 - A 甲酯等。根还含白桦脂醇、α - 菠菜甾醇、α - 菠菜甾醇 - β - D - 葡萄糖苷等。

【药理作用】①镇咳、祛痰作用。②降血糖作用。③抑制胃液分泌和抗溃疡作用。④抗炎作用。⑤抗肿瘤、免疫调节作用。⑥镇静、镇痛和解热作用。⑦降脂作用。⑧利尿作用。⑨抑菌任务。

【毒理作用】桔梗皂苷给小鼠皮下注射，最小致死量为 770mg/kg。

【配伍效用】

桔梗配伍苏梗：桔梗入肺，主升，宣肺祛痰、止咳平喘；苏梗入肺、脾，主降，宽胸利膈、下气宽中。二者伍用，升降有序，气机调畅，共奏解郁消滞、宽胸理气、宣肺止咳之功效，用于治疗肺失宣降、气机不畅之咳嗽、胸闷、气逆等症。

桔梗配伍枳壳：桔梗开宣肺气、祛痰排脓，功擅"载药上行"；枳壳理气宽中、消胀除痞，长于下降行散。二者伍用，有理气宣肺、消痰除痞之功效，用于治疗肺失宣降、气滞痰阻之胸闷痞满、脘胀不适等症。

【方剂选用】

1. 小儿喘息性支气管炎：桔梗、半夏、枳壳、陈皮各 4g，神曲、茯苓各 5g，甘草 1.5g，此为 3 岁小儿用量。每日可服 1～2 剂。

2. 肺炎：鱼腥草 36g，桔梗 15g，煎至 200ml。每次 30ml，每日 3～4 次，口服。

3. 扭挫伤：桔梗 30g，研末，分为 2 份，每日黄酒冲服 1 份，重症每日服 2 次。服后卧床休息，使局部微出汗。

4. 咽喉部急性炎症：桔梗、生甘草、防风、炒僵蚕各 6g，荆芥穗、薄荷各 9g。水煎服，每日 1 剂。

5. 失音：桔梗、甘草、当归、赤芍、枳壳各 9g，柴胡、玄参、生地黄各 12g，桃仁、红花各 15g。

6. 寒实结胸，无热证者：桔梗 0.9g，巴豆 0.3g（去皮、心，熬黑，研如脂），贝母 0.9g。上三味为散，以白饮和服，强人 1.5g，羸者减之。病在膈上必吐，在膈下必利，不利，进热粥一杯，利过不止，进冷粥一杯。

7. 肺痈,咳而胸满,振寒脉数,咽干不渴,时出浊唾腥臭,久久吐脓如米粥者:桔梗30g;甘草60g。上二味,以水三升,煮一升,分温再服,则吐脓血也。

8. 喉痹及毒气:桔梗60g。水三升,煮取一升,顿服之。

9. 牙疳臭烂:桔梗、茴香等量。烧研敷之。

【不良反应及注意事项】阴虚久嗽,气逆及咳血者忌服。

◆ 桐油

【来源】本品为大戟科植物油桐的种子所榨出的油。

【别名】桐子油、木桐油。

【性味归经】味甘、凉,性寒,有毒。

【功能主治】口吐风痰。主治:化脓性炎症、阑尾炎、胆囊炎、扁桃体炎。

【用法用量】涂擦,调敷或探吐。

【化学成分】桐油含 α-桐酸83%和三油精15%。

【药理作用】①消炎止痛。②促进灼伤愈合。

【毒理作用】实验室检查,肾脏有轻度损伤,加剧肝脏疾患的临床症状及肝功能改变。

【方剂选用】

1. 血风臁疮:①胡粉(煅过、研)、桐油调作隔纸膏贴。②陈桐油石灰(煅过)、人发(拌桐油炙干)。为末,仍以桐油调作膏,涂纸上,刺孔贴之。

2. 脚肚风疮如癞:桐油、人乳等量。日涂数次。

3. 酒齄赤鼻:桐油入黄丹、雄黄敷之。

4. 冻疮皲裂:桐油一碗,发一握。熬化瓶收,每以温水洗令软,敷之。

5. 解砒石毒:桐油三升灌之,吐即毒解。

6. 被火灼伤:桐油、石灰。先将石灰搅水澄清,取清水,入桐油数滴,急以竹枝搅之,半时起白色胶质,敷患部,清快异常。

7. 指疗:纱布浸桐油包患处;或将患指浸泡在桐油内。

8. 慢性溃疡:桐油、鲜桑白皮适量。捣烂,敷于创面,干后再换,直至痊愈为止。

9. 灼伤:灼伤后10分钟内,把灼伤的肢体浸泡于桐油中,浸泡时间以病人患处离开油桶后疼痛消失或只有轻微烧灼感为止。浸泡后用消毒纱布沾生桐油敷贴患处,每天更换1次,至创面干燥为止。

10. 寻常疣:用缝衣针或小刀将疣的表面轻轻刮破,将油桐果的胶汁滴在疣面,听其自然干涸结痂,自行脱落。如患处脱痂后,仍有部分疣组织尚未脱落者,再滴药1~2次,以愈为度。滴药后不要用水洗涤患处,以免影响结痂。

【不良反应及注意事项】桐油毒性较大,临床都作外用,禁忌内服。中毒者均系误食(将桐油误当一般食油烹调菜肴)所致。主要表现为恶心、频繁的呕吐;其次为腹痛、头痛、头晕、呼吸困难、四肢抽搐、手足麻木、发冷、呕血、便血、发烧;严重者出现昏迷和喉肌痉挛。实验室检查提示,部分病例的肾脏有轻度损害;并能加剧肝脏疾患的临床症状及肝功能改变。经及时救治均告恢复。此外,尚有因持续食入微量桐油(食油中掺有桐油)而引起亚急性中毒者。其临床表现较之上述急性中毒有如下不同之点:①胃肠症状轻;②全身症状明显,发热、气憋、手足发麻远多于急性中毒,且有下肢水肿、感觉减退、潮红灼热、心脏扩大等急性中毒者罕见的征象;③预后较严重,本组病例中有5例因心力衰竭而死亡。

◆ 荸荠

【来源】本品为莎草科植物荸荠的球茎。

【别名】马蹄、水栗、芍、凫茈、乌芋、菩荠。

【性味归经】味甘,性寒。归肺、胃经。

【功能主治】清热生津,化痰,消积。

主治：温病口渴、咽喉肿痛、痰热咳嗽、目赤、消渴、痢疾、黄疸、热淋、食积、赘疣。

【用法用量】生食，绞汁，煎汤，浸酒或研末服。

【炮制】洗净，削去外皮。荸荠粉：取荸荠洗净，除去嫩芽，磨碎，滤取白色浆汁，沉淀，干燥之，即成。

【化学成分】含荸荠素、细胞分列素即N－（Δ2－异戊烯基）腺苷、淀粉、蛋白质、脂肪等。

【药理作用】①促进生长发育。②降血压作用。③润肠通便作用。

【方剂选用】

1. 太阴温病，口渴甚，吐白沫黏滞不快者：荸荠汁、梨汁、鲜苇根汁、麦冬汁、藕汁（或用蔗浆）。临时斟酌多少，和匀凉服，不甚喜凉者，重汤炖温服。

2. 肝经热厥，少腹攻冲作痛：荸荠4个，海宅（漂去石灰矾性）30g。上二味，水二盅，煎2.4g服。

3. 黄疸湿热，小便不利：荸荠打碎，煎汤代茶，每次120g。

4. 下痢赤白：荸荠，洗净拭干，勿令损破，于瓶内入好烧酒浸之，黄泥密封收贮。遇有患者，取二枚细嚼，空心用原酒送下。

5. 痞积：荸荠于三伏时以火酒浸晒，每日空腹细嚼七枚，痞积渐消。

6. 腹满胀大：荸荠去皮，填入雄猪肚内，线缝，砂器煮糜食之，勿入盐。

7. 大便下血：荸荠捣汁大半盅，好酒半钟，空心温服。

8. 妇人血崩：荸荠一个，烧存性，研末，酒之。

9. 咽喉肿痛：荸荠绞汁冷服，每次120g。

10. 小儿口疮：荸荠烧存性，研末掺之。

11. 寻常疣：荸荠掰开，用其白色果肉摩擦疣体，每日3~4次，每次摩至疣体角质层软化、脱掉，微有痛感并露出针尖大小的点状出血为止。连用7~10天。

12. 食道癌：荸荠10个，带皮蒸煮，每日服食。

13. 预防流感：鲜荸荠250g，甘蔗1根，切段，入锅煎煮，熟而食之，有清热消炎、生津。

14. 通肠利便：荸荠500g，煮熟捣烂，加盐、姜、豆粉，挤成丸子，油炸后捞起。生粉勾芡成卤，浇在丸上，味鲜滑口，可消食开胃，利肠通便。

15. 癌症放疗中或放疗后引起的津液亏损，大便秘结：生荸荠20枚（洗干净，并用温水烫）榨汁，然后加入半杯甘蔗汁和匀饮用，每日1~2杯或荸荠60g，香菇30g，嫩豆腐400g，葱花9g，油、盐、胡椒粉、味精各适量。将香菇洗净，温水发开去蒂切丝（保留菇水）；将豆腐切成小块状；将葱切碎；将荸荠洗净削皮，并切成小片。取香菇、荸荠、豆腐一起置入锅中煮汤，汤沸后加入油、盐、胡椒粉、味精，再入葱花煮片刻即可，佐膳服用。

16. 痰核、瘰疬：荸荠100g，海蜇100g，煮汤服，每日2~3次。

17. 阴虚肺燥、痰热咳嗽：鲜荸荠150g，打碎绞汁，加入藕汁100ml，梨汁60ml，芦根汁60ml同服。每日1~2次。

18. 癌症病人肝肾阴虚：荸荠150g，大鲜蘑菇14朵，杞子15g，酱油20g，鲜番茄1只，白糖、米酒、精炼油、芝麻油各适量。将荸荠洗净切片，蘑菇蒂削平后洗净，放沸水锅中煮25秒钟捞出，用冷水漂凉。锅置小火上烘热，下油，将蘑菇、荸荠放在油锅中，反复翻炒，至菇面呈金黄色，加入米酒、白糖、杞子、酱油及开水200ml，加盖，用小火焖煮，至汤汁基本干，淋上麻油，然后将切片番茄放在蘑菇上即可。

19. 癌症病人脾肺两虚：荸荠100g，蘑菇100g，鸡蛋3只，植物油、香葱、盐适量。将荸荠洗净切片；蘑菇洗净，切片；香葱洗净去根须，切成葱花。取鸡蛋放入碗内，投入蘑菇、荸荠、油、盐，用筷子拌匀。再放入烧热的油锅中，不停翻炒，待成小块状时即可，佐膳服用。

【不良反应及注意事项】孕妇慎用。

◆钱榆（又叫榆钱）

【来源】本品为榆科植物榆树的翅果。

【别名】榆实、榆子、榆仁、榆荚仁。

【性味归经】味甘，微辛，性平。归肺、脾、心经。

【功能主治】健脾安神，清心降火，止咳化痰，清热利水，杀虫消肿。主治：失眠、食欲不振、带下、小便不利、水肿、小儿疳热羸瘦、水火烫伤、疮癣等病症。

【用法用量】榆钱，3~9g，接骨以内皮酒调包敷患处。外用：治骨折，外伤出血。

【炮制】去杂质，晒干。

【化学成分】皂苷、蛋白质及微量元素。

【药理作用】①抗癌作用。②消炎止痛。

【方剂选用】

体癣、股癣：苦榆酊：新鲜榆钱100g，苦参20g，上药加入75%酒精500ml，密封浸渍3昼夜，取上清液外涂局部。

【不良反应及注意事项】溃疡、十二指肠溃疡患者慎食。

◆秫米

【来源】本品为禾本科植物粱或粟的种子之粘者。

【别名】众秫、糯秫、糯粟、黄糯、黄米。

【性味归经】味甘，性微寒。归肺、胃、大肠经。

【功能主治】祛风除湿，和胃安神，解毒敛疮。主治：疟疾寒热、筋骨挛急、泄泻痢疾、夜寐不安、肿毒、漆疮、冻疮、犬咬伤。

【用法用量】内服：煎汤，9~15g；包煎；或煮粥；或酿酒。外用：适量，研末撒，或捣敷。

【炮制】生秫米：取原药材，除去杂质，洗净，干燥，筛去灰屑。炒秫米：炒用"。现行，取净生秫米，置锅内用文火炒至表面黄色，微有焦斑。

【化学成分】含维生素 B_1、维生素 B_{12}、烟酸、蛋白质、脂肪、碳水化合物77%、支链淀粉等。

【药理作用】①改善睡眠。②提高机体免疫力。

【方剂选用】

久泄胃弱：秫米炒为粉。每用数匙，沙糖拌食。

【不良反应及注意事项】久食动风，小儿勿多食。

◆拳参

【来源】本品为蓼科植物拳参的干燥根茎。春初发芽时或秋季茎叶将枯萎时采挖，除去泥沙，晒干，去须根。

【别名】紫参、草河车、刀剪药、铜罗、虾参、地虾、山虾。

【性味归经】味苦、涩，性微寒。归肺、肝、大肠经。

【功能主治】清热解毒，消肿，止血。主治：赤痢、热泻、肺热咳嗽、痈肿、瘰疬、口舌生疮、吐血、衄血、痔疮出血、毒蛇咬伤。

【用法用量】内服：煎汤，3~12g；或入丸、散。外用：适量，捣敷或煎水含漱、熏洗。

【炮制】除去杂质，洗净，略泡，润透，切薄片，干燥。

【化学成分】拳参根茎含鞣质8.7%~25.0%，淀粉12%~45.81%，糖类5.7%~7.5%，及果胶、树胶、黏液质、树脂等。

【药理作用】①促进血液凝固。②抗菌作用。③抗炎作用。

【毒理作用】拳参毒性很小，用其提取液（100%）小鼠腹腔注射的半数致死量为0.33g/鼠；兔用"止血净"腹腔注射（0.2g/kg），观察5天，于30天后解剖，未发现异常。

【方剂选用】

1. 菌痢、肠炎：拳参制成片剂，每片

含药0.3g。每次4片，日服3次。

2. 肺结核：拳参洗净晒干粉碎，加淀粉调匀压成0.3g的片剂。成人每次4~6片，小儿酌减。

3. 慢性气管炎：用1：1紫参（石生蓼的根茎）注射液（每ml含紫参黄酮2.2~2.5mg）肌注，场次2ml，每日2次，10天为1疗程。

【不良反应及注意事项】无实火热毒者不宜。阴证外疡忌服。

◆党参

【来源】本品为桔梗科植物常参、素花党参、川党参、管花党参、球花党参、灰毛党参的根。

【别名】上党人参、防风党参、黄芩、防党参、上党参、狮头参、中灵草。

【性味归经】味甘，性平。归脾、肺经。

【功能主治】健脾补肺，益气生津。主治：脾胃虚弱、食少便溏、四肢乏力、肺虚喘咳、气短自汗、气微两亏诸证。

【用法用量】内服：煎汤，6~15g；或熬膏、入丸、散。生津、养血宜生用；补脾益肺宜炙用。

【炮制】党参：洗净泥沙后润透去芦，切片或切段，晒干。炒党参：将麸皮置于加热之锅内，至锅上起烟时，加入党参片，拌炒至深黄色，取出筛去麸皮，放凉。（每党参100g，用麸皮20g）

【化学成分】党参主要含有皂苷、微量生物碱、蔗糖、葡萄糖、菊糖、淀粉、粘液及树脂等。川党参主要含有挥发油、黄芩素、葡萄糖苷、微量生物碱、多糖、菊糖、皂苷。

【药理作用】①促进学习记忆。②镇静作用。③抑制血栓形成。④抗缺氧作用。⑤抗性心肌缺血。⑥抗溃疡作用。⑦增加红血球及血色素作用。⑧抗高温作用。

【毒理作用】党参水提乙醇沉淀注射液，小鼠腹腔注射的半数致死量为79.21±3.6g/kg。

【配伍效用】

党参配伍当归：党参补中益气；当归补血活血。二者伍用，共奏补气养血之功效，用于治疗心血不足之头晕、面色萎黄、气短乏力等。

党参配伍茯苓：党参益气健脾；茯苓甘淡渗湿健脾。二药合用，有健脾渗湿之功效，用于治疗脾气虚弱、运化失职、水湿内停之食少便溏、四肢倦怠、肢体水肿、小便不利等症。

党参配伍黄芪：党参甘平，补中益气健脾；黄芪甘温，补气升阳、益卫固表。二者相须为用，使其补气升阳之功效更著，用于治疗中气不足、气虚下陷之子宫脱垂、脱肛；脾胃虚弱、运化不健之食少纳呆、便溏泄泻、倦怠乏力等症。

党参配伍麦冬：党参甘平补中益气生津；麦冬甘寒养阴生津。二者相使为用，有补气养阴生津之功效，用于治疗热伤气津之体倦气短、咽干口渴、脉虚细者。

【方剂选用】

1. 清肺金，补元气，开声音，助筋力：党参500g（软甜者，切片），沙参250g（切片），桂圆肉120g。水煎浓汁，滴水成珠，用磁器盛贮。每用一酒杯，空心滚水冲服，冲入煎药亦可。

2. 泻痢与产育气虚脱肛：党参（去芦，米炒）6g，炙芪、白术（净炒）、肉蔻霜、茯苓各4.5g，怀山药（炒）6g，升麻（蜜炙）1.8g，炙甘草2g。加生姜二片煎，或加制附子1.5g。

3. 服寒冷竣剂，以致损伤脾胃，口舌生疮：党参（焙）、黄芪（炙）各6g，茯苓3g，甘草（生）1.5g，白芍2g。白水煎，温服。

4. 小儿口疮：党参30g，黄柏15g。共为细末，吹撒患处。

5. 抑制或杀灭麻风杆菌：党参、重楼（蚤休）、刺包头根皮（楤木根皮）各等量。将党参、重楼研成细末；再将刺包头根皮加水适量煎煮三次，将三次煎液浓缩成一定量（能浸湿党参、重楼细粉）的药液，加蜂蜜适量，再将重楼、党参细粉倒入捣匀作丸，每丸 9g 重；亦可作成膏剂。日服三次，每次一丸，开水送服。

【不良反应及注意事项】实证、热证禁服；正虚邪实证，不宜单独应用。

◆ 积雪草

【来源】本品为伞形科植物积雪草的干燥全草。夏、秋二季采收，除去泥沙，晒干。

【别名】崩大碗、马蹄草、雷公根、蚶壳草、铜钱草、落得打。

【性味归经】味苦、辛，性寒。归肝、脾、肾经。

【功能主治】清热利湿，解毒消肿。主治：湿热黄疸、中暑腹泻、砂淋血淋、痈肿疮毒、跌打损伤。

【用法用量】内服：煎汤，9～15g（鲜者 15～30g）；或捣汁。外用：适量，捣敷或绞汁涂。

【炮制】除去杂质，洗净，切段，晒干。

【化学成分】含多种 α - 香树脂醇型的三萜成分，其中有积雪草苷、参枯尼苷、异参枯尼苷、羟基积雪草苷、玻热模苷、玻热米苷和玻热米酸等，以及马达积雪草酸。此外，尚含内消旋肌醇、积雪草糖、蜡、胡萝卜烃类、叶绿素，以及山柰酚、槲皮素和葡萄糖、鼠李糖的黄酮苷。

【药理作用】①中枢作用。②修复皮肤组织的作用。③抗菌作用。④能轻度抑制乙酰胆碱的作用。

【毒理作用】醇提取物对大鼠腹腔注射的半数致死量为 1.93g/kg。茎部分毒性较小，大鼠腹腔注射 2g/kg 也不引起死亡。积雪草苷对小鼠、兔皮下注射 0.04～0.05g/kg 能产生中毒症状；0.2～0.25g/kg 则增加出血时间，导致出血。口服 1g/kg，小鼠，兔皆能耐受。

【方剂选用】

1. 湿热黄疸：积雪草 30g，冰糖 30g。水煎服。

2. 中暑腹泻：积雪草鲜叶搓成小团，

嚼细开水吞服 1～2 团。

3. 砂淋：积雪草 30g。第二次的淘米水煎服。

4. 血淋：积雪草头、草益根各一把。捣烂绞汁和冰糖 30g，一次炖服。

5. 小便不通：鲜积雪草 30g，捣烂贴肚脐，小便通即去药。

6. 肝脏肿大：积雪草每次约 240～500g。煎水服。

7. 麻疹：积雪草 30～60g。水煎服。

8. 乳痈初起：积雪草根茎叶和槟梅衣一个。酒煎服。

9. 疔疮：鲜积雪草，洗净，捣烂敷患处。

10. 缠腰火丹：鲜积雪草，洗净，捣烂绞汁，同适量的生糯米粉调成稀糊状，搽患处。

11. 跌打损伤：积雪草 24～30g，和红酒 250～360g，炖 1 小时，内服；渣捣烂后贴伤部。

12. 刀伤出血：积雪草，酌量，捣烂外敷伤口。

13. 臁疮：鲜积雪草洗净，捣烂敷患处，一日一换。

14. 目赤肿痛：鲜积雪草捣烂敷寸口处，或捣烂绞汁点患眼，一日 3～4 次。

15. 麦粒肿：鲜积雪草洗净捣烂，掺红糖敷之。

16. 咽喉肿痛：鲜积雪草 60g。洗净，放碗中捣烂，开水冲出汁，候温，频频含咽。

17. 百日咳：积雪草 90g，瘦猪肉 30g。同煎一小时，分两次服，连服数天。

18. 误食砒霜或其他食物中毒：积雪草 120g，胆矾 3g。煎水服。此方亦治钩吻及蕈中毒。

19. 骨鲠：积雪草根煎水内服，服时须慢慢咽下。

20. 解大茶药中毒：积雪草捣烂，加茶油灌服。

21. 解木薯中毒：积雪草捣烂，温开水冲服。

22. 解毒蕈中毒：积雪草120g，片糖60g，煎水内服；或崩大碗120g，萝卜一斤，捣烂榨汁内服。

23. 咳血、吐血、鼻出血：鲜积雪草60～90g，水煎或捣汁服。

24. 跌打肿痛：鲜积雪草捣烂绞汁30g，调酒，炖温服；渣敷患处。

25. 用于止痛：积雪草晒干研末，每日1～1.15g，3次分服。

26. 传染性肝炎：鲜积雪草120g，加水500ml，浓煎成250ml，乘热加入冰糖60g溶化，分2次空腹服，7天为1疗程。

27. 流行性脑脊髓膜炎带菌者：积雪草（干）1000g，水煎2次，合并滤液，浓缩至1000ml，加防腐剂，pH调至8左右。每服10ml，5岁以下儿童减半，每日3次，空腹服，连服3天。

【不良反应及注意事项】无毒。在常规剂量内水煎服没有不适反应。长期服用或大剂量30～60g服用也没有明显副作用。虚寒者不宜。

◆梗通草

【来源】本品为豆科植物田皂角茎的木质部。

【别名】白梗通、野通草、水通草。

【性味归经】味淡、微苦，凉，性平。归膀胱经。

【功能主治】清热，利尿，通乳，明目。主治：热淋、小便不利、水肿、乳汁不通、夜盲。

【用法用量】内服：煎汤，5～10g。

【炮制】去净灰尘及残根，抢水洗净，润4～5小时，切成斜片，晒干。

【化学成分】梗通草种子中含脂肪酸，液体石蜡，油醇和甾醇：△5，7-甾醇（△5，7-sterol），二氢-β-谷甾醇等。

【药理作用】①抗氧化作用。②提高机体免疫力。

【不良反应及注意事项】溲多者忌用。

◆莱菔子

【来源】本品为十字花科植物萝卜的干燥成熟种子。

【别名】萝卜子、芦菔子。

【性味归经】味辛，甘，性平。归肺、脾、胃经。

【功能主治】消食除胀，降气化痰。外用消肿止痛；主治：饮食停滞、脘腹胀痛、大便秘结、积滞泻痢、痰壅喘咳。

【用法用量】内服：煎汤，5～10g；或入丸、散，宜炒用。外用：适量，研末调敷。

【炮制】莱菔子：除去杂质，洗净，干燥。用时捣碎。

炒莱菔子：取净莱菔子，照清炒法炒至微鼓起。用时捣碎。

【化学成分】种子含芥子碱和脂肪油，油中含大量的芥酸及亚油、亚麻酸等，还含菜子甾醇和22-去氢菜油甾醇、莱菔素等。还含黄酮类、多糖类、蛋白类成分等。

【药理作用】①抗病原微生物。②解毒作用。③降压作用。④抗癌作用。⑤祛痰、镇咳作用。⑥抗肾上腺素的作用。

【毒理作用】莱菔素对小鼠和离体蛙心有轻微毒性。水提取物对小鼠腹腔注射的半数致死量为127.4（123.8～137.1）g/kg，动物多于给药1小时内惊厥而死亡。大鼠每日灌胃100、200及400g/kg，持续3周，对血象、肝肾功能及主要脏器等均未见明显影响。

【配伍效用】莱菔子配伍人参：莱菔子下气消食；人参补气健脾。二者伍用，共奏补气健脾、下气消食之功效，用于治疗脾胃虚弱所致之乏力纳呆、脘腹胀满等。

【方剂选用】

1. 高血压：莱菔子片（每片含生药5g），每次5片，日服2～3次。

2. 癫狂症：生莱菔子、生大黄各30g，芒硝24g（冲服），白芥子9g。

3. 肠梗阻：莱菔子24～30g，大黄10～15g，芒硝（后下）10～15g，蜂蜜60～120g。先取水500ml，煮莱菔子、大黄，煎取250ml。另煮蜂蜜至沸入芒硝，煎熬20分钟，与前药汁混合，候凉1次顿服。亦可少量多次，频频饮用。服药后肠鸣逐渐恢复和增强，约 3~4 小时后开始排便，可连续达 5~6 次。若不排便时，可再进 1 剂，至排便为止。

4. 老年性便秘：莱菔子（文火炒煮）30~40g，温开水送服，2~3 次/日。

5. 崩漏：莱菔子 120~150g，水煎分 3 次服，每日 1 剂，连服 1~2 剂。

6. 小儿口疮：莱菔子（炒至微黄）、白芥子、地肤子各 10g，研末，放入煮沸的食醋中（冷却倒入药末），调成膏状，贴于两足涌泉穴，每日换药 1 次。

7. 积年上气咳嗽，多痰喘促，唾脓血：莱菔子一合，研，煎汤，食上服之。

8. 一切食积：山楂 180g，神曲 60g，半夏、茯苓各 90g，陈皮、连翘、莱菔子各 30g。上为末，炊饼丸如梧子大。每服 70~80 丸，食远，白汤下。

9. 痢疾有积，后重不通：莱菔子 15g，白芍 9g，大黄 3g，木香 1.5g。水煎服。

10. 跌打损伤，瘀血胀痛：莱菔子 60g，生研烂，热酒调敷。

11. 小儿盘肠气痛：莱菔子炒黄，研末。汤服 1.5g。

12. 牙痛：莱菔子 14 粒，去赤皮，细研。以人乳和，左边牙痛，即于右鼻中点少许，如右边牙疼，即于左鼻中点之。

【不良反应及注意事项】气虚者慎服。

◆ 娑罗子

【来源】本品为七叶树科植物七叶树、浙江七叶树或天师栗的干燥成熟种子。秋季果实成熟时采收，除去果皮，晒干或低温干燥。

【别名】天师栗、娑婆子、武吉、仙栗、开心果、苏罗子、索罗果、梭椤子。

【性味归经】味甘，性温。归肝、胃经。

【功能主治】理气宽中，和胃止痛。主治：胸腹胀闷、胃脘疼痛。

【用法用量】内服：煎汤，5~10g；或烧灰冲酒。

【炮制】拣去杂质，除去外壳，洗净，晒干，用时捣碎。

【化学成分】主要含有三萜皂苷和黄酮类化合物。

【药理作用】①抗炎作用。②保护脑水肿作用。③抑制胃酸分泌作用。④体外杀精作用。

【毒理作用】娑罗子皂苷给兔静脉注射以相当人 1 次用量的 15 倍（3mg/kg），其体内血浆游离血红蛋白与红细胞计数无明显变化；大鼠在亚急性毒性试验亦未发现红细胞与血红蛋白值有异常改变。表明其在一定剂量下对体内血红细胞无急性破坏作用。半数致死量为 4.73 ± 0.77mg/kg。

【方剂选用】

1. 胃痛：娑罗子 1 枚去壳，捣碎煎服，能令虫从大便出，三服。

2. 九种心痛：娑罗子，烧灰，冲酒服。

【不良反应及注意事项】儿童对 β-七叶皂苷钠比较敏感，在国外曾有 5 例儿童因用药过量（常用量的 10~20 倍）而导致肾功能衰竭。国内有 2 例服用娑罗子出现咽喉部不适、恶心呕吐不良反应的报道。气虚及阴虚者忌用。

◆ 预知子

【来源】本品为木通科植物木通、三叶木通和白木通的种子。

【别名】盍合子、仙沼子、压惊子。

【性味归经】味苦，性寒，无毒。

【功能主治】主治：一切风，补五劳七伤。疝癖、气块、天行温疾、消宿食、止烦闷、利小便、催生、解药毒、中恶失音、发落、敷一切蛇、虫、蚕咬。

【用法用量】内服：熬膏或入丸剂。外用：研末调敷。

【炮制】洗净，晒干。用时打碎。

【化学成分】主要含有木通皂苷 A、B、C、D、E、F、G，其皂苷元均为常春藤皂苷元。另含油酸甘油酯、亚麻酸甘油酯等。

【药理作用】①抗菌作用。②消炎止痛。

【方剂选用】

腹脏有虫，令人皮肤生疮，语声变，眉鬚落：预知子 60g（捣末），雄黄 60g

（研末），乳香90g（研末）。上件药，先以乳香末用水一斗，于银锅内以慢火煎至五升，入预知子并雄黄，慢火熬成膏，入瓷器中盛。每日空心以温酒调下一茶匙，后有虫如马尾随大便出。

【不良反应及注意事项】凡病人脾虚作泄者勿服。

◆钻地风

【来源】本品为虎耳草科钻地风属植物全叶钻地风，以根及藤入药。夏秋采集，分别晒干。

【别名】追地枫、桐叶藤、全叶钻地风、利筋藤。

【性味归经】味淡，性凉。归脾经。

【功能主治】主治：风湿脚气、四肢关节酸痛。

【用法用量】内服：煎汤，9～15g；或浸酒。

【炮制】挖取根部，剥取根皮，晒干。

【化学成分】异酮化合物及挥发油。

【药理作用】舒筋活络，祛风活血。用于风湿筋骨痛，四肢关节酸痛。

【方剂选用】

四肢关节酸痛：钻地风一斤半，八角枫、五加皮、丹参各半斤，白牛膝180g，麻黄15g。切细，入黄酒3kg，红糖、红枣各250g，装入小坛内密封，再隔水缓火炖4小时。每天早晚空腹饮120g左右。头汁服完后，可再加黄酒2500g，如上法烧炖后服用。

【不良反应及注意事项】易引起泌尿系生殖系统不良反应如肾衰竭，肾功能不全人慎用。

◆桦木皮

【来源】本品为桦木科植物白桦的树皮。

【别名】桦皮、白桦皮、桦树皮。

【性味归经】味苦，性平。归肺、胃、大肠经。

【功能主治】清热利湿，祛痰止咳，解毒。主治：咽痛喉痹、咳嗽气喘、黄疸、腹泻、痢疾、淋证、小便不利、乳痈、疮毒、痒疹。

【用法用量】内服：煎汤，10～15g；外用：适量，研末或煅存研末调敷。

【炮制】春季剥下树皮，或在已采伐的树上剥取，切丝，晒干备用。

【化学成分】白桦含桦叶烯四醇、桦叶烯四醇、桦叶烯五醇等。

【药理作用】①止咳、祛痰与平喘作用。②抗菌作用。

【毒理作用】白桦树皮水煎浓缩液经乙醇处理，再加浓氨水沉淀后之滤液，回收乙醇加水溶解的部分，给小鼠腹腔注射半数致死量为92.92g生药/kg。

【方剂选用】

1. 五疸发黄：桦木皮、铃儿茵陈各等分。煎汤作茶饮。

2. 小便热短：桦木皮浓煮汁饮。

3. 乳痈疽初发，肿痛结硬欲破脓：北来真桦皮，无灰酒服2g，就之卧。

4. 吹乳：桦木皮手掌大一方，皂角子7个。上二味烧成灰，好酒空心调服。

5. 肺脏风毒，遍身疮疥及瘾疹瘙痒，搔之成疮，又治面上风刺及妇人粉刺：杏仁（去皮、尖，用水一碗，于银铫子内熬，候水减一半以来，取出，放令干）、荆芥穗各60g，枳壳（去瓤，用炭火烧存性，取出，于湿纸上令冷）、桦木皮（烧成灰）各120g，甘草（炙）15g。上药除杏仁外，余药都捣罗为末，却将杏仁别研令极细，次用诸药末旋旋入研令匀。每服6g，食后温酒调下，日进三服；疮疥甚者，每日频服。

6. 水火烫伤：桦木皮煅炭研末，外敷。

7. 痢疾：桦树皮煅炭，研成细末。每次3g，糖为引，日服二次。

8. 多种炎症：桦木皮105g，剥去上层白皮，切碎，用10倍量水煎煮2小时；按此共煎两次，滤液合并缩至800ml，加入蔗糖90g搅拌，再加水煎至1000ml，过滤备用。每次50～100ml，日服2次。

9. 慢性气管炎：桦木皮50g，制成煎剂、糖浆剂或冲剂，每日3次分服；或用

50%针剂，每日 1 次 2ml，肌注或穴位注射。均以 10 天为 1 疗程，连续 2 个疗程。

【不良反应及注意事项】脾胃弱，易于作泄者忌服。

◆徐长卿

【来源】本品为萝藦科牛皮消属植物徐长卿的干燥根及根茎。秋季采挖，除去杂质，阴干。

【别名】鬼督邮、石下长卿、别仙踪、料刁竹、钓鱼竿、逍遥竹、一枝箭、英雄草、料吊、土细辛、九头狮子草、竹叶细辛、铃柴胡、生竹、一枝香、牙蛀消、线香草、小对叶草、对月草、天竹、溪柳、蛇草、瑶山竹、黑薇、蜈蚣草、铜锣草、山刁竹、蛇利草、药王、对叶莲、上天梯、老君须、香摇边、摇竹消、摇边竹、三百根、刁竹、千云竹、痢止草。

【性味归经】味辛，性温。归肝、胃经。

【功能主治】祛风化湿，止痛止痒。主治：风湿痹痛、胃痛胀满、牙痛、腰痛、跌打损伤、荨麻疹、湿疹。

【用法用量】内服：煎汤，9～15g；或入丸、散。外用：

【炮制】除去杂质，迅速洗净，切段，阴干。

【化学成分】主要含有黄酮苷、糖类、氨基酸、牡丹酚。

【药理作用】①镇痛作用。②镇静作用。③降压作用。④抗菌作用。

【毒理作用】小鼠腹腔注射徐长卿去牡丹酚制剂的半致死量为 $32.9 \pm 1.0 \mathrm{g/kg}$。兔静脉注射 5g/kg 时，可出现惊厥，持续 30 秒，1～2 分钟后始可站立，逐渐恢复正常，48 小时内动物情况良好。

【配伍效用】徐长卿配伍安息香：徐长卿祛风散寒、除湿止痛；安息香行气活血止痛。二者相伍为用，共奏行气活血、祛风散寒止痛之功效，用于治疗"恶疮心痛、闷绝欲死"者。

【方剂选用】

1. 神经衰弱：徐长卿散剂 10～15g，每日 2 次口服，或蜜丸（每丸含生药 5g）每次 2 丸，日服 2 次，或将散剂装胶囊，每个 0.5g，每次 20 个，日服 2 次，20 天为 1 疗程。

2. 泌尿系结石：金钱草 240g，忍冬藤、滑石、甘草各 100g，石韦、车前子、瞿麦、川木通、冬葵果、徐长卿各 60g，蔗糖 500g，苯甲酸纳 3g，共制成 1000ml。内服本品并配合体外震波碎石机碎石后排石，效果显著。

3. 过敏性鼻炎：徐长卿 30g，生地黄 24g，当归、赤芍各 15g，川芎 6g，苍耳子、辛夷各 9g。伴头痛加白芷、菊花各 9g；体虚反复感冒者合玉屏风散，水煎服，每日 1 剂。

4. 风湿痛：徐长卿根 24～30g，猪精肉 120g，老酒 60g。酌加水煎成半碗，饭前服，日二次。

5. 皮肤瘙痒：徐长卿适量。煎水洗。

【不良反应及注意事项】以注意剂量，以免中毒，孕妇，体弱者禁用。

◆凌霄花

【来源】本品为紫葳科植物凌霄或美洲凌霄的干燥花及根。夏、秋二季花盛开时采收，干燥。根春秋采。

【别名】紫葳、紫葳花、紫葳凌霄花、陵时花、苕之华、苕华、茈蘸花、苕、芰华、女葳、自华芰、蓬麦花、藤罗花、吊墙花、堕胎花、芰华、武威花、瞿陵花、陵居腹花、鬼目花、陵苕花、陵茗花、藤萝草花、追罗花、倒挂金钟、上树蜈蚣、碎骨风、五爪龙花、红花倒水莲、上树龙花、白狗肠花、杜灵霄花、杜灵肖花、杜凌霄花。

【性味归经】花：味甘、酸，性寒。根：味苦，性凉。花：归肝、心包经。

【功能主治】花：凉血，化瘀，祛风。主治：月经不调、经闭癥瘕、产后乳肿、风疹发红、皮肤瘙痒、痤疮。

根：活血散瘀，解毒消肿。主治：风湿痹痛、跌打损伤、骨折、脱臼、急性胃肠炎。

【用法用量】内服：煎汤，3～6g；或入

散剂。外用:适量,研末调涂;或煎汤熏洗。

【炮制】洗净,切片晒干。

【化学成分】凌霄花含芹菜素,β-谷甾醇。

【药理作用】①抗脑缺血作用。②抗溃疡作用。③降脂作用。④抗炎作用、抗癌作用。⑤止咳作用。

【方剂选用】

1. 女经不行:凌霄花为末。每服6g,食前温酒下。

2. 崩中漏下血:凌霄花末,温酒服2g,日三。

3. 通身痒:凌霄花为末,酒调,卜钱。

4. 皮肤湿癣:凌霄花、羊蹄根各等量,酌加枯矾,研末搽患处。

5. 酒齄鼻:①凌霄花、山栀子。上等量,为细末。每服6g,食后茶调下,日进二服。②凌霄花研末,和密陀僧末,调涂。

6. 痛疾:凌霄花,为细末。每服9g,温酒调下,空心服。

7. 大便后下血:凌霄花,浸酒饮服。

8. 误食草药毒者:凌霄花同黑豆一起蒸热,拣去花,只服豆3~5粒。

【不良反应及注意事项】气血虚弱及孕妇忌服。

◆浙贝母

【来源】本品为百合科植物浙贝母的干燥鳞茎。

【别名】土贝母、浙贝、象贝、象贝母、大贝母。

【性味归经】味苦,性寒。归肺、心经。

【功能主治】清热散结,化痰止咳,主治:风热犯肺、痰火咳嗽、肺痈、乳痈、瘰疬、疮毒。

【用法用量】内服:煎汤,3~10g;或入丸、散。外用:适量,研末撒。

【炮制】除去杂质,洗净,润透,切厚片,干燥;或打成碎块。

【化学成分】鳞茎含浙贝母碱、去氢浙贝母碱、贝母醇。此外还有四种含量极少的生物碱:贝母丁碱、贝毋芬碱、贝母辛

碱和贝母替定碱。日本产的浙贝母鳞茎中还分出了浙贝母碱的葡萄糖甙。

【药理作用】①对平滑肌及腺体的作用;②对循环系统及呼吸的作用。③镇咳作用。④解痉作用。⑤有镇痛作用。⑥降压作用。

【毒理作用】浙贝母碱在低浓度下对支气管平滑肌有明显扩张作用。浙贝母碱及去氢浙贝母碱有明显镇咳作用,还有中枢抑制作用,能镇静、镇痛。此外,大剂量可使血压中等程度降低,呼吸抑制,小量可使血压微升。

【配伍效用】

浙贝母配伍黄芩:浙贝母清热化痰;黄芩清热泻火。二者伍用,有清热、泻火、化痰之功效,用于治疗肺热之咳嗽痰黄等症。

浙贝母配伍夏枯草:浙贝母宣肺化痰、清火散结;夏枯草清肝泻火、开郁散结。二者伍用,共奏清热消肿、解郁散结之功效,用于治疗瘿瘤、瘰疬等证因气郁痰结所致者。

【方剂选用】

1. 百日咳:黑皮三叶青30g,百部、浙贝母各35g,共为细末,分为10包。每日2次,每次1包,温开水冲服,服完为1疗程。

2. 胃及十二指肠球部溃疡:浙贝母50g,白芍50g,生甘草50g,乳香30g,没药30g,三七粉30g。共研末装胶囊,每粒重0.5g。每次6粒,每日3次,饭前服。

3. 乳腺囊性增生:丹参30g,当归、桃仁、红花各10~15g,熟地黄、白芍各10g,柴胡、枳壳、桔梗、浙贝母各9g,元参、牡蛎(先煎)各30g,牛膝、生甘草各6g。水煎服,每日1剂。

4. 感冒咳嗽:浙贝母、知母、桑叶、杏仁各9g,紫苏6g,水煎服。

5. 痈毒肿痛:浙贝母、连翘各9g,金银花18g,蒲公英24g,水煎服。

【不良反应及注意事项】寒痰、湿痰及脾胃虚寒者慎服浙贝母,浙贝母反乌头。

十一画

◆梧桐子

【来源】本品为梧桐科植物梧桐的种子。

【别名】飘儿果、桐麻豌。

【性味归经】味甘，性平。归肺、胃经。

【功能主治】顺气和胃，健脾消食，止血。主治：胃脘疼痛、伤食腹泻、疝气、须发早白、小儿口疮。

【用法用量】内服：煎汤 5 ~ 10g，或研末。外用：煅存性研末。

【炮制】打落种子，去除杂质，密贮干燥处，防蛀。

【化学成分】含脂肪油其脂肪酸有苹婆酸，锦葵酸等，还含具止血作用的生物碱及咖啡碱。

【药理作用】①止血作用。②降压作用。

【方剂选用】

1. 疝气：梧桐子炒香，剥（去）壳食之。

2. 伤食腹泻：梧桐子炒焦研末，冲服，每服 3g。

3. 白发：梧桐子 9g，何首乌 15g，黑芝麻 9g，熟地黄 15g。水煎服。

【不良反应及注意事项】脾胃虚弱者慎用。

◆梧桐根

【来源】本品为梧桐科植物梧桐的根。

【别名】梧桐蕌。

【性味归经】味甘，性平。归肾、大肠经。

【功能主治】祛风除湿，调经止血，解毒疗疮。主治：风湿关节疼痛、吐血、肠风下血、月经不调、跌打损伤。

【用法用量】内服：煎汤，9 ~ 15g；鲜品 30 ~ 60g；或捣汁。外用：捣敷。

【炮制】晒干或鲜用。

【化学成分】含脂肪油 69%，蛋白质 23.32%，并合咖啡碱。

【药理作用】①抗炎、止痛作用。②促进机体免疫功能。

【方剂选用】

1. 风湿疼痛：鲜梧桐根 30 ~ 45g（干的 24 ~ 30g）。酒水各半同煎 1 小时，内服，加一个猪脚同煎更好。

2. 哮喘：梧桐根 15 ~ 30g。水煎服。

3. 骨折：梧桐根皮、三百棒、震天雷、大血藤，捣敷或水煎服。

4. 热淋：梧桐根（去粗皮），捣烂，浸淘米水内，用布绞汁，加白糖服。

5. 肿毒：梧桐根、水桐根、桂花树根皮、苎麻根。皆去粗皮，捣烂外敷，亦可内服。

◆梧桐叶

【来源】本品为梧桐科植物梧桐的叶。

【别名】青桐叶、桐麻叶、碧梧叶、青玉叶。

【性味归经】味苦，性寒。肝经。

【功能主治】祛风除湿，清热解毒。主治：风湿疼痛、麻木、痈疮肿毒、痔疮、臁疮、创伤出血、高血压。

【用法用量】内服：煎汤，10 ~ 30g。外用：适量，鲜叶敷贴，煎水洗；或研末调敷。

【炮制】洗净，晒干，备用。

【化学成分】含芸香甙、β-香树脂醇、β-香树脂醇乙酸酯、β-谷甾醇，三十一烷，还含甜菜碱、胆碱、水溶性多糖及果胶。

【药理作用】①镇静作用。②降压作用。

【毒理作用】毒性很小，小鼠灌胃 6g/只，不出现死亡。静脉注射的 LD_{50} 为 8.3g/kg。

【方剂选用】

1. 风湿骨痛，跌打骨折，哮喘：梧桐

叶15～30g，水煎服。

2. 发背欲死：梧桐叶，鳌上焙成灰，绢罗，蜜调敷之，干即易之。

3. 背痛：梧桐鲜叶，洗净，用银针密刺细孔，并用醋浸，整叶敷贴患部。

4. 痔疮：梧桐叶7张，硫黄1.5g。以水、醋各半煎汤，先熏后洗。

5. 癀疮：梧桐鲜叶，洗净，用银针密刺细孔，再用米汤或开水冲泡，全叶敷患处，日换两次。

6. 刀伤出血：梧桐叶研成细末，外敷伤口。

7. 泄泻不止：梧桐叶适量，用水煎十数沸，只浴两足后跟，其泻即止。若浴之近上，大便反闭。

【不良反应及注意事项】 脾胃虚弱者慎用。

◆菱壳

【来源】 本品为菱科植物菱或其同属植物的果皮。

【别名】 菱皮、乌菱壳、风菱角。

【性味归经】 味涩，性平。

【功能主治】 涩肠止泻，止血，敛疮，解毒。主治：泄泻、痢疾、胃溃疡、便血、脱肛、痔疮、疔疮。

【用法用量】 内服：煎汤。外用：烧存性，研末调敷或煎水洗。

【炮制】 鲜用或晒干。

【化学成分】 生物碱、多糖类、黄酮类。

【药理作用】 ①抗衰老。②提高机体免疫力。

【方剂选用】

1. 脱肛：先将麻油润湿肠上，自去浮衣，再将菱壳水净之。

2. 头面黄水疮：老菱壳，烧存性，麻油调敷。

3. 无名肿毒及天泡疮：老菱壳烧灰，香油碉敷。

4. 指生天蛇：菱壳，灯火上烧灰存性，研末，香油调敷。未溃者即散，已溃者止痛。

【不良反应及注意事项】 处于感染初期应慎用，以免留邪于内。

◆菱蒂

【来源】 本品为菱科植物菱或其同属植物的果柄。

【别名】 鲜菱蒂、菱柄。

【性味归经】 味微苦，性平。归肺、胃二经。

【功能主治】 解毒散溃疡。主治：胃溃疡、疣赘。

【用法用量】 内服：煎汤，鲜者30～45g。外用：擦拭或捣汁搽。

【炮制】 洗净晒制或鲜用。

【化学成分】 淀粉葡萄糖，抗癌AH－B。

【药理作用】 抗癌作用。

【方剂选用】

皮肤疣：菱蒂在患部不断擦拭，每次约2分钟，每天6～8次。

◆薪蓂

【来源】 本品为十字花科薪蓂属植物薪蓂，以全草及种子入药。

【别名】 大荠、析且、老荠、苏败酱。

【性味归经】 全草：味苦、甘，性平。种子：味辛、苦，性微温。

【功能主治】 全草：清热解毒，利湿消肿，和中开胃。主治：阑尾炎、肺脓疡、痈疖肿毒、丹毒、子宫内膜炎、白带、肾炎、肝硬化腹水、小儿消化不良。种子：祛风除湿、和胃止痛。主治：风湿性关节炎、腰痛、急性结膜炎、胃痛、肝炎。

【用法用量】 内服：煎汤，15～30g。

【炮制】 鲜品或晒干。

【化学成分】 全草含黑芥子苷，经酶作用后产生芥子油。

【药理作用】 ①杀菌作用。②促进尿酸排泄。

【毒理作用】 种子所含成分有刺激性。

【方剂选用】

1. 肾炎：薪蓂鲜全草30～60g。水煎服。

2. 产后子宫内膜炎：薪蓂干全草15g。

水煎，调红糖服。

【不良反应及注意事项】孕妇慎用。

◆ 蒛荵子

【来源】本品为十字花科植物蒛荵的种子。

【别名】败酱草、苏败酱。

【性味归经】味辛，性微温。归脾、肾经。

【功能主治】明目，祛风湿。主治：目赤肿痛、障翳胬肉、迎风流泪、风湿痹痛。

【用法用量】内服：煎汤 5 ~ 15g。

【炮制】洗净晒干。

【化学成分】种子含黑芥子苷，芥子酶与挥发油，脂肪油。

【方剂选用】

眼热痛，泪不止：蒛荵子，捣筛为末，欲卧，以铜箸点眼中，当有热泪及恶物出，并去胬肉，可三四十次点之。

【不良反应及注意事项】得荆实，细辛良，恶干姜，苦参。

◆ 萝藦

【来源】本品为萝藦科萝藦属植物萝藦，以块根、全草和果壳入药。

【别名】荽兰、雀瓢、过路黄、羊角菜。

【性味归经】根：味甘，性温。果壳：辛，温。全草：味甘、微辛，性温。

【功能主治】根：补气益精。主治：体质虚弱、阳痿、白带、乳汁不足、小儿疳积；外用治疗疮、五步蛇咬伤。果壳：补虚助阳、止咳化痰。用于体质虚弱、痰喘咳嗽、百日咳、阳痿、遗精；外用治创伤出血。全草：强壮、行气活血、消肿解毒。用于肾虚遗精、乳汁不足；外用治疮疖肿毒、虫蛇咬伤。

【用法用量】内服：煎汤 30 ~ 60g。外用：捣敷。

【炮制】取原药材，切段，干燥。

【化学成分】根含酯型式，从中分得妊烯型苷元成分苯甲酰热马酮、萝藦苷元、异热马酮、肉珊瑚苷元、萝藦米宁、二苯甲酰萝藦醇、去酰萝藦苷元、去酰牛皮消

苷元、夜来香素去羟基肉珊瑚苷元等。

茎、叶也含妊烯类苷，在其水解产物中有加拿大麻糖、洋地黄毒糖，以及肉珊瑚苷元、萝藦苷元、苯甲酰热马酮、夜来香素、去羟基肉珊瑚苷元等。其乳汁含蛋白酶。

【方剂选用】

1. 吐血虚损：萝藦、地骨皮、柏子仁、五味子各 90g。上为细末，空心米饮下。

2. 阳痿：萝藦根、淫羊藿根、仙茅根各 9g。水煎服，每日一剂。

3. 肾炎水肿：萝藦根 30g，水煎服。每日一剂。

4. 劳伤：萝藦根，炖鸡服。

5. 瘰疬：萝藦根 21 ~ 30g。水煎服，甜酒为引，每日一剂。

6. 下乳：萝藦 3 ~ 15g，水煎服；炖肉服可用 30 ~ 60g。

7. 小儿疳积：萝藦茎叶适量，研末。每服 3 ~ 6g，白糖调服。

8. 丹火毒遍身赤肿不可忍：萝藦，捣绞取汁敷之，或捣敷。

9. 五步蛇咬伤：萝藦根 9g，兔耳风根 6g，龙胆草根 6g。水煎服，白糖为引。

10. 白癜风：萝藦，煮以拭之。

【不良反应及注意事项】孕妇慎用。

◆ 萝芙木

【来源】本品为夹竹桃科萝芙木属植物萝芙木及云南萝芙木，以根入药。

【别名】山马蹄、山胡椒、羊屎子、三叉虎。

【性味归经】味苦，性寒。

【功能主治】清风热，降肝火，消肿毒。主治：感冒发热、咽喉肿痛、高血压、头痛眩晕、痧症腹痛吐泻、风痒疮疥。

【用法用量】内服：煎汤，9 ~ 15g；或入丸、散。外用：适量。

【化学成分】萝芙木根中分离出利血平、阿吗碱、萝莱碱、蛇根亭碱、阿吗灵、山马蹄碱、萝芙木甲素、锥洛斯明碱、霹雳萝芙辛碱、一种单萜类生物碱等多种生物碱，含量为 1% ~ 2%。萝芙木中尚含熊

果酸 0.2%。

【药理作用】①降压作用。②镇静作用。

【不良反应及注意事项】有胃病及气血虚象者忌用。

◆菊芋

【来源】本品为菊科植物菊芋，以块根、茎、叶入药。

【别名】五星草、洋姜、番姜。

【性味归经】味甘、微苦，性凉。

【功能主治】清热凉血，接骨。主治：热病、肠热泻血、跌打骨伤。

【用法用量】内服：煎汤 10～15g，或块根 1 个，生嚼服。

【炮制】晒干，生用。

【化学成分】块根含菊糖、蔗糖等。地上部分的挥发油含芳香性成分中主要含有 β-甜没药烯。

【药理作用】有双向调节血糖作用。

【不良反应及注意事项】脾胃虚弱者慎用。

◆菊花

【来源】本品为菊科植物菊的干燥头状花序。9～11 月花盛开时分批采收，阴干或焙干，或熏、蒸后晒干。药材按产地和加工方法不同，分为"亳菊""滁菊""贡菊""杭菊"。

【别名】甘菊花、白菊花、药菊、黄甘菊。

【性味归经】味甘、苦，性微寒。归肺、肝经。

【功能主治】散风清热，平肝明目，清热解毒。主治：风热感冒、头痛眩晕、目赤肿痛、眼目昏花、疮痈肿毒。

【用法用量】煎服，5～9g。

【炮制】菊花：拣净叶梗、花柄及泥屑杂质。菊花炭：取拣净的菊花，置锅内炒至焦褐黄色，但须存性，喷洒清水，取出晒干。

【化学成分】花和茎含挥发油，并有腺嘌呤、胆碱、水苏碱等。花又含菊苷、氨基酸、黄酮类及微量维生素 B_1。挥发油主要含龙脑、樟脑、菊油环酮等。黄酮类有木犀草素-7-葡萄糖苷、大波斯菊苷、刺槐苷。尚含丁二酸二甲基酰肼等。

【药理作用】①抗病原体作用。②抗炎作用。③抗衰老作用。④解热作用。

【配伍效用】

菊花配伍川芎：菊花甘苦性凉，有疏风、清热、明目、解毒之功；川芎辛温，入肝经血分，祛风活血止痛之效著。二者伍用，可两清气分、血分之热，共奏清热祛风止痛之功效，用于治疗风热上攻之头晕目眩、发热、口干以及肝阳上亢之偏正头痛等症。

菊花配伍羚羊角、钩藤：菊花清肝平肝；羚羊角凉肝息风，清热解痉；钩藤平肝息风止痉。三者合用，共奏清热平肝、潜阳息风之功，治疗肝阳上亢及肝经热盛、肝风内动之症。

【方剂选用】

1. 高血压：①菊花、银花各 24～30g（以头晕为主者加桑叶 12g，动脉硬化、血清胆固醇高者加山楂 12～24g）。混匀，为 1 日量，分 4 次用沸水冲泡 10～15 分钟后当茶饮，不可煎熬。②菊花 40g，白术、牡蛎、防风、党参各 10g，细辛、矾石、干姜、川芎、桂枝、茯苓各 3g，桔梗 8g，黄芩 5g，加水 800ml，煎取 500ml，分 2 次服，每日 1 剂，7 天为 1 疗程。

2. 眩晕：菊花、乌梅、山楂各 1.5g，白糖 50g，水煎服（将白糖放入煎好的药液中服用）。

3. 三叉神经痛：菊花、丹参各 18g，白芍 12g，柴胡、甘草各 5g，川芎 20g，白芷 10g，荜茇 15g，细辛、全蝎、僵蚕各 6g（后两味药均研末分 3 次冲）。水煎服。随症加减。

4. 神经官能症：菊花 1000g，丹皮、白芷各 200g，川芎 400g。当枕头睡眠时枕用。每装药 1 次可连续使用半年。

5. 冠心病、心绞痛：菊花加温水浸泡过夜，次日煎 2 次，每次煎半小时，待沉淀除去沉渣后，混合 2 次药液再浓缩。每日内服 2 次，每次 25ml。每天服用量相当于生药 30~50g，2 个月为 1 疗程。

6. 慢性结直肠炎：菊花 30g，儿茶 6g，苦参、石榴皮、椿根皮、生山楂各 15g，水煎 150ml 灌肠。

7. 热毒风上攻，目赤头旋，眼花面肿：菊花（焙）、排风子（焙）、甘草（炮）各 30g。上三味，捣罗为散。夜卧时温水调下 9g。

8. 风热头痛：菊花、石膏、川芎各 9g。为末。每服 4.5g，茶调下。

9. 肝肾不足，眼目昏暗：菊花 120g，巴戟（去心）30g，苁蓉（酒浸，去皮，炒，切，焙）60g，枸杞子 90g。上为细末，炼蜜丸，如梧桐子大。每服 30~50 丸，温酒或盐汤下，空心食前服。

10. 病后生翳：菊花、蝉蜕等量。为散。每用 6~9g，入蜜少许，水煎服。

11. 疔疮：白菊花 120g，甘草 12g。水煎，顿服，渣再煎服。

12. 膝风：陈艾、菊花。作护膝，久用。

【不良反应及注意事项】气虚胃寒，食少泄泻之病，宜少用之。

◆菊苣

【来源】本品为菊科植物毛菊苣或菊苣的干燥地上部分或根。夏、秋二季采割地上部分或秋末挖根，除去泥沙和杂质，晒干。

【别名】苦苣、苦菜、明目菜。

【性味归经】味微苦、咸，性凉。

【功能主治】清肝利胆，健胃消食，利尿消肿。主治：湿热黄疸、胃痛食少、水肿尿少。

【用法用量】内服：煎汤 3~9g。外用：适量，煎水洗。

【炮制】除去杂质，切段。

【化学成分】全草含苦味物质马栗树皮素、马栗树皮苷、野莴苣苷、山莴苣素和山莴苣苦素。根含山莴苣素、α-山莴苣醇、野莴苣苷。叶含单咖啡酰酒石酸、菊苣酸。新鲜花瓣含花色苷。

【药理作用】①抑菌作用。②降糖作用。③促进消化功能。④兴奋中枢神经、强心作用。⑤导泻作用。

【毒理作用】有报道菊苣中含有致癌烃。

【方剂选用】

黄疸性肝炎：菊苣 9g，水煎服，并适量，煎水洗身。

【不良反应及注意事项】脾胃虚弱者慎用。

◆菊三七

【来源】本品为菊科植物三七草的根。根于秋后地上部分枯萎时挖取，除尽残存的茎、叶及泥土，晒干或鲜用。

【别名】土三七、水三七、菊叶三七。

【性味归经】味甘、苦，性温。

【功能主治】破血散瘀，止血，消肿。主治：跌打损伤、创伤出血、吐血、产后血气痛。

【用法用量】内服：煎汤 10~15g，研末，2.5~5g。外用：捣敷。

【炮制】晒干，生用。

【化学成分】菊三七碱甲，菊三七碱乙。

【药理作用】抗肿瘤作用。

【毒理作用】造成肝窦和肝小静脉损伤。

【方剂选用】

1. 跌打、风痛：菊三七根 6~9g，黄酒煎服。

2. 吐血：菊三七，捣碎调童便服。

3、瘀伤后腰痛：菊三七煎蛋吃。

4. 产后血气痛：菊三七捣细，泡开水加酒煎服。

5. 蛇咬伤：菊三七捣烂敷患处。

6. 大骨节病：菊三七浸泡于 30% 酒精中，制成 10% 酊剂；或煎成药液配成 12.5% 及 6.25%（供学龄儿童用）糖浆。每次 20~30ml，每日两次，饭后 30 分钟服。

【不良反应及注意事项】肝功能损伤病人慎用。

◆**黄瓜**

【来源】本品为葫芦科植物黄瓜，以果、藤、叶入药。

【别名】胡瓜、王瓜、刺瓜。

【性味归经】味甘，性凉。入脾、胃、大肠经。

【功能主治】清热利尿。主治：烦渴、小便不利；外用治水火烫伤。

【用法用量】内服：适量，煮熟或生啖。

【炮制】晒干，生用。

【化学成分】种子含多种氨基酸：β-吡唑丙氨酸、缬氨酸等。

【药理作用】①诱生干扰素作用。②促进肠蠕动作用。

【方剂选用】

1. 小儿热痢：嫩黄，瓜同蜜食十余个。

2. 水肿至四肢肿：黄瓜一个，以醋煮一半，水煮一半，俱烂，空心顿服。

【不良反应及注意事项】脾胃虚弱者慎用。

◆**黄杞**

【来源】本品为胡桃科植物黄杞，以树皮、叶入药。

【别名】黄榉、土厚朴。

【性味归经】树皮：味微苦、辛，性平。叶：味微苦，性凉。

【功能主治】树皮：行气，化湿，导滞。叶：清热止痛。脾胃湿滞，胸腹胀闷，湿热泄泻：树皮6～9g，水煎服。疝气腹痛，感冒发热：叶12～15g，水煎服。

【用法用量】6～9g。

【炮制】洗净生用。

【化学成分】树皮含鞣质。

【药理作用】①增强免疫功能。②抗菌、消炎作用。

【不良反应及注意事项】脾胃虚弱者慎用。

◆**黄芩**

【来源】本品为唇形科植物黄芩的干燥根。春、秋二季采挖，除去须根和泥沙，晒后撞去粗皮，晒干。

【别名】子芩、条芩、经芩。

【性味归经】味苦，性寒。归肺、胆、脾、大肠、小肠经。

【功能主治】清热燥湿，泻火解毒，止血，安胎。主治：湿温、暑湿、胸闷呕恶、湿热痞满、泻痢、黄疸、肺热咳嗽、高热烦渴、血热吐衄、痈肿疮毒、胎动不安。

【用法用量】煎服3～10g。

【炮制】黄芩片除去杂质，置沸水中煮10分钟，取出，焖透，切薄片，干燥；或蒸半小时，取出，切薄片，干燥（注意避免暴晒）。

【化学成分】黄芩根含黄芩苷元、黄芩苷、汉黄芩素、汉黄芩苷和黄芩新素，含苯甲酸、β-谷甾醇等。茎叶中含黄芩素苷。

【药理作用】①抗炎抗变态反应。②抗微生物作用。③解热作用。④降压、利尿作用。⑤和胆，解痉作用。⑥镇静作用。

【毒理作用】黄芩毒性极低，煎剂给兔灌胃，醇提取液静脉注射，仅呈活动减弱，黄芩浸剂4g/公斤给狗灌胃8周，亦未见任何毒性反应，如将黄芩浸剂2g/公斤静脉注射于健康兔，先表现镇静，以后死亡，可见静脉注射比口服毒性大得多。黄芩提取物肌肉及静脉注射，可使正常家兔白细胞总数短时间内显著降低。

【配伍效用】

黄芩配伍白芍、木香：黄芩清热燥湿；白芍缓急止痛；木香行气止痛。三者相伍，有清热燥湿、敛阴和营、行气止痛之功效，用于治疗湿热所致发热、腹痛、泻下、里急后重等症。

黄芩配伍白术：黄芩苦寒，清热泻火以安胎；白术甘温，补中益气、健脾燥湿以安胎。二者配伍，清补结合，有清热燥湿、健脾安胎之功效，用于治疗湿热内蕴伴脾虚引起的妊娠恶阻、胎动不安以及习惯性流产等。

黄芩配伍贝母：二者皆为苦寒之品。黄芩清热燥湿泻火，擅清肺火；贝母开郁散结、泄热润肺，善润肺燥。二者伍用，共奏清热润肺、化痰止咳之功效，用于治疗痰火郁肺之咳痰黄稠、咯吐脓血者。

黄芩配伍滑石、白蔻仁：黄芩清热燥湿；滑石清热利湿；白蔻仁行气化湿。三者伍用，有清热燥湿、行气化湿、利湿之功效，用于治疗湿温所致的发热、胸闷、口渴不欲饮之症。

黄芩配伍黄连：二者皆为苦寒清热之品。但黄芩擅清肺热与大肠之火；黄连则长于清心胃实热、除湿散郁。二者伍用，其清热燥湿、泻火解毒之功效更著，用于治疗上、中焦邪热炽盛所致之高热头痛、目赤肿痛、牙龈肿胀、口舌生疮、痈肿疔毒以及湿热蕴结肠道之发热口渴、泄泻下痢、肛门灼热等症。

黄芩炭配伍生地黄、白茅根：黄芩炭清热止血；生地黄、白茅根清热凉血。三者伍用，有清热凉血止血之功效，用于治疗热邪炽盛、迫血妄行之各种出血症状。

黄芩配伍知母：黄芩清热泻火解毒；知母清热除烦滋阴。二者伍用，有清热泻火、解毒生津之功效，用于治疗肺热所出现的高热烦躁、咽喉疼痛、口渴、咳吐黄痰以及肺热下移，大肠之大便秘结等症。

【方剂选用】

1. 慢性气管炎：黄芩 500g，甘草 250g，加水煎煮 2 次，得煎液 1500ml；另取生石灰 500g，加冷开水 5000ml，搅拌浸泡静置 24 小时，取上清液 4000ml。将煎液缓缓加入石灰水中，边加边搅拌，至 pH 值呈 7~8。每次 20~25ml，每日服 3 次。

2. 高血压：黄芩制成 20% 的酊剂，每次 5~10ml，每日服 3 次。

3. 肾炎、肾盂肾炎：黄芩提取物制成 5% 黄芩素注射液，每次肌注 100~200mg（儿童减半），每日 2 次。

4. 预防猩红热：黄芩 9g，水煎分 2~3 次内服，每日 1 剂。连服 3 天。

5. 流行性脑脊髓膜炎：20% 黄芩煎剂喉头喷雾，每次 2ml（含生药 0.4g）。

6. 急性菌痢：黄芩、诃子等量，以明矾沉淀法提制成粉。每次 2g，每日服 4 次，

小儿酌减。

7. 钩端螺旋体病：黄芩、银花、连翘等量，分别制成黄芩素及银花、连翘浸膏，混合制成片剂，每片重 0.5g，相当于生药 3.7g。每次 10~15 片，6 小时服 1 次，小儿酌减。

8. 局部急性炎症：黄芩、黄连、黄柏各 10g，水煎取汁，敷料浸药汁外敷，每次 1 小时，每日 3~4 次。

9. 小儿急性呼吸道感染：50% 黄芩煎液，1 岁以下每天 6ml，1 岁以上 8~10ml，5 岁以上酌加，皆分 3 次服。

10. 小儿菌痢：黄芩、黄连、黄柏等量研末。1 岁以内每次用 1g，2~3 岁用 2g，4 岁以上用 3g。用生理盐水 30~40ml 调制后保留灌肠，每日 1 次，病情严重者每日 2 次。治疗期间节制饮食。

11. 麦粒肿：金银花 20g，黄芩 20g（对肾炎及肾功能不全者忍冬花用量不宜过大，慢性胃炎患者慎用黄芩）。水煎分 2 次内服，每日 1 剂。

12. 少阳头痛及太阳头痛，不拘偏正：片黄芩，酒浸透，晒干为末。每服 3g，茶、酒任下。

13. 眉眶痛，属风热与痰：黄芩（酒浸、炒）、白芷。上为末，茶清调 6g。

14. 吐血衄血，或发或止，皆心脏积热所致：黄芩 30g（去心中黑腐），捣细罗为散。每服 9g，以水一中盏，煎至六分。不计时候，和渣温服。

15. 淋症，亦主下血：黄芩 120g，细切，以水五升，煮取二升，分三服。

16. 崩中下血：黄芩，为细末。每服 3g，烧秤锤淬酒调下。

17. 安胎：白术、黄芩、神曲。上为末，粥丸，服。

18. 小儿心热惊啼：黄芩（去黑心）、人参各 0.3g。捣罗为散。每服 0.5g，竹叶汤下，不拘时候服。

【不良反应及注意事项】清热多用生黄芩，安胎多用炒制品；清上焦热可用酒黄芩；止血则多用黄芩炭。本品苦寒伤中，

故脾胃虚寒、少食、便溏者忌用。

◆黄芪

【来源】本品为豆科植物蒙古黄芪或膜荚黄芪的干燥根。

【别名】绵芪、黄芪、绵黄芪、独根、箭芪、口芪、独芪、白皮芪、独椹、百本。

【性味归经】味甘，性微温。归肺、脾经。

【功能主治】补气升阳，固表止汗，利水消肿，生津养血，行滞通痹，托毒排脓，敛疮生肌。主治：气虚乏力、食少便溏、中气下陷、久泻脱肛、便血崩漏、表虚自汗、气虚水肿、内热消渴、血虚萎黄、半身不遂、痹痛麻木、痈疽难溃、久溃不敛。

【用法用量】煎服，9～30g。

【炮制】除去杂质，大小分开，洗净，润透，切厚片，干燥。

【化学成分】①膜荚黄芪根含 2'，4'二羟基－5，6－二甲氧基异黄酮、胆碱、甜菜碱、氨基酸、蔗糖、葡萄糖醛酸及微量的叶酸。②内蒙古黄芪根含 β－谷甾醇、亚油酸及亚麻酸。

【药理作用】①强心作用。②降低血压。③抑菌作用。④抗衰老作用。⑤促进代谢作用。⑥提高免疫功能。⑦增强体力、耐力。

【配伍效用】

黄芪配伍白术：黄芪益气固表、利水；白术健脾燥湿、止汗。二者相须为用，补中益气固表、健脾燥湿利水之功效更著，用于治疗肺脾气虚所引起之倦怠乏力、气短懒言、自汗、小便不利、水肿等症。

黄芪配伍穿山甲：黄芪补气而托毒生肌；穿山甲能消肿溃脓。二者合用，有益气消肿、溃脓生肌之功效，用于治疗痈疽日久、脓成不溃，或溃脓清稀、排泄不畅者。

黄芪配伍当归：黄芪甘温，功擅补气；当归甘平柔润，长于补血。二者相使为用，共奏补气生血之功效，用于治疗失血、妇女崩漏、产后血虚发热以及疮疡溃后，久不愈合等证属气血虚弱者。

黄芪配伍防风：黄芪甘温，补气扶正、固表止汗；防风辛散，祛风胜湿、解表祛邪。二者伍用，补正祛邪并施。黄芪得防风，固表而不留邪；防风得黄芪，祛邪而不伤正。共奏祛风固表止汗之功效，用于治疗气虚外感之自汗恶风、面色㿠白等症以及虚人易患外感者。

黄芪配伍茯苓：黄芪甘温，补气升阳、利水消肿；茯苓甘淡，通利水道、渗泻水湿。二者伍用，其健脾益气、利水消肿之功效更著，用于治疗脾虚气弱之体倦乏力、纳差食少、便溏泄泻；脾虚湿盛之水肿、小便不利、白浊、白带等症。

黄芪配伍桂枝：黄芪甘温益气；桂枝温经通脉。二者合用，有益气温经通脉之功效，用于治疗气血不足、寒邪凝滞之肌肉痹痛、肩臂麻木等症。

黄芪配伍牡蛎：黄芪甘温，益气升阳、卫外固表以止汗；牡蛎咸寒，益阴潜阳、收敛固涩而止汗。二者合用，有益气敛阴、固表止汗之功效，用于治疗气阴不足、或阳虚卫外不固之自汗、盗汗等症。

黄芪配伍升麻：黄芪甘温，益气升阳；升麻轻浮上行，功善升举清阳之气。二者炙用相伍，共奏补气、升阳、举陷之功，用于治疗气虚下陷之气短懒言、久泻久痢、脱肛、子宫脱垂等；若二者生品合用，则有透托邪毒之效，用于治疗疮疡日久不愈，证属气血不足者。

【方剂选用】

1. 防治上呼吸道感染：①黄芪 15g，大枣 10g，加工制成冲剂 2 小包，成人每次 1 包，日服 2 次。②黄芪 100g，加水 3000ml，煎至 1000ml，过滤去渣，加防腐剂苯甲酸钠 10g，静置 24 小时，用空针筒吸取上层澄清液，注入消毒玻璃眼药瓶内备用。每日早中晚各滴鼻 1 次，每侧鼻孔滴 3～4 滴，然后轻捏鼻子数下。

2. 慢性气管炎：黄芪 24g，旋覆花 10g，百部 10g，地龙 6g，制成浸膏片，每次 2 片，日服 3 次，连服 30 日。

3. 肺结核盗汗：黄芪、生牡蛎、浮小

麦各 30g，生、熟地黄各 15g，当归、炒黄芩、炒黄柏、麻黄根各 9g，水煎服，每日 1 剂。

4. 肺心病：黄芪 30g，附子 9g，白术 12g，水煎服，可随症加减。

5. 早搏：黄芪 30g，苦参、柏子仁各 15g，当归 9g，水煎服。

6. 脑血栓形成：黄芪 30g，丹参 30g，红花 10g，川芎 10g，地龙 15g，川牛膝 15g，桂枝 6g，山楂 30g，水煎服，每日 1 剂。或用通络舒络注射液（由黄芪、丹参、川芎、赤芍四药组成）静脉滴注，每日 250ml。

7. 颅内血肿：①生黄芪 120g，当归 9g，赤芍 9g，红花 9g，土鳖虫 9g，川芎 9g，丹参 40g，水煎服。每日 1 剂。其中丹参可改为注射液，加入 10% 的葡萄糖注射液 500ml 中静脉滴注，每日 1 次。②黄芪 60～120g，当归、生薏苡仁、郁金各 15g，石决明、丹参各 30g，天麻、制大黄各 10g，随症加减，水煎服，每日 1 剂。

8. 萎缩性胃炎：黄芪 30～60g，莪术 10～15g，水煎服，每日 1 剂。

9. 胃及十二指肠球部溃疡：黄芪 800g，儿茶、白及、海螵蛸各 500g，五倍子、川楝子、木香、砂仁各 250g，研为细末，每次 10～15g，日服 3 次。

10. 乙型肝炎：黄芪 150g，虎杖、白术各 94g，黄芩、土茯苓各 68g，紫草 37.5g，浓煎成 500ml，每日服 3 次，每次 25ml。

11. 慢性肾炎：生黄芪 30g，白蒺藜 30g，车前子 30g，蝉蜕 10g，白术 10g，茯苓 10g，泽兰 10g，菟丝子 10g，甘草 6g，水煎服。每日 1 剂。

12. 白细胞减少症：①生黄芪 30g，苏条参 15g，小红枣 20 个，水煎服。②黄芪 18g，白术、当归、赤芍、熟地黄、巴戟、仙灵脾各 9g，鸡血藤 30g，水煎服，每日 1 剂，7 剂为 1 疗程。

13. 原发性血小板减少性紫癜：黄芪、血余炭各 30g，当归 10g，生甘草、仙鹤草

各 15g，随症加减。

14. 尿潴留：生黄芪 200g，宣木瓜 30g，葱白 10 茎，水煎至 1500ml，熏洗会阴 15 分钟，6 小时后可重复使用。用 2 次可排尿。

15. 关节炎：黄芪 30g、牛膝、石斛、银花各 20g，远志 15g，水煎服，每日 1 剂。

16. 系统性红斑狼疮：黄芪 30～90g，水煎服，每日 1 剂。

17. 前列腺肥大症：生黄芪 100g，滑石 30g，水煎两次，其药液和匀，另取琥珀 3g，研末兑入，空腹分服。

18. 外科溃疡：黄芪 250g，当归 25g，蒲公英 30g，水煎服，日 1 剂。

19. 轮状病毒性肠炎：黄芪，1 岁以上 5g，1 岁以下 3g，水煎服，每日 1 次；干扰素，20000U/次，肌注，每日 1 次。

20. 顽固性口腔溃疡：黄芪 30g，制附片 10g（先煎），白术、甘草各 10g，薏苡仁 20g，土茯苓 30g，水煎服，每日 1 剂。

21. 中心性浆液性视网膜病变：生黄芪、丹参各 30g，川芎 9g，水煎 50 分钟，取汁 500ml，每日早晚饭后分服。

22. 自汗：防风、黄芪各 30g，白术 60g。上每服 9g，水一盏半，姜三片煎服。

23. 血痹，阴阳俱微，寸口关上微，尺中小紧，外证身体不仁，如风痹状：黄芪 90g，芍药 90g，桂枝 90g，生姜 180g，大枣 12 枚。上五味，以水六升，煮取二升，温服七合，日三服。

24. 诸虚不足，肢体劳倦，胸中烦悸，时常焦渴，唇干口燥，面色萎黄，不能饮食，或先渴而欲发疮疖，或病痈疽而后渴者：黄芪 180g（去芦，蜜涂炙），甘草 30g（炙）。上细切，每日 6g，水一盏，枣一枚，煎 2.1g，去渣温服，不拘时。

25. 消渴：黄芪 90g，茯神 90g，栝楼 90g，甘草（炙）90g，麦门冬（去心）90g，干地黄 150g。上六味咀，以水八升，煮取二升半，分三服。忌芜荑、酢物、海藻、菘菜。日进一剂，服十剂。

26. 尿血砂淋，痛不可忍：黄芪、人参

等量。为末，以大萝卜一个，切一指厚大四、五片，蜜60g，淹炙令尽，不令焦，点末，食无时，以盐汤下。

27. 老人大便秘涩：黄芪、陈皮（去白）各15g。上为细末，于银器、石器内煎，候有乳起，即入白蜜一大匙，再煎令沸，调药末，空心食前服。

28. 白浊：黄芪盐炒15g，茯苓30g。上为末，每服3～6g，空心白汤送下。

29. 风湿脉浮，身重，汗出恶风者：防己30g，甘草15g（炙），白术22g，黄芪30g（去芦）。上锉麻豆大，每炒15g，生姜四片，大枣一枚，水盏半，煎2.4g，去渣温服，良久再服。

30. 痈疽诸毒内脓已成，不穿破者：黄芪12g，山甲（炒末）3g，皂角针4.5g，当归6g，川芎9g。水二盏，煎一半，随病前后，临时入酒一杯亦好。

31. 石疽皮色不变，久不作脓：黄芪（炙）60g，大附子（去皮脐，姜汁浸透，切片，火煨炙，以姜汁一盏尽为度）21g，菟丝子（酒浸，蒸）、大茴香（炒）各30g。共为末，酒打糊为丸。每服3g，每日二服，空心，食前黄酒送下。

32. 气虚胎动，腹痛下水：糯米一合，黄芪、川芎各30g。水煎，分三服。

33. 小儿小便不通：绵黄芪为末，每服3g，水一盏，煎至1.5g，温服无时。

34. 小儿营卫不和，肌瘦盗汗，骨蒸多渴，不思乳食，腹满泄泻，气虚少力：黄芪（炙）、人参、当归、赤芍、沉香各30g，木香、桂心各15g。上细切，每服3g，生姜二片，枣子半个，水半盏，煎至0.9g，去渣，温服。

【不良反应及注意事项】 实证及阴虚阳盛者忌服。

◆黄连

【来源】 本品为毛茛科植物黄连、三角叶黄连或云连的干燥根茎。

【别名】 玉连、支连、味连、雅连、云连、灾连、川连、鸡爪连、酒连、姜黄连、炒黄连、尾连、萸连、姜连。

【性味归经】 味苦，性寒。归心、脾、胃、肝、胆、大肠经。

【功能主治】 清热燥湿，泻火解毒；外用发热敛疮。主治：湿热痞满、呕吐吞酸、泻痢、黄疸、高热神昏、心火亢盛、心烦不寐、心悸不宁、血热吐衄、目赤、牙痛、消渴、痈肿疔疮；外治湿疹、湿疮、耳道流脓。酒黄连善清上焦火热。用于目赤、口疮。姜黄连清胃和胃止呕。外用收湿敛疮；用于寒热互结，湿热中阻，痞满呕吐。萸黄连舒肝和胃止呕。用于肝胃不和，呕吐吞酸。

【用法用量】 煎服2～5g。外用：适量。

【炮制】 黄连：除去杂质，润透后切薄片，晾干，或用时捣碎。酒黄连：取净黄连，照酒炙法炒干。每100kg黄连，用黄酒12.5kg。姜黄连：取净黄连，照姜汁炙法炒干。每100kg黄连，用生姜12.5kg。萸黄连：取吴茱萸加适量水煎煮，煎液与净黄连拌匀，待液吸尽，炒干。每100kg黄连，用吴茱萸10kg。

【化学成分】 黄连含小檗碱7～9%、黄连碱、甲基黄连碱、掌叶防己碱、非洲防己碱等生物碱，尚含黄柏酮、黄柏内酯等。

【药理作用】 ①抗微生物及抗原虫作用。②对循环系统的作用。③对乙酰胆碱等的作用。④平滑肌的作用。⑤对胆汁分泌及血液的影响。⑥抗癌、抗放射及对细胞代谢的作用。⑦解热、抗利尿、局部麻醉、镇静、镇痛、抗炎作用。⑧降糖作用。⑨降脂作用。

【毒理作用】 小檗碱的治疗量相当安全，副作用也很少，长期服用也未见任何障碍，一次口服小檗碱2.0g或连用黄连粉100g未见任何副作用。在动物试验中，毒性也很轻，给小鼠口服不易致死，腹腔注射的最小致死量为0.01g/kg，亦有测得半数致死量为0.066g/kg（黄柏或黄连则各为0.52，0.73g/kg）。猫口服0.1g/kg可引起全身抑制，呕吐，于8～10天后死亡，呼吸由兴奋转向麻痹，死亡前可发生惊厥。

【配伍效用】

黄连配伍半夏：黄连苦寒，清胃热而燥湿，以开中焦气分之热结；半夏辛温，燥湿化痰、降逆止呕，以开中焦气分之湿结。二者相伍，辛开苦降，寒热互用，清热与燥湿并举，共奏清热燥湿化痰、宽胸止呕之功效，用于治疗湿热痰浊、郁结不解之胸脘满闷、痰多黄稠；寒热互结、气机失畅之心下痞闷、按之疼痛。

黄连配伍大黄：黄连清热燥湿解毒；大黄泻热通便、凉血解毒。二者皆苦寒之品，相须为用，其清热泻火、凉血解毒之功效更著，用于治疗邪热内结之热痞证；胃肠湿热火毒壅滞之湿热下利、里急后重，或大便不爽；实火上炎之目赤肿痛、口舌生疮、牙龈肿痛以及血热妄行之吐衄、发斑等症。

黄连配伍阿胶：黄连苦寒，清心降火除烦，以泻为功；阿胶甘平质润，滋肾养阴补血，以补为用。二者相伍，能使心肾相交、水火互济，共奏滋阴清热、养血安神之功效，用于治疗热邪伤阴、阴虚火旺之心烦不安、失眠多梦、舌红少苔、脉细数等。

黄连配伍干姜：黄连苦寒，清热泻火解毒、降逆止呕、燥湿止痢；干姜辛热，温中散寒开结、回阳通脉。二者伍用，辛开苦降、寒温并施，有泻热痞、除寒积、清郁热、止呃逆之功效，用于治疗寒热互结心下之胃脘痞满、嘈杂泛酸、不思饮食；上热下寒之食入即吐、腹痛下痢等症。

黄连配伍厚朴：黄连清热燥湿；厚朴行气化湿。二者合用，有清热行气除湿之功效，用于治疗泄泻因湿热所致者。

黄连配伍龙胆草：黄连清热燥湿、泻火解毒，尤擅泻心胃实热；龙胆草泻肝胆实火、清下焦湿热。二者均为苦寒之品，相须为用，其清热泻火解毒之功效更著，用于治疗肝经火盛之目赤肿痛、视物不清以及湿热痢疾等。

黄连配伍吴茱萸：黄连清热燥湿、泻火解毒、清心除烦、清胃止呕；吴茱萸温中散寒、下气止痛、降逆止呕。二者伍用，辛开苦降，有清肝泻火、和胃降逆止呕之功效，用于治疗肝郁化火、胃失和降引起的胁肋胀痛、嘈杂吞酸、口苦、呕吐等症。

黄连配伍紫苏：黄连苦寒，清热、燥湿、泻心胃之实火；紫苏芳香，理气宽中、化浊辟秽、醒脾止呕、宣通肺胃之气郁。二者合用，寒温相伍，有清热和胃、理肺畅中之功效，以调整胃肠功能为其长，用于治疗恶心呕吐、胃脘痞闷、妊娠恶阻、胎动不安等证因气滞、热郁、湿阻所致胃失和降而致者。

黄连配伍枳实：黄连苦寒，清热泻火、燥湿解毒；枳实苦微寒，破气除痞、宽肠理气。二者伍用，既有清心胃之热、破气除痞之功；亦有除大肠湿热火毒、宽肠调气之效。用于治疗心下痞满、按之不硬、脘腹热痛者以及泄泻、痢疾因湿热所致者。

黄连配伍竹茹：黄连苦寒，清热燥湿、消痞除烦；竹茹甘淡微寒，涤痰开郁、清热止呕。二者合用，其清热燥湿化痰、降逆止呕除烦之功效增强，用于治疗恶心、呕吐、胃脘痞满、口苦吞酸等因胃热、痰热、湿热所致者。

【方剂选用】

1. 顽固性失眠：黄连3g，研末吞服，阿胶、黄芩、酸枣仁、炙远志各15g，白芍24g，鸡子黄2枚，夜交藤26g，五味子10g，水煎服。

2. 高血压：黄连素，每天0.75～4g，分3～4次口服，疗程6～14天。

3. 肺结核：黄连素，每次300mg，每日3次口服，3个月为1疗程。

4. 肺炎：黄连粉内服，每次0.6g，每日4～6次。

5. 肺脓肿：气管内滴入黄连素，每次4～6ml，每日1次，同时口服黄连素1.2～4.8g（1日量）。

6. 急性胃肠炎：黄连粉，加白蔻仁，口服，成人每次2～3g，每日4～6次，小儿酌减。

7. 萎缩性胃炎：黄连500g，食醋

500ml（瓶装为佳），白糖500g，山楂片1000g，开水4000ml。混合浸泡7日。每次50ml，每天3次，饭后服。

8. 非特异性溃疡性直肠炎：黄连3g，明矾2g，马勃5g，鸡子黄1枚。水煎2次，每次取汁约100ml，保留灌肠。灌肠后卧床休息2小时，便后给药为佳。

9. 伤寒：黄连粉胶囊口服，每次2g，每4小时用药1次，直至体温恢复正常后3～5天停药。

10. 猩红热：黄连干浸膏，成人每次0.45g，儿童每次0.15～0.3g，每日3次口服。

11. 化脓性感染：一般局限在炎症浸润期者用10%黄连软膏贴敷，溃破或术后创口用2%～10%黄连溶液换药；炎症较重者给予黄连粉胶囊口服，每次1g，每日4次，可使疼痛减轻，并兼有健胃作用。

12. 指骨骨髓炎：黄连粉65g，水2000ml，煮沸3次，每次15分钟，煎至1800ml左右，冷却备用（不去药渣，不加防腐剂）。用时将药液置容器内，以浸没患指全部病灶为度，每日1次，每次1～3小时，然后按常规换药。

13. 烧伤：黄连250g，菜子油500g。黄连切片，置容器内，再将加热至冒青烟之菜子油倒入，然后用灭菌纱布过滤、沉淀，取上清液，装入灭菌瓶中备用。用时以0.1%新洁尔灭清洗创面，黄连油外涂，不包扎，每日5～6次。

14. 湿疹：黄连粉1份，加蓖麻油3份，调成混悬液，涂患处。

15. 多型性渗出性红斑：口腔、唇部者用黄连粉和蜂蜜调成10%汤浆涂布；躯干、肛门及外阴者用10%黄连溶液涂抹（连渣）；眼部用澄清之溶液；同时内服黄连粉胶囊1g，每日3次。

16. 肛裂：10%黄连煎剂浸泡棉签于肛裂面做雀啄治疗，每次连续使用10余根，手法由轻至重。

17. 滴虫性阴道炎：20%黄连浸剂浸泡的阴道棉栓。

18. 单纯疱疹病毒性角膜炎：黄连、藏红花各2g，用200ml蒸馏水浸泡24小时，取煎液过滤、灭菌，调pH值为7.4，制成滴眼液点眼，每天6～8次。

19. 化脓性中耳炎：①黄连24g，硼砂5g，冰片0.3g。将黄连加水煎成100ml后过滤，加入硼砂、冰片制成复方黄连滴剂。②黄连10g，加入3%硼酸溶液100ml中，浸泡后蒸沸过滤2次。常规洗净患耳，每日滴耳3～4次，对急性患者效果明显。③黄连10g，冰片1g，研匀，共研吹耳。

20. 萎缩性鼻炎：以6cm×0.5cm的消毒纱条浸于10%黄连液内24小时以上，用其填塞患侧鼻腔，每日1次，10次为1疗程。

21. 上颌窦炎：常规冲洗上颌窦后，每侧灌注30%黄连溶液2ml，灌后头侧向注洗侧15分钟。每周1次，4～7次为1疗程。

22. 急性扁桃体炎：10%黄连素注射液肌注，每次4ml，每日2次。

23. 咽峡炎：黄连粉0.4g（装胶囊，小儿酌减），每日服4次；兼用1%黄连溶液含漱。

24. 白喉：黄连粉内服，每次0.6g，每日4～6次。并配合1%黄连溶液漱口。

25. 心经实热：黄连21g，水一盏半，煎一盏，食远温服。小儿减之。

26. 小结胸病，正在心下，按之则痛，脉浮滑者：黄连30g，半夏半升（洗），栝楼实大者1枚。上三味，以水六升，先煮栝楼，取三升，去渣，内诸药，煮取二升，去渣。分温服。

27. 肝火：黄连180g，吴茱萸30g或15g。上为末，水丸或蒸饼丸。白汤下50丸。

28. 心气不足，吐血衄血，亦治霍乱：大黄60g，黄连、黄芩各30g。上三味，以水三升，煮取一升。顿服之。

29. 消渴能饮水，小便甜，有如脂麸片：冬瓜1枚，黄连300g。上截冬瓜头去瓤，入黄连末，火中煨之，候黄连熟，布绞取汁。一服一大盏，每日再服，但服两三枚瓜，以瘥为度。

30. 诸痢脾泄，脏毒下血：黄连半斤，去毛，切，装肥猪大肠内，扎定，入砂锅中，以水酒煮烂，取连焙，研末，捣肠和丸梧子大。每服百丸，米汤下。

31. 痈疽肿毒，已溃未溃皆可用：黄连、槟榔等量，为末，以鸡子清调搽之。

32. 妊娠子烦，口干不得卧：黄连末，每服 3g，粥饮下，或酒蒸黄连丸，亦妙。

33. 小儿口疳：黄连、芦荟等量，为末。每蜜汤服 1.5g。走马牙疳，入蟾灰等份，青黛减半，麝香少许。

34. 醇酒厚味，唇齿作痛，或齿龈溃烂，或连头面颈项作痛：黄连（炒）4.5g，生地黄、牡丹皮、当归各 3g，升麻 6g。上水煎服，实热便秘加大黄。

35. 口舌生疮：黄连煎酒，时含呷之。

【不良反应及注意事项】 凡阴虚烦热，胃虚呕恶，脾虚泄泻，五更泄泻者慎服。

◆黄柏

【来源】 本品为芸香科植物黄皮树或黄檗的干燥树皮。前者习称"川黄柏"，后者习称"关黄柏"。

【别名】 黄檗、无柏、檗皮、檗木、八角刺、八角羊、刺黄柏、刺黄芩、功劳木、黄连木、黄天竹、大黄柏。

【性味归经】 味苦，性寒。归肾、膀胱经。

【功能主治】 清热燥湿，泻火除蒸，解毒疗疮。主治：湿热泻痢、黄疸尿赤、带下阴痒、热淋涩痛、脚气痿躄、骨蒸劳热、盗汗、遗精、疮疡肿毒、湿疹湿疮。盐黄柏滋阴降火。

【用法用量】 煎服 3 ~ 12g。外用：适量。

【炮制】 黄柏除去杂质，喷淋清水，润透，切丝，干燥。

本品呈丝条状。外表面黄褐色或黄棕色。内表面暗黄色或淡棕色，具纵棱纹。切面纤维性，呈裂片状分层，深黄色。味极苦。

【化学成分】 ①黄柏：树皮含小檗碱、药根碱、木兰花碱、黄柏碱、N－甲基大麦芽碱、掌叶防己碱、蝙蝠葛碱等生物碱；另含黄柏酮、黄柏内酯、白鲜交酯、黄柏酮酸、青萤光酸、7－脱氢豆甾醇、β－谷甾醇、菜油甾醇。根皮含小檗碱、药根碱、黄柏碱、N－甲基大麦芽碱。木材也含小檗碱。新鲜叶含黄柏苷、脱氢黄柏苷、脱氢异黄柏苷、异黄柏苷。干燥叶含金丝桃苷，不含黄柏苷。②黄皮树：树皮含小檗碱、木兰花碱、黄柏碱、掌叶防己碱等多种生物碱及内酯、甾醇、黏液质等。

【药理作用】 ①抗菌作用。②降压作用。③镇静作用。④调节平滑肌。⑤促进胰腺分泌。

【毒理作用】 黄柏流浸膏腹腔注射，对小鼠的半数致死量为 2.7g/kg。黄柏碱，腹腔注射对小鼠的半数致死量为 69.5mg/kg。黄柏果挥发油，灌胃，对小鼠的半数致死量为 6.683 ± 0.656 g/kg。

【配伍效用】

黄柏配伍车前子：黄柏清热燥湿；车前子清热利水渗湿。二药伍用，有清热除湿之功效，用于治疗小便淋沥涩痛因湿热所致者。

黄柏配伍黄连：二者均为苦寒之品，皆能治湿热诸证。但黄柏治下焦，功擅泻肾火而清湿热；黄连治中、上焦，长于泻心胃之火而除烦热。二者相须为用，功于下，其清热燥湿解毒之功效更著，用于治疗湿热痢疾、里急后重以及湿热下注之腿足肿胀热痛。

黄柏配伍苦参：二药均能清热燥湿，相伍为用，其效力更强，用于治疗皮肤疾患、疮疡疔肿。

黄柏配伍栀子：黄柏清热燥湿、泻火解毒，功擅清下焦湿热；栀子清热、泄火、凉血，长于清肝经之火热、利肝胆之湿邪。二者伍用，有清热除湿之功效，用于治疗湿热之黄疸以及热淋证之小便涩痛、淋沥不畅等。

【方剂选用】

1. 流行性脑脊髓膜炎：①黄柏制成流浸膏（每 ml 相当于生药黄柏 1g），口服。3 岁以下每次 3ml，3 岁以上 4～6ml，成人 6～10ml，每 6 小时服药 1 次。同时给予对症处理。②黄柏 30g，甘草 12g，水煎成 100ml，保留灌肠，首次 50ml，以后每次 30ml，每 6 小时 1 次。待呕吐停止后，改为内服。

2. 肺炎：0.2% 黄柏碱注射液肌注，每次 3ml，每 8 小时 1 次，体温降至正常后 2～3 天，减为每日注射 2 次。

3. 肺结核：①0.2% 黄柏碱注射液，每次 3～6ml，每日 2 次，肌注。2 个月为 1 疗程。②黄柏干浸膏，每日 3g，分 3 次食后服。3 个月为 1 疗程。

4. 细菌性痢疾：①黄柏干浸膏（0.13g ＝生药 1g），每次 0.4g，每日 3～4 次，口服。②黄柏干浸膏（0.2g＝生药 1g），每次 0.9g，口服，每日 4 次，连服 2～3 日。③黄柏研末过筛，用 10% 酒精泛丸。每次 4g，每天 2 次，7 天为 1 疗程。④生黄柏，每次 4.5～6g，水煎服。每日 3 次。8～10 天为 1 疗程。

5. 肠道慢性炎症：①黄柏、马齿苋、白头翁各 50g，水煎成 100ml，加 2% 普鲁卡因 20ml，作保留灌肠。每天 1 次，15 天为 1 疗程。②黄柏 6kg，黄连 4kg，大黄 2kg，粉碎成 0.3cm 左右的小块，置容器中，用水均匀湿润使其膨胀，分次投入渗滤器中，加入 60%～70% 乙醇，加盖，按渗滤法提取并随时补充乙醇至色淡无味为止，压出残渣的溶媒并发过滤，减压回收乙醇，至无醇味，添加灭菌蒸馏水至足量，静置 4 小时后，吸取上清液，与灭菌硅藻土、滑石粉（需经酸碱处理）混合减压过滤即成。每次 25～50ml 直肠给药，每日 1～2次，7 日为 1 疗程。

6. 感染发热：黄柏、黄芩、黄连各 10g，水煎，湿敷局部，每次 1 小时左右，每日 3～4 次，温度以 40℃ 为宜，用于各类手术切口的早期感染，早期急性乳腺炎、

局限性静脉炎及其他各种体表局部炎症。

7. 慢性骨髓炎：黄柏 1200g，黄连 900g，大黄 1800g，甘草 450g。制成无菌溶液，每毫升含生药 0.03g，浓度为 3%，灌封备用。在手术消除病灶死骨死腔基础上，用双管闭式在 24 小时内持续灌注引流，每日用药 3000ml，一般持续 1～2 周，待引出液清澈后方可拔管。

8. 脱发：黄柏、当归各 60g，侧柏叶、桑葚子各 12g，焙干研末，水泛为丸，如梧桐子大。每次 9g，早、晚各服 1 次，20 天为 1 疗程，可连续数疗程。

9. 脓疱疮：黄柏、枯矾等量，核桃壳数个，陈醋适量。先将核桃壳用微火焙焦，与黄柏、枯矾共研末，加陈醋调成糊状备用。用时先用高锰酸钾溶液洗净患部皮肤，有脓疱者，用消毒针头刺破脓疱，擦净黄水脓液，敷药于患部，暴露，每日 1～2 次。

10. 湿疹：①黄柏、黄连各 30g，加水 200ml。文火煎 40 分钟，过滤去渣，入硫黄 5g 搅拌，再加入冷霜 100g，加温调糊即成。②黄柏、黄丹各 30g，共研末。渗出液多者，将此药撒于创面；渗出液少者，则用香油调敷于创面。

11. 耳部湿疹：黄柏粉（含小檗碱 1.6%）1 份，香油 1.2 份，调成糊状，每日涂药 1 次。

12. 带状疱疹：黄柏 20g，雄黄 15g，蜈蚣（瓦焙）6 条，冰片、苯唑卡因各 1g，研末，备用。用时以麻油调成乳状，涂患处以不露疱疹为度，每日 3 次。治疗期间不加任何其他治疗。

13. 手足癣：①黄柏粉 50g，樟脑 5g，水杨酸粉 45g，食用醋适量。前三味药研末过筛，用塑料袋分装（每袋 22g）备用。用时加食醋 250ml，将患手（足）浸泡于袋内，袋口于手（脚）腕处扎好，约 5 小时即可。浸泡后稍有肿胀，一般 3 日内自行消退，消肿即开始脱皮，浸泡后半月内勿用碱水洗手足。治疗前穿用的手套、鞋袜，须用开水洗刷，暴晒后方可再用，以防继续感染。②黄柏、制炉甘石、煅石

膏、赤石脂各等份，共研末备用。湿型者先洗净局部，剪除坏死组织，敷此药粉包扎，隔日换药1次；干型者以芝麻油调药末为糊，敷于患处，每日换药1次。

14. 烧伤：①黄柏、榆树皮内皮，晒干。粉碎后过120目筛，按1：2混配，浸泡在80%酒精中48小时或更长时间，然后加压过滤，瓶装密封备用。粉末可反复浸泡2~3次。用法：创面早期清创后，Ⅱ度烧伤或入院时已感染的创面，采用本液喷或涂，2~4小时1次，至结痂为止。创面全暴露，痂皮10~14天可自行脱落，痂下愈合。若痂下积脓，可局部引流，继用本液。②黄柏粗粉2000g和榆树皮粗粉5000g，浸泡于80%酒精中7~10天，至液体呈棕红色时过滤；取冰片1000g加入滤液，配制成10000ml，并分装。用时将药液装入普通喷雾器中，每4小时向创面喷雾1次，3天后每日喷雾1~2次，对婴幼儿面部创面要慎用。首次喷药前，局部可先用2%地卡因或2%利多卡因，以减轻酒精刺激引起的疼痛。

15. 冻疮：黄柏、芒硝（未溃破者芒硝用量大于黄柏1倍，已溃破者黄柏用量大于芒硝1倍）共研极细末，用时加冰水或雪水调敷患处，每日换药1次。局部症状轻微者，将黄柏水煎，溶化芒硝，外洗患处。

16. 下肢溃疡：黄柏、大黄各等量，共为末，以开水调成糊状。用1%双氧水和0.9%盐水先后冲洗疮面，再用上药外敷。每隔2日治疗1次，直至红肿消散、下凹之肉长平后，再用珍珠散。

17. 扭挫伤：①黄柏、生半夏、五倍子各等量，面粉、食醋各适量。先将面粉与五倍子炒熟，待冷后与余药共研末，加入食醋调成糊状，用武火煮熟成泥膏状，涂于损伤处皮肤上，覆盖白麻纸4~5层，再用胶布或绷带固定。1~2天换药1次，至愈为止。②黄柏粉3份，石膏粉1份，放容器中，徐徐加入3%樟脑酒适量，调成糊状。用时现配，一次用完。若一次用不完，

下次再加入适量樟脑酒继用。

18. 盆腔炎：①黄柏、黄芩、黄连须各15g，虎杖30g。水煎成100ml，温度调至38℃左右作保留灌肠，10次为1疗程。②黄柏、苦参、蛇床子各10g，水煎，分2次内服，每日1剂，7天为1疗程。上药每味30g，每日1剂，水煎，早晚熏洗坐浴各1次，7天为1疗程。

19. 滴虫性阴道炎：每晚清洗阴道后，塞黄柏栓剂1枚（每枚重7g，含黄柏碱0.5g），4次为1疗程；对阴道宫颈炎患者，隔日使用1枚。

20. 外阴瘙痒症：蛇床子30g，黄柏、没食子各15g，加水2000ml，煎至1000ml，过滤后加枯矾10g。湿敷、擦洗或浸浴，每日2次，每次15~20分钟，忌食腥辣刺激性食物。

21. 急性结膜炎：①10%黄柏煎液滴眼，每次用1~2ml冲滴，每日2~3次。②黄柏30g，菊花15g，加开水500ml，浸泡2小时，用纱布过滤，外敷或洗涤患眼。③5%黄柏煎液，放入眼杯内（约5ml），直接扣在患眼上，令患者仰卧或仰坐，双目睁闭，每次5分钟，每天洗浴1~2次，直至痊愈。

22. 慢性化脓性中耳炎：①20%或30%黄柏煎液（滤过冷藏）滴耳。先以双氧水洗净外耳道脓液，拭干，而后滴入药液5~10滴，侧卧15分钟。②黄柏、黄连、黄芩各9g，栀子6g，加水300ml，浸泡24~36小时，文火煎60分钟，去渣，过滤2次，加入2%苯甲醇。先用3%双氧水清洗患耳，擦净外耳道分泌物，滴入药液4~5滴，每日3~4次。③露蜂房30g，黄柏（焙）15g，共研末，兑入冰片3g，枯矾6g备用。用双氧水拭净脓汁，将药末吹入耳内，或用麻油调匀，滴入耳内3~5滴，每日2次，一般用药2~3天可愈，慢性者5~10天治愈。

23. 外耳道炎：黄柏、黄芩各12g，枯矾6g，冰片3g，麻油500ml，置芩、柏于麻油中浸泡24小时，然后放锅内煎炸变黑

黄色，取出研末，与冰片、枯矾细末同时放入麻油中，过滤装瓶备用。用时，以棉签蘸药液局部涂抹，或塞入外耳道，每日换药 1～2 次。

24. 慢性上颌窦炎：局部穿刺冲洗后，黄柏流浸膏的 30% 稀释液徐徐注入，每侧隔 4 日注入 1 次。

25. 慢性咽炎：30% 黄柏水煎液 5ml，雾化吸入，每日 1～2 次，4～5 次为 1 疗程。

26. 复发性口腔溃疡：①姜柏散为主（干姜、黄柏等量研末）外用于口腔炎。②黄柏 15g，青黛 9g，肉桂 3g，冰片 0.5g，为 1 日量，共研极细末，外搽口腔黏膜 3g，每日 2～3 次；或口服 6g（装胶囊），每日 2～3 次。对重度白色念珠菌肠炎患者可用上方 2 倍量，加温开水 250～300ml，作保留灌肠 15～30 分钟，每日 1 次。③黄柏、乌梅各 10g，黄连 5g，水煎 2 次，去渣，加入元明粉 5g，溶化后含漱，每日 10 余次，可获良效。

27. 伤寒身黄，发热：肥栀子 15 个（擘），甘草 30g（炙），黄柏 60g。上三味，以水四升，煮取一升半，去渣，分温再服。

28. 痈疽肿毒：黄柏皮（炒）、川乌头（炮）等份。为末调涂之，留头，频以米泔水湿润。

29. 白淫，梦泄遗精及滑出而不收：黄柏 500g（放新瓦上烧令通赤为度），真蛤粉 500g。上为细末，滴水为丸，如桐子大。每服 100 丸，空心酒下。

30. 妊娠及产后寒热下痢：黄柏 500g，黄连一升，栀子 20 枚。上三味，细切，以水五升，渍一宿，煮三沸，服一升，一日一夜令尽。呕者加橘皮一把，生姜 60g。

31. 小儿热痢下血：黄柏 15g，赤芍 12g。上同为细末，饭和丸，麻子大。每服 10～20 丸，食前米饮下，大者加丸数。

32. 小儿热泻：黄柏，焙为末，用米汤和丸粟米大。每服 10～20 丸，米汤下。

33. 小儿脓疮，遍身不干：黄檗末，入枯矾少许掺之。

34. 肺壅，鼻中生疮，肿痛：黄柏、槟榔等量。捣罗为末，以猪脂调敷之。

35. 口中及舌上生疮：捣黄檗含之。

36. 口疳臭烂：黄柏 15g，铜绿 9g。共为末掺之，去涎，愈。

【不良反应及注意事项】脾虚泄泻，胃弱食少者忌服。

◆黄精

【来源】本品为百合科植物滇黄精、黄精或多花黄精的干燥根茎。按形状不同，习称"大黄精""鸡头黄精""姜形黄精"。

【别名】老虎姜、太阳草、免竹。

【性味归经】味甘，性平。归脾、肺、肾经。

【功能主治】补气养阴，健脾，润肺，益肾。主治：脾胃气虚、体倦乏力、胃阴不足、口干食少、肺虚燥咳、痨嗽咳血、精血不足、腰膝酸软、须发早白、内热消渴。

【用法用量】煎服，9～15g。

【炮制】黄精除去杂质，洗净，略润，切厚片，干燥。

本品呈不规则的厚片，外表皮淡黄色至黄棕色。切面略呈角质样，淡黄色至黄棕色，可见多数淡黄色筋脉小点。质稍硬而韧。气微．味甜，嚼之有黏性。

【化学成分】黄精的根茎含黏液质、淀粉及糖分。

囊丝黄精的根茎含吖丁啶羧酸、天门冬氨酸、高丝氨酸、二氨基丁酸、毛地黄糖苷以及多种蒽醌类化合物。叶含牡荆素木糖苷和 5, 4′-二羟基黄酮的糖苷。

【药理作用】①抗病原微生物作用。②抑制作用。③抗氧化作用。④延缓衰老作用。

【配伍效用】

黄精配伍枸杞子：黄精味甘性平，入脾、肺、肾经。补中益气、养阴润肺、补肾益精，为气阴双补之品，多入脾补后天；枸杞子味甘性平，入肝、肾、肺经。滋肾润肺、补肝明目，长于滋肾补肝，多入肾助先天。二者合用，共奏补肾健脾、益气养阴之功效，用于治疗诸虚劳损、肝肾不足、精气两衰之头晕目眩、食少体弱、月经不调、闭经等症。

黄精配伍续断：黄精补脾益气、滋阴润肺，功偏补阴；续断补益肝肾、强壮筋骨，补而不滞，偏于补阳。二者合用，共奏补肝益肾、强壮筋骨、健脾和胃、益气养阴之功效，用于治疗肝肾不足、精血虚损之腰膝酸软、体倦无力等症。

【方剂选用】

1. 流行性出血热：黄精、黄芪各30g，白茅根30～125g，白术15g，水煎分2～3次服，每日1剂。

2. 慢性支气管炎：黄精、百部各10g，冬虫夏草、贝母、白及各5g，用白酒500ml浸泡1周，去渣口服，每次5～10ml，日服3次。

3. 病态窦房结综合征：黄精50g，黄芪、仙灵脾、麦冬、五味子各20g，人参、甘草、麻黄、附子、鹿胶、升麻各10g，细辛5g。水煎服，每日1剂。可随症加减。

4. 低血压症：黄精30g，党参30g，炙甘草10g，水煎顿服，每日1剂。

5. 神经官能症：①黄精180g，枸杞子、生地黄、白芍、首乌藤各90g，黄芪、党参、当归、炒枣仁各60g，麦冬、红花、菊花、佩兰、菖蒲、远志各30g，以白酒6000ml浸2～4周，制成宁神酊，每次5～15ml，日服3次，或每晚服10～20ml。②制黄精、玉竹各30g，决明子9g，川芎3g，水煎服。

6. 糖尿病：黄精10份，红参、茯苓、白术、黄芪、葛根各5份，大黄、黄连、五味子、甘草各1份，制成水丸，每次15g，日服3次。

7. 足癣：①生黄精、生何首乌各50g，轧碎加入陈醋300g，连同容器置入60～80℃热水中，加温6～8小时后取出备用，每日先用淡盐水洗脚，早、中、晚各用棉球蘸药醋搽患处1次，15天为1疗程。②黄精、冰醋酸各500g，浸泡7天，加入蒸馏水1500g，每晚睡前洗脚拭干，搽药1～

2次。

8. 近视：黄精45kg，黑豆5kg，白糖7.5kg，制成糖浆，每ml含黄精1g。每次20ml，日服2次。

9. 蛲虫病：黄精60g（小儿减半），水煎2次，得药液200ml，加入冰糖60g溶化，每日1剂，分3次服，连服2天。

10. 胃热口渴：黄精18g，熟地黄、山药各15g，天花粉、麦门冬各12g。水煎服。

11. 补精气：枸杞（冬采者佳）、黄芪等量。为细末，二味相和，捣成块，捏作饼子，干复捣为末，炼蜜为丸，如梧桐子大。每服50丸，空心温水送下。

12. 壮筋骨，益精髓，变白发：黄精、苍术各2000g，枸杞根、柏叶各2500g，天门冬1500g。煮汁30kg，同曲2500g，糯米30kg，如常酿酒饮。

【不良反应及注意事项】 少数病人服用后轻度腹胀。脾虚有湿、咳嗽痰多、中寒泄泻者不宜久服。

◆ **黄藤**

【来源】 本品为防己科植物黄藤的干燥藤茎。

【别名】 土黄连、大黄藤、伸筋藤。

【性味归经】 味苦，性寒。归心、肝经。

【功能主治】 清热解毒，泻火通便。主治：热毒内盛、便秘、泻痢、咽喉肿痛、目赤红肿、痈肿疮毒。

【用法用量】 30～60g。外用：适量。

【炮制】 晒干，生用。

【化学成分】 根含掌叶防己碱、药根碱、非洲防己碱、黄藤素甲、黄藤素乙、黄藤内酯、甾醇。

【药理作用】

①中枢神经系统麻痹作用。②抑菌作用。③强心作用。④抗心肌缺血作用。

【方剂选用】

1. 天泡疮：黄藤15g，山东管15g。共研末，开茶油调涂患处。

2. 预防流行性脑脊髓膜炎：黄藤500g，加水2500g，煮沸半小时。每次服煎液 1~3 匙，每日 2 次。也可滴鼻喷喉。有一定预防作用。

3. 瘤型麻风反应：黄藤根制成 20% 的黄藤露。第 1 天服一次 50ml，第 2 天加至 100ml，分 2 次服。10 天为 1 疗程。

4. 其他：黄藤 250g，加水 2500g 煮沸 15 分钟，过滤。用于洗涤伤口，有防止发炎化脓的作用。

【不良反应及注意事项】脾胃虚弱者慎用。

◆ 黄荆子

【来源】本品为马鞭草科植物黄荆的果实。

【别名】玉指柑、土常山、黄荆条。

【性味归经】味苦，性温，归肺、胃、肝经。

【功能主治】祛风，除痰，行气止痛。

【用法用量】3~9g。

【炮制】洗净生用。

【化学成分】黄荆子干品含精油 0.1%，油中含 1，8-桉叶素、1-香桧烯、1-2-蒎烯、莰烯、石竹烯以及二萜类、倍半萜醇及萜类化合物等。尚含黄酮类及强心苷。

【药理作用】①扩张支气管。②抑菌作用。

【方剂选用】

1. 伤寒发热而咳逆者：黄荆子，炒，水煎服。

2. 肝胃痛：黄荆子研末，和粉作团食。

3. 胃溃疡，慢性胃炎：黄荆子 30g 煎服或研末吞服。

4. 痔漏之管：黄荆子（炙炒为末），15g 一服，黑糖拌，空心陈酒送服。

5. 慢性气管炎：黄荆子焙干研末，炼蜜为丸，每丸含生药 9g。日服 3 次，每次 1 丸，10 天为 1 疗程，连服 2 个疗程。对咳、痰、喘均有疗效，但以祛痰效果较好。多数病人在用药 2 天内开始有不同程度地效果出现。观察结果证明，本品对单纯型、轻型、虚寒型、无肺气肿的患者效果较好。配合紫河车、山药组成复方治疗，则可提高疗效。

【不良反应及注意事项】凡湿热燥渴无气滞者忌用。

◆ 黄荆叶

【来源】本品为马鞭草科植物黄荆的叶片。

【别名】白背叶、姜子叶。

【性味归经】味甘、苦，性平。

【功能主治】解表清热，利湿解毒。主治：感冒、中暑、吐泻、痢疾、疟疾、黄疸、风湿、跌打肿痛、疮痈疥癣。

【用法用量】内服：煎汤 15~50g，鲜品 30~60g。外用：适量，煎水洗。

【炮制】夏初未开花时采集净叶，堆叠踏实，使其发汗，倒出晒至半干，再堆叠踏实，待绿色变黑润，再晒至足干。

【化学成分】含紫花牡荆素、木犀草素-7-葡萄糖苷、四羟基-甲氧基黄酮 α-D-葡萄糖苷、5-羟基-3，6，7，3'，4'-五甲氧基黄酮、对羟基苯甲酸、5-羟基异苯二酸、3，4-二羟基苯甲酸等。还含牡荆定碱及维生素 C 等。

【药理作用】抗炎作用。

【方剂选用】

1. 感冒：黄荆叶 30g，路边荆 30g，葱、姜各 6g。水煎服。

2. 中暑呕吐、腹痛、腹泄：黄荆叶 60g，红辣蓼 60g，生半夏 60g。焙干研末，炼蜜为丸，黄豆大。日服二次，每次 6g。

3. 疟疾：黄荆叶 180g，煎水取浓汁一碗半服（发作前四小时服一半，二小时服一半。寒疟或体弱不适用。

4. 脚蛀（脚癣）：黄荆叶，捣烂罨上。

5. 毒蛇咬伤，满身红肿发泡：黄荆嫩叶，捣汁涂泡上，渣盦咬处。

6. 急性细菌性痢疾：取鲜黄荆叶半斤洗净，加水 800ml，煎煮 1.5 小时后过滤，再浓缩志 100~120ml。成人每次 30~40ml，日服 3 次。

7. 急性肠炎：鲜黄荆叶（嫩叶）适量，煎服，每日 1 剂。

【不良反应及注意事项】脾胃虚弱者

慎用。

◆黄皮果

【来源】本品为芸香科植物黄皮的成熟果实。

【别名】黄皮、黄弹子、王坛子。

【性味归经】味辛、酸，性温。归肺和胃经。

【功能主治】行气，消食，化痰。主治：食积胀满、脘腹疼痛、疝痛、痰饮咳喘。

【用法用量】内服：煎汤15～30g。

【炮制】晒干生用。

【化学成分】黄皮种子含黄皮新肉桂酰胺A、B、C、D等。

【方剂选用】

1. 痰咳哮喘：黄皮果，用食盐腌后，用时取15g，酌加开水炖服。

2. 食积胀满：腌黄皮果15～30g。水炖服。

3. 防治流行性感冒：黄皮果树叶2斤半，加水24斤，煎至8斤，将汁水滤出，再在药渣上加水20斤，又煎至8斤，将2次滤液合并，再煎煮浓缩至8斤，然后加防腐剂。成人每次服30ml（约1小酒杯），一日3次。小孩减半，连服3至6天（或每人每日用叶6～9g，水煎服，连服数天）。治疗和预防流感有显著效果。此方同时可治疟疾。

4. 肝胃气痛：生黄皮果晒干，每日10个，水煎服。或用黄皮果树根1～60g，水煎后去渣，加黄酒冲服。

5. 疝气偏坠：黄皮果树根60g，小茴香15g，水煎后去渣，冲入黄酒适量，温服，一日2次。

6. 风痰流注，寒性脓疡：黄皮果树嫩叶、黄皮果果核焙燥研末、龟板砂炒研末，各120g，炼蜜为丸，如小豆大，每服6g，一日2次，以黄酒送下。

7. 蛔虫上攻，心下痛：黄皮果18g（鲜者60g），水煎空腹服。

8. 毒蛇、狂犬咬伤：黄皮果树叶60g，焙燥，研末，用适量好黄酒隔水炖煮，一

月分2次温服，并以药渣敷于伤口。

9. 肠痉挛，肠癌痛，胃神经痛：黄皮果果核炒香，研末，以水或黄酒送下，每服6g，一日2～3次。

◆黄明胶

【来源】本品为牛科动物黄牛的皮所熬的胶。

【别名】水胶、明胶。

【性味归经】味甘，性平。归肺、大肠经。

【功能主治】滋阴润燥，养血止血，活血消肿，解毒。主治：虚劳肺痿、咳嗽咯血、吐衄、崩漏、下痢便血、跌打损伤、痈疽疮毒、水火烫伤。

【用法用量】内服：水酒烊冲3～9g，或入、丸散。外用：适量，烊化涂。

【炮制】将干燥的牛皮，铡成小方块，置清水中浸洗2日，经常搅拌换水，至牛皮柔软时洗净取出，入铜锅内，加入约5倍量的清水，加热使徐徐沸腾，并随时添水，每24小时滤取清液，如此反复3次，将全部滤液用阴矾沉淀。倾取清汁，再入铜锅内加热浓缩，至滴于滤纸上下不化为度，加入黄酒或冰糖等辅料收胶，倒入胶盘内，待冷，切成小块，晾干。

【化学成分】牛科动物黄牛的皮长时间水煮，则皮中的胶原变化而成黄明胶。牛皮的胶原含氮18.6%，也含一些糖，性质上的显著差异是胶原不溶于水，明胶能溶于水。阴胶也含少量的钙，主要是在制胶过程中用石灰脱脂时掺入的。

【药理作用】①补血作用。②抗疲劳作用。③保护胃黏膜作用。

【方剂选用】

1. 肺痿劳伤吐血：黄明胶（炙燥）60g，花桑叶（阴干）60g。上二味，捣罗为细散。每服9g，用生地黄汁调下，糯米饮亦得。

2. 咳嗽不瘥：黄明胶（炙令半焦），为末。每服3g，人参末6g，用薄荷汤一盏2.4g，葱少许，入铫子，煎30g沸后，倾入盏。遇咳嗽时，呷三五口。

3. 虚劳尿精：黄明胶 90g。末之，以酒二升和，分温为三服，瘥止。（治吐血、咯血：黄明胶 30g（切作小片子，炙令黄），新绵 30g（烧作灰）。细研。每服 3g，新米饮调下，不计年岁深远，并宜，食后卧时服。

4. 妊娠猝下血：酒煮黄明胶 60g，消尽顿服。

5. 跌打伤损：黄明胶 30g，干冬瓜皮 30g（锉）。同炒存性，研末。每服 15g，热酒一盏调服，仍饮酒二三盏，暖卧，微汗。

【不良反应及注意事项】孕妇慎用。

◆黄狗肾

【来源】本品为犬科动物犬（雄性）的干燥阴茎和睾丸。

【别名】狗鞭、狗精、狗阴、狗肾。

【性味归经】味咸性温，入肾经。

【功能主治】温肾壮阳。用于肾阳衰弱，阳萎遗精，女子阴冷，腰酸尿频等症。

【用法用量】冲服或入丸、散剂，1～3g。

【炮制】将原药剔去残留皮、毛、肉脂，洗净润软，切 0.5cm 厚片，晾干。置加热砂子锅内炮制呈黄色，取出筛去砂子，摊凉，研末服。

【化学成分】含雄性激素、蛋白质、脂肪。

【药理作用】提高机体免疫力。

【方剂选用】

1. 肾阳虚衰，阳痿不举：黄狗肾，洗净，焙干研成细末，每服 0.3～0.9g，每日 1 次。

2. 肾阳亏虚，腰膝冷痛，形寒肢冷，阳痿不举，精冷稀少，性欲低下，小便频数：黄狗肾 1 对，羊肉 500g，炖服。

【不良反应及注意事项】本品性温，内热多火者忌用。

◆黄麻叶

【来源】本品为椴树科植物黄麻的叶。夏、秋季采。

【别名】络麻、三株草。

【性味归经】味苦，性温，无毒。归心、肝经。

【功能主治】理气止血，排脓生肌。主治：腹痛、痢疾、血崩、疮痈。

【用法用量】煎汤 6～9g。外用：捣敷。

【炮制】晒干，生用。

【化学成分】叶含黄麻苷、矢车菊素单糖苷、β－谷甾醇、β－谷甾醇 D－葡萄糖苷及具有苦味的黄麻酮、黄麻属醇、黄麻醇苷，黄麻醇苷元的葡萄糖苷。此外，还含有 0.4% KCl 和少量的葡萄糖、半乳糖和阿拉伯糖，皮含矮牵牛素单糖苷和矢车菊素单糖苷。

【药理作用】抗菌、消炎作用。

【方剂选用】

1. 血崩：黄麻叶连根捣烂，酒煎露一宿，次早服之。

2. 腹痛，痢疾：鲜黄麻叶 15～30g。水煎服。

【不良反应及注意事项】孕妇慎用。

◆黄瑞木

【来源】本品为山茶科红淡属植物毛药红淡，以根、嫩叶入药。

【别名】乌株子、鸡仔茶。

【性味归经】味甘、微苦，性凉。

【功能主治】凉血止血，解毒消肿。主治：衄血、尿血、传染性肝炎、腮腺炎、疖肿、蛇虫咬伤、癌肿。

【用法用量】根 15～30g。外用：适量。

【炮制】根全年可采，晒干或鲜用；嫩叶夏秋采，鲜用。

【药理作用】抗菌消炎作用。

【方剂选用】

1. 鼻衄、睾丸炎、腮腺炎：黄瑞木适量，水煎服。

2. 疖肿、毒蛇咬伤、毒蜂蜇伤：黄瑞木鲜叶适量，捣泥外敷。

【不良反应及注意事项】脾胃虚弱者慎用。

◆黄蜀葵花

【来源】本品为锦葵科植物黄蜀葵的干燥花冠。

【别名】黄葵、秋葵、水棉花。

【性味归经】味甘，性寒。归肾、膀胱经。

【功能主治】清利湿热，消肿解毒。主治：湿热壅遏、淋浊水肿；外治痈疽肿毒、水火烫伤。

【用法用量】内服：研末，3～6g。外用：研末调敷或油浸涂。

【炮制】除去杂质及灰屑。

【化学成分】黄蜀葵花含树皮素－3－洋槐糖苷、槲皮素－3－葡萄糖苷、金丝桃苷、杨梅素及槲皮素。

【药理作用】①降脂、降糖作用。②抗癌作用。③滋养体肤。

【方剂选用】

1. 砂石淋：黄蜀葵花30g。炒，捣罗为散，每服3g，食前米饮调下。

2. 痈疽肿毒恶疮：黄蜀葵花，用盐掺，取入瓷器密封，经年不坏，患处敷之。

3. 汤火灼伤：用瓶盛麻油，将黄葵花收入瓶内，勿犯人手，密封收之，遇有伤者，以油涂之。

4. 小儿口疮：黄蜀葵花烧末敷。

5. 小儿秃疮：黄蜀葵花、大黄、黄芩等分。为末，米泔净洗，香油调搽。

【不良反应及注意事项】孕妇忌服。

◆ 黄花母根

【来源】本品为锦葵科植物白背黄花稔的根。

【别名】土黄芪、胶桔梗。

【性味归经】味辛，性凉，归肺、肝、大肠经。

【功能主治】清热利湿，益气排脓。主治：感冒、哮喘、泻痢、黄疸、疮痈气虚难溃、或溃后脓毒不清、新肌不生。

【用法用量】内服：煎汤9～15g，大剂30～90g。

【炮制】洗净，鲜用或切片晒干。

【化学成分】根含β－苯乙胺、N－甲基－β－苯乙胺、S－右旋－N－甲基色氨酸甲酯、鸭嘴花酚碱、鸭嘴花酮碱、鸭嘴花碱、胆碱、下箴刺酮碱、下箴刺酮甲酯

及甜菜碱。

【药理作用】治疗肺结核。

【方剂选用】

1. 哮喘：黄花母根60g，白糖30g。煎汤服。

2. 痈肿成脓，但气虚不易溃破者：鲜黄花母根30～90g，或加猪排骨。水煎服。

3. 腰腿痛：干黄花母根30g，墨鱼干2条，酒水各半炖服。

4. 阴疽结毒：黄花母根、茎60g，红糖30g。开水炖服。

【不良反应及注意事项】中寒泄泻者勿服。

◆ 雪茶

【来源】本品为地衣类地茶科地茶属植物雪地茶，以叶状体入药。四季可采，去杂质，晒干。

【别名】名地茶、太白茶、地雪茶。

【性味归经】味微苦，性凉。

【功能主治】清热，安神。主治：中暑、心中烦热、阴虚潮热、肺热咳嗽、神经衰弱、高血压。

【用法用量】6～12g，水煎服或泡茶饮。

【炮制】积雪融化后采收，拔起全株，除去基部苔藓状物及杂草，晒干。

【化学成分】含雪茶酸、鳞片酸、羊角衣酸，另含D－阿糖醇和甘露醇。

【药理作用】①免疫调节作用。②抗炎作用。

【方剂选用】

1. 神经衰弱：雪茶、鹿衔草各9g，羊角参6g。黄酒为引，水煎服。

2. 癫痫狂躁：雪茶、珠砂七各9g，水煎服。须久服。

3. 高血压：雪茶、羊角参、小晕鸡头各15g，水煎服。

【不良反应及注意事项】体质虚弱，脾胃虚寒者慎用。

◆ 雪人参

【来源】本品为豆科植物茸毛木蓝的根。

【**别名**】山红花、铁刷子、红苦刺。

【**性味归经**】味甘，微苦，性温。归肝、肾、大肠经。

【**功能主治**】滋阴补虚，调经摄血，活血舒筋。主治：崩漏、体虚久痢、肠风下血、溃疡不敛、风湿痹痛、跌打损伤、肝硬化、疳积。

【**用法用量**】内服：煎汤 15～30g。

【**炮制**】秋后采收，洗净，切段晒干。

【**化学成分**】人参皂苷。

【**方剂选用**】

1. 漏底伤寒，下痢日久体虚：雪人参60g。蒸鸡或炖肉吃。

2. 外伤溃疡日久，气血两虚：雪人参60g。炖肉吃。

3. 大肠下血：雪人参、羊奶奶根各60g，小血藤 30g，枣儿红 15g。炖猪大肠吃。

4. 漏底伤寒，下痢日久体虚：雪人参60g。蒸鸡或炖肉吃。

5. 外伤溃疡日久，气血两虚：雪人参60g。炖肉吃。

【**不良反应及注意事项**】孕妇禁用。

◆雪莲花

【**来源**】本品为菊科风毛菊属植物绵头雪莲花和毛头雪莲花，以带根全草入药。夏季采收，全株拔起，抖净泥沙，晾干。

【**别名**】高山雪莲、天山雪莲。

【**性味归经**】味甘苦，性温（大苞雪莲花有毒）。入肝、脾、肾三经。

【**功能主治**】补肾壮阳，调经止血。主治：雪盲、牙痛、风湿性关节炎、阳痿、月经不调、崩漏、白带；外用治创伤出血。

【**用法用量**】煎服 6～12g。外用：适量。

【**炮制**】开花时拔取全株，除去泥土，晾干。

【**化学成分**】

1. 绵头雪莲花全草含东莨菪素，伞形花内酯，对-羟基苯乙酮，正三十一烷，大黄素甲醚，和 β-谷甾醇。

2. 丛株雪莲花全植物含芹菜素，芹菜

素-7-β-D-葡萄糖苷，伞形花内酯，伞形花内酯-7-β-D-葡萄糖苷，东莨菪素，对-羟基苯乙酮，-3 吲哚乙酸，秋水集邮册碱及 β-谷甾醇。

【**药理作用**】抗炎、镇痛作用。

【**方剂选用**】

1. 阳痿：雪莲花、冬虫夏草，泡酒饮。

2. 妇女崩带：雪莲花、蛾参、党参，炖鸡吃。

3. 风湿性关节炎，妇女小腹冷痛，闭经，胎衣不下：雪莲花15g，加白酒或黄酒100ml，泡 7 天。每服 10ml，一日二次。

【**不良反应及注意事项**】孕妇忌服。

◆雪上一枝蒿

【**来源**】本品为毛茛科植物短柄乌头、展毛短柄乌头、曲毛短柄乌头、宣威乌头、小白撑、铁棒锤、伏毛铁棒锤等多种乌头属植物的块根。

【**别名**】铁棒锤、三转半。

【**性味归经**】味苦、辛，性温，有大毒。归肝经。

【**功能主治**】风湿骨痛，跌打损伤，肢体疼痛，牙痛，疮疡肿毒，癌性疼痛。

【**用法用量**】研末服0.02～0.04g。外用：适量。

【**炮制**】用清水浸漂 7 日，每日换水 2次，待中心软透后切片，置蒸笼内蒸 2～3小时，取出晒干。再用熟猪油拌和炒透入药，或将湿纸包裹，置炭火旁煨透，去纸，浸童便中一昼夜，取出，漂净晒干

【**化学成分**】①展毛短柄乌头，根含乌头碱、3-脱氧乌头碱、3-乙酰乌头碱、雪乌碱、丽鲁碱。②宣威乌头，根含准噶尔乌头碱、新乌宁碱、14-乙酰新乌宁碱、乌头碱、3-脱氧乌头碱、无毛翠雀亭、准噶尔乌头胺、伏毛铁棒锤碱、变绿卵孢碱、乌头芬碱。

【**药理作用**】①镇痛作用。②抗炎作用。

【**方剂选用**】

1. 跌打损伤，风湿骨痛，牙痛：雪上一枝蒿0.7g（如米粒大）吞服。

2. 牙髓炎（无痛去髓）：雪上一枝蒿酒精提取物（制法：取雪上一枝蒿块根研末，浸于无水酒精中，24小时后过滤，将滤液蒸去酒精，得棕褐色胶状物）1g，雪上一枝蒿粉0.5g，蟾酥细粉1g，羊毛脂0.8g，共置于乳钵内充分调匀，研成软膏状，即为牙髓失活剂。在原有的穿髓孔处封入米粒大的药剂，1～2天后观察牙髓失活效果，行无痛去髓术。

3. 止痛：雪上一枝蒿块根可用于神经痛、风湿痛、跌打损伤及牙痛、术后疼病、晚期肿瘤疼痛等。常用白酒浸泡内服或局部涂布，或直接将块根研末内服；口服每日总量不得超过150mg。或以本品制成注射液，成人每次肌注10～25mg（儿童3～5mg），每日1～2次。

【不良反应及注意事项】孕妇及心脏病、溃疡病患者及小儿忌服。

不良反应的主要症状：轻者嗜睡，口腔灼热感，分泌物增多；重者全身发麻，发软，发冷，发胀，喉部不适，恶心呕吐，流涎，头昏眼花，心悸烦躁，腹痛有便意；重笃者昏倒肢冷，心律不齐，血压下降，呼吸困难或抽搐昏迷，心电图显示频发性期前收缩。严重者可因循环、呼吸衰竭而死亡。曾有服药后仅2小时出现中毒死亡的先例，故用之宜慎。

解救方法：根据一般临床经验，认为阿托品、普鲁卡因酰胺及奎尼丁是较有效的对抗剂，用之及时，可以获效。此外，民间亦用竹笋、竹根、竹子、芫荽、防风、茶叶、甘草等作为解毒剂，任选2～3种各15g，水煎服；或猪油、红糖、蜂蜜任选一种煮稀饭吃，可酌情试用。

◆接骨木

【来源】本品为忍冬科接骨木属植物接骨木，以全株入药。夏秋采收，晒干。

【别名】续骨木、铁骨散、透骨草。

【性味归经】味甘、苦，性平。归肝经。

【功能主治】接骨续筋，活血止痛，祛风利湿。主治：骨折、跌打损伤、风湿性关节炎、痛风、大骨节病、急慢性肾炎；外用治创伤出血。

【用法用量】内服：煎汤9～15g，或入丸、散。外用：适量。

【炮制】全年可采，鲜用或切段晒干。

【化学成分】西洋接骨木含接骨木花色素苷，花色素葡萄糖苷，还含氢基酸，莫罗忍冬苷。

【药理作用】①镇痛作用。②利尿作用。

【方剂选用】

1. 打损接骨：接骨木15g，好乳香1.5g，赤芍、川当归、川芎、自然铜各30g。上为末，用黄蜡120g溶入前药末，搅匀，候温软，众手丸如大龙眼。如打伤筋骨及闪枘疼痛不堪忍者，用药一丸，好无灰酒一盏浸药，乘热呷之，痛绝便止。

2. 肾炎水肿：接骨木3～15g，煎服。

3. 漆疮：接骨木茎叶120g，煎汤待凉洗患处。

4. 产后血晕：接骨木碎块一把，加水一升煮成半升，分次服下。

【不良反应及注意事项】①孕妇忌服。②多服令人吐。

◆接骨草

【来源】本品为荨麻科植物庐山楼梯草的根茎或全草。春至秋季采集全草或根茎，多鲜用。

【别名】壮阳草、白龙骨、血和山、乌骨麻、冷坑兰、痱痒草、红母鸡药。

【性味归经】味辛、苦，性温。

【功能主治】活血散瘀，消肿止咳。主治：跌打扭伤、疟腮、闭经、咳嗽。

【用法用量】内服：煎汤9～15g。外用：适量。

【炮制】晒干生用。

【化学成分】含反-藏红花酸二甲酯。

【药理作用】①抗菌、消炎作用。②利尿作用。

【方剂选用】

1. 骨折：鲜接骨草根，加鲜苦参根等量，入黄酒捣烂裹敷伤处，外夹以杉树栓皮，固定，每天换一次。

2. 挫伤、扭伤：接骨草鲜全草加食盐适量捣烂外敷伤处。

3. 闭经：接骨草鲜全草 1～2 两，水煎，冲黄酒、红糖服。

【不良反应及注意事项】孕妇禁用。

◆常山

【来源】本品为虎耳草科植物常山的干燥根。其嫩叶称"蜀漆"，亦供药用。根秋季采挖，除去须根，洗净，晒干。枝叶夏季采集，晒干。

【别名】鸡骨冈、冈骨本、大金刀。

【性味归经】味苦、辛，性寒，有毒。归肺、肝、心经。

【功能主治】截疟，劫痰。主治：疟疾。蜀漆功能主治与常山略同，但作用稍差。

【用法用量】煎服4.5～9g，入丸、散，酌减。

【炮制】除去杂质，分开大小，浸泡，润透，切薄片，晒干。

【化学成分】黄常山含有效成分黄常山碱，简称常山碱，根含生物碱总量约0.1%，主要为黄常山碱甲、乙及丙，三者为互变异构体。还含黄常山定以及4－喹唑酮、伞形花内酯等。从根及叶中分离出的退热碱和异退热碱，相应地就是黄常山乙和黄常山碱甲。

叶含生物碱总量约0.5%，其中黄常山碱的含量比根中的多10～20倍。另含少量三甲胺。

【药理作用】①抗疟作用。②抗阿米巴作用。③降压作用。④抑制心脏作用。⑤调节平滑肌收缩。⑥抗病毒、抗癌作用。

【毒理作用】小鼠口服常山碱乙、丙，兔及大鼠静脉注射常山碱丙均可致腹泻，小鼠甚至便血。狗口服常山水浸膏或肌注其醇浸膏或皮下注射常山碱甲可致恶心、呕吐、腹泻及胃肠黏膜充血出血。预先口服草酸铈，则呕吐、腹泻均减轻，故系胃肠道刺激所致。鸽静脉注射常山碱甲、乙、丙均可引起呕吐，氯丙嗪能推迟而不能阻止其呕吐的发生。犬静脉注射小量氯丙嗪不影响常山碱乙静脉注射的催吐阈量，大量能抑制其阈剂量的呕吐，但还不能对抗大剂量常山碱乙的呕吐。破坏犬的催吐化学感应区（CTZ）并不减轻常山碱乙阈剂量的呕吐，切断两侧迷走神经则大大减弱其催吐作用，完全切除胃肠道的迷走及交感神经则能完全阻止常山碱乙的呕吐。因此常山碱乙主要是刺激胃肠道的迷走及交感神经末梢而反射地引起呕吐。

小鼠连续给常山碱乙或丙14天则生长受抑制，多数有腹泻，病理解剖胃肠黏膜充血或出血，肝、肾呈黄色。另有报告，重复给小鼠常山碱丙可引起肝水肿样变性，兔静脉注射常山碱丙则能升高血糖。

小鼠口服常山碱半数致死量（毫克/千克）为：乙，6.57±0.47；丙，0.45±0.31；总生物碱为7.79±1.30；乙的毒性比奎宁约大150倍，总碱的毒性约为奎宁的123倍。丙口服毒性反比静脉注射大（小鼠）。

【方剂选用】

1. 山岚瘴疟，寒热往来，或二日三日一发：常山（锉）、厚朴（去粗皮，生姜汁炙熟）各30g，草豆蔻（去皮）、肉豆蔻（去壳）各2枚，乌梅（和核）7枚，槟榔（锉）、甘草（炙）各15g。上七味，粗捣筛，每服6g，水一盏，煎至六分，去渣，候冷，未发前服。

2. 阳经实疟：常山（酒炒）、草果（煨）、槟榔、厚朴、青皮、陈皮、甘草等分。水酒各半煎，露之，发日早晨温服。

3. 胸中多痰，头疼不欲食及饮酒：常山120g，甘草15g。水7升，煮取3升，内半升蜜，服一升，不吐更服。无蜜亦可。

4. 蓝氏贾第鞭毛虫病：常山6g煎服，每日1次，连服7天。

【不良反应及注意事项】本品有毒，且能催吐，用量不宜过大，体虚及孕妇不宜用。

◆常春藤

【来源】本品为五加科植物常春藤的藤

茎、叶或根。

【别名】三角枫、钻天风。

【性味归经】味苦，性凉。

【功能主治】祛风，利湿，平肝，解毒，止痛，活血，通络。主治：风湿性关节炎、肝炎、头晕、口眼歪斜、衄血、目翳、痈疽肿毒。

【用法用量】内服：煎汤，10～30g；或浸酒。外用：适量，煎水洗；或磨汁涂；或捣烂敷。

【化学成分】茎含鞣质（12.01%）、树脂。叶含常春藤苷、肌醇、胡萝卜素、糖类；还含鞣质29.4%。

【药理作用】同属植物苏联产常春藤有镇静作用。另一种常春藤则含皂碱体，对真菌生长有抑制作用。

【方剂选用】

1. 肝炎：常春藤、败酱草，煎水服。

2. 关节风痛及腰部酸痛：常春藤茎及根9～12g，黄酒、水各半煎服；并用水煎汁洗患处。

3. 产后感风头痛：常春藤9g，黄酒炒，加红枣7个，水煎，饭后服。

4. 偏头痛、筋骨痛：常春藤30g，当归9g，川芎6g，大枣3枚。水煎服。

5. 半身不遂：常春藤15g，大血藤根15g，锦鸡儿根60g，千斤拔根30g。水煎服。

【不良反应及注意事项】脾胃虚弱者慎用。

◆野芋

【来源】本品为天南星科植物野芋的根茎。

【别名】野芋头。

【性味归经】味辛，性寒，大毒。归心、肝经。

【功能主治】主治：乳痈、肿毒、麻风、疥癣、跌打损伤、蜂蜇伤。

【用法用量】外用：适量，捣烂敷患处。

【炮制】夏、秋季采挖，鲜用或切片晒干。

【化学成分】块茎中含4个植物凝聚素，还含多糖，包括：中性糖如半乳糖、甘露糖、鼠李糖、阿拉伯糖等，还有约40%的阴离子糖，如半乳糖醛酸、甘露糖醛酸等。从块茎中还分得－20－二十四碳烯－1，18－二醇，25－甲基三十烷酮，10－二十八碳烯－1，12－二醇），三十五碳－1，7－二烯－12－醇，二十九烷，β－谷甾醇，豆甾醇，矢车菊素－3－葡萄糖苷。

【毒理作用】用量过大，可诱发肾炎。可使甲状腺肿大。所含的酸性皂素毒苷0.1mg给大鼠注射，立即致死。死后解剖见有溶血现象，肾上腺有明显瘀血。用量过大，可致中毒。

【方剂选用】

1. 乳痈：野芋和香糟捣敷。

2. 风热痰毒（急性颈淋巴腺炎）：野芋1个，对称切开，用一块（切面向内），贴于患处，布条扎紧，初起者，可以消散。如局部发生红疹、灼热、发痒等反应，以龙胆紫药水涂搽，便可消散。

3. 毒蛇咬伤：鲜野芋捣烂如泥，或同井水磨糊状药汁，敷或涂搽于伤口周围及肿处。

【不良反应及注意事项】本品有毒，禁生服，一般不作内服。

◆野芋叶

【来源】本品为天南星科植物野芋的叶片。

【性味归经】味辛、性寒，有毒。归肺经。

【功能主治】主治：疔疮、无名肿毒。

【用法用量】外用：适量，捣敷。

【炮制】春、夏委采收，鲜用或晒干。

【化学成分】凝聚素、多糖、中性糖。

【毒理作用】皂素毒苷0.1mg注射于大鼠，立即致死。

【方剂选用】

1. 毒蜂蜇伤：鲜野芋全草连根，捣敷患处。

2. 指疗：鲜野芋叶适量，白矾少许，酌加猪胆汁，同捣烂如泥，敷于患处。

3. 无名肿毒初起：鲜野芋叶，捣敷患处。未成脓者，可使内消。

4. 毒蛇咬伤：鲜野芋叶同酒酿糟捣敷伤处。

【不良反应及注意事项】 本品有毒，不宜内服。

◆ 野烟叶

【来源】 本品为茄科植物假烟叶树的叶或全株。

【别名】 大王叶、大黄叶、土烟叶。

【性味归经】 味辛、苦，性微湿，有毒。

【功能主治】 主治：黄肿、痛风、血崩、跌打肿痛、牙痛、瘰疬、痈疮、湿疹、皮炎。

【用法用量】 内服：煎汤 4.5～9g。外用：煎水洗，捣敷。

【炮制】 叶于开花前采，全株全年可采，洗净，切段鲜用或晒干。

【化学成分】 叶和茎含澳洲茄碱。

【药理作用】 ①调节平滑肌和骨骼肌的作用。②有降压作用。③调节中枢神经系统作用。

【毒理作用】 小鼠腹腔注射水提取物10g鲜生药/kg，引起抑制、运动失调及呼吸加快，2 小时后 5 只小鼠全部死亡，如静脉注射2.5g 鲜生药/kg，中毒症状与上相同，5 只鼠中 2 只发生阵挛性惊厥、死亡，余鼠于 24 小时后恢复正常。小鼠腹腔注射煎剂0.1g 生药/只，24 小时内 2 只鼠全部死亡。

【方剂选用】

1. 羊疯疔溃疡不收口：鲜野烟叶和桐油共捣烂敷患处。

2. 癣：野烟叶煨水洗患处。

3. 痈疮肿毒，湿疹，皮炎，外伤感染：野烟叶鲜品捣烂外敷，或煎浓汁洗患处。

4. 手脚痛风：鲜野烟叶适量，捣碎和酒炒热，推擦患部。

5. 移动性瘰疬：野烟叶 15～30g，洗净切碎，青壳鸭蛋一个，和水、酒各半炖服，二三日服一次。

【不良反应及注意事项】 本品有毒，服用注意剂量控制。孕妇禁用。

◆ 野菊花

【来源】 本品为菊科植物野菊的干燥头状花序。秋、冬二季花初开放时采摘，晒干，或蒸后晒干。

【别名】 野菊、野黄菊。

【性味归经】 味苦、辛，性平。归肝、肺、经。

【功能主治】 清热解毒，疏风平肝。主治：疔疮、痈疽、丹毒、湿疹、皮炎、风热感冒、咽喉肿痛、高血压。

【用法用量】 内服：煎汤 10～15g。鲜品可用至 30～60g。外用：适量，捣敷；煎水嗽口或淋洗。

【炮制】 晒干，生用。

【化学成分】 花含刺槐素 – 7 – 鼠李糖葡萄糖苷、野菊花内酯、矢车菊苷、蒙花苷等，苦味素、α – 侧柏酮。又含挥发油，内含 dl – 樟脑、廿四烷、廿六烷等。另含维生素 A 类物质及维生素 B_1。

【药理作用】 ①抗心肌缺血作用。②降压作用。③抗病原微生物。④促进白细胞吞噬功能。⑤抗蛇毒作用。⑥抗脑缺血作用。⑦抗炎作用。

【毒理作用】 野菊花的毒性低，慢性给药亦无蓄积现象。心电图显示野菊花对心脏无毒性，不麻醉大鼠腹腔注射 36g/kg 以下，心电图无改变，剂量增至 52g/kg，心搏显著变慢，P – R 及 Q – T 间期延长及 T波变宽而圆钝。正常大每日服提取物 HC – 1300mg/kg 连续 3 周，除有时呕吐外，无严重毒性反应，肝、肾功能之测定亦显示正常。

野菊花流浸膏水溶液腹腔注射于清醒大鼠52g（生药）/kg 时，出现心率显著变慢，P – R 和 Q – T 间期延长及 T 波变宽而圆钝，于 4 小时后死亡。据初步观察，此制剂的致死量约为有效量的 9 倍。野菊花全草制剂的毒性大于花的提取物，野菊花慢性用药并无蓄积中毒现象。

【方剂选用】

1. 疮：野菊花和黄糖捣烂贴患处。如

生于发际,加梅片、生地黄龙同敷。

2. 胃肠炎,肠鸣泄泻腹痛:野菊花9~12g。煎汤,一日2~3次内服。

3. 肠风:野菊花180g(晒干、炒成炭),怀熟地黄240g(酒煮,捣膏),炮姜120g,苍术90g,地榆60g,北五味60g。炼蜜为九梧桐子大;每服15g,食前白汤送下。

4. 预防感冒:野菊花用沸水浸泡1小时,煎30分钟,取药液内服。成人每次6g,儿童酌减。一般每月普遍投药1次,以往每年感冒3~5次者每两周投药1次,经常感冒者每周投药1次。

5. 呼吸道炎症等:100%野菊花注射液,每次注射:2~4ml,6小时1次。

6. 宫颈炎等:阴道经冲洗后,用野菊花粉涂敷宫颈,每日1次;3~5天为1疗程。

7. 痈毒疔肿:成人每天用新鲜野菊花90~150g,煎分两次服;或捣取汁100ml左右,1次服下。亦可捣敷患处,稍干即换。对全身及头面部多发性疔肿,如外敷不便,可煎水浸洗局部。

8. 高血压:野菊花制成流浸膏,每毫升(含生药2g)加单糖浆至5ml。每服10ml,日服3次。

【不良反应及注意事项】脾胃虚寒者慎用。

◆野苋菜

【来源】本品为苋科植物凹头苋的全草及种子。

【别名】野苋、光苋菜。

【性味归经】味甘,性凉。归大肠、小肠经。

【功能主治】清热解毒。主治:痢疾、目赤、乳痈、痔疮。

【用法用量】内服:煎汤,9~30g;外用:适量,捣敷;捣汁。

【炮制】夏、秋采收全草或根,鲜用或晒干;秋季果实熟时采收种子。

【化学成分】总酚类物质。

【药理作用】抗病、抗癌、抗糖尿病、抗高血压。

【方剂选用】

1. 毒蛇咬伤:鲜野苋菜30~60g,捣烂绞汁服;或鲜全草30g,杨梅鲜树皮9g,水煎调泻盐9g服。

2. 痢疾:鲜野苋菜30~60g,水煎服。

3. 肝热目赤:野苋菜种子30g,水煎服。

4. 乳痈:鲜野苋菜根30~60g,鸭蛋1个,水煎服;另用鲜野苋叶和冷饭捣烂外敷。

5. 痔疮肿痛:鲜野苋菜根30~60g,猪大肠1段,水煎,饭前服。

6. 蛇头疔:鲜野苋菜叶和食盐捣烂敷患处。

【不良反应及注意事项】体质虚弱者慎用。

◆野亚麻

【来源】本品为亚麻科亚麻属植物繁缕亚麻,以地上部分及种子入药。秋季果实成熟时,割取地上部分,晒干,打下种子,分别处理。

【别名】宿根亚麻。

【性味归经】味甘,性平。

【功能主治】养血润燥,祛风解毒。主治:血虚便秘、皮肤瘙痒、荨麻疹、疮疡肿毒。

【用法用量】一般研末配其他药用。

【炮制】研末备用。

【药理作用】①降血脂作用。②镇静作用。

【方剂选用】

血虚:3~9g,水煎服。外用全草适量捣烂敷患处。

【不良反应及注意事项】孕妇禁用。

◆野牡丹

【来源】本品为野牡丹科野牡丹属植物野牡丹,以根、叶入药。

【别名】毛足杆、东牙郎、猪母稔。

【性味归经】味甘、酸、涩,性平。归脾、胃、肺、肝经。

【功能主治】清热利湿,消肿止痛,散

瘀止血。根：主治：消化不良、肠炎、痢疾、肝炎、衄血、便血、血栓闭塞性脉管炎。叶：外用治跌打损伤，外伤出血。

【用法用量】根：30 ~ 60g。叶：外用适量。

【炮制】晒干研末。

【药理作用】①抑菌作用。②止泻作用。

【方剂选用】

1. 跌打损伤：野牡丹 30g，金樱子根15g，和猪瘦肉酌加红酒炖服。

2. 膝盖肿痛：野牡丹 24g，忍冬藤 9g，水煎服，日两次。

3. 痈肿：鲜野牡丹叶 30 ~ 60g，水煎服，渣捣烂外敷。

4. 解木薯中毒：野牡丹叶或根 60 ~ 90g 煎服。

5. 耳痈：野牡丹 30g，猪耳 1 个，水煎服。

6. 蛇头疔：野牡丹 18g，和猪肉炖服。

【不良反应及注意事项】孕妇禁用。

◆**野颠茄**

【来源】本品为茄科植物牛茄子的全株。

【别名】天茄子、假茄子、山马铃。

【性味归经】味苦、辛，性微温，有毒。

【功能主治】镇咳平喘，散瘀止痛。主治：慢性支气管炎、哮喘、胃痛、风湿痛腰腿痛、瘰疬、寒性脓疡、痈肿疮毒、跌打损伤。

【用法用量】外用：捣敷。内服：煎汤3 ~ 6g。

【炮制】全年均可采，鲜用或晒干。

【化学成分】浆果中含有澳洲茄碱，澳洲茄边碱和刺茄碱。

【药理作用】提高免疫力功能。

【方剂选用】

1. 牙痛：野颠茄种子，置烧红之瓦片上，用竹管吸烟熏之。

2. 跌打肿痛，痈疮肿毒：鲜野颠茄根捣敷；或用颠茄茎叶晒干煅存性为末，调

茶油敷患处。

3. 扭挫伤：野颠茄、姜黄、韭菜根，共捣烂外敷。

4. 小儿口腔炎：野颠茄茎叶，煅存性研末，加冰片少许，涂患处。

5. 冻疮：野颠茄，煎水熏洗患处。

6. 小儿疳积：鲜野颠茄果 1 ~ 2 枚，切开。加猪肝蒸熟，取猪肝吃。

7. 肝硬化腹水：野颠茄种子，炒黄研末服。

8. 胃痛：野颠茄根，晒干研末，痛时服 1g，儿童酌减。

【不良反应及注意事项】本品有毒，不宜内服。孕妇禁用。

◆**野鸦椿子**

【来源】本品为省沽油科植物野鸦椿的果实或种子。

【别名】鸡眼睛。

【性味归经】味辛、苦，性温。归肝、胃、肾经。

【功能主治】温中理气，消肿止痛。主治：胃痛、寒疝、泻痢、脱肛、子宫下垂、睾丸肿痛。

【用法用量】内服：煎汤 15 ~ 30g。

【炮制】秋季采收成熟果实或种子，晒干。

【化学成分】种子含脂肪油 25 ~ 30%。荚含异槲皮苷，矢车菊素 3 - 木糖 - 葡萄糖苷和黄芪苷。树皮含鞣质。

【药理作用】①抗炎作用。②解痉作用。③利胆作用。④利尿作用。

【方剂选用】

1. 月瘕病：野鸦椿子、红梗、黄狗头。炖五花肉服。

2. 子宫脱垂：野鸦椿子 30g，捣烂敷或煎服或野鸦椿子 6g，杜仲 9g，续断 9g。煎服。

3. 治风疹块：野鸦椿子 15g，红枣30g。水煎服。

4. 月经不调：野鸦椿子，炖黑鸡头服。

5. 妇女虚气虚热：野鸦椿子，煮醪糟服。

6. 寒疝腹痛：野鸦椿子（盐水炒）、荔核各 9g，车前仁、小茴香各 15g，猪腰子一副。水煎服。

7. 睾丸肿痛：野鸦椿子 30g，水煎，去渣，酌加红糖调服。

8. 脱肛：野鸦椿子 30g。配真人养脏汤煎服。

9. 头痛：野鸦椿子 15～30g，外感酌加解表药，水煎服；内伤头痛加羊脑或鸡蛋，水煎服。

◆野鸦椿根

【来源】本品为省沽油科植物野鸦椿的根或根皮。

【别名】野山漆。

【性味归经】味苦、微辛，性平。归肝、脾、肾经。

【功能主治】祛风解表，消热利湿。主治：外感头痛、风湿腰痛、痢疾、泄泻、跌打损伤。

【用法用量】内服：煎汤 25～60g，或浸酒。外用。

【炮制】晒干，生用。

【化学成分】含鞣花丹宁。

【药理作用】①抗炎镇痛作用。②抗肝纤维化作用。

【方剂选用】

1. 泄泻、痢疾：野鸦椿根 30～60g，水煎服。

2. 治妇女血崩：野鸦椿根 120g，桂圆 30g，水煎服。

3. 外伤肿痛：鲜野鸦椿根皮和酒捣烂，烘热敷患处。

4. 产褥热：野鸦椿根、白英各 9g，梵天花 15g，羊耳菊、蛇莓各 6g。用酒、水各半煎，加红糖 30g 冲服。

5. 风湿腰痛，产后伤风：野鸦椿根 30～90g。水煎调酒服。

6. 偏头痛：野鸦椿根、鸡儿肠、金银花根、单叶铁线莲各 15g，黄酒煎服。

7. 关节或肌肉风痛：野鸦椿根 90g，煎服。

8. 跌打损伤、筋骨痛：野鸦椿根 15g，

水煎服。

◆曼陀罗子

【来源】本品为茄科植物白曼陀罗和毛曼陀罗的果实或种子。

【别名】天茄子、胡茄子、冈茄果。

【性味归经】味辛、苦，性温，有毒。归肝、脾经。

【功能主治】平喘，祛风，止痛。主治：喘咳、惊痫、风寒湿痹、脱肛、跌打损伤、疮疖。

【用法用量】内服：煎汤 0.15～0.3g。外用：煎水洗。

【炮制】阴干、备用。

【化学成分】①白曼陀罗：种子含莨菪碱，东莨菪碱等。种子油含油酸、亚油酸。②毛曼陀罗：种子含 α 和 β 东莨菪宁碱，莨菪碱，东莨菪碱等。同属植物曼陀罗种子含阿托品，天仙子胺即东莨菪碱等。

【药理作用】①抑制汗腺分泌。②松弛肌肉作用。

【方剂选用】

1. 脱肛：曼陀罗子（连壳）1 对，橡碗 16 个。上捣碎，水煎三、五沸，入朴硝热洗。

2. 跌打损伤：曼陀罗子 3g，泡酒 180g。每次服 9g。

3. 类风湿性关节炎：曼陀罗子 1 份，羊踯躅根（杜鹃花科羊踯躅的根）4 份，焙干研末，制成片剂，每片 0.3g，每次 1～2 片，日服 3 次。15 天为 1 疗程，间歇 5～7 天后续给第 2 疗程。在治疗过程中能减轻关节疼痛，使关节肿胀消退，关节活动亦有改善，对关节强直者无效。

【不良反应及注意事项】无瘀积、体虚者忌用。

◆曼陀罗叶

【来源】本品为茄科植物白曼陀罗和毛曼陀罗的叶。

【别名】白花曼陀罗叶。

【性味归经】味苦、辛，性温，有毒。

【功能主治】镇咳平喘；止痛拔脓。主治：喘咳、痹痛、脚气、脱肛、痈疽疮疖。

【用法用量】内服：煎汤 0.3～0.6g。外用：煎水洗。

【炮制】晒干备用。

【化学成分】①白曼陀罗：叶含莨菪碱，天仙子碱等。全草含白曼陀罗素 A、B。②毛曼陀罗：叶中含东莨菪碱，莨菪碱，陀罗碱及黄酮类成分。同属植物曼陀罗叶中含左旋天仙子胺即左旋莨菪碱，左旋天仙子碱即左旋东莨菪碱，外消旋托品酸等。

【药理作用】镇静作用。

【方剂选用】

1. 喘息：曼陀罗叶少许，和烟草中，吸其烟。

2. 顽固性溃疡：鲜曼陀罗叶，用银针密刺细孔，再用开水或米汤冲泡，然后贴患处，日换两次。

3. 外治皮肤痒起水泡：鲜曼陀罗叶适量，捣烂取汁抹患处。

◆蛇蜕

【来源】本品为游蛇科动物王锦蛇、红点锦蛇、黑眉锦蛇等多种蛇蜕下的皮膜。

【别名】蛇皮、龙衣、蛇壳。

【性味归经】味甘、咸，性平。归肝经。

【功能主治】祛风，定惊，退翳，止痒，解毒消肿。主治：惊痫抽搐、角膜翳障、风疹瘙痒、喉痹、口疮、龈肿、聤耳、痈疽、疔毒、瘰疬、恶疮、烫伤。

【用法用量】煎服 1.5～3g，每次0.3～0.6g，外用适量。

【炮制】用甘草水洗过，晒干，再用黄酒喷匀，置锅内微炒至黄色。（每蛇蜕 100 斤，用酒 5 斤）

【化学成分】①王锦蛇蜕下的干燥表皮膜，含骨胶原，血清中含抗毒因子，相对他子质量为6700左右的酸性蛋白质。②渔游蛇的干膜含骨胶原、氨基酸、糖原、核酸、氨肽酶，及 β-葡萄糖醛酸酶、乳酸脱氢酶、异柠檬酸脱氢酶、三磷酸吡啶核苷酸黄递酶、酯酶、葡萄糖-6-磷酸脱氢酶、磷酸化酶。

【药理作用】①抗炎症作用。②对白血球游走的抑制作用。③抗炎作用。④抗溶血作用。

【方剂选用】

1. 小儿风痫惊热：蛇蜕三寸（炙）、细辛（去苗叶，锉）、钩藤（锉）、黄芪（锉）、甘草（炙）各15g，大黄（蒸三度，锉，焙）30g，蚱蝉四枚（炙，去翅、头、足）。上粗捣筛。每服 3g，水 2.4g，煎至 1.2g，去渣，入牛黄少许搅匀，食后温服。

2. 缠喉风，咽中如束，气不通：蛇蜕（炙黄）、当归等量。为末，温酒调 3g，得吐愈。

3. 小儿喉痹肿痛：蛇蜕烧末，乳汁服 3g。

4. 小儿吐血并重舌：烧蛇蜕末，以乳服之。

5. 小儿重腭重断肿痛，口中涎出：蛇蜕烧灰，研令细，以少许敷之。

6. 小儿口疮：蛇蜕，水渍令湿软，拭口内疮。

7. 白内障：蛇蜕一个，冰片 0.6g，银朱 0.3g。先将蛇蜕烧存性，后和其他药物共研末。每日三次，每次放眼内少许。

8. 痘毒目翳：蛇蜕 6g（为末），栝楼仁 15g（研烂）。上用羊肝一片批开，入药末 6g，线扎紧，用米泔煮熟，频与儿食。

9. 斑疹入眼，翳膜侵睛成珠子：马勃 30g，皂荚子 14 个，蛇蜕（全者）一条。上入小罐子内，封泥烧，不得出烟，存性，研为末。温水调下 3g，食后。

10. 痈疽结硬未成脓：蛇蜕烧灰细研，以醋调涂肿上，干即易。亦可只以蛇皮贴之。

11. 儿吹著奶疼肿：蛇蜕一尺七寸，烧令黑，细研，以好酒一盏，微温顿服，未甚效更服。

12. 疔疮：①蛇蜕如鸡子大，以水四升，煮三四沸，去渣，顿服。②烧蛇蜕皮灰，以鸡子清和涂之。

13. 疔肿：蛇蜕 45g（白者），露蜂房 15g，乱发一团如鸡子大（童子者妙）。上三味，锉碎于熨斗内烧灰，细研为散。每服 6g，空心米饮调下，盖覆出汗，更服。

14. 瘰疬溃后：蜜蜂 21 个，蛇蜕 22g，蜈蚣 2 条（端午前收者佳）。上用香油 120g，将前三味入油，用文武火煤枯，捞去渣，入定粉 60g，用如箸粗桑枝七条，急搅候冷，出火气七日夜，方用纸摊贴患处。

15. 中耳炎：蛇蜕 97%，小蜘蛛 2%，冰片 1%。共研末，瓶贮。先将耳内脓液洗净，吹入药粉，每日一次。

16. 乳房肿胀、疼痛：蛇蜕、鹿角、露蜂房各 9g。共烧存性研末。黄酒冲服。每日服二次，每次 3g。

17. 漏疮血水不止：蛇蜕（焙焦）、五倍子、龙骨各 4.5g，续断 15g。上为末，入麝香少许，津唾调敷。

18. 癣疮：烧蛇蜕一具，酒服。

19. 小便不通：蛇蜕一条。烧存性，研。温酒服之。

20. 乳糜尿：蛇蜕一市尺。放瓦上焙干，研末。加适量红糖冲服，一日一剂。

21. 蛲虫：蛇蜕 6g（焙黄），冰片 0.3g。共研末。临睡前抹肛门处。

22. 小儿解颅：熬蛇蜕，末之，和猪颊车中髓，敷顶上，日三四度。

23. 脑囊虫病：蛇蜕研成细末，开水送服，每次 3g，日服 2 次。同时配服大戟汤（槟榔 60g，大戟 3g，木瓜 18g，钩藤 12g，头晕加菊花 12g，有肝炎者去槟榔加雷丸 18g，加水 500ml，煎成 150ml，每日 2 次，每次 50ml，可连服 30 剂左右）。

24. 流行性腮腺炎：蛇蜕 6g（成人及 12 岁以上儿童用量加倍），洗净切碎，加 2 个鸡蛋搅拌，用油炒熟（可加盐），1 次服用。

25. 淋巴腺结核：蛇蜕 3~6g（剪碎），鸡蛋 3 个。先将鸡蛋打一小孔，流去蛋白，留下蛋黄，然后于每个鸡蛋内装蛇蜕 1~2g，用纸糊口。置火中烤熟，去壳内服。每服 1 个，每日 3 次服完。

26. 麦粒肿：将完整的蛇蜕置于陈酸醋内浸泡，数日后取出剪成约 5×8 毫米的小块，贴敷局部，上盖浸有酸醋的棉片，固定，24 小时换药 1 次，至痊愈为止。

27. 中耳炎：蛇蜕烧灰研末，调以麻油。用时先以双氧水洗净患耳，擦干后用棉棒蘸药涂于患部，每日或隔日 1 次。

【不良反应及注意事项】孕妇忌服。

◆蛇莓

【来源】本品为蔷薇科植物蛇莓的全草。

【别名】三匹风、三爪风、三爪龙。

【性味归经】味甘、苦，性寒。归肺、肝、大肠经。小毒。

【功能主治】清热解毒，散瘀消肿，凉血止血。主治：热病、惊痫、咳嗽、吐血、咽喉肿痛、痢疾、痈肿、疔疮、蛇虫咬伤、水火烫伤、感冒、黄疸、目赤、口疮、痄腮、疖肿、崩漏、月经不调、跌打肿痛。

【用法用量】15~50g，外用适量，鲜品捣烂。

【炮制】晒干备用。

【化学成分】全草含甲氧基去氢胆甾醇，低聚缩合鞣质等。

【药理作用】①抗癌作用。②增强免疫功能。③抗菌作用。④降压作用，与剂量相关。⑤雄激素样和组胺样作用。

【方剂选用】

1. 天行热盛，口中生疮：蛇莓自然汁，捣绞一斗，煎取五升，稍稍饮之。

2. 伤暑，感冒：干蛇莓 15~24g，酌加水煎，日服二次。

3. 吐血咯血：鲜蛇莓 60~90g，捣烂绞汁一杯，冰糖少许炖服。

4. 咽喉肿痛：鲜蛇莓炖汤内服及漱口。

5. 小儿口疮：蛇莓（研末）、枯矾末，混合，先用盐水加枯矾洗患处，再撒上药粉。

6. 疟疾，黄疸：鲜蛇莓叶捣烂，用蚕豆大一团敷桡骨动脉处，布条包扎。

7. 痢疾：鲜蛇莓 30g，水煎服。

8. 蛇头疔，乳痈，背疮，疔疮：鲜蛇莓草，捣烂，加蜜敷患处。初起未化脓者，加蒲公英 30g，共杵烂，绞汁一杯，调黄酒

60g炖撮，渣敷患处。

9. 蛇窜丹：蛇莓适量，雄黄1.5g，大蒜1个。共捣烂，布包，外搽。

10. 脓疱疮：蛇莓炖肉吃，并捣烂外敷。

11. 跌打损伤：鲜蛇莓捣烂，甜酒少许，共炒热外敷。

12. 蛇咬伤，毒虫咬伤：鲜蛇莓，捣烂敷患处。

13. 小面积烧伤：鲜蛇莓捣烂外敷。如创面有脓，加鲜犁头草；无脓，加冰片少许。

14. 癌肿、疔疮：蛇莓9～30g，煎服。

15. 瘰疬：鲜蛇莓30～60g，洗净，煎服。

16. 白喉：鲜蛇莓，捣成泥状，加2倍量的冷开水浸泡4～6小时；过滤即成50%浸剂。服时加糖调味，日服4次。3岁以下首次量50ml，以后每次20～30ml；3～5岁首次80ml，以后每次40～50ml；6～10岁首次100ml，以后每次60ml；10岁以上首次150ml，以后每次100ml。

17. 细菌性痢疾：蛇莓制丸，每服9g，或制成糖浆，每次20～40ml（小儿减半），日服3次，5～7天为1疗程。对高热、脱水、腹痛等配合常规处理。治程中少数有恶心、呕吐、上腹部不适，余未发现其他不良反应。

【不良反应及注意事项】本品有毒，不宜内服，孕妇慎用。

◆蛇床子

【来源】本品为伞形科植物蛇床的果实。

【别名】野茴香、蛇米。

【性味归经】味辛、苦，性温。归脾、肾经。

【功能主治】温肾壮阳，燥湿杀虫，祛风止痒。主治：男子阳痿、阴囊湿痒、女子宫寒不孕、寒湿带下、阴痒肿痛、风湿痹痛、湿疮瘙痒。

【用法用量】外用：适量，多煎汤漂洗。内服3～9g。

【炮制】拣去杂质，筛去泥抄，洗净，晒干。

【化学成分】果实含挥发油1.3%，主要成分为蒎烯、莰烯、异成酸龙脑酯等。种子含香柑内酯、欧山芹及食用白芷素。

【药理作用】①抗滴虫作用。②性激素样作用。③平喘作用。④祛痰作用。⑤有较强的支气管扩张作用。⑥抗真菌作用。⑦抗心律失常。⑧局麻作用。⑨抗变态反应。⑩抗诱变作用。

【配伍效用】

蛇床子配伍花椒、苦参、明矾：蛇床子辛温，祛风燥湿、杀虫止痒；花椒辛温，除湿杀虫、止痒止痛；苦参苦寒，清热燥湿、杀虫止痒；明矾酸涩性寒，清热解毒、燥湿止痒、杀虫。诸药合用，共奏燥湿杀虫、祛风止痒之功效，煎汤熏洗，用于治疗滴虫性阴道炎、外阴瘙痒及湿疹瘙痒、流水等症。

蛇床子配伍五味子、菟丝子：蛇床子温肾壮阳、暖宫散寒；五味子补肾益精；菟丝子补肾阳、益肾精。诸药伍用，有补肾壮阳、暖宫散寒之功效，用于治疗男子肾阳亏虚之阳痿精冷、女子冲任虚寒之宫寒不孕、小腹冷痛等症。

【方剂选用】

1. 周围神经炎：蛇床子、地肤子、黄柏、没药、苦参各6g，煎水后温热适中浸泡患处，每日1剂，每日4～5次。

2. 黄水疮：蛇床子、枯矾、白芷各等量。先将蛇床子、白芷用文火焙黄，再加枯矾共为细末混匀。如有黄水糜烂撒干药面，结痂者用香油调药末外敷患处，日1～2次。

3. 足癣感染：①蛇床子30g，土槿皮30g，黄柏15g，没食子15g，水煎后加枯矾12g，浸泡患足，每剂连用2日。②蛇床子、地肤子、苦参、白鲜皮、黄柏各20g，渗出物多者加枯矾25g。水煎，取药液泡足，每次30分钟，日1剂。2周为1疗程。

4. 男性不育症：蛇床子、山茱萸肉、枸杞子、何首乌、覆盆子各12g，肉苁蓉、巴戟天各 10g, 淫羊藿 15g, 甘草 5g。随症加减。水煎服，日 1 剂。

5. 湿疹：①蛇床子、苦参、白矾各 30g, 川椒 10g。水煎，蘸洗患部。②蛇床子、百部、益母草各 40g, 苦参 60g, 水煎成 1000ml 药液，加入白矾、硫黄各 40g, 外洗患处，每日 2~3 次。

6. 外阴瘙痒症：蛇床子、白鲜皮、黄柏各 50g, 荆芥、防风、苦参、龙胆草各 15g, 水煎熏洗。

7. 外阴苔癣：蛇床子 500g, 青黛 250g, 鱼肝油 50g, 凡士林适量。前 2 药共研末粉，加入鱼肝油与凡士林混合的软膏基质中，搅拌均匀，外涂患部，每周用药 2~4 次。

8. 外阴白色病变：蛇床子、苦参、连翘各 30g, 当归、金银花各 20g, 冰片（后下）6g。水煎取药液坐浴，每日 2 次，每次 20~30 分钟，坐浴后患处涂擦 0.1% 求偶素软膏。日 1 剂。2 周为 1 疗程。

9. 女性外阴尖锐湿疣：蛇床子 40g, 硼砂、川椒、血竭、蜈蚣各 30g, 黄柏 60g, 雄黄、枯矾、轻粉各 20g, 冰片 15g。上药研末过筛，高温消毒。根据病变部位、程度、大小，用适量药粉与醋调成糊状，涂敷患处。每日 1~2 次，并在涂药同时用手轻轻揉搓局部 5~6 分钟，使局部产生麻蜇痛等感觉为宜。

10. 霉菌性阴道炎：①蛇床子 15g, 苦参 15g, 黄柏 15g, 白鲜皮 15g, 青椒 15g, 煎水外洗。②蛇床子、苦参、百部各 30g, 花椒 15g, 明矾 20g, 痒剧加土茯苓 30g, 分泌物多加黄柏 30g, 防风 20g。上药水煎 15 分钟，取药液，先熏后坐浴 20 分钟。日 2~3 次，日 1 剂，10 日为 1 疗程。

11. 滴虫性阴道炎：蛇床子、苦参各 50g, 加水 500ml, 煎至 250ml, 冲洗阴道，然后，将苦参蛇床子粉剂（苦参、蛇床子各等份，研末）2g 均匀撒于阴道壁上。每日 1 次，7 日为 1 疗程。

12. 小儿支气管哮喘：蛇床子 2g, 陈皮 5g, 半夏 5g, 苏叶 5g, 细辛 2g, 五味子

3g, 炙甘草 3g, 水煎服，每日 1 剂。

13. 阳痿不起：菟丝子、蛇床子、五味子各等量。上三味，末之，蜜丸如梧子。饮服 30 丸，日三。

14. 白带因寒湿者：蛇床子 240g, 山茱萸肉 180g, 南五味子 120g, 车前子 90g, 香附 60g（俱用醋拌炒），枯白矾 15g, 血鹿胶（火炙酒淬）15g。共为细末，山药打糊丸如梧子大。每早空心服 15g, 白汤送下。

15. 妇人阴寒，温阴中坐药：蛇床子仁，一味末之，以白粉少许，和合相得，如枣大，绵裹纳之，自然温。

16. 妇人阴痒：蛇床子 30g, 白矾 6g。煎汤频洗。

17. 男子阴肿胀痛：蛇床子末，鸡子黄调敷之。

【不良反应及注意事项】 下焦有湿热，或肾阴不足，相火易动以及精关不固者忌服。

◆蛇百子

【来源】 本品为唇形科植物山香的茎、叶。

【别名】 毛老虎、黄黄草。

【性味归经】 味辛、苦，性平。归脾、肝经。

【功能主治】 解表利湿，行气散瘀。主治：感冒、风湿痹痛、腹胀、泄泻、痢疾、跌打损伤、湿疹、皮炎。

【用法用量】 内服：煎汤 6~9g, 或捣汁，浸酒。

【炮制】 晒干生用。

【化学成分】 叶及花含无羁萜、羽扇豆醇、羽扇豆醇乙酸酯、三十一烷、三十一酮等。还含菜油甾醇及 α-蒎烯、β-丁香烯、月桂烯等挥发油。

【药理作用】 ①调节平滑肌收缩。②抗癌作用。

【毒理作用】 小鼠腹腔注射煎剂 1g 生药/只，24 小时内 2 只鼠全部死亡，水提取物无明显毒性。

【方剂选用】

1. 刀伤出血，跌打肿痛：蛇百子鲜叶

捣敷患处。

2. 皮炎，皮肤湿疹：蛇百子全草煎水洗患处。

3. 蛇咬伤：蛇百子鲜品捣烂外敷。

【不良反应及注意事项】孕妇禁用。

◆**蛇地钱**

【来源】本品为蛇苔科植物蛇苔、小蛇苔的叶状体。

【别名】地皮斑。

【性味归经】味微甘、辛，性寒。归心、脾经。

【功能主治】消肿止痛，清热解毒。用于痈肿、肿毒、水火烫伤、毒蛇咬伤、骨折损伤。

【用法用量】外用：适量，捣烂敷患处。

【炮制】晒干，生用。

【化学成分】①蛇苔：含双环大牻牛儿烯-13-醛等，类胡萝卜素类、纤维素、糖醛酸和烷烃类，还含有淀粉和大量的葡萄糖、果糖、蔗糖等。②小蛇苔：含木香烯内酯，二氢木香烯内酯、橙酮、金鱼草素-6-O-葡萄糖醛酸苷，菜油甾醇，豆甾醇，β-谷甾醇。

【方剂选用】

1. 指疗，背痈初起：蛇地钱洗净晒干，研成细末，以适量砂糖和桐油调匀敷患处。

2. 无名肿毒，蛇伤：鲜蛇地钱、鲜犁头草、鲜腐婢叶各等量，酌加甜酒，捣极烂，敷患处。

3. 烫伤，老疮：蛇地钱焙干，研末，茶油调涂患处，或加血余炭等量更好。

4. 刀伤，骨折：鲜蛇地钱，捣烂外敷。

【不良反应及注意事项】脾胃虚弱者慎用。

◆**蛇根草**

【来源】本品为茜草科植物蛇根草的全草。

【别名】血和散、四季花。

【性味归经】味淡，性平。归肝经。

【功能主治】祛痰止咳，活血调经。主治：咳嗽、劳伤吐血、大便下血、妇女痛经、月经不调、筋骨疼痛、扭挫伤。

【用法用量】15~30g，外用适量。

【炮制】晒干备用。

【化学成分】β-谷甾醇，β-豆甾醇。

【药理作用】降压镇静，减轻心律。

【毒理作用】

【方剂选用】

1. 慢性气管炎：蛇根草1斤，加水8斤，煎取头汁3.5斤；再加水7斤，煎取二汁2.5斤。两次煎液合并浓缩成3斤左右，加入矫味剂及防腐剂，装瓶备用。每日4次，每次20ml，用热开水冲服。

2. 虚劳咳嗽：蛇根草12~30g。煎服。

3. 劳伤咳血：蛇根草、兔儿风、抱石莲各15g。水煎冲白糖服。

4. 伤筋和扭伤脱臼：蛇根草30g。水煎冲黄酒服。另取部分加醋共捣烂外敷。

5. 流火：蛇根草、珍珠菜各15g。水煎服。

6. 月经不调：蛇根草24g。水煎服。

【不良反应及注意事项】孕妇禁用。

◆**蛇莓根**

【来源】本品为蔷薇科植物蛇莓的根。

【别名】三皮冈根。

【性味归经】味苦、甘，性寒。归肺、肝、胃经。

【功能主治】清热泻火，解毒消肿。主治：热病、小儿惊风、目赤红肿、疰腮、牙龈肿痛、咽喉肿痛、热毒疮疡。

【用法用量】内服：煎汤3~6g。外用适量。

【炮制】晒干生用。

【化学成分】甲基氢，去氢胆甾醇。

【药理作用】①抗癌作用。②增强免疫力。③抗菌作用。

【方剂选用】

1. 吐血：蛇莓根及叶，捣绒兑开水服。

2. 中水毒：蛇莓根，捣作末服之，并以导下部，亦可饮汁一二升。

3. 眼结膜炎，角膜炎：鲜蛇莓根3~5株，洗净捣烂，置净杯内，加入菜油一至二茶匙，每日蒸一次，点眼用，一天3~4

次，每次 2~3 滴，每剂可用 5~7 天。

【不良反应及注意事项】脾胃虚弱者慎用。

◆ **蛇接骨**

【来源】本品为菊科植物平卧土三七的全草。

【别名】树三七、石三七、见肿消。

【性味归经】味辛、微苦，性凉。

【功能主治】散瘀，消肿，清热止咳。主治：跌打损伤、风湿性关节痛、肺炎、肺结核、痈疮肿毒。

【用法用量】外用：鲜品捣烂加胡椒末外敷患处。内服：全草 3g。

【炮制】晒干生用。

【化学成分】3 - 5 双氧 - 咖啡酰奎宁酸。

【药理作用】抗菌、消炎作用。

【方剂选用】

1. 跌打损伤，软组织挫伤：蛇接骨鲜品，捣烂加胡椒末适量，外敷患处。

2. 支气管肺炎，肺结核：蛇接骨 3g，炖肉服。

【不良反应及注意事项】孕妇禁用。

◆ **铜绿**

【来源】本品为铜器表面经二氧化碳或醋酸作用后生成的绿色锈衣。

【别名】铜青。

【性味归经】味酸、涩，性寒，平，有毒。归肝、胆经。

【功能主治】明目退翳，涌吐风痰，解毒祛腐，杀虫止痒。主治：目翳、眼睑糜烂、中风痰壅、痈疽、鼻息肉、喉痹、牙疳、臁疮、狐臭、顽癣、痔瘘。

【用法用量】多外用，内科治疗风痰致昏厥及血气心痛，用量 1.5~3g。

【炮制】晒干研末。

【化学成分】主要含碱式碳酸铜和碱式醋酸铜。

【方剂选用】

1. 眼生肤翳垂珠管：铜绿 30g，细墨 15g。上二味含研为末，和醋丸如白豆大，每用 1 丸，以乳汁、新汲水各少许浸化，以铜箸点之。

2. 烂弦风眼：铜绿。水调涂碗底，以艾熏干刮下，涂烂处。

3. 风眩赤跟：铜绿黑豆大 1 块，防风一寸许，杏仁 2 粒（去尖，不去皮）。上各细切，于盏中，新汲水浸，汤瓶上顿令极热，洗之。如痛者，加当归数片。

4. 痈疽肿毒，脓头不出：铜绿 3g（为末），沥青 30g，麻油 6g。先将油熬滚，入沥青熔化，再入铜青末搅匀，用单油纸摊贴毒上，脓头即出，后换长肉膏贴之。

5. 走马牙疳：铜绿、滑石、杏仁等量。为末，擦之。

6. 口鼻疳疮：铜绿、枯矾等量。研敷之。

7. 肾经黑色铁皮疳及牙宣：铜绿 1.5g，雄黄 3g，冰片七厘五毫。如牙龈与口唇内皮烂如云片，或龈中出血，或口碎，吹之。

8. 舌上生疮：铜绿、铅白霜。等量，为细末。每用少许，干撒舌上。

9. 臁疮顽癣：铜绿 2g（研），黄蜡 30g。化熬，以厚纸拖过表里，别以纸隔贴之，出水妙。亦治杨梅疮及虫咬。

10. 杨梅毒疮：铜绿醋煮研末，烧酒调搽，极痛出水，次日即干。或加白矾等分，研撒。

11. 百虫入耳：生油调铜绿滴入。

12. 众蛇毒：铜绿敷疮上。

13. 痰涎壅盛，卒中不语：铜绿 60g，净洗，于乳钵内研末，以水化去石，澄清，慢火熬令干，再研匀，入麝香 0.3g，同研，以糯米和丸，如弹子大，阴干。如卒中者，每丸作二服，用薄荷酒研下。瘫缓一切风，用朱砂酒研化下，候吐涎出沫青碧色，泻下恶物。

14. 小儿痰涎潮盛：铜绿不计分两，研末如粉，用醋面糊和丸如鸡头大。每有中者，才觉便用薄荷酒磨下一丸，须臾便吐，其涎如胶，令人以手拔之。

【不良反应及注意事项】本品有毒不宜内服，孕妇禁用。

◆铜锤草

【来源】本品为酢浆草科植物红花酢浆草的全草。

【别名】地麦子、一粒雪。

【性味归经】味酸,性寒。归肝、大肠经。

【功能主治】散瘀消肿,清热利湿,解毒。主治:跌打损伤、月经不调、咽喉肿痛、水泻、痢疾、水肿、白带、淋浊、痔疮、痈肿、疮疖、水烫伤。

【用法用量】内服:煎汤15～30g。外用:适量。

【炮制】晒干备用。

【化学成分】含草酸盐。

【药理作用】抗炎作用。

【毒理作用】大量应用可致血中非蛋白蛋异常升高,肾脏病变。

【方剂选用】

1. 跌打损伤:铜锤草,泡酒服。

2. 小儿惊风:铜锤草15g,鱼鳅串、铁灯草各9g,煎水服。

3. 咽喉肿痛,牙痛:鲜铜锤草60～90g,水煎,慢慢咽服。

4. 肾盂肾炎:鲜铜锤草30g,捣烂调鸡蛋炒熟服。

5. 砂淋:铜锤草、金钱草、地龙。煎水,兑黄酒少许服。

6. 背痈:鲜铜锤草和糯米饭捣烂,调热酒敷患处。

7. 痔疮脱肛:铜锤草,炖猪大肠服。

8. 蛇头疔:鲜铜锤草叶和蜜捣烂敷患处。

9. 烫伤:鲜铜锤草捣烂敷患处。

【不良反应及注意事项】孕妇忌服。

◆银杏叶

【来源】本品为银杏科植物银杏(白果树、公孙树)的干燥叶。

【别名】飞蛾叶、鸭脚子。

【性味归经】味甘、苦、涩,性平。归心、肺经。

【功能主治】敛肺,平喘,活血化瘀,止痛。主治:肺虚咳喘、冠心病、心绞痛、高血脂。

【用法用量】9～12g。

【炮制】去净杂质,筛去泥土。

【化学成分】主要含酮类成分,二萜内酯类成分等。黄酮类成分主要有:槲皮素、异鼠李素、白果黄素、山奈酚、白果双黄酮、异白果双黄酮等,二萜内酯类主要有:银杏内酯A、B、C、M、J,白果内酯等。

【药理作用】①抗氧化抗衰老作用。②对脑损伤的保护作用。③有抗血栓、抗凝作用。④调节血脂作用。⑤抗菌消炎,抗病毒作用。⑥抗氧化作用。

【不良反应及注意事项】有实邪者忌用。

◆银柴胡

【来源】本品为石竹科植物银柴胡的根。

【别名】银胡、山菜根、牛肚根、山踏菜根、沙参儿、白根子、土参。

【性味归经】味甘,性微寒。归肝、胃经。

【功能主治】清虚热,除疳热。主治:阴虚发热、骨蒸劳热、小儿疳积发热。

【用法用量】3～9g。

【炮制】①银柴胡:拣去杂质,去芦,用水洗净,稍浸泡捞出,润透,切片,晒干。②鳖血银柴胡:取银柴胡片,置大盆内,淋入用温水少许稀释的鳖血,拌匀,闷润,置锅内用文火微炒,取出,放凉。(每银柴胡2500g,用活鳖200个取血)

【化学成分】银柴胡根中含有菠菜甾醇,7-豆甾烯醇,银柴胡环肽Ⅰ,豆甾醇,α-菠菜甾醇-葡萄糖苷,7-豆甾烯醇葡萄糖苷,β-谷甾醇。

【药理作用】①抗动脉硬化作用。②降脂作用。

【配伍效用】银柴胡配伍鳖甲:银柴胡甘寒,清热凉血,退虚热,除骨蒸;鳖甲咸寒,滋阴潜阳,退热除蒸。二者合用,共奏养阴清热除蒸之功效,用于治疗阴虚发热、骨蒸、小儿疳积;或热病后期、余热未尽者。

【方剂选用】

1. 骨蒸劳热：银柴胡 4.5g，胡黄连、秦艽、鳖甲（醋炙）、地骨皮、青蒿、知母各 3g，甘草 1.5g。水二盅，煎 2.4g，食远服。

2. 温证潮热，身体枯皮，皮肤甲错，屑涩而不润泽者：银柴胡 6g，鳖甲 9g。

3. 骨蒸劳热：银柴胡 4.5g，胡黄连、秦艽、鳖甲（醋炙）、地骨皮、青蒿、知母各 3g，甘草 1.5g。水二盅，煎 2.4g，食远服。

【不良反应及注意事项】置通风干燥处，防蛀；外感风寒及血虚无热者忌服。

◆ 银线草

【来源】本品为金粟兰科植物银线草的全草。

【别名】四叶对、四块瓦、四大金刚。

【性味归经】味辛、苦，性温，有毒。归肺、心、肝经。

【功能主治】活血行瘀，祛风除湿，解毒。主治：跌打损伤、风湿痹痛、风寒感冒、肿毒疮疡、毒蛇咬伤。

【用法用量】内服：煎汤 2.5~5g。外用：适量。

【炮制】晒干，生用。

【化学成分】根含金粟兰内酯 A、B、C、D、E，苍术内酯 Ⅲ，银线草内酯 A、C、D，银线草内酯醇，银线草呋喃醇，银线草螺二烯醇，莪术呋喃二烯酮，东莨菪素，异工业区莨菪素，去氢银线草内酯，欧亚活血丹内酯，异莪术呋喃二烯，异秦皮定，银线草醇 A，内酯类化合物。

【药理作用】抗肿瘤作用。

【方剂选用】

1. 跌打外伤：鲜银线草叶一握，洗净，加红酒捣烂，搓擦或敷伤处。

2. 蛇咬伤：鲜银线草叶 3~5 片，加些雄黄捣烂，贴在伤处。

3. 痈肿疮疖：银线草 6g，煎服。

4. 乳结：银线草、芦根。上二味，加红糖捣敷患处。

5. 皮肤瘙痒症：银线草煎水洗。

【不良反应及注意事项】孕妇忌服。

◆ 甜瓜子

【来源】本品为葫芦科植物甜瓜的种子。

【别名】甘瓜子、甜瓜仁。

【性味归经】味甘，性寒。归肺、胃、大肠经。

【功能主治】清肺，润肠，散结，消瘀。主治：肺痨咳嗽、口渴、大便燥结、肠痈。

【用法用量】3~15g。

【炮制】阴干、备用。

【化学成分】种子含蛋白 30.6%，脂肪 48.7%，维生素 C，胡萝卜素和多种氨基酸等。果仁中含脂类 49.4%，其中中性脂类占 91.5%，糖脂类占 6.4%，磷脂占 2.1%。

【药理作用】驱虫作用、杀虫作用。

【方剂选用】

1. 肠痈已成，小腹肿痛，小便似淋，或大便艰涩、下脓：甜瓜子适量，当归（炒）30g，蛇退皮一条。研粗末，每12g，水一盏半，煎一盏，食前服，利下恶物为妙。

2. 口臭：甜瓜子作末，蜜和，每日空心洗漱讫，含一丸如枣核大，亦敷齿。

3. 腰腿疼痛：甜瓜子 90g，酒浸十日，为末。每服 9g，空心酒下，日三。

【不良反应及注意事项】脾胃虚寒，腹泻者忌服。

◆ 猪苓

【来源】本品为多孔菌科真菌猪苓的菌核。

【别名】野猪粪、地乌桃。

【性味归经】味甘、淡，性平。归脾、肾、肺、膀胱经。

【功能主治】利尿渗湿。主治：小便不利、水肿胀满、脚气、泄泻、淋浊、带下。

【用法用量】6~12g，煎服。

【炮制】洗净泥砂，润软切片，晾干。

【化学成分】菌核含猪苓葡聚糖 I，甾

类化合物，还含 α－羟基二十四碳酸等。另有报道猪苓菌丝发酵滤液中多糖是由 D－甘露糖、D－半乳糖、D－葡萄糖组成，其摩尔比为20：4：1。

【药理作用】 ①利尿利用。②免疫增强作用。③一种非 T 细胞性促有丝分裂素作用。④抗肿瘤作用。⑤抗辐射作用。

【配伍效用】

猪苓配伍白术：猪苓渗湿利水；白术益气健脾利湿。二者合用，有健脾益气、利水渗湿之功效，用于治疗湿盛中阻、分清别浊失调之水泻、尿少、身倦纳呆等。

猪苓配伍大腹皮：猪苓利水渗湿；大腹皮下气行水。二者合用有利水除胀之功效，用于治疗水肿胀满、小便不利者。

猪苓配伍阿胶、滑石：猪苓甘淡利尿；阿胶滋阴润燥；滑石清热通淋。三药合用，有清热、渗利、滋阴之功效，且利水而不伤阴，滋阴而不敛邪，用于治疗水热互结、邪热伤阴、小便不利之证。

【方剂选用】

1. 流行性出血热：猪苓 30g，泽泻 30g，茯苓 15g，阿胶 30g（隔水烊化约30ml，加糖另服），有腹泻者另加滑石10g。加水 300ml，文火煎 2 次，每次浓缩至70～80ml，先服烊化的阿胶，再服第一煎药，半小时后再服第二煎药。

2. 顽固性水肿：猪苓、冬瓜皮各15g，甜葶苈子、茯苓各 12g，生桑白皮、大枣、陈葫芦瓢、生薏苡仁、路参、半枝莲各30g，山药18g，炒柴胡9g。水煎服，每日 1 剂。可随症加减。

3. 银屑病：猪苓经水煮酒淀法，制成每 ml 相当于原生药 0.5g 的针剂，每次 2ml，每日 2 次，肌注，连续用药 2 周以上。

4. 产后癃闭：猪苓、泽泻各12g，茯苓、车前子（包煎）、滑石各 15g，阿胶 10g（烊化），白茅根30g。随症加减。每日 1 剂，水煎取 400ml，分 2 次服。如病重者，每日 2 剂。

5. 小儿急性肾炎：猪苓、茯苓、泽泻各12g，金银花、野菊花各 8g，蒲公英、紫花地丁、白茅根、小蓟各 10g，益母草15g，蝉蜕 6g。每日 1 剂，水煎至 100～200ml，每日分 3 次温服。

6. 脉浮发热，渴欲饮水，小便不利：猪苓（去皮）、茯苓、泽泻、阿胶、滑石（碎）各 30g。上五味以水四升，先煮四味，取二升，去渣，纳阿胶烊消，温服七合，日三服。

7. 肠胃寒湿，濡泻无度，嗜卧不食：猪苓（去黑皮）15g，肉豆蔻（去壳，炮）二枚，黄柏（去粗皮，炙）0.3g。上三味捣罗为末，米饮和丸，如绿豆大，每服 10 丸，食前熟水下。

8. 呕吐而病在膈上，思水者：猪苓、茯苓、白术各等量。上三味，杵为散，饮服2g，日三服。

9. 年壮气盛，梦遗白浊：半夏 30g，猪苓30g。上半夏锉如豆大，猪苓为末。先将半夏炒令黄色，不令焦，地上去火毒半日，取半夏为末；以一半猪苓末调匀和丸，如桐子大，更用余猪苓末拌丸，使干，入不油砂瓶中养之。每服 40 丸，空心温酒盐汤下，于申未间冷酒下。

10. 妊娠从脚上至腹肿，小便不利，微渴引饮：猪苓 150g，末，以熟水服 2g，日三服。

【不良反应及注意事项】 无水湿者忌服。"反乌头、乌喙。"

◆**猪牙皂**

【来源】 本品为豆科皂荚属植物皂荚因受外伤等影响而结出的畸形小荚果。

【别名】 牙皂、蛋皂。

【性味归经】 味辛、咸，性温，有小毒。归肺、大肠经。

【功能主治】 祛痰开窍，散结消肿。主治：中风口噤、昏迷不醒、癫痫痰盛、关窍不通、喉痹痰阻、顽痰喘咳、咯痰不爽、大便燥结、外治痈肿。

【用法用量】 1～1.5g，多入丸、散用。外用：适量。

【炮制】 晒干备用。

【化学成分】皂苷。

【方剂选用】

1. 卒中风，风涎潮于上膈，痹气不通，昏昏若醉，形体惛闷，四肢不收，或倒或不倒，或口角似利微有涎出：猪牙皂角适量（削去黑皮），晋矾30g。二味同捣罗为细末，再研为散，如有患者，可服1.5g，重者3g，温水调灌下，不大呕吐，只是微微涎稀冷出，或一升二升，当时惺惺，次缓而调治，不可便大段吐之，恐过，伤人命。

2. 中风口噤不开，涎潮壅上：猪牙皂一挺（去皮），猪脂涂炙黄色，为末，每服3g，温酒调下，气壮者6g，以吐出风涎为度。

3. 诸窍不通，因气、因痰、因风、因火，暴病闭塞者：猪牙皂荚（去皮、弦、子，炒），为细末，吹入鼻内即通。

4. 猝头痛：猪牙皂末吹鼻中，令嚏则止。

5. 脑宣：皂角（去皮、弦、子）蜜炙捶碎，水中揉成浓汁，熬成膏子，鼻内搐之，口中咬箸，良久涎出为度。

6. 风邪痫疾：猪牙皂（烧存性）120g，苍耳根茎叶（日干）120g，密陀僧30g。为末，成丸梧子大，朱砂为衣，每服30~40丸。枣汤下，日二服，稍退，只服20丸。

7. 急喉闭：猪牙皂（去皮子）生15g，为末，每服少许，以箸头点肿处，更以醋调药末，厚敷项下，须臾便破，少血出即愈。

8. 咽喉肿痛：猪牙皂适量（去皮，米醋浸炙七次，勿令太焦）。为末，每吹少许，咽吐涎即止。

9. 咳逆上气，时时唾浊，但坐不得眠：猪牙皂240g（刮去皮，用酥炙）末之，蜜丸梧子大，以枣膏和汤服3丸，日三夜一服。

10. 一切阳邪积滞，凡气积、血积、虫积、食积、伤寒、实热秘结等证：猪牙皂角（炒微黄）48g，川大黄500g。上为末，用汤浸蒸饼捣丸，绿豆大，每用5分或3g，或6~9g，酌宜用引送下，或用蜜为丸亦可。

11. 大小便不通，关格不利：烧猪牙皂细研，粥饮下9g。

12. 霍乱转筋：猪牙皂末，吹一小豆入鼻中，得嚏便瘥。

13. 足上风疮作痒甚者：猪牙皂炙热烙之。

14. 肾风阴痒：稻草烧猪牙皂，烟熏十余次，即止。

15. 猝外肾偏疼：猪牙皂和皮为末，水调敷之。

16. 鼻渊：炙猪牙皂，末之，如小豆，以竹管吹鼻中。

17. 小儿头疮黏肥及白秃：猪牙皂烧黑，为末，去痂敷之。

18. 吹乳：猪牙皂角（去皮、弦），蜜炙为末，酒调服之。

19. 风热牙痛：猪牙皂适量，去子，入盐满壳，仍加白矾少许，黄泥固济，煅研，每日擦之。

20. 脚气肿痛：猪牙皂、赤小豆。为末。酒醋调贴肿处。

21. 急性血吸虫病：取猪牙皂、五倍子，磨细后分别装入胶囊（牙皂0.45g，五倍子0.5g）。第1天每次各服4粒，第2天起每次各服2粒。均每日3次，2周左右为1疗程。

22. 急性肠梗阻：猪牙皂60g捣开，放文火上烧烟，熏肛门约10~15分钟，有肠鸣声；如未见效，再熏1~2次，

【不良反应及注意事项】孕妇及咯血、吐血者禁用。

◆猪胆粉

【来源】本品为猪科动物猪胆汁的干燥品。

【别名】猪胆汁。

【性味归经】味苦，性寒。归肝、胆、肺、大肠经。

【功能主治】清热，润燥，解毒，止咳平喘。主治：热病燥渴、目赤、喉痹、黄

疽、百日咳、哮喘、泄泻、痢疾、便秘、痈疮肿毒。

【用法用量】0.3~0.5g，冲服或入丸、散。外用：适量研末。

【炮制】取猪胆汁，滤过，干燥、粉碎，即得。

【化学成分】猪去氧胆酸。

【药理作用】消炎止痛。

【方剂选用】

1. 阳明病津液内竭，大便硬，不可攻：大猪胆粉1枚，泻汁，和少许法醋，以灌谷道内，如一食顷，当大便出宿食恶物。

2. 大便燥结：猪胆粉、蜂蜜，煎服。

3. 少阴病，下利脉微者，与白通汤，利不止，厥逆无脉，乾呕烦者：葱白4茎，干姜30g，附子1枚（生，去皮，破八片），人尿五合猪胆粉一合。上五味，以水三升，煮取一升，去渣，内胆汁，人尿，和令相得，分温再服。

4. 黄病：猪胆粉1个，鸡蛋1个。共调匀，不拘时服。如嫌苦难下，用于糕咽之，连服三次。

5. 瘦病咳嗽：猪胆粉和小便、生姜、陈皮、诃梨勒、桃皮。煮服。

6. 目赤病及胎赤：猪胆粉和绿盐1.5g，点眦。

7. 翳膜：猪胆1只，硇砂（细研）穰在猪胆中成膏，系定，悬当风处，候白衣如霜出，扫下收瓷合子内，旋旋用柱子点入眦中，觉痒乃罢，便无翳膜，未尽再点之。

8. 喉痛：猪胆粉、射干、玄明粉、人中白、知母。煎服。

9. 痔疮：猪胆粉7枚，取汁，炭火熬成膏，用单纸摊敷，须先用槐根白皮煎汤温洗。然后敷药。

10. 水火烫伤：猪胆粉调黄柏末涂之。

【不良反应及注意事项】脾虚弱者慎用。

◆猪毛菜

【来源】本品为藜科植物猪毛菜的全草。

【别名】猪毛蒿、扎蓬棵。

【性味归经】味淡，性凉。归肝经。

【功能主治】平肝潜阳，润肠通便。主治：高血压、多病、眩晕、失眠、肠燥便秘。

【用法用量】15~30g。

【炮制】晒干生用。

【化学成分】全草含蔗糖，D-葡萄糖，D-果糖，内消旋肌醇，D-甘露醇，葡萄糖和果糖的乙酯等。

【药理作用】①降压作用。②镇静作用。

【毒理作用】毒性小白鼠皮下注射猪毛菜浸膏的半数致死量为56g/kg。

【方剂选用】

1. 高血压、头痛：猪毛菜18~30g。水煎服。初服时可用较小剂量，一至二周后，如有效，可逐渐加量，连服五至六个月。对早期患者效果显著，对晚期患者效果较差。

2. 高血压头晕，失眠：猪毛菜90g，玉米须45g，蚯蚓15g。水十斤，煎熬至1500ml，每服半小碗，日服三次。

【不良反应及注意事项】脾胃虚寒慎用。

◆猪蹄甲

【来源】本品为猪科动物猪的蹄甲。

【别名】猪爪甲、猪退。

【性味归经】味咸，性微寒。归胃、大肠经。

【功能主治】化痰定喘，解毒生肌。主治：咳嗽喘息、肠痈、痔漏、疝气偏坠、白秃疮、冻疮。

【用法用量】内服：烧灰研末。外用：研末调敷。

【炮制】酒浸半日，灸焦用之。

【药理作用】①止血作用。②对红细胞有保护作用。③治疗功能性子宫出血作用。④抗炎作用。⑤抗感染作用。

【方剂选用】

1. 久咳嗽喘息：猪蹄甲49枚（黑者，水浸洗净），天南星1枚（大者锉），款冬花（带蕊者末）15g。上三味，用瓶子一枚，铺猪蹄合子在内，上以天南星匀盖之，合了，盐泥赤石脂固济火煅，白烟为度，候冷取出，入款冬花末并麝香0.3g，龙脑少许，同研。每服3g，食后煎桑根白皮汤调下。

2. 诸痔：猪蹄甲适量，烧存性，为末，陈米汤调二钱，空心服。

3. 牡痔生鼠乳，肛门痒痛，触着有脓血出不绝：猪蹄（烧成灰、研）30g，水银三大豆许。上二味，先取水银，用蒸枣肉2枚，研匀，次入蹄壳灰，拌和为丸，如鸡头实大。先以盐汤洗下部，纳1丸，夜卧时再用，以瘥为度。

4. 小儿白秃：猪蹄甲7个，每个入白矾一块，枣儿一个，烧存性，研末，入轻粉、麻油调搽。

5. 冻烂疮：猪蹄甲适量，烧为灰，研末，以猪脂和敷之。

◆ 猫爪草
【来源】本品为毛茛科植物小毛茛的块根。

【别名】猫爪儿草、三散草。

【性味归经】味甘、辛，性温、平。归肝、肺经。

【功能主治】解毒，化痰散结。主治：瘰疬、结核、咽炎、疔疮、蛇咬伤、疟疾、偏头痛、牙痛。

【用法用量】15～30g，单味药至120g。

【炮制】晒干备用。

【药理作用】①抗炎止痛作用。②免疫兴奋作用。③抗癌作用。

【方剂选用】
1. 瘰疬：猫爪草、夏枯草各适量。水煮，过滤取汁，再熬成膏，贴患处。

2. 肺结核：猫爪草60g。水煎，分2次服。

3. 颈淋巴结结核：①内服药：猫爪草150g，加水500ml，文火煎半小时，临睡前冲黄酒60～120g同服，每日1剂。或用25%酊剂，日服3次，每次10ml。均以3日为1疗程，间隔3～5天给下1疗程。间隔期对体质衰弱者服八珍汤，对有溃疡或瘘管者服益气养荣汤，连服2～3剂。②外敷药：10%猫爪草提出液，浸无菌纱条，用于坏死组织或干酪样物质较多的溃疡创面或瘘管；30%猫爪草软膏，用于有混合感染或已形成溃疡的患处；或制成猫爪草凡士林纱条，适于引流或填塞瘘管之用。治疗过程中未发现副作用。

◆ 猫人参
【来源】本品为猕猴桃科植物对萼猕猴桃的根。

【别名】猪气藤、沙梨藤。

【性味归经】味苦、涩，性凉。归肝经。

【功能主治】清热解毒，消肿。主治：呼吸道感染、夏季热、白滞、痈肿疮疖、麻风病。

【用法用量】鲜根30～60g。

【炮制】晒干备用。

【化学成分】含3α，24 – 三羟基 – 12 – 烯 – 2δ – 乌苏酸。

【药理作用】抗菌消炎止痛。

【方剂选用】
1. 痈疖：猫人参45g，凌霄根9g，水煎服。

2. 白带：猫人参60g，六月雪15g，贯众3g，金灯藤45g，水煎服。

3. 麻风病：猫人参90～120g，浓煎4小时以上1次口服；或分别加用苯丙砜、氨苯砜、氨硫脲、麻风宁、大麻风丸综合治疗。

【不良反应及注意事项】脾虚寒者慎用。

◆ 象牙
【来源】本品为象科动物亚洲象的牙齿。

【别名】象牙屑。

【性味归经】味甘，性寒。归心、肾经。

【功能主治】清热镇惊，解毒生肌。主治：癫痫、惊风、骨蒸劳热、痈肿疮毒、咽喉肿痛、痔漏。

【用法用量】1.5～3g。

【炮制】洗净晒干生用。

【化学成分】亚洲象的牙含磷酸钙57%～60%，牙基质含磷酸钙40%～43%，少量脂肪。牙中有机物质含量较高，是其特点。

【方剂选用】

杨梅疮成漏：象牙9g，鳖甲、猬皮各1个（为末），枣肉丸樱桃大，每1丸，空心小便化下，服7日后，仍用三味为末，猪胆汁调敷。

【不良反应及注意事项】体虚者慎用。

◆象牙参

【来源】本品为姜科植物滇象牙参或藏象牙参的根。

【别名】土中闻、鸡脚参。

【性味归经】味苦，性凉。

【功能主治】润肺止咳，补虚。主治：咳嗽、哮喘、病后体虚、虚性水肿。

【用法用量】9～15g。

【炮制】晒干备用。

【药理作用】增强机体免疫力。

【不良反应及注意事项】脾胃虚弱者禁用。

◆象皮

【来源】本品为象科动物亚洲象的皮。

【别名】白象皮、灰象皮。

【性味归经】味甘、咸，性温。归心、脾经。

【功能主治】止血敛疮，祛腐生肌。主治：外伤出血、溃疡久不收口、褥疮。

【用法用量】外用：适量，研末敷。

【炮制】取象皮浸泡约3天，洗净，稍闷，晒至八成干，再沾水一次，至内外湿度一致，切成厚约之毫米的薄片，晒干。或用文火烤软，乘热切片亦可。象皮粉：先将滑石粉置锅内加热，倒入象皮片，用强火炒至稍鼓起，呈深黄色时取出，筛去滑石粉，放凉，碾成细末。

【化学成分】皮及肉含肌球蛋白，肌动蛋白，原肌球蛋白，血红蛋白，肌酸。三甘油酯中棕榈酸含量高，维生素含量较高。

【药理作用】止血和对创面有保护作用。

【方剂选用】

1. 烂孔极大者，并治刀伤跌损，出血不止者：猪身前蹄扇骨300g（煅炭研末），象皮（炙炭存性研末）30g。和匀同贮，凡烂孔如掌大者，掺上收小，后用六和散敷。

2. 烂孔收小者：海螵蛸、水飞龙齿、象皮（煅存性，研极细）、血竭、乳香、轻粉各等量。共研末收贮，或干掺，或用鸡蛋熬油调拂。

【不良反应及注意事项】本品不宜内服。

◆象皮木

【来源】本品为夹竹桃科植物糖胶树的树皮及枝、叶。

【别名】英台木、九度叶、大树将军。

【性味归经】味苦，性凉。

【功能主治】清热解毒，祛痰止咳，止血消肿。主治：感冒发热、肺热咳喘、百日咳、黄疸型肝炎、胃痛吐泻、疟疾、疮疡痈肿、跌打肿痛、外伤出血。

【用法用量】内服：煎汤。外用：研末撒。

【炮制】净制：洗净，刮去外表粗糙皮。切块、干燥。

【化学成分】不同地区糖胶树枝皮及叶所含生物碱成分有所不同。树皮所含生物碱有：鸡骨常山碱等。叶所含生物碱有：土波台文碱，立波台文碱－N－氧化物，19－羟基土波台文碱，灯台树次碱等。

【药理作用】①祛痰、镇咳作用。②平喘作用。③抗乙酰胆碱及组织胺的作用。④退热作用。

【方剂选用】

1. 百日咳，咳嗽，胃痛，腹泻，妊娠呕吐：象皮木9～12g，炒臂，水煎服。

2. 跌打损伤：灯台树鲜叶捣烂敷伤处。

3. 疟疾：象皮木叶3～9g，水煎服。

4. 慢性气管炎：每次取灯台树浸膏片（每片相当原生药1.7g）2片，曲莲皂苷片（每片含量60mg）1片口服，每日3次，10

日为 1 疗程。

5. 小儿急性传染性肝炎：象皮木及嫩枝、叶（干品）制成 100% 糖浆，按年龄大小每次 15 ~ 30ml，日服 2 次，至痊愈为止。

【不良反应及注意事项】体虚者慎用。

◆麻油

【来源】本品为脂麻科植物脂麻的成熟种子用压榨法得到的脂肪油。

【别名】胡麻油、脂麻油、香油。

【性味归经】味甘，性凉。

【功能主治】润滑剂及赋形剂。内服可润肠、润肺；外用作为软膏及硬膏基质。

【用法用量】口服 17 ~ 68ml。

【炮制】取种子晒干，榨取汁。

【化学成分】多糖、纤维素。

【药理作用】①兴奋心脏。②升高血压。③解热、抗炎作用。

【方剂选用】

1. 小儿初生，大小便不通：真麻油 30g，皮硝少许。同煎滚，冷定，徐徐灌入口中，咽下即通。

2. 漏胎难产，因血干涩：麻油 15g，好蜜 30g。同煎数十沸，温服。他药无益，以此助血为效。

3. 痈疽发背，初作即服此，使毒气不内攻：麻油 500g，煎二十沸，和醇醋二碗，分五次，一日服尽。

4. 肿毒初起：麻油，煎葱黑色，乘热，通手旋涂自消。

5. 急喉痹：麻油一合，急灌之。

6. 梅花秃癣：麻油一碗，以小竹子烧火，入内煎沸，沥猪胆汁一个，和匀，剃头擦之，二、三日愈，勿令日晒。

7. 慢性单纯性鼻炎：麻油文火加温至沸腾，冷后装瓶，用以滴鼻，初次每侧鼻孔 2 ~ 3 滴，以后渐增至 5 ~ 6 滴，每日 3 次。治疗过程中除少数在治疗开始即大量滴鼻而发生暂时性头晕、头胀、恶心、呕吐等症外，一般无特殊反应。

【不良反应及注意事项】脾虚便泄者忌服。

◆麻黄

【来源】本品为麻黄科植物草麻黄、木贼麻黄或中麻黄的草质茎。

【别名】色道麻、结力根、龙沙、卑相、卑监、狗骨、色道麻、结力根、麻黄草、草麻黄、中麻黄、木贼廓黄、山麻黄、川麻黄、田麻黄、华麻黄、木麻黄、西麻黄、朱芯麻、草麻黄、生麻黄、炙麻黄、麻黄绒、净麻黄、水炙麻黄、蜜炙麻黄。

【性味归经】味辛，微苦，性温。归肺、膀胱经。

【功能主治】发汗解表，宣肺平喘，利水消肿。主治：风寒表实证、恶寒发热、无汗、头痛身疼、邪壅于肺、肺气不宣、咳嗽气喘、风水肿、小便不利、风湿痹痛、肌肤不仁以及风疹瘙痒、阴疽痰核。

【用法用量】2 ~ 9g 煎服。

【炮制】麻黄：拣去杂质，去尽木质茎及残根，用水洗净，微润后切段，干燥即得。麻黄绒：取已经加工切碎的净麻黄放在碾槽里，研至纤维疏松成绒状。蜜麻黄：取麻黄段，加炼熟的蜂蜜与开水少许，拌匀，稍闷，置锅内用文火炒至不粘手为度，取出，放凉。（每麻黄段 100 斤，用炼熟蜂蜜 10 ~ 15 斤）

【化学成分】草麻黄地上部分含有麻黄类：左旋麻黄碱，右旋伪麻黄碱、左旋去甲基麻黄碱、右旋去甲基伪麻黄碱、左旋甲基麻黄碱、痕量右旋甲基伪麻黄碱、以麻黄碱为主，伪麻黄碱含量较少，总含量为 0.481 - 1.382%。恶唑酮类生物碱：麻黄恶唑酮。挥发油：从中分离出 32 种化合物，含量较高的有、β - 松油醇，平喘有效成分左旋 - α - 松油醇和 2，3，5，6 - 四甲基吡嗪。黄酮类化合物：芹菜素、小麦黄素、山柰酚、芹菜素 - 5 - 鼠李糖苷、蜀葵苷元、3 - 甲氧基蜀葵苷元及山柰酚鼠李糖苷。

另有报道，由生产麻黄碱的麻黄母液残渣中分离得 O - 苯甲酰 - L - （=）- 伪麻黄碱。

木贼麻黄地上部分含有麻黄生物碱类：

左旋麻黄碱，右旋伪麻黄碱，左旋去甲基麻黄碱，右旋去甲基伪麻黄碱，左旋甲基麻黄碱，痕量右旋甲基伪麻黄碱，以麻黄碱为主，伪麻黄碱含量较少，总含量为2.093%～2.436%。恶唑酮类生物碱：麻黄恶唑酮。挥发油：从中分离出27种化合物，含量较高的有6，10，14，－三甲基十五碳－2－酮，3，7，11，15－四甲基－2－十六碳烯－1－醇，十八碳酸甲酯，平喘有效成分2，3，5，6－四甲基吡嗪，但不含另一种平喘有效成分旋－α－松油醇。黄酮醇苷：4′，5，7－三羟基－8甲氧基黄酮醇－3－O－β－D－吡喃葡萄糖苷。芳香酸类：苯甲酸，对羟基苯甲酸，佳皮酸，对香豆酸，香草酸及原儿茶酸。

中麻黄地上部分含左旋麻黄碱，右旋伪麻黄碱，左旋去甲基麻黄碱，右旋去甲基伪麻黄碱，左旋甲基麻黄碱，痕量右旋甲基伪麻黄碱，以伪麻黄碱含量较高，麻黄生物碱类总含量为1.059%～1.564%，还含麻黄恶唑酮。

山岭麻黄地上部分含左旋麻黄碱，右旋伪麻黄碱，左旋去甲基麻黄碱，右旋去甲基伪麻黄碱，左甲基伪麻黄碱，微量右旋甲基伪麻黄碱，麻黄生物碱总含量为1.058%，还含麻黄恶唑酮。

丽江麻黄地上部分含左旋麻黄碱，右旋伪麻黄碱，左旋去甲基麻黄碱，右旋去甲基伪麻黄碱，左旋甲基麻黄碱，痕量右旋甲基伪麻黄碱等麻黄生物碱，基总含量为1.495%～1.772%，云南产丽江麻黄伪麻黄碱含量较多，而四川产丽江麻黄则麻黄碱含量较多。

单子麻黄地上部分含左旋麻黄碱，右旋伪麻黄碱，左旋去甲基麻黄碱，右旋去甲基伪麻黄碱，左旋甲基麻黄碱等麻黄生物碱，麻黄碱为主，伪麻黄碱含量较少，总含量为2.466%。

藏麻黄地上部分含左旋麻黄碱，右旋伪麻黄碱，左旋去甲基麻黄碱，右旋去甲基伪麻黄碱，左旋甲基麻黄碱，痕量右旋甲基伪麻黄碱等麻黄生物碱，其总含量

为0.806%。

【药理作用】①镇静作用。②发汗解热作用。③抗菌抗病毒作用。④抗过敏及免疫作用。⑤镇咳平喘祛痰作用。⑥抑制作用。⑦利尿作用。

【毒理作用】麻黄碱对大鼠皮下注射的半数致死量为650mg/kg；10%麻黄挥发油乳剂对小鼠腹腔注射的半数致死量为14mg/kg。麻黄水提取物小鼠腹腔注射的半数致死量为650mg/kg。麻黄挥发油小鼠腹腔注射的半数致死量为1.35ml/kg，灌胃的半数致死量为2.79ml/kg。

【配伍效用】

麻黄配伍附子：麻黄发汗解表逐表寒；附子竣补元阳祛里寒。相伍为用，有助阳散寒、发汗解表之功效，用于治疗素体阳虚、复感风寒之恶寒、无汗、脉沉者。再者，麻黄宣肺平喘、利水消肿；附子温肾壮阳、化气行水。二者合用，其温阳利水消肿之功效更著，用于治疗阳虚水泛之气促、喘逆、小便不利、下肢浮肿、脉沉而迟者。

麻黄配伍干姜：麻黄辛温，发汗解表、宣肺平喘、利尿；干姜辛热，温肺散寒化饮。二者伍用，标本兼顾，共奏宣肺散寒、温肺化饮之功效，用于治疗风寒外闭、寒饮壅肺之咳嗽、气喘、胸闷、痰多清稀等症。

麻黄配伍葛根：麻黄性温辛散，善解在表之风寒；葛根性凉味辛甘，擅长发汗解肌退热、生津止渴。二者相使为用，可使其解表祛邪之功效更著，用于治疗风寒外袭、邪郁肌表、经输不利所致之表实兼见项背强几等症。

麻黄配伍桂枝：二者均为辛温之品，同入太阳经。麻黄走卫分，开腠理，有发汗解表散寒之功；桂枝解肌表、和营气，有发汗解肌祛风之效，尚能温经散寒通脉。桂枝既能协同麻黄入于营分，又能随麻黄出于血分，以使营分之邪透达肌表，从汗而解。二者相须为用，为辛温解表重剂，可使其发汗解表之功效更著，用于治疗外

感风寒表实无汗证；亦可治疗风、寒、湿三气所致之痹证，但此时则用桂枝温经散寒通脉为主，用麻黄散风寒宣卫气为辅。

麻黄配伍羌活：麻黄入肺经，开毛窍，通腠理，发汗解表力强；羌活入膀胱经、走肾经，气清属阳，善行气分而解表邪，长于散风寒、祛风湿、止痹痛，为手足太阳本经之风药。二者伍用，羌活助麻黄开泄腠理、发汗解表；麻黄协羌活达肌表，走经络以祛风除湿，共奏祛风散寒除湿止痛之功效，用于治疗风寒湿邪所致之恶寒发热、头身疼痛、关节肌肉酸痛等证。

麻黄配伍人参：麻黄发汗解表；人参益气助元，既能扶助人体正气，助麻黄发汗解表，以祛邪外出；又能防麻黄发汗太过以免误伤正气。二者合用，共奏益气解表之功效，用于治疗气虚感冒诸证。

麻黄配伍石膏：麻黄味辛性温，宣肺平喘、发汗解表、利水消肿；石膏辛甘大寒，清泄肺热、生津止渴。在应用上，石膏用量常倍于麻黄，以其寒凉之性制约麻黄之温热之性，使宣肺而不助热。二者配伍，辛凉宣泄，有清热降火、宣肺平喘、利水消肿之功效，用于治疗肺热壅盛之咳嗽气喘以及一身悉肿、脉浮不渴、恶风、继自汗出、无大热之风水证，或一身面目黄肿、脉沉、小便不利、腹满喘急之正水证等。

麻黄配伍熟地黄、鹿角胶、白芥子：麻黄温散寒滞；熟地黄温补阴血；鹿角胶为血肉有情之物，既生精补髓，又养血助阳；白芥子祛皮里膜外之痰。四药合用，有温阳补血、散寒消痰之功，可用来治疗阴疽之证。

麻黄配伍葶苈子：麻黄辛温发散，发汗解表、宣肺平喘、利尿；葶苈子苦辛性寒，降气平喘、利水消肿。二者合用，同入肺经，寒热互制，共奏解表宣肺、降气祛痰平喘之功效。用于治疗风寒外束、肺气壅滞之咳嗽、气喘、有痰者。

麻黄配伍细辛：麻黄辛温，为发汗解表之要药；细辛辛温，既能解表散寒止痛，又能祛内寒而温脏腑。二者合用，可加强解表散寒之功。另外，麻黄宣肺平喘，细辛温肺化饮，相伍为用，又有温肺化饮、散寒平喘之效。用于治疗外感风寒、肺气郁闭之恶寒发热、头痛身痛、咳喘痰饮以及风寒湿痹之头身、骨节尽痛者。

麻黄配伍杏仁：麻黄既发汗解表，又开宣肺气而平喘咳，功擅宣发；杏仁降气止咳平喘，长于肃降。二者配伍，有宣肺降气、止咳平喘、散寒解表之效，可用于治疗外感风寒之恶寒无汗、胸闷气短、咳嗽气喘、痰多而稀、苔白脉浮者。

【方剂选用】

1. 咳喘：麻黄、杏仁、前胡各 3~9g，地龙、川贝各 3~9g，蝉蜕、甘草各 2~6g。随症加减，水煎服。

2. 慢性肺源性心脏病：吸入 1% 的麻黄碱。

3. 上消化道出血：麻黄 5g，白及 20g，黄芪 30g，当归 10g。每日 1 剂，水煎服，随症加减。

4. 肾绞痛：麻黄、细辛各 6g，附子 15g。武火急煎，去上沫，候温顿服，不效者半小时后继服。

5. 遗尿：麻黄、益智仁、黄芪、桑螵蛸、甘草。诸药中麻黄用量可大些，其他药物根据年龄给予常用量。

6. 皮肤病：麻黄 4.5g，蝉衣 4.5g，黄连 2.4g，甘草 2.4g。水煎 2 次，混合后分 2 次服，每日 1 剂。

7. 酒渣鼻：生麻黄节、生麻黄根各 80g，切碎洗净，放铝锅内，兑入白酒 1500ml，加盖武火煎 30 分钟，置阴凉处 3 小时，用纱布过滤装瓶备用。早、晚各服 25ml。10 天为 1 疗程。

8. 痔疮：麻黄、杏仁、甘草各 10g，石膏 25g。随症加减。每日 1 剂，水煎服，每日 3 次。

9. 阳痿：麻黄 32g，马钱子 18g，枸杞子、菟丝子、覆盆子、五味子、车前子各 30g。上药共研末，每次 10g，每日服 2 次，10 天为 1 疗程。

10. 功能性不射精：麻黄 3g，研末敷脐中，用麝香虎骨膏 1 张外贴固定，每晚临睡前敷用，连用 7 天。

11. 坐骨神经痛：麻黄 20 ~ 30g，黄薏苡仁 20 ~ 50g，党参、木通、甘草各 15g，水煎 2 小时以上，每日 1 剂，分 2 次服。

12. 小儿肺炎：银花、连翘各 8 ~ 12g，麻黄、杏仁各 3 ~ 6g，石膏 15 ~ 20g，甘草 3g。随症加减，每日 1 剂，频频口服。

13. 小儿咳喘：麻油 1850g，熬至滴水成珠后，将铅丹 500g 放入搅拌均匀，炼熬至一定的黏稠度即为膏基。再用 70% 麻黄粉、30% 白胡椒粉，混合均匀，在每份膏基上放 0.1g 药粉，乘热合拢备用。治疗时将膏药烘热，贴于患儿肺俞穴。

14. 小儿腹泻：麻黄 2 ~ 4g，前胡 4 ~ 8g，水煎后加白糖顿服，每日 1 剂。

15. 伤寒热出表，发黄疸：麻黄 90g，以醇酒五升，煮取一升半，尽服之，温服汗出愈。冬月寒时用清酒，春月宜用水。

16. 风痹荣卫不行，四肢疼痛：麻黄 150g（去根节），桂心 60g。上捣细罗为散，以酒二升，慢火煎如饧。每服不计时候，以热酒调下一茶匙，频服，以汗出为度。

17. 病疮疱倒黡黑者：麻黄（剪去节）15g，以蜜一匙同炒良久，以水半升煎，待沸，去上沫，再煎，去 1/3，不用渣。乘热尽服之，避风，伺其疮复出。一法用无灰酒煎，但小儿不能饮酒者难服，然其效更速。

【不良反应及注意事项】麻黄生用发汗力强，炙用发汗力弱。一般发汗解表宜生用，宣肺平喘则生用或炙用。凡素体虚弱而自汗、盗汗、气喘者，均忌服。

◆ 麻黄根
【来源】本品为麻黄科植物草麻黄、木贼麻黄或中麻黄的草根。

【别名】苦椿菜。

【性味归经】味甘、微苦，性平。归肺经。

【功能主治】 止汗。主治：自汗、盗汗。

【用法用量】3 ~ 9g。外用：适量，研末撒扑。

【炮制】拣去杂质，除去残茎，用水浸泡，捞出，润透后切片，晒干。

【化学成分】含麻黄碱 A、B、C、D，阿魏酰组胺，麻黄根素 A，麻黄双酮 A、B、C、D 升血压作用的酪氨酸甜菜碱。

【药理作用】①降压作用。②抑制心率作用。

【方剂选用】

1. 诸虚不足，及新病暴虚，津液不固，体常自汗，夜卧即甚，久而不止，羸瘠枯瘦，心忪惊惕，短气烦倦：黄芪（去苗、土）、麻黄根（洗）、牡蛎（米泔浸，刷去土，火烧通赤）各 30g。上三味，为粗散。每服 9g，水一盏半，小麦百余粒，同煎至 2.4g，去渣热服，日二服，不拘时候。

2. 虚汗无度：麻黄根、黄芪等量。为末，飞面糊，作丸梧子大。每用浮麦汤下百丸，以止为度。

3. 产后虚汗不止：①当归 30g（锉，微妙），麻黄根 60g，黄芪 30g（锉）。上药，捣粗罗为散。每服 12g，以水一中盏，煎至六分，去渣，不计时候温服。②牡蛎粉 0.9g，麻黄根 60g。捣细罗为散，扑身上。

4. 肾劳热，阴囊生疮：麻黄根、石硫黄各 90g，米粉五合。上三味下筛，安絮如常，用粉法搭疮上，粉湿，更搭之。

◆ 麻布七
【来源】本品为毛茛科植物高乌头的根。

【别名】网子七、麻布袋、统天袋。

【性味归经】味苦、辛，性温，有毒。归心、肝、肺、脾经。

【功能主治】祛风除湿，理气止痛，活血散瘀。主治：风湿腰腿痛、关节肿痛、跌打损伤、胃痛、胸腹胀满、急慢性菌痢、急慢性肠炎、瘰疬、疮疖。

【用法用量】5 ~ 10g，水煎。外用：适量。

【炮制】晒干备用。

【化学成分】根含牛扁酸单甲酯，刺乌头碱，毛茛叶乌头碱等。

【药理作用】①抗炎作用。②镇痛作用。③解热作用。④局麻作用。

【方剂选用】

1. 痧症心气痛：麻布七、青藤香，各等量。研末，成人每次 1.5g，小儿每次 2 ~ 0.9g，开水吞服。

2. 跌打损伤：麻布七 15g。泡酒，早晚服。

3. 心悸：麻布七 3g（研末），木香 1.5g。蒸甜酒服。

4. 瘰疬：麻布七、金牛七各适量。鲜品捣烂敷患处。

【不良反应及注意事项】本品有毒，内服宜慎。

◆ 鹿茸

【来源】本品为鹿科动物梅花鹿或马鹿等的雄鹿密生茸毛尚未骨化的幼角。

【别名】干年艾、干雪塔、龙须草。

【性味归经】味甘、咸，性温。归肾、肝经。

【功能主治】壮肾阳，益精血，强筋骨，托疮毒。主治：肾阳虚衰、阳痿滑精、宫冷不孕、虚劳羸瘦、神疲畏寒、眩晕耳鸣耳聋、腰背酸痛、筋骨痿软、小儿五迟、女子崩漏带下、阴疽。

【用法用量】1 ~ 2g，研末吞服，或入丸、散剂。

【炮制】①鹿茸片：用酒精灯火燎焦茸毛，刮净，以布带扎缠，用热酒从底部徐徐渗入，以灌满润透为度，然后切片、压平、晒干。②鹿茸粉：取干燥的鹿茸片，碾成细末。

【化学成分】①梅花鹿的鹿茸含有多种化学成分，其中总氨基酸含量达 50.13%，有甘氨酸、赖氨酸、精氨酸、天冬氨酸、谷氨酸、脯氨酸、丙氨酸、亮氨酸等 17 种以上。②马鹿的鹿茸：含胆甾醇肉豆蔻酸酯、胆甾醇油酸酯、胆甾醇棕相酸酯、胆甾醇硬脂酸酯等。此外，还含有氨基酸、无机元素、神经酰胺及少量雌酮等。③白鹿的鹿茸含大量蛋白质，多种氨基酸，如色氨酸、赖氨酸、组氨酸、精氨酸、天冬氨酸、苏氨酸等 10 多种。此外，还含有核糖核酸、三磷酸腺苷、雌二醇、维生素 A、胆固醇。含有钙、磷、铜、铁、锰、锌、硅等十多种无机元素。含油酸、棕榈酸、月桂酸、硬脂酸、棕榈油酸、肉豆蔻酸、癸酸等脂肪酸。

【药理作用】①降低血压。②调节神经系统的作用。③兴奋单胺氧化酶（MAO）活性。④强壮作用。⑤对创伤有加速恢复的作用。⑥提高性功能。⑧抗氧化作用。⑨对肾上腺皮质有刺激作用。⑩兴奋免疫功能。⑪抗炎作用。

【配伍效用】

鹿茸配伍阿胶：鹿茸益精血、固冲任；阿胶滋阴养血。二者合用，有温补肝肾、固崩止漏之功效，用于治疗肝肾不足、冲任不固之月经过多、崩漏带下以及肾阳式微、气血两虚之虚羸瘦弱、腰膝酸软冷痛、男子阳痿、女子宫寒不孕等症。

鹿茸配伍人参：鹿茸补肾阳，助阳益精；人参养心脾，益气生津。二者合用，则益气壮阳之功效更著，用于治疗先天不足，或后天劳伤，或年高火衰而致之形体羸弱、腰膝酸软、四肢发凉、男子阳痿精冷、女子宫寒不孕等一切阳虚气弱之症。

鹿茸配伍熟地黄：鹿茸补肝肾之阳而益精血；熟地黄补肝肾之阴而滋阴养血。二者合用，有调补肝肾、温阳益精养血之功效，用于治疗肝肾不足之阳痿、遗精、腰痛、带下、宫寒不孕等症。

【方剂选用】

1. 慢性腹泻：鹿茸精注射液 1 ~ 2ml/次，肌注，每日或隔日 1 次，连用 2 次。

2. 急性乳腺炎：锉鹿角为细末，装入胶囊，每粒 0.5g。每次 2 ~ 4 粒，日服 4 ~ 6 次。

3. 遗尿症：鹿角霜 60g，五味子 30g，共研末，装瓶备用。每晚用黄酒冲服 6g，10 天为 1 疗程。

4. 精血耗竭，面色黧黑，耳聋目昏，

口干多渴，腰痛脚弱，小便白浊，上燥下寒，不受峻补：鹿茸（酒浸）、当归（酒浸）等量。为细末，煮乌梅子为丸，如梧桐子大。每服 50 丸，空心用米饮送下。

5. 精血俱虚，营卫耗损，潮热自汗，怔忡惊悸，肢体倦乏，一切虚弱之症：鹿茸（酒蒸）、附子（炮）各 30g。上细切，分作四付，水二盏，生姜十片，煎至 2.4g，去渣，食前温服。

6. 虚弱阳事不举，面色不明，小便频数，饮食不思：鹿茸 15g，多用 30g（去皮，切片），干山药 30g（为末）。上以生薄绵绢裹，用酒浸 7 日后，饮酒，日三盏为度。酒尽，将鹿茸焙干，留为补药用之。

7. 湿久不治，伏足少阴，舌白身痛，足跗浮肿：鹿茸 15g，附子 9g，草果 3g，菟丝子 9g，茯苓 15g。水 5 杯，煮取 2 杯，日再服，渣再煮一杯服。

8. 小肠虚冷，小便数多：鹿茸 60g（酥炙令微黄）、白龙骨 30g（烧过）、桑螵蛸 0.9g（微炒）、椒红 30g（微炒）、附子 45g（炮）、山茱萸 30g。上药捣罗为末，炼蜜和捣一、二百杵，丸如梧桐子大。每服，空心及晚食前，以盐汤下 20 丸。

9. 尿血：鹿茸（炙）、当归、干地黄各 60g，葵子五合，蒲黄五合。上五味，捣筛为散。酒服 2g，日三服。忌芜荑。

10. 崩中漏下，赤白不止：鹿茸 18g，桑耳 75g。上二味，以醋五升渍，炙燥渍尽为度，治下筛，服 2g，日三。

11. 室女冲任虚寒，带下纯白：鹿茸（醋蒸，焙）60g，白敛、金毛狗脊（燎去毛）各 30g。上为细末，用艾煎醋汁，打糯米糊为丸，如梧桐子大。每服 50 丸，空心温酒下。

【不良反应及注意事项】阴虚阳亢者忌服。应从小剂量开始，缓慢增加，不可用大量，以免阴升冈动，头晕目赤或伤阴动血。

◆鹿肾

【来源】本品为鹿科动物梅花鹿或马鹿雄性的外生殖器。宰鹿后，割取阴茎及睾丸，除净残肉及油脂，固定于木板上风干。

【别名】鹿鞭、鹿冲。

【性味归经】味甘咸，性温。入肝、肾、膀胱三经。

【功能主治】补肾，壮阳，益精。主治：劳损、腰膝酸痛、肾虚耳聋、耳鸣、阳痿、宫冷不孕。

【用法用量】1～3 剂，少入丸剂。

【炮制】晒干生用。

【化学成分】主要含有鹿胎蛋白、多肽、氨基酸、核酸、磷脂、脂肪酸

【药理作用】增强机体免疫力。

【方剂选用】

1. 五劳七伤，阳气衰弱，益气力：鹿肾粥：鹿肾 1 个（去脂膜，细切），肉苁蓉 100g（酒浸一宿，刮去皱皮，切），粳米二合。先以水二大盏，煮米作粥，欲熟，下鹿肾、苁蓉、葱白、盐、椒食之。

2. 肾气损虚，耳聋：鹿肾 1 个（去脂膜，切），粳米二合。于豉汁中相和，煮作粥，入五味，如法调和，空腹食之；作羹及入酒并得，食之。

3. 阳事不举：鹿肾、枸杞、菟丝子、巴戟、狗肾，为丸服。

4. 妇人血虚，淋带，腰膝酸痛，不能受孕者：鹿肾熬胶，与阿胶搿入服之。

【不良反应及注意事项】阴虚火旺阴亏者忌服。

◆鹿药

【来源】本品为百合科植物鹿药及管花鹿药的根茎及根。

【别名】偏头七、土飞七。

【性味归经】味甘、苦，性温。肝、肾经。

【功能主治】补肾壮阳，活血祛瘀，祛风止痛。主治：肾虚阳痿、月经不调、偏正头痛、风湿痹痛、痈肿疮毒、跌打损伤。

【用法用量】6～9g，外用：适量外敷。

【化学成分】鹿药含异鼠李素 - 3 - O - 半乳糖苷。

【药理作用】①抗肿瘤活性。②抗氧化能力。

【方剂选用】

1. 头痛，偏头痛：鹿药、当归、川芎、升麻、连翘各6g。水煎，饭后服。

2. 跌打损伤，无名肿毒：鹿药，捣烂敷患处。

3. 劳伤：鹿药15～30g。泡酒服。

4. 瘩背：鹿药4.5g，刺老包、红岩百合各3g，鲜百味连、天南星各2.4g，同捣绒，拌鸡蛋1个，用布包在疮上。

5. 乳痈：鲜鹿药、青菜叶各30g，共捣细，用布包好，放在开水里烫热后，取出熨乳部。

6. 月经不调：鹿药4～15g，水煎服。

【不良反应及注意事项】 阴虚火旺忌用。

◆鹿胎

【来源】 本品为鹿科动物梅花鹿或马鹿的胎兽或胎盘。产自东北、西北、内蒙古、河北、江苏等地。

【别名】 鹿胎衣、鹿胎盘。

【性味归经】 味甘、咸，性温。

【功能主治】 温肾壮阳，补血生精，调经止血。主治：肾阳亏损，经血不足。神杨坤孙、精血不足、腰膝酸软、劳瘵、月经不调、寒宫不孕、崩漏带下。

【用法用量】 内服：入丸、散剂6～15g，鲜胎可煮汁敷膏。

【炮制】 取原药材，除去杂质，砍成碎块，摆放于铁丝筛上，再置于无烟炉上烘烤，烤热后，均匀地涂抹麻油（或麻油），待油渗入鹿胎块内部后，继续涂油和烘烤，如此反复操作呈黄色，质酥脆时离火，取下，放凉，碾成粉末。

传统鹿胎的加工方法主要有烘干法及水煎法。通过对两种炮制品出粉率、粗蛋白、粗脂肪、氨基酸、微量元素、维生素及激素的测定发现，烘干法出粉率比水煎法高约1倍，其他成分含量相似，故以烘干法为宜。

胎盘通过酶解后能将大分子蛋白水解为多数氨基酸，而且具有安全性好不易产生过敏，容易吸收的优点。通过对酶种类、酶解时间、pH值等的考察，优选出胰蛋白酶和碱性蛋白酶于45℃，pH＝9，料液比为1：40的条件下进行水解，该方法水解效率最高，得到的氨基酸在人体内更容易、更充分的吸收。大大提高了鹿胎的利用率节约了成本。

【化学成分】 主要含有鹿胎蛋白、多肽、氨基酸、核酸、磷脂、脂肪酸、糖脂、维生素、微量元素及无机盐等。生物活性物质包括鹿胎盘素、酶及酶抑制因子、天然激素、细胞因子生物活性多肽及胶原蛋白。

【药理作用】 ①拟激素的作用。②抗疲劳作用。③提高机体运动能力作用。

【方剂选用】

1. 虚损劳瘵：鹿胎（去秽，煮烂），熟地黄240g（人乳、粉山药各30g，拌蒸九次），菟丝子10两（酒煮），杞子240g（乳浸），制过首乌10两（乳浸，日晒夜露九次），金石斛180g（酒炒），巴戟肉150g（酒炒），黄芪（酥炙）150g，人参120g。黄蒿膏丸。

2. 阴虚崩带，种子：鹿胎、当归、构把、熟地黄。紫河车、阿胶，为丸剂服。

【不良反应及注意事项】 上焦有痰热，胃中有火者忌。

◆鹿角

【来源】 本品为鹿科动物梅花鹿、马鹿已骨化解或锯茸后翌年春季脱落的角基。

【别名】 斑龙角、梅花鹿角、马鹿角、鹿角脱盘、鹿角桩。

【性味归经】 味咸，性温。归肾、肝经。

【功能主治】 补肾阳，益精血，强筋骨，行血消肿。主治：肾虚腰脊冷痛、阳痿遗精、崩漏、白带、尿频尿多、阴疽疮疡、乳痈肿痛、跌打瘀肿、筋骨疼痛。

【化学成分】 鹿角含胶质25%，磷酸钙50%～60%，碳酸钙及氮化物。另含氨基酸，内有天冬氨酸、苏氨酸、丝氨酸、谷氨酸、脯氨酸、甘氨酸、丙氨酸、缬氨酸、亮氨酸、异亮氨酸、苯丙氨酸、赖氨酸、组氨酸、精氨酸。

【药理作用】抗炎作用。

【方剂选用】

1. 奶发，诸痈疽发背：烧鹿角，捣末，以苦酒和涂之。

2. 下注脚疮：鹿角，烧存性，入轻粉同研，油调涂之。

3. 妊娠忽下血，腰痛不可忍：鹿角（锉）30g，当归（锉）30g。上二味作一服，以水二盏，煎至一盏，去渣，温服，食前。

4. 产后下血不尽，烦闷腹痛：鹿角，烧成炭，捣筛，煮豉汁，服2g，日三夜再，稍加至二匕。不能用豉清，煮水作汤用之。

5. 胞衣不下：鹿角屑0.9g。为末，姜汤调下。

6. 腰痛：鹿角屑，熬令黄赤，研，酒服2g，日五、六服。

7. 筋骨疼痛：鹿角，烧存性，为末，酒服3g，日二。

8. 骨虚极，面肿垢黑，脊痛不能久立，气衰发落齿槁，腰脊痛，甚则喜唾：鹿角60g，川牛膝（去芦，酒浸，焙）45g。上为细末，炼蜜为丸，如梧桐子大。每服70丸，空心盐汤送下。

9. 妇人白浊，滑数虚冷者：鹿角屑，炒黄，为末，酒服6g。

10. 消中，日夜尿七八升：鹿角，炙令焦，末，以酒服1.5g，日二，渐加至方寸匕。

11. 溺血久不止，脉细数者：鹿角240g（烧灰），秋石30g（煅灰）。共为末，蜜丸，乌梅汤下9g。

【不良反应及注意事项】本品滋腻，脾胃虚弱者慎用。

◆ 鹿角胶

【来源】本品为鹿科动物梅花鹿或马鹿的角煎熬而成的胶块。

【别名】白胶、鹿胶。

【性味归经】味甘、咸，性温。归肝、肾经。

【功能主治】补益精血，安胎止血。主治：肾虚、精血不足、虚劳羸瘦、头晕耳鸣、腰膝酸软、阳痿滑精、宫寒不孕、胎动不安、崩漏带下、吐血、衄血、咯血、尿备、阴疽疮疡。

【化学成分】参见鹿角条。含胶质、磷酸钙、碳酸钙、磷酸镁、氨基酸及氮化物等。

【药理作用】①对人体的淋巴母细胞转化有促进作用。②能促进周围血液中的红细胞、白细胞、血小板的量增加。③对肌营养及钙的影响。④促进钙的吸收和体内的潴留。

【方剂选用】

1. 虚劳：鹿角胶（以酒浸胶数日，煮糊丸众药）、鹿角霜（碾为细末）、菟丝子（净洗，酒浸两宿，蒸，研）、柏子仁（别研）、熟地黄（酒浸两宿，蒸，焙，余酒入在胶内）各300g。先焙鹿角霜、菟丝子、地黄干，碾为细末，枯子仁在众药内研，却将鹿角胶酒约三、四升，煮作糊，于石臼内杵二千余下，令熟，丸如梧子大。早晚空心50～100止，逐日早晚服，盐汤或酒任下。

2. 五劳七伤，身无润泽，腰脊疼痛，四肢沉重，久服填骨髓，好颜色，祛风气，润鬓发：鹿角胶90g（捣碎，炒令黄燥，捣罗为末），牛乳一升，白蜜一合，牛酥一合，生姜汁一合。上五味，先煎乳，欲熟，即下胶，消讫，次下姜汁，次下蜜，唯须缓八，煎十余沸，倾于瓷器中，仍数数搅，勿令酥浮于上，待凝，以竹刀割为小片。每食后，细细含咽之。

3. 虚劳梦泄：鹿角胶30g（研碎，炒令黄燥），覆盆子30g，车前子30g。上药捣细，罗为散。每于食前，以温酒调下6g。

4. 虚劳尿精：鹿角胶90g。末之，以酒二升和，分温为三服，瘥止。

5. 吐血不止：鹿角胶30g（炙黄，为末），生地黄汁一升二合。同于铜器中盛蒸之，令胶消，分温二服。

6. 吐血后虚热，胸中痞，口燥：鹿角胶（炙燥）、黄蘖（蜜炙）各10两，杏仁

49 枚（麸炒）。上三味，捣罗为细散。每服 3g，用温水调下，不拘时服。

7. 溺血，阳虚血走，脉细者：鹿角胶 90g，大熟地黄 150g，血余炭 90g。二味为末，溶鹿胶代蜜丸。淡盐汤下 9g。

8. 妊娠胎动，漏血不止：鹿角胶（炙燥）30g，人参、白茯苓各 15g。上三味，粗捣筛。每服 9g，水一盏，煎至 2g，去渣温服。

9. 妇人白带下不止，面色姜黄，绕脐冷痛：鹿角胶 30g（捣碎，炒令黄燥），白龙骨 30g，桂心 30g，当归 30g（微炒），附子 60g（炮裂），白术 30g。上药捣，细罗为散。每于食前，以粥饮调下 6g。

10. 鹤膝风，贴骨疽及一切阴疽：鹿角胶 9g，熟地黄 30g，肉桂 3g（研末），麻黄 1.5g，白芥子 6g，姜炭 1.5g，生甘草 3g。煎服。

11. 汤火疮：水煎鹿角胶令稀稠得所，待冷涂疮。

【不良反应及注意事项】阴虚火旺者忌服。

◆鹿角霜

【来源】本品为鹿科动物梅花鹿或马鹿的角熬制鹿角胶后剩余的骨渣。

【别名】鹿角白霜。

【性味归经】味咸、涩，性温。归肾、肝经。

【功能主治】补肾助阳，收敛止血。主治：肾阳不足、脾胃虚寒、食少便溏、阳痿遗精、尿频遗尿、崩漏、带下、创伤出血、疮疡久不愈合。

【用法用量】10 ~ 25g，外用：适量。

【炮制】鹿角霜：拣去杂质，斫成小块。鹿角霜块：将鹿角霜研成细粉，每斤加入鹿角胶 60g（加水 4 ~ 5 倍烊化），面粉 60g，拌匀压平，切成小方块，晒干。现在所用的鹿角霜，均是提制鹿角胶后剩下的残渣（详鹿角胶条），而古代在制取鹿角霜的过程中，有不提出胶质者，也有加入其他辅料药者。

【化学成分】鹿角霜主要成分为磷酸钙、碳酸钙、氮化物及胶质等。

【药理作用】抗氧化作用、提高心率作用。

【方剂选用】

1. 肾寒羸瘦，生阳气，补精髓：鹿角霜、肉苁蓉（酒浸，去皱皮，切，焙）、附子（炮裂，去皮、脐）、巴戟天（去心）、蜀椒（去目及闭口，炒出汗）各 30g。上五味，捣罗为末，酒煮面糊和丸如梧桐子大。每服 20 丸，空心温酒下。

2. 诸虚百损，羸弱不堪者：用铜甑一具，着底铺薄荷末 60g，上铺山药末 240g，上铺鳗鱼（去头、尾）一斤，上铺鹿角霜 120g，再以薄荷细末 60g 盖之，蒸极烂，将鱼骨炙脆为末，共一处捣和丸。每服 15g，白汤下。

3. 盗汗遗精：鹿角霜 60g，生龙骨（炒）、牡蛎（煅）各 30g。为末，酒糊丸梧子大。每盐汤下 40 丸。

4. 小便频数：鹿角霜、白茯苓等量。为末，酒糊丸梧子大。每服 30 丸，盐汤下。

5. 五种腰痛，夜多小便，膀胱宿冷：鹿角霜，细研如面，每日空腹时以温酒调下 6g，晚食前再服。

6. 膏淋：鹿角霜、白茯苓、秋石各等量。为末，糊丸梧子大。每服 50 丸，米汤下。

【不良反应及注意事项】阴虚火旺者忌用。

◆鹿角草

【来源】本品为菊科植物鹿角草的全草。

【别名】小号落地柏。

【性味归经】味微苦、微辛，性凉。

【功能主治】清热利湿，解毒消肿，活血止血。主治：痢疾、泄泻浮肿、咳嗽、哮喘、扁桃体炎、咳血、尿血、痈疖肿毒、带状疱疹、跌打肿痛、外伤出血。

【用法用量】9 ~ 15g，外用：适量。

【炮制】晒干生用。

【化学成分】含木犀草素 - 7 - O - β -

D－吡喃葡萄糖苷，木犀草素。

【药理作用】①抗溃疡作用。②调节胃肠蠕动。

【不良反应及注意事项】脾胃虚弱者慎用。

◆鹿衔草

【来源】本品为鹿蹄草科植物普通鹿蹄草、鹿蹄草、日本鹿蹄草、红花鹿蹄草的全草。

【别名】鹿安茶、冬绿、破血丹。

【性味归经】味甘、苦，性温。归肝、肾经。

【功能主治】补肾强骨，祛风除湿，止咳，止血。主治：肾虚腰痛、风湿痹痛、筋骨痿软、新久咳嗽、吐血、衄血、崩漏、外伤出血。

【用法用量】9～15g煎服，外用：适量。

【炮制】拣去杂质，筛去泥沙，洗净，稍润，切细，晒干。

【化学成分】①普通鹿蹄草：含鹿蹄草素。②日本鹿蹄草：含鹿蹄草苷，高熊果酚苷，熊果酚苷，甲基熊果酚苷以及槲皮素，十一烷，β－谷甾醇。③红花鹿蹄草：含高熊果酚苷、异高熊果酚苷，6－O－没食子酰高熊果酚苷，右旋儿茶精，左旋表儿茶精等。

【药理作用】①抗心律不齐的作用。②抗菌作用。③抗孕作用。④免疫促进作用。⑤抑菌作用。

【毒理作用】鹿蹄草素小鼠静脉注射半数致死量为0.227±0.037g/kg。

【方剂选用】

1. 虚劳：鹿衔草30g，猪蹄1对。炖食。

2. 肺结核咯血：鹿衔草、白及各12g。水煎服。

3. 慢性风湿性关节炎，类风湿性关节炎：鹿衔草、白术各12g，泽泻9g。水煎服。

4. 慢性肠炎，痢疾：鹿衔草15g。水煎服。

5. 崩漏：①鹿衔草120g，猪肉1斤。炖热。加盐少许，两天吃完。②鹿衔草15g，地榆炭30g。水煎，日服2次。

6. 肾虚五淋白浊：鹿衔草60g，水煎服。

7. 过敏性皮炎，疮痈肿毒，虫蛇咬伤：鹿衔草适量。煎汤洗患处，一日2次。

8. 外伤出血，蛇咬伤：鲜鹿衔草，捣烂或干品研末外敷。

【不良反应及注意事项】阴虚火旺体质忌服。

◆望江南

【来源】本品为豆科植物望江南的茎叶。采收和储藏：夏季植株生长旺盛时采收，阴干。鲜用者可随采新鲜茎叶供药用。

【别名】羊角豆、山绿豆、狗屎豆。

【性味归经】味苦，性寒。归肺、肝、胃经。

【功能主治】肃肺，清肝，利尿，通便，解毒消肿。主治：咳嗽气喘、头痛目赤、小便血淋、大便秘结、痈肿疮毒、蛇虫咬伤。

【用法用量】种子9～15g，茎叶外用适量，捣烂敷患处。

【炮制】夏季植株生长旺盛时采收，阴干。鲜用者可随采新鲜茎叶供药用。

【化学成分】根含金钟柏醇－Ⅰ、金钟柏醇－Ⅱ、大黄酚、大黄素、青霉抗菌素、大黄素－8－甲醚、计米大黄蒽酮、甲基计米决明蒽酮、东非山扁豆醇。

【药理作用】①增强机体免疫。②抗肿瘤作用。

【方剂选用】

1. 肿毒：望江南叶，晒研，醋和敷，留头即消；或酒下6～9g。

2. 蛇头疔：鲜望江南叶一握，和白麻子捣烂敷贴患处。

3. 蛇伤：鲜望江南叶一握，捣烂绞自然汁服，渣敷患处。

4. 血淋：望江南全草30g，水煎服。

5. 一般外科炎症：以鲜叶适量捣烂外敷，用全草30～60g或种子15～30g，水煎服。

6. 顽固性头痛：望江南叶 30g，瘦猪肉半斤。加盐适量，水煎服，每日 1 剂。

【不良反应及注意事项】体质虚弱者慎用。◆

◆望江南子

【来源】本品为豆科植物望江南的种子。

【别名】金角子、金角儿、水瓜豆。

【性味归经】味甘、苦，性凉，有毒。归肝、胃、大肠经。

【功能主治】清肝，健胃，通便，解毒。主治：目赤肿痛、头晕头胀、消化不良、胃痛、痢疾、便秘、痈肿疔毒。

【用法用量】内服：煎汤 6~9g，研末 2.5~5g。

【炮制】除去果柄，拣净杂质，切成小段；或搓去果壳，将种子晒干。

【化学成分】大黄素甲醚的匀二蒽酮、大黄酸、大黄酚，芦荟大黄素。种子油含亚油酸、油酸、棕榈酸、硬脂酸、廿四烷酸；非皂化部分中还含谷甾醇。尚含毒蛋白、挥发油。种子含大黄素甲醚。

【药理作用】致泻作用。

【毒理作用】量大有明显毒性。

【不良反应及注意事项】本品有毒剂量宜小。

◆淡菜

【来源】本品为贻贝科动物贻贝、厚壳贻贝、翡翠贻贝及其他贻贝类的肉。采收和储藏：全年均可采，捕得后，剥取其肉，晒干。

【别名】贻贝、扁顶蛤。

【性味归经】味甘、咸，性温。肝、肾经

【功能主治】补肝肾，益精血，消瘿瘤。主治：虚劳羸瘦、眩晕、盗汗、阳痿、腰痛、吐血、崩漏、带下、瘿瘤。

【用法用量】内服：煎汤 15~30g，或入丸、散。

【炮制】捕得后，剥取其肉，晒干。

【化学成分】肌肉含扇贝醇酮、硅藻黄质、梳黄质、贻贝黄质、一种新的类胡萝卜素即 3，4，3-三羟基-7，8-二去氢-β-胡萝卜素、脂肪酸、氨基酸、氨基酸、蛋白质。

【药理作用】①抗病毒活性。②增强免疫功能。③抗肿瘤活性。④降脂作用。⑤抗衰老作用。

【毒理作用】小鼠对贻贝多活素的最大耐量超过 252g/（kg·d），贻贝多活素对大鼠心、肝、脾、肺、坚等 12 种脏器均无形态学改变，但高剂量组（人体用量 250 倍）大鼠血小板减少，停药 15 天后未能恢复。总之，淡菜多活素在治疗量范围内毒性极微。

【方剂选用】

头晕及睡中盗汗：淡菜（焙燥，研末粉）90g，陈皮（研末粉）60g。研和，蜂蜜丸，每服6g，每日 3 次。

【不良反应及注意事项】久服令人发脱，久食令人阴痿不起。

◆淡竹叶

【来源】本品为禾本科植物淡竹叶的干燥的茎叶。夏季末抽花穗前采制，晒干。

【别名】山鸡米、金鸡米。

【性味归经】味甘、淡，性寒。归心、胃、小肠经。

【功能主治】清热泻火，除烦止渴，利尿通淋。主治：热病烦渴、小便短赤涩痛、口舌生疮。

【用法用量】6~9g。

【炮制】除去杂质，切段。

【化学成分】黄酮类：木犀草苷、荭草素、荭草素-7-O-β-D 葡萄糖苷和牡荆素、日当药黄素、术犀草素-7-甲醚-6-c-β-D-半乳糖苷、salcolin-7-O-β-D-葡萄糖苷。酚酸类：茶多酚、4-羟基-3，5-二甲氧基苯甲醛、反式对羟基桂皮酸和香草酸。

【药理作用】①抑菌作用。②降血脂作用。③心肌保护作用。④抑制病毒。⑤心肌缺血保护作用。⑥调节免疫。

【毒理作用】淡竹叶对小鼠的 LD_{50} 为

64.5g, /kg。

【配伍效用】

淡竹叶配伍木通、生地黄：淡竹叶、木通均能清心而引热从小便出；生地黄清热养阴。三者伍用，有清热利水、泻火养阴之功效，用于治疗心火亢盛之口舌生疮、小便赤涩等症。

淡竹叶配伍栀子：二者均能清热除烦而利湿。相伍为用，可使清热除烦之功效加强，且能使热从利小便出，用于治疗热邪客于胸中引起的懊憹或热淋。

【方剂选用】

1. 病毒性心肌炎：淡竹叶10g，生地黄15g，木通、甘草梢各6g。胸闷者加丹参、枳实、川芎。心悸、气急者加远志、枣仁、茯神。心律失常者加大甘草剂量，可用至20g。水煎服，每日1剂。

2. 痤疮：干柳枝30g，淡竹叶、荆芥、蝉衣、薄荷各8g，炒牛蒡子、玄参、麦冬各10g，知母、干葛各15g，生甘草6g。随症加减。

3. 漆疮等皮肤病：淡竹叶15g，防风、荆芥、蝉蜕、苦参各10g，土茯苓20g，甘草5g。皮疹在上半身者加黄芩；在下半身者加黄柏；遍及全身者加山栀子。便干者加大黄、枳实。水煎服，每日1剂。

【不良反应及注意事项】 孕妇勿服。

◆淡豆豉

【来源】 本品为豆科植物大豆的成熟种子的发酵加工品。

【别名】 豆豉、香豉、沙豆。

【性味归经】 味苦、辛，性凉。归肺、胃经。

【功能主治】 解表，除烦，宣发郁热。主治：感冒、寒热头疼、烦躁胸闷、虚烦不眠。

【用法用量】 6~12g。

【炮制】 取桑叶、青蒿各70~100g，加水煎煮，滤过，煎液拌入净大豆1000g中，吸尽后，蒸透，取出，稍晾，再置容器内，用煎过的桑叶、青蒿渣覆盖，闷使发酵至黄衣上遍时，取出，除去药渣，洗净，至

容器内再闷15~20天，至充分发酵，香气溢出时，取出，略蒸，干燥，即得。

淡豆豉发酵过程中，再闷过程是必不可少的环节。研究炮制过程中再闷前（包括蒸煮时间、发酵温度、发酵时间）和再闷过程（包括再闷温度、再闷时间）的炮制工艺参数。优化的炮制工艺为黑大豆在吸尽药液后蒸煮1.5小时，(30±2)℃条件下发酵6~8天至黄衣上遍；洗去黄衣后，置于容器内，用水密封，进入再闷过程：置于温度为(30±2)℃的培养箱内再闷12~15天。再闷期间每3天倒出，翻动，稍晾干，反复4~5次，最后略蒸，干燥。经过再闷的淡豆豉其品质较未经再闷过程的淡豆豉具有明显优势，其成品具有芳香气味，色泽光亮，质地柔软，断面为棕黑色，表皮皱缩；总异黄酮及大豆苷元和染料木素质量分数也达到最高值。

【化学成分】 大豆异黄酮、有机酸、大豆低聚糖和大豆磷脂等多种生物活性成分，还具有大量蛋白质、脂肪、大豆低聚糖、以及胡萝卜素、烟酸等。

【药理作用】 ①抗动脉粥样硬化。②降血糖及治疗糖尿病并发症，调节血脂作用。③雌激素样作用。④抗癌作用。

【方剂选用】

1. 痰饮头痛寒热，呕逆：淡豆豉3合，制半夏15g，茯苓9g，生姜10片。水煎服。

2. 发汗吐下后，虚烦不得眠，心中懊憹：栀子14个，淡豆豉4合。上二味，以水四升，先煎栀子，得二升半，纳豉，煮取一升半，温进一服，得吐者止后服。

3. 伤寒心狂欲走：淡豆豉90g，芒硝120g。上二味，每取豉15g，先以水一盏，煎至2.1g，去渣，下芒硝9g，再煎三二沸。空腹，分温二服，如人行三里更一服，日夜可四服。

4. 伤寒汗出不解：淡豆豉一升，盐一合。水四升，煎取一升半。分服当吐。

5. 疟疾腹胀，寒热，遍身疼：淡豆豉五合，槟榔15g。水二碗，煎一碗，得吐即愈。

6. 血痢不止：淡豆豉 60g，大蒜肉 45g，共捣成膏，丸梧子大。每早服百丸，白汤下。

7. 胎毒又能助养脾气，消化乳食：淡豆豉煎浓汁，与儿饮三五口，其毒自下。

8. 咽喉肿痛，语声不出：淡豆豉半升，水二大盏，煎至一大盏，去渣。分为二服，相继稍热服之，令有汗出。

9. 口疮：淡豆豉 120g（炒，捣罗为散）。每用棉裹 3g，含之，日 5~7 次。

10. 抑郁：栀子皮、淡豆豉、当归、白芍、黄芩、栝楼皮、炙甘草等，依据病情随症加减。水煎服，每次 200ml，每日 3 次。

11. 焦虑症：栀子、淡豆豉、柴胡、枳壳、陈皮、半夏、茯苓、甘草等加味栀子豉汤治疗焦虑症。

12. 小儿睡惊症：栀子、淡豆豉、青龙齿、生牡蛎、生龙骨、紫贝齿等，每日 1 剂，水煎分 2 次温服。

◆密蒙花

【来源】本品为马钱科植物密蒙花的干燥花蕾和花序。

【别名】蒙花、水锦花、老蒙花。

【性味归经】味甘，性微寒。归肝经。

【功能主治】清热泻火，养肝明目，退翳。主治：目赤肿痛、多泪羞明、目生翳膜、肝虚目暗、视物昏花。

【用法用量】煎服 9~15g。

【炮制】取原药材，除去杂质，筛去灰屑。

蜜炙密蒙花去炼蜜置锅内加适量水，加热至沸，倒入净密蒙花不断翻动拌匀，炒至黄色，不黏手，取出，晾干。每密蒙花 100kg，用蜜 40kg。

【化学成分】密蒙花含有蒙花苷、木犀草素、密蒙花新苷、木犀草素 - 7 - O - 葡萄糖苷、木犀草素 - 7 - O - 芦丁糖苷、秋英苷、芹菜素 - 7 - O - 芦丁糖苷等黄酮类化合物。另外还含有挥发油、黄色素、三萜类、环烯醚萜苷类等多种化学成分。

【药理作用】①防治眼部疾患。②抗炎作用。③降血糖作用。④免疫调节。

【配伍效用】

密蒙花配伍枸杞子：密蒙花清肝养血，明目退翳；枸杞子补肝肾而明目。二者伍用，清补兼施，有清肝、补肝、明目之功效，用于治疗肝血虚而有热所致的目昏、视物不清。

密蒙花配伍菊花、石决明：密蒙花清肝而明目退翳；菊花疏风散热而；石决明清肝明目，与密蒙花配伍，其清肝明目之力更强。三者同用，有疏风清肝、明目退翳之功效，用于治疗肝热之目赤肿痛、翳障。

【方剂选用】

1. 流行性出血性结膜炎：密蒙花、青葙子、当归、赤芍、柴胡、牛膝、桔梗、决明子各 9g，红花、川芎各 6g，桃仁、生地黄各 12g。水煎，每日 1 剂，分 2 次服。肝郁症状明显者加重柴胡用量或加白芍 9g，去赤芍。妇女经期去桃仁；微热者，加丹皮、地骨皮。

2. 角膜溃疡：密蒙花、黄连、紫草、薏仁各 15g，秦皮、木贼草、谷精草、秦艽各 20g。随症加减。将药置于洁净药锅内，加清水 1500ml，先用武火煎至水沸，再用文火煎 20 分钟，过滤取汁；然后再如上法煎滤一次。将 2 次煎液混合备用。用净毛巾浸于药液内湿透，拧至湿度温度适度，敷患处。如此反复敷之。

3. 眼障翳：密蒙花、黄柏根（洗，锉）各 30g。上二味，捣罗为末，炼蜜为丸，如梧桐子大。每服 10~15 丸，食后、临卧熟水下。

4. 眼目羞明，肝胆虚损，瞳仁不清：密蒙花、羌活、菊花、蔓荆子、青葙子、木贼、石决明、蒺藜、枸杞子，上各等量，为末。每服 9g，食后清茶送下。

【不良反应及注意事项】脾胃虚弱者慎用。

◆密陀僧

【来源】本品为粗制氧化铅。

【别名】金陀僧、炉底、陀僧。

【性味归经】味咸、辛，性平，有毒。肝、脾经。

【功能主治】燥湿，杀虫，收敛，防腐，解毒。主治：疮疡溃烂久不收敛、口疮、疥癣、狐臭、汗斑、（黑干）黯、酒渣鼻、水火烫伤、湿疹。

【用法用量】外用：适量研末敷。

【炮制】以往取自方铅矿提炼银、铅时沉积于炉底的副产品。目前系将铅熔融后，用长铁棍在熔铅中旋转几次，部分熔铅黏附于铁棍上。然后取出浸入冷水中，熔铅冷却后变成氧化铅固体，即为密陀僧。研为细粉。《医林纂要》：甘草水煮用。

【化学成分】主要含氧化铅；尚含少量砂石、金属铅、二氧化铅等夹杂物。以及微量铅、锑、铁、钙、镁等。

【药理作用】抗菌作用。

【方剂选用】

1. 复发性口疮：密陀僧3g研末，醋调漱口，另用密陀僧10g，白芷6g，共研极细末，鸡蛋黄油调搽，见效迅速。

2. 痤疮：密陀僧、赤石脂、硫黄、樟脑、天仙子、白果各10g，冰片适量。共研末，加入75%乙醇300ml。装瓶密封5天即可。用时将药物充分摇匀，以棉签蘸药外搽皮损处，早晚各1次，10天为1疗程。

3. 酒渣鼻：密陀僧60g，玄参、硫黄各30g，轻粉24g，白蜜适量，上药研末，用白蜜调成糊状，早晚各搽1次，每次在患部搓擦5分钟。

4. 狐臭：密陀僧、无名异等量，共研末，贮瓶备用。先洗净患部，再将药末擦敷患处，早晚各用药1次，连续使用5天，待狐臭消除后，再取密陀僧1份、大蒜头3份，共捣如泥，平摊于纱布上，敷丁腋下，以胶布固定，日换1次，5天为1疗程，一般2~4个疗程可愈，不再复发。

5. 湿疹：密陀僧10g，黄柏5g，冰片2.5g，共为末，以香油调匀，每日1次涂于患处。

6. 多骨疮，不时出细骨：密陀僧末，桐油调匀，摊贴之。

7. 血风臁疮：密陀僧、香油。入粗碗内磨化，油纸摊膏，反复贴之。

8. 口舌生疮：蒲黄、黄药子各15g，密陀僧、黄柏、甘草各30g多。上为细末，干贴口疮上。

9. 脚丫湿烂：密陀僧30g，轻粉3g，熟石膏6g，枯矾6g。为末，湿则干敷，干则桐油调搽。

10. 阴汗湿痒：密陀僧末敷之。一方加蛇床子末。

【不良反应及注意事项】体虚者忌服。

◆棉枣儿

【来源】本品为百合科植物绵枣儿的鳞茎或全草。

【别名】地兰、地枣儿、天蒜。

【性味归经】味苦，甘，性寒，小毒。

【功能主治】活血止痛，解毒消肿，强心利尿。主治：跌打损伤、筋骨疼痛、疮痛肿痛乳痈、心脏病水肿。

【化学成分】鳞茎含绵枣儿糖苷 D−1、E−1、E−2、E−3、E−4、E−5、G−1、15−脱氧尤可甾醇、15−脱氧−22−羟基尤可甾醇、15−脱氧−30−羟基尤可甾醇、15−脱氧尤可甾酮及2种三萜螺环，内酯化合物，还含2−羟基−7−O−甲基绵枣儿素、绵枣儿素和海葱原苷A。

【药理作用】

①强心作用。②利尿作用。③兴奋子宫。

【毒理作用】妊娠兔两只灌服根提取物6g/kg，其中一只再加叶提取物2g/kg，一日后又灌服全草煎剂40g，均未见异常。另一兔静脉注射叶提取物4g/kg，则见呼吸迫促，挣扎，瞳孔散大，眼球突出，明显缺氧，很快窒息而死，解剖见心脏仍跳。

【方剂选用】

1. 乳疮、毒疮。棉枣儿适量，捣烂外敷。

2. 鸡眼：绵枣儿的鳞茎治疗鸡眼有准确的疗效，具体用法：将鸡眼消毒以后，用针头挑破至出血，然后将绵枣儿的鳞茎捣碎，敷在鸡眼上，用纱布包扎，每日更换 1 次，1 周以后，鸡眼即可连根拔除。

【不良反应及注意事项】孕妇忌用。

◆绵萆薢

【来源】本品为薯蓣科植物绵萆薢或福州薯蓣的干燥根茎。秋、冬二季采挖，除去须根，洗净，切片，晒干。

【别名】大草薢、草薢。

【性味归经】味苦，性平。归肾、胃经。

【功能主治】利湿去浊，祛风除痹。主治：膏淋、白浊、白带过多、风湿痹痛、关节不利、腰膝疼痛。

【用法用量】9～15g。

【炮制】切片，晒干备用。

【化学成分】主要成分为甾体皂苷类，包括螺甾烷及呋甾烷皂苷。薯蓣皂苷元－3－O－β－D－吡喃葡萄糖苷，即延令草次苷、薯蓣皂苷次级皂苷 A、薯蓣皂苷次级皂苷 B、原薯蓣皂苷、原新薯蓣皂苷、原纤细皂苷、原新纤细皂苷、甲基原薯蓣皂苷、甲基原新薯蓣皂苷、甲基原纤细薯蓣皂苷、甲基原新纤细皂苷。

【药理作用】①抗心肌缺血作用。②抗骨质疏松作用。③抗肿瘤作用。④抗菌作用。

【方剂选用】

1. 精液不液化症：透骨草 30g，绵草薢 15g，车前草 30g，忍冬藤 20g，黄柏 15g，苍术 15g，川牛膝 9g，土茯苓 15g，生薏苡仁 30g，蒲公英 18g，虎杖 18g，琥珀末 3g。内服与保留灌肠结合治疗精液不液化症。

2. 风湿及类风湿性关节炎：羌活、独活、防风、汉防己、威灵仙、绵草薢、桂枝、当归、黄柏、青风藤、骨碎补、穿山龙、土茯苓等 18 味中药提取而成的纯中药制剂，具有祛风除湿、舒经通络止痛功效，用于治疗风湿性及类风湿性关节炎。

【不良反应及注意事项】肾阴亏虚、遗精滑泄者慎用。

◆绿豆

【来源】本品为豆科菜豆属植物绿豆，以种子入药。

【别名】绿豆壳、绿豆衣。

【性味归经】味甘，性寒。归心、胃经。

【功能主治】清热，消暑，利水，解毒。主治：暑热烦渴、感冒发热、霍乱吐泻、痰热哮喘、头痛目赤、口舌生疮、水肿尿少、疮疡痈肿、风疹丹毒、药物及食物中毒。

【用法用量】15～30g，大剂量可用 120g，煎服。

【炮制】立秋后种子成熟时采收，拔取全株，晒干，打下种子，簸净杂质。

【化学成分】绿豆种子中含胡萝卜素、核黄素、蛋白质以球蛋白类的为主，其组成含蛋氨酸、色氨酸和酪氨酸。糖类主要有果糖、葡萄糖、麦芽糖。绿豆的磷脂成分中有磷脂酸胆碱、磷脂酸乙醇胺、磷脂酰肌胺、磷脂酰甘油、磷脂酸丝氨酸、磷脂酸。

【药理作用】①消炎作用。②杀菌作用。③降血脂作用。④抗肿瘤作用。⑤解毒作用。

【方剂选用】

1. 高血压：硫黄、绿豆等量（用纱布包好），加水煮 2 小时后取出硫黄干燥，加酒制大黄 20% 制片，每次 4 片，每日服 1 次，饭后服，10 天为 1 疗程，疗程间隔 5 天。

2. 腮腺炎：生绿豆 60g 置小锅内煮至将熟时，加入白菜心 2～3 个，再煮约 20 分钟，取汁顿服，每日 1～2 次。

3. 疖疮：鲤鱼 1 条（重约 60～90g），绿豆 100g，煮熟喝汤吃肉豆，连服 3～5 天，治疗顽固性疖疮。

4. 漆疮：绿豆 60g，薏苡仁 30g，洗净加水适量，煨烂；加白糖适量，连汤 1 次顿服，每日 1 剂。另用生绿豆 60g，用开水浸泡 12 小时，取出后捣烂成糊状，外敷患处，每日数次。

5. 复发性口疮：鸡蛋 1 个，绿豆适量。将鸡蛋打入碗中调成糊状，绿豆放入沙锅内，冷水浸泡 10～20 分钟再煮沸，取煮沸绿豆冲入鸡蛋糊内饮用，每日早晚各 1 次。

6. 中暑：绿豆 500g，甘草 30g，加水 5000ml，煮至绿豆开花，冷后代茶饮，可用于防暑除湿。

7. 中毒：①生绿豆浆，每次服半碗，治疗 1059 农药中毒。②绿豆 120g 为主的绿豆甘草解毒汤，每日夜各服 1 剂（必要时可 6 小时服 1 剂），或下胃管。如能进食时可尽量多饮绿豆汤。治疗苯妥英钠中毒、敌敌畏中毒、利眠宁中毒等。

8. 消渴，小便如常：绿豆二升，净淘，用水一斗，煮烂研末，澄滤取汁，早晚食前各服一小盏。

9. 小便不通，淋沥：绿豆半升，冬麻子三合（捣碎，以水二升淘，绞取汁），陈橘皮一合（末）。上以冬麻子汁煮橘皮及豆令熟食之。

10. 赤痢经年不愈：绿豆蒸熟，随意食之。

11. 痈疽：赤小豆、绿豆、黑豆、川姜黄。上为细末，未发起，姜汁和井华水调敷；已发起，蜜水调敷。

12. 金石丹火药毒，并酒毒、烟毒、煤毒为病：绿豆一升，生捣末，豆腐浆二碗，调服。一时无豆腐浆，用糯米泔顿温亦可。

13. 小儿遍身火丹赤游肿：绿豆、大黄。为末，薄荷蜜水调涂。

【不良反应及注意事项】 脾胃虚寒滑泻者忌之。

◆绿矾

【来源】 本品为硫酸盐类水绿矾族矿物水绿矾或其人工制品（绛矾）。

【别名】 皂矾、绛矾、青矾、滥矾、水绿矾。

【性味归经】 味酸、涩，性寒，无毒。归肺、肝、脾、大肠经。

【功能主治】 燥湿杀虫，补血消积，解毒敛疮。主治血虚萎黄、疳积、腹胀痞满、肠风便血、疮疡溃烂、喉痹口疮、烂弦风眼、疥癣瘙痒。

【用法用量】 2.5～7.5g，外用：适量，多入丸、散剂。

【炮制】 煅绿矾（又名：绛矾、矾红）：将绿矾和米醋同放在砂锅内，盖好，放炭炉上烧煅，待绿矾溶化时，即用竹片搅拌均匀，使矾、醋充分混和，然后加热再煅，至全部呈绛色为度，取出放冷。（每煅绿矾 100 斤，用米醋 20 斤）

1. 绿矾：《增广验方新编》：研末。现行，取原药材，除去杂质，碾碎。生品多用于喉疮、趾甲疮等。

2. 煅绿矾：《疮疡经验全书》：煅通红，取出放地上，出火毒。《万病回春》：（绿矾）一斤用瓦一片，两头用泥作坝，再用香油制，瓦上焙干，再着皂绿矾瓦上煅枯去砂为末。《本草述》：入砂锅内新瓦盖定盐泥固济，煅赤取出。《类证治裁》：面包煅。现行，取净绿矾，打碎后置适宜的容器内，用无烟武火加热煅至红透，取出放凉，研末。内服多煅用，可用于黄肿胀满、血虚萎黄、疳积久痢、肠风便血等。

3. 醋制绿矾：《集验方》：用火煅通赤，取出，用酽醋淬过复煅，如此三度，细研。《卫生宝鉴》：砂锅子木炭烧通赤，用米醋内点之赤红。《寿世保元》：用醋煮过。《串雅内编》：（绿矾）240g，用红醋二茶杯，煅至红色，放地上出火毒。《增广验方新编》：醋泡晒干，入瓶内煅存性。现行。

3.1. 取净绿矾与醋同放铁锅内，置炉火上烧煅，待绿矾熔化时，用竹片搅匀，使矾、醋充分混合，再煅至全部呈绛色为度，取出，放凉，研末。每绿矾 100kg，用醋 25kg。

3.2. 取净绿矾，用明煅法煅至红透，乘热用醋淬透。每绿矾 100kg，用醋 30kg。

据研究：分析比较炮制前后的性质和含量变化，结果证明，炮制前铁含量为 20.13%，醋制后含铁量为 24.86%，提高近 5%。醋制后加强脆性，质地疏松，而研末制成丸剂，人体易于吸收，增强疗效，同时绿矾通过醋制，使其强烈的酸涩之性味大部分消失而减轻对舌喉部黏膜的刺激性。

【化学成分】天然绿矾主要含硫酸亚铁，因产地不同，常含或多或少的铜、铝、镁、锌等夹杂物。

【药理作用】①抗菌作用。②抗癌作用。③止血作用。

【方剂选用】

1. 食劳黄病，身目俱黄：绿矾，锅内煅赤，米醋拌为，枣肉和丸梧子大。每服20~30丸，食后姜汤下。

2. 小儿疳疾有虫，爱食泥土：绿矾为末，以猪胆汁和丸绿豆大。每服5~7丸，米饮下，无时。

3. 积年肠风下血，面色萎黄，下部肿疼，或如鼠奶，或如鸡冠，常似虫咬，痒痛不息：绿矾120g，捣碎安瓶子内，以瓦子盖口，用大为烧一食间，候冷取出，研末如粉，更用白盐30g，硫黄30g合研，再入瓶内，准前烧一食间，候冷取出，研令极细，入附末30g，都研令匀，用粟料饭和丸如梧桐子大。每日空心及晚食前，暖生地黄汁下20丸。

4. 妇人赤白带下，连年不瘥：绿矾30g（烧赤），釜底墨30g，乌贼鱼骨30g（炙黄）。上药细研为末，以粟米饭和丸，如梧桐子大。每于食前，以暖酒下15丸。

5. 耳生烂疮：枣子去核，包青矾煅研，香油调敷之。

6. 甲疽：绿矾150g，烧至汁尽，为末。先以盐汤洗疮拭干，用散敷疮上，惟多为佳，着药讫，以软帛缓裹，若患急痛，即涂少酥令润，每日一遍，盐汤洗濯，有脓处则洗使净，其痂干处不须近，每洗讫，敷药如初，似急痛即涂酥，五六日即觉疮上痂渐剥起，但依前洗敷药，十日即疮渐渐剥落，软处或更生白脓泡，即挑破敷药。

7. 疥疮：绿矾、花椒各一文，冰片、樟脑各七文。上药用鸡子一枚，滤去黄存白，将药纳壳中，同煅成灰，疮湿者干掺，干者菜油调敷。

8. 白秃头疮：皂矾、楝树子。烧研搽之。

9. 喉痹：绿矾入好米醋，或常用酽醋亦通。二物同研，咽之，如苦喉中偏一傍痛，即侧卧就痛处含之勿咽。

10. 钩虫病：绿矾1斤，桐油60g，混和，放在锅内用火炒至青矾成酱油色小块和粉末为止。研末过100目筛，加少量稀盐酸，装入胶囊（每粒0.8g）备用。成人每次2粒（1.6g），每日2次，饭前服，连服，连服5~7天。小孩酌减。服药期间禁喝茶。妊娠、严重胃溃疡与3月内有呕血史者禁服。

【不良反应及注意事项】多服能引起呕吐腹痛，易弱者慎服。

◆续断

【来源】本品为川续断科植物川续断的干燥根。秋季采挖，除去根和须根，用微火烘至半干，堆置"发汗"至内部变绿色时，再烘干。

【别名】川续断、和尚头、山萝卜。

【性味归经】味苦、辛，性微温。归肝、肾经。

【功能主治】补肝肾，强筋骨，续折伤，止崩漏。主治：肝肾不足、腰膝酸软、风湿痹痛、跌打损伤、筋伤骨折、崩漏、胎漏。酒续断多用于风湿痹痛、跌打损伤、筋伤骨折。盐续断多用于腰膝酸软。

【用法用量】9~15g。

【炮制】续断片洗净，润透，切厚片，干燥。

续断的古代炮制方法较多，清炒、酒炙是历代使用的炮制方法。酒续断的最佳炮制工艺为加酒量10%，下锅温度150℃，炒6分钟，在该条件下浸出物和川续断皂苷Ⅵ含量最高。

通过川续断皂苷Ⅵ含量优化盐炙工艺，优选盐炙续断炮制工艺优选的盐炙续断炮制工艺为每500g续断药材用10g盐浸润45分钟，150℃炒制8分钟。该炮制工艺可明显提高续断有效成分的溶出率，且工艺稳定、质量可控，为续断炮制规范的研究提供参考。

【化学成分】三萜皂苷类的化合物，主要为齐墩果烯型五环三萜皂苷，还有挥发油、环烯醚萜类等成分。

【药理作用】①抗骨质疏松的作用。②对子宫的作用。③抗衰老作用。

【配伍效用】

续断配伍艾叶：二药炒用均能止血安胎，相伍为用，有补益肝肾、止血安胎之功效，用于治疗肝肾不足所致之胎漏下血，或崩漏等症。

续断配伍杜仲：二者均有补肝肾、强筋骨之功，炒用能止血安胎。但续断兼能通血脉，补而善走；杜仲温补力较强，补而不走。二者相须为用，功效更著，用于治疗肝肾不足之腰膝酸软、疼痛、乏力；或胎动不安、胎漏下血以及腰膝疼痛因风湿所致者。

续断配伍骨碎补：二药皆有行血止痛、续筋接骨之功。相伍为用，其效更著，用于治疗扭伤、骨折肿痛。

续断配伍女贞子：二者均为补益肝肾之品。但续断偏补肾阳，补而善走；女贞子偏补真阴。相伍为用，阴阳双补，其补肝益肾之功效更著，用于治疗女子性欲低下、阴道干涩等症。

续断配伍桑寄生：二者均有补肝益肾、强壮筋骨、安胎之功。但续断补肝肾、利关节、温补肾阳；桑寄生益血脉、祛风湿、滋阴养血。相伍为用，共奏补肝益肾、祛风胜湿、通利关节、补肾安胎之功效，用于治疗肝肾不足之胎动不安、胎漏以及痹证日久、腰膝疼痛因肝肾不足或兼有风湿所致者。

【方剂选用】

1. 扭挫伤：续断、红花、生大黄、栀子、乳香、没药、赤芍、白芷各20g，桃仁8g，芙蓉叶25g，晒干共研极细末，过筛装瓶备用。用时取药末适量，用75%乙醇或高粱酒调成糊状，敷于患处，2～3日换药1次。

2. 腰椎间盘突出症：当归、续断、千年健各25g，炒白芍、木通、独活、附子各15g，生黄芪40g，生甘草、胆南星各7.5g，蜈蚣2条，炙马钱子3g。水煎服。30剂为

1疗程。服药期间可适当活动，避免卧床休息，严重高血压、心脏病及孕妇忌服。

3. 防治习惯性流产：①菟丝子15g，续断15g，桑寄生10g，阿胶（烊化）10g，太子参15g，焦白术9g，山药10g，炙甘草3g，白芍15g，水煎服2次，每日1剂。②菟丝子24g，桑寄生、续断各12g，阿胶15g。随症加减。服药时间在阴道出血期，或在原月经期作预防性服药。③党参、黄芪、山药、杜仲、枸杞、续断、阿胶（烊化）、苏梗、黄芩、白芍各15g，白术20g，砂仁3g，甘草9g。水煎450ml，分3次饭前服。阴道出血者加醋炒荆芥15g；有滑胎史腰酸腹痛明显者加高丽参10g（另煎炖）；有滑胎史者，未孕时以本方10剂，配红糖2000g，高丽参10～15g，熬膏分次服用，已孕者每月初服上方3～5剂，连服4～5个月，同时禁房事及重体力劳动，阴道出血者卧床休息并禁辛辣食物。

4. 腰痛并脚酸腿软：续断60g，破故纸、牛膝、木瓜、萆薢、杜仲各30g。上为细末，炼蜜为丸梧桐子大。空心无灰酒下50～60丸。

5. 老人风冷，转筋骨痛：续断、牛膝（去芦，酒浸）。上为细末，温酒调下6g，食前服。

6. 妊娠胎动两三月堕：续断（酒浸）、杜仲（姜汁炒去丝）各60g。为末，枣肉煮烊，杵和丸梧子大。每服30丸，米饮下。

7. 滑胎：菟丝子120g（炒、炖），桑寄生60g，续断60g，真阿胶60g。上药将前三味轧细，水化阿胶和为丸1分重（干足1分）。每服20丸，开水送下，日再服。

8. 乳汁不行：续断15g，当归、川芎各4.5g，麻黄、穿山甲（火煅）各6g，天花粉9g。水二大碗，煎2.4g，食后服。

9. 产后血运，心腹硬，乍寒乍热：续断90g，粗捣筛，每服6g，以水一盏，煎至2g，去渣温服。

10. 乳痈初起可消，久患可愈：续断240g（酒浸，炒），蒲公英120g（日干，

炒）。俱为末，每早、晚各服 9g，白汤调下。

【不良反应及注意事项】 续断炒制后其辛散之性较缓，而补力较胜，功偏固冲任、止崩带。因此，冲任不固之崩漏带下及妊娠下血，胎动不安等症均宜用炒续断。"地黄为之使。恶雷丸。"（《本草经集注》）"初痢勿用，怒气郁者禁用。"（《得配本草》）

◆ **商陆**

【来源】 本品为商陆科植物商陆或垂序商陆的干燥根。秋季至次春采挖，除去须根及泥沙，切成块或片，晒干或阴干。

【别名】 花商陆、土母鸡、金七娘。

【性味归经】 味苦，性寒，有毒。归肺、脾、肾、大肠经。

【功能主治】 逐水消肿，通利二便；外用解毒散结。主治：水肿胀满、二便不通；外用痈肿疮毒。

【用法用量】 内服：煎汤，3～9g。外用：适量，捣敷。

【炮制】 生商陆：除去须根及泥沙，切成块或片，晒干或阴干。

醋商陆：取商陆片，每 100kg 商陆，用醋 30kg。

根据传统方法，选择醋炙、醋蒸、清蒸、绿豆蒸、高压蒸等不同方法炮制商陆。从实验结果可见，醋炙和清蒸 1 小时后的商陆中，商陆皂苷甲的含量有所上升，醋炙品尤为明显，升高达到 26%；清蒸 10 小时，绿豆蒸和高压蒸后的商陆中，商陆皂苷甲的含量有所下降；醋蒸后商陆皂苷甲的含量下降明显，下降了 27%。可知醋炙能够最大程度上起到增效的作用。

考察醋炙商陆的炒制温度、炒制时间和加醋量 3 各方面，采用正交实验设计，优选出的醋商陆炮制工艺为：加入 30% 醋拌匀，闷润至醋被吸尽，于 120℃ 炒制 30 分钟。该方法商陆皂苷甲含量最高，且炮制工艺稳定可行，重现性好。

【化学成分】 主要含有商陆中分离发现的化合物类型包括三萜皂苷类、黄酮类、酚酸类、甾醇类以及多糖类等。商陆酸、商陆皂苷甲、商陆酸 30 - 甲酯、美商陆皂苷元、加利果酸、商陆酸 G。

【药理作用】 ①增强免疫的作用。②抗菌作用。③抗肿瘤作用。④抗炎作用。

【毒理作用】 采用商陆水浸剂、煎剂、酊剂给小鼠灌胃给药，其 LD_{50} 值分别为 26.0、28.0、46.5g/kg，而采用静脉注射 LD_{50} 值分别为 1.05、1.3、5.3g/kg。

【配伍效用】 商陆配伍芫花：二者均有泻下利水、消痈肿之功效。相伍为用，效果更著，内服用于治疗湿热所致之水肿；外敷用于治疗痈肿等证。

【方剂选用】

1. 血小板减少性紫癜：鲜商陆根洗净切碎晒干，研末，与红糖相配，每次 6～9g，开水冲服，每日 3 次。

2. 腹水症：商陆、泽泻、杜仲各 90g，洗净切片，用温开水浸泡 1～2 小时后，文火煎熬两次，滤液并发浓缩，再加糖及防腐剂，制成商陆合剂 300ml。成人每次 10～15ml，儿童、体弱及胃肠不适者酌减，每日 3 次，饭后服。并限制食盐及水分。

3. 乳腺增生：商陆片剂（每片含生药 0.5g），开始每次 6 片，每日服 3 次，如无不良反应，逐渐增至 20 片，即不再增加。

4. 银屑病：商陆制成片剂，每次 3g，每日服 3 次，儿童减量。

5. 肾结石：石见穿 15g，商陆、海浮石各 10g，海金沙、黄芩各 20g，金钱草 50g，水煎。冲鸡内金粉 50g，琥珀粉 20g，1 日 3 次口服。

6. 带下病：商陆 60g（鲜品 120g），与母鸡（或猪）肉用文火炖烂，放盐少许，弃渣分 2～3 次食汤及肉。

7. 小儿急性肾炎：商陆 3～6g，麻黄 1.5～3g，茯苓皮、赤小豆各 10g，泽泻 6g。随症加减，水煎服，每日 1 剂。

8. 水气肿满：生商陆（切如麻豆）、赤小豆等量，鲫鱼三条（去肠存鳞）。上三味，将二味实鱼腹中，以绵缚之，水三升，缓煮豆烂，去鱼，只取二味，空腹食之，以鱼汁送下，甚者过二日，再为之，不过三剂。

9. 水气通身洪肿，喘呼气急，烦躁多渴，大小便不利，服热药不得者：泽泻、商陆、赤小豆（炒）、羌活（去芦）、大腹皮、椒目、木通、秦艽（去芦）、茯苓皮、槟榔。上等量，细切，每服 12g，水一盏半，生姜五片，煎 2.1g，去渣温服，不拘时候。

10. 产后血块时攻心腹，疼痛不可忍：商陆（干者）、当归（切、炒）各 0.3g，紫葳、蒲黄各 30g。上四味捣罗为散，空腹温酒调下 6g。

11. 疝癖不瘥，胁下痛硬如石：生商陆根汁一升，杏仁 30g（汤浸去皮尖）。研仁令烂，以商陆根汁相和，研滤取汁，以火煎如饧。每服，取枣许大，空腹以热酒调下，渐加，以利恶物为度。

12. 一切肿毒：商陆根和盐少许，捣敷，每日再易之。

13. 疮伤水毒：商陆根捣炙，布裹熨之，冷即易之。

【不良反应及注意事项】脾虚水肿及孕妇忌服。

临床已有关于服用商陆出现急性中毒报道，患者有不同程度交感神经兴奋和胃肠道刺激症状，常见烦躁、乏力、头晕头痛、恶心呕吐、视物模糊、膝反射亢进、精神恍惚、言语不清、心电图显示窦性心动过速。严重者可血压下降、抽搐、昏迷、瞳孔散大、休克、心跳或呼吸停止而死亡。

◆ 硇砂

【来源】本品为紫硇砂为紫色食盐，白硇砂为含氯化铵类的一种矿石，通常称硇砂者一般指紫硇砂而言。白硇砂可由人工合成。

【别名】紫硇砂、淡硇砂。

【性味归经】味咸、苦、辛，性温。

【功能主治】消积软坚，破瘀散结。主治：癥瘕痃癖、噎膈反胃、痰饮、喉痹、积痢、经闭、目翳、息肉、疣赘、疔疮、瘰疬、痈肿、恶疮。

【用法用量】内服：入丸、散，0.3~0.9g。外用：适量。

【炮制】白硇砂：砸成小块，置沸水中溶化，沉淀后去沉渣，倒入瓷盆中加醋，隔水加热蒸发，随时将液面的白色浮霜捞出，置白纸上呈白色结晶状，干燥即得。（每白硇砂 2500g，用醋 1250g。）

【化学成分】白硇砂主要含氯化铵。纯氯化铵为无色结晶。近代硇砂，常用人工制作，纯度可以极高。紫硇砂主要含氯化钠。

【方剂选用】

1. 消化道癌症：①硇砂（醋制）、金锭粉各等量，混匀，每次饭前口服，每次 1g，每天 3 次。15 天为 1 疗程。②紫硇砂水煮过滤，加等量醋，火煎成粉剂口服，每次 0.6~1.5g，每天 3 次。1 次量以不超过 2.4g 为宜。③硇砂 6g（先煎 30 分钟）、黄芪 15g，甘草 6g。水煎，分 2~3 次内服，每日 1 剂，10 天为 1 疗程。疗程间停服 2~3 天，连服 3 个疗程后隔 5 天服 5 天。

2. 寻常疣：硇砂细粉 0.5g，置于较大疣体上，胶布固定 1 周。

3. 鼻息肉摘除术后用药：鼻息肉摘除术后，取 0.3×1×3cm 大小之明胶海绵，用生理盐水浸湿后蘸雄硇沙散（硇砂 3 份、雄黄 2 份、冰片 1 份，共为细末），贴患处，油纱条充填鼻腔 24 小时取出，待明胶海绵吸收或自行脱落为止。

4. 虚中有积，心腹肋胁胀痛：附子 15g（炮）、硇砂 3g（汤飞）、丁香 3g（不见火），干姜 4.5g。上为细末，旋入硇砂，研和，用稀面糊为丸，如梧桐子大。每服 10 粒，加至 20 粒，生姜汤下，不拘时候。

5. 头偏痛：硇砂 0.3g（细研），豉心 0.3g（入汤少许浸令软）。上药，都捣和为丸，如皂荚子大，以绵裹，露出一头。头左边痛，将药纳入左边鼻中，如右边痛，即纳右边鼻中。

6. 疔疮：硇砂、雄黄、天南星、砒霜各等量，麝香少许。上研为细末。用竹针针开用药，到黄水出，疮已。

7. 膀胱疝气，外肾肿胀，痛不可忍：乳香（乳钵坐水盆中研）、硇砂（飞）各9g，黄蜡30g。上乳香研末，硇砂同研匀，熔蜡和丸，分作一百单八，以线穿之，露一宿，次日用蛤粉为衣。旋取一粒，用乳香汤吞下。

8. 妇人食癥久不消，令人瘦弱食少：硇砂（细研）、青礞石、硫黄（细研）、京山棱（微泡，锉）、干漆（炒碎，炒令烟出）、穿山甲（炙令黄焦）各15g，巴豆30枚（去皮，炒令黄色）。上药，捣罗为末，用软饭和丸如小豆大。每服，空心以生姜、橘皮汤下5丸。

9. 妇人月水不通，脐腹积聚，或时疼痛，不思饮食：硇砂60g（于净生铁器内，用酸浆水二碗旋旋添，以慢火熬尽浆水为度）、干漆30g（捣碎，炒令烟出）、桂心30g、没药30g、琥珀30g。上药，捣罗为末，入硇砂都研令匀，用糯米软饭和丸，如梧桐子大。每于食前，以温酒下20丸。

10. 鼻生息肉：硇砂3g，轻粉0.9g，冰片0.15g，雄黄0.9g。上共为末，勤点痔上，日用五六次，自然渐化为水。

11. 喉痹咽塞热痛：沙参、丹砂（研）、硇砂（研）、人参、玄参、丹参。上六味等量，捣研为末，炼蜜丸如鸡头实大。食后临卧含一丸化之。

【不良反应及注意事项】体虚无实邪积聚及孕妇忌服。

◆ 萆薢

【来源】本品为薯蓣科植物粉背薯蓣、叉蕊薯蓣、山草薢或纤细薯蓣等的块茎。春、秋均可采挖。挖出后洗净除去须根，切片晒干。

【别名】百枝、竹木、赤节、白菝葜、粉萆薢、金刚、硬饭团、山田薯、土薯蓣、麻甲头、黄山姜、土黄连、蛇头草、白连。

【性味归经】味苦，性平。

【功能主治】祛风，利湿。主治：风湿顽痹、腰膝疼痛、小便不利、淋浊、遗精、湿热疮毒。

【用法用量】煎服9～15g。

【炮制】切片，晒干，生用。

【化学成分】山草薢根茎主要含薯蓣皂苷，尚含纤细薯蓣苷、薯蓣皂素毒苷 A（以上皂苷的苷元都是薯蓣皂苷元），山草薢皂苷、约诺皂苷、托克皂苷元 - 1 - 葡萄糖苷等皂苷。薯蓣皂素毒苷是山草薢中的杀虫成分。从根茎中分离得到的苷元有：薯蓣皂苷元，雅姆皂苷元，约诺皂苷元，考盖皂苷元和衣盖皂苷元。另还分离出少量25 - 异 - 螺甾 - 3, 5 - 二烯等。纤细薯蓣根茎含纤细薯蓣苷和薯蓣皂苷。叉蕊薯蓣根茎含薯蓣皂苷元和少量雅姆皂苷元。薯蓣皂苷元可作为合成皮质酮的原料。

【药理作用】抗真菌、杀虫作用。

【配伍效用】

萆薢配伍怀牛膝：萆薢祛风湿、止痹痛；怀牛膝补肝肾、强筋骨。二者合用，扶正祛邪并施，用于治疗着痹之肢体重痛、腰膝酸软等症。

萆薢配伍石菖蒲：萆薢利湿而祛浊；石菖蒲芳香通窍而除湿浊。二者伍用，其利湿化浊之功更著，用于治疗湿浊不化之尿浊、尿频等症。

萆薢配伍威灵仙：萆薢祛风除湿；威灵仙祛风湿、通经络、止痹痛。二者合用，则祛风除湿之功效更强，用于治疗行痹、着痹之关节肿痛、屈伸不利者。

萆薢配伍益智仁：萆薢利湿祛浊、除痹止痛，功擅除湿，以分利为主；益智仁温脾止泻摄唾、补肾固精缩尿，长于温补，以固涩为主。二者合用，共奏温补脾肾、通利小便、分清别浊之功效，用于治疗肾阳式微、下焦虚寒之小便白浊、频数无度、淋沥不爽以及妇女带下等症。

【方剂选用】

1. 肾炎：草薢500g，川黄柏500，肥知母500g，建泽泻500g，白茯苓500g，益智仁500g，粉丹皮500g。黄柏、益智盐水炒后，与其他各药共研末，水泛为丸。每日24～36g，分2～3次饭前开水吞服。

2. 淋病性尿道炎：土茯苓、滑石各30g，草薢20g，苍术、黄柏、车前子、瞿麦各 15g，木通、萹蓄、栀子、大黄各 10g，甘草 3g。随症加减。水煎服，每日 1 剂，3 天为 1 疗程。

3. 急性泌尿系感染：萆薢、薏苡仁、黄柏各 12g，丹皮、赤茯苓、泽泻各 10g，滑石（包煎）30g，通草 5g。随症加减，水煎服。

4. 乳糜尿：萆薢、薏苡仁、山药、扁豆、芡实、菖蒲各等量，研末，每次 15g 冲服。以血尿为主者加地榆粉 5g。

5. 淋病合并睾丸炎：萆薢、蒲公英各 20g，川楝子 10g，黄芪 30g，甘草、桂枝各 6g，白术、泽泻、白芷各 12g，茯苓、连翘各 15g。水煎服，每日 1 剂，5 剂为 1 疗程。

6. 足癣：萆薢、蒲公英、地丁、薏仁、滑石、茵陈、生地黄各 15g，野菊花 30g，甘草 6g。每日 1 剂，煎汤内服，复渣再煎汤外洗。

7. 小便频数：萆薢（洗）为细末，酒和为丸如桐子大。每服 70 丸，空心、食前，盐汤、盐酒任下。

8. 小肠虚冷，小便频数：牛膝（酒浸，切，焙）、续断、川芎各 15g，萆薢 60g。上四味，捣箩为末，炼蜜和丸如梧桐子大。空心盐汤下 40 丸；或作汤，入盐煎服亦得。

9. 脚气肿痛，不能动履，不论寒热虚实，久病暴发皆可：萆薢 15g，黄柏、苍术、牛膝、木瓜、猪苓、泽泻、槟榔各 6g。水二大碗，煎一碗。每日食前服一剂。

【不良反应及注意事项】肾虚阴亏者忌服。

◆菝葜

【来源】本品为百合科植物菝葜的干燥根茎。秋末至次年春采挖，除去须根，洗净，晒干或趁鲜切片，干燥。

【别名】马加勒、红灯果、筋骨柱子。

【性味归经】味微苦、涩，性平。归肝、肾经。

【功能主治】利湿去浊，祛风除痹，解毒散瘀。主治：小便淋浊、带下量多、风湿痹痛、疔疮痈肿。

【用法用量】根状茎 30～60g。外用：适量。

【炮制】除去杂质，洗净，润透，切片，干燥。

【化学成分】甘茎含薯蓣皂苷元和多种由薯蓣皂苷元构成的皂苷。又含生物碱、酚类、氨基酸、有机酸、糖类。种子油含粗脂肪 11.2%，其脂肪酸中含油酸 48.4%，亚油酸 39.1%。

【药理作用】①利尿、解毒作用。②抗锥虫作用。

【方剂选用】

1. 关节风湿痛：菝葜苓、活血龙、山楂根各 9～15g。煎服。

2. 患脚，积年不能行，腰脊挛痹及腹屈内紧急者：菝葜净洗，锉之，一斛，以水三斛，煮取九斗，以渍曲及煮去渣，取一斛渍饭，酿之如酒法，熟即取饮，多少任意。

3. 筋骨麻木：菝葜浸酒服。

4. 消渴，饮水无休：菝葜（锉，炒）、汤瓶内碱各 30g，乌梅 2 个（并核捶碎，焙干）。上粗捣筛。每服 6g，水一盏，瓦器煎 2.1g，去渣，稍热细呷。

5. 小便多，滑数不禁：金刚骨为末，以好酒调 9g，服之。

6. 下痢赤白：菝葜和好腊茶等量，为末，白梅肉丸如鸡头大。每服至 7 丸，小儿 3 丸。赤痢甘草汤下，白痢乌梅汤下，赤白痢乌梅甘草汤下。

7. 沙石淋：菝葜 60g。捣罗为细散。每服 3g，米饮调下。服毕用地椒煎汤浴，连腰浸。

8. 外科急性感染：菝葜根 500g 切碎，甘草 25g，水煎两次，滤液合并文火浓缩 1000ml 左右，菝葜根浓度相当于 50%。每次 50ml，日服 2 次。

9. 风湿性关节炎：鲜菝葜根 1000g，用乙醇提取法制成 300ml 注射液，每安瓿 2ml。每次肌注 2ml，每日 1 次。

10. 牛皮癣：菝葜根 20～40g，用温开水 1500ml 浸泡 10 小时，煮沸 40～80 分钟，每日分 2~3 次饭后服。

11. 癌肿：菝葜根块洗净、切片、晾干，每日用干品 0.5~1 斤浸入 6~7 斤水中，1 小时后用文火煎煮 3 小时去渣，加入肥肉 30~60g 再煎 1 小时，约得煎液 500ml，于 1 日内多次饮服。

【不良反应及注意事项】①忌茗、醋。②孕妇禁用。

◆梅花

【来源】本品为蔷薇科植物梅的干燥花蕾。

【别名】春梅、酸梅、干枝梅。

【性味归经】味微酸，性平。归肝、胃、肺经。

【功能主治】疏肝和中，化痰散结。主治：肝胃气痛、郁闷心烦、梅核气、瘰疬疮毒。

【用法用量】3~5g。

【炮制】初春花未开放时采摘，及时低温干燥。

【化学成分】含苯甲酸、苯甲醛、异丁香酚等。

◆旋覆花

【来源】本品为菊科植物旋覆花或欧亚旋覆花的花序。

【别名】飞天蕊、金钱草、夏菊。

【性味归经】味苦，辛，咸。性微温。归肺、胃、大肠经。

【功能主治】消痰行水，降气止呕。主治：咳喘痰粘、哕噫嗳气、胸痞胁痛。

【用法用量】3~10g，包煎。

【炮制】旋覆花：拣净杂质，除去梗叶，筛去泥土。蜜炙旋覆花：取净旋覆花，加炼熟蜂蜜与开水少许，拌匀，用文火炒至黄色、不粘手为度，取出凉透。（每旋覆花 100g，用炼熟蜂蜜 25g）

【化学成分】大花旋覆花开花时期的地上部分含倍半萜内酯化合物大花旋覆花素和旋覆花素。花含槲皮素、异槲皮素、咖啡酸、绿原酸、菊糖及蒲公英甾醇等多种甾醇。花含蒲公英甾醇；地上部分分离得旋覆花内酯，另分得脱乙酰旋覆花内酯。

【药理作用】①平喘、镇咳作用。②抗菌作用。③杀虫作用。

【毒理作用】绿原酸毒性很小，幼大鼠口服半数致死量大于 1g/kg，腹腔注射大于 0.25g/kg。

【配伍效用】

旋覆花配伍代赭石：旋覆花辛散苦降温通，宣通壅滞、下气止呕、消痰平喘；代赭石苦寒，平肝泻热、重镇降逆、凉血止血。二者合用，有降肺胃、镇肝逆、下气消痰之功效，用于治疗痰浊中阻、气逆不降之咳喘呕逆、心下痞硬、噫气不除等症；亦可治疗气血并走于上之面红耳赤、头晕目眩以及吐血、衄血。

旋覆花配伍胆南星：旋覆花宣肺平喘、消痰行水、降气止呕；胆南星清化热痰、祛风镇惊解痉。二者相伍，共奏宣肺清热、祛痰息风之功效，用于治疗顽痰咳嗽、胸膈胀闷、气逆痰喘以及痰窜经络、肢体麻木等症。

旋覆花配伍桔梗、桑白皮、大黄：旋覆花消痰行水、降气止呕；桔梗宣肺祛痰；桑白皮泻肺平喘、行水消肿；大黄泻热通便。四药合用，有消痰降气、泻肺平喘之功效，用于治疗痰热咳喘属实证者。

旋覆花配伍生姜、半夏、细辛旋覆花消痰行水降气；半夏燥湿化痰止呕；生姜、细辛外可疏风散寒，内可温肺止咳。四药伍用，有降逆化痰、解表散寒之功效，用于治疗外感风寒、内停痰饮之咳喘、呕吐、胸闷、气短者。

【方剂选用】

1. 慢性气管炎：旋覆花 10g，黄芪 24g，地龙 6g，百部 10g。将上药制成 0.31g 的浸膏片 54 片，每次 6 片，每日 3 次，口服。

2. 顽固性呃逆：旋覆花 6g，生党参 9g，於术 6g，茯苓 4.5g，白蔻仁 3g，附片 6g，粉葛根 9g，公丁香 1.5g，半夏 3g，橘核 3g，煨姜 3 片为引。加水适量煎服，1 日服完。治疗手术后顽固性呃逆 1 例，痊愈。

3. 妇人半产漏下：旋覆花（包）12g，青葱管六支，茜草、丝棉（或蚕茧）各6g，熬砂糖（搅冲）15g，红酒（冲）1杯，童便（冲）1杯。前4味水煎去渣，冲入红酒、童便、砂糖，搅匀顿服。

4. 伤寒中脘有痰，令人壮热，项筋紧急，时发寒热，皆类伤风，但不头痛为异：前胡90g，荆芥120g，半夏30g（洗，姜汁浸），赤芍60g，细辛30g，甘草30g（炙），旋覆花90g。上捣罗为末，每服6g，水一盏，生姜五片，枣子一枚，同煎至六分，去渣，热服，未知再服。

5. 积年上气：旋覆花（去梗，焙）30g，皂荚（炙，去皮、子）30g，大黄（锉，炒）45g。上三味，捣罗为末，炼蜜丸如梧桐子大。每服10~15丸，温汤下，日三服。

6. 风痰呕逆，饮食不下，头目昏闷：旋覆花、枇杷叶、川芎、细辛、赤茯苓各3g，前胡4.5g。姜、枣水煎服。

7. 伤寒发汗，若吐若下，解后，心下痞硬，噫气不除者：旋覆花90g，人参60g，生姜150g，代赭石30g，甘草90g（炙），半夏半升（洗），大枣十二枚（擘），上七味，以水一斗，煮取六升，去渣，再煎取三升，温服一升，日三服。

8. 小便不行，因痰饮留闭者：旋覆花一握，捣汁，和生白酒服。

8. 肝着，亦治妇人半产漏下：旋覆花90g，葱十四茎，新绛少许。以水三升，煮取一升，顿服之。

【不良反应及注意事项】阴虚痨嗽，风热燥咳，不可误用。

◆救必应

【来源】本品为冬青科植物铁冬青的树皮或根皮。

【别名】白银树皮、九层皮、白兰香。

【性味归经】味苦，性寒，无毒。

【功能主治】清热解毒，利湿，止痛。主治：感冒发热、扁桃体炎、咽喉肿痛、急、慢性肝炎、急性肠胃炎、胃及十二指肠溃疡、风湿关节痛、跌打损伤、水火烫伤。

【用法用量】内服：9~15g，外用适量。

【炮制】晒干，生用。

【化学成分】树皮含黄酮苷、酚类、鞣质、三萜苷，并分离出β-香树脂醇、β-谷甾醇和硬脂酸。叶含黄酮苷、酚类、氨基酸、糖类、三萜。种子含齐墩果酸、铁冬青酸。

【药理作用】①止血作用。②抗菌作用。

【方剂选用】

1. 瘰疬、绞肠痧：救必应60g，山豆根30g，龙牙草60g，路边菊90g。水煎服。

2. 外感风热头痛：救必应30g，水煎，日服三次。

3. 喉痛：干救必应9g，水煎作茶饮。

4. 跌打肿痛：救必应树皮6g，研末，白糖30g，开水冲服。

5. 水火烫伤：干救必应研末，用冷开水调成糊状，日涂5~6次。

【不良反应及注意事项】孕妇禁用。

◆菟丝子

【来源】本品为旋花科植物南方菟丝子或菟丝子的干燥成熟种子。秋季果实成熟时采收植株，晒干，打下种子，除去杂质。

【别名】豆寄生、无根草、黄丝。

【性味归经】味辛、甘，性平。归肝、肾、脾经。

【功能主治】补益肝肾，固精缩尿，安胎，明目，止泻；外用消风祛斑。主治：肝肾不足、腰膝酸软、阳痿遗精、遗尿尿频、肾虚胎漏、胎动不安、目昏耳鸣、脾肾虚泻；外治白癜风。

【用法用量】煎服：10~20g。

【炮制】菟丝子：过罗去净杂质，洗净，晒干。菟丝饼：取净菟丝子置锅内加水煮至爆花，显褐灰色稠状粥时，捣烂作饼或加黄酒与面作饼，切块，晒干。

【化学成分】菟丝子种子含槲皮素，紫云苷，金丝桃苷及槲皮素-3-O-β-D-半乳糖-7-O-β-葡萄糖苷。南方菟丝子果实含少量的生物碱。

【药理作用】①保肝作用。②助阳和增强性活力作用。③增加非特异性抵抗力作用。④抗肿瘤、抗病毒、抗炎、抗不育、致泻及抑制中枢神经系统作用。

【毒理作用】菟丝子醇提水溶液皮下注射于小白鼠半数致死量为 2.465g/kg，按 30~40g/kg 灌胃并不出现中毒症状，按 0.05g/120g 之菟丝子酱油、浸剂、酊剂给大白鼠灌胃，连续 70 天，并不影响动物的生长发育，亦未见病理改变。

【配伍效用】

菟丝子配伍沙苑子：二者皆有补肾益精、明目之功。相伍为用，其效更著，用于治疗肝肾不足之头晕耳鸣、视物昏花等症。

菟丝子配伍熟地黄、枸杞子：菟丝子补肾阳、益阴精；熟地黄滋阴养血；枸杞子温补肝肾。三者合用，有补阳益阴之功效，用于治疗阴阳俱虚之阳痿、遗精、腰膝酸软、头晕眼花、耳聋耳鸣等。

【方剂选用】

1. 乳糜尿和尿糜血尿：炒菟丝子、鹿角胶、党参各 12g，桑螵蛸、萆薢、当归各 9g，黄芪、煅蛤粉各 30g，茯苓 18g，陈皮 6g。伴血尿者加墨旱莲 15g。水煎服，可连服 1~3 周。

2. 滑胎：①菟丝子 24g，桑寄生、续断、阿胶（烊化）、党参各 12g，白术、茯苓各 10g，黄芪 15g，升麻 2g。于受孕之后开始服用，每 3 天服完 1 剂，服至屡次堕胎的月份后，方可逐渐停药。伴腰酸腹痛者加杭芍 15g，炙甘草 9g；下腹胀甚加苏梗 10g；口干、便秘，喜冷饮加黄芩 6g；出血过多加艾叶炭 10g；食欲不振者加砂仁 6g。②菟丝子 20g，甘草 10g，桑寄生、川续断、黄芩、白术、白芍、生地黄各 15g。

3. 卵巢功能失调：巴戟肉、菟丝子各 15g，全当归、鹿角片、炒柴胡、香附、炒白术各 10g，熟地黄 12g，经停服用，3 个月经周期为 1 个疗程。

4. 腰膝风冷，益颜色，明目：菟丝子一斗。酒浸良久，沥出曝干，又浸，令酒干为度，捣细罗为末。每服 6g，以温酒调下，日三，服后吃三、五匙水饭压之，至三七日，更加至 9g 服之。

5. 腰痛：菟丝子（酒浸）、杜仲（去皮，炒断丝）等量。为细末，以山药糊丸如梧子大。每服 50 丸，盐酒或盐汤下。

6. 脾元不足，饮食减少，大便不实：菟丝子 120g，黄芪、于白术（土拌炒）、人参、木香各 30g，补骨脂、小茴香各 24g。饧糖作丸。早、晚各服 9g，汤酒使下。

7. 小便赤浊，心肾不足，精少血燥，口干烦热，头晕怔忡：菟丝子、麦门冬等分。为末，蜜丸梧子大。盐汤每下 70 丸。

8. 膏淋：菟丝子（酒浸，蒸，捣，焙）、桑螵蛸（炙）各 15g，泽泻 0.3g。上为细末，炼蜜为丸，如梧桐子大。每服 20 丸，空心用清米饮送下。

9. 痔下部痒痛如虫啮：菟丝子熬令黄黑，末，以鸡子黄和涂之。

【不良反应及注意事项】本品为平补之药，但仍偏补阳，故阴虚火旺，大便燥结，小便短赤者不宜服。"孕妇、血崩、阳强便结、肾脏有火、阴虚火动，六者禁用。"（《得配本草》）

◆ 菜豆树

【来源】本品为紫葳科菜豆树属植物菜豆树，以根、叶入药。全年可采根，洗净切片，晒干；秋前采叶，晒干或鲜用。

【别名】豆角树、牛尾树、大朗伞、牛尾木、山菜豆。

【性味归经】味苦，性寒。

【功能主治】清热解毒，散瘀消肿。主治：伤暑发热。外用治跌打骨折，毒蛇咬伤，痈肿。

【用法用量】内服：15~30g，外用：适量，捣烂敷患处。

【炮制】洗净，晒干，生用。

【化学成分】菜豆树根皮和叶中含 8-羟基-2，等。木部含萘醌类成分：拉杷醌醇等。

【药理作用】镇痛作用。

【不良反应及注意事项】脾胃虚弱者慎用。

◆猕猴桃

【来源】本品为猕猴桃科植物猕猴桃的果实。

【别名】阳桃、白毛桃、毛梨子。

【性味归经】味甘、酸，性寒。归肾、胃、胆、脾经。

【功能主治】解热，止渴，健胃，通淋。主治：烦热、消渴、肺热干咳、消化不良、湿热黄疸、石淋、痔疮。

【用法用量】25~100g，果适量。

【炮制】晒干生用。

【化学成分】猕猴桃果实含猕猴桃碱、玉蜀黍嘌呤、游氨基酸、糖、有机酸、维生素 C、色素、鞣质及挥发性的烯醇类成分。新鲜的果实中维生素 C 的含量为 138 – 284.54mg/100g。

【药理作用】①抗癌作用。②抗炎、抗病毒。③增强机体免疫力。④降血脂作用。

【方剂选用】

1. 食欲不振．消化不良：猕猴桃60g。水煎服。

2. 偏坠：猕猴桃30g，金柑根9g。水煎去渣，冲入烧酒60g，分两次内服。

【不良反应及注意事项】脾胃虚寒者慎用。

◆脱力草

【来源】本品为石竹科植物蝇子草的带根全草。

【别名】水白参、水仙桃草、八月白。

【性味归经】味辛、湿、性凉。

【功能主治】清热利湿，补虚活血。主治：尿路感染、白带、痢疾、病后体虚、扭、挫伤。

【用法用量】内服：煎汤 30~60g 或外用适量。

【炮制】晒干生用。

【化学成分】根和叶具有生物碱、皂苷、鞣质、淀粉等成分。

【药理作用】提高免疫力。

【方剂选用】

1. 痢疾、嗜盐菌性肠炎：脱力草30g，加糖30g，水煎服。

2. 尿路感染：脱力草 30~60g，水煎服。

3. 白带：脱力草30g，水煎服。或野蚊子草、金灯藤、金樱子、白毛藤各30g，白槿花12g，水煎服。

4. 挫伤，扭伤、关节肌肉酸痛：脱力草根15g，加烧酒或75%酒精90g浸泡，取汁外搽伤痛处。

5. 蝮蛇咬伤，肿胀疼痛，眼花复视：脱力草根五至十株，捣烂，加开水浸5~15分钟后，绞汁内服。药渣再加水浸，外敷伤口周围，留孔排泄毒液。

【不良反应及注意事项】脾胃虚弱者慎用。

◆羚羊角

【来源】本品为牛科动物赛加羚羊的角。

【别名】高鼻羚羊、九尾羊角。

【性味归经】味咸，性寒。归肝、心经。

【功能主治】平肝息风，清肝明目，散血解毒。主治：肝风内动、惊痫抽搐、妊娠子痫、癫痫发狂、头痛眩晕、目赤翳障、温毒发斑、痈肿疮毒。

【用法用量】煎服1~3g，宜单煎2小时以上，磨汁每次0.3~0.6g。

【炮制】羚羊角镑片：取羚羊角，置温水中浸泡，捞出，镑片，干燥。羚羊角粉：取羚羊角，碾碎，粉碎成细末。

【化学成分】化学成分主要是蛋白质、氨基酸、脂类、无机元素等。

蛋白质和多肽：羚羊角中主要成分为蛋白质，其中角蛋白占96%，但羚羊角的角蛋白含硫量低于12%。水溶性蛋白约占1.54%，另外还有少量多肽类。

氨基酸：酸水解羚羊角粉测得16种氨基酸：苯丙氨酸、酪氨酸、亮氨酸、异亮氨酸、缬氨酸、丙氨酸、甘氨酸、脯氨酸、谷氨酸、丝氨酸、苏氨酸、天冬氨酸、半胱氨酸、精氨酸、组氨酸、赖氨酸，其中天冬氨酸、谷氨酸、亮氨酸及苯丙氨酸含量较高。

脂类主要为脂酰甘油类、磷脂类和类固醇类。

【药理作用】①解热作用。②镇静、镇痛、抗惊厥作用。③抗炎作用。

【毒理作用】分别以成人口服剂量的400倍和125倍给实验小鼠灌胃和腹腔注射羚羊角口服液40g/（kg·d）、5g/（kg·次），连续观察7天，发现实验小鼠体重普遍增加，毛有光泽，无死亡，认为急性毒性甚低。分别将羚羊角塞粉与标准饲料按照9%和0.38%比例混匀制成高、低剂量含药饲料，选取健康大鼠每日定时给予含药饲料连续14天，每日观察动物状态，每周测量体重，给药14天时各组均取一半实验动物处死，取各脏器检测并做病理切片，剩余动物停药2周后处死重复上述检查。结果发现，各组指标之间均没有显著性差异，表明羚羊角塞在大鼠长期毒性实验病理观察中未见毒性反应。

【配伍效用】

羚羊角配伍钩藤、白芍、生地：黄羚羊角清泻肝热、息风止痉；钩藤功似羚羊角但力较弱，同羚羊角同用可助其凉肝息风之功；白芍、生地黄滋阴柔肝舒筋。诸药伍用，有凉肝息风、养阴柔肝之功效，用于治疗肝经热盛、热极动风之壮热不退、惊痫抽搐、惊厥等证。

羚羊角配伍黄芩、龙胆草羚羊角清泄肝火；黄芩善清肝热；龙胆草泻肝经实热。三者伍用，有清肝泻肺、退翳明目之功效，用于治疗肝肺有热上行入眼之目赤肿痛、翳膜遮睛。

【方剂选用】

1. 痫症：海螺50g，二丑30g，酒军、全蝎、僵虫、胆星、石决明、朱砂、琥珀各15g，羚羊角10g。共为极细末，每次服7.5～10g，日服2次，白开水送服。因羚羊角价格较贵，故可酌情少用，并酌加天竺黄15g，效果亦佳。

2. 偏风，手足不遂，四肢顽痹：羚羊角（镑）30g，独活（去芦头）60g，乌头（炮裂，去皮、脐）0.9g，防风（去叉）0.3g。锉如麻豆。每服15g，以水二盏，煎取一盏，去渣，分温二服，空腹、夜卧各一。

3. 阳厥气逆、多怒：羚羊角、人参各90g，赤茯苓60g（去皮），远志（去心）、大黄（炒）各15g，甘草0.3g（炙）。上为末。每服9g，水一盏半，煎至2.4g，去渣温服，不计时候。

4. 产后中风，角弓反张：羚羊角屑0.9g，独活30g，当归0.9g（锉，微炒），防风30g（去芦头），人参15g（去芦头），赤芍15g，细辛15g，桂心15g，麻黄30g（去根、节）。捣，粗罗为末。每服12g，以水一中盏，入生姜半分，煎至六分，去渣，不计时候温服。

5. 小儿夜啼及多惊热：羚羊角屑0.3g，黄芩0.3g，犀角屑0.3g，甘草0.3g（炙微赤，锉），茯神0.3g，麦门冬15g（去心，焙）。捣，粗罗为散。每服3g，以水一小盏，煎至1.5g，去渣，量儿大小，加减服之。

6. 心肺风热冲目，生胬肉：羚羊角（镑）、黄芩（去黑心）、柴胡（去苗）、升麻各0.9g，甘草（生锉）30g。粗捣筛，每服15g，水一盏半，煎至一盏，去渣，食后服。

7. 眼猝生翳膜：羚羊角屑15g，泽泻15g，甘菊花30g，葳蕤15g，菟丝子15g（酒浸三日，曝干，别捣为末）。捣，粗罗为散，每服9g，以水一中盏，煎至六分，去渣，不计时候，温服。

【不良反应及注意事项】本品性寒，脾虚慢惊者忌用。

◆断血流

【来源】本品为唇形科植物灯笼草（荫风轮）或风轮菜的干燥的地上部分。夏季开花前采收，除去泥沙，晒干。

【别名】灯笼草、山藿香、土荆芥。

【性味归经】味微苦、涩，性凉。归肝经。

【功能主治】 收敛止血。主治：崩漏、尿血、鼻衄、牙龈出血、创伤出血。

【用法用量】 内服 9~15g，外用适量。

【炮制】 除去杂质，喷淋清水，稍润，切断，干燥。

【化学成分】 目前已报道的断血流药用植物中含有三萜及其皂苷、黄酮、挥发油、苯丙素、甾体等多种成分，其中皂苷和黄酮为断血流的主要活性成分。

皂苷类：其结构类型主要为齐墩果烷型：熊果酸、齐墩果酸等。

黄酮类：香蜂草苷、橙皮苷、异樱花素、芹黄素、柚皮素 - 7 - 芸香糖苷、江户樱花苷、异樱花素。

【药理作用】 ①止血作用。②抗菌作用。③降血糖作用。④调节内分泌作用。⑤抗炎作用。

【毒理作用】 荫风轮总苷药效剂量对动物精神神经系统、呼吸系统、心血管系统均无明显影响，说明本品有较高的安全性，虽对正常子宫有兴奋作用，但此作用有利于止血药效发挥。另外，在研究荫风轮总苷急性和慢性毒性实验中发现荫风轮总苷对小鼠最大给药量为 80g/（kg·d）相当于临床成人试用量的 476.19 倍，荫风轮总苷高、中、低剂量组长期给药与对照组相比较，无显著性差异，说明荫风轮总苷没有明显毒性及延时毒性，安全性较高

【不良反应及注意事项】 孕妇禁用。

◆淫羊藿

【来源】 本品为小檗科植物淫羊藿、箭叶淫羊藿、柔毛淫羊藿或朝鲜淫羊藿的干燥叶。

【别名】 三叉风、羊角风、牛角花。

【性味归经】 味辛、甘，性温。归肝、肾经。

【功能主治】 补肾阳，强筋骨，祛风湿。主治：肾阳虚衰、阳痿遗精、筋骨痿软、风湿痹痛、麻木拘挛。

【用法用量】 3~9g。

【炮制】 淫羊藿：除去杂质，喷淋清水，稍润，切丝，干燥。

炙淫羊藿：取羊脂油加热融化，加入淫羊藿丝，用文火炒至均匀有光泽，取出，放凉。每 100kg 淫羊藿，用羊脂油（炼油）20kg。

通过设定不同加热时间，分别考察 39 批淫羊藿在 170℃黄酮类成分的含量。加热时间分别为 0 分钟、5 分钟、10 分钟，利用高效液相色谱仪测定其主要黄酮类成分朝藿定 A、B、C、淫羊藿苷及宝藿苷 I 的含量。结果发现朝藿定 A、朝藿定 B、淫羊藿苷和宝藿苷 I 的含量受加热时间影响极显著，受热后朝藿定 A、B、C 含量减少，淫羊藿苷和宝藿苷 I 含量增加。此结果说明淫羊藿饮片的最佳炮制工艺为 160℃ ~ 170℃下加热 5~7 分钟。

【化学成分】 主要含黄酮类化合物，为主要的生物活性成分等。另含挥发油，甾体类化合物和生物碱。

【药理作用】 ①对雌性性腺有"助阳"作用。②促进蛋白合成的作用。③抗衰老的作用。④对成骨细胞有增殖作用。⑤降血糖作用。⑥促进血小板生成，同时增强血小板聚集作用。⑦拟雄激素样作用。

【毒理作用】 未见。

【配伍效用】

淫羊藿配伍巴戟天：二者均有补肾阳、强筋骨、散风除湿之功，相伍为应，其效更著，用于治疗肾阳虚衰之阳痿、腰膝冷痛及妇女宫寒不孕、带下、腰腹冷痛等。

淫羊藿配伍补骨脂：二者均能补命门之火，且补骨脂尚能温敛固摄。相伍为用，有温补肾阳、固精止遗之功效，用于治疗肾阳虚弱之下元不固诸证，如阳痿、遗精、早泄、遗尿、尿频等。

淫羊藿配伍枸杞子：淫羊藿补肾助阳；枸杞子补肾益精。二药合用，有补阳益精之功效，用于治疗阴阳俱虚之阳痿、遗精等症。

淫羊藿配伍威灵仙：淫羊藿补阳散寒，强腰健膝；威灵仙祛风湿、通经络、止痹痛。二者合用，有散风寒、强腰膝、通经络、止痹痛之功效，用于治疗风湿痹痛之肢体麻木，兼有肾虚者。

【方剂选用】

1. 病毒性心肌炎：淫羊藿浸膏片（每片 0.3g，相当于生药 2.7g），每次 7~10 片，每日 3 次，连服 2 个月。同时用维生素 C 3g 加于 10% 葡萄糖 500ml 内静滴，或加于 10% 葡萄糖 30ml 内静注，15 次为 1 疗程，连用 3 个疗程。

2. 白细胞减少症：淫羊藿制成冲剂口服，每包 15g。第 1 周每日 3 包，第 2 周每日 2 包，共治疗 30~45 天，治疗期间停用一切升白细胞及维生素类药物。

3. 阳痿：①淫羊藿、菟丝子各 15g，研末。5g/次，每日 3 次，黄酒送服，20 日为 1 疗程，每日早起、午睡和晚睡前于会阴及阴部处作自我按摩（先自左向右，再由右向左）10 次；每晚用川芎、细辛各 15g 煎水坐浴 20 分钟。忌房事 100 日，避免过劳、受寒。②急性子、韭菜子、淫羊藿、小茴香、肉桂各 30g，白酒 60ml。将上 5 味碾碎，混匀，为 1 剂量。用时将药粉置碗中，加入白酒浸透 10 分钟，然后于砂锅中文火炒热，使药不滴水为度，乘热取出分为 2 等份，装入布袋内，分别敷于命门穴、关元穴部位，外用纱带固定。每晚睡前敷药，次晨取下，1 剂药可连用 3 次，下次再用时可加入适量白酒炒热再敷。

4. 外阴白斑：淫羊藿 100g，研极细末，以鱼肝油软膏适量调匀，洗净外阴后以该药涂于患处，每日 2 次。

5. 功能性子宫出血：淫羊藿根 10kg，党参 1kg，枸杞 0.5kg，麦冬 0.25kg，茯苓 0.5kg，制成浓缩丸剂，每丸 4g。于月经过后，日服 2 次，每次 1 丸，连服 21 天为 1 疗程。

6. 小儿麻痹症：①黄芪、淫羊藿各 15g，桂枝、钩藤、甘草各 6g，白芍、当归、桑寄生各 9g，生姜 3g，大枣 5 枚。水煎两次，将两次煎液混合，分 6 次服，每日 3 次，饭后服，两天取 1 剂。患肢浮肿者，加苍术 9g，黄柏、木瓜各 6g。并用石英烧水温洗患肢，每日洗 2 次。②淫羊藿 6~12g，五加皮 6g，牛膝 3g。上肢麻痹加姜活，四肢麻痹加桂枝，久病加黄芪，急性期加桑寄生。水煎取汁 20~300ml，1 日内分次服完，日 1 剂。持续服药至基本痊愈（约 10~60 剂）。

7. 骨块梗死食道：淫羊藿 15~20g，文火焙焦后洒入饱和糖水 150~200ml，搅匀焙干，再加水 400ml 煎至 350ml。稍凉即服。临床症状较重者，可先呷米醋 20ml，10 分钟后服药。

8. 偏风，手足不遂，皮肤不仁：淫羊藿根一斤，细锉，以生绢袋盛，于不津器中，用无灰酒二斗浸之，以厚纸重重密封，不得通气，春夏三日，秋冬五日。每日随性暖饮之，常令醺醺，不得大醉。

9. 风走注疼痛，来往不定：淫羊藿根 30g，威灵仙 30g，川芎 30g，桂心 30g，苍耳子 30g。上药，捣细罗为散。每服，不计时候，以温酒调下 3g。

10. 目昏生翳：淫羊藿根、生王瓜（即小栝楼红色者）等量。为末，每服 3g，茶下，日二服。

11. 牙疼：仙灵脾，不拘多少，为粗末，煎汤漱牙齿。

【不良反应及注意事项】 阴虚而相火易动者忌服。

◆ **婆婆纳**

【来源】 本品为玄参科婆婆纳属植物婆婆纳，以全草入药。

【别名】 卵子草、石补钉、双肾草。

【性味归经】 味甘、淡，性凉。归肝、肾经。

【功能主治】 补肾强腰，解毒消肿。主治：肾虚腰痛、疝气、睾丸肿痛、妇女白带、痈肿。

【用法用量】 15~30g。

【炮制】 晒干生用。

【化学成分】 全草含 4-甲氧基高山黄芩素-7-O-D-葡萄糖苷、6-羟基木犀草素-7-O-二葡萄糖苷、大波斯菊苷和木犀草素-7-O-吡喃葡萄糖苷。

【药理作用】 ①抗氧化活性。②抗肿瘤活性。③抗炎活性。④抗菌活性。

【方剂选用】

1. 疝气：婆婆纳鲜者 60g，捣取汁，白酒和服，饥时服药尽醉，蒙被暖睡，待发大汗自愈。倘用干者，止宜 30g，煎白酒，加紫背天葵 15g 同煎更妙。

2. 急性蜂窝组织炎：婆婆纳鲜草捣汁外敷，2 天后，肿消痛除，病告痊愈。

十二画

◆褚叶

【来源】本品为桑科植物构树的叶。生于山坡林缘或村寨道旁。分布于华东、华南、西南及河北、山西、陕西、甘肃、湖北、湖南等地。全年均可采收。

【别名】又名构叶、谷树叶。

【性味归经】味甘，性凉。

【功能主治】凉血止血，利尿解毒。主治：吐血、衄血、崩血、金疮出血、水肿、疝气、痢疾、毒疮。

【用法用量】内服：煎汤 3～6g，捣汁或入丸、散。外用：捣敷。

【炮制】鲜用或晒干。

【化学成分】含黄酮苷、酚类、有机酸、鞣质。主要有芹菜素、大波斯菊苷、牡荆苷、木犀草素、东莨菪素等。

【药理作用】①抗炎活性。②抗氧化活性。

【方剂选用】

1. 吐血、衄血，积日不止：褚叶捣绞取汁，不计时候，服一小盏。

2. 鼻衄数升不断者：褚叶捣取汁饮三升，不止再三饮。久衄亦瘥。

3. 通身水肿：褚叶煎汁如饧，空腹服一匕，日三服。

4. 疝气入囊：五月采褚树叶，阴干为末。每服一二匙，空心温酒下。

5. 小儿赤白痢，渴，及得水吃又呕逆：炙褚叶令香黄，以饮浆半升浸构叶，使水绿色，然后去叶，以木瓜一个，切，纳叶汁中，煮三二沸，去木瓜，使暖，细细服，渴停。

6. 癣湿痒不可忍：褚叶 125g，细切捣令极烂，敷于癣上。

7. 小便白浊：褚叶为末，蒸饼，丸梧大，每服 30 丸，白汤下。

8. 一切眼翳：三月收构叶，晒干为末，入麝香少许，每以黍米大注眦内。

9. 鱼骨硬咽：褚叶捣汁啜之。

10. 痔瘘肿痛：褚叶半斤，捣烂封之。

11. 蝮蛇毒：生麻、褚叶合捣，以水绞去渣渍之。

12. 痈疖：褚叶叶研末，加米汤、白糖调敷。

13. 浅部真菌病：褚叶 500g，甘油单硬脂酸酯 120g，液体石蜡 50g，硬脂醇 50g，甘油 50g，十二烷基硫酸钠 3g，氮酮 12ml，尼泊重乙酯 1g，蒸馏水适量。温水清洗局部，将褚叶软膏适量涂于患处，每日 3 次。

◆褚实子

【来源】本品为桑科植物构树的干燥成熟果实。秋季果实成熟时采收，洗净，晒干，除去灰白色膜状宿萼和杂质。

【别名】谷、楮、谷桑、楮桑、斑谷、楮桃树、酱黄水、谷浆树、奶树等。

【性味归经】味甘，性寒。归肝、肾经。

【功能主治】补肾清肝，明目，利尿。主治：肝肾不足、腰膝酸软、虚劳骨蒸、头晕目昏、目生翳膜、水肿胀满。

【用法用量】煎服，6～9g，或入丸、散。外用捣敷。

【炮制】《雷公炮制论》：凡使（楮实），采得后用水浸三日，将物搅旋，投水浮者去，然后晒干，却用酒浸一伏时了，便蒸，从巳至亥，出，焙令干用。

【化学成分】果实含皂苷（0.51%）、

维生素 B 及油脂。种子含油 31.7%，油中含非皂化物 2.67%，饱和脂肪酸 9.0%，油酸 15.0%，亚油酸 76.0%。

【方剂选用】

1. 脾、肾、肝三服阴虚，吐血咳血，骨蒸夜汗，口苦烦渴，梦中遗精；或大便虚燥，小便淋涩；或眼目昏花，风泪不止：褚实（赤者）一斗。取黑豆一斗，煮汁，去豆取汁，浸褚实子一日，晒干，再浸再晒，以豆汁渗尽为度，再晒燥。配枸杞子三升，俱炒微焦，研为细末，每早用白汤调服 15g。

2. 肝热生翳，气翳细点，亦治小儿翳眼：褚实子细研，蜜汤调下，食后服。

3. 水气膨胀，洁净府：褚实子一斗（水二斗熬成膏子），另白丁香 45g，茯苓 90g（去皮），为细末，用褚实膏为丸，如桐子大。不计丸数，从少至多，服至小便清利及腹胀减为度。

4. 喉痹喉风：褚实子阴干，每用一个为末，井华水服之，重者两个。

5. 石疽，状如座疖而皮厚：捣褚实子敷之。亦治金疮。

6. 目昏：荆芥穗、地骨皮、褚实子各等分。上为细末，炼蜜为丸，桐子大。每服 20 丸，米汤下。

【不良反应及注意事项】脾胃虚寒者慎用。

◆葛根

【来源】本品为豆科植物野葛的干燥根。习称野葛。秋、冬二季采挖，趁鲜切成厚片或小块；干燥。

【别名】鸡齐根、鹿藿，又名黄斤。

【性味归经】味甘、辛，性凉。归脾、胃、肺经。

【功能主治】解肌退热，生津止渴，透疹，升阳止泻，通经活络，解酒毒。主治：外感发热头痛、项背强痛、口渴、消渴、麻疹不透、热痢、泄泻、眩晕头痛、中风偏瘫、胸痹心痛、酒毒伤中。

【用法用量】内服：煎汤，10～15g；或捣汁。外用：适量，捣敷。

【炮制】除去杂质，洗净，润透，切厚片，晒干。

有研究应用超声波和乙醇提取方法对不同炮制法的葛根中总异黄酮进行提取，观察不同炮制法的葛根中总异黄酮的含量变化。结果炒制的葛根总异黄酮含量最高（2.4400g），其次为麦麸煨（2.1466g）、米汤煨（1.5833g）、生品（1.3533g）以及湿纸煨（1.1010g）。结论证明采用不同炮制法的葛根中总异黄酮含量有着明显的差异。

【化学成分】含大豆苷元，大豆苷，葛根素，4′-甲氧基葛根素，大豆苷元-4′，7-二葡萄糖苷，大豆苷元-7-（6-O-丙二酰基）-葡萄糖苷，染料木素，刺芒柄花素。

【药理作用】①抗心肌缺血。②解热作用。③改善学习记忆。④平滑肌解痉。⑤抗动脉粥样硬化作用。⑥抗肿瘤。

【毒理作用】小鼠口服醇浸剂干粉 10g 及 20g/kg，连服 3 天，未见毒性反应，口服醇浸剂 2g/kg/天连续 2 月，实质性器官无病理改变。醇浸剂干粉静脉注射的半数致死量为 2.1±0.12kg/kg。葛根素 150mg/kg 对胎鼠无致畸作用，葛根素注射液对雄性生殖细胞无致突作用。

【配伍效用】

葛根配伍柴胡、石膏：葛根与柴胡，均轻清升散而解表退热；石膏清解里热。三药伍用，有解肌清热之功效，用于治疗外感风寒、邪郁化热之发热重、恶寒轻、头痛鼻干之症。

葛根配伍黄连、黄芩：葛根解表清热，升脾胃之阳而生津、止泻；黄连、黄芩清热燥湿。三者配用，共奏清热解表、燥湿止泻之功效，用于治疗湿热泻痢。

葛根配伍麻黄、桂枝：葛根善于缓解项背肌肉痉挛，为表证兼项背强急之要药；麻黄、桂枝有发散风寒之功效。三者合用，共奏散寒解表、缓急止痛之功效，多用于治疗风寒表证而见恶寒无汗、项背强急者。

葛根配伍人参、茯苓：葛根升脾胃清阳而止泻痢；人参大补元气；茯苓健脾渗湿。三药合用，有益气健脾止泻之功效，用于治疗脾虚泄泻。

葛根配伍天花粉：葛根生津止渴；天花粉可入肺胃清肺胃之燥热，又能养阴生津以止渴，为清热生津之良药。二者伍用，有清热生津止渴之效，用于治疗热病口渴及消渴等证。

【方剂选用】

1. 冠心病、心绞痛：①葛根 60g，全栝楼 30g，广郁金 15g，泽兰 15g，刘寄奴 15g，当归 10g，延胡索 15g，失笑散 18g（包煎），水煎服，每日 1 剂。②葛根提出酒浸膏，压制成片（每片含总葛甙 100mg），每日用 900~1600mg，分三次口服。治疗冠心病、心绞痛。

2. 高血压：葛根 30g，槐米、芫蔚子各 15g 为主。煎汤 500ml，每日 1 剂，早晚分服。或泡水代茶饮，1 个月为 1 疗程。

3. 脑血栓形成：葛根 30~50g，红花 10~25g，地龙 25~40g。水煎，每日或隔日 1 剂，分早晚两次空腹温服。并根据病情随症加减。

4. 面神经麻痹：葛根 15~25g，桂枝、生姜各 6g，麻黄、炙甘草各 3g，白芍 5g，大枣 12 枚，水煎 3 次，分早晚 2 次口服。

5. 糖尿病：葛根、泽泻、刺五加各等量。制片，每片重 0.307g，约含生药 1.11g，每次 5~7 片，每日 3 次，饭前 1 小时服。30 天为 1 疗程。

6. 急性菌痢：葛根 10g，黄连、黄芩、甘草各 5g，每日 1 剂，水煎服。

7. 脚癣：葛根、白矾、千里光等量，烘干研末。每晚取粉剂 40g 倒入盆中，加温水 3000ml，浸泡患足 20 分钟，7 天为 1 疗程。

8. 跌打损伤：葛根 100g 水煎，先热敷患处，后浸洗患处，各 30 分钟。同时加服葛根汤。

9. 金疮中风，痉欲死：捣生葛根一斤，细切，以水一斗，煮取五升，去渣，取一升服，若干者，捣末，温酒调三指撮，若口噤不开，但多服竹沥，又多服生葛根自

愈，食亦妙。

10. 酒醉不醒：葛根汁一斗二升，饮之，取醒，止。

11. 鼻衄，终日不止，心神烦闷：生葛根，捣取汁，每服一小盏。

12. 心热吐血不止：生葛根汁半大升，顿服。

13. 斑疹初发，壮热，点粒未透：葛根、升麻、桔梗、前胡、防风各 3g，甘草 1.5g。水煎服。

14. 食诸菜中毒，发狂烦闷，吐下欲死：煮葛根饮汁。

【不良反应及注意事项】胃寒者慎用，夏日表虚汗多者忌用。

◆ 葛仙米

【来源】本品为念珠藻科植物念珠藻或其同属植物的藻体。夏、秋雨后采收，洗净，晒干。生于夏、秋季雨后潮湿草地或湿水滩旁。分布于东北、华东、中南、西南及陕西等地。

【别名】地木耳、地软、地耳、地衣、地踏菇（陕西）、天仙米、鼻渊肉、地捡皮、天仙菜（四川）。

【性味归经】味甘、淡、凉，性寒。归肝经。

【功能主治】清热明目，收敛益气。主治：目赤红肿、夜盲症、水火烫伤、久痢、脱肛。

【用法用量】50~100g，煮食或研末调敷外用。

【炮制】取原药材，除去杂质，洗净，干燥。

【化学成分】含肌红蛋白、β-胡萝卜素、海胆烯酮、鸡油菌黄质、磷脂、甾醇及其葡萄糖苷、香树脂醇类、蛋白质、铁、钙和维生素 C 等。

【药理作用】①抗肿瘤作用。②抗菌作用。

【方剂选用】

1. 夜盲症：葛仙米 60g，当菜常食。

2. 水火烫伤：葛仙米 15g，焙干研末，菜油调敷患处，或加白糖 9g，香油调敷。

◆葱白

【来源】本品为百合科植物葱的鳞茎。夏、秋季采挖，除去须根、叶及外膜，鲜用。

【别名】大葱、香葱、小葱、四季葱。

【性味归经】味辛，性温。归肺、胃经。

【功能主治】发表，通阳，解毒，杀虫。主治：感冒风寒、阴寒腹痛、二便不通、痢疾、疮痈肿痛、虫积腹痛。

【用法用量】煎服 3~9g，外用适量。

【炮制】除去须根，叶及外膜鲜用。

【化学成分】鳞茎含黏液质，粗脂肪，粗蛋白质，粗纤维，无氮浸出物，戊聚糖，多糖类，其中黏液质主要成分是多糖，其次是纤维素，半纤维素，原果胶及水溶性果胶，还含糖，维生素 C，胡萝卜素，维生素 B_1、B_2、A、PP，草酸，脂类，亚麻酸，亚油酸，棕榈酸，油酸，花生酸，泛醌-9 及泛醌-10。此外，鳞茎还含挥发油，油中主要成分为大蒜辣素，二烯丙基硫醚。根含铝。

【药理作用】①抑制作用。②抗真菌作用。③有杀灭作用。④降血脂作用。⑤抗氧化作用。

【配伍效用】

葱白配伍蜂蜜：葱白解毒散结；蜂蜜缓急止痛。二者配伍，有解毒散结、缓急止痛之功效，共捣外用，可治疗疮痈疔毒壅结不散而疼痛者。

葱白配伍附子、干姜：附子、干姜有回阳救逆之功，主温里阳；葱白则既能引寒邪外达，又能通上下阳气。三者伍用，共奏温里通阳之功，可治疗里寒外热、下利清谷、厥逆脉微者。

葱白配伍生姜：二者均为辛温解表之药，若相须为用，则发汗解表散寒之力更强，可用于治疗外感风寒初起之恶寒、流清涕、鼻塞而轻者。

【方剂选用】

1. 感冒：葱白、生姜各 15g，食盐 3g。共捣成糊状，用纱布包裹，涂搽五心（前胸、后背、脚心、手心、腘窝、肘窝）一遍后让患者安卧。部分病例半小时后出汗退热，自觉症状减轻，次日可完全恢复。

2. 面神经麻痹：葱白、生姜、皂刺各 200g 放入适量陈醋内，文火煎浓去渣后，加入阿胶 100g 熬成稀膏即可。

3. 蛔虫性急腹痛：鲜葱白 50g，捣烂取汁，用麻油 50g 调和，空腹 1 次服下（小儿酌减），每日 1 次。

4. 蛲虫病：葱白 50g，加水 100ml；或大蒜 50g，加水 200ml，分别用微火煮烂，过滤装瓶备用。在傍晚或临睡前，任选一煎剂灌肠。剂量：4~5 岁 10ml，7 岁 15ml。治疗后以棉拭浮漂法检查虫卵。

5. 乳腺炎：①葱白 1 根，生南星 1g。共捣为丸，用药棉包裹，浸冷开水后填塞患者鼻前庭（患乳痈的对侧鼻孔），1 日 2 次，2 天为 1 疗程。②新鲜葱白和生半夏共捣如泥，制成鼻孔一样大小的栓子，塞入患乳对侧的鼻孔中，约 20 分钟左右除去，每日 1~2 次，同时配合姜汁水罐疗法（生姜或干姜的浓缩煎液，盛入玻璃瓶内，抽出空气，利用负压，在炎性肿块及其周围拔罐），治疗早期急性乳腺炎。

6. 急性皮肤化脓性炎症：葱白用清水洗净后，用无菌蒸馏水冲洗 2 次，以消毒刀切成碎末，入乳钵捣成糊状，加入 1/3 蜂蜜，外敷患处，每 1~2 日换药 1 次。

7. 皮肤病：①鲜葱白 30g，花椒 6~9g，鲜艾叶 9~15g，食盐 30g。加水 1000~1500ml，煎开待温湿敷患部，手足可浸泡，每次 10~15 分钟，每日 1~2 次。治疗局限性皮肤湿疹、神经性皮炎及皮肤瘙痒症。②葱白（切碎）15 根，水煎，乘热内服；葱白（切碎）20 根，水煎待温，局部湿热外敷，外敷法亦可用葱白加味（风寒型加荆芥 10g，甘草 3g；风热型加大青叶、连翘各 15g）。治疗荨麻疹。

8. 婴幼儿腹泻：葱白 5 条捣烂，吴茱萸 10g，研末，与醋调成糊状，先加热至 40℃ 乘热敷脐部，每日换药 1~2 次，治疗秋季腹泻。

9. 小儿遗尿症：连须葱白3根（每根长6cm~7cm），硫黄30g。共捣如泥，待患儿临睡前将上药敷于脐上，外用纱布覆盖，胶布固定，8~10小时后除掉。治疗无器质性小儿遗尿患者。

10. 时疾头痛发热：连根葱白20根。和米煮粥，入醋少许，热食取汗即解。

11. 赤白痢：葱白一握。细切，和米煮粥，空心食之。

12. 腹皮麻痹不仁：多煮葱白食之。

13. 肿硬、无头、不变色之痈疖：米粉120g，葱白30g（细切）。上同炒黑色，杵为细末。每用，看多少，醋调摊纸上，贴病处，一伏时换一次，以消为度。

14. 疔疮恶肿：刺破，（以）葱白、生蜜杵贴二时，疔出以醋汤洗之

15. 小便难，小肠胀：葱白1500g。细锉，炒令热，以帕子裹，分作二处，更互熨脐下。

16. 小儿秃疮：冷泔洗净，以羊角葱捣泥，入蜜和涂之。

【不良反应及注意事项】表虚多汗者忌服。不宜与蜂蜜同服。

◆葱汁

【来源】本品为百合科植物葱的茎或全株捣取之汁。全年采茎或全株，捣汁，鲜用。

【别名】葱涕。

【性味归经】味辛，性温。归肝经。

【功能主治】散瘀止血，通窍，驱虫，解毒。主治：衄血、尿血、头痛、耳聋、虫积、外伤出血、跌打损伤、疮痈肿痛。

【用法用量】内服：单饮，和酒饮或泛丸。外用涂患处。

【炮制】取新鲜葱的茎或全杵，洗净，捣碎取汁。

【化学成分】鳞茎含黏液质、粗脂肪、粗蛋白质、粗纤维，无氮浸出物、戊聚糖、多糖类，其中黏液质主要成分是多糖，其次是纤维素、半纤维素、原果胶及水溶性果胶，还含糖，维生素C，胡萝卜素，维生素 B_1、B_2、A、PP，草酸，脂类，

【药理作用】①壮阳作用。②镇痛抗炎作用。

【毒理作用】通过给小鼠以每20g体重1.5ml葱汁蜂蜜混合溶液灌胃，观察葱汁蜂蜜不同混合比例组小鼠死亡例数。结果发现葱汁与蜂蜜以不同的比例混合灌胃后可以造成不同程度地小鼠死亡，其中葱汁与蜂蜜1：1组小鼠死亡率最高。说明葱汁与蜂蜜合用对小鼠有毒性作用。

【方剂选用】

1. 鼻衄血：葱白一握，捣裂汁，投酒少许，抄90g滴入鼻内。

2. 乳痈：葱白捣敷之，井水绞汁一升顿服。

3. 火焰丹毒，从头起者：生葱汁涂之。

4. 外痔：葱青内刮取涎，入蜜调匀，先以木鳖子煎汤熏洗，然后敷药，其冷如冰。

5. 打扑损伤：葱新折者，便入搪灰火煨，承热剥皮，擘开，其间有涕，便将罨损处，仍多爆取，继续易热者。

6. 金疮出血不止：葱，炙令热，取汁，敷疮上。

7. 钩吻毒，困欲死，面青口噤，逆冷身痹：嗅葱涕。

9. 小儿蛔虫性肠梗阻：①禁食（不禁药）、输液和抗感染等一般西医疗法。②口服葱汁（压出）。每次25g~50g，液状石蜡15ml~20ml（1小时后服后者），每日各2次。③敷脐药以芒硝30g，大黄20g，香附10g研末加入少许无水酒精调敷脐部，每日换药1次，中途药干后应反复追加少许酒精，以求增强药效。15例于用药后10~18小时开始排出蛔虫，症状好转，体征消失；另6剂于用药后20~36小时开始排虫好转，全部治愈。

◆棕榈根

【来源】本品为棕榈科植物棕榈的根。全年均可采挖，挖根。栽培于村边、溪边、田边、丘陵地或山地。长江以南各地多有分布。

【别名】棕树根。

【性味归经】味苦、涩,性凉。

【功能主治】收效止血,涩肠止痢,除湿,消肿,解毒。主治:吐血、便血、崩漏、带下、痢疾、淋浊、水肿、关节疼痛、瘰疬、流注、跌扑肿痛。

【用法用量】内服:煎汤 15～30g,外用:适量,煎水洗,或捣敷。

【炮制】洗净,切段晒干或鲜用。

【化学成分】地下部分含薯蓣皂苷,和甲基原棕榈皂苷 B。

【药理作用】抑制受孕,但不影响发育。

【毒理作用】棕榈根煎剂(2g/ml)腹腔注射 0.2ml 剂量组小鼠存活,0.3ml、0.5ml 及石门穴注射 0.5ml,均引起竖毛、抽搐等死亡。棕榈根醇提液注射 0.5ml,未见毒理反应。

◆棕榈皮

【来源】本品为棕榈科植物棕榈的叶鞘纤维。全年均可采,一般多于 9～10 月间采收期剥下的纤维状鞘片,除去残皮,晒干。栽培于村边、溪边、田边、丘陵地或山地。长江以南各地多有分布。

【别名】拼榈木皮、棕毛、棕皮。

【性味归经】味苦、涩,性平。经肝、脾、大肠经。

【功能主治】收敛止血。主治:吐血、衄血、便血、血淋、尿血、血崩、外伤出血。

【用法用量】内服:煎汤,10～15g。外用:适量,研末,外敷。

【炮制】棕榈炭:取净棕榈皮,置锅内,覆盖一口径稍小的锅,锅上粘贴白纸一张,两锅接合处用黄泥严封,微火煅至白纸呈焦黄色停火,候冷取出。

【化学成分】棕榈叶中含木犀草素－7－O－葡萄糖苷,木犀草素－7－O－芸香糖苷,甲基原薯蓣皂苷元甲糖苷。

【药理作用】小鼠腹腔注射陈棕炭具有显著的止血作用。

【方剂选用】

1. 鼻血不止:棕榈皮烧灰,随左右吹之。

2. 久鼻衄不止:棕榈、刺蓟、桦皮、龙骨等分。为细末,每服 6g,米饮调下。

3. 妇人崩中,下血数升,气欲绝:棕榈 90g(烧灰),紫参 30g,麝香 3g(细研),伏龙肝 60g 细研)。上药捣细罗为散,入麝香研匀,不计时候,以热酒调下 6g。

4. 血崩:棕榈皮(烧存性,细研如末)3g,牡蛎(火煅,研如粉)1.5g。人麝香少许,拌令匀,空心米饮调下。

5. 血崩不止:棕榈皮烧存性,为末,空心淡酒服 9g。

6. 妇人经血不止:棕榈皮(烧灰)、柏叶(焙)各 30g。上二味捣罗为散,酒调下 6g。

7. 赤白带下,崩漏,胎气久冷,脐腹疼痛:毛棕榈皮(烧存性)、蒲黄(炒)各等量。每服 9g。好酒调下,空心食前,日进二服。

8. 妊娠胎动,下血不止,脐腹疼痛:棕榈皮(烧灰)、原蚕沙(炒)各 30g,阿胶(炙燥)0.9g。上三味捣罗为散,每服 6g,温酒调下。

9. 肠风泻血:棕榈皮烧灰 60g,熟艾(捣罗成者)30g。上二味用熟鸡子两个,同研得所;别炮附子去皮脐,为末,每服用水一盏,附子末 3g,煎数沸放温,调前药 6g,空心食前服。

10. 水谷痢下:棕榈皮,烧研,水服方寸匕。

【不良反应及注意事项】出血诸证瘀滞未尽者,不宜独用。

◆紫草

【来源】本品为紫草科植物新疆紫草或内蒙紫草的干燥根。春、秋二季采挖,除去泥沙,干燥。

【别名】硬紫草、软紫草、紫丹、地血、紫芙、山紫草、红石根。

【性味归经】味甘、咸,性寒。归心、肝经。

【功能主治】清热凉血,活血解毒,透疹消斑。外用收湿敛疮;主治:血热毒盛、斑疹紫黑、麻疹不透、疮疡、湿疹、水火烫伤。

【用法用量】5~9g,外用:适量,熬膏或用植物油浸泡涂擦。

【炮制】除去杂质,切厚片或段。

内蒙紫草除去杂质,洗净,润透,切薄片,干燥。

新疆紫草切片为不规则的圆柱形切片或条形片状,直径1~2.5cm。紫红色或紫褐色。皮部深紫色。圆柱形切片,木部较小,黄白色或黄色。

内蒙紫草切片为不规则的圆柱形切片或条形片状,有的可见短硬毛,直径0.5~4cm,质硬而脆。紫红色或紫褐色。皮部深紫色。圆柱形切片,木部较小,黄白色或黄色。

【药理作用】①抗病原微生物。②缓解胃肠道平滑肌的痉挛疼痛。③抗肿瘤作用。④避孕作用。⑤降血糖作用。

【毒理作用】以云南紫草糖浆5~15g/kg喂饲小鼠2个月,一般食欲与活动正常,体重改变不明显,病理解剖除垂体、卵巢、子宫重量减轻外,其他如甲状腺、肾上腺的重量均无改变,在显微镜下检查所有组织,均未观察到组织上的病理改变。30%新疆紫草药饵喂饲小鼠,1周内体重减轻30%左右,15天内有40%死亡;用根粉5g/kg给家兔灌胃,3天后尿色深紫,尿中出现蛋白和红细胞,并有腹泻,停药2天后症状消失。紫草醚提取物腹腔注射,对小鼠的半数致死量为40mg/kg。紫草素及乙酰紫草素腹腔注射对小鼠的半数致死量分别为20mg/kg及41mg/kg。乙酰紫草素腹腔注射对小鼠的半数致死量为22.75±1.02mg/kg。小白鼠食用30%新疆紫草药饵,1周内体重减轻3%左右,15天内有40%死亡。用其粉剂5g/kg给家兔灌胃,3天后尿色深紫,尿中出现蛋白及红细胞,并有腹泻,停药2天后,症状可消失,新疆紫草乙醇提取物(含紫草素约56%)对正常凝血机制无明显影响,给小白鼠灌胃2g/kg未见任何毒性,静脉注射的半数致死

量为1.30±0.03mg/kg。硬紫草乙醇提取物给小白鼠静脉注射的半数致死量在500mg/10g体重以上,乙醇紫草素给小白鼠腹腔注射的半数致死量为22.75±1.02mg/kg,慢性毒性实验,给小白鼠口服紫草糖浆5~15ml/kg,供2月,食欲,活动均正常,体重无明显变化。

【方剂选用】

1. 肺结核并发血小板减少性紫癜:紫草第1日用30g,服后鼻衄即减;第2日加至60g,鼻衄完全停止;连服5剂,血小板计数增至:170000/mm^3,全身紫斑消退,病情转危为安。服药后有腹泻反应,但患者并无不适感。

2. 玫瑰糠疹:紫草、甘草各15g,每日煎服1剂。

3. 银屑病:0.1%紫草注射液肌注,每次2ml,每日1次,除用抗组胺药对症治疗外,不服其他药物。

4. 婴儿皮炎、外阴湿疹、阴道炎及子宫颈炎:用2%、10%、20%、40%紫草菜油浸剂,或用紫草乙醚提取物配成1%菜油制剂,局部应用。①试治婴儿臀部皮炎100例,用药后无1例发生糜烂现象;②妇女尿生殖瘘病人,因经常漏尿而造成阴部的湿疹、糜烂、溃疡以及各种原因所致的阴道溢液增多,涂紫草油后3~5天左右即可见效。

5. 烧伤:紫草250g,香油1000ml。香油煮沸后加入紫草,搅拌并继续煮至稀糊状,过滤得油约300~350ml,冷却至40℃时加入冰片少许,搅匀备用。一律采用暴露疗法。:①Ⅰ度及小面积浅Ⅱ度烧伤,其水泡未破者,创面以75%的酒精清洗,再以95%的酒精冷敷5~10分钟,随即涂以紫草油,每日1次,一般涂2~4次。②面积>15%的浅Ⅱ度及深Ⅱ度以上的烧伤,须加服中药并采用西药疗法;水泡中有大量渗液者,以0.1%新洁尔灭溶液清洗创面后,抽出水泡液并涂紫草油;创面已感染者,每日用0.1%新洁尔灭溶液清洗1次,至创面露出新鲜组织后,涂紫草油,每日

3~4次；同时根据病情内服清热解毒类方药，应用大剂量抗生素、补液乃至切痂植皮等。轻、中度7~12天为1疗程，重度14~28天为1疗程。

6. 宫颈糜烂：紫草200g，入香油750g中，炸枯过滤，呈油浸剂。外涂宫颈及阴道上端，隔日1次，10次为1疗程。治疗期间禁性生活，行经期停药。

7. 恶性葡萄胎并发子宫绒毛膜上皮癌：紫草根30g，每日煎服1剂，10天为1疗程。

8. 预防麻疹：①紫草根煎剂、丸剂及复方紫草根煎剂（紫草根、白术、木香）3种剂型口服。主治：药紫草根的用量是：6个月~1岁1.8g，1~2岁2.4g，2岁以上每增加1岁递增0.6g。以上均为1日量，分3次服，连服4天。②用33%紫草根糖浆，6个月~1岁每次10ml，2~3岁20ml，4~6岁30ml。每隔日服2次，共服3日，计6次。③紫草根，1岁以下用4.5g，2~8岁用6g，9~12岁用7.5g，加水100ml，煮沸3分钟，1天内分服，仅服1天。④用紫草根2份，甘草1份，共制成粉剂。6个月以上0.6g，2岁以上1g，4岁以上1.5g，5~7岁2.5g。均日服3次，连服3天。⑤用100%紫草根煎剂和复方紫草根煎剂（紫草根3份，银花2份，甘草1份），根据剂量大小不同，分为三组。第一组每千克体重用紫草根0.4g，第二组每千克体重0.8g，第三组为复方煎剂组，紫草根用量亦为每千克体重0.8g；均每日1剂，分3次服，连服3日。

9. 单纯疱疹病毒性角膜炎：紫草250g，硼酸11.25g，硼砂2.25g，尼泊金0.75g，蒸馏水750ml，制成眼药水滴眼。

10. 化脓性中耳炎：紫草、苦参各50g，香油500ml，冰片6g，枯矾3g。先将紫草和苦参浸泡于香油中20小时，然后加热炸至药枯呈黑黄色，过滤后加入研成细末的冰片、枯矾，搅匀即成紫参滴耳油，备用。先用消毒棉签蘸3%双氧水洗净耳内脓液，滴入本品1~2滴，再用消毒棉签蘸

本品适量塞入耳中，最后用药棉堵塞外耳道，每日1次，3日为1疗程。

11. 疮疹才初出，便急与服之，令减毒轻可：紫草（去粗梗）60g，陈橘皮（去白，焙干）30g。上为末，每服一大钱，水一盏，入葱白二寸，煎至六分，去渣温服，无时。乳儿与乳母兼之，断乳令自服。

12. 热疮：紫草、黄连、黄柏、漏芦各15g，赤小豆、绿豆粉各一合。上药捣细，入麻油为膏，每日三敷，常服黄连阿胶丸清心。

13. 小便猝淋：紫草30g。为散，每食前用井华水服6g。

14. 小儿胎毒，疥癣，两眉生疮，或延及遍身瘙痒，或脓水淋沥，经年不愈：紫草、白芷各6g，归身15g，甘草3g，麻油60g。同熬，白芷色黄为度，滤清，加白蜡、轻粉各6g，取膏涂之。

15. 血淋：紫草、连翘、车前子各等量。水煎服。

16. 五疸热黄：紫草9g，茵陈草30g。水煎服。

【不良反应及注意事项】本品性寒而滑，有轻泻作用，脾虚便溏者忌服。

◆ 紫菜

【来源】本品为红毛菜科植物坛紫菜、条斑紫菜、圆紫菜、甘紫菜、长紫菜等的藻体。

【别名】素菜、紫英、子菜、乌菜。

【性味归经】味甘、咸，性寒。归肺、脾、膀胱经。

【功能主治】化痰软坚，利咽，止咳，养心除烦，利水除湿。主治：瘿瘤、脚气、水肿、咽喉肿痛、咳嗽、烦躁失眠、小便淋痛、泻痢。

【用法用量】内服：煎汤15~30g。

【炮制】取鲜品，除去杂质，晒干。

【化学成分】①坛紫菜：含蛋白质、糖、脂肪、胡萝卜素、维生素B_1、B_2、C、烟酸及钙、磷、铁、碘等，并含α-蒎烯、α-柠檬烯、异松油烯、牻牛儿醇、葛缕酮、糠醛、缬草酸、硫辛酸、胆碱、磷脂、

甘油酸酯，二十碳四烯酸及叶黄素，玉蜀黍黄素，藻红蛋白，藻青素。还含有别藻青素，氨基酸，其中以谷氨酸、丙氨酸（alanine）和天冬氨酸为主。②条斑紫菜：含 18 种氨基酸，其中以丙氨酸、谷氨酸、天冬氨酸含量最高，其他尚有亮氨酸、缬氨酸、赖氨酸、苏氨酸等。此外，还含有胆甾醇半乳糖苷，胆甾醇甘露糖苷，棕榈酰胆甾醇半乳糖苷，棕榈酰胆甾醇甘露糖苷，R - 藻红蛋白，及胡萝卜素，维生素 B_1、B_2、C，烟酸，蛋白质及钙，磷，铁等。另外还含有紫菜聚糖，半乳聚糖。③甘紫菜：含具有保护溃疡和活化巨噬细胞作用的脂多糖，维生素 B_{12}，砷（As），核黄素，烟酸，硫辛碱，胆碱，丙氨酸，谷氨酸，天冬氨酸等氨基酸，β - 胡萝卜素，α - 胡萝卜素，叶黄素，玉蜀黍黄质，藻红蛋白，藻青蛋白，α - 蒎烯，d - 柠檬烯，异松油烯，牻牛儿醇，葛缕酮，糠醛，缬草酸，甲酸，乙酸，丙酸及脂类等。

【药理作用】①增强细胞免疫和体液免疫功能。②减慢心率作用，对心肌收缩力有增强作用。③抗凝血作用。④降血脂作用。⑤抗肿瘤作用。⑥延缓衰老作用。⑦抗辐射作用。⑧抗白细胞数降低作用。⑨降血糖作用。⑩抗肝损伤作用。

【不良反应及注意事项】《食疗本草》：多食胀人。《本草拾遗》：多食令人腹痛，发气，吐白沫，饮少热醋消之。

◆紫檀

【来源】本品为豆科植物紫檀的心材。夏、秋季采集，切片，晒干。生于坡地疏林中或栽培。分布于福建、台湾、广东、广西、云南。

【别名】紫真檀、赤檀、胜沉香、紫檀香。

【性味归经】味咸，性平。归肝经。

【功能主治】祛瘀和营，止血定痛，解毒消肿。主治：头痛、心腹痛、恶漏不尽、小便淋痛、风毒痈肿、金疮出血。

【用法用量】内服：煎汤 3 ~ 6g；或入丸、散。外用：适量，研末敷；或磨汁涂。

【炮制】取紫檀心材，切片，晒干。

【化学成分】心材含安哥拉紫檀素，紫檀素，高紫檀素和刺芒柄花素，亦含 α - 桉叶醇和 β - 桉叶醇。

【药理作用】抗癌作用。

【方剂选用】

1. 金疮，止痛止血生肌：紫檀末敷。

2. 猝毒肿起，急痛：紫檀，以醋磨敷上。

【不良反应及注意事项】《本草从新》：痈肿溃后，诸疮脓多，及阴虚大盛，俱不宜。

◆紫菀

【来源】本品为菊科植物紫菀的干燥根和根茎。春、秋二季采挖，除去有节的根茎（习称"母根"）和泥沙，编成辫状晒干，或直接晒干。

【别名】紫菀、小瓣儿、尖板菜、驴耳朵菜、软紫菀。

【性味归经】味辛、苦，性温。归肺经。

【功能主治】润肺下气，消痰止咳。主治：痰多喘咳、新久咳嗽、痨嗽咳血。

【用法用量】煎服，5 ~ 10g，外感暴咳生用，肺虚久咳，蜜制用。

【炮制】紫菀除去杂质，洗净，稍润，切厚片或段，干燥。

本品呈不规则的厚片或段。根外表皮紫红色或灰红色，有纵皱纹。切面淡棕色，中心具棕黄色的木心。气微香，味甜，微苦。

【化学成分】根含无羁萜，表无羁萜醇，紫菀酮，紫菀苷 A、B 及 C，紫菀皂苷 A、B、C、D、E、F 及 G，紫菀五肽 A、B，紫菀氯环五肽 C；还含植物甾醇葡萄糖苷及挥发油，押发油的成分有毛叶醇，乙酸毛叶酯，茴香脑，烃，脂肪酸，芳香族酸等。

【药理作用】①祛痰作用。②抗菌作用。③抗病毒作用。④抑制肿瘤作用。

【毒理作用】紫菀皂苷有溶血作用，制剂不宜静脉注射。

【配伍效用】

紫菀配伍款冬花：紫菀辛散苦泄，化痰止咳，功擅祛痰；款冬花辛温，宣肺止咳，长于止咳。二者伍用，有泄肺祛痰之功效；若蜜炙后用，其润肺止咳之功效更著。用于治疗或内伤、或外感之咳嗽气喘、痰多咯吐不爽者。

紫菀配伍百部：紫菀辛散苦降，偏于化痰止咳而宣肺；百部甘润而平，偏于润肺止咳而宣肺。二者合用，化痰而不燥，润肺又不碍祛痰，共奏降气祛痰、润肺止咳之功效，用于治疗咳嗽无论新久虚实，或咯痰带血者。

紫菀配伍阿胶：紫菀润肺下气、化痰止咳；阿胶滋阴润肺、补血止血。二者伍用，有滋阴润燥、祛痰止咳、养血止血之功效，用于治疗虚劳肺萎、咯痰带血者以及支气管扩张引起的咯血诸症。

紫菀配伍荆芥、白前、陈皮：紫菀、白前均化痰止咳，相伍为用，其功更著；荆芥祛风解表；陈皮燥湿化痰理气。四药伍用，有解表理气、止咳化痰之功效，用于治疗外感风寒所致之恶寒无汗、咳嗽胸闷、痰白清稀等症。

紫菀配伍款冬花、细辛、杏仁：紫菀、款冬花化痰止咳；杏仁止咳平喘；细辛温肺化饮解表。四药合用，有解表化痰、止咳平喘之功效，用于治疗恶寒无汗、咳痰色白因外感风寒所致者。

【方剂选用】

1. 久咳：紫菀、杏仁、川贝母、款冬花各10g，沙参、麦冬各30g，枳壳、橘红各12g，黄芩、炙甘草各6g，炙桑皮、知母各15g。水煎服，每日1剂，每次250～300ml，10日为1疗程。

2. 百日咳：百部、紫菀各9g，白附子、白僵蚕、川芎、乳香各5g，胆南星3g，代赭石10g，水煎，日服1剂。

3. 热性咳嗽：桔梗、紫菀、炒杏仁、浙贝母各9g，沙参、麦冬、制枇杷叶各10g，白前、炙麻黄、甘草各6g，生石膏15g，芦根20g。水煎服，每日1剂。小儿

用量酌减。临床可随症加减。

4. 久嗽不瘥：紫菀（去芦头）、款冬花各30g，百部15g。三物捣罗为散，每服9g，生姜3片，乌梅1个，同煎汤调下，食后、欲卧各一服。

5. 伤寒后肺萎痨嗽，唾脓血腥臭，连连不止，渐将赢瘦：紫菀30g，桔梗45g（去芦头）。天门冬30g（去心），贝母30g（煨令微黄），百合0.9g，知母0.9g，生干地黄45g。上药捣筛为散，每服12g，以水一中盏，煎至六分，去渣，温服。

6. 吐血、咯血、嗽血：紫菀、茜根等量。为细末，炼蜜为丸，如樱桃子大，含化1丸，不以时。

7. 妊娠咳嗽不止，胎不安：紫菀30g，桔梗15g，甘草、杏仁、桑白皮各7.5g，天门冬30g。上细切，每服9g。竹茹一块，水煎，去渣，入蜜半匙，再煎二沸，温服。

8. 小儿咳逆上气，喉中有声，不通利：紫菀30g，杏仁（去皮尖）、细辛、款冬花各0.3g。上四味，捣罗为散，二三岁儿，每服1g，米饮调下，日三，量儿大小加减。

【不良反应及注意事项】 有实热者忌服。

◆ 紫苏子

【来源】 本品为唇形科植物紫苏的干燥成熟果实。秋季果实成熟时采收，除去杂质，晒干。

【别名】 赤子、黑赤子。

【性味归经】 味辛，性温。归肺经。

【功能主治】 降气化痰，止咳平喘，润肠通便。主治：痰壅气逆、咳嗽气喘、肠燥便秘。

【用法用量】 内服：煎汤，5～10g；入丸、散。

【炮制】 紫苏子除去杂质，洗净，干燥。

【化学成分】 紫苏种子含蛋白质17%、油51.7%，油中富含不饱和脂肪酸和亚麻酸56.8%、亚油酸17.6%。回回苏种子含脂类25.7%，其中包括三酰甘油占0%～80%，二酰甘油，一酰甘油，甾醇，甾醇

酯，结合脂及游离脂肪酸。结合脂中包含卵磷脂，溶血卵磷脂，单半乳糖基甘油二酯，脑苷脂，脑磷脂及磷酯酰丝氨酸。甾醇中主要为β-谷甾醇（45%~50%），此外为十八碳二烯酸，十八碳一烯酸，十六碳酸及十八碳酸。

【药理作用】 ①抗癌作用。②降压作用。③提高学习能力。

【毒理作用】 紫苏子2.3g/kg~15.5g/kg喂牛，可产非典型间质性肺炎，但紫苏子在霜冻期后则无此毒性。

【方剂选用】

1. 小儿久咳嗽，喉内痰声如拉锯，老人咳嗽吼喘：紫苏子3g，八达杏仁30g（去皮、尖），年老人加白蜜6g。共为末，大人每服9g，小儿服3g，白滚水送下。

2. 气喘咳嗽，食痞兼después：紫苏子、白芥子、萝卜子。上三味，各洗净，微炒，击碎，看何证多，则以所主者为君，余次之，每剂不过9g，用生绢小袋盛之，煮作汤饮，随时旨，代茶水啜用，不宜煎熬太过。若大便素实者，临服加熟蜜少许，若冬寒，加生姜三片。

3. 顺气、滑大便：紫苏子、麻子仁。上二味不拘多少，研烂，水滤取汁；煮粥食之。

4. 脚气及风寒湿痹，四肢挛急；脚踵不可践地：紫苏子60g，杵碎，水二升，研取汁，以苏子汁煮粳米二合作粥，和葱、豉、椒、姜食之。

5. 消渴变水，服此令水从小便出：紫苏子（炒）90g，萝卜子（炒）90g。为末，每服6g，桑根白皮煎汤服，日二次。

6. 食蟹中毒：紫苏干捣汁饮之。

【不良反应及注意事项】 阴虚喘咳及脾虚便溏者慎用。

◆紫苏叶

【来源】 本品为唇形科植物紫苏的干燥叶（或带嫩枝）。夏季枝叶茂盛时采收，除去杂质，晒干。

【别名】 苏叶。

【性味归经】 味辛，性温。归肺、脾经。

【功能主治】 解表散寒，行气和胃。主治：风寒感冒、咳嗽呕恶、妊娠呕吐、鱼蟹中毒。

【用法用量】 煎服，5~9g，不宜久煎。

【炮制】 除去杂质和老梗；或喷淋清水，切碎，干燥。

本品呈不规则的段或未切叶。叶多皱缩卷曲、破碎，完整者展平后呈卵圆形。边缘具圆锯齿。两面紫色或上表面绿色、下表面紫色，疏生灰白色毛。叶柄紫色或紫绿色。带嫩枝者，枝的直径2~5mm，紫绿色，切面中部有髓。气清香，味微辛。

【化学成分】 含挥发油，其成分主要有紫苏醛，柠檬烯，β-丁香烯，α-香柑油烯及芳樟醇等。还含紫苏醇-β-D-吡喃葡萄糖苷，紫苏苷及1，2-亚甲二氧基-4-甲氧基-5-烯丙基-3-苯基β-D-吡喃葡萄糖苷。地上部分含紫苏酮，异白苏烯酮，白苏烯酮，紫苏烯，亚麻酸乙酯，亚麻酸及β-谷甾醇等。

【药理作用】 ①解热作用。②抑菌作用。③升血糖作用。④抗血凝作用。⑤促进肠蠕动作用。⑥镇静作用。

【毒理作用】 紫苏的成分紫苏酮等酮类化合物均为3-取代呋喃类化合物，对小鼠、山羊、小母牛均显示毒性作用，尤其对肺部，可因肺水肿及胸膜渗出而死亡，但给药途径不同，毒性不同，紫苏酮10mg/kg静脉注射可使山羊致死，40mg/kg灌胃却无影响。紫苏醇具有毒性、刺激性和致敏作用。另雌山羊静脉注射紫苏酮10mg/kg可致死，若灌胃40mg/kg仍可存活。

【方剂选用】

1. 伤风发热：防风、川芎各4.5g，陈皮3g，甘草六分。加生姜二片煎服。

2. 猝得寒冷上气：干紫苏叶90g，陈橘皮120g，酒四升。煮取一升半，分为再服。

3. 咳逆短气：紫苏叶（锉）30g，人参15g。上二味，粗捣筛，每服9g，水一盏，煎至 2g，去渣，温服，日再。

4. 伤寒咳不止：紫苏叶一把，水三升，煮取二升，稍稍饮。

5. 胎气不和，凑上心腹，胀满疼痛，谓之子悬：大腹皮、川芎、白芍、陈皮（去白）、紫苏叶、当归（去芦，酒浸）各 30g，人参、甘草（炙）各 15g。上细切，每服 12g，水一盏半，生姜五片，葱白七寸，煎至 2g，空心温服。

6. 乳痈肿痛：紫苏叶煎汤频服，并捣封之。

7. 金疮出血：嫩紫苏叶、桑叶，同捣贴之。

8. 蛇虺伤人：紫苏叶捣汁饮之。

9. 食蟹中毒：紫苏叶煮汁饮之。

10. 寻常疣：将疣及周围皮肤消毒（疣体突出者可贴皮剪去），取洗净之鲜紫苏叶摩擦疣部，每次 10～15 分钟，敷料包扎，每日 1 次。

【不良反应及注意事项】阴虚内热者慎用。

◆ 紫苏梗
【来源】本品为唇形科植物紫苏的干燥茎。秋季果实成熟后采割，除去杂质，晒干，或趁鲜切片，晒干。

【别名】苏梗。

【性味归经】味辛，性温。归肺、脾经。

【功能主治】理气宽中，止痛，安胎。主治：胸膈痞闷、胃脘疼痛、嗳气呕吐、胎动不安。

【用法用量】内服：煎服 5～10g；或入散剂。

【炮制】除去杂质，稍浸，润透，切厚片，干燥。

本品呈类方形的厚片。表面紫棕色或暗紫色，有的可见对生的枝痕和叶痕。切面木部黄白色，有细密的放射状纹理，髓部白色，疏松或脱落。气微香，味淡。

【化学成分】紫苏地上部分含紫苏酮，异白苏烯酮，白苏烯酮，紫苏为然亚麻酸乙酯，亚麻酸及 β-谷甾醇。

【药理作用】①孕激素样作用。②干扰素诱生作用。

【方剂选用】
伤寒胸中痞满，心腹气滞，不思饮食：紫苏梗（锉）30g，陈皮（汤浸去白，焙）60g，赤茯苓（去黑皮）45g，大腹皮（锉）、旋覆花各 30g，半夏（汤洗七遍，焙）15g。上六味，细切如麻豆大，每服 15g，水一盏半，入生姜 0.3g（拍碎），枣三枚（擘破），同煎至 2g，去渣，温服。

◆ 紫花地丁
【来源】本品为堇菜科植物紫花地丁的干燥全草。春、秋二季采收，除去杂质，晒干。

【别名】铧头草、尖瓣堇菜。

【性味归经】味苦、辛，性寒。归心、肝经。

【功能主治】清热解毒，凉血消肿。主治：疔疮肿毒、痈疽发背、丹毒、毒蛇咬伤。

【用法用量】内服：煎汤，5～30g。外用：鲜品适量，捣烂敷患处。

【炮制】除去杂质，洗净，切碎，干燥。

【化学成分】本品含苷类，黄酮类。全草含棕榈酸，反式对羟基桂皮酸，二十四酰对羟基苯乙胺，山柰酚-3-0-鼠李吡喃糖苷。

【药理作用】本品有明显的抗菌作用。

【配伍效用】
紫花地丁配伍菊花：紫花地丁清热解毒；菊花平肝明目。二者配伍，共奏清热明目之功效，用于治疗肝经热盛之目赤肿痛。

紫花地丁配伍蒲公英：二者均可清热解毒消肿。紫花地丁解毒力强，尤除疔毒；蒲公英兼可疏肝散滞，善治乳痈。二药合用，有清热解毒、消肿行滞之功效，用于治疗乳痈及其他外科阳证疮疡。

紫花地丁配伍野菊花：二者均有清热解毒消肿之功效，配伍应用，效用更强，用于治疗热毒炽盛之蛇头疔、红丝疔及多种外科阳证疾病。

【方剂选用】

1. 呼吸道感染：紫花地丁草、大青叶、鱼腥草、鸭跖草、贯众各100g。共制成冲剂20袋，每袋18g。每次1袋，每日2次，连服7天，停用其他清热药物与抗生素。

2. 化脓性感染：鲜紫花地丁，洗净，捣烂，将患处用温水洗净后外敷之。

3. 扁平疣：紫花地丁、半枝莲、板蓝根、生薏苡仁各15g，常山6g。每日1剂，上午服头煎，下午服2煎。药渣加适量水略煎后乘热洗涤患处，洗后抹干，不用水清洗。7天为1疗程。

4. 褥疮：紫花地丁、银花、蒲公英各50g，罂粟壳20g，赤石脂40g，共研极细末备用。取药粉适量，用50度的白酒调成糊状，平敷患处，外用纱布覆盖固定，24小时换药1次。若同时配合理疗或按摩效果更佳。

5. 疔疮肿毒：紫花地丁，捣汁服。

6. 一切恶疮：紫花地丁根，每日干，以罐盛，烧烟，对疮熏之，出黄水，取尽愈。

【不良反应及注意事项】 体质虚寒者忌服。

◆**紫石英**

【来源】 本品为氟化物类矿物萤石族萤石，主要含氟化钙（CaF_2）。采挖后，除去杂石。

【别名】 氟石、萤石。

【性味归经】 味甘，性温。归肾、心、肺经。

【功能主治】 温肾暖宫，镇心安神，温肺平喘。主治：肾阳亏虚、宫冷不孕、惊悸不安、失眠多梦、虚寒咳喘。

【用法用量】 煎服，9～15g，打碎先煎。

【炮制】 紫石英除去杂石，砸成碎块。本品为不规则碎块。紫色或绿色，半透明至透明，有玻璃样光泽。气微，味淡。

【化学成分】 主要含氟化钙 CaF_2。纯品中钙约占51.2%，氟占48.8%，但常夹杂有微量的氧化铁 Fe_2O_3。并夹有镉、铬、铜、锰、镍、铅、锌、钇、铈；偶杂有铀等元素。

【方剂选用】

1. 肺寒咳逆上气：紫石英火煅醋淬七次，研末，水飞过。每早用1.5g，花椒10粒，泡汤下。

2. 妇人胎胞虚冷，久不受孕，或受孕多小产者：紫石英60g（火煅醋淬七次，研末，水飞过）、香附（醋炒）、当归、川芎（俱酒炒）、白术（土拌炒）各90g，枸杞子（酒洗，炒）、熟地黄（酒煮，捣膏）。炼蜜丸梧子大。每早、晚各服9g，好酒送下。

3. 除热瘫痫：紫石英、寒水石、石膏、滑石、白石脂、赤石脂各180g，大黄、干姜、龙骨各120g，桂枝90g，甘草、牡蛎各60g。上十二味，粗筛，以韦囊盛之，取三指撮，井花水三升，煮三沸，温服一升。（风引汤）

4. 痈肿毒等：紫石英醋淬，捣为末，生姜、米醋煎敷之，摩亦得。

【不良反应及注意事项】 阴虚火旺而不能摄精之不孕症及肺热气喘者忌用。

◆**紫河车**

【来源】 本品为健康人的干燥胎盘。将新鲜胎盘除去羊膜和脐带，反复冲洗至去净血液，蒸或置沸水中略煮后，干燥。

【别名】 胎盘、衣胞、胞衣。

【性味归经】 味甘、咸，性温。归肺、肝、肾经。

【功能主治】 温肾补精，益气养血。主治：虚劳羸瘦、阳痿遗精、不孕少乳、久咳虚喘、骨蒸痨嗽、面色萎黄、食少气短。

【用法用量】 内服：研末，1.5～3g，也可入丸、散，如用鲜胎盘，每次半个至1个，水煮服食。

【炮制】 砸成小块或研成细粉。

【化学成分】 人胎盘的成分较复杂。还含有干扰素（胎盘球蛋白中多半含有），有抑制多种病毒对人细胞的作用，含有巨球蛋白称β抑制因子能抑制流感病毒。胎盘中含有与血液凝固有关的成分，有类似凝血因子Ⅻ的纤维蛋白稳定因子；尿激酶抑制物（能抑制尿激酶活化纤维蛋白溶酶原的作用）和纤维蛋白溶酶原活化物。通常情况下纤维蛋白深酶原活化物的作用远低于抑制物。

人胎盘中还含有许多激素：促性腺激素 A 和 B，催乳素，促甲状腺激素，催产素样物质，多种甾体激素和雌酮，雌二醇、雌三醇孕甾酮，睾丸甾酮，去氧皮质甾酮，11 - 去氢此质甾酮（化合物 A），可的松（化合物 B），17 - 羟皮质甾酮（化合物 F），四氢皮质甾酮，4 - 孕烯 - 20，21 - 二醇 - 3，11 - 二酮，绒毛膜促腺激素（系一种蛋白质的多肽激素）等及促肾上腺皮质激素等。

人胎盘中还含有多种有应用价值的酶，如溶菌酶，激肽酶，组胺酶，催产素酶，清蛋白酶，α - 球蛋白酶，β - 球蛋白酶，γ - 球蛋白酶等。此外，尚含有红胞生成素，磷脂，β - 内啡肽，氨基多糖体（系由 8 分子乙酰氨葡萄糖、6 分子甘露糖所组成）。胎盘乳原（多肽化合物）含多种氨基酸，并含微量维生素 B_{12}，乙酰胆碱及碘等。

【药理作用】①抗感染作用。②增强机体抵抗力。③激素样作用。④抑制尿激酶对纤维蛋白溶酶元的活化作用。⑤抗组织胺作用。⑥胎盘提取物能促进受抑制心脏的恢复。⑦兴奋子宫作用。

【毒理作用】大鼠皮下注射人胎盘提取液 3~6 个月，体重的增加与对照组相比无明显差异，中等以上剂量应用到 14 天左右，则见全身震颤、竖毛、注射局部肿胀，对食欲、血及尿检查均未见异常。应用临床量的 300 倍以上，可见肝细胞萎缩、脂肪沉着及郁血，肾近曲尿管上皮空泡化，脾血量增加，脑下垂体嗜酸细胞减少，皮肤水肿，结缔组织细胞及骨髓中细胞增加。应用临床量的 150 倍以下，则没有引起特殊变化。妊娠小鼠及大鼠皮下注射胎盘提取物没有致畸胎的作用。新生仔鼠的发育

且超过对照组。胎盘（或连同脐带）的盐水浸出液给家兔静脉注射，可见呼吸困难、口唇青紫、大小便失禁、搐搦及间隙性痉挛而死亡。反复静脉注射有急速耐受现象，此有毒物质可因透析、吸着、消化等而消失。妊娠 3~4 个月的牛胎盘提取物，毒性很低，但无明显的药理作用。

【配伍效用】

紫河车配伍龟板、黄柏：紫河车益气养血；龟板滋阴潜阳；黄柏泻相火以存阴。三者合用，有补益肝肾、滋阴降火之功效，用于治疗肝肾不足、虚火上炎之头晕、耳鸣、腰膝酸软等症。

紫河车配伍山茱萸、枸杞子：紫河车补精养血；山茱萸、枸杞子补益肝肾。三药合用，有补益肝肾、填精养血之功效，用于治疗肝肾不足之腰膝酸软、阳痿、遗精等。

紫河车配伍熟地黄：紫河车补元气、养精血；熟地黄滋阴养血。二者伍用，有滋养肝肾、补益气血之功效，用于治疗气血两虚之面黄肌瘦、食少乏力、月经不调、崩漏不止等。

紫河车配伍五味子、麦冬：紫河车大补气血，五味子敛肺滋肾，麦冬润肺止咳，三药合用，有补气润肺、敛肺止咳的功效，用于治疗肺虚之咳喘。

【方剂选用】

1. 支气管哮喘：紫河车洗净后低温干燥，研成细末或制成丸剂。每日 6~12g，分 3 次，饭后服。

2. 肺癌：紫河车、栝楼、陈皮、薏苡仁、莪术各 20g，夏枯草 30g，山豆根、百合各 15g。每日 1 剂，水煎服。

3. 精子异常：萝藦全草、鹿角胶、龟板胶、阿胶、雄蚕蛾、枸杞子、菟丝子、肉苁蓉各 80g，紫河车 100g，淫羊藿、韭菜子、覆盆子、仙灵脾各 30g，鸡胚 10 只。将授精鲜鸡蛋孵化 14 天去壳烘干研末，三胶捣碎，其余各药研末过筛；锅内加水 500ml，放入三胶烊化，再倒入其余各药拌匀，加蜂蜜制成蜜丸。每次 1 丸，每天 3

次，开水送服。

4. 精液异常不育症：鲜狗鞭2具，紫河车50g，仙灵脾、枸杞子、丹参各100g，50度以上白酒2500ml。随症加减。以上药物与酒共置于容器中，密封20天后即可饮用。每天3次，每次20～25ml，30天为1疗程。

5. 母乳缺乏症：紫河车粉，每次0.5～1.0g，日服3次。给药时间一般从产后第3天开始。

6. 劳瘵虚损，骨蒸等症：紫河车1具（洗净，杵烂），白茯苓15g，人参30g，干山药60g。上为末，面糊和入河车，加三味，丸梧子大。每服30～50丸，空心米饮下，嗽甚，五味子汤下。

7. 五劳七伤，吐血虚瘦：紫河车长流水中洗去恶血，待清汁出乃止，以酒煮烂，捣如泥，入白茯神末，和丸梧子大。每米饮下百丸，忌铁器。

8. 乳汁不足：紫河车1个，去膜洗净，慢火炒焦，研末，每日晚饭后服1.5～3g。

【不良反应及注意事项】《本草经疏》："人胞乃补阴阳两虚之药，有反本还元之功。然而阴虚精涸，水不制火，发为咳嗽吐血，骨蒸盗汗等证，此属阳盛阴虚，法当壮水之主，以制阳光，不宜服此并补之剂，以耗将竭之阴也。胃火齿痛，法亦忌之。"《本草求真》："紫河车……属滑肠之品，故合天冬、麦冬、黄柏、生地黄、龟板同服，则于胃气有损。"

◆紫贝齿

【来源】本品为宝贝科动物阿文绶贝、山猫眼宝贝、虎斑宝贝等的贝壳。每年5～7月间捕捉，除去贝肉，洗净，晒干贮存。

【别名】紫贝、文贝、砑螺。

【性味归经】味咸，性平。归肝、心经。

【功能主治】镇惊安神，平肝明。主治：小儿高热抽搐、头晕目眩、惊悸心烦、失眠多梦、目赤肿痛、热毒目翳。

【用法用量】煎服，10～15g，宜打碎先煎，或研末入丸、散剂。

【炮制】①紫贝《本草求真》："生研末用。现行，取原药材，除去杂质，洗净，晒干，碾碎。"②煅紫贝《千金要方》："炭上熟烧为末。"《本草衍义》："烧存性。"《医学入门·本草》："入药酒洗火煅，细研水飞用。"《审视瑶函》："火煅水淬，干，研。"现行，取净紫贝，置适宜的容器内，在无烟的炉火上煅至酥脆，取出放凉，碾粉或打碎。③盐紫贝，取净紫贝置瓦罐内，在火上煅红取出，用盐水拌匀研末。每紫贝100kg，用盐1.6kg，水适量。

【化学成分】贝壳主要含碳酸钙约90%以上；另含镁（0.19%）、铁（0.12%）、磷酸根（0.04%）、硅酸根（0.44%）、硫酸根（0.22%）、氯（0.06%）等离子，以及有机质0.47%。

【方剂选用】

小儿痘疹入眼：紫贝齿1个（生用）为末，用羊子肝批开，掺药末3g，线缠，米泔煮熟，入小瓶内盛，乘热熏，候冷取出，星月下露一宿，次早空心服。

【不良反应及注意事项】脾胃虚弱者慎用。

◆紫梢花

【来源】本品为简骨海绵科动物脆针海绵的干燥群体。秋、冬季采收，多在水落后的河边、湖沼边拾取，也可在水中捞取，去掉两端植物枯杆及杂质晒干。生活于清流或湖沼中，常附生在石块、树枝或水草等物体上。分布山东、江苏、河南等地。

【别名】紫霄花、淡水海绵。

【性味归经】味甘，性温。归胃经。

【功能主治】补肾助阳，固精缩尿。主治：阳痿、遗精、白浊、虚寒带下、小便不禁、阴囊湿痒。

【用法用量】内服，研末，1.5～4.5g；或入丸、散。外用：适量，煎汤温洗局部。

【炮制】取原药材，除去杂质，置纱布袋中洗净，干燥。

【不良反应及注意事项】①脆针海绵群体：主要含海绵硬蛋白，海绵异硬蛋白，磷酸盐，碳酸盐等。②湖针海绵群体：含胆甾醇，叶黄素 – 5 – 6 环氧化合物约占61.9%，胡萝卜素蛋白质复合体，胡萝卜素蛋白质复合体由虾青素和 16 种氨基酸萆成，主要为天冬酰胺和少数组氨酸，未检出半胱氨酸。

【方剂选用】

1. 阳事痿弱：紫梢花、生龙骨各 6g，麝香少许。为末，蜜丸梧子大。每服 20丸，烧酒下。

2. 阴痒生疮：紫梢花 30g，胡椒 15g。为祖末，水煎，浴洗三五次。

【不良反应及注意事项】阴虚火旺者慎服。

◆紫荆皮

【来源】本品为豆科植物紫荆的树皮。7～8 月剥取树皮，晒干。

【别名】肉红、内消、紫荆木皮、白林皮。

【性味归经】味苦，性平。归肝、脾经。

【功能主治】活血，通淋，解毒。主治：妇女月经不调、瘀滞腹痛、风湿痹痛、小便淋痛、喉痹、痈肿、疥癣、跌打损伤、蛇虫咬伤。

【用法用量】内服：煎汤，6～15g；或浸酒；或入丸、散。外用：适量，研末调敷。

【炮制】拣净杂质，用水浸泡，捞出润透切块晒干。

【化学成分】紫荆含鞣质。种子含微量游离的赖氨酸和天门冬氨酸。根含挥发油腔滑则 1.10%，油中主要有 α – 蒎烯、β – 蒎烯、苎烯、龙脑、乙酸龙脑酯等于 25 种成分。

【药理作用】①抗炎、镇痛作用。②调节肠道平滑肌运动。③有抑制作用。

【毒理作用】本品树皮煎剂灌服对小鼠的 LD_{50} 为 100.5 ± 10.8g/kg。

【方剂选用】

1. 筋骨疼痛，痰火痿软，湿气流痰：紫荆皮 60g（酒炒），秦（当）归 15g，川牛膝 9g，川羌活 6g，木瓜 9g。上好酒五斤，重汤煎一炷香为度，露一夜，去火毒用。

2. 鹤膝风挛：紫荆皮。老酒煎，候温常服。

3. 妇人血气：紫荆皮为末，醋糊丸，樱桃大。每酒化服 1 丸。

4. 产后诸淋：紫荆皮 15g。半酒半水煎，温服。

5. 一切痈疽、发背、流注、诸肿毒冷热不明者：紫荆皮（炒）150g，独活（去节，炒）90g，赤芍（炒）60g，白英（生）30g，木蜡（又名望见消、阳春雪，随加减妙，即石菖蒲）。为末，用葱汤调热敷。（冲和仙膏，又名黄云膏、仙膏）

6. 内消初生痈肿：白芷、紫荆皮。酒调。

7. 痔疮肿痛：紫荆皮 15g。新水食前煎服。

8. 伤眼青肿：紫荆皮。小便浸 7 日，晒研，用生地黄汁、姜汁调敷，不肿用葱汁。

【不良反应及注意事项】孕妇忌服。

◆紫草茸

【来源】本品为胶蚧科动物紫胶虫在树枝上所分泌的干燥胶质。伤脑筋刀紫胶剥下，除去杂质，平摊放在阴凉通风地方，厚度不超过 15cm。要经常翻动，使之干燥不结块。分布于台湾、广东、四川、云南等地。

【别名】赤胶、紫胶、紫梗、棒状虫胶、胶质紫草茸。

【性味归经】味甘、咸，性平。归经肺、肝经。

【功能主治】清热，凉血，解毒。主治：麻疹、斑疹不透、月经过多、崩漏、疮疡、湿疹。

【用法用量】内服：煎汤，1.5～6g；或研末。外用：研末撒。

【炮制】《雷公炮制论》：俗使，先研作粉，重筛过……"现行，取原药材，除除梗及杂质筛去灰屑，用时捣成小块。

【化学成分】棒状虫胶含树脂 70%～

80%，蜡 6% ~ 7%，色素 4% ~ 8%。虫胶树脂可分硬、软两种，硬树脂占 70%，其中纯虫胶树脂占 10%。

【方剂选用】

1. 产后血运，狂言失志：紫草茸 30g。为末，酒服 6g。

2. 血崩：紫草茸不以多少。为细末，每服 6g，沸汤调下，食前。

3. 齿缝出血：紫草茸、乳香、麝香、白矾等量。为末，掺之，水漱。

【不良反应及注意事项】孕妇忌服。

◆紫萁贯众

【来源】本品为紫萁科植物紫萁的干燥根茎和叶柄残基。春、秋二季采挖，洗净，除去须根，晒干。

【别名】大贯众、薇贯众、大叶狼衣。

【性味归经】味苦，性微寒，有小毒。归肺、胃、肝经。

【功能主治】清热解毒，止血，杀虫。主治：疫毒感冒、热毒泻痢、痈疮肿毒、吐血、衄血、便血、崩漏、虫积腹痛。

【用法用量】内服：煎汤，3 ~ 15g；或捣汁，或入丸、散。外用：适量，鲜品捣敷，或研末调敷。

【炮制】除去杂质，略泡，洗净，润透，切片，干燥。

【化学成分】紫萁贯众根茎含东北贯众素及多种内酯成分。

【药理作用】①驱虫作用。②抗病毒作用。③有显著抑制血凝作用。

【不良反应及注意事项】脾胃虚寒者慎服。

◆景天

【来源】本品为景天科植物八宝的全草。夏、秋季采挖全草，除去泥土，置沸水中稍烫，晒干。

【别名】活血三七、八宝、胡豆七、大打不死、上三七、戒火、慎火、火母。

【性味归经】味苦、酸，性寒。归心、肝、肾、大肠经。

【功能主治】清热解毒，止血。主治：赤游丹毒、疔疮痈疖、火眼目翳、烦热惊狂、风疹、漆疮、水火烫伤、蛇虫咬伤、吐血、咯血、月经量多、外伤出血。

【用法用量】内服：煎汤 15 ~ 30g，鲜品 50 ~ 100g，或捣汁。外用：适量，捣敷，或取汁抹涂，滴眼，或研末调搽，或煎水外洗。

【炮制】挣去杂质，晒干备用。

【化学成分】叶中含有景天庚酮糖。

【方剂选用】

1. 小儿殃火丹毒，入腹及阴：景天取汁服之。

2. 小儿烦热惊风：景天水煎洗浴。

3. 小儿汗出中风，一日之时，儿头颈腰背热，二日即腹热，手足不屈：景天（干）15g，丹参、麻黄（去根节、先煎掠去沫，焙）、白术各 0.3g。上四味，捣罗为散。一二岁儿，每服 1g，浆水调服；三四岁儿服 3g，日三服，量儿大小加减。

4. 小儿风痰抽搐：鲜景天 15 ~ 30g，生姜皮少许，壁虎壳二个。加水炖服。

5. 疮：景天一把，杵烂，调烧酒敷患处。

6. 疮毒及婴孺风疹在皮肤不出者：景天叶、盐各适量同研，绞取汁，以热手摩涂之，日再，但是热毒丹疮，皆可如此用之。

7. 漆疮：鲜景天捣烂涂之。

8. 眼生花翳，涩痛：景天草捣绞取汁，日三五度点之。

9. 产后阴下脱：景天一斤（阴干）。酒五升，煮取汁，分温四服。

【不良反应及注意事项】脾胃虚寒者忌服。一切病得之虚证，恶虚热者勿服。

◆景天三七

【来源】本品为景天科植物费菜、横根费菜的根或全草。春、秋季采挖根部，洗净晒干。全草随用随采，秋后晒干。

【别名】上三七、上青头三七、见血散、血山草、破血丹、六月淋、费菜、土三七、旱三七、四季还阳、六月淋、收丹皮、石菜兰、九莲花、长生景天、乳毛土三七、多花景天三七、还阳草、金不换、豆包还阳、豆瓣还阳、田三七、六月还阳、松三七。

【性味归经】 味甘、微酸，性平。

【功能主治】 止血，化瘀。主治：吐血、衄血、便血、尿血、崩漏、跌打损伤。

【用法用量】 内服：煎服 15～30g；或鲜品绞汁，30～60g。外用：适量，鲜品捣敷；或研末撒敷。

【炮制】 除去杂质，晒干备用。

【化学成分】 ①谷甾醇，熊果酸，熊果酚苷，氨醌和消旋－甲基异石榴皮碱，左旋景天宁，消旋景天胺。②横根费菜，全草含有杨梅树皮素－3－葡萄糖苷，杨梅树皮素－3－半乳糖苷，杨梅树皮素－3－O－β－D－（6″－O－没食子酰基）－葡萄糖苷和杨梅树皮素3－O－β－D－（6″－O－没食子酰基）－半乳糖苷，熊果酚苷和氢配。

【药理作用】 ①扩张动脉血管。②兴奋心脏。③升血小板和白血球作用。④止血作用。

【毒理作用】 食用费菜最大耐受量为51.42g 生药/（kg·d），在此剂量范围内食用是安全的。

【方剂选用】

1. 疮疔痈肿、虫蝎咬伤、水火烫伤及妇女白带：景天三七鲜叶捣烂外敷。

2. 吐血、咳血、鼻衄、牙龈出血，内伤出血：鲜景天三七 60～90g。水煎或捣汁服，连服数日。

3. 癫病、惊悸、失眠、烦躁惊狂：鲜景天三七 60～90g，猪心 1 个（不要剖割，保留内部血液）。置瓦罐中炖熟，去草，当天分二次吃，连吃十天。

4. 白带，崩漏：鲜景天三七 60～90g。水煎服。

5. 跌打损伤：鲜景天三七适量。捣烂外敷。

6. 尿血：景天三七 15g。加红糖引，水煎服。

7. 蝎子蜇伤：鲜景天三七适量。加食盐少许，捣烂敷患处。

◆黑豆

【来源】 本品为豆科植物大豆的黑色干燥成熟种子。秋季采收成熟果实，晒干，打下种子，除去杂质。

【别名】 乌豆、黑大豆、冬豆子。

【性味归经】 味甘，性平。归脾、肾经。

【功能主治】 益精明目，养血祛风，利水，解毒。主治：阴虚烦渴、头晕目昏、体虚多汗、肾虚腰痛、水肿尿少、痹痛拘挛、手足麻木、药食中毒。

【用法用量】 内服：煎汤，9～30g，或入丸、散。外用：适量，研末掺，或煮汁涂。

【炮制】 除去杂质，晒干备用。

【化学成分】 含丰富的蛋白质、脂肪和碳水化物，以及胡萝卜素、维生素 B_1、维生素 B_2、烟酸等。

【药理作用】 拟激素样作用。

【方剂选用】

1. 脚气入腹，心闷者：浓煮黑豆汁饮一大升，不止更饮。

2. 小儿丹毒：浓煮黑豆汁涂良，瘥，亦无瘢痕。

3. 痘疮，湿烂：黑豆，研末饮之。

◆黑芝麻

【来源】 本品为脂麻科植物脂麻的干燥成熟种子。秋季果实成熟时采割植株，晒干，打下种子，除去杂质，再晒干。

【别名】 胡麻、巨胜。

【性味归经】 味甘，性平。归肝、肾、大肠经。

【功能主治】 补肝肾，益精血，润肠燥。主治：精血亏虚、头晕眼花、耳鸣耳聋、须发早白、病后脱发、肠燥便秘。

【用法用量】 适量。煎服，9～15g 或入丸、散。

【炮制】 黑芝麻除去杂质，洗净，晒干。用时捣碎。

【化学成分】 黑芝麻种子含脂肪油可达55%，油中含油酸（约48%）、亚油酸（约37%）、棕榈酸、硬脂酸、花生油酸、廿四烷酸的甘油脂，并含芝麻素、芝麻林素、芝麻酚、维生素 E、植物甾醇、卵磷脂等成分。尚含胡麻苷、蛋白质及寡糖类、车前糖、芝麻糖。以及少量磷、钾及细胞色素 C、叶酸、烟酸、蔗糖、戊聚糖和多量的钙等。

【药理作用】①降血糖作用。②促肾上腺作用。③抗炎作用。④致泻作用。⑤防治冠状动脉硬化作用。

【毒理作用】种子有致泻作用，榨油后的饼对家畜有毒，可引起绞痛、震颤、呼吸困难、胀气等。

【方剂选用】

1. 妇人少乳：黑芝麻炒研，入酱少许食之。

2. 心脏虚损，益气力坚筋骨：黑芝麻九蒸九暴，收贮。每服二合，汤浸布裹，剥皮再研，以滤汁煎饮，和粳米煮粥食之。

【不良反应及注意事项】脾虚便溏者勿服。

◆黑种草子

【来源】本品为本品系维吾尔族习用药材。为毛茛科植物腺毛黑种草的干燥成熟种子。夏、秋二季果实成熟时采割植株，晒干，打下种子，除去杂质，晒干。

【性味归经】味甘、辛，性温。

【功能主治】补肾健脑，通经，通乳，利尿。主治：耳鸣健忘、经闭乳少、热淋、石淋。

【用法与用量】内服：煎汤，6～15g。外用：适量。

【药理作用】①抗肿瘤作用。②抗病原微生物和驱虫作用。

【不良反应及注意事项】孕妇及热证患者忌服。

◆番杏

【来源】本品为番杏科植物番杏的全草。夏、秋间开花时采收。

【别名】白番杏、白红菜、白菜苋。

【性味归经】味甘，微辛，性平。归肺、肝、大肠经。

【功能主治】疏风清热，解毒消肿。主治：风热目赤、疔疮肿痛、肠炎、败血症、肿瘤。

【用法用量】内服：煎汤，30～45g。外用：适量，捣敷。

【炮制】洗净，晒干或鲜用。

【化学成分】含β-胡萝卜素，草酸，氯化钾，丰富的铁、钙及维生素 A、B，磷脂酸胆碱，磷脂酸乙醇胺，磷脂酰丝氨酸，磷脂酰肌醇，番杏素，1-O-β-D-吡喃葡萄糖基-2-N-2'-羟基棕榈油酰鞘氨-4，8-二烯醇等。另外还分离出甾醇-β-D-葡萄糖苷的混合物。

【药理作用】①抗溃疡作用。②抗坏血病作用。

【毒理作用】嫩枝富含皂苷，但此种皂苷毒性不大。叶在煮熟后，并无毒性，可作蔬菜食用。

【方剂选用】

胃癌、食道癌、子宫颈癌：番杏 90g，菱茎（鲜草或连壳的菱角）120g，薏苡仁 30g，马蹄决明 12g。煎服。

◆番石榴干

【来源】本品为桃金娘科植物番石榴的干燥幼果。夏、秋采收，晒干。生于荒地或低丘陵上。我国华南各地栽培，常见的逸为野生者。分布于福建、台湾、广东、海南、广西、四川、云南等地。原产南美洲。

【别名】鸡尖果、拔子、番稔、番桃树、胶子果。

【性味归经】味涩、性平。

【功能主治】收敛止泻，止血。主治：泻痢无度、崩漏。

【用法用量】内服：15～30g。外用：适量。

【炮制】除去杂质，晒干。

【化学成分】未成熟果实含阿聚糖等多糖。幼果还含番石榴鞣素，系六甲氧基联苯酸与吡喃阿拉伯糖结合而成，为一轻泻剂，而成熟果实中不含有。

◆番石榴叶

【来源】本品为桃金娘科植物番石榴的

叶。春、夏季采收。

【别名】鸡矢菜。

【性味归经】味苦、涩，性平。

【功能主治】燥湿健脾，清热解毒。主治：泻痢腹痛、食积腹胀、齿龈肿痛、风湿痹痛、湿疹瘙疮、疔疮肿毒、跌打肿痛、外伤出血、蛇虫咬伤。

【用法用量】内服：煎汤，5~15g，鲜品可至24~30g，或研末。外用；适量，捣敷或煎汤洗或含漱。

【炮制】晒干或鲜用。

【化学成分】叶含 β-谷甾醇、三萜类。又含槲皮素，番石榴鞣花苷，无色矢车菊素，番大榴鞣花苷，番石榴酸，萹蓄苷（一说不含有）。并含挥发油，如丁香油酚，顺-3-已烯-1-醇，已烯醇，已醛，另有苯萹甲酸甲酯，已酸-β-苯已酯，肉桂酸甲酯，苹果酸，树脂、蜡及鞣质等。

【药理作用】①降糖作用。②抗氧化作用。③抗菌作用。④降血压，降血脂作用。⑤抗肿瘤作用。

【方剂选用】

肠炎：给予患者常规治疗，点滴补液，并口服思密达，1日3~9g，1日3次。另外在常规治疗的基础上，同时给予患者口服番石榴叶煎煮剂，1日10~20g，水煎2次，分早晚温服。

【不良反应及注意事项】大便秘溏，泻痢未清者忌服。

◆ 番泻叶

【来源】本品为豆科植物狭叶番泻或尖叶番泻的干燥小叶。

【别名】泻叶、泡竹叶、旃那叶。

【性味归经】味甘、苦，性寒。归大肠经。

【功能主治】泻热行滞，通便，利水。主治：热结积滞、便秘腹痛、水肿胀满。

【用法用量】内服：煎汤，3~6g，后下；或泡茶；研末1.5~3g。

【炮制】除去杂质，晒阴干。

【化学成分】狭叶番泻叶含番泻苷A、B、C、D，大黄酚，大黄素，大黄素甲醚，大黄酚等。嫩叶中含山奈酚。此外，同属植物耳叶番泻叶含花白苷，树皮含多酚氧化酶。

【药理作用】①泻下作用。②止血作用。③抗菌作用。④箭毒样作用。

【毒理作用】

1. 毒性：番泻叶苷腹腔注射，对小鼠的 LD_{50} 为1.141g/kg。

2. 番泻叶服后有时可致腹痛，呕吐或使原有的肠部炎症加重（尤其在用量较大时）。

3. 服用番泻叶后有面部麻木、头晕、大小便时无感觉或痒感、三叉神经分布区内有程度不等的痛觉减退、服用大剂量番泻叶可出现尿潴留、恶性血压变化等。番泻叶苷的小鼠 LD_{50} 为1.414g/kg，折合番泻叶生药为36.3g/kg，此剂量大于临床番泻叶口服治疗量300倍以上。

4. 有人对服用番泻叶的患者102例，于治疗前后作尿常规、血肌酐、尿素氮、谷-丙转氨酶、黄疸指数及心电图等检查，未发现明显异常。

【配伍效用】

番泻叶配伍陈皮：番泻叶甘苦而性寒，入大肠可泻积热、润肠燥、通大便，常用于热结便秘之证，但是易引起恶心、腹痛；陈皮燥湿化痰、理气健脾，能防止番泻叶之大寒伤胃，并使其恶心、腹痛减轻。二者相使为用，其泻积导滞之功效更著，用于治疗热结便秘、腹胀少食以及习惯性便秘。

番泻叶配伍牵牛子、大腹皮：番泻叶配牵牛子泻下逐水；大腹皮行气利水。三药伍用，有逐水消肿行气之功效，用于治疗水肿鼓胀、大小便不利、腹部胀满等症。

【方剂选用】

1. 上消化道出血：番泻叶粉胶囊（每粒含生药0.5g），每次2粒，每日3次，温开水送服。待大便隐血试验转阴后再服1日停药，然后服中药汤剂调理。

2. 急性胰腺炎：番泻叶10~15g，白开水200ml冲服，每日2~3次。病重者，除口服外，再用上药保留灌肠，每天 1 ~ 2 次。

3. 流行性出血热：番泻叶 30 ~ 60g，煎至 200 ~ 300ml 代茶饮，1 日内饮完，连服 3 ~ 5 日，以排出稀便为度。

4. 产褥期便秘：番泻叶 8g，冲开水 150ml，3 ~ 5 分钟后，弃渣 1 次服下。如便秘时间过久，隔 10 分钟后将药渣再泡服 1 次。

5. 胃弱消化不良，便秘腹膨胀，胸闷：番泻叶 3g，生大黄六分，橘皮 3g，黄连 1.5g，丁香六分。沸开水温浸 2 小时，去渣滤过，一日三次分服。

【不良反应及注意事项】体虚及孕妇忌服。

◆番木瓜

【来源】本品为番木瓜科植物番木瓜的果实。夏、秋季采收成熟果实，鲜用或切片晒干。生于村边、宅旁。现福建、台湾、广东、海南、广西、云南等地有栽培。为南方水果之一。

【别名】木瓜、石瓜、万寿果、蓬生果、孔瓜、番瓜等。

【性味归经】味甘，性平。

【功能主治】消食下乳，除湿通络，解毒驱虫。主治：消化不良、胃、十二指肠溃疡疼痛、乳汁稀少、风湿痹痛、肢体麻木、湿疹、烂疮、肠道寄生虫病。

【用法用量】内服：煎汤，9 ~ 15g，或鲜品适量生食。外用：取汁涂；或研末撒。

【炮制】晒干或鲜用。

【化学成分】①果实含番木瓜碱，木瓜蛋白酶、凝乳酶；在淡黄色的果实中含隐黄素、蝴蝶梅黄素、β - 胡萝卜素、δ - 胡萝卜素和隐黄素环氧化物等色素；在红色的果实中尚含西红柿烃。

②种子含异硫氰酸节酯、番木瓜苷。

③果实含糖类（其中有蔗糖、转化糖等），大量果胶，少量酒石酸、苹果酸，多种维生素如 B$_1$、B$_2$、C、烟酸，多种胡萝卜素类化合物如隐黄质、β - 胡萝卜，以及多种酶。

④果实的乳汁及种子含微量番木瓜碱。种子尚含旱金莲苷，经酶水解产生苄基异硫氰酸酯，加氨处理得番木瓜胺约 0.35%；另含脂肪油约 25%。

【药理作用】①抗肿瘤作用。②抗菌和抗寄生虫作用。③抑制蛋白酶作用。④抗凝作用。⑤降压作用。⑥抑制平滑肌作用。⑦堕胎作用。⑧心脏和中枢抑制作用。

【毒理作用】番木瓜碱对中枢神经有麻痹作用，对小鼠及兔于中毒末期引起轻度痉挛，中毒死因主要是呼吸麻痹与心脏障碍。

【方剂选用】

1. 心痛：番枇煎汁，洗风痹。

2. 远年烂脚：番木瓜 60g，土薏 30g，猪脚 1 条。共煲服。

【不良反应及注意事项】内有郁热，小便短赤者忌服。

◆琥珀

【来源】本品为古代松科植物的树脂埋藏地下经久凝结而成的碳氢化合物。

【别名】血琥珀、红琥珀。

【性味归经】味甘，性平，无毒。归心、肝、小肠经、膀胱、肺、脾经。

【功能主治】镇惊安神，散瘀止血，利水通淋，去翳明目。主治：惊悸失眠、惊风癫痫、血淋血尿、血滞经闭、产后瘀滞腹痛、癥瘕积聚、目生障翳、痈肿疮毒。

【用法用量】内服：研末冲服，或入丸、散，每次 1.5 ~ 3g。外用：适量。不入煎剂。忌火煅。

【炮制】拣净杂质，用时捣碎研成细粉。《雷公炮制论》：凡入药中，用水调侧柏子末安于瓷锅中，安琥珀末，下火煮，从巳至午，别有异光，更捣如粉，重筛用。

【化学成分】主要含树脂，挥发油，二松香醇酸，琥珀银松酸，琥珀树脂醇，琥珀松香醇，琥珀酸，龙脑，琥珀氧松香酸，琥珀松香醇酸，还含有钠、锶、硅、铁、钨、镁、铝、钴、镓等元素。

【药理作用】中枢抑制作用。

【配伍效用】

琥珀配伍当归、莪术：琥珀活血散瘀止痛；当归活血养血调经；莪术活血散瘀破积。诸药伍用，有活血散瘀、破积消癥之功效，用于治疗闭经、癥瘕腹痛等症因血瘀所致者。

琥珀配伍木通、金钱草：琥珀利水通淋；木通清热利尿通淋；金钱草利尿通淋排石。三者合用，共奏清热利尿、通淋排石之功效，用于治疗热淋、石淋等症。

琥珀配伍胆南星、钩藤：琥珀镇惊安神；胆南星清热化痰；钩藤息风止痉。三者合用，共奏清热化痰、安神镇惊、息风止痉之功效，用于治疗痰热内扰、肝风内动之惊风、抽搐等症。

【方剂选用】

1. 紫癜性肾炎：琥珀粉 50g，云南白药 8g。二药混匀装瓶备用。用时取药粉 3～6g，合阿胶 6g 烊化，温开水送服，每日 2 次。

2. 瘰疬：琥珀粉每日 6g，装入鸭蛋内，微火煨熟，早晚各 1 次分服；剩余蛋壳研末，用植物油调敷患处。一般连用 6～7 天，即可见效。

3. 血尿：琥珀 0.6g，研末，为 1 次量，温开水冲服，每日 3 次。

4. 慢性前列腺炎：大黄、半夏各 10～15g，水煎成 200ml，每次用 100ml 冲服琥珀 0.5～1.0g，每日早晚各 1 次。初用本方，药量从轻到重，因人而异，服药 3 剂时大黄用量 10g，病人服药后，大便每日不超过 2 次，大黄可用到 15g。个别患者服药后有轻度腹痛，不需停药，2 日后腹痛可自行缓解。

5. 小儿胎痫：琥珀、朱砂各少许，全蝎 1 枚。为末，麦门冬汤调一字服。

6. 健忘恍惚，神虚不寐：琥珀、羚羊角、人参、白茯神、远志（制）、甘草各等量。上为细末，猪心血和炼蜜丸，芡实大，金箔为衣。每服 1 丸，灯心汤嚼下。

7. 心经之火，移于小肠，溲溺淋浊或涩或痛：琥珀 3g，天冬 4.5g，麦冬 4.5g，生地黄 15g，丹参 6g，丹皮 6g，赤芍、木通各 3g，甘草梢 1.5g，淡竹叶 20 张，灯心三尺。

8. 妇人月候不通：琥珀 30g（研末，以醋三升熬如膏），虻虫 15g（去翅足，炒黄），水蛭 15g（炒黄），肉桂 90g（去皴皮），桃仁 30g（去皮、尖，双仁，别研，生用），川大黄 90g（生用）。上药捣罗为末，以琥珀膏和丸，如梧桐子大，每服心以温酒下 30 丸。

9. 产后恶漏不下，气攻心腹，烦闷刺痛：琥珀、姜黄、牛膝（酒浸，切，焙）、虎杖、牡丹皮各 15g，当归（切，焙）、生干地黄（焙）、肉桂（去粗皮）、桃仁（汤浸，去皮、尖，双仁，麸炒）各 0.9g，大黄（锉，焙）30g，虻虫（去翅足，炒黄）0.3g，芒硝 30g。上十二味，粗捣筛。每服 6g，水一盏，煎取 2.1g，去渣温服。

10. 痈疽发背，已成脓之际，恐毒气不能外出，必致内攻，预服此丸，护膜护心，亦且散血解毒：白矾 30g，雄黄 3g，琥珀 3g（另研极细），朱砂 3g，黄蜡 30g，蜂蜜 6g 临入。上四味，先研极细，另将蜜、蜡于铜杓内溶化，离火片时，候蜡四边稍凝时，方入上药搅匀，共成一块，以一人将药火上微烘，众手急丸，小绿豆大，用朱砂为衣，磁罐收贮。每服 20～30 丸，白汤食后送下，病甚者早晚日进二次。

【不良反应及注意事项】阴虚内热及无瘀滞者忌服。琥珀入煎加热，必溶结成团，难奏药效，故当研末冲服。

◆ 斑蝥

【来源】本品为芫青科昆虫南方大斑蝥或黄黑小斑蝥的干燥体。夏、秋二季捕捉，闷死或烫死，晒干。

【别名】斑蚝、花斑毛、斑猫、芫青、花壳虫、黄蛀等。

【性味归经】味辛，性热，有大毒。归肝、胃、肾经。

【功能主治】破血逐瘀，散结消癥，攻毒蚀疮。主治：癥瘕、经闭、顽癣、瘰疬、赘疣、痈疽不溃、恶疮死肌。

【用法用量】内服：多入丸、散，0.03

~0.06g。外用：适量，研末敷贴，或酒醋浸涂或作发泡用，内服需以糯米同炒或配青黛丹参以缓其毒。

【炮制】生斑蝥除去杂质。

【化学成分】南方大斑蝥，含斑蝥素1~1.2%，脂肪12%及树脂，蚁酸，色素等。

【药理作用】①抗肿瘤作用。②局部刺激作用。③抗病毒作用。④升高白细胞数作用。⑤抑菌作用、杀虫作用。⑥拟雌激素样作用。

【毒理作用】本品属剧毒药。小鼠急性实验，腹腔注射的半数致死量为1.25mg/kg；其内脏切片检查，无论急性或亚急性毒性试验，各脏器皆出现病变：心肌纤维浊肿明显（尤以亚急性试验为着）；肝细胞浊肿、脂变；肺、脾郁血，并有小灶性出血；肾小管上皮浊肿。斑蝥素30mg即可使人死亡。毒性：斑蝥不同炮制品小鼠灌胃的半数致死量：碱处理全斑蝥为514.28 ± 21.83mg/kg；碱处理去头、足、翅为285.43 ± 11.28mg/kg；米炒全斑蝥为389.67 ± 14.58mg/kg；米炒去头、足、翅为234.58 ± 11.39mg/kg；生品全斑蝥为267.36 ± 12.10mg/kg；生品去头、足、翅为154.31 ± 6.53mg/kg。斑蝥不同炮制品7mg/kg或14mg/kg连续灌胃30天，大鼠血、尿有异常，肝、肾、胃及其功能均有不同程度地损害，且高剂量组明显大于低剂量组。斑蝥素小鼠腹腔注射的半数致死量为1.71mg/kg。

本品为剧毒药。小鼠腹腔注射的半数致死量为1.25mg/kg。其内脏切片检查，无论急性或亚急性毒性试验，各脏器皆出现病变：心肌纤维浊肿明显，肝细胞浊肿、脂变、肺、脾郁血，并有小灶性出血，肾小管上皮浊肿。斑蝥素口服人的致死量为30mg；按每1kg体重计算犬和猫的致死量为人的2.5倍；兔为人的45倍；而猬为人的3000倍。斑蝥素及其衍生物中以斑蝥素的毒性最大，斑蝥酸钠次之，而羟基斑蝥胺和甲基斑蝥胺的毒性很小。

【配伍效用】

斑蝥配伍白砒、白矾、青黛：斑蝥攻毒蚀疮；白砒蚀疮祛腐；白矾解毒杀虫、燥湿止痒；青黛清热解毒、凉血消肿。四药伍用，有解毒蚀疮、散结消肿之功效，用于治疗瘰疬瘘疮等症。

斑蝥配伍桃仁、大黄：斑蝥破血散结；桃仁破血祛瘀；大黄逐瘀通经。三药合用，有破血通经止痛之功效，用于治疗瘀血阻滞所致之经闭不通等症。

【方剂选用】

1. 肝癌：斑蝥5~6只，去头、翅、足，纳入鸡蛋内，文火烤干，研碎分包2份。每次1份，日服1~3次。

2. 晚期食道癌：斑蝥1只（去足头、翅、绒毛），鸡蛋敲一小孔，放进斑蝥，放锅内蒸约半小时，取出斑蝥，分作3块吞服，鸡蛋也可分小块同服。

3. 各种关节炎：按不同发病部位选穴后，取发泡散（斑蝥3份，腰黄5份，共研末）0.3~0.6g，置膏药中贴于穴位上，24小时后起泡揭去，用消毒针穿刺排液后，换敷青冰散，24小时后换贴阳春膏，72小时后取下，每次取2~4穴，一般治疗2~3次。

4. 肱骨外上髁炎：①肘关节屈曲90~120度，取斑蝥粉0.01~0.02g，置于肱骨外上髁压痛最明显处，盖贴胶布，待7~9小时后局部有热辣、微痛感，皮肤潮红起泡，即去胶布及药，盖上消毒纱布。7天发泡1次，3次为1个疗程。②斑蝥粉0.01g或0.02g，用大蒜汁调合成饼放在穴位上，盖贴约8cm×10cm大的胶布。发泡后一般2~4天即干燥而愈。每周发泡1次，3次为1疗程。③用斑丁粉（斑蝥、丁香粉等量混匀）少许，以75%乙醇调成厚糊状，置明显压痛点上，胶布固定。3~4小时后洗去，若已起泡可刺破用消毒纱布包扎。

5. 骨结核：在鸡蛋顶上挖一小洞，入斑蝥7只，隔水蒸熟，去斑蝥吃蛋，每天1只斑蝥蛋，连服30~40只，配合内服中药及外治。

6. 甲沟炎：①斑蝥末每次 10～12mg，均匀地撒一薄层于患处，然后用黑膏药文火烘软贴上，8～12 小时后患处有微黄色液体渗出，揭去膏药，清除药泥，外涂 2% 龙胆紫溶液。②斑蝥 5g，六月雪 25～30g，水煎温洗患处，每日 4～6 次，治疗 13 例，均 1～3 天治愈。化脓者先切开引流。

7. 寻常疣：常规消毒后，疣顶部皮肤削去至见血，将活斑蝥去其头，局部外涂其流出的水珠样黄色分泌物，一只涂 2～3 个疣，勿需敷料覆盖。12～24 小时后，可见涂药的疣变成如烫伤后的水泡，48～72 小时后水泡自行消失不留疤痕。疣数目较多者，则选择较大及发病时间长者先治，其余可自行消退。

8. 神经性皮炎：①斑蝥 15g，入 70% 乙醇 100ml 中，浸泡 1 周后取浸液涂患处。涂药后数小时，局部即发生水泡，用针刺破，敷料包扎，3～4 天后即结痂脱落而愈。如病灶部仍有苔癣样变，可再次涂药。一般涂药 1～3 次。②斑蝥粉 2 份，砒霜 1 份，加白醋调成糊状，涂患处，约半小时，刺破所起之泡，吸干液体，涂消炎药膏。

9. 牛皮癣：斑蝥 15g，生半夏 30g，共研极细末，加香油适量调成糊状。先将病变处鳞屑清除干净，使创面有点状出血为宜。然后将药膏摊敷于患部，约为 5 分硬币厚，每日 1 次。

10. 鹅掌风：斑蝥（去头、足、翅）2 个，花椒 10g，土槿皮 15g，加醋 500g，浸泡 1 夜，次日煮沸，待温后浸泡患手。

11. 面瘫：①斑蝥 3 只，巴豆 3 枚（去壳），共研末，用植物油调成糊状，将药物涂于无菌敷料上，敷于地仓及下关穴，保留 5～8 小时，去敷料后可见大小不等之水泡，待其自行干燥结痂脱落即可。每 7 天敷 1 次，每次敷两个穴位。②斑蝥、巴豆各 1 份，研成细末，净水调敷患侧下关、太阳、四白、迎香或面神经运动点。

12. 腮腺炎：斑蝥、雄黄、白矾各 30g，蟾酥 10g，共研末过箩为发泡散，装

瓶备用。再用香油、广丹配制成黑膏药。用法：先用 75% 乙醇消毒腮肿部位，后摊黑膏药于油纸上，并取少许发泡散置膏药中心（约 0.1～0.3cm），稍加热后将膏药贴于腮肿部位，但应将发泡散对准肿部最高处。贴药 24 小时后，除去膏药见肿起、发泡部位水破自流，后用龙胆紫药水外涂即可。如未发泡，应再敷 1 次即可。

13. 斑秃：斑蝥 2 个，补骨脂、旱莲草、川椒、干姜各 20g，红花 5g，用 75% 乙醇 200ml，浸泡 1 周后滤液。以棉签蘸药液擦患处，日 3～5 次，1 月为 1 疗程。

14. 痛经：斑蝥、白芥子各 20g，研极细末，以 50% 二甲基亚砜调成膏状。取麦粒大小放于胶布上，贴于中极或关元穴（两穴交替使用）。每次经前 5 日贴第 1 次，月经始潮或始觉腹痛则贴第 2 次。两个月经周期为 1 疗程。一般贴 3 小时揭去药膏，出现水泡逐渐增大，常 2～3 日逐渐干瘪结痂。水泡一旦擦破，涂紫药水。

15. 外阴白斑：斑蝥 1.5g，75% 乙醇 100ml，浸泡 2 周，滤液涂病变处，涂药 2 小时局部起水泡，外涂 1% 龙胆紫预防感染。一般 7～10 天涂药 1 次，7～10 次为 1 疗程。

16. 小儿咳喘：斑蝥 45%，雄黄 45%，麝香 10%，蜂蜜适量。先研斑蝥为末，后入雄黄、麝香，共研匀，蜜调糊，每取米粒大，放于寸方胶布中间贴穴位上，每次取 5～7 个（双侧定喘、肺俞、风门为主穴，痰多难咯加双侧丰隆，纳呆加双侧足三里，喘重加膻中），每 7～14 天贴 1 次，3 次为 1 疗程，间隔 7～14 天再贴。贴后 8～12 小时出现水泡，局部发热、胀痛，2～3 天后症状减轻，5～6 天后取下胶布，涂紫药水。

17. 梅核气：斑蝥 3g，全蝎、蜈蚣各 1g，冰片 0.5g，共研末，加凡士林调成糊状，制成斑蝥膏。取火柴头大小置胶布上，贴天突和曲池穴上，3 天后取下，未效者，水泡脱痂后再贴敷。

18. 鼻炎：生斑蝥（去足翅），研末，

用适量水、醋或蜂蜜调成糊状。患者印堂擦洗干净后，取 1 小块胶布，于中心处剪一黄豆大小的孔并贴于该穴，将药直接涂于小孔内，外以胶布贴盖，24 小时后去掉。不愈者 1 周后重复使用。局部水泡较小者用 75% 乙醇棉球轻压片刻，较大者以消毒针穿破放出水液，涂以 2% 龙胆紫或红霉素眼药膏，外用消毒纱布覆盖。

19. 鼻源性眼痛：斑蝥去头、足、翅，研末备用。取直径 1cm 的胶布一块，将其中心剪一直径 0.5cm 的圆孔并贴于印堂穴处，用小刮匙取斑蝥粉如绿豆粒大置于孔中，外贴胶布。注意勿将药物误入眼内及口腔，以免引起不良反应。24 小时后除去胶布和药物，可见局部皮肤发红或有水泡，用新洁尔灭或乙醇消毒预防感染，2～3 日后水泡自然吸收，每隔 7 天贴治 1 次。

20. 慢性咽喉炎：斑蝥 7 个，白糖 500g，去核大枣 7 枚。每枚大枣内装斑蝥 1 个，将白糖盛于碗中，把装有斑蝥的大枣放在白糖上面，置于蒸笼中蒸 40 分钟，取出，弃枣及斑蝥，留白糖备用。每天早上各取上制白糖一调羹开水冲服。约 10 天服完，为 1 疗程。

21. 痈疽，拔脓，痈疽不破，或破而肿硬无脓：斑蝥为末，以蒜捣膏，和水一豆许贴之，少顷脓出，即去药。

22. 大人小儿瘰疬内消方：斑蝥 30g，去翅、足，用粟米一升，同斑猫炒令米焦黄，去米不用，细研，入干薄荷末 120g，同研令匀，以乌鸡子清丸如绿豆大。空心腊茶下 1 丸，加至 5 丸，却每日减 1 丸，减至 1 丸后，每日服 5 丸。

23. 干癣积年生痂，搔之黄水出，每逢阴雨即痒：斑蝥 15g，微炒为末，蜜调敷之。

24. 一切瘘：斑蝥 30 枚（去头、足、翅，糯米拌炒令米黄），蜥蜴 3 枚（炙令黄），地胆 40 枚（去头、足、翅，糯米拌炒令米黄）。捣罗为末，炼蜜和丸，如黑豆大。每日空心及晚食后，以温酒下 20 丸。

【不良反应及注意事项】 有剧毒，内服宜慎；体弱及孕妇忌服。

斑蝥中毒目前治疗尚无特效药物，采用常规的对症与支持疗法：①洗胃：对口服中毒患者，应早期彻底洗胃，消除毒物。②对症处理：静脉点滴葡萄糖溶液或葡萄糖盐水稀释毒物，利尿促使毒物排出体外。③积极防治并发症：如有休克及心功能不全，应用升压与强心药物，如有消化道出血，应用止血剂，必要时输血治疗，如出现急性肾功能衰竭，给予透析等治疗。

◆ **葎草**

【来源】 本品为桑科植物葎草的全草。9～10 月收获，选晴天，收割地上部分，除去杂质，晒干。

【别名】 拉拉秧、拉拉藤、老虎藤、穿肠草。

【性味归经】 味甘、苦，性寒。归肺、肾经。

【功能主治】 清热解毒，利尿通淋。主治：肺热咳嗽、肺痈、虚热烦渴、热淋、水肿、小便不利、湿热泻痢、热毒疮疡、皮肤瘙痒。

【用法用量】 水煎服 9～15g，用于痈疖肿毒，湿疹，毒蛇咬伤捣敷。

【炮制】 净制：除去木质茎、残根及杂质。切制：除去杂质、木质茎、残根、淋水稍润，切段、晒干、筛去灰屑。

【化学成分】 全草含木犀草素，葡萄糖苷，胆碱，天冬酰胺及挥发油等。球果含葎草酮，蛇麻酮。叶含木犀草素–7–葡萄糖苷，0.015% 大波斯菊苷，牡荆素。

【药理作用】 ①抗菌作用。②抗氧化活性。③抗炎、止痒活性。④舒张血管作用。⑤抗肿瘤活性。

【毒理作用】 葎草酮对猫有二硝基酚样作用，静脉注射 3mg/kg 后，可使氧耗量立即增加 1 倍，并出现呼吸急促，随之体温升高；并可因体温过度升高（45℃）而致死，死亡迅速发生严重尸僵。

【方剂选用】

1. 膏淋：葎草捣生汁三升，酢二合。相和，空腹顿服，当溺如白汁。

2. 新久疟疾：萹草一握（去两头，秋冬用干者）、恒山末等量。以淡浆水二大盏，浸药，星月下露一宿，五更煎一盏，以吐痰愈。

3. 久痢成疳：萹草干蔓捣筛，量多少，管吹谷道中。

4. 癞，遍体皆疮者：萹草一担。以水二石，煮取一石，以渍疮。

5. 乌癞：萹草二秤（锉，细淘），益母草一秤（锉，洗淘）。用水二石五斗，煮取一石五斗，漉去渣，益瓮中浸浴一时辰久方出，用被衣覆之，又再浸浴一时辰久方出，勿令见风，明日复作。如八汤质，举身瘙痒不可忍，令旁人捉手，不令搔动，食顷渐定。后隔三日一浴。其药水经浴两次即弃之。

6. 肺结核：100% 萹草注射液肌注，每日 2 次，每次 2～4ml。30 天为 1 疗程。治疗过程中部分患者经肝、肾功能检查，未见不良影响；个别患者可能因制剂不纯，用药后出现发烧恶寒现象，停药后即消失。

7. 呼吸道炎症：取鲜或干的萹草 500g，加水约 1000～1500ml，煮沸 30 分钟左右，煎至 1000ml，加调味剂，4～6 次分服。

8. 慢性气管炎：萹草、野利苋鲜品各 30g，洗净，切段，水煎两次过滤，药汁混合浓缩成 100ml。日服 1 次，每次 50ml。

9. 细菌性痢疾：取萹草藤和叶，水煎，使每 ml 含量为 3g。1～2 岁每次 20ml，2 岁以上每次 30ml，日服 2 次，4～6 日为 1 疗程。

10. 小儿腹泻：萹草加水适量，浓煎，使每 40ml 含萹草 30g。1 岁以内每次 20ml，每日 2 次；1 岁以上每次 20ml，每日 3 次。

11. 蛇咬伤：新鲜萹草 1 株（小者两株），洗净捣烂如泥，滴入烧酒 1～3ml（以甜酒糟为最好），拌匀使成泥状软膏，直接贴敷于咬伤处，外加敷料包扎。每日换药 1 次。

12. 小儿腹泻：鲜萹草 500g 或干草 250g 加水 1000ml，文火煮沸 10 分钟后凉至 40℃，让患儿双足在过滤的药液中浸泡 10～15 分钟，2 次/天。3 天为 1 个疗程，1 个疗程结束后判定疗效。

13. 尿路感染：萹草 30～40g，白茅根、车前子各 10g，蒲公英、虎杖各 15g，为 1 剂。每日 1 剂，分 3 次，病位在下，主以饭前服用，2 周为 1 疗程。

【不良反应及注意事项】脾胃虚弱者慎用。

◆葡萄

【来源】本品为葡萄科植物葡萄的果实。夏、秋果实成熟时采收，鲜用或风干。

【别名】提子、草龙珠、山葫芦、李桃。

【性味归经】味甘、酸，性平。归肺、脾、肾经。

【功能主治】补气血，强筋骨，利小便。主治：气血虚弱、肺虚咳嗽、心悸盗汗、烦渴、风湿痹痛、淋病、不肿、痘疹不透。

【用法用量】内服：煎汤，捣汁或浸酒。

【炮制】取原材，除骈杂质，洗净，晒干。

【化学成分】果含葡萄糖、果糖，少量蔗糖、木糖、酒石酸、苹果酸。并含各种花色素的单葡萄糖苷和双葡萄糖苷。果皮含矢车菊素、芍药花素、飞燕草素、矮牵牛素、锦葵花素、锦葵花素 -3-β- 葡萄糖苷。此外，本品还含原矢车菊酚低聚物。

【药理作用】①抗毒杀菌。②改善过敏症状、防癌抗癌作用。③抗贫血。④助消化作用。

【毒理作用】多食亦腹泻。服用安体舒道，氨苯蝶啶和补钾时，不宜同食葡萄干，否则易引起钾血症，出现胃肠痉挛，腹胀腹泻及心律失常等。

【方剂选用】

1. 强肾：葡萄、人参各 3g。火酒浸一宿，侵晨涂手心，摩擦腰脊，能助膂力强壮，若卧时摩擦腰脊，力能助肾坚强，服之尤为得力。

2. 热淋,小便涩少,砂痛沥血:葡萄(绞取汁)5 合,藕汁 5 合,生地黄汁 5 合,蜜 150g。上相和,煎为稀饧,每于食前服二合。

3. 吹乳:葡萄 1 枚,于灯焰上燎过,研末,热酒调服。

4. 牙龈肿痛,势欲成痈者:葡萄干去核,填满焰硝煅之。焰过,取置地上成炭,研末擦之,涎出,任吐自瘥。

【不良反应及注意事项】 糖尿病患者,便秘者,脾胃虚寒者不宜多服。

◆ **萹蓄**

【来源】 本品为蓼科植物萹蓄的干燥地上部分。夏季叶茂盛时采收,除去根和杂质,晒干。

【别名】 竹、地萹蓄、编竹、粉荆草、道生甘草、蚂蚁草、路边草、七星草。

【性味归经】 味苦,性微寒。归膀胱经。

【功能主治】 利尿通淋,杀虫,止痒。主治:热淋涩痛、小便短赤、虫积腹痛、皮肤湿疹、阴痒带下。

【用法用量】 煎服,9 ~ 15g,鲜者加倍。外用:适量。

【炮制】 除去杂质,洗净,切段,干燥。

【化学成分】 全草含黄酮类成分:槲皮素,萹蓄苷,槲皮苷,牡荆素,异牡荆素,木犀草素,鼠李素 – 3 – 半乳精苷,金丝桃苷等。还含香豆精类成分,酸性成分,葡萄糖,果糖,蔗糖,水溶性多糖。

【药理作用】 ①利尿作用。②抗菌作用。③降压作用。④对子宫的作用和止血作用。⑤增强呼吸作用。⑥收敛作用。⑦利尿作用。⑧利胆作用。

【毒理作用】 萹蓄作为牧草是有毒的,可使马、羊产生皮炎及胃肠紊乱,鸽对此植物的毒性作用最敏感。猫、兔口服浸剂(10 ~ 20%)或煎剂(1 : 40)的最小致死量为 20ml/kg,静脉注射水提取物(1 : 50)则为 2ml/kg。猫和兔口服浸剂(10 ~ 20%)或煎剂(1 : 40)的最小致死量为 20mg/kg,静脉注射水提取物(1 : 50)则为 2ml/kg。

【方剂选用】

1. 热淋涩痛:萹蓄煎汤频次。

2. 大人小儿心经邪热,一切蕴毒,咽干口燥,大渴引饮,心忪面热,烦躁不宁,目赤睛疼,唇焦鼻衄,口舌生疮,咽喉肿痛。又治小便亦涩,或癃闭不通,及热淋、血淋:车前子、瞿麦、萹蓄、滑石、山栀子仁、甘草(炙)、木通、大黄(面裹煨,去面,切,焙)各 500g。上为散,每服 6g,水一盏,入灯芯煎至 2g,去渣。温服,食后临卧,小儿量力少少与之。

3. 热:萹蓄取汁顿服一升,多年者再服之。

4. 蛔虫心痛,面青,口中沫出:萹蓄3000g。细锉,以水一石,煎去渣成煎如饴。空心服,虫自下皆尽,止。

5. 小儿蛲虫攻下部痒:萹蓄叶一握。切,以水一升,煎取五合,去渣,空腹饮之,虫即下,用其汁煮粥亦佳。

6. 细菌性痢疾:干萹蓄制成糖浆剂,每 ml 含生药1g,每次 50ml,日眼 2 ~ 3 次。服药期间无不良反应。或用新鲜萹蓄全株120 ~ 180g(干的 60 ~ 120g),制成煎剂一次顿服,早、晚饭后各服 1 次。

7. 腮腺炎:鲜萹蓄 30g,洗净后切细捣烂,加入适量生石灰水,再调入蛋清,涂敷患处。

【不良反应及注意事项】 脾胃虚寒者慎用。

◆ **喜树**

【来源】 本品为蓝果树科植物喜树的果实或根及根皮。果实于 10 ~ 11 月成熟时采收,晒干。根及根皮全年可采,但以秋季采剥为好。

【别名】 旱莲、水栗、冰桐树、天樟树、旱莲子、千张树、野巴蕉。

【性味归经】 味苦、辛,性寒,有毒。归脾、胃肝经。

【功能主治】 清热解毒,散结消症。主治:食道癌、贲门癌、胃癌、肠癌、肝癌、白血病、牛皮癣、疮肿。

【用法用量】内服：煎服根皮 9～15g，果实 3～9g；或制成汁、片剂用。

【炮制】除去外层粗皮，晒干或烘干。

【化学成分】从喜树的果实中分得下列化合物：喜树碱，10－羟基喜树碱，11－甲氧基喜树碱，脱氧喜树碱，喜树次碱，白桦脂酸，长春花苷内酰胺，11－羟基喜树碱，10－甲氧基喜树碱。从喜树的木质部中分得喜树碱，10－甲氧基喜树碱，11－羟基－（20s）－喜树碱。

【药理作用】①抗肿瘤作用。②免疫抑制作用。③抑病毒作用。④抗早孕作用。

【毒理作用】喜树碱小鼠腹腔注射的半数致死量为 68.4～83.6mg/kg。喜树碱钠盐小鼠静脉注射的半数致死量为 57.3mg；灌胃的半数致死量为 26.9mg/kg；大鼠静脉注射的半数致死量为 234.1mg/kg；灌胃的半数致死量为 153.2mg/kg。犬静脉注射的最小致死量为 80mg/kg，给药后 10 天内死亡。10－羟基喜树碱小鼠腹腔注射的半数致死量为 104±11mg/kg。喜树碱前体多相脂质体腹腔注射及灌胃小鼠的半数致死量分别为 159.3mg/kg 及 33.7mg/kg。犬和猴静脉注射喜树碱钠盐后，首先出现厌食、脱水、体重下降、呕吐和不同程度地腹泻，有些动物出现血性腹泻而死亡，剖检可见消化道上皮增生，坏死碎片积聚于扩张的腺体小窝内，覆盖上皮坏死，黏膜和黏膜下出血。给予最大耐受量存活的犬出现可逆性贫血，中性粒细胞和淋巴细胞减少，血象恢复期可有轻度暂时性单核细胞增多。当用量为最小致死量时，猴在死前血色素升高，血清碱性磷酸酶，天冬氨酸转氨酶和丙氨酸转氨酶升高，骨髓内细胞减少，犬出现坏死性胆囊炎。猴肾脏肾小管明显损伤，少数有肝局部性坏死。10－羟基喜树碱对犬的毒性反应与喜树碱相似，但对肾脏毒性较小。羟基喜树碱对肿瘤细胞有诱发中国仓鼠卵巢细胞染色体畸变的作用。

【不良反应及注意事项】内服不宜过量。忌用铁器煎煮调制。

◆硫黄

【来源】本品为自然元素类矿物硫族自然硫，采挖后，加热熔化，除去杂质；或用含硫矿物经加工制得。

【别名】硫黄、黄牙、天生黄。

【性味归经】味酸，性温，有毒。归肾、大肠经。

【功能主治】外用解毒杀虫疗疮；内服补火助阳通便。外治用于疥癣，秃疮，阴疽恶疮；内服用于阳痿足冷，虚喘冷哮，虚寒便秘。

【用法用量】内服：1.5～3g，炮制后入丸、散服。外用：适量，研末敷或加油调敷患处。

【炮制】硫黄除去杂质，敲成碎块。

【化学成分】主要含硫，尚杂有砷、硒、碲等。

【药理作用】①溶解角质、杀疥虫、杀菌、杀真菌作用。②缓泻作用。③消炎、镇咳、祛痰作用。

【毒理作用】未经炮制的天然硫黄含砷量较多，不宜内服，内服需用炮制过的硫黄，且不宜过量或久服，以免引起砷中毒。升华硫西黄芪胶混悬液给小鼠灌胃的半数致死量为 0.266g/kg，中毒表现为拒食、肝肿大。服用过量硫黄，在肠内生成大量硫化氢及硫化物，被吸收入血液后，能使血红蛋白转变为硫化血红蛋白，引起组织缺氧，中枢神经对缺氧最敏感，可致中枢麻痹而死亡。

【配伍效用】

硫黄配伍大枫子、轻粉、黄丹：硫黄解毒杀虫；大枫子祛风燥湿，解毒杀虫；轻粉攻毒杀虫；黄丹解毒止痒。四药共用，有解毒杀虫、燥湿止痒之功效，用于治疗疥疮癣癫、皮肤瘙痒等症。

硫黄配伍蛇床子、明矾：硫黄杀虫止痒；明矾解毒杀虫、燥湿止痒；蛇床子燥湿杀虫。三药合用，有解毒杀虫、燥湿止痒之功效，用于治疗阴蚀瘙痒、皮肤湿烂等症。

【方剂选用】

1. 蛲虫病：硫黄8~10g，研成细末，分成7~10包，每包用香油调成糊状，每晚涂于肛门及其周围。

2. 疥疮：①硫黄150g，过细筛置乳钵中，加入甘油300g，研磨均匀。另取CMC－Na30g，用热蒸馏水溶解后，加入5%尼泊金乙酯醇液100ml及香料，蒸馏水加至1000g。用于治疗疥疮，涂擦患处，每日2次。②硫黄20g，樟脑粉10g，混合研末备用。核桃10个，从侧面砸一直径为1~1.5cm的小洞，掏出核仁，再将以上药末平均分装入10个核桃壳内。火炉内先放入已燃烧的木炭和少许木炭灰，将两个装药的核桃壳放入燃烧，待核桃壳燃着冒烟后取出木炭，再将燃着的核桃壳埋入热灰内，患者脱去内衣睡入被窝里，再把火炉放入被窝内，一般10分钟药物燃尽，取出火炉，患者在被窝内再停留30分钟。每日1次，5天为1疗程。③将苯酚2g溶于甘油（1：4），水杨酸3g溶于乙醇（1：4），冰片1g以少量乙醇溶解即可，待上药充分溶解后，依次倾入盛有硫黄20g的容器内，与经水浴加温至45℃的白凡士林100g相混合，充分搅匀，用该药自颈部擦至全身，每次15g，每日早晚各1次。④硫黄粉100g，樟脑、冰片各25g（均先用少量乙醇溶解）。调入凡士林500g。用时将药膏直接涂擦患处，并轻轻按摩，每晚1次。

3. 头部脂溢性皮炎：硫黄、大黄各等量，研末。先用温水洗头，趁湿将药粉搓到头皮上，2~3分钟后用温水洗去药粉，或再用硫黄香皂洗头，每隔3~5天用1次。

4. 酒糟鼻：时间差硫黄洗剂100ml，加灭滴灵2.6g，振匀后外涂患处，1日2次，6周为1个疗程。

5. 花斑癣汗斑：硫黄6g，生白附子、密陀僧各3g。上药共研末面，用黄瓜蒂蘸药粉搽患处，日2次。

6. 阳痿：硫黄、蛇床子、仙茅各等量，分别研极细末，调匀。每次服10g，早晚2次白开水送服。用药1~3个月。

7. 阴囊、阴唇湿痒：硫黄3g，放入磁杯内，用棉花搓成捻子，蘸油少许插入硫黄中点燃。直接烟熏阴阜部分（用被单围住下身，避免烟气外泄），每次1小时左右，每日或隔日1次。

8. 遗尿：硫黄3g，山药6g，研末过筛，鸡蛋1个打一小孔，放入药末拌匀，用黄泥包好，置火中煨熟，去壳服，日1次。

9. 小儿隐睾：硫黄3g，肉桂1g，研末，分3次用橘叶片煎汤送服。

10. 婴幼儿湿疹：黄连、黄柏各30g，加水200ml，文火煎40分钟，过滤去渣，入硫黄5g搅拌，再加入冷霜100g，加温调糊制成硫黄霜，均匀涂擦患处，每日2~3次。

11. 阴毒面色青，四肢逆冷，心躁腹痛：硫黄末，新汲水调下6g，良久，或寒一起，或热一起，更看紧慢，再服，汗出瘥。

12. 水泻不止，伤冷虚极：硫黄30g。研末，先熔黄蜡，入硫黄末打匀，丸如梧桐子大，每服五丸，新汲水下。

13. 心腹一切痃癖冷气及年高风秘、冷秘或泄泻等：硫黄（明净好者，研令极细，用柳木槌子杀过）、半夏（汤浸七次，焙干，为细末）。上等份，以生姜自然汁同熬，入干蒸饼末搅和匀，入臼内杵数百下，丸如梧桐子大。每服空心温酒或生姜汤下15~20丸，妇人醋汤下。

14. 一切干湿癣：硫黄1.5g，风化石灰15g，铅丹6g，腻粉3g。同研如粉，用生油调，先以布揩破癣涂之，未涂药间，煎葱白、甘草汤淋洗，如换时亦依此。

15. 阴生湿疱疮：硫黄，研末，敷疮上，日三度。

【不良反应及注意事项】阴虚火旺及孕妇忌服。

◆ **雄黄**

【来源】本品为硫化物类矿物雄黄族雄黄。

【别名】明雄黄、黄金石、石黄、鸡冠石、黄食石、黄石、熏黄、天阳石。

【性味归经】味辛，性温，有毒。归肝、大肠经。

【功能主治】解毒杀虫，燥湿祛痰，截疟；外用祛邪散结。主治：痈肿疔疮、蛇虫咬伤、虫积腹痛、惊痫、疟疾。

【用法用量】内服：0.05～0.1g，入丸、散用。外用：适量，研末敷，香油调搽或烟熏。

【炮制】雄黄粉取雄黄照水飞法水飞，晾干。

取粉末适量，照上述三氧化二砷检查项下的方法检查，应符合规定。

【化学成分】雄黄主要含有二硫化二砷，并含有硅、铅、铁、钙、镁等杂质。

【药理作用】①抗菌作用。②抗血吸虫作用。

【配伍效用】雄黄配伍明矾：雄黄化瘀消癥；明矾清热消痰。二者均有解毒作用，相伍为用，共奏解毒化瘀、清热消痰之功效，用于治疗瘀血痰毒所致之腹胁痞块及蛊毒。（治痞块各30g，为末，面糊调膏摊贴；治蛊毒各等量，蜡丸梧子大，每服7丸熟水下。）

【方剂选用】

1. 疟疾：雄黄0.3g，六一散2g，混匀分2包，于疟疾发作前2小时服1包，4～6小时后服第2包。

2. 麻风：雄黄、枯矾各等量为末，茶叶、生姜适量，将姜捣烂纱布包裹涂擦患处，有灼热感为度，煎浓茶滚沸冲调雄黄、枯矾末为糊状，摊于5～6层纱布上，敷于局部。

3. 蛲虫病：雄黄3g，樟脑少许，苦参3g，研末，用布包一小团，蘸香油或醋，于晚间塞进肛门处。

4. 肛肠部疾病：取一铁罐，底部留有通气孔，内撒一层干锯末，点燃后放入硫黄、雄黄粉末各10g，上覆一硬纸片，中间可据病变部位剪一直径3～5cm圆口，每次熏疗半小时，每晚1次，10天为1个疗程。

5. 胆道蛔虫：雄黄50～100g，研末与两个鲜鸡蛋拌匀，用猪油煎成薄饼，敷疼痛处。

6. 淋巴结核：雄黄、明矾、枯矾各等量，共研末，用凡士林适量调成膏状，置于纱布上贴患处。每日换药1次。

7. 带状疱疹：①雄黄粉50g，配75%乙醇100ml混合，搽敷患处，每天2次，疼痛剧烈者，可于上方中加2%普鲁卡因20ml。②雄黄、白矾各等份，研成细末，用浓茶水调搽患处，每日2～3次。③雄黄、五倍子、枯矾、黄连各等量，香油适量调成糊状，外涂患处，每日3～4次。④雄黄30g，枯矾、五倍子各15g，冰片3g研末，以75%乙醇150ml、2%普鲁卡因4ml调匀涂患处，每日3次。⑤雄黄5g，冰片0.5g，乙醇100ml，混合外搽患处，每日4～6次。⑥雄黄8g，明矾8g，蜈蚣2g。共研末，用香油或冷开水调成糊状，搽敷患处，每日3～4次。⑦雄黄、明矾各20g，大黄、黄柏、侧柏叶各30g，冰片5g。除雄黄、冰片外，其余药物加温水浸泡20分钟，然后火煎30分钟，煎至300ml左右滤出，加入雄黄、冰片粉末，充分混匀后，以不烫手为度，用纱布或脱脂棉蘸药液洗患处，每天2～3次，每次30分钟，药液洗后保留，下次加温再用。5天为1疗程。

8. 虫咬皮炎：雄黄30g，蜈蚣3～4条，樟脑20g，冰片5g，人工牛黄5g，将蜈蚣浸于75%乙醇500ml中2～3周，滤出蜈蚣，加入其他药物，用棉球蘸药外搽，每日3～4次。

9. 白癜风：雄黄、硫黄、黄丹、密陀僧、生南星等量。上药共研末，将生姜切一平面蘸药粉搽患处至皮肤变黑，次日再搽，至黑色即愈。

10. 传染性软疣：雄黄2份，五倍子3份，枯矾、乌梅、大黄各1份。共研末，装瓶备用。用时，取药粉适量，以醋调成软膏，若是单个软疣，将软膏涂于疣体，范围略大于疣体，厚度2～3mm，胶布固定，若是群体软疣，用软膏广泛敷布软疣存在部位，取油纸遮盖。3 天换药 1 次，至软疣脱落为止。

11. 宫颈糜烂：雄黄 15g，黄柏、枯矾、五倍子各 60g，冰片、乳香各 3g。共研末，装瓶备用。月经干净 3 日后开始治疗，上药前先用 1：5000 高锰酸钾溶液常规消毒阴道，用带线棉球放入 1：5000 高锰酸钾溶液中浸湿，再蘸上药末，紧贴敷于宫颈上，每日用药 1 次，连治 2 次为 1 疗程。一般经上药 2 次后，宫颈糜烂面即呈鸡蛋内皮样膜状脱落。为巩固疗效，可在宫颈糜烂面脱落后改用柏冰散（黄柏 60g，冰片 3g）。

12. 牙周炎：取大枣 10 枚，去核，置入雄黄 10g，置瓦片上文火烧，出烟存性，与冰片、硼砂、青黛各 3g，共研末。用时取药棉蘸药粉塞患处，待口角流涎，吐出药末，疼痛即除。数日后，余症亦渐消退。

13. 原发性肝癌疼痛：活癞蛤蟆 1 只，去内脏，纳雄黄粉 30g 于腹中，加温水少许调成糊状，敷在肝区疼痛处固定，15～20 分钟产生镇痛作用，持续 12～24 小时。

14. 癫痫猝倒，常愈常发：雄黄（水飞过）、胆星（俱研末）、蓖麻肉各等量。共研匀，米糊为丸，如绿豆大。每早饭后服 3g，白汤下。

15. 癣：雄黄粉，大醋和。先以新布拭之，令癣伤，敷之。

16. 痈疽坏烂及诸疮发毒：雄黄 15g，滑石倍用。上为末，洗后掺疮上，外用棉子覆盖相护。凡洗有破烂者，用此贴之。

17. 臁疮日久：雄黄 6g，陈皮 15g。青布卷作大捻，烧烟熏之。

18. 积年冷瘘，出黄水不瘥：雄黄 15g（细研），清油 90g，乱发 15g，硫黄 15g（细研），黄蜡 15g。上先以油煎乱发令焦尽，去渣，便入雄黄、硫黄及黄蜡，以慢火熬搅成膏，摊帛上贴之。

19. 赤鼻：雄黄 15g（用透明成块、无石、红色者为佳），硫黄 15g，陈水粉（真正者）。共研末，和一处，用乳汁调敷。

20. 缠喉急喉风，双蛾肿痛，汤药难下：雄黄 30g，巴豆（去油）14 个，郁金 3g。为末，醋糊丸如绿豆大。茶清下 7 丸，吐出顽痰即苏。如口噤，以物斡开灌之。

【不良反应及注意事项】阴亏血虚及孕妇忌服。本品不宜加热使用。内服本品要严格控制剂量，不能持续服用，以免蓄积中毒。

◆ 蛤蚧

【来源】本品为壁虎科动物蛤蚧的干燥体。全年均可捕捉，除去内脏，拭净，用竹片撑开，使全体扁平顺直，低温干燥。

【别名】对蛤蚧、蛤蚧牙、仙蟾。

【性味归经】味咸，性平。归肺、肾经。

【功能主治】补肺益肾，纳气定喘，助阳益精。主治：肺肾不足、虚喘气促、痨嗽咳血、阳痿、遗精。

【用法用量】煎服，5～10g，研末每次 1～2g，日 3 次；浸酒服用 1～2 对。

【炮制】蛤蚧除去鳞片及头足，切成小块。

【化学成分】蛤蚧含 18 种氨基酸和至少 15 种微量元素及生物碱类，还含有丰富的脂类物质，包括磷脂、糖脂，各种简单脂中主要研究了胆固醇、甘油脂肪酸、甾醇脂和其他脂肪酸。如蛤蚧肽。

【药理作用】①抗肿瘤和增强免疫作用。②抗炎平喘作用。③性激素样作用。④抗衰老作用。

【毒理作用】蛤蚧毒性低，未能测出蛤蚧醇提物经口 LD_{50}，灌胃最大耐受量大于 24 小时 135g/kg（腹腔注射醇提物脂溶性部分的 LD_{50} 为 5.24kg，水溶性部分的 LD_{50} 与脂溶性相近。桂圆与蛤蚧提取物小鼠的 VI 服最大耐受量大于 6 小时 50ml/kg。

蛤蚧"毒在眼，须去尾"。急性毒性试验表明，蛤蚧眼部提取物可引起小鼠躁动不安，四处走窜，轻微抽搐等反应。但有关报道，经用蛤蚧眼和头足作动物急性和亚急性毒性试验，结果均未见不良反应

【配伍效用】

蛤蚧配伍川贝母、桑白皮：蛤蚧补肺

气;川贝母清痰热;桑白皮清肺平喘止咳。三者伍用,有补益肺气、清热化痰、止咳平喘之功效,用于治疗肺虚而有痰热之久咳痰喘。

蛤蚧配伍人参:蛤蚧补益肺肾、定喘止嗽;人参补益肺气以定虚喘。二者合用,使其补肺益肾、纳气定喘之功效更著,用于治疗肺肾两虚或肾不纳气之久咳喘急、动则更甚、四肢浮肿等症。

蛤蚧配伍生地黄、麦冬:蛤蚧补肺定喘;生地黄清热滋阴;麦冬清热润肺止咳。三药合用,有清热滋阴、润肺定喘之功效,用于治疗肺、肾亏虚所致之久喘或痰中带血者。

【方剂选用】

1. 慢性支气管哮喘:①蛤蚧 1 对,乌贼骨 240g,焙黄后研为细末,加入白糖或冰糖并研末(500g),混匀,每次 20g,空腹白开水送服。②紫河车粉 500g,蛤蚧粉 200g,桔梗、陈皮各 150g,研末装胶囊,每粒含药 0.25g。发作期每次 3 ~ 4 粒,每日 2 次,缓解期每次 1 ~ 2 粒,每日 2 次,均空腹服。③蛤蚧 2 对(去头足),冬虫夏草、川贝母各 60g,海螵蛸 80g,冰糖 80 ~ 120g。喘重者加白果仁 60g,顽痰黏稠不易咳吐者加葶苈子 30g,形寒肢冷吐白色泡沫痰者加白芥子适量。上药共研末,为 1 疗程量。每次 8g,每日早晚各 1 次,开水送服,服完为止,每年 2 疗程。

2. 酒糟鼻:蛤蚧粉、石膏(煅)各 15g,轻粉、川黄柏各 7.5g,青黛 4.5g,共研末,用 50 ~ 120ml 芝麻油调匀备用。用时加入冷水,以涂在皮肤上不往下流为度,涂药前先以温水洗净面部,再将药膏涂于患处,每日 2 次。

3. 男科病中的应用:蛤蚧适量,研末服用。

4. 虚劳咳嗽及肺壅上气:蛤蚧 1 对(头尾全者,涂酥炙令黄),贝母 30g(煅微黄),紫菀 30g(去苗、土),杏仁 30g(汤浸,去皮、尖、双仁,麸炒微黄),鳖甲 60g(涂醋炙令黄,去裙襕),皂荚仁

30g(炒令微黄),桑根白皮 30g(锉)。上药捣罗为末,炼蜜和捣三、二杵,丸如梧桐子大。每服以枣汤下 20 丸,日三、四服。忌苋菜。

5. 肺嗽,面浮,四肢浮:蛤蚧 1 对(雌雄头尾全者,净洗,用法酒和蜜涂炙熟),人参 1 铢(紫团参)。上二味,捣罗为末,熔蜡 120g,滤去渣,和药末,作六饼子。每服,空心,用糯米作薄粥一盏,投药一饼,乘热,细细呷之。

【不良反应及注意事项】外感风寒喘嗽忌服。"阴虚火动,风邪喘嗽,二者禁用。"

◆锁阳

【来源】本品为锁阳科植物锁阳的干燥肉质茎。春季采挖,除去花序,切段,晒干。

【别名】锈铁锤、地毛球、锁燕。

【性味归经】味甘,性温。归肝、肾、大肠经。

【功能主治】补肾阳,益精血,润肠通便。用于肾阳不足,精血亏虚,腰膝痿软,阳痿滑精,肠燥便秘。

【用法用量】煎服,10 ~ 15g。

【炮制】洗净,润透,切薄片,十燥。

【化学成分】全草含锁阳萜,已酰熊果酸,熊果酸。脂肪油中含链烷烃混合物(0.07%),甘油酯(0.79%),脂肪酸组成主要为棕榈酸,油酸,亚油酸,甾醇(0.01%)包含 β - 谷甾醇,菜油甾醇,β - 谷甾醇棕榈酸酯,胡萝卜甾醇;还含鞣质(约 7%)及天冬氨酸,脯氨酸,丝氨酸,丙氨酸等为主的 15 种氨基酸。

【药理作用】①免疫兴奋作用。②润肠通便作用。③抗肿瘤作用。④抗炎作用。⑤肾上腺皮质激素样作用。⑥降低血压、促进唾液分泌作用。⑦拟性激素样作用。

【方剂选用】

1. 胃溃疡:锁阳 300g,煎成浸膏,干燥研末;凤凰衣 150g,焙黄研末;蝎子七 30g,直接研末。上药过 100 目筛,压片,每片 0.45g。每次 6 片,日服 3 次。

2. 慢性肾炎:黄芪 15g,锁阳 12g,蝉

蛻 10g、木香 9g、泽兰、山药各 18g，全蝎 2.5g。随症加减。

3. 脓精症：金银花、连翘各 30g，公英、地丁各 20g，贝母、黄柏各 12g，天花粉、当归、杭芍各 15g，韭菜子、锁阳、紫河车（研末冲服）各 15g，甘草 10g。随症加减。水煎服，日 1 剂，10 天为 1 个疗程。

4. 筋骨痿软，腰膝酸楚，腿足瘦弱，步履乏力：黄柏 125g（酒炒），龟板 120g（酒炙），知母 60g（酒炒），熟地黄、陈皮、白芍各 60g，琐阳 45g，虎骨 30g（炙），干姜 15g。上为末，酒糊丸，或粥丸。

5. 阳弱精虚，阴衰血竭，大肠燥涸，便秘不运：琐阳 1500g。清水 5 斗，煎浓汁二次，总和，以砂锅内熬膏，炼蜜 240g 收成，入磁瓶内收贮，每早、午、晚各食前服十余茶匙，热酒化服。

【不良反应及注意事项】阴虚阳亢，脾虚泄泻，实热便秘忌服。大便滑，精不固，火盛便秘，阳道易举，心虚气胀，皆禁用。

◆滑石

【来源】本品为硅酸盐类矿物滑石族滑石，主要含含水硅酸镁。采挖后，除去泥沙和杂石。

【别名】液石、共石、月关石、番石、画石。

【性味归经】味甘、淡，性寒。归膀胱、肺、胃经。

【功能主治】利尿通淋，清热解暑；外用祛湿敛疮。主治：热淋、石淋、尿热涩痛、暑湿烦渴、湿热水泻；外治湿疹、湿疮、痱子。

【用法用量】内服：煎汤，9～24g，包煎或入丸、散。外用：适量，研末撒。

【炮制】除去杂石，洗净，砸成碎块，粉碎成细粉，或照水飞法水飞，晾干。

【化学成分】主要含水合硅酸镁，其组成成分为 $MgO\,31.7\%$，$SiO_2\,63.5\%$，$H_2O\,4.8\%$，通常一部分 MgO 为 FeO 所替换。此外，还常含有 Al_2O_3 等杂质。

【药理作用】①保护皮肤和黏膜作用。②抗菌作用。③消肿作用。④利尿作用。

【毒理作用】滑石在腹部、直肠、阴道等可引起肉芽肿。

【配伍效用】

滑石配伍冬葵子：滑石清热通淋；冬葵子降泻通利。两药相须为用，可加强其泄热通淋之功效，用于治疗湿热下注之小便不利、淋涩疼痛等。

滑石配伍甘草：滑石寒淡清热而利小便；生甘草甘平清热而补中。二者合用，甘草之甘缓，可制滑石之寒滑；滑石之寒滑，则制甘草之甘滞。相辅相成，共奏清热、利水、生津之功效，既有清利之功又不伤阴，用于治疗暑邪挟湿之身热烦渴、小便不利、呕吐泄泻以及膀胱湿热之小便短赤、淋沥不爽、滞涩疼痛、砂淋等症。

滑石配伍山药：滑石甘寒，清暑散热、祛湿利水；山药甘平，健脾补肺、固肾益精。二者伍用，共奏补脾益气、清热利湿之功效，用于治疗低热自汗、渴不多饮、泻下不止、小便不利等证因气阴不足并伤于暑者。

滑石配伍通草：滑石清利湿热、解暑；通草清热利湿。二者合用，有清暑利湿之功效，用于治疗湿热蕴蒸所致之头痛身重、胸闷、小便滞涩不爽等症。

滑石配伍栀子：滑石甘寒，清热利湿，善泻膀胱之热结而通利小便；栀子苦寒，长于清三焦之火，并能凉血止血。二者合用，其清热利湿通淋之功效更著，用于治疗热淋、血淋等证属下焦湿热所致者。

【方剂选用】

1. 菌痢：黄芪 50g，水煎取汁冲服等量滑石及白砂糖，1 日 1 剂，睡前 1 次服。

2. 慢性浅表性胃炎：滑石、醋制元胡、甘草各等量研末口服，1 次 3～4g，1 日 3 次，40 天为 1 疗程。

3. 泌尿系感染：滑石 30g，甘草 5g，研末混匀。分 6 份，每次 1 份，1 日 2 次，白开水送服。

4. 前列腺肥大：生黄芪 100g，滑石 30g，各加水适量煎汤混匀，兑入琥珀粉

3g，分2次空腹服下。

5. 腋臭：等量轻粉和滑石粉外涂，次数递减。

6. 脓疱疮：滑石 10g，红粉 5g，冰片 2.5g，共研末调膏外涂。

7. 小儿尿布皮炎：滑石、青黛，按5:1比例研末和匀，外扑小儿臀部，每换一次尿布扑粉一次。对有脓疱渗液者可配合黄连等药治疗。

8. 牙周炎：滑石 18g，甘草末 3g，朱砂末 0.9g，雄黄末、冰片末各 1.5g，共研末。牙刷蘸药粉或蜜调涂患处，早、晚各 1 次。

9. 黄疸，日晡所发热恶寒，少腹急，身体黄，额黑，大便溏黑，足下热，此为女劳，腹满者难治：滑石、石膏各等量。上二味，治下筛。以大麦粥汁饮2g，日三，小便极利则瘥。

10. 暴得吐逆不下食：滑石细末 6g。温水服，仍急以热面半盏，押定。

11. 热淋，小便赤涩热痛：滑石 120g。捣罗为散。每服6g，煎木通汤调下，不拘时候。

12. 小便不利，茎中疼痛，少腹急痛：滑石、蒲黄等量。上二味，治下筛。酒服2g，日三服。

13. 小便不利：滑石 0.6g，乱发 0.6g（烧），白鱼 0.6g。上三味，杵为散。饮服 1.5g，日三服。

14. 天泡湿热等疮：滑石、粉甘草（此当半用为是）。上等量为末，搽敷。或加绿豆末，以治湿热肥疮。

15. 小儿体热痱疮：滑石末 90g，白矾灰 30g，枣叶 120g。上药捣罗为末。先以温浆水洗疮，后取药敷之。

16. 脚趾缝烂：滑石 30g，石膏（煅）15g，枯白矾少许。研掺之，亦治阴下湿汗。

17. 产后淋：滑石 150g，通草、车前子、葵子各 120g。上四味，治下筛。酢浆水服2g，稍加至4g。

18. 妇人脬转，小便数日不通：滑石

60g，寒水石 60g，葵子一合。上药捣碎。以水三中盏，煎至一盏半，去渣，食前分温二服。

19. 伤寒衄血：滑石末适量。饭丸如桐子大。每服 10 丸，微嚼破，新水咽下。只用药末 5g，饭少许，同嚼下亦得。老幼皆可服。

【不良反应及注意事项】脾虚气弱，精滑及热病津伤者忌服。孕妇慎服。

◆ 款冬花

【来源】本品为菊科植物款冬的干燥花蕾。12 月或地冻前采挖，除去花梗及泥沙，阴干。

【别名】九九花、冬花、款花、看灯花、艾冬花。

【性味归经】味辛、微苦，性温。归肺经。

【功能主治】润肺下气，止咳化痰。主治：新久咳嗽、喘咳痰多、痨嗽咳血。

【用法用量】内服：煎汤，3～10g；或熬膏；或入丸、散。外用：研末调敷。

【炮制】款冬花：除去杂质及残梗。蜜款冬花：取净款冬花，蜜炙法用蜜水炒至不粘手。

【化学成分】花蕾含款冬二醇等甾醇类、芸香苷、金丝桃苷、三萜皂苷、鞣质、蜡、挥发油和蒲公英黄质。叶含苦味苷 2.63%、没食子酸、弹性橡胶样物质、糊精、黏液、菊糖、植物甾醇、硬脂酸及棕榈酸甘油酯、酒石酸、苹果酸、转化糖、胆碱、碳氢化合物和皂苷。鲜根茎含挥发油、石蜡、菊糖、鞣质。根含橡胶 0.015%、鲍尔烯醇等。叶含苦味苷红 2.63%、皂苷、胆碱、谷甾醇、酒石酸、没食子酸、苹果酸、菊糖、胡萝卜素、维生素 C、鞣质、微量挥发油及黏液质。此外，本品全草含多糖。

【药理作用】①镇咳、祛痰和平喘作用。②呼吸兴奋作用。

【毒理作用】款冬花对小鼠半数致死量，煎剂灌胃为124g/kg，醇提取液灌胃为112g/kg，醚提取物腹腔注射为43g/kg。醚提取物用于蛙、蟾蜍、小鼠、大鼠、豚鼠、兔等，中毒时均可引起狂躁不安、呼吸兴奋、肌肉紧张、痉挛、惊厥死亡。

【方剂选用】

1. 暴发咳嗽：款冬花 60g，桑白皮（锉）、贝母（去心）、五味子、甘草（炙，锉）各 15g，知母 0.3g，杏仁（去皮尖，炒，研）0.9g。上七味，粗捣筛，每服 6g，水 1 盏，煎至 2g，去渣温服。

2. 久嗽不止：紫菀 90g，款冬花 90g。上药粗捣罗为散，每服 9g，以水 1 中盏，入生姜 0.15g，煎至 2g，去渣温服，日 3～4 次服。

3. 肺痈喘嗽而胸满振寒，脉数，咽干，大渴，时出浊唾腥臭，臭久吐脓如粳米粥状者：款冬花 45g（去梗），甘草 30g（炙），桔梗 60g，薏苡仁 30g。上作 10 剂，水煎服。

4. 喘嗽不已，或痰中有血：款冬花、百合（蒸，焙）。上等量为细末，炼蜜为丸，如龙眼大。每服 1 丸，食后临卧细嚼，姜汤咽下，口噙化尤佳。

5. 久嗽：款冬花适量，蜜拌花使润，煎服用。

6. 哮喘：款冬花制成醇浸膏，每次 5ml（相当于生药 6g），日服 3 次。

【不良反应及注意事项】 较普遍的反应为恶心，少数或有心烦、失眠等现象。

◆ **棣棠花**

【来源】 本品为蔷薇科植物棣棠花及重瓣棣棠花的花或枝叶。

【别名】 地棠、蜂棠花、黄度梅、金棣棠梅、黄榆梅。

【性味归经】 味苦、涩，性平。归肺、胃、脾经。

【功能主治】 化痰止咳，利尿消肿，解毒。主治：咳嗽、风湿痹痛、产后劳伤痛、水肿、小便不利、消化不良、痈疽肿毒、湿疹、荨麻疹。

【用法用量】 内服：煎汤 6～15g。外用：适量，煎水洗。

【炮制】 晾干或鲜用。

【化学成分】 花瓣含柳穿鱼苷即 5，7－二羟基－4，6－二甲氧基黄酮－7－芸香苷等。

【药理作用】 利尿作用。

【方剂选用】

1. 久咳：棣棠花，蜂糠蒸服。

2. 风丹、热毒症：棣棠花树叶水外洗。

◆ **酢浆草**

【来源】 本品为酢浆草科植物酢浆草的全草。

【别名】 酸浆草、酸酸草、斑鸠酸、三叶酸。

【性味归经】 味酸，性寒。归大肠、小肠经。

【功能主治】 清热利湿，解毒消肿。主治：失眠、传染性肝炎。

【用法用量】 内服：煎汤 9～15g，鲜品 30～60g；或研末，鲜品绞汁。外用：适量，煎水洗，捣烂敷，煎水漱口。

【炮制】 阴干或鲜用。

【化学成分】 全草含抗坏血酸、去氢抗坏血酸、丙酮酸、乙醛酸、脱氧核糖核酸、牡荆素、异牡荆素、牡荆素－2′－O－β－D－吡喃葡萄糖苷，以及 17 种化合物：如 2－庚烯醛、2－戊基呋喃、反式植醇，并含中性类脂化合物、糖脂、磷脂以及脂肪酸、α－生育酚、β－生育酚。

【药理作用】 对金黄色葡萄球菌有抗菌作用，对大肠杆菌则无效；此植物据云对羊有毒。同属植物毛茛酢浆草能伤害家畜肾脏，使血中非蛋白氮明显升高。

【方剂选用】

1. 失眠：酢浆草 2500g、松针（云南松）加水 8000ml，煎 1 小时，过滤去渣；另取大枣 250g 捣碎，加水 2000ml 煎 1 小时，过滤去渣。将两液混合，加适量糖及防腐剂备用。每服 15～20ml，每日 3 次。观察 5000 余例，有定的镇静、安眠效果。

2. 传染性肝炎：酢浆草 30g，瘦猪肉 30g 炖服。每日 1 剂，连服 1 周。治疗 20 余例（部分病例配合中药复方治疗），均取得一定疗效。

3. 血淋热淋：酢浆草取汁，入蜜同服。

4. 二便不通：酢浆草一大把，车前草一握。捣汁入砂糖 3g，调服一盏；不通再服。

5. 小便不通，气满闷：酢浆草一握，研取自然汁，与醇酒相半，和服；不饮酒，用甘草 10cm，生姜一枣大，锉，同研，用井华水 5 分盏，滤取汁和服亦得。

6. 赤白带下：酢浆草，阴干为末，空心温酒服 9g。

7. 吐衄：酢浆草 12g，食盐数粒。水煎服。

8. 癣疮作痒：酢浆草擦之，数次即愈。

9. 痔：酢浆草一大握，粗切。以水二大升，煮取一升，顿服尽，三日重作一剂。

◆筋骨草

【来源】本品为唇形科植物筋骨草的干燥全草。春季花开时采收，除去泥沙，晒干。

【别名】白毛夏枯草、散血草、金疮小草、青鱼胆草、苦草、苦地胆。

【性味归经】味苦，性寒。归肺经。

【功能主治】清热解毒，凉血消肿。主治：咽喉肿痛、肺热咯血、跌打肿痛。

【用法用量】内服：煎汤，15～30g。外用：适量，捣烂敷。

【炮制】除去杂质，洗净，切段，干燥。

【化学成分】包括克罗烷二萜、甾酮、糖苷等化合物。

【药理作用】①镇咳、祛痰、平喘作用。②抗炎免疫作用。③抗菌、抗病毒作用。④抗肺纤维化作用。⑤抗感染作用。

【毒理作用】木犀草素肌注，对小鼠的 LD_{50} 为 $592 \pm 55.6mg/kg$，腹腔注射的 LD_{50} 为 $411.5 \pm 79.3mg/kg$。木犀草素腹腔注射对小鼠 LD_{50} 为 $180mg/kg$，灌胃的 $LD_{50} > 2500mg/kg$。

【方剂选用】

扁桃体炎：筋骨草 30g，水煎服，2 次/天，同时给予抗菌素。

【不良反应及注意事项】脾胃虚寒者慎服。

◆鹅不食草

【来源】本品为菊科植物鹅不食草的干燥全草。夏．秋二季花开时采收，洗去泥沙，晒干。

【别名】球子草、石胡荽、地胡椒、三牙戟。

【性味归经】味辛，性温。归肺经。

【功能主治】发散风寒，通鼻窍，止咳。主治：风寒头痛、咳嗽痰多、鼻塞不通、鼻渊流涕。

【用法用量】煎服，6～10g，以用适量。

【炮制】除去杂质，切段，干燥。

【化学成分】全草含棕榈酸蒲公英醇酯、乙酸蒲公英甾醇酯、蒲公英甾醇、豆甾醇、山金车二醇、谷甾醇、十九酸三十四醇酯等。

【药理作用】①抑菌作用。②止咳、平喘作用。③抗癌作用。④抗变态反应活性。

【方剂选用】

1. 百日咳：鹅不食草 1500g，蒸馏取芳香液 500ml，滤去游离的油点，混入糖浆 500ml 备用。每次用量：1～2 岁 5ml，2～5 岁 10ml，5 岁以上 15ml（年龄大的，可酌增药量），每日 3～4 次，开水冲服。

2. 面神经麻痹：鹅不食草 12g（干品）研末，与凡士林调和为膏，均匀摊于纱布上，贴患侧。2 日换药 1 次。

3. 软组织损伤：新鲜鹅不食草全草 200g，用水洗净晾干后用铁锅或瓦锅放置于火焰上烧热，然后放入容器内，并来回翻转几次，加入 60° 米酒 100ml 左右，待热后把药倒入事先准备好的双层纱布包好，乘热放患处来回擦按 3～5 分钟，而后把药敷于患处，每日 1 次。

4. 皮炎：鲜鹅不食草捣烂，合唾液涂患处（若加食盐效果更好），每日 2～5 次。治疗由于钩虫尾蚴钻入皮肤所引起的皮炎。

5. 鸡眼：用小刀把患处割平，再将新鲜连枝叶鹅不食草捣烂（已结子的效果更好）涂患部，包扎 3～5 天。

6. 鼻炎：鹅不食草研末，由病人自行吸入少许，每日 2～3 次；或用消毒棉花以生理盐水（或开水）浸湿扭干，放药粉少许，包成细卷塞鼻，每日 1 次，每次 20～30 分钟。

7. 目病肿胀红赤，昏暗羞明，隐涩疼痛，风痒、鼻塞、头痛、脑酸、外翳攀睛，眵泪稠黏：鹅不食草 6g，青黛 3g，川芎 3g。为细末，先嚼水满口，每用米许吸入鼻内，以泪出为度。不拘时候。

8. 脾寒症疾：鹅不食草一把，杵汁半碗，入酒半碗，和服。

9. 肿毒：鹅不食草一把，穿山甲（烧存性）2.1g，当归尾 9g。捣烂入酒一碗，绞汁服，以渣敷之。

◆ 葶苈子

【来源】本品为十字花科植物播娘蒿或独行菜的干燥成熟种子。前者习称"南葶苈子"，后者习称"北葶苈子"。夏季果实成熟时采割植株，晒干，搓出种子，除去杂质。

【别名】葶苈、大适、大室、蕇蒿、丁历、苦葶苈。

【性味归经】味辛、苦，性大寒。归肺、膀胱经。

【功能主治】泻肺平喘，行水消肿。主治：痰涎壅肺、喘咳痰多、胸胁胀满、不得平卧、胸腹水肿、小便不利。

【用法用量】煎服 5～10g，研末服 3～6g。

【炮制】葶苈子除去杂质和灰屑。

炒葶苈子取净葶苈子，照清炒法炒至有爆破声。

葶苈子微波炮制的最佳工艺为微波小火力，加热 7 分钟。

【化学成分】独行菜种子含脂肪油、芥子苷、蛋白质、糖类。

播娘蒿种子含挥发油，为异硫氰酸苄酯、异硫氰酸烯丙酯、二烯丙基二硫化物，脂肪油获得率 15%～20%，含亚麻酸 7.54%、亚油酸 32.5%、油酸 25.1%、芥酸 21.4%、棕榈酸 9.64%、硬脂酸

3.81%，非皂化部分含谷甾醇及少量黄色物质。种子中尚分离出两种强心苷，其中一种名为七里香苷甲。

【药理作用】①强心作用。②止咳平喘作用。③调血脂作用。④抗菌作用。

【毒理作用】给猫灌饲葶苈子出现的毒性反应主要为恶心呕吐、食欲不振。当剂量加大时，呕吐加剧并有腹泻。每公斤体重 5 个猫单位（m/d 为 1015mg±0.358mg）时开始有反应，用至 47 个猫单位未见死亡。

【配伍效用】

葶苈子配伍大戟：葶苈子利水消肿；大戟泻水逐饮。二者伍用，功效更著，用于治疗湿热所致之水肿。

葶苈子配伍大枣：葶苈子苦寒而泻肺平喘、利水消肿；大枣甘温而益脾和胃、顾护中气。二者伍用，补泻兼施，以大枣甘缓之性制葶苈子之竣猛，防其泻利太过，共奏泻肺利水、下气平喘之功效，用于治疗痰涎壅盛之咳喘胸满不得卧、一身面目浮肿、喉中痰鸣、小便不利等症。近年来用于治疗渗出性胸膜炎及胸腔积液。

葶苈子配伍防己：葶苈子利水消肿、泻肺平喘；防己利水消肿。二者相伍为用，有清热利水、泻肺平喘之功效，用于治疗肺热所致之水肿、咳嗽、痰黄者。

葶苈子配伍杏仁、贝母：葶苈子泻肺平喘、利水消肿；杏仁止咳平喘；贝母清热化痰。三者伍用，有止咳平喘、清热化痰、利水消肿之功效，用于治疗咳喘痰黄、小便不利、浮肿因痰热所致者。

【方剂选用】

1. 百日咳：天茄根 2000g，葶苈子 120g，百部 120g，车前子 120g，制成糖浆 1000ml。1 岁儿童每次 5ml，4 岁每次 10ml，8 岁每次 15ml，其余酌情增减用量，日服 3～4 次，7 日为 1 疗程。

2. 渗出性胸膜炎：葶苈子 12g，黄连 5g，制半夏 6g，全栝楼 15g，水煎服，每日 1 剂。

3. 自发性气胸：葶苈子 15～30g，大

黄 10 ~ 20g（后下），桑白皮 10 ~ 15g，厚朴 10g，枳实 12 ~ 15g，桔梗 15 ~ 18g，大枣 5 ~ 10 枚，随症加减。水煎，煮沸 10 ~ 15 分钟，每剂煎 2 次服 2 次，每 2 ~ 4 小时服 1 次，症状缓解后改为日服 2 ~ 3 次。

4. 充血性心力衰竭：葶苈子 30 ~ 50g，大枣 15g，枳实 30g，水煎，每日 1 剂，分 3 次服。

5. 慢性肺心病并发心力衰竭：葶苈子末，每日 3 ~ 6g，分 3 次食后服用。除采用抗生素以控制感染外作一般对症处理外，仅单用本品。

6. 肺壅咳嗽脓血，喘嗽不得睡卧：葶苈子 75g（隔纸炒令紫）。为末，每服 6g，水一盏，煎至六分，不拘时温服。

7. 肺痈喘不得卧：葶苈子（熬令黄色、捣，丸如弹子大），大枣 12 枚。上先以水三升，煮枣取二升，去枣内葶苈，煮取一升，顿服。

8. 猝大腹水病：葶苈子 30g，杏仁 20 枚。并熬黄色，捣，分十服，小便去，瘥。

9. 肿满腹大，四肢枯瘦，小便涩浊：甜葶苈子（纸隔炒）、荠菜根等量。上为末，蜜丸如弹子大。每服 1 丸，陈皮汤嚼下，只 3 丸，小便清，数丸，腹当依旧。

10. 腹满口舌干燥，此肠间有水气：防己、椒目、葶苈子（熬）、大黄各 30g。上四味，末之，蜜丸如梧子大。先食饮服 1 丸，日三服，稍增，口中有津液渴者，加芒硝 15g。

11. 男女大小头面手足肿：葶苈子炒研，枣肉和丸，小豆大，每服 10 丸，煎麻子汤下，日三服，五七日小便多，则消肿也。忌咸酸生冷。

12. 瘰疬结核：葶苈子 2 合，豉半斤（汤浸令软）。上药，都捣熟，捻作饼子如钱厚，安在疬子上，以艾柱如小指大，灸饼上，五日一度，灸七壮。

【不良反应及注意事项】葶苈子中含有强心苷类物质，过量应用可引起强心苷类药物的不良反应。葶苈子主要不良有胸闷、腹部布满皮疹、冷汗自出、出汗、皮肤瘙痒、烦躁不安、头晕、腹泻、小便增多、呼吸困难、气短、恶心、呕吐、乏力、心慌、心音低钝、血压下降，严重时出现过敏性休克。葶苈子出现不良反应主要进行抗过敏、抗休克治疗，口服或注射苯海拉明、强的松，皮下注射肾上腺素，其他对症治疗。葶苈子的使用量不可太大。

肺虚喘咳、脾虚肿满者忌服。

◆ **萱草根**

【来源】本品为百合科植物萱草、北黄花菜、黄花菜、小黄花菜的根。夏、秋采挖。

【别名】漏芦果、漏芦根果、地人参、黄花菜根。

【性味归经】味甘，性凉，有毒。归脾、肝、膀胱经。

【功能主治】清热利湿，凉血止血，解毒消肿。主治：黄疸、水肿、淋浊、带下、衄血、便血、崩漏、乳痈、乳痈、乳汁不通。

【用法用量】内服：煎汤 6 ~ 9g，或捣汁。外用：捣敷。

【炮制】除去残茎、须根，洗净泥土，晒干。

【化学成分】黄花菜根含大黄酚，黄花蒽醌，美决明子素甲醚，决明子素，芦荟大黄素，大黄酸。全草含萱草根素。小黄花菜根含色素，大黄酚，大黄酸及 1, 8 - 二羟基 - 2 - 乙酰基 - 3 - 甲基萘，天冬酰胺，蒽醌，甾类，酚类，氨基酸，糖类，小萱草根素，萱草（根）素，二十七烷，萱草酮，β - 谷甾醇，γ - 谷甾醇。

【药理作用】①抑制血吸虫病作用。②抗结核作用。

【毒理作用】毒性：萱草根对宿主具有强烈的毒性，对小白鼠所引起的病理变化，主要表现为脑、脊髓白质部和视神经纤维索普遍软化和髓鞘脱失，灰质部的病变一般均较轻微；此外，肝、肾细胞有不同程度地浮肿，肺部有郁血或斑状出血；家兔、犬中毒症状表现为瞳孔散大，对光反射消失、失明、后肢瘫痪和膀胱潴尿等而致死亡；家兔在萱草根中毒时出现尿蛋白，但无胆红素，血清转氨酶也正常，说明受损害者，主要为肾，而未伤及肝，从出现尿糖及葡萄糖耐量降低，看出糖代谢异常。萱草的毒性主要集中于根中，其毒性因产地不同而有很大差异，加热60℃以上可使毒性减弱，甚至完全破坏。萱草根在体内有很大的蓄积作用，感染血吸虫的动物对萱草根的耐受较未感染者低，用米泔水炮制不能减低药物的毒性，黄连、黄柏可部分解除它的毒性。

【方剂选用】

1. 通身水肿：萱草根叶，晒干为末，每服6g，食前米饮服。

2. 大便后血：萱草根和生姜，油炒，酒冲服。

3. 大肠下血，诸药不效者：萱草根果10个，茶花1.5g，赤地榆9g，象牙末3g。以上四味，水煎服3次。

4. 黄疸：鲜萱草根60g（洗净），母鸡1只（去头脚与内服）。水炖3小时服，1~2日服1次。

5. 男、妇腰痛：萱草根果15个，猪腰子1个。以上二味，水煎服3次。

【不良反应及注意事项】 干萱草根用量一般不超过30g，过量有可能损害视力。中毒后主要表现为瞳孔散大，对光反射消失，失明，尿频，蛋白尿等。严重可致死。

◆ 榔榆皮

【来源】 本品为榆科植物榔榆的树皮、根皮。

【别名】 郎榆皮、小叶榆、枸丝榆、秋榆。

【性味归经】 味甘、微苦，性寒。

【功能主治】 清热利水，解毒消肿，凉血止血。主治：热淋、小便不利、疮疡肿毒、乳痈、水火烫伤、痢疾、胃肠出血、尿血、痔血、腰背酸痛、外伤出血。

【用法用量】 内服：煎汤，15~30g。外用：适量，鲜品捣敷或研末，水调敷。

【炮制】 晒干或鲜用。

【化学成分】 树皮含淀粉、黏液质、鞣质、豆甾醇等植物甾醇，并含纤维素22.3%、半纤维素10.56%、木质素25.17%、果胶8.0%、油脂7.7%。木材含7-羟基卡达烯醛，曼宋酮C、G、E、8-甲基-5-异丙基-2-羟基-3-萘甲酸，裂叶榆萜A，8-甲基-5-异丙基-2-萘酚，谷甾醇。

【方剂选用】

1. 孔痈：榔榆根白皮60~90g，水煎服。渣拌白糖捣敷患处。

2. 风毒流注：榔榆干根30~90g，水煎服。

◆ 猴头菌

【来源】 本品为齿菌科真菌猴头菌、珊瑚状猴头菌的子实体。

【别名】 猴菇、猥菌、刺猬菌、小刺猴头、猴头菇。

【性味归经】 味甘，性平。归脾、胃经。

【功能主治】 健脾养胃、安神，抗癌。主治：体虚乏力、消化不良、失眠、胃与十二指肠溃疡、慢性胃炎、消化道肿瘤。

【用法用量】 内服：煎汤，10~30g，鲜品10~100g，或与鸡共煮食。

【炮制】 晒干或鲜用。

【化学成分】 猴头菌子实体中含猴头菌酮A、B、D、E、F、G、H，猴头菌碱，植物凝集素。干燥子实体含蛋白质，脂质，纤维及葡聚糖。还含麦角甾醇，麦角甾醇过氧化物。菌丝体培养物含有猴头菌吡喃酮A、B，4-氯-3，5-二甲氧基甲苯，4-氯-3，5-二甲氧基苯甲醇，猴菇菌素。菌丝和子实体中含有多糖。

【药理作用】 ①增强免疫功能。②抑瘤作用。③抗溃疡及降血糖作用。④延缓衰老作用。

◆ 窝儿七

【来源】 本品为小檗科植物中华山荷叶和东北山荷叶的根及根茎。秋季采挖，洗净，去残茎及须状根。晒干或阴干用。

【别名】 阿儿七、窝儿参、山荷叶。

【性味归经】 味苦、辛，性平。归肝、肾经。

【功能主治】清热解毒，活血祛瘀，祛风除湿。主治：风湿痹痛、跌打损伤、月经不调、小腹疼痛、毒蛇咬伤、痈肿疮疖。

【用法用量】内服：煎汤，3～9g，或研末，或浸酒。外用：适量，研末或捣烂，酒、醋调敷。

【炮制】除去杂质，切制，晒干或阴干。

【化学成分】①中华山荷叶根及根茎含鬼臼毒素 4.9%，山荷叶素 0.1%～0.15%，苦鬼臼毒素 0.04%，去氢鬼臼毒素，山柰酚。②东北山荷叶根及根茎含鬼臼毒素 2.8%，山荷叶素 0.064% 以及微量的 β－脱水鬼臼苦素，还含山柰酚，槲皮素。

根中还含 4′－去甲鬼臼毒素，鬼臼毒酮，4′－去甲鬼臼毒酮，a，β－盾叶鬼臼素，α－盾叶苦鬼臼素－O－β－葡萄糖苷，4′－去甲去氧鬼臼毒素 b。

【药理作用】抑癌用。

【毒理作用】鬼臼素对小鼠腹腔注射之半数致死量为 30～35mg/kg。

细胞毒作用，刺激皮肤可致接触性炎。口服刺激肠胃可致峻泻。毒性大，中毒产生呕吐、腹泻、呼吸兴奋、运动失调以致虚脱死亡。小鼠鬼臼毒素 LD_{50}：灌胃及皮下注射分别为 90 及 24.6mg/kg。

【不良反应及注意事项】孕妇及月经量过多者慎用。

十三画

◆椿叶

【来源】本品为楝科植物香椿的叶。春季采收，多鲜用。常栽培于海拔 2700m 以下的房前屋后、村边、路旁。分布于华北、华东、中南、西南及台湾、西藏等地。

【别名】椿木叶、椿尖叶。

【性味归经】味辛、苦，性平。归心、脾、大肠经。

【功能主治】祛署化湿，解毒，杀虫。主治：暑湿伤中、恶心呕吐、食欲不振、泄泻、痢疾痈疽肿毒、疔疮、白秃疮。

【用法用量】内服：煎汤，鲜品 30～60g。外用：适量，煎水洗，或捣敷。

【炮制】鲜用。

【化学成分】叶含胡萝卜素及维生素 B、C。

【药理作用】①调血糖、降血脂作用。②对免疫力、记忆力、雄性生育能力、体内微循环系统、肝纤维化的影响和对 DNA 的保护作用。③体外抗氧化作用。④抗疲劳作用。⑤抗痛风作用。

【方剂选用】

1. 漆疮：椿叶 500g，苦蒿、红浮漂各

适量。煎水外洗。

2. 慢性疲劳综合征：椿叶 50g，水煎 2 次，混匀后分 3 次口服。每日 1 剂，连服 4 周为 1 个疗程，共治疗 2 个疗程。

【不良反应及注意事项】孟诜：动风，多食令人神昏血毛微。《通息居食谱》：多食整气动风，有夜疾者勿食。

◆椿皮

【来源】本品为苦木科植物香椿的干燥根皮或干皮。全年均可剥取，晒干，或刮去粗皮晒干。

【别名】臭椿、椿根皮、樗白皮、樗根皮。

【性味归经】味苦、涩，性寒。归大肠、胃、肝经。

【功能主治】清热燥湿，收涩止带，止泻，止血。主治：赤白带下、湿热泻痢、久泻久痢、便血、崩漏。

【用法用量】煎汤 6～9g。

【炮制】椿皮除去杂质，洗净，润透，切丝或段，干燥。

【化学成分】川楝素、甾醇、鞣质。

【药理作用】①抗肿瘤作用。②抗炎

作用。

【方剂选用】

1. 休息痢，昼夜无度，腥臭不可近，脐腹撮痛，诸药不效：诃子 15g（去核梢），椿皮 30g，母丁香 30 个。上为细末，醋面糊丸如梧桐子大。每服 50 丸，陈米饭汤入醋少许送下，五更，三日三服。

2. 湿气下痢，大便血，白带，去脾胃陈积之疾：椿皮 120g，滑石 60g。上为末，粥丸桐子大，空心白汤下 100 丸。

3. 小儿疳痢，渴瘦：椿皮及根（干，末之）、粟米（春粉），以蜜和作丸，服 5~10 丸，以瘥为度。

4. 脏毒、赤白痢：香椿（净洗刷，剥取皮，日干）为末，饮下 3g。

5. 溃疡性结肠炎：秦艽 12g，椿皮 30g，苍术、泽泻、防风、当归、升麻、黄柏各 1g，槟榔 6g。每日 1 剂，煎成 20ml 内服或保留灌肠，15 天为 1 疗程，疗程间隔 4~5 天。

6. 顽固性胀气：鲜椿皮 20g 左右，加水适量，旺火烧开，再文火煮，待药液呈稀糊状时去渣，继续煮至药液粘稠时，凉温，即为椿皮膏。取刚煮好的椿皮膏 5~10ml，放于敷料上，乘热敷于脐，以胶布固定，2~3 天敷 1 次，待腹胀消失为止。18 例全部治愈，最少用药 1 次，最多用药 3 次，过程中未见不良反应。

【不良反应及注意事项】 脾胃虚寒者慎服。

◆ 蓖麻子

【来源】 本品为大戟科植物蓖麻的干燥成熟种子。秋季采摘成熟果实，晒干，除去果壳，收集种子。

【别名】 草麻子、蓖麻仁、红大麻子。

【性味归经】 味甘、辛，性平，有毒。归大肠、肺经。

【功能主治】 泻下通滞，消肿拔毒。主治：大便燥结、痈疽肿毒、喉痹、瘰疬。

【用法用量】 内服：入丸剂，1~5g，生研或炒食。外用：适量，捣敷或调敷。

【炮制】 用时去壳，捣碎。

【化学成分】 种子含蛋白质 18%~26%，脂肪油 64%~71%，碳水化合物 2%，酚性物质 2.50%，蓖麻毒蛋白及蓖麻碱 0.087%~0.15%。脂肪油的组成绝大部分为三酸甘油（甘油三酯）及甘油酯，还有少量的甾醇、磷脂、游离脂肪酸、碳氢化合物及蜡，甘油酯的脂肪酸中蓖麻油酸 84%~91%，油酸 3.1%~5.9%，亚油酸 2.9%~6.5%，硬脂酸 1.4%~2.1%，棕榈酸 0.9%~1.5%；磷脂含量 0%~0.12%。种子还含凝集素和脂肪酶。种皮含 30-去甲羽扇豆-3β-醇-20-酮。

【药理作用】 ①抗肿瘤作用。②细胞凝集作用。③热原作用。④提高免疫及降压作用。

【毒理作用】

1. 毒性：蓖麻子中含蓖麻毒蛋白及蓖麻碱，特别是前者，可引起中毒。4~7 岁小儿服蓖麻子 2~7 被可引起中毒、致死。成人 20 粒可致死。非洲产蓖麻子 2 粒可使成人致死，小儿仅需一粒，但也有报告服 24 粒后仍能恢复者。蓖麻毒蛋白可能是一种蛋白分解酶，7mg 即可使成人死亡。

2. 蓖麻子中毒后之症状为：头痛、胃肠炎、体温上升、白细胞增多、血象左移、无尿、黄疸、冷汗、须发痉挛、心血管虚脱；中毒症状之发生常有一段较长的潜伏期。蓖麻毒蛋白引起大鼠急性中毒，主要产生肝及肾的伤害，碳水化合物代谢紊乱，蓖麻中的凝集素可与血球起凝集作用。湖州农村将蓖麻子炒熟吃未见中毒，可能由于加热使蓖麻毒蛋白破坏。

3. 蓖麻子对各种动物的致死量（g/kg）大致如下：母鸡 14、母鸭 4、母鹅 0.4、兔 0.9、小猪 2.3、猪 1.3、奶牛 2、小山羊 0.5、山羊 5.5、绵羊 1.25、马 0.1。蓖麻毒蛋白对小鼠 1 次静脉注射的 LD_{50} 为 6~12mcg/kg。武汉健民制药厂生产的蓖麻毒蛋白对小鼠 1 次静脉注射，LD_{50} 为 47.97mcg/kg；对家兔 1 次静脉注射的 MTD 为 3.2mcg/kg；对家兔静脉注射每日 1 次，连续 16 次的 MTD 为 1.6mcg/kg。小鼠腹腔注射或静脉注射致死量的蓖麻毒蛋白后 10 小时至数天内死亡。中毒过程较长至，一般给药 12 小时后见失重，24 小时后动物侧卧。有时发生慢性痉挛，呼吸困难，角弓反张，中枢神经失调。于第一次痉挛后 3 分钟动物死亡于呼吸麻痹。中毒时常伴有严重腹泻，也可能是使动物死亡的原因之一。

4. 蓖麻毒蛋白急性、亚急性中毒的动物（大小鼠、豚鼠和家兔等）大多数器官和组织出现功能和形态的变化。主要毒性反应在肝脏、小肠和内分泌腺体。对肝细胞的破坏作用在内网层，伴随线粒体的轻微改变，从而使肝脏变性坏死。对小肠的损伤亦较严重，是腹泻的主要原因，内分泌系统各器官和组织对蓖麻毒蛋白很敏感，可使动物的下丘脑细胞、肾上腺、垂体、胸腺、睾丸、卵巢、胰腺以及淋巴组织等发生出血性坏死和退行性变。还能损伤网状内皮系统及引起上颌神经节和胸壁丛的处周神经细胞核染色质破坏。蓖麻毒蛋白中毒的动物血凝时间延长，这是由于干扰醣代谢在降低凝血酶元、凝血激活酶所致，并可使动物红细胞、白细胞总数升高，血糖及尿素水平升高，使血中镁离子浓度降低，钙离子浓度升高，$Ca^{2+}:Mg^{2+}$ 从 2:1 降至 7.75:1，这可能与热原反应有关。蓖麻毒蛋白急性中毒时，动物血液中葡萄糖、肝糖原、总蛋白和红细胞比积均下降，而乳糖、非蛋白氮、氨基酸、无机磷。酸性磷酸盐和乳酸、丙酮酸升高，肝功能（SGOT、SGPT、LDH）发生紊乱。可见，蓖麻毒蛋白急性中毒时血液学变化与慢性中毒时略有差别。蓖麻子中蓖麻碱 160mg 或蓖麻毒蛋白 7mg 均可导致成人死亡。有人认为蓖麻毒蛋白比氢氰酸的毒性大 22 倍，1g 可使 3600 人死亡。

【方剂选用】

1. 瘰疬：蓖麻子炒熟，去皮，烂嚼，睡服三、二枚，渐加至十数枚。

2. 咽中疮肿：蓖麻子 1 枚（去皮），朴硝 3g。同研，新汲水作一服，连进二、三服效。

3. 喉痹：蓖麻子，取肉捶碎，纸卷作筒，烧烟吸之。

4. 诸骨哽：蓖麻子 7 粒。去壳研末，入寒水石末，缠令干湿得所，以竹篦子挑 6～9g 入喉中，少顷以水咽之即下。

5. 疬风，手指挛曲，节间痛不可忍，渐至断落：蓖麻子 30g（去皮），黄连 30g（锉如豆）。以小瓶入水一升，同浸，春夏三日，秋冬五日，后取蓖麻子一枚，肇彼，以浸药水，平旦时一服，渐加至四、五枚，微利不妨，瓶中水少更添。忌动风食。

6. 犬咬伤：蓖麻子 50 粒。去壳，以井水研膏，先以盐水洗咬处，次以蓖麻膏贴。

7. 风气头痛不可忍：乳香、蓖麻子等量。捣饼，随左右贴太阳穴。

8. 小儿癫疝：蓖麻子取仁 3 枚，棘刚子（去皮）30 枚，石燕子（烧）1 枚，滑石（末）6g，扁香（研）1.5g。上五味捣研习，稀面糊和丸，如绿豆大，每服 15 丸，空心，煎灯心汤下。

9. 助喘咳嗽：蓖麻子去壳炒熟，拣甜着吃，多服见效。

10. 难产及胞衣不下：蓖麻子 7 枚。研如膏，涂脚底心，子及衣才下，便速洗去。

11. 催生并死胎不下：蓖麻子 3 个，巴豆 4 个。研末，入麝香少许，贴脐心上。

12. 子宫脱下：蓖麻子、枯矾等量。为末，安纸上托入，仍以蓖麻子取仁 14 枚，研膏涂顶心。

13. 暴患脱肛：蓖麻子 30g。烂杆为膏，捻作讲子，两指宽大，贴囟上；女口朋证脱肛，生附子末、葱、蒜同研作膏，依前法贴之。

14. 口眼歪斜：蓖麻子 7 粒。研作末，右歪安在左手心，左歪安在右手心，却以铜盂盛热水。坐药上，冷即换，五六次即正也。

15. 颜面神经麻痹：取蓖麻子去壳捣成泥状，敷于患侧下颚关节及口角部（厚约0.3cm），外加纱布绷带固定。每日换药

1 次。

16. 溃脓：蓖麻子数粒，去壳取仁，加盐少许，共捣烂如泥，以大小刚能盖住阴疽为宜，覆盖其上，外盖医用纱布，胶布固定，日换药 1 次，一般 3～5 次脓液即溃。溃后用医用消毒棉签拭净脓液，再从溃口处上捻子，外盖医用消毒纱布，胶布固定。日换捻子 1 次，直至溃口愈合。

【不良反应及注意事项】迅速清除体内已被吸收或尚未吸收的毒物是抢救成功的关键，通过对患者的初步问诊及检查，根据不同病情采用清水电动洗胃或口服洗胃。病情较轻者则采用利尿疗法，它不但可以增加尿量，而且可以稀释血中毒物浓度，从而促进毒物排泄。除延缓毒物吸收或加速毒物排除外，还应注意对重要器官的保护，防止并发症发生，如碱化尿液可防止溶血对肾脏的损害，对呕吐严重患者，在洗胃后，给患者服生蛋清、米汤、牛奶，从而达到保护胃黏膜作用。蓖麻子中毒目前无特效解毒剂，因此迅速建立静脉通道及对症治疗尤其重要，及时有效地进行对症治疗，不仅可维持和保护重要器官的功能，而且使患者能够渡过危险期，尽快恢复健康。

◆蓖麻根

【来源】本品为大戟科植物蓖麻的根。春、秋季采挖。

【性味归经】味辛，性平，小毒。归心、肝经。

【功能主治】祛风解痉，活血消肿。主治：破伤风、癫痫、风湿痹痛、痈肿瘰疬、跌打损伤、脱肛、子宫脱垂。

【用法用量】内服，煎汤 15～30g。外用：适量，捣敷。

【炮制】晒干或鲜用。

【化学成分】蓖麻根含反 - 2 - 癸烯 - 4，6，8 - 三炔酸甲酯，1 - 十三碳烯 - 3，5，7，9，11 - 五炔，β - 谷甾醇等。

【药理作用】抗菌作用。

【方剂选用】

1. 癫痫：蓖麻根（红茎红叶者）60g，

鸡蛋 1~2 个，黑醋适量。先将鸡蛋破壳煮熟再放人黑醋、蓖麻根水煎服。每日 1 剂，连服数日。据 38 例观察，半数病例获近期疗效。有的按方服药 3 日即停止发作。

2. 新生儿破伤风：蓖麻根每日 45g，水煎至 45ml，3 次分服；同时用穿心莲0.7ml，每日 2 次，肌注。

◆蓬子菜

【来源】本品为茜草科植物蓬子菜的全草。夏、秋季采收鲜用或晒干。生于山坡灌丛及旷野草地。

【别名】刘芙蓉草、疗毒草、鸡肠草、黄米花、刘蒿绒。

【性味归经】味微辛、苦，性微寒。

【功能主治】清热解毒，活血通经，祛风止痒。主治：肝炎、腹水、咽喉肿痛、疮疖肿毒、跌打损伤、妇女经闭、带下、毒蛇咬伤、荨麻疹、稻田皮炎。

【用法用量】内服：煎汤，10～15g。外用：适量，捣敷；或熬膏涂。

【炮制】除去杂质，洗净，晒干。

【化学成分】①蓬子菜根双糖苷即是紫茜素 - 3 - 羧酸樱草糖苷，蓬子菜根苷即是伪紫茜素葡萄糖苷。地上部分含环烯醚萜类成分：车叶草苷，水晶兰苷，桃叶珊瑚苷，6 - 乙酰基鸡屎藤次苷，鸡屎藤次苷甲醚，去乙酰基交让木苷，都桷子苷；有机酸成分，根皮酸，2 - 哌啶酸，绿原酸；黄酮类成分，芸香苷，喇叭茶苷，槲皮泰 3 - 葡萄糖苷，槲皮素 - 7 - 葡萄糖苷，槲皮素 - 3，7 - 二葡萄糖苷，木犀草素 - 7 - 葡萄糖苷。②开花期地上部分的环烯醚萜类成分有：车叶草苷，水晶兰苷，鸡屎藤次苷，去乙酚基车叶草酸，都桷子苷酸，车叶草苷酸，交让木苷，V1 环烯醚萜，即 10 - 去乙酰基 - 10 - 对羟基苯丙酰基车叶草和 V3 环烯醚萜，即 3，4 二氢车叶草苷。另含挥发油，内含甲基香草醛，向日葵素。

【药理作用】①抑菌作用。②抗氧化作用。③内皮细胞保护作用。

【方剂选用】

1. 输液性静脉炎：穿刺点上 2cm 处湿

敷蓬子菜浸出液，外层包裹保鲜膜，药液吸收后去除保鲜膜，每日 3 次，5 天为 1 个疗程，以不滴水为宜，沿静脉走向湿敷于穿刺点血管上方，湿敷时间为输液开始至输液结束后 1 小时，湿敷过程中如发现纱布变干立即更换。

2. 下肢深静脉血栓：静脉滴注蓬子菜注射液 60ml 稀释于 5% 葡萄糖 500ml，缓慢滴注，每天 1 次。

◆蓬莱草

【来源】本品为马鞭草科植物过江藤的全草。栽种当年 9 ~ 10 月采收。以后短年采收 2 次，第 1 次在 6 ~ 7 月，第 2 次在 9 ~ 10 月。采收后，拣去杂草洗净，鲜用或晒干。生于海拔 300 ~ 1880m 的山坡平地及河滩等湿润处。

【别名】苦舌草、凤梨草、旺梨草、雷公锤草。

【性味归经】味微苦，性凉。归肺、心、小肠经。

【功能主治】清热，解毒。主治：咽喉肿痛、牙疳、泄泻、痢疾、痈疽疮毒、带状疱疹、湿疹、疥癣。

【用法用量】内服：煎汤，鲜品 30 ~ 60g，或捣汁。外用：适量，水煎洗或捣敷。

【炮制】净制。

【化学成分】过江藤含醌醇葡萄糖苷，木苷。花含 6 - 羟基木犀草素，尼泊尔黄酮素，巴达薇甘菊素，6 - 羟基木犀草素 - 7 - O - 芹菜糖苷，木犀草素 - 7 - O - 葡萄糖苷。

【方剂选用】

久年顽疣：根据患者患病部位及面积大小，将适量的鲜蓬莱草、白脊青蛙 1 ~ 2 只共捣烂备用。用 0.9% 生理盐水或 3% 双氧水清洗患处，将上述捣烂的混合物做成饼状外敷患处，用纱布包扎。每日 1 ~ 2 次，连用 4 ~ 8 天。用药期间，嘱其不饮酒，不食辛辣、腥味的食物，不用肥皂、热水烫洗及搔抓患处。

◆蒲黄

【来源】本品为香蒲科植物烛香蒲、东方香蒲、或同属植物的干燥花粉。夏季采收蒲棒上部的黄色雄花序，晒干后碾轧，筛取花粉。剪取雄花后，晒干，成为带有雄花的花粉，即为草蒲黄。

【别名】香蒲、水蜡烛、蒲草、蒲花、蒲草黄、蒲厘花粉。

【性味归经】味甘，性平。归肝、心包经。

【功能主治】止血，化瘀，通淋。主治：吐血、衄血、咯血、崩漏、外伤出血、经闭痛经、脘腹刺痛、跌打肿痛、血淋涩痛。

【用法用量】内服：煎汤，5 ~ 10g。须包煎或入丸、散。外用：适量。

【炮制】生蒲黄：揉碎结块，过筛。

蒲黄炭：取净蒲黄，照炒炭法炒至棕褐色。

【化学成分】①狭叶香蒲，花粉主要含黄酮类成分：香蒲新苷、槲皮素、山柰酚、异鼠李素、柚皮素等。还含多糖，另含天冬氨酸、苏氨酸、丝氨酸、谷氨酸、缬氨酸、精氨酸、脯氨酸、胱氨酸、色氨酸等氨基酸和钛、铝、硼、匐、铬、铜、汞、铁、碘、钼、硒、锌等微量元素。又含挥发油。②宽叶香蒲，花粉主要含黄酮类成分：柚皮素、异鼠李素、槲皮素、香蒲新苷。

【药理作用】①抗心肌缺血作用。②降压作用。③降血脂及抗动脉粥样硬化作用。④止血作用。⑤抑制血小板粘附和聚集。⑥增加子宫收缩和止血作用。⑦调整免疫功能。⑧抗菌、抗过敏、解痉等作用。⑨促进骨痂形成。⑩可促进生长、提高机体运动能力、改善记忆功能、延缓衰老。⑪抗疲劳作用。⑫活血祛瘀。⑬降脂作用。⑭止血作用。

【毒理作用】蒲黄毒性较低，小鼠腹腔注射 LD_{50} 为 35.57g/kg。蒲黄可引起豚鼠过敏，试管试验有溶血作用。还可使小白鼠红细胞及白细胞总数减少。本品虽无明显副作用,但可收缩子宫、故孕妇不宜服用。服用生蒲黄常致胃部不适,食欲减退。

【配伍效用】

蒲黄配伍白茅根、小蓟:蒲黄凉血、活血、止血;白茅根清热、凉血、止血、利湿;小蓟凉血止血。三药伍用,有清热利湿、凉血止血之功效,用于治疗湿热之邪所致之血淋、尿血等症。

蒲黄配伍青黛、栀子:蒲黄活血祛瘀止血;青黛清肝凉血;栀子清热泻火凉血。三者合用,有清肝泻热、凉血止血之功效,用于治疗肝火上攻或肝火犯肺之衄血、咯血、吐血之症。

蒲黄配伍乌贼骨:蒲黄甘辛性凉,活血祛瘀、凉血止血;乌贼骨味咸性温,收敛止血。二者伍用,其收敛止血之功效更著,用于治疗外伤出血。

蒲黄配伍元胡:蒲黄活血祛瘀消肿;元胡理气止痛活血。二者伍用,有活血祛瘀、行气止痛之功效,用于治疗血瘀气滞之痛经、产后瘀血腹痛等症。

【方剂选用】

1. 冠心病心绞痛:生蒲黄、五灵脂(醋制)按1:1的比例制成散剂,每日20g,分3次口服,14天为1疗程。疗程间隔3~5天。

2. 高脂血症:生蒲黄24g,生山楂24g,泽泻24g。每剂水煎2次,每次45分钟,共得煎液300ml,分2次服,14天为1疗程,治疗期间停用其他药物。

3. 上消化道出血:蒲黄15g,大黄10g,地榆15g,水煎内服,每日1剂,分2次服。

4. 湿疹:生蒲黄细粉撒布患处。

5. 产后子宫收缩不良、恶漏不净:生蒲黄末,每服3g,每日3次,连服3天。

6. 吐血、唾血:蒲黄30g。捣为散,每服9g,温酒或冷水调。

7. 肺热衄血:蒲黄、青黛各3g。新汲水服之。或去青黛,入油发灰等量,生地黄汁调下。

8. 膀胱热,小便血不止:蒲黄(微炒)60g,郁金(锉)90g。上二味,捣罗为散,每服3g,粟米饮调下,空心晚食前服。

9. 妇人月候过多,血伤漏下不止:蒲黄90g(微炒),龙骨75g,艾叶30g。上三味,捣罗为末,炼蜜和丸,梧桐子大。每服20丸,煎米饮下,艾汤下亦得,日再。

10. 产后恶漏不快,血上抢心,烦闷满急,昏迷不省,或狂言妄语,气喘欲绝:干荷叶(炙)、牡丹皮、延胡索、生干地黄、甘草(炙)各0.9g,蒲黄(生)60g。上为粗末。每服6g,水一盏,入蜜少许,同煎至2g,去渣温服,不拘时候。

11. 产后心腹痛欲死:蒲黄(炒香)、五灵脂(酒研,淘去砂土)各等量。为末,先用酽醋,调6g,熬成膏,入水一盏,煎2.1g,食前热服。

12. 小儿重舌,口中生疮,涎出:蒲黄0.3g,露蜂房0.3g(微炙),白鱼3g。上药,都研令匀。用少许酒调,敷重舌、口中疮上,日三用之。

13. 鼻衄经久不止:蒲黄60~90g,石榴花30g(末)。上药,和研为散,每服以新汲水调下3g。

14. 耳中出血:蒲黄,炒黑研末,掺入。

【不良反应及注意事项】孕妇慎服。

◆**蒲公英**

【来源】本品为菊科植物蒲公英、碱地蒲公英或同属数种植物的干燥全草。春至秋季花初开时采挖,除去杂质,洗净,晒干。

【别名】黄花地丁、婆婆丁、蒲公草、尿床草、凫公英、仆公英、仆公罂、地丁、孛孛丁。

【性味归经】味苦、甘,性寒。归肝、胃经。

【功能主治】清热解毒,消肿散结,利尿通淋。主治:疗疮肿毒、乳痈、瘰疬、目赤、咽痛、肺痈、肠痈、湿热黄疸、热淋涩痛。

【用法用量】内服:煎汤10~30g,大剂量60g，或捣汁，或入散剂。外用：适量，捣敷。

【炮制】 除去杂质，洗净，切段，干燥。

【化学成分】 蒲公英全草含蒲公英甾醇，胆碱，菊糖，果胶等。

【药理作用】 ①抗菌作用。②通乳作用。③抗肿瘤作用。④利胆作用。⑤降糖作用。

【毒理作用】 小白鼠静脉注射蒲公英注射液的半数致死量为58.88±7.94g/kg，小鼠、兔亚急性毒性试验对肾脏可出现少量管型，肾小管上皮细胞水肿。小白鼠静脉注射蒲公英注射液的 LD_{50} 为 58.8 ± 7.9g/kg。

【配伍效用】

蒲公英配伍车前子：蒲公英清热利湿；车前子利水通淋。二者合用，有清热利湿通淋之功效，用于治疗湿热蕴结膀胱之小便淋沥热痛等。

蒲公英配伍栝楼：蒲公英甘苦而寒，入胃、肝二经，清热解毒、消肿散结；栝楼甘寒清润，清热消肿、宽胸理气、化痰散结。二者合用，共奏清热解毒、消肿散结之功效，用于治疗乳痈初期，红肿热痛者。

蒲公英配伍菊花：蒲公英清热解毒，菊花平肝明目。二者伍用，有解毒明目之功效，用于治疗风热上攻之目赤肿痛。

蒲公英配伍夏枯草：蒲公英清热解毒、散结消肿、行滞通络；夏枯草清肝散瘀。两药合用，有清肝行滞、解毒散结之功效，用于治疗瘰疬痰核、黄疸、胁肋疼痛、乳痈初起等证。

蒲公英配伍茵陈：蒲公英清热解毒利湿，茵陈清利湿热而退黄。二者合用，有清热解毒、利湿退黄之功效，用于治疗湿热黄疸。

【方剂选用】

1. 胃脘痛：蒲公英20～30g，丹参、白芍各15～30g，甘草10～30g。每日1剂，水煎分2次服，1个月为1疗程。

2. 消化性溃疡：蒲公英20g，用开水浸泡30分钟代茶饮，第二天换新药，1月为1个疗程。

3. 急性食道炎：蒲公英30g，黄连、清半夏各10g，栝楼15g，煅瓦楞子18g，每日1剂，水煎分2次服。

4. 尿毒症：蒲公英30g，煅牡蛎20g，生大黄粉10g（后入煎3分钟），加水煎汁为300ml，保留灌肠，每日1次，7～14天为1疗程。病情改善后可改为每周灌肠2次或1次。也可用生大黄粉0.2g，装入胶囊内口服，1日3次。

5. 甲状腺功能亢进：蒲公英60g，水煎2碗，温服1碗，剩下1碗乘热熏洗，每天1次。

6. 腮腺炎：鲜蒲公英30g（或干品20g）捣碎，加入1个鸡蛋清搅匀，再加冰糖适量，共捣成糊剂，摊于纱布上外敷耳前及下颌角区的肿胀处，每日换药1次。

7. 脓疱性毛囊炎：蒲公英90g，明矾、黄柏、苦参各30g，加水2500ml，煎40分钟。先将头部毛发剃净，待药温降至40℃左右时，用干净白毛巾一条，浸药液湿敷患处，每次半小时，每日4～6次，复用药液时再加温，每日更换1剂。

8. 乳痈：蒲公英、金银花各60g，白芷、生甘草各20～30g，水煎服，每日2剂，每剂煎2次，6小时服药1次。

9. 退乳：山楂60g，蒲公英60g，每日1剂，水煎，早、晚各服1次。同时乘热将药渣用干净纱布包好，放在乳房上熨贴。

10. 小儿便秘：蒲公英（鲜）全草或干品全草60～90g，水煎至50～100ml，鲜品煮20分钟，干品煮30分钟，加适量白糖或蜂蜜，每日1剂，顿服。

11. 眼疾：鲜蒲公英120g，白菊花15g，加水约3大碗，煎至2碗，温服1碗，将余下的1碗连药渣仍放在药锅内，用湿毛巾熏洗患眼，每次10～20分钟。1天内可熏洗2～3次，但每次必须重新煮沸热熏洗。

12. 乳痈：蒲公英（洗净细锉），忍冬

藤同煎浓汤，入少酒佐之，服罢，随手欲睡，是其功也。

13. 疔疮疔毒：蒲公英捣烂覆之，别更捣汁，和酒煎服，取汗。

【不良反应及注意事项】用量过大可致腹泻。

◆槐花

【来源】本品为豆科植物槐的干燥花及花蕾。夏季花开放或花蕾形成时采收，及时干燥，除去枝、梗及杂质。前者习称"槐花"，后者习称"槐米"。

【别名】金药树、护房树、豆槐、槐米。

【性味归经】味苦，性微寒。归肝、大肠经。

【功能主治】凉血止血，清肝泻火。主治：便血、痔血、血痢、崩漏、吐血、衄血、肝热目赤、头痛眩晕。

【用法用量】内服：煎汤，5～10g，或入丸、散。外用：适量，煎水熏洗或研末敷。

【炮制】槐花：除去杂质及灰屑。

炒槐花：取净槐花，照清炒法炒至表面深黄色。

槐花炭：取净槐花，照炒炭法炒至表面焦褐色。

研究采用恒温烘箱为加热设备，从120℃～250℃间隔10℃共14个温度，每个温度下对槐花分别加热30分钟或60分钟，共得到28份样品；以高效液相色谱法分别测定每份样品的指纹图谱。选择生品的指纹图谱为对照图谱，分析各样品指纹图谱的变化。结果发现受热30分钟的样品，在120℃～150℃受热时，指纹图谱均未发生变化；在170℃受热时，其指纹图谱均略有变化；180℃～190℃受热时，其指纹图谱均发生显著性变化。200℃以上受热，其指纹图谱均显示化学成分被破坏。160℃以上受热60分钟的样品对温度的敏感性高于受热30分钟的样品。综合考虑指纹图谱变化及能源合理利用，槐花制炭温度以185℃，加热30分钟为宜。

【化学成分】槐花与槐米所含成分基本相同，主要含三萜皂成。花油中含月桂酸、十二碳烯酸、肉豆蔻酸、十四碳烯酸十四碳二烯酸、棕榈酸、十六碳烯酸、硬脂酸、十八碳二烯酸、十作碳三烯酸、花生酸等脂肪酸和β-谷甾醇。另含鞣质。

【药理作用】①抗炎作用。②对脂肪浸润的肝有祛脂作用。③抗病毒作用。④抑制醛糖还原酶作用、降糖作用。⑤祛痰、止咳作用。⑥有降血压、扩张冠状动脉作用。⑦抗氧化作用。⑧抗菌作用。⑨止血作用。

【毒理作用】芦丁小鼠静脉注射 LD_{50} 为950mg/kg。槲皮素小鼠口服的 LD_{50} 为160mg/kg。

【配伍效用】槐花配伍栀子：槐花味苦性凉，功专凉血止血，能清泄肠热，兼泻肝经实火；栀子味苦性寒，双清气分、血分之热，利湿、止血；炒炭入药，则清热之中有凉血止血之效。二者合用，栀子清肺热，槐花清肠热，脏腑同治，共奏清热利湿、凉血止血之功效；如炒炭入药，则止血作用更强。用于治疗大肠火盛或湿热蕴结之大便下血、痔疮出血、血痢、崩漏等证。

【方剂选用】

1. 急性乳腺炎：槐米15g，炒至黄褐色，研为细末，用黄酒与开水各半冲服，每日1次。

2. 银屑病：槐花炒黄研末，每次3g，饭后服2次。

3. 暑疖：槐花米2份，糯米1份，炒黄研末，每晨空腹服2匙（约10g）。服药期间禁止服糖。

4. 小儿头部黄癣：槐花花蕾炒后研末，用食油调成膏状，涂于患处，每日1次。

5. 大肠下血：槐花、荆芥穗等量。为末，酒服3g。

6. 脏毒，酒病，便血：槐花（15g炒，15g生），山栀子30g（去皮，炒）。上为末，每服6g，新汲水调下，食前服。

7. 赤白痢疾：槐花（微炒）9g，白芍（炒）6g，枳壳（麸炒）3g，甘草1.5g。水煎服。

8. 吐血不止：槐花不拘多少。火烧存性，研末，入麝香少许。每服9g，温糯米饮调下。

9. 白带不止：槐花（炒）、牡蛎（煅）等量。为末。每酒服9g，取效。

10. 衄血不止：槐花、乌贼鱼骨等量。半生半炒，为末，吹鼻。

11. 舌出血不止，名曰舌衄：槐花，晒干研末，敷舌上，或火炒，出火毒，为末敷。

【不良反应及注意事项】脾胃虚寒者慎服。

◆槐角

【来源】本品为豆科植物槐的干燥成熟果实。冬季采收，除去杂质，干燥。

【别名】槐实、槐子、槐豆。

【性味归经】味苦，性寒。归肝、大肠经。

【功能主治】清热泻火，凉血止血。主治：肠热便血、痔肿出血、肝热头痛、眩晕目赤。

【用法用量】内服：煎汤5～15g，或入丸、散；或捣汁。外用：适量，水煎洗。

【炮制】槐角：除去杂质。蜜槐角：取净槐角，照蜜炙法炒至外皮光亮，不粘手。每100kg槐角，用炼蜜5kg。研究采用（HPLC（法比较槐角不同炮制品中黄酮类成分的量结果发现染料木苷：生品（0.86%）＞蜜炙（0.67%）＞炒炭（0.48%）；芦丁：生品（3.0%）＞蜜炙（2.2%）＞炒炭（0.88%）；槐角苷：生品（8.08%）＞蜜炙（5.73%）＞炒炭（3.58%）；槲皮素：生品（0.04%）＜蜜炙（0.05%）＜炒炭（0.12%）；染料木素：生品（0.06%）＜蜜炙（0.08%）＜炒炭（0.21%）；山柰素：生品（0.01%）＜蜜炙（0.02%）＜炒炭（0.54%）。结论槐角饮片中黄酮类成分炮制后染料木苷等黄酮苷成分的量降低，苷元的量升高，

可能是饮片功效不同的原因。

【化学成分】主要含黄酮类，还含三萜类化合物和赖氨酸，天冬酸胺，精氨酸，丝氨酸，天冬氨酸，谷氨酸，苏氨酸，丙氨酸，脯氨酸，色氨酸，缬氨酸，苯丙氨酸，亮氨酸，异亮氨酸等游离氨基酸。

种子中含生物碱：金雀花碱，N－甲基金雀花碱，槐根碱，苦参碱，黎豆胺。还含半乳糖甘露聚糖，磷脂和植酸钙镁，植物血凝素等。又种子含油9.9%，在游离和结合的脂肪酸中，油酸占22.3%、亚油酸占53%、亚麻酸占12%，还有棕榈酸，硬脂酸，十八碳烯酸，十八碳二烯酸，十八碳三烯酸。

【药理作用】①抗生育作用。②祛脂作用。③抗炎作用。④降血脂作用。

【毒理作用】槐豆仁及槐豆仁连皮制成浸膏，于家兔皮下注射，可使红细胞减少，后者尤甚，说明槐角中含有一种破坏红细胞的物质。槐角浸膏注射于青蛙、蜥蝎及小白鼠结果皆中毒致死，足以说明槐角有毒。槐树种子提取液能使兔、猪、人的红细胞凝集，种子、荚、果肉均含有抗A、抗B、抗H凝集素。另据苏联介绍槐树的花、果、叶各部分酊剂毒性不大，小剂量可提高中枢神经系统兴奋性，兴奋呼吸，轻度降低血压；大剂量可抑制某些反射机能。槐角浸膏能使家兔及豚鼠的红细胞脆减少，尤以荚果作用为强。槐实中的种子提取液能使兔、猪、人的红细胞凝集。所含的植物血凝素有促进淋巴细胞的转化。诱变实验无致畸性。

【方剂选用】

1. 泌尿系感染：槐角500g，加水1500～2000ml，煮沸，捞出槐角，蒸发药液水分浓缩成膏。取槐角浸膏12g，溶于温开水中服用，儿童酌减，每日2～3次。

2. 五种肠风泻血，粪前有血名外痔，粪后有血名内痔，大肠不收名脱肛，谷道四面胬肉如奶名举痔，头上有孔名瘘，并皆治之：槐角（去枝梗炒）500g，地榆、当归（酒浸一宿，焙）、防风（去芦）、黄

芩、枳壳（去穰，麸炒）各250g。上为末，酒糊丸，如梧桐子大。每服30丸，米饮下，不拘时候。

3. 赤痢毒血：槐角120g（酒洗，炒），白芍60g（醋炒），木香15g（焙）。共为末。每早服6g，白汤调下。

4. 吐血、咯血、呕血、唾血，或鼻衄、齿衄、舌衄、耳衄：槐角240g，麦门冬（去心）150g。用净水50碗，煎汁15碗，慢火熬膏。每早午晚各服三大匙，白汤下。

5. 阴疝肿缩：槐角（炒）30g。捣罗为末，炼蜜丸如梧桐子大。每服20丸，温酒下，空心服。

6. 眼热目暗：槐角、黄连（去须）各60g。捣罗为末，炼蜜丸如梧桐子大。每于食后以温浆水下20丸，夜临卧再服。

【不良反应及注意事项】脾胃虚寒及孕妇忌服。

◆槐白皮

【来源】本品为豆科植物槐的树皮或根皮的韧皮部。树皮：全年均可采，除去栓皮用。根皮：秋冬季挖根，剥取根皮，除去外层栓皮，洗净，切段，晒干或鲜用。

【别名】槐皮。

【性味归经】味苦，性平。归肺、心、肝、大肠经。

【功能主治】祛风除湿，敛疮生肌，消肿解毒。主治风邪外中、身体强直、肌肤不仁、热病口疮、牙疳、喉痹、肠风下血、疽、痔疮、痈疽疮疡、阴部湿疮、水火烫伤。

【用法用量】内服：煎汤6～15g。外用：适量。

【炮制】除去杂质，洗净，切段，晒干。

【化学成分】三叶紫檀苷、山槐素、槐二糖和异甘草查耳酮鼠李糖苷。

【药理作用】①改善微血管环境。②清除自由基。③抗菌作用。

【毒理作用】在小白鼠和犬灌服100%槐白皮水提取物（下称槐白皮）的急性毒性试验中，除出现活动减少、反应迟钝外，无其他毒性反应，但较大剂量给小白鼠尾静脉注射，有短暂的活动失控、站立不稳、酩酊状态等表现。用小白鼠腹腔注射醇提物，其LD_{50}为56.119k/g。在家兔亚急性毒性试验中，中、大剂量组出现RBC、Hb的含量减少和大剂量GPT活性明显增高的病理现象，WBC、BUN及心、肝、肺、脾、肾、肾上腺、胃肠等器官切片检查未见异常改变。药组家兔体重与对照组间无显著性差异。大白鼠亚急性毒性试验亦有类似结果。因此认为，槐白皮的毒性甚小，但并非完全无毒，在大量或长时间用药时应注意其毒性反应。

【方剂选用】

1. 中风身直，不得屈伸反复者：槐白皮（黄自者），切之，以酒共水6升，煮取二升，去渣，适寒温，稍稍服之。

2. 破伤风，迷闷不省人，危急者，但气绝心腹温可治：槐白皮，旋用刀刻取一块，连粗皮在外，安在破伤处，用艾蘸于槐皮上灸百炷不妨，如疮口痛者，灸至不痛，不痛者灸至痛，然后用火摩，不拘时候。

3. 热病口疮：黄连0.3g（去须），槐白皮15g，甘草根15g。上药，细锉，用水一大盏，煎至半盏，去渣，温含冷吐。

4. 牙齿疼痛：槐白皮一握，荆芥穗15g。上药以醋一升，煎至五食，入盐少许，热含冷吐，以愈为度。

5. 脉痔有虫或下脓血：槐白皮1000g。细锉，水一斗五升，煎至一斗，去渣倾盆中，坐熏，冷再暖，虫当随便利自出，更捣槐白皮末，绵裹3g，纳下部中。

6. 洗痔疮，化毒气，散脓汁，生肌肉，止痛疼：槐白皮30g，桑白皮、降真香、防风各15g。上细切，水三升，煎至升华，代猪蹄汤洗。

7. 白色念珠菌性阴道炎：槐白皮液，每次20ml，先用药液擦洗阴道2次，再将系有尾线的消毒棉球浸泡药液后置于阴道后穹窿处，保留24小时取出，每日1次，10日为1个疗程。未婚者用无菌导尿管插入阴道内，用注射器将药物推入阴道冲洗，

8. 口疮：鲜槐白皮去掉外表干枯层、凉干后备用。用时将其剪碎放自来水中浸泡 30 分钟、煎熬、过滤、浓缩，然后分装于 10ml 的"眼药水"瓶内交治疗组患者自用。将药液滴于溃疡面上，每日 4 次，直至溃疡愈合。

◆ **雷丸**

【来源】本品为白蘑科真菌雷丸的干燥菌核。秋季采挖，洗净，晒干。

【别名】竹苓、雷实、竹苓芝。

【性味归经】味微苦，性寒。归胃、大肠经。

【功能主治】杀虫消积，主治：绦虫、钩虫、蛔虫病、虫积腹痛、小儿疳积。

【用法用量】内服：入丸、散，15 ~ 21g，1 次 5 ~ 7g，饭后用温开水调服，1 日 3 次，连服 3 天。

【炮制】洗净，晒干，粉碎。不得蒸煮或高温烘烤。

【化学成分】雷丸含雷丸素（一种蛋白酶）、雷丸多糖、β-谷甾醇、齐墩果酸麦角甾醇、麦角甾醇过氧化物、甘遂醇、豆甾醇-7，22-二烯-3β，5α，6β-三醇、豆甾醇、3β-羟基豆甾-5，22-二烯-7-酮（8）、木栓酮（9）、表木栓醇等。

【药理作用】①凝血和降糖作用。②抗炎和增强免疫作用。③抗肿瘤作用。

【毒理作用】研究通过深层液体发酵获取雷丸菌丝并进行真空冷冻干燥，以高、中、低 3 个剂量组对 ICR 小鼠进行灌胃，采用一次性给药方式给药，连续观察 14 天。实验结束后取血清，测 ALT 和 AST，取肝、心、脾、肺、肾 5 脏器进行石蜡病理切片检查。结果发现各实验组均未见小鼠死亡，但用药组小鼠表现行为异常。病理切片显示，与对照组相比，用药组小鼠脾脏有极轻微病变，但未见细胞坏死；其余脏器未见异常。AST 和 ALT 分析显示，各处理组间未见显著性差异。说明雷丸菌丝冻干粉对小鼠有极轻微毒性，仍需进一步研究以确定毒性的原因。

【方剂选用】

1. 绦虫病：雷丸制成粉剂，每次 20g，以凉开水加糖少许调服。每日 3 次，连服 3 日。第 4 天服硫酸镁 15 ~ 20g（不服亦可）。

2. 蛲虫病：雷丸 3g，大黄 10g，二丑 10g，共研末混匀，晨起空腹时用冷开水 1 次送服。小儿可按年龄递减。

3. 钩虫病：雷丸（研极细末）60g，乳糖或葡萄糖适量。此为 1 日量，1 次或分 3 次用开水调服。可连用 2 日。

4. 三虫：雷丸（炮）30g，川芎 30g。上二味捣罗为细散，每服 3g，空腹煎粟米饮调下，日午、近晚各一服。

5. 风瘙皮肤瘾疹疼痛：雷丸、人参、苦参、牛膝（润、浸、切、焙）、白附子（炮）、防风（去叉）、白花蛇（润、浸、去皮、骨、炙）、甘草（炙、锉）各 60g，丹参 45g。上九味捣罗为散，每服 6g，食前温酒调下。

6. 牡痔生鼠乳疮：雷丸、鹤虱（炒）、白矾灰各 30g，皂荚针灰、舶上硫黄（研）各 15g。上五味，捣研为散，醋煮面糊丸，如梧桐子大，以雄黄末为衣。每服 20 丸，空心食前麝香温酒下。

7. 少小有热不汗：雷丸 120g，粉 250g。捣而下筛，以粉儿身。

【不良反应及注意事项】有虫积而脾胃虚寒者慎服。不宜入煎剂，因本品含蛋白酶，加热 60℃ 左右易于破坏而失效。

◆ **雷公藤**

【来源】本品为卫矛科植物雷公藤的木质部。皮部毒性太大，常刮去之。亦有带皮入药者。栽培 3 ~ 4 年便可采收，秋季挖取根部，抖净泥土，晒干。或去皮晒干。生于背阴多湿的山坡、山谷、溪边灌木林中。分布于长江流域以南各地及西南地区。

【别名】黄藤、黄腊藤、菜虫药、红药、水莽草。

【性味归经】味苦，性辛，大毒。归心、肝经。

【功能主治】祛风除湿，活血通络，消肿止痛，杀虫解毒。主治：类风湿性关节炎、风湿性关节炎、肾小球肾炎、肾病综合征、红斑狼疮、口眼干燥综合征、白塞病、湿疹、银屑病、麻风病、疥疮、顽癣。

【用法用量】煎汤，10～25g（带根皮减量），文火煎1～2小时，研末，每日1.5～4.5g。外用：适量。

【炮制】①净制：除去杂质花摘除花柄及蒂。②切制：除去杂质，根、叶洗净，稍闷，切片、切丝、干燥。

研究采用黄泥包裹雷公藤药材，微波加热煨制，考察微波炮制对雷公藤的毒性及其化学成分的影响；利用小鼠急性肝损伤模型评价雷公藤微波煨制前后毒性变化，并用高效液相色谱法测定其化学成分变化。结果雷公藤在低功率微波煨制后肝毒性比生药有所增加，但提高微波功率煨制后肝毒性低于生药。雷公藤在微波煨制后，3个成分含量基本不发生变化，4个成分含量下降，1个成分含量增加，新产生成分1个。其中雷公藤甲素含量基本不发生变化。在低功率微波煨制后雷公藤毒性有所增加，而在较高功率微波煨制后雷公藤毒性低于生药。雷公藤微波煨制减毒作用与雷公藤甲素基本无关，可能与其化学成分的比例变化有关。

【化学成分】根含雷公藤碱，雷公藤次碱，雷公藤碱乙，雷公藤碱丁即雷公藤春碱，南蛇藤β-呋喃甲酸胺，南蛇藤苄酰胺，雷公藤内酯A、B，雷酚萜醇，16-羟基雷公藤内酯醇，雷公藤内酯醇即雷公藤甲素，表雷公藤内酯三醇，雷贝壳杉烷内酯，对映-雷贝壳杉烷内酯，雷公藤酸，直楔草酸。

根木质部含雷公藤三萜内酯A，雷公藤内酯A、B，南蛇藤素即雷公藤红素，雷公藤内酯三醇及亚麻酸，棕榈油酸，棕榈酸，硬脂酸等。根皮含雷公藤碱，雷公藤次碱，雷公藤碱乙，异卫矛碱，雷公藤宁碱，雷公藤精碱，雷公藤碱丁；雷酚酮内酯，雷公藤内酯酮，雷公藤内酯醇，雷公藤内酯二醇等。

【药理作用】①抗肿瘤作用。②抗炎作用。③抑制免疫。④抗生育作用。⑤杀血吸虫作用。

【毒理作用】雷公藤对各种动物毒性不同，它对人、犬、猪及昆虫的毒性很大，可以发生中毒甚至死亡，但是对羊、兔、猫、鼠、鱼却无毒性。雷公藤对机体的作用有二：一为对胃肠道局部的刺激作用；二为吸收后对中枢神经系统（包括视丘、中脑、延髓、小脑及脊髓）的损害，及引起肝、心的出血与坏死。有谓雷公藤主要毒害动物的心脏，但对其他平滑肌及横纹肌亦有毒性，此为中毒致死的原因。中毒后急救措施为催吐、洗胃、灌肠、导泻等一般方法，利用羊血或兔胃浸出液的生物学解毒方法尚未确定。雷公藤的毒性成分可用醚浸出，但经过还原作用，毒性完全消失。

【方剂选用】

1. 风湿关节炎：雷公藤根、叶、捣烂外敷，半小时后即去，否则起泡。

2. 皮肤发痒：雷公藤叶、捣烂、搽敷。

3. 腰带疮：雷公藤花、乌药，研末调搽患处。

4. 麻风反应：雷公藤干根彻底去除内外两层皮，将木质部切片晒干。每用12g，加水2500ml，文火煎（不加盖）3～4小时，取褐色药液250ml，早晚分服，3～4天为1疗程。

5. 类风湿性关节炎：雷公藤（取木质部，法同上）15g，加水400ml，文火煎2小时（不加盖），得药液150ml，残渣再加水煎取100ml，混合后早晚2次分服，7～10天为1疗程，疗程间停药2～3天。

6. 肺结核及其他慢性肺部疾病：于夏末秋初雷公藤根，洗净晒干，切碎。每31.2g雷公藤加水1000ml，以文火煎熬，待煎至约500ml（使每10ml生药0.62g）即成。开始每日3次，每次15～20ml口服，1星期为1疗程；以后视病情与患者体质情况，剂量可略有增减，但每次给药量不宜超过10～25ml。如服药7～10天后无明显副作用，尚可延长服药时间；但服用时间过长的应短时间停药，一般服用 20 ~ 30 天后停药 5 ~ 7 天。多数病人服药后咳嗽、咳痰、发热、哮喘等症有不同程度地减轻。治疗中按规定剂量服药，基本上无副作用；若体质较弱者；可有恶心、胃肠不适及畏寒怕冷等反应。

【不良反应及注意事项】 雷公藤中毒多为误食或有意自杀，偶可见求治心切，超大剂量服用而致，目前尚无特效解毒药物，主要处理原则为迅速排除未吸收之毒物和对症处理，及时地催吐，充分地洗胃、灌肠、保护和维持重要脏器心、肝、肾、脑的功能及免疫系统功能。①服毒 2 小时内，予以 1：2000 高锰酸或 2% 鞣酸溶液彻底洗胃，可使毒物破坏或沉淀，减少其吸收，洗胃务求彻底，文献有报道口服雷公藤嫩芽后 4 天，尚在呕吐物中发现所服之毒物者。如病情严重不能接受洗胃或误食量较多，估计彻底洗胃有困难时，可作胃造瘘术洗胃，以彻底清除毒物，洗胃后可导入硫酸镁 30g。②服鸡蛋清、牛奶或面糊等保护消化道黏膜，延缓毒物的吸收。③静脉滴注葡萄糖盐水，能量合剂和其后对症支持疗法，严重病例可尽早应用肾上腺皮质激素。④一旦发现急性心源性脑缺血综合征的先兆，如胸闷、烦躁不安濒死样恐惧感和严重心律失常，可用阿托品静脉注人辅以镇静剂，也可用 654 - 2 治疗，每 6 小时肌内注射 20mg，脉压差甚小时可静脉注人，用量以不使心率超过 120 次/分钟为宜，直到脉压差增大，情况改善后可改为肌内注射，用药持续至小便正常为止。⑤当出现休克，四肢厥逆时，可立即快速推注 2：1 基础钠液 300 ~500ml/0.5 小时，开辟两条静脉通道，快速补液、扩容、强心，并静脉滴注参附、生脉注射液。⑥剧烈腹痛用阿托品不能缓解者，可用鲜鹿茸 125g 或干品 60g 煎水服，如心率不快、血压过低者尚可试用小剂量肾上腺素（0.5 ~ 1mg），可能有助缓解腹痛。⑦人参、五味子、刺五加等单独煎服，常规用 10 ~15g，或加人其他中药解毒方中煎服，每日 3 次，

或用其针剂 4ml 耐肌内注射，每日 2 次，最少要用 1 个月以上。⑧后期着重肝、肾功能的保护⑨认真及时针对急性中毒患者的原因做好思想工作。其他治疗方法介绍：新鲜羊血或鹅血 20 ~30 天顿服，用于 12 小时内的急性中毒者；山羊现宰，取小肠剖开洗涤，刮取肠黏膜，嘱患者口服；绿豆甘草汤：绿豆 125g，甘草 50g 煎水分服；三黄甘草汤：黄连、黄芩、黄柏各 10g，甘草 30g，水煎服。

◆ **蜂乳**

【来源】 本品为蜜蜂科动物中华蜜蜂等的工蜂咽腺及咽后腺分泌的乳白色胶状物。生产蜂乳应在移虫后 48 ~72 小时进行，检查产浆群，如蜡杯已由工蜂改成王台，其中的幼虫也已长大，即可配浆。取浆应在清洁的室内进行，穿工作服，戴口罩。先取下各段板条，用小镊子移出幼虫，然后挖出蜂乳，立即放入褐色玻璃瓶内，密闭，低温冷藏。

【别名】 王浆、蜂王浆、皇浆、蜂皇浆。

【性味归经】 味甘、酸，性平。归肝、脾经。

【功能主治】 滋补，强壮，益肝、健脾。主治：病后虚弱、小儿营养不良、老年体衰、白细胞减少症、迁延性及慢性肝炎、十二指肠溃疡、支气管哮喘、糖尿病、血液病、精神病、子宫功能性出血、月经不调、功能性不孕症及脱发等。

【用法用量】 内服：温开水冲，50 ~200mg。

【炮制】 取原药材，除去杂质。贮干燥容器内，置阴凉干燥处。

【化学成分】 幼蜂王的特殊食物王浆，平均含水分 66%，灰分 0.82%，蛋白质 12.2%，脂肪 5.46%，还原性物质总量 12.49%，未知物质 2.84%，其组成随着幼虫的生长期而不同。王浆含 5 种糖，其中 4 种是果糖、萄糖、蔗糖及核糖。其脂肪类中，有特殊脂酸 ω－羟基 △2－癸烯酸，含量相当高。

王浆含丰富的维生素，其中 B1 含量稳定，其他 B 族维生素，每日可有较大的波动；幼虫发育到 72 小时时，王浆中含微量的 A。王浆又含游离及结合的生物索，丰富的泛酸，叶酸，肌醇，2－氨基－4－轻基－6（L－赤－1，2－二袭基丙基）－喋啶，及腺嘌呤核苷酸类似物质。意大利蜂王浆有精氨酸、天冬氨酸、谷氨酸、赖氨酸、脯氨酸、β－丙氨酸等。王浆含黄素腺膘吟二核苷酸，黄素单核苷酸、维生素 B_2 及犬尿素；所含蛋白质有白蛋白，β 及 γ 球蛋白，不溶性蛋白质。又含乙酰胆碱。所含油脂类有硬脂酸甘油磷脂。

【药理作用】 ①加强机体抵抗力及促进生长。②有促肾上腺皮质激素样作用。③降压作用。④抗癌作用。⑤抗菌作用。⑥镇痛作用。⑦解毒作用。⑧延缓衰老作用。

【毒理作用】 蜂乳对小鼠、家兔、犬、猫均无毒性，但其中含有大量维生索及激素，过量使用也会导致中毒，对小白鼠、豚鼠可引起过敏反应，如以 100℃，15 分钟加热 3 次后，其过敏作用可消失。

【方剂选用】

1. 急住传染性肝炎：口服 1% 蜂乳（由王浆与蜂蜜调和而成），4 岁以下 5g，5～10 岁 10g，10 岁以上 20g。每日 1 剂，2 次分服，20 天为 1 疗程，连服三疗程。

2. 慢性期风湿样关节炎：每日服蜂乳 400ml，连服 3～6 个月。服药期间未发现不良反应，间有口干、头痛、大便干燥等，但短期内即自行消失。

3. 早孕：复方蜂王浆口服液 20ml，每日 3 次口服半个月为 1 个疗程。为了纠正贫血，提高孕妇的免疫功能可持续 2～3 个疗程。

【不良反应及注意事项】 湿热泻痢者禁服，孕妇慎服。

◆蜂胶

【来源】 本品为蜜蜂科昆虫意大利蜂的干燥分泌物。多于夏季从蜂箱中收集，除去杂质。

【性味归经】 味苦、辛，性温。归脾、胃经。

【功能主治】 补虚弱，化浊脂，止消渴；外用解毒消肿，收敛生肌。主治：体虚早衰、高脂血症、消渴、外治皮肤皲裂、烧烫伤。

【用法用量】 外用适量，涂敷患处。

【炮制】 酒制蜜蜂：去蜂胶粉碎，用乙醇浸泡溶解，滤过，滤液回收乙醇，晾干。

【化学成分】 蜂胶含树脂约 50%～60%，蜂蜡 30% 芳香挥发油 10% 和一些花粉等夹杂物。主要有黄酮类、酚类、内酯香豆精类、醛、酮、甾类化合物，还含有维生素 B_1、烟酸、维生素 A 原和多种氨基酸、糖、多糖等，及必需元素 34 种：氧、碳、氢、钙、磷、氮、钾、硫、钠、氯、镁、铁、钴、铜、钼、氟、铝、锡、硅、砷、硒、钛、钒、铬、镍、钡、锆、锑、镉、银、铅、锶等。

杨树型蜂胶含黄酮有：白杨素，杨芽素，山姜英杰酮醇等。

【药理作用】 ①广谱抗菌作用。②抗氧化作用。③抗病毒作用。④降血糖作用。⑤增强免疫作用。

【毒理作用】 由于蜂胶的提取方法仍然没有标准，所以蜂胶毒性的研究结果有较大的差异研究发现，蜂胶提取物对小鼠口服的 LD_{50} 大于 7340mg/kg。而另有研究结果是：LD_{50} 为 2050mg/kg，LD_{100} 为 2750mg/k。研究发现，猫可以忍受 100mg/kg 蜂胶乙醇提取物的皮下处理。

◆蜂蜡

【来源】 本品为蜜蜂科昆虫中华蜜蜂或意大利蜂分泌的蜡。将蜂巢置水中加热，滤过，冷凝取蜡或再精制而成。

【别名】 蜜蜡、蜡、黄蜡、白蜡。

【性味归经】 味甘，性微温。归脾经。

【功能主治】 解毒，敛疮，生肌，止痛。外用于溃疡不敛、臁疮糜烂，外伤破溃，水火烫伤。

【用法用量】 内服：溶化和服，5～10g；或入丸剂。外用：适量，溶化调敷。

【炮制】 用时熔化，澄清，除去杂质。

【化学成分】①蜂蜡（蜜蜡）主要成分可分为 4 大类，即酯类、游离酸类、游离醇类和烃类。此外还含微量的挥发油及色素。②蜂蜡据称尚含一种芳香性有色物质，名为虫蜡素。

【药理作用】①活性氨清除作用。②抗溃疡作用。③抗皮肤炎症作用。④其他作用：蜂蜡及其乳浊液有抑菌和防腐作用。且将肝素 100～150mg 悬浮在蜂蜡 0.5～1.5ml 内，给予静脉注射，可使肝素抗凝血作用时间延长。

【方剂选用】

1. 赤白痢，少腹痛不可忍，后重，或面青手足俱变者：蜂蜡 9g，阿胶 9g。同溶化，入黄连末 15g，搅匀，分三次热服。

2. 产后三日内，下诸杂五色痢：阿胶 30g，蜂蜡适量，当归 45g，黄连 60g，黄柏 30g，陈廪米一升。以水八升，煮米蟹目沸，去米纳药，煮取二升，去渣，纳胶、蜡令烊，分四服，一日令尽。

3. 急心疼痛：蜂蜡，灯上烧化，丸如芡子大，百年霜为衣，井水下 3 丸。

4. 妊娠胎动，腹痛下血：蜡 3g。以清酒二盏，煎三五沸，投蜡令消，顿服。

5. 痈疽发背已成未脓之际，恐毒气不能外出，必致内攻，预服此丸，护膜护心，且亦散血解毒：白矾 3g，蜂蜡 30g，雄黄 3g，琥珀 3g（另研极细），朱砂 3g，蜂蜜 6g（临入）。先将白矾、雄黄、琥珀、朱砂四味碾研极细，另将蜜、蜡铜勺内熔化。离火片时，候蜡四边稍凝时，方入上药，搅匀，共成一块，以一人将药火上微烘，众手急丸，小寒豆大，用朱砂为衣，磁罐收贮。每服 20～30 丸，白汤食后送下，病甚者，早晚进服二次。

6. 代指：蜂蜡、松胶。相和，火炙，笼代指。

7. 臁疮、金疮、水火等疮：蜂蜡 30g，香油 60g，黄丹 15g。同化开，顿冷，瓶收，摊贴。

8. 水火烫伤疮，赤疼痛，毒腐成脓，用此拔热毒，止疼痛，敛疮口：麻油 120g，

当归 30g，煎焦去渣，入蜂蜡 30g，搅化放冷，摊帛贴之。

9. 被伤风湿如疟者：蜂蜡一块，热酒化开服。与玉真散对用尤妙。

10. 肺虚隔热，咳嗽气急，胸中烦满，肢体倦疼，咽干口苦，燥渴欲饮冷，肌瘦发热，减食嗜卧，音声不出：蜂蜡（滤去渣，用浆水煮，秤）240g，蛤粉 120g（研末）。上件，每两作 15 丸，用前蛤粉为衣养药，每服 1 丸，胡桃瓢半个，细口爵温水下，临卧闭口不语。

11. 呃逆不止：蜂蜡烧烟熏 2～3 次。

12. 雀目：蜂蜡适量，器内熔成汁，取出入蛤粉，相和得所成球。每用以刀子切下 6g，以猪肝 60g，破开，掺药在内，麻绳扎定，水一碗，同入铫子内煮熟取出，乘热熏眼，至温冷并肝食之，日二，以平安为度。

13. 烫伤：蜂蜡 50g，香油 100g，煎化后搅匀放冷备用。

14. 小儿肛门溃烂：蜂蜡 50g，香油 100g，煎化搅匀放冷，把患儿肛门溃烂处洗净轻轻擦干，用小毛刷摊贴于患处，敷盖无菌纱布。抱起患儿，两侧臀部肌肉并拢夹住药液和纱布，待蜂蜡凝固后取下，1～3 次/天，或患儿便后即涂，均取得了较好的效果。

15. 疮疡：大黄、川芎、白芷、冰片、蜂蜡。将大黄、川芎、白芷浸泡在麻油中，浸透后火上炸至大黄、川芎变成黑色，冷却后用纱布过滤去渣留油，将蜂蜡加入药油炸，并加热熔化，待药油温度降至60℃～70℃时加入冰片、搅匀，放冷即得大黄蜂蜡药膏。取适量药膏摊于纱布上，外敷疮疡处，2～3 日换药 1 次。

◆ **蜂蜜**

【来源】本品为蜜蜂科昆虫中华蜜蜂或意大利蜂所酿的蜜。春至秋季采收，滤过。

【别名】蜂糖、蜜糖。

【性味归经】味甘，性平。归肺、脾、大肠经。

【功能主治】补中，润燥，止痛，解

毒；外用生肌敛疮。主治：脘腹虚痛、肺燥干咳、肠燥便秘、解乌头类药毒；外治疮疡不敛，水火烫伤。

【用法用量】煎服或冲服，15～30g，大剂量30～60g。外用：适量，本品作栓剂肛内给药，通便效果较口服便捷。

【炮制】①取纯净的蜂蜜，用文火熬炼，过滤去沫。②凡炼蜜一斤，只得75g是数，若火少，火过，并用不得。③凡蜜，皆先火上煎，掠去其沫，令色微黄，则丸经久不坏。④凡炼沙蜜，每斤入水120g，银石器内，以桑柴火慢炼，掠去浮沫，至滴水成珠不散，乃用，谓之水火炼法。又法：以器盛置重汤中煮一日，候滴水不散，取用亦佳，且不伤火也。

【化学成分】
①中华蜜蜂：在蜂巢中酿成的糖类物质，主要含葡萄糖，果糖；其他还含蔗糖、糊精、有机酸、蛋白质、挥发油、蜡、花粉粒、维生素 B_1、B_2、B_6、C、K、H、淀粉酶、转人酶、过氧化酶、酯酶、生长刺激素、乙酰胆碱、烟酸、泛酸、胡萝卜素、无机元素钙、硫、磷、镁、钾、钠、碘等。②意大利蜜蜂：在蜂巢中酿成的糖类物质，主要含葡萄糖果糖；其他还含少量蔗糖、糊精、有机酸、蛋白质、挥发油、蜡、维生素 B_1、B_2、B_6、C、K、H、淀粉酶、转化酶、过氧化酶、酯酶、α-甘油磷酸盐脱氢酶、乙酰胆碱、生长刺激素、泛酸、烟酸、胡萝卜素、花粉粒，并含钙、磷、硫、镁、钾、钠、碘等元素。

【药理作用】①抗菌作用。②抗氧化作用。③润肠通便作用。④促进溃疡面愈合作用。

【方剂选用】
1. 痢疾：蜂蜜，成人每日150g，分4次服用，小儿酌减，用等量温开水冲淡服用。

2. 防治疟疾：蜂蜜15～30g，白酒适量，于疟疾发作前10分钟～1小时服用，如发作时间掌握不准，可在发作当日连服3次。

3. 燥咳：蜂蜜30g，用铁勺煎开后放入款冬花15g，煎黄后，再用水一碗煮沸，滤渣温热内服，以晚间睡前服较好，一般1～2次即可收效。

4. 失眠：对于单纯失眠的人，每日临睡前1小时服30～50g蜂蜜，即可使睡眠安稳。

5. 十二指肠溃疡病：蜂蜜60ml，0.5%奴佛卡因40ml，搅匀，此为1次量。饭前口服，1天3次。30天为1个疗程，可连服2～3个疗程。

6. 乌头中毒：蜂蜜50～100g，用开水冲服，呕吐频繁者可频频少服，待呕吐停止后可顿服。

7. 急性肠梗阻：鲜生姜60g，捣碎绞汁，蜂蜜60g，调匀，分4次口服，每小时服1次，服药后6小时内不能饮水进食。

8. 过敏性皮炎：蜂蜜100ml，氧化锌10g，淀粉20g，制成软膏，外涂局部。

9. 冻疮：蜂蜜20g，猪脂20g，樟脑2g，充分混合，制成膏剂，局部外涂，治疗冻疮，效果良好。

10. 手足皲裂：煎沸猪油30g，冷却后与蜂蜜70g调匀，局部外涂，每日2次（睡前必须治疗1次）。

11. 萎缩性鼻炎：生蜂蜜涂于鼻腔患处（涂蜜前先洗净鼻腔的结痂和分泌物），早晚各1次。

12. 咳嗽：蜂蜜500g，生姜1000g（取汁）。以微火煎令姜汁尽，惟有蜜在，止。旦服如枣大，含1丸，日三服。禁一切杂食。

13. 上气咳嗽，喘息，喉中有物，唾血：杏仁、生姜汁各二升，糖、蜂蜜各一升，猪膏二合。上五味，先以猪膏煎杏仁黄，出之，以纸拭令净，捣如膏，合姜汁、蜜、糖等，合煎令丸。服如杏核一枚，日夜六七服，渐渐加之。

14. 阳明病，自汗出，若发汗，小便自利者，此为津液内竭，虽硬不可攻之，当须自欲大便：食蜂蜜七合。于铜器内，微火煎，当须凝如饴状，搅之勿令焦著，欲可丸，并手捻作铤，令头锐，大如指，长二寸许，当热时急作，冷则硬。以纳谷道中，以手急抱，欲大便时乃去之。

15. 蛔虫病，吐涎心痛，发作有时，毒药不止：甘草60g，粉30g重，蜂蜜120g。上三味，以水三升，先煮甘草取二升，去渣，纳粉、蜂蜜，搅令和，煎如薄粥，温服一升，瘥即止。

16. 风疹，风癣：蜂蜜、糯饭各500g，面曲150g，熟水五升。同入瓶内封七日成酒，以蜂蜜入酒代之，亦良。

17. 痘疮痒甚，误搔成疮及疮痂欲落不落者：蜂蜜不拘多少，涂于疮上，其痂自落，且无疤瘢，亦不臭秽。

【不良反应及注意事项】痰湿内蕴、中满痞胀及肠滑泄泻者忌服。通便解毒用生蜜，止咳缓痛用炼蜜，滋补药用蜜丸或收膏。

◆蜀葵花

【来源】本品为锦葵科植物蜀葵的花。夏、秋季采收，晒干。本种原产我国西南地区，各地广泛栽培。

【别名】侧金盏、吴葵花、白淑气花、棋盘花、蜀其花、蜀季花、麻杆花、舌其花、大蜀季花、果木花、木槿花、熟香花、端午花、大秋花。

【性味归经】味甘、咸，性凉。归肺、大肠、膀胱经。

【功能主治】和血止血，解毒散结。主治：吐血、衄血、有经过多、赤白带下、二便不通、小儿风疹、疟疾、痈疽疔肿、蜂蝎螫伤、水火烫伤。

【用法用量】内服：煎汤3～9g，或研末1～3g。外用：适量，研末调敷；或鲜品捣敷。

【炮制】取鲜品晒干备用。

【化学成分】花含1－对－羟基苯基－2－羟基－3－（2，4，6）－三羟基苯基－1，3－丙二酮，二氢山奈酚葡萄糖苷及蜀葵苷。

【方剂选用】

1. 妇人白带下，脐腹冷痛，面色痿黄，

日渐虚损：蜀葵花150g。阴干，捣细罗为散，每于食前，以温酒调下6g。如赤带下，亦用赤花。

2. 疬疟：蜀葵花白者。阴干，为末服之。

3. 鼻面酒渣及酐䵟：蜀葵花一合，研末，腊月脂调敷，每夜用之。

4. 蝎螫：蜀葵花、石榴花、艾心等量。并阴干，合捣，和水涂螫处。

【不良反应及注意事项】孕妇忌用。

◆蜀葵根

【来源】本品为锦葵科植物蜀葵的根。冬季挖取，刮去栓皮，洗净，切片，晒干。

【别名】葵花根、土黄蓍、棋盘花根。

【性味归经】味甘、咸，性微寒。归心、肺、大肠、膀胱经。

【功能主治】清热利湿，凉血止血，解毒排脓。主治：淋证、带下、痢疾、吐血、血崩、外伤出血、疮疡肿毒、水火烫伤。

【用法用量】内服：煎汤，9～15g。外用：适量，捣敷。

【炮制】取原材料洗净，软化，切片，晒干。

【化学成分】根含黏液质，一年生根的黏液质含戊糖7.78%，戊聚糖6.87%，甲基戊聚糖10.59%及糖醛酸20.04%。

【药理作用】根可作润滑药，用于黏膜炎症，起保护、缓和刺激的作用。

【方剂选用】

1. 小便淋沥：蜀葵根1撮。洗净，锉碎，用水煎5～7沸服。

2. 肠痈：蜀葵根3g，大黄3g。水煎服。

3. 内痈有败血，腥臭殊甚，脐腹冷痛，用此排脓下血：蜀葵根、白芷各30g，白枯矾、白芍各15g。为末，黄蜡溶化，和丸梧子大。每空心米饮下20丸，待脓血出尽，服十宣散补之。

4. 诸疮肿痛不可忍者：蜀葵根，去黑皮捣，若稠，点井花水少许，若不稠，不须用水，以纸花如膏贴之。

【不良反应及注意事项】脾胃虚寒者

慎服。

◆蓍草

【来源】本品为菊科植物蓍的干燥地上部分。夏、秋二季花开时采割，除去杂质，阴干。

【别名】一支蒿、蜈蚣草、蜈蚣蒿、飞天蜈蚣、锯草、蓍、乱头发、土一支蒿、羽衣草、千条蜈蚣、一枝蒿蒿。

【性味归经】味苦、酸，性平。归肺、脾、膀胱经。

【功能主治】解毒利湿，活血止痛。主治：乳蛾咽痛、泄泻痢疾、肠痈腹痛、热淋涩痛、湿热带下、蛇虫咬伤。

【用法用量】内服：煎汤，10～15g；研末，每次3g。外用：适量，煎水洗；或捣敷；或研末调敷。

【炮制】取原药材，除去杂质，抢水洗净，稍润，切段，干燥，筛去灰屑。饮片性状：茎、叶、花混合的段状。茎表面棕黄色略紫，密生柔毛，有顺向纵纹及纵沟，切面白色，中空。叶鞘卷缩，灰绿色或棕黄色，叶缘裂片细小如蜈蚣足。花呈半球形，枯黄棕色。气微弱，味微苦。贮干燥容器内，置阴凉干燥处，防潮。

【化学成分】全草含琥珀酸，延胡索酸，α-呋喃甲酸，乌头酸。

【药理作用】①抗炎作用。②解热、镇痛作用。③抗菌作用。

【不良反应及注意事项】体虚及孕妇忌服。

◆硼砂

【来源】本品为硼酸盐类硼砂族矿物硼砂。一般于8～11月间采挖矿砂，将矿砂溶于沸水中，滤净后，倒入缸内，在缸上放数条横棍，棍上系数条麻绳，麻绳下端吊一铁钉，使绳垂直沉入溶液内。冷却后在绳上与缸底都有结晶析出，取出干燥。结在绳上者名月石坠，在缸底者称月石块。多产于干涸的含硼盐湖中。主产青海、西藏。此外，云南、新疆、四川、陕西、甘肃等地亦产。

【别名】大朋砂、蓬砂、鹏砂、盆砂。

【性味归经】味甘、咸，性凉，无毒。归肺、胃经。

【功能主治】清热消痰，解毒防腐。主治：咽喉肿痛、口舌生疮、目赤翳障胬肉、阴部溃疡、骨哽、噎膈、咳嗽痰稠。

【用法用量】内服：入丸、散，1.5～3g。外用：研极细末敷或撒。

【炮制】①硼砂：碾成细末。②煅硼砂：将硼砂砸成小块，置锅内加热，炒至鼓起小泡成雪白色结块，取出，放凉。

【化学成分】为四硼酸钠；还含少量铅、铜、钙、铝、铁、镁、硅等杂质。

【药理作用】抑菌作用。

【配伍效用】

硼砂配伍贝母、栝楼：硼砂清肺化痰；贝母清热润肺化痰；栝楼清热化痰、宽胸利气。三者合用，有清热化痰、行气宽胸、止咳平喘之功效，用于治疗痰热阻肺所致之喘咳气急、痰黄黏稠、咯吐不爽、胸膈满闷等症。

硼砂配伍冰片、玄明粉、朱砂：硼砂清热解毒消肿；冰片清凉散热、消肿止痛；玄明粉清热散结、解毒祛腐；朱砂清热解毒、镇心安神。诸药相伍，有清热解毒、消肿止痛之功效，共研末，外用患处，可治疗胃火上炎之口舌生疮、牙龈肿痛、咽喉肿痛等症。

硼砂配伍炉甘石、冰片、玄明粉：硼砂清热解毒、凉血消肿；炉甘石明目祛翳；冰片清凉散热、消肿止痛；玄明粉清热泻火、消肿散结。四药合用，有清热解毒、祛翳明目之功效，制成点眼剂，用于治疗肝火上攻之目赤肿痛或生翳膜等症。

硼砂配伍雄黄、冰片、甘草：硼砂咸寒清热解毒凉血；雄黄辛温解毒消肿；冰片辛凉清热解毒、消肿止痛；甘草清热解毒、调和诸药。四药合用，有清热解毒、消肿止痛之功效，用于治疗肺胃积热、火毒上攻之鹅口疮，症见口腔黏膜白屑堆积较多、周围红肿热痛、咽喉不利等。

【方剂选用】

1.百日咳：硼砂末1.5g，溶于炙麻黄

3g, 胆星 6g, 炙百部 15g, 炙甘草 3g, 水煎剂中, 每日 1 剂, 分 3 次内服。

2. 癫痫：硼砂 0.25g, 苯巴比妥 0.01g, 加适量赋形剂压片, 每片重 0.3g, 每次 2~3 片, 日服 3 次。

3. 尿潴留：硼砂 0.3g, 装入胶囊, 每次 0.6~1.2g, 日服 3 次。

4. 急性腰扭伤：①放硼砂于铁勺内置火上煅制, 以炙枯为度, 研为极细末备用。用时令患者仰卧, 挑煅硼砂末少许, 点于两眼内眦及"龈交"穴。静卧 4~5 分钟, 即自行流出眼泪。然后让患者做弯腰、转身、蹲下等动作, 以活动腰部。②硼砂粉, 煅烧至干枯状, 制成粒状颗粒备用。使用时将硼砂粒放入患者睛明穴内。若单侧腰扭伤, 只须放入患侧睛明穴内；若双侧腰扭伤, 则放入双侧睛明穴内。用药后让患者左右旋转腰部 10~15℃, 10 分钟见效。

5. 黄水疮：枯矾 9g, 化水外洗, 除去脓痂, 撒冰硼散于患处。

6. 皮肤汗斑：黄瓜捣烂取汁适量, 徐徐投入硼砂末至饱和, 制成硼砂黄瓜饱和液, 均匀涂于患处, 每日 1 次。

7. 乳头皲裂：硼砂 2 份研成细末, 加 3 份蜂蜜调匀, 放入干净锅内蒸 15~20 分钟。

8. 霉菌性阴道炎：把 97% 的硼砂与 3% 的冰片混合后, 加入占总药量 50%~60% 的冷霜调匀, 涂于阴道四周及外阴部, 每日 1 次, 5 次为 1 个疗程。

9. 梅核气：硼砂 15g, 外敷在浸泡后煮熟的大豆表面, 每次嚼烂熟豆 4~5 个, 徐徐咽下, 每日 3 次, 5~7 天为 1 个疗程。

10. 化脓性中耳炎：先用双氧水清洗耳内脓液及分泌物, 擦干后取少许冰硼散吹入耳内, 每日 1 次或隔日 1 次。

11. 复发性口疮：硼砂适量, 溶于冷开水中, 配成 2%~3% 溶液, 用此溶液饭后漱口或刷牙, 每天至少 2 次, 坚持长期使用, 最好不间断。

12. 溃疡性牙龈炎：硼砂 7.5g, 青黛 9g, 元明粉 7.5g, 制石膏 9g, 冰片 6g, 黄柏 9g。共研末, 装瓶备用。用时先用生理盐水清洁口腔, 再将上药撒于患处, 每次约 0.5~1g, 每日 3~4 次, 连用 2~3 天。

13. 氟骨症：每人每日口服硼砂 4.5g, 分 3 次服。连服 3 个月。

14. 气闭痰结火结, 喉胀不通：硼砂 3g。放口中噙化。

15. 咽喉肿痛及走马喉痹：硼砂、马牙硝各 0.3g, 丹砂 0.15g, 斑蝥 2 枚（去头、翅、足, 炒）。上四味, 共研为末, 以生姜自然汁煮面糊, 和丸如梧桐子大, 腊茶为衣。每服 2 丸, 腊茶下。

16. 缠喉风, 风热喉痹：硼砂（生研）、白矾（生研）各 3g, 西牛黄、人爪甲（焙脆, 研）各 0.3g。为极细末, 以烂白霜梅肉 9g, 研糊分作 4 丸, 噙化, 取涌顽痰。

17. 咽喉口齿新久肿痛及久嗽痰火咽哑作痛：玄明粉、硼砂各 15g, 朱砂 1.8g, 冰片 1.5g。共研极细末, 吹搽患上, 甚者日搽 5~6 次。

18. 口臭、口干、口舌疮：硼砂 60g, 冰片、麝香各 3g, 马牙硝（风化）120g, 寒水石（煅）10 两。上为细末, 用甘草膏和丸, 如麻子大, 不拘时含一丸咽津。

19. 鹅口疮：硼砂 6g, 雄黄 9g, 甘草 3g, 冰片 2g。上为细末, 蜜水调涂或干掺。

【不良反应及注意事项】多作外用, 内服宜慎。"阴虚津燥, 髓竭营枯, 而成肺痿热胀, 癃闭不通诸候, 法当禁用。

◆ 蜈蚣

【来源】本品为蜈蚣科动物少棘巨蜈蚣的干燥体。春、夏二季捕捉, 用竹片插入头尾, 绷直, 干燥。

【别名】百足虫、千足虫、金头蜈蚣、百脚、天龙。

【性味归经】味辛, 性温, 有毒。归肝经。

【功能主治】息风镇痉, 通络止痛, 攻毒散结。主治：肝风内动、痉挛抽搐、小儿惊风、中风口㖞、半身不遂、破伤风、风湿顽痹、偏正头痛、疮疡、瘰疬、蛇虫咬伤。

【用法用量】煎服 3～5g，研末冲服，每次 0.6～1g。外用适量。

【炮制】去竹片，洗净，微火焙黄，剪段。

【化学成分】①多棘蜈蚣，全蝎含类蜂毒样及类组胺样物质、溶血蛋白；尚含脂肪、蚁酸。曾分离出 δ-羟基赖氨酸。氨基酸有组氨酸，精氨酸，鸟氨酸，赖氨酸甘氨酸，丙氨酸，缬氨酸酪氨酸，亮氨酸，苯丙氨酸，丝氨酸，牛磺酸，谷氨酰胺等。外角皮含几丁质，脱乙酰几西质，葡萄糖胺，谷氨酸，酸性磷酸酶；另还含色素，其中橙色素中含 β-胡萝卜素类，虾黄质酯，黄色素含蝶啶。螯肢含 5-羟色胺。粪便中含大量嘌呤。神经链中含类乙酰胆碱样物质。②少棘蜈蚣，全蝎含两种似蜂毒的有毒成分，即组胺样物质及溶血性蛋白质；尚含脂肪油、胆甾醇、蚁酸等，又曾分离出 δ-羟基赖氨酸。氨基酸有岛氨酸，牛磺酸，天冬氨酸，苏氨酸，丝氨酸，谷氨酸，甘氨酸，丙氨酸，胱氨酸，缬氨酸，蛋氨酸，异亮氨酸，亮氨酸，酪氨酸，苯丙氨酸，赖氨酸，组氨酸，精氨酸，脯氨酸；另外还含有氨及 28 种无机元素如磷、钾、钠、钙、镁、锌、铁等。

少棘蜈蚣毒主要由蛋白质组成，蛋白质占干粉的 86.23%，水不溶性物质 0.24% 还原糖 0.23%，水 2.1%。蛋白质种类很多，而游离氨基酸酯酶，乙酰胆碱酯酶，透明质酸酶，纤维素酶，蛋白水解酶，酸性和碱性磷酸单酯酶及磷酯酶 A 活性。并富含金属元素，其中钠、钾、磷、钙含量最高，还含锌、铜、铁、镁、铝、钡、锰。

少棘蜈蚣总油脂含量达体重 11.24%。总油脂中脂肪酸成分有肉豆蔻酸，棕榈酸，棕榈油酸，十七碳酸，亚麻酸，花生酸，二十碳-烯酸，二十碳二烯酸，二十碳三烯酸，棕榈油酸，正十四碳酸，正十五碳酸，异十五碳酸，14-甲基-十六碳酸。

【药理作用】①抗肿瘤作用。②抗菌作用。③促进免疫功能。

【毒理作用】小鼠口服给 24 小时 LD_{50} 为 9.90g/kg（9.63～10.18g/kg）；小鼠腹腔注射 24 小时 LD_{50} 为 6.66g/kg（6.48～6.84g/kg）。用 18～20g 小鼠共 60 只，剂量为 1g/kg，观察星期，无死亡。亚急性毒性：50～55gWistar 大鼠，每日 1 次灌胃给药的最大剂量为 2g/kg，连续 15 天，分别死亡动物，检查血象、NPN、脏器病理切片光镜检查等均未见异常。蜈蚣毒液腹腔注射小鼠的 LD_{50} 为 22.5mg/kg。大剂量时小鼠表现为极不稳定、抽搐，然后在几分钟之内死亡。小剂量时表现为站立不稳呼吸急速和衰竭，惊厥等，可能逐渐恢复或死亡。

【配伍效用】

蜈蚣配伍川乌、草乌：蜈蚣通络止痛；川乌、草乌祛风散寒止痛。三药伍用，有祛风散寒、通络止痛之功效，用于治疗风寒湿痹、肢体关节疼痛较剧者。

蜈蚣配伍钩藤、僵蚕、朱砂：蜈蚣祛风定惊；钩藤清热息风止痉；僵蚕合蜈蚣以祛风痰、止抽搐；朱砂安神定惊。四药合用，有息风化痰镇痉之功效，用于治疗小儿痰热急惊及破伤风证。

蜈蚣配伍全蝎、白附子、僵蚕：白附子主要祛头面之风痰；僵蚕善祛经络之风痰；蜈蚣合全蝎则增强祛风解痉之功。诸药合用，有祛风化痰之功效，用于治疗中风口眼歪斜。

【方剂选用】

1. 肺结核：蜈蚣去头足，焙干，研末内服，每次 3 条，日服 3 次，连服 1 个月，停药休息 1 周。

2. 脑血栓形成：白花蛇、蜈蚣各 1 条，全蝎 10g，制成散剂内服。

3. 面神经炎：制蜈蚣 2 条（不去头足），朱砂 1.5g，研末混匀，等量分为 2 包，为一日量，每日早晚以防风 10g 沸水浸泡送服。朱砂累积用量达 30g 后应改为每日 0.5g，孕妇忌服。

4. 面瘫：蜈蚣 2 条，防风 30g。以防风煎汤送服蜈蚣末，每日晚饭后服 1 剂。

5. 类风湿性关节炎及风湿性关节炎：蜈蚣、细辛各 20g，白花蛇 30g，当归、白芍、甘草各 60g。共研末，以白酒 2000ml 浸泡密封 10 天后备用。每日早、晚各服 30~40ml，小儿用量酌减。25 天为 1 疗程，疗程间隔 5 天。

6. 慢性骨髓炎：蜈蚣 60g，淫羊藿 30g，肉桂 10g，研成细末过 100 目筛备用，每日 20~30g，分 2~3 次温开水送服。

7. 腮腺炎：银朱 6g，蜈蚣 2 条。如局部发热者可加黄连、黄柏、栀子各 3g。共研末，用鸡蛋清调成糊状，外敷局部。

8. 疮疖痈疽：生熟地黄各 9g，蜈蚣 7 条，焙干存性研末，以麻油调匀，洗净患处后用本药涂敷，每日 3 次，轻者 1~2 周可愈，重者 1 月可愈。忌食辛辣之物。

9. 无名肿毒：活蜈蚣 2 条，红花 5g，加 75% 酒精 500ml 浸泡 7 日后使用。用棉签蘸药液涂患处，每日 3~5 次，3~10 天为 1 疗程。

10. 带状疱疹：蜈蚣 1 份，蛇蜕 1 份，香油 8 份。先将蜈蚣、蛇蜕炒黄研极细末，再加香油调匀备用。用时摇匀，将药液均匀涂患处，日 3 次。

11. 急性蜂窝组织炎：蜈蚣 1 条，全蝎、南星、天麻、白芷、防风各 3g，羌活 6g，鸡矢白 6g（焙干研末另包）为 1 日量，先煎药去渣，再放入鸡矢白末，加黄酒 1 杯，分 3 次内服。必要时成人可加倍服用。

12. 银屑病：蜈蚣 5 条，乌梢蛇、乌梅、石榴皮、红花、三棱、莪术、木香各 20g，紫草、黄柏、银花藤各 30g，放入砂锅，以菜油 500g，浸泡 2 小时后，以文火煎至发黄微黑时，用纱布过滤，每日外搽皮损处 1~2 次，搽药后用手摩擦 5~10 分钟，使局部微微发热为度，1 月为 1 疗程。

13. 鸡眼：干蜈蚣 30 条，乌梅 9g，焙干研末，加菜油适量，以油浸盖药面为宜，浸泡 7~10 天即可。使用时先用 1% 温盐水浸泡患处 15~25 分钟，待粗皮软化后剪去，外敷本药适量，用纱布包扎，每 12 小时换药 1 次。

14. 乳汁潴留性囊肿：蜈蚣 20 条，血余炭 3g，核桃仁 40 枚，各研末，并和匀，等量分为 20 包，每次 1 包，日服 2 次，黄酒或温开水送下。

15. 阳痿：蜈蚣 18g，当归 60g，白芍 60g，甘草 60g，共研末，分为 40 包，每次半包至 1 包，早晚各 1 次，空腹用白酒或黄酒送服，15 天为 1 疗程，忌生冷、恼怒。

16. 阴囊湿疹：蜈蚣 10 条，土元、地龙各 6g，均烤干研极细粉末，加香油适量调成糊状油膏。先用苦参 30g，地肤子、蛇床子、白鲜皮各 10g，黄芩 15g，煎水洗患部后，再将油膏外涂。可用于各类阴囊湿疹。用上法曾治疗一多方医治无效之顽癣，以上述外洗药加苍术 10g，煎水洗患处，然后外搽油膏，1 日 3 次。三天后丘疹消退，渗液停止，连用 7 天而愈。

17. 消化道癌症：蜈蚣晒干研末，每日用量为 2~3 条，分 3 次服；或以 100 条蜈蚣制成 200ml 注射液，每日用 2~4ml，于病灶基底部浸润注射。

18. 中风抽掣及破伤后受风抽掣者：生箭芪 18g，当归 12g，羌活 6g，独活 6g，全蝎 6g，蜈蚣大者 2 条。煎汤服。

19. 破伤风：蜈蚣头、乌头尖、附子底、蝎梢各等量。为细末。每用一字，或半字，热酒调下。如牙关紧闭，用此药，斡开灌之。

20. 破伤风邪在表，寒热拘急，口噤咬牙：蜈蚣 2 条，江鳔 9g，南星、防风各 6g。共研末，每用 6g，黄酒调服，一日二服。

21. 蛇头疔初起，红肿发热，疼痛彻心者：蜈蚣 1 条，全蝎 7 个，雄黄 9g。共为末。用鸡子清调敷患处，外以猪胆套套上。

22. 小儿急惊：蜈蚣 1 条（全者、去足，炙为末），丹砂、轻粉等量。研匀，乳汁和丸，绿豆大，每岁 1 丸，乳汁下。

【不良反应及注意事项】孕妇忌服。

◆ 蜗牛

【来源】本品为蜗牛科动物同型巴蜗

牛、华蜗牛及其同科近缘种的全体。在夏、秋季捕捉活蜗牛，静养以排出粪便，洗净，用沸水烫死，晒干。鲜品先用瓦焙干。

【别名】天螺蛳、黑牛、爪牛。

【性味归经】味咸，性寒，小毒。归膀胱、胃、大肠经。

【功能主治】清热解毒，镇惊，消肿。主治：风热惊痫、小儿脐风、消渴、痄腮、瘰疬、痈肿丹毒、痔疮、脱肛、蜈蚣咬伤。

【用法用量】内服：煎汤 30～60g，捣汁；或焙干研末 1～3g。外用：适量，捣敷或焙干研末调敷。

【炮制】洗净，用沸水烫死，晒干，或置坩埚内煅选用。

【化学成分】同型巴蜗牛含糖原，半乳糖原，谷胱甘肽 S－转移酶，乙酰胆碱酯酶。

【方剂选用】

1. 小儿用胎热撮口：蜗牛 11 个（去壳细研如泥）。上药，同研令匀，用奶汁和涂于口畔。

2. 消渴引饮不止：①蜗牛 14 个，形圆丽大者。以水三合，密器内浸一宿，取水饮之。②蜗牛（焙）60g，蛤粉、龙胆草、桑根白皮（炒）各 7.5g。研末，每服 3g，榴叶汤下。

3. 小便不通：蜗牛捣贴脐下，以手摩之。加麝香少许更妙。

4. 血热冲肺，鼻出血不止：蜗牛（焙干）0.3g，乌贼鱼骨 1.5g。上二味，捣研为散，含水一口，嗜一字入鼻内。

5. 喉痹：①蜗牛绵裹，水浸含咽。②蜗牛 7 枚，白梅三枚（取肉）。同研烂，绵裹如枣核大，含咽。

6. 瘰疬未溃：连壳蜗牛 7 个，丁香 7 粒。同烧研，纸花贴之。

7. 瘰疬，溃与未溃，皆可贴：蜗牛适量，以竹索串，瓦上晒干，烧存性，为末，入轻粉少许，猪骨髓调，用纸花量病大小贴之。

8. 发背：蜗牛 100 个，活者。以一升净瓶入蜗牛，用新汲水一盏，浸瓶中，封

系，自晚至明，取出蜗牛放之，其水如涎。将真蛤粉不以多少，旋调敷，以鸡毛扫疮上，日可十余度。

9. 耳腮疼肿及喉下诸肿：蜗牛同面研敷之。

10. 眼热生淫肤赤白翳：生蜗牛 2 个。纳少许朱砂末于中，微火上炙令沸，以绵换取，以敷眼上，数敷。

11. 痔疮：蜗牛 1 个，麝香 0.9g。用小砂合子，盛蜗中，以麝香掺之，次早取汁，涂痔处。

12. 蜈蚣咬：蜗牛取汁，滴入咬处。

13. 耳聋：蜗牛 0.3g，石胆 0.3g，钟乳 0.3g。同细研，用一瓷瓶盛之，以炭火烧令通赤，候冷取出，研入龙脑少许，每用油引药少许入耳。

【不良反应及注意事项】不宜久服。

◆蓝布正

【来源】本品为蔷薇科植物路边青或柔毛路边青的干燥全草。夏、秋二季采收，洗净，晒干。

【别名】追究风七、五气朝阳菜、红心草、水杨梅、头晕药、路边黄。

【性味归经】味甘、微苦，性凉。归肝、脾、肺经。

【功能主治】益气健脾，补血养阴，润肺化痰。主治：气血不足、虚痨咳嗽、脾虚带下。

【用法用量】15～30g，外用知同，鲜品捣烂敷患处。

【炮制】除去杂质，洗净，切段，干燥。

【化学成分】单萜类、倍半萜类、三萜类、黄酮类、鞣质类、苯丙酯类。仙鹤草内酯－6－O－β－D－葡萄吡喃糖苷，山奈酚香豆酰基葡萄吡喃糖苷，罗布麻宁，黑麦草内酯，没食子酸等。

【药理作用】①抑制肠胃运动。②舒张著动脉环。③补血作用。

【方剂选用】

1. 高血压痛头晕：新鲜蓝布正 20g，洗净加入 1000g 生鸡肉中，文火炖熟，汤

肉一起服用。每月 1 次，防治高血压、高脂血症、高血糖、肥胖等导致的头痛头晕。

2. 腰椎病：新鲜蓝布正 10g，捣烂擦腰痛处，纱布隔敷，每日 1 次，每次敷 2 小时。注意观察皮肤是否有过敏反应。内服方干蓝布正 10g，泡水喝，每隔日一次，连服一个月。

3. 湿毒疮：蓝布正（干、鲜均可）20g，金银花藤 20g，透骨草 15g，水煎待冷，外洗。每剂洗 2 天，每天 1 次。小儿量酌减。切记要注意温度，以免导致湿疹加重。伴有湿疹感染流脓者禁用。

◆墓头回

【来源】本品为败酱科植物糙叶败酱或异叶败酱的根。秋季采挖，除去茎叶、杂质，洗净，鲜用或晒干。

【别名】追风箭、脚汗草、铜班道、虎牙草、摆子草。

【性味归经】味苦、微酸，性凉。归心、肝经。

【功能主治】燥湿止带，收敛止血，清热解毒。主治：赤白带下、崩漏、泄泻痢疾、黄疸、疟疾、肠痈、疮疡肿毒、跌打损伤、子宫颈癌、胃癌。

【用法用量】内服：煎汤，9～15g。外用：适量，捣敷。

【炮制】取原药材，除去杂质，洗净晒干。

【化学成分】糙叶败酱根及根茎含挥发油，另据报道，油中主成分还有：α－和β－古芸烯和正十六烷。

异叶败酱根含挥发油 0.63%，主成分为异戊酸，还含倍半萜烯类、倍半萜醇类和醛、酮、醇等含氧化合物及单萜烯类。另据报道挥发油中含 α 和 β－蒎烯，柠檬烯，γ－和 ξ－榄香烯，龙脑，柠檬烯，β－橄榄烯，β－橄榄烯，β－愈创木烯，ξ－荜澄茄烯等。

【药理作用】①抗肿瘤作用。②镇静作用。③抗菌作用。

【毒理作用】在我国关于墓头回毒理活性的研究较少，用 50% 墓头回水提取物给

小鼠腹腔用药的试验测得 $LD_{50} \pm 95\%$ 可信限结果为：（0.6 ± 0.02）ml/10g；在急毒实验中，给狗腹腔注射上述溶液 3ml/kg 及 6ml/kg，共 7 天，出现食欲减退及口渴症状，血液及生化检查未见明显异常。

【方剂选用】

1. 崩中，赤白带下：墓头回一把，酒水各半盏，新红花一捻，煎 2.1g，卧时温服。日近者一服，久则三服。

2. 妇科崩漏：墓头回口服，一次 9g，煎汤，早、晚各一次；外用，16g 煎汤，清洗，每晚一次。崩漏、痛经、闭经一个月为 1 个疗程，产后恶漏不绝，胎漏 10 天为 1 个疗程，治疗 1～3 个疗程。

3. 小儿肺炎：墓头回 15g、土茯苓、白花蛇舌草、桑白皮、炒槟榔各 10g、败酱草 12g、炙麻黄、桔梗各 6g、葶苈子、茯苓各 8g，1 剂/天，水煎服，7 天为 1 个疗程。

◆路路通

【来源】本品为金缕梅科植物枫香树的干燥成熟果序。冬季果实成熟后采收，除去杂质，干燥。

【别名】九孔子、枫实、枫香果、狼目、狼眼、枫木球、枫果。

【性味归经】味苦，性平。归肝、肾经。

【功能主治】祛风活络，利水通经。主治：关节痹痛、麻木拘挛、水肿胀满、乳少经闭。

【用法用量】煎服，5～9g。外用：适量。

【炮制】取原材料，除去杂质，干燥备用。

【化学成分】枫香树果含 28－去甲齐墩果酮酸，苏合香素，即桂皮酸桂皮醇酯，左旋肉桂酸龙脑酯，环氧苏合香素，异环氧苏合香素，氧化丁香烯，白桦脂酮酸即路路通酮酸，又称路路通酸，24－乙基胆甾－5－烯醇。

【药理作用】①枫香酒精溶剂（60%）外用，能防止钩蚴侵入小鼠皮肤。②保肝

作用。③镇痛消炎作用。④脑出血保护作用。

【方剂选用】

1. 脏毒：路路通适量。煅存性，研末酒煎服。

2. 癣：路路通适量（烧存性），白矾5厘。共末，香油搽。

3. 产后乳胀：路路通10g（约10粒）加水约500ml煎水服用，患侧乳房用热水袋（温度60~70℃）外敷。对照组：采用传统方法用热毛巾热敷患侧乳房并按摩，待乳房硬结揉开后挤奶或用吸奶器抽吸乳汁。

4. 老年腰腿痛：路路通30g，水煎或沸水浸泡当茶频服，对特别严重剧烈痛疼的可加服麻黄10g，制川乌6g，桂枝10g，水煎日1剂。

【不良反应及注意事项】月经量过多及孕妇忌服。

◆露蜂房

【来源】本品为胡蜂科昆虫黄星长脚黄蜂或多种近缘昆虫的巢。一般10~12月间采收，采后晒干，倒出死蜂，附去杂质，剪成块状，生用或炒、煅。我国大部分地区均有分布。

【别名】蜂肠、革蜂案、百穿、蜂剿、蜂房、大黄蜂窠、紫金沙、马蜂包、马蜂窝、虎头蜂窝、野蜂房。

【性味归经】味微甘，性平。归肝、胃、肾经。

【功能主治】祛风止痛，攻毒消肿，杀虫止痒。主治：风温痹痛、风虫牙痛、痈疽恶疮、瘰疬、喉舌肿痛、痔漏、风疹瘙痒、皮肤顽癣。

【用法用量】内服：煎汤，5~10g，研末服，2~5g。外用：适量，煎水洗，研末敷或调敷。

【炮制】洗净，蒸透，剪成小块，晒干；或略炒至微黄色。煅蜂房：取蜂房碎块入罐内，盐泥封固，煅存性，露去火毒。

【化学成分】主要含蜂蜡及树脂；又曾提出一种有毒的"露蜂房油"。

【药理作用】①抗菌抗炎作用。②抗炎作用。③局部麻醉作用。④免疫调节作用。

【毒理作用】露蜂房水提取液小鼠静脉注射半数致死量为12.00±0.38g/kg，皮下注射半数致死量为33.33±2.318g/kg。

【配伍效用】

露蜂房配伍蝉蜕：露蜂房祛风解毒；蝉蜕疏风止痒。二者伍用，有祛风止痒之功效，用于治疗瘾疹瘙痒等症。

露蜂房配伍全蝎、僵蚕、山慈姑：露蜂房攻毒止痛；全蝎、僵蚕解毒散结、通络止痛；山慈姑解毒散结、抗肿瘤。四药合用，有抗癌止痛、解毒散结之功效，用于治疗多种癌肿疼痛。

露蜂房配伍蜈蚣、明矾：露蜂房杀虫解毒；蜈蚣解毒散结、祛风通络；明矾解毒杀虫、燥湿止痒。三者研末油调外用，有解毒杀虫止痒之功效，用于治疗头癣瘙痒等症。

露蜂房配伍玄参、黄芪、蛇蜕：露蜂房解毒消肿；玄参凉血解毒；黄芪益气托毒生肌；蛇蜕祛风解毒。诸药伍用，有解毒排脓生肌之功效，熬膏外敷，用于治疗瘰疬溃后，脓水不尽之症。

【方剂选用】

1. 痢疾：用露蜂房每次2g，研末冲服，日4次，小儿减半。

2. 痈疮肿毒：露蜂房（炒黑存性，研末）粉20g，猪胆汁30ml（加1倍水煮沸，凉后待用），调匀，再加30g凡士林配成软膏。用时将药膏抹在纱布上，用胶布固定于患处。

3. 脓疱疮：露蜂房6g，龙胆草6g，苦参10g，枯矾3g，共研末，加黄豆8粒炒黑研末，用香油调成糊剂敷于患处，每日换药2次。

4. 急性乳腺炎：露蜂房撕碎置铁锅内文火焙至焦黄，研末。每4小时服3g，以热黄酒30g冲服。3天为1疗程。

5. 化疗后组织坏死：露蜂房炭、生川军、姜黄、蜈蚣、五倍子各10g，花椒3g，枯矾3g，冰片5g。共研末，用时以蜂蜜调涂患处。日 1 次，干则茶水润之。

6. 肛门湿疹：露蜂房、苦参、白鲜皮、蛇床子各 30g，大黄、白芷、紫草各 15g，五倍子 12g，花椒 10g。上药用冷水浸泡 20 分钟，煎煮取汁约 1000ml，倒入盆中，加入冰片、芒硝各 6g 搅拌均匀，待药液转温后坐浴 20 分钟左右，早晚各 1 次。

7. 早泄：露蜂房、白芷各 10g，烘干研末，醋调成面团状，临睡前敷神阙穴上，外盖纱布，胶布固定，日 1 次。

8. 尖锐湿疣：露蜂房、板蓝根、苦参、生香附、木贼草各 250g，加水 5000ml，煎煮 1 小时，滤药液约 2000ml，再兑入陈醋 500ml，即成疣灵搽剂。用药前，常规消毒患处及周围组织，然后用棉签蘸疣灵搽剂涂于尖锐湿疣上，日 3~5 次，2 周为 1 疗程。

9. 梅核气：露蜂房 80g，鸡内金 40g，研末，蜂蜜 120g，溶黄蜡 120g，制丸（3g/丸），每服 3 丸，日 3 次，空腹服。上方 1 剂为 1 疗程。

10. 牙痛：①露蜂房适量置于适量纯乙醇中，点火燃烧待成黑灰后，用指头蘸蜂房灰涂于患牙，一般 4~5 分钟痛止。②露蜂房 20g，煎浓汁含漱口，治疗多年风火牙痛，几次即愈，未见复发。③露蜂房 40g，白蒺藜 20g，谷精草 30g，焦栀子 15g，生甘草 6g。随症加减，水煎服。

11. 瘰疬生头，脓水不干，疼痛：露蜂房 30g，蛇蜕皮 15g，玄参 15g，黄芪 0.9g，杏仁 30g（汤浸，去皮、双仁，研），乱发如鸡子大，黄丹 150g。上药细锉，用麻油 150g，先煎发及杏仁，候发消尽，即以绵滤去渣，都入铛中，将前药煎令焦黄，又滤去渣，下黄丹，以柳木蓖不住手搅，候熬成膏，即倾于磁合中盛，旋取涂于帛上贴之。

12. 蜂蜇人：露蜂房末，猪膏和敷之。

13. 小儿脐风湿肿久不瘥：露蜂房，烧末敷之。

【不良反应及注意事项】 气血虚弱者慎服。

◆ **锦灯笼**

【来源】 本品为茄科植物酸浆的干燥宿萼或带果实的宿萼。秋季果实成熟、宿萼呈红色或橙红色时采收，干燥。

【别名】 挂金灯、金灯、灯笼果、红姑娘、泡泡。

【性味归经】 味苦，性寒。归肺经。

【功能主治】 清热解毒，利咽化痰，利尿通淋。外用收湿敛疮；主治：咽痛音哑、痰热咳嗽、小便不利、热淋涩痛；外治天疱疮、湿疹。

【用法用量】 煎服，5~9g。外用：适量，捣敷患处。

【化学成分】 甾体类：酸浆苦味素类：锦灯笼中含有几十种酸浆苦味素类化合物，其基本结构为 13，14-裂环-16，24-环麦角甾烷，是一类具有苦味的甾体类化合物，故命名为酸浆苦味素。以及生物碱类和黄酮类。

【药理作用】 ①抗菌作用。②利尿作用。③降血脂作用。④强心作用。

【方剂选用】

小儿疱疹：患儿均予更昔洛韦 5mg/（kg·d）加入 0.9% 的生理盐水 100~250ml 静脉滴注，每日 1 次，疗程为 3~5 天。治疗组在此基础上，每次用锦灯笼 1~2 枚，放入 200~400ml 热水浸泡数分钟，待温后分次频服；此外加用双黄连注射剂 60mg/kg，配合生理盐水 20ml，进行雾化吸入，3/天，每次 20 分钟；疗程为 3~5 天。同时根据病情需要给予退热、镇静等支持治疗。治疗组总有效率 96.67%。

【不良反应及注意事项】 脾虚泄泻及孕妇忌用。

◆ **矮地茶**

【来源】 本品为紫金牛科植物紫金牛的干燥全草。夏、秋二季茎叶茂盛时采挖，除去泥沙，干燥。

【别名】 紫金牛。

【性味归经】 味辛、微苦，性平。归肺、肝经。

【功能主治】 化痰止咳，清利湿热，活血化瘀。主治：新久咳嗽、喘满痰多、湿热黄疸、经闭瘀阻、风湿痹痛、跌打损伤。

【用法用量】煎服 10～30g。

【炮制】除去杂质，洗净，切段，干燥。

【化学成分】香豆素类成分如岩白菜素、异岩白菜素、三甲基异岩白菜素。黄酮类如槲皮素；三萜类如紫金牛皂甙。

【药理作用】①止咳作用。②祛痰作用。③抗菌、抗病毒和驱虫作用。

【毒理作用】从矮地茶中提出的 SD 雄性成年大鼠，皮下注射信筒子醌 15 天后附睾精子活率与活动力即显著下降。矮地茶水提取物半数致死量 LD_{50} 值为（115.77～10.31）g/kg；醇提物半数致死量 LD_{50} 值为（94.71～10.13）g/kg。

【方剂选用】

1. 慢性气管炎：矮地茶（干枝）15～24g，石膏（捣碎）15g，桔梗 12g，干地龙 9g，蜂蜜 30g，猪胆汁 1 个，甘草 4.5g。用水 400ml，文火煎矮地茶、石膏、桔梗、干地龙至 200ml，过滤后加入蜂蜜、猪胆汁，搅拌约煮沸 5 分钟即可。每日 1 剂，每次口服 60ml，每日 3 次，2 剂为 1 疗程。治疗单纯型、喘息型慢性气管炎 88 例，均有明显效果，大多数病人服药 2 剂后即见明显效果，体征、症状很快消失。

2. 肺痈：矮地茶 30g，鱼腥草 30g。水煎，2 次分服。

3. 血痢：矮地茶茎叶适量，煎服。

【不良反应及注意事项】部分病人服用矮地茶煎剂后出现头晕、腹胀、腹痛、腹泻、恶心、口渴及头痛等副作用，绝大多数可自行缓解。矮茶素 1 号毒性小，安全范围比可待因大 5 倍以上。

◆ 满山红

【来源】本品为杜鹃花科植物兴安杜鹃的干燥叶。夏、秋二季采收，阴干。

【别名】东北满山红、迎山红、靠山红、山崩子。

【性味归经】味辛、苦，性温。归肺、脾经。

【功能主治】止咳，祛痰。主治：咳嗽气喘痰多。

【用法用量】内服：煎汤 15～30g；或浸酒。

【炮制】净制：去杂质，切片。切制：去杂质，用水湿润。

【化学成分】叶含黄酮类物质：金丝桃甙，异金丝桃甙，杜鹃素，8-去甲杜鹃素，山奈酚，槲皮素，杨梅树皮素，杜鹃黄素，二氢槲皮素，棉花皮素；香豆精类物质：东莨菪素，伞形花内酯；酚酸类物质：香草酸，对-羟基苯甲酸，没食子酸，原儿茶酸，丁香酸，杜鹃醇等。

【药理作用】①镇咳、平喘祛痰作用。②抗菌抑菌作用。③降压、利尿作用。④镇痛作用。⑤镇静和局部麻醉作用，其作用有剂量依赖关系。

【毒理作用】给小鼠 1 次灌胃的半数致死量（g/kg），挥发油一号为 6.74，大牻牛儿酮为 0.97，杜鹃素为 1.5。水溶部分给小鼠腹腔注射的半数致死量为 69.9g 生药/kg，给豚鼠静脉灌注致死量为 59.6g 生药/kg。满山红总有效部分按人用量增大 5 倍（0.118g/kg）和 50 倍（1.185g/kg）分别给犬和大鼠口服，连服 60 和 20 天，除动物体重增长有所抑制外，未见各脏器有药物所致的病理形态改变。每组狗 2 只，每天口服杜鹃素 150 或 75mg/kg 或大牻牛儿酮 50mg/kg，共服 24～25 天，实验过程中，一般情况、行动、食欲均正常，体重波动不明显，化验血常规及血液非蛋白氮无明显改变，但大剂量杜鹃素组及大牻牛儿酮组各有 1 只狗血清谷丙转氨酶上升，肝脏病理切片有明显浸润灶。但大鼠每天给大牻牛儿酮 140 或 70mg/kg，连续 30～60 天，除体重的增长受到抑制外，各脏器组织学检查均未见病理改变。家兔每日灌服水溶部分 30 或 66g 生药/kg，共 10 或 14 天，对体重、肝功能及心电图无明显改变，心、肝、肾病理切片与对照组亦无明显差别。其药理作用参见闹羊花条。

桤木毒素小鼠腹腔注射的 LD_{50} 为 1.3mg 左右。萹蓄苷小鼠腹腔注射的 ED_{50} 为 1.73g/kg，中毒后，由于阵挛性惊厥致使呼吸停止而死亡。杜鹃素小鼠口服的 LD_{50} 为 1500 ± 23mg/kg，中毒症状为外周血管极度扩张，共济失调，惊厥死亡。犬亚急性毒性表明，大剂量（>150mg/kg）影响肝功能，认为临床试用量，50～100mg/次，每天 3 次较合适。大牻牛儿酮小鼠 1 次灌胃的 LD_{50} 为 0.97g/kg。氢醌有极强的脲酶抑制作用。大鼠口服 LD_{50} 为 320mg/kg，服用 1g 可使人产生耳鸣、恶心、呕吐、窒息感，呼吸急促、青紫、惊厥、谵妄、虚脱，如服用 5g 可致死。内服可刺激肠胃道。皮肤接触可产生皮炎，较长时间暴露在氢醌小剂量蒸泡环境中使眼睛角膜染黄和浑浊。

十四画

◆榕须

【来源】本品为桑科植物榕树的气生根。全年均可采，割下气生根，扎成小把。

【别名】半天吊、榕根须、吊风根、榕树须、榕树倒抛根、榕树吊须、乌松、老公须、倒吊松根根。

【性味归经】味苦，性平。归肺、脾、肾经。

【功能主治】散风热，祛风湿，活血止痛。主治：流感、百日咳、麻疹不透、扁桃体炎、结膜炎、风湿骨痛、疝气腹痛、久痢、胃痛、白带、湿疹、阴痒、跌打损伤。

【用法用量】内服：煎汤，9～15g，或浸酒。外用：适量，捣碎酒炒敷或煎水洗。

【炮制】鲜用或晒干。

【化学成分】含酚类、氨基酸、有机酸、糖类。

【方剂选用】

1. 关节风湿痛以及脚筋紧张，屈伸不利：榕须和童便，煎洗患处。

2. 关节风湿痛：榕须 60～120g，酒水煎服，或用气根煎汤洗患处。

3. 跌打损伤：榕须 60g，或加樟树二重皮 9～15g，水煎冲酒服。

4. 血淋：榕须鲜者 45g（干者 24g），合冰糖炖服，每日一次，续服四五次。

5. 小便不通：榕须一把，沙糖、米酒各适量，水煎服。

6. 疝气、子宫脱垂：榕须 30g，瘦猪肉适量，水炖服。

7. 牙痛，能消肿止痛杀虫：榕须、皂角，煎水含之，冷则吐，吐则含。

8. 喉蛾：榕须 180g，黑醋一汤碗，煎好，候温含漱。

9. 湿疹、阴痒：榕须适量，煎水洗。

10. 神经性皮炎：鲜榕须，捣烂外敷。

◆榕树叶

【来源】本品为桑科植物榕树的叶。全年均可采，鲜用或晒干。

【方剂选用】

慢性气管炎：每日服相当于生药 50～100g 的满山红水煎液，部分病例加用满山红挥发油，每日 0.5～1ml。10 天为 1 疗程。

◆麂子草

【来源】本品为石杉科植物华南马尾杉的全草。

【别名】柄叶石松。

【性味归经】味苦，性凉。入肺、肝二经。

【功能主治】祛风通络，消肿止痛，清热解毒。主治：关节肿痛、四肢麻木、跌打损伤、咳喘、热淋、毒蛇咬伤。

【用法用量】内服：煎汤，3～9g；或浸酒。外用：适量，捣敷。

【炮制】去杂质，泥土，晒干。

【化学成分】主要含三萜类、生物碱。

【别名】水榕叶、落地金钱。

【性味归经】味淡，性凉。

【功能主治】清热发表，解毒消肿，祛湿止痛。主治：流感、慢生气管炎、百日咳、扁桃体炎、目赤、牙痛、菌痢、肠炎、乳痈、烫伤、跌打损伤。

【用法用量】内服：煎汤，9～15g；或研末；或误酒。外用适量。

【炮制】取原材料，除去杂质，晒干。

【化学成分】含白扇豆醇乙酸酯，无羁萜，表无羁萜醇，β-粘霉烯醇，蒲公英赛醇，齐墩果酸，脂肪族化合物和甾体化合物。

【药理作用】抗菌作用。

【方剂选用】

1. 妇女经闭，跌打损伤：榕树叶，焙研末，泡酒服，每次9g，每日1次，连服3日。

2. 眼热：榕树叶、黄豆，加片糖少许同煎服。

3. 风火牙痛：榕树叶晒干，塞患牙。

4. 慢性气管炎：榕树叶45g，水煎，后入陈皮6g（均为10两制）再煎，滤出首次药液后药渣复煎，合并两次药液浓缩至50～100ml，加入白糖适量，为成人1日量。每日分2～3次饭后服，10天为1疗程，连服3个疗程。

5. 急性菌痢及肠炎：每日用100%榕树叶煎剂50～100ml，分2次服。

【不良反应及注意事项】麻风患者忌用，否则皮肤结节变形表露。

◆ **蔷薇花**

【来源】本品为蔷薇科植物野蔷薇的花。5～6月花盛开时，择晴天采集，晒干。生于路旁、田边或丘陵地的灌木丛中。

【别名】刺花、白残花、柴米花。

【性味归经】味苦、涩，性凉。归胃、大肠经。

【功能主治】清暑，和胃，活血止血，解毒。主治：暑热烦渴、胃脘胀闷、吐血、衄血、口疮、痈疔、月经不调。

【用法用量】内服：煎汤，3～6g。外用：适量，研末撒。

【炮制】晒干。

【化学成分】花的挥发油含28种化合物，其中主要成分为2，5，5-三甲基庚二烯，牻牛儿酸甲酯等。

【方剂选用】

1. 疟疾：蔷薇花，拌菜煎服。

2. 暑热胸闷，吐血口渴，呕吐不思饮饮食：蔷薇花4.5g，至三，煎服。

【不良反应及注意事项】体虚人忌服之。

◆ **蔷薇根**

【来源】本品为蔷薇科植物野蔷薇的根。秋季挖根，洗净，切片晒干备用。生于路旁、田边或丘陵地的灌木丛中。分布于山东、江苏、河南等地。

【性味归经】味苦、涩，性凉，无毒。归脾、胃、肾经。

【功能主治】清热解毒，祛风除湿，活血调经，固精缩尿，消骨鲠。主治：疮痈肿痛、烫伤、口疮、痔血、鼻衄、关节疼痛、月经不调、痛经、久痢不愈、遗尿、尿频、白带过多、子宫脱垂、骨鲠。

【用法用量】内服：煎汤10～15g；研末1.5～3g；或鲜品捣绞汁。外用：适量，研末敷或煎水含漱。

【炮制】取原材料，除去杂质，洗净，切片，晒干。

【化学成分】根含β-谷甾醇、委陵菜酸、野蔷薇葡萄糖酯。

【药理作用】①抗血栓形成。②降血脂和抗动脉粥样硬化作用。③抗心肌梗死作用。

【毒理作用】野蔷薇根浸膏13.4g/kg，20g/kg，27g/kg分别给小鼠灌胃，每日1次，连续5天或10天，部分动物肝、肾有脂肪变，无组织坏死，停药后病变可逆。小鼠腹腔注射本品总提取液的LD/50为127g（生药）/kg。

【方剂选用】

1. 小儿遗尿，老人遗尿，妇女月经过多：鲜蔷薇根30g，炖酸猪肉吃。

2. 习惯性鼻衄：蔷薇根皮 60g。炖母鸡服，每周一次，连服 3 周。

◆蜘蛛

【来源】本品为圆蛛科动物大腹圆蛛的全体。夏、秋季捕捉，入沸水烫死，晒干或烘干。多栖息于屋檐、墙角和树间，结车轮状网，傍晚及夜间活动，以昆虫为食。遍布于我国各地，是最常见的蜘蛛。

【别名】檐蛛、癞癞蛛、到麻、网虫。

【性味归经】味苦，性寒，有毒。归肝经。

【功能主治】祛风，消肿，解毒，散结。主治：狐疝偏坠、中风口歪、小儿慢惊、口噤、疳积、喉风肿闭、牙疳、聤耳、痈肿疔毒、瘰疬、恶疮、痔漏、脱肛、蛇虫咬伤。

【用法用量】内服：研末 0.3～1g；浸酒或入丸、散。不入汤剂。外用：适量，捣敷，绞汁涂，研末撒或调敷。

【炮制】《雷公炮制论》："凡用，去头、足了，研如膏，投入药中用。"《圣惠方》："去足及口，炙令焦，细研。"现行，取原药材，除去杂质。

【方剂选用】

1. 阴狐疝气，偏有大小，时时上下：蜘蛛 14 枚（熬焦），桂枝 15g。共为散。取 0.15g，饮服，日再服。蜜丸亦可。

2. 初生儿口噤不开，不收乳：干蜘蛛 1 个（去足、口），新竹沥浸一宿，炙焦为末，干蝎梢七个（为末），腻粉 3g。同研匀，每服 0.1g，乳汁调，时时滴儿口中。

3. 瘰疬：蜘蛛 5 枚。晒干，细研，以酥调如面脂，每日两度贴之。

4. 颏下结核：蜘蛛适量。好酒浸过，同研烂，澄去渣，临卧时服之。

5. 鼠瘘肿核痛，已有疮口出脓水者：蜘蛛 14 枚。烧，敷之良。

6. 背疮：蜘蛛杵烂，醋和，先挑疮四畔令出血，根稍露，用药敷，干即易。

7. 走马牙疳，出血作臭：蜘蛛 1 枚，铜绿 1.5g，麝香少许。杵匀擦之。

8. 聤耳出脓：蜘蛛 1 个，脑脂胚子

1.5g，麝香 2g。为末。用鹅翎吹之。

9. 便毒初起：蜘蛛 1 枚。研烂，热酒一碗，搅服，不退再服。

10. 吹奶疼痛：蜘蛛 1 枚。面裹烧存性，为末。酒服。

11. 恶疮：蜘蛛晒干，研末，入轻粉，麻油调涂。

12. 蝎螫人：蜘蛛研汁，敷之。

13. 猝脱肛：烧蜘蛛为灰末，敷肛。

【不良反应及注意事项】《本草衍义》：蜘蛛遗尿着人作疮癣。《纲目》：被蜘蛛咬，腹大如孕妇，饮羊乳数日即平。

◆蜘蛛香

【来源】本品为败酱科植物蜘蛛香的干燥根茎和根。秋季采挖，除去泥沙，晒干。

【别名】马蹄香、土细辛、臭药、心叶缬草、养心莲、养血莲、乌参、猪儿屎、老虎七。

【性味归经】味微苦、辛，性温。归心、脾、胃经。

【功能主治】理气止痛，消食止泻，祛风除湿，镇惊安神。主治：脘腹胀痛、食积不化、腹泻痢疾、风湿痹痛、腰膝酸软、失眠。

【用法用量】内服：煎汤，3～9g。外用：适量，磨汁涂。

【炮制】除去杂质，洗净，润透，切片，晒干。

【化学成分】根和根茎含挥发性成分，主要为 α-蒎烯，柠檬烯，1,8-桉叶素，对-聚伞花素，乙酸龙脑酯，龙脑，橙花叔醇，橄榄醇，4-甲氢基-8-戊基-1-萘酸，二十烷酸甲酯，乙酰缬草三酯，二氢异缬草三醛，缬草三酯，异戊酰氧基羟基二氢异缬草三酯。缬草苦苷，蒙花苷及其异戊酸酯。另印度产蜘蛛香含乙酰氧基缬草三酯，巴基斯坦产含 5,6-二氢缬草三酯。此外，本品尚绿原酸和咖啡酸。

【药理作用】镇静、催眠、抗惊厥和镇痛作用。

【毒理作用】急性毒性试验，蜘蛛香水提取物小鼠腹腔注射 LD_{50} 为 43.7±4.97g/

kg（5%可信限），小鼠中毒症状表现为竖毛、蜷睡和发绀。

【不良反应及注意事项】阳虚气弱及孕妇忌用。

◆ **蝉花**

【来源】本品为麦角菌科真菌蝉棒束孢菌的孢梗束、大蝉草的子座及共所寄生的虫体。6~8月间，自土中挖出，去掉泥土，晒干。

【别名】蝉蛹草、蛹茸、蝉茸菌、虫花。

【性味归经】味甘，性寒，无毒。归肺、肝经。

【功能主治】疏散风热，透疹，息风止痉，明目退翳。主治：外感风热、发热、头昏、咽痛、单板机疹初期、疹出不畅、小儿惊风、目赤肿痛、翳膜遮睛、夜啼。

【用法用量】内服：煎汤，3~9g。

【炮制】《雷公炮制论》：凡使（蝉花），要白花全者。收得后于屋下悬干，去甲、土后，用浆水煮一日，至夜焙干，研末用之。

【化学成分】大蝉草果实含半乳甘露聚糖，由 D-甘露糖和 D-半乳糖以 4:3 比例组成。虫体部分含多糖 CI-5N、CI-P 及 CI-A。

【药理作用】①抗肿瘤作用。②镇痛、镇静及解热作用。③抗疲劳抗应激作用。④镇痛镇热作用。⑤降血糖功能。⑥肾脏保护作用。

【毒理作用】天然蝉化乙醇提取物小鼠灌胃60g/kg，观察72小时，20只小鼠无1只死亡，给药后动物仅活动减少，24小时后均恢复正常。腹腔注射的 LD_{50} 为 12.5 ± 2.1g/kg，毒性反应表现为扭体、活动减少、呼吸困难直至死亡。亚急性毒性实验表明，三组大鼠分别以1g/kg、3g/kg、9g/kg灌胃给药，连续28天，结果动物的血常规、肝、肾功能和心电图均未见异常改变，对心、肝、脾、肺、肾等重要脏器病理学检查也未见明显异常改变。

【方剂选用】

小儿惊泄：蝉花 6g，钩藤（后下）6g，僵蚕 6g，白芍 6g，陈皮 6g，苍术 6g，厚朴 6g，砂仁（后下）3g，炙甘草 3g。鼻塞、流涕加紫苏叶、防风；食积重加神曲、麦芽；腹胀、矢气甚加木香；夜啼加灯心草。各药剂量随年龄大小增减，每日 1 剂，水煎取汁 100ml，数次频服。

◆ **蝉蜕**

【来源】本品为蝉科昆虫黑蚱的若虫羽化时脱落的皮壳。夏、秋二季收集，除去泥沙，晒干。

【别名】蝉退、蝉衣、虫蝉、蝉壳、知了皮、金牛儿。

【性味归经】味甘，性寒。归肺、肝经。

【功能主治】疏散风热，利咽，透疹，明目退翳，解痉。主治：风热感冒、咽痛音哑、麻疹不透、风疹瘙痒、目赤翳障、惊风抽搐、破伤风。

【用法用量】煎服，3~6g，或单味研末冲服。一般病证用量亦小，止痉时需大量。

【炮制】除去杂质，洗净，干燥。

【化学成分】蝉蜕含大量甲壳质及蛋白质、氨基酸、有机物质。

【药理作用】①抗惊厥作用。②对免疫抑制和抗过敏作用。③可使心率显著减缓。④对红细胞的保护作用。⑤镇痛作用。⑥镇静作用。⑦抗惊作用。⑧抗内毒素致死作用。⑨抗肿瘤作用。⑩肾脏保护作用。

【毒理作用】毒性：蝉蜕注射液1mg/只尾静脉注射，观察24小时，未见小鼠死亡。

蝉蜕注射液（粗粉用95%乙醇提取得白色固体，注射液含醇提物 0.4%，相当于生药 0.16g/ml），小鼠腹腔注射最大剂量3.7ml/10g，相当醇提物 1480mg/kg，最小剂量 0.68ml/10g，相当醇提物 272mg/kg。观察给药后24小时内的死亡数。结果见表18。用改良寇氏法求得 LD_{50} 为 809 ± 41.8mg/kg。小鼠口服蝉蜕醇提物剂量达

8000mg/kg 未见死亡。如小鼠连续腹腔注射蝉蜕注射液 10 天，日剂量必须小于 LD_{50} 的 1/20 才能避免死亡；如日剂量达 LD_{50} 的 1/6 时，连续用药 7 天，可使小鼠全部死亡。蝉蜕各部分的急性毒理实验选取小鼠 39 只，随机分为 6 组，用各部分水煎醇沉制成的含 100% 和 200% 的各部分试液，每只鼠尾静脉慢速推注，观察 24 小时，未见小鼠死亡。再将剂量增加一倍，仍无死亡，表明安全范围很大。

【配伍效用】

蝉蜕配伍钩藤：钩藤清肝热，息肝风，尤其息风止痉作用更佳，再辅以蝉蜕凉肝息风，二者共奏清热息风之功，可治疗高热惊风病证。

蝉蜕配伍桔梗、牛蒡子：蝉蜕质轻性寒入肺，疏散风热而利咽；桔梗宣肺利咽；牛蒡子散风热，泄热毒而利咽。三者配伍，有疏散风热、清音利咽之功效，可治疗风热郁肺引起的咽痛音喑等症。

蝉蜕配伍菊花：蝉蜕甘寒，轻浮宣散，疏肝经风热以明目退翳；菊花轻清凉散，善解头目风热，又能清泄肝热而明目。二者均性寒入肝，相须为用，其疏风散热、清肝明目之功效更著，用于治疗风热壅盛、肝经风热或肝火上攻之目赤肿痛、翳膜遮睛以及麻疹后疹毒未净所致之目赤流泪、翳膜遮目等症。

蝉蜕配伍胖大海：蝉蜕甘寒，气清质轻，善于凉散风热、疏利咽喉；胖大海甘淡微寒，能开肺气、清痰热，兼能利肺治喑。二者皆能宣肺、清咽、开音。相伍为用，共奏疏肺清热、利咽开窍之功效，用于治疗外感风热之咽喉肿痛、咳嗽咽痒以及肺经热盛、气闭失音之声音嘶哑等症。

【方剂选用】

1. 头痛：蝉蜕、葛根、川芎、白芍、白芷各 15g，细辛 3g，甘草 6g，受风寒诱发者加桂枝 6g。水煎服，每日 1 剂。

2. 慢性荨麻疹：蝉蜕洗净、晒干、炒焦，研末过筛制成蜜丸，每丸重 9g。每次 1 丸，每日 2 ~ 3 次，温开水送下。

3. 破伤风：蝉蜕 30g，制南星 6g，明天麻 6g，全蝎（连尾）7 个（或 9 个），僵蚕（炒）7 个（或 9 个）。水煎服，每日 1 剂，连用 3 日。在服上药前先用朱砂面 1.5g，黄酒 60ml 为引冲服。

4. 痔疮：蝉蜕 15g，冰片 12g，麻油 30ml。将蝉蜕微火焙焦存性研末，再加冰片混研成细末，用麻油调匀。睡前用银花 20g，木鳖子 12g（捣碎），甘草 12g，煎水乘热洗患处，再用棉签蘸药膏涂于痔核上。连用 5 ~ 7 天，无副作用。

5. 产后尿潴留：蝉蜕（去头足）9g，加水 500 ~ 600ml，煎至 400ml，去渣加适量红糖，1 次服完。若 5 ~ 6 小时不能排尿，可重复给药 1 次。

6. 小儿鞘膜积液：蝉蜕、苏叶各 15g，枯矾、五倍子各 10g，将上药用纱布包好，加水 1500ml，煎沸 10 分钟。把药液倒入盆内，乘热先熏后洗，凉至微温时将阴囊放入药液中浸泡，每日 2 次，每次 10 ~ 30 分钟。下次再用药时，需将药液加至微温。每 3 日用药 1 剂，连用 3 剂为 1 疗程。

7. 咳嗽，肺气壅滞不利：蝉蜕（去土，微炒）、人参（去芦）、五味子各 30g，陈皮、甘草（炙）各 15g。共为细末。每服 1.5g，生姜汤下，无时。

8. 风温初起，风热新感，冬温袭肺，咳嗽：薄荷 4.5g，蝉蜕 3g（去足、翅），前胡 4.5g，淡豆豉 12g，栝楼壳 6g，牛蒡子 4.5g。煎服。

9. 疔疮：蝉蜕、白僵蚕各等量。上为末，醋调涂四周，留疮口，待根出稍长，然后拔根出，再用药涂疮。一方不用醋，用油调涂。

10. 风气客皮肤瘙痒不已：蝉蜕、薄荷叶等量。为末。酒调 3g，每日三服。

11. 小儿夜啼：蝉蜕 14 枚，辰砂少许。为末，炼蜜丸，令儿吮。

12. 小儿阴肿：蝉蜕 15g，煎水洗；仍服五苓散，即肿消痛止。

13. 小儿天吊，头目仰视，痰塞内热：蝉蜕，以浆水煮一日，晒干为末，每服 2g，冷水调下。

【不良反应及注意事项】孕妇慎服。

◆算盘子

【来源】本品为大戟科植物算盘子的果实。秋季采摘。生于坡灌丛中。分布于长江流域以南各地。

【别名】算盘珠、野南瓜、果盒仔、金骨风、山金瓜、奥山楠、馒头果、狮子滚球。

【性味归经】味苦,性凉,有小毒。归肾经。

【功能主治】清热除湿,解毒利咽,行气活血。主治:痢疾、泄泻、黄疸、疟疾、淋浊、带下、咽喉肿痛、牙痛、疝痛、产后腹痛。

【用法用量】内服:煎汤,9~15g。

【炮制】拣净杂质,晒干。

【化学成分】种子含脂肪油25.30%。脂肪酸组成:棕榈酸29.1%,硬脂酸0.9%,油酸23.2%,亚油酸32.7%,亚麻酸14.1%。

【药理作用】抗菌作用。

【方剂选用】

1. 疟疾:算盘子30g,酒水各半煎,于疟发前2~3小时服。

2. 疝气初起:算盘子15g,水煎服。

【不良反应及注意事项】孕妇忌服。

◆算盘子叶

【来源】本品为大戟科植物算盘子的叶。夏、秋季采收。生山坡灌丛中。分布于长江流域以南各地。

【别名】野南瓜叶。

【性味归经】味苦、涩,性凉,小毒。归大肠经。

【功能主治】清热利湿,解毒消肿。主治:湿热泻痢、黄疸、淋浊、带下、发热、咽喉种痛、痈疮疖肿、漆疮、湿疹、虫蛇咬伤。

【用法用量】内服:煎汤,6~9g,鲜品30~60g;或焙干研末,呀绞汁。外用:适量,煎水熏洗。

【炮制】鲜用或晒干备用。

【化学成分】叶含无羁萜,无羁匝烷-1,3-二酮,羽扇豆醇,羽扇-20(29)-烯-1,3-二酮及β-谷甾醇。

茎含无羁萜,无羁萜烷-3β-醇,羽扇-20(29)-烯-1,3-二酮,羽扇烯酮,算盘子酮,羽扇-20(29)-烯-1β-3a-二醇-3-乙酸酯。茎含无羁萜,无羁萜烷-3β-醇,羽扇-20(29)-烯-1,3-二酮,羽扇烯酮,算盘子酮,羽扇豆-20(29)-烯-1β,3β-二酮,谷甾醇。

【药理作用】抗菌作用。

【方剂选用】

胃肠炎:算盘子叶500g,加水1000ml,煎2小时左右,使成500ml,冷却过滤加防腐剂备用。每次口服50~100ml,每日3次。

【不良反应及注意事项】孕妇忌服。

◆算盘子根

【来源】本品为大戟科植物算盘子的根。全年均可采挖。生山坡灌丛中。分布于长江流域以南各地。

【别名】野南瓜根。

【性味归经】味苦,性凉,小毒。归肝、大肠经。

【功能主治】清热,利湿,行气,活血,解毒消肿。主治:感冒发热、咽喉肿痛、咳嗽、牙痛、湿热泻疾、黄疸、淋浊、带下、风湿痹痛、腰痛、疝气、痛经、闭经、跌打损伤、痈肿、瘰疬、蛇虫咬伤。

【用法用量】内服:煎服,15~30g。外用:适量,煎水熏洗。

【炮制】洗净,鲜用或晒干。

【化学成分】根含鞣质。

【方剂选用】

1. 痢疾症:算盘子根,煎水和百糖服之。

2. 酒后下痢日久不愈者:算盘子根皮150g,煎水先酒饮,日三服,每次一杯。

【不良反应及注意事项】孕妇忌服。

◆辣椒

【来源】本品为茄科植物辣椒或其栽培变种的干燥成熟果实。夏、秋二季果皮变红色时采收，除去枝梗，晒干。

【别名】辣子、辣角、牛角辣、红海椒、海椒、大叔辣虎。

【性味归经】味辛，性热。归心、脾经。

【功能主治】温中散寒，开胃消食。主治：寒滞腹痛、呕吐、泻痢、冻疮。

【用法用量】内服：入丸、散，1～3g。外用：适量，煎水熏洗或捣敷。

【炮制】除去杂质，晒干。

【化学成分】辣椒果实含辣椒碱类成分，主要有辣椒碱、二氢辣椒碱、去甲双氢辣椒碱、高辣椒碱、高二氢辣椒碱、壬酰香草胺、辛酰香草酰胺。还含多种低沸点和高沸点挥发性羧，如异丁酸、异戊酸、正-戊酸、巴豆油酸、顺式-2-甲基丁烯酸、庚酸、癸酸、异癸酸、丙酮酸、辛酸和月桂酸等。此外还含 β-胡萝卜素、隐黄质、玉米黄质、辣椒红素、辣椒玉红素、堇黄质、茄碱、茄啶及柠檬酸、酒石酸、苹果酸等。

种子中含茄碱，茄啶，4α-甲基-5α-胆甾-8（14）-烯-3β-醇，环木菠萝烷醇，环木菠萝烯醇，24-亚甲基环木菠萝烷醇和羽扇豆醇等。

【药理作用】①解痉作用。②抗菌及杀虫作用。③发赤作用。④兴奋循环系统作用。⑤抗肿瘤作用。

【毒理作用】辣椒素本身具有强烈的刺激性，可刺激黏膜引起喷嚏、鼻出血、咳嗽、支气管收缩和呼吸困难等一系列症状。辣椒素在某些肿瘤（如前列腺癌）中能够诱导基因突变，甚至能够促进某些肿瘤的发生和发展。TRPV1作为辣椒素受体，由于其分布的广泛性及其生理和病理功能的多样性，表明其作为药物靶标的特异性较低，因此在治疗的同时可能会带来一些不良反应。

【方剂选用】

1. 痢积水泻：辣椒1个。为丸，清晨热豆腐皮裹，吞下。

2. 冻疮：辣椒皮，贴疮上。

3. 毒蛇伤：辣椒生嚼11～12枚，即消肿定痛，伤处起小泡，出黄水而愈。食此味反甘而不辣。或嚼烂敷伤口，亦消肿定痛。

4. 腰腿痛：辣椒末、凡士林（按1：1）或辣椒末、凡士林、白面（按2：3：1）加适量黄酒调成糊状。用时涂于油纸上贴于患部，外加胶布固定。

5. 一般外科炎症：辣椒焙焦研末，撒于患处，每日1次；或用油调成糊剂局部外敷，每日1～2次。临床治疗腮腺炎、蜂窝织炎、多发性疖肿等。

6. 冻疮、冻伤：辣椒30g切碎，经冻麦苗60g，加水2000～3000ml，煮沸3～5分钟，去渣。乘热浸洗患处，每日1次。已破溃者用数料包裹，保持温暖。

7. 外伤瘀肿：用辣椒晒干研成极细粉末，按1：5加入熔化的凡士林中均匀搅拌，待嗅到辣味时，冷却凝固即成油膏。适用于扭伤、击伤、碰伤后引起的皮下瘀肿及关节肿痛等症，敷于局部，每日或隔日换药1次。

8. 骨伤疾病：搽涂辣椒碱每天6次，疼痛较重者每天搽涂12次，每次15分钟。

【不良反应及注意事项】对胃及十二指肠溃疡，急性胃炎，肺结核及痔疮或眼部疾病患者忌服。

◆辣根草

【来源】本品为瑞香科植物长白瑞香的根及茎。秋季采挖，洗净，切段，晒干。生于海拔550～1800m的针阔叶混交林及针叶林下及林缘。分布于东北各地。

【性味归经】味辛，性温。

【功能主治】温经通脉，活血止痛。主治：冠心病、心绞痛、血栓闭塞性脉管炎、关节炎、冻疮。

【用法用量】内服：煎汤，3～6g。

【炮制】取原材料，洗净，切段，晒干。

【化学成分】长白瑞香含瑞香素。

【药理作用】①镇静、镇痛作用。②抗炎作用。③扩张冠状动脉，增加冠脉流量，改善心肌代谢，减少耗氧量。④抗凝血、降血脂作用。

【毒理作用】瑞香素腹腔注射的半数致死量为429mg/kg。

【方剂选用】

1. 冠心病：长白瑞香（辣根草）注射液。系长白瑞香经95%乙醇提纯后之无菌水溶液，每支2ml，相当原生药3g。病人每日肌注2～4ml，1个月为1疗程。

2. 血栓闭塞性脉管炎：150%长白瑞香（辣根草）注射液。每次2～4ml，一日2次肌注。

【不良反应及注意事项】阴虚火旺者忌用。

◆辣蓼草

【来源】本品为蓼科植物柳叶蓼的全草。夏、秋间采收。生于近水草地、流水沟中，或阴湿处。我国南北各地均有分布。

【别名】柳叶蓼、绵毛酸模叶蓼。

【性味归经】味辛，性温。

【功能主治】解毒，健脾，化湿，活血，截疟。主治：疮疡肿痛、暑湿腹泻、肠炎痢疾、小儿疳积、跌打伤疼、疟疾。

【用法用量】内服：煎汤，3～9g。外用：捣敷。

【炮制】晾干。

【化学成分】黄酮类成分。

【药理作用】①抑菌作用。②外用预防小白鼠感染血吸虫尾蚴。

【方剂选用】

痢疾：辣蓼一把，晒干，浓煎服。

◆榧子

【来源】本品为红豆杉科植物榧的干燥成熟种子。秋季种子成熟时采收，除去肉质假种皮，洗净，晒干。

【别名】香榧、榧树、玉榧、野杉。

【性味归经】味甘，性平。归肺、胃、大肠经。

【功能主治】杀虫消积，润肺止咳，润燥通便。主治：钩虫病、蛔虫病、绦虫病、虫积腹痛、小儿疳积、肺燥咳嗽、大便秘结。

【用法用量】煎服，10～15g，炒熟嚼服，一次用15g。

【炮制】去壳取仁。用时捣碎。

【化学成分】种子含54.3%的脂肪油，其不饱和脂肪酸含量高达74.88%。

【药理作用】驱虫作用。

【方剂选用】

1. 寸白虫：榧子日食7颗，满七日。

2. 白虫：榧子100枚。去皮，火燃啖之，能食尽佳，不能者，但啖50枚亦得，经宿虫消自下。

3. 猝吐血出：先食蒸饼两3个，以榧子为末，白汤服9g，日3服。

4. 钩虫病：每日吃炒榧子3～150g，直至确证大便中虫卵消失为止。未见副作用。本品如配合使君子肉、蒜瓣煎服，则疗效更佳。

5. 丝虫病：榧子肉150g，头发灰（血余炭）30g，研末混合调蜜搓成150丸。日服3次，每次2丸，以4天为1疗程。

【不良反应及注意事项】入煎服或生用。大便溏泄，肺热咳嗽者不宜用。食用榧子时，不宜食绿豆，以免影响疗效。

◆槟榔

【来源】本品为棕榈科植物槟榔的干燥成熟种子。春末至秋初采收成熟果实，用水煮后，干燥，除去果皮，取出种子，干燥。

【别名】槟玉、宾门、青仔、国马、槟楠、尖槟、鸡心槟榔。

【性味归经】味苦、辛，性温。归胃、大肠经。

【功能主治】杀虫，消积，行水，截疟。主治：绦虫病、蛔虫病、姜片虫病、虫积腹痛、积滞泻痢、里急后重、水肿脚气、疟疾。

【用法用量】内服：煎汤，6～15g，单用杀虫，可用60～120g；或入丸、散。

【炮制】槟榔：除去杂质，浸泡，润透，切薄片，阴干。炒槟榔：取槟榔片，照清炒法炒至微黄色。研究以槟榔碱为目标成分，利用滴定法来测定五种槟榔炮制品中槟榔碱的含量。结果发现不同炮制方法会对槟榔中活性成分槟榔碱的含量产生较大影响，并且影响程度各不相同。其中酒槟榔以及80℃条件下烘烤20分钟得到槟榔制品中的槟榔碱含量较高，与生槟榔中槟榔碱的含量比较接近。

【化学成分】种子含总生物碱0.3%~0.6%，主要为槟榔碱，及少量的槟榔次碱，去甲基槟榔碱，去甲基槟榔次碱，异去甲基槟榔次碱，槟榔副碱，高槟榔碱等，均与鞣酸结合形式存在。还含鞣质约15%，内有右旋儿茶精，左旋表儿茶精，原矢车菊素A-1，B-1和B-2以及称为槟榔鞣质A、B的两个系列化合物，这两个系列均系原矢车菊素的二聚体、三聚体、四聚体、五聚体。又含脂肪约14%，基中主要脂肪酸有月桂酸、肉豆蔻酸、棕榈酸、硬脂酸、油酸和少量的今苯二甲酸双（2-乙基己醇）酯等。还含氨基酸，主要有脯氨酸占15%以上，以及色氨酸、蛋氨酸、酪氨酸、精氨酸、苯丙氨酸等。另含甘露糖、半乳糖、蔗糖、槟榔红色素及皂苷等。

【药理作用】①驱虫作用。②使胃肠平滑肌张力升高，增加肠蠕动，消化液分泌旺盛，食欲增加。③抗病原微生物作用。④降血压作用。⑤抗癌作用。

【毒理作用】

1. 毒性：过量槟榔碱引起流涎、呕吐、利尿、昏睡及惊厥。如系内服引起者可用过锰酸钾溶液洗胃，并注射阿托品。

2. 诱变作用：槟榔煎剂给小鼠灌胃的 LD_{50} 为120±24g/kg。槟榔碱给小鼠灌胃的 MLD 为100mg/kg，犬的 MLD 为5mg/kg，马的 MLD 为1.4mg/kg。大鼠灌胃槟榔铋碘化合物的 MLD 为1g/kg，给药后15分钟出现流涎、腹泻、呼吸加快、烦躁等症状，1.5~2小时死亡。犬用0.44mg/kg氢溴酸槟榔碱灌胃，可引起呕吐与惊厥。RameshaRA报道给怀孕6~15天大鼠以1，3和5mg/d/只的剂量服用生槟榔或制槟榔的总水溶性提取物，结果发现槟榔对大鼠胚胎具有一定毒性作用，可使活胎儿体重减轻，

骨骼成熟延迟，甚至造成死胎。Panigrahi GB报道槟榔总水提取物及其鞣质对小鼠骨髓细胞姐妹染色体交换（SCE）频率的影响，给小鼠腹腔注射槟榔总水提取物12.5，25或50mg/g/5天，结果显示SCE频率随剂量增加而升高，而连续注射50mg/g/10天，25mg/g/15天或50mg/g/15天槟榔总水提取物后，SCE频率显著下降，说明槟榔总水提取物在低剂量短时间作用下可产生诱变作用。给小鼠腹腔注射槟榔鞣质50，100或200ug/g×5天，结果表明，SCE频率未见明显升高，而连续注射200ug/g×10天，100ug/g×15天，200ug/g×15天槟榔鞣质后，SCE频率则显著升高，说明槟榔鞣质在长时间高剂量作用下具有诱变作用。

3. 促癌变作用：给大鼠饮服5ppm诱癌物质4-硝基喹啉1-氧化物（I）的水16周后，加服含20%槟榔的饲料40周，结果发现加服槟榔的大鼠舌上肿瘤的发生率明显高于只饮I的大鼠；另给大鼠口服含200ppm的另一种诱癌物质N-2-芴基乙酰胺（FAA）饲料8周后，加服含槟榔的饲料16周，结果发现加服槟榔的大鼠肝细胞发生癌变的数目显著高于只服FAA的大鼠。这一结果表明，饮食槟榔对4-硝基喹啉1-氧化物诱发的口腔癌N-2-芴基乙酰胺诱发的肝癌具有促癌变作用。

【配伍效用】

槟榔配伍大腹皮：槟榔苦辛降下，杀虫消积、下气通便、利水消肿，功擅行有形之积；大腹皮辛温行散，行气宽中、利水消肿，长于行无形之滞。二者合用，其行气消胀、利水消肿、消积除满之功效更著，用于治疗腹大如鼓、周身浮肿、小便不利之腹水证以及气滞食积之脘腹胀满、食欲不振、嗳腐吞酸等。

槟榔配伍鸡内金：槟榔行气导滞；鸡内金消积化食。二者合用，有消积化食、行气导滞之功效，用于治疗食积而有腹满、纳呆、泄泻等症者。

【方剂选用】

1. 血吸虫病：槟榔45g，苍耳全草

45g，水煎至60ml，早晚分两次空腹服，20天为1疗程。

2. 蛔虫病：槟榔、雷丸各9g，捣碎，加水200ml，煎至40ml，早晨空腹顿服，隔2小时再服稀粥，连服3天，隔5～7天，可再服3天。

3. 姜片虫病：槟榔干粉，6岁以上40～50g，6岁以下20～30g，加水125ml，煮1小时，得煎液50ml，空腹服。2～3小时后服硫酸镁缓泻，服后4～5小时内勿进食。

4. 肠道鞭毛虫病：槟榔50g，打碎，水煎2次得药液300ml，加蔗糖20g，早、晚饭前服。5剂为1疗程，可连服2个疗程。

5. 钩虫病：槟榔30g，南瓜子15g，水煎，加红糖30g，早晨空腹服，连服3天，1周后再服3天。

6. 胃痛：槟榔15g，黑枣6g，水煎服，治疗胃痛，效果良好。

7. 寸白虫：槟榔14枚。治下筛。以水二升半，先煮其皮，取一升半，去渣纳末，频服暖卧，虫出。出不尽，更合服，取瘥止。宿勿食，服之。

8. 诸虫在脏腑久不瘥者：槟榔15g（炮）为末。每服6g，以葱蜜煎汤调服3g。

9. 食积满闷成痰涎呕吐者：槟榔、半夏、砂仁、萝卜子、麦芽、干姜、白术各6g。水煎服。

10. 脾胃两虚，水谷不能以时消化，腹中为胀满痛者：槟榔60g，白术90g，麦芽60g，砂仁30g。俱炒燥为末。每早服9g，白汤调服。

11. 心脾痛：高良姜、槟榔等量（各炒）。上为细末。米饮调下。

12. 干霍乱，上气冲急，欲闷绝，大小便不通：槟榔七枚。锉，粗捣筛。每服15g，水一盏，童子小便半盏，煎至一盏，去渣温服，日再。

13. 下痢脓血，里急后重，日夜无度：芍药30g，当归15g，大黄、黄芩、黄连、木香各4.5g，槟榔3g。为末。每服15g，

水一盏，煎至2g，去渣，温服。如未止，再服，不后重则止。

14. 小儿头疮，积年不瘥：槟榔水磨，以纸衬，晒干，以生油调涂之。

【不良反应及注意事项】气虚下陷者慎服。

◆磁石

【来源】本品为氧化物类矿物尖晶石族磁铁矿，主要含四氧化三铁（Fe_3O_4）。采挖后，除去杂石。

【别名】灵磁石、活磁石。

【性味归经】味咸，性寒。归肝、心、肾经。

【功能主治】镇惊安神，平肝潜阳，聪耳明目，镇惊安神，纳气平喘。主治：惊悸失眠、头晕目眩、视物昏花、耳鸣耳聋、肾虚气喘。

【用法用量】煎服，9～30g；宜打碎先煎。入丸、散，每次1～3g。

【炮制】磁石：除去杂质，砸碎。

煅磁石：取净磁石，照煅淬法煅至红透，醋淬，碾成粗粉。每100kg磁石，用醋30kg。

磁石最佳炮制工艺为600℃炮制0.5小时，煅淬3次。

【化学成分】磁石主要含四氧化三铁，其中含$FeO 31\%$，$Fe_2O_3 69\%$，并含有硅、铅、钛、磷、锰、钙、铬、钡、锯、镁等杂质；少数变种含氧化镁达10%，氧化铝达15%。另外磁石中常含一定量的砷，使用时需注意。

【药理作用】①升高血红蛋白水平、红细胞和白细胞数，血液凝固时间延长及血浆纤维蛋白分解活性增加。②镇静、抗惊厥作用。③改善睡眠。④升高中性精细胞吞噬作用。

【毒理作用】

1. 200%磁石煎液昆明种小鼠静脉注射LD_{50}为14.70g/kg，用钒钛磁铁矿粉尘给大鼠进行气管内给药，观察肺部病理变化，结果表明，两种粉尘给药组，肺容积、肺胶原蛋白量均明显高于对照组。组织病理

学检查，发现肺泡内、支气管和血管周围有尘细胞灶和尘细胞纤维灶，灶内有少量网状纤维和胶原纤维，同时可见支气管炎、肺气肿、肺膨胀不全等病理改变。钒渣粉尘组的病理变化，比烧结粉尘组明显。

2. 钒钛磁铁矿粉尘污染区各年龄段的平均羟脯氨酸/肌酐值，都显著地较对照区为高，患呼吸道炎症者亦明显高于对照组。污染区儿童体重较低与钒污染程度有相应的关系，体重发育水平较高者，平均尿钒值较低；反之则较高。污染区瘦长体型儿童较对照区更为多见，提示机体钒负荷较大时可能对儿童体重发育有不良影响。

【方剂选用】

1. 补暖水脏，强益气力，明耳目，利腰脚：磁石300g（大火烧令赤，投于醋中淬之七度，细研，水飞过，以好酒一升，煎如饧），肉苁蓉60g（酒浸一宿，刮去皱皮，炙干），木香60g，补骨脂60g（微炒），槟榔60g，肉豆蔻60g（去壳），蛇床子60g。捣罗为末，与磁石煎相和，丸如梧桐子大。每日空心以温酒下20丸。

2. 补肝肾虚，止冷泪，散黑花：磁石30g（煅，醋炙），菖蒲、川乌（焙，去皮、尖）、巴戟、黄芪、苁蓉、玄参各等量。为细末，炼蜜和丸，如梧桐子大。每服20丸，盐酒汤下，空心服。

3. 明目，益眼力：神曲120g，磁石60g，光阴砂30g。上三味，末之，炼蜜为丸，如梧子。饮服30丸，日三，不禁。

4. 久患耳聋，养肾脏，强骨气：磁石500g（捣研，水淘去赤汁，绵裹），猪肾1对（去脂膜，细切）。以水五升，煮磁石取二升，去磁石，投肾，调和以葱、豉、姜、椒作羹，空腹食之，作粥及入酒并得。

5. 耳聋耳鸣，常如风水声：滋石（捣碎，绵裹）15g，木通、菖蒲（米泔浸一、二日，切，焙）各半斤。上三味，以绢囊盛，用酒一斗浸，寒七日，暑三日，每饮三合，日再。

6. 阳不起：磁石1200g（研），清酒三斗，渍二七日，一服三合，日夜一。

7. 小儿惊痫：磁石炼水饮。

8. 子宫不收，痛不可忍：慈石酒浸，煅、研末，米糊丸梧子大。每卧时滑石汤下40丸，次早用磁石散，米汤服6g。散用磁石（酒浸）15g，铁粉7.5g，当归15g，为末。

9. 大肠虚冷脱肛：干蜗牛子100枚（微炒，捣罗为末），磁石60g（捣碎，淘去赤汁）。上药，以水一大盏，煎磁石15g，至1.5g，去渣，调蜗牛末3g服之，日三服。

10. 诸般肿毒：磁石9g，金银藤120g，黄丹240g，香油1斤。如常熬膏贴之。

11. 疔肿：磁石捣为粉，碱、醋和封之，拔根出。

12. 金疮肠出，欲入之：磁石、滑石各90g。为末，以白米饮调2g，日再服。

13. 金疮，止痛，断血：磁石末敷之。

14. 不寐：磁石30g，柏子仁20g，神曲15g，远志10g，川芎10g，茯神10g，酸枣仁20g，甘草6g。

15. 红斑狼疮：磁石60g，牛膝、川芎、赤芍、海桐皮、萆、全蝎、秦艽、地龙、天麻、木瓜、白芷、白花蛇、白僵蚕、白附子、石南叶、白蒺藜、苦参各30g。上药共研末，过100目筛，制成蜜丸，每丸10g。每次2丸，2次/天，连服60天。

【不良反应及注意事项】因吞服不宜消化，如入丸、散，不可多服，脾胃虚弱者慎用。

◆漏芦

【来源】本品为菊科植物祁州漏芦的干燥根。春、秋二季采挖，除去须根和泥沙，晒干。

【别名】狼头花、野兰、独花山牛蒡、和尚头花。

【性味归经】味苦，性寒。归胃经。

【功能主治】清热解毒，消痈，下乳，舒筋通脉。主治：乳痈肿痛、痈疽发背、瘰疬疮毒、乳汁不通、湿痹拘挛。

【用法用量】煎服，5～9g。外用：适量，研末调敷或煎水洗。

【炮制】拣净杂质，去毛，洗净，润透，切片晒干。《雷公炮制论》：凡使漏芦，细锉，拌生甘草相对蒸，从巳至中，去甘草净拣用。

【化学成分】含挥发油。

【药理作用】①抗动脉粥样硬化的作用；②抗氧化作用。③保肝作用。④防治和延缓衰老。⑤肾脏保护作用。

【毒理作用】临床有报道，过量服用漏芦发生中毒一例。

【配伍效用】漏芦配伍王不留行、穿山甲：漏芦清热解毒，并善治乳汁不下；王不留行、穿山甲均具活血通经下乳之功。三药伍用，有清热解毒、通经下乳之功效，用于治疗热邪壅滞所引起的乳汁不下。

【方剂选用】

1. 肥胖：漏芦、决明子、泽泻、荷叶、汉防己各15g，生地黄、黑豆、水牛角、黄芪各30g，红参6g，蜈蚣2条，水煎浓缩至100ml，每次50ml，每日2次口服。体重在90kg以上者每次可加至75ml。

2. 乳腺囊性增生：①散结冲剂：柴胡3g，郁金、山慈姑、皂角刺各10g，鹿角霜5g，漏芦15g。上药制成冲剂3包，每次1包，每日服3次，1个月为1疗程。月经期间停药，最长服药不超过10天。②消癖散：栝楼仁、全当归各300g，薏苡仁500g，制香附250g，漏芦、王不留行、制甲珠各200g，木通150g，乳香、没药、甘草各100g，共为细末，每次开水送服10g，每日2次，1个月为1疗程。

3. 缺乳：黄芪40g，党参30g，当归15g，生地黄15g，麦冬15g，桔梗10g，木通10g，炒王不留行10g，炮山甲6g，通草6g，皂刺6g，漏芦6g，天花粉6g。上药共为粗末，先用猪前蹄1对，煮烂取汁，去浮油，以汁煎上药末，顿服。或用上药细粉，每服30g，每日2次。用猪蹄汤冲服。两法均应加红糖适量，两乳房以热毯罩之，使出透汗，疗效更佳。气血两虚者，参、芪加倍；血虚肝郁者炮山甲、通草加倍。

4. 历节风，筋脉拘挛，骨节疼痛：漏芦15g（去芦头，麸炒），地龙（去土，炒）15g。上二味捣罗为末。先用生姜60g取汁，蜜60g，同煎三、五沸，入好酒五合，以瓷器盛。每用7分盏调药末4.5g，温服不拘时。

5. 皮肤瘙痒，阴疹，风毒，疮疥：漏芦、荆芥、白鲜皮、浮萍、牛膝、当归、蕲蛇、枸杞子各30g，甘草18g，苦参60g。浸酒蒸饮。

6. 瘰疬，排脓、止痛、生肌：漏芦、连翘、紫花地丁、贝母、金银花、甘草、夏枯草各等量。水煎服。

7. 白秃：五月收漏芦，烧作灰，膏和使涂之，先用盐汤洗，乃敷。

8. 室女月水不调：漏芦（去芦头）、当归（切，焙）、红花子、枳壳（去瓤，麸炒）、白茯苓（去黑皮）、人参各15g。上六味，粗捣筛，每服9g，水一盏，煎2.1g，去渣。温服，不拘时。

8. 冷劳泄痢，及妇人产后带下诸疾：漏芦（去芦头）30g，艾叶（去梗炒）120g。上二味，捣罗为末，用米醋三升，入药末一半，先熬成膏，后入余药和丸如梧桐子大。每服30丸，温米饮下，食前服。

9. 乳妇气脉壅塞，乳汁不行，及经络凝滞，乳内胀痛，留蓄邪毒，或作痈肿：漏芦75g，栝楼10个（急火烧焦存性），蛇蜕10条（炙）。上为细散，每服6g，温酒调服，不拘时，良久吃热羹汤助之。

【不良反应及注意事项】气虚、疮疡平塌不起及孕妇忌服。

◆ **熊胆**

【来源】本品为熊科动物黑熊及棕熊的胆囊。胆囊取出后，要将胆囊管口扎紧，剥去胆囊外附着的油脂，用木板夹扁，置通风处阴干，或置石灰缸中干燥。我国已能人工活杀熊胆汁，通过手术造成熊胆囊瘘管，定期接取胆汁，并净胆汁制成熊胆粉以供药用。

【别名】狗熊胆、黑瞳子胆。

【性味归经】味苦，性寒。归肝、胆、

心经。

【功能主治】清热解毒，泄肝明目。主治：热极生风、惊痫抽搐、热毒疮痈、目赤翳障。

【用法用量】内服：0.25～0.5g，入丸、散。由于本品有腥苦味，口服易引起呕吐，故用胶囊剂。外用：适量，调涂敷。

【炮制】去净皮膜，干燥，研成细末用。

【化学成分】主要含胆汁酸类的碱金属盐，又含胆甾醇及胆色素。从黑熊胆中可得约20%的牛磺脱氧胆酸，此是熊胆主要成分，被水解则生成牛磺酸与熊脱氧胆酸。熊胆又含少量鹅脱氧胆酸及胆酸。熊脱氧胆酸为鹅脱氧胆酸的立体异构物，乃熊胆的特殊成分，可与其他盖的胆相区别。

【药理作用】①解痉作用。②抗惊厥作用。③利胆作用。④解热作用。⑤抑菌作用。

【毒理作用】熊胆腹腔注射及灌胃，对小鼠的 LD_{50} 分别为 1165mg/kg 及 8600mg/kg。

【方剂选用】

1. 小儿惊痫：熊胆适量，和乳汁及竹沥服。并得去心中涎。

2. 小儿一切疳疾，心腹虚胀，爱食泥土，四肢壮热：熊胆3g（研）、麝香1.5g（研），壁宫一枚（去头、足、尾，面裹煨熟，研），黄连（去须，取末）3g。上同研极细，以蟾酥和丸，黍米大。每服5丸，米汤送下。量大小加减，无时。

3. 疳羸瘦：熊胆、使君子仁各等量。研末，放人瓷器中，蒸熔，宿蒸饼，就丸麻子大。米饮送下20丸，无时。

4. 小儿奶疳，黄瘦体热心烦：熊胆0.3g，青黛15g，蟾酥15g，黄连末15g，牛黄0.3g。上药，都研如末，以猪胆汁和丸，如绿豆大。每服以粥饮下5丸，日三服，量儿大小，加减服之。

5. 蛔心痛：熊胆适量，和水服。

6. 目赤障翳：熊胆少许。化开，入冰片一二片，铜器点之。或泪痒，加生姜粉

7. 五痔十年不瘥：涂熊胆，取瘥止。

8. 风虫牙痛：熊胆9g，片脑1.25g。上为末，用猪胆汁调搽患处。

9. 小儿府疮蚀鼻：熊胆0.15g。以汤化，调涂于鼻中。

【不良反应及注意事项】脾胃虚寒者忌服。虚寒证者禁用。

◆蔓荆子

【来源】本品为马鞭草科植物单叶蔓荆或蔓荆的干燥成熟果实。秋季果实成熟时采收，除去杂质，晒干。

【别名】白背木耳、白背杨、水捻子、白布荆。

【性味归经】味辛、苦，性微寒。归膀胱、肝、胃经。

【功能主治】疏散风热，清利头目。主治：风热感冒头痛、齿龈肿痛、目赤多泪、目暗不明、头晕目眩。

【用法用量】煎服5～9g。

【炮制】①蔓荆子：除去杂质。②炒蔓荆子：取净蔓荆子，照清炒法微炒。用时捣碎。

各地炒制的蔓荆子外观性状不同，炒制程度有别，乙醇浸出物含量高低悬殊，高者为11.272%，低者为6.660%，平均浸出物量为9.410%。挥发油含量也不尽相同，其含量主要与炮制程度有关，随炒制程度加重、挥发油含量渐少，色泽渐深。蔓荆子炮制工艺：进料转锅温度106±2℃、炒制中途保持106±2℃、炒制时间7±2分钟。即炒制锅内冒青烟，灰色蔓荆子果实表面为油黑色，灰白色萼片大部分变为棕色或棕黑色，有浓辛香气味，有种子炒制的爆裂声，及时出锅，炒制完毕。

【化学成分】①单叶蔓荆：果实和叶含挥发油，及微量生物碱和维生素A；果实中含牡荆子黄酮，即紫花牡荆素。②蔓荆：果实含少量（0.01%）蔓荆子碱。及含2.60%的脂肪油，主要成分是肉豆营蔻酸、棕榈酸、硬脂酸、棕榈油酸、油酸和亚油酸以及0.90%的不皂化物系少量的石蜡，γ

－生育酚和 β－谷甾醇。另含对－羟基苯甲酸，对－茴香酸及香草醛。蔓荆叶挥发油含 α－和 β－蒎烯，苯酚，1，8－桉叶素及 α－萜醇。

【药理作用】①镇静止痛作用。②退热作用。③抗肿瘤作用。④抗衰老作用。

【毒理作用】蔓荆子的毒性很小，水煎液小鼠灌胃 270gPkg，腹腔注射 90gPkg，全部存活，此剂量相当于临床中药用量 0.13g/kg 的 900 倍和 300 倍。醇提取物小鼠灌胃 9g/kg，腹腔注射 60g/kg，全部存活，此剂量相当于临床中药口服用量 0.13g/kg 的 300 倍和 200 倍。小鼠的口服 $LD_{50}=627178gPkg$，说明毒性很小。

【配伍效用】

蔓荆子配伍白蒺藜：蔓荆子味辛性寒，轻浮升散，有疏风散热、清利头目之功；白蒺藜辛散苦泄，有祛风散热、疏肝解郁、行气活血之效。二者相使为用，共奏疏风散热、平肝明目、利窍止痛之功效，用于治疗头昏头胀、头晕目眩、目赤多泪等因肝经风热或肝火上炎所致者。

蔓荆子配伍连翘：味苦辛性凉，疏散风热、清利头目、通窍止痛；连翘味苦性凉，清热解毒、散结消肿，善走上焦，既散肺热，亦清心火。二者合用，共奏解表清热、解毒止痛之功效，用于治疗风热或风火头痛、头晕、目赤肿痛等症。

蔓荆子配伍菊花、薄荷：三者均有疏散风热、清利头目之功，配伍应用，其功效更著，可治疗外感发热所引起的发热、微恶风寒、头昏头痛及偏头痛等。

蔓荆子配伍菊花、蝉蜕：蔓荆子疏散风热、清利头目；菊花疏散肝经风热，清泄肝热而明目；蝉蜕散风热、明目退翳。三者合用，使散风热、清肝热而明目之力更著，以治疗风热上扰或肝经有热之目赤肿痛、多泪等。

【方剂选用】

1. 血管性头痛：①蔓荆子、菊花、钩藤、川芎各 15g，薄荷、甘草各 6g，白芷 10g，细辛 3～6g，随症加减。②川芎、葛根各 30g，蔓荆子 20g，全蝎 10g，红花 15g，龙胆草 6g，水煎服，每日 1 剂，5 天为 1 疗程。

2. 急性鼻窦炎：蔓荆子、白芷、杭菊花、白僵蚕、辛夷花、苍耳子、石膏、杏仁各 10g，麻黄、黄芩各 6g，细辛、甘草各 3g。每日 1 剂，水煎分 2 次温服，小儿药量酌减。

3. 头风：蔓荆子 2 升（末），酒一斗。绢袋盛，浸七宿，温服三合，每日三。

4. 风寒侵目，肿痛出泪，涩胀羞明：蔓荆子 9g，荆芥、白蒺藜 6g，柴胡、防风各 3g，甘草 1.5g。水煎服。

【不良反应及注意事项】血虚有火之头痛目眩及胃虚者慎服。

◆ 榼藤子

【来源】本品为本品系民族习用药材。为豆科植物榼藤子的干燥成熟种子。秋、冬二季采收成熟果实，取出种子，干燥。

【别名】象豆、合子、榼子、眼镜豆。

【性味归经】味微苦，性凉，有小毒。入肝、脾、胃、肾经。

【功能主治】补气补血，健胃消食，除风止痛，强筋硬骨。主治：水血不足、面色苍白、四肢无力、脘腹疼痛、纳呆食少、风湿肢体关节痿软疼痛、性冷淡。

【用法用量】内服：烧存性研末，1～3g，或煎服。外用：适量，捣敷或研末调敷。

【炮制】炒熟后去壳，研末。

【化学成分】榼藤子种子含有脂肪油，其脂肪酸组成为肉豆蔻酸，棕榈酸，硬脂酸，花生酸，山嵛酸，油酸，亚油酸和亚麻酸。种仁中含酰胺类：榼藤酰胺 A、B 和榼藤酰胺 A－β－D－吡喃葡萄糖苷。酚性物：2－羟基－5－丁氧基苯乙酸，2，5－二羟基苯乙酸甲酯，榼藤子苷即是尿黑酸－2－O－β－D－吡喃葡萄糖苷。还含蛋白质糖类。

【药理作用】①杀菌作用。②抗肿瘤作用。③降糖作用。

【毒理作用】种子核仁中含两种毒性皂

苷，作用相似，毒性相等。对哺乳类动物主要为引起溶血；0.0005～0.002g/kg 可使血压剧降，肠容积增加，肾容积也略有增加，显示内脏血管扩张，小肠、子宫平滑肌被抑制，死于呼吸衰竭。

【方剂选用】

1. 大肠风毒，泻血不止：楮藤子 3 枚，重厚者。以七、八重湿纸裹煨，良久胀起，取去壳用肉，细切，碾罗为散，每于食前，以黄芪汤调下 3g。

2. 五痔：楮藤子烧成灰，微存性，米饮调服。

3. 喉痹肿痛：楮藤子烧研，酒服 3g。

4. 玩弄手足，双目发红，全身颤抖；腹部绞痛或包块肿块；头昏，呃逆不止等：楮藤子仁烤熟，蔓荆子，金钢纂叶生熟各半，共捣细末。

5. 胃脘疼痛、腹部刺痛、全身酸痛麻木、不思饮食，头昏目眩、头痛欲裂、高热、突然昏仆等病症：楮藤子仁烧熟，毛叶巴豆叶，蔓荆叶，胡椒。碾末，用旱莲草汁调匀搓成小丸药。

【不良反应及注意事项】眼睛豆，有毒部分是种子，树皮，根。中毒症状：误食种子，引起头晕，呕吐，血压急剧下降，呼吸衰竭而死亡。解救方法：洗胃，导泻，服稀醋酸或鞣酸，如血压下降，可皮下注射。

◆豨莶草

【来源】本品为菊科植物豨莶、腺梗豨莶或毛梗豨莶的干燥地上部分。夏、秋二季开花前和花期均可采割，除去杂质，晒干。

【别名】肥猪草、肥猪菜、粘苍子、粘糊菜、黄花仔、粘不扎。

【性味归经】味辛、苦、性寒。归肝、肾经。

【功能主治】祛风湿，利关节，解毒。主治：风湿痹痛、筋骨无力、腰膝酸软、四肢麻痹、半身不遂、风疹湿疮。

【用法用量】煎服，9～12g。外用：适量。

【炮制】豨莶草除去杂质，洗净，稍润，切段，干燥。

酒豨莶草取净豨莶草段，照酒蒸法蒸透。每 100kg 豨莶草，用黄酒 20kg。

【化学成分】本品含生物碱，酚性成分，豨莶草、豨莶苷元、氨基酸、有机酸等。

【药理作用】①抗炎、镇痛作用。②降压作用。③对细胞免疫体液免疫等有抑制作用。④兴奋子宫和抗早孕作用。

【配伍效用】

豨莶草配伍臭梧桐：豨莶草祛风除湿通络；臭梧桐祛风胜湿舒筋。二者伍用，有祛风胜湿、舒筋活络之功效，用于治疗风湿外受、两足酸软、步履艰难等症。

豨莶草配伍乳香、白矾：豨莶草清热解毒；乳香活血止痛、消肿生肌；白矾消疮解毒。三者伍用，有清热解毒、消肿止痛之功效，用于治疗痈疽肿毒、一切恶疮等。

【方剂选用】

1. 高血压：豨莶草 30g，地骨皮 10g，浓煎分 2～3 次服；或用其片剂，每服1.5g，每日 2～3 次。

2. 脑血管意外后遗症：豨莶草 500g，以蜜、米酒或陈酒各 30g 层层喷洒，蒸透晒干，如此 9 次，粉碎。再用蜜 600g，熬至滴水成珠，和入药末，为丸如梧子大。每日 20g，早晚分服，以米汤或稀饭送下。

3. 夜盲症：豨莶草叶焙干研末，每次3g，和猪肝（鸡肝更佳）15g，共煎服。每日 1 次。

4. 急性黄疸型病毒性肝炎：豨莶草30g，紫草 30g，鱼腥草 30g，金钱草 30g，龙胆草 20g，甘草 10g。每日 1 剂，水煎分2 次服，15 天为 1 疗程。

5. 痹证：海风藤、络石藤各 15g，鸡血藤20g，豨莶草、寻骨风、透骨草各12g。上肢疼痛甚者加秦艽、羌活、桂枝；四肢疼痛甚者加天仙藤、丝瓜络；下肢疼痛甚者加肉桂、独活、木瓜、牛膝。水煎服，日 1 剂。

6. 面瘫：豨莶草 15g，水煎服，日 1 剂。连服 10 日。

7. 子痫：豨莶草、钩藤各 35g，地龙 15g。水煎频服，每日 1 ~ 2 剂。不能口服者给予鼻饲。

8. 疠风脚弱：豨莶草（五月取赤茎者，阴干，以净叶蜜酒九蒸九晒）500g，当归、芍药、熟地黄各 30g，川乌（黑豆制净）18g，羌活、防风各 30g。为末，蜜丸。每服 6g，空心温酒下。

9. 肠风下血：豨莶草叶，酒蒸为末，炼蜜丸。每服 9g，白汤下。

【不良反应及注意事项】阴血不足者忌服。

◆ 漆姑草

【来源】本品为石竹科植物漆姑草的全草。4 ~ 5 月间采集。生于山地或田间路旁阴湿地。分布于东北、华北、华东、中南、西南及陕西、广西等地。

【别名】羊儿草、地松、星秀草、珍珠草。

【性味归经】味苦、辛，性凉。归肝、胃经。

【功能主治】凉血解毒，杀虫止痒。主治：漆疮、秃疮、湿疹、丹毒、瘰疬、无名肿毒、毒蛇咬伤、鼻渊、龋齿痛、跌打内伤。

【用法用量】内服：煎汤，10 ~ 30g；研末或绞汁。外用：适量，捣敷，或绞汁涂。

【炮制】洗净，鲜用或晒干。

【化学成分】漆姑草全草含挥发油、皂苷和黄酮等成分。

已分离得到的主要黄酮衍生物有：6，8 - 二 - C - 葡萄糖基芹菜素、6 - C - 阿拉伯糖基 - 8 - C - 葡萄糖基芹菜素、8 - C - 葡萄糖基芹菜菜、x - O - 鼠李糖基 - 6 - C - 葡萄糖基芹菜素。

【药理作用】抗肿瘤。

【毒理作用】煎剂腹腔注射，对小鼠的 LD_{50} 为 0.896 ± 0.284g/kg。灌胃 40g/kg，小鼠无死亡。

【方剂选用】

1. 漆症：漆姑草，捣烂，加丝瓜叶汁，调油敷。

1. 蚜：漆姑草叶，捣开塞入牙缝。

【不良反应及注意事项】孕妇慎服。

◆ 碧桃干

【来源】本品为蔷薇科植物桃或山桃的幼果。4 ~ 6 月采收。摘取未成熟的果实，晒干。

【别名】桃枭、鬼髑髅、桃奴、枭景、干桃、气桃、阴桃子、桃干、瘪桃干。

【性味归经】味酸、苦，性平。归肺、肝经。

【功能主治】敛汗涩精，活血止血，止痛。主治：盗汗、遗精、吐血、疟疾、心腹痛、妊娠下血。

【用法用量】内服：煎汤 6 ~ 9g；或入丸、散。外用：研末调敷或烧烟熏。

【炮制】刷净果皮上绒毛，晒干。

【方剂选用】

1. 盗汗不止：碧桃干 1 个，霜梅 2 个，葱根 7 个，灯芯 2 茎，陈皮 3g，稻根、大麦芽各 1 撮。水 2 钟，煎服。

2. 内伤吐血：碧桃干（煅存性）、棕灰、蒲黄、朱砂、京墨。为末，临卧以童便调服 9g，小便解，色渐淡为度。

3. 疟：碧桃干 14 枚，黑豆 30g，巴豆 7 粒（去皮、心膜，出尽油）。上三味，捣罗为细末，滴冷水丸如梧桐子大，丹砂为衣。每服 1 丸，凌晨并华水吞下。

4. 伏梁气，在心下结聚不散：碧桃干 90g。捣细，罗为散，每服食前，温酒调下 6g。

5. 妊娠下血不止：碧桃干存性，研，煎服。

6. 小儿头疮：碧桃干桃烧研，入腻粉，麻油调搽。

7. 食桃成病：碧桃干烧灰 9g。水服取吐。

8. 儿童营养性贫血：碧桃干液适量，分 2 次眼用，共服 30 天。

9. 肺结核盗汗：碧桃干 3000g，刷毛洗净浸抱 4 小时后水煎 2 次,第一次 2 小时,第二次 1 小时,合并两次药汁,剩下药渣再洗涤一次与前药汁合并,加热浓缩,冷藏静置过夜。调整容积为 3000ml,精滤灌封,每安瓿 10ml,100℃湿热灭菌 30 分钟,置阴凉处保存备用。

◆酸枣仁

【来源】本品为鼠李科植物酸枣的干燥成熟种子。秋末冬初采收成熟果实,除去果肉及核壳,收集种子,晒干。

【别名】山枣仁、山酸枣、枣仁、酸枣核。

【性味归经】味甘、酸,性平。归肝、胆、心经。

【功能主治】养心补肝,宁心安神。敛汗,生津。主治:虚烦不眠、惊悸多梦、体虚多汗、津伤口渴。

【用法用量】内服:煎汤,6~15g;研末,每次 3~5g;或入丸、散。

【炮制】酸枣仁:除去残留核壳。用时捣碎。

炒酸枣仁:取净酸枣仁,照清炒法炒至鼓起,色微变深。用时捣碎。

【化学成分】酸枣仁含生物碱:酸枣仁碱:荷叶碱,原荷叶碱,去甲异紫堇定,右旋的衡州乌药碱,N－甲基巴婆碱,酸李碱,5－羟基－6－甲氧基去甲阿朴啡,安木非宾碱 D。还含酸枣仁环肽。还含三萜类:白桦脂酸,白桦脂醇,美洲茶酸,麦珠子酸,酸枣皂苷 A、B,以及胡萝卜苷。又含黄酮类:斯皮诺素,即是 2－O－β－D－吡喃葡萄糖基当药素等。还含苏氨酸、缬氨酸、蛋氨酸、亮氨酸、异亮氨酸、赖氨酸、苯丙氨酸等 17 种氨基酸和钾、钠、钙、锌、铁、铜、锰等多种金属元素。又含阿魏酸,维生素 C 及植物甾醇,环磷酸腺苷等。

【药理作用】①镇静催眠作用。②减慢心率,加强心收缩力,有强心作用。③扩张微血管管径。④提高抗缺氧能力。⑤免疫增强作用。

【毒理作用】酸枣仁 150g/kg 给予小鼠灌胃无毒性症状,大鼠慢性毒性实验证明其毒性极低,小鼠腹腔注射半数致死量为 14.33 ± 2.015g/kg。但极大剂量亦可有毒性表现。

【配伍效用】

酸枣仁配伍柏子仁:酸枣仁酸甘性平,养血敛阴、宁心安神;柏子仁甘平质润,养心安神、润肠通便。心肝血虚之心悸失眠多用酸枣仁,思虑过度、心脾两亏之心悸失眠多用柏子仁。二者合用,则共奏补肝养心、安神定志,兼有润肠通便之功效,用于治疗阴血不足、心脾两亏之心悸、怔忡、虚烦不得眠以及津亏血虚肠燥之便秘。

酸枣仁配伍川芎、知母:酸枣仁养血安神;川芎行气活血;知母清热滋阴,并缓和川芎之辛燥。三药合用,有养血安神、清热除烦之功效,用于治疗心肝血虚、虚火内扰心神之虚烦不眠、心悸怔忡等症。

酸枣仁配伍人参、黄芪:酸枣仁养心安神;人参、黄芪益气健脾、安神定志。三者伍用,有健脾养心安神之功效,用于治疗心脾气虚之心悸怔忡、健忘失眠、食少体倦等。

酸枣仁配伍生地黄、当归:酸枣仁养心安神;生地黄滋阴清热;当归补血养心。三者伍用,有滋阴清热、养心安神之功效,用于治疗心肾不足、阴亏血少之失眠、心悸、梦遗、健忘等症。

酸枣仁配伍栀子:酸枣仁酸甘性平,功擅养心血、敛心阴而宁心安神;栀子味苦性寒,长于清心泻火、解郁除烦而安神定志。二者伍用,共奏养血敛阴、清心泻热、除烦安神之功效,用于治疗阴血亏虚、热扰神明之心悸、失眠、多梦、烦热、盗汗等症。

【方剂选用】

1. 神经衰弱:酸枣仁 30g(半生、半炒、捣),甘枸杞 15g,橘络 12g,五味子(捣) 6g,煎 2 次混合,约 200ml 左右,晚 7~9 点左右,各服 1 次,连服 10 剂即能生效。对重症患者,用酸枣仁 45g,也有用到 60g 者。有高血压或动脉硬化者,可去五味子，加炒槐米 9g，青木香 4.5g。

2. 失眠症：晨 8 时冲泡绿茶 15g，饮服，8 时后忌饮茶水，晚上就寝前冲服酸枣仁粉 10g。

3. 不射精症：酸枣仁 30g，细茶末 60g。共研末，以人参须 6g 煎汤送服 6g，每日 2 次。

4. 子时发病的多种虚证：酸枣仁 30g，生甘草 10g，水煎 1 杯，夜间 10 时顿服。

5. 虚劳虚烦，不得眠：酸枣仁 2 升，甘草 30g，知母 60g，茯苓 60g，川芎 60g。上五味，以水八升，煮酸枣仁得六升，纳诸药煮取三升，分温三服。

6. 骨蒸，心烦不得眠卧：酸枣仁 60g。以水二大盏半，研滤取汁，以米二合煮作粥，候临熟，入地黄汁一合，更微煮过，不计时候食之。

7. 胆虚睡卧不安，心多惊悸：酸枣仁 30g。炒熟令香，捣细罗为散。每服 6g，以竹叶汤调下，不计时候。

8. 胆风毒气，虚实不调，昏沉睡多：酸枣仁 30g（生用），全梃蜡茶 60g，以生姜汁涂炙，令微焦，捣罗为散。每服 6g，水 2.1g，煎六分，无时温服。

9. 睡中盗汗：酸枣仁、人参、茯苓各等量。上为细末，米饮调下半盏。

【不良反应及注意事项】 凡有实邪郁火及患有滑泄症者慎服。

◆ **腊梅花**

【来源】 本品为腊梅科植物腊梅的花蕾。在花刚开放时采收。生于山坡灌丛或水沟边。分布于华东及湖北、湖南、四川、贵州、云南等地。

【别名】 黄梅花、铁筷子花、雪里花。

【性味归经】 味辛、甘、微苦，性凉，小毒。归肺、胃经。

【功能主治】 解毒清热，理气开郁。主治：暑热烦渴、头晕、胸闷脘痞、梅核气、咽喉肿痛、百日咳、小儿麻疹、水火烫伤。

【用法用量】 内服，3～6g。外用：浸油涂。

【炮制】 拣去残梗、沙石、土块。晒干

或烘干，备用。

【化学成分】 腊梅花主要含挥发油，其香气成分，已鉴定 31 种，计有：乙酸，1，1 - 二乙氧基乙烷，异戊醇，1，3 - 二氧戊环，双丙酮醇，3 - 丁烯 - 2 - 酮，叶醇，侧柏烯，月桂烯，对聚伞花素，柠檬烯，6 - 甲基 - 1 - 辛醇，苯甲醇，罗勒烯，芳樟醇，氧化芳樟醇，松樟酮，乙酸苄酯，萘，水杨酸甲酯，吲哚，β - 丁香烯，2，6 - 二叔丁基对甲苯酚，香桧酮，苯甲酸，癸酸，邻苯二甲酸叔丁酯，十二酸，4 - 癸酮，1，3，5 - 三丁基六氢 - 1，3，5 - 三氮杂苯。其中含量最多的是罗勒烯，其次是芳樟醇、乙酸苄酯、水杨酸甲酯、侧伯烯、柠檬烯及苯甲醇。另含红豆杉氰苷，腊梅苷，α - 胡萝卜素，腊梅碱。叶含腊梅碱，山腊梅碱。

【药理作用】 ①抗菌作用。②抗氧化作用。③调节机体免疫功能作用。

【毒理作用】 静脉注射对小鼠的平均致死量为 43.79 ± 1.89mg/kg，对大鼠为 17.16 ± 0.82mg/kg。对兔之毒性更强，大约在 10～40mg 之间，静脉注射后肯定致死，最大耐受量为 7.5mg。

【方剂选用】

1. 久咳：腊梅花 9g，泡开水服。

2. 水火烫伤：腊梅花适量，茶油浸（涂）。

3. 梅核气：郁金 10g，腊梅花 15g，桔梗 g，枳壳各 12g，青皮 9g，甘草 6g 水煎服，日一剂。

4. 小儿支原体肺炎：黄连 3g，重楼、地龙、腊梅花、法半夏、苦杏仁各 10g，麻黄 5g，蜈蚣 1 条。

◆ **罂粟壳**

【来源】 本品为罂粟科植物罂粟的干燥成熟果壳。秋季将成熟果实或已割取浆汁后的成熟果实摘下，破开，除去种子和枝梗，干燥。

【别名】 米壳、粟壳、罂子粟壳、米囊子壳。

【性味归经】 味酸、涩，性平，有毒。

归肺、大肠、肾经。

【功能主治】 敛肺，涩肠，止痛。主治：久咳、久泻、脱肛、脘腹疼痛。

【用法用量】 煎服，3～6g，止咳蜜炙用，止血止痛醋炒用。

【炮制】 罂粟壳除去杂质，捣碎或洗净，润透，切丝，干燥。

蜜罂粟壳取净罂粟壳丝，照蜜炙法炒至放凉后不粘手。

【化学成分】 果实含有吗啡，那可汀，那碎因，罂粟碱，可待因，原阿片碱，景天庚酮糖，D－甘露庚酮糖，D－甘油基－D－甘露辛酮糟，内消旋肌醇，赤藓醇，异紫堇杷明碱，杷拉乌定碱，多花罂粟碱，罂粟壳碱，半日花酚碱，右旋网叶番荔枝碱和多糖。

【药理作用】 ①镇痛作用。②催眠作用。③呼吸抑制与镇咳作用。④降压作用。⑤缩瞳作用。

【毒理作用】 吗啡对小鼠的 LD_{50}（mg/kg）皮下注射为531，腹腔注射为500，小鼠皮下注射盐酸可待因的 LD_{50} 为300mg/kg。罂粟碱小鼠口服的 LD_{50} 为2500mg/kg。那可汀对小鼠的 LD_{50}（mg/kg）：口服为1090，皮下注射为725，静脉注射为47及83。但亦有报道，由于小鼠皮下注射吸收不良，给予3500mg/kg，10只小鼠中只有2只死亡，故 LD_{50} 无法测出。上述差异可能是由于药物的水溶性小，实验时用的溶剂不同所致。那碎因对小鼠、兔、猫及狗的急性毒性颇相似，其 LD_{50} 都在 1.8 ～ 2.2mg/kg 范围内。隐品碱对小鼠的 LD_{50} 为110mg/kg。蒂巴因对小鼠的惊厥半效量（CD50），腹腔注射为20mg/kg，皮下注射为28mg/kg。对小鼠的 LD_{50}：腹腔注射为25mg/kg，皮下注射为31mg/kg。

【配伍效用】

罂粟壳配伍木香、黄连、生姜：罂粟壳涩肠止泻止痢；木香辛温芳香，行气导滞；黄连苦寒，清热燥湿止痢；生姜温中和胃。四者合用，共奏清热燥湿、行气止痛、涩肠止痢之功效，用于治疗湿热痢疾日久不愈、反复发作所致之腹痛、里急后重、便下脓血、时轻时重者。

罂粟壳配伍乌梅：二者均味酸性涩，有敛肺止咳之功，相伍为用，其敛肺、止咳、平喘之效更著，用于治疗虚劳喘嗽不已、无痰或少痰、咳甚则自汗出等症。

【方剂选用】

1. 细菌性痢疾：罂粟壳（去蒂蜜炙）6g，赤石脂（杵碎）30g，大米（炒黄）30g，干姜6g，石榴皮6g，五味子6g，广木香6g，水煎服，每日1剂。

2. 慢性胃肠炎：罂粟壳10g，金银花、山药各30g，将金银花文火焙干变黄，山药文火炒黄碾成细末，粟壳加水适量文火煎，冲服药末，每日2次，1剂服用2天。

3. 烫伤：当归、罂粟壳各200g，轻粉、银珠、冰片各20g，香油3000g，白蜡300g，单研末，配制成膏，再制成罂粟膏纱条。将创面清理好后，用罂粟膏纱条敷于创面，加盖无菌纱布，3～4天换药1次。

4. 久嗽不止：罂粟壳去筋，蜜炙为末，每服1.5g，蜜汤下。

5. 水泄不止：罂粟壳1枚（去蒂膜），乌梅肉、大枣肉各10枚。水一杯，煎2.1g，温服。

6. 久痢不止：罂粟壳醋炙为末，蜜丸弹子大，每服1丸，水一盏，姜三片，煎8分温服。

7. 小儿久新吐泻，不思乳食，或成白痢：罂粟壳30g（炒），陈皮30g（炒），诃子30g（炮，去核），缩砂仁、甘草（炙）6g。上为末，三岁1.5g，米饮下，食前。

【不良反应及注意事项】 本品酸涩收敛，故咳嗽及泻痢初起忌服。本品有毒，不可过量及持续服用。

十五画

◆樱桃

【来源】本品为蔷薇科植物樱桃的果实。早熟品种，一般 5 月中旬采收，中晚熟品种也随后可陆续采收。生于海拔 300～600m 的山坡向阳处或沟边。分布华东及辽宁、河北、甘肃、陕西、湖北、四川、广西、山西、河南等地。

【别名】含桃、荆桃、朱樱、朱果、樱珠、家樱桃。

【性味归经】味甘，性温，无毒。归脾、胃、肾经。

【功能主治】补血益肾。主治：脾虚泄泻、肾虚遗精、腰腿疼痛、四肢不仁、瘫痪。

【用法用量】内服：煎汤 250～500g；或浸酒。外用：酒涂擦或捣敷。

【炮制】晒干。

【化学成分】①种子含氰苷，水解产生氢氰酸。②树皮中得莸花素、樱花素和一种甾体化合物。

【不良反应及注意事项】多食，令人发目暗风。《本草因经》：虽多食无损，但发虚热耳。

◆樱桃叶

【来源】本品为蔷薇科植物樱桃的叶。夏、秋季采叶。生于海拔 300～600m 的山坡向阳处或沟边。分布华东及辽宁、河北、甘肃、陕西、湖北、四川、广西、山西、河南等地。

【性味归经】味甘，苦，性温，无毒。归肝、脾、肺经。

【功能主治】温中健脾，止咳止血，解毒杀虫。主治：胃寒食积、腹泻、咳嗽、吐血、疮疡肿痛、蛇虫咬伤、阴道滴虫。

【用法用量】内服：煎汤，15～30g，或捣汁。外用：捣敷，或煎水熏洗。

【炮制】晾干或鲜用。

【方剂选用】

腹泻咳嗽：樱桃叶，及树枝，水煎水服。

◆樱桃核

【来源】本品为蔷薇科植物樱桃的果核。夏季取成熟果实置于缸中，用器具揉搓，使果肉与果核分离，然后洗去果肉，取净核晒干。生于海拔 300～600m 的山坡向阳处或沟边。分布华东及辽宁、河北、甘肃、陕西、湖北、四川、广西、山西、河南等地

【别名】樱桃米。

【性味归经】味辛，性温。归肺经。

【功能主治】发表透疹，消瘤去瘢，行气止痛。主治：痘疹初期透发不畅、皮肤瘢痕、瘿瘤、疝气疼痛。

【用法用量】内服：煎汤，5～15g。外用：适量，磨汁涂，或煎水熏洗。

【炮制】晒干。

【化学成分】种子含氰苷，加水分解可得氰氢酸。

【方剂选用】

1. 出痘喉哑：樱桃核 20 枚，砂锅黄色，煎汤服。

2. 眼皮生瘤：樱桃核磨水搽之，其病暂自消。

【不良反应及注意事项】阴痉症忌服。

◆橡实

【来源】本品为壳斗科植物麻栎或辽东栎的果实。冬季果实成熟后采收，连壳斗摘下，晒干后除去壳斗，再晒至足干，贮放通风干燥处。

【别名】芋栗、橡栗、皂半、橡子、栋子、抒斗子、木牙木子、麻栎果。

【性味归经】味苦，涩，性微温。归脾、大肠、肾经。

【功能主治】收敛固脱，止血，解毒。主治：泄泻痢疾、便血、痔血、脱肛、小儿疝气、疮痈久溃不乳腺炎、睾丸炎、面

黑干。

【用法用量】内服：煎服，3～10g；或入丸、散；每次1.5～3g。外用：适量，炒焦研末调涂。

【炮制】凡使橡实，去粗皮一重，取橡实蒸，从巳至未出，锉作五片用之。

【化学成分】麻栎种子含淀粉50.4%，脂肪油5%～20%。叶含鞣质。花粉含无羁萜酮，β-香树脂酮，羽扇烯酮，β-谷甾醇，豆甾醇，菜油甾醇，阿拉伯聚糖，硬脂酸，棕榈酸，油酸，有机酸类台枸橼酸、苹果酸及氨基酸类。

【方剂选用】

1. 小儿红白痢疾：橡实、生姜、红各适量，煎水服。

2. 痔疮出血：橡实粉、糯米粉各一升，炒黄，滚水，调作果子饭上蒸熟，食之。

【不良反应及注意事项】痢疾初起，有湿热积滞者忌服。

◆橡实壳

【来源】本品为壳斗科植物麻栎或辽东栎的壳斗。采收橡实时收集，晒足干。

【别名】橡斗壳、橡豆子壳、橡子壳、橡碗子。

【性味归经】味涩，性温。

【功能主治】涩肠止泻，止带，止血，敛疮。主治：赤白下痢、肠风下血、脱肛、带下、崩中、牙疳、疮疡。

【用法用量】内服：煎汤，3～10g或炒焦研末，每次3～6g。外用：适量，烧存性研末调敷或煎煎汁洗。

【炮制】《日华子本草》：入药捣、炒焦用。

【化学成分】麻栎壳斗含鞣质19%～29%。

【方剂选用】

1. 下痢脱肛：橡实壳烧存性，研末，猪脂和搽。并煎汁洗之。

2. 肠风下血：橡实壳，用白梅肉填满，两个合定，铣线扎住，烧存性，研末，每服6g，米饮下。一方用硫黄填满，煅研酒服。

3. 走马牙疳：橡实壳入盐填满，合定烧透，出火毒，研入麝香少许，先以米泔漱过搽之。

4. 风虫牙痛：橡实壳5个，皂荚1条（均入盐在内）。同煅过，研末，日搽三五次，荆芥汤漱之。

【不良反应及注意事项】阴虚内热者忌用。

◆橡木皮

【来源】本品为壳斗科植物麻栎或辽东栎的根皮或树皮。随时可采，洗净，晒干，切片。

【别名】栋木皮、栋树皮。

【性味归经】味苦、涩，性平。

【功能主治】解毒利湿，涩肠止泻。主治：泄泻、痢疾、疮疡、瘰疬。

【用法用量】内服：煎汤3～10g。外用：适量，煎汤或加盐，浸洗。

【炮制】取原材料洗净，晒干，切片。

【化学成分】含鞣质，树干含鞣质5%～10%。

【方剂选用】

诸疮因风致肿：橡木皮15000g，锉，水三斛，煮令热，下盐一把，令灼灼然热以浸疮，当出脓血，日日为之，差止。

【不良反应及注意事项】孕妇慎服。

◆樟木

【来源】本品为樟科植物樟的木材。定植5～6年成材后，通常于冬季砍收树干，锯段，劈成小块，晒干。栽培或野生于河旁，或生于较为湿润的平地。分布于我国大部分地区。

【别名】樟树、香樟木、吹风散。

【性味归经】味辛，性温。归肝、脾经。

【功能主治】祛风散寒，温中理气，活血通络。主治：风寒感冒、胃寒胀痛、寒湿吐泻、风湿痹痛、脚气、跌打伤痛、疥癣风痒。

【用法用量】内服：煎汤，10～20g；研末3～6g；或泡酒饮。外用：适量。

【炮制】洗净、阴干、密闭保存。

【化学成分】含挥发油3%～5%，主

要成分为樟脑，尚含1，8-桉叶素，α-蒎烯，樟烯，尚含1，8-桉叶素，α-蒎烯，樟烯，柠檬烯，黄樟醚，α-松油醇，香荆芥酚，丁香油酚，荜澄茄烯，甜没药烯，α-樟脑烯，蒈等。心材中还检出一种新的环戊烯酮化合物：5-十二烷基-4-羟基-4-甲基-2-环戊烯酮。

【方剂选用】

1. 脚气，痰壅呕逆，心胸满闷，不下饮食：樟木30g（涂生姜汁炙令黄），捣筛为散。每服不计时候，以粥饮调下3g。（樟木散）

2. 痛风，手足冷痛如虎咬者：樟木屑一斗，以水一担熬沸，以樟木屑置于大桶内，令人坐桶边，放一脚在内，外以草荐一领围之，勿令汤气入眼，恐坏眼，其功甚捷。

3. 蜈蚣咬伤：鲜樟树枝，煎服二碗。

【不良反应及注意事项】孕妇忌服。

◆樟脑

【来源】本品为樟科植物樟的根、干、枝、叶经蒸馏精制而成的颗粒状物。栽培或野生于河旁，或生于较为湿润的平地。分布广东、广西、云南、贵州、江苏、浙江、安徽、福建、台湾、江西、湖北、湖南、四川等地。

【别名】韶脑、潮脑、脑子、油脑、树脑。

【性味归经】味辛，性热，有小毒。归心、脾经。

【功能主治】通关窍，利滞气，辟秽浊，杀虫止痒，消肿止痛。主治：热病神昏、中恶猝倒、痧胀吐泻腹痛、寒湿脚气、疥疮顽癣、秃疮、冻疮、臁疮、水火烫伤、跌打伤痛、牙痛、风火赤眼。

【用法用量】内服：入丸、散，0.06～0.05g，不入煎剂。外用：适量，研末，或溶入酒中或软膏敷搽。

【炮制】一般在9～12月砍伐老树，取其树根、树干、树枝，锯劈成碎片（树叶亦可用），置蒸馏器中进行蒸馏，樟木中含有的樟脑及挥发油随水蒸气馏出，冷却后，

即得粗制樟脑。粗制樟脑再经升华精制，即得精制樟脑粉。将此樟脑粉入模型中压榨，则成透明的樟脑块。宜密闭瓷器中，放干燥处。本品以生长50年以上的老树，产量最丰；幼嫩枝叶，合脑少，产量低。

【药理作用】①局麻作用。②口服有驱风作用以及轻微祛痰作用。③强心、升压和兴奋呼吸作用。④解痉作用。⑤中枢兴奋作用。⑥抑菌、杀虫作用。

【毒理作用】

1. 局部作用：樟脑涂于皮肤有温和的刺激及防腐作用。用力涂擦有发赤作用；轻涂则类似薄荷，有清凉感，此乃由于刺激冷觉感受器的作用。它还有轻度的局部麻醉作用。对于胃肠道黏膜，樟脑有刺激作用，使胃部感到温暖及舒适，大量则能产生恶心及呕吐。临床上用樟脑擦剂有镇痛、止痒作用。口服有驱风作用以及轻微的祛痰作用。

2. 对中枢神经系统的作用：樟脑的全身作用主要是兴奋中枢神经系统，对于高级中枢尤为显著，大量作用于大脑皮层运动区及脑干，引起癫痫样惊厥。一般剂量的樟脑对呼吸无明显作用，在极度抑制情况下，可看到一些呼吸的兴奋，主要是由于皮下注射时刺激感受器所引起的反射性兴奋。

3. 对循环系统的作用：樟脑制剂曾一度广泛使用为强心药，但各家报告结果很不一致，迄无定论。它无洋地黄或肾上腺素样作用。对正常心肌无作用，高浓度反抑制之。在离体心脏上，只有在造成衰竭时，方见有兴奋作用。对血管运动中极，只有在其机能极度低下时，方见有兴奋作用，内脏血管收缩而皮肤血管舒张，血压上升。故认为对循环性虚脱或急性心功能衰竭者有效；但也有人对其疗效持怀疑或否定态度。有人报告，樟脑在动物体内的一个水溶性代谢产物-氧化樟脑，具有明显的强心、升压和兴奋呼吸的作用，商品名维他康复。

4. 体内过程：樟脑经黏膜、皮下、肌

肉皆易吸收。口服吸收也快。在肝中解毒颇迅速，氧化成樟脑醇，再与葡萄糖醛酸结合而由尿中排出。樟脑 1：25000 浓度，能完全解除氨甲酰胆碱（1：600 万）对离体兔肠的痉挛作用；给予小鼠 100mg/kg，能加剧槟榔碱所致的震颤；50mg/kg，可防止菸碱（20mg/kg）的痉挛作用。樟脑对中枢神经系统有兴奋作用，但对呼吸中枢无选择性，中毒剂量则引起惊厥，少量口服在胃内可产生温暖舒适感，大剂量口服则有刺激作用，能引起恶心、呕吐；在皮肤上揉擦可引起发红，产具有轻微的局麻作用，涂于皮肤上具有麻木感。

【方剂选用】

1. 中风半身不遂：樟脑 50g，麝香 1g，冰片 5g，川牛膝 15g，木瓜 20g，雄黄 40g，桃仁 15g，半夏 6g，共研末，分 30 等份。另备大活络丸 30 粒，生姜末 90g，每次用热米饭捏饼 2 个，每饼上放上药末 1 份，大活络丸 1 粒，生姜末 3g，敷患侧上下肢各穴位（上肢取肩俞、尺泽，下肢取环跳、委中，交替使用），晚敷早晨取，半月为 1 疗程。

2. 淋巴结炎：樟脑、山奈各等量。先将山奈研末，再入樟脑研末匀，瓶装密封备用。取一大于肿大淋巴结 20mm 左右的膏布，将药末均匀撒于膏布上，膏布边缘 20mm 勿粘药末，贴敷患处，边缘贴紧，勿令漏气，2 日更换 1 次。

3. 烫伤：樟脑、硇砂各 1g，未溃者以 75% 乙醇 200ml 配成酊剂，外擦患处；已溃者以黄连素软膏 50g 配成膏剂外擦患处。

4. 冻伤：①樟脑 10g，花椒 50g，干辣椒 3g，甘油 20ml，95% 乙醇 100ml。将花椒及干辣椒泡入乙醇中 7 天后滤出，再加樟脑及甘油即成复方樟脑酒。用时外涂樟脑酒于患处，每日 5～7 次。②硬脂酸 125g，单硬脂酸甘油酯 18g，凡士林 150g，在水浴上加热熔化，再取甘油 150g，氢氧化钾 5.5g，尿素 50g，尼泊金乙酯 0.5g 溶于蒸馏水中，加热到 70℃ 左右，在不断搅拌下缓缓加入到甘油中去，搅拌至稍凉，

即加入打碎的樟脑 50g，再搅至凝固，加适量香精，搅匀即得樟脑霜。用水洗净手足、患处，涂擦本霜，并加以揉搓。

5. 肛门湿疹：樟脑、明矾各 2g，芒硝 20g，以开水 600ml 冲化后坐浴。

6. 婴幼儿湿疹：樟脑、雄黄、冰片、滑石粉各 3g，混合研成细末，放入布缝成的小包内，挂于胸前（直接与皮肤接触），约经半月，药味散发后，再换另 1 包药。

7. 蛲虫病：樟脑 1g，黑白丑 3g，槟榔 6g，共研末，取开水（待水温降至 30℃ 左右）100ml 冲和，患者入睡时，将药液注入肛门。

8. 牙痛：樟脑、川椒各 3g，细辛 2g。研极细末，放文火上烧 15～20 分钟，待樟脑气透出时取下候冷，揭开则霜药俱在茶盅底，入瓷器收藏。用时取药粉少许塞痛处。

9. 疔疮有脓者：樟脑 24g，硫黄 4.5g，川椒 3g（炒），枯矾 3g。共研末，真芝麻油调匀，不可太稀，摊在新粗夏布上，包好，线扎紧，先将疔疮针刺去脓，随以药包炭火烘热，对患处按之，日按数次，待其不能复起脓，用药包乘热擦之。

10. 脚气肿痛：樟脑 60g，乌头 90g。为末，醋糊丸，弹子大。每置 1 丸于足心踏之，下以微火烘之，衣被围覆，汗出如涎为效。

11. 臁疮：樟脑 15～18g，猪脂油，葱白。共捣烂，厚敷疮上，油纸裹好，旧棉花扎紧，一日一换，不可见风。

12. 牙痛：樟脑 3g，朱砂 3g。为末。每用少许搽疼处。

【不良反应及注意事项】 气虚者，内服不宜过量，气虚、孕妇禁服。皮肤过敏者慎服。

◆樟柳头

【来源】 本品为姜科植物闭鞘姜的根茎。秋季采挖，去净茎叶、须根，晒干或鲜用，或切片晒干。生于海拔 45～1700m 的树林下、山谷阴湿地、路边草丛、荒坡、水沟边。分布于台湾、广东、海南、广西、

云南等地。

【别名】白石笋、广东角陆。

【性味归经】味辛，性寒，有毒。归肾经。

【功能主治】利水消肿，清热解毒。主治：水肿膨胀、淋症、白浊、痈肿恶疮。

【用法用量】内服：煎汤，3~6g。外用：适量，煎水洗，或鲜品捣敷，或捣汁滴耳。

【炮制】取原材料，除去杂质，晒干或切片晒干。

【化学成分】根茎和根含 3 - (4 - 羟基苯基) - (E) -2 - 丙烯酸甲酯，姜黄素，邻苯二甲酸双 (2 - 乙基已醇) 酯，5α-9 (11) - 豆甾烯 -3β - 醇，13 - 甲基 - 十五 (烷) 酸十四醇酯，11 - 甲基十三 (烷) 酸十四醇酯，14 - 氧代二十七 (烷) 酸，14 - 氧代二十三 (烷) 酸，15 - 氧代二十八 (烷) 酸，三十 (烷) 酸，三十 (烷) 醇，31 - 甲环木菠萝烷酮，环木菠萝灶醇，环木菠萝醇，环鸦片甾烯醇，三十三 (烷) 酸甲酯等。

【药理作用】抗炎作用。

【方剂选用】

1. 水腿症肿胀：樟柳头适量，捣烂绢包，缚脐中，病自小便出而愈。

2. 百子痰（膨胀）：樟柳头 30~60g。和猪肝煎服。

【不良反应及注意事项】孕妇及脾肾虚弱者忌服。

◆**樟树皮**

【来源】本品为樟科植物樟的树皮。全年可采，剥取树皮。栽培或野生于河旁，或生于较为湿润的平地。分布广东、广西、云南、贵州、江苏、浙江、安徽、福建、台湾、江西、湖北、湖南、四川等地。

【别名】香樟树皮、樟皮、樟木皮。

【性味归经】味辛、苦，性温。归脾、胃、肺经。

【功能主治】祛风除湿，暖胃和中，杀虫疗疮。主治：风湿痹痛、胃脘疼痛、呕吐泄泻、脚气肿痛、跌打损伤、疥癣疮毒、毒虫蜇伤。

【用法用量】内服：煎汤或浸酒，10~15g。外用：适量，煎水洗。

【炮制】切段，鲜用或晒干。

【化学成分】树皮含左旋 - 表儿茶精，右旋 - 表儿茶精，原矢车菊素 B_1、B_2、B_7、C_1 及桂皮鞣质 I，还含丙酸，丁酸，戊酸，已酸，辛酸，癸酸，月桂酸，肉豆蔻酸，硬脂酸，油酸及肉豆蔻烯酸等。

【方剂选用】

1. 霍乱，上吐下泻：樟树皮一把。水煎，温服。

2. 心痛：樟树皮，取时去面上黑色者，用内第二层皮，捣碎，煎汤服。

【不良反应及注意事项】孕妇忌服。

◆**槲皮**

【来源】本品为壳斗科植物槲树的树皮。全年均可采。生于海拔 2700m 以下的山地阳坡，或与其他栎类、桦树、马尾松等混生，有时成纯林。分布全国大部分地区。

【别名】赤龙皮、槲木皮、槲白皮。

【性味归经】味苦、涩，性平。

【功能主治】解毒消肿，涩肠，止血。主治：疮痈肿痛、溃破不敛、瘰疬、痔疮、痢疾、肠风下血。

【用法用量】内服：煎汤 5~10g，熬膏或烘炭研末。外用：适量，煎水洗或熬膏敷。

【炮制】剥取树皮，洗净，切片，晒干。

【化学成分】槲皮含鞣质 3.07%~14.44%，从中已分离得到没食子酸，右旋儿茶清，右旋没食子儿茶精，儿茶精 - (4α→8) - 儿茶精，没食子儿茶精 - (4α→8) - 没食子儿茶精，没食子儿茶精 - (4α→8) - 儿茶精，没食子儿茶精 - (4α→6) - 儿茶精，3 - O - 没食子酰表没食子儿茶精 - (4α→8) - 儿茶精。

【方剂选用】

1. 附骨疽：槲皮烧末，饮服 2g。

2. 毒病下部生疮者：榉皮、槲皮合煮计如粘糖以导之。

3. 洗诸败烂疮：槲皮，切，三升，以水一斗，煮取五升，春、夏冷用，秋、冬温用。洗乳疮及诸败疮，统了则敷膏。

4. 一切瘘疾：槲皮，切，五升，水八升，煮令泣尽，去渣，再煎成膏，日服枣许，并涂疮上。宜食首蓿盐饭以助之，以瘥为度。

5. 小儿瘰疬：槲皮，去粗皮，切，煎汤频洗。

6. 一切赤自痢久不差：干姜、槲皮（姜汁炙）30g。上二味，捣罗为散，每服6g，空心食前，温米饮调下。

7. 赤白久痢：新槲皮500g，去黑皮，切，以水一斗，煎取五升，去渣，煎膏和酒服。

◆橄榄

【来源】本品为橄榄科植物橄榄的果实。培育6~7年结果，8~9月待果实外皮呈绿色带微黄时采摘，洗净，鲜用或用微火烘干。生于低海拔的杂木林中，有栽培。

【别名】橄榄子、余甘子、橄榄、青果、青子、谏果、青橄榄、白榄、黄榄、甘榄。

【性味归经】味甘、酸、涩，性平。归肺、胃、脾、肝经。

【功能主治】清肺利咽，生津止渴，解毒。主治：咳嗽痰血、咽喉肿痛、暑热烦渴、醉酒、鱼蟹中毒。

【用法用量】内服：煎汤，6~12g；或熬膏；或入丸刘。外用：适量，研末撒或油调敷。

【炮制】①净制：除去杂质，洗净，晒干。②切制：用时打碎。③取青果用火煅存性，研末。

【化学成分】果实含蛋白质1.2%，脂肪1.09%，碳水化合物12%，钙0.204%，磷0.046%，铁0.0014%，抗坏血酸0.02%。种子含挥发油及香树脂醇等，种子油中含多种脂肪酸：已酸、辛酸、癸酸、月桂酸、肉豆蔻酸、硬脂酸、棕榈酸、油酸、亚麻酸等。茎叶中含短叶老鹳草素、金丝桃苷，并没食子酸等成分。

【药理作用】①保肝作用。②解酒保肝。③抗菌作用。④抗炎作用。

【方剂选用】

1. 时行风火喉病，喉间红肿：鲜橄榄、鲜莱菔，水煎服。

2. 酒伤昏闷：橄榄肉10个，煎汤饮。

3. 心病、胃脘痛：盐腌咸（橄）榄去核，以鲜明人中黄，用纸及泥包好煅透，滚水调下。

4. 肠风下血：橄榄烧灰（存性）研末，短服6g，米饮调下。

5. 河源鱼鳖诸毒，诸鱼骨哽：橄榄捣汁或煎浓汤饮。无橄榄以核研末或磨汁服。

6. 唇裂生疮：橄榄炒研，猪脂和涂之。

7. 牙齿风瘤：橄榄烧研，入麝香少许贴之。

8. 下部疳疮：橄榄，烧存性研末，油调敷之，或加儿茶等量。

9. 高血脂症：橄榄12g，神曲12g，山楂30g，莪术12g，柴胡10g，泽泻12g，大黄9g等组成，每粒0.6g，相当于生药6g，每次3粒，每日3次。

【不良反应及注意事项】本品味甘，性热，表证初起者慎用。

◆蕤仁

【来源】本品为蔷薇科植物蕤核或齿叶扁核木的干燥成熟果核。夏、秋间采摘成熟果实，除去果肉，洗净，晒干。

【别名】蕤核、白桵仁、桵仁、美仁子。

【性味归经】味甘，性微寒。归肝经。

【功能主治】疏风散热，养肝明目。主治：目赤肿痛、睑弦赤烂、目暗羞明。

【用法用量】内服：煎汤，3~10g。外用：适量，去油研膏点眼，或煎水洗。

【炮制】除去杂质，洗净，干燥。用时捣碎。

【化学成分】种子含水分10.36%，灰分1.72%，蛋白质3.53%，脂肪7.57%，纤维56.91%。种仁含油脂36%。幼枝含氰。

【方剂选用】

1. 肝经不足，内受风热，上攻眼目，

昏暗痒痛，隐涩难开，昏眩赤肿，怕日羞明，不能远视，迎风有泪，多见黑花：脑子（研）7.5g，蕤仁（去皮壳，压去油）60g。上用生蜜18g，将脑子、蕤仁同搜和，每用少许点之。

2. 眼病翳遮瞳人，视物不明，有云气之状：蕤仁（去皮、尖）0.9g，当归身、甘草各六分，防风2.4g，黄连（拣治）6g（锉如麻豆大，水一大碗，煎至一半入药）。上件锉如麻豆大，蕤仁别研如泥，同熬，滴在水中不散，入去沫蜜少许，再熬少时为度，令病人心静点之，至目中微痛，日用五、七次，临卧点尤疾效，但欲多点，使药力相继也。

3. 取下翳膜：①蕤仁（去油）1.5g，青盐0.3g，猪胰子15g。共捣二千下，如泥，罐收，点之。②蕤仁30g（去油），入白蓬砂3g，麝香0.6g，研匀，收点之。

4. 赤烂眼：①蕤仁（去皮）49个，胡粉（煅如金色）一鸡子大，研匀，入酥一杏仁许，龙脑三豆许，研匀，油纸裹收，每以麻子许，涂大小眦上，频用取效。②蕤仁、杏仁各30g，去皮研匀，入腻粉少许为丸，每用热汤化洗。

【不良反应及注意事项】目病非关风热，而因于肝肾虚者不宜用。

◆鹤虱

【来源】本品为菊科植物天名精的干燥成熟果实。秋季果实成熟时采收。主产于河南、山西、贵州、陕西、甘肃、湖北等地亦产。

【别名】靠鹤虱、鬼虱、北鹤虱。

【性味归经】味苦、辛，性平，有小毒。归脾、胃经。

【功能主治】杀虫消积。主治：蛔虫病、蛲虫病、绦虫病、虫积腹痛、小儿疳积。

【用法用量】煎服，3~10g或入丸、散。外用：适量。

【炮制】晒干，除去杂质。

【化学成分】果实含鹤虱内酯，天名精内酯酮，三十烷，正己酸，棕榈酸，硬脂

酸，油酸，亚油酸，三十一烷，豆甾醇等。种子含二十六烷醇。

【药理作用】①驱虫作用。②罂粟样作用。③降压作用、扩冠作用。④对子宫有收缩作用。⑤抗惊厥作用。⑥抑菌作用。

【方剂选用】

1. 钩虫病：鹤虱90g，洗净后水煎两次，药液混合浓缩至60ml（每10ml含生药15g），过滤，加少量白糖调味，成人每晚睡前服30ml，连服两晚。小儿及年老体弱者酌减。

2. 蛔虫病：鹤虱10g，苦楝根皮10g，槟榔10g，芜荑10g，使君肉10g，雷丸10g。加水随意，但不可过多，煎浓去渣，于清晨空腹时1次服下。每日1剂，连用2日。

3. 外阴白斑：鹤虱30g，苦参、蛇床子、野菊花各15g。加水约2000ml煎煮，滤取药液入盆内，乘热熏洗。严重者洗时加猪胆汁1枚，与药汁搅匀。每日2次，1个月为1疗程。

4. 阴痒：鹤虱、蛇床子各30g，百部15g，加水约半盆，水煎乘热熏洗，每次20分钟，每晚1次。病程短者10天获效，病程长者则需熏洗1~2个月。

5. 小儿蛔虫性肠梗阻：鹤虱、榧子、芜荑各9g，使君子12枚，槟榔12g，乌梅5枚，川椒3g，细辛0.5g，大黄、苦楝皮各6g。清水炖上药，服时加米醋1汤匙送下，日1剂，分2次空腹服。

6. 小儿疾病多有诸虫，腹中疼痛，发作肿聚，往来上下，痛无休止，亦攻心痛，呕哕涎沫，或吐清水，四肢羸困，面色青黄，饮食虽进，不生肌肤，或寒或热，沉沉嘿嘿：鹤虱、槟榔、苦楝根（去浮皮）各五300g，白矾（枯）75g。上为末，以面糊为丸，如麻子大。一岁儿服5丸，温浆水入生麻油30g点，调匀下之，温米饮下亦得，不拘时候。

7. 蛔咬痛：鹤虱300g。捣筛，蜜和丸如梧子。以蜜汤空腹吞40丸，日增至50

丸。慎酒肉。

【不良反应及注意事项】体虚及孕妇慎服。水鹤虱中毒症状：恶心呕吐，食欲不振，头晕，头痛，四软无力，不能行走，说话困难，严重的痉挛、抽搐。中毒后可采用对症治疗，或用甘草，绿豆谷30g，煎汤，茶饮。南鹤虱毒性小，服用数小时后有轻微头晕，恶心，腹痛等，可自行缓解。

◆缬草

【来源】本品为败酱科植物缬草、黑水缬草、宽叶缬草的根、根茎。9～10月间采挖。分布于黑龙江、吉林、和辽宁。

【别名】拔地麻、小救驾、鹿子草、臭草、猫食菜、蒲山香。

【性味归经】味辛、苦，性温。归心、肝经。

【功能主治】安心神。主治：心神不安、心悸失眠、癫狂、烦躁、风湿痹痛、痛经、经闭、跌打损伤。

【用法用量】煎服，3～6g。外用：适量。

【炮制】去掉茎叶及泥土，晒干。

【化学成分】缬草根含挥发性成分：主要为α、β－蒎烯，乙醇龙脑酯，异戊酸龙脑酯，丁香烯，隐日缬草酮醇，橄榄醇，1－桃金娘醇，异戊酸1－桃金娘酯，缬草萜酮，β－谷甾醇，松油醇，乙酸阔叶缬草醇酯，阔叶缬草甘醇，α－小茴香烯，月桂烯，水芹烯，γ－松油烯、异松油烯，佛术烯，别香橙烯，荜澄茄烯，缬草萘烯醇，缬草萜烯醇酸，橙皮酸，山萮酸，β－甜没药烯，姜黄烯，喇叭醇，芹子烯等，紫罗兰酮，广藿香醇，左旋帕西飞哥酮，日缬草酮，缬草萜烯醇，E、Z－缬草匝烯醇乙酸酯，E、Z－缬草萜烯醇异戊酸酯，E、Z－缬草萜萜烯醇戊酸酯，E、Z－缬草萜烯醇已酸酯，缬草萜烯醛，羟基缬草萜烯酸，乙酰氧基缬草萜烯酸，缬草萜烯酸。

含环烯醚萜化合物：缬草三酯，异戊酰氧基羟基二氢缬草三酯，异缬草三酯，高缬草三酯Ⅰ和Ⅱ，乙酰缬草三酯，高乙酰缬草三酯，二氢异缬草三酯，高二氢异

缬草三酯，氯化缬草三酯），7－表去乙酰基异缬草三酯，缬草苦苷。

含生物碱：缬草碱，缬草根碱，猕猴桃碱等。

【药理作用】①有镇静作用。②解热作用。③降压作用。④抗菌作用。⑤利尿作用。

【方剂选用】

1. 神经衰弱及神经病：缬草、五味子。煎服或浸酒服。

2. 腰痛、腿痛、腹痛、跌打损伤、心悸、神经衰弱：缬草3g。研为细末，水冲服，蕺加童便冲服。

3. 神经官能症：缬草30g，五味子9g，合欢皮9g，酒250g，浸泡7天，每次服10ml，每日3次。

【不良反应及注意事项】体弱阴虚者慎用。

◆蝮蛇

【来源】本品为蝰科动物蝮蛇除去内脏的全体。春夏间捕捉。捕得后剖腹除去内脏，盘成圆盘形，烘干。亦可鲜用。生活于平原、丘陵及山地，活动于稻田、耕作区、草地以及住宅附近。以鱼、蛙、鸟、鼠等为食。广泛分布于我国各地。

【别名】上球子、上谷蛇、土布袋、上狗子蛇、草上飞、七寸子、上公蛇、灶上蛇。

【性味归经】味甘，性温，有毒。归脾、肝经。

【功能主治】祛风，通络，止痛，解毒。主治：风湿痹痛、麻风、瘰疬、疮疖、疥癣、痔疾、肿瘤。

【用法用量】内服：浸酒，每条蝮蛇用60°白酒1000ml，浸3月，每次饮5～10ml，日1～2次或烧存性研成细末，每次0.5～1.5g，日服2次。外用：适量。

【炮制】蝮蛇霜：取蝮蛇煅烧存性，研成粉末。

【化学成分】蝮蛇全体含胆甾醇，牛磺酸，脂肪，脂质，挥发油等。其中脂肪酸类以油酸、亚油酸、花生四烯酸等不饱

和脂肪酸含一多，另见微量的奇数（碳）脂肪酸。脂质类成分以磷脂和胆甾醇居多，内脏中以三酰甘油和胆固醇居多。同时在蛇体及内脏中也发现有磷酸乙醇胺，磷酸胆碱，磷酸丝氨酸，磷酸肌醇，神经鞘磷脂等种种磷脂。

蝮蛇肛门腺分泌物有胆甾醇，癸酸，二十一（烷）酸，二十（烷）酸，十八（烷）酸，顺 - 9 - 十八烯酸，十七（烷）酸，十八（烷）酸等。

【药理作用】①抗炎作用。②病后及虚弱体质的强壮。③抗应激作用。④降血脂作用。

【毒理作用】

毒性：粗制蛇毒成分复杂，作用亦很复杂。一般认为，蝮蛇毒是以血循毒为主的血循、神经混合毒。被咬伤的病人除局部出现肿胀、疼痛外；由于神经毒，常发生畏寒、目糊、眼睑下垂、颈项牵引感，当然更重要的是引起呼吸困难如双吸气、屏气、点头状或鱼口样呼吸等。呼吸麻痹是早期死亡的主要原因。动物试验也证明蝮蛇毒具有明显的神经毒的作用。另一方面，蝮蛇毒具有显著的血循毒，单纯的人工呼吸并不能延长动物的生存时间。临床病人也常出现面色苍白、多汗、心率加速、四肢厥冷、血压下降等严重中毒性休克症状。虽然有人认为江苏蝮蛇毒主要也是神经毒（据他们观察呼吸麻痹是主要症状及致死原因），但一般仍认为血循毒是主要的。它能大量释放血管活性物质如组织胺、5 - 羟色胺及缓动素等，破坏红细胞，增加毛细血管通透性，使血浆及体液大量丧失，血容量不足。更加严重的是对心脏的直接损害，被咬伤的病人心电图有窦性心律不整、异位节律、P 波变尖、R 彼低电压、传导阻滞、S - T 段下降、T 波扁平或倒置等变化，联系到实验动物中毒死亡后的尸解情况心肌出血、心肌纤维浊肿断裂，可以认为蝮蛇毒对心脏的毒性是循环衰竭引起死亡的主要原因。由于休克、溶血及对各脏器的直接损害（如肾等），可发生酸中

毒、急性肾功能衰竭等。严重咬伤病人常出现酱油色尿以及尿中蛋白、管型、隐血均呈阳性等。防治感染也是非常重要的问题。竹叶青、龟花蛇毒亦为以血循毒为主的混合毒。一般局部症状较重，而全身症状较轻，如能及时正确抢救，死亡率较低。

【方剂选用】

1. 大风及诸恶风，恶疮瘰疬，皮肤顽痹，半身柏死，皮肤手足脏腑间重痰并主之：蝮蛇1条。活着器中，以醇酒一斗投之，埋于马溺处，周年以后开取，酒味犹存，蛇已消化。不过服一升已来，当觉举身习习，服讫，服他药不复得力。亦有小毒，不可顿服。

2. 白癞：蝮蛇一条。切勿令伤，以酒渍之，大者一斗，小者五升，以糖火温，令下，寻取蛇一寸许，以腊月猪膏和，敷疮。

3. 破伤风牙关紧急，口噤不开，口面歪斜，肢体弛缓：腹蛇1条（去头、尾、肠、皮、骨，醋炙），地龙五条（醋炙）、天南星一枚（重3分者，炮）。上为末，醋煮面和丸，如绿豆大。每服3～5丸，生姜酒下，稀葱粥投，汗出瘥。

4. 一般肿毒，创伤溃烂久远等症：蝮蛇，去其首尾，刳腹除肠，锉，浸油中，50日后，微蒸取用，外涂。

5. 遗溺：蝮蛇3g，鸡舌香0.6g。上二味细末，临卧白汤送下。7～15岁，每服5分；15岁以上每服3g。

6. 麻风及麻风反应：①取腹蛇（约6～7年）1条，放入高浓度高粱烧酒1000ml中醉死，并加入人参15g，密盖后置于阴冷处，浸泡3个月后取酒内服，每日1～2次，每次5～10ml。②用玻璃皿引取活蝮蛇之毒液，加入高粱酒100ml中，1月后取酒服用，每日1～2次，每次2～3ml。③鲜活蝮蛇1条，人参15g，泡于12′黄酒2000ml中，3个月后取酒服用，每日入睡前服1次，每次5ml，发汗就寝。④活腹蛇，杀死后置于干燥箱中，干燥12小时后研末，浸泡于高粱烧酒500ml中，1～3

个月后取酒服，每日 2 次，每次 5 ~ 10ml；或取粉末 5g，用黄酒 100ml 1 次送下。此外，临床曾以蝮蛇粉 5 ~ 10g，于入睡前用黄酒适量送服（服药期间补充液体解毒），连续 3 ~ 4 日，治疗麻风结节性反应。

7. 浸润性肺结核：蝮蛇全蛇蒸馏液制成 1 : 1 药液。每次 2 ~ 5ml，肌注，每天 2 次。

8. 冠心病：蝮蛇抗栓酶 0.25μ/支，按 0.01 ~ 0.012μ/kg 计算。成人一般 0.5 ~ 0.75μ/次，每天一次。用葡萄糖或生理盐水稀释，静脉注射，15 ~ 20 天为 1 个疗程，一般 1 ~ 3 个疗程。

9. 心肌梗死：蝮蛇抗栓酶，1 ~ 2 支加入到 250 ~ 500ml 的 10% 葡萄糖溶液内，20 ~ 40 滴/分钟速度静脉滴注。一周 ~ 两周为 1 个疗程，最长 3 周。

10. 脑血栓：蝮蛇抗栓酶每支含量 0.3μ，每次 0.6μ 加入生理盐水 250ml 中静脉滴注，每天 1 次，1 个疗程设定为 2 星期。

11. 血栓闭塞性脉管炎：蝮蛇清栓酶制剂，每支含 0.25 酶活力单位。成人 2 ~ 3 支/次，用生理盐水 250ml 稀释后静滴，每天 1 次，15 天为 1 个疗程，间隔 5 ~ 7 天再用第二个疗程，重症用三个疗程。

【不良反应及注意事项】阴血亏虚者慎服，孕妇忌服。

◆蝼蛄

【来源】本品为蝼蛄科动物非洲蝼蛄和华北蝼蛄的全蝎。夏、秋季捕捉，在夜晚用灯光诱捕，或翻地时捕捉。捕后用沸水烫死，晒干或烘干。栖息于庭院、田园及潮湿处，尤其是在大量施用过有机肥料的地方，多而密集。昼伏夜出，有很强的趋光习性。分布于全国各地。

【别名】拉拉蛄、上狗、樇鼠、蝼蝈、津姑。

【性味归经】味咸，性寒，小毒。归膀胱、小肠、大肠经。

【功能主治】利水通淋，消肿解毒。主治：小便不利、水肿、石淋、瘰疬、恶疮。

【用法用量】煎服，6 ~ 9g，研末服，每次 3 ~ 5g。外用：适量。

【炮制】拣净杂质，除去翅足，或焙至黄褐色用。

【化学成分】蝼蛄机体组织中含 15 种氨基酸，主要有精氨酸、胱氨酸、组氨酸、赖氨酸、牛磺酸、谷氨酸及微量的亮氨酸等。前肠中有牛磺酸。中肠中含淀粉酶，α 葡萄糖苷酶，如麦芽糖酶、松三糖酶、蔗糖酶及海藻糖酶。尚有 β - 半乳糖苷、β - 果糖苷、胰蛋白酶样蛋白酶、凝乳酶、氨肽酶、氨基三肽酶、氨基乙酰基 - L - 亮氨酸二肽酶脂酸酶等。

【药理作用】①促进伤口的愈合。②利尿作用。

【毒理作用】家兔 0.5g/（kg·d）连续 2 个月，均未见毒性反应。小鼠发育正常，雌鼠正常怀孕，幼鼠发育良好。家兔体重、白细胞计数、血红蛋白含量测定、尿蛋白及沉淀检查均未发现异常，表明无长期毒性反应。在氨基酸氧化酶的表达中，人类子宫癌细胞的毒性在蝼蛄细胞中表达的毒性更大。

【方剂选用】

1. 水病肿满喘促，不得眠卧：蝼蛄 5 个，晒令于，研为未。食前，以暖水调下 1.5 ~ 3g，小便通利为效。

2. 面浮水肿：蝼蛄 1 个，为细末，每用少许，鼻中，其黄水尽从鼻中出。

3. 石淋，导水：蝼蛄 7 个，盐 60g。同于新瓦上铺盖焙干，研末。温酒调 3g 服。

4. 治小便不通：蝼蛄 3 个（微炒），苦瓠子 30 粒（微炒）。捣细罗为散。每服以冷水调下 3g。

5. 治颈项漂疡：带壳蝼蛄 7 个，生取肉，人丁香 7 粒，于壳内烧过，与肉同研，用纸花贴之。

6. 小儿脐风汁出：甘草（炙，挫）、蝼蛄（炙焦）各 0.3g。上二味，捣罗为散，掺敷脐中。

7. 紧唇：蝼蛄，灰，敷之。

8. 齿牙疼痛：蝼蛄一个，旧糟裹定，湿纸包煨焦，去糟，研末敷之。

9. 小儿急性肾炎：取红壳鸡蛋1枚，将其敲一小孔，将蝼蛄1~2个放入蛋中，外用草纸或卫生纸浸湿包8~10层后，再放入草木灰火中或电烤箱内，待熟后弃纸及壳，乘热食之。一般1~5岁每天吃有蝼蛄蛋1个，6~10岁每天吃2~3个，10岁以上每天吃3~4个。若脾胃虚弱者，食后口中含生姜1小片，可防止恶心反胃。

10. 产后尿潴留：干蝼蛄5g，研末温开水送服。

【不良反应及注意事项】本品行通利之功较强，气虚体弱者及孕妇忌用。

◆蕲蛇

【来源】本品为蝰科动物五步蛇的干燥体。多于夏、秋二季捕捉，剖开蛇腹，除去内脏，洗净，用竹片撑开腹部，盘成圆盘状，干燥后拆除竹片。

【别名】大白花蛇、棋盘蛇、百步蛇。

【性味归经】味甘、咸，性温，有毒。归肝经。

【功能主治】祛风，通络，止痉。主治：风湿顽痹、麻木拘挛、中风口眼歪斜、半身不遂、抽搐痉挛、破伤风、麻风疥癣。

【用法用量】3~9g，研末吞服。一次1~1.5g，日2~3次。

【炮制】蕲蛇：去头、鳞，切成寸段。蕲蛇肉：去头，用黄酒润透后，除去鳞、骨，干燥。酒蕲蛇：取净蕲蛇段，照酒炙法炒干。每100kg蕲蛇，用黄酒20kg。

【化学成分】含有3种毒蛋白：AaT-Ⅰ、AaT-Ⅱ、AaT-Ⅲ，氨基酸含量高的由天门冬氨酸、亮氨酸、异亮氨酸、丝氨酸、缬氨酸、硫氨酸、酪氨酸、色氨酸等，并含透明质酸酶、精氨酸脂酶和阻凝剂等。

【药理作用】①抗炎作用。②提高其纤溶活性。

【毒理作用】蕲蛇蛇毒对小白鼠的半数致死量（LD_{50}）在8.9mg以下，临床死亡率为24%；把蕲蛇毒作皮下注射时，在低至0.01%的浓度下即可以引起小白鼠和家兔注射部位的毛细血管通透性增高、出血甚至发黑坏死。给家兔静脉注射粗毒2mg/kg体重（$1/2LD_{50}$）剂量时，可使血液完全不凝固。在试管内，0.1%粗毒溶液0.1ml能使家兔血浆发生凝固。

【方剂选用】

脑梗死：蕲蛇酶治疗脑梗死安全有效，选择符合蕲蛇酶Ⅲ期临床试验方案的要求的脑梗死患者应用蕲蛇酶0.75u加入生理盐水250ml中，静脉滴注3小时以上，每日1次，连用2周为1个疗程。

◆蝎子七

【来源】本品为蓼科植物珠芽蓼、圆穗蓼、太白蓼的根茎。秋季采挖其根茎，除去须根及杂质，洗净，晾干，切片备用。

【别名】石风丹、红蝎子七、朱砂七、朱砂参、狼巴子、草河东、染布子、红粉、猴子七、野高粱、红三七、然波、剪刀七、白粉。

【性味归经】味苦、涩，性凉。归脾、胃、大肠经。

【功能主治】清热解毒，止血，活血。主治：咽喉肿痛、乳蛾、痈疮肿毒、湿热泄泻、痢疾、赤白带下、吐血、衄血、崩漏、肠风下血、外伤出血、跌打损伤、腰痛、关节疼痛。

【用法用量】内服：煎汤，6~15g；或浸酒。外用：适量，研末撒或调敷。

【炮制】除去杂质，洗净，切片，晒干。

【化学成分】含有鞣质，淀粉，糖类及果酸，树胶，黏液质等，鞣质中有可水解鞣质和缩合鞣质。

【药理作用】①抗菌作用。②抗病毒作用。

【方剂选用】

1. 崩漏：蝎子七、鹿衔草各9g，金丝带、羌活、狮子七各6g，水煎服。

2. 痢疾：蝎子七6~12g，开水煎服，加红、白糖适量。

【不良反应及注意事项】无实火热毒者不宜使用，阴证疮疡者忌服。

◆槲寄生

【来源】本品为桑寄生科植物槲寄生的干燥带叶茎枝。冬季至次春采割，除去粗茎，切段，干燥，或蒸后干燥。

【别名】桑寄生。

【性味归经】味苦，性平。归肝、肾经。

【功能主治】祛风湿，补肝肾，强筋骨，安胎元。主治：风湿痹痛、腰膝酸软、筋骨无力、崩漏经多、妊娠漏血、胎动不安、头晕目眩。

【用法用量】煎服，9～15g。

【炮制】除去杂质，略洗，润透，切厚片，干燥。

【化学成分】主要含黄酮类化合物，还含三萜类化合物，其他苷类等有机酸。

【药理作用】①降压作用。②扩张作用、减慢心率。③利尿作用。④抑病毒作用。

◆墨旱莲

【来源】本品为菊科植物鳢肠的干燥地上部分。花开时采割，晒干。

【别名】旱莲草、水旱莲、莲子草、墨斗草、墨菜、黑墨汁草、墨水草、乌心草。

【性味归经】味甘、酸，性寒。归肾、肝经。

【功能主治】滋补肝肾，凉血止血。主治：肝肾阴虚、牙齿松动、须发早白、眩晕耳鸣、腰膝酸软、阴虚血热吐血、衄血、尿血、血痢、崩漏下血、外伤出血。

【用法用量】煎服6～10g。

【炮制】除去杂质，略洗，切段，干燥。

【化学成分】全草含皂苷1.32%，烟碱约0.08%，鞣质，维生素A，鳢肠素等。叶含蟛蜞菊内酯、去甲基蟛蜞菊内酯、去甲基蟛蜞菊内酯－7－葡萄糖苷。含菸碱约0.08%，另含三噻嗯甲醇、三噻嗯甲醛；此外，尚含皂苷约1.3%，鞣质、苦味质及异黄酮苷类。

地上部分石油醚提取部分含豆甾醇、植物甾醇A及β－香树脂；乙醇提取物中尚含木犀草素－7－O－葡萄糖苷，植物甾醇A葡萄糖苷和一种三萜酸葡萄糖苷。

【药理作用】①止血作用。②增加冠脉流量作用。③镇静及镇痛作用。④抗菌作用。⑤延缓衰老。⑥细胞保护作用。

【毒理作用】急性毒性试验：墨旱莲水煎剂对小鼠的半数致死量（LD_{50}）为163.4±21.4g/kg，安全系数为700～750倍。诱变试验：墨旱莲水提液5、10、20g/kg，给药2次，观察对小鼠骨髓多染红细胞和有核细胞微核率的影响，结果无论多染红细胞的微核率或是有核细胞的微核率，各试验组与阳性对照组比较差异均有显著性（$P<0.01$），与阴性对照组比较，差异均无显著性（$P>0.05$）；以剂量5g/kg，1次/天，连续给药7天，亦未引起微核率增加，初步认为墨旱莲对染色体没有损伤作用，无诱变性。

【配伍效用】

旱莲草配伍侧柏叶：二者皆能清热凉血止血，且旱莲草尚能滋阴。二药伍用，有清热滋阴、凉血止血之功效，用于治疗血热妄行之出血或阴虚血热之须发早白等症。

旱莲草配伍生地黄：旱莲草滋阴凉血止血，重在滋阴；生地黄清热凉血养阴，但重在凉血清热。二者合用，其滋阴清热、凉血止血之功效更著，用于治疗吐血、尿血等证属血热者。

【方剂选用】

1. 痢疾：墨旱莲120g，糖30g（白痢用红糖，赤痢用白糖，赤白痢红白糖各半），水煎温服。

2. 消化道出血：墨旱莲50g，岗念根、刺苋菜根、假蒟各25g（均鲜品），甘草15g，水煎服，日1剂，病情重者可日服2～3剂。

3. 外伤性出血：鲜墨旱莲洗净，以茎叶置于掌中搓烂，敷于创口，或将鲜旱莲草洗净焙干，研取细末，撒于创口。

4. 传染性软疣：墨旱莲、马齿苋各25g，冰片5g，用50%乙醇445ml浸泡1周后，外搽局部，每日 2 次。

5. 咳嗽咯血：鲜墨旱莲 60g。捣绞汁，开水冲服。

6. 小便溺血：车前草叶、墨旱莲叶。上二味，捣取自然汁一盏，空腹饮之。

7. 血淋：墨旱莲、芭蕉根（细锉）各 60g。上二味，粗捣筛。每服 15g，水一盏半，煎至 2.4g，去渣，温服，日二服。

【不良反应及注意事项】脾肾虚寒者忌服。◆

◆ 熟地黄

【来源】本品为玄参科植物地黄的块根，经加工蒸晒而成。全国大部分地区均产。

【别名】熟地黄、伏地、大熟地黄、熟地黄炭。

【性味归经】味甘，性微温。归肝、肾经。

【功能主治】滋阴补血，益精填髓。主治：肝肾阴虚、腰膝酸软、骨蒸潮热、盗汗遗精、内热消渴、血虚萎黄、心悸怔忡、月经不调、崩漏下血、眩晕、耳鸣、须发早白。

【用法用量】煎服，10～30g。

【炮制】①取净生地黄，照酒炖法炖至酒吸尽，取出，晾晒至外皮黏液稍干时，切厚片或块，干燥，即得。每 100kg 生地黄，用黄酒 30～50kg。②取净生地黄，照蒸法蒸至黑润，取出，晒至约八成干时，切厚片或块，干燥，即得。

【化学成分】熟地黄含较少量的环烯醚苷类成分，已分离得到：益母草苷、桃叶珊瑚苷、梓醇、地黄苷 A、B、C、D，美利妥双苷，地黄素 A、D，地黄氯化臭蚁醛苷等。又含单萜成分：焦地黄素、B、C，焦地黄内酯、焦地黄呋喃 A、B、C，焦地黄内酯、焦地黄呋喃，地黄苦苷元等。又含氨基酸，其组成与干地黄比较，不含赖氨酸且含量均相应减速少。也含糖类，其中单糖的含量比鲜地黄中多两倍以上。另含三羟基－β－紫罗兰酮，5－羟基野菰酸、琥珀酸，5－氧脯氨酸，5－羟甲基糠酸，

尿嘧啶），尿嘧啶，尿核苷等。又从石油醚提取物中分离得到：亚油酸、棕榈酸、硬脂酸、花生酸、山萮酸、十五酸、棕榈油酸、内豆蔻酸、十九碳酸、二十一碳酸、二七碳酸。

【药理作用】①延缓小鼠衰老作用。②滋补肾阴作用。③补血作用。④炒炭后止血作用。

【配伍效用】

熟地黄配伍龟板：熟地黄滋阴养血；龟板滋阴潜阳。二者合用，可增强其育阴潜阳之功效，用于治疗阴虚阳亢之头晕、耳鸣、少寐、健忘、潮热盗汗等症。

熟地黄配伍何首乌：熟地黄养血滋阴；何首乌补益精血、乌须发。二者伍用，有益精血、乌须发之作用，用于治疗精血不足之须发早白等症。

熟地黄配伍麻黄：熟地黄甘温，滋补肝肾、养血生津；麻黄辛温，发汗解表、宣肺平喘、利尿。二药合用，熟地黄得麻黄，则补而不腻，有益肾平喘之功；麻黄得熟地黄，则散而不伤人体正气，有宣肺平喘之效。共奏宣肺益肾平喘之效，用于治疗肺肾两虚之久喘不愈；风喘骤发以及妇女经期哮喘。

熟地黄配伍山药：熟地黄滋阴补肾益精；山药补脾益肾固精。二者合用，有补肾固精止遗之功效，用于治疗肾虚遗精、遗尿、消渴等症。

熟地黄配伍山茱萸：熟地黄滋补肝肾、养血益精；山茱萸温补肝肾、涩精。二者合用，有滋补肝肾、养血固精之功效，用于治疗肝肾不足之头晕、耳鸣、腰膝酸软无力、阳痿、遗精等症。

熟地黄配伍知母、黄柏：熟地黄滋阴益肾；知母养阴润燥泻相火；黄柏盐炒入肾，泻相火退虚热以存阴。三药合用，有滋肾阴、泻相火之功效，用于治疗肾阴不足、相火妄动之骨蒸潮热、盗汗、遗精、舌红少苔等症。

【方剂选用】

1. 退行性脊椎炎：熟地黄 15kg，肉苁

蓉、鹿衔草、骨碎补、淫羊藿、鸡血藤各10kg，莱菔子5kg，煎制成流浸膏11kg，加蜜1.5kg，制成丸剂，每丸2.5g，每次2丸，日服2～3次，1个月为1疗程。

2. 坐骨神经痛：熟地黄20g，木瓜、鹿角胶各12g（烊化）、干姜炭、肉桂、白芥子、生甘草各6g，麻黄9g，川牛膝、留行子、威灵仙各10g。水煎服，日1剂，随症加减。

3. 汗症：生、熟地黄、当归、黄芩、黄柏各12g，黄芪12～24g，黄连3～6g。日1剂。气血甚虚者加甘草，重用黄芪；气阴虚者加麦冬、西洋参；汗多加煅龙牡、五味子。

4. 老年便秘：熟地黄、当归、威灵仙、白术、首乌各30g，升麻10g。水煎服，日1剂。

5. 阳痿：熟地黄30g，山茱萸肉、炒白术12g，远志、巴戟天、杜仲各3g，肉桂、茯神各6g，人参（另炖兑服）、枸杞各9g，蛇床子、肉苁蓉各15g，黄芪10g，大胞（胎盘）粉、仙灵脾各20g（吞服）。病程日久（阳痿达3年以上）酌加鹿茸粉1.5g（分冲）或鹿角胶10g（烊化冲服），10天为1疗程。休息1周，继服第2疗程。

6. 死精过多症：熟地黄30g，仙灵脾、黄芪各15g，菟丝子、当归各12g，桃仁9g，红花、川芎各6g。肾虚甚者加制首乌、锁阳；气虚甚者加党参、淮山药；瘀血症候甚者加三棱、莪术。每日1剂，煎药2～3次，30天为1疗程。

7. 精子密度过高不育症：熟地黄、淮山药、茯苓各15g，枣皮、丹皮、泽泻各10g。随症加减。

8. 老年性皮肤瘙痒症：猪肤200g，蜂蜜、米粉（炒香）各120g，生地黄、熟地黄各50g。将猪肤洗净去肥，置瓦罐内，再入生地黄、熟地黄，加水1000ml，文火煎汁呈稠状，去渣取汁150ml，入米粉（炒香）100g，复置于文火煎沸为度，兑入蜂蜜120g，搅拌成糊状，冷却后分4次服（1日量）。临证加味：痒甚者加天麻10g；烦躁者加知母10g。均另煎取汁兑服。

9. 斑秃：①熟地黄、菟丝子各60g，当归、川芎、杭芍各30g，木瓜、天麻、羌活各24g，共研末，加蜜586g，为丸，每服10g，每日2次。②生地黄、熟地黄、白芍、五味子、丹参各60g，何首乌90g，羌活、木瓜各30g。上药共研末firo筛，炼蜜为丸，每丸重9g。每服1丸，日服2次。

10. 男妇精血不足，营卫不充等患：熟地黄（取味极甘者，烘晒干以去水气）240g，沉香3g（或白檀9g亦可），枸杞（用极肥者，亦烘晒，以去润气）120g。每药250g，可用高烧酒2500g浸之，不必煮，但浸10日之外，即可用。凡服此者，不得过饮，服完又加酒六、七斤，再浸半月，仍可用。

11. 气短似喘，呼吸促急，提不能升，咽不能降，气道噎塞，势急垂危者：熟地黄21～24g，甚者30～60g，炙甘草6～9g，当归6～9g。水二盅，煎2.4g，温服。

12. 小便数而多：龙骨30g，桑螵蛸30g，熟地黄30g，栝楼根30g，黄连30g（去须）。上药，捣细罗为散，每于食前，以粥饮调下6g。

13. 喑痱，肾虚弱厥逆，语声不出，足痿不用：熟地黄、巴戟（去心）、山茱萸、石斛、肉苁蓉（酒浸，焙）、附子（炮）、五味子、官桂、白茯苓、麦门冬（去心）、菖蒲、远志（去心）等量。上为末，每服9g，水一盏半，生姜五片，枣一枚，薄荷同煎至2.4g，不计时候。

14. 水亏火盛，六脉浮洪滑大，少阴不足，阳明有余，烦热干渴，头痛牙疼失血等证：生石膏9～15g，熟地黄9～15g或30g，麦冬6g，知母、牛膝各0.15g。水一盅半，煎2.1g，温服或冷服。若大便溏泄者，乃非所宜。

15. 骨蒸体热劳倦：熟地黄、当归、地骨皮、枳壳（麸炒）、柴胡、秦艽、知母、鳖甲（炙）等量。末，水一盏，乌梅半个，煎2.1g，和梅热服。

【不良反应及注意事项】脾胃虚弱，气滞痰多，腹满便溏者忌服。"气郁之人，能窒碍胸膈，用宜斟酌。"

◆澄茄子

【来源】本品为樟科植物山鸡椒的果实。采收季节性很强。7月中下旬至8月中旬，当果实青色布有白色斑点，用手捻碎有强烈生姜味，为采收适时。如果实尚未完全成熟时采摘，水分多，含柠檬醛少，为过早；若至果实成熟后期，果皮转变为褐色，柠檬醛自然挥发而消失，为过迟。连果枝摘取，除去枝叶，晒干。分布于西南、华南及安徽、江苏、浙江、江西、福建、台湾、西藏等地。

【别名】山胡椒、味辣子、山苍子、木姜子、木香子、野胡椒、臭樟子。

【性味归经】味辛、微苦，性温。归脾、胃、肾经。

【功能主治】温中止痛，行气活血，平喘，利尿。主治：脘腹冷痛、食积气胀、反胃呕吐、中暑吐泻、泄泻痢疾、寒疝腹痛、哮喘、寒湿水臌、小便不利、小便浑浊、疮疡肿毒、牙痛、寒湿痹痛、跌打损伤。

【用法用量】内服：煎汤，3~10g，研末1~2g。外用：适量，研末撒或调敷。

【炮制】取原药材，除去杂质及残留果柄，洗净，晒干。用时打碎。

【化学成分】鲜果含挥发油1.6%~3%，其中主成分为柠檬醛，系牻牛儿醛和橙花醛的混合物。

【药理作用】①抗血小板聚集作用。②抗心肌缺血和抗心肌梗死作用。③平喘和抗过敏作用。④抗菌作用。⑤溶石作用。

【方剂选用】

1. 胃寒痛，疝气：澄茄子1.5~3g，开水泡服；或研末，每次服1~1.5g。

2. 胃寒腹痛，呕吐：澄茄子9g，干姜9g，良姜9g。水煎服。

3. 单纯性消化不良：澄茄子6g，茶叶3g，鸡矢藤9g。水煎服，每日一剂，分3~4次服。

4. 寒疝腹痛：澄茄子9g，小茴香9g，青木香9g，乌药9g，橘核12g。水煎服。

5. 无名肿毒：澄茄子研末，加醋调敷患处。

6. 牙痛：澄茄子研末，塞患处。

【不良反应及注意事项】实热及阴虚火旺者忌用。

◆暴马子皮

【来源】本品为木犀科植物暴马丁香的干燥干皮或枝皮。春、秋二季剥取，干燥。

【别名】荷花丁香、白丁香。

【性味归经】味苦，性微寒。归肺经。

【功能主治】清肺祛痰，止咳平喘。主治：咳喘痰多。

【用法用量】内服：煎汤，15~30g；或入丸、散。

【炮制】晾干。

【化学成分】主要含挥发油、黄酮类、甾醇、三萜类、酚性成分等。

【药理作用】①祛痰作用。②平喘作用。③抑菌作用。

【毒理作用】小鼠灌服或腹注射全皮水煎液的半数致死量分别为大于10.0g/kg及0.18g/kg。

【方剂选用】

1. 痰喘咳嗽（慢性支气管炎，哮喘）：暴马子适量，切条，水煎频饮。

2. 心脏性浮肿：暴马子30g，切碎，水煎，口服二次。

3. 慢性气管炎：①冲剂：暴马子皮洗净煎煮2次，合并2次，滤液浓缩成膏，加糖粉混匀，制成颗粒，60℃左右干燥，每次3g，日服3次，每日量相当于暴马子树皮30g。②糖浆：暴马子嫩皮90g，青萝卜90g，加水300ml，煎成60ml，加白糖适量即成，每次30ml，日服2次，10天为1疗程。③丸剂：每丸9g（含暴马子嫩皮粉5g，蜂蜜5g，每次1丸，日服3次，10天1疗程④粉剂：暴马子皮水煎3次，每次1小时，浓缩喷雾干燥制成精剂，每日15g（10两制），分三次服，连服20天。⑤暴马子皮提取物：从暴马子树皮（干）15g（10两制）中制取总提出物1.8g，每次0.6g，每日3次，饭后服，10天为1疗程。

十六画

◆橘叶

【来源】本品为芸香科植物橘及其栽培变种的叶。全年均可采收，以12月至翌年2月间采摘为佳期。在江苏、安徽、浙江、江西、台湾、湖北、湖南、广东、广西、海南、四川、贵州、云南等地均有栽培。

【别名】橘子叶。

【性味归经】味苦、辛，性平。归肝经。

【功能主治】疏肝行气，化痰散结。主治：乳痈、乳房结块、胸胁胀痛、疝气。

【用法用量】内服：煎汤，6~15g，鲜品可用60~120g；或捣汁服。外用：适量，捣烂敷。

【炮制】阴干或晒干，亦可鲜用。

【化学成分】橘及其变种的叶中含维生素C。另含多种碳水化合物，如葡萄糖、果糖、蔗糖、淀粉和纤维素等等，其含量在开花时较高，果实成熟时渐减少，采摘后又增多。各种橘叶均含挥发油。

【方剂选用】

1. 咳嗽：橘叶（着蜜于背上，火焙干），水煎服。

2. 肺痈：橘叶（洗），捣绞汁一盏服之，吐出脓血愈。

3. 伤寒胸膈痞满：橘叶捣烂和面熨。

4. 疝气：橘叶10个，荔枝核5个（焙）。水煎服。

5. 水肿：鲜橘叶一大握。煎甜酒服。

6. 气痛、气胀：橘叶捣烂，炒热外包，或煎服。

7. 杀蛔虫，蛲虫：鲜橘叶120g熬水服。

◆橘核

【来源】本品为芸香科植物橘及其栽培变种的干燥成熟种子。果实成熟后收集，洗净，晒干。在江苏、安徽、浙江、江西、台湾、湖北、湖南、广东、广西、海南、四川、贵州、云南等地均有栽培。

【别名】橘子红、橘子核、橘末、橘红。

【性味归经】味苦，性平。归肝、肾经。

【功能主治】理气，散结，止痛。主治：疝气疼痛、睾丸肿痛、乳痈乳癖。

【用法用量】内服：煎汤，3~9g，或入丸、散。

【炮制】橘核除去杂质，洗净，干燥。用时捣碎。盐橘核：橘核取净橘核，照盐水炙法炒干。用时捣碎。

【化学成分】各种橘核都含脂肪油、蛋白质，其苦味成分为黄柏内酯和闹米林。

【方剂选用】

1. 四种癀病，卵核肿胀，偏有大小，或坚硬如石；或引脐腹绞痛，甚则肤囊肿胀；或成疮毒，轻则时出黄水，甚则成痈溃烂：橘核（炒）、海藻（洗）、昆布（洗）、海带（洗）、川楝子（去肉，炒）、桃仁（麸炒）各30g，厚朴（去皮，姜汁炒）、木通、枳实（麸炒）、延胡索（炒，去皮）、桂心（不见火）、木香（不见火）各15g。为细末，酒糊为丸如桐子大，每服70丸，空心盐酒、盐汤任下。虚寒甚者，加炮川乌30g；坚胀久不消者，加卤砂6g（醋煮），旋入。

2. 乳痈初起未溃：橘核（略炒）15g，黄酒煎，去渣温服，不能饮酒者，用水煎，少加黄酒。

3. 腰痛：橘核、杜仲各60g。炒研末，每服6g，盐酒下。

4. 酒渣鼻，鼻上赤：橘核（微炒）为末，每用3g，研胡桃肉一个，同以温酒调服，以知为度。

【不良反应及注意事项】唯实证为宜，虚者禁用，以其味苦，大伤胃中冲和之全也。

◆橘络

【来源】本品为芸香科植物橘及其栽培变种的果皮内层筋络。12月至次年1月间采集果实，将橘皮剥下，自皮内或橘瓣外表撕下白色筋络，晒干或微火烘干。比较完整而理顺成束者，称为"凤尾橘络"（又名"顺筋"）。多数断裂，散乱不整者，称为"金丝橘络"（又名"乱络""散丝橘络"）。如用刀自橘皮内铲下者，称为"铲络"。我国大部分地区均有栽培。

【别名】凤尾橘络、金丝橘络、散丝橘络。

【性味归经】味甘、苦，性平。归肝、脾经。

【功能主治】通络，理气，化痰。主治：经络气滞、久咳胸痛、痰中带血、伤酒口渴。

【用法用量】煎服，3～5g。

【炮制】拣去杂质，摘除橘蒂，用水喷润后撕开，晒干。

【化学成分】橘及其栽培变种的干燥成熟果皮含挥发油1.198%～3.187%，其中主成分为柠檬烯等。茶枝柑的干燥成熟果皮含挥发油3.541%，其中主要成分为柠檬烯等。

【方剂选用】

胸闷胁痛，肋间神经痛：橘络、当归、红花各3g，黄酒与水合煎，每日两次分服。

◆薏苡仁

【来源】本品为禾本科植物薏苡的干燥成熟种仁。秋季果实成熟时采割植株，晒干，打下果实，再晒干，除去外壳、黄褐色种皮和杂质，收集种仁。我国大部分地区均有分布。

【别名】薏米、薏苡、薏仁米、沟子米。

【性味归经】味甘、淡，性凉。归脾、胃、肺经。

【功能主治】利水渗湿，健脾止泻，除痹，排脓，解毒散结。主治：水肿、脚气、小便不利、脾虚泄泻、湿痹拘挛、肺痈、肠痈、赘疣、癌肿。

【用法用量】煎服，9～30g，清热利湿宜生用，健肝止泻宜炒用。

【炮制】薏苡仁除去杂质。

炒薏苡仁：取拣净的薏苡仁置锅内用文火炒至微黄色，取出，放凉即可。或用麸皮同炒亦可。（每薏苡仁100g，用麸皮10g）

【化学成分】种仁含薏苡仁酯，粗蛋白13%～14%，脂类2%～8%。脂类中三酰甘油61%～64%，二酰甘油6%～7%，一酰甘油4%，甾醇酯9%，游离脂肪酸17%～18%。在三酰甘油中亚油酸，含量可达25%～28%，在游离脂肪酸中亚油酸含量为27%～28%，游离脂肪酸还有棕榈酸、硬脂酸，顺-8-十八碳烯酸即油酸等。一酰甘油中有具搞肿瘤作用的α-单油酸甘油酯，甾醇酯中有具促排卵作用的顺-反-阿魏酰豆甾醇和顺-反-阿魏酰菜油甾醇等。种仁还含抗补体作用的葡聚糖和酸性多糖CA-1、CA-2及降血糖作用的薏苡多糖A、B、C。种子挥发油含69种成分，其中主要的有已醛，已酸，2-乙基-3-羟基丁酸已酯，γ-壬内酯，壬酸，辛酸，棕榈酸乙酯，亚油酸甲酯，香草醛及亚油酸乙酯等。

【药理作用】①抗肿瘤作用。②改善糖代谢，降血糖。③增强机体免疫功能。

【配伍效用】

薏苡仁配伍白术：薏苡仁利水渗湿；白术益气健脾燥湿。二药共用，可增强其健脾祛湿之功，用于治疗脾虚湿盛之大便溏泄、身倦乏力者。

薏苡仁配伍冬瓜皮：薏苡仁健脾利水；冬瓜皮利水消肿。二者合用，有利水消肿健脾之功效，用于治疗湿热盛而脾虚之浮肿、小便短少者。

薏苡仁配伍芦根：薏苡仁渗湿排脓；芦根清热生津而排脓。二者合用，有清肺排脓之功效，用于治疗肺痈咳吐脓痰、身热口干者。

薏苡仁配伍麻黄：薏苡仁除湿通痹；麻黄发汗解表利水。二者伍用，有祛风散寒除湿之功效，用于治疗风湿在表、一身尽痛、筋脉不伸之痹症。

薏苡仁配伍通草：薏苡仁健脾利湿热；通草清热利湿。二者伍用，共奏清热利湿健脾之功效，用于治疗湿热蕴脾所致之小便不利、纳呆乏力。

【方剂选用】

1. 霉菌性肠炎：薏苡仁附子败酱散化裁治疗霉菌性肠炎。

2. 鞘膜积液：薏苡仁 30g，萹蓄草 30g，加水 500ml 煎，每日 1 剂，早、晚各服 1 次，7 天为 1 疗程。

3. 扁平疣：薏苡仁 500g，研末，加入白砂糖 500g，共拌和，每次 1 匙，日服 2 ~ 3 次。

4. 传染性软疣：薏苡仁 50g，大青叶、板蓝根各 30g，升麻 7.5g，每日 1 剂，水煎早晚分服。

5. 坐骨神经痛：薏苡仁 60 ~ 90g，制附子（先煎）10 ~ 30g，赤芍 20 ~ 40g，炙甘草 10 ~ 30g，党参 15 ~ 30g，当归 10 ~ 20g，鸡血藤 12g，秦艽 12 ~ 18g，海风藤 10g，川牛膝 10g，每日 1 剂，水煎早晚分服。

6. 坐骨结节滑囊炎：薏苡仁 60g，加水 300ml，煎至 200ml，分 2 次服，日 1 剂。

7. 婴幼儿腹泻：薏苡仁 10g，山药 15g，鸡肝 1 具，先将山药、薏苡仁研为细末，用竹片把鸡肝削成片，拌上药末调匀加醋适量，放于碗内置饭上蒸熟，早晚分 2 次食完。

8. 肺痈咯血：薏苡仁三合。捣烂，水二大盏，入酒少许，分二服。

9. 久风湿痹，补正气，利肠胃，消水肿，除胸中邪气，治筋脉拘挛：薏苡仁为末，同粳米煮粥，日日食之。

10. 风湿痹气，肢体痿痹，腰脊酸疼：薏苡仁 1 斤，真桑寄生、当归身、川续断、苍术（米泔水浸炒）各 120g。分作 16 剂，水煎服。

11. 消渴饮水：薏苡仁煮粥饮，并煮粥食之。

12. 肠痈：薏苡仁 1 升，牡丹皮、桃仁各 90g，瓜瓣仁二升。上四味，以水六升，煮取二升，分再服。

【不良反应及注意事项】脾约便难及孕妇慎服。

◆薏苡根

【来源】本品为禾本科植物薏苡的根。秋季采挖。我国大部分地区均有分布。

【别名】打硫子根、五谷根。

【性味归经】味苦、甘，性寒。入脾、膀胱经。

【功能主治】清热通淋，种湿杀虫。主治：热淋、血淋、石淋、黄疸、水肿、白带过多、脚气、风湿痹痛、蛔虫病。

【用法用量】内服：煎服 15 ~ 30g。外用：适量，煎水洗。

【炮制】洗净，晒干。

【化学成分】含 2 - O - β - D - 吡喃葡萄糖基 - 7 - 甲氧基 - 1，4（2H）- 苯唑并恶嗪 - 3 - 酮，4 - 酮松脂酚，丁香酚基丙三醇，2，6 - 二甲氧基 - 对氢醌 - 1 - O - β - D - 葡萄糖苷，薏苡聚糖 A、B、C。

【方剂选用】

1. 黄疸如金：薏苡根，煎汤顿服。

2. 黄疸，小便不利：薏苡根 15 ~ 60g。洗净，杵烂绞汁，冲温红酒半杯，日服二次。或取根 60g，茵陈 30g，冰糖少许。酌加水煎服，日服三次。

3. 血淋：薏苡根 6g，蒲公英 3g，猪鬃草 3g，杨柳根 3g。水煎，点水酒服。

4. 淋浊、崩带：薏苡根 15 ~ 30g。水煎服。

5. 蛔虫心痛：薏苡根 500g。切，水 7 升，煮 3 升，服之。

6. 风湿性节炎：薏苡根 30 ~ 60g。水煎服，日二次，或代茶频服。

7. 脾胃虚弱，泄泻，消化不化：薏苡根 30 ~ 60g。同猪肚一个炖服。

8. 小儿肺炎，发热喘热：薏苡根 9 ~ 15g。煎汤调蜜，日服三次。

9. 肾炎腰痛，小便涩痛：薏苡根、海金沙藤。水煎服。

10. 牙齿风痛：薏苡根 120g。水煮含漱，冷即易之。

11. 夜盲：薏苡根和米泔水煮鸡肝食。

12. 用于驱蛔：薏苡仁根切片晒干，取 2500g 加水 5000g，煮沸半小时取汁，药渣加水再煎，如此共煎 3 次；药液混合浓缩成 2500ml（每毫升含生药 1g）。成人每日 50ml 分 3 次于食前服，或 1 次顿服。

【不良反应及注意事项】孕妇忌服。

◆ **壁虎**

【来源】本品为壁虎科动物无蹼壁虎、多疣壁虎、蹼趾壁虎等的全体。夏秋两季捕捉，捕后将完整壁虎除去内脏，擦净，用竹片撑开，使其全体扁平顺直，晒干或烘干。

【别名】守宫、蝘蜓、蝎虎、壁宫、辟宫子、地塘虫、天龙、爬壁虎。

【性味归经】味咸，性寒，小毒。归肝经。

【功能主治】祛风定惊，解毒散结。主治：历节风痛、四肢不遂、惊痫、破伤风、瘰疬、疬风、风癣、噎膈。

【用法用量】内服：煎汤，2～5g；研末，每次 1～2g；亦可浸酒或入丸、散。

【炮制】净制：除去灰土，勿使尾部脱落。切制：竹片插在嘴巴下方提起，用文火烤干即可。

【化学成分】多疣壁虎含铝、铁、钙、镁、钡、铍、镉、钴、铬、铜、锰、镍、铅、磷、锶、锌、锆等 17 种元素。

壁虎含脂肪油 10.5%，甘氨酸、谷氨酸、脯氨酸、丙氨酸、天冬氨酸、精氨酸、丝氨酸、缬氨酸、苏氨酸、异亮氨酸、组氨酸等 14 种氨基酸，无机元素以钠为主，其次是钾、磷、钙、镁、铁、硅、铝、钛、铬、锰、铅、钡、铜、锆、银、锶、锡等 18 种元素。

【药理作用】①抗肿瘤作用。②抗炎作用。③降血压作用。④镇静、催眠作用。

【毒理作用】通过给小鼠尾静脉注射和肌注蹼趾壁虎 80% 乙醇提取物水溶液进行急性毒性方面的研究，7 天后未见小鼠死亡。

【方剂选用】

1. 历节风，疼痛不可忍：壁虎（研）3 个，地龙（去泥，研）5 条，乳香 0.3g（研），草乌头 3 枚（生，去皮），木香 15g，麝香（研）3g，龙脑（研）1.5g。上八味，将草乌头、木香捣罗为末，合研匀，为丸，如干人少酒煮面糊众口梧桐子大。每服 30 丸，临卧乳香酒下。

2. 破伤风，如角弓反张，筋泳拘急：壁虎一个（微炙），天南星 30g（炮裂），腻粉 30g，白附子 30g（炮裂）。上药捣罗为末，炼蜜和丸如绿豆大。每服不计时候，以温酒研下 7 丸，以汗出为效，未汗再服。

3. 久年惊滴中巴中血不足：壁虎 30g，珍珠、康乔、片脑各 1 字（研末）。上将守宫一个，以铁铃铃定，剪去四足，连血细研，入珍珠、膀香、片脑备一字许，研纲，薄荷汤调作一服，先须用夺命散，逐下痰涎，或用吐法，次服此药。

4. 心虚惊洞：壁虎一个。连血研烂，入朱砂、两香少许，薄荷汤调服。继服二陈汤。

5. 病风：壁虎 1 个（焙干），大蚕砂 5 升（筛净，水淘二遍，晒干），白面四斤或五斤，拌蚕砂为络素，晒干。上为末．每服一、二含，熬柏叶汤调服，食前，日三服。

6. 瘰疬初起：壁虎 1 个，烧研。每日服中分，酒服。

7. 痈疮大痛：壁虎焙干研末，油调敷之。

8. 反胃膈气：壁虎 7 个（砂锅炒焦），木香、人参、朱砂各 4.5g，乳香 3g。为末，蜜丸梧子大。每服 7 丸，木香汤下，早晚各 1 服。

9. 凛病：壁虎焙干研末，装入胶囊。每天 3 次，每次 3 粒，用黄酒送服。已溃的可用壁虎干燥粉，掺于创口上，外以普通膏药贴敷。

10. 食道癌：壁虎 1 条和米适量炒至焦黄，研成细粉，分 2～3 次以少量黄酒调服。

11. 肿瘤：何首乌（制）、三七、生晒参、壁虎、梅花、没药组成，具有补虚解毒、消肿止痛之功效，主治肿瘤伴体虚、乏力、纳差、疼痛等。在治疗中晚期消化道恶性肿瘤、晚期肺癌、改善癌症病人的体质等方面都有显著疗效。

◆壁钱

【来源】本品为壁钱科动物华南壁钱和北国壁钱的全体。全年皆可捕捉，捕得虫体后，用开水烫死，晒干或鲜用。华南壁钱分布于长江以南各地。北国壁钱分布于东北、华北及内蒙古等地。

【别名】壁茧、壁蟢窝、壁蟢。

【性味归经】味咸、微苦，性凉。归肺、肝、大肠经。

【功能主治】清热解毒，定惊，止血。主治：喉痹、乳蛾、口舌生疮、走马牙疳、小儿急惊、鼻衄、痔疮下血、金疮出血。

【用法用量】内服：捣碎或研末 3 ~ 5g。外用：适量，捣汁涂，研末撒或吹喉。

【炮制】①壁钱，取原药材，除去杂质及灰屑。②焙壁钱，取净壁钱置适宜容器内，用文火焙干，取出，放凉。

【方剂选用】

1. 白喉、扁桃体炎、牙痛、口舌腐烂：壁钱 1 个，青黛 1.5g，冰片 1.5g，人指中 1.5g。共研末，吹喉。

2. 扁桃体炎：壁钱 10 个，焙干，研末，吹喉。

3. 喉痹乳娥：壁钱 7 个，活壁钱 2 枚，拈作 1 处，白矾 2.1g，化开，以壁钱入矾中，烧存性，出火毒，为末，吹喉。

4. 鼻衄：壁钱煅存性研末，以棉花藏塞鼻孔。

5. 诸疮出血：壁钱煅存性，合冰片少许，研末敷伤口。

◆薤白

【来源】本品为百合科植物小根蒜或薤的干燥鳞茎。夏、秋二季采挖，洗净，除去须根，蒸透或置沸水中烫透，晒干。分布于除新疆、青海以外的全国各地。

【别名】野薤、野葱、薤白头、野白头、小独蒜。

【性味归经】味辛、苦，性温。归心、肺、胃、大肠经。

【功能主治】通阳散结，行气导滞。主治：胸痹心痛，脘腹痞满胀痛，泻痢后重。

【用法用量】内服：煎汤 5 ~ 10g，鲜品 30 ~ 60g，或入丸、散，亦可煮食。外用：适量，捣敷或捣汁涂。

【炮制】薤白：拣去杂质，簸筛去炉毛。炒薤白：将净薤白入锅内，文火炒至外表呈现焦斑为度，取出放凉。

【化学成分】小根蒜鳞茎含薤白苷 A、D、E、F，异嗪蓂皂苷元 $-3-O-\beta-D-$ 吡喃葡萄糖基（$1\to2$）$-\beta-D-$ 吡喃乳糖苷，胡萝卜苷，腺苷，$\beta-$ 谷甾醇，21 - 甲基二十三（烷）酸，琥珀酸，前列腺素 A1 及 B1。又含具特异臭气的挥发油，内有 19，丙基异丙基二硫化物，甲基烯丙基三硫化物以及二甲基二硫化物，烯丙基异丙基硫醚。

【药理作用】①解痉、平喘作用。②抑制血小板活化聚集及相关炎症作用。③抗氧化作用。④急性肝损伤保护作用。⑤抗肿瘤作用。⑥抗菌作用。

【方剂选用】

1. 胸痹之病，喘息咳唾，胸背痛，短气，寸口脉沉而迟，关上小紧数：栝楼 1 个（捣），薤白 250g，白酒 7 升。上三味，同煮，取 2 升。分温再服。

2. 胸痹，不得卧，心痛彻背者：栝楼 1 个（捣），薤白 90g，半夏半升，白酒一斗。上四味，同煮，取 4 升。温服一升，日三服。

3. 胸痹，心中痞气，气结在胸，胸满，胁下逆抢心：枳实 4 枚，厚朴 120g，薤白半斤，桂枝 30g，栝楼 1 个（捣）。上五味，以水五升，先煮枳实、厚朴取二。

4. 赤痢：薤白、黄柏。煮服之。

5. 赤白痢下：薤白一握。切，煮作粥食之。

6. 奔豚气痛：薤白捣汁饮之。

7. 霍乱干呕不息：薤白。以水三升煮，取半，顿服，不过三作。

8. 炙疮肿痛：薤白（切）1升，猪脂1升（细切）。以苦酒浸经宿，微火煎三上三下，去渣，敷上。

9. 手足疮：薤白一把。以热醋投入，封疮上。

10. 咽喉肿痛：薤白根，醋捣，敷肿处，冷即易之。

11. 心血管疾病：栝楼、葛根各25g，薤白、丹参各15g，人参、半夏、桂枝、柴胡、郁金、延胡索各10g，白芍20g。

12. 慢性胆囊：栝楼60g，薤白15g，半夏10g，枳壳、大腹皮各15g，葛根、丹参各30g，陈皮20g，鸡内金15g。恶心呕吐者重用半夏加佩兰、砂仁；胁痛甚加川楝子；不欲饮食重用鸡内金加焦麦芽、焦山楂、焦神曲。

【不良反应及注意事项】气虚者慎用。

◆ 薄荷

【来源】本品为唇形科植物薄荷的干燥地上部分。夏、秋二季茎叶茂盛或花开至三轮时，选晴天，分次采割，晒干或阴干。在江浙每年可收2次，夏、秋两季茎叶茂盛或花开至3轮时选晴天分次采割。华北采收1~2次，四川可收2~4次。一般头刀收割在7月，二刀在10月，选晴天采割，摊晒2天，稍干后扎成小把，再晒干或阴干。薄荷茎叶晒至半干，即可蒸馏，得薄荷油。分布于华北、华东、华中、华南及西南各地。

【别名】蕃荷菜、番荷菜、菝荷、吴菝荷、南薄荷、猫儿薄荷、舞阳菜、薄苛、夜息花、家薄荷、苏薄荷、野薄荷、龙脑薄荷、鸡苏、人丹草、薄荷草、英生、金钱薄荷、冰候尉。

【性味归经】味辛，性凉。归肺、肝经。

【功能主治】疏散风热，清利头目，利咽，透疹，疏肝行气。主治：风热感冒、风温初起、头痛、目赤、喉痹、口疮、风疹、麻疹、胸胁胀闷。

【用法用量】3~6g，后下。

【炮制】除去老茎和杂质，略喷清水，稍润，切短段，及时低温干燥。

【化学成分】薄荷鲜叶含渍1%~1.46%，油中主要成分为左旋薄荷醇，含量62.3%~87.2%，还含左旋薄荷酮，异薄荷酮，胡薄荷酮，乙酸癸酯，乙酸薄荷酯，苯甲酸甲酯，α-及β-蒎烯，β-侧柏烯，3-戊醇，2-己醇，3-辛醇，右旋月桂烯，柠檬烯及桉叶素，α-松油醇等。又含黄酮类成分：异瑞福灵，木犀草素-7-葡萄糖苷，薄荷异黄酮苷，有机酸成分：迷迭香酸，咖啡酸；氨基酸成分：天冬氨酸，谷氨酸，丝氨酸，天冬酰胺，缬氨酸，亮氨酸和异亮氨酸，苯丙氨酸，蛋氨酸，赖氨酸。最近，又从叶中分阶段得具抗炎作用的以二羟基-1，2-二氢萘二羟酸为母核的多种成分：①1-（3，4-二羟基苯基）-6，7-二羟基-1，2-二氢萘-2，3二羟酸，②1-（3，4-二羟基苯基-1，2-二氢萘-2-羟酸。

【药理作用】①清凉、止痒作用。②抗肿瘤作用。③调节中枢神经系统作用。④调节消化系统和平滑肌作用。⑤促渗透作用。

【毒理作用】薄荷脑大鼠皮下注射的致死量为2.0g/kg。薄荷脑对大鼠皮下注射的致死量为2.0g/kg。同属植物圆叶薄荷和欧薄荷的稀油的半数致死量分别为641.1±2.4mg/kg和437.4±18.3mg/kg。小鼠口服2.3ml/kg的薄荷油后，血清总胆红素（TBil）、碱性磷酸酶（ALP）、ALT、天冬氨酸氨基转移酶（AST）等肝功能指标随时间推移逐渐增高，在24~48小时达到高峰，然后逐渐下降，72小时时可恢复近正常；肝脏指数也呈现同样的变化趋势。量效关系的研究显示，小鼠一次口服中剂量的薄荷油，即可出现血清ALP升高、肝细胞水肿等变化；一次口服高剂量的薄荷油，不仅血清ALP、ALT、AST和肝脏指数等指标全面升高，而且肝细胞还可能出现严重水肿、脂肪变性、灶性坏死、片状坏死等改变；小鼠口服低剂量的薄荷油，未见对肝脏有明显影响。这表明，服用薄荷油超过一定量后，可导致急性肝损伤，损伤可表现为肝功能甚至肝组织病理学的改变，并呈明显的量效关系，损伤高峰出现在服药后 24～48 小时。在薄荷油导致的肝细胞病理变化中，过氧化损伤可能是其机制之一。大鼠按不同时间点或不同剂量分组，口服给药后检查血清 ALT 等肝功能指标，光镜或电镜下观察肝组织形态及肝细胞超微结构变化。结果与正常组相比，薄荷油组大鼠血清 ALT 等肝功能指标升高，于给药后 24～48 小时达到高峰；随着剂量增大，ALT 等肝功能指标相应升高（P < 0.01）。薄荷油高剂量组对肝组织损伤明显，出现肝细胞核溶解等超微结构变化，与四氯化碳（CCl_4）组相似。研究结果表明，大鼠一次性口服大剂量薄荷油可造成急性肝脏毒性，并呈一定的毒性时效、量效关系；肝细胞损伤可出现脂肪变性、坏死等结构变化。

【配伍效用】

薄荷配伍柴胡、白芍、茯苓：柴胡疏肝解郁；白芍养血柔肝；茯苓健脾补中；薄荷助柴胡疏散肝经郁滞，四药合用，有疏肝养血、健脾和中之功效，用于治疗肝郁血虚、脾胃受损之两胁作痛、寒热往来、神疲食少、月经不调、脉弦而虚诸症。

薄荷配伍蝉蜕：薄荷疏散风热、清利头目、透疹止痒；蝉蜕疏风清热、透发瘾疹，轻清升散、善走皮腠，同时能引薄荷入血祛风止痒。二者伍用，有散风热、清头目、利咽喉、透斑疹、祛风止痒之功效，用于治疗外感风热或温病初起之头痛、发热、咽喉疼痛；麻疹初起或疹透不畅者以及荨麻疹、皮肤瘙痒等症。

薄荷配伍钩藤：薄荷味辛性凉，入肺、肝经，功擅疏风清热、透疹利咽、疏肝解郁；钩藤味甘性凉，入肝、心经，长于清热平肝、息风定惊。二者伍用，共奏祛风清热解表、清利咽喉止咳之功效，用于治疗风热感冒之发热、无汗、微恶风寒、头痛、身痛者；咳嗽因内伤或外感所致之，且日久不愈者以及肝阳上亢之头胀头痛、头晕目眩者。

薄荷配伍桔梗：薄荷疏散风热，清头目而利咽喉；桔梗开宣肺气而利胸膈咽喉，二者相使伍用，可散风热、利咽喉，对于风热之邪所致之咽喉肿痛疗效佳。

薄荷配伍金银花、连翘：薄荷散风清热；金银花、连翘疏散透邪，清热解毒。三药合用，共成辛凉解表，宣散风热之效，主要用于外感风热或温病初起之发热、微恶风寒、头痛、口渴、咳嗽、咽痛等症。

薄荷配伍牛蒡子：二者均有疏散风热及透疹作用，相须应用，可加强疏散风热、透疹之功，用于治疗外感风热表证及麻疹初起、疹出不畅之症。

【方剂选用】

1. 外感高热：薄荷、芥穗、银花、杏仁、生石膏、前胡、黄芩、竹叶、柴胡、生甘草、板蓝根各 10g，连翘 15g，水煎，一日服 4 次、6 次或 8 次。

2. 急性乳腺炎：薄荷、橘叶各 60g，水煎，过滤，用毛巾浸汤热敷患处，每日 1 剂，早晚各敷 1 次。

3. 慢性荨麻疹：薄荷 15g，桂圆干 6 粒，煎服。每日 1 次，连服 2～4 周。

4. 黄褐斑：薄荷、柴胡、黄芩、栀子、当归、赤芍、红花、莪术、陈皮、甘草各 10g，水煎服，每日 1 剂。

5. 小儿外感发热：薄荷、蝉蜕各 3～9g，生石膏 10～40g，甘草 3～6g。每日 1 剂，水煎分 3 次服。婴幼儿可不拘次数，当水频服。咳嗽加桑叶、款冬花；咽痛加连翘、桔梗；食滞加炒麦芽、鸡内金；大便干燥加大。

6. 咽炎：①薄荷、甘草、桔梗各 3g，麦门冬、板蓝根、玄参、生地黄各 6g，菊花、金银花、白茅根、莲藕节各 10g，水煎服，每日 1 剂，连服 3 剂为 1 疗程。治疗急性咽炎。②薄荷、甘草、玄参、麦冬各 15g。将各药粉碎成粗末，混合均匀，分装小袋。治疗慢性咽炎。

7. 急性结膜炎：车前草（子）50g，薄荷 10g，水煎 2 次成 500～600ml，待药液凉后用消毒纱布蘸药液洗患眼，洗时拨开上下眼睑，使药液进入眼球结膜，每日 1 剂，洗 3～5 次，至痊愈。

8. 风气瘙痒：薄荷、蝉蜕量，为末。每温酒调服 3g。

9. 瘰疬结成颗块，疼痛，穿溃，脓水不绝：薄荷适量（阴干），皂荚十挺（长一尺二寸不蛀者，去黑皮，涂醋，炙令焦黄）。捣碎，以酒一斛，浸经三宿，取出曝干，更浸三宿，如此取酒尽为度，焙干，捣罗为散，以烧饭和丸，如梧桐子大。每于食前，以黄芪汤下 20 丸，小儿减半服之。

10. 血痢：薄荷叶煎汤单服。

11. 衄血不止：薄荷汁滴之。或以干者水煮，绵裹塞鼻。

【不良反应及注意事项】阴虚血燥、肝阳亢、表虚汗多者忌服。

◆燕窝
【来源】本品为雨燕科动物金丝燕的唾液与绒羽等混合凝结所成的巢窝。2、4、8 月间采集。金丝燕在每年 4 月间产卵，产卵前必营筑新巢，此时其喉部粘液腺非常发达，所筑之巢为粘液凝固而成，色白洁净，称为"白燕"；这时如被采去金丝燕立即第二次筑巢，往往带一些绒羽，颜色较暗，称为"毛燕"；有时也可见有血迹，称为"血燕"。分布于东南亚及太平洋各岛屿上。我国华中及西南一带也有分布。

【别名】白燕、灰腰金丝燕、南海金丝燕。

【性味归经】味甘，性平。归肺、胃、肾经。

【功能主治】养阴润燥，益气补中化痰止咳。主治：久病虚损、肺痨咳嗽、痰喘、咯血、吐血、久痢、久疟、噎膈反胃、体弱遗精、小便频数。

【用法用量】内服：绢包煎汤或蒸服，5～10g，或入膏剂。

【化学成分】天然燕窝，含水分 10.40%，含氮物质 57.40%，脂肪微量，无氮提出物 22.00%，纤维 1.40%，灰分 8.70%。去净毛的燕窝，其灰分为 2.52%，可完全溶解于盐酸，内有磷 0.035%，硫 1.10%；燕窝水解，得还元糖不少 17.36%（以葡萄糖计）；含蛋白质数种，其氮的分布为：酰胺氮 10.08%，腐黑物氮 6.68%，精氨酸氮 19.35%，胱氨酸氮肥 3.39%，组氨酸氮 6.22%，赖氨酸氮 2.46%，单氨氮 50.19%，非氨氮 7.22%。燕窝又含氨基己糖及类似粘蛋白的物质。灰分中以钙、磷、钾、硫为多。

【药理作用】①抗病毒作用。②提高免疫力作用。③抗炎作用。

【方剂选用】
1. 老年痰喘：秋白梨 1 个，去心，入燕窝 3g，先用开水泡，再入冰糖 3g 蒸熟。每日早晨服下，勿间断。

2. 口噤：燕窝 6g，人参 1.2g。水 2.1g，隔汤顿熟，徐徐食之。

3. 翻胃久吐：服人乳，多吃燕窝。

4. 老年疟疾及久疟，小儿虚疟，胎热：燕窝 9g，冰糖 1.5g。顿食数次。

【不良反应及注意事项】湿痰停滞及有表邪者慎服。

◆鹧鸪菜
【来源】本品为红叶藻科植物美舌藻的藻体。4～9 月采收，洗净，除去杂质，鲜用或晒干用。分布于浙江、福建、广东等沿海。

【别名】蛔虫菜、乌菜、石疤。

【性味归经】味咸，性平。归肾、大肠经。

【功能主治】驱虫杀虫。主治：蛔虫病。

【用法用量】内服：煎汤鲜品 30～60g；小儿酌减，或干品研末，当晚临睡前或次晨空腹两次分服。

【炮制】去掉泥土，洗净。切制：除去杂质，晒干备用。

【化学成分】含 α-海人草酸及多种游离氨基酸。

【药理作用】①驱蛔作用。②降压作用。③杀蝇作用。

【毒理作用】煎液给小鼠灌胃，毒性很低。对其他实验室动物亦几乎无毒。人服用时副作用亦少见，偶有轻微腹泻、恶心、短暂头晕等。

【不良反应及注意事项】凡低血压，孕妇慎用。

◆ 颠茄草

【来源】本品为茄科植物颠茄的干燥全草。在开花至结果期内采挖。原产欧洲中部、醋和南部。我国南北药物种植省有引种栽培。

【别名】颠茄、美女草、别拉多娜草。

【性味归经】味微苦，辛。

【功能主治】解痉止痛，抑制分泌。主治：胃及十二指溃疡、胃肠道、肾、胆绞痛、呕恶、盗汗。

【用法用量】内服：酊剂或片剂。

【炮制】除去粗茎和泥沙，切段干燥。

【化学成分】叶中含东莨菪碱，天仙子胺（旧称莨菪碱），阿托品，天仙子胺 N - 氧化物，天仙子碱 N - 氧化物。还含黄酮：7 - 甲基槲皮素 3 - 甲基槲皮素，槲皮素 - 3 - 鼠李糖葡萄糖苷，山奈酚 - 3 - 鼠李糖半乳糖苷，槲皮素 - 7 - 葡萄糖苷），山奈酚 - 7 - 葡萄糖糖苷，槲皮素 - 7 - 葡萄糖基 - 3 - 鼠李糖半乳糖苷，槲皮素 - 7 - 葡萄糖基 - 3 - 鼠李糖半乳糖苷，槲皮素 - 7 - 葡萄糖基 3 - 鼠李葡萄糖苷，山奈酚 - 7 - 葡萄糖基 - 3 - 鼠李糖半乳糖苷，山奈酚 - 7 - 葡萄糖基 - 3 - 鼠李糖葡萄糖苷。根中含阿托品，红古豆碱，天仙子胺 N - 氧化物。

【药理作用】①抑制唾液腺、支气管腺、汗腺分泌作用。②呼吸兴奋作用。③抑制平滑肌作用。

【毒理作用】东莨菪碱对正常人的呼吸兴奋作用较强，可增加呼吸频率及通气量，能对抗吗啡引起的呼吸抑制，但当呼吸严重抑制时用作为兴奋剂则作用不可靠，对高级脑中枢的作用与阿托品相反，主要是抑制而不是兴奋，治疗剂量时即引起困倦、欣快、遗忘、疲劳以至进入睡眠状态，如加大剂量可产生麻醉作用。

【不良反应及注意事项】青光眼患者禁服。

十七画

◆ 藏茴香

【来源】本品为伞形科植物葛缕子的果实。7~8 月割取成熟果实的全株，晒干，打下种子，去其杂质，备用。分布于东北、华北，西北及四川西部等地。

【别名】黄蒿、马缨子、小防风。

【性味归经】味辛、甘，性温。

【功能主治】理气开胃，散寒止痛。主治：脘腹冷痛、呕逆、消化不良、疝气痛、寒滞腰痛。

【用法用量】内服：煎汤，3~6g。

【炮制】净制：除去木质、叶及杂质。切制：割取全株、打下种子、筛去灰屑。

【化学成分】果实含挥发油，主要成分有葛缕酮，柠檬烯，二氢葛缕酮，D - 二氢香芹醇，L - 异二氢香芹二醇，D - 紫苏醛，D - 二氢蒎脑，脂肪油中含棕榈酸，油酸、亚油酸。根含镰叶芹醇酮，镰叶芹二酮。花的挥发油主要含 α - 蒎烯。

【药理作用】①调血脂和保肝作用。②平喘作用。③抗菌作用。④健胃、祛风作用。⑤利尿作用。⑥止血作用。⑦利胆作用。

【毒理作用】葛缕酮予小鼠灌胃，测得半数致死量 1.3 ± 0.1ml/kg，动物先出现兴奋（举尾、惊厥），死于呼吸停止。给大鼠灌胃，半数致死量为 1.64g/kg。如在前 2 小时先腹腔注射葡萄糖醛酸制剂、维生素

C（400mg/kg），或葡萄糖（2g/kg），可对抗葛缕酮（口服4g/kg）的致死作用，给犬缓慢静脉滴注，则葛缕酮的致死量为0.34g/kg（心率慢，血压下降）。

【方剂选用】

1. 头痛，身疼，消化不良，夜盲，头晕，耳鸣：藏茴香100g，巴朱90g，夹哇果90g，大蒜（制）60g，丁香60g，木香60g，兔心60g。各研粗粉，混匀，每日早晚各3～5g，煎服。

2. 白癜风：复方藏茴香丸，成人每天3次，每次5g，逐步提高到每次10g，对儿童按照年龄服药。藏茴香注射液每天2次，1次2～4ml，藏茴香茶剂口渴时服用。在晒太阳时用油剂药。晒太阳时间：首先15分钟，慢慢提高到1个小时，每天晒2次。

【不良反应及注意事项】 阴虚火旺，无寒证者忌。

◆ **藁本**

【来源】 本品为伞形科植物藁本或辽藁本的干燥根茎和根。秋季茎叶枯萎或次春出苗时采挖，除去泥沙，晒干或烘干。分布于陕西、浙江、江西、河南、湖南、湖南、湖北、四川等地。

【别名】 香藁本、藁茇、鬼卿、地新、山莲、蔚香、微茎、藁板。

【性味归经】 味辛，性温。归膀胱经。

【功能主治】 祛风，散寒，除湿，止痛。主治：风寒感冒、巅顶痛、风湿痹痛。

【用法用量】 煎服，3～9g。

【炮制】 除去杂质，洗净，润透，切厚片，晒干。

【化学成分】 藁本含挥发油0.85%，主成分为：新蛇床内酯占25%，柠檬烯占14.44%，蛇床内酯占10.78%，4-松油醇占8.0%。

【药理作用】 ①抗炎作用。②脑神经保护作用。③镇痛作用。④抗血栓形成作用。⑤抗溃疡作用。

【毒理作用】 急性毒性试验用寇氏法求得小鼠灌胃藁本中性油72小时，半数致死量为70.17±4.95g/kg（按生药计算）。

【配伍效用】

藁本配伍白芷、川芎：藁本散寒解表止痛，善治巅顶头痛及偏头痛；白芷、川芎均可祛风散寒止痛，但白芷善治前额头痛；川芎善治头项两侧疼痛。三药配伍，功专力宏，治疗风寒所致之偏正头痛，疗效颇佳。

藁本配伍苍术、川芎：藁本解表胜湿止痛；苍术祛寒燥湿，发汗解表；川芎祛风活血行气止痛。三药合用，有解表发汗、燥湿化浊、行气止痛之功，可治疗寒湿秽浊外袭引起的恶寒发热、身体疼痛、鼻塞声重、咳嗽等症。

【方剂选用】

1. 血管神经性头痛：藁本、当归、桃仁、红花、川芎、白芷、黄芪、生地黄各15g，丹参、龙骨、牡蛎各25g，细辛5g，甘草10g，蜈蚣3条。水煎服。

2. 亚急性硬膜下血肿：藁本、牛膝、桔梗、枳壳、柴胡、桃仁、赤芍、川芎、生地黄、当归各10g，升麻4g，红花、生甘草各6g。水煎服，每日1剂。

3. 鼻渊：辛夷花、苍耳子各12g，藁本、升麻、黄芩、防风、荆芥、牛蒡子、蝉蜕各9g，连翘、川芎各10g，白芷15g。水煎服，每日1剂，7天为1疗程，可随症加减。

4. 一切风偏正头痛，鼻塞胸闷，伤寒及头风，遍身疮癣，手足顽麻：川芎、细辛、白芷、甘草、藁本各等量。为末，每药120g，入煅了石膏末250g，水和为丸，每30g做8丸。每服1丸，食后薄荷茶嚼下。

5. 鼻上面上赤：藁本研末，先以皂角水擦动赤处，拭干，以冷水或蜜水调涂，干后再用。

6. 疥癣：藁本煎汤浴之，及用浣衣。

7. 头屑：藁本、白芷等量。为末，夜掺发内，明早梳之，垢自去。

【不良反应及注意事项】 阴血亏虚，肝阳上亢，火热内盛，头痛忌服。

◆檀香

【来源】本品为檀香科植物檀香树干的干燥心材。原产地植后 30~40 年采伐，锯成段，砍去色淡的边材，心材干燥入药。分布于澳大利亚、印度尼西亚和南亚等地。我国台湾、广东、海南、云南有引种。

【别名】白檀、白檀木、真檀、裕香。

【性味归经】味辛，性温。归脾、胃、心、肺经。

【功能主治】行气温中，开胃止痛。主治：寒凝气滞、胸膈不舒、胸痹心痛、脘腹疼痛、呕吐食少。

【用法用量】煎服，2~5g，宜后下，入丸、散，1~3g。

【炮制】除去杂质，镑片或锯成小段，劈成小碎块。

【化学成分】心材含挥发油（白檀油）3~5%。油含 A 檀香萜醇和 β-檀香萜醇 90% 以上，檀萜烯、α-檀香萜烯和 β-檀香花烯、檀萜烯酮、檀萜烯酮醇、及少量的檀香萜酸、檀油酸、紫檀萜醛。树干、枝和根的心材含挥发油（白檀油）1.6%~6%；根部心材产油率达 10%，茎部心材次之。

【药理作用】①舒张血管平滑肌作用。②抗病毒、抗细菌作用。③镇静作用。

【方剂选用】

1. 心腹诸痛，属半虚半实者：丹参 30g，檀香、砂仁各 4.5g。水煎服。

2. 心腹冷痛：檀香适量（为极细末），干姜 15g。泡汤调下。

3. 噎膈饮食不入：檀香 4.5g，茯苓、橘红各 6g。俱为极细末，人参汤调下。

4. 阴寒霍乱：檀香、藿香梗、木香、肉桂各 4.5g。为极细末。每用 3g，炒姜 15g，泡汤调下。

5. 解恶毒风肿：檀香、沉香各 1 块，重 0.3g，槟榔 1 枚。上 3 味各于砂盆中以水 3 盏细磨取尽，滤去渣，银石铫内煎沸，候温，分作 3 服。

【不良反应及注意事项】阴虚火旺，实热吐衄者慎用。

◆翼首草

【来源】本品系藏族习用药材。为川续断科植物匙叶翼首草的干燥全草。夏末秋初采挖，除去杂质，阴干。产云南、四川、西藏东部和青海南部。生于海拔 1800~4800 米的山野草地、高山草甸及耕地附近。

【别名】棒子草、狮子草。

【性味归经】味苦，性寒，有小毒。

【功能主治】解毒除瘟，清热止痢，祛风通痹。

【用法用量】内服：煎汤，3~9g。

【炮制】除去杂质，洗净，切段，干燥。

【化学成分】含生物碱、黄酮苷。

【药理作用】①抗炎作用。②镇痛作用。

【不良反应及注意事项】孕妇忌服。

十八画

◆藤黄

【来源】本品为藤黄科植物藤黄的树脂。在开花之前，在离地 3m 处将茎干的皮部作螺旋状的割伤，伤口内插一竹筒，盛受流出的树脂，加热蒸干，用刀刮下，即可。原产柬埔寨及马来西亚，印度、泰国、越南亦产。现我国广东、广西有引种栽培。

【别名】海藤、玉黄、月黄。

【性味归经】味酸、涩，性凉，有毒。

【功能主治】消肿，攻积止血，杀虫，祛腐剑疮。主治：痈疽肿毒、溃疡湿疮、肿癣、顽癣、跌打肿痛、创伤出血及烫伤。

【用法用量】外用：适量，研末调敷，磨汁涂或熬膏涂。内服：0.03~0.06g，入丸剂。

【炮制】制藤黄：①先用豆腐一大块，

平铺于盘内，中间挖一不透底的槽，将藤黄放人，再用豆腐盖严，置于笼屉内，放入锅中，将此锅再坐于大锅内，隔水加热，蒸至藤黄溶化，取出，冷却凝固，去豆腐晒干。②先将藤黄放入磁罐内，加入比藤黄多10倍量的鲜荷叶煎汁，将罐放入锅中，隔水加热40~60分钟，至罐内溶液呈紫红色时，倒入铜锅内再煎，浓缩成糊状，晒干。（每藤黄斤约用荷叶半斤煎法，去渣）③将藤黄加入鲜山羊血中，置铜锅内，加水同煮5~6小时，去山羊血晾干。（每藤黄1斤，用鲜山羊血半斤）

研究以抗菌活性和细胞毒性为指标，考察不同炮制方法（山羊血制、清水制、荷叶制、豆腐制、高压蒸制）对藤黄抗菌活性和细胞毒性的影响，以优选藤黄最佳炮制方法，结果显示高压蒸制藤黄对致病菌和肿瘤细胞的杀伤作用较好。并进一步以抗菌效果作为指标，优选得出高压蒸制藤黄的最佳工艺条件是126℃蒸制30分钟。

【化学成分】藤黄树含藤黄酸，别藤黄酸，新藤黄酸。

【药理作用】①抗肿瘤作用。②抗微生物作用。③抗炎作用。④镇痛作用。

【毒理作用】对小鼠的急性毒性（半数致死量，mg/kg）为：$\alpha 1$-及γ-藤黄素皮下注射均为277；腹腔注射分别为87.1及77.18；静脉注射分别为108.4及108，这些数值与$\alpha 2$-及β-藤黄素的毒性栖差甚微。

随机抽样成年健康小白鼠20只，体重18~22g，后腿肌肉内注射藤黄注射液，按Lilchf ield wilcoxon-法计算LD_{50}为33mg/kg，出现不安、躁动、扭体、继之活动减少，反应迟钝、厌食，随之部分相继死亡。注射藤黄后未死部分小白鼠，在24、48、72小时，分别处死，发现对心、肺、肝、肾等脏腑出现不同程度地损害。

【方剂选用】

1. 一切痈肿：雄黄、胆矾、硼砂、藤黄、铜绿、皮硝、草乌各30g，麝香6g。为细末，和瞻酥为条浓口笔管大，金箔为衣，

用时以醋磨浓，新笔蘸药，涂（肿）毒四围。数次愈。

2. 一切无名肿毒：藤黄120g，自蜡240g，小磨麻油360g。先将油煎熟，将成珠，入水不散，再加黄、白搅习，磁瓶收，面上仍以麻油养之，临用摊贴。

3. 一切无名肿毒，及对口发背：烧酒，藤黄为末敷，外敷之。

4. 跌打损伤，肿毒危重之症：内服外敷皆效，牛黄、冰片各7.5g，阿魏、雄黄各30g，生大黄、乳香、没药、儿茶、天竺黄、血竭、参三七各60g。各研末，以山羊血15g，拌晒干透，再磨为粉，加藤黄60g，隔水煮透，去净浮腻，丸如英实大，晒干忌火烘，以黄蜡为壳包裹。临用以1丸，陈酒送服。

5. 箍毒：五倍子（略焙）30g，藤黄120g，铜青少许，小粉（炒）240g。作锭，用时醋磨涂。

6. 一切顽癣：鸡脚大黄、硫黄、雄黄、姜黄、藤黄各等量。为细末，菜油调涂患处，七日勿洗浴。

7. 刀斧木石伤及水火烫伤，竹木刺入肉，一切诸伤：真麻油一斤，藤黄240g，自蜡240g。先将油入铜锅，次将藤黄捶碎熬透。以麻布滤去渣，加入白蜡，至滴水成珠为度，贮磁罐。其状夏老冬嫩为宜。敷之即能止疼、止血、收口取效。

8. 乳腺癌：藤黄针剂每支含100mg，每次100~200mg加入5%葡萄糖液500ml内静脉点滴。每周2次；片剂每片含30mg，口服每次60~90mg。3次/天，软膏含5%浓度。外敷乳癌肿块。每周换2~3次。一个月为1疗程，1~2个疗程后进行手术治疗。

【不良反应及注意事项】口服片剂的部分病人可出现腹泻。用药3次/天，3片/次以上时出现更多。每次2片基本上无此反应。如果出现腹泻，可先减量，往往腹泻可止。减量无效，则暂停服用，腹泻可自行停止。针剂无此反应。

◆藤梨根

【来源】本品为猕猴桃科植物软枣猕猴桃的根。秋、冬季采挖根，洗净切片，晒干。分布于东北地区及河北、山西、陕西、山东、安徽、浙江、江西、河南、湖北、云南等地。

【别名】藤梨、木子、阳桃根、猕猴桃根、猕猴梨根。

【性味归经】味淡、微涩，性平。

【功能主治】清热利湿，祛风除痹，解毒消肿，止血。主治：黄疸、消化不良、呕吐、风湿痹痛、消化道癌肿、痈疡疮疖、跌打损伤、外伤出血、乳汁不下。

【用法用量】煎服 15~30g。

【炮制】洗净，晒干，切碎用。

【化学成分】根含熊果酸，齐墩果酸，琥珀酸，胡萝卜苷。全草含猕猴桃碱。叶含叶绿素。叶黄素、胡萝卜素及钾、钠等。叶中另含槲皮素 - 3 - 二鼠李糖基半乳糖苷，山柰酚 - 3 - 二鼠李糖基半乳糖苷等。

【药理作用】①抗肿瘤作用。②降脂及护肝、降酶作用。③降糖及治疗糖尿病作用。

【方剂选用】

1. 黄疸：藤梨根 30g，茜草 15g，淡竹叶 6g，苍耳子根 15g，小蓟 6g。水煎服。

2. 消化不良，呕吐，腹泻：藤梨根 30~60g。水煎服。

3. 风湿关节痛：藤梨根 15g，木防己 15g，苤草 9g，虎杖 9g。水煎服。

4. 食道癌：藤梨根适量配水扬梅根 60g，野葡萄根 30g，半边莲 15g，凤尾草 15g，白茅根 15g。水煎服。

5. 催乳：藤梨根 60~90g，水煎服。

6. 晚期胃癌：六君子汤配伍藤梨根治疗晚期胃癌。

◆藕节

【来源】本品为睡莲科植物莲的干燥根茎节部。秋、冬二季采挖根茎（藕），切取节部，洗净，晒干，除去须根。全国大部分地区均有分布。

【别名】藕节巴、先藕节。

【性味归经】味甘、涩，性平。归肝、肺、胃经。

【功能主治】收敛止血，化瘀。主治：吐血、咯血、衄血、尿血、崩漏。

【用法用量】煎服 10~15g，大剂量可至 30g，鲜品 30~60g，捣汁饮用，宜可入丸、散。

【炮制】藕节除去杂质，洗净，干燥。藕节炭取净藕节，照炒炭法炒至表面黑褐色或焦黑色，内部黄褐色或棕褐色。以水浸出物及鞣质的含量、凝血时间为指标，结合成品性状，对藕节炒炭的炮制工艺条件进行优选。结果发现藕节炭炮制的最佳工艺为 250℃烘制 15 分钟。以藕节炭中总多酚、水溶性浸出物的含量为指标，结合成品性状，对藕节炒炭的工艺条件进行优选，并进行中试实验。结果表明小试优选藕节炒炭投料 300g，投料温度 200℃，炒制时间 22 分钟。中试炒炭投料 10kg，炒筒转速 26r/分钟，炒筒温度预设下限 195℃，上限 205℃，炒制时间约 10 分钟。

【化学成分】藕节含天冬酰胺及鞣质。

【药理作用】①止血作用。②缓解糖尿病及减少蛋白尿作用。

【方剂选用】

1. 猝暴吐血：藕节 7 个，荷叶顶 7 个，上同蜜擂细。水 2 盏，煎 2.4g，去渣温服。或研末蜜调下。

2. 落马后心胸有积血，唾吐不止：干藕节 150g，上件药捣细罗为散，每服以温酒调下 9g，日 3~4 服。

3. 吐血、咯血、衄血：藕节捣汁服之。

4. 吐衄不止：藕汁、生地黄汁、大蓟汁各 3 合，生蜜 5 匙，和匀，每服 1 小盏，不拘时候。

5. 大便下血：藕节晒干，每用 7 个，和白蜜七茶匙，水 2 碗，煎 1 碗服。

6. 乳腺增生：藕节 50g，加水 800ml，煎至 400ml，去渣，分 3 次口服。

7. 咳血：藕节汁治疗：①年老体弱体重小于 50kg 者，每日取鲜藕节 30~40g，洗净用开水冲洗后榨汁，分早晚 2 次服用。发作时每日服用，未发作时于每年夏季每周服用 2 次。②年轻体质较好，体重大于 50kg 者，每日取鲜藕节 50～60g，洗净用开水冲洗后榨汁，分早晚 2 次服用。发作时每日服用，未发作时于每年夏季每周服用 2 次。

【不良反应及注意事项】忌铁器。

◆黎芦

【来源】本品为百合科植物黎芦，牯岭黎芦，毛穗黎芦，兴安黎芦及毛叶黎芦的根及根茎。5～6 月未抽花葶前采挖，除去叶，晒干或烘干。黎芦分布于东北、华北及陕西、甘肃、山东、河南、湖北、四川、贵州等地。牯岭黎芦分布于江苏、安徽、浙江、江西、福建、湖北、湖南、广东和广西。毛穗黎芦分布于黑龙江、吉林、辽宁、内蒙古和山东等地。兴安黎芦分布于黑龙江、吉林和辽宁。毛叶黎芦分布于浙江、江西、台湾、湖北、湖南、四川和云南。

【别名】黑黎芦、山葱、大叶黎芦、棕包头、人头发、七厘丹。

【性味归经】味苦、辛，性寒，有毒。归肺、胃、肝经。

【功能主治】涌叶风痰，杀虫。主治：中风痰壅、癫痫、疟疾、疥癣、恶疮。

【用法用量】内服：入丸、散，0.3～0.6g。外用：适量，研末或水调涂。

【炮制】取原药材，除去杂质。

【化学成分】①黎芦根茎含去乙酰基原黎芦碱 A。②毛叶黎芦根、根茎含棋盘花辛碱，芥芬胺，黎芦甾二烯胺，黎芦嗪，茄啶。毛叶黎芦定碱及玉红芥芬碱等。③兴安黎芦地下部分含：伪芥芬胺黎芦碱苷，黎芦甾二烯胺，芥芬胺，黎芦定，玉红芥芬胺，黎芦马林碱，黎芦酰棋盘花胺，异玉红芥芬胺，黎芦嗪，黎芦胺。④毛穗黎芦根茎含黎芦嗪，当归酰棋盘花胺，毛穗黎芦碱，计马尼春碱，棋盘花碱，黎芦嗪宁。⑤天目黎芦根及根茎含天目黎芦碱，天目黎芦宁碱。⑥光脉黎芦根含黎芦碱苷，

23 - O - β - D - 吡喃葡萄糖基 - 20 - 异黎芦甾二烯胺，（22S，23R，25S）- 23 - O - β - D - 吡员葡萄糖基 - 5，11，13 - 黎芦甾三烯胺 - 3β，23 - 二醇。

【药理作用】①抗血栓作用。②降血压作用。③抗血吸虫及抗菌作用。④抗肿瘤作用。

【毒理作用】成人口服黎芦须根 70mg 即发生中毒。黎芦中毒，出现恶心，呕吐，抑制心肌的兴奋传导，可出现传导阻滞。黎芦煎剂小鼠灌胃的半数致死量为 1.78g/kg。天目黎芦碱乙给小鼠皮下及静脉注射的半数致死量分别为 26、3.2mg/kg。

天目黎芦毒性甚大，其半数致死量与萱草根相似，但无蓄积中毒现象黑黎芦浸出液的半数致死量为 1.78±0.38g/kg。兴安黎芦根的粉剂对口、鼻、眼脑膜有刺激作用，其中所含之黎芦定碱（Veratridine）中毒时主要影响横纹肌，动物死于呼吸停止国外产绿黎芦 V. Viride（美国及加拿大），白黎芦 V. Alb - um（欧洲）根茎中的原黎芦碱 Protoveratrine A 和 B 等均有降压作用，并应用于高血压的治疗。黎芦定碱（作用与原黎芦碱不完全相同）静脉注射于狗，可引起血压突然下降，在迷走神经切除后，更大剂量可释放肾上腺索引起心率加快、血压上升，在原黎芦碱降压的基础上，黎芦定碱可引起明显的升压作用。黎芦一类生物碱的降压原理系通过左心室、肺选走神经纤维反射性引起血管运动中枢抑制，小剂量反射性抑制呼吸，大剂量直接抑制呼吸中枢，口服量为肌注量的 5～20 倍，黎芦碱的治疗量与中毒量距离很小，最常见者为恶心、呕吐，有的引起心律不齐，低血压，用阿托品及麻黄碱可纠正之，小量黎芦和其他降压药物合用，可发挥协同作用，降低毒性。

【方剂选用】

1. 诸风痰饮：黎芦 3g，郁金 0.3g，为末。每以一字，温浆水一盏，各服探吐。

2. 中风不语，喉中如曳锯声，口中涎沫：黎芦 0.3g，天南星 1 个（去浮皮，于

脐子上陷一个坑子，纳入陈醋二橡斗子，四面用火逼令黄色）。同一处捣，再研极细，用生面为丸，如赤豆大，每服 3 丸，温酒下。

3. 头痛不可忍：藜芦适量，曝干，捣罗为散，八麝香麻子许，研匀吹鼻中。

4. 头痛鼻塞脑闷：黎芦（研）15g，黄连（去须）0.9g。上二味，捣研为散，每用少许，入鼻中。

5. 黄疸：藜芦，捣为末，水服 1.5g，小吐，不过数服。

6. 老疟久不断者：藜芦、皂荚（炙）各30g，巴豆25 枚（熬令黄）。依法捣，蜜丸如小豆。空心服 1 丸，未发时 1 丸，临发时又 1 丸，勿饮食。

7. 久疟不能饮食，胸中郁郁如吐，欲吐不能吐者，宜吐，则已：藜芦末 1.5g，温水调下，以吐为度。治诸疯疮，经久则消。

8. 生虫：藜芦（去芦头）、白矾（烧灰细研）、松脂（细研）、雄黄（纲研）、苦参各60g（锉）。上药，先捣藜芦、苦参为末，入猪脂一斤相和，煎十余沸，绵滤去渣，次入松脂、雄黄、白矾等末，搅令匀，待冷，收于瓷合中，旋取涂之，以瘥为度。

9. 鼻中肉渐大，气息不通：藜芦 0.9g（去芦头，捣罗为末），雄黄 0.3g（细研），雌黄 0.3g（细研）。上药，同研令匀，每用时以蜜调散，用纸拈干，展药，点于肉上，每日三度，则自消化，不得涂药在于两畔，恐涕落于药上。

10. 疟疾：藜芦适量，插入鸡蛋（1个）内烧熟，去药吃蛋，于发作前 1 ~ 2 小时服。忌鱼腥，孕妇及溃疡病患者忌服。

11. 精神分裂症：藜芦根茎部分和根磨成粉，成人每次2.5 ~ 4.5g（儿童酌减），以糯米酒 100 ~ 150g 文火烧开冲药并搅拌均匀，上午 10 时空腹给药，当日中午禁食，隔1 ~ 3 天服 1 剂，连服 3 剂。用药后1 ~ 4 小时吐出大量痰液和胃内容物，呕吐时出现呼吸、脉搏减缓、血压下降、头晕、

汗出等不良反应，一般能自行缓解。

12. 足癣（擦烂型、水疱型）：藜芦、蜀椒、蛇麻子、白附子、煅明矾各 10g 共研末粉，过筛混匀，装瓶备用。将药散撒布于患处（水疱必需挑破），用手指擦搓，多次擦搓，不成洗涤患处，逐日 1 ~ 2 次，至痂脱痒止后停用。

【不良反应及注意事项】中毒后用高猛酸钾溶液洗胃，并可给予活性炭口服，大量补液以促进毒物排泄并纠正脱水及电解质斋乱现象。心律明显减慢者，因肌注阿托品 0.5 ~ 1 毫克。心律慢于 40 次/分，用阿托品 1 ~ 2 毫克静脉点滴，若仍无效，可用异丙肾上腺素 1mg 于 100mg 液体中点滴，以防心律失常的发生。呼吸困难者，可注射呼吸中枢兴奋药并配合吸氧。

◆ 瞿麦

【来源】本品为石竹科植物瞿麦或石竹的干燥地上部分。夏、秋二季花果期采割，除去杂质，干燥。全国大部分地区均有分布。

【别名】石竹子花、十样景花、洛阳花、巨句麦、大兰、山瞿麦、南天竺草、剪绒花、竹节草、龙须、四时美。

【性味归经】味苦，性寒。归心、小肠经。

【功能主治】利尿通淋，活血通经。主治：热淋、血淋、石淋、小便不通、淋沥涩痛、经闭瘀阻。

【用法用量】煎服，9 ~ 15g。

【炮制】除去杂质，洗净，稍润，切段，干燥。

【化学成分】①瞿麦的带花全草含有一些黄酮类化合物如花色苷等。②石竹的带花全草含具抗癌治性的花色苷和黄酮类化合物。还含 2 个三萜皂苷：石竹皂苷 A、B，1 个吡喃酮苷：瞿麦吡喃酮苷。花含丁香油酚，苯乙醇，苯甲酸卡酯，水杨酸甲酯，水杨酸卡酯。

【药理作用】①抗肿瘤活性。②免疫调节作用。③抑菌作用。④子宫兴奋作用。⑤降糖作用。

【配伍效用】

瞿麦配伍海金沙：瞿麦通淋利水；海金沙通淋消石。二者伍用，有清热通淋消石之功效，用于治疗湿热淋或石淋之茎中疼痛、尿血等。

瞿麦配伍栀子：瞿麦清热通淋凉血；栀子凉血清热利尿。二者伍用，清热凉血利尿作用增强，用于治疗下焦湿热之小便淋沥热痛、血尿等症。

【方剂选用】

1. 尿路结石：瞿麦、滑石、金钱草各30g，萹蓄、车前子、木通、栀子、海金沙、鸡内金各15g。绞痛加白芍、续断、桑寄生；血尿加白茅根、小蓟；气虚加黄芪、党参；阴虚加旱莲草、女贞子；肝郁加柴胡、郁金；血瘀加坤草、牛膝；发热加双花、公英、柴胡。水煎服，每日1剂。

2. 泌尿系感染：土茯苓30g，瞿麦20g，萹蓄、车前子、滑石各18g，木通12g，灯芯草5g，乌药、炒山栀、生大黄各10g，炙甘草6g。

3. 妊娠肿胀：瞿麦、海金沙各30g，木通12g，萹蓄、车前子（包煎）、栀子、桑白皮各15g，甘草10g。水煎服。

4. 淋病：滑石、车前子、山栀、地肤子各15g，瞿麦、萹蓄各10g，大黄8g，木通6g，蒲公英、土茯苓各30g，甘草4g。水煎分2次服，每日1剂。

5. 小便不利者，有水气，其人苦渴：栝楼根60g，茯苓、薯蓣各90g，附子1枚（炮），瞿麦30g。上五味，末之，炼蜜丸梧子大。饮服3丸，日三服，不知，增至7～8丸，以小便利，腹中温为知。

6. 下焦结热，小便黄赤，淋闭疼痛，或有血出，及大小便俱出血者：山栀子（去皮，炒）15g，瞿麦30g，甘草（炙）0.9g。上为末。每服15～21g，水1碗，入连须葱根7个，灯心50茎，生姜5～7片，同煎至2g，时时温服。

7. 目赤肿痛，浸淫等疮：瞿麦炒黄为末，以鹅涎调涂眦头，或捣汁涂之。

【不良反应及注意事项】 脾、肾气虚及孕妇忌服。

◆ 覆盆子

【来源】 本品为蔷薇科植物华东覆盆子的干燥果实。夏初果实由绿变绿黄时采收，除去梗、叶，置沸水中略烫或略蒸，取出，干燥。分布于江苏、安徽、浙江、江西、福建、广西等地。

【别名】 覆盆、乌藨子、小抏盘、山泡。

【性味归经】 味甘、酸，性温。归肝、肾、膀胱经。

【功能主治】 益肾固精缩尿，养肝明目。主治：遗精滑精、遗尿尿频、阳痿早泄、目暗昏花。

【用法用量】 内服：煎汤5～10g，或入丸、散。亦可浸酒或熬膏。

【炮制】 筛去灰屑，拣净杂质，去柄。

【化学成分】 覆盆子含有机酸、糖类及少量维生素C，并含没食子酸，β-谷甾醇，覆盆子酸。

【药理作用】 ①抗肿瘤作用。②降血脂作用。③抗氧化作用。④抗血栓作用。⑤抗衰老作用。⑥拟性激素作用。

【毒理作用】 对湖北掌叶覆盆子叶进行小鼠急性毒性试验（最大耐受量法）、遗传毒性试验和90天喂养试验。结果显示，湖北掌叶覆盆子叶对昆明种小鼠急性经口毒性试验为无毒级；遗传毒性试验（小鼠骨髓细胞微核试验，Ames试验和精子畸形试验）结果均为阴性；按2.5、5.0、10.0g/kg对Wistar大鼠连续经口灌胃给予90天，动物未见明显的中毒症状和死亡。

【配伍效用】 覆盆子配伍沙苑子：覆盆子涩精缩尿；沙苑子补肾固精。二者合用，有补肾固精缩尿之功效，用于治疗肾阳不足、下元虚冷之遗精、早泄、寒湿带下等症。

【方剂选用】

1. 男性不育症：①覆盆子、车前子、枸杞子、五味子、菟丝子各50g，女贞子、补骨脂、黄芪各30g，附子15g，巴戟天25g，组成养育汤，水煎服。②山萸肉、覆盆子、枸杞子、何首乌、蛇床子各12g，肉苁蓉、巴戟天各 10g，淫羊藿 15g，甘草 5g，随症加减，水煎服，每日 1 剂。

2. 阳事不起：覆盆子，酒浸，焙研为末，每旦酒服 9g。

3. 添精补髓，疏利肾气，不问下焦虚实寒热，服之自能平：枸杞子 240g，菟丝子 240g（酒蒸，捣饼），五味子 60g（研碎），覆盆子 120g（酒洗，去目），车前子 60g（扬净）。上药，俱择精新者，焙晒干，共为细末，炼蜜丸，梧桐子大。每服，空心 90 丸、上床时 50 丸，白沸汤或盐汤送下，冬月用温酒送下。

【不良反应及注意事项】肾虚有火，小便短涩者慎服。

◆翻白草

【来源】本品为蔷薇科植物翻白草的干燥全草。夏、秋二季开花前采挖，除去泥沙和杂质，干燥。分布于东北、华北、华东、中南及陕西、四川等地。

【别名】鸡腿根、鸡腿子、郁苏参、鸡爪参、上洋参。

【性味归经】味甘、微苦，性平。归肝、胃、大肠经。

【功能主治】清热解毒，止痢，止血。主治：湿热泻痢、痈肿疮毒、血热吐衄、便血、崩漏。

【用法用量】内服：煎汤 10～15g；或浸酒服。外用：适量，煎水熏或鲜品捣敷。

【炮制】除去杂质，洗净，稍润，切段，干燥。

【化学成分】根含可水解鞣质及缩合鞣质，并含黄酮类。全草含延胡索酸、没食子酸、原儿茶酸、槲皮素、柚皮素、山柰酚、间苯二酸。

【药理作用】①抑菌作用。②抗氧化作用。③降血糖作用。④抗病毒作用。

【毒理作用】取 SD 大鼠 80 只，随机分为 4 组（翻白草高、中、低 3 个剂量组，空白对照组）。连续给药 3 个月，观察翻白草对 SD 大鼠体征、行为、体重变化、血液生化指标及重要脏器指数的影响。结果发现翻白草各给药组与空白对照组比较，各

项指标没有明显差异（$P > 0.05$），只有高剂量组在给药 3 个月时尿素氮、出血时间、与对照组比较差异显著（$P < 0.05$），停药 2 周后恢复正常。证明翻白草对 SD 大鼠各项观察指标没有显著差异。

【方剂选用】

1. 疟疾寒热及无名肿毒：翻白草根 5、7 个，煎酒服之。

2. 肺痈：鲜翻白草根 30g，老鼠刺根、杜瓜根各 15g。加水煎成半碗，饭前服，日服二次。

3. 咳嗽：翻白草根。煮猪肺食。

4. 大便下血：翻白草根 45g，猪大肠不拘量。加水同炖，去渣，取汤及肠同服。

5. 创伤出血：新翻白草。揉碎敷伤处。

6. 脾胃虚弱白带：翻白草配浮萍参、鸡屎藤、隔山撬、糯米草根、土茯苓、苦荞头、仙鹤草。水煎服。

7. 腮腺炎：翻白草干根，用烧酒磨汁涂患处。

8. 疗毒初起，不拘已或未成：翻白草适量，酒煎服。

9. 臁疮溃烂：翻白草（洗）。适量，煎汤盆盛，围住熏洗，效。

10. 烧伤：翻白草药粉适量散在伤口上，以完全覆盖住创面为度，依据伤口大小，一般每天换药 1 次，若伤口创面大，渗血、渗液多，可每天换药 2～3 次。用翻白草散治疗烧伤其抗生素预防感染和抗感染的时间明显少于其他方法治疗时间，从而进一步验证了翻白草散的抗菌消炎功效。翻白草散具有鱼网样的收敛伤口、生肌创面的作用。药粉覆上创面后，创面周围的表浅伤结痂，逐渐向伤处深部牵拉，收拢；同时，伤口深部的肉芽组织出现颗粒样增生、逐渐变得粗壮、丰满、直致将伤口填满。

11. 糖尿病：翻白草 50g 加水 500～600ml，文火煮沸 5～10 分钟后，分次饮服，每日 1 剂，半年为 1 个疗程。合并症对症处理。

【不良反应及注意事项】阳虚，有寒，脾胃虚寒者少用。

十九画

◆鳖肉

【来源】本品为鳖科动物中华鳖或山瑞鳖的肉。捕捉杀死后，取其肉，鲜用或冷藏。

【性味归经】味甘，性平。归肝、肾经。

【功能主治】滋阴补肾，清退虚热。主治：虚劳羸瘦、骨蒸痨热、久疟、久痢、崩漏、带下、癥瘕、瘰疬。

【用法用量】内服：煮食 250～500g，或入丸剂。

【炮制】捕捉杀死后，取其肉，鲜用或冷藏。

【化学成分】食部100g含水分80g，蛋白质 16.5g，脂肪 1.0g，碳水化物 1.6g，灰分 0.9g；钙 107mg，磷 135mg，铁 1.4mg，硫胺素 0.62mg，核黄素 0.37mg，尼克酸3.7mg。又每100g含维生素A13国际单位。

【方剂选用】

1. 骨蒸痨嗽：鳖 2 个，贝母、前胡、知母、杏仁、柴胡各等量。上药与鱼同煮熟，取鱼连汁食之。将药焙干为末，用骨更煮汁一盏，和药丸梧子大。每服 20 丸，煎黄芪六一场，空心送下。病既安，仍服黄芪六一场调理。

2. 心腹坚：蚕矢一石，桑柴烧灰，以水淋之五度，鳖 1 个，纳中煮之烂熟，去骨，细擘，锉，更煎令可丸，丸如梧子大。一服 7 丸，日三。

3. 寒湿脚气，疼不可忍：鳖 2 个，水 2 斗，煮 1 斗，去鱼职汁，加苍耳、苍术、寻风藤各半斤，煎至 7 升，去渣，以盆盛熏蒸，待温浸洗。

4. 久疟不愈：鳖 1 个，去肝、肠，用猪油炖，入盐少许服。

【不良反应及注意事项】脾胃阳虚及孕妇慎服。

◆鳖甲

【来源】本品为鳖科动物鳖的背甲。全年均可捕捉，以秋、冬二季为多，捕捉后杀死，置沸水中烫至背甲上的硬皮能剥落时，取出，剥取背甲，除去残肉，晒干。

【别名】上甲、鳖壳、甲鱼壳、团鱼壳、团鱼盖、团鱼甲、鳖盖子。

【性味归经】味咸，性微寒。归肝、肾经。

【功能主治】滋阴潜阳，退热除蒸，软坚散结。主治：阴虚发热、骨蒸劳热、阴虚阳亢、头晕目眩、虚风内动、手足瘛疭、经闭、癥瘕、久疟疟母。

【用法用量】内服：煎汤，10～30g，先煎熬膏，或入丸、散。外用：适量，烧存性，研末擦或调敷。

【炮制】①鳖甲：置蒸锅内，沸水蒸 45 分钟，取出，放入热水中，立即用硬刷除去皮肉，洗净，干燥。②醋鳖甲：取净鳖甲，照烫法用砂烫至表面淡黄色，取出，醋淬，干燥。用时捣碎。每100kg鳖甲，用醋20kg。

【化学成分】①中华鳖，背甲含骨胶原、碳酸钙、磷酸钙、中华鳖多糖，并含天冬氨酸、苏氨酸、谷氨酸、甘氨酸、丙氨酸、胱氨酸、缬氨酸、蛋氨酸、异亮氨酸、亮氨酸、酪氨酸、苯丙氨酸、赖氨酸、组氨酸、精氨酸、脯氨酸、丝氨酸等17种氨基酸，及钙、钠、铝、钾、锰、铜、锌、磷、镁等10多种微量元素。②山瑞鳖，背甲及腹甲含骨胶原、肽类、多种氨基酸、大量钙及磷。

【药理作用】①免疫调节作用。②抗肿瘤作用。③抗肝纤维化作用。④抗疲劳作用。

【毒理作用】毒性：鳖多糖口服100g/kg，给药后 14 天，未见有死亡，解剖动物，肉眼未见有病理变化。

【配伍效用】

鳖甲配伍地骨皮：鳖甲滋阴以除骨蒸；地骨皮凉血退虚热。二者合用，有滋阴凉血、除蒸退虚热之功效，用于治疗邪伏阴分之夜热早凉、或阴虚血热之骨蒸潮热。

鳖甲配伍三棱：鳖甲软坚散结；三棱破血行气。二者伍用，有破血散结、行气消积之功效，用于治疗气滞血瘀之癥瘕痞块或肝脾肿大等。

鳖甲配伍桃仁：鳖甲活血软坚散结；桃仁破血祛瘀。二者合用，有破血消瘀之功效，用于治疗血瘀经闭及胁下癥块等。

【方剂选用】

1. 肠瘘：鳖甲（炙），研末备用。将鳖甲粉撒于瘘道中及其周围，并于正中伤口置放一覃状橡皮管引流。

2. 肿瘤：黄芪鳖甲汤：鳖甲30g，人参、黄芪、生地黄、白芍、茯苓、紫菀、桑白皮、地骨皮、秦艽、知母各15g，半夏、甘草、桔梗、柴胡各10g，肉桂5g。水煎服，日1剂。如肿物坚硬、包块较大，合用鳖石散（醋炙鳖甲400g，石燕子、石蟹子各50g，冰片5g，共为细末。每服7.5g，每昼夜服用4次）。

3. 腰痛：鳖甲40～60g，焙焦研末，分4～6包，每日早晚各1次，每次1包。

4. 骨蒸夜热劳瘦，骨节烦热，或咳嗽有血者：鳖甲500g（滚水洗，去油垢净），北沙参120g，怀熟地黄、麦门冬各180g，白茯苓90g，陈广皮30g，水50碗，煎10碗，渣再煎，滤出清汁，微火熬成膏，炼蜜120g收。每早、晚各服数匙，白汤调下。

5. 热邪深入下焦，脉沉数，舌干赤黑，手指但觉蠕动，急防痉厥：炙甘草18g，干地黄18g，生白芍18g，阿胶9g，麦冬15g（去心），麻仁9g，生牡蛎15g，鳖甲24g。水8杯，煮取3杯，分三次服。

6. 吐血不止：鳖甲30g（锉作片子），蛤粉30g（鳖甲相和，于铫内炒香黄色），熟干地黄45g（曝干）。上三味捣为细散。每服6g，食后腊茶清调下，服药讫，可睡少时。

7. 上气喘急，不得睡卧，腹胁有积气：鳖甲30g（涂醋炙令黄，去裙襕），杏仁15g（汤浸，去皮、尖，麸炒微黄），赤茯苓30g，木香30g。上药捣筛为散，每服15g，以水1中盏，入生姜半分，灯心1大束，煎至1.8g，去渣，不计时候，温服。

8. 妇人月水不利，腹胁妨闷，背膊烦疼：鳖甲60g（涂醋炙令黄，去裙襕），川大黄30g（锉，微炒），琥珀45g。上药捣罗为末，炼蜜和丸，如梧桐子大。以温酒下20丸。

9. 产后早起中风冷，泄痢及带下：鳖甲适量，当归、黄连、干姜各60g，黄柏长1尺，宽3寸。上五味细切，以水7升，煮取3升，去渣，分3服，日3次。

10. 小儿痫：鳖甲炙，令黄，捣为末。取3g，乳服，亦可蜜丸如小豆大服。

11. 丈夫阴头痛肿：鳖甲适量，烧焦末之，以鸡子白和敷之。

【不良反应及注意事项】 孕妇及脾胃虚寒、食少便溏者忌服。滋阴潜阳宜生用；软坚散结宜醋炙用；亦可研末用。"妊娠禁用，凡阴虚胃弱、阴虚泄泻、产后泄泻、产后饮食不消、不思食及呕恶等证咸忌之。"

◆鳖甲胶

【来源】 本品为鳖科动物中华鳖或山瑞鳖的背甲煎熬而成的胶块。

【别名】 别甲胶。

【性味归经】 味咸，性微寒。归肺、肝、肾经。

【功能主治】 滋阴退热，软坚散结。主治：阴虚潮热、虚劳咳血、久疟、疟母、痔核肿痛、血虚经闭。

【用法用量】 内服：开水或黄酒化服，3～9g；或入丸剂。

【炮制】 取漂净鳖甲，置锅中加水煎取胶汁，约煎3～5次，至胶汁充分煎出为度，将各次煎汁，过滤合并（或加明矾粉少许），静置后滤取清胶汁，再用文火加热，不断拌搅，浓缩（或加适量黄酒、冰糖）成稠膏状，倾入凝膏槽内，待其自然冷凝。取出切成小块，阴干。

【不良反应及注意事项】脾胃虚寒，食减便溏者及孕妇慎服。

◆藿香

【来源】本品为唇形科植物藿香的地上部分。

【别名】土藿香、猫把、青茎薄荷、排香草、大叶薄荷、绿荷荷、川藿香、苏藿香、野藿香、猫尾巴香、猫巴虎、拉拉香、八蒿、鱼香、鸡苏、水麻叶。

【性味归经】味辛，性微温。归肺、脾、胃经。

【功能主治】祛暑解表，化湿和胃。主治：夏令感冒、寒热头痛、胸脘痞闷、呕吐泄泻、妊娠呕吐、鼻渊、手足癣。

【用法用量】煎服，5～10g。鲜品加倍。

【炮制】①藿香：拣去杂质，除去残根及老茎，先将叶摘下另放，茎用水润透，切段，晒干，然后与叶和匀。②藿梗：取老茎，水浸润透，切片晒干。

【化学成分】挥发性成分：藿香含挥发油0.28%，主要成分为甲基胡椒酚占80%以上。并含有茴香脑，茴香醛，柠檬烯，对甲氧基桂皮醛等。

【药理作用】①抗真菌、抗菌作用。②抗炎作用。③对钙离子的拮抗作用。

【配伍效用】

藿香配伍白术：藿香和胃化湿止呕；白术健脾益气。二者伍用，有健脾益气、化湿和胃之功效，用于治疗脾胃虚弱而致的身倦乏力、呕吐、泄泻等症。

藿香配伍半夏：藿香化湿醒脾、宽中快气、和胃止呕；半夏燥湿化痰、和胃降逆止呕。二者配伍，可除脾胃寒湿而止呕吐，用于治疗寒湿内阻引起的脘腹痞满、恶心、呕吐、腹泻等症。

藿香配伍佩兰：藿香芳香温煦，散表邪、化里湿、醒脾开胃、和中止呕；佩兰气香味辛性平，醒脾化湿解暑。二者相伍为用，其清热化湿解暑、和胃醒脾之功效

更著，用于治疗夏日伤暑、湿浊中阻、胃失和降而致的倦怠、胃脘痞闷、恶心、呕吐、口中发黏等症。

藿香配伍砂仁：藿香化浊止呕；砂仁温中行气、安胎。二药合用，有温中理气、止呕安胎之功效，用于治疗妊娠恶阻或气滞脘闷、胃纳不佳者。

【方剂选用】

1. 暑泻：藿香、苍术、槟榔各1000g，厚朴600g，黄连300g，木香500g，地锦草3000g。加清水80～100L，浸泡1小时，煎至25ml，冷却后，分装瓶内。成人每次100ml，开水冲服，轻者每日2次，重者每日3次。恶心呕吐重者，可少量多次，每次30～50ml，频频咽下，每日6～10次，或加入生姜汁数滴冲服。儿童酌减。

2. 中焦湿热症：藿香、陈皮、茯苓各15g，砂仁、厚朴、半夏、槟榔、黄芩各10g，柴胡12g，水煎服，每日1剂。

3. 夏令皮炎：藿香、青蒿、黄柏、苦参、地骨皮各9g，水煎服。

4. 婴幼儿腹泻：藿香、苍术各6g，野麻草15g，车前子9g，厚朴、陈皮各4g，粉甘草3g，生姜3片，大枣5～7枚。水煎服。

5. 急性卡他性结膜炎：藿香15～30g，水煎服，每日1剂，早、晚各服1次。如发病3～4天，发炎较厉害者，可加入白茅根30g，用上药煎服。

6. 霍乱吐泻：陈皮（去白）、藿香叶（去土）。上等量，每服15g，水1盏半，煎至2g，温服，不拘时候。

7. 疟疾：高良姜、藿香各15g。上为末，均分为四服，每服以水1碗，煎至1盏，温服，未定再服。

8. 胎气不安，气不升降，呕吐酸水：香附、藿香、甘草各6g。为末，每服6g，入盐少许，沸汤调服之。

【不良反应及注意事项】阴虚火旺，胃弱欲呕及胃热作呕，中焦火盛热极，温病热病，阳明胃家邪实，作呕作胀，法并禁用。

◆蘑菇

【来源】本品为蘑菇科真菌双孢蘑菇及四孢蘑菇的子实体，尤以菌蕾为佳。双孢磨菇四孢蘑菇覆土后菇床上开始形成子实体原基，当室温降至15℃左右时，子实体大量发生。蘑菇在现蕾后5~7天采收，天气冷凉时可在8~10天采收。以子实体菌膜尚未破裂时采收质量最佳。双孢蘑菇在我国各地广为栽培。四孢蘑菇主要分布于东北、华北、西北、华东、中南、西南等地。

【别名】双孢蘑菇、洋蘑菇、洋覃、洋菌、洋茸、血洋草菇。

【性味归经】味甘，性平。归肠、胃、肺经。

【功能主治】健脾开胃，平肝提神。主治：饮食不消、纳呆、乳汁不足、高血压症、神倦欲眠。

【用法用量】内服：煎汤6~9g，鲜品15~18g。

【炮制】晒干或鲜用。

【化学成分】①双孢蘑菇含挥发性成分3-辛酮和1-辛烯-3-醇，含异硫氰酸苄酯，无机元素有磷、钙、镁、钾、铜、锰、锑、锌、铁、汞及镉，尚含磷脂、甘油酯、亚油酸及甾醇等化合物，并含有原维生素D_2等化合物。②四孢蘑菇含蘑菇氨酸，维生素D_2，含元素汞、铅、镉、铁、铜、锰、锌、钴、铬、镍、镁、钙、钠、钾及硒、磷、锑。含尿素，甲壳质和纤维素，含有极性脂质体磷脂和非极性脂质体甘油酯及不皂化物、麦角甾醇等，尚含亚油酸，并含蛋白质、非蛋白质氮、糖类、维生素C及无机物等，增强免疫抗肿瘤活性部位为多糖和蛋白质，多糖经分析包含有甘露糖、葡萄糖、木糖、岩藻糖及半乳糖。蛋白质中有17种氨基酸。

【药理作用】①抗肿瘤活性。②抗菌作用。③降血糖作用。

【方剂选用】

舒筋活血，补益肝肾：蘑菇（酒制）750g，木瓜30g，狗脊30g，续断30g，槲寄生15g，当归10g，川芎10g，杜仲（炭）5g，枸杞子10g，牛膝30g，钩藤30g，防风20g，独活30g。以上十三味，粉碎成细末，过筛，混匀，即得。

【不良反应及注意事项】气滞者慎服。

◆蟾酥

【来源】本品为蟾蜍科动物中华大蟾蜍或黑眶蟾蜍的干燥分泌物。多于夏、秋二季捕捉蟾蜍，洗净，挤取耳后腺和皮肤腺的白色浆液，加工，干燥。全国各地均有分布。

【别名】蛤蟆酥、蛤蟆浆、癞蛤蟆酥。

【性味归经】味辛，性温，有毒。归心经。

【功能主治】解毒，止痛，开窍醒神。主治：痈疽疔疮、咽喉肿痛、中暑神昏、痧胀腹痛吐泻。

【用法用量】内服：0.015~0.03g，多入丸、散用。外用：研末调敷，或制膏药贴患处。

【炮制】蟾酥粉取蟾酥，捣碎，加白酒浸渍，时常搅动至呈稠膏状，干燥，粉碎。每10kg蟾酥，用白酒20kg。

【化学成分】①蟾蜍甾二烯类，蟾蜍甾二烯类化合物有游离型和结合型之区分，游离型称蟾毒苷元，至今已发现20多种，主要有：蟾毒灵活，远华蟾毒精，日本蟾毒它灵，蟾毒它灵，嚏根草苷元，沙蟾毒精，伪异沙蟾毒精等。②强心甾烯蟾毒类：有沙门苷元-3-辛二酸精氨酸酯，沙门苷元-3-瘦二酸精氨酸酯，沙门苷元-3-硫酸酯，沙门苷元-3-酸性辛二酸酯等。③吲哚碱类，有5-羟色胺，蟾蜍色胺，蟾酶施铵，蟾蜍硫堇，脱氢晚蜍色胺。④甾醇类，有胆甾醇7α羟基胆甾醇，7β-羟基胆甾醇，麦角甾醇，菜油甾醇，β-谷甾醇等。⑤其他，有多糖类、有机酸、氨基酸、肽类、肾上腺素等。

【药理作用】①强心作用。②表面麻醉作用。③降压作用。④强心、升高血压且作用迅速持久。⑤局麻作用。⑥抗肿瘤与抗辐射作用。⑦抗炎作用。⑧对急性心肌缺血保护作用。⑨抗病原微生物。⑩抗内毒素休克。⑪增强网状内皮系统吞噬功能，提高机体非特异性免疫的作用。⑫镇咳作用。⑬抑制血小板聚集作用。

【毒理】

1. 急性毒性试验：蟾酥水溶性提取物静脉注射半数致死量为 60.71mg/kg。实验误差 0.0087，平均 95% 可信限为 60.71 ± 2.34mg/kg。

2. 亚急性毒性试验：小白鼠 40 只，雌雄兼用，体重 19 ~ 24g，随机分 4 组，每组 10 只，分低、中、高剂量组（分别为 10mg/kg，25mg/kg，50mg/kg）及对照组（用无菌盐水 0.5ml/只），均腹腔注射，每日一次，共 15 天，各组动物在给药期间外观活泼，食量与大小便无异常。实验前后各组的血红蛋白、白细胞及淋巴细胞值仅有轻微波动，差异不显著（P > 0.05）。尿常规检查无异常。但体重在实验前分别为 23.3 ± 1.4、21.7 ± 1.2、22.1 ± 1.7、22.5 ± 1.4；实验后分别为 27.7 ± 1.9、23.9 ± 3.0、26.8 ± 2.3、27.0 ± 2.4，各组自身相比 t = 2.19 ~ 6.00，P < 0.05 ~ 0.01，体重增加显著。给药期满后 1 天，全部处死解剖，肉眼观察各组动物各脏器未见明显异常，心、肺、肝、脾、肾、脑及肾上腺素等组织切片镜检亦未见任何病变。

【配伍效用】

蟾酥配伍朱砂、麝香、牛黄：蟾酥解毒消肿止痛；朱砂清心解毒；麝香芳香开窍、辟秽化浊、消肿止痛；牛黄清热解毒豁痰。诸药伍用，有清热解毒、消肿止痛之功效，用于治疗热毒壅阻之喉痹失音、口舌腐烂、咽痛腮肿及痈疽疮疖等症。

【方剂选用】

1. 频发性早搏：蟾酥用胶囊分装或制成片剂，每粒（片）含蟾酥 1mg。开始每次口服 1mg，日服 3 次，如见效，从第 4 日起每次剂量增至 2mg，如仍无效，于第 7 日再增量至 3mg，以后不再增加剂量。疗程 1 个月。

2. 嗜酸性粒细胞增多症：蟾酥每次

1.0g，强地松每次 10 ~ 15mg，每日 3 次口服；紫金锭每次 2 片，日服 2 ~ 3 次。

3. 白血病：125g 蟾蜍 15 只，去内脏洗净加黄酒 1500ml，放瓷罐中封闭，置入铝锅内加热，煮沸 2 小时，过滤备用。成人每次 15 ~ 30ml，每日 3 次，饭后服，儿童酌减。连续用药直至症状完全缓解，其后服药 15 天，间歇 15 天，在治疗过程中不用其他抗白血病药，但需配合抗感染、输血等。

4. 皮肤癌：蟾酥 10g，研末，放入 30ml 生理盐水中，浸泡 1 ~ 48 小时后，蟾酥成糊状，再加入外用的磺胺软膏拌匀，制成含 10% 或 20% 的软膏备用。肿瘤周围以 75% 乙醇消毒后，将软膏均匀地涂肿瘤上。

5. 神经性皮炎：1% 蟾酥酊涂患处，每日 2 ~ 3 次。

6. 结核性瘘管：蟾酥 0.1g 磨细过筛，加香油 100ml 搅匀，装瓶备用。用细导尿管插入瘘管引流后，再用纱条浸本药充填伤口，保留 1 ~ 2 小时，开始每日换药 1 次，以后隔日 1 次。

7. 牙痛：鲜蟾酥涂于痛牙，1 个耳后腺的浆液可涂两个痛牙 1 次，1 日涂 3 次，疼痛不止时，可半小时涂 1 次。涂药后 10 分钟吐出较多的分泌液，则疼痛渐止。

8. 用于局部麻醉：①蟾酥溶于 75% 乙醇，制成 1% ~ 4% 的酊剂备用。用消毒棉球蘸 2.5 ~ 3.0ml，涂咽后壁、咽前弓、咽后弓及扁桃体，共涂 2 次。涂药 3 ~ 5 分钟后行扁桃体切除术，每次用量相当于 25 ~ 50ml 生药。②蟾酥 4.5g，生川乌、生甘草乌、生半夏各 6g，细辛 9g，共研末，过筛成粉，分 10 余次用。

9. 疗肿：蟾酥适量，以白面和黄丹丸如麦颗状，针破患处，以一粒纳之。

10. 一切恶疮：蟾酥、干胭脂、轻粉、朱砂、穿山甲各 6g，百草霜不问多少。上为细末，丸如黄米大。每服 5 ~ 7 丸，加至 8 ~ 9 丸，用葱一根，刀剖开，将药包裹在里，用生丝线缚，文武火烧葱熟，将葱带药，口内嚼碎温服，用衣服盖之，汗出为效。

11. 牙痛：蟾酥适量。上药西制丸如麻子大，每用 1 丸。以绵裹于痛处咬之，有涎即吐却。不可内服。

12. 风蛀诸牙疼痛：蟾酥少许，巴豆（去油，研如泥）、杏仁（烧焦）。上共研如泥，以绵裹如粟米大。若蛀牙塞入蛀处，风牙塞牙缝中，吐涎尽。

13. 时邪疠毒，烂喉丹痧，喉风喉痛，双单乳蛾诸症，茶汤不能进者；并治疔疮

对口，痈疽发背，肠痈，腹痈，乳痈，乳岩，一切无名肿毒；兼治小儿痰急惊风，肺风痰喘危在顷刻：关西黄 4.5g，蟾酥 0.4g（烧酒化），辰砂 4.5g，珍珠 0.4g，当门子 0.4g。上药共研末，米浆为丸，如芥菜子大，以百草霜 1.5g 为衣，每服 5 ~ 10 丸不等，视病势轻重服之。

【不良反应及注意事项】本品有毒，孕妇忌服。严重胃溃疡、胃炎慎服。外用时注意不可入目。

二十一画

◆麝香

【来源】本品为鹿科动物林麝、马麝或原麝成熟雄性体香囊中的干燥分泌物。野麝多在冬季至次春猎取，猎获后，割取香囊，阴干，习称"毛壳麝香"；剖开香囊，除去囊壳，习称"麝香仁"。家麝直接从其香囊中取出麝香仁，阴干或用干燥器密闭干燥。主要分布于黑龙江、吉林、河北等地。

【别名】原麝香、香脐子、寸草、麝脐香、臭子。

【性味归经】味辛，性温。归心、脾经。

【功能主治】开窍醒神，活血通经，消肿止痛。主治：热病神昏、中风痰厥、气郁暴厥、中恶昏迷、经闭、癥瘕、难产死胎、胸痹心痛、心腹暴痛、跌打伤痛、痹痛麻木、痈肿瘰疬、咽喉肿痛。

【用法用量】内服：入丸、散 0.03 ~ 0.1g，一般不入汤剂。外用：适量，研末擦调敷或入膏药贴敷。

【炮制】取毛壳麝香，除去囊壳，取出麝香仁，除去杂质，用时研碎。

【化学成分】①林麝麝香，含有麝午酮，麝午吡啶，雄性激素，胆甾醇及胆甾醇酯等。②马麝麝香，含胆甾醇和胆甾醇酯。③原麝麝香，主要含有麝香酮，麝香吡啶，羟基麝香吡啶 A，羟基麝香吡啶 B

等大分子环酮。此外麝香中还含有多肽一种分子量为 1000 的多肽，另有一种相对分子质量为 5000 ~ 6000 的多肽，其水解后检出 15 种氨基酸，主要有革氨酸、丝氨酸、谷氨酸、缬氨酸和天冬氨酸等，以及纤维素，胆酸，胆甾醇，胆甾醇酯等。此外，麝香还含有一种 β - 肾上腺素能增强物质。目前已定下结构有有麝香酯 A1。④喜马拉雅麝麝香囊中的干燥分泌物含有麝香酮，降麝香酮等多种大分子环酮。还含有雄甾烷的衍生物等。

【药理作用】①兴奋中枢神经系统。②提高耐缺氧能力。③降压作用。④强心作用。⑤抗炎作用。⑥对血栓引起的缺血性心脏障碍有预防和治疗的作用。⑦抗早孕作用。⑧雄激素样作用。⑨抗肿瘤作用。⑩细胞修复功能。⑪抑制血小板聚集作用。⑫抗蛇毒和抗组胺作用。

【毒理作用】静脉注射麝香水提取物的小鼠半数致死量为 6.0g/kg；麝香酮腹腔注射小鼠半数致死量为 290.7 ± 20.76mg/kg，较大剂量出现活动减少；中毒剂量动物出现四肢伏倒、震颤、双目紧闭、呼吸明显抑制及死亡；大鼠腹腔注射本品 55.56mg/kg，连续 20 天，对红细胞和白细胞有一定地影响，且使大鼠的肝脾有一定程度地增大，边缘厚钝。麝香水剂小鼠腹腔注射的半

数致死量为 331.1mg/kg，药量增大至600mg/kg 时，可见小鼠竖毛，未见发生特殊毒性反应。另有实验证明，静脉注射麝香水提取物的小鼠半数致死量为 6g/kg。麝香酮小鼠静脉注射的半数致死量为 152～172mg/kg，腹腔注射的半数致死量为 270～290mg/kg。较大剂量麝香酮可使小鼠四肢伏倒、震颤、闭目、呼吸抑制而死亡，大鼠灌胃麝香 60mg/kg，家兔灌胃 62mg/kg，连续 15 日或大鼠灌胃麝香混悬液 2g/kg，连续 16 日，体重、血液、肝、肾均未见异常改变。大鼠腹腔注射 27.78mg/kg，体重、各脏器和血象均无亦化，剂量加大一倍，可见肝、脾增大，边缘厚钝，病理组织切片未见异常。狗肌注人工麝香酮注射液 400～800mg/kg，连续 14 日，结果所有动物食欲增加，行动自如，肝、肾功能和血象等均未发现异常。猴每只注身 1.2g，连续 2 日，亦无任何中毒现象，可见麝香和麝香酮毒性都很小。

【配伍效用】

麝香配伍独活、威灵仙：麝香活血通经止痛；独活、威灵仙祛风湿、止痹痛。三者伍用，有祛风除湿、通络止痛之功效，用于治疗风湿痹痛，久而不愈者。

麝香配伍乳香、没药、牛黄：麝香活血散结止痛；乳香、没药活血散瘀、消肿止痛；牛黄清热解毒、化痰散结。四药合用，有清热解毒、活血止痛之功效，用于治疗乳癌、瘰疬、痰核、流注等症。

麝香配伍乳香、没药、雄黄：麝香活血散结、通经止痛；乳香、没药活血消肿止痛；雄黄解毒疗疮。四药合用，有解毒活血、消肿止痛之功效，用于治疗外科疮疡之肿胀疼痛者。

麝香配伍乳香、没药、血竭：麝香辛香走窜，活血散结止痛；乳香、没药活血散瘀、消肿止痛；血竭散瘀定痛止血。诸药合用，共奏通利血脉、散瘀活血、消肿定痛之功效，用于治疗跌打损伤之瘀滞疼痛或金刃折伤诸症。

麝香配伍苏合香、沉香、丁香：麝香、苏合香芳香开窍醒神；沉香、丁香辛散温通，能散寒顺气、宣郁通痹。诸药伍用，有温通开窍之功效，用于治疗寒闭。

【方剂选用】

1. 支气管哮喘：麝香（研末）1～1.5g，紫皮蒜 10～15 头（视年龄、体型增减），捣成蒜泥。

2. 慢性前列腺炎：麝香 0.15g，白胡椒 7 粒（1 次量）。白胡椒研为细末，瓶装密封备用。用时患者取仰卧位，将肚脐洗净，然后把麝香粉倒入肚脐内，再将胡椒粉盖于上面，外覆盖圆白纸后，用胶布固定。每隔 7～10 天换药 1 次，10 次为 1 疗程，疗程间隔 5～7 天。

3. 烧伤：麝香 10g，冰片 20g，研成细末。取冰片细粉和猪胆汁适量加入清鱼肝油 2000ml 中搅匀。另将麝香细粉用 1～2 层纱布松松包扎，浸入上述清鱼肝油密封，置 5～10 磅压力下灭菌 30 分钟，取出放置 2～3 日，取油溶液即得。用生理盐水清洗创面后，用消毒棉签轻涂创面，每日 3～4 次。

4. 皮肤溃疡：麝香少许，撒于溃疡面上，用艾叶卷灸，每次 20～30 分钟。

5. 用于断指再植：断指局部消毒后，将麝香末撒于创面，两断指准确对合，用纱布轻轻包扎固定。

6. 破伤风：麝香 3g，生南星、防风各 6g，研末，对准伤口用灸法。

7. 急性肠梗阻：葱白 1 根（去外皮），在其顶端剖开，置入天然麝香少许，涂以矿物油后随即插入肛门约 8cm。

8. 急性化脓性中耳炎：麝香 0.9g，冰片 2.1g，共研末，吹耳。

9. 急性扁桃腺炎：麝香 0.9～1.5g，与朱砂、冰片、枯矾共为细末，喷咽峡。

10. 中风不醒：麝香 6g。研末，入清油 60g，和匀灌之。

11. 肾脏积冷，气攻心腹疼痛，频发不止：麝香 15g（细研），阿魏 15g（面裹煨，面熟为度），干蝎 0.9g（微炒），桃仁 50 枚（麸炒微黄）。上药捣罗为末，炼蜜和

丸，如绿豆大，每服不计时候，以热酒下
20 丸。

12. 小儿诸痫潮发，不省，困重：白僵
蚕（汤洗，焙黄为末）15g，天竺黄 0.3g
（细研），真牛黄 3g（别研），麝香（研）、
龙脑（研）各 1.5g。上拌研匀细，每服
1.5g，生姜自然汁调灌服，无时。

13. 小儿疳，常渴，饮冷水不休：麝香
0.3g，人中白 0.3g。上药都研令细，以蒸
饼和丸，如麻子大。一二岁儿，每服煎皂
荚汤下 2 丸，空心、午后各一服。更量儿
大小，以意加减。

【不良反应及注意事项】孕妇，虚脱证
禁用。

主要参考文献

[1] 国家中医药管理局，中华本草编委会．中华本草［M］．上海：上海科学技术出版社，1999．

[2] 焦万田主编．中药不良反应与治疗［M］．北京：人民军医出版社，1996年08月第1版．

[3] 唐章全，傅荣周，张梅林，王伟主编．临床实用中药手册［M］．成都：四川科学技术出版社，2003年03月第1版．

[4] 张民庆，张名伟主编．现代临床中药学［M］．上海：上海中医药大学出版社，2002年1月第1版．

[5] 李广勋主编．中药药理毒理与临床［M］．天津：天津科技翻译出版公司，1992年12月第1版．

[6] 王锦鸿，陈仁寿主编．临床实用中药辞典［M］．太原：金盾出版社，2003年11月第1版．

[7] 周德生主编．常用中药不良反应与防范［M］．太原：山西科学技术出版社，2008.10．

[8] 李玉琴，郭守琴编著．常见中药不良反应及治疗［M］．北京：中医古籍出版社，2002.5．

[9] 杨卫平，夏同珩主编．新编中草药图谱及常用配方［M］．贵州：贵州科技出版社，2010.1．

[10] 宋立人，等．现代中药学大辞典［M］．北京：人民卫生出版社，2001年5月第1版．

[11] 杨济，冀春茹主编．临证用药配伍指南［M］．北京：中国医药科技出版社，1996年9月第1版．

[12] 苗明三主编．法定中药药理与临床［M］．北京：世界图书出版公司，1998年10月第1版．

[13] 陈仁寿主编．新编临床中药学［M］．科学出版社，2011.10．

[14] 汪毅等编写．草药彩色图集［M］．贵阳：贵州科技出版社，2001年11月第1版．

[15] 郭晓庄主编．有毒中草药大辞典［M］．天津：天津科技翻译出版社，1992年3月第1版．

[16] 陈庆全，张俊荣，黄耀权，等编著．实用临床草药［M］．北京：暨南大学出版社，1995年2月第2版．

[17] 许寿春，宋荣军，张春梅主编．实用临床用药［M］．北京：华文出版社，2006.6．

[18] 张伯礼，翁维良主编．中药不良反应与合理用药［M］．北京：清华大学出版社，2007．

[19] 任艳玲，李杨主编．中药不良反应与防治［M］．吉林：吉林科学技术出版社，

2006 年 1 月第 1 版.
[20] 陈仁寿主编. 国家药典中药实用手册（第二版）（2005 年版）［M］. 南京：江苏科学技术出版社，2007.2.
[21] 张镜潮，何镜华，等主编. 实用中药炮制［M］. 广州：广东科技出版社，1993年 6 月第 1 版.
[22] 杨卫平主编. 临床常用中药手册［M］. 贵州科技出版社，2001 年 1 月第 1 版.
[23] 接之芬，泰波. 常用中药材品种整理争质量研究（第 2 册）［M］. 北京：北京医科大学出版社，2001.
[24] 肖培根. 新编中药志（第三卷）［M］. 北京：化学工业出版社，2010.
[25] 南京中医药大学编. 中药大辞典（第 2 版）［M］. 上海：上海科学技术出版社，2006.
[26] 医学科学院药物研究所. 中药志［M］. 北京：人民卫生出版社，2010.
[27] 江苏新医学院. 中药大辞典［M］. 上海：上海人民出版社，2008.
[28] 国家药典委员会编著. 中华人民共和国药典（2015 年版）［M］. 北京：中国医药科技出版社，2015.7.
[29] 广州部队后勤部卫生部编. 常用中草药手册［M］. 北京：人民卫生出版社，1969.
[30] 苗明三. 常用中药毒理学［M］. 北京：中国中医药出版社，1997.
[31] 苗明三. 实用中药毒理学［M］. 上海：第二军医大学出版社，2006［M］.

图书在版编目（CIP）数据

中药大辞典／苗明三，孙玉信，王晓田主编. ——太原：山西科学技术
出版社，2017.3（2018.1 重印）
　ISBN 978‑7‑5377‑5213‑8

　Ⅰ. ①中… Ⅱ. ①苗… ②孙… ③王… Ⅲ. ①中药学–词典 Ⅳ. ①R28‑61

中国版本图书馆 CIP 数据核字（2016）第 228099 号

中药大辞典

出　版　人：	赵建伟
主　　　编：	苗明三　　孙玉信　　王晓田
策　　　划：	薛文毅
责 任 编 辑：	王　璇
责 任 发 行：	阎文凯
封 面 设 计：	杨宇光

出 版 发 行：山西出版传媒集团·山西科学技术出版社
　　　　　　　地址：太原市建设南路 21 号　邮编：030012
编辑部电话：0351‑4922063
发 行 电 话：0351‑4922121
经　　　销：各地新华书店
印　　　刷：山西人民印刷有限责任公司
网　　　址：www. sxkxjscbs. com
微　　　信：sxkjcbs

开　　　本：	880mm×1230mm　　1/32　　印张：29.25
字　　　数：	1410 千字
版　　　次：	2017 年 6 月第 1 版　　2018 年 1 月第 2 次印刷
书　　　号：	ISBN 978‑7‑5377‑5213‑8
定　　　价：	98.00 元

本社常年法律顾问：王葆柯
如发现印、装质量问题，影响阅读，请与发行部联系调换。